中国中药资源大典

总主编 | 江维克

贵州大娄山中药资源图志

主　编 | 牟明鸥　张品飞　张成刚

上海科学技术出版社

图书在版编目（CIP）数据

贵州大娄山中药资源图志 / 牟明鸥，张品飞，张成刚主编. -- 上海 : 上海科学技术出版社，2024. 10.
(黔药志 / 江维克 总主编). -- ISBN 978-7-5478-6716-7

Ⅰ. R281.473

中国国家版本馆CIP数据核字第2024X5S533号

贵州大娄山中药资源图志

总主编｜江维克

主　编｜牟明鸥　张品飞　张成刚

上海世纪出版(集团)有限公司
上 海 科 学 技 术 出 版 社　出版、发行

(上海市闵行区号景路 159 弄 A 座 9F - 10F)

邮政编码 201101　www.sstp.cn

上海光扬印务有限公司印刷

开本 889×1194　1/16　印张 43.25

字数：800 千字

2024 年 10 月第 1 版　2024 年 10 月第 1 次印刷

ISBN 978 - 7 - 5478 - 6716 - 7/R · 3055

定价：458.00 元

内容提要

本书由绪论、药用植物资源和药用动物资源三部分组成。本书基于第四次全国中药资源普查，在概述贵州大娄山民间医药文化的同时，对普查到的585种药用植物资源、21种药用动物资源进行了图文并茂的详细介绍，以期为贵州大娄山区域中医药的传承和发展贡献力量。本书作为第四次全国中药资源普查工作中大娄山地区的普查成果，对于传承贵州大娄山中医药文化，推动贵州大娄山区域社会经济发展具有重要意义。

本书可供中药资源相关从业者及中医药学研究人员参考阅读。

贵州省第四次全国中药资源普查成果

黔　药　志

编纂委员会

顾　　问　杨　洪　安仕海　汪　浩　何顺志　杜　江　周　茜

主任委员　杨　柱　刘兴德

副主任委员　崔　瑾　于　浩　田维毅　俞　松　周　英

委　　员　（以姓氏笔画为序）

于　浩（贵州中医药大学）
王　翔（凯里学院）
田维毅（贵州中医药大学）
兰文跃（贵州省中医药管理局）
伍明江（遵义医药高等专科学校）
刘兴德（贵州中医药大学）
孙庆文（贵州中医药大学）
杨　柱（贵州中医药大学）
吴明开（贵州省农作物品种资源研究所）
沈祥春（贵州医科大学）
张　龙（贵州省中医药管理局）
张　平（天柱县中医院）
张林甦（黔南民族医学高等专科学校）
陈建祥（黔东南州农业科学院农业技术服务中心）
周　英（贵州中医药大学）
周　茜（贵州省中医药管理局）
周　涛（贵州中医药大学）
胡成刚（贵州中医药大学）
俞　松（贵州中医药大学）
柴慧芳（贵州中医药大学）
高晨曦（贵阳康养职业大学）
黄明进（贵州大学）
崔　瑾（贵州中医药大学）
鲁道旺（铜仁学院）
蒲　翔（贵州中医药大学）
熊厚溪（毕节医学高等专科学校）

总 主 编　江维克

副总主编　周　涛　柴慧芳　孙庆文　胡成刚

编　　委　（以姓氏笔画为序）

王明川（贵阳药用植物园）
刘开桃（黔东南州农业科学院农业技术服务中心）
江维克（贵州中医药大学）
孙庆文（贵州中医药大学）
杨传东（铜仁学院）
肖承鸿（贵州中医药大学）
张成刚（贵州中医药大学）
周　涛（贵州中医药大学）
胡成刚（贵州中医药大学）
侯小琪（贵阳药用植物园）
柴慧芳（贵州中医药大学）
郭治友（黔南民族师范学院）
熊厚溪（毕节医学高等专科学校）
魏升华（贵州中医药大学）

贵州大娄山中药资源图志

编纂委员会

顾　问

罗　震　余　彬

主　编

牟明鸥　张品飞　张成刚

副主编

罗　勇　陈　亮　付云琴　刘玉键　王明川

编　委

（以姓氏笔画为序）

王明川（贵阳药用植物园）
田　斌（遵义市播州区卫生健康局）
卢　叶（遵义市产品质量检验检测院）
牟明鸥（遵义市播州区中医院）
李　淼（遵义市播州区林业局）
杨昌贵（贵州中医药大学）
余　彬（遵义市播州区中医院）
张　恩（遵义市中医院）
张成刚（贵州中医药大学）
罗　勇（遵义市播州区中医院）
赵　丹（贵州中医药大学）
夏　钢（遵义市播州区中医院）
唐永碧（遵义市播州区中医院）
邓顺超（遵义市银花药业有限公司）
付云琴（遵义市播州区中医院）
刘玉键（遵义市播州区中医院）
严　飞（遵义市播州区中医院）
李安会（遵义市播州区卫生健康局）
肖承鸿（贵州中医药大学）
余培江（遵义市易通药业公司）
张品飞（遵义市播州区中医院）
陈　亮（遵义市播州区中医院）
罗　震（遵义市播州区卫生健康局）
聂常彬（遵义市播州区卫生健康局）
唐　莉（遵义市播州区卫生健康局）
黄建平（遵义市播州区中医院）

序　言

贵州省遵义市播州区（2016 年 3 月由原遵义县更名）地处大娄山脉东支中段与乌江中段北岸之间，历史悠久，地形地貌多样，动植物资源非常丰富，是贵州省第四次中药资源普查工作首批启动的 33 个试点县之一，也是为数不多由基层县级中医院承担完成中药资源普查工作的地区。回忆当初，大家为盼望了几十年的中药资源普查工作的启动而热情洋溢，信心满满。但随着各项工作的展开，问题也随之浮现，中药资源普查的试点工作处于摸索阶段，人才极度缺乏，普查的内容多、要求高、专业性强，普查的技术和方法尚未成熟，数据上传时有中断，工作推进异常艰难。播州区卫生健康局、区中医院的领导居高望远，不仅仅只是看到困难，更是看到中药资源普查工作对中药产业的有利影响，看到普查工作对播州区中医院科研的提升、人才的培养、中医药文化建设的巨大贡献，从而给予了播州区中医院普查队在财力、物力、人力以及时间等方面的大力支持，播州区中医院普查队排除万难，默默坚持，顺利地完成了中药资源普查试点工作任务。非常难得的是，他们不停歇、不松懈，在顺利通过国家验收后，继续坚持上山采药、走访调查，及时收集整理资料、凝练成果，编撰了属于贵州大娄山的第一本中药材专著——《贵州大娄山中药资源图志》。

这本书散发着浓浓的乡土气息，每种药用资源都对应有别名、形态特征、生境及分布、药材名、采收加工等，图文并茂，实用性强。这本专著肯定不是一本惊天之作，也没有颠覆性的创新，但却是凝聚了普查队的精神和心血、让老百姓感到亲切、接地气的一本书，最能体现贵州大娄山区域中药材和用药的特色的一本书。笔者作为贵州省第四次全国中药资源普查技术总负责人，对播州区中医院普查队学以致用、锲而不舍的精神表示赞赏，对这本书的成稿并顺利出版深感高兴，欣然作序。

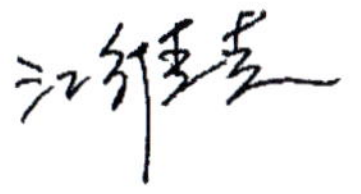

2024 年 3 月

前　言

贵州大娄山区域自然资源丰富、历史文化厚重，区域内主要有汉族、苗族、仡佬族、土家族等民族，苗医药、仡佬医药、土家医药等民族民间医药为区域各民族的繁衍昌盛作出了重要贡献。为全面准确掌握我国中药资源种类、分布、蕴藏量及栽培中药材等情况，国家中医药管理局于2011年启动了第四次全国中药资源普查试点工作。按照国家和贵州省统一安排部署，我们于2013年10月启动了贵州省大娄山区域播州区(原遵义县)的第四次全国中药资源普查试点工作。

在播州区中药资源普查工作顺利通过国家验收后，为进一步摸清贵州大娄山区域中药资源家底，编写团队继续坚持上山采药、走访调查、收集资料，历经数年，最终查明了本区域中药资源的种类、分布及民间用药知识等内容，即中药资源2707种，其中药用植物2421种、药用动物243种、药用矿物43种。

本书分为绪论、药用植物资源和药用动物资源三部分，全面呈现了贵州大娄山区域第四次全国中药资源普查工作成果。绪论主要介绍了贵州大娄山区域的自然地理与历史文化概况、中药资源概况以及中药材产业现状与发展建议。各论以图文并茂的形式详细介绍了贵州大娄山区域有分布、功效确切且图像资料齐全的606种药用植物和药用动物，尤其多数药用植物还附有腊叶标本图，进一步增强了本书的科学性。这些物种包括药用植物145科432属585种(含种下等级)：药用菌类5科5属7种、药用苔藓1种、药用蕨类植物17科29属43种、药用裸子植物7科10属10种及药用被子植物115科387属524种，另有21种药用动物。

本书中蕨类植物按“秦仁昌1978分类系统”排列、裸子植物按“郑万钧1978分类系统”排列、被子植物主要按“恩格勒1964分类系统”排列，科内物种按属名、种加词字母先后顺序排列。每个物种项下依次有中文名、拉丁学名、别名、形态特征、生境(习性)及分布、药材名(注明药用部位)、采收加工、性味归经、功能主治、用法用量、使用注意及用药经验，个别物种缺少性味归经、使用注意、用药经验等项中的一项或部分项。

本书在编写过程中，得到了贵州中医药大学江维克教授、张成刚博士及贵阳药用植物园王明川老师的大力指导，在此表示诚挚谢意！感谢参加普查工作的各位队员以及各位编委的辛勤付出和无私奉献。

本书从野外调查、物种鉴定、照片拍摄、品种筛选、资料查阅到完成书稿编纂，历时数载，几易其稿，最终编纂成书。但由于编者水平有限，书中难免有不妥及错误之处，敬请广大读者和同道批评指正，以便修改充实，使之臻于完善。

编　者

2024年3月

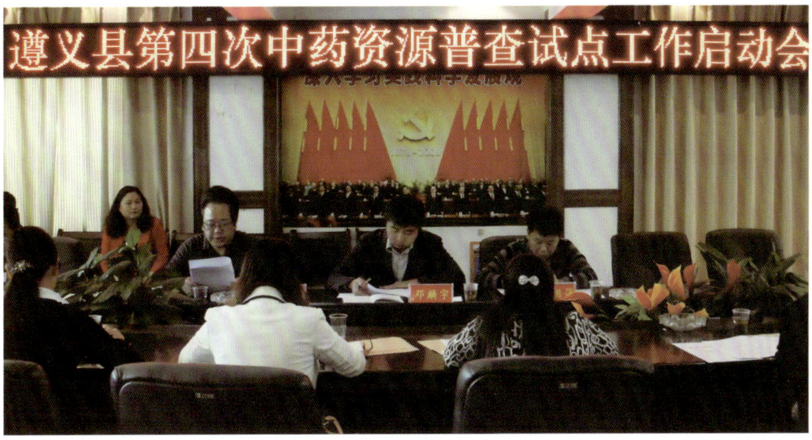

▲ 播州(原遵义县)第四次全国中药资源普查试点工作启动会

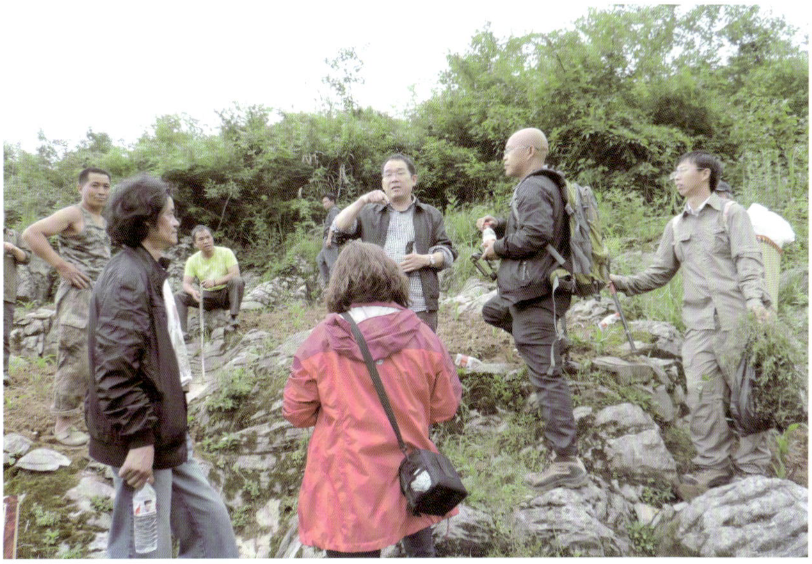

▲ 贵州中医药大学江维克教授(中)指导普查工作

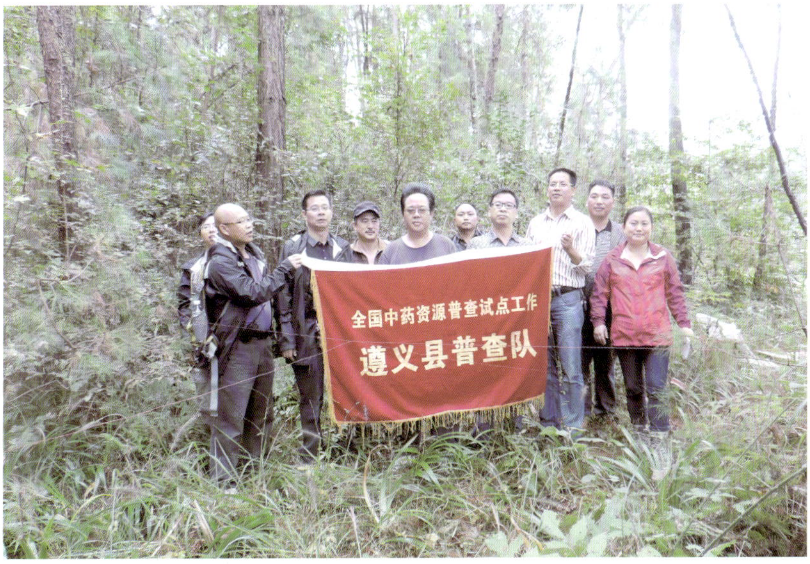

▲ 播州区卫健局领导在龙坪镇兴隆村指导普查工作

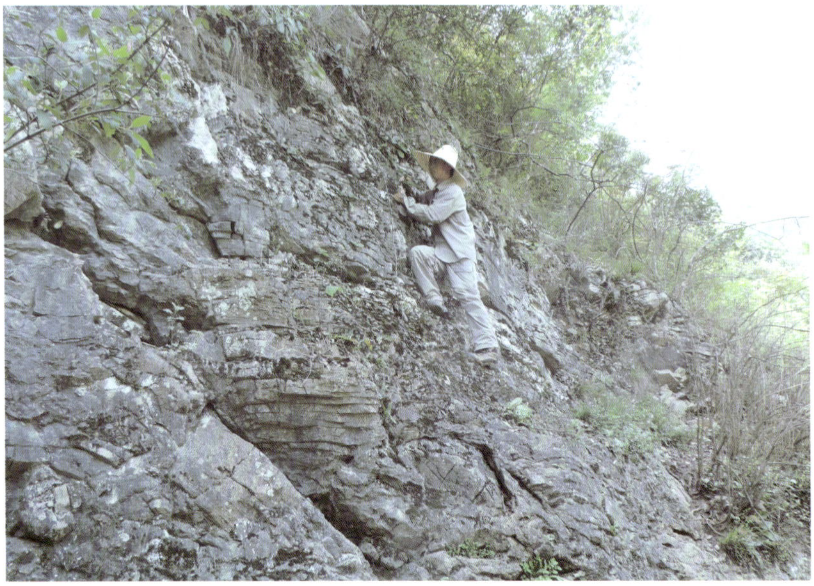

▲ 普查队员在悬崖峭壁上采集药用植物

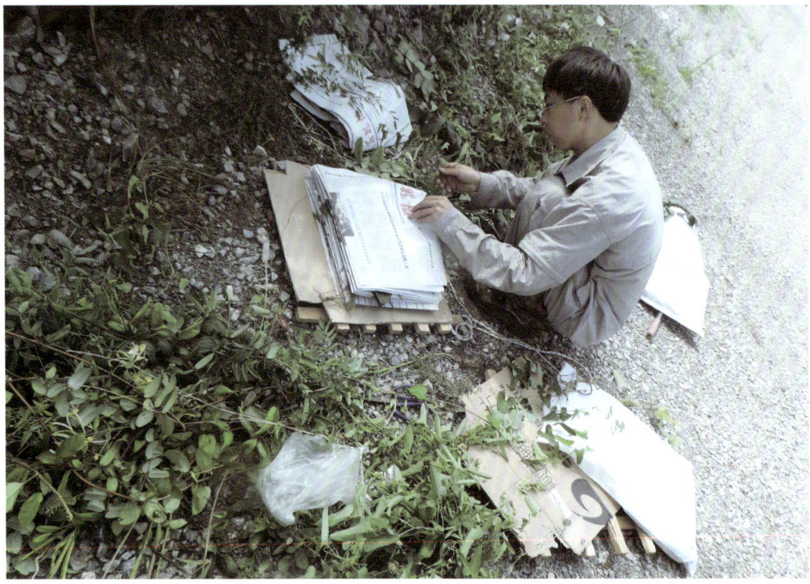

▲ 普查队员压制腊叶标本

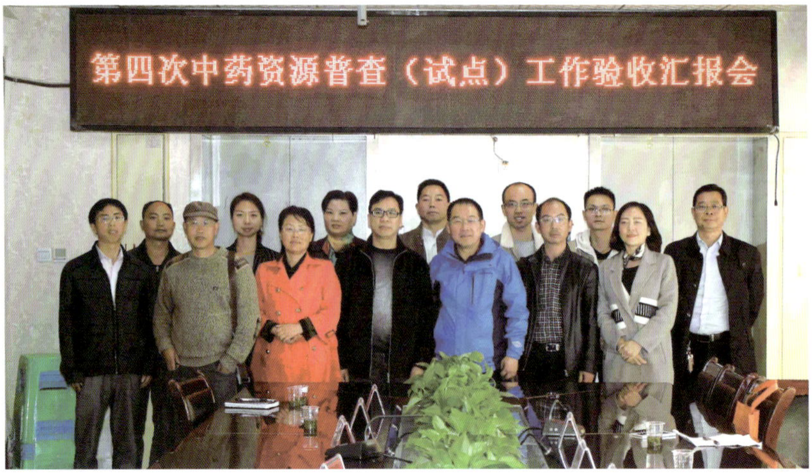

▲ 播州第四次全国中药资源普查（试点）工作验收汇报会

目　　录

药用植物资源

药用动物资源

绪　　论

一、贵州大娄山自然地理与历史文化概况

(一) 自然地理概况

大娄山又称娄山，长约 300 km，是贵州高原和四川盆地的界山，也是乌江水系与赤水河的分水岭(图 1-1)。大娄山是西南-东北走向的弧形山系，主体位于贵州省北部，西起于贵州省金沙县北部，经贵州省遵义市向东北延伸至重庆市南部，其在贵州省境内涵盖遵义市的仁怀市、播州区、红花岗区、汇川区、桐梓县、习水县、赤水市、正安县、道真仡佬族苗族自治县、务川仡佬族苗族自治县、凤冈县、绥阳县及湄潭县等二市三区八县，贵州境内的最高处位于桐梓县狮溪镇柏芷山南牛角寨(海拔 2227 m)，最低处在赤水市白云乡泥滩坝(即习水河出省境处，海拔 215 m)。

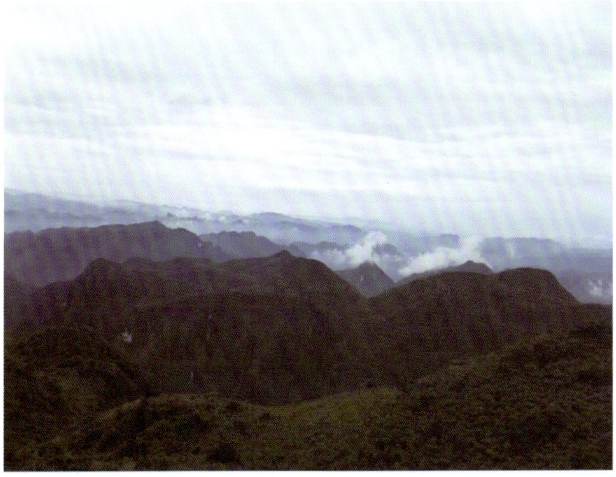

▲ 图 1-1　大娄山山脉

大娄山由三支并列的山脉组成：主脉(中支)由金沙县北部经仁怀与播州之间向北向东延伸，经娄山关和桐梓县入重庆市武隆区、南川区，是綦江和芙蓉江的分水岭，山势南陡北缓而成不对称山岭，从箐河谷仰望娄山，悬崖绝壁，十分险峻。著名关隘娄山关正处于大娄山主脉的脊梁上，为黔北咽喉，素有“一夫当关，万夫莫开”之说，为历代兵家必争之地，是川黔交通要道上的重要关口。娄山关是一个沿裂隙溶蚀而成的隘口，海拔 1 226 m，关口周围悬崖绝壁，山峰均高达 1 400～1 600 m，东西两侧为大小尖山锁峙，南北是高差为 400 m 的峡谷(图 1-2)。

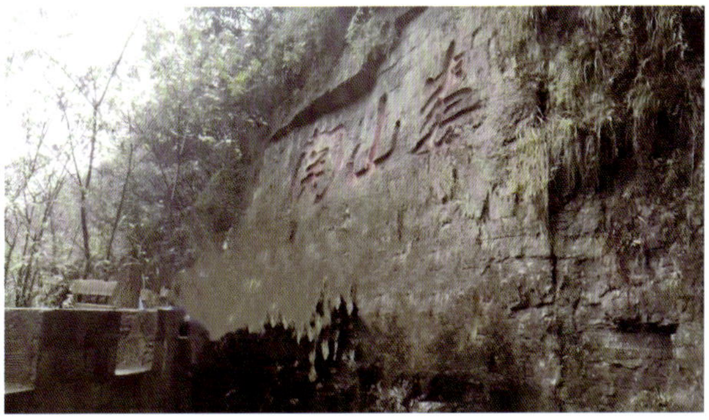

▲ 图 1-2　娄山关

大娄山西支南起于四川省古蔺县，向东北延伸，经桐梓县与习水县之间入重庆市綦江区，是习水河与桐梓河的分水岭。大娄山东支从播州区与桐梓县之间向东北延伸，经绥阳县、正安县与务川县之间入重庆，是洪渡河与芙蓉江的分水岭，该支脉在贵州境内的最高峰仙人山高 1795 m(图 1-3)。

1. 地貌与土壤。贵州大娄山区域海拔高度一般在 1 000～1 500 m，山势北陡南缓，山岭切割强，相对起伏常达 500～700 m，地势上处于中国西部高原山地第二级阶梯向东部丘陵平原第三阶梯过渡

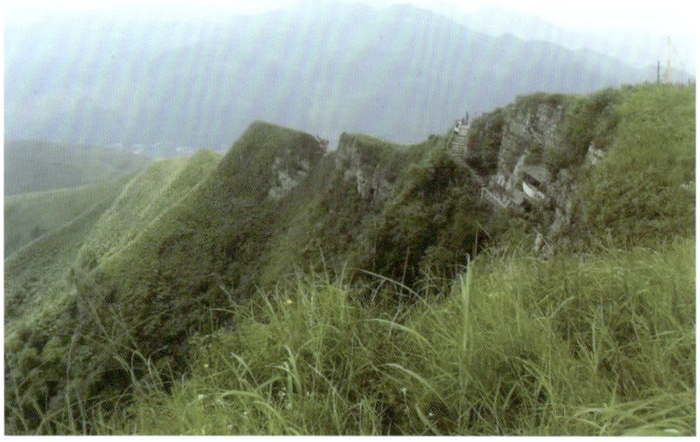

▲ 图 1-3 仙人山

地带。贵州大娄山区域地势特点是中部最高，东、西部较低，北部较高，南部稍低，即由中北部向东、南、西三面倾斜，中北部以中山峡谷为主，南部以低山和丘原组合类型为主，东、西部以低中山河谷和低山丘陵台地为主。因碳酸盐岩广布，喀斯特地貌发育，溶洞、暗河普遍，地表以喀斯特山地、溶丘洼地、溶丘谷地最为典型。

该区域内娄山关以北地区，山地高大，谷地深窄，地貌以中、低中山为主，一般海拔900～1500 m，相对高差500～700 m，土壤的垂直分布较为明显，土壤的形成与分布深受地形地貌的影响和制约，土壤主要为石灰土、黄壤、紫色土和山地黄棕壤。娄山关以南地区，地貌以低山、丘陵和盆地为主，地表起伏不大，海拔多为800～1200 m，相对高差一般不超过200 m，土壤垂直分布特点不太明显，受水平地带性因素的影响较为突出，土壤主要为黄壤、石灰土和水稻土。

2. 气候与水资源。贵州大娄山区域属于中亚热带高原湿润季风气候，具有四季分明，雨热同季，无霜期长，多云寡照的气候特点。由于地形复杂，海拔高低悬殊，立体气候丰富，类型多样，有“一山有四季，十里不同天”之说。各季气候特点是：春季气温不稳，时有倒春寒；初夏多雨，盛夏多旱，热而不酷；秋季气温陡降，时有绵雨秋风；冬无严寒，阴云寡照，时有凝冻。

区域内河流以大娄山山脉为分水岭，将河流分为乌江、赤水河和綦江三大水系，均属长江流域。由乌蒙山发育而来的乌江与赤水河贯穿整个大娄山山脉，乌江是贵州历史至今的北部航运大动脉，包括乌江干流、偏岩河、六池河、洪渡河、芙蓉江等，流域面积将近8.8万 km^2（图1-4）。

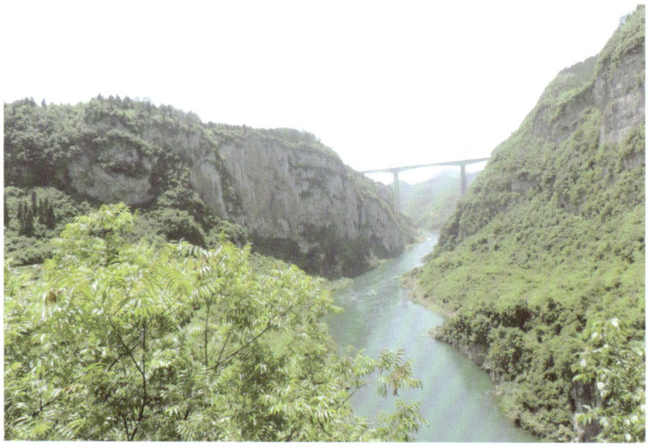

▲ 图 1-4 乌江

赤水河是贵州目前唯一没有被筑坝阻断的生态河，包括赤水河干流、桐梓河、习水河，流域面积约2万 km^2（图1-5）。赤水河又被称为“美酒河”，这里特殊的气候，养育了特殊的发酵菌群，酿造出茅台酒等众多佳酿。

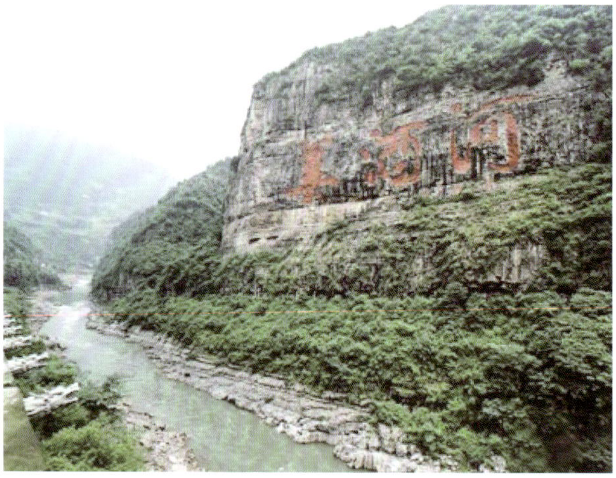

▲ 图 1-5 赤水河上游

3. 植被与生物资源。贵州大娄山自然植被可分为中亚热带针叶林、中亚热带常绿阔叶林、中亚热带针阔混交林、中亚热带灌丛及竹林5个类型。

中亚热带针叶林是本区域分布最广的植被，其中以马尾松的分布面积最大，区域内各地均有分布，柏木林以务川、播州、湄潭、习水和道真等地分布较多，杉木林主要集中于赤水、习水及桐梓。中亚热带常绿阔叶林为本区域的地带性植被，树种主要以壳斗科、樟科、山茶科、木兰科、金缕梅科及冬青科等常绿阔叶乔木最为典型，仅在绥阳宽阔水自然保护区等偏僻山区残存少量原生植被，多数地方已沦为灌丛、人工林或由马尾松、杨梅等组成的次生林。中亚热带针阔混交林主要以马尾松和壳斗科的一些物种混生，是在原生的常绿阔叶林遭到破坏后，具有较强自然更新能力的马尾松侵入、逐步生长发育而形成的。中亚热带灌丛多为次生，是由各种森林植被遭到破坏后发育而成，面积较大的有白栎、槲栎灌丛。竹林以大径竹——楠竹为主，集中分布于赤水河一带；小径竹主要有慈竹、斑竹、水竹、方竹、箭竹等(图 1-6)。

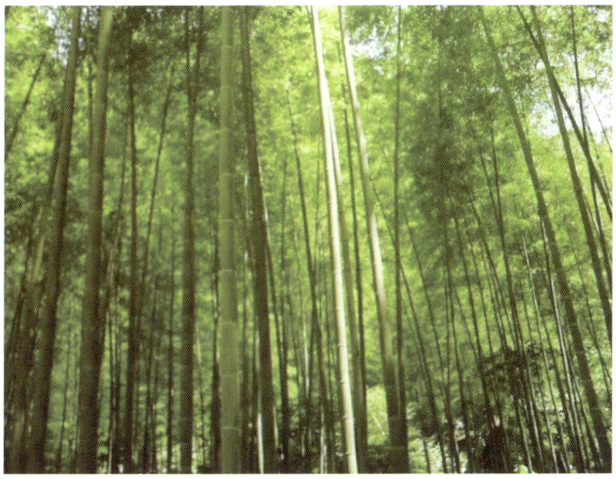

▲ 图 1-6　天然竹林

贵州大娄山生态系统复杂、生物多样性丰富，有高等植物约 3 820 种，分布着银杉 *Cathaya argyrophylla*、桫椤 *Alsophila spinulosa*、红豆杉 *Taxus chinensis*、珙桐 *Davidia involucrata* 等国家一级保护野生植物，同时还有黑叶猴 *Presbytis francoisi*、云豹 *Neofelis nebulosa*、林麝 *Moschus berezovskii* 等国家一级保护野生动物。

贵州大娄山有各级各类自然保护区 20 个。其中国家级自然保护区 4 个：大沙河国家级自然保护区、贵州习水国家级自然保护区、贵州宽阔水国家级自然保护区、赤水桫椤国家级自然保护区，保护动植物数量分别为 168、130、127、125 种，其他各级地方保护区 16 个。上述保护区占地面积共 2 194 km^2，约为本区域面积的 7.5%，共保护着 308 种珍稀濒危动植物，占贵州省珍稀濒危动植物种类的 36%。在珍稀濒危物种丰富度分布方面，贵州大娄山区域自然保护区物种保护呈现西北-东北密、西南-东南疏的特征，即区域内西北部、东北部以及中部地区的物种丰富度较高，集中在绥阳、赤水、习水和道真一带。

(二) 历史文化概况

贵州大娄山区域几近涵盖贵州省遵义市全境，境内有大娄山重镇及历史文化名城——遵义、中国酱酒之乡——酒都仁怀、中国辣椒之都——虾子辣椒城、中国杜仲之乡——播州、中国大娄山方竹之乡——桐梓、中国贵州白山羊之乡——务川等雅誉，是大娄山茶区、西南能源和贵州“西电东送”重要基地。

贵州大娄山区域历史悠久。远古时期，该区域即有人类活动，栖息于桐梓岩灰洞的早期智人，被人类学家命名为“桐梓人”。域内历史文化名城遵义古称播州，唐贞观十三年(639)，原郎州地置播州，辖今贵州大娄山大片地域。播州之名，历经五代、宋、元到明朝，存续 962 年，故人们习惯用“播州”代称古代的遵义。唐贞观十六年(642)，播州所辖的罗蒙县改名为遵义县，此为“遵义”名称首次出现，其取意于《尚书·洪范》“无偏无陂，遵王之义”。明万历二十九年(1601)，“改土归流”后，播州分为遵义、平越两“军民府”，分别隶属于四川、贵州两省。清康熙年间，取消“军民”二字，直称府，今遵义大部分地域属于这两府，至清雍正五年(1727)，遵义府划归贵州。

贵州大娄山区域文化厚重。作为贵州最早见诸文字记载，最先走出大山，叩问中原文化的著名儒学者、文学家、教育家和书法家遵义人——尹珍，为东汉牂牁郡毋敛县(今遵义市正安县)人，时曾任尚书承郎，荆州刺史。两宋时期，播州杨氏统治者留心艺文，儒学兴起，宗教、艺术空前发展，土俗为之大变，由是官学渐成，教育步入正轨。南宋遵义冉从周是贵州历史上第一位考取进士功名的人，其间先后 7 人考中进士，形成繁盛的土司文化。清中后期，遵义沙滩文兴起，西南巨儒郑珍、莫友芝、黎庶昌并称“三贤”，代表作有《遵义府志》，被梁启超先生赞誉为“天下第一府志”。抗日战争时期，国立浙江大学、陆军大学、民国海军学校、私立大夏大学等先后迁到播州、湄潭、桐梓、赤水办学，推动了大娄山区域教育事业的发展。

中华人民共和国成立后，域内高等教育发展迅速。1969 年 5 月，大连医学院(创建于 1947 年，是抗日战争胜利后中国共产党创办的第一所医学本科院校)整体南迁至遵义，改名为遵义医学院(现遵义医科大学)；1995 年，遵义医学院附属医院被评为贵州省首家三级甲等医院；2002 年，其又在广东省珠海市设立遵义医学院珠海校区。

贵州大娄山区域红色资源丰富。红军长征期间，中央红军足迹遍布大娄山的山山水水，在这里建立了红军长征以来的第一个临时革命政权——遵义县人民政府，召开了举世瞩目的遵义会议和苟坝会议，中央红军取得了“两渡乌江”“四渡赤水”“遵义大捷”等战略转移中的胜利，其中“四渡赤水”战役成为中外战争史上的著名战例。

1935 年 1 月 15 日至 17 日，中共中央在遵义红军总部驻地(今子君路 96 号)举行政治局扩大会议，即著名的“遵义会议”。遵义会议开始确立以毛泽东同志为主要代表的马克思主义正确路线在党中央的领导地位，从而在最危急的历史关头挽救了党，挽救了红军，挽救了中国革命、遵义会议是中国共产党历史上一个生死攸关的转折点。

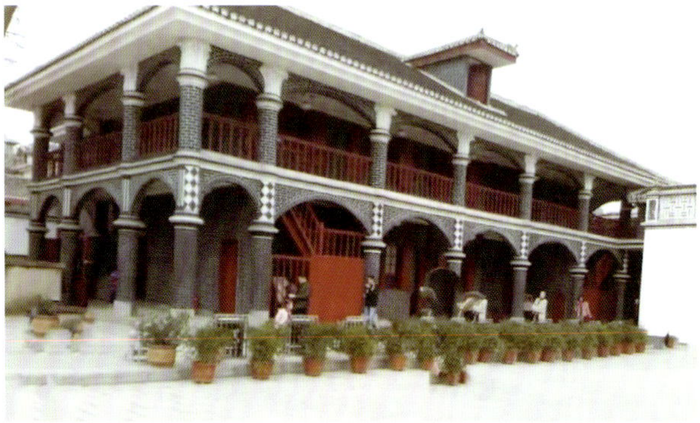

▲ 图 1-7　遵义会议会址

四渡赤水是中央红军在长征中以运动战为主的著名战役，是战争史上以弱胜强、以少胜多、变被动为主动的光辉典范，创造了战争史上仅有 3 万多人的红军战胜装备精良、数量十倍于红军的国民党军的战绩。1935 年 2 月 24 日至 26 日，在二渡赤水战役中，发生了娄山关战斗，战斗结束后，毛泽东写下《忆秦娥 · 娄山关》：“西风烈，长空雁叫霜晨月。霜晨月，马蹄声碎，喇叭声咽。雄关漫道真如铁，而今迈步从头越。从头越，苍山如海，残阳如血。”

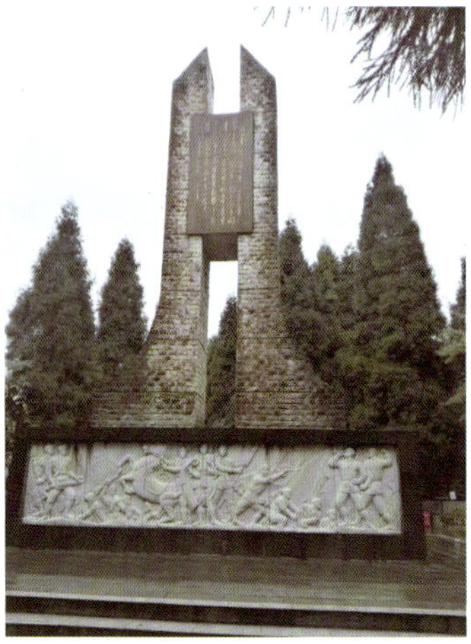

▲ 图 1-8　娄山关战斗遗址

二、贵州大娄山区域中药资源概况

通过第四次全国中药资源普查，发现贵州大娄山区域有中药资源 2 707 种，其中药用植物 2 421 种、药用动物 243 种、药用矿物 43 种。

在药用植物中，维管束植物(蕨类植物、裸子植物及被子植物)有 193 科 923 属 2 404 种，非维管束植物(菌类、地衣类植物及苔藓类植物)为 13 科 15 属 17 种。在药用维管束植物中，被子植物最多，有 153 科 838 属 2 159 种，其次为蕨类植物，为 32 科 67 属 216 种，裸子植物最少，有 8 科 18 属 29 种。见表 2-1。

表 2-1　贵州大娄山区域药用植物科属种构成

类别	科	属	种
菌类	4	5	7
地衣类植物	2	2	2
苔藓类植物	7	8	8
蕨类植物	32	67	216
裸子植物	8	18	29
被子植物	153	838	2 159
合计	206	938	2 421

从科来看，物种数量排名前十的科依次为菊科(157 种)、蔷薇科(122 种)、豆科(98 种)、百合科(98 种)、唇形科(75 种)、毛茛科(63 种)、禾本科(62 种)、鳞毛蕨科(43 种)、樟科(42 种)、荨麻科(41

种)，该10科共有物种801种，约占药用维管束植物物种数的三分之一。

单种科有石杉科、合囊蕨科、书带蕨科、球子蕨科、肾蕨科、骨碎补科、满江红科、苏铁科、银杏科、马尾树科、杜仲科、山龙眼科、铁青树科、檀香科、番杏科、仙人掌科、莲叶桐科、领春木科、金鱼藻科、山柑科、悬铃木科、旱金莲科、亚麻科、马桑科、茶茱萸科、西番莲科、柽柳科、石榴科、胡麻科、狸藻科、透骨草科、川续断科、水鳖科、浮萍科、竹芋科35个科，约占药用维管束植物科数量的五分之一。见表2-2。

表2-2 贵州大娄山区域药用维管束植物科属种构成

类别	科	属	种
蕨类植物	石杉科	1	1
	石松科	3	3
	卷柏科	1	16
	木贼科	1	5
	合囊蕨科	1	1
	阴地蕨科	1	2
	紫萁科	1	2
	瘤足蕨科	1	2
	里白科	2	6
	海金沙科	1	3
	姬蕨科	3	7
	陵齿蕨科	2	2
	蕨科	1	2
	凤尾蕨科	1	10
	中国蕨科	3	4
	铁线蕨科	1	6
	裸子蕨科	1	3
	书带蕨科	1	1
	蹄盖蕨科	8	22
	金星蕨科	5	14
	铁角蕨科	1	14
	球子蕨科	1	1
	桫椤科	1	2
	乌毛蕨科	4	5
	鳞毛蕨科	5	43
	三叉蕨科	2	6
	肾蕨科	1	1
	骨碎补科	1	1
	水龙骨科	9	26
	槲蕨科	1	2
	剑蕨科	1	2
	满江红科	1	1

（续表）

类别	科	属	种
裸子植物	苏铁科	1	1
	银杏科	1	1
	松科	4	8
	杉科	3	4
	柏科	4	4
	罗汉松科	1	3
	三尖杉科	1	3
	红豆杉科	3	5
被子植物	杨梅科	1	2
	胡桃科	6	8
	杨柳科	2	9
	桦木科	3	5
	马尾树科	1	1
	壳斗科	5	23
	榆科	5	12
	杜仲科	1	1
	桑科	6	31
	荨麻科	14	41
	山龙眼科	1	1
	铁青树科	1	1
	檀香科	1	1
	桑寄生科	2	3
	蓼科	7	36
	商陆科	1	2
	紫茉莉科	2	3
	番杏科	1	1
	马齿苋科	2	2
	落葵科	2	2
	石竹科	10	12
	藜科	3	6
	苋科	5	14
	仙人掌科	1	1
	木兰科	6	23
	番荔枝科	3	3
	蜡梅科	1	2
	樟科	9	42
	莲叶桐科	1	1
	领春木科	1	1
	毛茛科	14	63
	小檗科	5	30
	木通科	5	12
	防己科	8	12
	睡莲科	3	3
	金鱼藻科	1	1
	三白草科	3	3
	胡椒科	2	5

（续表）

类别	科	属	种
	金粟兰科	2	7
	马兜铃科	2	11
	猕猴桃科	3	13
	山茶科	5	27
	藤黄科	1	11
	罂粟科	4	10
	山柑科	1	1
	十字花科	8	12
	悬铃木科	1	1
	金缕梅科	5	7
	景天科	2	13
	虎耳草科	15	28
	海桐花科	1	13
	蔷薇科	26	122
	豆科	41	98
	酢浆草科	1	5
	牻牛儿苗科	2	8
	旱金莲科	1	1
	亚麻科	1	1
	大戟科	14	37
	虎皮楠科	1	2
	芸香科	11	35
	苦木科	2	2
	楝科	3	5
	远志科	1	5
	马桑科	1	1
	漆树科	5	10
	槭树科	1	6
	无患子科	2	3
	清风藤科	2	7
	凤仙花科	1	9
	冬青科	1	17
	卫矛科	3	20
	省沽油科	2	2
	黄杨科	3	8
	茶茱萸科	1	1
	鼠李科	7	26
	葡萄科	5	24
	杜英科	2	2
	锦葵科	7	16
	椴树科	3	3
	梧桐科	2	2
	瑞香科	3	5
	胡颓子科	1	8
	大风子科	4	6
	堇菜科	1	15
	旌节花科	1	5

（续表）

类别	科	属	种
	西番莲科	1	1
	柽柳科	1	1
	秋海棠科	1	7
	葫芦科	9	16
	千屈菜科	3	3
	桃金娘科	1	2
	石榴科	1	1
	野牡丹科	6	8
	柳叶菜科	4	8
	小二仙草科	2	2
	八角枫科	1	4
	蓝果树科	2	2
	山茱萸科	7	15
	五加科	13	23
	伞形科	18	34
	鹿蹄草科	1	2
	杜鹃花科	5	17
	紫金牛科	4	13
	报春花科	3	26
	白花丹科	2	2
	柿科	1	6
	安息香科	3	4
	山矾科	1	5
	木樨科	5	17
	马钱科	2	6
	龙胆科	6	16
	夹竹桃科	8	10
	萝藦科	10	18
	茜草科	15	34
	旋花科	7	11
	紫草科	10	18
	马鞭草科	7	21
	唇形科	29	75
	茄科	10	24
	玄参科	16	33
	紫葳科	3	4
	爵床科	13	15
	胡麻科	1	1
	苦苣苔科	12	18
	狸藻科	1	1
	透骨草科	1	1
	车前科	1	4
	忍冬科	5	35
	败酱科	2	6
	川续断科	1	1
	桔梗科	8	16
	菊科	67	157

（续表）

类别	科	属	种
	泽泻科	2	2
	水鳖科	1	1
	眼子菜科	1	3
	百合科	27	98
	百部科	1	2
	石蒜科	5	7
	薯蓣科	1	18
	鸢尾科	5	11
	灯心草科	2	4
	鸭跖草科	7	11
	禾本科	45	62
	棕榈科	2	2
	天南星科	11	23
	浮萍科	1	1
	香蒲科	1	3
	莎草科	9	27
	芭蕉科	2	2
	姜科	6	10
	美人蕉科	1	2
	竹芋科	1	1
	兰科	20	35
合计		923	2 404

从属来看，物种数量排名前十的属依次为悬钩子属（42 种）、菝葜属（25 种）、铁线莲属（22 种）、榕属（21 种）、珍珠菜属（19 种）、耳蕨属（18 种）、荚蒾属（18 种）、薯蓣属（18 种）、冬青属（17 种）、卷柏属（16 种），该 10 属共有物种 216 种，约占药用维管束植物物种数的十分之一。

三、贵州大娄山区域中药材产业现状与发展建议

（一）中药材产业现状

贵州大娄山区域作为贵州重要的中药材产区，有“遵义杜仲”“赤水金钗石斛”“绥阳金银花”“正安野木瓜”“正安白及”“道真玄参”“洛党参”7 个中药材国家地理标志产品，出产有道地药材杜仲、天麻、黄柏、厚朴等，又是金叉石斛、金（山）银花等药材的主产区，近年来中药材种植面积一直稳居全省前列。

2022 年，该区域种植有中药材 70 种，以草本居多，有金钗石斛、天麻等 59 种，木本类较少，仅有厚朴、杜仲等 11 种；种植面积达 194 万亩，其中超过 1 000 亩的有延胡索等 41 种，超过 1 万亩的有天冬等 24 种（图 3－1），超过 10 万亩的有 5 种，分别为花椒（44 万亩）、金（山）银花（25 万亩）、厚朴（19 万亩）、杜仲（18 万亩）和金钗石斛（10 万亩）。

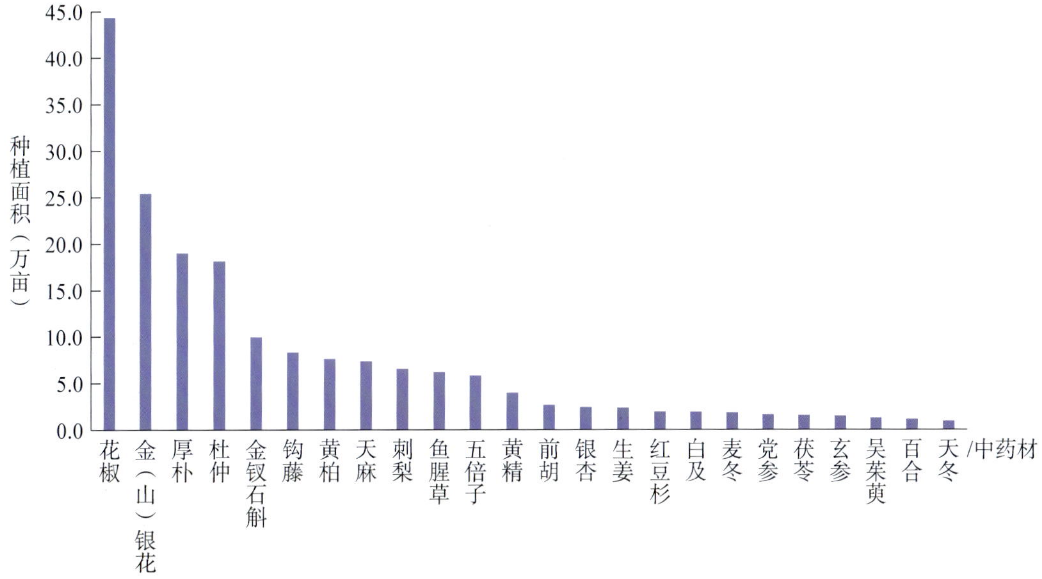

▲ 图 3－1　贵州大娄山区域种植面积大于 1 万亩的中药材（2022 年）

在产量方面，2022 年贵州大娄山区域产量超过 1 000 吨的药材有白芍等 29 种，超过 1 万吨的有前胡等 11 种，其中产量排名前五的依次是花椒（6 万吨）、金（山）银花（4.2 万吨）、鱼腥草（3.8 万吨）、厚朴（2.8 万吨）、杜仲（2.2 万吨），见图 3－2。

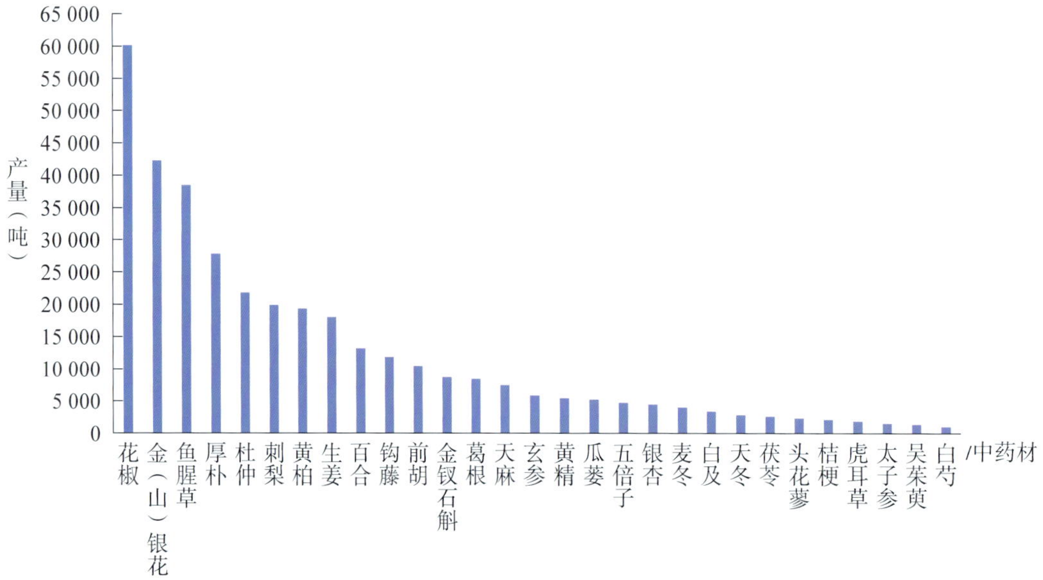

▲ 图 3-2　贵州大娄山区域产量高于 1 000 吨的中药材（2022 年）

在产值方面，2022 年贵州大娄山区域中药材产值超千万元的品种有重楼等 30 种，过亿元的品种有刺梨等 12 种，且以药食同源类品种居多，例如花椒、天麻、鱼腥草等，其中接近或超过 5 亿的品种分别是花椒（7.55 亿）、金（山）银花（5.91 亿）、天麻（4.92 亿）、金钗石斛（4.82 亿），见图 3-3。

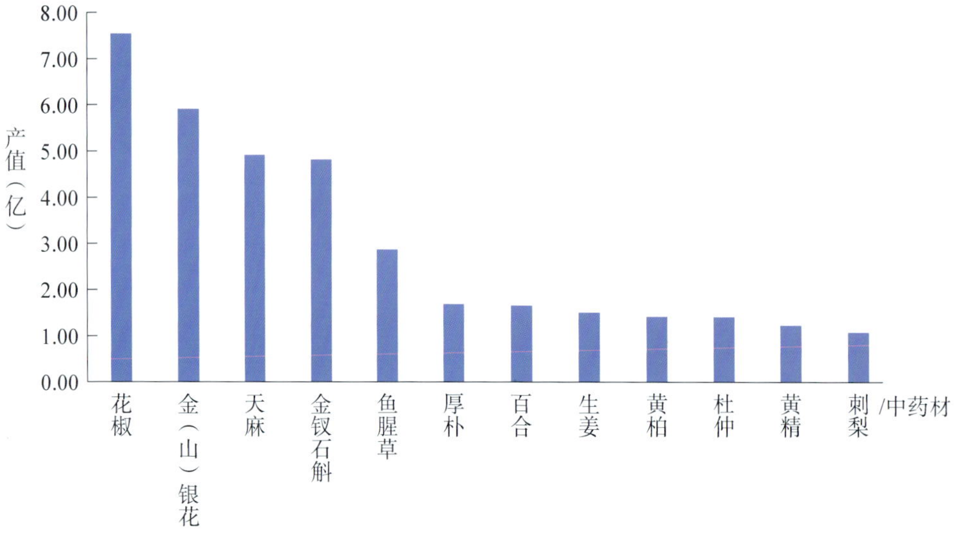

▲ 图 3-3　贵州大娄山区域产值过亿的中药材（2022 年）

总体来看，贵州大娄山区域中药材产业发展虽取得积极成效，但与区域发展水平相适应的中医药高质量发展格局还有差距。一是中药材产业未形成大品种，未将中药材资源优势有效转化为产业优势、经济优势；二是中药材产业基础研究薄弱，在重点中药材品种的繁种育苗、种植加工、成药制造等领域尚未有话语权；三是产业融合不够，中药材与多业态融合发展尚处于初级阶段，融合程度低、层次浅，规模效应不明显；四是中药企业竞争力不强，中药工业总产值规模小、增速低，整体创新能力不强。

（二）中药材产业发展建议

1. 用好政策红利，推进中药材产业高质量发展。2022 年，国务院印发了《关于支持贵州在新时代西部大开发中闯新路的意见》(国发〔2022〕2号),提出"中央财政继续加大对贵州均衡性转移支付和国家重点生态功能区、县级基本财力保障、民族地区、革命老区等转移支付力度",同时明确指出"推进特色食品、中药材精深加工产业发展";次年,贵州省发展改革委员会、贵州省中医药管理局联合印发了《贵州省中医药产业发展规划》(黔发改社会〔2023〕679号),提出"中医药是贵州一张独特的靓丽名片,从中医药超时代的特征和未来应用的多维性看,结合贵州丰富的中药材和独特民族医药资源优势,中医药领域是贵州最有条件成为新的经济核心增长极的产业经济"。

一系列关于中医药发展政策文件的出台,加之利用现在贵州便捷的交通物流体系与发达的信息化网络,使得贵州发展中药材产业其时已到、其势已成,贵州大娄山区域可充分利用政策红利,规划好区域中药材产业路径,实现中药材产业高质量发展。

2. 强化政产学研合作,培育道地特色中药材大品种。贵州大娄山区域是传统道地药材天麻、杜仲、黄柏、厚朴等药材的主产区,紧密结合《贵州省推动中医药产业高质量发展攻坚行动计划(2023—2030年)》(黔府办发〔2023〕1号)提出的"围绕天麻、太子参、薏苡仁、石斛、黄精、白及、淫羊藿等优势单品,着力打造3~5个中药材产业集群,建设林下中药材五大产业带,凸显道地药材地方特色,形成'一县一业、多县一群'产业新格局"的政策指引,贵州大娄山应着力培育几种在全省、全国有较大影响的道地特色及常用大宗药材优势品种,重点发展天麻、金钗石斛、杜仲、黄柏、厚朴等药材。

3. 加强重点中药材基础研究,扩大产品的市场话语权。针对重点发展的中药材品种,一是加强种子种苗繁育研究,建立优质种源快速繁育及规范化种子种苗生产基地;二是建立药材GAP规范化种植基地;三是推进药材精深加工产业,提高产品附加值;四是按照"标准+认证"模式推动药材质量分级分类管理,建立药材生产加工全程可追溯体系,实现优质优价并抢抓产品定价权。

4. 扩大中药材产业链,推进"中医药+"产业融合发展。贵州大娄山区域自然禀赋优越,可充分利用本区域丰富的自然资源、有比较优势的红色旅游资源,大力发展"中医药+"森林康养、康养民宿、康养旅游等产业融合发展之路。尤其随着人口老龄化程度的加剧,银发经济将是未来的朝阳产业。加强天麻、杜仲等药食同源品种的基础研究,分别阐明其药用、食用的物质基础,建立对应的质量控制体系,充分发展"中医药+保健品"产业。

5. 建立健全中药材风险防控机制,培育中药材产业龙头企业。中药材作为特殊的商品,普遍存在种植周期长、价格波动大、市场风险较高等特点,将中药材产业纳入农业保险范畴,设立中药材价格风险防控基金,制定中药材产业价格风险补偿办法,对重点发展的中药材品种给予价格保险和农业自然灾害保险,防范市场波动对农户和企业造成的重大损失,降低中药材市场风险,逐步培育壮大中药材产业龙头企业。

药用植物资源

木耳科

木耳 *Auricularia auricula*（L. ex Hook.）Underw.

别名　树鸡、木檽、木枞。

形态特征　子实体薄，丛生，有弹性，角质，半透明，中凹，常覆瓦状叠生，常常成耳状或杯状，渐变为叶状或花瓣状，红褐色或黑褐色。直径 4～10 cm，最大者可达 12 cm，厚 2 mm 左右，基部狭窄成耳根，表面光滑；或有脉络状皱纹，以侧生的短柄或狭细的基部固着于基质上。初期为柔软的胶质，黏而富弹性，后稍带软骨质，干后强烈收缩，变为黑色硬而脆的角质至近革质。背面外面呈弧形，紫褐色至暗青灰色，疏生短绒毛。绒毛基部褐色，向上渐尖，尖端几无色。里面凹入，平滑或稍有脉状皱纹，黑褐色至褐色。菌肉由有锁状联合的菌丝组成。子实层生于里面，由担子、担孢子及侧丝组成。担子横隔明显。孢子肾形，无色，(9～15) μm×(4～7) μm；分生孢子近球形至卵形，(11～15) μm×(4～7) μm，无色，常生于子实层表面。

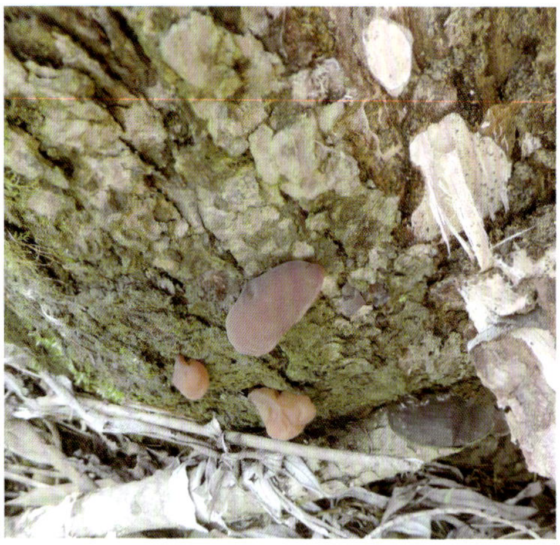

▲ 木耳生境

生境及分布　生于海拔 500～1 600 m 的林缘、疏林下，常见于栎、榆、杨、槐等阔叶树腐木上。主要分布于播州、汇川、绥阳等地。

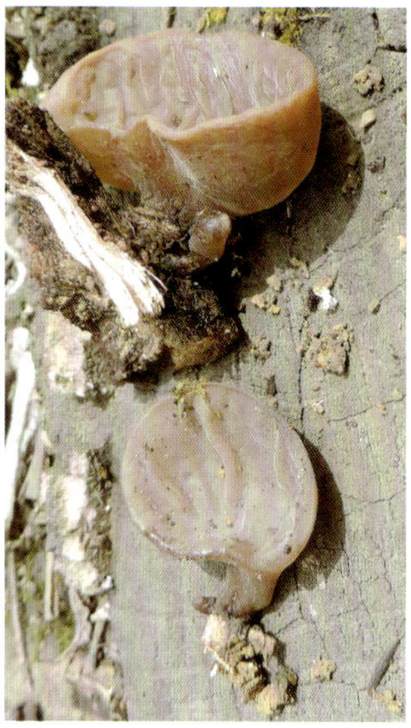

▲ 木耳子实体

药材名　木耳(子实体)。

采收加工　夏、秋季采收，晒干或放到烘房中烘干，温度由 35 ℃逐渐升高到 60 ℃。

性味归经　甘，平。归肺、胃、肝、脾、肾、大肠经。

功能主治　补气养血，润肺止咳，止血，降压，抗癌。主治气虚血亏，肺虚久咳，咳血，衄血，血痢，痔疮出血，妇女崩漏，高血压，眼底出血，子宫颈癌，阴道癌，跌打伤痛。

用法用量　内服：煎汤，3～10 g；或炖汤；或烧炭存性研末。

使用注意　虚寒溏泻者慎服。

用药经验　①新久泻痢：干木耳(炒) 30 g，鹿角胶(炒) 7.5 g，研为末，每服 9 g，温酒调下，日服 2 次。②高血压：木耳 15 g，皮蛋 1 只，水炖，代茶频服。③一切牙痛：木耳、荆芥等分。煎汤漱之，痛止为度。④大便干燥，痔疮出血：木耳 5 g，柿饼 30 g，一同煮烂食用。

牛肝菌科

黏盖乳牛肝菌 *Suillus bovinus*（Pers.）Roussel

别名 滑滑菌、松毛菌。

形态特征 菌盖直径 3～10 cm，初起半球形，后渐展开，边缘薄，初内卷，后波状，土黄色、淡黄褐色，干后呈肉桂色，表面光滑，湿时菌盖黏滑或胶黏，干时有光泽。菌肉淡黄色。菌管延伸，不易与菌盖分离，淡黄褐色。柄长 2.5～7 cm，粗 0.5～1.2 cm，近圆柱形，有时基部稍细，光滑，无腺点，通常比菌盖色浅，下部呈黄褐色。背面管口初期中等大小，渐变大，成熟时，管口比较大，且一个管口里面有两个小管口，管口均不在同一平面上，而是从中间向四周辐射状排列。担孢子椭圆形至长椭圆形，表面光滑，浅黄色。炒熟时呈深紫色。

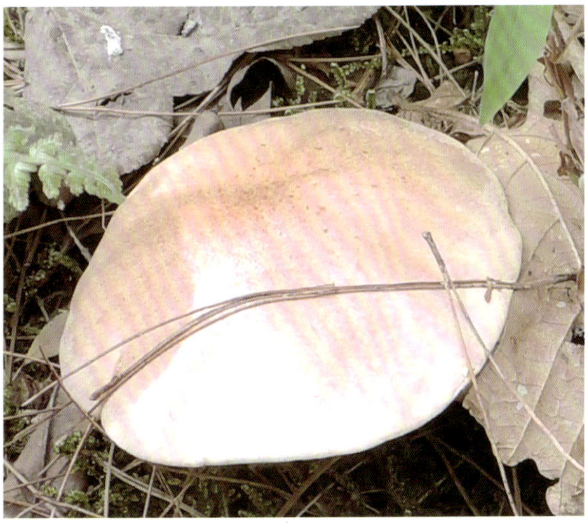

▲ 黏盖乳牛肝菌生境

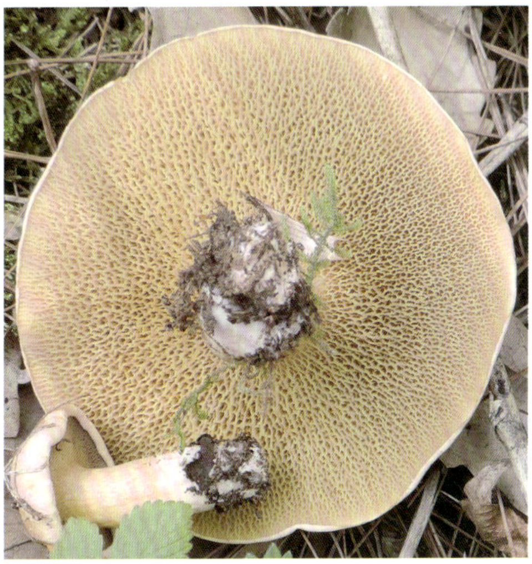

▲ 黏盖乳牛肝菌子实体

生境及分布 生于海拔 600～1 500 m 的松林或其他针叶林中，地上丛生或群生。主要分布于播州、汇川、绥阳等地。

药材名 黏盖乳牛肝菌（子实体）。

采收加工 夏、秋季采摘，洗净，鲜用或晒干。

功能主治 增强免疫，健脾开胃，补血益气，祛风散寒，舒筋活络。主治身体虚弱，消化不良，纳呆，食欲不振等。

用法用量 内服：煎汤，9～15 g；或炒食。

硬皮马勃科

大孢硬皮马勃 *Scleroderma bovista* Fr.

别名 硬皮马勃、马勃。

形态特征 子实体呈不规则球形至扁球形，直径3～6 cm，高1.5～3 cm。由白色根状菌索固定于地上。浅黄色、灰褐色至灰黑色。初期平滑，后期有不规则裂纹；或有粗糙不定形的小鳞片，易落。基部有根状物与基质固定。孢体暗紫褐色或暗青紫褐色，有网纹交错，由白色隔片分生小腔。孢子球形，壁表有网纹，周围具透明的鞘胶膜，直径10～18 μm。

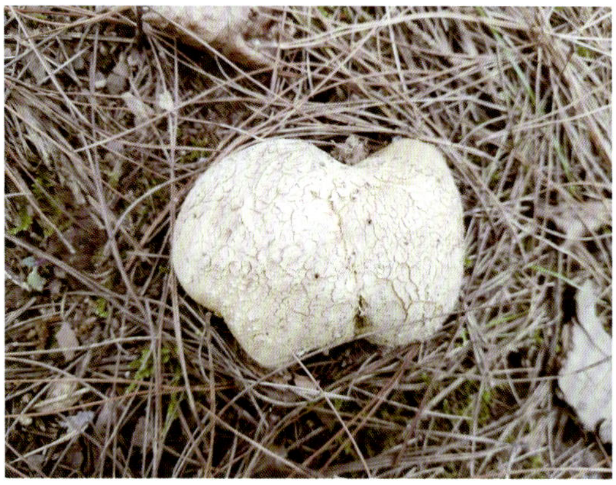

▲ 大孢硬皮马勃生境

生境及分布 生于海拔800～1200 m的草丛、林缘及松林下。主要分布于播州、习水、桐梓等地。

药材名 硬皮马勃(子实体)。

采收加工 夏、秋季采收，晒干。

性味归经 辛，平。归肺经。

功能主治 清热利咽，解毒消肿，止血。主治咽喉肿痛，疮疡肿毒，冻疮流水，痔疮出血，消化道出血，外伤出血。

用法用量 内服：煎汤，3～9 g。外用：适量，研末撒敷。

用药经验 ①消化道出血：硬皮马勃6 g，景天三七15 g，茜草9 g，水煎服。②外伤出血、冻疮流水：硬皮马勃适量孢子粉撒敷在伤口处。

多孔菌科

平盖灵芝 *Ganoderma applanatum* (Pers. ex Wallr.) Pat.

别名 树舌灵芝、赤色老母菌、扁木灵芝。

形态特征 子实体多年生，侧生无柄，木质或近木栓质。菌盖扁平，半圆形、扇形或不规则形，(5～30)cm×(6～50)cm，厚2～15 cm；盖面皮壳灰白色至灰褐色，有明显的同心环棱和环纹，常有大小不一的疣状突起，干后常有不规则的细裂纹；盖缘薄或厚，有时钝，全缘或波状。管口面初期白色，渐变为黄白色至灰褐色，受伤处立即变为褐色；管口圆形，每1 mm间4～6个；菌管多层，在各层菌管间夹有一层薄的菌丝层，老的菌管中塞有白色粉末状的菌丝。孢子卵圆形，一端有截头壁双层，外壁光滑，无色，内壁有刺状突起，褐色，(6.5～10)μm×(5～6.5)μm。

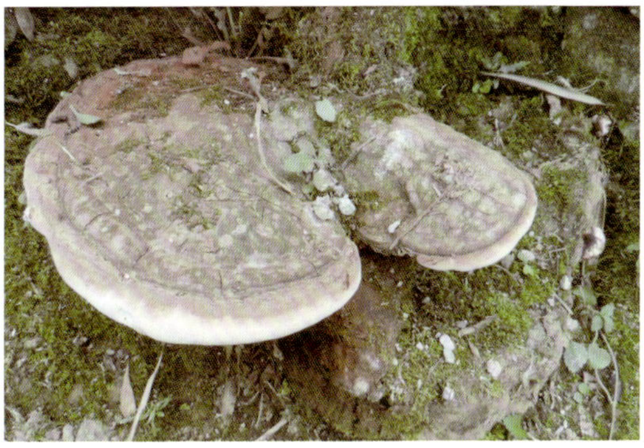

▲ 平盖灵芝生境

生境及分布 生于海拔800～1 600 m的多种阔叶林的树干上或立木基部腐朽处。主要分布于播州、桐梓、仁怀等地。

药材名 树舌(子实体)。

采收加工 夏、秋季采成熟子实体，除去杂质，切片，晒干。

性味归经 微苦，平。归脾、胃经。

功能主治 消炎抗癌。主治咽喉炎，食管癌，鼻咽癌。

用法用量 内服：煎汤，10～30 g。

用药经验 ①食管癌：树舌(生于皂角树上者)30 g，炖猪心、猪肺服，每日2～3次。②慢性咽喉炎：树舌90 g，蜂蜜60 ml，水煎，分3次缓缓饮下。③鼻咽癌：树舌、蒲葵子各30 g，水煎，分3次服。

赤芝 *Ganoderma lucidum* (Leyss. ex Fr.) Karst.

别名 灵芝、丹芝、潮红灵芝。

形态特征 子实体一年生，有柄，栓质。外形呈伞状，菌盖肾形、半圆形或近圆形，直径10～18 cm，盖肉厚1～2 cm。皮壳坚硬，盖表面黄褐色或红褐色，有时边缘渐变为淡黄色至黄白色，有似漆样光泽，具环状棱纹和辐射状皱纹，边缘薄而平截，常稍内卷。菌肉白色至淡棕色。菌柄圆柱形，侧生，少偏生，长7～15 cm，直径1～3.5 cm，红褐色至紫褐色，光亮。孢子卵形，双层壁，顶端平截，外壁透明，内壁淡褐色，有小刺。

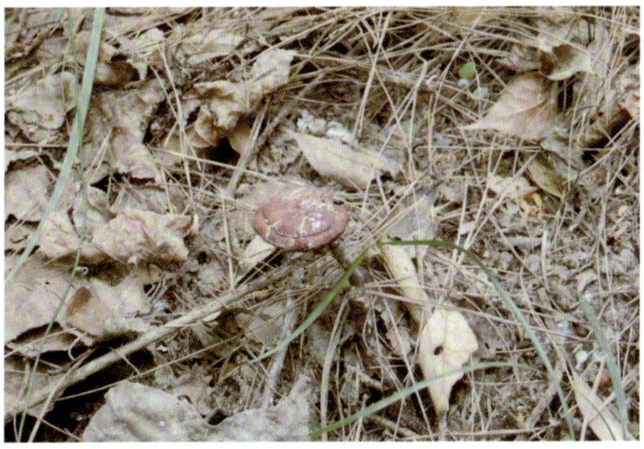

▲ 赤芝生境

生境及分布 生于海拔600～1 000 m的阔叶树或松树属植物的腐木桩上。主要分布于播州、桐梓、正安等地。

药材名 灵芝(子实体)。

采收加工 全年采收，除去杂质，剪除所附有朽木、泥沙或培养基的下端菌柄，阴干或在40～50 ℃烘干。

性味归经 甘，平。归心、肺、肝、肾经。

功能主治 补气安神，止咳平喘。主治气血虚弱，心神不宁，失眠心悸，肺虚咳喘，虚劳短气，不思饮食，老年、久病体虚。

用法用量 内服：煎汤，6～12 g；研末服，2～3 g；或浸酒。

用药经验 ①老年、久病体虚：灵芝适量，炖肉服用。②冠心病：灵芝10 g，切片，水煎煮2 h服用，早、晚各1次。

紫芝 *Ganoderma sinense* Zhao, Xu et Zhang

别名 玄芝、灵芝、黑芝。

形态特征 子实体有柄，木栓质。菌盖近匙形、半圆形或近圆形，直径 5～18 cm，厚 0.6～1.8 cm。菌表面紫黑色至黑色，具漆样光泽，有环形同心棱纹及辐射状棱纹。菌肉锈褐色。菌管管口与菌肉同色，管口圆形。菌柄侧生或偏生，长可达 15 cm，直径约 2 cm，黑色，有光泽。孢子广卵圆形，内壁有显著小疣。

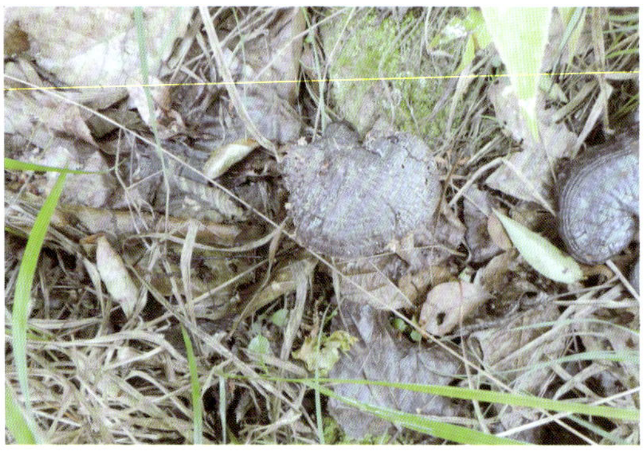

▲ 紫芝生境

生境及分布 生于海拔 700～1 600 m 的阔叶树或松树属植物的腐木桩上。主要分布于播州、务川、绥阳等地。

药材名 灵芝（子实体）。

采收加工 全年采收，除去杂质，剪除所附有朽木、泥沙或培养基的下端菌柄，阴干或 40～50 ℃烘干。

性味归经 甘，平。归心、肺、肝、肾经。

功能主治 补气安神，止咳平喘。主治气血虚弱，心神不宁，失眠心悸，肺虚咳喘，虚劳短气，不思饮食，老年、久病体虚。

用法用量 内服：煎汤，6～12 g；研末服，2～3 g；或浸酒。

用药经验 免疫力低下：灵芝适量，炖肉服用。

茯苓 *Poria cocos* (Schw.) Wolf

别名 茯菟、松薯、松苓。

形态特征 菌核呈类球形、椭圆形、扁圆形或不规则团块，大小不一，小者如拳，大者直径达 20～30 cm；或更大。外皮薄而粗糙，棕褐色至黑褐色，有明显的皱缩纹理，呈瘤状皱缩。体重，质坚实，断面颗粒性，有的具裂隙，外层淡棕色，内部白色，少数淡红色，有的中间抱有松根。有特殊臭气。气微，味淡，嚼之黏牙。

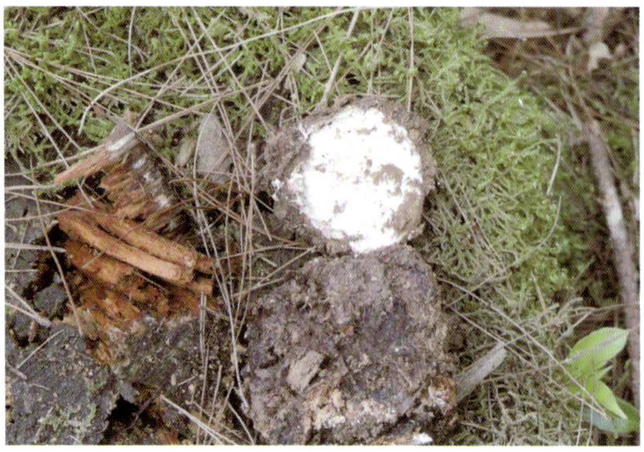

▲ 茯苓菌核

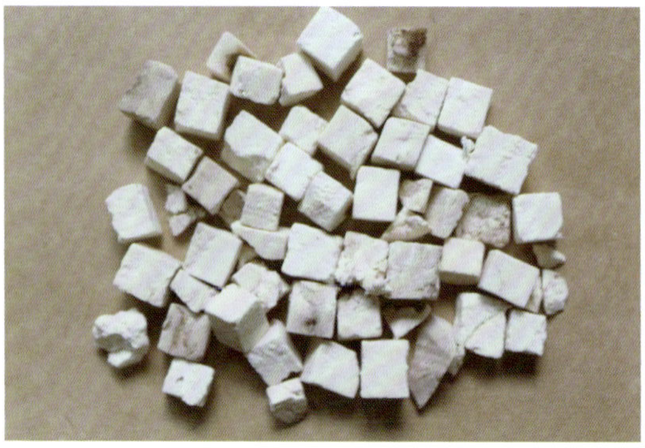

▲ 茯苓药材

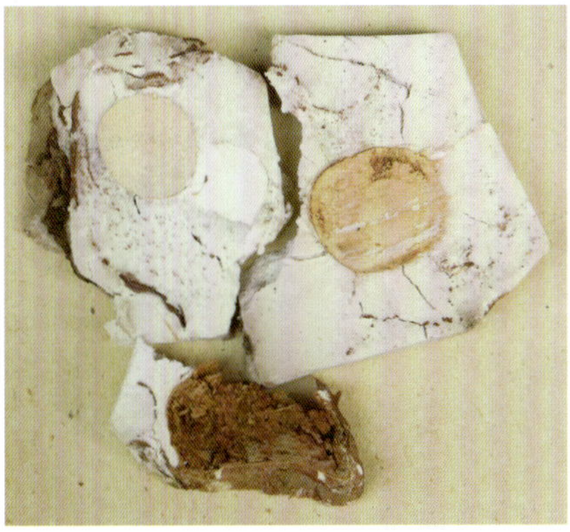

▲ 茯神药材

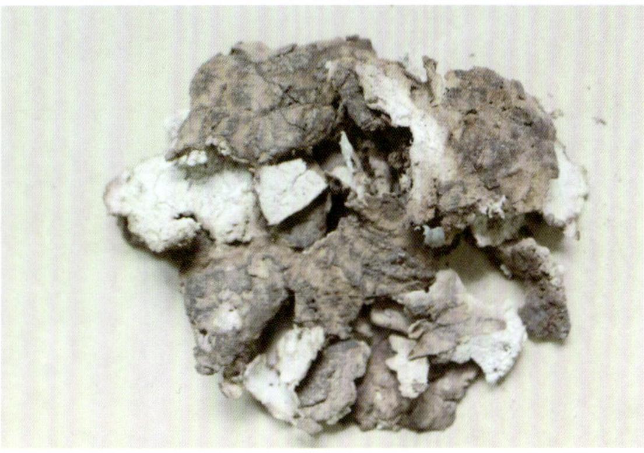

▲ 茯苓皮药材

生境及分布　生于海拔 1 300 m 以下的林中、灌丛下、河岸或山谷中，也见于林缘与疏林中。多寄生于松科植物赤松或马尾松等树根上，深入地下 20～30 cm。主要分布于播州、仁怀、习水等地。

药材名　茯苓（菌核），赤茯苓（菌核近外皮部的淡红色部分），茯苓皮（菌核黑色的外皮），茯神（菌核中间抱有松根的白色部分），茯神木（菌核中间的松根）。

采收加工　1. 茯苓。多于 7～9 月采挖，挖出后除去泥沙，堆置“发汗”后，摊开晾至表面干燥，再“发汗”，反复数次至出现皱纹、内部水分大量散失后，阴干，称为“茯苓个”；或将鲜茯苓按不同部位切制，阴干，分别称为“茯苓皮”和“茯苓块”。以体重坚实、外皮色棕褐、皮纹细、无裂隙、断面白色细腻、黏牙力强者为佳。

2. 赤茯苓。收获季节和方法同茯苓，茯苓削去外皮，再切成厚薄均匀的片，取其中淡红色的部分，晒干。

3. 茯苓皮。加工茯苓时将茯苓的紫黑色外皮削下，阴干或晒干。

4. 茯神。取茯苓切去白茯苓后，选茯苓中间抱有松根者，除去杂质，晒干。

5. 茯神木。采茯苓，选择茯苓中有松根者，敲去茯苓块，拣取细松根，晒干。

性味归经　1. 茯苓。甘、淡，平。归心、肺、脾、肾经。

2. 赤茯苓。甘、淡，平。归心、脾、膀胱经。

3. 茯苓皮。甘、淡，平。归肺、脾、肾经。

4. 茯神。甘、淡，平。归心、脾经。

5. 茯神木。甘，平。归肝、心经。

功能主治　1. 茯苓。利水渗湿，健脾，宁心。主治水肿尿少，痰饮眩悸，脾虚食少，便溏泄泻，心神不安，惊悸失眠。

2. 赤茯苓。行水，利湿热。主治小便不利，水肿，淋浊，泄泻。

3. 茯苓皮。利水消肿，能行皮肤水湿。主治皮肤水肿，小便不利。

4. 茯神。宁心，安神，利水。主治惊悸健忘，健忘失眠，惊痫，小便不利。

5. 茯神木。平肝安神。主治惊悸健忘，中风语蹇，脚气转筋。

用法用量　1. 茯苓。内服：煎汤，10～15 g；或入丸、散。

2. 赤茯苓。内服：煎汤，6～12 g；或入丸、散。

3. 茯苓皮。内服：煎汤，15～30 g。

4. 茯神。内服：煎汤，9～15 g；或入丸、散。

5. 茯神木。内服：煎汤，6～9 g；或入丸、散。

使用注意　1. 赤茯苓。虚寒精滑或气虚下陷者忌服。

2. 茯神。肾虚小便不利或不禁、虚寒滑精者慎用。

用药经验　①皮肤水肿：五加皮、地骨皮、生姜皮、大腹皮、茯苓皮各等分，如五皮饮，煎汤服，早、晚各 1 次。②水肿：白术 6 g，茯苓 g，郁李仁 4.5 g，加生姜汁煎服。

地钱科

地钱 *Marchantia polymorpha* L.

别名 地浮萍、团云、地梭罗。

形态特征 叶状体暗绿色，宽带状，多回二歧分叉，长5～10 cm，宽1～2 cm，边缘呈波曲状，有裂瓣。背面具六角形，整齐排列的气室分隔；每室中央具1个烟囱型气孔。气室内具多数直立的营养丝。基本组织由10～20层细胞构成。腹面鳞片紫色，4～6列。假根平滑或带花纹。雌雄异株。雄托盘状，波状浅裂成7～8瓣；精子器生于托的背面，托柄长约2 cm。雌托扁平，深裂成9～11个指状裂瓣；孢蒴着生托的腹面，托柄长6 cm，叶状体背面前端常生有杯状的无性芽孢杯，内生胚芽，行无性生殖。

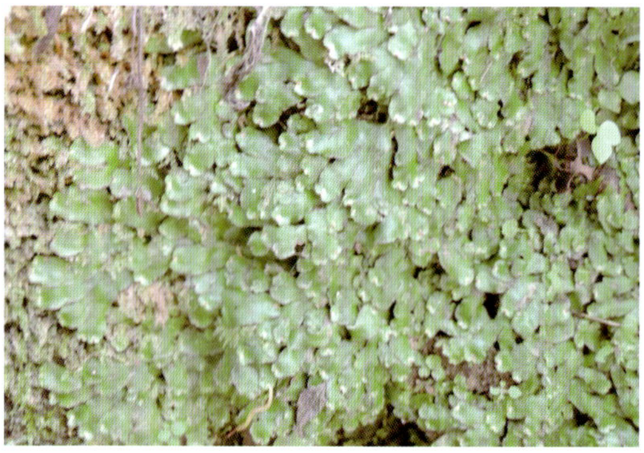

▲ 地钱生境

生境及分布 生于海拔1 200 m左右的阴湿土坡、湿石、树干、墙下或沼泽地湿土或岩石上。主要分布于正安、桐梓、播州等地。

药材名 地钱(全草、叶状体)。

采收加工 四季可采，以夏、秋季为佳，洗净，鲜用或晒干。

性味归经 淡，凉。归肝、胃经。

功能主治 清热利湿，拔毒生肌，解毒敛疮。主治湿热黄疸，毒蛇咬伤，疮痈肿毒，水火烫伤，骨折，刀伤，臁疮，癣等。

用法用量 内服：煎汤，5～15 g；或入丸、散。外用：适量，鲜品捣烂敷患处；或干品研粉调菜油外敷。

用药经验 ①毒蛇咬伤：地钱鲜全草适量，捣烂敷患处，另用雄黄9 g，白芷3 g，共研细粉，用白酒送服。②多年烂脚疮：地钱适量焙干，头发适量，烧枯存性，等分，共研末，调菜油敷患处。③骨折、刀伤：地钱适量，捣绒包伤处。④烫伤：地钱适量，焙干研末，调茶油敷患处。⑤疮疖肿毒：地钱适量，鲜品洗净捣烂，加糖或甜酒少许和匀敷。

石杉科

蛇足石杉 *Huperzia serrata* (Thunb. ex Murray) Trev.

别名 蛇足石松、千层塔、蛇足草。

形态特征 多年生土生植物。根须状，茎下部斜升至平卧，上部直立，高 10～30 cm，枝连叶宽 1.5～4.0 cm，2 至 4 回二叉分枝，枝上部常有芽胞。叶螺旋状排列，疏生，平伸，狭椭圆形，向基部明显变狭，通直，长 1～3 cm，基部楔形，下延有柄，先端急尖或渐尖，边缘平直不皱曲，有粗大或略小而不整齐的尖齿，两面光滑，有光泽，中脉突出明显，薄革质。孢子叶与不育叶同形。孢子囊生于孢子叶的叶腋，两端露出，肾形，黄色。孢子期 6～10 月。

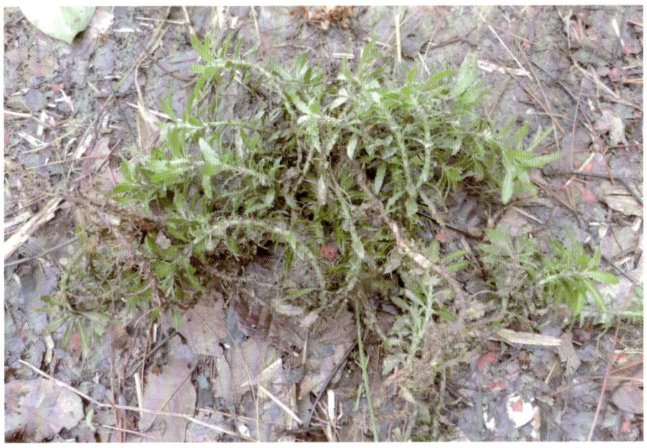

▲ 蛇足石杉植物

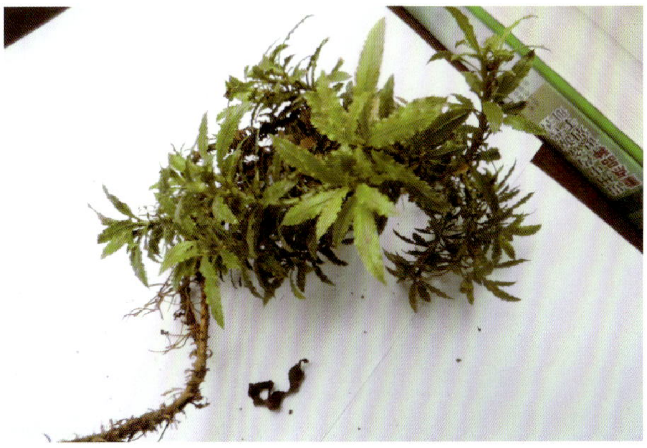

▲ 蛇足石杉药材

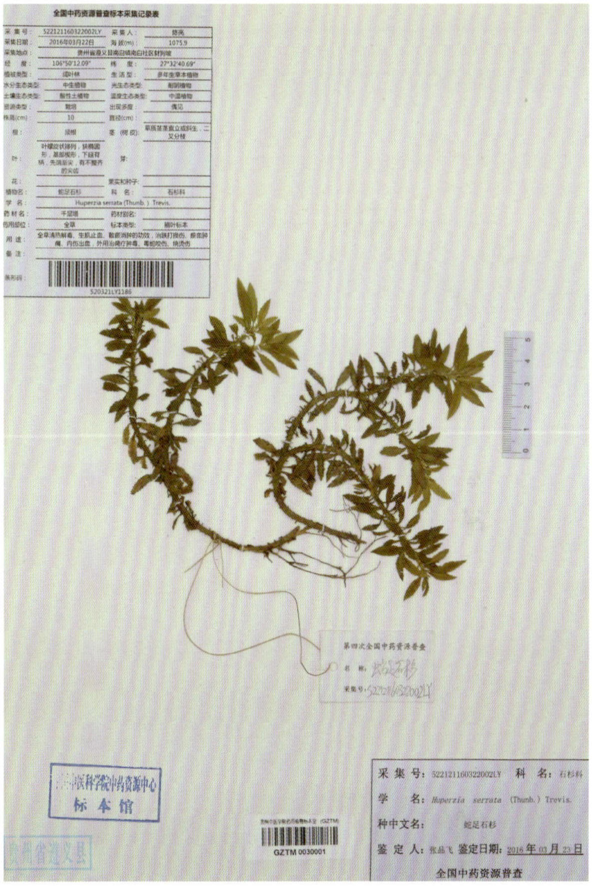

▲ 蛇足石杉腊叶标本

生境及分布　生于海拔 300～2 700 m 的山坡、林下、林缘的林阴湿地和沟谷石上。主要分布于习水、仁怀、播州、绥阳等地。

药材名　千层塔(全草)。

采收加工　春、秋采收全草，去泥土，晒干备用。7～8 月间采收孢子，干燥。

性味归经　辛、甘、微苦，平。有小毒。归肺、大肠、肝、肾经。

功能主治　清热解毒，燥湿敛疮，止血定痛散瘀，消肿。主治肺炎，肺痈，劳伤咳血，痔疮便血，跌打损伤，肿毒，水湿臌胀，溃疡久不收口，烧烫伤。

用法用量　内服：煎汤，5～15 g；或捣敷。外用：适量，煎水洗，捣敷，研末撒或调敷。

使用注意　孕妇禁服。本品有小毒，内服不宜过量。

用药经验　①无名肿毒：千层塔一把，水煎成膏，适量外敷。②阴虱：千层塔适量，煎水洗。③腰痛水肿：千层塔、六月雪、白茅根各适量，水煎服。④肺痈吐脓血：千层塔鲜叶 30 g，捣烂绞汁，蜂蜜调服，每日 1～2 次。

石松科

石松 *Lycopodium japonicum* Thunb.

别名 筋骨草、蜈蚣藤、大地毛公。

形态特征 多年生土生植物。匍匐茎地上生，细长横走，2 至 3 回分叉，绿色，被稀疏的叶。侧枝圆柱形，直立，多回二叉分枝，稀疏，压扁状(幼枝圆柱状)。叶线状披针形，在侧枝与小枝上多作螺旋状排列，密集，上斜，披针形或线状披针形，基部楔形，下延，无柄，先端渐尖，具透明发丝，边缘全缘，草质，中脉不明显。孢子囊穗(3)4 至 8 个集生于总柄，总柄上苞片螺旋状稀疏着生，薄草质，形状如叶片。孢子囊穗不等位着生(即小柄不等长)，直立，圆柱形，具长小柄。孢子叶阔卵形，先端急尖，具芒状长尖头，边缘膜质，啮蚀状，纸质。孢子囊生于孢子叶腋，略外露，圆肾形，黄色，孢子球状四面体形，极面观近圆形，具网状纹饰。

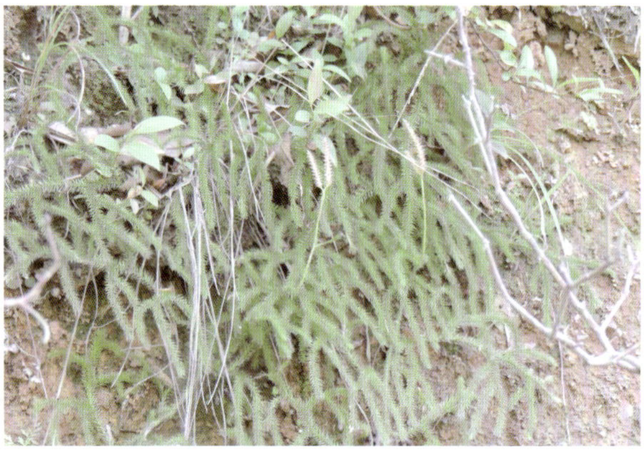

▲ 石松生境

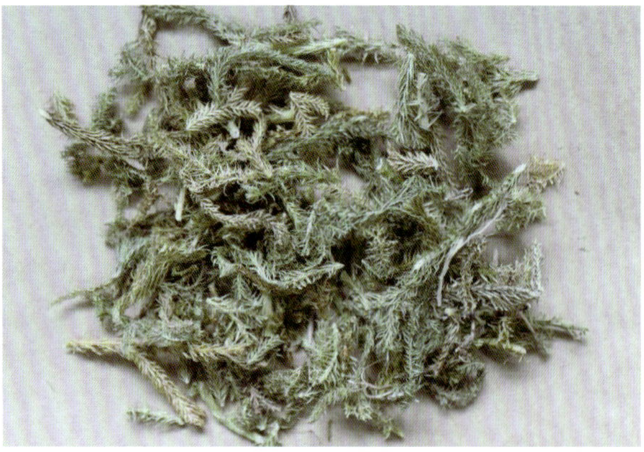

▲ 伸筋草药材

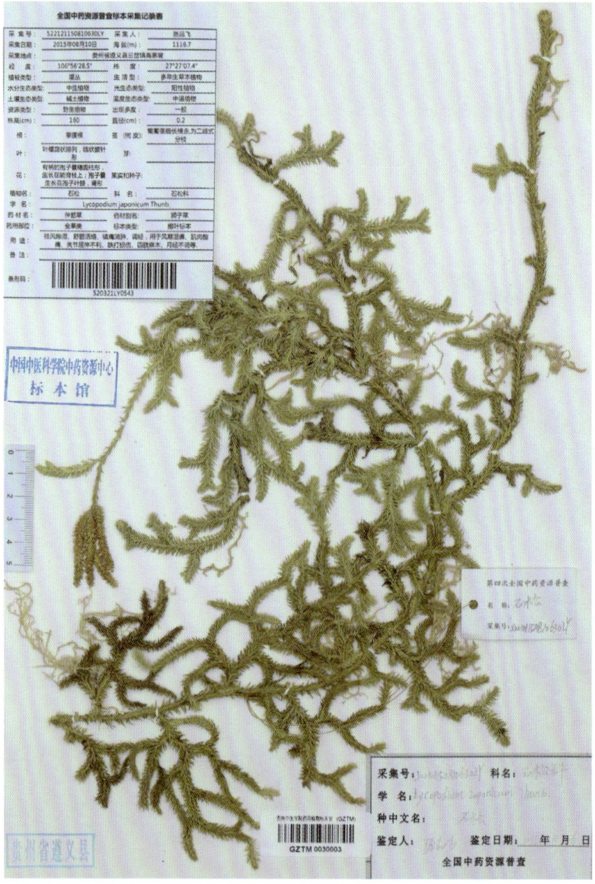

▲ 石松腊叶标本

生境及分布 生于海拔 2 500 m 以下的高山草甸、山坡灌丛、路边、山坡、林缘、疏林下灌丛中及疏林下阴蔽处的酸性土壤上。主要分布于播州、红花岗、绥阳等地。

药材名 伸筋草(全草)。

采收加工 夏、秋二季茎叶茂盛时采收,连根拔起,去净泥土,晒干。

性味归经 微苦、辛,温。归肝、脾、肾经。

功能主治 祛风除湿,舒筋活络。主治风湿痹痛,肌肉酸痛,关节酸痛,屈伸不利。

用法用量 内服:煎汤,9～30 g;或浸酒。外用:适量,捣敷或煎汤外洗。

使用注意 孕妇及出血过多者慎用。

用药经验 ①跌打损伤:伸筋草 30 g,苏木、土鳖虫、红花各 15 g,水煎服;或伸筋草适量,水煎热洗伤处。②风湿痹痛、风湿骨痛:伸筋草适量,水煎服,泡脚或泡酒内服。

卷柏科

薄叶卷柏 *Selaginella delicatula* (Desv.) Alston

别名 地柏、岩卷柏、山柏枝。

形态特征 植株高 30～50 cm。主茎禾秆色,多回分枝,营养叶二形,背腹各二列,腹叶(中叶)指向枝顶,长卵形,明显内弯,渐尖头,全缘;背叶(侧叶)矩圆形,两侧略不等,上缘略有齿,下缘全缘,短尖头,有狭边,向两侧平展。孢子囊穗顶生,四棱形;孢子叶卵圆三角形,龙骨状,渐尖头,全缘,有狭边,孢子囊近圆形。孢子二形。

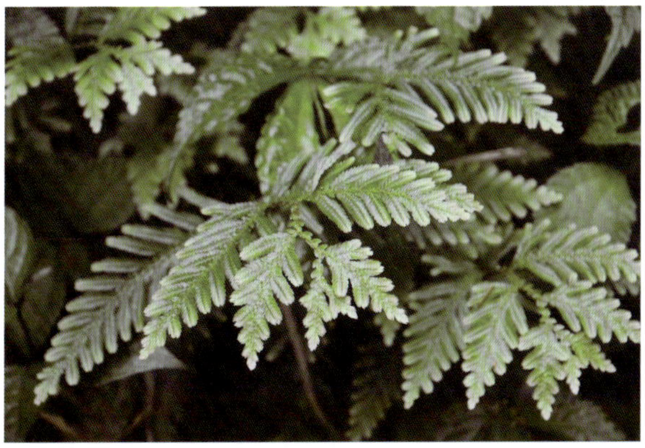

▲ 薄叶卷柏植物

生境及分布 生于海拔 300～1 400 m 的林下土生、路边或沟谷阴湿处岩石上。主要分布于播州、务川、正安等地。

药材名 薄叶卷柏(全草)。

采收加工 全年均可采收,拣去杂质,抢水洗净,切段,鲜用或晒干。

性味 苦、辛,寒。

功能主治 清热解毒,活血,祛风。主治肺热咳嗽或咯血,肺痈,急性扁桃体炎,乳腺炎,眼结膜炎,漆疮,妇女月经不调,跌打损伤,小儿惊风,麻疹,荨麻疹;外用治烫火伤。

用法用量 内服:煎汤,10～30 g。外用:适量,鲜品捣敷;或煎水洗;或干品研末撒。

用药经验 ①妇女月经不调:薄叶卷柏全草 3～6 g,煎服。②烫火伤:薄叶卷柏鲜草适量,捣烂敷患处。

兖州卷柏 *Selaginella involvens* (Sw.) Spring

别名 地侧柏、细叶金鸡尾、松柏草。

形态特征 多年生草本，石生，旱生，直立，高15～65 cm，具一横走的地下根状茎和游走茎，其上生鳞片状淡黄色的叶。根托只生于匍匐的根状茎和游走茎，纤细，根少分叉，被毛。主茎自中部向上羽状分枝，不呈“之”字形，无关节，禾秆色，不分枝的主茎高5～25 cm，茎圆柱状，2～3回羽状分枝，小枝较密排列规则，分枝无毛，背腹压扁。叶交互排列，二形，纸质或多少较厚，表面光滑，边缘不为全缘，不具白边；侧叶不对称，主茎上的明显大于分枝上的，分枝上的侧叶卵圆形到三角形，大、小孢子叶相间排列；或大孢子叶位于中部的下侧。大孢子白色或褐色；小孢子橘黄色。

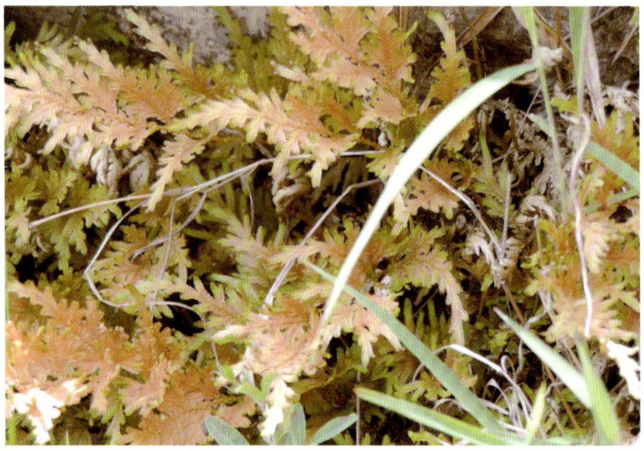

▲ 兖州卷柏生境

生境及分布 生于海拔450～3 100 m的山坡林下、山谷路边、林缘等阴处岩石上或偶在林中附生树干上。主要分布于播州、仁怀、习水等地。

药材名 兖州卷柏（全草）。

采收加工 全年均可采收，晒干或鲜用。

性味归经 淡、微苦，凉。归肺、肝、脾经。

功能主治 清热利湿，止咳，止血，解毒。主治湿热黄疸，痢疾，水肿，腹水，淋证，痰湿咳嗽，咯血，吐血，便血，崩漏，外伤出血，乳痈，瘰疬，痔疮，烫伤。

用法用量 内服：煎汤，15～30 g，鲜品30～60 g。外用：适量，研末调敷；或鲜品捣敷。

使用注意 无湿热者慎用。

用药经验 ①创伤出血：兖州卷柏鲜品适量，捣烂敷伤口。②狂犬咬伤：兖州卷柏适量，水煎服。③烫伤：兖州卷柏适量研末，茶油调涂。④咳血、崩漏：兖州卷柏35～75 g，水煎服。

垫状卷柏 *Selaginella pulvinata* (Hook，et Grev.) Maxim.

别名 回阳草、石莲花、不死草。

形态特征 为多年生直立草本，高5～15 cm。主茎直立，通常单一（少有分枝），顶端丛生小枝，小枝扇形分叉，辐射开展，干时内卷如拳。营养叶二形，背腹各二列，交互着生，腹叶（即中叶）斜向上，不并行，卵状矩圆形，急尖而有长芒，中叶和侧叶的叶缘不具细齿，中叶的叶缘向下反卷，侧叶上侧边缘棕褐色，膜质，撕裂状；背叶（即侧叶）斜展，宽超出腹叶，长卵圆形，急尖而有长芒，外侧边狭膜质，并有微齿，内侧边的膜质宽而全缘。孢子囊穗生于枝顶，四棱形；孢子叶卵状三角形，龙骨状，锐尖头，边缘膜质，有微齿，四列交互排列，孢子囊圆肾形。孢子二形。

生境及分布 生于海拔500～1 500 m的向阳山坡、林下、灌丛下、荒地石坡间隙或岩洞石灰岩上。主要分布于播州、习水、桐梓、绥阳等地。

药材名 卷柏（全草）。

采收加工 全年均可采收，除去须根和泥沙，鲜用或晒干或炒炭。

性味归经 辛，平。归肝、心经。

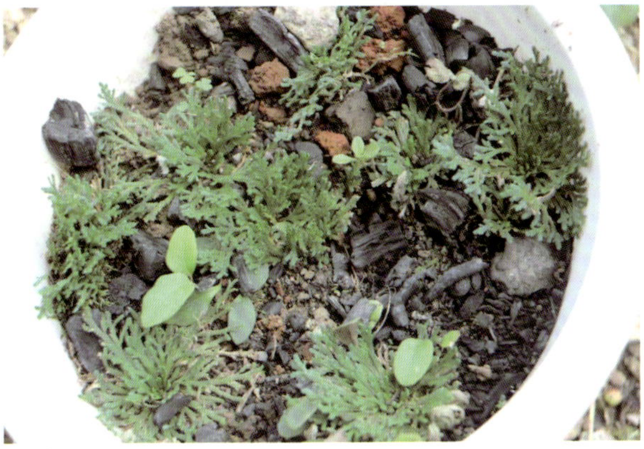

▲ 垫状卷柏生境

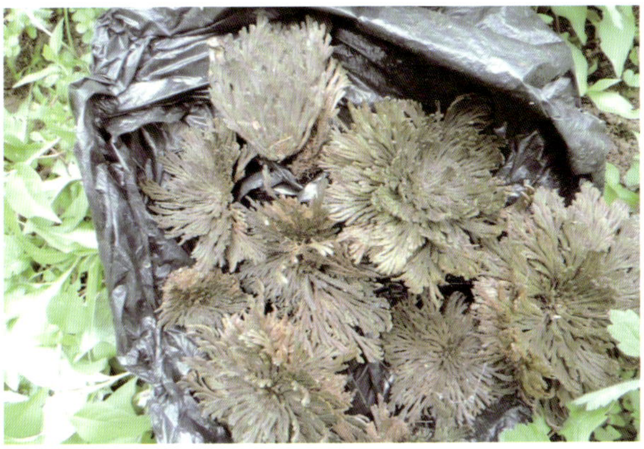

▲ 垫状卷柏药材

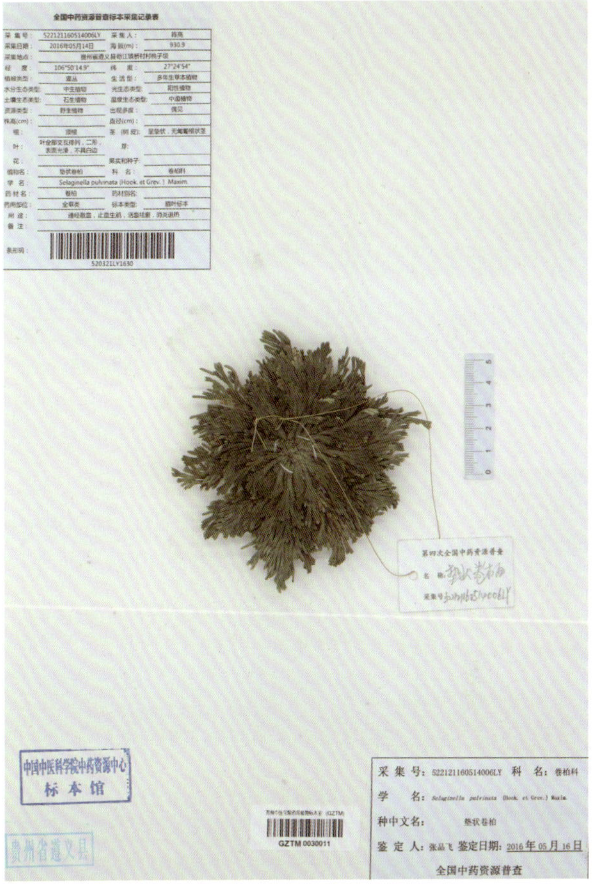

▲ 垫状卷柏腊叶标本

功能主治 活血通经。主治经闭痛经，癥瘕痞块，跌仆损伤。卷柏炭化瘀止血。主治吐血，便血，尿血，脱肛，崩漏。

用法用量 内服：煎汤，5～10 g。外用：适量，炒炭；或鲜品捣敷；或研末撒。

使用注意 孕妇慎用。

用药经验 ①烫火伤：鲜品垫状卷柏捣烂敷。②胃痛：垫状卷柏 200 g，水煎服。③跌打损伤、局部疼痛：鲜品垫状卷柏每次 50 g，每日 1 次，水煎服。

翠云草 *Selaginella uncinata* (Desv.) Spring

别名 绿绒草、翠羽草、生扯拢。

形态特征 多年生草本。主茎伏地蔓生，长 30～60 cm，禾秆色，有棱，分枝处常生不定根，叶卵形，短尖头，二列疏生；侧枝通常疏生，多回分叉，基部有不定根；营养叶二形，背腹各二列，腹叶（中叶）长卵形，渐尖头，全缘，交互疏生，背叶矩圆形，短尖头，全缘，向两侧平展。孢子囊穗四棱形，单生于小枝顶端；孢子叶卵圆状三角形，龙骨状，长渐尖头，全缘，四列，覆瓦状排列，孢子囊圆肾形。孢子期 8～10 月。

生境及分布 生于海拔 100～1 200 m 的山谷林下，多腐殖质土壤或溪边阴湿杂草中，以及岩洞内、湿石上或石缝中。喜温暖湿润的半阴环境。主要分布于播州、红花岗、绥阳、习水等地。

药材名 翠云草（全草）。

采收加工 全年均可采收，拣去杂质，抢水洗净，切

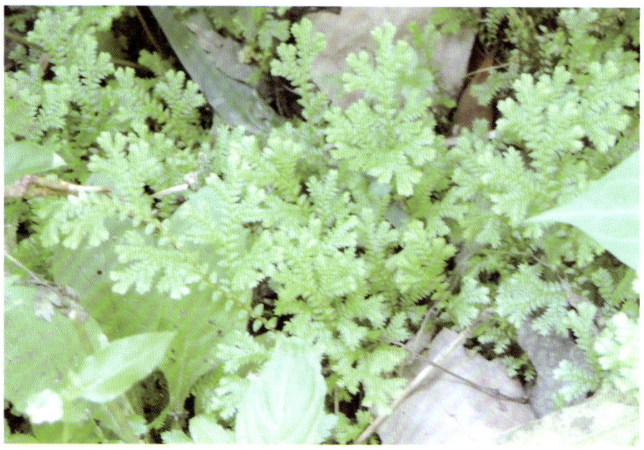

▲ 翠云草生境

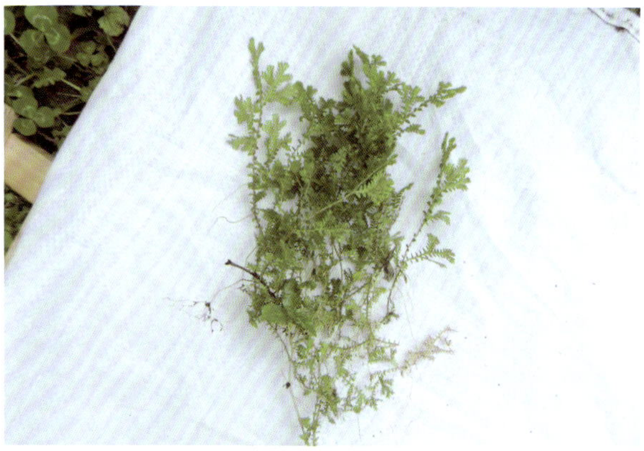

▲ 翠云草药材

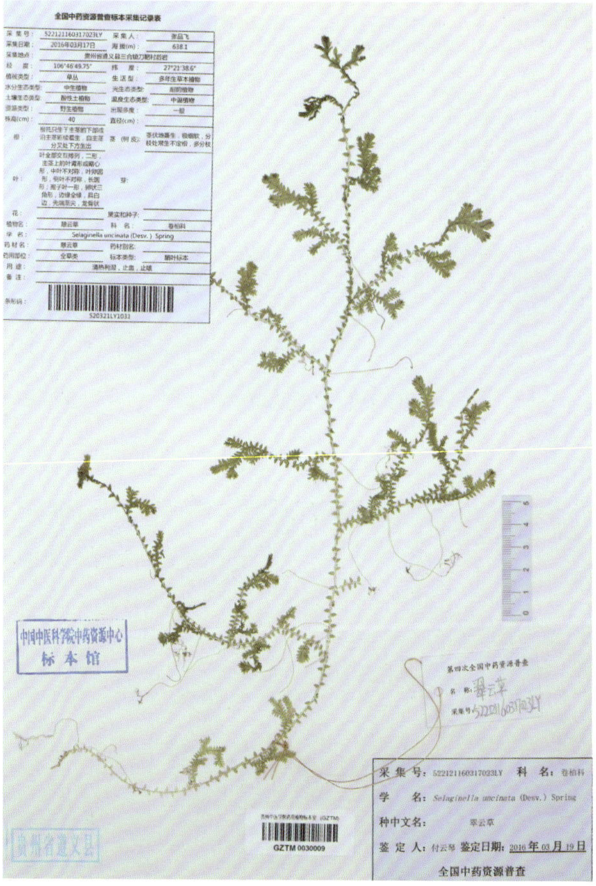

▲ 翠云草腊叶标本

段，鲜用或晒干。

性味 淡、微苦，凉。

功能主治 清热利湿，解毒，止血。主治黄疸，痢疾，泄泻，水肿，淋病，筋骨痹痛，吐血，咳血，便血，外伤出血，痔漏，汤火伤，蛇咬伤。常与柏子油等配伍使用治疗烫火伤。

用法用量 内服：煎汤，10～30 g，鲜品可用至 60 g。外用：适量，晒干或炒炭存性，研末，调敷；或鲜品捣敷。

用药经验 ①外伤出血：干翠云草适量研末，外敷伤处。②黄疸：翠云草 30～50 g，水煎服。③水肿：鲜品翠云草全草 60 g，水煎服，日服 2 次，忌盐 100 日。

木贼科

问荆 *Equisetum arvense* L.

别名 空心草、节节草、接骨草。

形态特征 多年生草本，中小型植物。根茎斜升，直立和横走，黑棕色，节和根密生黄棕色长毛或光滑无毛。地上枝当年枯萎。枝二型。能育枝春季先萌发，高 5～35 cm，中部直径 3～5 mm，节间长 2～6 cm，黄棕色，无轮茎分枝，脊不明显；鞘筒栗棕色或淡黄色，长约 0.8 cm，鞘齿 9～12 枚，栗棕色，长 4～7 mm，狭三角形，鞘背仅上部有一浅纵沟，孢子散后能育枝枯萎。不育枝后萌发，高达 40 cm，主枝中部直径 1.5～3.0 mm，节间长 2～3 cm，绿色，轮生分枝多，主枝中部以下有分枝。脊的背部弧形，无棱，有横纹，无小瘤；鞘筒狭长，绿色，鞘齿三角形，5～6 枚，中间黑棕色，边缘膜质，淡棕色，宿存。侧枝柔软纤细，扁平状，有 3～4 条狭而高的脊，脊的背部有横纹；鞘齿 3～5 个，披针形，绿色，边缘膜质，宿存。孢子囊穗圆柱形，长 1.8～4.0 cm，直径 0.9～1.0 cm，顶端钝，成熟时柄伸长，柄长 3～6 cm。

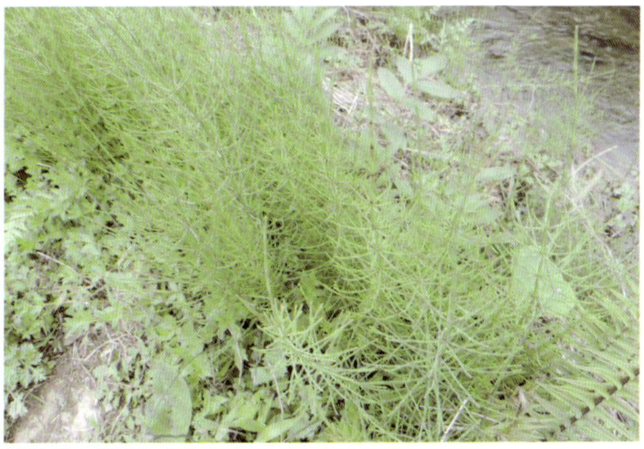

▲ 问荆生境

生境及分布　生于海拔 3 700 m 以下的潮湿的草地、沟渠旁、沙土地、耕地、山坡及草甸等处。主要分布于务川、桐梓、播州等地。

药材名　问荆（全草）。

采收加工　夏、秋季采收，割取全草，置通风处阴干；或鲜用。

性味归经　甘、苦，平。归肺、胃、肝经。

功能主治　止血，利尿，明目。主治吐血，咯血，便血，崩漏，鼻衄，外伤出血，目赤翳膜，淋证。

用法用量　内服：煎汤，3～15 g。外用：适量，鲜用捣敷；或干品研末调敷。

用药经验　刀伤：问荆适量，烧灰存性，撒伤口。

紫萁科

紫萁 *Osmunda japonica* Thunb.

别名　月亮叶、大叶狼萁、毛贯众。

形态特征　多年生草本，植株高 50～80 cm。根状茎粗壮，斜升。叶二型，幼时密被绒毛；不育叶片三角状阔卵形，长 30～50 cm，宽 25～40 cm，顶部以下二回羽状，小羽片矩圆形或矩圆披针形，先端钝或短尖，基部圆形或圆楔形，边缘有匀密的矮钝锯齿。能育叶强度收缩，小羽片条形，长 1.5～2 cm，沿主脉两侧密生孢子囊，成熟后枯死。

生境及分布　生于海拔 500～3 000 m 的山地林缘、山坡林下、灌木丛、溪边、坡地草丛中的酸性山地。主要分布于播州、习水、绥阳等地。

药材名　紫萁贯众（根茎和叶柄残基），紫萁苗（嫩苗或幼叶柄上的绵毛），又名老虎台衣。

采收加工　1. 紫萁贯众。春、秋二季节采挖根茎，削去叶柄，须根，除净泥土，晒干。

2. 紫萁苗。春季采收，洗净，鲜用或晒干。

性味归经　1. 紫萁贯众。苦，微寒。有小毒。归肺、胃、肝经。

2. 紫萁苗。苦，微寒。

功能主治　1. 紫萁贯众。清热解毒，止血，杀虫。主治疫毒感冒，热毒泻痢，痈疮肿毒，吐血，衄血，便血，崩漏，虫积腹痛。

2. 紫萁苗。止血。主治外伤出血。

用法用量　1. 紫萁贯众。内服：煎汤，5～9 g。外

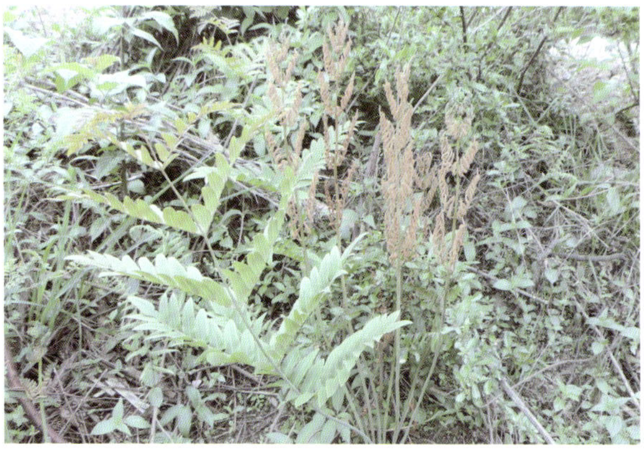

▲ 紫萁生境

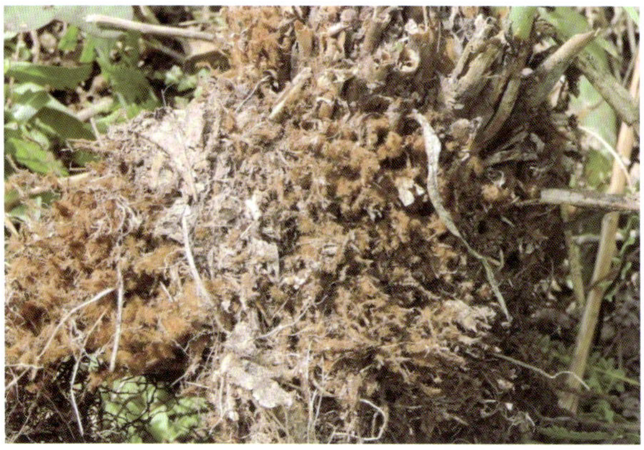

▲ 紫萁根茎部

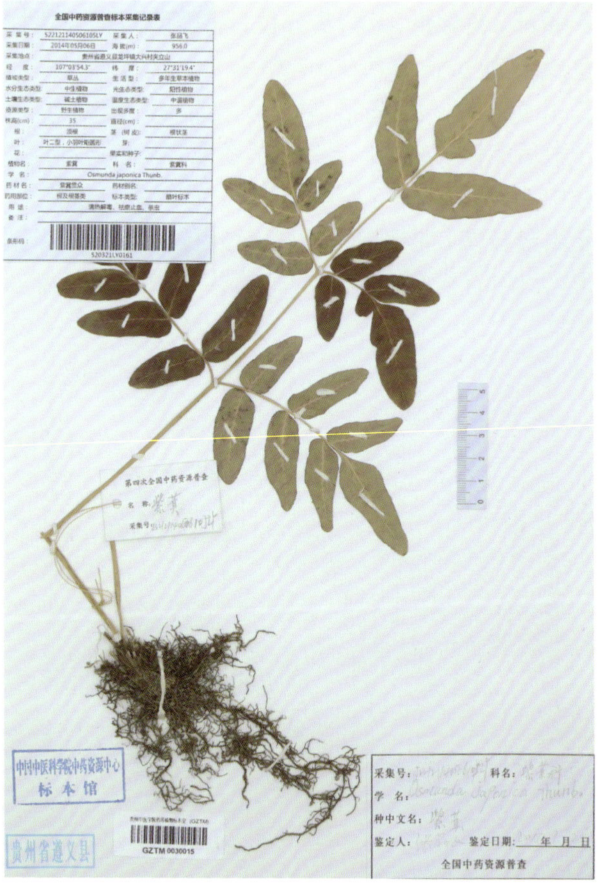

▲ 紫萁腊叶标本

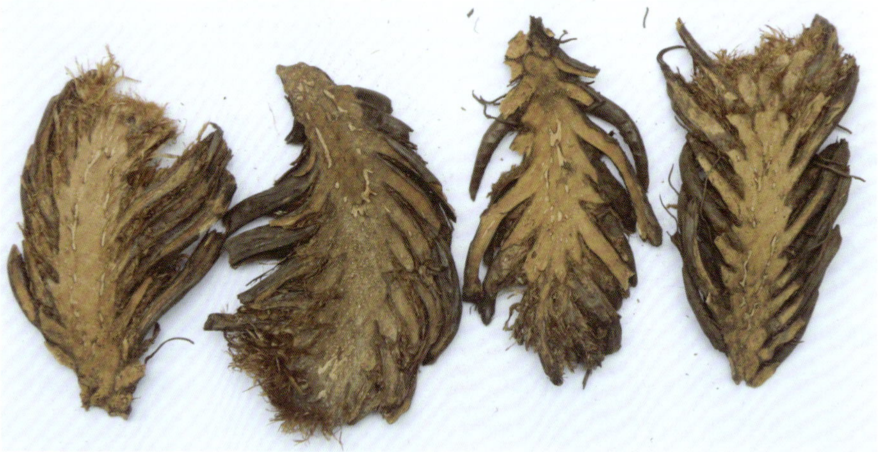

▲ 紫萁贯众药材

用:适量,鲜品捣敷;或研末调敷。

2. 紫萁苗。外用:适量,鲜品捣敷;或干品研末敷。

用药经验 ①预防流行性感冒:紫萁贯众 15 g,水煎服,儿童酌减。②外伤出血:紫萁苗鲜品适量,捣烂外敷。③肠寄生虫病:紫萁贯众 15 g,使君子 12 g,槟榔 10 g,水煎服。④风热感冒咽痛:紫萁贯众、桑叶、菊花各 12 g,水煎服。

里白科

芒萁 *Dicranopteris pedata* (Houtt.) Nakaike

别名　蕨萁、狼萁草、狼萁。

形态特征　植株高 45～90(～120)cm，直立或蔓生。根状茎细长而横走，密被暗锈色毛。叶疏生，纸质，下面多少呈灰白色或灰蓝色，幼时沿羽轴及叶脉有锈黄色毛，老时逐渐脱落，叶柄长 24～56 cm，叶轴一至二回或多回分叉，各回分叉的腋间有 1 个休眠芽，密被绒毛，并有 1 对叶状苞片，其基部两侧有 1 对羽状深裂的阔披针形羽片(末回分叉除外)；末回羽片长 16～23.5 cm，宽 4～5.5 cm，披针形，篦齿状羽裂几达羽轴；裂片条状披针形，钝头，顶端常微凹，全缘，侧脉每组有小脉 3～4(～5)条。孢子囊群着生于每组侧脉的上侧，小脉的中部，在主脉两侧各排 1 行。

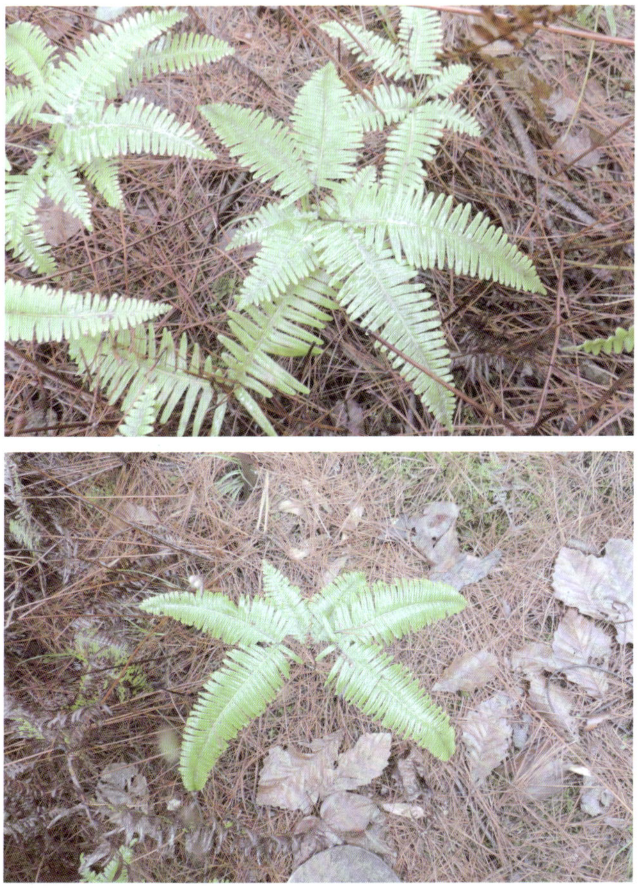

▲ 芒萁生境

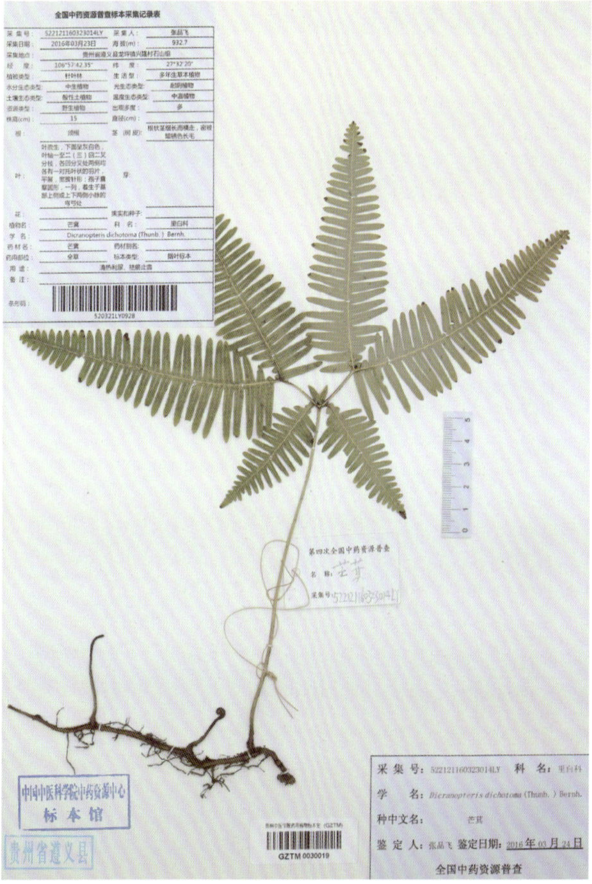

▲ 芒萁腊叶标本

生境及分布　生于海拔 100～1 400 m 的强酸性土地荒坡或林缘及马尾松林内，在森林砍伐后或放荒后的坡地上常成优势的中草群落。主要分布于播州、务川、正安等地。

药材名 芒萁骨(幼叶及叶柄),芒萁骨根(根茎)。

采收加工 1. 芒萁骨。全年均可采收,洗净,晒干或鲜用。

2. 芒萁骨根。全年均可采收,洗净,晒干或鲜用。

性味归经 1. 芒萁骨。苦、涩,凉。归肝、膀胱经。

2. 芒萁骨根。苦,凉。归膀胱经。

功能主治 1. 芒萁骨。化瘀止血,清热利尿,解毒消肿。主治妇女崩漏,跌打损伤,热淋涩痛,白带异常,小儿腹泻,痔瘘,目赤肿痛,外伤出血,烫火伤,毒虫咬伤。

2. 芒萁骨根。清热利湿,化瘀止血,止咳。主治湿热臌胀,小便涩痛,阴部湿痒,白带异常,跌打损伤,外伤出血,崩漏,鼻衄,肺热咳嗽。

用法用量 1. 芒萁骨。内服:煎汤,9～15 g;或研末。外用:适量,研末敷;或鲜品捣敷。

2. 芒萁骨根。内服:煎汤,15～30 g;或研末。外用:适量,鲜品捣敷。

用药经验 ①外伤出血:芒萁幼芽适量捣烂敷。②风疹瘙痒:鲜芒萁适量,煎水洗。③尿道炎、小便涩痛不利:芒萁的叶柄中间白心 50 g,水煎服。④小儿腹泻:芒萁骨 15 g,焦山楂 9 g,水煎服。

里白 *Diplopterygium glaucum* (Thunberg ex Houttuyn) Nakai

别名 大蕨萁、蕨萁。

形态特征 植株高约 1.5 m。根状茎横走,被鳞片。柄长约 60 cm,光滑,暗棕色;一回羽片对生,具短柄,长 55～70 cm,长圆形,中部最宽,18～24 cm,向顶端渐尖,基部稍变狭;小羽片 22～35 对,近对生或互生,平展,几无柄,长 11～14 cm,宽 1.2～1.5 cm,线状披针形,顶端渐尖,基部不变狭,截形,羽状深裂;裂片 20～35 对,互生,几平展,长 7～10 mm,宽 2.2～3 mm,宽披针形,钝头,基部汇合,缺刻尖狭,边缘全缘,干后稍内卷。中脉上面平,下面凸起,侧脉两面可见,约 10～11 对,叉状分枝,直达叶缘。叶草质,上面绿色,无毛,下面灰白色,沿小羽轴及中脉疏被锈色短星状毛,后变无毛。羽轴棕绿色,上面平,两侧有边,下面圆,光滑。孢子囊群圆形,中生,生于上侧小脉上,由 3～4 个孢子囊组成。

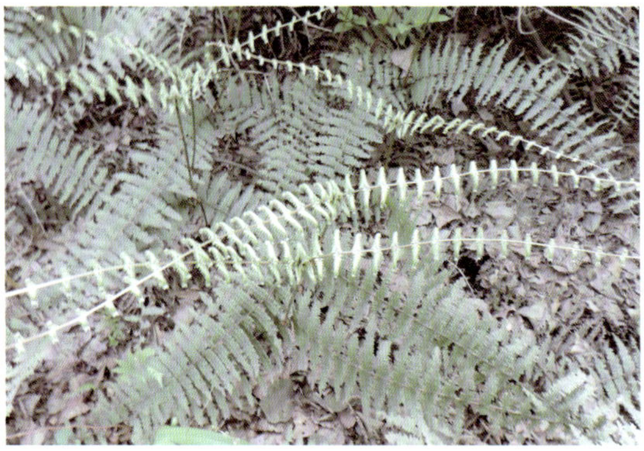

▲ 里白植物

生境及分布 生于海拔 1 500 m 以下的常绿阔叶林下或沟边。主要分布于播州、绥阳、务川等地。

药材名 里白(根茎)。

采收加工 秋、冬季采挖,洗净,晒干。

性味归经 苦、涩,凉。归肝经。

功能主治 行气止血,化瘀接骨。主治胃脘痛,鼻衄,跌打损伤,骨折。

用法用量 内服:煎汤,9～15 g。外用:适量,研末塞鼻;或调敷。

海金沙科

海金沙 *Lygodium japonicum* (Thunb.) Sw.

别名 海金砂、铁脚蜈蚣根、左转藤。

形态特征 植株攀援，长可达 4 m。叶多数，对生于茎上的短枝两侧，相距 9～11 cm。叶二型，纸质，连同叶轴和羽轴有疏短毛；不育叶尖三角形，长宽各约 10～12 cm，二回羽状，小羽片掌状或三裂，边缘有不整齐的浅钝齿。能育叶卵状三角形，长宽各约 10～20 cm，小羽片边缘生流苏状的孢子囊穗，穗排列稀疏，暗褐色。

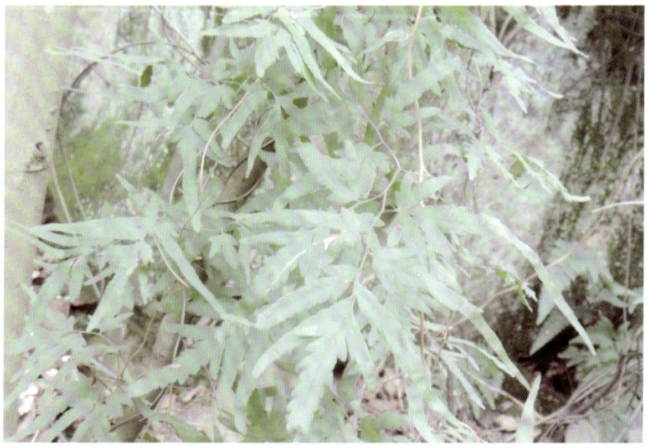

▲ 海金沙植物

▲ 海金沙药材

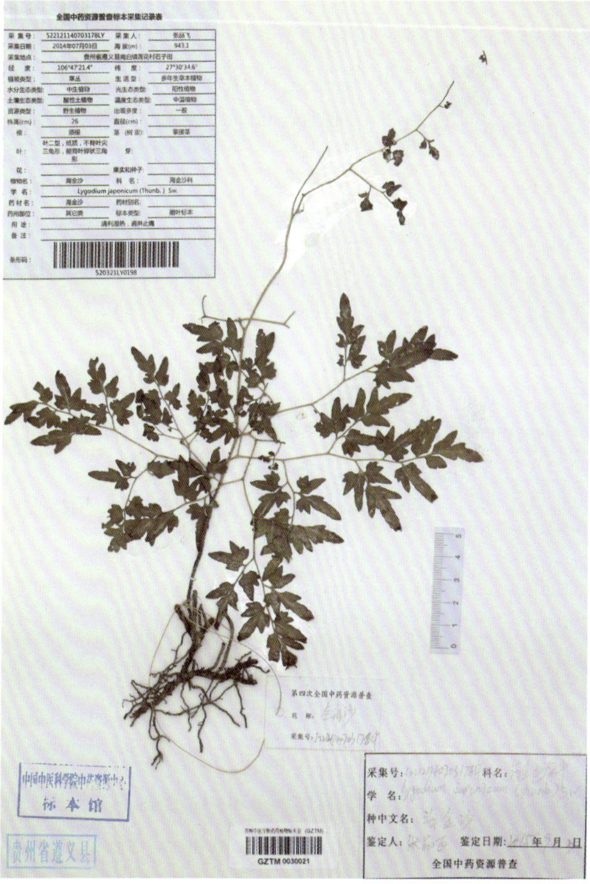

▲ 海金沙腊叶标本

生境及分布 生于海拔 110～1 700 m 的阴湿山坡灌丛中、路边林缘或荒坡灌丛中。主要分布于习水、播州、汇川、绥阳等地。

药材名 海金沙(成熟孢子)，海金沙草(地上部分)，海金沙根(根及根茎)。

采收加工 1. 海金沙。秋季孢子未脱落时采割藤叶，晒干，搓揉或打下孢子，除去藤叶。以色棕黄、体轻、手捻光滑者为佳。

2. 海金沙草。夏、秋季采收，除去杂质，鲜用或晒干。

3. 海金沙根。8～9 月采挖根及根茎，洗净，晒干或鲜用。

性味归经 1. 海金沙。甘、咸，寒。归膀胱、小肠经。

2. 海金沙草。甘，寒。归小肠、膀胱、肝经。

3. 海金沙根。甘、淡，寒。归肺、肝、膀胱经。

功能主治 1. 海金沙。清利湿热，通淋止痛。主治热淋，砂（石）淋，血淋，膏淋，痛淋，尿道涩痛，为各种淋证之要药。

2. 海金沙草。清热解毒，利水通淋，活血通经。主治热淋，石淋，血淋，小便不利，水肿，白浊，带下，肝炎，泄泻，痢疾，感冒发热，咳喘，咽喉肿痛，口疮，目赤肿痛，痄腮，乳痈，丹毒，带状疱疹，水火烫伤，皮肤瘙痒，跌打伤肿，风湿痹痛，外伤出血。

3. 海金沙根。清热解毒，利湿消肿。主治肺炎，感冒高热，乙脑，急性胃肠炎，痢疾，急性传染性黄疸性肝炎，尿路感染，膀胱结石，风湿腰腿痛，乳腺炎，腮腺炎，睾丸炎，蛇咬伤，月经不调。

用法用量 1. 海金沙。内服：煎汤，15～30 g。入煎剂宜布包。

2. 海金沙草。内服：煎汤，9～30 g，鲜品 30～90 g；或研末。外用：适量，煎水洗；或鲜品捣敷。

3. 海金沙根。内服：煎汤，15～30 g，鲜品 30～60 g。外用：适量，研末调敷。

用药经验 ①治各种淋证：海金沙与石苇、滑石、猪苓、泽泻、赤苓、肉桂、白术、芍药、甘草等配伍，水煎服。②肺炎：海金沙根、马兰根、忍冬藤、抱石莲各 15 g（均鲜品），水煎服，每日 1 剂。③缠腰火丹：鲜海金沙叶切碎捣烂，酌加麻油及米浴水，同擂成糊状，涂搽患处。④肝炎：海金沙 15 g，阴行草 50 g，车前草 16 g。水煎服，每日 1 剂。⑤肾炎水肿：海金沙、马蹄金、白茅根各 30 g，玉米须 12 g，水煎服。⑥乳痈：海金沙根 21～50 g，酒、水各半煎服。服后暖睡。

鳞始蕨科

乌蕨 *Odontosoria chinensis* J. Sm.

别名 乌韭蕨、牙齿芒、乌韭。

形态特征 多年生草本，植株高达 65 cm。根状茎短而横走，粗壮，密被赤褐色的钻状鳞片。叶近生，叶柄长达 25 cm，禾秆色至褐禾秆色，有光泽，圆，上面有沟，除基部外，通体光滑。叶片披针形，长 20～40 cm，宽 5～12 cm，先端渐尖，基部不变狭，四回羽状。羽片 15 至 20 对，互生，密接，下部的相距 4～5 cm，有短柄，斜展，卵状披针形，长 5～10 cm，宽 2～5 cm，先端渐尖，基部楔形，下部三回羽状。一回小羽片在一回羽状的顶部下有 10～15 对，连接，有短柄，近菱形，长 1.5～3 cm，先端钝，基部不

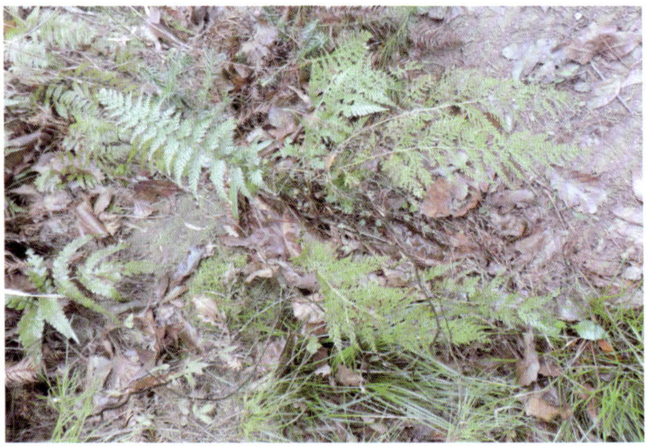

▲ 乌蕨生境

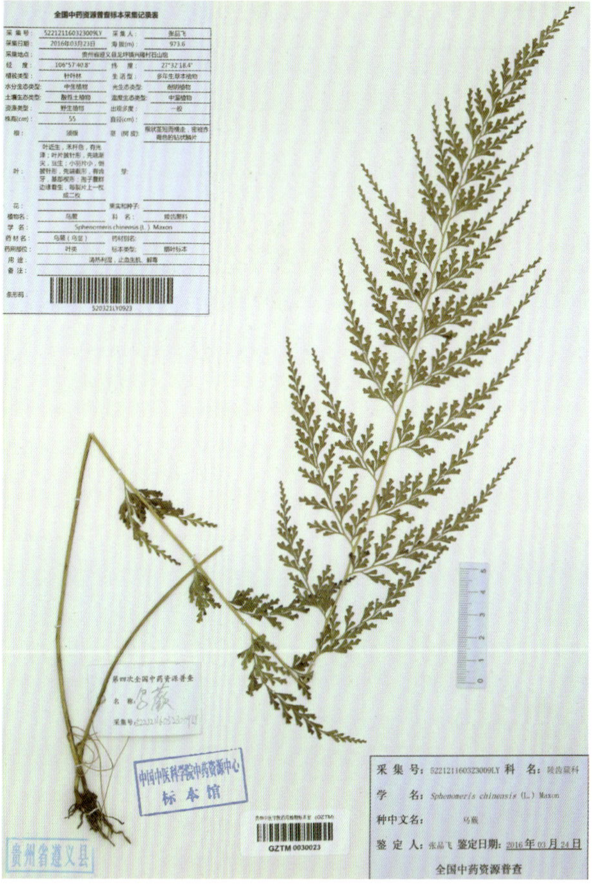

▲ 乌蕨腊叶标本

对称，楔形，上先出，一回羽状或基部二回羽状。二回（或末回）小羽片小，倒披针形，先端截形，有齿牙，基部楔形，下延，其下部小羽片常再分裂成具有一、二条细脉的短而同形的裂片。叶脉上面不显，下面明显，在小裂片上为二叉分枝。叶坚草质，干后棕褐色，通体光滑。孢子囊群边缘着生，每裂片上一枚或二枚，顶生 1～2 条细脉上。囊群盖灰棕色，革质，半杯形，宽，与叶缘等长，近全缘或轻微啮蚀，宿存。

生境及分布　生于海拔 200～1 900 m 的林下、灌丛中、山溪边或阴湿草地。主要分布于播州、务川、绥阳等地。

药材名　乌韭（全草）。

采收加工　秋季采挖带根茎的全草，洗净泥沙，晒干或鲜用。

性味归经　苦，寒。归肝、肺、大肠经。

功能主治　清热，解毒，利湿，止血。主治风热感冒，中暑发痧，泄泻，痢疾，白浊，咳嗽，吐血，便血，尿血，牙疳，痈肿。乌蕨在民间有“万能解毒药”之称，甚至可用以治疗胃癌，肠癌，肝炎等。

用法用量　内服：煎汤，15～30 g。外用：适量，捣敷；或研末外敷；或煎汤洗。

使用注意　脾胃虚弱者慎用。久服易伤脾胃。

用药经验　①急性传染性肝炎：乌韭 120 g，水煎服。②膀胱炎：乌韭 30 g，凤尾草 30 g，金银花 10 g，车前草 20 g，水煎服。③肠炎：乌韭 60 g，水煎服。④乳痈：乌韭根茎 30 g，水煎，冲黄酒服。

凤尾蕨科

猪鬃凤尾蕨 *Pteris actiniopteroides* Christ

别名　猪鬣凤尾蕨、还阳草、猪毛草。

形态特征　植株高 5～40 cm。根状茎短，直立，先端有钻形鳞片。叶二型，簇生，纸质，无毛；叶柄和叶轴栗褐色，有四棱，表面粗糙；能育叶片阔三角形，长 4～20 cm，宽 5～15 cm，一回羽状；或基部有时二回羽状；羽片或小羽片二至三叉；末回小羽片条形，长 4～10 cm，除不育的顶部有尖细锯齿外，全缘；不育叶同形，但较短小，边缘具尖锯齿。孢子囊群沿叶缘分布，仅顶部及基部不育；囊群盖条形，宽约达主脉。

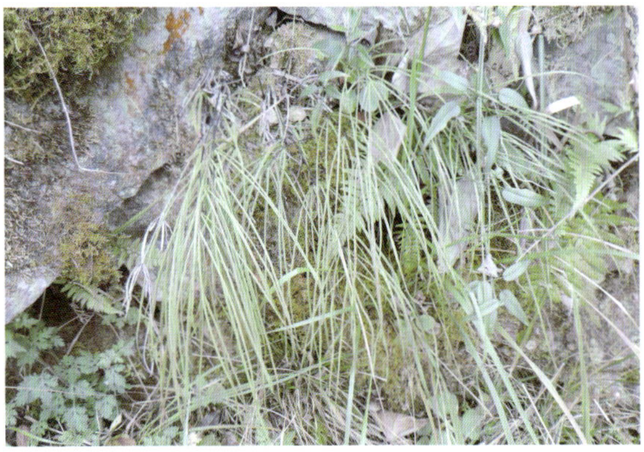

▲ 猪鬃凤尾蕨生境

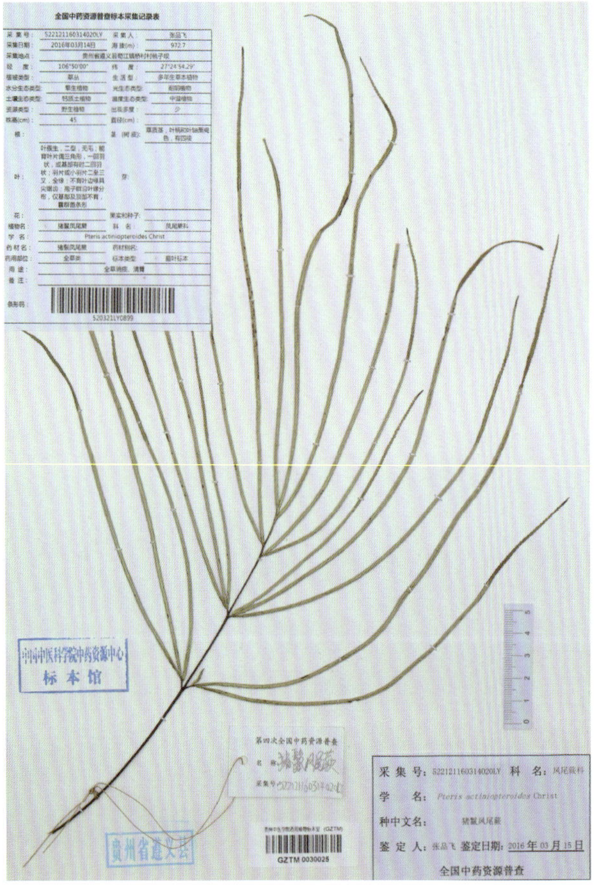

▲ 猪鬃凤尾蕨腊叶标本

生境及分布 生于海拔 250～2 000 m 裸露的石灰岩缝隙中、山坡草地、灌木林下、岩壁上或旧墙上。主要分布于播州、汇川、绥阳等地。

药材名 猪鬃凤尾蕨(全草)。

采收加工 全年均可采收,除去杂质和泥沙,晒干。

性味归经 苦、淡,凉。归肺、胃、膀胱经。

功能主治 祛痰止咳,和胃止痛,利湿消肿。主治咳喘痰多,胃脘疼痛,痢疾,水肿,小便不利。

用法用量 内服:煎汤,5～15 g。

用药经验 ①咳嗽:猪鬃凤尾蕨 15 g,鱼腥草 15 g,水煎服。②胃炎:猪鬃凤尾蕨 15 g,徐长卿 6 g,水煎服。

凤尾蕨 *Pteris cretica* var. *nervosa* (Thunb.) Ching et S. H. Wu

别名 凤尾草、井口边草、阴背草。

形态特征 多年生草本,高 30～70 cm。根状茎短而直立或斜生,先端密被线状披针形的黑褐色鳞片。叶丛生,二型或近二型;叶柄长 30～45 cm,禾秆色,有时带棕色,偶为栗色,表面光滑;叶片卵圆形,长 25～30 cm,宽 15～20 cm,一回羽状;不育叶的羽片 3～5 对,通常对生;能育叶的羽片 3～8 对,对生或向上渐为互生,线形,长 12～25 cm,宽 5～12 mm,先端渐尖并有锐锯齿,基部阔楔形,顶生三叉羽片的基部不下延或下延;主脉下面强度隆起,禾秆色,光滑,侧脉两面均明显,稀疏,斜展,单一或从基部分叉;叶干后纸质,绿色或灰绿色,无毛;叶轴禾秆色,表面平滑。

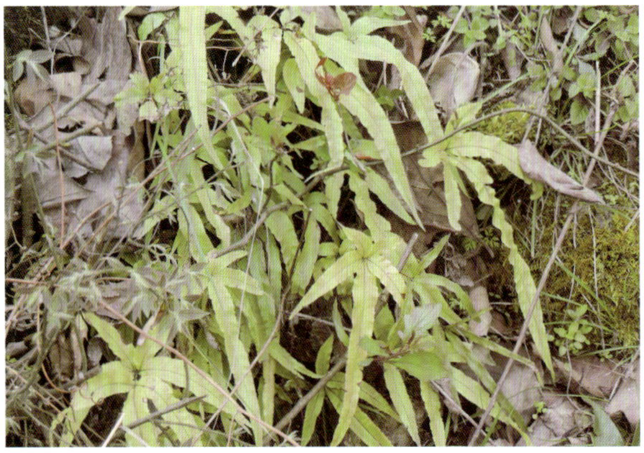

▲ 凤尾蕨生境

生境及分布 生于海拔 2 000 m 以下的阴湿处或石灰岩缝中。主要分布于播州、桐梓、绥阳等地。

药材名 井口边草(全草)。

采收加工 全年均可采收,鲜用;或洗净切段,晒干。

性味归经 甘、淡,凉。归肝、大肠经。

功能主治 清热利湿,止血生肌,解毒消肿。主治泄泻,痢疾,黄疸,淋证,水肿,咳血,尿血,便血,刀伤出血,跌打肿痛,疮痈,水火烫伤。

用法用量 内服:煎汤,10~30 g。外用:适量,研末撒;或煎水洗;或鲜品捣敷。

用药经验 ①烫伤:井口边草研末,撒伤处。②泌尿系统感染、肾炎水肿:井口边草 15~30 g,水煎服。③黄疸性肝炎:井口边草 60 g,虎杖 15 g,油菜 30 g,水煎服。

井栏边草 *Pteris multifida* Poir.

别名 井口边草、凤尾蕨、野鸡尾。

形态特征 多年生草本,植株高 30~45 cm。根状茎短而直立,先端被黑褐色鳞片。叶多数,密而簇生,明显二型;不育叶柄长 15~25 cm,禾秆色或暗褐色而有禾秆色的边,稍有光泽,光滑;叶片卵状长圆形,长 20~40 cm,宽 15~20 cm,一回羽状,羽片通常 3 对,对生,斜向上,无柄,线状披针形,长 8~15 cm,宽 6~10 mm,先端渐尖,叶缘有不整齐的尖锯齿并有软骨质的边,下部 1~2 对通常分叉,有时近羽状,顶生三叉羽片及上部羽片的基部显著下延,在叶轴两侧形成宽 3~5 mm 的狭翅(翅的下部渐狭);能育叶有较长的柄,羽片 4~6 对,狭线形,长 10~15 cm,宽 4~7 mm,仅不育部分具锯齿,余均全缘,基部一对有时近羽状,有长约 1 cm 的柄,余均无柄,下部 2~3 对,通常 2~3 叉,上部几对的基部长下延,在叶轴两侧形成宽 3~4 mm 的翅。主脉两面均隆起,禾秆色,侧脉明显,稀疏,单一或分叉,有时在侧脉间具有或多或少的与侧脉平行的细条纹(脉状异形细胞)。叶干后草质,暗绿色,遍体无毛;叶轴禾秆色,稍有光泽。

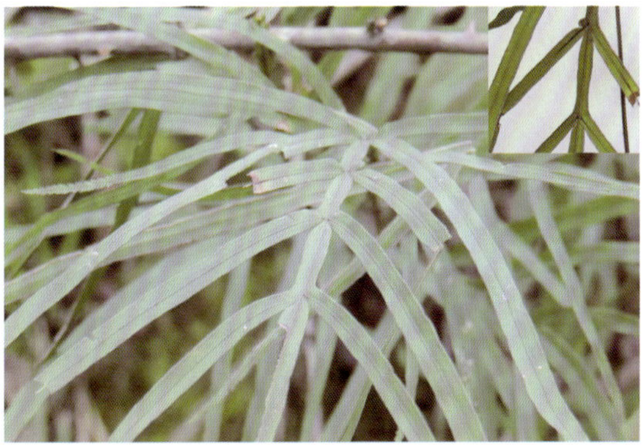

▲ 井栏边草植株

生境及分布 生于海拔 1 000 m 以下的墙壁、井边及石灰岩缝隙或灌丛下。主要分布于播州、桐梓、务川等地。

药材名 凤尾草(全草或根茎)。

采收加工 全年均可采收,洗净,鲜用或晒干。

性味归经 淡、微苦,寒。归大肠、心、肝经。

功能主治 清热利湿,凉血止血,消肿解毒。主治痢疾,泄泻,淋浊,带下,黄疸,疔疮肿毒,喉痹乳蛾,淋巴结核,腮腺炎,乳腺炎,高热抽搐,蛇虫咬伤,吐血,衄血,尿血,便血,外伤出血。

用法用量 内服:水煎,9~15 g,鲜品 30~60 g;或捣汁。外用:适量,捣敷。

使用注意 虚寒证忌服。

用药经验 ①痢疾:鲜凤尾草 60~90 g,水煎或擂汁服,每日 3 次。②急性肝炎:鲜凤尾草 90 g,捣汁服,每日 3 剂,5 日为 1 疗程。③血尿:鲜凤尾草 60~120 g,水煎服。④尿路结石:凤尾草、白花蛇舌草各 15 g,车前草、金钱草各 30 g,煎服。

蜈蚣草 *Pteris vittata* L.

别名 梳子草、蜈蚣蕨、百叶尖。

形态特征 植株高 30～150 cm。根状茎直立，密生条形鳞片。叶簇生，薄草质，除叶柄及叶轴有疏鳞片外，其余光滑；叶片阔倒披针形，长 20～90 cm，宽 5～25 cm，一回羽状；羽片无柄，中部的长 6～15 cm，条状披针形，渐尖头，基部圆截形或浅心形，稍膨大，两侧多少呈耳形，上侧常覆盖叶轴；不育羽片的边缘有细密锯齿。侧脉单一或分叉。孢子囊群条形，生于小脉顶端的联结脉上，靠近羽片两侧边缘，连续分布；囊群盖同形，膜质。

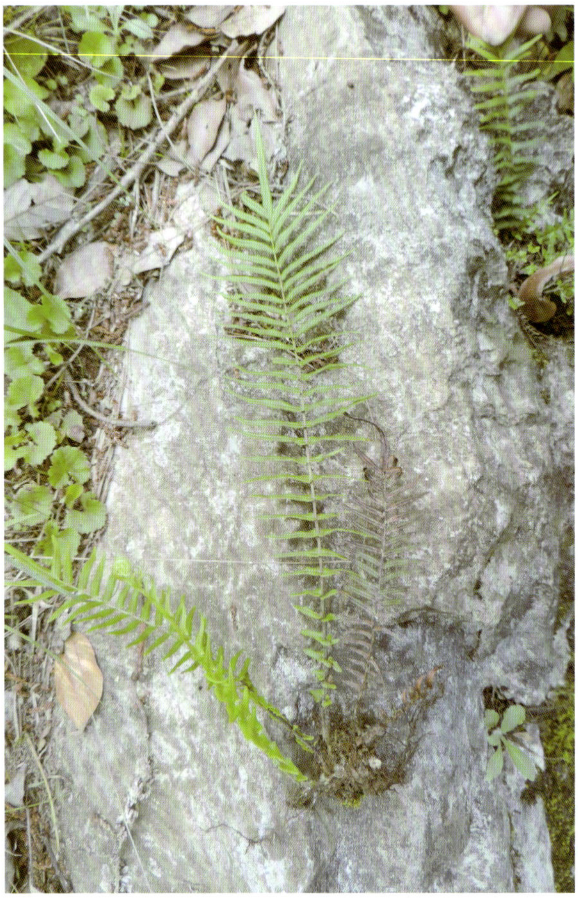

▲ 蜈蚣草植株

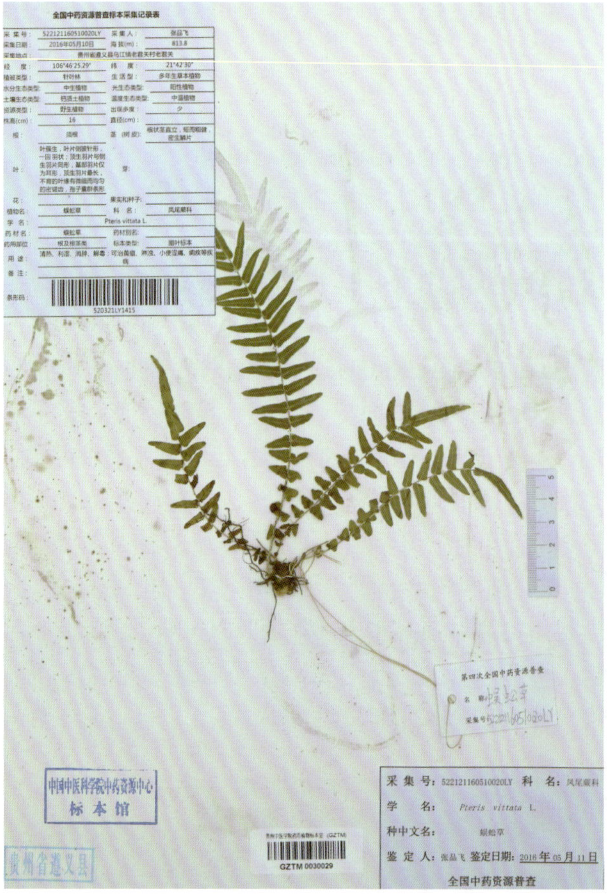

▲ 蜈蚣草腊叶标本

生境及分布 生于海拔 2 000 m 以下的钙质土、石灰岩上或石缝上。主要分布于播州、仁怀、桐梓等地。

药材名 蜈蚣草（全草或根茎），蜈蚣草根（根）。

采收加工 1. 蜈蚣草。全年可采收，洗净，鲜用或晒干。

2. 蜈蚣草根。夏、秋季采挖，除去杂质，洗净，晒干，切段，备用。

性味归经 1. 蜈蚣草。淡、苦，凉。归肝、大肠、膀胱经。

2. 蜈蚣草根。涩，温。归肺、大肠经。

功能主治 1. 蜈蚣草。祛风除湿，舒筋活络，解毒杀虫。主治风湿筋骨疼痛，腰痛，肢麻屈伸不利，半身不遂，跌打损伤，感冒，痢疾，乳痈，疮毒，疥疮，蛔虫症，蛇虫咬伤。

2. 蜈蚣草根。避秽驱虫。主治流行性感冒，蛔虫症。

用法用量 1. 蜈蚣草。内服：煎汤，6～12 g。外用：适量，捣敷；或煎水熏洗。

2. 蜈蚣草根。内服：煎汤，6～12 g。

用药经验 ①疥疮：蜈蚣草全草 100 g，千里光、大蒜杆（干的）各 120 g，煎水洗，每日 3 次，并须内服消毒药（白土茯苓、白鲜皮、蒲公英各 50 g，八爪金龙 12 g，煎水服，每日 3 次）。②蛔虫病：蜈蚣草根 6～12 g，水煎服。③痢疾：蜈蚣草 30～60 g，水煎服。

中国蕨科

银粉背蕨 *Aleuritopteris argentea*（Gmél.）Fée

别名 金丝草、铜丝草、紫背金牛草。

形态特征 植株高 14～29 cm。根状茎直立或斜升，生有红棕色边的亮黑色披针形鳞片。叶簇生，厚纸质，上面暗绿色，下面有乳黄色粉粒；叶柄栗棕色，有光泽，基部疏生鳞片；叶片五角形，长宽各 5～6 cm，有 3 片基部彼此相连或分离的羽裂的羽片；顶生羽片近菱形，基部裂片多少浅裂，侧生羽片三角形，羽轴下侧的裂片较上侧的为长，基部一片最

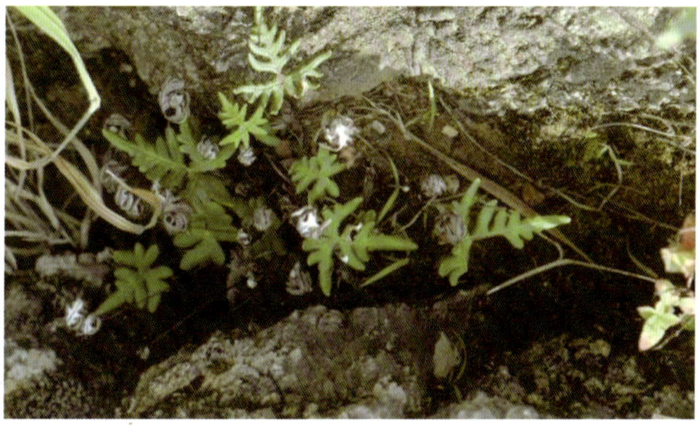

▲ 银粉背蕨生境

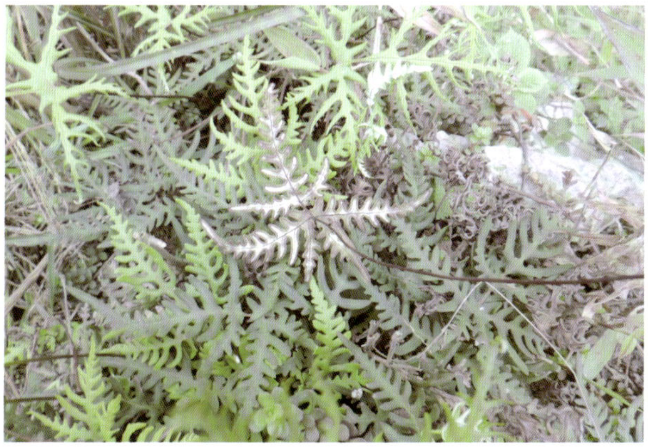

▲ 银粉背蕨植物

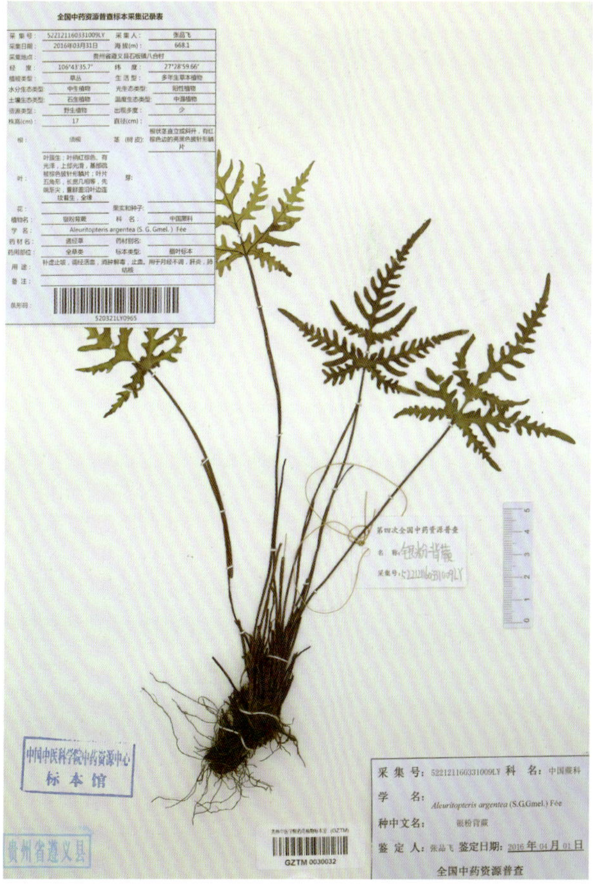

▲ 银粉背蕨腊叶标本

长，浅裂，裂片钝尖头，边缘有小圆齿。叶脉纤细，下面不凸起，羽状分叉。孢子囊群生于小脉顶端，成熟时汇合成条形；囊群盖沿叶边连续着生，厚膜质，全缘。

生境及分布 生于海拔 500～3 200 m 的干旱地区、石灰岩石缝中或墙缝中。主要分布于习水、播州、桐梓、绥阳等地。

药材名 通经草（全草）。

采收加工 春、秋季采收，除去杂质，洗净泥土，鲜用或捆成小把晒干。

性味归经 辛、甘，平。归肝、肺经。

功能主治 祛痰止咳，活血通经，利湿，解毒消肿。主治咳嗽，月经不调，经闭腹痛，赤白带下，肺痨咳血，大便泄泻，小便涩痛，肺痈，乳痈，风湿关节疼痛，跌打损伤，肋间神经痛，暴发火眼，疮肿。

用法用量 内服：煎汤，9～15 g。外用：适量，水煎熏洗；或捣敷。

使用注意 孕妇禁服。

用药经验 ①月经不调，赤白带下：通经草 50 g，水煎服。②百日咳：通经草 9 g，百部 12 g，水煎，加冰糖适量服用。③肺结核咳嗽、吐血：通经草 15 g，贝母、天冬各 9 g，水煎服。

野雉尾金粉蕨 *Onychium japonicum*（Thunb.）Kze.

别名 小金花草、火汤蕨、海风丝。

形态特征 植株高约 60 cm。根状茎横走，疏生棕色披针形鳞片。叶通常二型，厚草质，无毛；叶柄禾秆色；不育叶和能育叶同形，但裂片较短而狭，尖头，

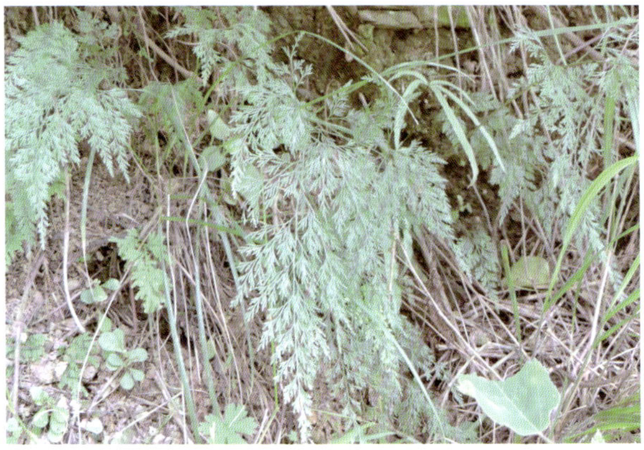

▲ 野雉尾金粉蕨生境

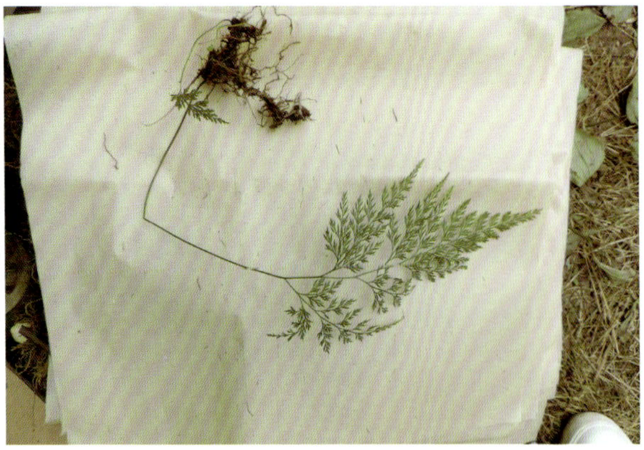

▲ 野雉尾金粉蕨植株

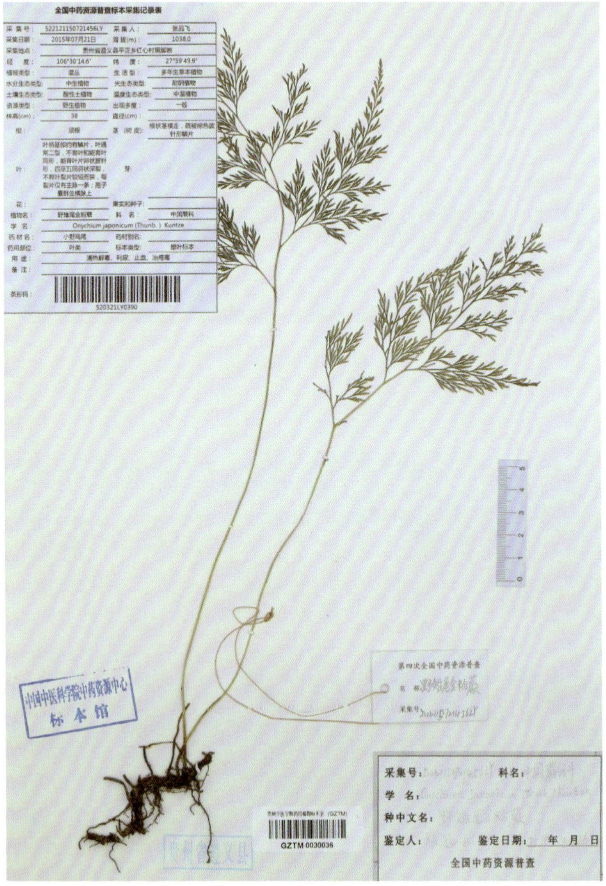

▲ 野雉尾金粉蕨腊叶标本

密接，每裂片仅有主脉1条。能育叶片卵状披针形，长20～30 cm，四至五回羽状深裂；小羽片上先出；顶部不育，侧脉分离，其顶端有横脉联结。孢子囊群生横脉上；囊群盖膜质，全缘。

生境及分布 生于海拔200～1 800 m的山坡路旁、林下沟边、溪边石上或灌丛阴处。主要分布于播州、绥阳、仁怀等地。

药材名 小野鸡尾（全草或叶）。

采收加工 夏、秋季采收全草；或割取叶片，鲜用或晒干。

性味归经 苦，寒。归心、肝、肺、胃、小肠、大肠经。

功能主治 清热解毒，利湿，止血。主治风热感冒，咳嗽，咽痛，泄泻，痢疾，小便淋痛，湿热黄疸，吐血，咳血，便血，痔血，尿血，疮毒，跌打损伤，毒蛇咬伤，烫火伤。

用法用量 内服：煎汤，15～30 g；鲜品用量加倍。外用：适量，研末调敷；或鲜品捣敷。

使用注意 虚寒证慎服。

用药经验 ①急性黄疸性肝炎：小野鸡尾、虎杖、茵陈、金钱草各15 g，木通12 g，水煎服。②腹痛（痛经）：小野鸡尾15 g，大血藤、小血藤、九龙盘、野桂皮各9 g，泡酒服，每次15 g，以痛止为度。③白痢：小野鸡尾30 g，算盘子根、臭牡丹各15 g，水煎服。④腹痛腹泻：小野鸡尾、车前草各9 g，水煎服。

铁线蕨科

铁线蕨 *Adiantum capillus-veneris* L.

别名 猪毛七、岩棕、铁丝草。

形态特征 多年生草本，植株高15～40 cm。根状茎横走，有淡棕色披针形鳞片。叶近生，薄草质，无毛；叶柄栗黑色，仅基部有鳞片；叶片卵状三角形，长10～25 cm，宽8～16 cm，中部以下二回羽状，小羽片斜扇形或斜方形，外缘浅裂至深裂，裂片狭，不育裂片顶端钝圆并有细锯齿。叶脉扇状分叉。孢子囊群生于变质裂片顶部反折的囊群盖下面；囊群盖圆肾形至矩圆形，全缘。

生境及分布 生于海拔500～2 500 m的流水溪旁石灰岩上或石灰岩洞底和滴水岩壁上，为钙质土的指示植物。主要分布于播州、绥阳、桐梓等地。

药材名 猪鬃草（全草）。

采收加工 夏、秋季采收，洗净，鲜用或晒干。

性味归经 苦，凉。归肝、肾经。

功能主治 清热解毒，利水通淋。主治感冒发热，肺热咳嗽，湿热泄泻，痢疾，淋浊，带下，乳痈，瘰疬，疔毒，烫伤，毒蛇咬伤。

用法用量 内服：煎汤，15～30 g；或浸酒。外用：适量，煎水洗；或研末调敷。

用药经验 ①小儿尿结：猪鬃草6 g，谷精草9 g，水煎服。②皮肤瘙痒及疮疖湿疹：鲜铁线蕨100 g，煎汤洗。③乳腺炎、乳汁不通：猪鬃草9～15 g，水煎服，甜酒为引。④石淋、血淋：猪鬃草、海金沙、铁丝纽各15 g，水煎服。

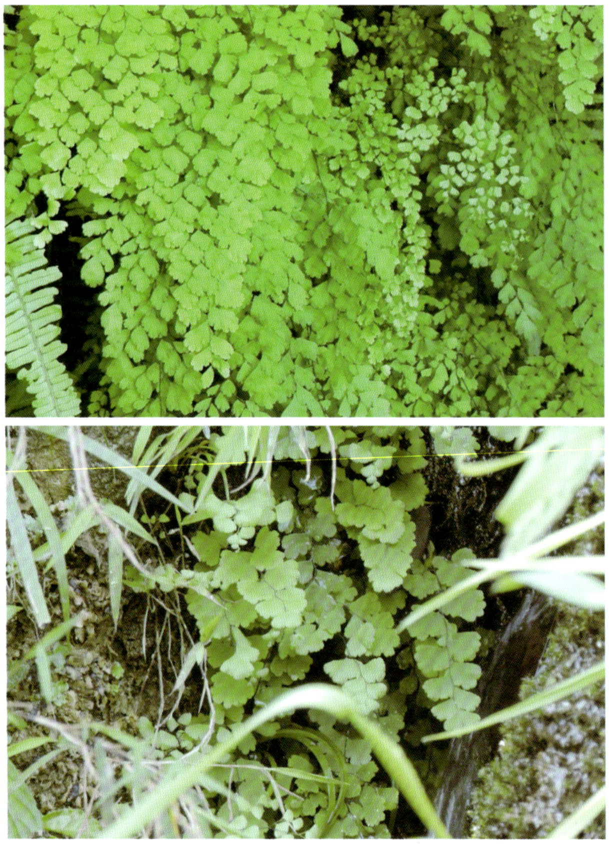

▲ 铁线蕨生境

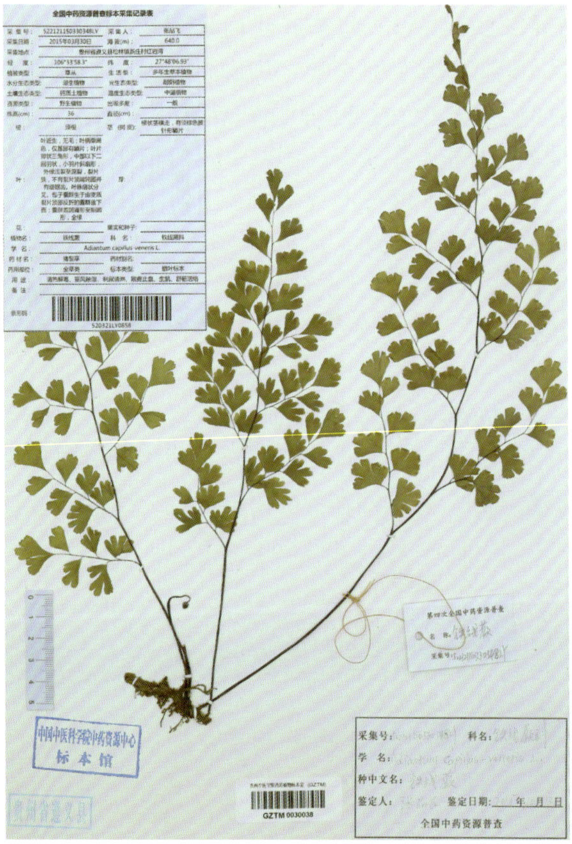

▲ 铁线蕨腊叶标本

鞭叶铁线蕨 *Adiantum caudatum* L.

别名　岩虱子、有尾铁线蕨、过山龙。

形态特征　植株高 15～40 cm。根状茎短而直立，被深栗色、披针形、全缘的鳞片。叶簇生；柄长约 6 cm，栗色，密被褐色或棕色多细胞的硬毛；叶片披针形，长 15～30 cm，宽 2～4 cm，向基部略变狭，一回羽状；羽片 28～32 对，互生；或下部的近对生，平展或略斜展，基部常反折下斜，相距 5～8 mm；下部的羽片逐渐缩小，中部羽片半开式，近长圆形，上缘及外缘深裂或条裂成许多狭裂片，下缘几通直而全缘，基部不对称，上侧截形；裂片线形，先端平截，边缘全缘，上部再撕裂为线形的细裂片，细裂片先端平截并具少数齿牙，上部羽片与下部羽片同形，但向顶部逐渐变小，几无柄。叶脉多回二歧分叉，两面可见。叶干后纸质，褐绿色或棕绿色，两面均疏

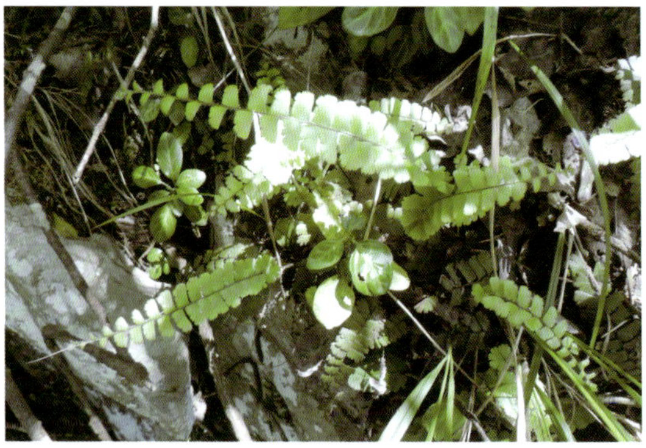

▲ 鞭叶铁线蕨生境

被棕色多细胞长硬毛和密而短的柔毛；叶轴与叶柄同色，并疏被同样的毛，老时部分脱落，先端常延长成鞭状，能着地生根，无性繁殖。孢子囊群每羽片，5～12 枚，囊群盖圆形或长圆形，褐色，被毛，上缘平

直，全缘，宿存。孢子周壁具粗粒状纹饰，处理后周壁破裂，但不脱落。

生境及分布 生于海拔 100～1 200 m 的林下或山谷石上及石缝中。主要分布于红花岗、播州、汇川、绥阳等地。

药材名 鞭叶铁线蕨(全草)。

采收加工 夏、秋季采收全草，除去杂质，晒干。

性味归经 苦、微甘，平。归大肠、肾经。

功能主治 清热解毒，利湿消肿。主治水肿，乳痈，痢疾，小便淋浊，烧烫伤，毒蛇咬伤，口腔溃疡，黄水疮。

用法用量 内服：煎汤，30～60 g。外用：适量，研末撒。

用药经验 乳痈、黄水疮：鞭叶铁线蕨研末敷患处。

裸子蕨科

凤丫蕨 *Coniogramme japonica* (Thunb.) Diels

别名 眉风草、活血莲、大叶凤凰尾巴草。

形态特征 多年生草本。植株高 80～120 cm。根状茎横走，略有鳞片。叶远生，草质，无毛；叶柄禾秆色，基部有疏披针形鳞片；叶片矩圆三角形，长 50～70 cm，宽 22～30 cm，下部二回羽状，向上一回羽状；小羽片或中部以上的羽片狭长披针形，渐尖头，基部楔形，边缘有疏细锯齿。叶脉网状，在主脉两侧各形成 2 至 3 行网眼，网眼外的小脉分离，顶端有纺锤形水囊，伸到锯齿基部。孢子囊群沿叶脉分布，无盖。

生境及分布 生于海拔 100～1 800 m 的阔叶林下、湿润林下和山谷阴湿处。主要分布于仁怀、播州、习水等地。

药材名 散血莲(根茎或全草)。

采收加工 全年或秋季采收，洗净，鲜用或晒干。

性味归经 微辛，寒。归肝经。

功能主治 祛风除湿，散血止痛，清热解毒。主治风湿关节痛，瘀血腹痛，闭经，跌打损伤，目赤肿痛，乳痈，各种肿毒初起。全草：主治乳痈，肿毒。

用法用量 内服：煎汤，15～30 g；或泡酒。

使用注意 孕妇慎用。

用药经验 ①目赤肿痛：散血莲根 30 g(鲜用，去鳞毛)，水煎，加白糖早晚饭前各服 1 次。②眉毛风(眉棱骨痛)：散血莲根茎适量磨酒或水，外搽，1 日多次。③风湿关节痛：散血莲根茎、凤尾草根各 30 g，酒泡服。④乳痈：散血莲全草，加通草，水煎，冲酒服。⑤咳血：散血莲根茎 30 g，煨水服。

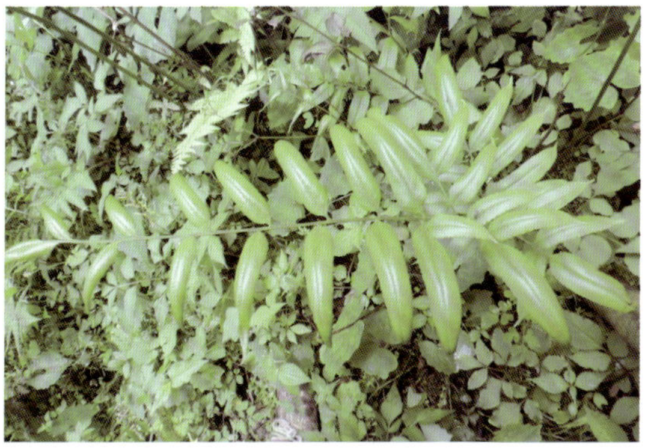

▲ 凤丫蕨生境

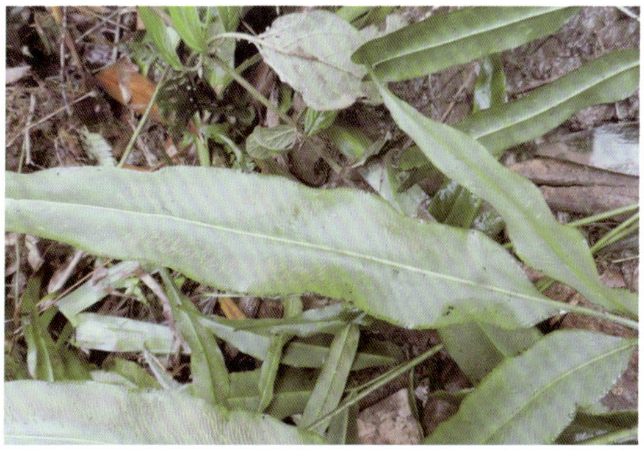

▲ 凤丫蕨特征

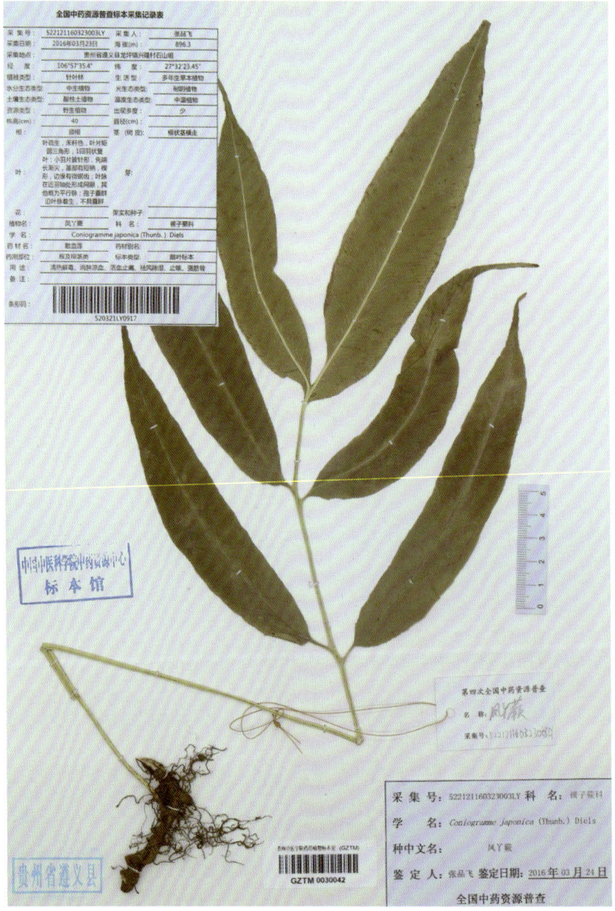

▲ 凤丫蕨腊叶标本

铁角蕨科

长叶铁角蕨 *Asplenium prolongatum* Hook.

别名 盘龙莲、倒生莲、金鸡尾。

形态特征 多年生草本，植株高 20～40 cm。根状茎短而直立，先端密被鳞片；鳞片披针形，长 5～8 mm，黑褐色，有棕色狭边，有光泽，厚膜质，全缘或有微齿牙。叶簇生，叶近肉质，干后草绿色，略显细纵纹。叶柄长 8～18 cm，粗 1.5～2 mm，淡绿色。叶片线状披针形，长 10～25 cm，宽 3～4.5 cm，二回羽状。羽片 20～24 对，相距 1～1.4 cm，下部（或基部）的对生，向上互生，斜向上，近无柄，彼此密接，下部羽片通常不缩短，几中部的狭椭圆形，圆头，基部不对称，上侧截形，紧靠叶轴，下侧斜切，羽状。小羽片互生，上先出，上侧有 2～5 片，下侧 0～3（～4）片，斜向上，疏离，狭线形，略向上弯，钝头，基部与羽轴合生并以阔翅相连，全缘，上侧基部 1～2 片常再二至三裂，基部下侧一片偶为二裂。裂片与小羽片同形而较短。叶脉明显，略隆起，每小羽片

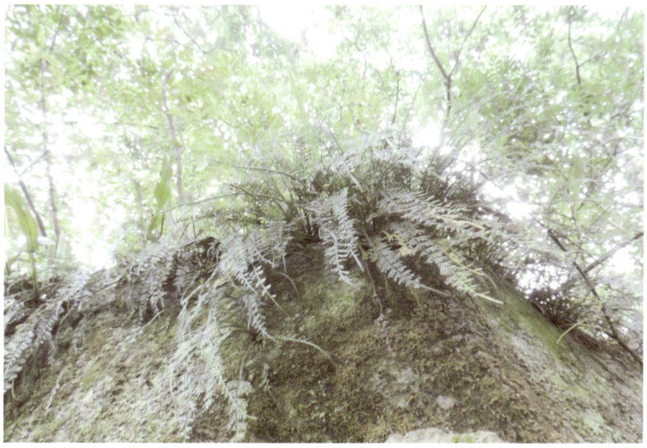

▲ 长叶铁角蕨生境

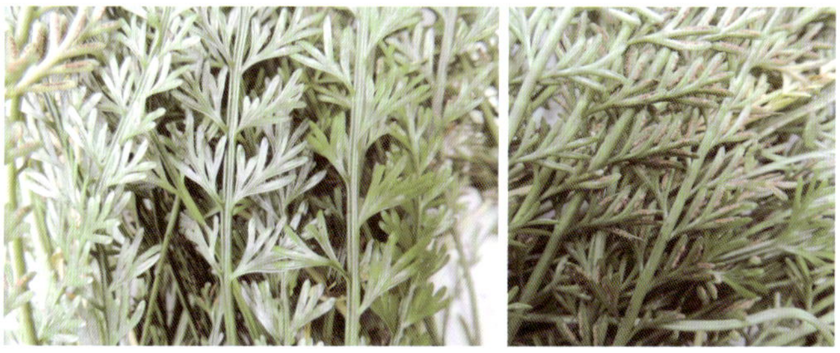

▲ 长叶铁角蕨特征

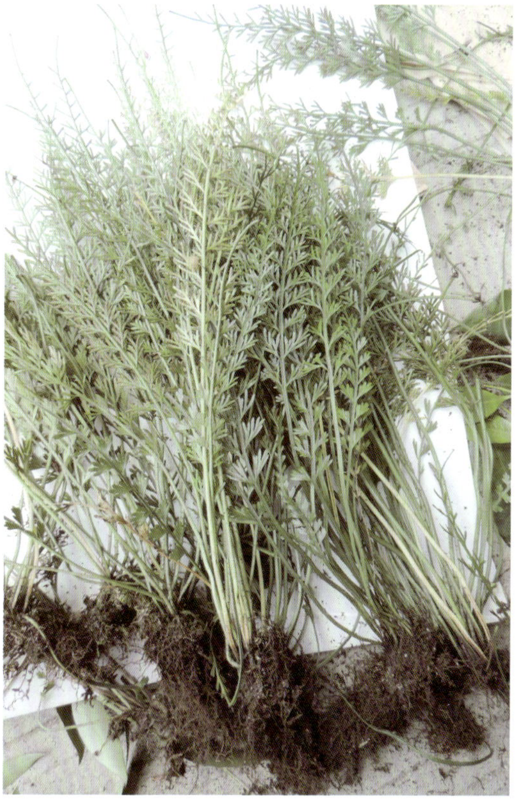

▲ 长叶铁角蕨药材

或裂片有小脉1条，先端有明显的水囊，不达叶边。叶轴与叶柄同色，顶端往往延长成鞭状而生根，羽轴与叶片同色，上面隆起，两侧有狭翅。孢子囊群狭线形，深棕色，每小羽片或裂片1枚，位于小羽片的中部上侧边。囊群盖狭线形，灰绿色，膜质，全缘，开向叶边，宿存。

生境及分布 生于海拔200～2 000 m的阔叶林中树干上或潮湿岩石上。主要分布于播州、汇川、桐梓等地。

药材名 倒生莲(全草或叶)。

采收加工 秋季采收，洗净，鲜用或晒干。

性味归经 辛、苦，凉。归肺、肝、肾经。

功能主治 清热除湿，化瘀止血。主治咳嗽痰多，风湿痹痛，肠炎痢疾，尿路感染，乳腺炎，吐血，外伤出血，跌打损伤，烧烫伤。

用法与用量 内服：煎汤，9～30 g；或泡酒。外用：适量，鲜品捣敷；或研末撒。

用药经验 ①风湿疼痛：倒生莲50 g，泡酒服。②骨折：倒生莲适量，捣绒包伤处。③吐血：倒生莲100 g，煨水服。④火伤：倒生莲叶适量，捣烂，调麻油搽；或倒生莲叶，晒干研末，麻油调搽。

铁角蕨 *Asplenium trichomanes* L. Sp.

别名 铁角凤尾草、猪鬃七、瓜子莲。

形态特征 多年生草本，植株高10～30 cm。根状茎短而直立，密被鳞片；鳞片线状披针形，厚膜质，黑色，有光泽，略带红色，全缘。叶多数，密集簇生；叶柄长2～8 cm，栗褐色，有光泽，基部密被与根状茎上同样的鳞片，向上光滑，上面有1条阔纵沟，两边有棕色的膜质全缘狭翅，下面圆形，质脆，通常叶片脱落而柄宿存；叶片长线形，长10～25 cm，中部宽 9～16 mm，长渐尖头，基部略变狭，一回羽状；羽片 20～30 对，基部的对生，向上对生或互生，平展，近无柄，中部羽片同大，椭圆形或卵形，圆头，有钝齿牙，基部为近对称或不对称的圆楔形，上侧较大，偶或有小耳状突起，全缘，两侧边缘有小圆齿；中部各对羽片相距 4～8 mm，彼此疏离，下部羽片向下逐渐远离并缩小，形状多种，卵形、圆形、扇形、三角形或耳形。叶脉羽状，纤细，两面均不明显，小脉极斜向上，二叉，偶有单一，羽片基部上侧一脉常为二回二叉，不达叶边。叶纸质，干后草绿色、棕绿色或棕色；叶轴栗褐色，有光泽，光滑，上面有平阔纵沟，两侧有棕色的膜质全缘狭翅，下面圆形。孢子囊群阔线形，黄棕色，极斜向上，通常生于上侧小脉，每羽片有 4～8 枚，位于主脉与叶边之间，不达叶边；囊群盖阔线形，灰白色，后变棕色，膜质，全缘，开向主脉，宿存。

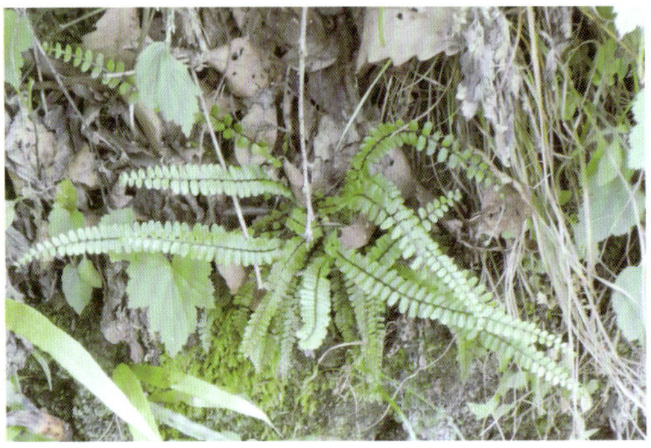

▲ 铁角蕨生境

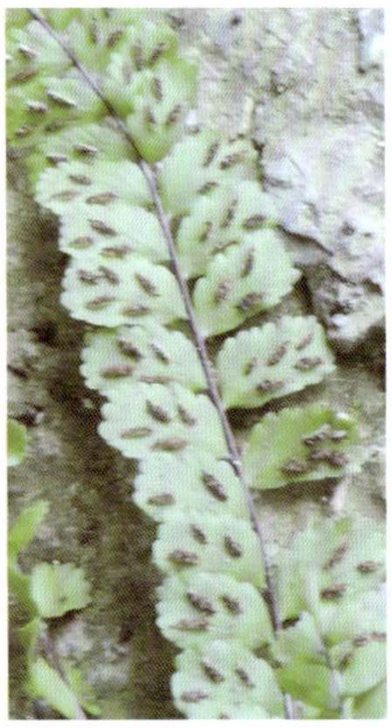

▲ 铁角蕨特征

生境及分布 生于海拔 800～2 400 m 的林下山谷中的岩石上或石缝中，铁角蕨喜温暖湿润环境。主要分布于正安、播州、绥阳等地。

药材名 铁角凤尾草（带根全草）。

采收加工 全年均可采收，鲜用或晒干。

性味归经 淡，凉。归心、脾经。

功能主治 清热利湿，解毒消肿，调经止血。主治小儿高热惊风，肾炎水肿，食积腹泻，痢疾，咳嗽，咯血，月经不调，白带异常，疮疖肿毒，毒蛇咬伤，水火烫伤，外伤出血。

用法用量 内服：煎汤，10～30 g。外用：适量，鲜品捣敷患处。

用药经验 ①疔疮热疖：铁角凤尾草适量，捣烂敷。②小儿疳积：铁角凤尾草 9 g，猪肝适量，水煎服。

乌毛蕨科

荚囊蕨 *Struthiopteris eburnea* (Christ) Ching

别名 罗曼蕨、象牙乌毛蕨、天长乌毛蕨。

形态特征 植株高 25～40 cm。根状茎粗短，横卧或斜升，密生栗棕色披针形鳞片。叶近簇生，二型，不育叶的柄长 3～10(～15)cm，禾秆色；叶片披针形，厚革质，长 20～40 cm，宽 2.5～4(～6)cm，锐尖头，基部变狭，两面光滑，一回羽裂几达叶轴；裂片向下部逐渐缩小成耳形，中部的长 1.5～2.5 cm，略呈镰状披针形，短尖头，边缘全缘。侧脉单一，不明显。孢子叶同形，通常略较长，裂片较短而狭。孢子囊群条形，生于边缘内，与主脉并行；囊群盖条形，外缘着生，幼时紧覆，成熟时开向主脉，边缘多少啮断状。

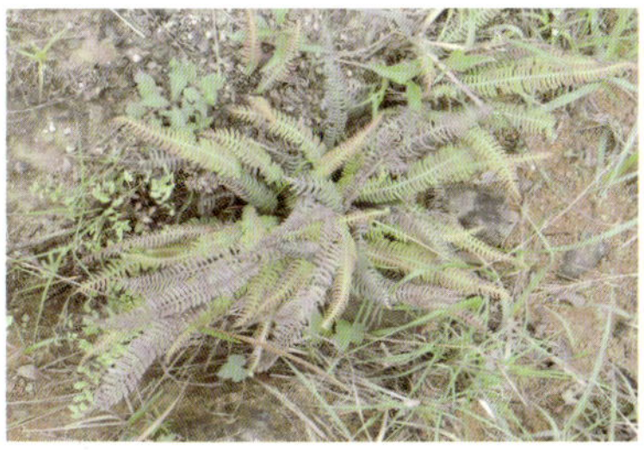

▲ 荚囊蕨生境

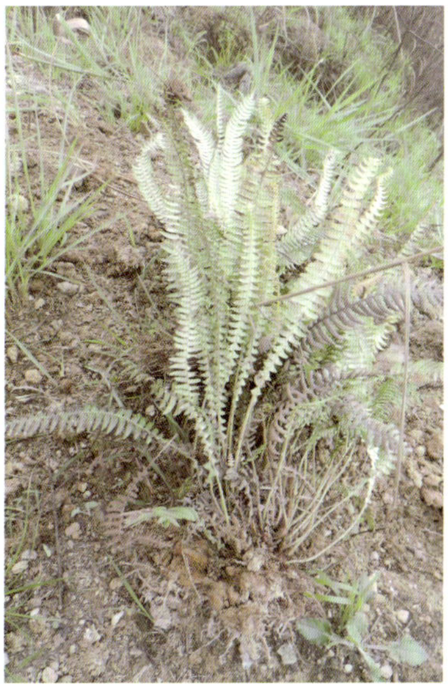

▲ 荚囊蕨药材

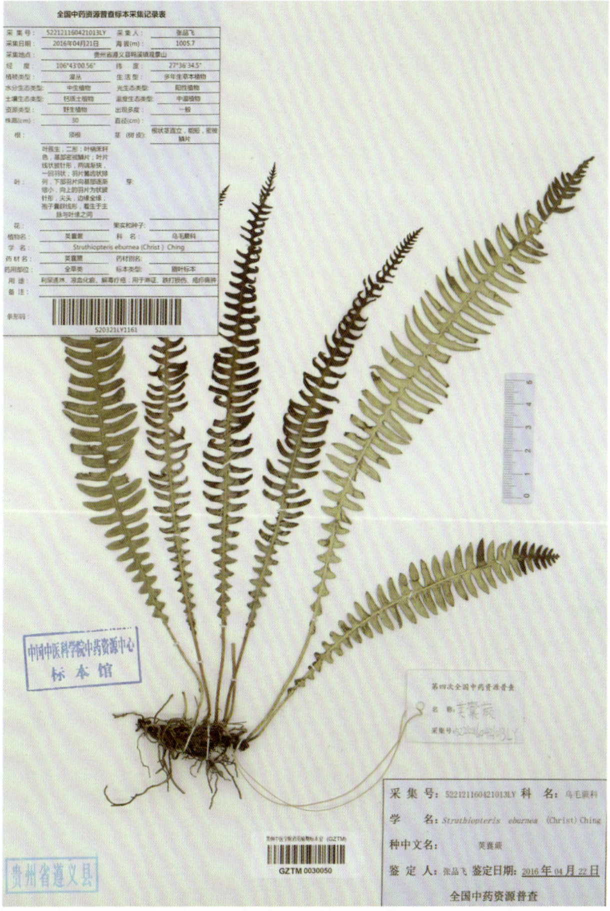

▲ 荚囊蕨腊叶标本

生境及分布　生于海拔 500～1 800 m 的旱石灰岩壁上。主要分布于播州、红花岗、桐梓等地。

药材名　荚囊蕨（根茎、全株）。

采收加工　秋季采收，洗净，晒干或鲜用。

性味归经　1. 根茎。苦，凉。归肺、心、肝、膀胱经。

2. 全株。甘、涩，凉。归肺、心、肝、膀胱经。

功能主治　1. 根茎。清热利湿，散瘀消肿。主治淋证，跌打损伤，疮痈肿痛。

2. 全株。利尿通淋，凉血化瘀，解毒疗疮。主治淋证，跌打损伤，疔疮痈肿。

用法用量　1. 根茎。内服：煎汤，6～15 g。外用：适量，捣敷。

2. 全株。内服：煎汤，9～12 g。外用：适量，研末，捣敷。

狗脊　*Woodwardia japonica*（L.F.）Sm.

别名　日本狗脊蕨、贯众、贯仲。

形态特征　植株高 65～90 cm。根状茎粗短，直立，密生红棕色披针形大鳞片。叶簇生；叶柄长 30～50 cm，深禾秆色，基部以上到叶轴有同样而较小的鳞片；叶片矩圆形，厚纸质，长 40～60（～80）cm，宽 24～35 cm，仅羽轴下部有小鳞片，二回羽裂；下部羽片长 11～15（～20）cm，宽 2～3 cm，向基部略变狭，羽裂 1/2 或略深；裂片三角形或三角状矩圆形（基部下侧的缩小成圆耳形），锐尖头，边缘具矮锯齿。叶脉网状，有网眼 1～2 行，网眼外的小脉分离，无内藏小脉。孢子囊群长形，生于主脉两侧相对的网脉上；囊群盖长肾形，革质，以外侧边着生网脉，开向主脉。

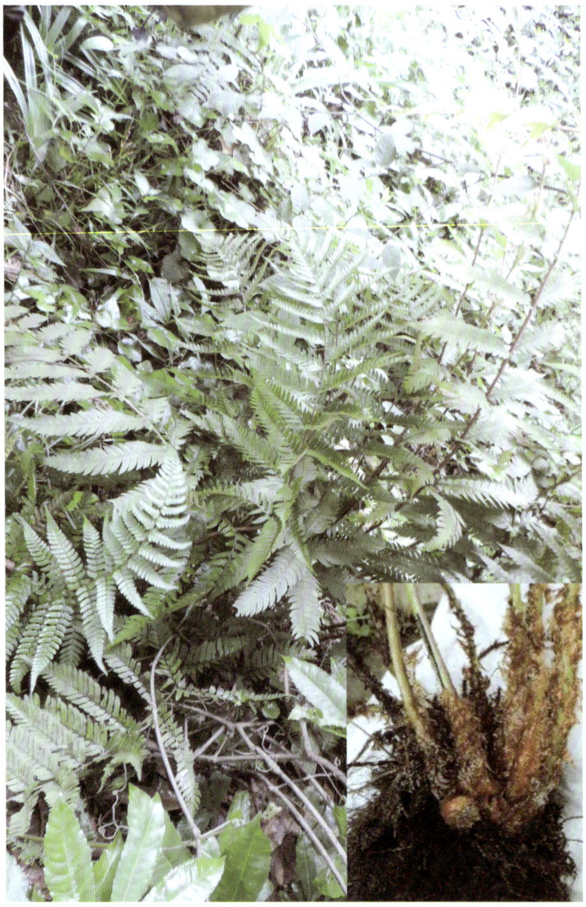

▲ 狗脊植株及根茎

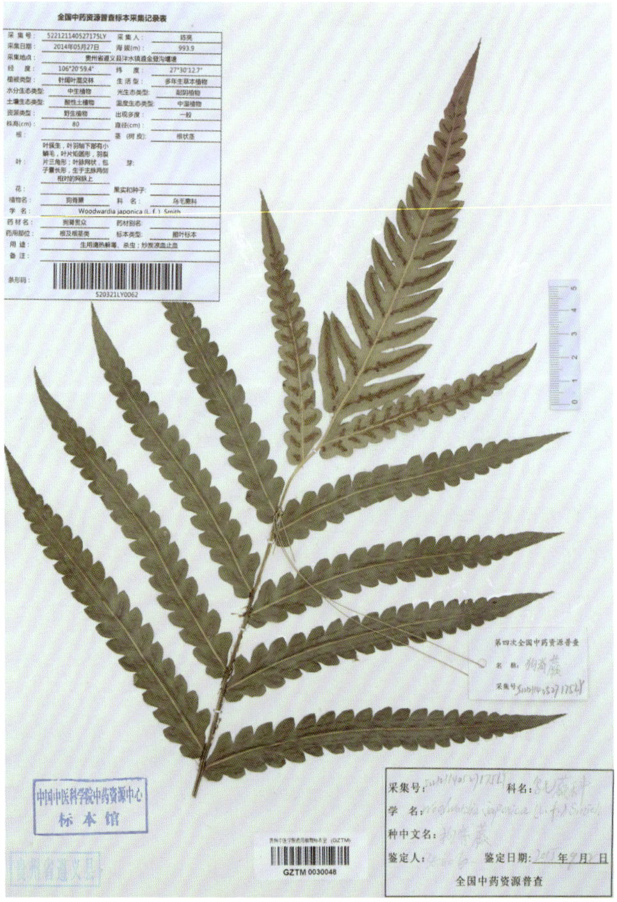

▲ 狗脊腊叶标本

生境及分布　生于海拔 500～3 000 m 的山坡林下、灌木丛、溪沟旁阴湿处、丘陵地常见的酸性土指示植物。主要分布于播州、习水、绥阳等地。

药材名　狗脊贯众（根茎）。

采收加工　春、秋采挖，削去叶柄、须根，除净泥土，晒干。生用或炒炭用。

性味归经　苦，凉。有毒。归肝、胃、肾、大肠经。

功能主治　清热解毒，杀虫，止血，祛风湿。主治风热感冒，时行瘟疫，恶疮痈肿，虫积腹痛，小儿疳积，痢疾，便血，崩漏，外伤出血，风湿痹痛。

用法用量　内服：煎汤，9～15 g，大剂量可用至 30 g；或浸酒；或入丸、散。外用：适量，捣敷；或研末调涂。炒炭主治便血，崩漏。

使用注意　虚寒证及孕妇忌用。

用药经验　腹中邪热诸毒：狗脊贯众 15 g，水煎服。

鳞毛蕨科

刺齿贯众 *Cyrtomium caryotideum* (Well. ex Hook. et Grev.) Presl

别名 尖耳贯众、细齿贯众蕨、贯众。

形态特征 植株高 40～70 cm。根茎直立或斜升，连同叶柄基部密被深褐色、披针形黑棕色鳞片，有光泽。叶簇生，叶柄长 15～30 cm；叶片长圆披针形、矩圆形或矩圆披针形，长 25～48 cm，宽 12～18 cm，基部不变狭或略变狭，奇数一回羽状；顶生羽片大，卵形或菱状卵形，2 叉或 3 叉状，长 10～16 cm，宽 8～11 cm；侧生羽片 3～7 对，阔镰状三角形，基部宽楔形或圆楔形，上侧或有时两侧呈尖三角形耳状，有柄，先端渐尖常成尾状，边缘密生刺状尖齿；叶为坚纸质，腹面光滑，背面疏生披针形棕色小鳞片；叶脉网结，沿着主脉两侧各有多行网眼，具内藏小脉 1～3 条。孢子囊群遍布羽片背面；囊群盖圆形，盾状，边缘流苏状。

生境及分布 生于海拔 400～2 900 m 的阔叶林缘、沟谷、溪边及林下阴湿处。主要分布于播州、汇川、桐梓、绥阳等地。

药材名 大昏头鸡（根茎）。

采收加工 全年均可采挖，挖出根茎，除去泥沙和叶，晒干或鲜用。

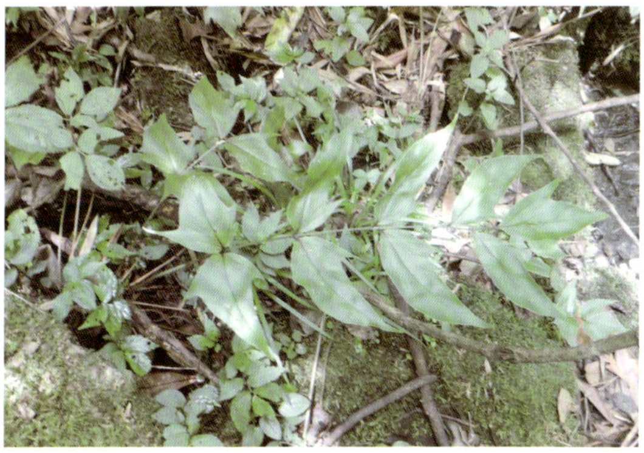

▲ 刺齿贯众植株

性味 苦，微寒。有毒。

功能主治 清热解毒，活血散瘀，利水消肿。主治疔疮痈肿，瘰疬，毒蛇咬伤，崩漏带下，水肿，跌打损伤，蛔积，预防流感，麻疹。

用法用量 内服：煎汤，10～30 g；或浸酒。外用：适量，煎水洗。

用药经验 ①流行性感冒：大昏头鸡 9 g，水煎服。②水肿：大昏头鸡、黄地榆各 15 g，煨水服。

贯众 *Cyrtomium fortunei* J. Sm.

别名 铁狼鸡、鸡公头、鸡脑壳。

形态特征 多年生草本，植株高 30～80 cm。根状茎短，直立或斜升，连同叶柄基部有密的阔卵状披针形黑褐色大鳞片。叶簇生；叶柄长 15～25 cm，禾秆色，有疏鳞片；叶片阔披针形或矩圆披针形，纸质，长 25～45 cm，宽 10～15 cm，沿叶轴和羽柄有少数纤维状鳞片，单数一回羽状；羽片镰状披针形，基部上侧稍呈耳状凸起，下侧圆楔形，边缘有缺刻状细锯齿。叶脉网状，有内藏小脉 1～2 条。孢子囊群生于内藏小脉顶端，在主脉两侧各排成不整齐的 3～4 行。囊群盖大，圆盾形，全缘。

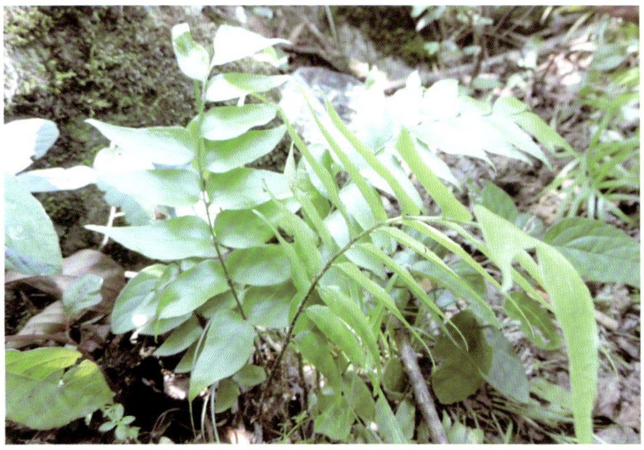

▲ 贯众生境

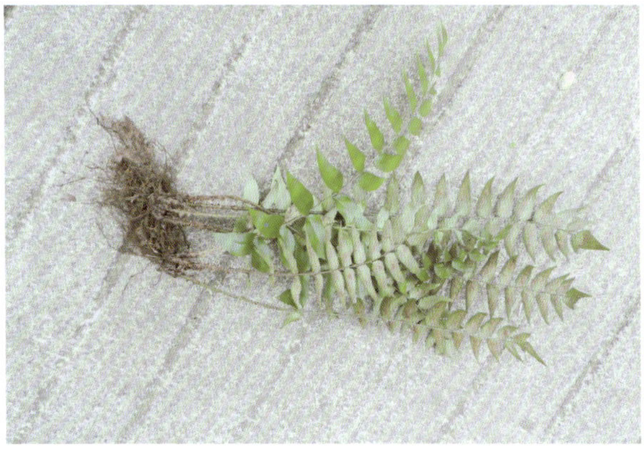

▲ 贯众植物

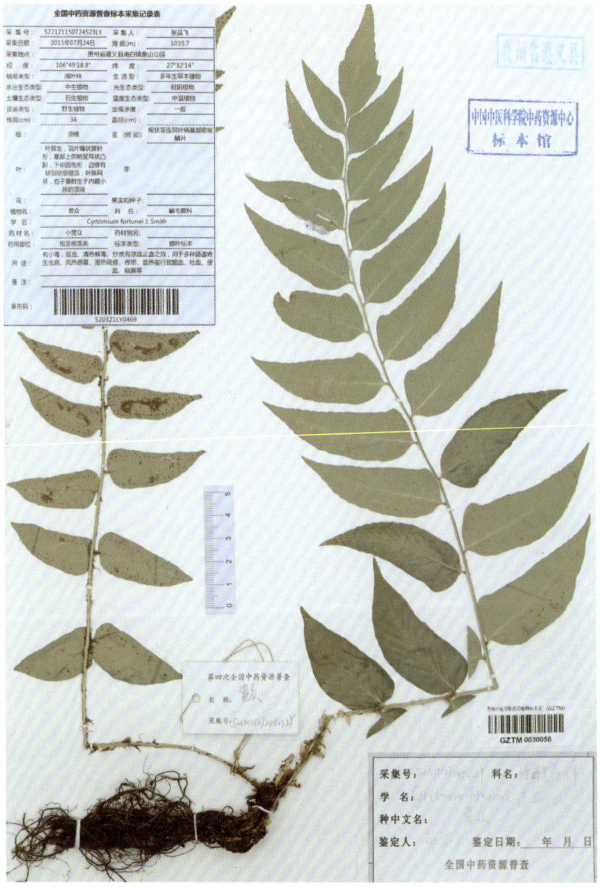

▲ 贯众腊叶标本

生境及分布 生于海拔 100～2 300 m 的林缘、山谷、田埂、路旁、空旷地石灰岩缝或林下。主要分布于播州、汇川、红花岗等地。

药材名 小贯众(根茎),公鸡头叶(叶)。

采收加工 1. 小贯众。全年均可采收,以秋季采较好,全株掘起,清除地上部分及须根后充分晒干。生用或炒炭用。

2. 公鸡头叶。全年均可采收,摘取叶,洗净,鲜用或晒干。

性味归经 1. 小贯众。苦、涩,寒。归肝、肺、大肠经。

2. 公鸡头叶。苦,微寒。

功能主治 1. 小贯众。清热解毒,凉血祛瘀,驱虫。主治感冒,热病斑疹,白喉,乳痈,瘰疬,痢疾,黄疸,吐血,便血,崩漏,痔血,带下,跌打损伤,多种肠道寄生虫。

2. 公鸡头叶。凉血止血,清热利湿。主治崩漏,白带异常,刀伤出血,烫火伤。

用法用量 1. 小贯众。内服:水煎,9～15 g。外用:适量,捣敷;或研末调敷。杀虫、清热解毒宜生用,止血宜炒炭用。

2. 公鸡头叶。内服:煎汤,9～15 g;研末,3～6 g。外用:适量,捣绒敷;或研末调涂。

用药经验 ①红痢:取小贯众根茎 3～5 株,用水煎,将煎好的药液加少量白砂糖并搅拌至起丝状,每日 3 次。②刀伤出血:公鸡头叶捣绒,敷患处。③痔疮出血:小贯众 30 g,炖猪大肠吃。

大叶贯众 *Cyrtomium macrophyllum* (Makino) Tagawa

别名 野鸡头、猪仔、贯众。

形态特征 多年生草本。植株高 40～80 cm。根茎直立或斜生,连同叶柄基部密被鳞片,鳞片大,深棕色,卵形至披针形,有光泽。叶簇生,叶柄长 15～30 cm,基部直径 2～3 cm,禾秆色,上面具纵沟,下部密生卵形及披针形、具齿的黑棕色鳞片;叶片矩圆状卵形或长圆形,长 28～54 cm,宽 10～30 cm,奇数一回羽状;侧生羽片 3～8 对,互生,略斜向上,有短柄,基部 12 对常较大,卵形,其余长圆形,中部的长 12～20 cm,宽 4～7 cm,渐尖头或尾状短尖头,基部宽楔形或圆楔形,全缘,有时近顶处有细齿;顶生羽片卵形或菱状卵形,2 叉或 3 叉状,长 10～16 cm,宽 10～12 cm,叶脉羽状,小脉在主脉两侧联成多行网眼。叶为纸质,上面光滑,下面疏生披针形棕色小鳞片。孢子囊群遍布羽片背面;囊群盖圆形,盾状,全缘或近全缘。

生境及分布 生于海拔 750～2 700 m 的密林下或溪沟边湿地。主要分布于播州、汇川、习水等地。

药材名 大叶贯众(根茎)。

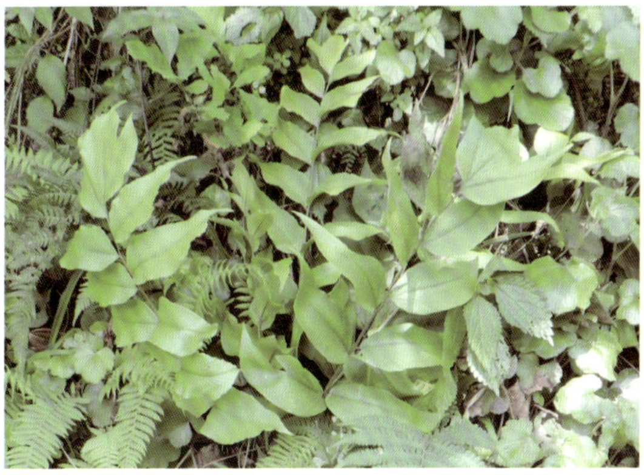

▲ 大叶贯众生境

采收加工 全年均可采挖,除去泥沙和叶,晒干或鲜用。

性味 苦,寒。

功能主治 清热解毒,凉血止血。主治流行性感冒,流行性乙型脑炎,崩漏。

用法用量 内服:煎汤,9～15 g。

变异鳞毛蕨 *Dryopteris varia* (L.) O. Kuntze

别名 小叶金鸡尾巴草、异鳞鳞毛蕨、南海鳞毛蕨。

形态特征 多年生草本植物。植株高 40～80 cm。根茎短,直立或斜升,与叶柄基部密被深棕褐色、先端纤维状的线形鳞片。叶簇生。叶柄长 20～45 cm,棕禾秆色,向上和叶轴被疏鳞片。叶片近革质,卵状长圆形,长 25～35 cm,宽 15～20 cm,先端急缩狭成长尾状并为羽裂,顶生羽片基部不缩狭,二回羽状至三回羽裂。侧生羽片 10～12 对,下部的有柄,基部 1 对最大,向上羽片逐渐缩短,披针形,一回羽状至深裂。小羽片斜展,镰状披针形,基部下侧 1 片最长,边缘浅裂。叶脉羽状。孢子囊群着生于小脉中部以上,位于裂片弯缺处,沿羽轴两侧各排成 1 行。囊群盖圆肾形,全缘。

生境及分布 生于海拔 1 500 m 以下的阔叶林、溪林边、路边、灌丛、林下湿地或岩缝中。主要分布于播州、习水、绥阳等地。

药材名 变异鳞毛蕨(根茎)。

采收加工 全年均可采收,挖出后除去叶柄及须根,洗净,鲜用或晒干。

性味归经 微涩,凉。归肺、胃、大肠经。

功能主治 清热,止痛。主治内热腹痛,流行性感冒,肺结核等。

用法用量 内服:煎汤,10～15 g。

用药经验 内热腹痛:变异鳞毛蕨(鲜根茎)30 g,仙鹤草、檵木叶各 15 g,水煎服。

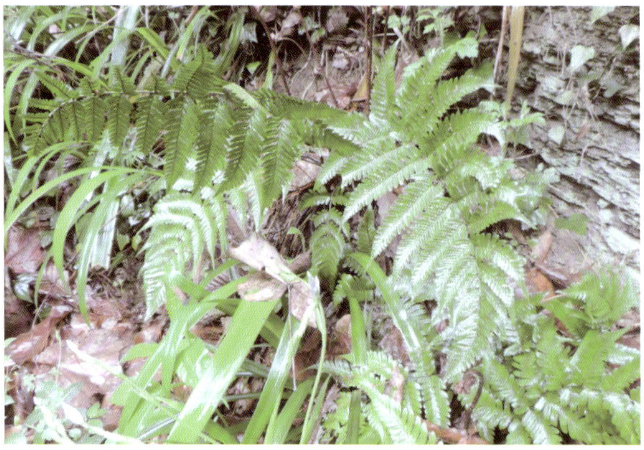

▲ 变异鳞毛蕨生境

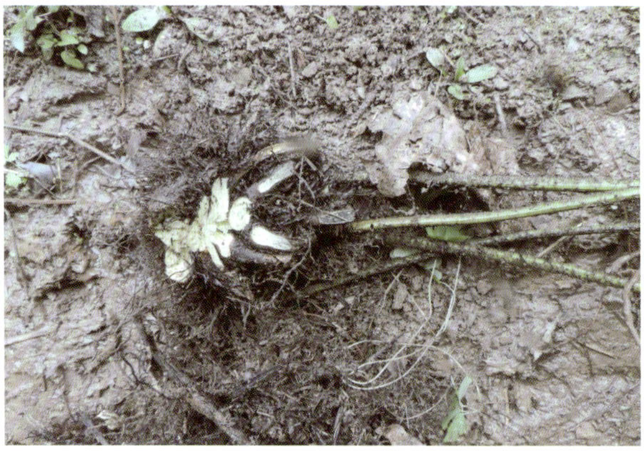

▲ 变异鳞毛蕨根茎

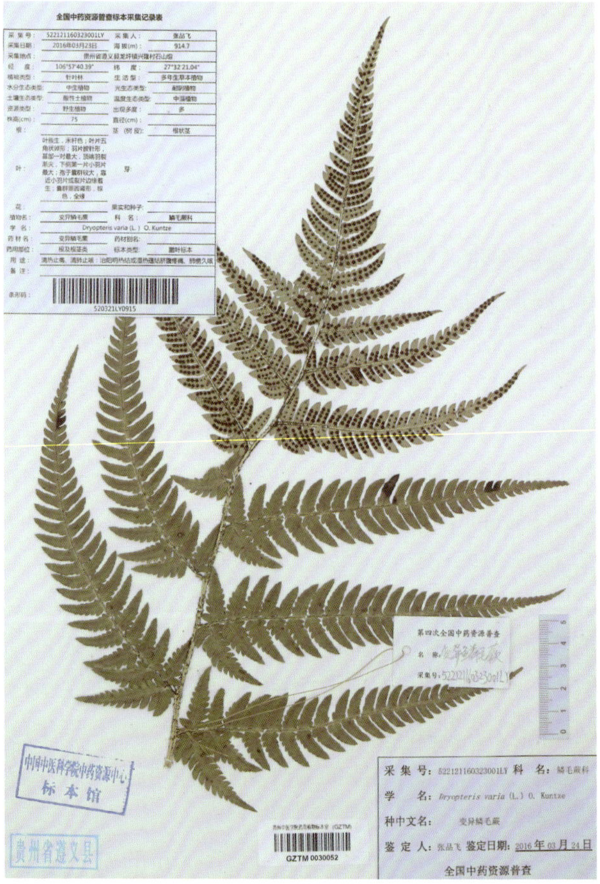

▲ 变异鳞毛蕨腊叶标本

对马耳蕨 *Polystichum tsus-simense*（Hook.）J. Sm.

别名 马祖耳蕨、蕨萁。

形态特征 多年生草本植物。植株高 30～60 cm。根茎直立，密被狭卵形深棕色鳞片。叶簇生，叶柄长 16～30 cm，基部禾秆色，腹面有纵沟，下部密生披针形及线形黑棕色鳞片，向上部渐成为线形鳞片，鳞片边缘睫毛状。叶片宽披针形或狭卵形，长 20～42 cm，宽 6～14 cm，先端长渐尖或成尾状，基部圆楔形或截形，二回羽状。羽片 20～26 对，互生，平展或略斜向上，柄极短，线状披针形，中部的长 4～9 cm，宽 1～1.5 cm，先端渐尖至尾状，基部偏斜，上侧截形，下侧宽楔形，羽状。小羽片 7～13 对，互生，略斜向上，密接，柄极短，斜矩圆形，斜的卵形或三角卵形，先端急尖或钝，有小刺头，基部斜的宽楔形，上侧有三角形耳状凸，边缘有或长或短的小尖齿。基部上侧第 1 片增大，卵形或三角卵形，有时羽状分裂。小羽片具羽状脉，侧脉常为二叉状，腹面隐没，背面微凹下或微凸起。叶为薄革质，背面疏生纤毛状基部扩大的黄棕色鳞片。叶轴腹面有纵沟，背面密生鳞片，鳞片线形，基部扩大边缘睫毛状，黑棕色间或为棕色。孢子囊群位于小羽片主脉两侧，每个小羽片 3～9 个。囊群盖圆形，盾状，全缘。

生境及分布 生于海拔 400～3 000 m 的山坡林下沟边岩石缝中、常绿阔叶林下或灌丛中。主要分布于播州、汇川、习水、正安等地。

药材名 对马耳蕨（根茎或嫩叶）。

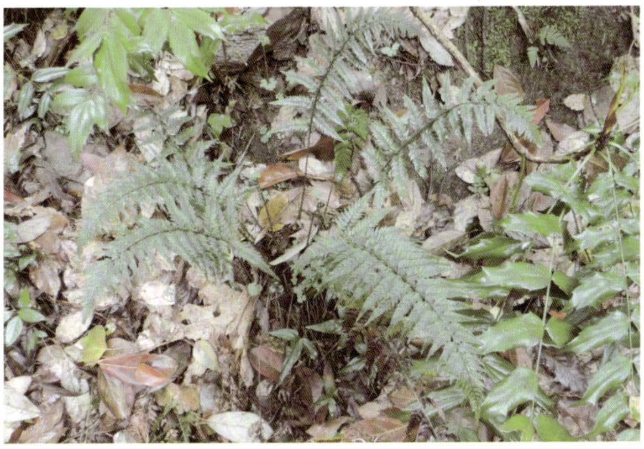

▲ 对马耳蕨生境

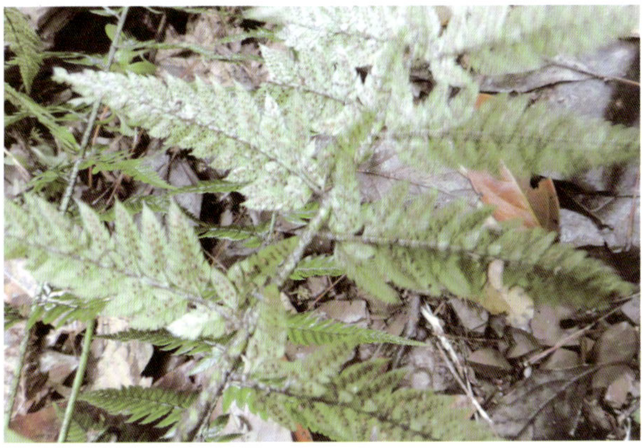

▲ 对马耳蕨特征

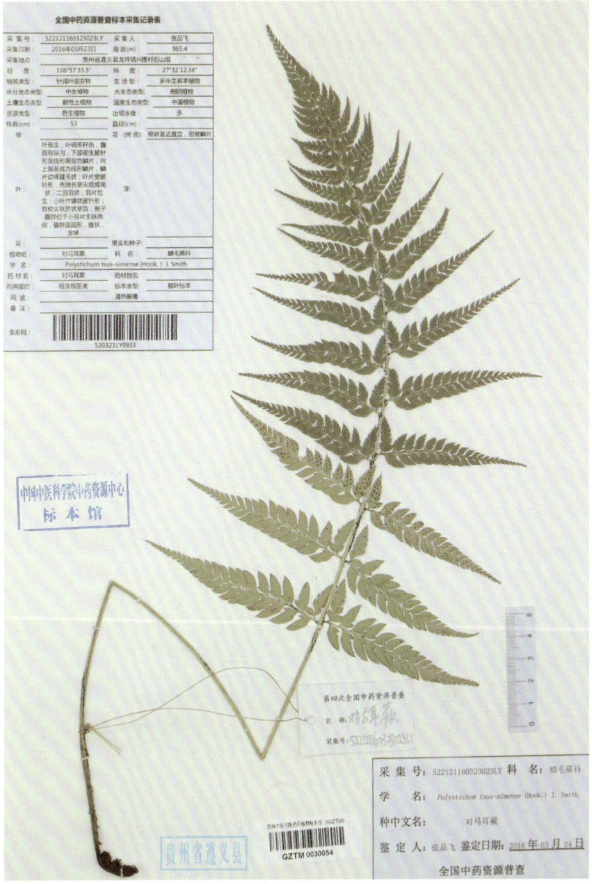

▲ 对马耳蕨腊叶标本

采收加工　根茎全年均可采收，以秋季采集较好。挖出后除去叶，洗净，鲜用或晒干；嫩叶春季采集，鲜用。以带根状茎，叶多者为佳。

性味归经　苦，寒，凉。归心、脾经。

功能主治　清热解毒，凉血散瘀。主治痢疾，目赤肿痛，乳痈，疮疖肿毒，痔疮出血，烫火伤。

用法用量　内服：煎汤，10～15 g。外用：适量，捣敷。

附注　对马耳蕨的根茎在河南作贯众入药。

用药经验　①目赤肿痛：对马耳蕨(去鳞毛)30 g，水煎加适量白糖。②乳痈：对马耳蕨全草加通草各适量，水煎，冲酒服。③各种肿毒初起：对马耳蕨全草，水煎，冲甜酒服。

肾蕨科

肾蕨 *Nephrolepis auriculata* (L.) Trimen

别名　蜈蚣草、圆羊齿、天鹅抱蛋。

形态特征　多年生草本，植株高 30～110 cm。根状茎有直立的主轴及从主轴向四面发出的长匍匐茎，并从匍匐茎的短枝上长出圆形块茎，主轴和根状茎上有密的钻状披针形鳞片，匍匐茎、叶柄和叶轴疏生钻形鳞片。叶簇生，革质，光滑，无毛，叶片披针形，长 30～70 cm，宽 3～5 cm，一回羽状，羽片无柄，以关节着生于叶轴，边缘有疏浅钝齿。孢子囊群生于每组侧脉的上侧小脉顶端；囊群盖肾形。

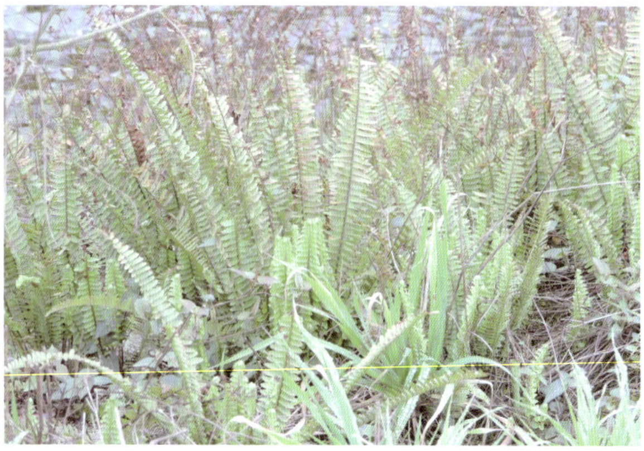

▲ 肾蕨生境

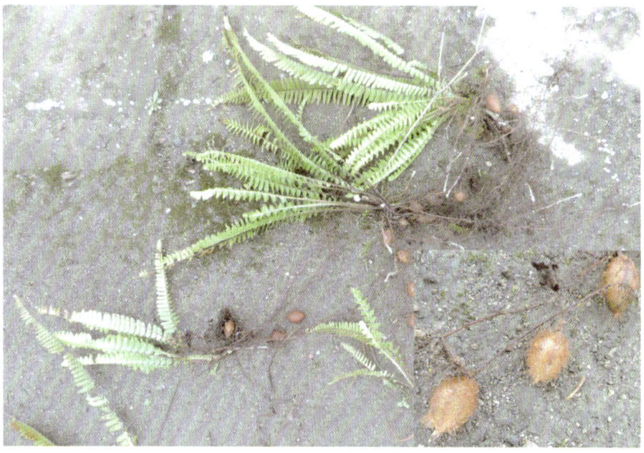

▲ 肾蕨全草

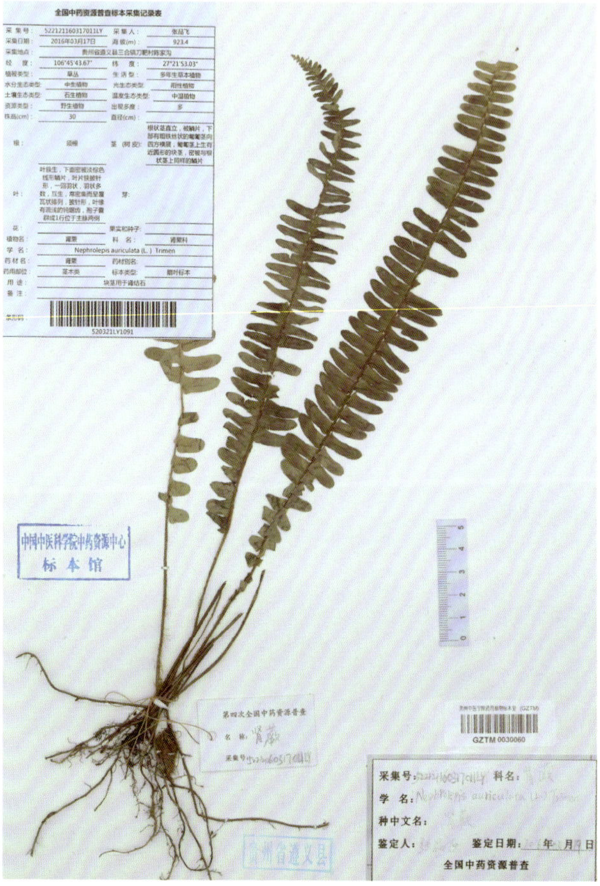

▲ 肾蕨腊叶标本

生境及分布 生于海拔 100～1 300 m 的溪边、林下、石上、树干或石缝中。主要分布于播州、红花岗、汇川、习水等地。

药材名 肾蕨(根茎、叶或全草)，马骝卵(块茎)。

采收加工 全年均可挖取块茎，刮去鳞片，洗净，鲜用或晒干；或夏、秋季采取叶或全草，洗净，鲜用或晒干。

性味归经 1. 肾蕨。甘、淡、涩，凉。归肝、肾、胃、小肠经。

2. 马骝卵。甘、涩，平。归脾经。

功能主治 1. 肾蕨。清热利湿，通淋止咳，消肿解毒。主治感冒发热，肺热咳嗽，黄疸，淋浊，小便涩痛，泄泻，痢疾，带下，疝气，乳痈，瘰疬，烫伤，刀伤，淋巴结炎，体癣，睾丸炎。

2. 马骝卵。清热利湿，止血。主治咳嗽，吐血，泄泻，痢疾，痞积，血淋，疝气。

用法用量 1. 肾蕨。内服：煎汤，6～15 g；鲜品 30～60 g。外用：适量，鲜根茎或全草捣烂敷患处。

2. 马骝卵。内服：煎汤，9～15 g。外用：适量，捣敷。

用药经验 ①淋浊、小便点滴，疼痛难忍：肾蕨(干用)15 g，杉树尖 21 个，夏枯草 15 g，野胡萝卜菜 12 g，煎水兑白糖服。②刀伤：肾蕨嫩叶捣敷。③肾结石：马骝卵鲜品适量，煎水服。④乳房肿痛：肾蕨嫩茎叶，捣绒敷。⑤吐血：马骝卵根茎 30 g，煎水服。⑥疝气：马骝卵 60 g，加糖适量，浓缩冲酒服。⑦咳嗽、血淋：马骝卵鲜品 12～100 g，水煎服。⑧乳腺炎：马骝卵鲜块茎或全草，捣烂敷患处。

水龙骨科

线蕨 *Colysis elliptica* (Thunb.) Ching

别名 椭圆线蕨、羊七莲。

形态特征 植株高 20～60 cm。根状茎横走，密生有疏锯齿的卵圆披针形鳞片。叶通常近二型，远生，纸质，无毛，以关节着生于根状茎；不育叶和能育叶同形，但柄略短，裂片较宽；能育叶柄长 15～40 cm；叶片矩圆状卵形，羽裂达叶轴；羽片基部下延，多少以狭翅相连。叶脉网状。孢子囊群条形，斜上，无盖。

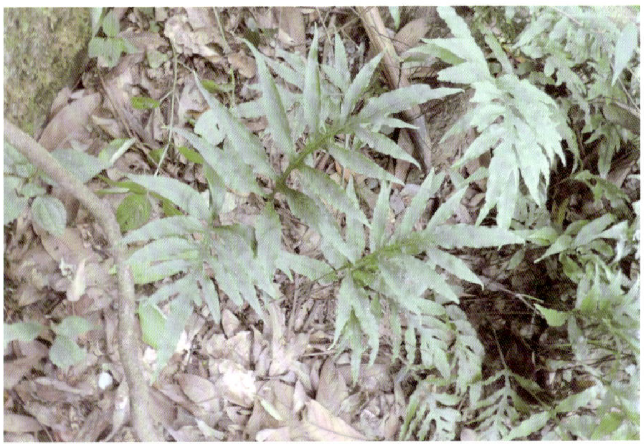

▲ 线蕨生境

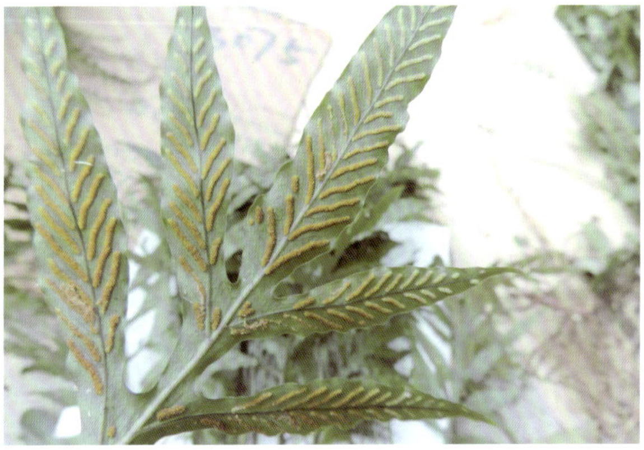

▲ 线蕨叶

生境及分布 附生于海拔 100～2 500 m 的山坡林下或溪边岩石上。主要分布于播州、汇川、绥阳等地。

药材名 线蕨（全草）。

采收加工 全年均可采收，除去杂质，鲜用或晒干。

性味归经 微苦、涩，凉。归肺、肝、膀胱经。

功能主治 活血散瘀，清热利尿，敛肺止咳。主治跌打损伤，热淋，肺痨久嗽。

用法用量 内服：煎汤，6～9 g。外用：适量，鲜品捣敷。

用药经验 ①尿路感染：线蕨 15 g，筋骨草 12 g，海金沙 6 g，水煎服。②跌打损伤：线蕨 15 g，水煎服，并取适量捣敷患处。

槲蕨 *Drynaria fortunei* (Kunze) J. Sm.

别名 猴姜、石岩姜、毛姜。

形态特征 株高 20～80 cm。根状茎粗壮，肉质，长而横走，密披棕褐色鳞片。鳞片线状披针形。叶二型，不育叶棕色或灰褐色，阔卵形，长 3～10 cm，宽 2.5～7 cm，基部心形，先端急尖，羽状浅裂。能育叶绿色，具有翅的柄，叶片长圆状披针形，长

20～67 cm，宽 7～28 cm，羽状深裂，裂片，6～14 对，互生，略斜展，中部裂片长圆状披针形，长 4～15 cm，宽 1.5～3.2 cm。上部裂片渐缩小，下部 1～2 对羽片略缩短。叶纸质，两面光滑。叶脉明显，网状。孢子囊群圆形，在中肋两侧各成 2～4 行排列。

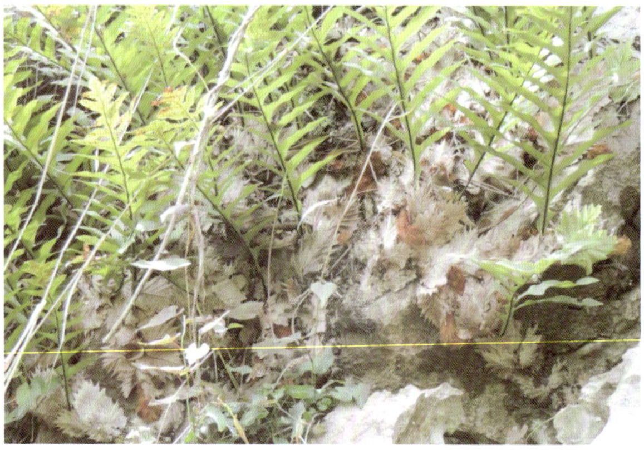

▲ 槲蕨生境

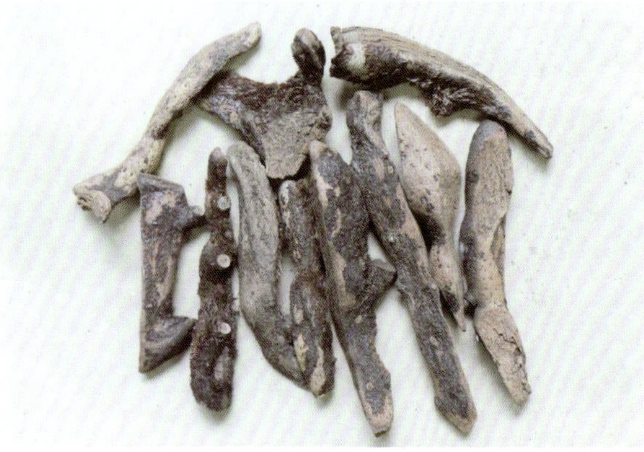

▲ 骨碎补药材

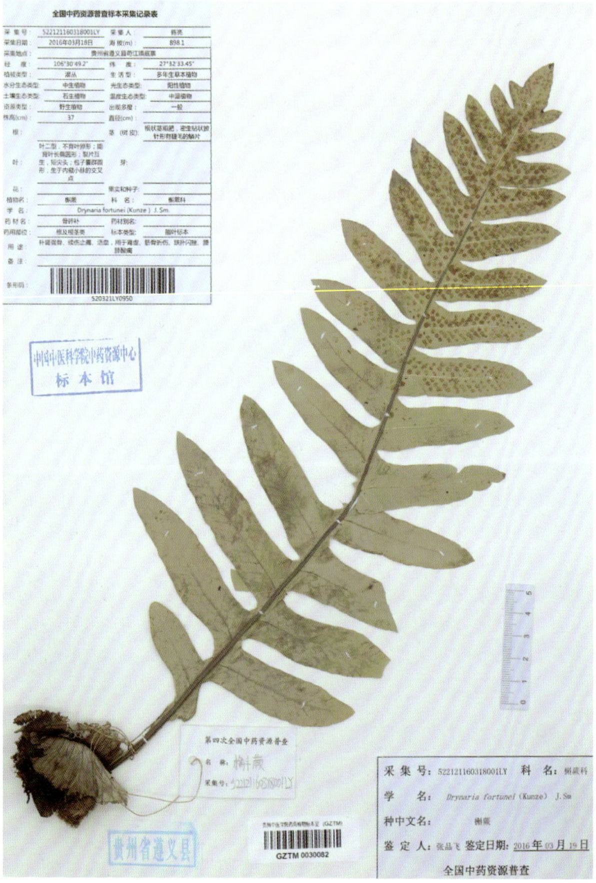

▲ 槲蕨腊叶标本

生境及分布　附生于海拔 100～1 800 m 的树干、林中岩石、石灰岩石壁或墙上。主要分布于播州、汇川、绥阳等地。

药材名　骨碎补（根茎）。

采收加工　全年均可采挖，除去泥沙、叶片，干燥；或再燎去茸毛（鳞片）。生用或砂烫用。

性味归经　苦，温。归肝、肾经。

功能主治　疗伤止痛，补肾强骨；外用消风祛斑。主治跌仆闪挫，筋骨折伤，肾虚腰痛，筋骨痿软，耳鸣耳聋，牙齿松动；外用治斑秃，白癜风。

用法用量　内服：煎汤，3～9 g，鲜品 10～20 g。外用：鲜品适量，捣敷；或晒干研末敷；或浸酒擦。

用药经验　①肾虚耳鸣耳聋，并牙齿浮动，疼痛难忍：骨碎补 200 g，熟地黄、山茱萸、茯苓各 100 g，酒炒牡丹皮 75 g，盐泽泻 40 g。共为研末，炼蜜丸，每次服 15 g，食前白汤送下。②斑秃：鲜骨碎补 25 g，斑蝥 5 只，烧酒 150 ml，浸 12 日后，过滤擦患处，每日 2～3 次。③接骨续筋：骨碎补 200 g，浸酒 500 ml，分 10 次内服，每日 2 次；另晒干研末外敷。④跌打损伤：骨碎补适量，鲜品捣烂外敷；或干品适量，泡酒内服加外擦。

抱石莲 *Lepidogrammitis drymoglossoides* (Baker) Ching

别名　石瓜子、瓜子金、瓜子菜。

形态特征　小型附生植物，高达 5 cm。根状茎纤细，长而横走，淡绿色，疏生鳞片，鳞片顶部长钻形，下部近圆形并呈星芒状。叶远生，二型，肉质，不育叶短小，矩圆形、近圆形或倒卵形，长 1.5～3 cm，宽 1～1.5 cm；能育叶较长，有短柄或无柄，倒披针形或舌形，有时也和不育叶同形。孢子囊群生主脉两侧，通常分离，偶有略汇合，幼时有盾状隔丝覆盖。

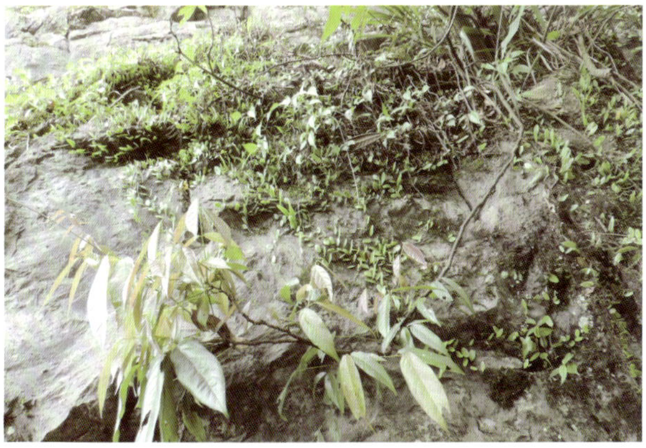

▲ 抱石莲生境

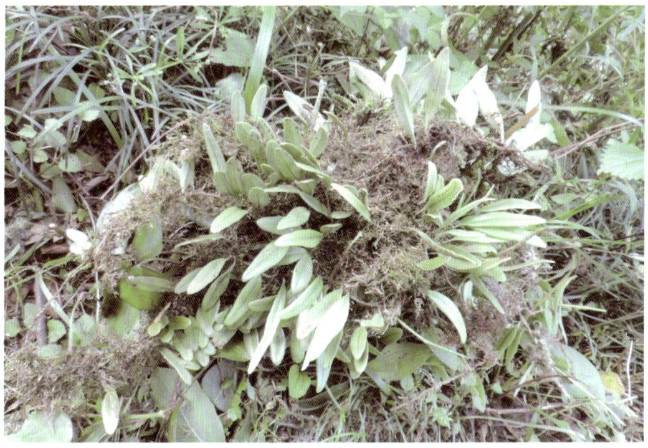

▲ 抱石莲植物

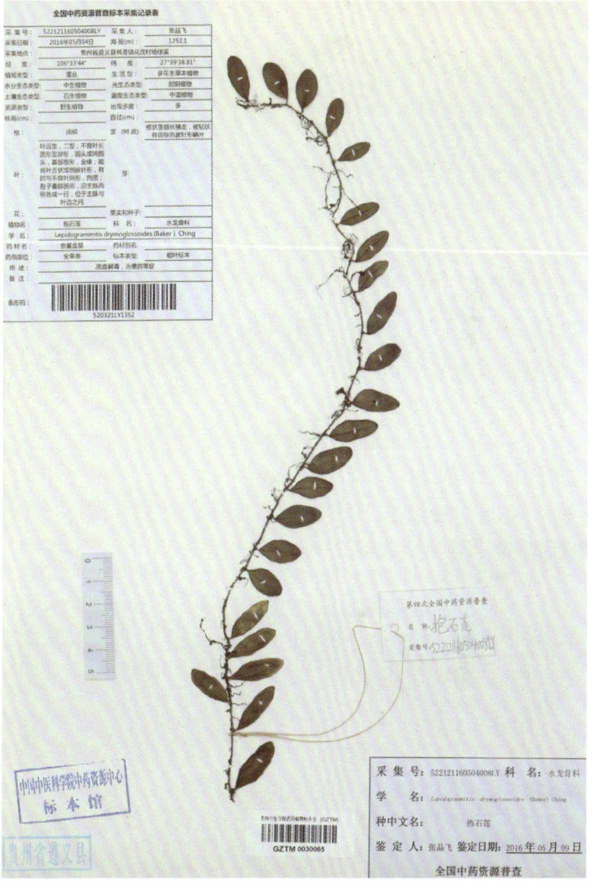

▲ 抱石莲腊叶标本

生境及分布　多附生于海拔 300～1 700 m 的山坡阴湿林中树干和岩石上。主要分布于播州、桐梓、习水等地。

药材名　鱼鳖金星（全草）。

采收加工　全年均可采收，清除泥沙，洗净，晒干，亦可鲜用。

性味归经　苦，平。归肝、胃、膀胱经。

功能主治　清热解毒，利水通淋，消瘀，止血。主治小儿高热，痄腮，风火牙痛，痞块，臌胀，淋浊，咯血，吐血，衄血，便血，尿血，崩漏，外伤出血，疔疮痈肿，瘰疬，跌打损伤，高血压，鼻炎，气管炎。

用法用量　内服：煎汤，15～30 g。外用：适量，捣敷。

用药经验　①肺结核咳血：鱼鳖金星、仙鹤草各 30 g，水煎服，每日 1 剂。②尿血：鱼鳖金星 15 g，车前草 30 g，仙鹤草 10 g，水煎服。③小儿高热：鱼鳖金星 60 g，水煎服。④咳嗽吐血、瘰疬：鱼鳖金星 9 g，水煎服。⑤燥热便血、尿血：鲜鱼鳖金星 60～90 g，水煎服。

瓦韦 *Lepisorus thunbergianus* (Kaulf.) Ching

别名 剑丹、七星草、骨牌草。

形态特征 植株高 6～20 cm。根状茎粗而横走，密生鳞片，鳞片下部卵圆，向顶部长钻形，黑色，边缘有齿。叶革质，通常无毛；或下面偶有一、二鳞片，有短柄或近无柄；叶片条状披针形，短渐尖或锐尖头，基部渐变狭，楔形，叶脉不明显。孢子囊群位于主脉与叶边之间，稍近叶边，彼此接近，幼时有盾状隔丝覆盖。

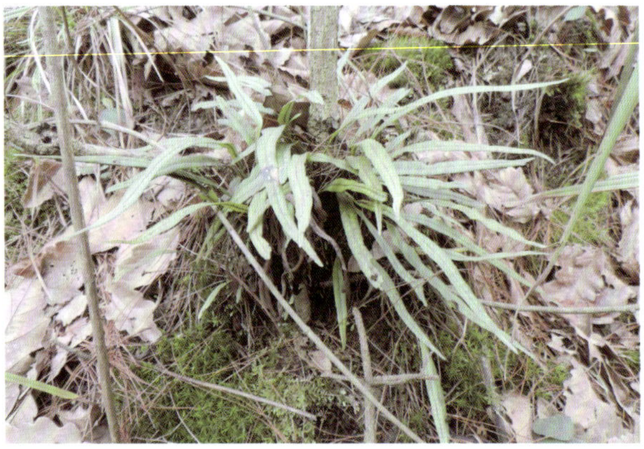

▲ 瓦韦生境

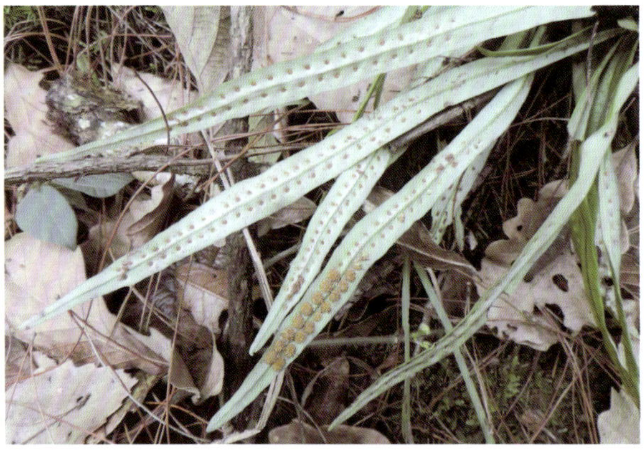

▲ 瓦韦叶特征

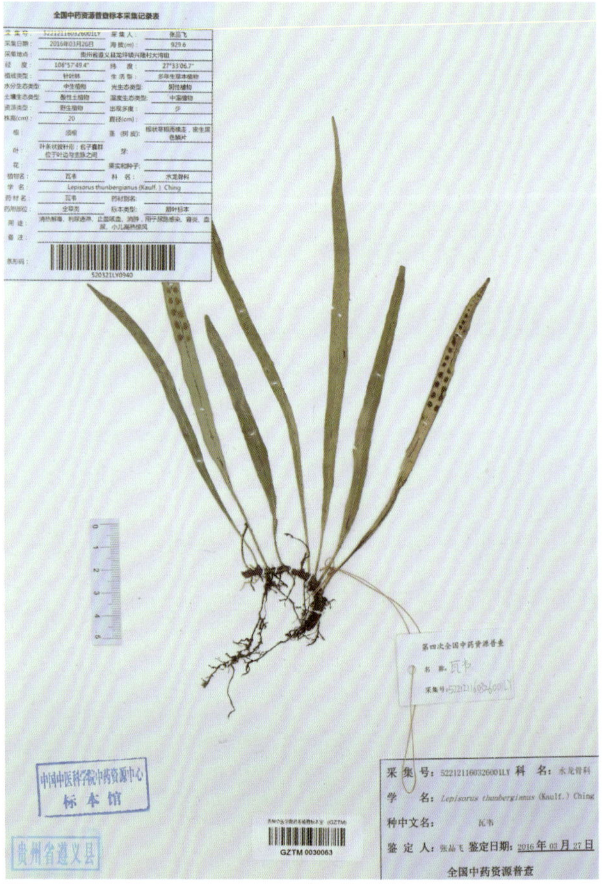

▲ 瓦韦腊叶标本

生境及分布 多附生在海拔 250～1 400 m 的山坡林下树干或岩石上。主要分布于桐梓、播州、仁怀等地。

药材名 瓦韦(全草)。

采收加工 夏、秋季采收带根茎全草，洗净，晒干或鲜用。

性味归经 苦，寒。归肺、小肠经。

功能主治 清热解毒，利尿通淋，止血。主治小儿高热、惊风，咽喉肿痛，痈肿疮疡，毒蛇咬伤，小便淋沥涩痛，尿血，咳嗽咳血。

用法用量 内服：煎汤，9～15 g。外用：适量，捣敷；或煅存性研末撒。

使用注意 凡中寒泄泻者忌用。

用药经验 ①咳嗽吐血：瓦韦叶 30 g，刷去孢子囊群，煎汤服；或瓦韦 30 g，黄梨 1 个，水煎，加冰糖少许当茶饮。②小便赤涩作痛：瓦韦 30 g，车前草

15 g，水煎服。③蛇伤：鲜瓦韦、鲜半边莲、鲜犁头草各适量，捣烂，敷伤处。④走马牙疳：瓦韦适量，煅存性，研末撒患处。⑤筋骨痛：瓦韦 30～60 g，浸酒服。

江南星蕨 *Microsorum fortunei* (T. Moore) Ching

别名 福氏星蕨、骨牌草、大星蕨。

形态特征 植株高 25～70 cm。根状茎长而横生，顶部与叶柄基部被棕色、卵状披针形鳞片，盾状着生，易脱落；叶远生；叶柄长 8～10 cm，上面有纵沟，向上光滑；叶片厚纸质，带状披针形，长 30～60 cm，宽 2～5 cm，两端均渐狭，先端长渐尖，基部下延于叶柄形成狭翅，两面无毛，边缘有软骨质的边；中脉明显隆起，侧脉不明显，内藏小脉一般分叉。孢子囊群大，圆形，橙黄色，背生于中脉两侧各成 1 行或不整齐的 2 行；无囊群盖。

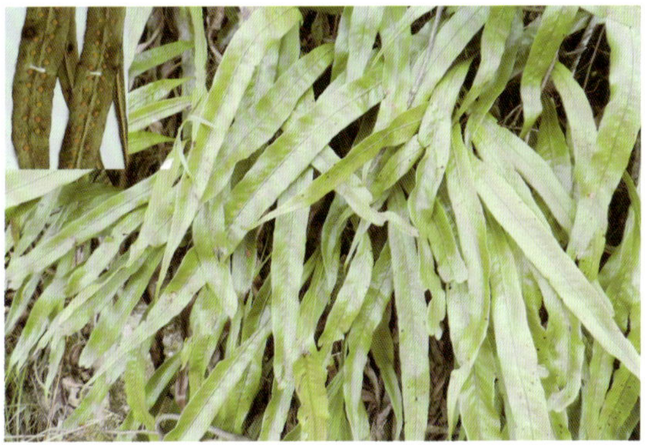

▲ 江南星蕨植物及特征

生境及分布 生于海拔 200～1 800 m 的山坡林边、溪谷边树干或沟边岩石上。主要分布于播州、红花岗、汇川等地。

药材名 大叶骨牌草(带根茎的全草)。

采收加工 全年均可采收，洗净，鲜用或晒干。

性味归经 苦，寒。归肝、脾、心、肺经。

功能主治 清热利湿，凉血解毒。主治热淋，小便不利，赤白带下，痢疾，黄疸，咳血，衄血，痔疮出血，瘰疬结核，痈肿疮毒，毒蛇咬伤，风湿痹痛，跌打骨折。

用法用量 内服：煎汤，15～30 g；或捣汁。外用：适量，鲜品捣敷。

使用注意 虚寒者慎服。

用药经验 ①水肿、小便不利：大叶骨牌草 30 g，水煎服。②肺痈：鲜大叶骨牌草、鲜苇茎各 60 g，水煎服。③热痢口渴：鲜大叶骨牌草 60～90 g，水煎代茶饮。

蟹爪盾蕨 *Neolepisorus ovatus* f. *doryopteris* (Christ) Ching

别名 盾蕨、石韦。

形态特征 多年生草本，高 20～45 cm。根状茎横走，密生暗褐色鳞片。鳞片卵状披针形，长渐尖头，边缘有疏锯齿。叶远生，叶柄长 10～20 cm，密被鳞片；叶片阔卵形，基部二回深羽裂，裂片狭长披针形，如蟹爪，宽 0.8～1.5 cm，彼此以狭翅相连。主脉隆起，侧脉明显，开展直达叶边，小脉网状，有分叉的内藏小脉。孢子囊群圆形，沿主脉两侧排成不整齐的多行；或在侧脉间排成不整齐的 1 行，幼时被盾状隔丝覆盖。

生境及分布 生于海拔 500～2 000 m 的山地林下。主要分布于仁怀、播州、汇川、绥阳等地。

药材名 盾蕨(全草)。

采收加工 全年均可采收，采挖后，除去根茎及根，洗净，阴干或晒干。

性味归经 苦，凉。归心、肺、膀胱经。

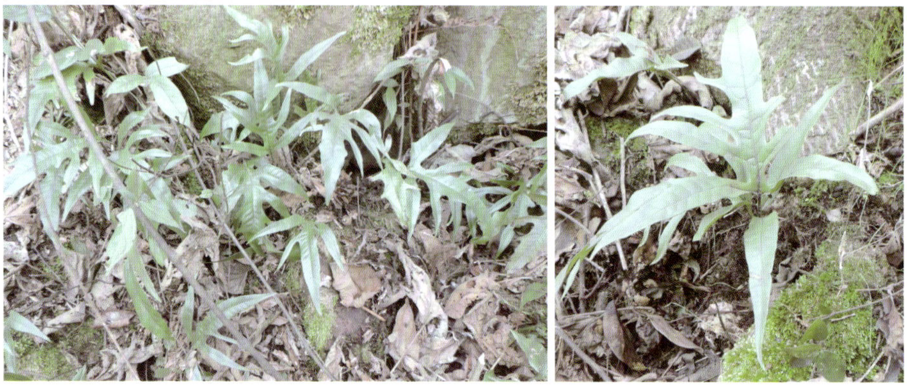

▲ 蟹爪盾蕨生境

功能主治 清热利湿，止血，解毒。主治热淋，小便不利，尿血，肺痨咯血，吐血，外伤出血，痈肿，水火烫伤。

用法用量 内服：水煎服，15～30 g；或浸酒。外用：适量，鲜品捣敷；或干品研末调敷。

金鸡脚假瘤蕨 *Phymatopteris hastata*（Thunb.）Pic. Serm.

别名 三叶茀蕨、金鸡脚假茀蕨、鸭脚草。

形态特征 植株高 10～35 cm。根状茎细长而横走，密被红棕色、狭披针形鳞片，顶端长渐尖，基部近圆形，盾状着生，边缘全缘或偶有疏齿。叶远生。叶柄的长短和粗细均变化较大，长在 2～20 cm，禾秆色，基部有关节，向上光滑无毛。叶片为单叶，通常 3 裂，偶有 5 裂或 2 裂。单叶片形态变化极大，从卵圆形至长条形，长 2～20 cm，宽 1～2 cm，顶端短渐尖或钝圆，基部楔形至圆形。分裂的叶片其形态也极其多样，长 5～15 cm，宽 4～10 cm，基部圆楔形或圆形。裂片披针形，长 5～10 cm，宽 1～2 cm，

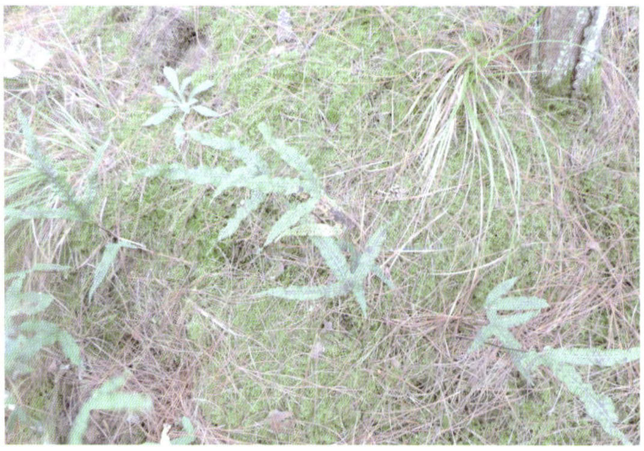

▲ 金鸡脚假瘤蕨生境

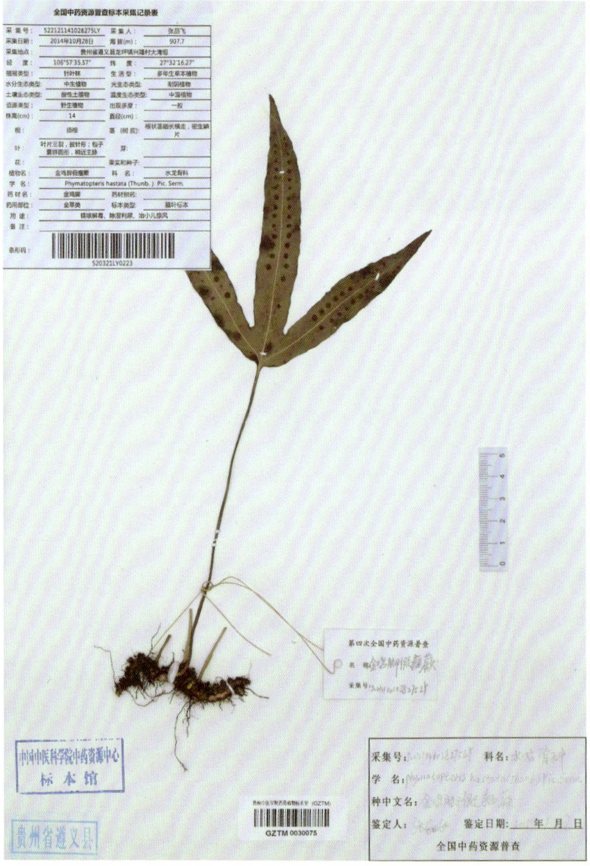

▲ 金鸡脚假瘤蕨腊叶标本

但通常都是中间裂片较长和较宽，先端渐尖，全缘或略呈波状，有软骨质狭边，两面光滑。中脉和侧脉两面明显，侧脉不达叶边。小脉网状不明显。叶纸质或草质，背面通常灰白色，两面光滑无毛。孢子囊群大，圆形，在叶片中脉或裂片中脉两侧各一行，着生于中脉与叶缘之间。孢子表面具刺状突起。

生境及分布　生于海拔200～2 300 m的林下、少阴处及林缘土坎上。主要分布于桐梓、播州、汇川、绥阳等地。

药材名　金鸡脚（全草）。

采收加工　全年均可采收，除去杂质，洗净，鲜用或晒干。

性味　甘、微苦、微辛，凉。

功能主治　清热解毒，祛风镇惊，利水通淋。主治外感热病，肺热咳嗽，咽喉肿痛，小儿惊风，痈肿疮毒，蛇虫咬伤，水火烫伤，痢疾，泄泻，小便淋浊。

用法用量　内服：煎汤，15～30 g，大剂量可用至60 g，鲜品加倍。外用：适量，研末敷；或鲜品捣敷。

用药经验　①尿路结石：金鸡脚、石韦各30 g，煨水服。②毒蛇咬伤：金鸡脚15 g，苎麻根15 g，煨水服，并取渣捣绒，敷伤口。

相近石韦 *Pyrrosia assimilis* (Baker) Ching

别名　石韦、小石韦、相似石韦。

形态特征　植株高5～25 cm。根状茎横走，顶部和叶柄基部密生披针形、有锯齿的鳞片。叶一型，远生，革质，下面疏生细长灰色星状毛，上面无毛，有凹点；叶片基部长下延，无柄或仅有短柄。孢子囊群在主脉两侧各2～4行。

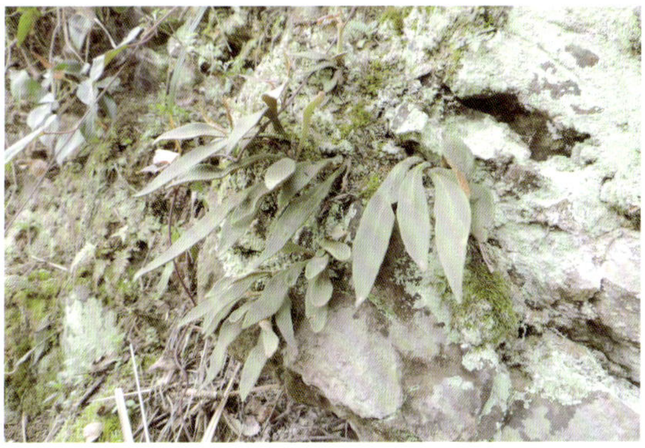

▲ 相近石韦生境

生境及分布　附生于海拔270～1 200 m的山坡林下阴湿岩石上或树干上。主要分布于播州、汇川、绥阳等地。

药材名　相异石韦（全草或根）。

采收加工　全年均可采收，清除泥沙，洗净，晒干。

性味　苦、涩，凉。

功能主治　清热，镇惊，止血，利尿。主治癫痫，小儿惊风，淋证，外伤出血，肾虚浮肿，肺热咳嗽。

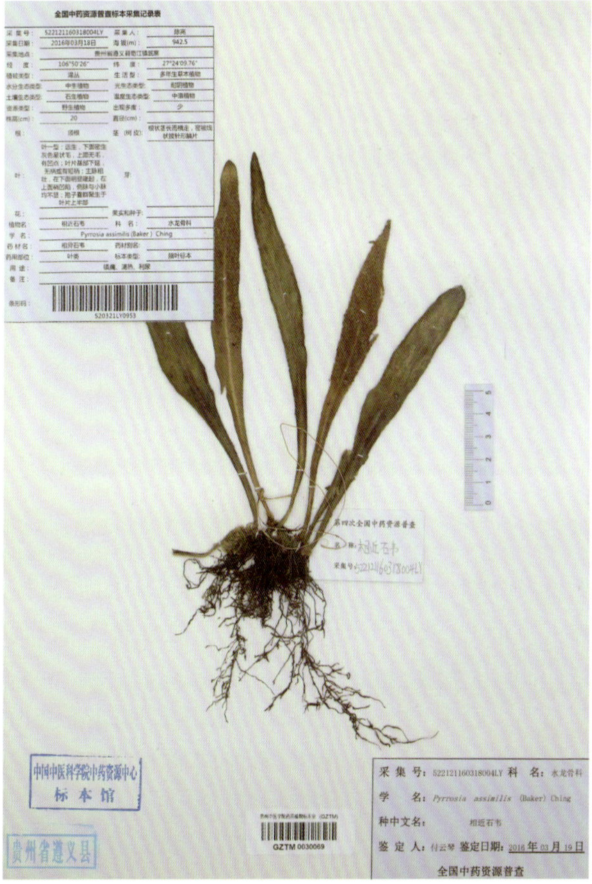

▲ 相近石韦腊叶标本

用法用量　内服：煎汤，12～15 g；或泡酒。外用：适量，取叶背孢子粉外撒。

石韦 *Pyrrosia lingua*（Thunb.）Farwell

别名 飞刀剑、蜈蚣七、七星剑。

形态特征 植株高 10～30 cm。根状茎如粗铁丝，长而横走，密生鳞片，鳞片披针形，有睫毛。叶近二型，远生，革质，上面绿色，偶有一、二星状毛，并有小凹点，下面密覆灰棕色星状毛，不育叶和能育叶同形或略较短而阔，叶柄基部均有关节；能育叶柄长 5～10 cm；叶片披针形至矩圆披针形，长 8～12（～18）cm，宽 2～5 cm，下面侧脉多少凸起可见。孢子囊群在侧脉间紧密而整齐地排列，初为星状毛包被，成熟时露出，无盖。

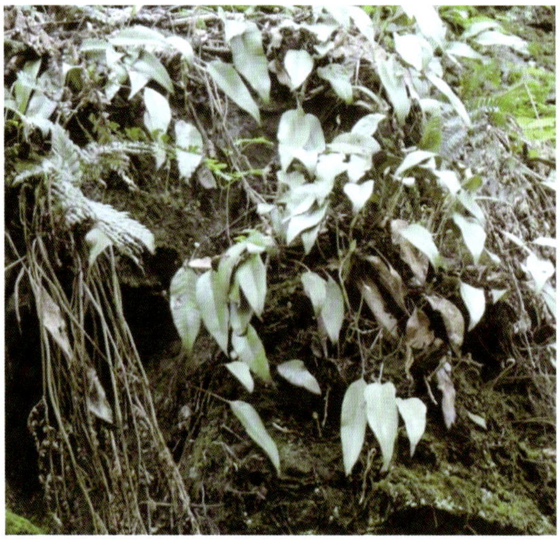

▲ 石韦生境

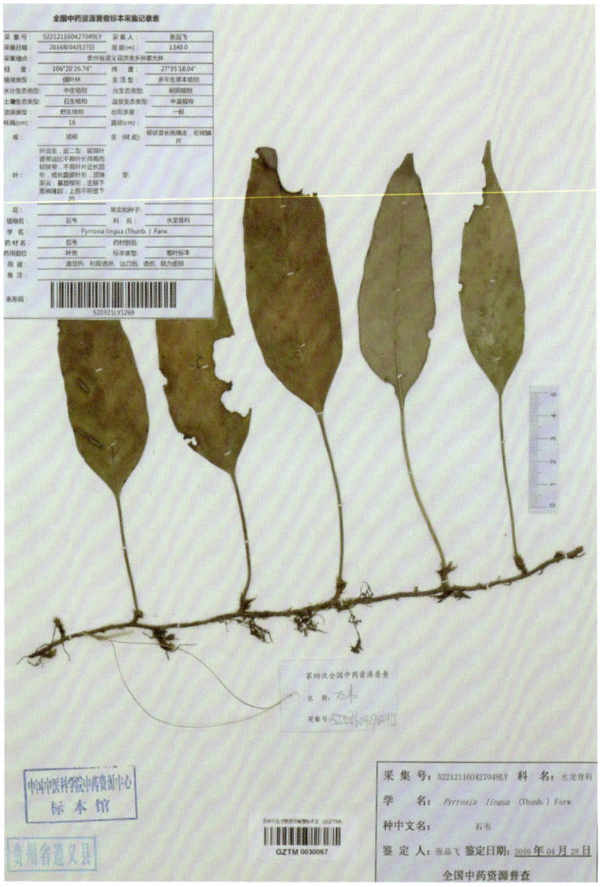

▲ 石韦腊叶标本

生境及分布 附生于海拔 100～1 800 m 的低海拔林下树干上；或稍干的岩石上。主要分布于播州、仁怀、务川等地。

药材名 石韦（叶），石韦根（石韦等多种同属植物的根茎），石韦毛（石韦及多种同属植物叶上的毛茸）。

采收加工 1. 石韦。全年均可采收，除去根茎及根，晒干或阴干。以叶厚、整齐、洁净为佳。

2. 石韦根。全年均可采挖，除去茎叶，洗净，阴干或晒干。

3. 石韦毛。全年均可采收，晒干。

性味归经 苦、甘，微寒。归肺、膀胱经。

功能主治 1. 石韦。利尿通淋，清肺止咳，凉血止血。主治热淋，血淋，石淋，小便不通，淋沥涩痛，肺热咳喘，吐血，衄血，尿血，崩漏，外伤出血。

2. 石韦根。通淋，消胀，除劳热，止血。主治淋病，胸膈气胀，虚劳蒸热，吐血，创伤出血。

3. 石韦毛。主治烫火伤。

用法用量 1. 石韦。内服：煎汤，6～12 g。

2. 石韦根。内服：煎汤，5～12 g。外用：适量，研末撒。

3. 石韦毛。外用：适量，研末敷。

用药经验　①尿路结石：石韦、海金沙各 30 g，车前草、萹蓄各 15 g、甘草 3 g。水煎 2 次，早、晚各服 1 次。②尿血：石韦 30 g，水煎服。③刀伤出血：石韦根阴干研末，撒伤口。

有柄石韦 *Pyrrosia petiolosa* (Christ) Ching

别名　金星草、石兰、小石韦。

形态特征　植株高 6～17 cm。根茎细长横走，密被披针形鳞片，边缘具稍卷曲的纤毛。叶柄长 3～11 cm，具长柄，通常等于 1～2 倍叶片长度，常内卷，密被星状毛；叶片披针形、长圆状披针形、广披针形或长椭圆形，长 2～10 cm，宽 9～28 mm，先端钝，基部下延至叶柄，全缘，上面绿色，有黑色斑点，疏被星状毛，下面密被灰色的星芒状毛，其芒短，主脉下面稍隆起，上面凹陷，侧脉和小脉均不显；孢子叶较营养叶长，通常内卷使叶片呈圆筒状。孢子囊群融合，满布于叶的下面，深褐色，成熟时扩散并汇合，无囊群盖。

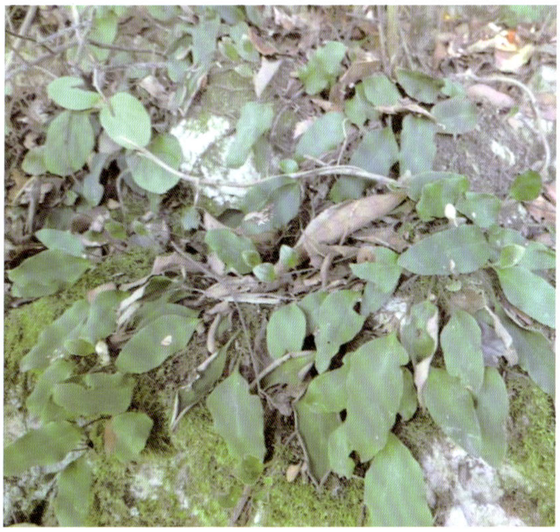

▲ 有柄石韦生境

生境及分布　参见“石韦”条目。

药材名　参见“石韦”条目。

采收加工　参见“石韦”条目。

性味归经　参见“石韦”条目。

功能主治　参见“石韦”条目。

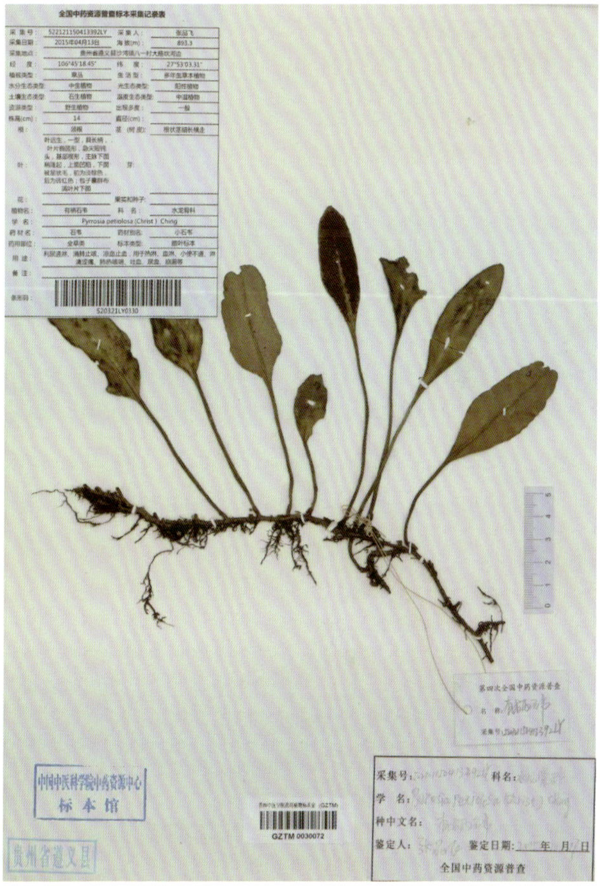

▲ 有柄石韦腊叶标本

用法用量　参见“石韦”条目。

用药经验　①尿路结石：石韦、车前草各 30 g，生栀子 15 g，甘草 9 g，水煎 2 次，早、晚各服 1 次。②慢性支气管炎：石韦、蒲公英、佛耳草、一枝黄花各 30 g，水煎浓缩，分 2 次服。③热淋：石韦、瞿麦穗、炒冬葵子、车前子(包煎)各 20 g，水煎服，每日 3 次，每日 1 剂。④淋浊尿血：石韦、猪鬃草、连钱草各 15 g，煨水服。

庐山石韦 *Pyrrosia sheareri*（Bak.）Ching

别名 大石韦、大金刀、叶下红。

形态特征 多年生草本，植株高 20～60 cm。根茎粗壮，横走，密生披针形黄棕色鳞片，鳞片边缘有睫毛。叶近生或密生，叶柄长 8～26 cm，深禾秆色至紫褐色，幼时被褐色或淡褐色的星状毛，老时秃净；叶片阔披针形或长圆披针形，基部近心形或圆截形，通常对称，基部为最宽，长 10～40 cm。宽 2～7 cm，先端渐尖，基部较宽，成对侧不等的耳性、圆形、心形、圆楔形或斜截形，有时上侧有尖耳，全缘，边缘全缘或有时基部不规则地向外突出；叶坚革质，上面绿色，有黑色斑点，初时疏被星状毛，后渐光滑，下面密生淡褐色星芒状毛，星芒状毛的芒为短披针形，排列在同一平面上，叶脉网状，主脉上面平或凹入，下面隆起，侧脉在下面略可见，小脉不明显。孢子囊群圆形，在侧脉间多行排列，满布于叶下面，无盾状隔丝，淡褐色或深褐色，无囊群盖，成熟时孢子囊开裂而呈砖红色；孢子两面形。

生境及分布 参见“石韦”条目。

药材名 参见“石韦”条目。

采收加工 参见“石韦”条目。

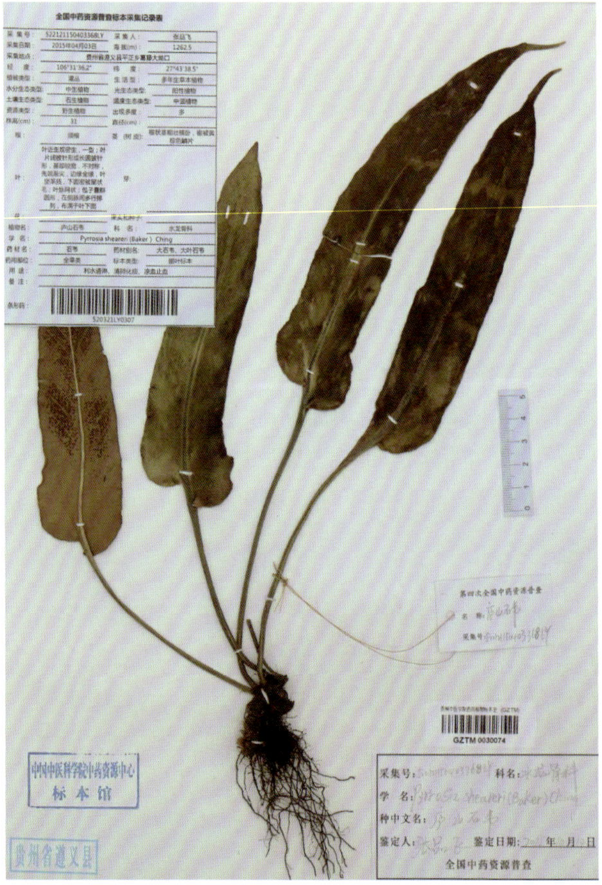

▲ 庐山石韦腊叶标本

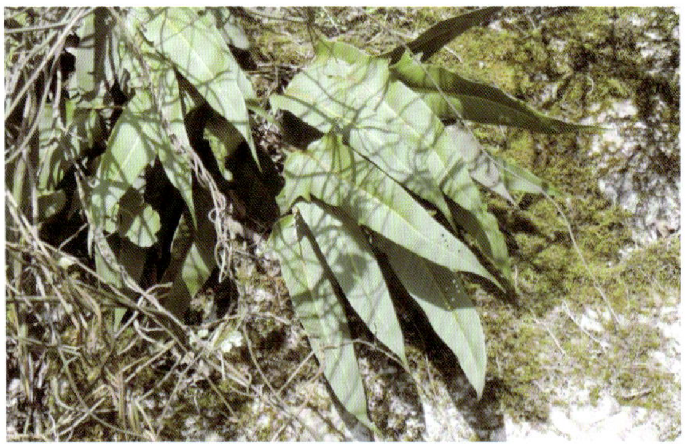

▲ 庐山石韦生境

性味归经 参见“石韦”条目。

功能主治 参见“石韦”条目。

用法用量 参见“石韦”条目。

用药经验 ①产后小便出血：石韦、木通、滑石各 60 g，茜草根、黄芩、生地黄、生地黄各 30 g，共研末，每次 9 g，水煎服。②小便不利：石韦、瞿麦、冬葵子、滑石、甘草各 9 g，煎水服。③血淋：石韦、当归、蒲黄、芍药各等分，共研末，每次服 6 g，温酒调下。

苏铁科

苏铁 *Cycas revoluta* Thunb.

别名 铁树、辟火蕉、凤尾蕉。

形态特征 树干高约 2 m，稀达 8 m 或更高，圆柱形如有明显螺旋状排列的菱形叶柄残痕。羽状叶从茎的顶部生出，下层的向下弯，上层的斜上伸展，整个羽状叶的轮廓呈倒卵状狭披针形，长 75～200 cm，叶轴横切面四方状圆形，柄略成四角形，两侧有齿状刺，水平或略斜上伸展，刺长 2～3 mm；羽状裂片达 100 对以上，条形，厚革质，坚硬，长 9～18 cm，宽 4～6 mm，向上斜展微成“V”字形，边缘显著地向下反卷，上部微渐窄，先端有刺状尖头，基部窄，两侧不对称，下侧下延生长，上面深绿色有光泽，中央微凹，凹槽内有稍隆起的中脉，下面浅绿色，中脉显著隆起，两侧有疏柔毛或无毛。雄球花圆柱形，长 30～70 cm，径 8～15 cm，有短梗，小孢子飞叶窄楔形，长 3.5～6 cm，顶端宽平，其两角近圆形，宽 1.7～2.5 cm，有急尖头，尖头长约 5 mm，直立，下部渐窄，上面近于龙骨状，下面中肋及顶端密生黄褐色或灰黄色长绒毛，花药通常 3 个聚生；大孢子叶长 14～22 cm，密生淡黄色或淡灰黄色绒毛，上部的顶片卵形至长卵形，边缘羽状分裂，裂片 12～18 对，条状钻形，长 2.5～6 cm，先端有刺状尖头，胚珠 2～6 枚，生于大孢子叶柄的两侧，有绒毛。种子红褐色或橘红色，倒卵圆形或卵圆形，稍扁，长 2～4 cm，径 1.5～3 cm，密生灰黄色短绒毛，后渐脱落，中种皮木质，两侧有两条棱脊，上端无棱脊或棱脊不显著，顶端有尖头。花期 6～7 月，果期 10 月。

生境及分布 生于海拔 1 100～2 000 m 的常绿阔叶林下或稀树灌丛中。多为栽培。主要分布于正安、务川、播州等地。

药材名 苏铁根（根），苏铁叶（叶），苏铁花（花、大孢子叶），苏铁果（种子）。

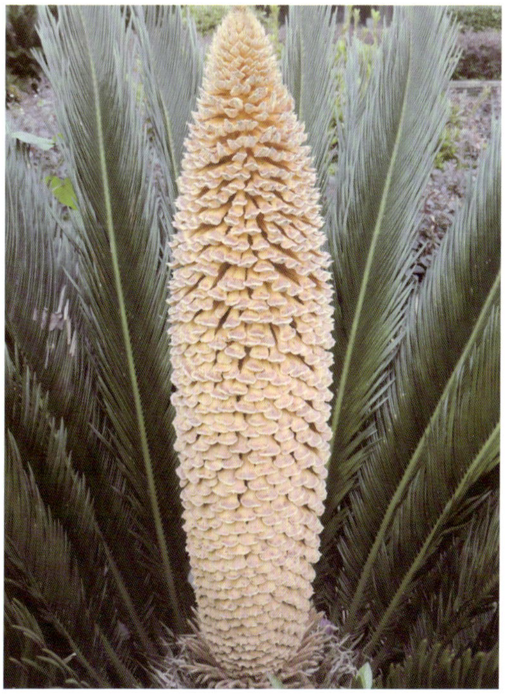

▲ 苏铁植物

采收加工 1. 苏铁根。四季均可采挖，晒干备用。
2. 苏铁叶。全年均可采收，鲜用或晒干。
3. 苏铁花。夏季采摘，鲜用或阴干备用。
4. 苏铁果。秋、冬季采收，晒干备用。

性味归经 1. 苏铁根。甘、淡，平。小毒。
2. 苏铁叶。甘、淡，平。小毒。归肝、胃经。
3. 苏铁花。甘，平。
4. 苏铁果。苦、涩，平。有毒。归肺、肝、大肠经。

功能主治 1. 苏铁根。祛风通络，活血止血。主治风湿麻木，筋骨疼痛，跌打损伤，劳伤吐血，腰痛，带下，口疮。
2. 苏铁叶。理气止痛，散瘀止血，消肿解毒。主治肝胃气滞疼痛，经闭，吐血，便血，痢疾，肿毒，外伤出血，跌打损伤。

3. 苏铁花。理气祛湿，活血止血，益肾固精。主治胃痛，慢性肝炎，风湿疼痛，跌打损伤，咳血，吐血，痛经，遗精，带下。

4. 苏铁果。平肝降压，镇咳祛痰，收敛固涩。主治高血压病，慢性肝炎，咳嗽痰多，痢疾，遗精，白带异常，跌打，刀伤。

用法用量 1. 苏铁根。内服：煎汤，10～15 g；或研末。外用：适量，水煎含漱。

2. 苏铁叶。内服：煎汤，9～15 g；或烧存性，研末。外用：适量，烧灰；或煅存性研末敷。

3. 苏铁花。内服：煎汤，15～60 g。

4. 苏铁果。内服：煎汤，9～15 g；或研末。外用：适量，研末敷。

使用注意 种子及茎顶部的树心有毒。中毒症状为头晕，呕吐。

用药经验 ①慢性肝炎，高血压病头胀痛，遗精，带下：苏铁果 9～15 g，水煎服。②肝炎：苏铁种子 1 粒，米泔水适量，炖服。③支气管炎：苏铁花 6～9 g，水煎服。④胃痛：苏铁花蕊 30 g，猪心 1 个，水炖服。⑤痢疾：苏铁根、算盘子根各 15 g，煎服。

银杏科

银杏 *Ginkgo biloba* L.

别名 鸭脚、公孙树、灵眼。

形态特征 落叶乔木，高达 40 m；枝有长枝与短枝。叶在长枝上螺旋状散生，在短枝上簇生状，叶片扇形，有长柄，有多数 2 叉状并列的细脉；上缘宽 5～8 cm，浅波状，有时中央浅裂或深裂。雌雄异株，稀同株；球花生于短枝叶腋或苞腋；雄球花成葇荑花序状，雄蕊多数，各有 2 花药；雌球花有长梗，梗端 2 叉（稀不分叉或 3～5 叉），叉端生 1 珠座，每珠座生 1 胚珠，仅 1 个发育成种子。种子核果状，椭圆形至近球形，长 2.5～3.5 cm；外种皮肉质，有白粉，熟时淡黄色或橙黄色；中种皮骨质，白色，具 2～3 棱；内种皮膜质；胚乳丰富。花期 4～5 月，果期 7～10 月。

生境及分布 生于海拔 100～1 300 m 的林边、路边和屋前屋后，多为栽培。主要分布于播州、汇川、绥阳等地。

药材名 白果（成熟种子），白果根（根或根皮），银杏叶（叶）。

采收加工 1. 白果。秋季种子成熟时采收，除去肉质外种皮，洗净，稍蒸或略煮后，烘干，除去硬壳。生用或炒用。以个大均匀、种仁饱满、壳色白黄者为佳。

2. 白果根。全年均可采挖，除去泥土，洗净，鲜用或切片晒干。

3. 银杏叶。秋季叶尚绿时采收，及时干燥。

性味归经 1. 白果。甘、苦、涩，平。有毒。归肺、肾经。

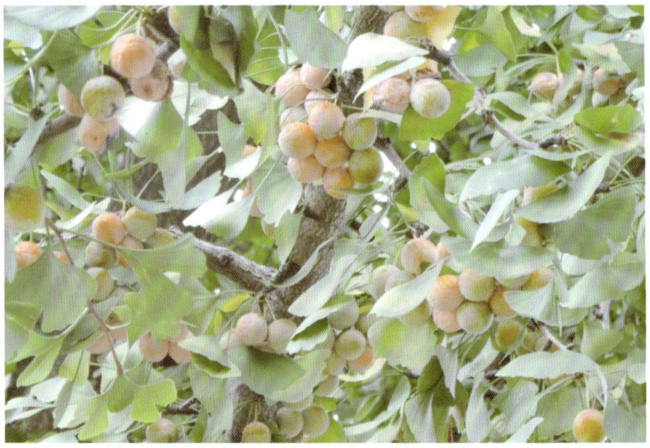

▲ 银杏植物

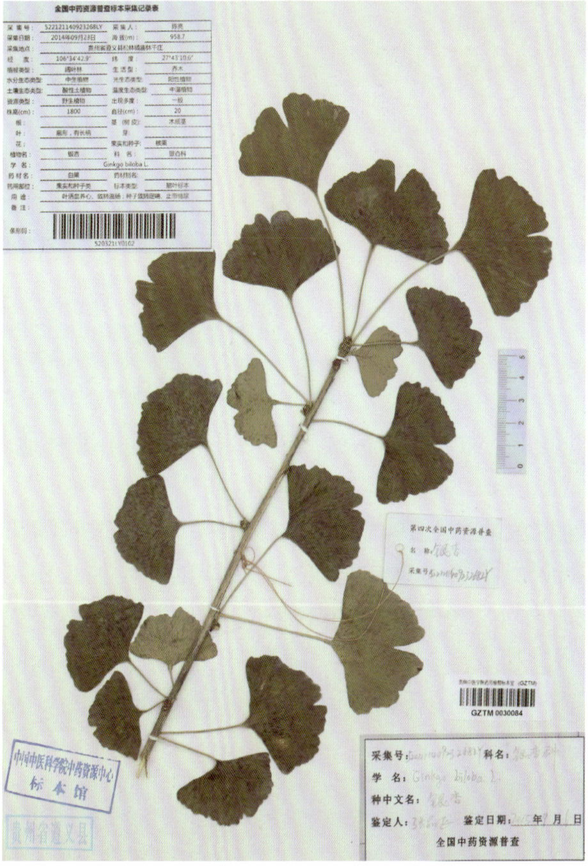

▲ 银杏腊叶标本

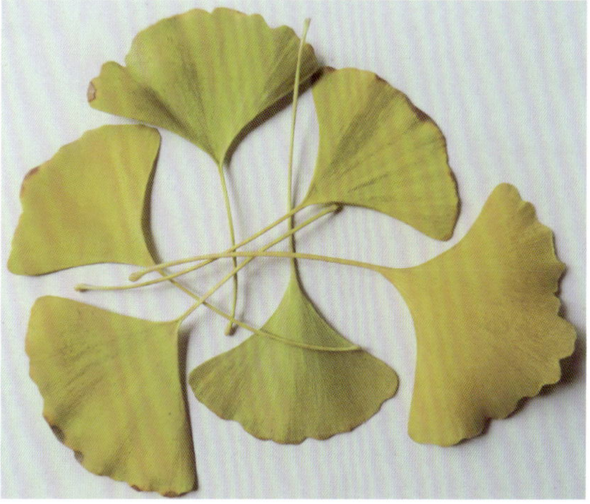

▲ 银杏叶

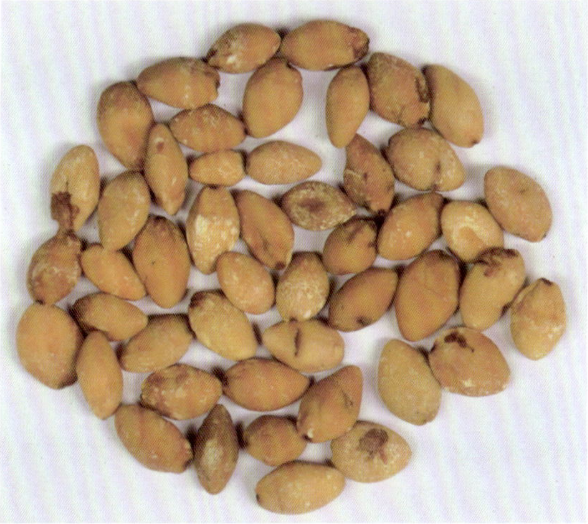

▲ 白果仁药材

2. 白果根。甘，温。

3. 银杏叶。甘、苦、涩，平。归心、肺经。

功能主治　1. 白果。敛肺定喘，止带缩尿。主治痰多喘咳，带下白浊，遗尿尿频。

2. 白果根。益气补虚。主治遗精，遗尿，夜频，石淋。

3. 银杏叶。活血化瘀，通络止痛，敛肺平喘，化浊降脂。主治瘀血阻络，胸痹心痛，中风偏瘫，肺虚咳喘，高脂血症。

用法用量　1. 白果。内服：煎汤，5～10 g，用时捣碎。外用：适量，捣敷；或切片涂。

2. 白果根。内服：煎汤，15～60 g。

3. 银杏叶。内服：煎汤，9～12 g。外用：适量，捣烂外敷；或搽；或煎水洗。

使用注意　1. 白果。有实邪者禁服。生食或炒食过量可致中毒，小儿误服中毒尤为常见。

2. 白果根、银杏叶。有实邪者禁服。

用药经验　①冠心病：银杏叶、瓜蒌、丹参各 15 g，郁金 9 g，甘草 5 g。水煎，去渣，取汁，温服。②小儿肠炎：银杏叶 3～9 g，水煎，去渣，取汁。用药汁擦洗患儿脚心、手心、心口，严重者擦洗头顶，每日 2 次。③除雀斑：鲜银杏叶适量。将银杏叶洗净，捣烂，敷于面部，每日睡前 15 min 即可。④梦遗：白果 3 粒，酒煮实，连食 4～5 日。

松科

马尾松 *Pinus massoniana* Lamb.

别名　山松、青松、枞松。

形态特征　常绿乔木，高15～25 m。一年生枝淡黄褐色，无毛；冬芽褐色。针叶2针一束，稀3针一束，细柔，长12～20 cm；树脂管4～7个，边生；叶鞘宿存。花单性，雌雄同株。球果卵圆形或圆锥状卵形，长4～8 cm，直径2.5～4 cm，成熟后栗褐色；种鳞的鳞盾平或微肥厚，微具横脊；鳞脐微凹，无刺尖；种子长卵圆形，种翅长1.6～2 cm。花期3～5月，球果翌年10～12月成熟。

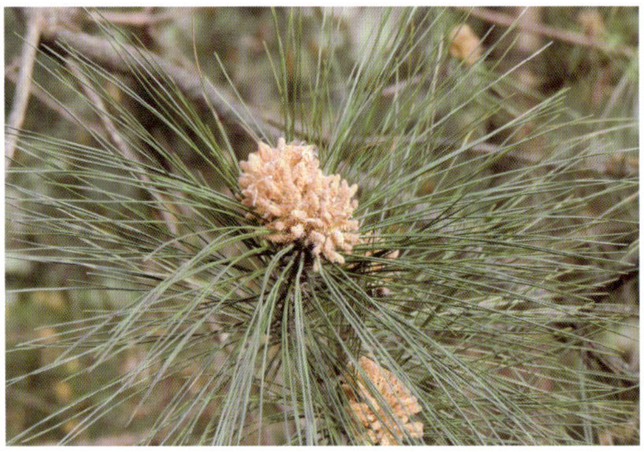

▲ 马尾松花

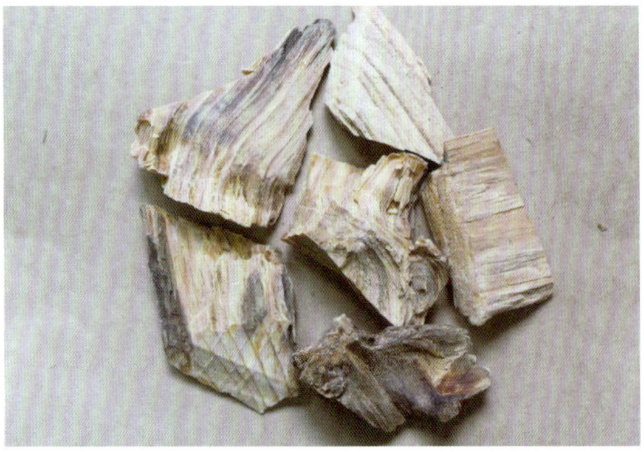

▲ 油松节药材

生境及分布　生于海拔100～2 600 m的山坡林地。主要分布于播州、红花岗、务川、正安等地。

药材名　油松节（瘤状节或分枝节），松节油（渗出的油树脂，经蒸馏或其他方法提取的挥发油），松花粉（花粉），松木皮（树皮），松笔头（嫩枝尖端），松根（根或根皮），松香（树干中取得的油树脂，经蒸馏除去松节油后制得），松球（球果），松叶又名松针、松毛（针叶）。

采收加工　1. 油松节。全年可采，锯取后切片，阴干。

2. 松节油。通常选择生长7～15年的树木，在树干基部用刀自皮部割至边材部，挖洞或切成"V"字形、螺旋纹槽，使油树脂自伤口流出，收集后，加水蒸馏，使松节油馏出，即得。

3. 松花粉。春季花刚开时，采摘花穗，晒干，收集花粉，除去杂质。

4. 松木皮。全年均可采剥，洗净，切段，晒干。

5. 松笔头。春季松树嫩梢长出时采，鲜用或晒干。

6. 松根。四季均可采挖；或剥取根皮，洗净，切段或片，晒干。

7. 松香。多在夏季采收，在松树干上用刀挖成"V"字形或螺旋纹槽，使边材部的油树脂自伤口流出，收集后，加水蒸馏，使松节油馏出，剩下的残渣，冷却凝固后，即松香。

8. 松球。春末夏初采集，鲜用或晒干备用。

9. 松叶。全年均可采收，以腊月采者最好，晒干或鲜用。

性味归经　1. 油松节。苦、辛，温。归肝、肾经。

2. 松花粉。甘，温。归肝、脾经。

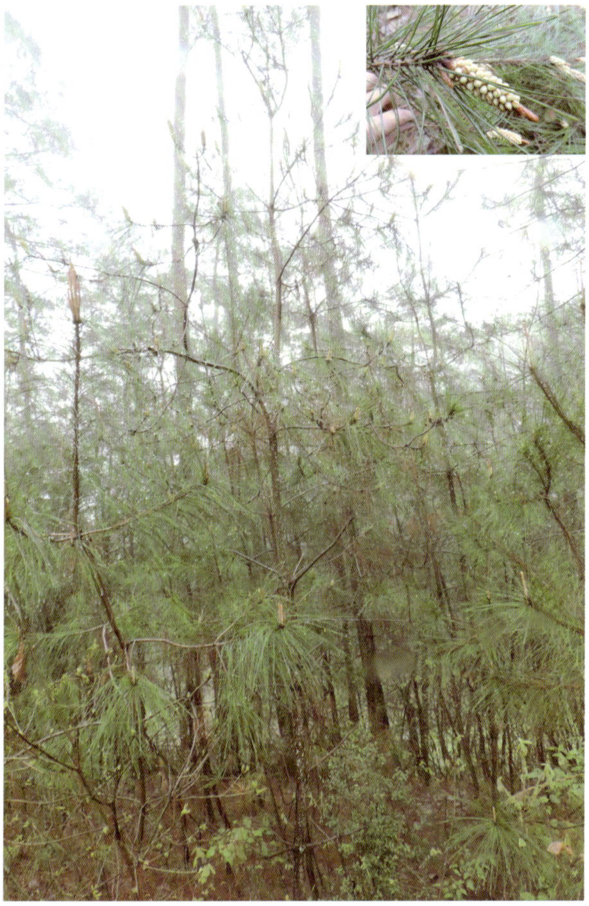

▲ 马尾松

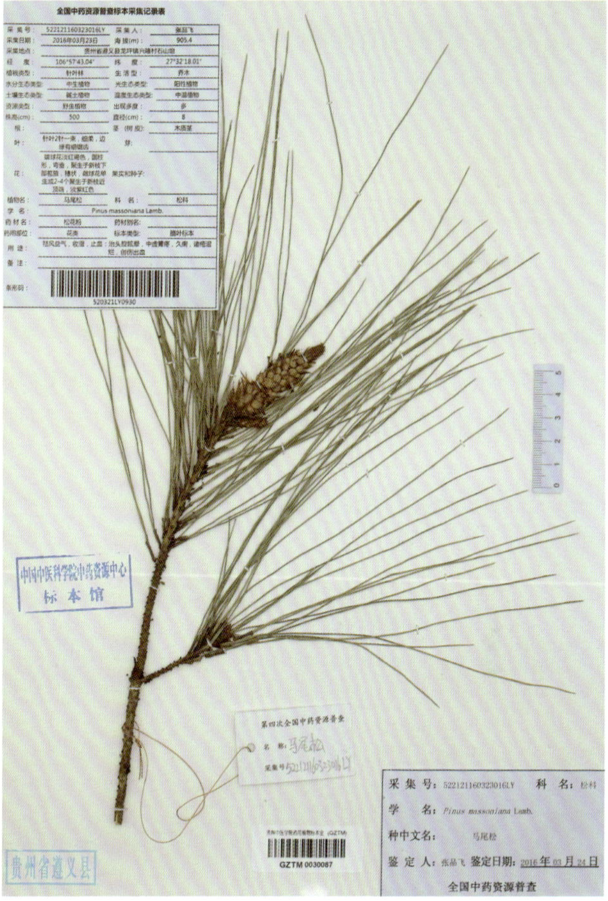

▲ 马尾松腊叶标本

3. 松木皮。苦，温。归肺、大肠经。
4. 松笔头。苦、涩，凉。
5. 松根。苦，温。归肺、胃经。
6. 松香。苦、甘，温。有小毒。归肝、脾经。
7. 松球。甘、苦，温。归肺、大肠经。
8. 松叶。苦，温。归心、脾经。

功能主治 1. 油松节。祛风除湿，通络止痛。主治风寒湿痹，关节风痛，转筋挛急，脚气痿软，鹤膝风，跌打损伤，瘀血疼痛。
2. 松节油。活血通络，消肿止痛。主治肌肉痛，关节肿痛，跌打损伤。
3. 松花粉。收敛止血，燥湿敛疮。主治外伤出血，湿疹，黄水疮，皮肤糜烂，脓水淋漓。
4. 松木皮。祛风除湿，活血止血，敛疮生肌。主治风湿骨痛，跌打损伤，金刃伤，肠风下血，久痢，湿疹，烧烫伤，痈疽久不收口。
5. 松笔头。祛风利湿，活血消肿，清热解毒。主治风湿痹痛，淋证，尿浊，跌打损伤，乳痈，动物咬伤，夜盲症。
6. 松根。祛风除湿，活血止血。主治风湿痹痛，风疹瘙痒，咳嗽，跌打吐血。
7. 松香。祛风燥湿，排脓拔毒，生肌止痛。主治痈疽恶疮，瘰疬，瘘症，疥癣，白秃，疠风，痹症，金疮，扭伤，血栓闭塞性脉管炎。
8. 松球。祛风除痹，化痰止咳平喘，利尿，通便。主治风寒湿痹，白癜风，慢性气管炎，淋浊，便秘，痔疮。
9. 松叶。祛风燥湿，杀虫止痒，活血安神。主治风湿痹痛，脚气，湿疮，癣，风疹瘙痒，跌打损伤，神经衰弱，慢性肾炎，高血压病，预防乙脑、流感。

用量与用法 1. 油松节。内服：煎汤，9～15 g；或泡酒服。外用：适量，浸酒外擦；或煎水熏洗。

2. 松节油。外用：适量，涂擦。
3. 松花粉。外用：适量，撒敷患处。
4. 松木皮。内服：煎汤，9～15 g；或研末。外用：适量，研末调敷；或煎水洗。
5. 松笔头。内服：煎汤，10～30 g。外用：适量，捣敷。
6. 松根。内服：煎汤，30～60 g。外用：适量，鲜品捣敷；或煎水洗。
7. 松香。内服：煎汤，3～5 g；或入丸、散；亦可浸酒服。外用：适量，研末干掺；或调敷。
8. 松球。内服：煎汤，9～15 g；或入丸、散。外用：适量，鲜果捣汁搽；或水煎洗。
9. 松叶。内服：煎汤，6～15 g，鲜品 30～60 g；或浸酒。外用：适量，鲜品捣敷；或煎水洗。

使用注意 1. 油松节。阴虚血燥者慎用。
2. 松花粉。血虚、内热者慎用。
3. 松香。血虚、内热实火者禁服。不可久服。未经严格炮制不可内服。

用药经验 ①风湿性关节炎：松木皮（去粗皮）、锦鸡儿根、茜草、络石藤各 15 g，虎刺 30 g，水煎服。②跌打损伤，扭伤，皮肤瘙痒，漆疮，湿疹：鲜松叶适量，煎汤熏洗，连洗数次。③神经性皮炎：松香、猪油各适量，煮成糊状，涂患处，每日数次。④皮肤瘙痒，漆疮，湿疹：松木皮适量，煎汤熏洗。

杉科

柳杉 *Cryptomeria fortuei* Hooibr.

别名 长叶孔雀松、华杉树。

形态特征 常绿乔木，高 15～25 m。叶螺旋状着生，略呈 5 行排列，钻形，两侧扁，长 1～1.5（幼树与萌生枝可达 2.4）cm，微向内弯曲，基部下延。雌雄同株；雄球花矩圆形，单生叶腋，并近枝顶集生；雌球花单生枝顶，近球形，每株鳞常具 2 胚珠，苞鳞与珠鳞合生，仅先端分离。球果近球形，直径 1.2～2 cm；种鳞约 20，木质，上部肥厚，先端常具 5～6 尖齿，背面有 1 三角状突起（即苞鳞的先端），每种鳞有 2 种子；种子微扁，周围具窄翅。花期 4 月，果期 10 月。

生境及分布 生于海拔 400～2 500 m 的山谷边、山谷溪边潮湿林中、山坡林中，并有栽培。主要分布于播州、汇川、绥阳等地。

药材名 柳杉（去栓皮根皮、树皮），柳杉叶（枝叶）。

采收加工 1. 柳杉。根皮：全年均可采挖，除去泥沙和刮去栓皮，鲜用或晒干用。
2. 柳杉。春、秋季采剥树皮，切片，鲜用或晒干。
3. 柳杉叶。春、秋季采摘，鲜用或晒干。

性味 柳杉。苦、辛，寒。

功能主治 1. 柳杉。解毒，杀虫，止痒。主治癣疮，鹅掌风，烫伤。
2. 柳杉叶。清热解毒。主治痈疽疮毒。

用法用量 1. 柳杉。外用：适量，捣敷；或煎水洗。
2. 柳杉叶。外用：适量，捣敷；或煎水洗。

用药经验 ①癣疮：鲜柳杉根皮（去栓皮）250 g，捣细，加食盐 30 g，开水冲泡，洗患处。②对口疽：柳杉嫩叶适量，捣烂，外敷患处。

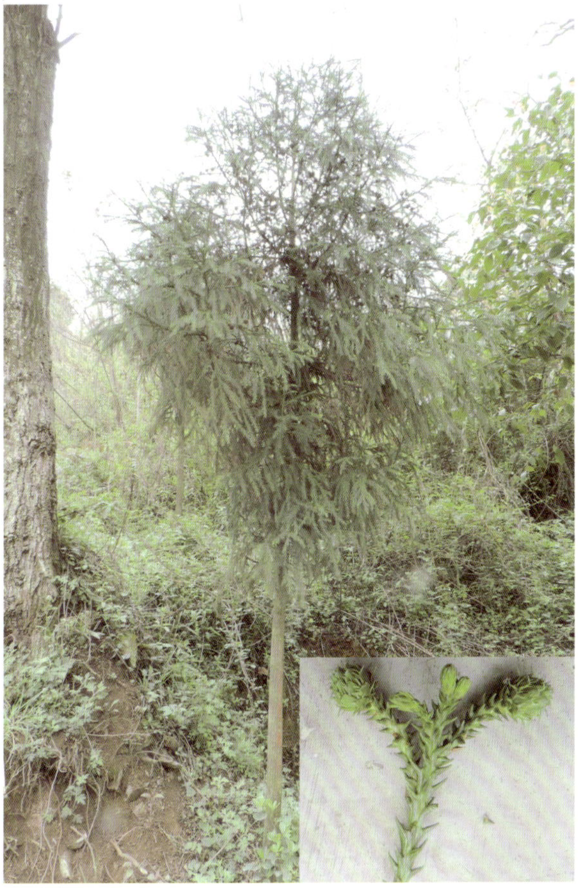

▲ 柳杉生境及特征

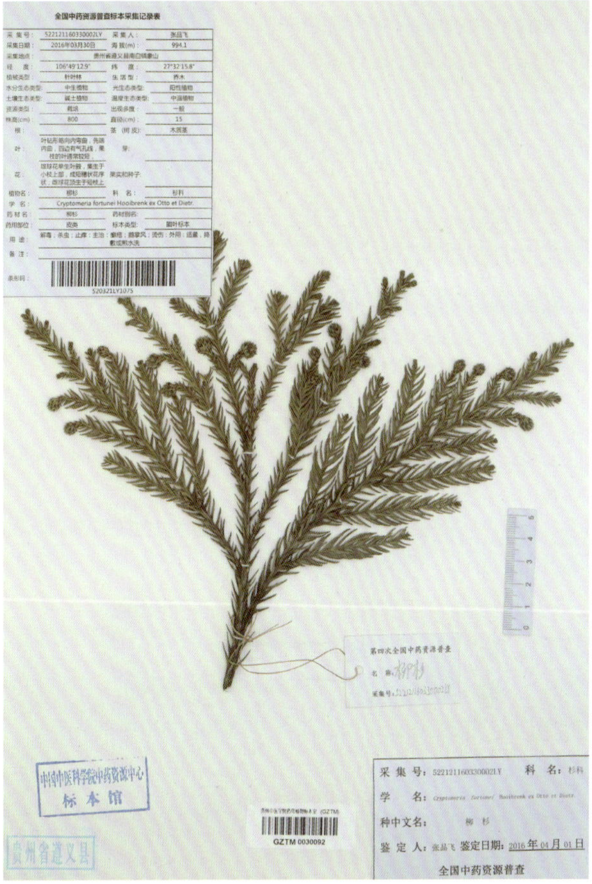

▲ 柳杉腊叶标本

杉木 *Cunninghamia lanceolata*（Lamb.）Hook.

别名　沙木、正杉、正木。

形态特征　常绿乔木，高 20～30 m。叶在侧枝上排成二列，条状披针形，坚硬，长 3～6 cm，边缘有细齿，上面中脉两侧的气孔线较下面的为少。雌雄同株；雄球花簇生枝顶；雌球花单生或簇生枝顶，卵圆形，苞鳞与珠鳞结合而生，苞鳞大，珠鳞先端 3 裂，腹面具 3 胚珠。球果近球形或卵圆形，长 2.5～5 cm；苞鳞革质，扁平，三角状宽卵形，先端尖，边缘有细齿，宿存；种鳞形小，生于苞鳞腹面下部；种子扁平，褐色，两侧有窄翅。花期 3～4 月，果期 10 月下旬。

生境及分布　生于海拔 700～2 500 m 的山坡及栽培在房前屋后。主要分布于仁怀、播州、桐梓、汇川等地。

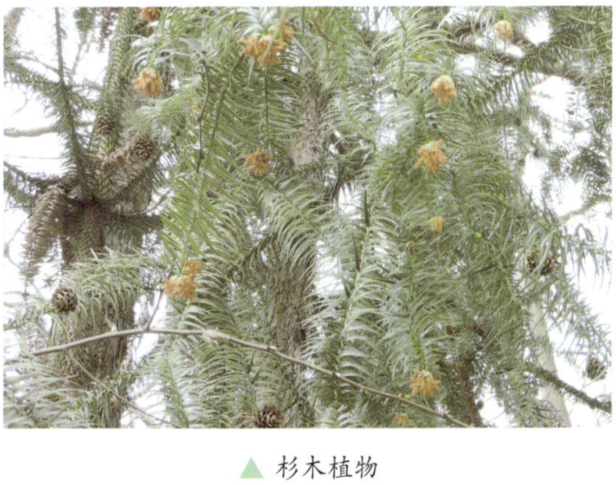

▲ 杉木植物

药材名　杉木根（根或根皮），杉木节（枝干上的结节），杉木油（木材所沥出的油脂），杉材（心材及树

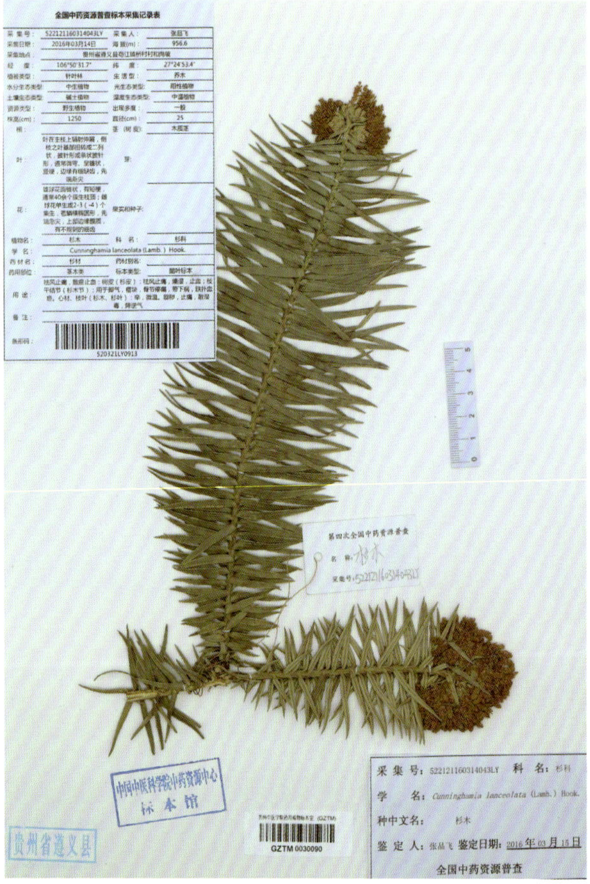

▲ 杉木腊叶标本

枝)，杉皮(树皮)，杉叶(叶)，杉塔(球果)，杉子(种子)。

采收加工 1. 杉木根。全年均可采收，晒干或鲜用。

2. 杉木节。全年均可采收，鲜用或晒干。

3. 杉木油。全年可采制，取碗，先用绳子把碗口扎成“十”字形，后于碗口处盖以卫生纸，上放杉木锯末堆成塔状，从尖端点火燃烧杉木，待烧至接近卫生纸时，除去灰烬和残余锯末，碗中液体即为杉木油。

4. 杉材。四季均可采，鲜用或晒干。

5. 杉皮。全年均可采剥，鲜用或晒干。

6. 杉叶。全年均可采收，鲜用或晒干。

7. 杉塔。7、8月间采摘，晒干。

8. 杉子。7、8月间采摘球果，晒干或收集种子。

性味归经 1. 杉木根、杉木节、杉皮、杉叶、杉塔。辛，微温。

2. 杉木油。苦、辛，微温。

3. 杉材。辛，微温。归肺、脾、胃经。

4. 杉子。辛，微温。归肝经。

功能主治 1. 杉木根。祛风利湿，行气止痛，理伤接骨。主治风湿痹痛，胃痛，疝气痛，淋病，血瘀崩漏，痔疮，骨折，脱臼，刀伤。

2. 杉木节。祛风止痛，散湿毒。主治风湿骨节疼痛，胃痛，脚气肿痛，带下，跌打损伤，臁疮。

3. 杉木油。利尿排石，消肿杀虫。主治淋证，尿路结石，遗精，带下，顽癣，疔疮。

4. 杉材。辟恶除秽，除湿散毒，降逆气，活血止痛。主治脚气肿满，奔豚，霍乱，心腹胀痛，风湿毒疮，跌打肿痛，创伤出血，烧烫伤。

5. 杉皮。利湿，消肿解毒。主治水肿，脚气，漆疮，烫伤，金疮出血，毒虫咬伤。

6. 杉叶。祛风，化痰，活血，解毒。主治半身不遂初起，风疹，咳嗽，牙痛，天疱疮，脓疱疮，鹅掌风，跌打损伤，毒虫咬伤。

7. 杉塔。温肾壮阳，杀虫解毒，宁心，止咳。主治遗精，阳痿，白癜风，乳痈，心悸，咳嗽。

8. 杉子。理气散寒，止痛。主治疝气疼痛。

用法用量 1. 杉木根。内服：水煎，30～60 g。外用：适量，捣敷或烧存性，研末调敷。

2. 杉木节。内服：煎汤，10～30 g；或为散；或酒浸。外用：适量，煎水浸泡；或烧存性，研末调敷。

3. 杉木油。内服：煎汤，3～20 g；或冲服。外用：适量，搽患处。

4. 杉材。内服：水煎，15～30 g。外用：适量，煎水熏洗；或烧存性研末调敷。

5. 杉皮。内服：煎汤，10～30 g。外用：适量，煎水熏洗或烧存性，研末调敷。

6. 杉叶。内服：煎汤，15～30 g。外用：适量，煎水含漱；或捣汁搽；或研末调敷。

7. 杉塔。内服：煎汤，10～90 g。外用：适量，研末调敷。

8. 杉子。内服：煎汤，5～10 g。

使用注意 1. 杉木根。无寒邪冷气者忌用。

2. 杉材。不可久服和过量。虚者禁服。

用药经验 ①关节炎、跌打损伤：杉根皮(鲜)适量，白酒少许，捣烂外敷。②金疮出血及烫火灼伤：取老树皮烧存性研末敷之；或入鸡蛋清调敷。③天疱疮：鲜杉叶适量，捣汁外搽。④遗精：杉子100 g，猪瘦肉100 g，水炖，服汤食肉。

水杉 *Metasequoia glyptostroboides* Hu et Cheng

别名 水杉、水松柏、梳子杉。

形态特征 乔木，高达 35 m，胸径达 2.5 m；树干基部常膨大；树皮灰色、灰褐色或暗灰色，幼树裂成薄片脱落，大树裂成长条状脱落，内皮淡紫褐色；枝斜展，小枝下垂，幼树树冠尖塔形，老树树冠广圆形，枝叶稀疏；侧生小枝排成羽状，长 4～15 cm，冬季凋落。叶条形，长 0.8～3.5（常 1.3～2）cm，宽 1～2.5（常 1.5～2）mm，上面淡绿色，下面色较淡，沿中脉有两条较边带稍宽的淡黄色气孔带，每带有4～8 条气孔线，叶在侧生小枝上列成二列，羽状，冬季与枝一同脱落。球果下垂，近四棱状球形或矩圆状球形，长 1.8～2.5 cm，径 1.6～2.5 cm，梗长 2～4 cm，其上有交叉对生的条形叶；种鳞木质，盾形，通常 11～12 对，交叉对生，能育种鳞有 5～9 粒种子；种子扁平，倒卵形，周围有翅，先端有凹缺；子叶 2 枚，条形，两面中脉微隆起，上面有气孔线，下面无气孔线；初生叶条形，交叉对生，下面有气孔线。花期 2 月下旬，果期 11 月。

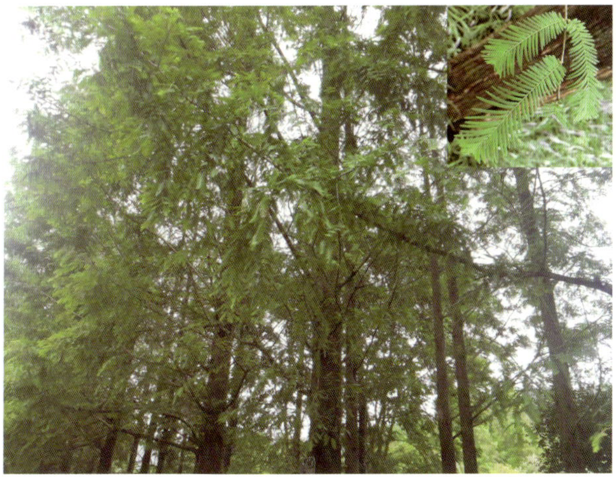

▲ 水杉植物及特征

生境及分布 生于海拔 750～1 500 m 的气候温和、夏秋多雨、酸性黄壤土地区，我国特产。在河流两旁、湿润山坡及沟谷中栽培很多，也有少数野生树木。主要分布于播州、红花岗、汇川、习水等地。

药材名 水杉（枝和叶）。

采收加工 枝叶生长茂盛时采收，鲜用或晒干。

性味归经 辛，温。

功能主治 解毒杀虫，透疹，疏风。主治风疹，疮疡，疥癣，赤游丹，接触性皮炎，过敏性皮炎。

用法用量 外用：枝叶适量，煎水洗患处。

用药经验 臁疮：枝叶适量，煎水洗患处。

柏科

柏木 *Cupressus funebris* Endl.

别名 香扁柏、垂丝柏、黄柏。

形态特征 常绿乔木，高可达 35 m，直径可达 2 m。小枝细长，下垂，扁平，排成一平面。叶细小，鳞片形，交互对生，先端尖；小枝上下之叶的背面有纵腺体，两侧之叶折覆着上下之叶的下部；两面均为绿色。雌雄同株，球花单生于小枝顶端。球果翌年夏

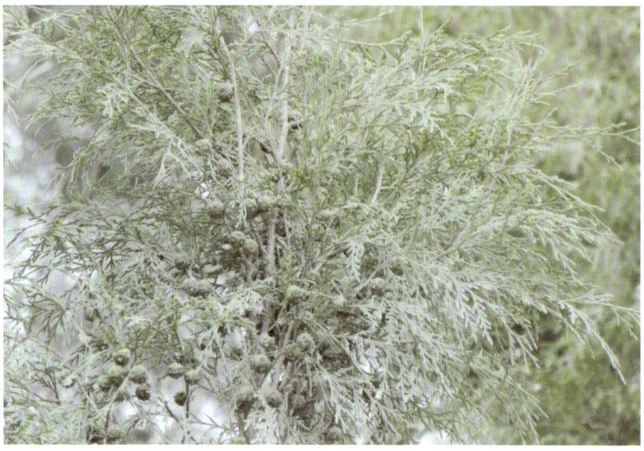

▲ 柏木植物

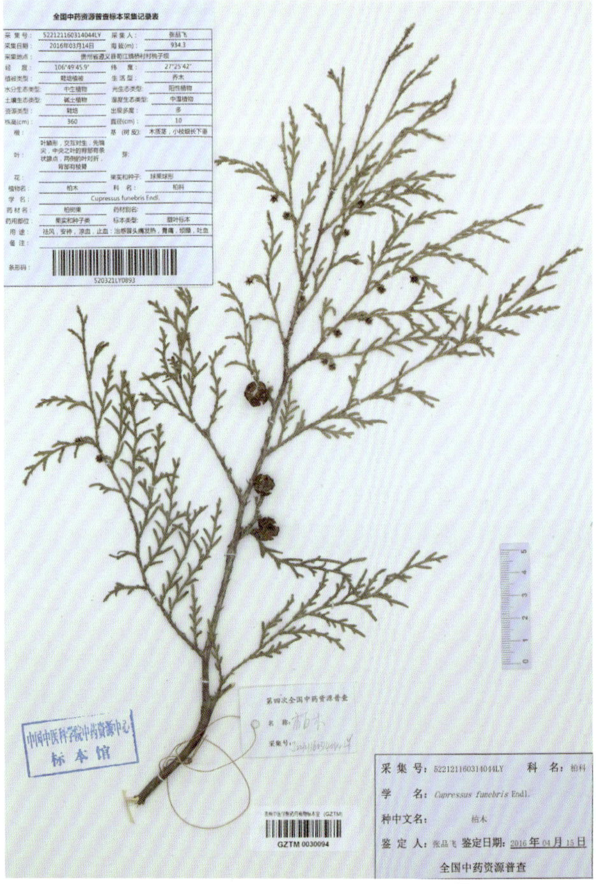

▲ 柏木腊叶标本

季成熟，球形，熟时褐色；种鳞4对，木质，顶部中央有凸尖，能育种鳞有5～6粒种子；种子两侧具窄翅。花期3～5月，果期翌年5～6月。

生境及分布 生于海拔100～3 440 m的路边、杂木林、荒坡、林下石灰岩山坡或栽房屋旁。主要分布于习水、播州、汇川、绥阳等地。

药材名 柏树叶（枝叶），柏树根（根），柏树油（树干渗出的树脂），柏树果又名柏树子、香柏树子（果实）。

采收加工 1. 柏树叶。全年均可采收，剪取枝叶，阴干。生用或炒用。

2. 柏树根。全年均可采挖，挖取根部，洗净泥土，切片，晒干。

3. 柏树油。7～8月间砍伤树干，待树脂渗出凝结后收集。

4. 柏树果。8～10月，果实长大而未裂开时采收，晒干备用。

性味归经 1. 柏树叶。苦、涩，平。

2. 柏树根。苦、辛，凉。

3. 柏树油。甘、微涩，平。

4. 柏树果。苦、甘，平。归心、肺经。

功能主治 1. 柏树叶。凉血止血，敛疮生肌。主治吐血，血痢，痔疮，癞疮，烫伤，刀伤，毒蛇咬伤。止血炒炭用。

2. 柏树根。清热解毒。主治麻疹身热不退。

3. 柏树油。祛风，除湿，解毒，生肌。主治风热头痛，淋浊，痈疽疮疡，赘疣，刀伤出血。

4. 柏树果。祛风，和中，安神，止血。主治感冒发热，胃痛呕吐，烦躁，失眠，劳伤吐血。

用法用量 1. 柏树叶。内服：煎汤，9～15 g；或研末。外用：适量，捣敷或研末调敷。

2. 柏树根。内服：煎汤，6～15 g。

3. 柏树油。内服：煎汤，3～9 g。外用：适量，研末撒。

4. 柏树果。内服：煎汤，9～15 g；或研末。

用药经验 ①胸口痛：柏树油3 g，柏子6 g，鱼鳅串9 g，捣烂，泡开水服。②吐血：柏树果、柏树叶适量，打粉，兑酒用，每次12 g。③小儿肥疮：柏树嫩叶，打粉（或煅打粉），调麻油涂（洗净后涂）。④刀伤：柏树嫩叶适量，嚼烂敷。⑤烫伤：柏树叶适量，捣汁搽。

侧柏 *Platycladus orientalis* (L.) Franco

别名 柏、扁柏、柏叶。

形态特征 乔木，高超 20 m，胸径 1 m。树皮薄，浅灰褐色，纵裂成条片。枝条向上伸展或斜展，幼树树冠卵状尖塔形，老树树冠则为广圆形。生鳞叶的小枝细，向上直展或斜展，扁平，排成一平面。叶鳞形，先端微钝，小枝中央的叶的露出部分呈倒卵状菱形或斜方形，背面中间有条状腺槽，两侧的叶船形，先端微内曲，背部有钝脊，尖头的下方有腺点。雄球花黄色，卵圆形。雌球花近球形，蓝绿色，被白粉。球果近卵圆形，长 1.5～2 cm，成熟前近肉质，蓝绿色，被白粉，成熟后木质，开裂，红褐色。中间两对种鳞倒卵形或椭圆形，鳞背顶端的下方有一向外弯曲的尖头，上部 1 对种鳞窄长，近柱状，顶端有向上的尖头，下部 1 对种鳞极小，稀退化而不显著。种子卵圆形或近椭圆形，顶端微尖，灰褐色或紫褐色，稍有棱脊，无翅或有极窄之翅。花期 3～4 月，果期翌年 5～6 月。

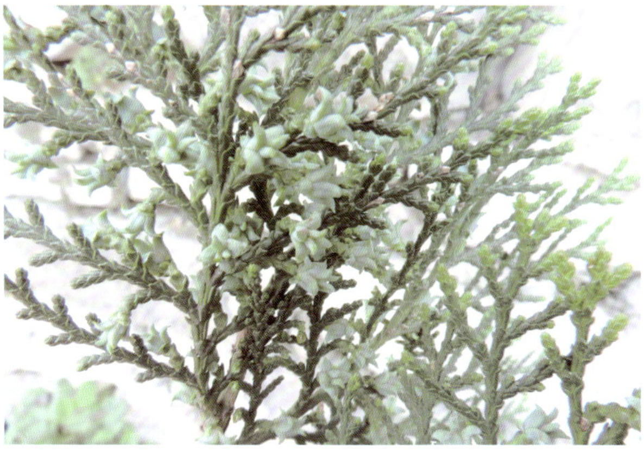

▲ 侧柏植物

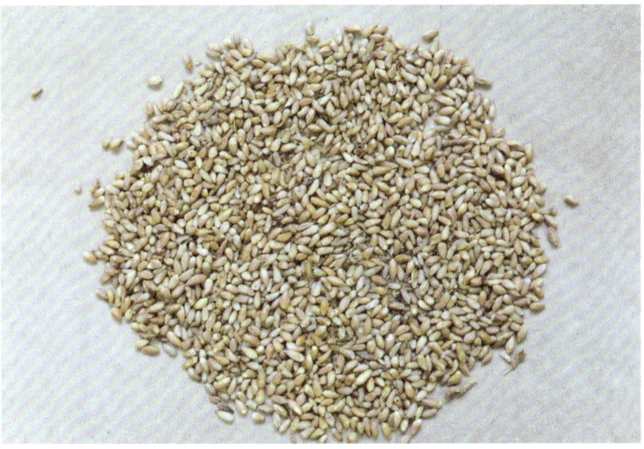

▲ 柏子仁药材

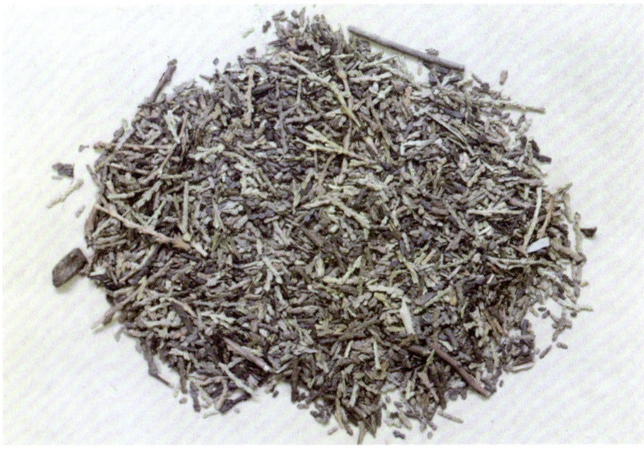

▲ 侧柏炭药材

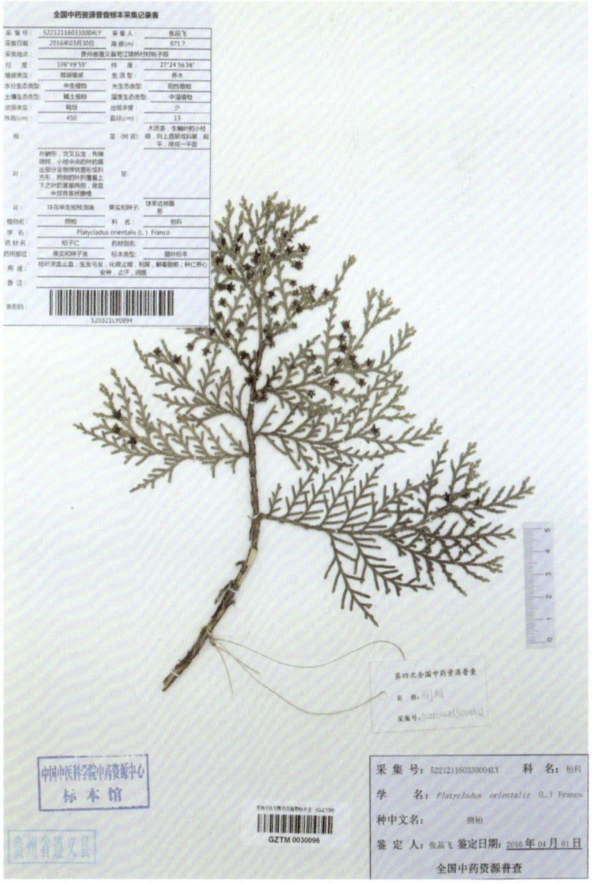

▲ 侧柏腊叶标本

生境及分布 生于海拔250～1 300 m的荒坡、林下或房屋旁。主要分布于播州、绥阳、桐梓等地。

药材名 侧柏叶(枝梢和叶),柏根白皮(已去掉栓皮的根皮),柏枝节(枝条),柏脂又名柏油(树干或树枝经燃烧后分泌的树脂),柏子仁(成熟种仁)。

采收加工 1. 侧柏叶。多在夏、秋二季采收,阴干。生用或炒用。

2. 柏根白皮。冬季采挖,洗净,趁新时刮去栓皮,纵向剖开,以木槌轻击,使皮部与木心分离,剥取白皮,晒干。

3. 柏枝节。全年均可采收,以夏、秋季采收者为佳,剪取树枝,置通风处风干,备用。

4. 柏子仁。秋、冬二季采收成熟种子,晒干,除去杂质,收集种仁。

性味归经 1. 侧柏叶。苦、涩,寒。归肺、肝、脾经。

2. 柏根白皮。苦,平。

3. 柏枝节。苦、辛,温。

4. 柏脂。甘,平。

5. 柏子仁。甘,平。归心、肾、大肠经。

功能主治 1. 侧柏叶。凉血止血,化痰止咳,生发乌发。主治吐血,咯血,衄血,尿血,便血,崩漏下血,肺热咳嗽,血热脱发,须发早白;外用治烫伤。止血多炒炭,生发乌发、化痰止咳生用。

2. 柏根白皮。凉血,解毒,敛疮,生发。主治烫伤,痔疮,疮疡溃烂,毛发脱落。

3. 柏枝节。祛风除湿,解毒疗疮。主治风寒湿痹,关节风,霍乱转筋,牙齿肿痛,恶疮,疥癣。

4. 柏脂。除温清热,解毒杀虫。主治疥癣,癞疮,秃疮,黄水疮,丹毒,赘疣。

5. 柏子仁。养心安神,润肠通便,止汗。主治阴血不足,虚烦不眠,心悸怔忡,肠燥便秘,阴虚盗汗。

用法用量 1. 侧柏叶。内服:煎汤,6～12 g。外用:适量,煎水洗,捣敷;或研末调敷。

2. 柏根白皮。内服:煎汤,6～12 g;或入丸、散。外用:适量,入猪油或犬油内煎枯去渣,涂搽。

3. 柏枝节。内服:研末,3～6 g。外用:适量,捣敷;或研末捣敷;或煎水洗。

4. 柏脂。外用:适量,涂敷或熬膏搽。

5. 柏子仁。内服:煎汤,10～15 g;便溏者制霜用;或入丸、散。外用:适量,研末调敷;或鲜品捣敷。

使用注意 柏子仁便溏及痰多者忌服。

用药经验 ①脱发:当归、柏子仁各500 g。共研细末,炼蜜为丸。每日3次,每次饭后服6～9 g。②鹅掌风:鲜侧柏叶,放锅内水煮二、三沸,先熏后洗,每日2～3次。③火烫伤:鲜侧柏根白皮,狗油300 g,煎枯去渣,外涂。④高血压:侧柏叶15 g,切碎,水煎代茶饮,至血压正常为止。

罗汉松科

罗汉松 *Podocarpus macrophyllus* (Thunb.) D. Don

别名 罗汉杉、长青、土杉。

形态特征 乔木,高达20 m,胸径达60 cm。树皮灰色或灰褐色,浅纵裂,成薄片状脱落;枝开展或斜展,较密。叶螺旋状着生,条状披针形,微弯,长7～12 cm,宽7～10 mm,先端尖,基部楔形,上面深绿色,有光泽,中脉显著隆起,下面带白色、灰绿色或淡绿色,中脉微隆起。雄球花穗状、腋生,常3～5个簇生于极短的总梗上,长3～5 cm,基部有数枚三角状苞片;雌球花单生叶腋,有梗,基部有少数苞片。种子卵圆形,径约1 cm,先端圆,熟时肉质假种皮紫黑色,有白粉,种托肉质圆柱形,红色或紫红色,柄长1～1.5 cm。花期4～5月,果期8～9月。

生境及分布 多栽培于庭园作观赏树。野生的树

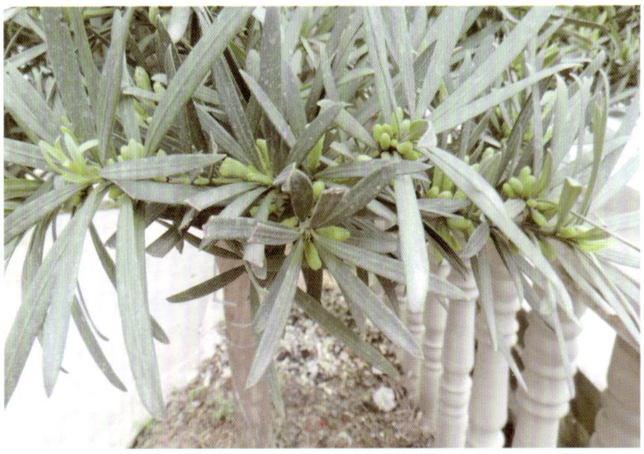

▲ 罗汉松植物

木极少。主要分布于播州、绥阳、务川等地。

药材名　罗汉松根皮(根皮),罗汉松叶(枝叶),罗汉松实(种子及花托)。

采收加工　1. 罗汉松根皮。全年或秋季采挖,洗净,鲜用或晒干。

2. 罗汉松叶。全年或夏、秋季采收,洗净,鲜用或晒干。

3. 罗汉松实。秋季种子成熟时连同花托一起摘下,晒干。

性味归经　1. 罗汉松根皮。甘、微苦,微温。归肺、胃、肝经。

2. 罗汉松叶。淡,平。归肺、肝经。

3. 罗汉松实。甘,微温。归胃、肝经。

功能主治　1. 罗汉松根皮。活血祛瘀,祛风除温,杀中止痒。主治跌打损伤,风湿痹痛,癣疾。

2. 罗汉松叶。止血。主治吐血,咳血。

3. 罗汉松实。行气止痛,温中补血。主治胃脘疼痛,血虚面色萎黄。

用法用量　1. 罗汉松根皮。内服:煎汤,9～15 g。外用:适量,捣烂敷;或水煎熏洗。

2. 罗汉松叶。内服:煎汤,10～30 g。

3. 罗汉松实。内服:煎汤,10～20 g。

用药经验　①跌打损伤:鲜罗汉松根皮与苦参根等量,加黄酒捣烂敷患处,每日换 1 次。②吐血、咳血:罗汉松叶 30 g,加蜜枣 2 个,水煎服。③创伤出血:罗汉松鲜叶适量,捣烂外敷患处。④胃痛:罗汉松实、南五味子根各 9 g,香橼 6 g,水煎服。⑤血虚面色萎黄:罗汉松种子 15 g,桂圆肉 9 g,煎服。

红豆杉科

红豆杉 *Taxus wallichiana* var. *chinensis* (Pilger) Florin

别名　美丽红豆杉、南方红豆杉、杉公子。

形态特征　常绿乔木;小枝互生。叶螺旋状着生,基部扭转排成二列,条形,通常微弯,长 1～2.5 cm,边缘微反曲,先端渐尖或微急尖,下面沿中脉两侧有两条宽灰绿色或黄绿色气孔带,绿色边带极窄,中脉带上有密生均匀的微小乳头点。雌雄异株;球花单生叶腋;雌球花的胚珠单生于花轴上部侧生短轴的顶端,基部托以圆盘状假种皮。种子扁卵圆形,生于红色肉质的杯状假种皮中,先端微有二脊,种脐卵圆形。花期 4～5 月,果期 6～11 月。

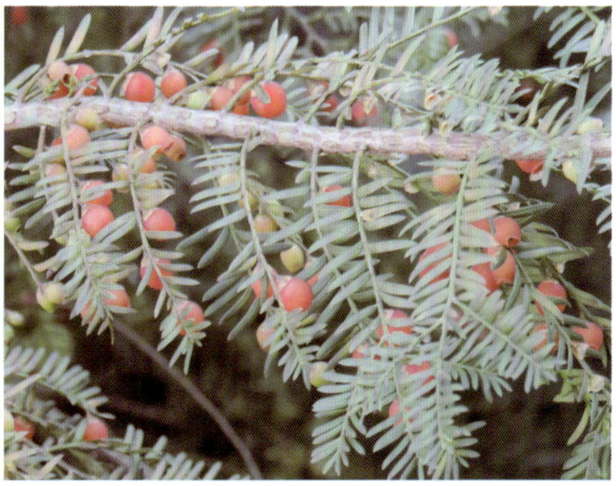

▲ 红豆杉植物

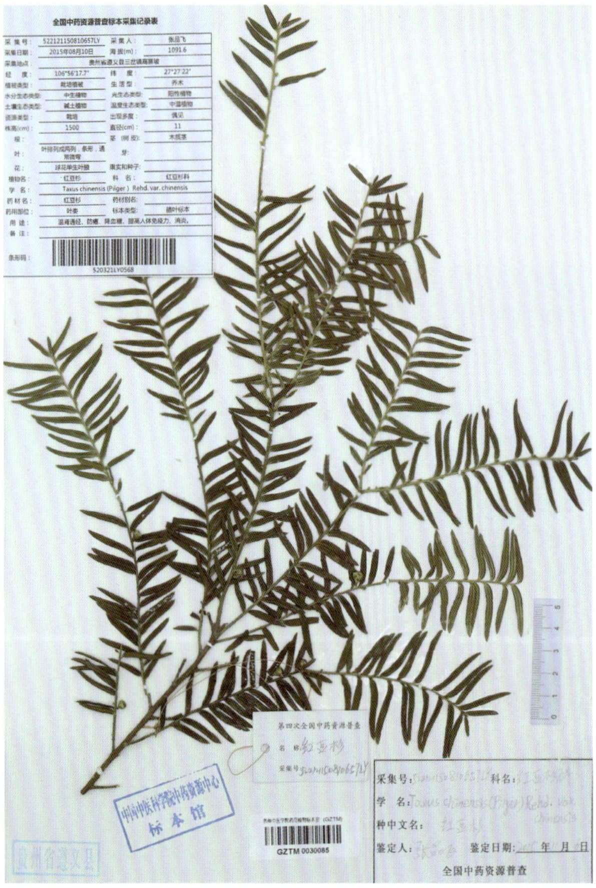

▲ 红豆杉腊叶标本

生境及分布 生于海拔 1 000～1 500 m 的高山上部、村前村后或公路旁。多为栽培。主要分布于习水、播州、桐梓、务川等地。

药材名 血榧(种子),红豆杉(树皮、根皮和枝叶),紫杉醇(树皮、枝叶的提取物)。

采收加工 1. 血榧。秋季种子成熟时采收,阴干。2. 红豆杉。四季采收,鲜用或切片晒干。

性味归经 1. 血榧。涩、苦,平。归肺、大肠经。2. 红豆杉。淡,平。

功能主治 1. 血榧。主治积食,蛔虫。2. 红豆杉。抗癌,利尿消肿,消积驱虫,清热解毒。枝叶和树皮提取物对肿瘤有一定的抑制作用。主治卵巢癌,乳腺癌,肾炎浮肿,小便不利,糖尿病。3. 紫杉醇。抗癌。主治乳腺癌,卵巢癌,部分头颈癌和肺癌。

用法用量 1. 血榧。内服:炒熟煎汤,15～18 g。2. 红豆杉。内服:煎汤,叶,5～18 g;小枝(去皮),9～15 g;树皮、根皮,3～7 g。

用药经验 ①食积:血榧 7 枚,研末,用开水送服,每日 1 次,连服 7 日。②咽喉肿痛:血榧、三匹风、桂花根、射干各 10 g,水煎服。③糖尿病:红豆杉叶适量,泡茶饮。

杨梅科

杨梅 *Myricara rubra* (Lour.) Sieb. et Zucc.

别名 椴梅、朱红、树梅。

形态特征 常绿乔木;树皮灰色,小枝较粗壮,无毛,皮孔少且不显著。叶革质,楔伏倒卵形至长楔状倒披针形,长 6～16 cm,宽 1～4 cm,无毛,下面有金黄色腺体。雌雄异株;穗状雄花序单独或数条丛生于叶腋,长 1～3 cm,通常不分枝,有密接覆瓦状苞片,每苞片有 1 雄花;雄花有 2～4 不孕小苞片及 4～6 雄蕊;雌花序常单生叶腋,有密接覆瓦状苞片,每苞片有 1 雌花;雌花有 4 小苞片;子房卵形,有极短花柱及 2 细长花柱枝。核果球形,有乳头状凸起,熟时深红色或紫红色和白色。花期 3～4 月,果期初夏。

生境及分布 生于海拔 125～1 500 m 的低山丘陵向阳山坡或山谷林中,喜酸性土壤。主要分布于习水、播州、绥阳、务川等地。

药材名 杨梅(果实),杨梅树皮(树皮),杨梅核仁(种仁),杨梅叶(叶),杨梅根(根)。

采收加工 1. 杨梅。初夏果实成熟后分批采摘,鲜

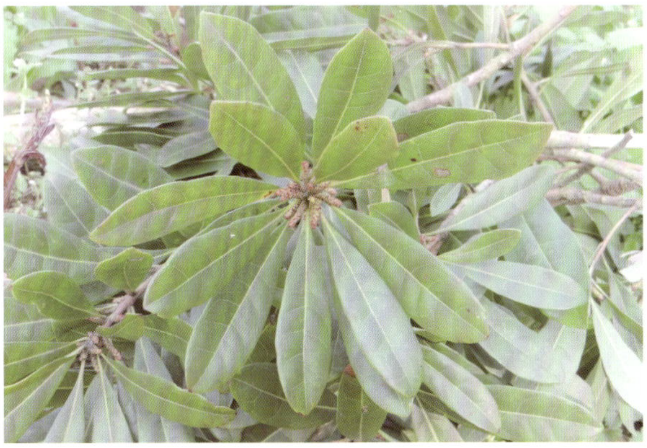

▲ 杨梅

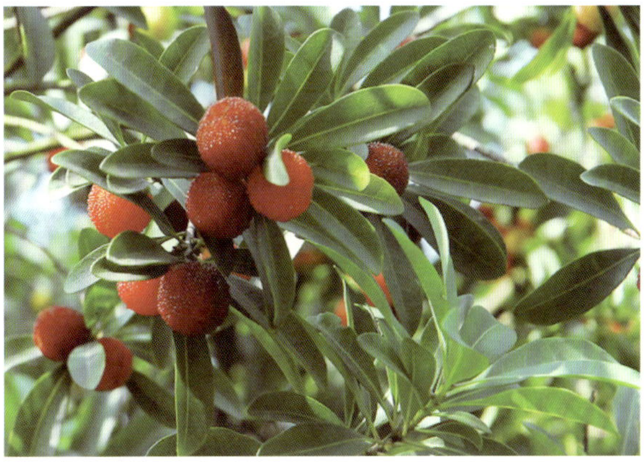

▲ 杨梅果实

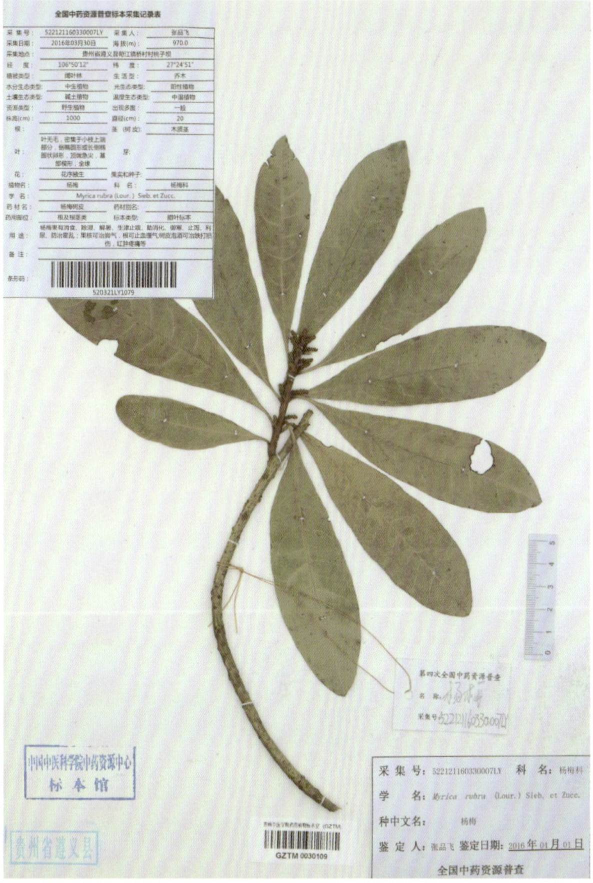

▲ 杨梅腊叶标本

用或烘干。

2. 杨梅树皮。全年均可采收，趁鲜剥取茎皮、根皮或挖取全根，鲜用或晒干。

3. 杨梅核仁。食用杨梅果实时，留下核仁，鲜用或晒干。

4. 杨梅叶。全年均可采收，鲜用或晒干。

5. 杨梅根。全年均可采挖，洗净，鲜用或晒干。

性味归经 1. 杨梅。酸、甘，温。归脾、胃、肝经。

2. 杨梅树皮。苦、辛、微涩，温。归肝、胃经。

3. 杨梅核仁。辛、苦，微温。归肺、脾经。

4. 杨梅叶。苦、微辛，温。

5. 杨梅根。辛、微酸，温。归肝、肾、脾、胃经。

功能主治 1. 杨梅。生津解烦，和胃消食，解酒，涩肠，止血。主治烦渴，呕吐，呃逆，胃痛，食欲不振，食积腹痛，饮酒过度，腹泻，痢疾，衄血，头痛，跌打损伤，骨折，烫火伤，解酒。

2. 杨梅树皮。行气活血，止痛，止血，解毒消肿。主治脘腹疼痛，胁痛，牙痛，疝气，跌打损伤，骨折，吐血，衄血，痔血，崩漏，外伤出血，疮疡肿痛，痄腮，牙疳，水火烫伤，臁疮，湿疹，疥癣，感冒，泄泻，痢疾。

3. 杨梅核仁。利水消肿，敛疮。主治脚气，牙疳。

4. 杨梅叶。燥湿祛风，止痒。主治皮肤湿疹。

5. 杨梅根。理气止痛，化瘀止血，解毒疗疮，接骨续伤。主治肝气不舒，吐血，衄血，外伤出血，恶疮疥癞，走马牙疳，跌仆扭伤，刀伤，骨折。

用法用量 1. 杨梅。内服：煎汤，15～30 g；或生吃；或浸酒；或腌食；或烧存性研末。外用：适量，烧灰涂敷。

2. 杨梅树皮。内服：煎汤，9～15 g；或浸酒；或入丸散。外用：适量，煎汤熏洗；或漱口；或研末调敷；或吹鼻。

3. 杨梅核仁。内服：煎汤，6～9 g。外用：适量，烧灰敷。

4. 杨梅叶。外用：适量，煎水洗。

5. 杨梅根。内服：煎汤，鲜者，30～60 g；研末。外用：适量，煎水含漱，熏洗；或烧存性研末调敷。

使用注意　1. 杨梅。本品能损齿及筋，切不可多食。

2. 杨梅树皮、杨梅根。孕妇忌服。

用药经验　①雷公藤肿毒：杨梅鲜果1.5～2.5 kg，捣汁，每隔1 h服100 ml；另取杨梅鲜根125 g，水煎2次，浓缩成400 ml，每次服100 ml，与果汁交替服用。②胃气痛：杨梅根（要白种的），洗净切碎，和鸡一只，水酌量，炖2 h服用。③胃气滞疼痛：杨梅根皮6～9 g，水煎服。④瘰疬：杨梅树皮15～30 g，水煎服。⑤恶疮疥癣：杨梅树皮及根煎汤洗。⑥吐血、崩漏：杨梅鲜根60 g，水煎服。⑦皮肤湿疹：杨梅叶适量，水煎洗患处。

胡桃科

胡桃　*Juglans regia* L.

别名　虾蟆、核桃仁、胡桃穰。

形态特征　乔木，高达25 m。树干较别的种类矮，树冠广阔。树皮幼时灰绿色，老时则灰白色而纵向浅裂。小枝无毛，具光泽，被盾状着生的腺体，灰绿色，后来带褐色。奇数羽状复叶长25～30 cm。小叶通常5～9枚，稀3枚，椭圆状卵形至长椭圆形，长6～15 cm，宽3～6 cm，顶端钝圆或急尖、短渐尖，基部歪斜、近于圆形，边缘全缘或在幼树上者具稀疏细锯齿，侧脉11～15对，侧生小叶具极短的小叶柄或近无柄，生于下端者较小，顶生小叶常具长3～6 cm的小叶柄。雄性葇荑花序下垂，长5～10 cm、稀达1 cm。雄花的苞片、小苞片及花被片均被腺毛。雄蕊6～30枚，花药黄色，无毛。雌性穗状花序通常具1～3；雌花。雌花的总苞被极短腺毛，柱头浅绿色。果序短，俯垂，具1～3果实。果实近于球状，直径4～6 cm，无毛。果核稍具皱曲，有2条纵棱，顶端具短尖头。隔膜较薄，内里无空隙。内果皮壁内具不规则的空隙或无空隙而仅具皱曲。花期5～6月，果期9～10月。

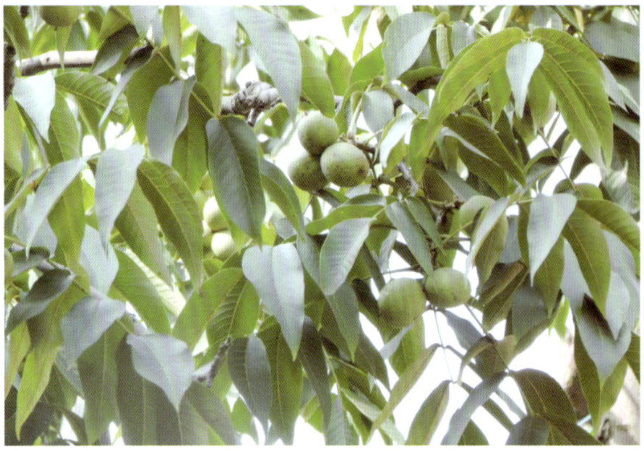

▲ 胡桃植物

生境及分布　生于海拔400～1 800 m的山坡及丘陵地带。主要分布于播州、桐梓、习水等地。

药材名　核桃仁（成熟种子），胡桃根（根或根皮），胡桃青皮又名青龙衣（未成熟果实的外果皮），青胡桃果（未成熟果实），油胡桃（种仁返油而变成黑色者），胡桃树皮（树皮），胡桃叶（叶片），胡桃花（花），分心木又名胡桃衣、胡桃隔、核桃隔、核桃夹（果核内的木质隔膜）。

采收加工　1. 核桃仁。秋季果实成熟时采收，除去肉质果皮，晒干，再除去核壳和木质隔膜。去壳取仁生用。

2. 胡桃根。全年均可采收，挖取根，除去泥沙，洗净，切片；或剥取根皮，切片，鲜用。

3. 胡桃青皮。夏、秋季摘下未成熟果实，削取绿色的外果皮，鲜用或晒干。

4. 青胡桃果。夏季采收未成熟的果实，洗净，鲜用或晒干。

5. 胡桃树皮。全年均可采收；或结合栽培砍伐整枝采剥茎皮和枝皮，鲜用或晒干。
6. 胡桃叶。春、夏、秋季均可采收，鲜用或晒干。
7. 胡桃花。5～6 月花盛开时采收，除去杂质，鲜用或晒干。
8. 分心木。秋、冬季采收成熟核果，击开核壳，采收核仁时，收集果核内的木质隔膜，晒干。

性味归经 1. 核桃仁。甘，温。归肾、肺、大肠经。
2. 胡桃根、青胡桃果、胡桃叶。苦、涩，平。
3. 胡桃青皮。苦、涩，平。归肝、脾、胃经。
4. 油胡桃。辛，热。有毒。
5. 胡桃树皮。苦、涩，凉。
6. 胡桃花。甘、微苦，温。
7. 分心木。苦、涩，平。归脾、肾经。

功能主治 1. 核桃仁。补肾，温肺，润肠。主治肾阳不足，腰膝酸软，阳痿遗精，尿频，肾虚、肺肾气虚的咳喘，虚寒喘嗽，老年气虚或病后、产后津血亏耗的肠燥便秘。
2. 胡桃根。止泻，止痛，乌须发。主治腹泻，牙痛，须发早白。
3. 胡桃青皮。止痛，止咳，止泻，解毒，杀虫。主治脘腹疼痛，痛经，久咳，泄泻久痢，痈肿疮毒，顽癣，秃疮，白癜风。
4. 青胡桃果。止痛，乌须发。主治胃脘疼痛，须发早白。
5. 油胡桃。消痈肿，去疠风，解毒，杀虫。主治痈肿，疠风，霉疮，疥癣，白秃疮，须发早白。
6. 胡桃树皮。涩肠止泻，解毒，止痒。主治痢疾，麻风结节，肾囊风，皮肤瘙痒。
7. 胡桃叶。收敛止带，杀虫消肿。主治妇女白带异常，疥癣，象皮腿。
8. 胡桃花。软坚散结，除疣。主治赘疣。
9. 分心木。涩精缩尿，止血止带，止泻痢。主治遗精滑泻，尿频遗尿，崩漏，带下，泄泻，痢疾。

用量用法 1. 核桃仁。内服：水煎服，9～15 g；单味嚼服，10～30 g；或入丸、散。外用：适量，研末调敷。止咳定喘连皮用，润肠去皮用。
2. 胡桃根。内服：煎汤，9～15 g。外用：适量，煎水洗。
3. 胡桃青皮。内服：煎汤，9～15 g；或入丸、散。外用：适量，鲜品擦拭或捣敷；或煎水洗。
4. 青胡桃果。内服：煎汤，9～15 g；或浸酒。外用：适量，搽须发。
5. 油胡桃。外用：适量，研末，调敷。
6. 胡桃树皮。内服：煎汤，3～9 g。外用：适量，煎水洗；或研末调敷。
7. 胡桃叶。内服：煎汤 15～30 g。外用：适量，煎水洗、熏或捣敷。
8. 胡桃花。外用：适量，浸酒涂搽。
9. 分心木。内服：煎汤，3～9 g。

使用注意 1. 核桃仁。阴虚火旺、痰热咳嗽、便溏者不宜使用。
2. 油胡桃。本品有毒，禁内服。

用药经验 ①肾虚遗精：分心木 6 g，芡实 12 g，枸杞子 12 g，补骨脂 9 g，牡蛎 24 g，水煎服。②痈肿疮毒：胡桃青皮适量，水煎，洗患处。③肾虚耳鸣、遗精：核桃仁 3 个，五味子 7 粒，蜂蜜适量，于睡前嚼服。④全身发痒：胡桃树皮适量，煎水洗。

枫杨 *Pterocarya stenoptera* C. DC.

别名 枫杨皮、枫柳、麻柳。

形态特征 大乔木，高达 30 m；小枝灰色，有灰黄色皮孔，髓部薄片状；芽裸出，有柄。双数，少有单数羽状复叶，长 8～16 cm，叶轴有翅；小叶 10～16，无柄，长椭圆形至长椭圆状披针形，长 8～12 cm，宽 2～3 cm，上面有细小疣状凸起，中脉和侧脉有极短星状毛，下面有极稀疏盾状腺体，侧脉腋内有一丛星状毛。花单性，雌雄同株；雄葇荑花序单生叶痕腋内，长 6～10 cm，下垂；雌葇夷花序顶生，长 10～15 cm，俯垂。果序长 20～45 cm，下垂，果序轴常有宿存的毛；果实长椭圆形；果翅 2 片，矩圆形至条状矩圆形。花期 4～5 月，果期 8～9 月。

生境及分布 生于海拔 1 500 m 以下的平原溪涧河滩、阴湿山坡地杂木林中，现已广泛栽植作园林树

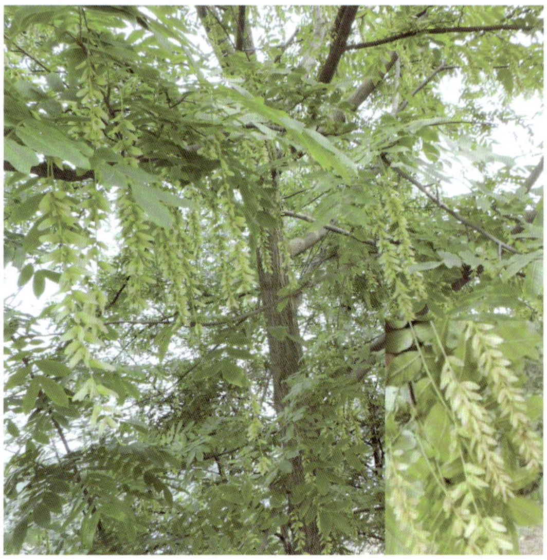

▲ 枫杨植物及特征

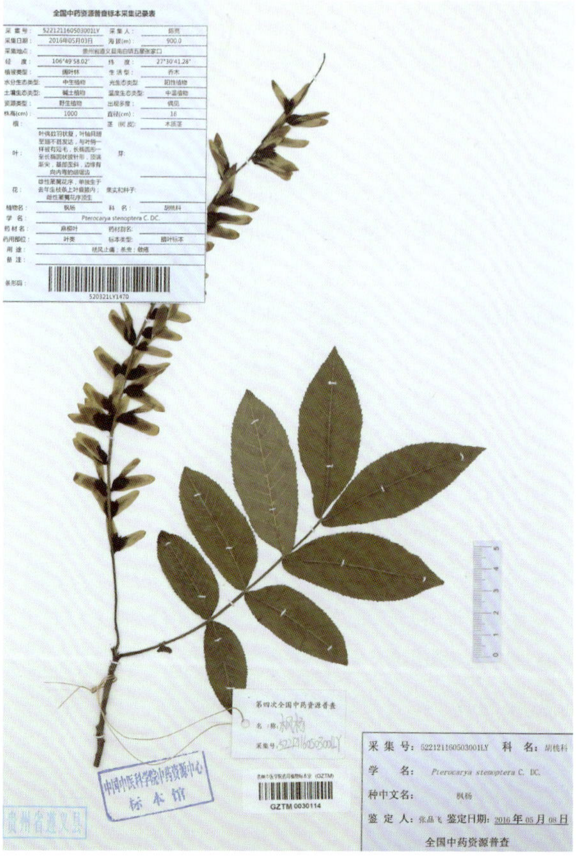

▲ 枫杨腊叶标本

或行道树。主要分布于桐梓、播州、务川、习水等地。

药材名 麻柳树根(根或根皮),枫柳皮(树皮),麻柳叶(叶),麻柳果(果实)。

采收加工 1. 麻柳树根。全年均可采挖或结合伐木采挖,将根除去泥土,洗净,晒干;或趁鲜时剥取根皮,晒干。

2. 枫柳皮。夏、秋季剥取树皮,鲜用或晒干。

3. 麻柳叶。春、夏、秋均可采收,除去杂质,鲜用或晒干。

4. 麻柳果。夏、秋季果实近成熟时采收,鲜用或晒干,炒用。

性味归经 1. 麻柳树根。苦、辛,热。有毒。归肺、肝经。

2. 枫柳皮。辛、苦,温。有小毒。归肝、大肠经。

3. 麻柳叶。辛、苦,温。有毒。归肺、肝经。

4. 麻柳果。苦,温。归肺经。

功能主治 1. 麻柳树根。祛风止痛,杀虫止痒,解毒敛疮。主治风湿痹痛,牙痛,疥癣,疮疡肿毒,溃疡日久不敛,水火烫伤,咳嗽。

2. 枫柳皮。祛风止痛,杀虫,敛疮。主治风湿麻木,寒湿骨痛,头颅伤痛,齿痛,疥癣,浮肿,痔疮,烫伤,溃疡日久不敛。

3. 麻柳叶。祛风止痛,杀虫止痒,解毒敛疮。主治风湿痹痛,牙痛,膝关节痛,疥癣,湿疹,阴道滴虫,烫伤,创伤,溃疡不敛,血吸虫病,咳嗽气喘。

4. 麻柳果。温肺止咳,解毒敛疮。主治风寒咳嗽,疮疡肿毒,天疱疮。

用法用量 1. 麻柳树根。内服:煎汤,3～6 g;或浸酒。外用:适量,研末调敷;或捣敷。

2. 枫柳皮。外用:适量,煎水含漱或熏洗;或乙醇浸搽。

3. 麻柳叶。内服:煎汤,6～15 g。外用:适量,煎水外洗;乙醇浸搽;或捣敷。

4. 麻柳果。内服:煎汤,9～25 g。外用适量,煎水洗。

使用注意 1. 麻柳树根。体虚者内服量不宜过大。

2. 枫柳皮。有毒,禁口服。

3. 麻柳叶。孕妇禁服。

4. 麻柳果。内服慎用,体弱者少用。

用药经验 ①皮肤癣:鲜麻柳叶 60 g,切碎,乙醇 500 g。将麻柳叶投入乙醇中浸 1 个星期后取出。用时,取一些棉花蘸液擦患处,每日擦 1～2 次;或取叶煎水洗。②天疱疮:枫杨嫩枝叶及果实各 500 g,煎水洗澡,忌入口。③脚趾湿疹(香港脚)、烂脚丫:枫杨叶捣烂,搽患处。④癞头疮:麻柳叶适量,煎水洗患处。

杨柳科

垂柳 *Salix babylonica* L.

别名 青丝柳、水柳、垂丝柳。

形态特征 落叶乔木,高达 18 m,树冠开展而疏散。树皮灰黑色,不规则开裂;枝多细,下垂。芽线形,先端急尖。叶狭披针形或线状披针形,长 9～16 cm,宽 0.5～1.5 cm,先端长渐尖,基部楔形两面无毛或微有毛,上面绿色,下面色较淡,边缘具锯齿;叶柄长 3～10 mm,有短柔毛;托叶仅生在萌发枝上,斜披针形或卵圆形,边缘有齿牙。花序先叶开放;或与叶同时开放;雄花序长 1.5～3 cm,有短梗,轴有毛;雄蕊 2,花丝与苞片近等长或较长,基部多少有长毛,花药红黄色;苞片披针形,外面有毛;腺体 2;雌花序长达 2～5 cm,有梗,基部有 3～4 小叶,轴有毛;子房椭圆形,无毛或下部稍有毛,无柄或近无柄,花柱短,柱头 2～4 深裂;苞片披针形,外面有毛;腺体 1。蒴果长 3～4 mm,带绿黄褐色。花期 3～4 月,果期 4～5 月。

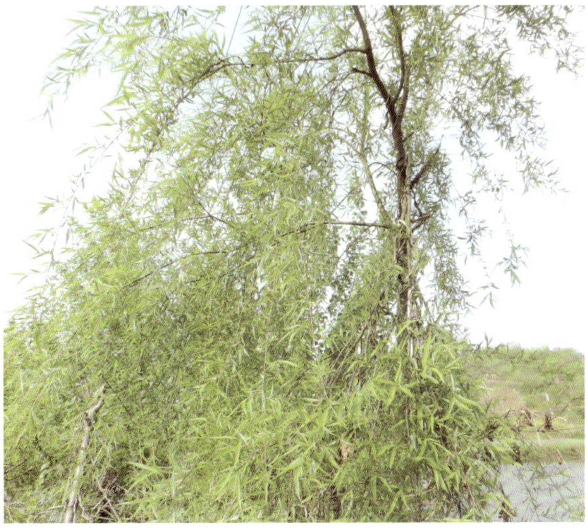

▲ 垂柳生境

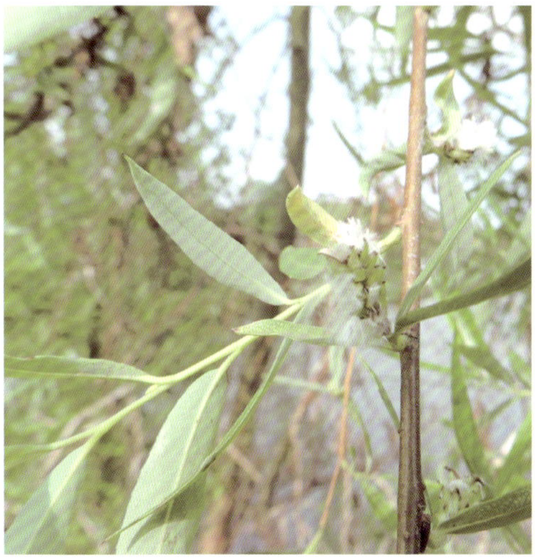

▲ 垂柳特征

生境及分布 生于海拔 800 m 以下的河岸边、溪边灌丛中及村旁。主要分布于播州、习水、正安等地。

药材名 柳根(根及根须),柳枝(枝条),柳叶(叶),柳花(花序),柳屑(茎枝蛀孔中的蛀屑),柳絮(带毛种子),柳白皮(树皮或根皮)。

采收加工 1. 柳根。春、夏、秋季采收,洗净,鲜用或晒干。

2. 柳枝。春季摘取嫩树枝条,鲜用或晒干。

3. 柳叶。春、夏季采收,鲜用或晒干。

4. 柳花。春季花初开放时采收,鲜用或晒干。

5. 柳屑。夏、秋季采收,除去杂质,晒干。

6. 柳絮。春季果实将成熟时采收,干燥。

7. 柳白皮。多在冬、春季采收,趁鲜剥取树皮或根皮,除去粗皮,鲜用或晒干。

性味归经 1. 柳根、柳花、柳屑、柳白皮。苦,寒。

2. 柳枝。苦,寒。归胃、肝经。

3. 柳叶。苦，寒。归肺、肾、心经。

4. 柳絮。苦，凉。

功能主治 1. 柳根。利水通淋，祛风除痛，泻火解毒。主治淋证，白浊，水肿，黄疸，痢疾，风湿疼痛，黄水疮，牙痛，烫伤，乳痈。

2. 柳枝。祛风利湿，解毒消肿。主治风湿痹痛，小便淋浊，黄疸，风疹瘙痒，疔疮，丹毒，龋齿，龈肿。

3. 柳叶。清热，解毒，利尿，平肝，止痛，透疹。主治慢性气管炎，尿道炎，膀胱炎，膀胱结石，白浊，高血压，痈疽肿毒，烫火伤，关节肿痛，牙痛，痧疹，皮肤瘙痒。

4. 柳花。祛风利湿，止血散瘀。主治风火，黄疸，咳血，吐血，便血，血淋，经闭，疮疥，齿痛。

5. 柳屑。祛风，除湿，止痒。主治风疹，筋骨疼痛，湿气腿肿。

6. 柳絮。凉血止血，解毒消痈。主治吐血，创伤出血，痈疽，恶疮。

7. 柳白皮。祛风利湿，消肿止痛。主治风湿骨痛，风肿瘙痒，黄疸，淋浊，乳痈，疔疮，牙痛，水火烫伤。

用法用量 1. 柳根。内服：煎汤，15～30 g。外用：适量，煎水熏洗；或酒煮温熨。

2. 柳枝。内服：煎汤，15～30 g。外用：适量，煎水含漱；或熏洗。

3. 柳叶。内服：煎汤，15～30 g，鲜品 30～60 g。外用：适量，煎水洗；或捣敷；或研末调敷；或熬膏涂。

4. 柳花。内服：煎汤，6～12 g；或研末，3～6 g；或捣汁。外用：适量，烧存性研末，撒。

5. 柳屑。内服：适量，煎水洗浴；或炒热熨。

6. 柳絮。内服：研末；或浸汁。外用：适量，敷贴；或研末调搽；或烧成灰撒。

7. 柳白皮。内服：煎汤，15～30 g。外用：适量，煎水洗、酒煮或炒热温熨。

用药经验 ①疖肿，乳腺炎：柳叶切碎煮烂，过滤，除去残渣，浓缩至糖浆状，备用外敷。②小便淋浊不清：柳枝一握，甘草 9 g，水煎饮之。③小便白浊：柳叶煎汤代茶饮，以愈为度。④黄水疮：柳根适量，烧存性，研末，麻油调涂。

中华柳 *Salix cathayana* Diels

别名 中国柳。

形态特征 灌木，高 0.6～1.5 m，多分枝。小枝褐色或灰褐色，当年生小枝具绒毛。芽卵圆形或长圆形，先端钝，被绒毛，稍短于叶柄。叶长椭圆形或椭圆状披针形，长 1.5～5.2 cm，宽 0.6～1.5 cm，两端钝或急尖，上面深绿色，有时被绒毛，下面苍白色，无毛，全缘；叶柄长 2～5 mm，略有柔毛。雄花序长 2～3.5 cm，粗 6～8 mm，密花，花序梗有长柔毛，通常具 3 片叶子，稀 3 枚以上；雄蕊，花丝下部有疏长柔毛，长为苞片的 2～3 倍，花药黄色；苞片卵圆形或倒卵圆形，具缘毛，黄褐色；1 腹腺，卵状长圆形略短于苞片。雌花序狭圆柱形，长 2～5 cm，花序梗短，密花；子房无柄，无毛，椭圆形，花柱短，顶端 2 裂，柱头短，2 裂；苞片倒卵状长圆形，有缘毛；腺体 1，腹生。蒴果近球形，无柄或近无柄。花期 4～5 月，果期 6～7 月。

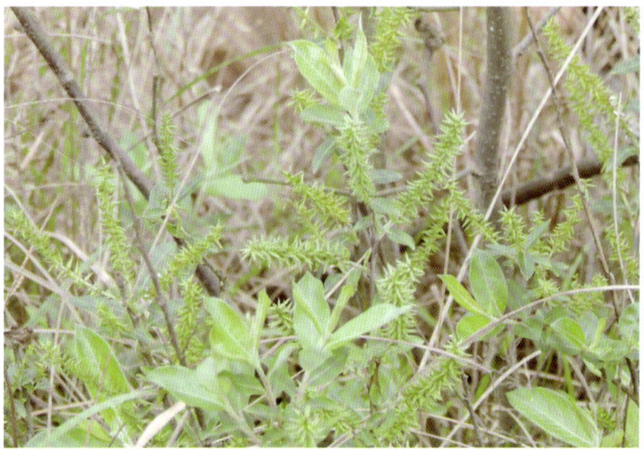

▲ 中华柳生境

生境及分布 生于海拔 1800～3000 m 的山谷及山坡灌丛中。主要分布于仁怀、播州等地。

药材名 中华柳（根、枝叶）。

采收加工 春、夏季采收，除去杂质，切段，鲜用或晒干。

性味归经 苦，寒。归肺、肾、心经。

功能主治 清热，解毒，利尿，平肝，止痛，透疹。主治慢性气管炎，尿道炎，膀胱炎，膀胱结石，白浊，高血压，痈疽肿毒，烫火伤，关节肿痛，牙痛，痧疹，皮肤瘙痒。

用法用量　内服：煎汤，15～30 g；鲜品 30～60 g。外用：适量，煎水洗；或捣敷；或研末调敷；或熬膏涂。

用药经验　感冒发热：中华柳枝叶 20 g，水煎服。

桦木科

亮叶桦 *Betula luminifera* H. Winkl.

别名　狗啃木、红桦树、花胶树。

形态特征　乔木，高可达 20 m，胸径可达 80 cm；树皮红褐色或暗黄灰色，坚密，平滑；枝条红褐色，无毛，有蜡质白粉；小枝黄褐色，密被淡黄色短柔毛，疏生树脂腺体；芽鳞无毛，边缘被短纤毛。叶矩圆形、宽矩圆形、矩圆披针形、有时为椭圆形或卵形，长 4.5～10 cm，宽 2.5～6 cm，顶端骤尖或呈细尾状，基部圆形，有时近心形或宽楔形，边缘具不规则的刺毛状重锯齿，叶上面仅幼时密被短柔毛，下面密生树脂腺点，沿脉疏生长柔毛，脉腋间有时具髯毛，侧脉 12～14 对；叶柄长 1～2 cm，密被短柔毛及腺点，极少无毛。雄花序 2～5 枚簇生于小枝顶端或单生于小枝上部叶腋；序梗密生树脂腺体；苞鳞背面无毛，边缘具短纤毛。果序大部单生，间或在一个短枝上出现两枚单生于叶腋的果序，长圆柱形，长 3～9 cm，直径 6～10 mm；序梗长 1～2 cm，下垂，密被短柔毛及树脂腺体；果苞长 2～3 mm，背面疏被短柔毛，边缘具短纤毛，中裂片矩圆形、披针形或倒披针形，顶端圆或渐尖，侧裂、片小，卵形，有时不甚发育而呈耳状或齿状。小坚果倒卵形。花期 3～5 月，果期 5～6 月。

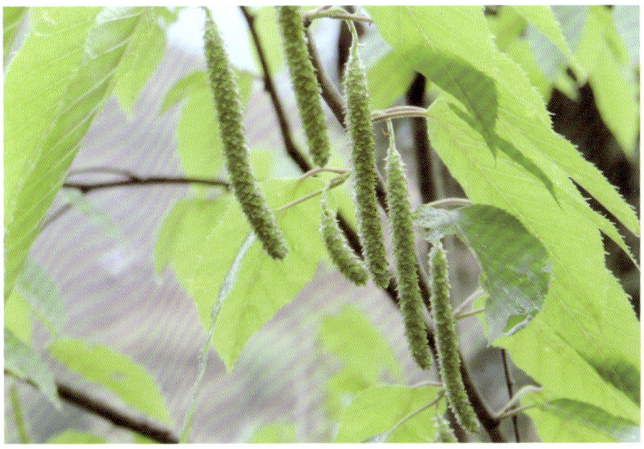

▲ 亮叶桦植物

生境及分布　生于海拔 500～2 500 m 的向阳山坡和杂木林内。主要分布于播州、桐梓、绥阳等地。

药材名　亮叶桦根（根），亮叶桦皮（树皮），亮叶桦叶（叶）。

采收加工　1. 亮叶桦根。全年均可采挖，洗净，切片，晒干。
2. 亮叶桦皮。夏、秋季剥取树皮，晒干或鲜用。
3. 亮叶桦叶。春、夏季采收，鲜用或晒干。

性味归经　1. 亮叶桦根。甘、微辛，凉。归肾、膀胱经。
2. 亮叶桦皮。甘、辛，微温。归心、胃经。
3. 亮叶桦叶。甘、辛，凉。

功能主治　1. 亮叶桦根。清热利尿。主治小便不利，水肿。
2. 亮叶桦皮。祛湿散寒，消滞和中，解毒。主治感冒，风湿痹痛，食积饱胀，小便短赤，乳痈，疮毒，风疹。
3. 亮叶桦叶。清热利尿，解毒。主治水肿，疖毒。

用法用量　1. 亮叶桦根。内服：煎汤，10～15 g。
2. 亮叶桦皮。内服：煎汤，15～30 g。外用：适量，捣敷。
3. 亮叶桦叶。内服：煎汤，10～15 g。外用：适量，鲜品捣敷。

用药经验 ①水肿:亮叶桦根 15 g,煨水服。②小便不利:亮叶桦根 9～15 g,煨水服。

壳斗科

栗 *Castanea mollissima* Bl.

别名 板栗、栗实、栗果。

形态特征 落叶乔木,高 15～20 m;幼枝被灰褐色绒毛;无顶芽。叶成 2 列,长椭圆形至长椭圆状披针形,长 9～18 cm,宽 4～7 cm,先端渐尖,基部圆形或楔形,边缘有锯齿,齿端芒状,下面有灰白色短绒毛,侧脉 10～18 对;叶柄长 1～1.5 cm。雄花序穗状,直立;雌花生于枝条上部的雄花序基部,2～3 朵生于总苞内。壳斗球形,连刺直径 4～6.5 cm;苞片针形,有紧贴星状柔毛;坚果当年成熟,2～3 个,侧生的 2 个半球形,直径 2～2.5 cm,褐色。花期 4～6 月,果期 9～10 月。

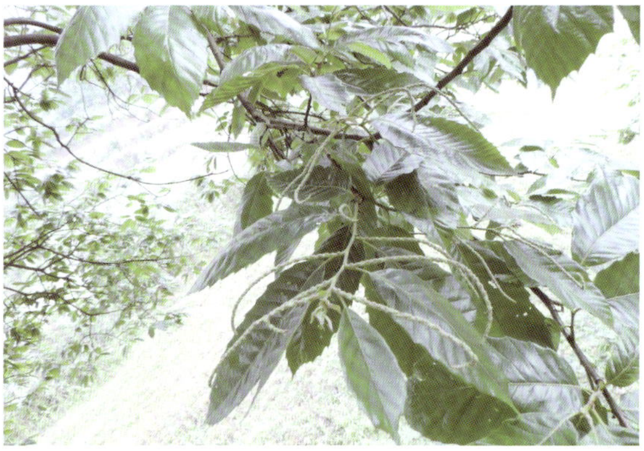

▲ 栗植物

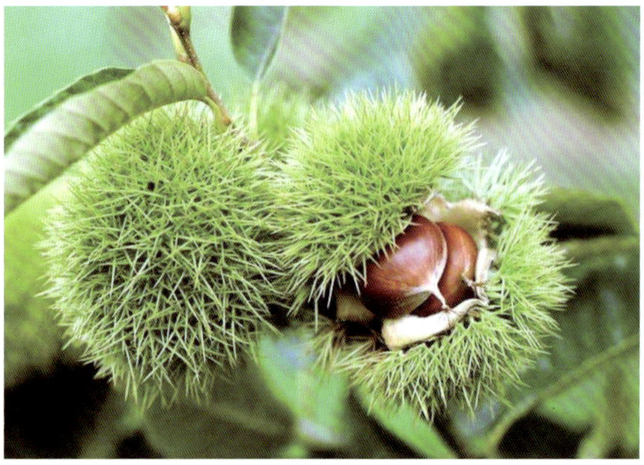

▲ 栗子毛球

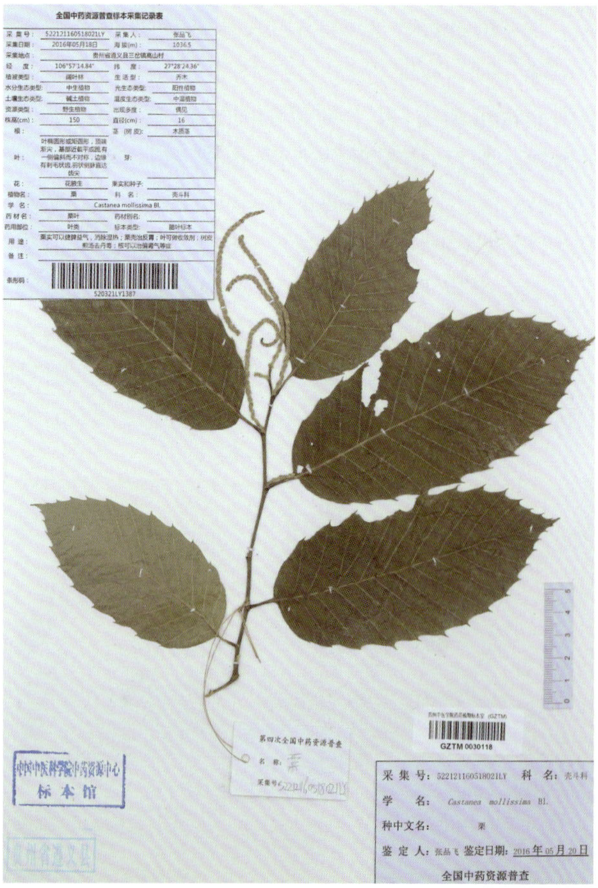

▲ 栗腊叶标本

生境及分布 生于海拔100～2 500 m的低山丘陵、缓坡、河滩及山地，仅见栽培。主要分布于习水、播州、绥阳、务川等地。

药材名 栗树根（根或根皮），栗树皮（树皮），栗毛球（总苞），栗子（种仁），栗花（花或花序），栗叶（叶）。

采收加工 1. 栗树根。全年可采挖，鲜用或晒干。
2. 栗树皮。全年均可剥取，鲜用或晒干。
3. 栗毛球。剥取果实时收集，晒干。
4. 栗子。总苞由绿转黄，并自动开裂时，剥出种子，晒干。剥去外壳，取种仁，晒干。
5. 栗花。春季采集，鲜用或阴干。
6. 栗叶。夏、秋季采集，多鲜用。

性味归经 1. 栗树根。微苦，平。归肝、胃经。
2. 栗树皮。微苦、涩，平。归心、肝、胃经。
3. 栗毛球。甘、涩，平。归心、肺经。
4. 栗子。甘、微咸，平。归脾、肾经。
5. 栗花。微苦、涩，平。归肺、大肠经。
6. 栗叶。微甘，平。归肺经。

功能主治 1. 栗树根。行气止痛，活血调经。主治疝气偏坠，牙痛，风湿关节痛，月经不调。
2. 栗树皮。解毒消肿，收敛止血。主治癞疮，丹毒，口疳，漆疮，便血，鼻衄，创伤出血，跌仆伤痛。
3. 栗毛球。清热散结，化痰，止血。主治丹毒，瘰疬痰核，百日咳，中风不语，便血，鼻衄。
4. 栗子。益气健脾，补肾强筋，活血消肿，止血。主治脾虚泄泻，反胃呕吐，腰膝酸软，筋骨折伤肿痛，瘰疬，吐血，衄血，便血。
5. 栗花。清热燥湿，止血，散结。主治泄泻，痢疾，带下，便血，瘰疬，瘿瘤。
6. 栗叶。清肺止咳，解毒消肿。主治百日咳，肺结核，咽喉肿痛，肿毒，漆疮。

用法用量 1. 栗树根。内服：煎汤，15～30 g；或浸酒。
2. 栗树皮。内服：煎汤，5～10 g。外用：适量，煎水洗；或烧灰调敷。
3. 栗毛球。内服：煎汤，9～30 g。外用：适量，煎水洗或研末调敷。
4. 栗子。内服：生食、煮食或炒存性研末服。外用：捣敷。
5. 栗花。内服：煎汤，9～15 g；或研末。
6. 栗叶。内服：煎汤，9～15 g。外用：适量，煎汤洗；或烧存性研末敷。

用药经验 ①瘰疬久不愈：栗花、贝母各适量研末，每日酒服3 g；或栗花、八月瓜、金樱子各等量，捣烂外敷患处。②漆疮：栗树皮或根500 g，水煎，冲洗患处，每日2～3次。③丹毒红肿：栗毛球适量，水煎洗患处。④红肿牙痛：板栗根、棕榈根各适量，煎水煮鸡蛋吃。⑤跌打损伤：栗树皮适量，捣烂外敷患处。

白栎 *Quercus fabri* Hance

别名 白青冈、白反栎、青冈树。

形态特征 落叶乔木，高达20 m，树皮灰褐色，深纵裂。小枝密生灰色至灰褐色绒毛。叶互生，叶柄被棕黄色绒毛；叶片革质，倒卵形或椭圆状倒卵形，长7～15 cm，宽3～8 cm，顶端钝或短渐尖，基部楔形或窄圆形，叶缘具波状锯齿或粗钝锯齿，幼时两面被灰黄色星状毛，侧脉每边8～12条，叶背支脉明显。雄花序长6～9 cm，花序轴被绒毛，雌花序长1～4 cm，生2～4朵花，壳斗杯形，包着坚果约1/3，直径0.8～1.1 cm，高4～8 mm；小苞片卵状披针

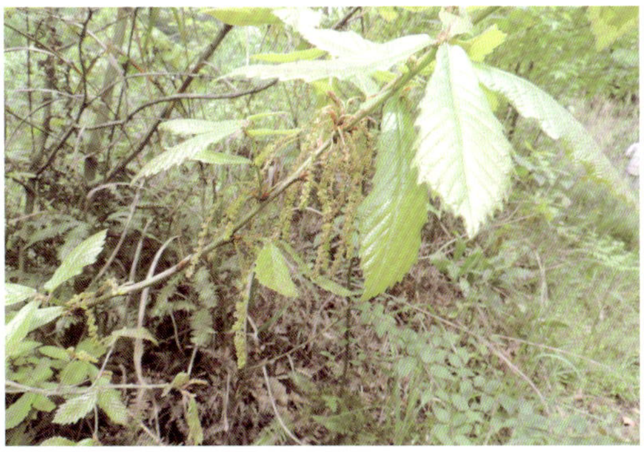

▲ 白栎植物

形，排列紧密，在口缘处稍伸出。坚果长椭圆形或卵状长椭圆形，直径 0.7～1.2 cm，高 1.7～2 cm，无毛，果脐突起。花期 4 月，果期 9～10 月。

生境及分布 生于海拔 50～1 900 m 的丘陵、山地杂木林中。主要分布于播州、汇川、桐梓等地。

药材名 白栎蔀（带有虫瘿的果实、总苞或根）。

采收加工 夏、秋季采集带虫瘿的果实及总苞，晒干。根全年均可采挖，洗净，鲜用或切片晒干。

性味 苦、涩，平。

功能主治 理气消积，明目解毒。主治疳积，疝气，泄泻，痢疾，火眼赤痛，疮疖。

用法用量 内服：煎汤，15～20 g。外用：适量，煅炭研末敷。

用药经验 ①小儿疳积：白栎蔀 21～24 g，麦芽 6 g，野刚子（马钱科醉鱼草）根 12～15 g，水煎，早、晚各服 1 次。②头疖：白栎蔀果实总苞烧灰存性，研末，香油调敷患处。③肠炎，痢疾：白栎根 15 g，算盘子根 18 g，青木香 6 g，水煎服。

杜仲科

杜仲 *Eucommia ulmoides* Oliv.

别名 思仙、丝连皮、扯丝皮。

形态特征 落叶乔木，高达 20 m；树皮灰色，折断有银白色细丝。叶椭圆形或椭圆状卵形，长 6～18 cm，宽 3～7.5 cm，边缘有锯齿，下面脉上有毛；叶柄长 1～2 cm。花单性，雌雄异株，无花被，常先叶开放，生于小枝基部；雄花具短梗，雄蕊 6～10，花药条形，花丝极短；雌花具短梗，子房狭长，顶端有 2 叉状柱头，1 室，胚珠 2，翅果狭椭圆形，长约 3.5 cm。花期 4～5 月，果期 9 月。

生境及分布 生于海拔 300～1 300 m 的低山，谷地或低坡的疏林里。主要分布于播州、红花岗、汇川等地。

药材名 杜仲（树皮），杜仲叶（叶）。

采收加工 1. 杜仲。4～6 月剥取，刮去粗皮，堆置“发汗”至内皮呈紫褐色，晒干，切丝或块。生用或盐水炙用。以皮厚而大、粗色刮净、内表面色暗紫、断面银白色橡胶丝多者为佳。

2. 杜仲叶。夏、秋二季枝叶茂盛时采收，晒干或低温烘干。以完整、色黄绿、无杂质者为佳。

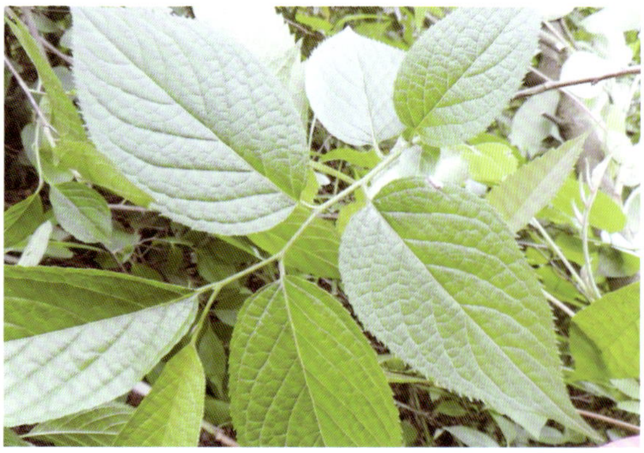

▲ 杜仲叶

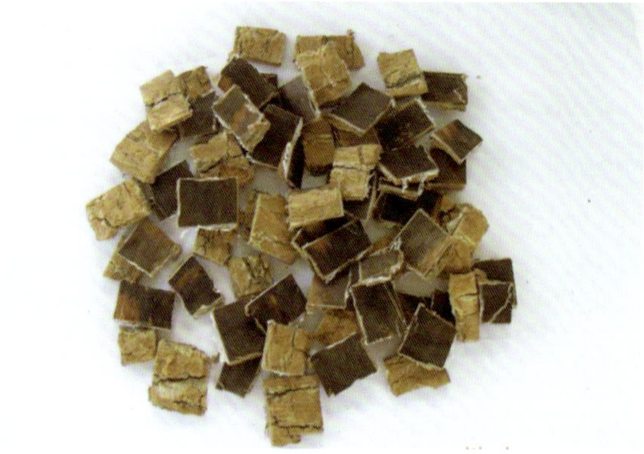

▲ 杜仲药材

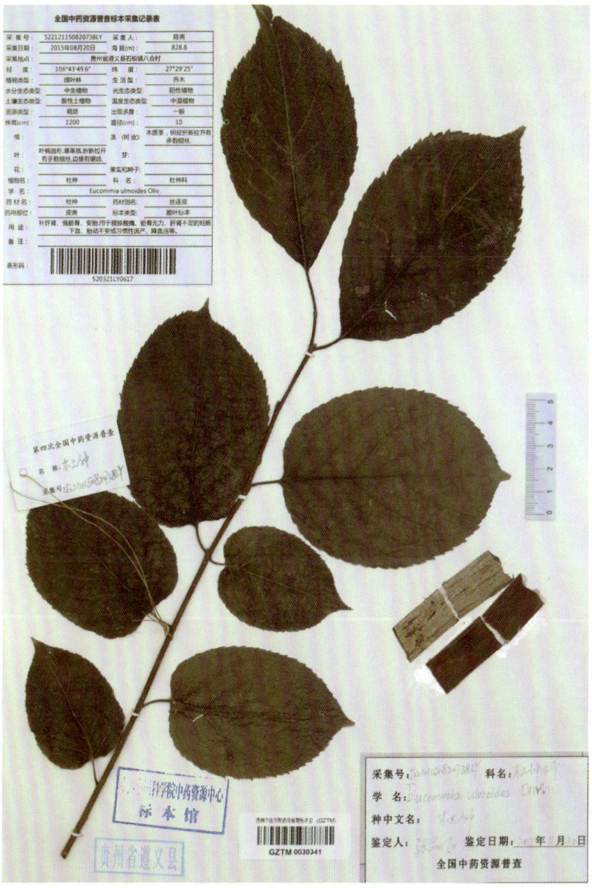

▲ 杜仲腊叶标本

性味归经　1. 杜仲。甘，温。归肝、肾经。

2. 杜仲叶。微辛，温。归肝、肾经。

功能主治　1. 杜仲。补肝肾，强筋骨，安胎。主治肝肾不足，肾虚腰痛，腰膝酸痛，筋骨无力，头晕目眩，肾虚阳痿、尿频，妊娠漏血，胎动不安，胎漏或习惯性流产，高血压。

2. 杜仲叶。补肝肾，强筋骨，降血压。主治肝肾不足，头晕目眩，腰背疼痛，腰膝酸痛，筋骨痿软，足膝酸软乏力，高血压病。

用量用法　1. 杜仲。内服：煎汤，15～30 g；或泡酒。盐水炙疗效更佳。

2. 杜仲叶。内服：煎汤，15～30 g。

用药经验　①腰痛：杜仲适量浸酒服；或杜仲、续断各15 g，水煎服。②头晕目眩：杜仲、南布正各15 g，水煎服。③高血压：杜仲、黄芩、夏枯草各15 g，水煎服。④风湿痹痛：杜仲、大血藤、黑骨藤各10 g，水煎服。⑤肾虚腰酸痛：杜仲10 g，研末，蒸羊腰子服。

评述　据普查统计，播州杜仲多为栽培，面积在5万亩左右，可以说“取之不尽用之不竭”——是名副其实的“中国杜仲之乡”。

桑科

藤构　*Broussonetia kaempferi* var. *australis* Suzuki

别名　藤葡蟠、黄皮藤、小构树。

形态特征　蔓生藤状灌木。枝蔓生或攀援，有乳汁。单叶互生，叶片卵形或卵状椭圆形，长3.5～8 cm，宽2～3 cm，顶端渐尖至尾尖，基部心形或截形，边缘有细锯齿，少有分裂，两面有毛；叶柄长8～10 mm，被毛。花雌雄异株；雄花为下垂的葇荑花序，长1.5～2.5 cm，被毛，雄花花被片4深裂，雄蕊4，花药黄色，近球形或椭圆球形，退化雌蕊小；雌花球形，苞片多数，上部膨大，顶端3～4条长芒；雌花花被管长椭圆形，上部收缩与花柱紧贴，有锐齿2～3；子房倒卵形，花柱侧生，线形。聚花果球形，肉质，成熟时红色。花期4～6月，果期5～7月。

生境及分布　生于海拔200～1 700 m的山地灌丛、溪边路旁或次生杂木林中。主要分布于播州、汇川、务川等地。

药材名　构皮麻（全株、根、根皮），小构树叶（叶）。

采收加工　1. 构皮麻。全年均可采剥，晒干。

2. 小构树叶。全年均可采叶，鲜用或晒干。

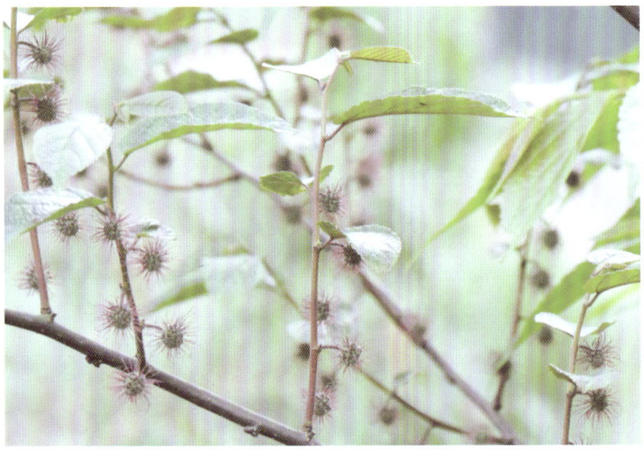

▲ 藤构植物

性味归经 1. 构皮麻。甘、淡，平。归肝、肾、膀胱经。

2. 小构树叶。淡，凉。

功能主治 1. 构皮麻。祛风除湿，散瘀消肿。主治风湿痹痛，泄泻，痢疾，黄疸，浮肿，痈疖，跌打损伤。

2. 小构树叶。清热解毒，祛风止痒，敛疮止血。主治痢疾，神经性皮炎，疥癣，疖肿，刀伤出血。

用法用量 1. 构皮麻。内服：煎汤，30～60 g。

2. 小构树叶。内服：煎汤，30～60 g；或捣汁饮。外用：适量，捣烂敷；或绞汁搽。

用药经验 ①刀伤出血：小构树鲜叶捣烂外敷。②疥癣：鲜小构树叶捣烂绞汁，擦患处。③黄疸性肝炎：构皮麻（全株）125 g，猪肚半只，水煮服，连服3～7剂。

构树 *Broussonetia papyrifera* (L.) Vent.

别名 楮桃树、楮、班榖。

形态特征 落叶乔木，高达16 m，有乳汁。叶宽卵形至矩圆状卵形，长7～20 cm，宽6～15 cm，深裂，边缘有粗锯齿，上面有糙毛，下面密生柔毛，三出脉；叶柄长2.5～8 cm。花单性，雌雄异株；雄花花序葇荑状，长6～8 cm；雌花花序头状，径1.2～1.8 cm；雄花花被片和雄蕊各4；雌花苞片棒状，先端有毛，花被管状，花柱侧生，丝状。聚花果球形，径约3 cm，肉质，红色。花期5月，果期8～10月。

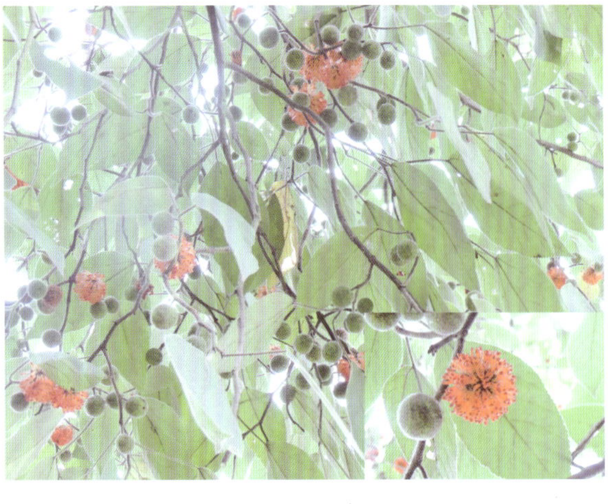

▲ 构树及特征

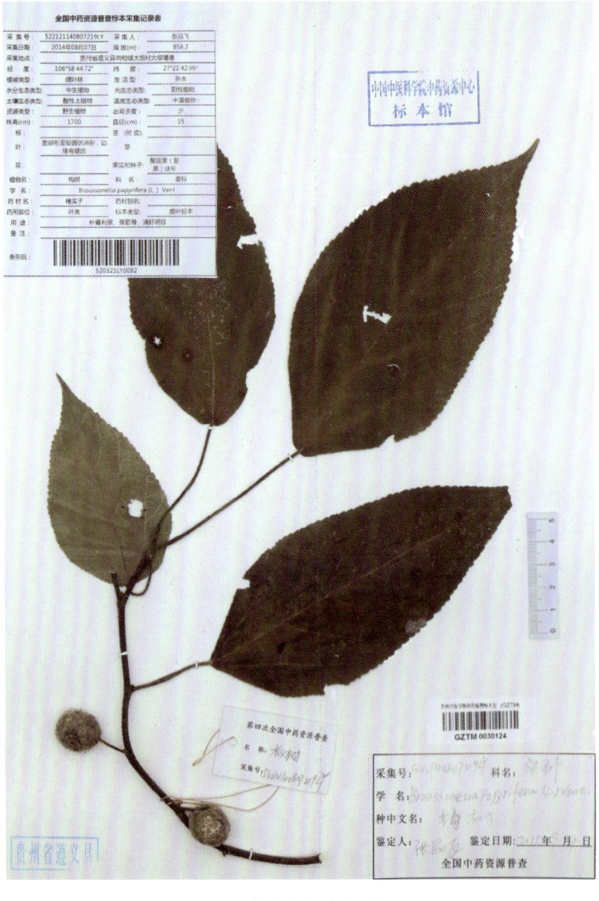

▲ 构树腊叶标本

生境及分布　生于海拔 200～1 700 m 的向阳山坡林缘、山坡灌丛或村寨路旁等。主要分布于桐梓、绥阳、播州、汇川、务川等地。

药材名　楮皮间白汁（茎皮部的乳汁），楮树白皮（树皮的韧皮部），楮树根（嫩根或根皮），楮实子（成熟果实），楮叶（叶）。

采收加工　1. 楮皮间白汁。春、秋季割开树皮，流出乳汁，干后取下。

2. 楮树白皮。春、秋季剥取树皮，除去外皮，晒干。

3. 楮树根。春季采挖嫩根；或秋季采挖根，剥取根皮，鲜用或晒干。

4. 楮实子。秋季果实成熟变红时采摘，洗净，晒干，除去灰白色膜状宿萼及杂质。

5. 楮叶。全年均可采收，鲜用或晒干。

性味归经　1. 楮皮间白汁、楮树白皮。甘，平。

2. 楮树根。甘，微寒。

3. 楮实子。甘，寒。归肾、肝经。

4. 楮叶。甘，凉。

功能主治　1. 楮皮间白汁。利水，杀虫解毒。主治水肿，疥癣，虫咬。

2. 楮树白皮。利水，止血。主治小便不利，水肿胀痛，便血，崩漏。

3. 楮树根。凉血散瘀，清热利湿。主治咳嗽吐血，崩漏，水肿，跌打损伤。

4. 楮实子。补肾清肝，明目，利尿。主治肝肾不足，腰膝酸软，虚劳骨蒸，头晕目昏，目生翳膜，水肿胀满。

5. 楮叶。凉血止血，利尿解毒。主治吐血，衄血，崩漏，金疮出血，水肿，疝气，痢疾，毒疮。

用法用量　1. 楮皮间白汁。内服：适量，冲服。外用：适量，涂。

2. 楮树白皮。内服：煎汤，6～9 g；酿酒或入丸、散。外用：适量，煎水洗；或烧存性，研末点眼。

3. 楮树根。内服：煎汤，30～60 g。

4. 楮实子。内服：煎汤，6～12 g。

5. 楮叶。内服：煎汤，3～6 g；或捣汁或入丸、散。外用：适量，捣敷。

使用注意　1. 楮皮间白汁。皮肤破损不宜使用。

2. 楮实子。脾虚便溏者慎服。

用药经验　①血痢崩漏：楮树皮、荆芥各等分，研末，冷醋调服 3 g。②肺脓疡：楮树根 500 g，洗净切碎加水 2 000 g，煎至 1 000 g，分三次服完。③催乳：楮实子 6～10 g，水煎服。④手脚皲裂：楮树白皮适量，捆扎开裂处；或捣烂外敷患处。⑤外伤出血：鲜楮叶捣烂敷患处。

无花果 *Ficus carica* L.

别名　奶浆果、蜜果、天生子。

形态特征　小乔木，高达 12 m。叶互生，厚膜质，宽卵形或矩圆形，长 11～24 cm，宽 9～22 cm，掌状 3～5 裂，少有不裂，先端钝，基部心形，边缘波状或有粗齿，上面粗糙，下面生短毛；叶柄长 4～14 cm；托叶三角状卵形，早落。花序托有短梗，单生于叶腋，梨形，成熟时黑紫色，径约 2.5 cm；基部有苞片 3；雄花生瘿花序托内面的上半部，雄蕊(1～)3(～5)；瘿花花柱短；雌花生在另一花序托中，有长梗，花被片 5，花柱侧生或近顶生，柱头 2 裂。花、果期 8～11 月。

生境及分布　生于海拔 170～1 700 m 的房前屋后，现多为栽培。主要分布于习水、播州、桐梓、绥阳等地。

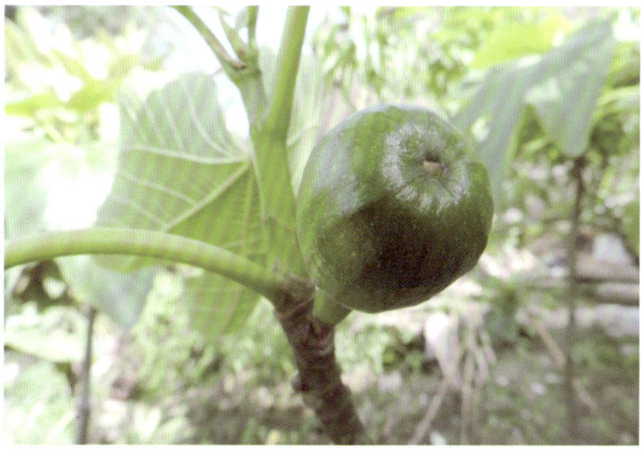

▲ 无花果未成熟果实

药材名　无花果根（根），无花果叶（叶），无花果（果实）。

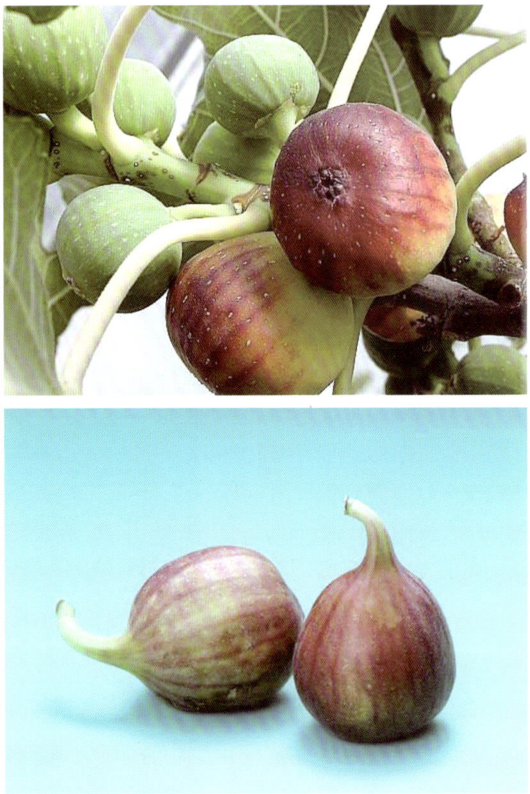

▲ 无花果

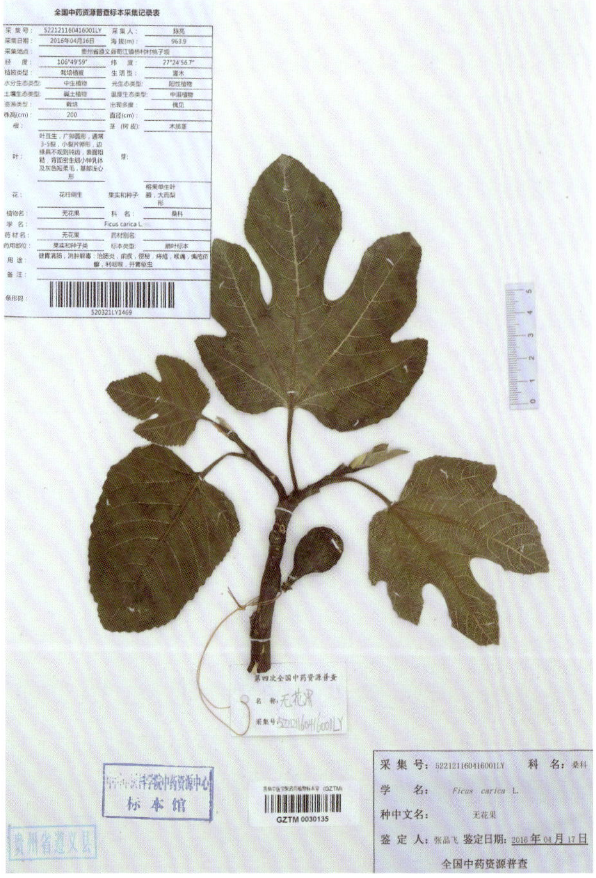

▲ 无花果腊叶标本

采收加工 1. 无花果根。全年均可采收，鲜用或晒干。

2. 无花果叶。夏、秋季采收，鲜用或晒干。

3. 无花果。夏、秋季摘取未成熟青色无花果（7～10月果实呈绿色时，分批采摘；或拾取落地的未成熟果实），鲜果放于沸水内烫过，立即捞起，晒干或烘干。以干燥、青黑色或暗棕色、无霉蛀者为佳。

性味归经 1. 无花果根。甘，平。归肝、脾、胃经。

2. 无花果叶。甘、微辛，平。有小毒。归心、大肠经。

3. 无花果。甘，凉。归肺、胃、大肠经。

功能主治 1. 无花果根。清热解毒，散瘀消肿。主治肺热咳嗽，咽喉肿痛，痔疮，痈疽，瘰疬，筋骨疼痛。

2. 无花果叶。清湿热，解疮毒，消肿止痛。主治湿热泄泻，带下，痔疮，痈肿疼痛，瘰疬。

3. 无花果。清热生津，健脾开胃，健胃清肠，解毒消肿。主治咽喉肿痛，燥咳声嘶，乳汁稀少，产后缺乳，肠热便秘，痔疮便秘，食欲不振，消化不良，泄泻痢疾，痈肿，癣疾，驱虫。

用法用量 1. 无花果根。内服：煎汤，9～15 g。外用：适量，煎水洗。

2. 无花果叶。内服：煎汤，9～15 g。外用：适量，煎水熏洗患处。

3. 无花果。内服：煎汤，9～15 g，大剂量可用致30～60 g；或生食鲜果1～2枚。外用：适量，煎水洗；研末调敷或吹喉。

用药经验 ①产后缺乳：无花果适量，同猪脚炖服。②痔疮，脱肛，大便秘结：鲜无花果生吃或干果10个，猪大肠一段，水煎服。③肺热声嘶，咳嗽咽痛：无花果150 g，加冰糖适量，水煎服。④外痔：鲜无花果10个，水煎洗患处。⑤疝气：无花果2个，小茴香10 g，水煎服。⑥久泻不止：无花果15～21 g，水煎服。⑦筋骨疼痛，风湿麻木：无花果根或果适量，炖猪精肉或鸡蛋食。⑧癣：将无花果叶柄折断，收取折断处流出的白色浆液，涂擦患处。

异叶榕 *Ficus heteromorpha* Hemsl.

别名 异叶天仙果、野枇杷、山枇杷。

形态特征 落叶灌木或小乔木,高2～5 m。树皮灰褐色;小枝红褐色,节短,嫩枝有白色乳汁。单叶互生;叶多形,琴形、椭圆形、椭圆状披针形,长10～18 cm,宽2～7 cm,先端渐尖或为尾状,基部圆形或浅心形,表面略粗糙,背面有细小钟乳体,全缘或微波状,基生侧脉较短,侧脉6～15对,红色;叶柄长1.5～6 cm,红色;托叶披针形,长约1 cm。榕果成对生短枝叶腋,稀单生,无总梗,球形或圆锥状球形,光滑,直径6～10 mm,成熟时紫黑色,顶生苞片脐状,基生苞片3枚,卵圆形,雄花和瘿花同生于一榕果中;雄花散生内壁,花被片4～5,匙形,雄蕊2～3;瘿花花被片5～6,子房光滑,花柱短;雌花花被片4～5,包围子房,花柱侧生,柱头画笔状,被柔毛。瘦果光滑。花期4～5月,果期5～7月。

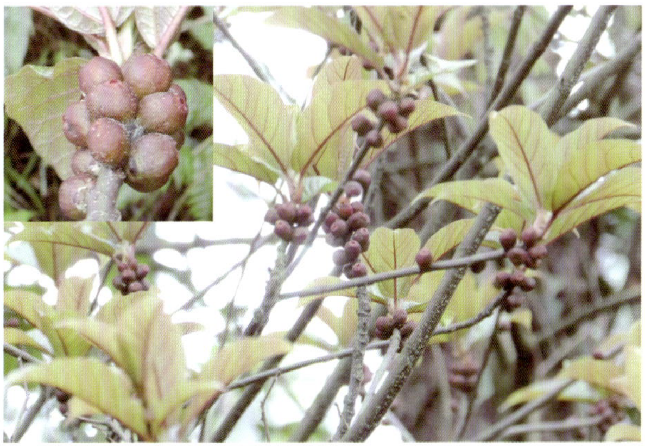

▲ 异叶榕植物及果实

生境及分布 生于海拔500～1 800 m的山谷、坡地、水边、路旁、沟边灌林中及林缘。主要分布于播州、汇川、桐梓等地。

药材名 奶浆果(果实),奶浆木(根或全株)。

采收加工 1. 奶浆果。秋季采收,摘取果实,晒干或鲜用。

2. 奶浆木。全年均可采收,鲜用或晒干。

性味归经 1. 奶浆果。甘、酸,温。

2. 奶浆木。微苦、涩,凉。归肝、肺经。

功能主治 1. 奶浆果。补血,下乳。主治脾虚胃弱,缺乳。

2. 奶浆木。祛风除湿,化痰止咳,活血,解毒。主治风湿痹痛,咳嗽,跌打损伤,毒蛇咬伤。

用法用量 1. 奶浆果。内服:炖肉服,干品,30～60 g;鲜品,150～300 g。

2. 奶浆木。内服:煎汤,15～30 g;或浸酒。外用:适量,煎水洗。

用药经验 ①风湿性关节痛,跌打损伤:奶浆木根皮15 g,凌霄花15 g,牛膝9 g,煎水洗或浸酒服。②咳嗽:奶浆木茎叶30 g,矮地茶15 g,水煎服。久咳兑蜜糖。③毒蛇咬伤:奶浆木全株水煎洗,亦可内服。④血虚缺乳:奶浆果60 g,奶浆藤15 g,炖猪蹄服。⑤无名肿毒:奶浆木树皮、叶各适量,捣烂外敷。

地果 *Ficus tikoua* Bur.

别名 野地瓜藤、地枇杷果、过山龙。

形态特征 落叶匍匐木质藤本,有乳汁。茎棕褐色,节略膨大,触地生细长的不定根。叶坚纸质,倒卵状椭圆形,长1.6～6 cm,宽1～4 cm,先端急尖,基部圆形或浅心形,边缘有细或波状的锯齿,具三出脉,侧脉3～4对,上面被短刺毛,下面沿脉被短毛;叶柄长1～2 cm。花序托具短梗,簇生于无叶的短枝上,埋于土内,球形或卵球形,熟时淡红色;基

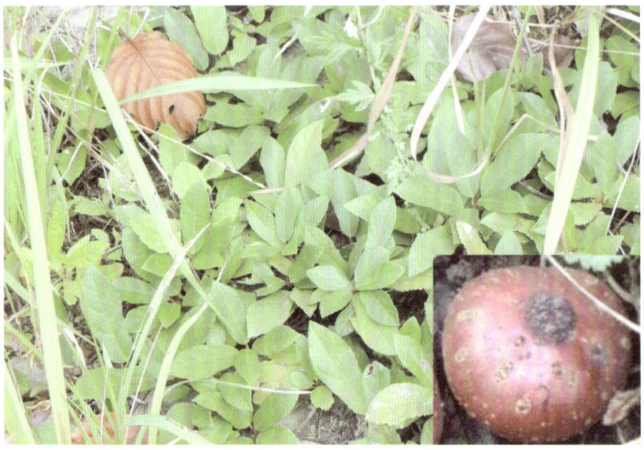

▲ 地果植物

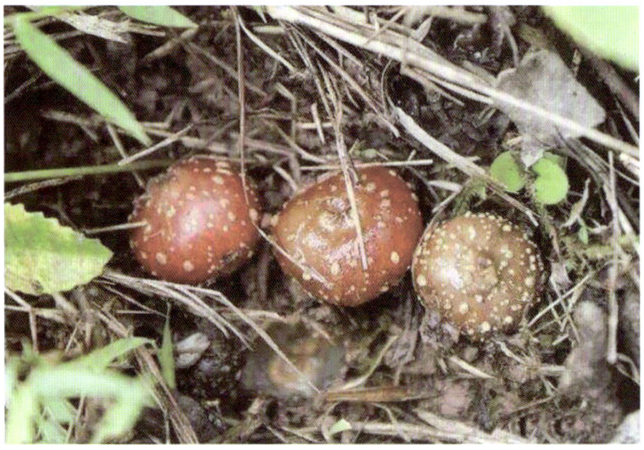

▲ 地果果实

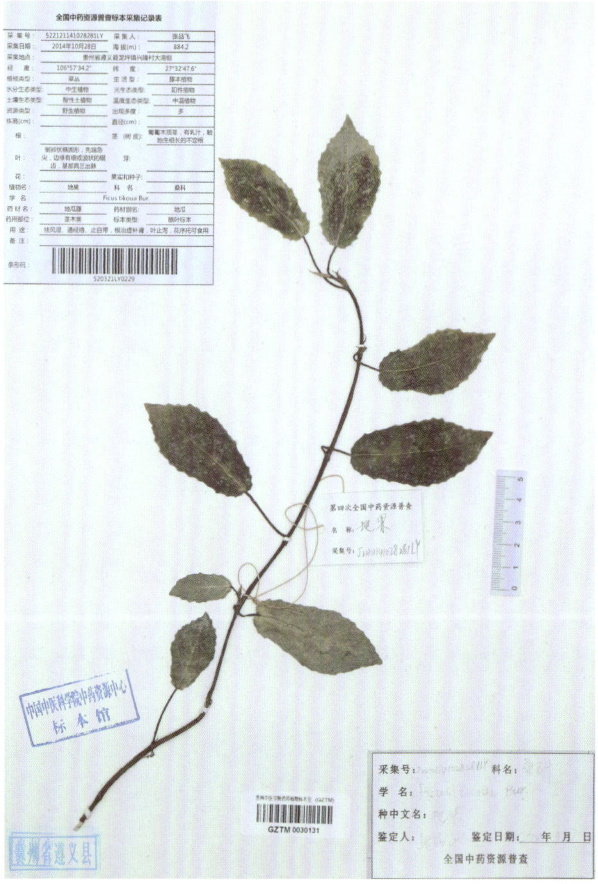

▲ 地果腊叶标本

生苞片3;雄花生瘿花托的口部,花被片2～6,雄蕊1～3(～6);雌花生于另一花序托内。花期4～6月,果期6～9月。

生境及分布 生于海拔400～1 300 m较阴湿的荒地、草坡、疏林、山坡、沟边、旷野草丛或岩石缝中。主要分布于习水、播州、汇川、桐梓等地。

药材名 地瓜果(榕果),地瓜根(根),地瓜藤(茎、叶)。

采收加工 1. 地瓜果。夏季采收尚未成熟的隐花果(榕果),晒干。

2. 地瓜根。夏、秋季间采挖全株,除去地上部分,洗净,晒干或鲜用。

3. 地瓜藤。9～10月采收,晒干或鲜用。

性味归经 1. 地瓜果。甘,微寒。归肺、肝经。

2. 地瓜根。苦、涩,凉。归脾、肾经。

3. 地瓜藤。苦,寒。归肺、肝、脾经。

功能主治 1. 地瓜果。清热解毒,涩精止遗。主治咽喉肿痛,遗精滑精。

2. 地瓜根。清热利湿,消肿止痛。主治泄泻,痢疾,黄肿,风湿痹痛,遗精,瘰疬,痔疮,牙痛,跌打伤痛。

3. 地瓜藤。清热利湿,活血通络,解毒消肿。主治肺热咳嗽,痢疾,水肿,黄疸,小儿消化不良,风湿疼痛,经闭,带下,跌打损伤,痔疮出血,无名肿毒。

用法用量 1. 地瓜果。内服:煎汤,9～30 g;或用开水泡饮。

2. 地瓜根。内服:煎汤,30～60 g。外用:适量,捣烂外敷。

3. 地瓜藤。内服:煎汤,9～30 g。外用:适量,捣敷;或煎水洗。

用药经验 ①咽喉疼痛:地瓜果(嫩的)晒干,每次9 g,泡开水服。②地瓜疮:多生于耳朵周围,形似地瓜果,生用地瓜藤,捣烂,敷于疮上,留头,随干随换,若已溃烂者,并以棉花树根皮,焙干为细末,撒于疮口上。③无名肿毒,烫火伤:地瓜藤适量捣烂,麻油调搽患处。④小儿积食:地瓜、山楂、胡颓子根各适量,煎浓汁内服。⑤梅毒:地瓜果、野枇杷各30 g,大麦冬15 g,小麦冬21 g,水煎服。

柘 *Maclura tricuspidata* Carrière

别名 柘树、棉柘。

形态特征 落叶灌木或小乔木，高可达 8 m 或更高；枝无毛，具硬棘刺。叶卵形至倒卵形，长 3～14 cm，先端钝或渐尖，基部楔形或圆形，全缘，不裂或有时 3 裂，幼时两面有毛。花单性，雌雄异株，排列成头状花序；雄花苞片 2 或 4，花被片 4，雄蕊 4；雌花花被 4 片，花柱 1。聚花果近球形，直径约 2.5 cm，红色；瘦果为宿存的肉质花被和苞片所包裹。花期 5～6 月，果期 9～10 月。

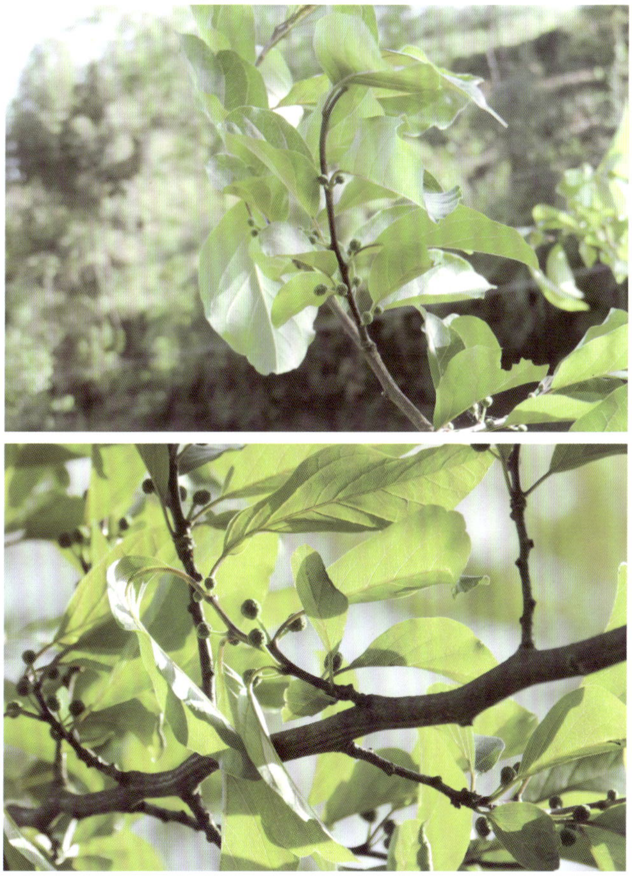

▲ 柘植物

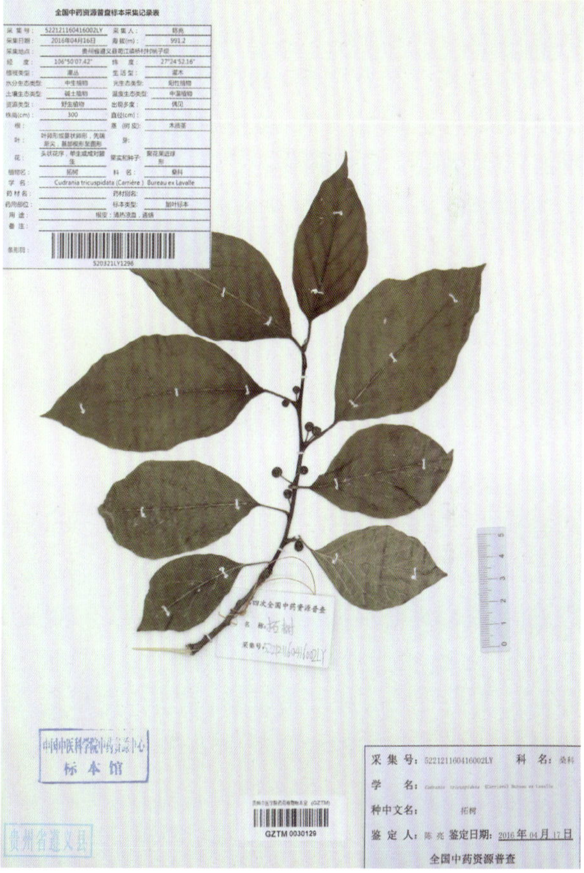

▲ 柘腊叶标本

生境及分布 生于海拔 200～1 500 m 的阳光充足的山地、荒地、林缘及溪旁。主要分布于播州、桐梓、绥阳、务川等地。

药材名 穿破石（根），柘木（木材），柘树果实（果实），柘木白皮（除去栓皮的树皮或根皮），柘树茎叶（枝及叶）。

采收加工 1. 穿破石。全年均可采，挖出根部，除去泥土、须根，洗净，晒干；或洗净，趁鲜切片，晒干；亦可鲜用。

2. 柘木。全年均可采收，砍取树干及粗枝，趁鲜剥去树皮，切片或切段，晒干。

3. 柘树果实。秋季果实将成熟时采收，切片，鲜用或晒干。

4. 柘木白皮。全年均可采收，剥取根皮和树皮，刮去栓皮，鲜用或晒干。

5. 柘树茎叶。夏、秋季采收，鲜用或晒干。

性味归经 1. 穿破石。淡、微苦，凉。
2. 柘木。甘，温。归肝、脾经。
3. 柘树果实。苦，平。归心、肝经。
4. 柘木白皮。甘、微苦，平。归肝、肾经。
5. 柘树茎叶。甘、微苦，凉。归肺、脾经。
功能主治 1. 穿破石。祛风通络，清热除湿，解毒消肿。主治风湿痹痛，跌打损伤，湿热黄疸，湿热痹痛，腮腺炎，肺结核，胃和十二指肠溃疡，淋浊，臌胀，闭经，劳伤咳血，疔疮痈肿。
2. 柘木。滋养血脉，调益脾胃。主治虚损，妇女崩中血结，疟疾。
3. 柘树果实。清热凉血，舒筋活络。主治跌打损伤。
4. 柘木白皮。补肾固精，利湿解毒，止血，化瘀。主治肾虚耳鸣，腰膝冷痛，遗精，带下，黄疸，疮疖，呕血，咯血，崩漏，跌打损伤。
5. 柘树茎叶。清热解毒，祛风活络。主治痄腮，痈肿，隐疹，湿疹，跌打损伤，腰腿痛。
用法用量 1. 穿破石。内服：煎汤，9～30 g，鲜用加倍；或浸酒。外用：适量，捣敷。
2. 柘木。内服：煎汤，15～60 g。外用：适量，煎水洗。
3. 柘树果实。内服：煎汤，15～30 g；或研末。
4. 柘木白皮。内服：煎汤，15～30 g，大剂量可至60 g。外用：适量，捣敷。
5. 柘树茎叶。内服：煎汤，9～15 g。外用：适量，煎水洗；或捣敷。
使用注意 柘木白皮孕妇忌服。
用药经验 ①月经过多：柘树、马鞭草、榆树各等量，水煎兑红糖服。②跌打损伤：柘树根皮 9～15 g，黄酒适量，煎服。③腰痛：柘树根皮（鲜）200 g，酒炒后，水煎服。④黄疸：柘木白皮 30 g，黄栀子 9 g，炖猪蹄服。⑤跌打损伤疼痛：柘木白皮 30 g，泡酒服；或搽患处。

桑 *Morus alba* L.

别名 家桑、桑椹树、桑树叶。
形态特征 落叶灌木或小乔木，高达 15 m。叶卵形或宽卵形，长 5～10（～20）cm，宽 4～8 cm，先端急尖或钝，基部近心形，边缘有粗锯齿，有时不规则分裂，上面无毛，有光泽，下面脉上有疏毛，并具腋毛；叶柄长 1～2.5 cm；托叶披针形，早落。花单性，雌雄异株，均排成腋生穗状花序；雄花序长 1～2.5 cm；雄花花被片 4，雄蕊 4，中央有不育雌蕊；雌花花被片 4，结果时变肉质，无花柱或花柱极短，柱头 2 裂，宿存。聚花果（桑椹）长 1～2.5 cm，黑紫色或白色。花期 3～5 月，果期 5～8 月。
生境及分布 生于海拔 240～2 400 m 的林边、路边或房屋旁等。主要分布于习水、播州、汇川、桐梓、绥阳、务川等地。
药材名 桑椹（成熟果穗），桑白皮（根皮），桑叶（叶），桑枝（嫩枝）。
采收加工 1. 桑葚。4～6 月果穗变红时采收，晒干或稍蒸一下再晒干。生用或熬膏用。
2. 桑叶。初霜后采收，除去杂质，晒干。
3. 桑枝。春末夏初采收，去叶，晒干；或趁鲜切片，晒干。
4. 桑白皮。秋末叶落时至次春发芽前采挖根部，刮去黄棕色粗皮，纵向剖开，剥取根皮，晒干。
性味归经 1. 桑葚。甘、酸，寒。归心、肝、肾经。
2. 桑叶。甘、苦，寒。归肺、肝经。
3. 桑枝。微苦，平。归肝经。
4. 桑白皮。甘，寒。归肺经。
功能主治 1. 桑葚。滋阴补血，生津润燥。主治肝肾阴虚，眩晕耳鸣，目暗昏花，心悸失眠，须发早白，津伤口渴，内热消渴，血虚，肠燥便秘。
2. 桑叶。疏散风热，清肺润燥，清肝明目。主治风热感冒，肺热咳嗽，干咳少痰，头晕头痛，目赤昏花。
3. 桑枝。祛风湿，利关节，行水气。主治风湿痹痛，中风，半身不遂，水肿，脚气，肌体风痒。尤宜于上肢风湿热痹所致的肩臂痛、关节酸痛麻木，水肿。
4. 桑白皮。泻肺平喘，利水消肿。主治肺热喘咳，水肿胀满尿少，面目肌肤浮肿。
用法用量 1. 桑葚。内服：煎汤，9～15 g；桑葚膏，

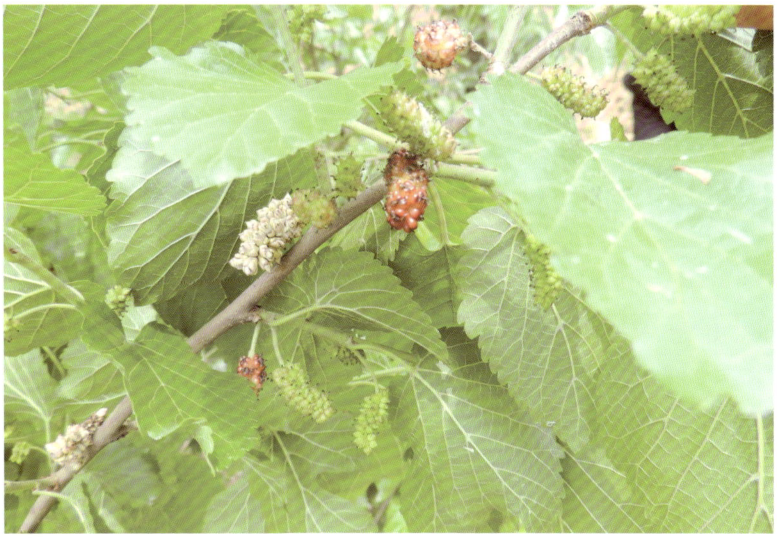

▲ 桑植物

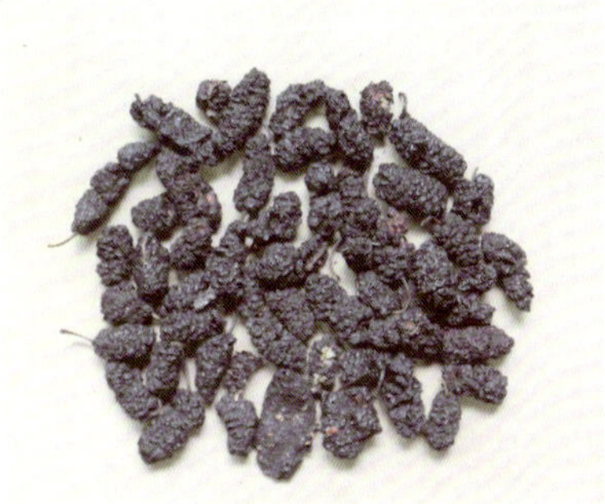

▲ 桑椹药材

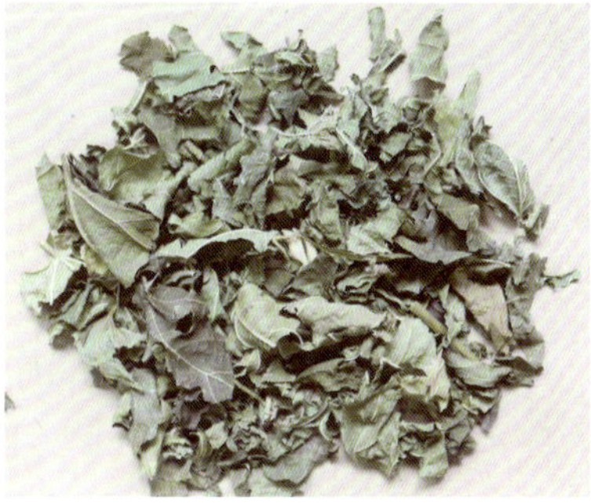

▲ 桑叶药材

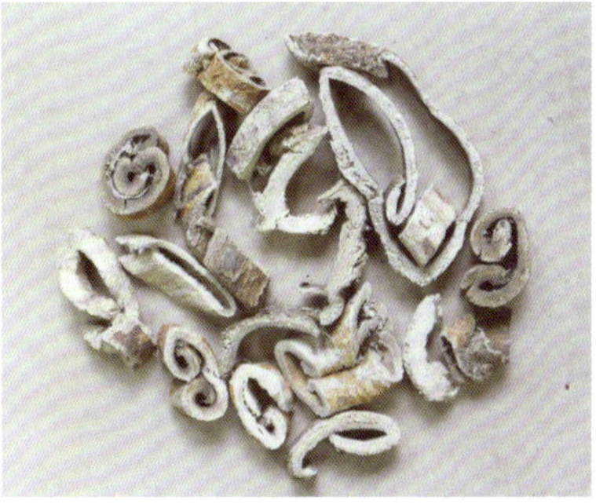

▲ 桑白皮药材

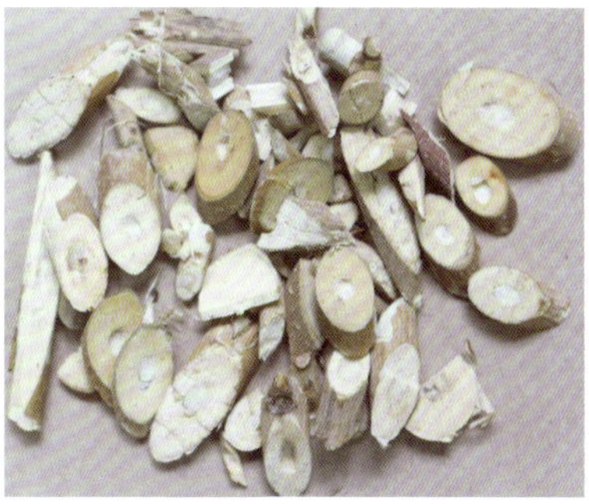

▲ 桑枝药材

温水冲服，15～30 g。外用：适量，浸水洗。

2. 桑叶。内服：煎汤，4.5～9 g；或入丸、散。外用：适量，煎水洗眼或捣敷。蜜炙桑叶润肺止咳力强，肺燥咳嗽多用。

3. 桑枝。内服：煎汤，15～30 g。外用：适量煎水熏洗。

4. 桑白皮。内服：煎汤，9～15 g；或入散剂。外用：适量，捣汁涂或煎水洗。泻肺利水、平肝清火宜生用；肺虚咳喘宜蜜炙用。

使用注意 1. 桑葚。脾胃虚寒泄泻者不宜使用。2. 桑白皮。肺寒无火、便多及风寒咳嗽者禁服。

用药经验 ①高血压：桑枝、桑叶、茺蔚子各 15 g，加水 1 000 ml，煎成 600 ml，睡前泡脚 30～40 min，洗完睡觉。②咽喉红肿、牙痛：桑叶 9～15 g，煎汤服。③火烧伤：经霜桑叶，焙干，烧存性，为细末，香油调敷或干敷。④头晕目眩：桑叶 9 g，菊花 9 g，枸杞子 9 g，决明子 6 g，水煎代茶服。⑤风湿痹痛，跌打损伤：桑白皮 15～30 g，水煎服。⑥火眼：桑叶、千里光、木贼、黄芩各适量，水煎服，日服 3 次。

鸡桑 *Morus australis* Poir.

别名 小岩桑、小桑叶、山桑。

形态特征 落叶灌木或小乔木，高达 15 m。枝开展，无毛；树皮灰褐色，纵裂。单叶互生，纸质，卵圆形，长 6～15 cm，宽 4～10 cm，先端急尖或渐尖，基部楔形或心形，边缘有粗锯齿，有时 3～5 裂，两面均有短毛；叶柄长 1～1.5 cm，被毛；托叶线状披针形，早落。穗状花序生于新枝的叶腋；花单性，雌雄异株；雄花被片和雄蕊均为 5 枚，不育雌蕊陀螺形；雄花序长 1～1.5 m，被柔毛，雄花绿色，具短梗，花被片卵形，花药黄色；雌花序近球形，长约 1 cm，密被白色柔毛，雌花花被片长圆形，暗绿色，花柱很长，雌花柱头 2 裂与花柱等长，宿存。聚花果短椭圆形，直径约 1 cm，成熟时红色或呈暗紫色。花期 3～4 月，果期 4～5 月。

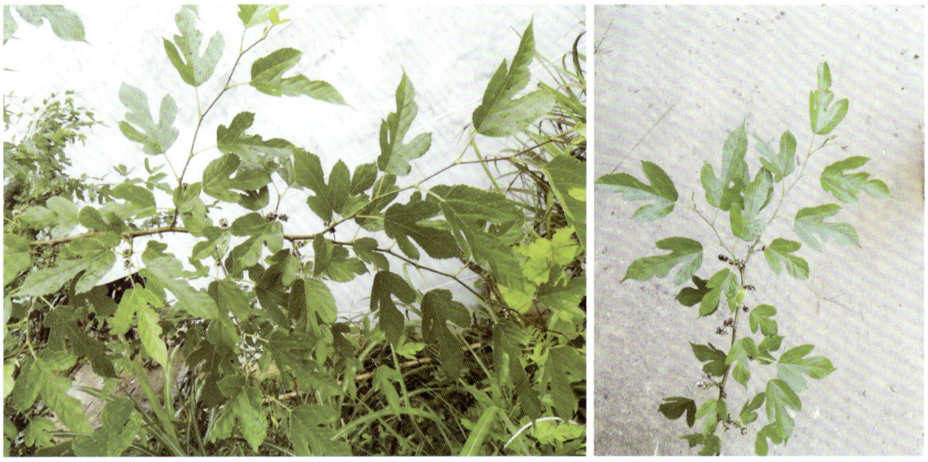

▲ 鸡桑植物

生境及分布 生于海拔 500～1 000 m 的石灰岩的山坡林中或荒地、林缘。主要分布于播州、汇川、桐梓、绥阳等地。

药材名 鸡桑叶（叶），鸡桑根（根或根皮）。

采收加工 1. 鸡桑叶。夏季采收，鲜用或晒干。2. 鸡桑根。秋、冬季采挖，趁鲜时刮去栓皮，洗净；或剥取白皮，晒干。

性味归经 1. 鸡桑叶。甘、辛，寒。归肺经。
2. 鸡桑根。甘、辛，寒。归肺、肾经。

功能主治 1. 鸡桑叶。清热解表，宣肺止咳。主治风热感冒，肺热咳嗽，头痛，咽痛。
2. 鸡桑根。清肺，凉血，利湿。主治肺热咳嗽，鼻衄，水肿，腹泻，黄疸。

用法用量 1. 鸡桑叶。内服：煎汤，3～9 g。
2. 鸡桑根。内服：煎汤，6～15 g。

用药经验 ①黄疸：鸡桑根 15 g，茅草根 30 g，煨水服；或鸡桑根、清明菜、车前草各 15 g，水煎服。②感冒咳嗽：鸡桑叶 9～15 g，煨水服。③鼻血：鸡桑根 9 g，榕树须 15 g，煨水服。④肺热咳嗽：鸡桑根 15 g，鱼腥草、白折耳各 30 g，水煎服。

荨麻科

苎麻 *Boehmeria nivea*（L.）Gaudich.

别名　野麻、家麻、白麻。

形态特征　半灌木。茎高达 2 m，分枝，生短或长毛。叶互生；叶片卵形或近圆形，长 5～16 cm，宽 3.5～13 cm，先端渐尖，边缘密生牙齿，上面粗糙，下面密生交织的白色柔毛，具 3 条基生脉；叶柄长 2～11 cm。雌雄通常同株；花序圆锥状；雄花序通常位于雌花序之下；雄花小，花被片 4，雄蕊 4，有退化雌蕊；雌花簇球形，花被管状。瘦果小，椭圆形，密生短毛，宿存柱头丝形。花期 5～8 月，果期 8～10 月。

生境及分布　生于海拔 200～1 700 m 的路旁、山谷林边或草坡。主要分布于播州、汇川、桐梓、绥阳等地。

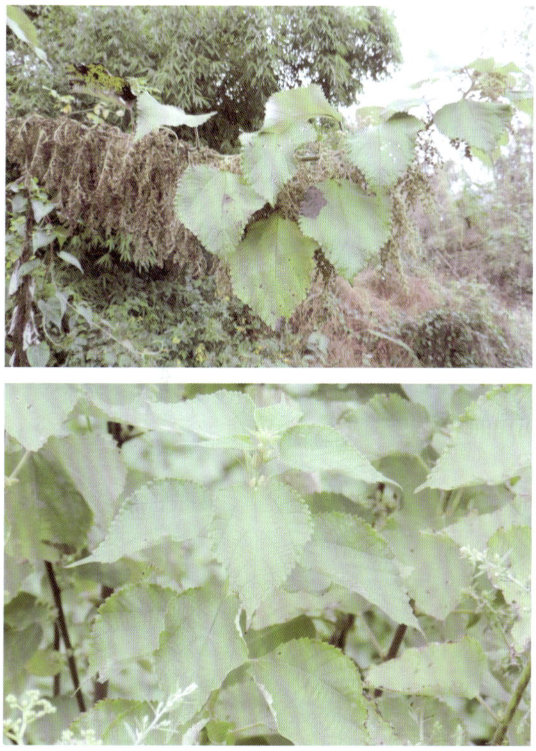

▲ 苎麻植物

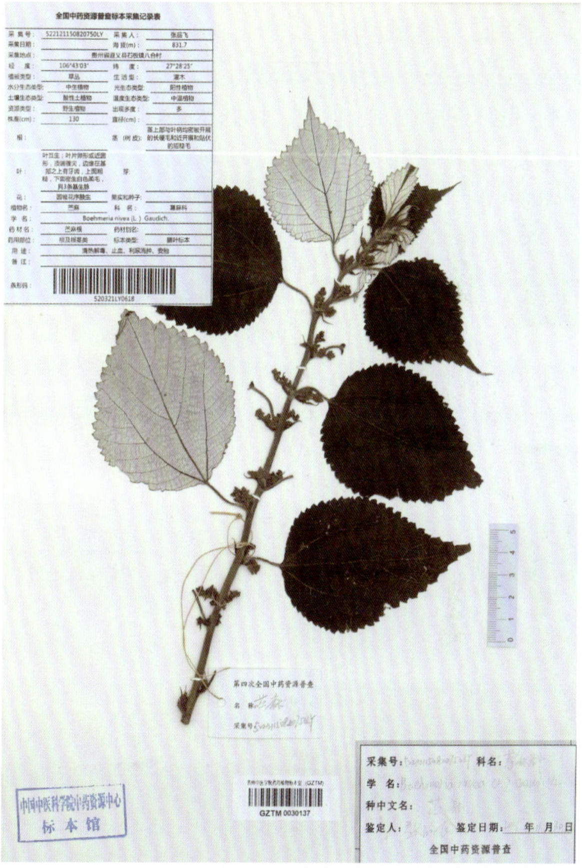

▲ 苎麻腊叶标本

药材名　苎麻根（根和根茎），苎麻梗（茎或带叶嫩茎），苎麻皮（茎皮），苎麻叶（叶），苎花（花）。

采收加工　1. 苎麻根。冬、春季采挖根，除去地上茎和泥土，洗净，切片，晒干。生用或制炭用。一般选择食指粗细的根为佳。

2. 苎麻梗。春、夏季采收，鲜用或晒干。

3. 苎麻皮。夏、秋季采收，剥取茎皮，鲜用或晒干。

4. 苎麻叶。春、夏、秋季均可采收，鲜用或晒干。

5. 苎花。夏季花盛开期采收，鲜用或晒干。

性味归经　1. 苎麻根。甘，寒。归肝、心、膀胱经。

2. 苎麻梗。甘，微寒。
3. 苎麻皮。甘，寒。归胃、膀胱、肝经。
4. 苎麻叶。甘、微苦，寒。归肝、心经。
5. 苎花。甘，寒。归心、肺、胃经。

功能主治 1. 苎麻根。凉血止血，清热安胎，利尿，解毒。主治血热妄行所致的咯血，吐血，衄血，血淋，便血，崩漏，紫癜，胎动不安，胎漏下血，小便淋沥，痈疮肿毒，蛇虫咬伤。
2. 苎麻梗。散瘀，解毒。主治金疮折损，痘疮，痈肿，丹毒。
3. 苎麻皮。清热凉血，散瘀止血，解毒利尿，安胎回乳。主治瘀热心烦，天行热病，产后血晕、腹痛，跌打损伤，创伤出血，血淋，小便不通，肛门肿痛，胎动不安，乳房胀痛。
4. 苎麻叶。凉血止血，散瘀消肿，解毒。主治咯血，吐血，血淋，尿血，月经过多，外伤出血，跌仆肿痛，脱肛不收，丹毒，疮肿，乳痈，湿疹，蛇虫咬伤。
5. 苎花。清心除烦，凉血透疹。主治心烦失眠，口舌生疮，麻疹透发不畅，风疹瘙痒。

用法用量 1. 苎麻根。内服：煎汤，5～30 g；或捣汁。外用：适量，鲜品捣敷；或煎汤熏洗。苎麻根炭多止血。
2. 苎麻梗。内服：煎汤，6～15 g；或入丸、散。外用：适量，研末调敷；或鲜品捣敷。
3. 苎麻皮。内服：煎汤，3～15 g；或酒煎。外用：适量，捣敷。
4. 苎麻叶。内服：煎汤，10～30 g；或研末；或鲜品捣汁。外用：适量，研末掺；或鲜品捣敷。
5. 苎花。内服：煎汤，6～15 g。外用：适量，煎水洗。

使用注意 1. 苎麻根。无实热者慎服。
2. 苎麻叶。脾胃虚寒者慎服。

用药经验 ①习惯性流产：苎麻根 50 g，莲子 15 g，怀山药 15 g，水煎服。②月家病：苎麻根、金荞麦各适量，水煎服。③漆疮：苎麻（家麻或野麻）茎上皮适量，水煎，待温，洗患处，洗时避风。④蛇虫咬伤：苎麻叶，适量，捣绒敷患处。⑤血热崩漏：苎麻根 30 g，水煎服。⑥无名肿毒，乳痈：鲜苎麻根、积雪草等量，捣绒包患处。

长叶水麻 *Debregeasia longifolia* (Burm. f.) Wedd.

别名 麻叶树、水珠麻、水麻叶。

形态特征 灌木高 1～3 m；小枝圆柱形，密生伸展的糙毛。叶互生，披针形、宽披针形、有时狭椭圆形，长 8.5～21 cm，宽 2.2～6.5 cm，基部圆形或钝，先端渐尖，边缘密生小牙齿，上面粗糙，有时具泡状隆起，疏生短毛，下面密生灰白色短绒毛，基生脉 3 条，侧脉 4 至 6 对；叶柄长 1～6 cm。雌雄异株。花序大多生叶痕腋部，1～2(～3)回两叉状分枝，每分枝顶端各生 1 个球形花簇；雄花花被片 4，卵形，雄蕊 4。瘦果小，宿存管伏花被橙红色，肉质。花期 5～8 月，果期 8～12 月。

生境及分布 生于海拔 800～2 000 m 的河谷、山坡沟边向阳处、溪边两岸灌丛中和林缘的潮湿处。主要分布于习水、播州、仁怀、桐梓等地。

药材名 长叶水麻（茎叶）。

采收加工 全年均可采，鲜品或晒干。

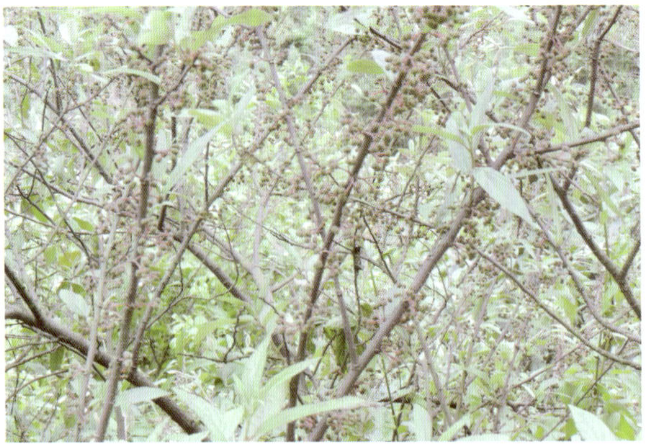
▲ 长叶水麻植物

性味 辛、苦，凉。

功能主治 祛风止咳，清热利湿。主治伤风感冒，咳嗽，热痹，膀胱炎，无名肿毒，牙痛。

用法用量 内服：煎汤，9～15 g。外用：适量，鲜品捣敷。

楼梯草 *Elatostema involucratum* Franch. et sav.

别名 半边伞、半边山、赤车使者。

形态特征 多年生草本。茎高 25～60 cm，无毛，稀上部有疏柔毛。叶无柄或近无柄；叶片草质，斜倒披针状长圆形或斜长圆形，长 4.5～16(～19) cm，宽 2.2～4.5(～6) cm，顶端骤尖(骤尖头全缘)，基部在狭侧楔形，在宽侧圆形或浅心形，边缘有牙齿，上面有少数短糙伏毛，下面无毛或沿脉有短毛，钟乳体密，叶脉羽状，侧脉在每侧 5～8 条；托叶狭条形或狭三角形，无毛。雌雄同株或异株。雄花序有梗(花序梗无毛，稀有短毛)；花序托不明显，稀明显，周围有少数狭卵形苞片；小苞片条形；雄花有 5 个花被片。雌花序具极短梗；花序托通常很小，周围有卵形苞片，中间生有多数密集的雌花。瘦果卵形，有少数不明显纵肋。花期 4～5 月，果期 9～11 月。

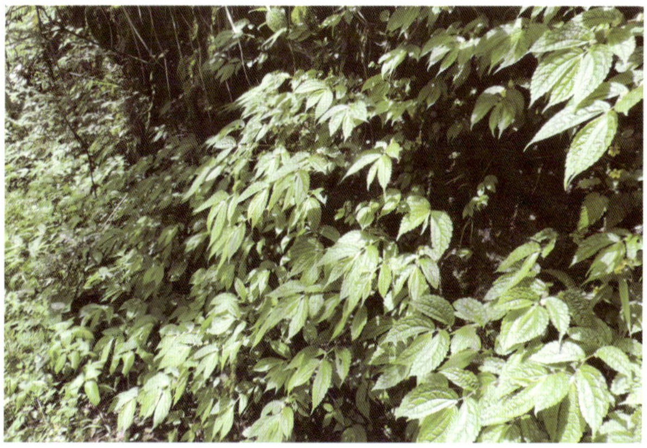

▲ 楼梯草植物

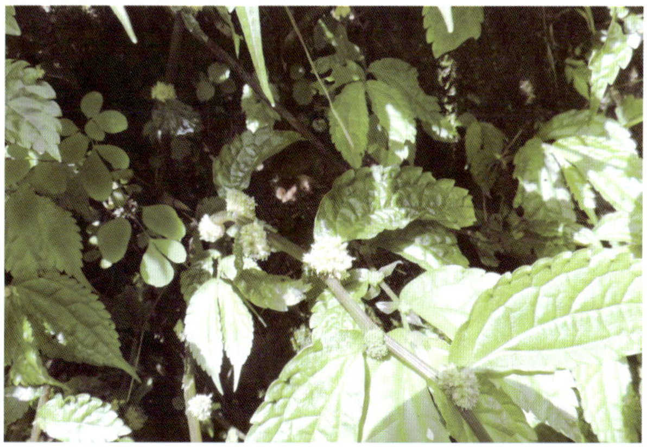

▲ 楼梯草花特征

生境及分布 生于海拔 200～2 000 m 的山谷沟边石上、林中或灌丛中。主要分布于桐梓、绥阳、播州等地。

药材名 楼梯草(全草)，楼梯草根(根茎)。

采收加工 1. 楼梯草。春、夏、秋季采割，洗净，切碎，鲜用或晒干。

2. 楼梯草根。夏、秋季采挖，除去茎叶及须根，洗净，晒干。

性味归经 1. 楼梯草。微苦，微寒。归大肠、肝、脾经。

2. 楼梯草根。微辛，微寒。有小毒。

功能主治 1. 楼梯草。清热解毒，祛风除湿，利水消肿，活血止痛。主治赤白痢疾，高热惊风，黄疸，风湿痹痛，水肿，淋证，经闭，疮肿，痄腮，带状疱疹，毒蛇咬伤，跌打损伤，骨折。

2. 楼梯草根。活血止痛。主治跌打损伤，筋骨疼痛。

用法用量 1. 楼梯草。内服：煎汤，6～9 g。外用：适量，鲜品捣敷；或捣烂和酒揉擦。

2. 楼梯草根。内服：煎汤，6～9 g；或泡酒。

用药经验 ①骨折：楼梯草、小马蹄草各等量，捣绒，加酒精炒热，包伤处，每日换 1 次。②无名肿毒：楼梯草适量，加酒捣烂敷患处。③风湿疼痛：楼梯草适量，捣烂兑烧酒，揉搓痛处，早、晚各揉搓 1 次。

大蝎子草 *Girardinia diversifolia*（Link）Friis

别名 虎麻、禾麻、梗麻。

形态特征 多年生高大草本，茎下部常木质化。茎高达 2 m，具 5 棱，全体伏生粗毛和粗螫毛。单叶互生。叶片轮廓宽卵形、扁圆形或五角形，茎干的叶较大，分枝上的叶较小，长和宽均 8～25 cm，基部宽心形或近截形，具(3～)5～7 深裂片，稀、不裂，边缘有不规则的牙齿或重牙齿，上面疏生刺毛和糙伏毛，下面生糙伏毛或短硬毛和在脉上疏生刺毛，基生脉 3 条。叶柄长 3～15 cm。托叶大，长圆状卵形，外面疏生细糙伏毛。花雌雄异株或同株，雌花序生上部叶腋，雄花序生下部叶腋，多次二叉状分枝排成总状或近圆锥状，长 5～11 cm。雌花序总状或近圆锥状，稀长穗状，在果时长 10～25 cm，序轴上具糙伏毛和伸展的粗毛，小团伞花枝上密生刺毛和细粗毛。雄花近无梗。花被片 4，卵形，内凹，外面疏生细糙毛。退化雌蕊杯状。花被片大的一枚舟形，先端有 3 齿，背面疏生细糙毛，小的一枚条形，较短。子房狭长圆状卵形。瘦果近心形，稍扁，熟时变棕黑色，表面有粗疣点。花期 9～10 月，果期 10～11 月。

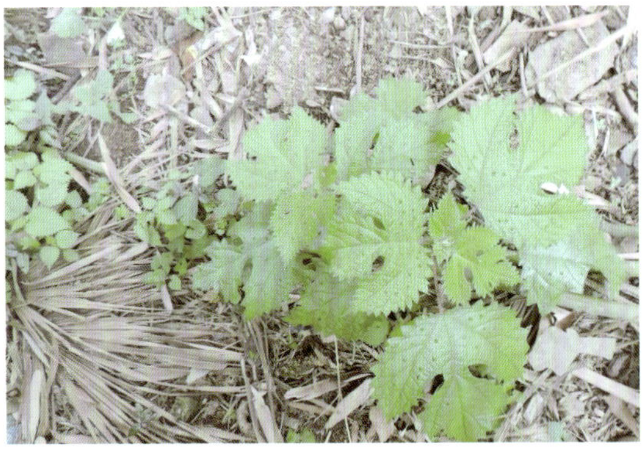

▲ 大蝎子草植物

生境及分布 生于海拔 500～1 400 m 的林下湿地、溪旁草丛、山地林边或疏林下。主要分布于播州、习水、汇川等地。

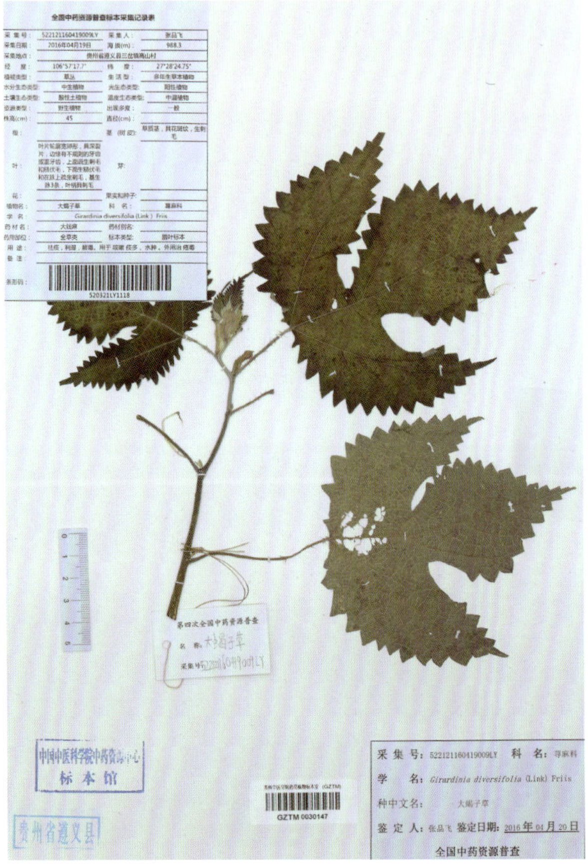

▲ 大蝎子草腊叶标本

药材名 大钱麻(全草及根)。

采收加工 全年均可采收，以春、夏季较多，鲜用或晒干。

性味 苦、辛，凉。有毒。

功能主治 祛风除痰，利湿解毒。主治咳嗽痰多，风湿痹痛，跌打疼痛，头痛，皮肤瘙痒，水肿疮毒，蛇咬伤。

用法用量 内服：煎汤，9～15 g；或捣汁饮。外用：适量，煎水熏洗。

用药经验 ①蛇咬伤：大钱麻适量，捣烂敷患处。②风湿痹痛：大钱麻 15 g，炖猪蹄服，早、晚各 1 次。

糯米团 *Gonostegia hirta* (Bl.) Miq.

别名 糯米草、米浆藤、捆仙绳。

形态特征 多年生草本，有时茎基部变木质。茎蔓生、铺地或渐升，长50～160 cm，不分枝或分枝，上部带四棱形，有短柔毛。叶对生。叶片草质或纸质，宽披针形至狭披针形、狭卵形、稀卵形或椭圆形，长1～10 cm，宽0.7～2.8 cm，顶端长渐尖至短渐尖，基部浅心形或圆形，边缘全缘，上面稍粗糙，有稀疏短伏毛或近无毛，下面沿脉有疏毛或近无毛，基出脉3～5条。托叶钻形。团伞花序腋生，通常两性，有时单性，雌雄异株。苞片三角形。雄花：花蕾在内折线上有稀疏长柔毛。花被片5，分生，倒披针形，顶端短骤尖。雄蕊5，花丝条形。退化雌蕊极小，圆锥状。雌花：花被菱状狭卵形，顶端有2小齿，有疏毛，果期呈卵形，有10条纵肋。柱头有密毛。瘦果卵球形，白色或黑色，有光泽。花期5～9月，果期7～9月。

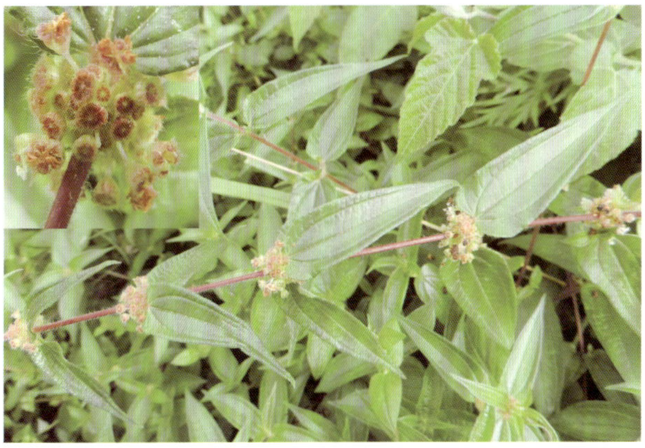

▲ 糯米团植物

生境及分布 生于海拔100～2 700 m的丘陵或低山林中、灌丛中、溪谷林下阴湿处、山麓水沟边及沟边草地。主要分布于播州、桐梓、务川等地。

药材名 糯米藤(带根全草)。

采收加工 全年均可采收，除去杂质，鲜用或晒干。

性味 甘、微苦，凉。

功能主治 清热解毒，健脾消积，利湿消肿，散瘀止血。主治乳痈，肿毒，痢疾，消化不良，食积腹痛，小儿疳积，带下，水肿，小便不利，痛经，跌打损伤，咳血，吐血，外伤出血。

用法用量 内服：煎汤，10～30 g，鲜品加倍；或炖肉。外用：适量，捣敷。

用药经验 ①结石：取10～15 g鲜糯米藤根洗净，打碎，用淘米水过滤，饮用过滤的水。②刀枪伤：糯米藤根适量，捣烂敷。③疔疮：糯米藤鲜品适量，捣绒敷患处。④痔疮：糯米藤根适量，捣绒敷患处。⑤小儿食积胀满：糯米藤30 g，煨水服。⑥急性黄疸性肝炎：鲜糯米藤、糯稻根各60 g，水煎服。⑦湿热带下：鲜糯米藤30～60 g，水煎服。

翅茎冷水花 *Pilea subcoriacea* (Hand.-Mazz.) C.J.Chen

别名 亚革质冷水花、小赤麻、水赤麻。

形态特征 多年生草本，近无毛；地下茎横走，茎高20～70 cm，肉质，带紫红色，常有数条波状膜质翅，几不分枝。同对的叶近等大，纸质，倒卵状长圆形，有时椭圆形，长3～10 cm，宽1.5～5.5 cm，顶端渐尖，基部圆形或钝形，稀微缺，边缘下部全缘，下部以上有圆齿状锯齿，上面深绿，下面带紫红色或浅绿，钟乳体极细，不明显，长约0.1 mm，基出脉3条，在叶背隆起；叶柄长0.5～3.5 cm；托叶薄膜质，褐色，心形，宿存。雌雄异株；雄花序聚伞圆锥状，具长梗，长2～5 cm，具少数分枝，连同花序梗常长过叶；雌花序多回二歧聚伞状，具短总梗，长1～1.5 cm。雄花具梗，在芽时长约2 mm；花被片4，合生至中部，长圆状卵形；退化雌蕊小，圆锥状卵形，雌花小，具短梗或无；花被3，稍不等大，背生的一枚稍长，果时长及果1/4～1/3，增厚；退化雄蕊长圆

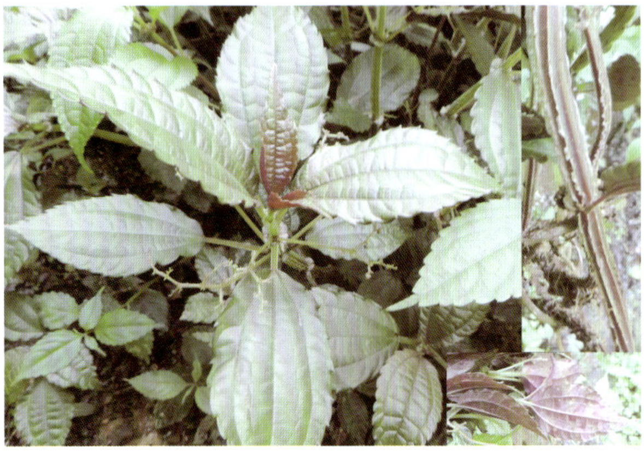

▲ 翅茎冷水花植物

形，与花被片近等长。瘦果近圆形或圆卵形，凸透镜状，熟时表面有细疣点。花期 4 月，果期 5～6 月。

生境及分布　生于海拔 850～1 800 m 山谷林下阴湿处。主要分布于播州、仁怀、习水等地。

药材名　翅茎冷水花(全草)。

采收加工　夏、秋季采收，鲜用或晒干。

性味归经　淡、微甘，凉。

功能主治　清热解毒，消肿。主治疮疖痈肿，水肿。

用法用量　内服：煎汤，6～15 g。外用：适量，鲜品捣敷患处。

用药经验　疮疖痈肿：鲜翅茎冷水花适量，捣烂外敷患处。

荨麻 *Urtica fissa* E. Pritz.

别名　白活麻、裂叶荨麻、火麻草。

形态特征　多年生草本。茎高 60～100 cm，生螫毛和反曲的微柔毛。叶对生；叶片宽卵形或近五角形，长及宽均 5～12 cm，先端渐尖，基部圆形或浅心形，近掌状浅裂，裂片三角形，有不规则牙齿，下面生微柔毛，沿脉生螫毛；叶柄长 1～7 cm；托叶合生，卵形。雌雄同株或异株；雄花序长约达 10 cm，生稀疏分枝，在雌雄同株时生雌花序之下；雄花具 4 花被片；雌花序较短，分枝极短；雌花小，柱头画笔头状。花期 7～8 月，果期 8～10 月。

生境及分布　生于海拔 1 000 m 左右的山坡、路旁、沟边或住宅旁半阴湿处。主要分布于播州、桐梓、绥阳、习水等地。

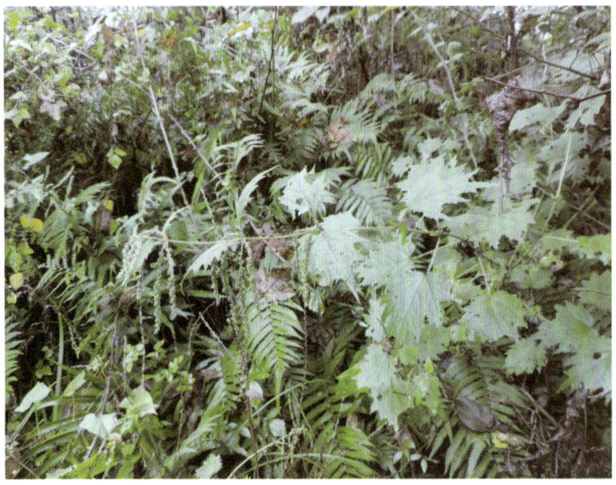

▲ 荨麻生境

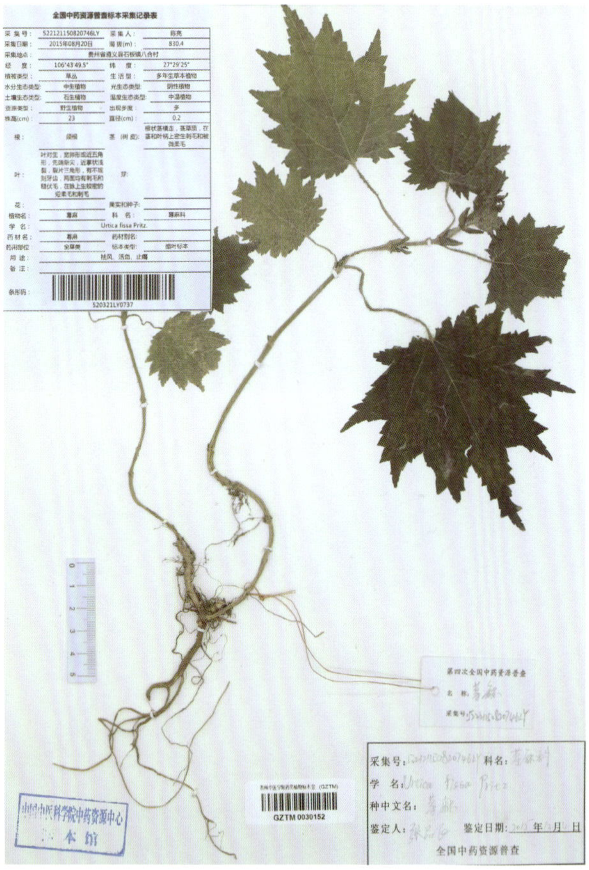

▲ 荨麻腊叶标本

药材名　荨麻(全草)，荨麻根(根)。

采收加工 1. 荨麻。夏、秋季采收，切段，晒干。2. 荨麻根。夏、秋季采挖，除去杂质，洗净，鲜用或晒干。

性味归经 1. 荨麻。苦、辛，温。有毒。归肝经。2. 荨麻根。苦、辛，温。有小毒。

功能主治 1. 荨麻。祛风通络，平肝定惊，消积通便，解毒。主治风湿痹痛，产后抽风，小儿惊风，小儿麻痹后遗症，高血压，消化不良，大便不通，荨麻疹初起，跌打损伤，蛇虫咬伤。2. 荨麻根。祛风，活血，止痛。主治风湿疼痛，荨麻疹，湿疹，高血压。

用法用量 1. 荨麻。内服：煎汤，5～10 g。外用：适量，捣汁擦；或捣烂外敷；或煎水洗。2. 荨麻根。内服：煎汤，15～30 g；或浸酒。外用：适量，煎水洗。

用药经验 ①湿疹：荨麻根、麻黄根各 100 g，煎水洗患处，洗 1～3 次后可见流黄水，继续再洗，以头部湿疹效果较好。②麻风：荨麻根干品 12～18 g，水煎服。③风湿疼痛：荨麻根适量，泡酒 3～5 日，每次服 5～10 ml，日服 2 次。④阴疽：荨麻鲜根、生半夏、橘叶各适量，加酒糟捣烂敷。⑤风湿性关节炎：荨麻适量，水煎擦洗。

檀香科

百蕊草 *Thesium chinense* Turcz.

别名 地石榴、白乳草、小草。

形态特征 多年生寄生草本，高 15～40 cm，纤弱，无毛；茎簇生，具棱，幼枝尤其明显。叶互生，条形，长 0.5～1.5 cm，无毛。花小，绿白色，两性，无柄，单朵腋生，基部有 3 枚叶状小苞片；花被下部筒状，上部 5 裂；裂片内面有一束不甚明显的毛，顶端近锐尖而反折；雄蕊 5，生于花被裂片基部或近花被筒喉部，并与花被裂片对生，长仅为后者的一半，不伸

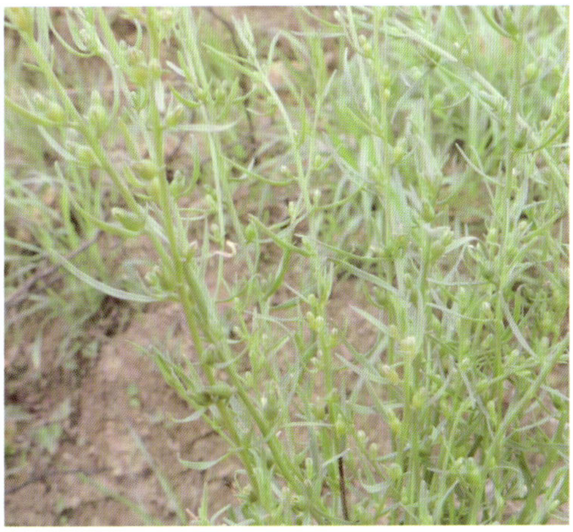

▲ 百蕊草植物

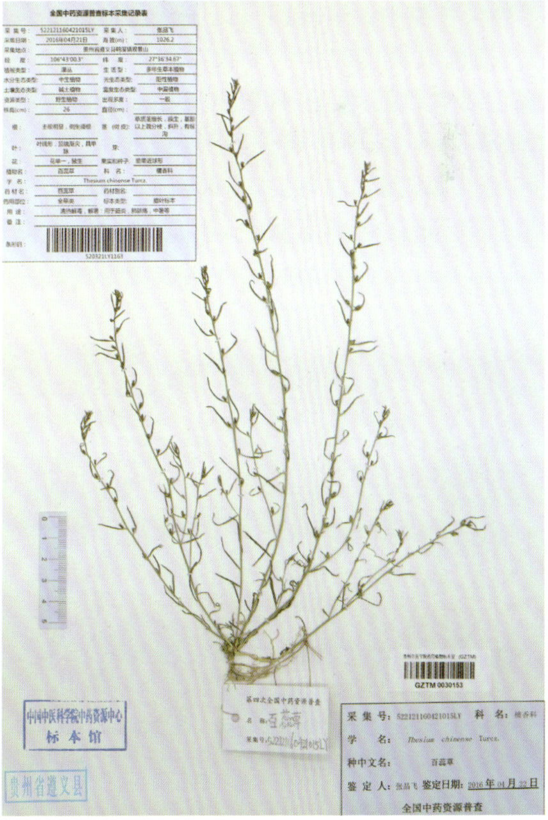

▲ 百蕊草腊叶标本

出花被之外；子房下位，花柱极短，近圆锥形。坚果球形或椭圆形，表面有核桃壳状的雕纹，近无柄。花期 4～5 月，果期 6～7 月。

生境及分布 生于海拔 10～3 400 m 的山坡林地、灌丛、草原、沟谷、草甸、石坎边、沙地草丛或火烧过的草坡。主要分布于播州、红花岗、习水等地。

药材名 百蕊草(全草)。

采收加工 春、夏季拔取全草，去净泥土，晒干。以果多、色灰绿、无泥沙者为佳。

性味归经 辛、微苦，寒。归脾、肾经。

功能主治 清热，利湿，解毒，补肾涩精。主治风热感冒，中暑，肺痈，乳蛾，淋巴结结核，乳痛，疖肿，淋证，黄疸，头昏体弱，肾虚腰痛，遗精，滑精，头疮，颈淋巴腺炎。

用法用量 内服：煎汤，9～30 g；研末或浸酒。外用：适量，研末调敷。

用药经验 ①肾虚腰痛头晕：百蕊草 50 g，泡酒服。②急性乳腺炎：百蕊草 100 g，煎水 300 ml，以米酒一杯送服。③各种急性炎症：百蕊草全草(干品) 100～150 g，煎水服。

桑寄生科

毛叶钝果寄生 *Taxillus nigrans* (Hance) Danser

别名 寄生草、毛叶寄生、茑木。

形态特征 灌木。嫩枝、叶、花序和花均密被灰黄色、黄褐色或褐色的叠生星状毛和星状毛。小枝灰褐色或暗黑色，无毛，具散生皮孔。叶对生或互生，长椭圆形、长圆形或长卵形，长 6～11 cm，宽 3～5 cm，顶端圆钝或急尖，基部楔形至圆形，上面无毛，干后暗黑色或黄褐色，下面被绒毛。侧脉 4～5 对，在叶上面稍凸起。叶柄被绒毛。总状花序，1～5 个簇生于叶腋或小枝已落叶腋部，具花 2 朵或 3～5 朵，密集排列呈伞形，花红黄色，花托卵球形。副萼环状，全缘，稍内卷。花冠花蕾时管状，长 1.2～1.8 cm，微弯或近直立，冠管稍膨胀，顶部卵球形，裂片 4 枚，匙形，稍开展或反折。花柱线状，柱头头状。果椭圆状，两端圆钝，淡黄色，果皮粗糙，具疏生星状毛。花期 8～11 月，果期翌年 4～5 月。

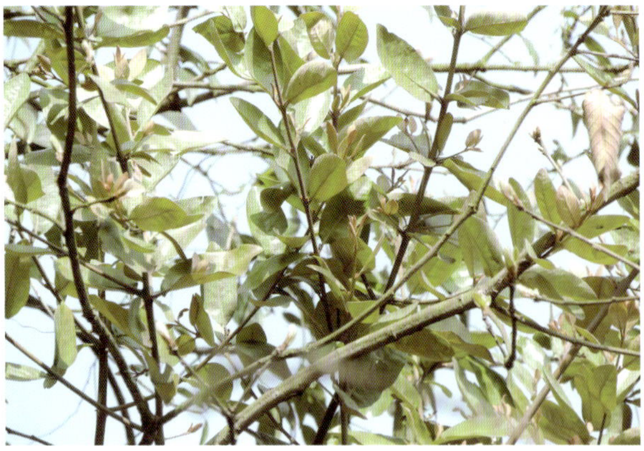
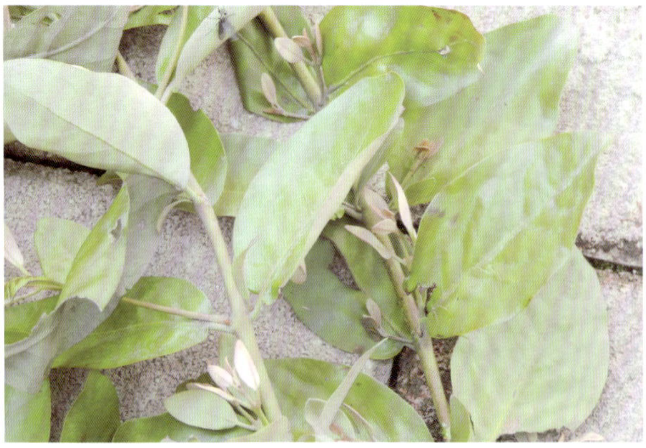

▲ 毛叶钝果寄生植物

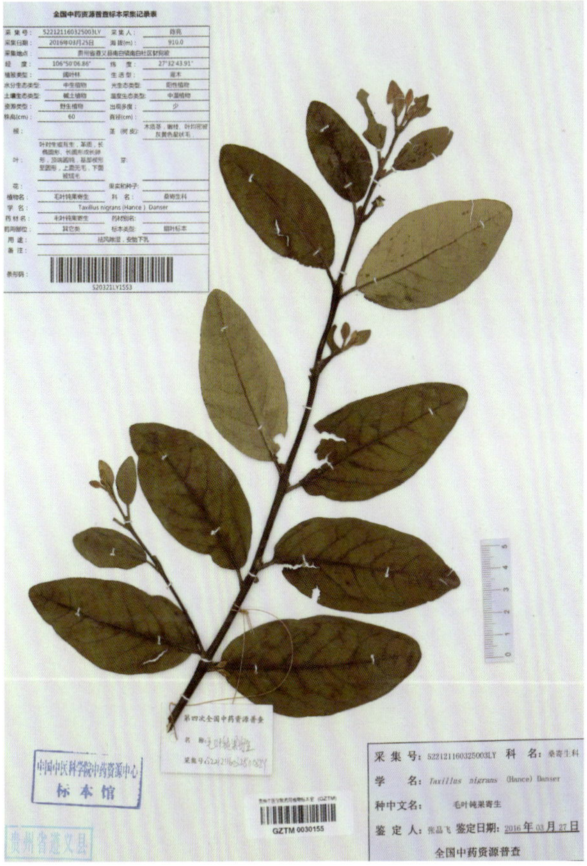

▲ 毛叶钝果寄生腊叶标本

生境及分布 生于海拔 300～1 300 m 的山地、丘陵或河谷盆地阔叶林中，寄生于樟树、桑树、油茶或栎属、柳属植物上。主要分布于播州、习水、桐梓等地。

药材名 桑寄生(枝叶)。

采收加工 冬季至次春采割，除去粗茎，切段，干燥或蒸后干燥。生用。

性味归经 苦、甘，平。归肝、肾经。

功能主治 祛风湿，补肝肾，强筋骨，安胎元。主治风湿痹痛，腰膝酸软，筋骨无力，崩漏经多，胎漏下血，胎动不安，高血压。

用法用量 内服：煎汤，10～15 g；或入丸、散；或浸酒；或捣汁服。外用：适量，捣烂外敷。

用药经验 滑胎：菟丝子(炒熟)200 g，桑寄生 100 g，川续断 100 g，阿胶 100 g。将上药前三味轧细，水化阿胶和为丸，一分重。每服 20 丸，温开水送下，次日再服。

蓼科

金荞麦 *Fagopyrum dibotrys* (D. Don) Hara

别名 苦荞头、天荞麦、赤地利。

形态特征 多年生草本。根状茎木质化，黑褐色。茎直立，高 50～100 cm，分枝，具纵棱，无毛。有时一侧沿棱被柔毛。叶三角形，长 4～12 cm，宽 3～11 cm，顶端渐尖，基部近戟形，边缘全缘。叶柄长可达 10 cm。托叶鞘筒状，膜质，褐色，偏斜，顶端截形，无缘毛。花序伞房状，顶生或腋生。苞片卵状披针形，顶端尖，边缘膜质，每苞内具 2～4 花。花梗中部具关节，与苞片近等长。花被 5 深裂，白色，花被片长椭圆形，雄蕊 8，比花被短，花柱 3，柱头头状。瘦果宽卵形，具 3 锐棱，黑褐色，无光泽，超出宿存花被 2～3 倍。花期 7～9 月，果期 8～10 月。

生境及分布 生于海拔 250～1 300 m 的山野、荒坡、山谷湿地、山坡灌丛、路边或房前房后。主要分布于播州、红花岗、汇川、习水等地。

药材名 金荞麦(根茎)。

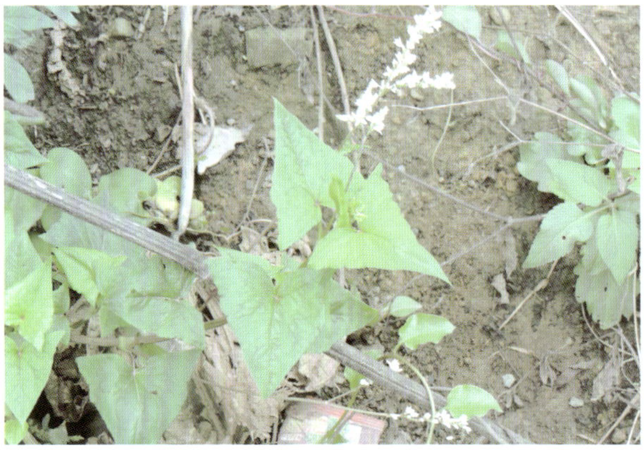

▲ 金荞麦植物

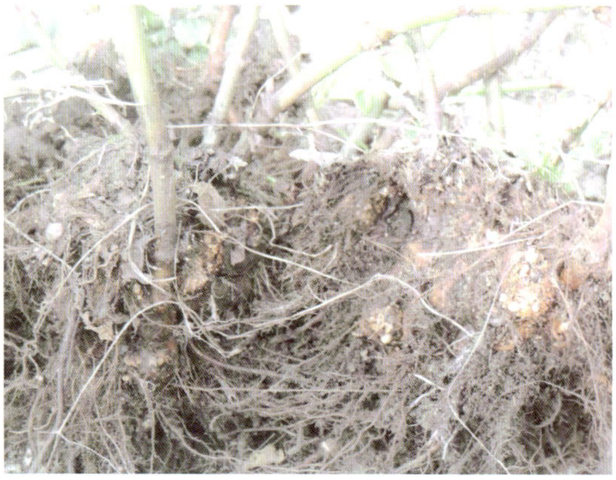

▲ 金荞麦根茎

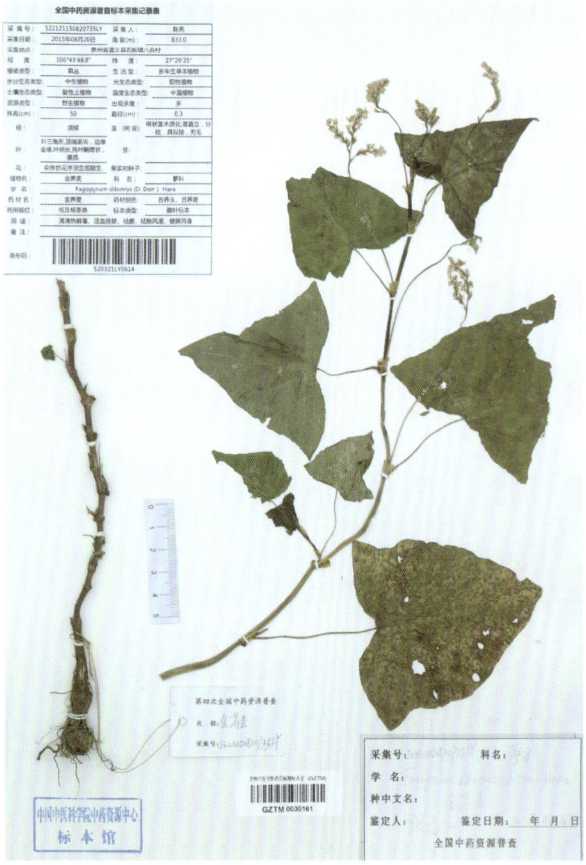

▲ 金荞麦腊叶标本

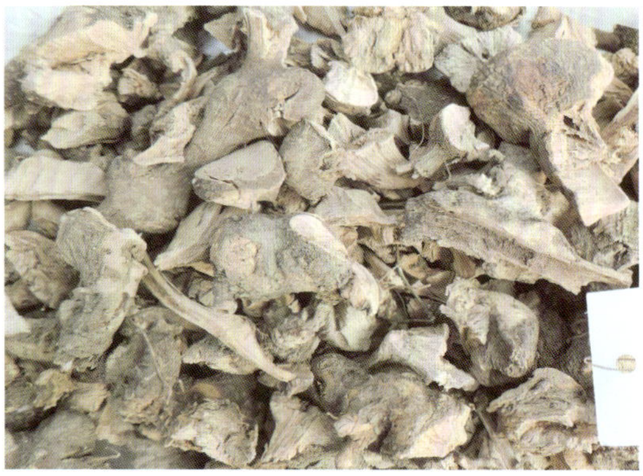

▲ 金荞麦药材

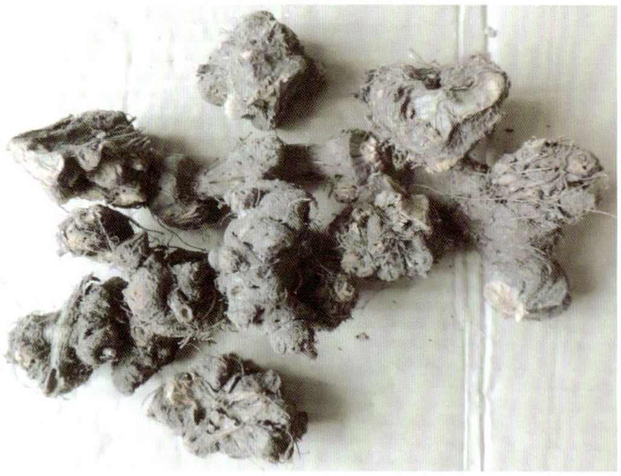

▲ 金荞麦根茎药材

采收加工　秋冬季节地上茎叶枯萎时采挖，除去茎和须根，洗净，切片晒干。以个大，质坚硬者为佳。

性味归经　微辛、涩，凉。归肺经。

功能主治　清热解毒，排脓祛瘀。主治肺痈吐脓，瘰疬，疮疖，毒蛇咬伤，肺热喘咳，咽喉肿痛，乳蛾肿痛，脾失健运，腹胀少食，疳积消瘦，肺脓疡，麻疹肺炎，扁桃体周围脓肿。

用法用量　内服：煎汤，15～45 g；或研末，用水或黄酒隔水密闭炖服。外用：适量，捣汁或磨汁涂敷。

使用注意　孕妇禁用，服用后因避免日晒，慎防光敏反应。

用药经验　①细菌性痢疾，阿米巴痢疾：金荞麦 15 g，焦山楂 9 g，生甘草 6 g，水煎服，每日 1 剂，分 2 次服用。②肺痈，咯吐脓痰：金荞麦 30 g，鱼腥草

30 g，甘草 6 g，水煎服。③痛经：金荞麦 60 g，红糖 30 g，水煎，兑红糖服。④咽喉肿痛：金荞麦 12 g，水煎服。⑤食少，疳积消瘦：金荞麦 30 g，水煎服；或炖肉喝汤。

荞麦 *Fagopyrum esculentum* Moench

别名 净肠草、荞子、乌麦。

形态特征 一年生草本，高 40～100 cm。茎直立，多分枝，光滑，淡绿色或红褐色，有时生稀疏的乳头状突起。下部叶有长柄，上部叶近无柄；叶片三角形或卵状三角形，顶端渐尖，基部心形或戟形，全缘，两面无毛或仅沿叶脉有毛；托叶鞘短筒状，顶端斜而截平，早落。花序总状或圆锥状，顶生或腋生；花梗细长；花淡红色或白色，密集；花被 5 深裂，裂片矩圆形；雄蕊 8，短于花被；花柱 3，柱头头状。瘦果卵形，有 3 锐棱，顶端渐尖，黄褐色，光滑。花、果期 5～10 月。

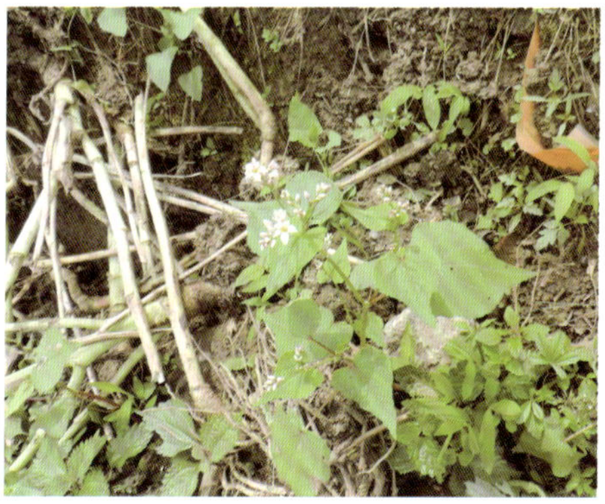

▲ 荞麦植物

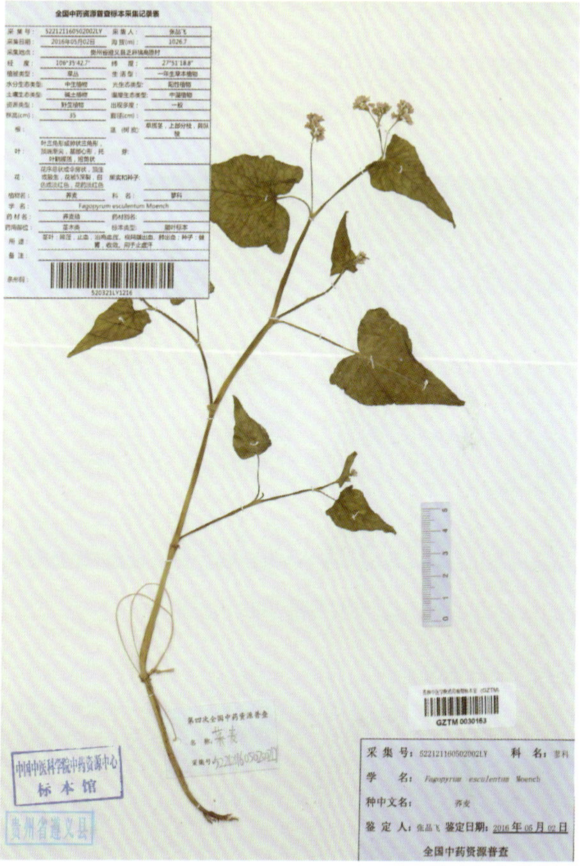

▲ 荞麦腊叶标本

生境及分布 全国多为栽培。主要分布于红花岗、习水、务川、桐梓等地。

药材名 荞麦（成熟种子），荞麦秸（茎叶）。

采收加工 1. 荞麦。霜降前后（秋季）种子成熟时采割，打下种子，除去硬壳，晒干。

2. 荞麦秸。夏、秋季采收，洗净，鲜用或晒干。

性味归经 1. 荞麦。甘、微酸，寒。归脾、胃、大肠经。

2. 荞麦秸。酸，寒。

功能主治 1. 荞麦。健脾消积，下气宽肠，解毒敛疮。主治肠胃积滞，泄泻，痢疾，绞肠痧，白浊，带下，自汗，盗汗，疱疹，丹毒，痈疽，发背，瘰疬，烫火伤。

2. 荞麦秸。下气消积，清热解毒，止血，降压。主治噎食，消化不良，痢疾，痈肿，烫伤，咯血，紫癜，高血压，糖尿病并发视网膜炎。

用法用量 1. 荞麦。内服：入丸、散；或制面食服。外用：适量。研末掺或调敷。

2. 荞麦秸。内服：煎汤，10～15 g。外用：适量，烧灰淋汁熬膏涂；或研末调敷。

使用注意 1. 荞麦。脾胃虚寒者禁用。不宜多食。

2. 荞麦秸。脾胃虚寒者慎服。

用药经验 ①脚鸡眼：以荸荠汁同荞麦面调敷脚鸡眼，3 日，鸡眼疔即拔出。②绞肠痧痛：荞麦面一撮，炒黄，水煎服。③高血压，糖尿病并发视网膜炎：荞麦秸 30 g，水煎服。

萹蓄 *Polygonum aviculare* L.

别名 野铁扫把、路柳、疳积草。

形态特征 一年生草本，高 10～40 cm。茎平卧或上升，自基部分枝，有棱角。叶有极短柄或近无柄；叶片狭椭圆形或披针形，长 1.5～3 cm，顶端钝或急尖，基部楔形，全缘；托叶鞘膜质，下部褐色，上部白色透明，有不明显脉纹。花腋生，1～5 朵簇生叶腋，遍布于全植株；花梗细而短，顶部有关节；花被 5 深裂，裂片椭圆形，绿色，边缘白色或淡红色；雄蕊 8；花柱 3。瘦果卵形，有 3 棱，黑色或褐色，生不明显小点，无光泽。花期 5～7 月，果期 6～8 月。

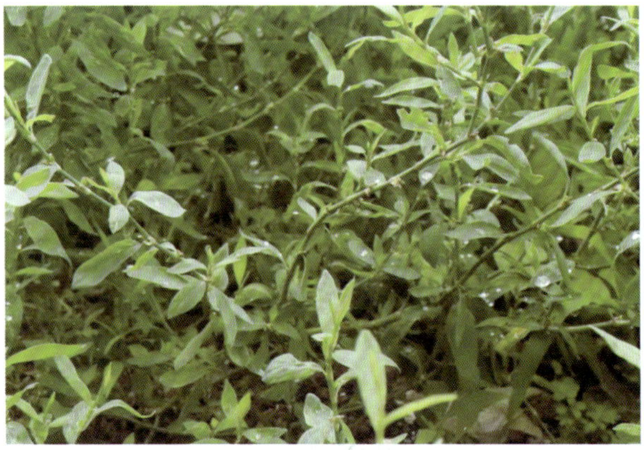

▲ 萹蓄植物

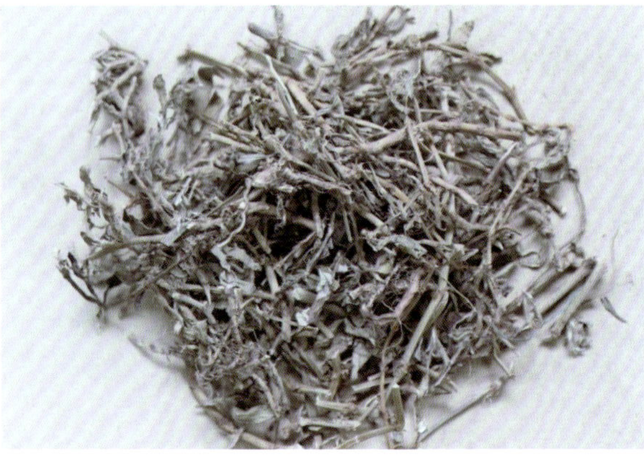

▲ 萹蓄药材

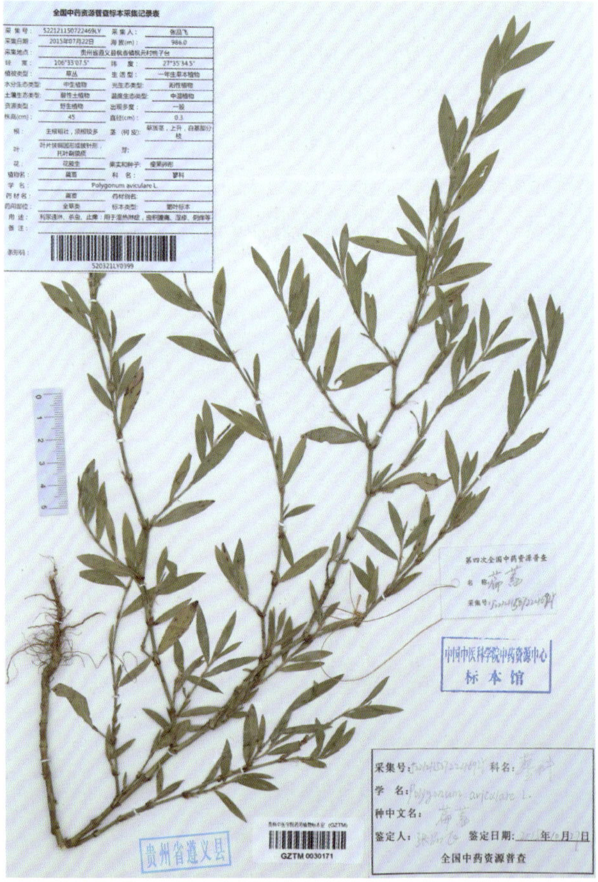

▲ 萹蓄腊叶标本

生境及分布 生于海拔 100～4 200 m 的田边路、山坡或沟边湿地。主要分布于播州、桐梓、绥阳等地。

药材名 萹蓄（地上部分）。

采收加工 夏季叶茂盛时采收，除去根及杂质，晒干。以质嫩、叶多、色灰绿者为佳。

性味归经 苦，微寒。归膀胱经。

功能主治 利尿通淋，杀虫，止痒。主治热淋，小便短赤，淋沥涩痛，虫积腹痛，皮肤湿疹，阴痒带下等。

用法用量 内服：煎汤，15～30 g，鲜品加倍；杀虫单用 30～60 g，鲜品捣汁饮 50～100 g。外用：适量，煎水洗；捣烂敷或捣汁搽。

使用注意 脾胃虚弱及阴虚者慎服。

用药经验 ①尿路结石：萹蓄 30 g，水煎服。②肛门瘙痒或痔疮初起：萹蓄 60～90 g，煎汤，趁热先熏后洗。③胆道蛔虫症：萹蓄和醋适量，加水煎服。④尿道炎，膀胱炎：鲜萹蓄 60 g，鲜车前草 30 g，捣烂取汁，每日分 2 次服。⑤痢疾：萹蓄 15 g，煎甜酒喝。⑥皮肤湿疹，湿疮，阴痒带下：萹蓄适量，水煎外洗。

毛蓼 *Polygonum barbatum* L.

别名　四季青、水辣蓼、蓼子草。

形态特征　多年生草本，高 40～100 cm。茎直立，无毛或生稀疏的短柔毛。叶柄长约 1 cm，密生柔毛；叶披针形，长 8～15 cm，宽 1.5～3 cm，顶端渐尖，基部狭窄，两面疏生短柔毛；叶脉明显，沿中脉密生柔毛；托叶鞘筒状，长 1.5～2 cm，膜质，密生长柔毛，顶端有粗壮的长睫毛，睫毛通常长过托叶鞘或等长。花序穗状，长 3～10 cm，顶生或腋生；总花梗疏生短柔毛或近于无毛；花淡红色或白色；花被 5 深裂。瘦果卵形，有 3 棱，黑色，光亮。花期 4～8 月，果期 6～10 月。

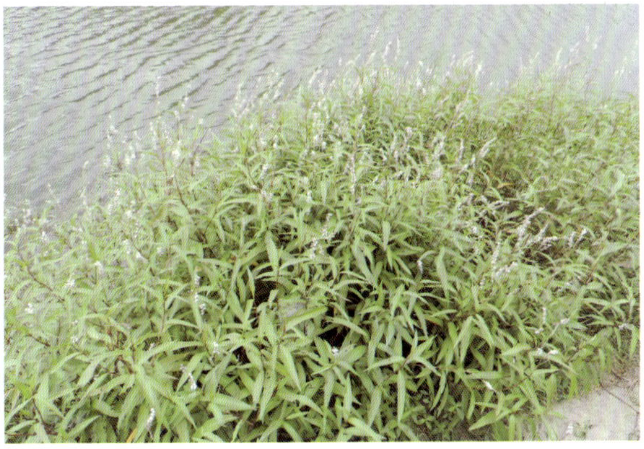

▲ 毛蓼植物

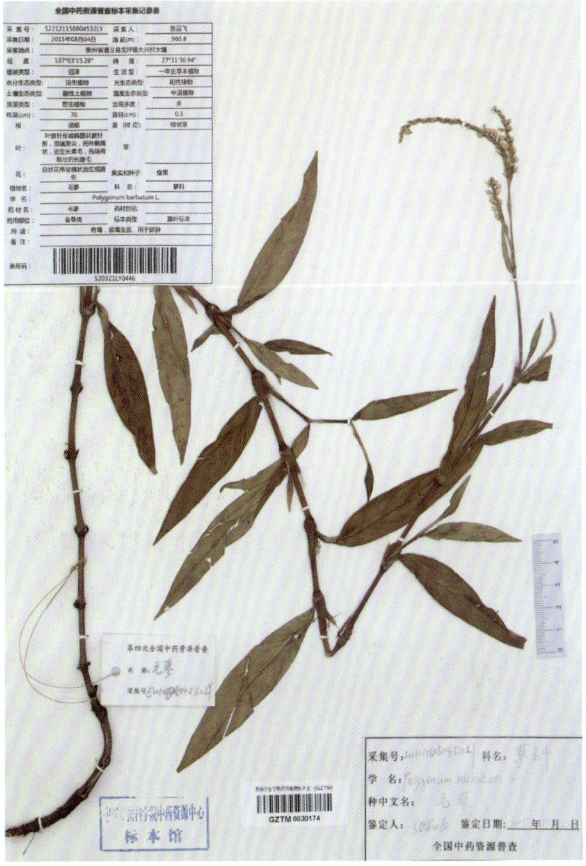

▲ 毛蓼腊叶标本

生境及分布　生于海拔 1 000 m 以下的路边湿地、田边、水塘旁及沟边湿地。主要分布于播州、汇川、绥阳等地。

药材名　毛蓼(全草)。

采收加工　初花期采收，鲜用或晒干。

性味归经　辛，温。归脾、肺经。

功能主治　清热解毒，排脓生肌，活血，透疹。主治外感发热，喉蛾，久疟，痢疾，泄泻，痈肿、疽、瘘、瘰疬溃破不敛，蛇虫咬伤，跌打损伤，风湿痹痛，麻疹不透。根有收敛作用，可治肠炎；种子为芳香剂，量大有催吐、泻下作用。

用法用量　内服：煎汤，9～15 g。外用：适量，捣敷或煎水洗。

用药经验　①中暑：毛蓼叶 30 g，黄精叶 12 g，水煎服。②肠炎：毛蓼全草 45 g，水煎服。③痢疾：鲜毛蓼全草捣烂，米泔水煎，兑红、白糖服。

头花蓼 *Polygonum capitatum* Buch.-Ham. ex D. Don Prodr.

别名 雷公须、火眼丹、红花地丁。

形态特征 多年生草本。茎匍匐，丛生，基部木质化，表面红色，节部生根，节间比叶片短，多分枝，疏生腺毛或近无毛，一年生枝近直立，具纵棱，疏生腺毛。叶互生，卵形或椭圆形，长 1.5～3 cm，宽 1～2.5 cm，顶端尖，基部楔形，全缘，边缘具腺毛，两面疏生腺毛，上面有时具黑褐色新月形斑点。叶柄带红色，基部有时具叶耳。托叶鞘筒状，膜质，松散，具腺毛，顶端截形，有缘毛。花序头状，单生或成对，顶生。花序梗具腺毛。苞片长卵形，膜质。花梗极短。花被 5 深裂，淡红色，花被片椭圆形。雄蕊 8，比花被短；花柱 3，中下部合生，与花被近等长，柱头头状。瘦果长卵形，具 3 棱，黑褐色，密生小点，微有光泽，包于宿存花被内。花期 6～9 月，果期 8～10 月。

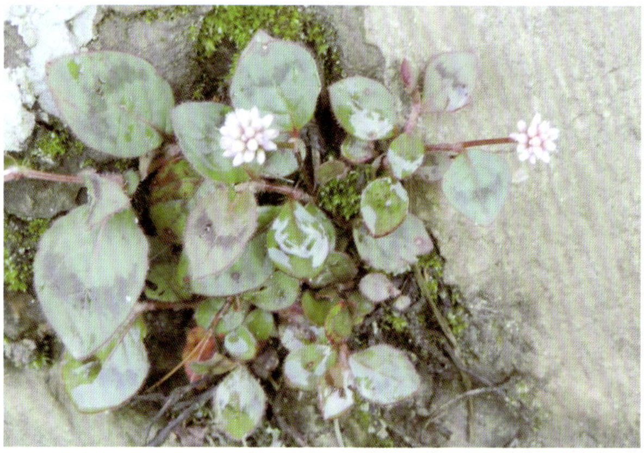

▲ 头花蓼植物

生境及分布 生于海拔 600～3 500 m 的山坡岩石、阴湿地、草地、水沟边、田边或岩石缝中。主要分布于播州、红花岗、绥阳等地。

药材名 石荞草（全草）。

采收加工 全年均可，但以夏、秋季生长于最旺盛时采收较好，除去杂质，晒干或阴干，亦可鲜用。

性味归经 苦、辛，凉。归肾、膀胱经。

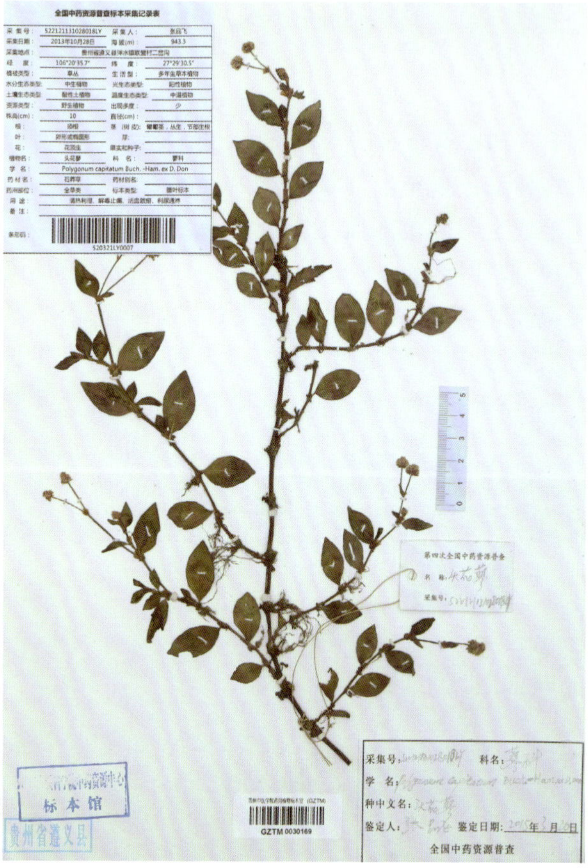

▲ 头花蓼腊叶标本

功能主治 清热利湿，活血止痛。主治痢疾，肾盂肾炎，膀胱炎，尿路结石，风湿痛，跌打损伤，痄腮，疮疡，湿疹；外用治黄水疮，尿布疹。

用法用量 内服：煎汤，15～30 g。外用：适量，捣敷；或煎水洗；或熬膏涂。

使用注意 孕妇及无实者忌用。

用药经验 ①尿路感染，肾盂肾炎，尿道结石：石荞草 30 g，水煎服；或石荞草 30 g，萹蓄、金钱草（过路黄）各 15 g，水煎服。②风湿痛：石荞草适量，煎水熏洗。③痢疾：石荞草 100 g，水煎，日分 2 次服。④跌打瘀肿：石荞草鲜品适量，捣烂，酒炒外敷。⑤黄水疮，尿布疹：石荞草适量，煎水洗患处。⑥膀胱炎：石荞草 15 g，车前子、凤尾蕨各 10 g，水煎服。

虎杖 *Polygonum cuspidatum* Sieb. et Zucc.

别名 酸汤杆、黄地榆、号筒草。

形态特征 多年生草本。丛生亚灌木状。根状茎粗壮，横走，断面黄色。茎直立，高 1～2.5 m，粗壮空心，具明显的纵棱，具小突起，无毛，散生红色或紫红斑点。叶宽卵形或卵状椭圆形，长 5～9 cm，宽 3～6 cm，近革质，顶端渐尖，基部宽楔形、截形或近圆形，边缘全缘，疏生小突起，两面无毛，沿叶脉具小突起。叶柄长 1～2 cm，带紫红色，具小突起，托叶鞘膜质，偏斜，褐色，具纵脉，无毛，顶端截形，无缘毛，常破裂，早落。花单性，雌雄异株，花序圆锥状，长 3～8 cm，腋生。苞片漏斗状，顶端渐尖，无缘毛，每苞内具 2～4 花。花梗中下部具关节。花被 5 深裂，白色或黄绿色，有乳头状小突起，雄花花被片具绿色中脉，无翅，雄蕊 8，比花被长。雌花花被片外面 3 片背部具翅，果时增大，翅扩展下延，花柱 3，柱头流苏状。瘦果卵形或椭圆形，具 3 条棱，黑褐色，有光泽，包于果期增大的花被内。花期 7～8 月，果期 8～10 月。

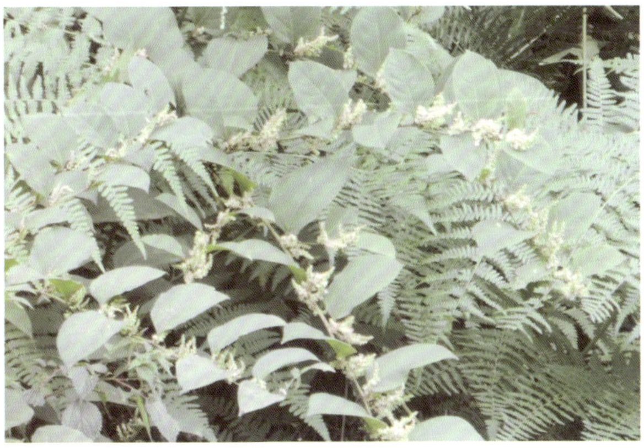

▲ 虎杖植物

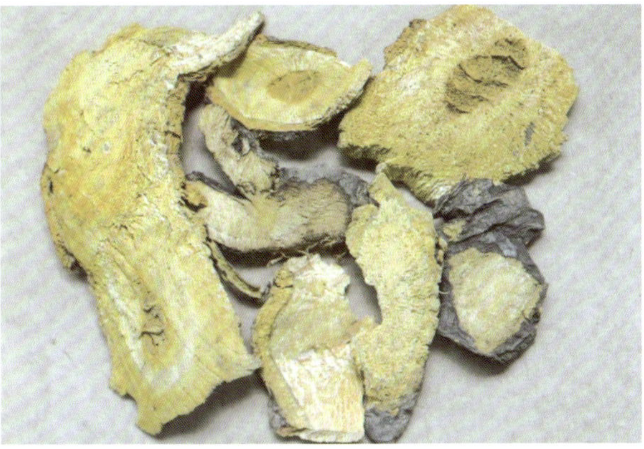

▲ 虎杖药材

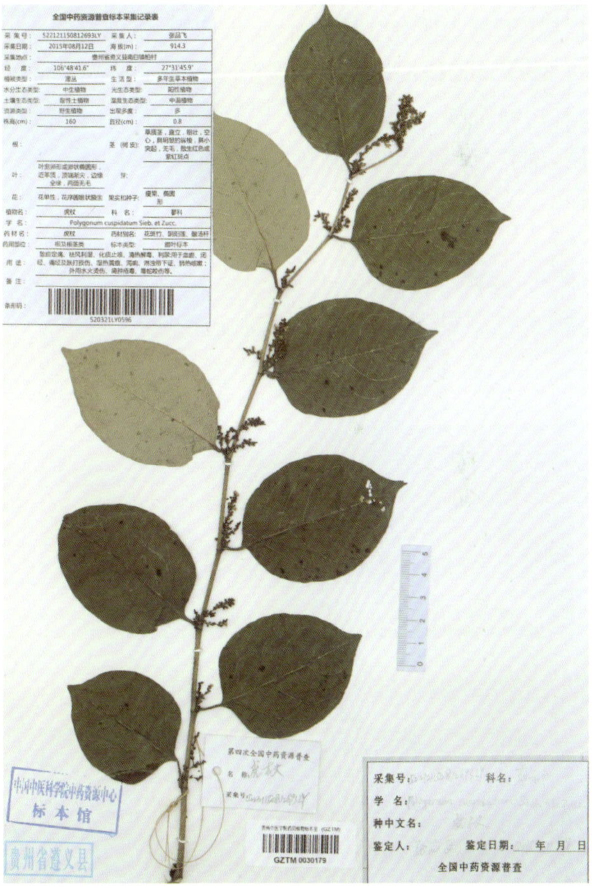

▲ 虎杖腊叶标本

生境及分布 生于海拔 140～2 000 m 的山坡灌丛、山谷、草丛、路旁、田边湿地处。主要分布于播州、仁怀、桐梓等地。

药材名 虎杖（根茎和根）。

采收加工 春、秋二季采挖，除去须根，洗净，趁鲜切短段或厚片，鲜用或晒干。

性味归经 微苦，微寒。归肝、胆、肺经。

功能主治 利湿退黄，清热解毒，散瘀定痛，化痰止咳。主治湿热黄疸，淋浊，带下，风湿痹痛，痈肿疮毒，水火烫伤，血瘀闭经、痛经，癥瘕，跌打损伤，肺热咳嗽，毒蛇咬伤。

用法用量　内服：煎汤，9～15 g；或浸酒。外用：适量，制成煎液或油膏涂敷；或研末调敷；或捣烂外敷。

使用注意　孕妇慎用。

用药经验　①水火烫伤：虎杖适量研末，香油调敷患处。②毒蛇咬伤：虎杖鲜品适量，捣烂外敷患处。③诸恶疮：虎杖根，烧灰贴。④痈肿疼痛：虎杖、土大黄各适量，研末，调浓茶外敷。⑤胆囊结石：虎杖 50 g，煎水服。⑥疮疡肿毒、毒蛇咬伤：虎杖适量，煎水服；或鲜品适量，捣烂外敷。

何首乌　*Polygonum multiflorum* Thunb.

别名　首乌、地精、赤敛。

形态特征　多年生草本。块根肥厚，长椭圆形，黑褐色。茎缠绕，长 2～4 m，多分枝，具纵棱，无毛，微粗糙，下部木质化。叶卵形或长卵形，长 3～7 cm，宽 2～5 cm，顶端渐尖，基部心形或近心形，两面粗糙，边缘全缘。具叶柄，长 1.5～3 cm。托叶鞘膜质，偏斜，无毛。花序圆锥状，顶生或腋生，长 10～20 cm，分枝开展，具细纵棱，沿棱密被小突起。苞片三角状卵形，具小突起，顶端尖，每苞内具 2～4 花。花梗细弱，下部具关节，果时延长。花被 5 深裂，白色或淡绿色，花被片椭圆形，大小不相等，外面 3 片较大背部具翅，果时增大，花被果时外形近圆形。雄蕊 8 枚，花丝下部较宽。花柱 3 枚，极短，柱头头状。瘦果卵形，具 3 条棱，黑褐色，有光泽，

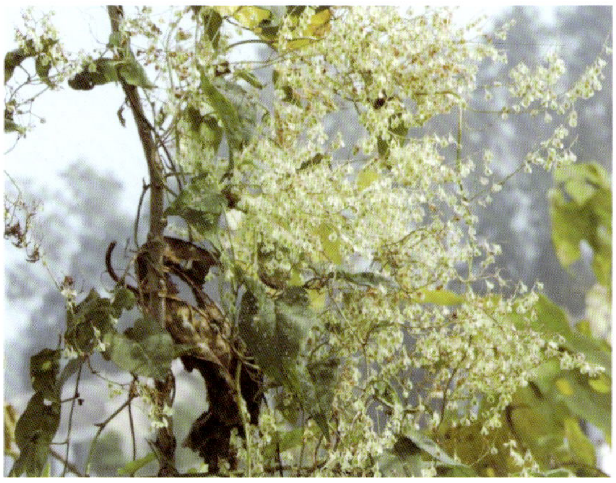

▲ 何首乌植物

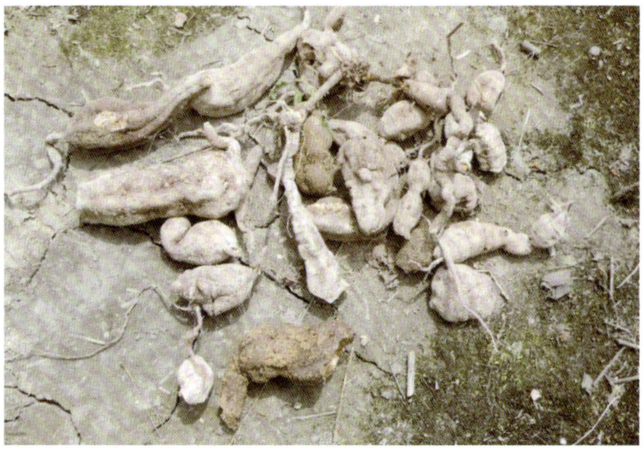

▲ 何首乌块根

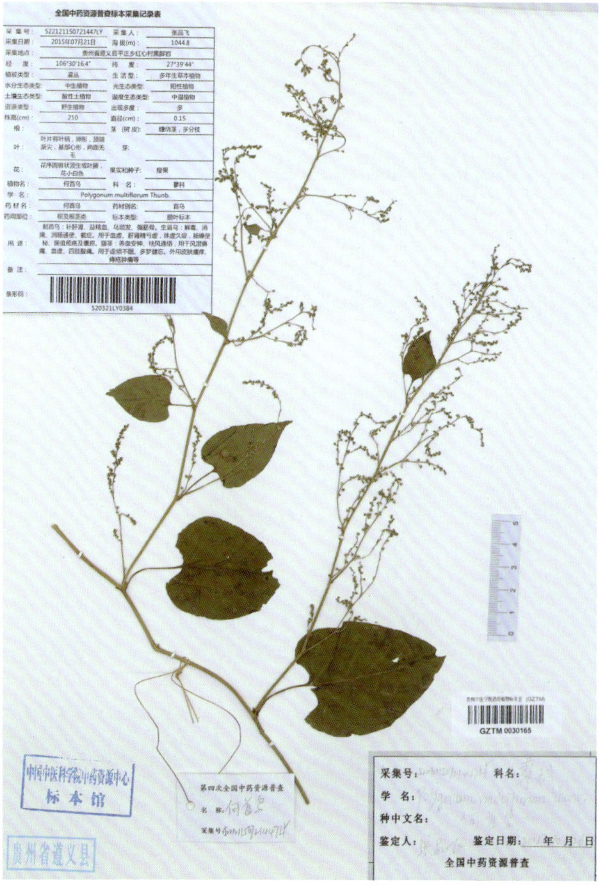

▲ 何首乌腊叶标本

包于宿存花被内。花期 8～9 月，果期 9～10 月。

生境及分布　生于海拔 200～3 000 m 的山谷灌丛、山坡林下、沟边石隙等地。主要分布于播州、红花岗、桐梓、正安、务川等地。

药材名　何首乌(块根)，制何首乌(加工炮制品)，首乌藤又名夜交藤、何首乌藤(藤茎)。

采收加工　1. 何首乌、制何首乌。秋、冬二季叶枯萎时采挖，削去两端，洗净，个大的切成块，干燥，称"生首乌"；再以黑豆汁拌匀后蒸至内外均呈棕褐色，干燥，称"制首乌"。以体重、质坚实、粉性十足者为佳。

2. 首乌藤。夏、秋采割带叶藤茎；或秋、冬二季采割，除去残叶，捆成把或趁鲜切断，干燥。

性味归经　1. 何首乌、制何首乌。甘、苦、涩，微温。归肝、心、肾经。

2. 首乌藤。甘，微苦，平。归心、肝经。

功能主治　1. 何首乌。解毒，消痈，截疟，润肠通便。主治疮痈，瘰疬，风疹瘙痒，久疟体虚，肠燥便秘，高脂血症。

2. 制何首乌。补肝肾，益精血，乌须发，强筋骨，化浊降脂。主治血虚萎黄，眩晕耳鸣，须发早白、脱发，腰膝酸软，肢体麻木，崩漏带下，高脂血症。

3. 首乌藤。养血安神，祛风通络。主治失眠多梦，血虚身痛，风湿痹痛，皮肤瘙痒。

用法用量　1. 何首乌。内服：煎汤，3～6 g。外用：适量，煎水洗、研末撒或调涂。

2. 制何首乌。内服：煎汤，6～12 g。

3. 首乌藤。内服：煎汤，9～15 g。外用：适量，煎水外洗患处。

使用注意　便溏或湿痰者慎服何首乌。忌铁器。

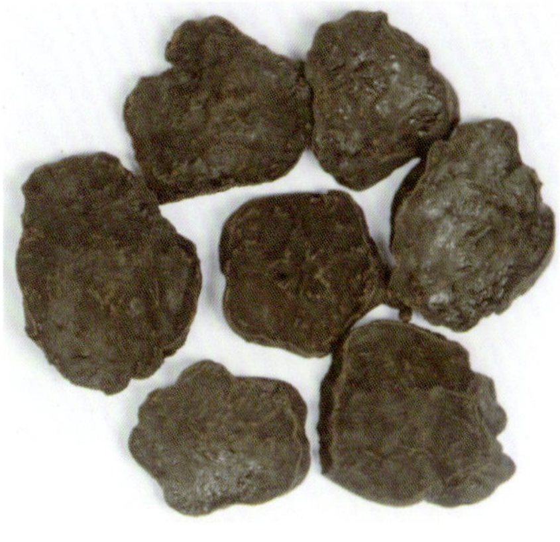

▲ 制何首乌药材

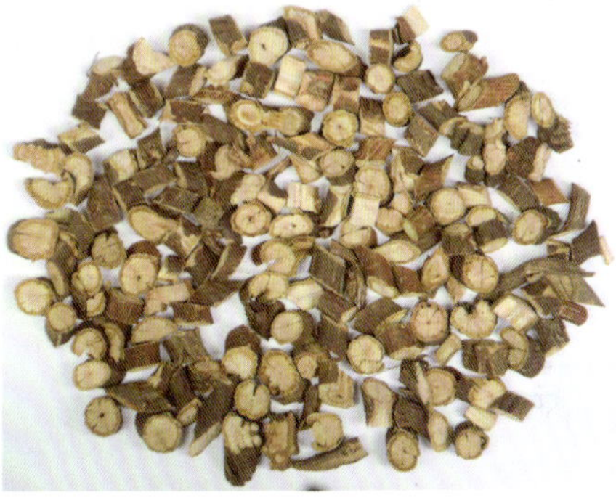

▲ 首乌藤药材

用药经验　①须发早白、脱发：制何首乌、黑芝麻、核桃仁、桑葚各适量，打粉内服，每次 1～3 g。②皮肤瘙痒，痔疮肿痛：外用，首乌藤适量，煎水外洗。③百日咳：何首乌 6～12 g，甘草 1～3 g，水煎服，每日 1 剂，分 4～6 次口服。④腋疽：首乌藤、鸡屎藤叶各适量，捣烂，敷患处。⑤病后头昏，颜面黄色：何首乌 29 g，炖猪肉内服。⑥身体虚弱：何首乌适量，炖猪脚，内服。⑦急性黄疸性肝炎：何首乌 5 g，伸筋草、车前草、金丝桃各 10 g，水煎服。

杠板归　*Polygonum perfoliatum* L.

别名　蛇倒退、刺酸浆、刺犁头。

形态特征　一年生草本。茎攀援，多分枝，具纵棱，沿棱具稀疏的倒生皮刺。叶三角形，长 3～10 cm，宽 2～9 cm，顶端钝圆或微尖，基部截形或微心形，薄纸质，上面无毛，下面沿叶脉疏生皮刺。叶柄与叶片近等长，具倒生皮刺，盾状着生于叶片的近基部。托叶鞘叶状，草质，圆形或近圆形。总状花序呈短穗状，不分枝，顶生或腋生，长 1～3 cm；苞片卵圆形，每苞片内具花 2～4 朵。花被 5 深裂，白色或淡红色，花被片果时增大，呈肉质，深蓝色。瘦果球形，黑色，有光泽，包于宿存花被内。花、果期 6～10 月。

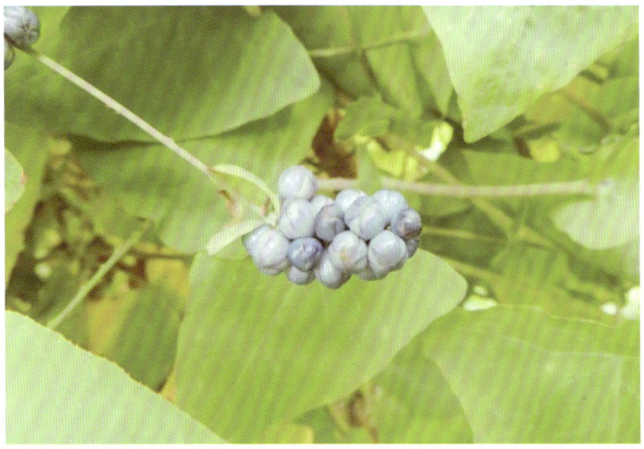

▲ 杠板归植物

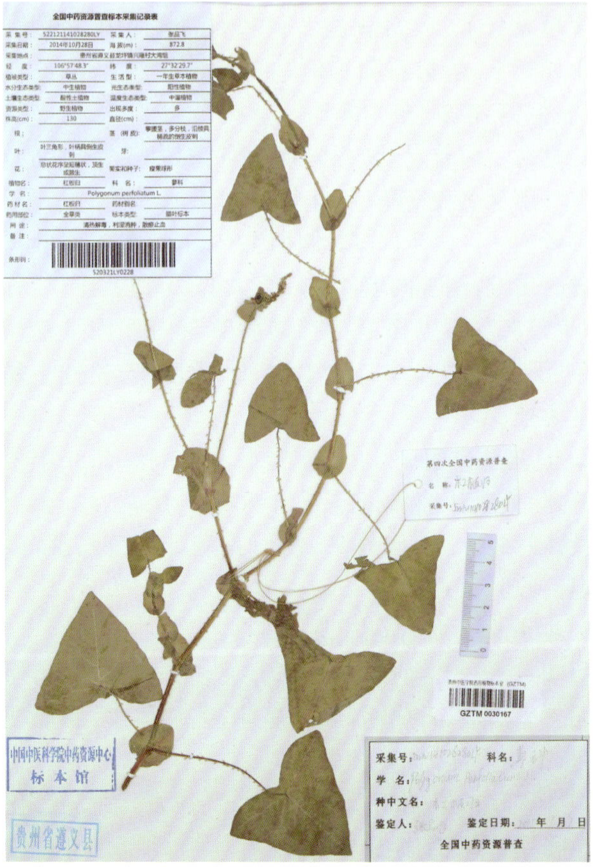

▲ 杠板归腊叶标本

生境及分布 生于海拔 80～2 300 m 的温暖向阳的山坡、田野、沟边或草坡等地，有的喜欢生长在火烧林地。主要分布于播州、红花岗、习水等地。

药材名 杠板归(地上部分)，杠板归根(根)。

采收加工 1. 杠板归。夏季开花时采割，除去杂质，切段，晒干或阴干，亦可鲜用。

2. 杠板归根。夏季采挖根部，除净泥土，鲜用或晒干。

性味归经 1. 杠板归。酸，微寒。归肺、膀胱经。

2. 杠板归根。酸、苦，平。归心、大肠经。

功能主治 1. 杠板归。清热解毒，利水消肿，止咳。主治咽喉肿痛，肺热咳嗽，小儿顿咳，水肿尿少，湿热泻痢，黄疸，湿疹，疔疮痈肿，疖肿，蛇虫咬伤。

2. 杠板归根。解毒消肿。主治口疮，痔疮，肛瘘。

用法用量 1. 杠板归。内服：煎汤，15～30 g。外用：适量，煎汤熏洗；或鲜品捣烂外敷。

2. 杠板归根。内服：煎汤，9～15 g；鲜品 15～30 g。外用：适量，捣敷。

使用注意 孕妇及体质虚弱者慎用杠板归。

用药经验 ①黄水疮，皮肤湿疹：杠板归适量，水煎洗患处。②疮毒，湿疹：杠板归适量，水煎浸洗。③毒蛇咬伤：杠板归适量，捣烂敷患处。④湿疹、天疱疮、脓肿疮：鲜杠板归全草 100 g，水煎服。

春蓼 *Polygonum persicaria* L.

别名 墨记草、大蓼。

形态特征 一年生草本。茎直立或上升，分枝或不分枝，疏生柔毛或近无毛，高 40～80 cm。叶披针形或椭圆形，长 4～15 cm，宽 1～2.5 cm，顶端渐尖或急尖，基部狭楔形，两面疏生短硬伏毛，下面中脉上毛较密，上面近中部有时具黑褐色斑点，边缘具粗缘毛。叶柄被硬伏毛。托叶鞘筒状，膜质，长 1～2 cm，疏生柔毛，顶端截形。总状花序呈穗状，顶生或腋生，较紧密，长 2～6 cm，通常数个再集成圆锥状，花序梗具腺毛或无毛。苞片漏斗状，紫红色，具缘毛，每苞内含 5～7 花。花被通常 5 深裂，紫红色，粉红色或白色，花被片长圆形，脉明显。

雄蕊 6～7，花柱 2，偶 3，中下部合生，瘦果近圆形或卵形，双凸镜状，稀具 3 棱，黑褐色，平滑，有光泽，包于宿存花被内。花期 6～9 月，果期 7～10 月。

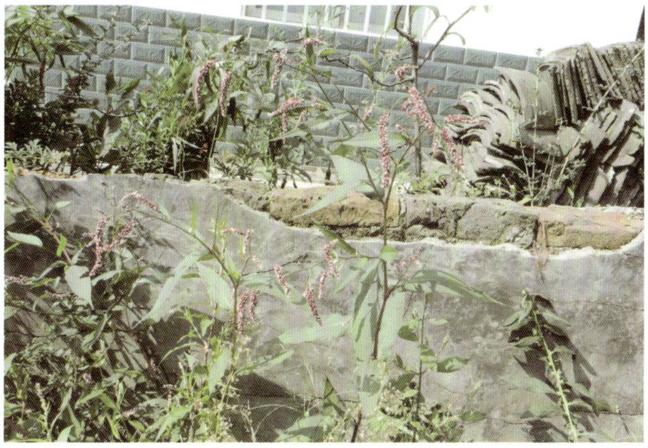

▲ 春蓼植物

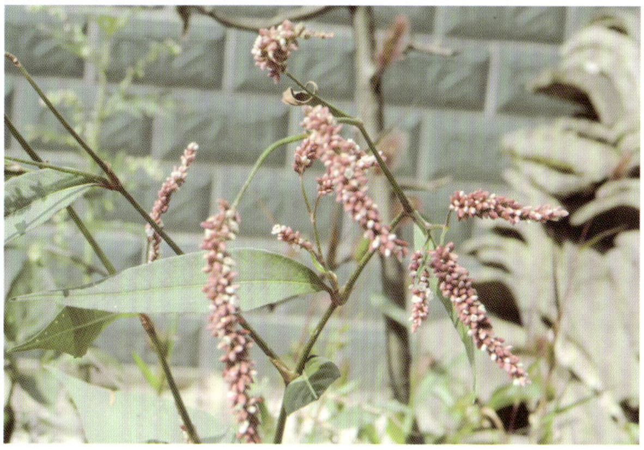

▲ 春蓼花

生境及分布　生于海拔 100～1 800 m 的沟边湿地。主要分布于播州、桐梓等地。

药材名　马蓼（全草）。

采收加工　6～9 月花期采收，晒干。

性味归经　辛、苦，温。归肺、脾、大肠经。

功能主治　发汗除湿，消食，杀虫。主治风寒感冒，风寒湿痹，伤食泄泻，肠道寄生虫病。

用法用量　内服：煎汤，6～12 g。

赤胫散 *Polygonum runcinatum* var. *sinense* Hemsl.

别名　花蝴蝶、散血连、花脸荞。

形态特征　多年生草本，高 30～50 cm。根状茎细弱。茎直立或斜上，有纵沟，稍分枝，无毛或生柔毛。叶有柄；叶片卵形或三角状卵形，长 5～8 cm，宽 3～5 cm，顶端渐尖，基部近截形，且常有 2 个小圆裂片，两面无毛或生柔毛；叶柄通常基部两侧各

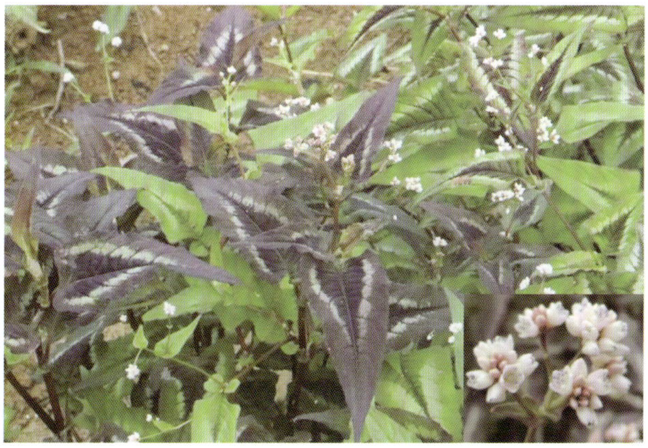

▲ 赤胫散植物

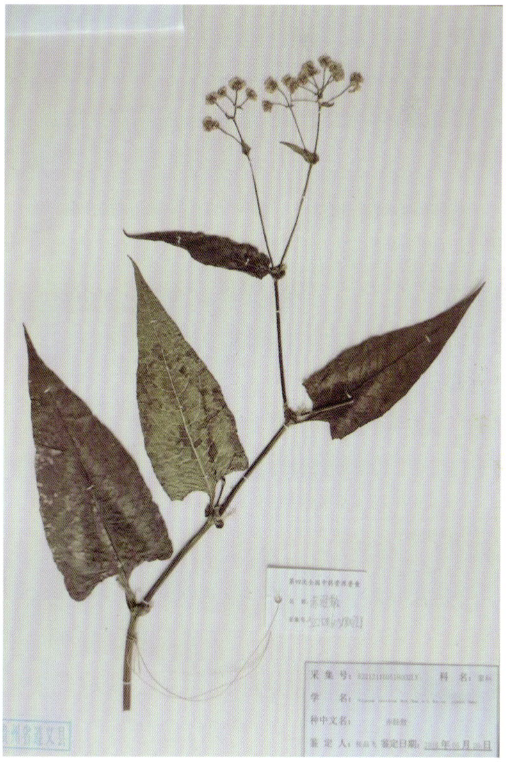

▲ 赤胫散腊叶标本

有一个垂片；托叶鞘筒状，膜质，长约 1 cm，生短睫毛或无毛。花序头状，小形，通常数个生于枝条顶端；总花梗生腺毛；花白色或淡红色，有短花梗；花被 5 深裂；裂片矩圆形；雄蕊 8，与花被等长。瘦果卵形，有 3 棱，黑色，有小点，无光泽。花期 4～8 月，果期 6～10 月。

生境及分布 生于海拔 800～3 900 m 的山坡草地、路边、山谷水沟边、山谷草丛等阴湿地。主要分布于播州、红花岗、绥阳、桐梓等地。

药材名 赤胫散(根及全草)。

采收加工 夏、秋季采收，洗净切片，鲜用或晒干。

性味 微苦、涩，平。

功能主治 清热解毒，活血止痛，解毒消肿。主治急性胃肠炎，吐血咯血，痔疮出血，月经不调，跌打损伤；外用治乳腺炎，痈疖肿毒。

用法用量 内服：煎汤，9～15 g，鲜品加倍；或泡酒。外用：适量，鲜品捣烂敷患处；或研末调敷；或醋磨搽；或煎水熏洗。

用药经验 ①跌打损伤：赤胫散鲜品适量，捣烂包患处。②烧伤：赤胫散适量，研末，撒于烧伤处；或调茶油外敷。③腹痛：赤胫散 15 g，木香 3 g，水煎服。④乳腺炎：鲜品赤胫散全草适量，捣烂，加酒糟外敷。⑤脓疮：鲜品赤胫散适量，捣烂，外敷。

酸模 *Rumex acetosa* L.

别名 山大黄、山羊蹄、牛耳大黄。

形态特征 多年生草本。根为须根。茎直立，高 40～100 cm，通常不分枝。基生叶和茎下部叶箭形，长 3～12 cm，宽 2～4 cm，顶端急尖或圆钝，基部裂片急尖，全缘或微波状；叶柄长 2～10 cm；茎上部叶较小，具短叶柄或无柄；托叶鞘膜质，易破裂。花序狭圆锥状，顶生，分枝稀疏；花单性，雌雄异株；花梗中部具关节；花被片 6，成 2 轮，雄花：内花被片椭圆形，雄蕊 6；雌花：内花被片果时增大，近圆形，全缘，基部心形，外花被片椭圆形，反折。瘦果椭圆形，具 3 锐棱，两端尖，黑褐色，有光泽。花期 5～7 月，果期 6～8 月。

生境及分布 生于海拔 400～4 100 m 的山坡、林缘、沟边、路旁阴湿处。主要分布于播州、汇川、红花岗等地。

药材名 酸模(根)，酸模叶(茎叶)。

采收加工 1. 酸模。夏季采收，洗净，晒干或鲜用。

2. 酸模叶。夏季采收，洗净，鲜用或晒干。

性味 酸模、酸模叶。酸、微苦，寒。

功能主治 1. 酸模。凉血止血，泻热通便，利尿，杀虫。主治吐血，便血，月经过多，热痢，目赤，便秘，小便不通，淋浊，恶疮，疥癣，湿疹。

2. 酸模叶。泻热通秘，利尿，凉血止血，解毒。主治便秘，小便不利，内痔出血，疮疡，丹毒，疥癣，湿疹，烫伤。

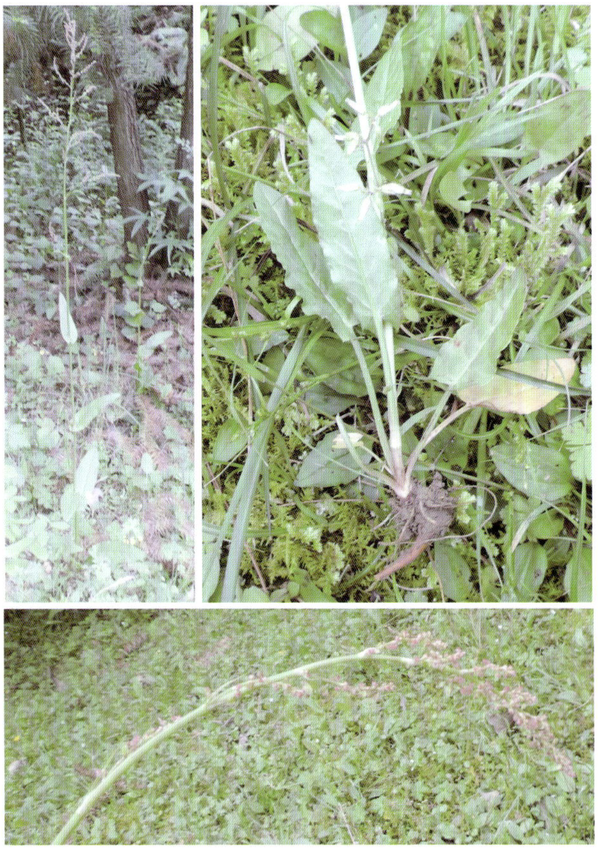

▲ 酸模植物

用法用量 1. 酸模。内服：煎汤，9～15 g；或捣汁。

外用：适量，捣敷。

2. 酸模叶。内服：煎汤，15～30 g。外用：适量，捣敷；或研末调涂。

用药经验 ①小便不通：酸模根 9～12 g，水煎服。②吐血，便血：酸模 4.5 g，小蓟、地榆炭各 12 g，炒黄芩 9 g，水煎服。③疮疥：酸模根适量，捣烂涂擦患处。④皮肤湿疹及烫火伤：酸模全草、椿根白皮各 100 g，桉树叶 50 g，冬青叶 50 g，共为细末，油调涂。⑤慢性便秘：酸模全草 9 g，芒硝 12 g，枳壳 9 g，水煎服。

钝叶酸模 *Rumex obtusifolius* L.

别名 金不换、血三七。

形态特征 多年生草本。根粗壮，直径可达 1.5 cm。茎直立，高 60～120 cm，有分枝，具深沟槽，无毛。基生叶长圆状卵形或长卵形，长 15～30 cm，宽 6～15 cm，顶端钝圆或稍尖，基部心形，边缘微波状，上面无毛，下面疏生小突起。叶柄长 6～12 cm，被小突起。茎生叶长卵形，较小，叶柄较短。托叶鞘膜质，易破裂。花序圆锥状具叶，分枝斜上。花两性，密集成轮。花梗细弱，丝状，中下部具关节，关节明显。外花被片狭长圆形，内花被片果时增大，狭三角状卵形，顶端稍钝，基部截形，边缘每侧具 2～3 个刺状齿，通常 1 片具小瘤。瘦果卵形，暗褐色，有光泽。花期 4～6 月，果期 6～7 月。

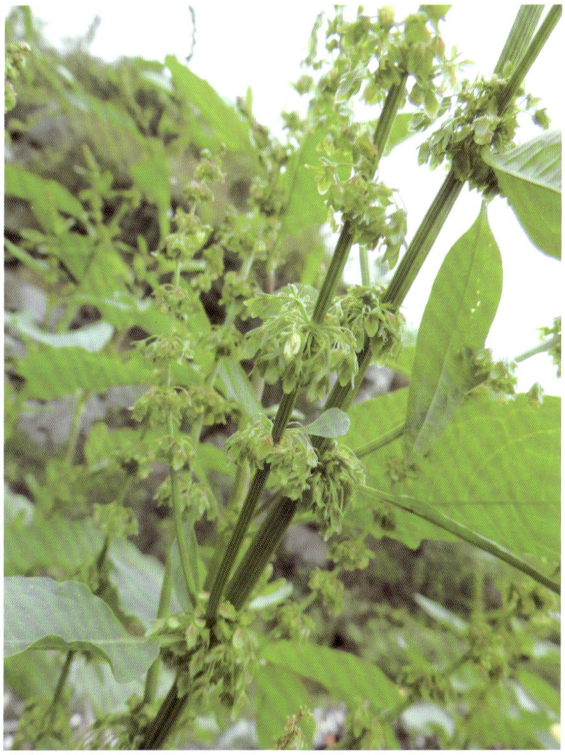

▲ 钝叶酸模植物

生境及分布 生于海拔 10～1 100 m 的田边路旁、沟边湿地。主要分布于播州、红花岗、习水等地。

药材名 土大黄(根)，土大黄叶(叶)。

采收加工 1. 土大黄。9～10 月采挖其根，除去泥土及杂质，洗净切片，晾干或鲜用。

2. 土大黄叶。春、夏季采叶，洗净，鲜用或晒干。

性味归经 1. 土大黄。苦、辛，凉。归肺、脾、大肠经。

2. 土大黄叶。苦、酸，平。

功能主治 1. 土大黄。清热解毒，凉血止血，祛瘀消肿，通便，杀虫。主治肺痨咳血，肺痈，吐血，瘀滞腹痛，跌打损伤，大便秘结，痄腮，痈疮肿毒，烫伤，疥癣，湿疹。

2. 土大黄叶。清热解毒，凉血止血，消肿散瘀。主治肺痈，肺结核咯血，痈疮肿毒，痄腮，咽喉肿痛，跌打损伤。

用法用量 1. 土大黄。内服：煎汤，10～15 g。外用：适量，捣敷或磨汁涂。

2. 土大黄叶。内服：煎汤，9～15 g，鲜品 30～60 g；或捣汁。外用：适量，捣敷。

用药经验 ①皮炎，湿疹：土大黄适量，煎水洗。②腮腺炎：鲜土大黄根、鲜天葵根各适量，酒糟少许，捣烂外敷。③大便秘结：土大黄 3～15 g，水煎服。④烫火伤：土大黄根适量，研末，麻油调敷伤处。

商陆科

垂序商陆 *Phytolacca americana* L.

别名 美洲商陆、美商陆、湿萝卜。

形态特征 多年生草本，高1～2 m。根粗壮，肥大，倒圆锥形。茎直立，圆柱形，有时带紫红色。叶片椭圆状卵形或卵状披针形，长9～18 cm，宽5～10 cm，顶端急尖，基部楔形。叶柄长1～4 cm。总状花序顶生或侧生，长5～20 cm。花白色，微带红晕。花被片5枚，雄蕊、心皮及花柱通常均为10枚，心皮合生。果序下垂。浆果扁球形，熟时紫黑色。种子肾圆形。花期6～8月，果期8～10月。

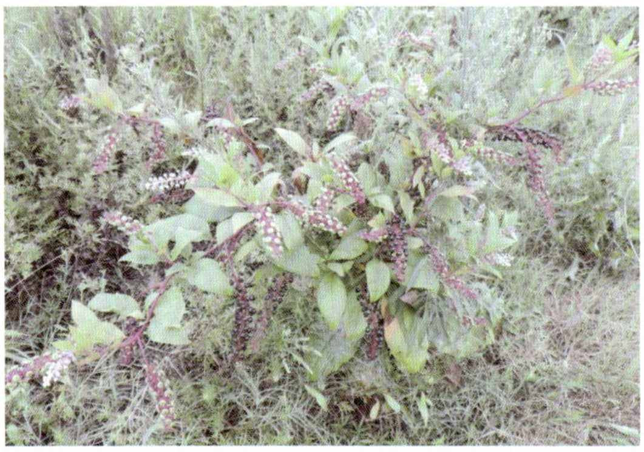

▲ 垂序商陆植物

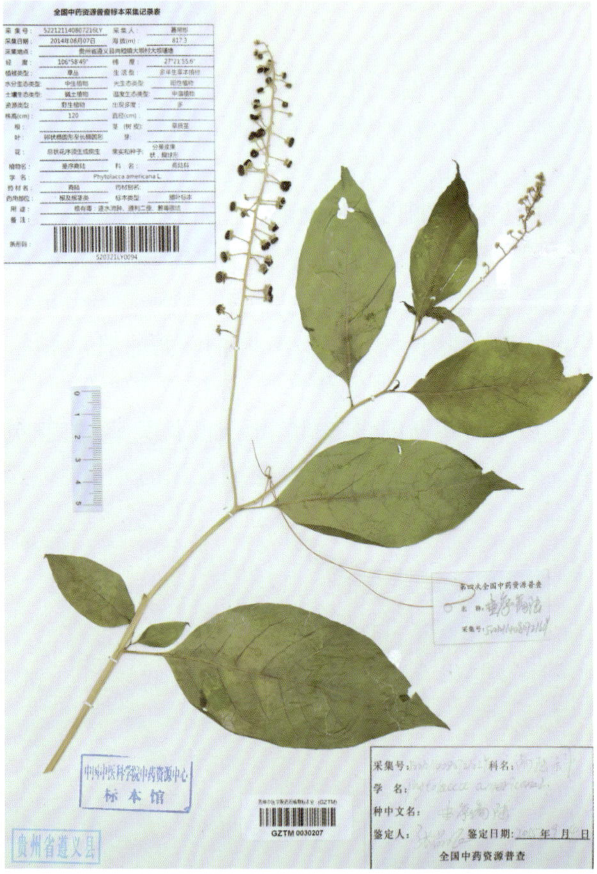

▲ 垂序商陆腊叶标本

生境及分布 生于海拔500～3 400 m的山脚、林间、沟谷、山坡林下、林缘、路旁及房前屋后的润湿肥沃地，喜生垃圾堆上。主要分布于播州、仁怀、习水、桐梓、绥阳、务川等地。

药材名 商陆（根），商陆花（花），美商陆叶（叶）。

采收加工 1. 商陆。秋季至次春采挖，除去须根及泥沙，切片或块，晒干或阴干，生用或醋炙用。以片大色白、有粉性、两面环纹明显者为佳。

2. 商陆花。6～8月花期采集，除去杂质，晒干或阴干。

3. 美商陆叶。叶茂盛花未开时采收，除去杂质，干燥。

性味归经 1. 商陆。苦，寒。有毒。归肺、脾、肾、大肠经。

2. 商陆花。微苦、甘，平。归心、肾经。

功能主治 1. 商陆。逐水消肿，通利二便；外用解毒散结。主治水肿臌胀兼便秘，二便不通；外用治痈肿疮毒。

2. 商陆花。化痰开窍。主治痰湿上蒙，健忘，嗜睡，耳目不聪。

3. 美商陆叶。清热。主治脚气。

用法用量 1. 商陆。内服：煎汤，3～9 g。外用：适量，水煎熏洗；鲜品捣烂，或干品研末涂敷。

2. 商陆花。内服：研末，1～3 g。

3. 美商陆叶。内服：煎汤，3～6 g。

使用注意 孕妇禁用。

用药经验 ①淋巴结结核：商陆 9 g，红糖为引，水煎服。②一切肿毒：商陆根适量，盐少许，捣敷，日再易之。③虚弱盗汗：商陆 15 g，炖猪肉服。④石痈（痈硬如石，不出脓）：商陆根适量，捣烂，搽涂患处，药干即换。⑤无名肿毒：商陆适量，捣绒，敷患处。

紫茉莉科

光叶子花 *Bougainvillea glabra* Choisy

别名 小叶九重葛、三角花、紫三角。

形态特征 藤状灌木。茎粗壮，枝下垂，无毛或疏生柔毛；刺腋生。叶片纸质，卵形至卵状披针形；或阔卵形，长 5～13 cm，宽 3～6 cm，顶端急尖或渐尖，基部圆形或宽楔形，上面无毛，下面无毛或被微柔毛；叶柄长 1 cm。花顶生枝端的 3 个苞片内，花梗与苞片中脉贴生，每个苞片上生一朵花；苞片叶状，紫色或洋红色，长圆形或椭圆形，长 2.5～3.5 cm，宽 2～4 cm，全缘，纸质；花被管长约 2 cm，淡绿色，疏生柔毛，顶端 5 浅裂；雄蕊 6～8；花柱侧生，线形，柱头尖；花盘基部合生呈环状，上部撕裂状。瘦果有 5 棱。种子有胚乳。花期 3～7 月。

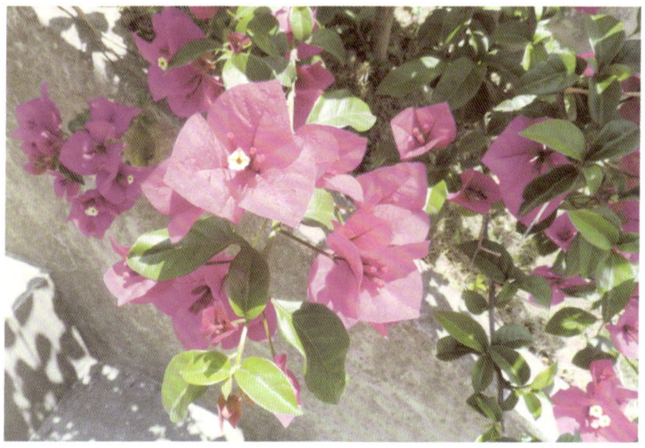

▲ 光叶子花植物

生境及分布 原产巴西，我国南方栽培于庭院、公园。主要分布于播州、习水、正安等地。

药材名 叶子花（花）。

采收加工 开花时采下花朵，晒干。

性味归经 苦，涩，温。归肝经。

功能主治 活血调经，化湿止带。主治血瘀经闭，月经不调，赤白带下。

用法用量 内服：煎汤，9～15 g。

用药经验 妇女赤白带下，月经不调：叶子花适量，水煎服。

番杏科

粟米草 *Mollugo stricta* L.

别名 地麻黄、地杉树、鸭脚瓜子草。

形态特征 铺散一年生草本，高 10～30 cm。茎纤

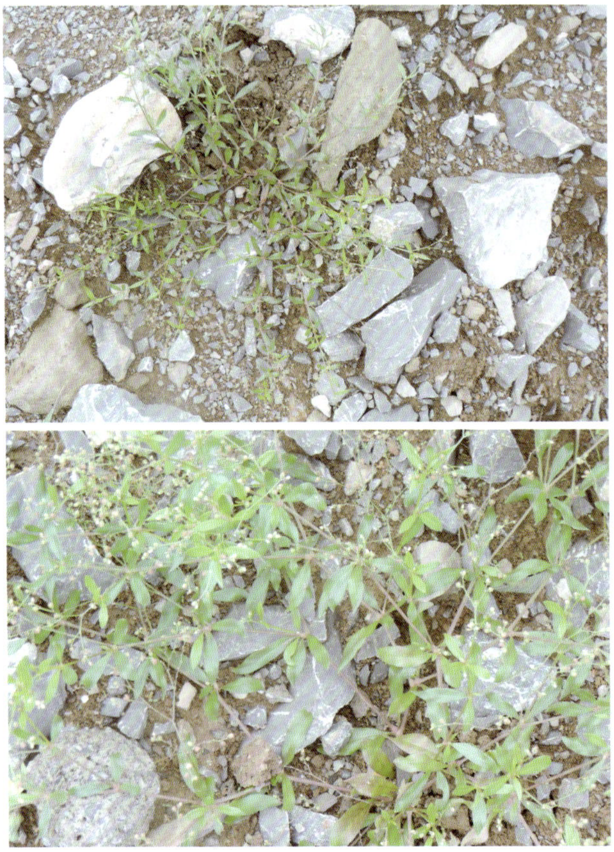

▲ 粟米草植物

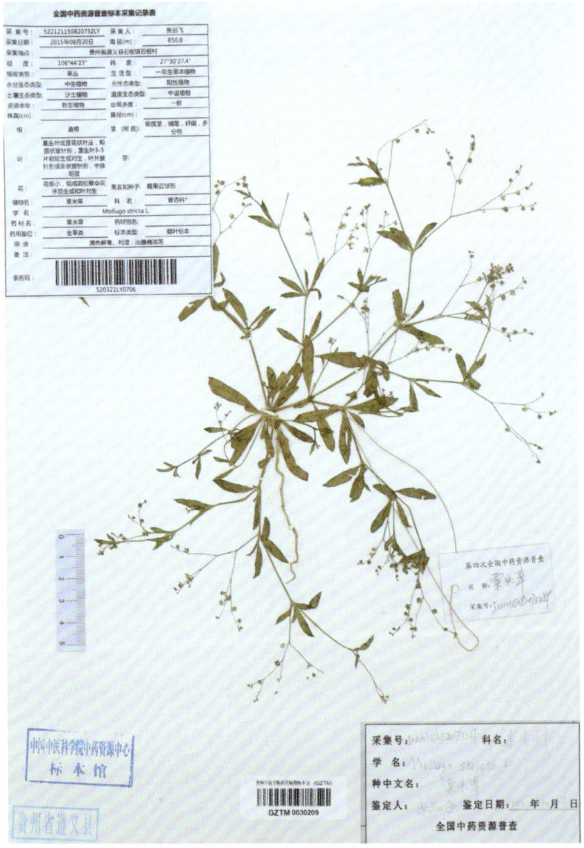

▲ 粟米草腊叶标本

细，多分枝，有棱角，无毛，老茎通常淡红褐色。基生叶莲座状，倒披针形。叶 3～5 片假轮生或对生，叶片披针形或线状披针形，长 1.5～4 cm，顶端急尖或长渐尖，基部渐狭，全缘，中脉明显。叶柄短或近无柄。花极小，组成疏松聚伞花序，花序梗细长，顶生或与叶对生。花被片 5，淡绿色，椭圆形或近圆形，脉达花被片 2/3，边缘膜质。雄蕊通常 3，花丝基部稍宽。子房宽椭圆形或近圆形，3 室，花柱 3，短，线形。蒴果近球形，与宿存花被等长，3 瓣裂。种子多数，肾形，栗色，具多数颗粒状凸起。花期 6～8 月，果期 8～10 月。

生境及分布 生于海拔 700～900 m 的旷野、田边、土埂、路旁、荒地的阴湿处。主要分布于播州、桐梓、绥阳、务川等地。

药材名 粟米草(全草)。

采收加工 秋季采收，除去杂质，鲜用或晒干。

性味归经 淡、涩，凉。归胃、肺经。

功能主治 清热化湿，解毒消肿。主治腹痛泄泻，痢疾，感冒咳嗽，中暑，皮肤热疹，目赤肿痛，疮疖肿毒，毒蛇咬伤，烧烫伤。

用法用量 内服：煎汤，10～30 g。外用：适量，鲜品捣敷或塞鼻。

用药经验 ①火眼：粟米草(嫩尖)7 朵，九里光嫩叶 7 片，两药混合捣绒，塞在鼻内，左眼痛塞左鼻，右眼痛塞右鼻，随时更换。②中暑：粟米草 9～15 g，水煎服。③皮肤热疹：粟米草 6 g，捣烂包脉经(寸口)。

马齿苋科

马齿苋 *Portulaca oleracea* L.

别名 马齿草、马苋、马苋菜。

形态特征 一年生草本，通常匍匐，肉质，无毛；茎带紫色。叶互生，楔状矩圆形或倒卵形。花 3～5 朵，生枝顶端，无梗；苞片 4～5，膜质；萼片 2；花瓣 5，黄色；子房半下位，1 室，柱头 4～6 裂。蒴果卵球形，盖裂；种子多数，肾状卵形，黑色，有小疣状突起。花期 5～8 月，果期 6～9 月。

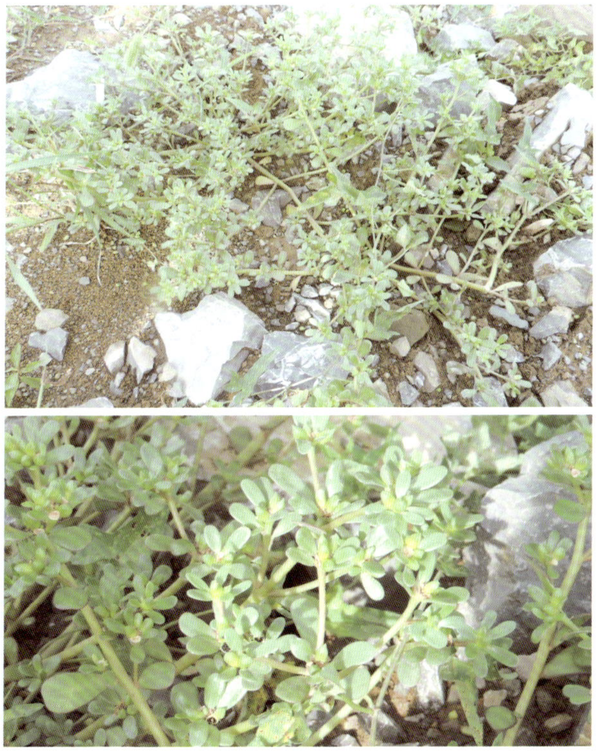

▲ 马齿苋植物

生境及分布 生于海拔 1 300 m 以下的菜园、农田、路旁或庭院废墟等向阳处。主要分布于播州、习水、桐梓等地。

药材名 马齿苋（地上部分）。

采收加工 夏、秋二季（8～9 月）采收，除去残根及杂质，洗净，略蒸或烫后晒干。

性味归经 酸，寒。归肝、大肠经。

功能主治 清热解毒，凉血止血，止痢。主治热毒血痢，痈肿疔疮，湿疹，丹毒，蛇虫咬伤，便血，痔血，崩漏下血。

用法用量 内服：煎汤，9～15 g；鲜用 30～60 g；或绞汁。外用：适量，捣烂外敷；或烧炭研末调敷；或煎水洗。

使用注意 脾胃虚寒，肠滑泄泻者勿用。

用药经验 ①主治牙痛：马齿苋适量，水煎服。②小儿腹泻：鲜品马齿苋 20 g，水煎服。③痢疾：马齿苋适量，大蒜 100 g，水煎服。④无名肿毒：鲜品马齿苋适量，捣绒包患处。⑤多年恶疮：鲜品马齿苋适量，捣烂敷患处。

土人参 *Talinum paniculatum* (Jacq.) Gaertn.

别名 土洋参、参草、土高丽参。

形态特征 一年生草本，高达 60 cm，肉质，全体无毛，主根粗壮，分枝如人参，棕褐色。叶倒卵形或倒卵状披针形，长 5～7 cm，宽 2.5～3.5 cm，全缘。圆

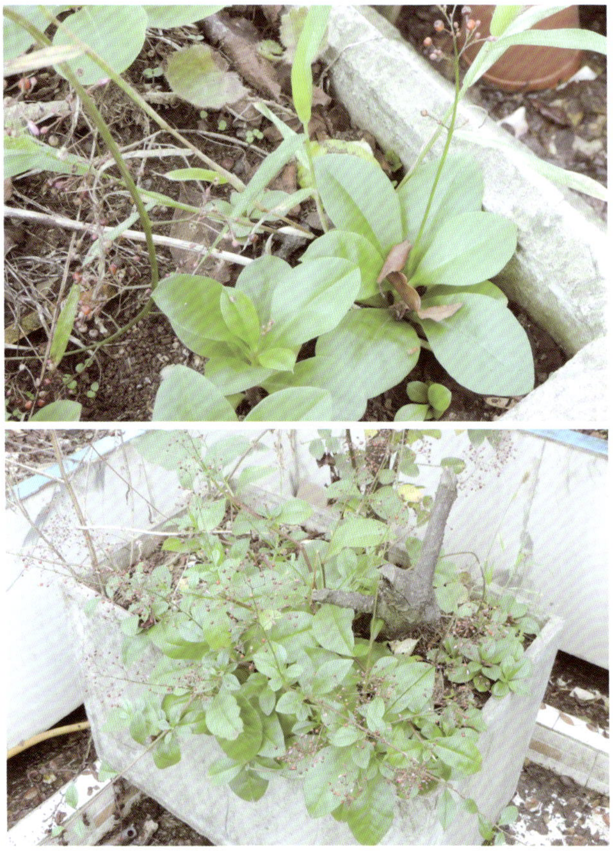

▲ 土人参植物

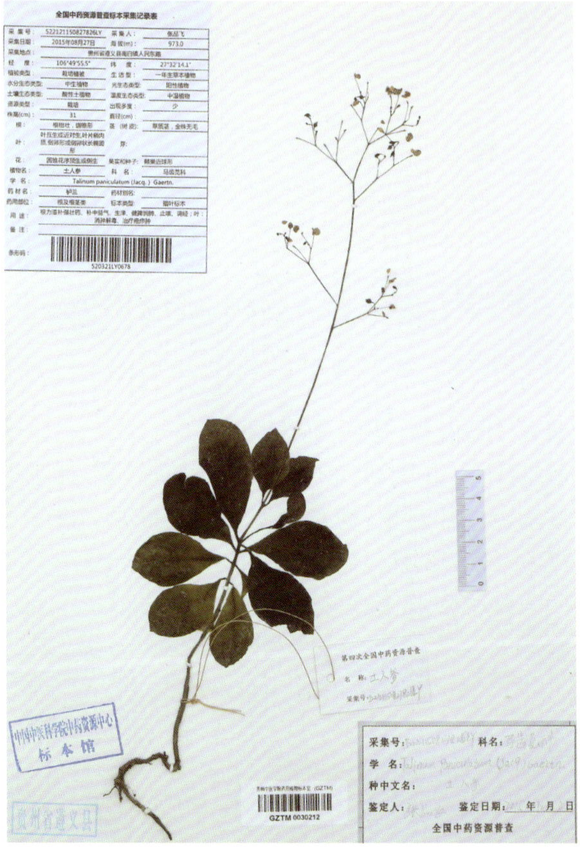

▲ 土人参腊叶标本

锥花序顶生或腋生，多呈二歧分枝；萼片2，卵形；花瓣5，倒卵形或椭圆形，淡红色；子房球形，柱头3深裂。蒴果近球形，3瓣裂；种子多数，黑色，有突起。花期6～7月，果期9～10月。

生境及分布　生于海拔100～1 850 m的田野、路边、墙脚石旁、山坡沟边等阴湿处。主要分布于播州、习水、绥阳等地。

药材名　土人参（根），土人参叶（叶）。

采收加工　1. 土人参。8～9月采挖根，洗净，除去细根，晒干或刮去表皮，蒸熟晒干。

2. 土人参叶。夏、秋季采收，洗净，鲜用或晒干。

性味归经　1. 土人参。甘、淡，平。归脾、肺、肾经。

2. 土人参叶。甘，平。归脾经。

功能主治　1. 土人参。补气润肺，止咳，调经。主治气虚乏倦，食少，泄泻，肺痨咳血，眩晕，潮热，盗汗，自汗，妇女月经不调，带下，产妇乳汁不足。

2. 土人参叶。通乳汁，消肿毒。主治乳汁不足，痈肿疔毒。

用法用量　1. 土人参。内服：煎汤，30～60 g。外用：适量，捣敷。

2. 土人参叶。内服：煎汤，15～30 g。外用：适量，捣敷。

用药经验　①中气不足，老年人病后恢复调养：土人参根适量，炖肉食。②乳汁稀少：鲜土人参叶适量，油炒食。③痈疔：鲜土人参叶适量，和红糖捣烂敷患处。④多尿症：土人参100～150 g，金樱根100 g，共煎水服，每日2～3次。⑤脾虚泄泻：土人参15～50 g，大枣15 g，水煎服。⑥盗汗、自汗：土人参100 g，猪肚1个，炖服。

落葵科

落葵薯 *Anredera cordifolia* (Tenore) Steenis

别名 马德拉藤、藤七、藤三七。

形态特征 多年生宿根稍带木质的缠绕藤本，光滑无毛，长可达数米。根状茎粗壮。叶互生，具短柄，叶片卵形至近圆形，长2～6 cm，宽1.5～5.5 cm，顶端急尖，基部圆形或心形，稍肉质，腋生小块茎(珠芽)。总状花序腋生或顶生，单一或疏生2～4个分枝具多花，花序轴纤细，下垂，长7～25 cm。苞片狭，不超过花梗长度，宿存。花托顶端杯状，花常由此脱落。下面1对小苞片宿存，宽三角形，急尖，透明，上面1对小苞片淡绿色，比花被短，宽椭圆形至近圆形。花被片白色，渐变黑，开花时张开，卵形、长圆形至椭圆形，顶端钝圆。雄蕊白色，花丝顶端在芽中反折，开花时伸出花外。花柱白色，分裂成3个柱头臂，每臂具1棍棒状或宽椭圆形柱头。花期6～10月。

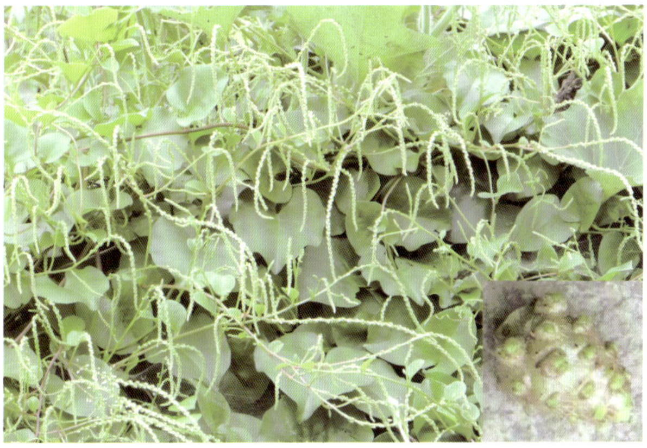

▲ 落葵薯植物及落葵薯瘤块状珠芽

生境及分布 生于海拔2 000 m以下山坡及沟谷阴处灌木林内或林缘及路旁、栽培于房前屋后。主要分布于播州、习水、仁怀、绥阳等地。

药材名 藤三七(藤上瘤块状珠芽)。

采收加工 在珠芽形成后采摘，除去杂质，鲜用或晒干。

性味 微苦，温。

功能主治 补肾强腰，散瘀消肿。主治腰膝痹痛，病后体弱，跌打损伤，骨折。

用法用量 内服：煎汤，30～60 g；或用鸡或瘦肉炖服。外用：适量，捣敷。

用药经验 ①跌打扭伤：藤三七、鱼子兰、土牛膝、马茴香各等分，捣烂外敷患处。②腰膝无力：藤三七30 g，炖肉吃。③疮痈肿毒：藤三七适量，捣烂外敷。④吐血：藤三七20 g，牛耳大黄15 g，水煎服。

石竹科

麦仙翁 *Agrostemma githago* L.

别名 麦毒草。

形态特征 一年生草本，高60～90 cm，全株密被白

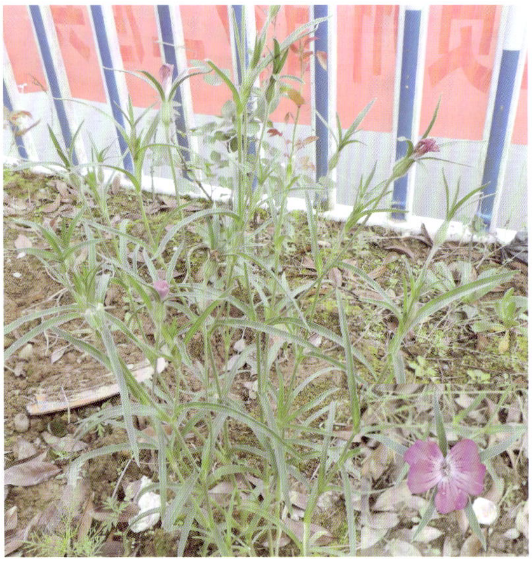

▲ 麦仙翁植物

色长硬毛。茎单生，直立，不分枝或上部分枝。叶片线形或线状披针形，长 4～13 cm，宽 2～10 mm，基部微合生，抱茎，顶端渐尖，中脉明显。花单生，直径约 30 mm，花梗极长；花萼长椭圆状卵形，长 12～15 mm，后期微膨大，萼裂片线形，叶状，长 20～30 mm；花瓣紫红色，比花萼短，爪狭楔形，白色，无毛，瓣片倒卵形，微凹缺；雄蕊微外露，花丝无毛；花柱外露，被长毛。蒴果卵形，长 12～18 mm，微长于宿存萼，裂齿 5，外卷；种子呈不规则卵形或圆肾形，黑色，具棘凸。花期 6～8 月，果期 7～9 月。

生境及分布　生于海拔 800～1 500 m 的山地、麦田中、路旁草地、花坛，为田间杂草。主要分布于播州、习水、正安等地。

药材名　麦仙翁(全草)。

采收加工　植株生长茂盛时采收，鲜用或晒干。

性味归经　甘、苦，温。有毒。入肺、肾经。

功能主治　止咳平喘，温经止血。主治新旧咳嗽，百日咳，肺痨咳嗽，妇女崩漏，月经过多。

用法用量　内服：煎汤，3～10 g。

球序卷耳 *Cerastium glomeratum* Thuill.

别名　婆婆指甲菜、圆序卷耳、卷耳。

形态特征　一年生草本，高 10～20 cm。茎单生或簇生，密生长柔毛，上部混生腺毛，中上部节间一般长 2～3 cm，有时长至 3.5 cm。叶对生，下部叶近匙形，顶先端钝，基部渐狭成短柄状，最上部叶近卵形，顶端钝，基部近无柄，两面皆具长柔毛，缘毛密生，背面中肋甚明显。聚伞花序簇生，总花梗密生长腺柔毛，带垢状；苞片和小苞片皆叶质，卵状椭圆形，密生柔毛；花梗短而细，密生柔毛；萼片 5，披针形，背面密生长腺毛；花瓣 5，线状长圆形，白色，顶端 2 浅裂，基部生疏柔毛，与萼片近等长；或有时稍短且退化；雄蕊 10，短于萼片，花药黄色，子房具 5 花柱。蒴果长于萼 1/2 至 1 倍，具 10 齿裂，常纵形外卷；种子多数，扁三角形，有疣状突起。花期 3～4 月，果期 5～6 月。

生境及分布　生于海拔 3 000 m 以下的菜园、田野、路旁及山坡草丛中。主要分布于播州、绥阳、桐梓、务川等地。

药材名　球序卷耳(全草)。

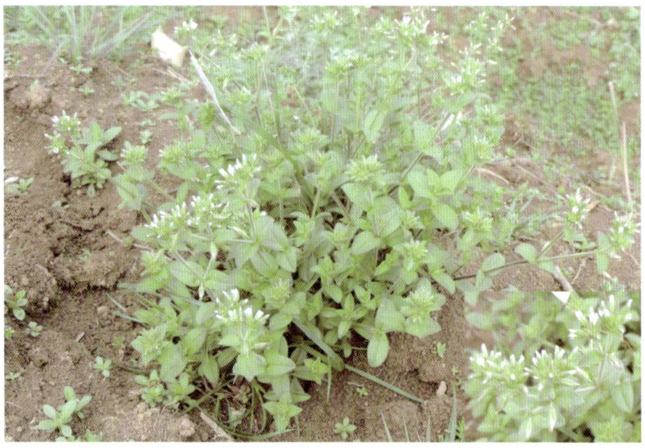

▲ 球序卷耳植物

采收加工　春、夏季采集，晒干或鲜用。

性味归经　甘、微苦，凉。归肺、胃、肝经。

功能主治　清热，利湿，凉血解毒。主治感冒发热，湿热泄泻，肠风下血，乳痈，疔疮，高血压病。

用法用量　内服：煎汤，15～30 g。外用：适量，捣敷；或煎水熏洗。

用药经验　疔疽：球序卷耳鲜全草适量，加桐油捣烂，外敷患处。

石竹 *Dianthus chinensis* L.

别名 鹅毛石竹、绣竹、洛阳花。

形态特征 多年生草本，高约30 cm。茎簇生，直立，无毛。叶条形或宽披针形，有时为舌形，长3～5 cm。花顶生于分叉的枝端，单生或对生，有时成圆锥状聚伞花序；花下有4～6苞片；萼筒圆筒形，萼齿5；花瓣5，鲜红色、白色或粉红色，瓣片扇状倒卵形，边缘有不整齐浅齿裂，喉部有深色斑纹和疏生须毛，基部具长爪；雄蕊10；子房矩圆形，花柱2，丝形。蒴果矩圆形，种子灰黑色，卵形，微扁，缘有狭翅。花期5～6月，果期7～9月。

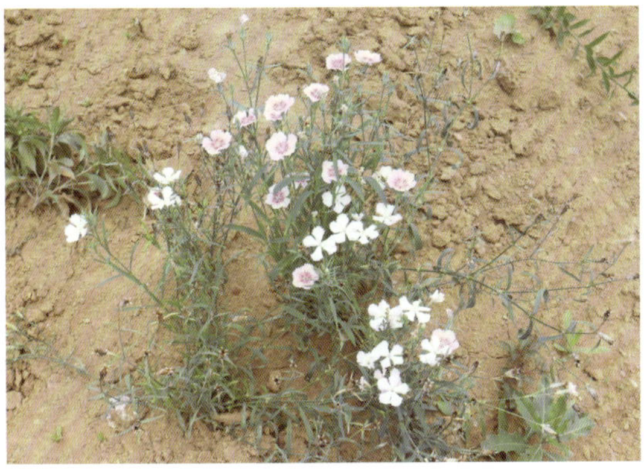

▲ 石竹植物

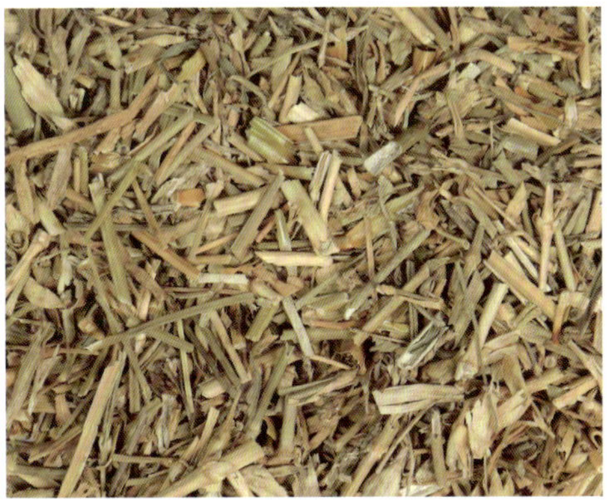

▲ 瞿麦药材

生境及分布 生于海拔400～3 700 m的丘陵山地疏林下、草甸、林缘、沟谷溪边、草原和山坡草地。主要分布于播州、习水、务川等地。

药材名 瞿麦(地上部分)。

采收加工 夏、秋二季花果期采割，除去杂质，晒干。均以色青绿，花未开放者为佳。

性味归经 苦，寒。归心、小肠经。

功能主治 利尿通淋，活血通经。主治热淋，血淋，石淋，小便不通，淋沥涩痛，经闭瘀阻。

用法用量 内服：煎汤，9～15 g。外用：适量，煎汤洗；或研末撒。

使用注意 脾、肾气虚及孕妇慎用。

用药经验 胎死腹中或产经数日不下：瞿麦适量，浓汁服。

孩儿参 *Pseudostellaria heterophylla* (Miq.) Pax ex pax et Hoffm.

别名 童参、太子参、异叶假繁缕。

形态特征 多年生草本，高15～20 cm。块根长纺锤形，肥厚，生细根。茎直立，有二行短柔毛。下部叶匙形或倒披针形，基部渐狭；上部叶卵伏披针形、长卵形或菱状卵形；茎顶端两对叶稍密集，较大，成十字形排列，下面脉上疏生毛。花二型：普通花1～3朵顶生，白色；花梗长1～2(～4)cm，有短柔毛；萼片5，披针形；花瓣5，矩圆形或倒卵形，顶端2齿裂；雄蕊10；子房卵形，花柱3，条形。闭锁花生茎下部叶腋，小形；花梗细；萼片4，疏生柔毛；无花瓣。蒴果卵形，有少数种子；种子褐色，扁圆形或长圆状肾形，有疣状突起。花期3～6月，果期5～8月。

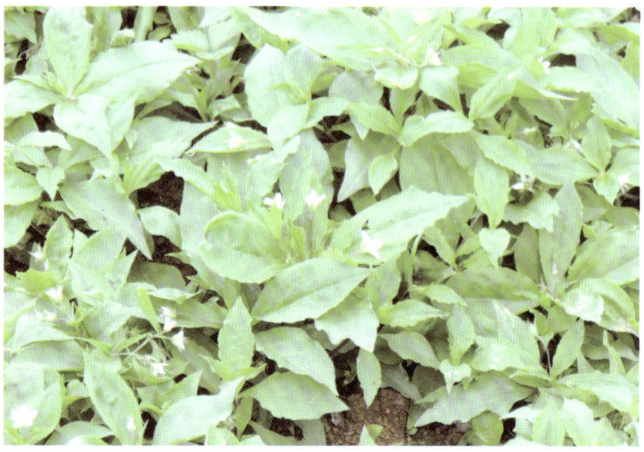

▲ 孩儿参植物

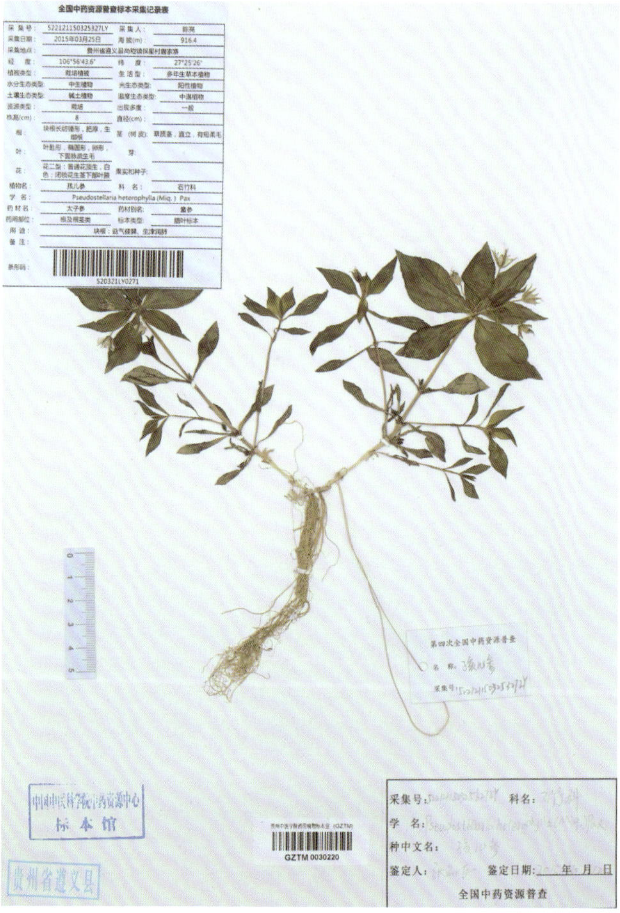

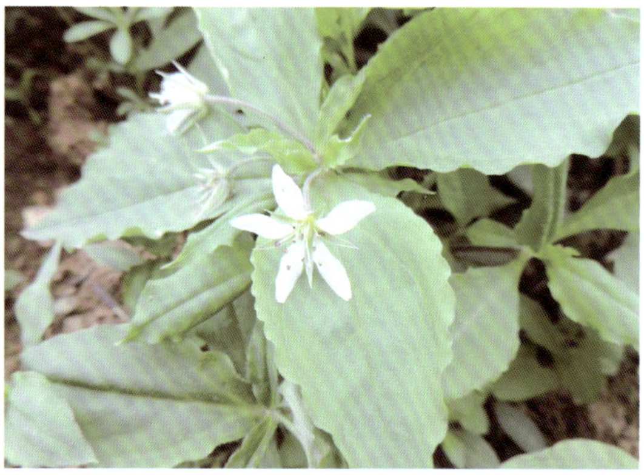

▲ 孩儿参花

▲ 孩儿参腊叶标本

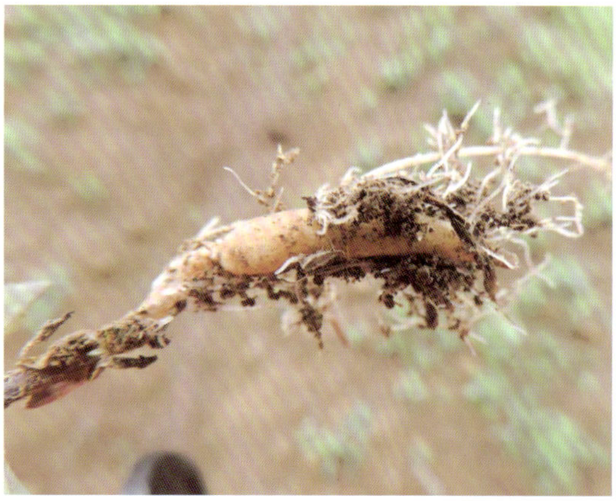

▲ 孩儿参根

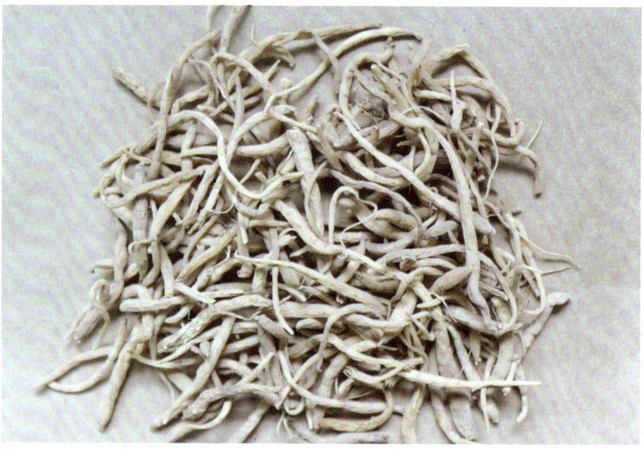

▲ 太子参药材

生境及分布　生于海拔 800～2 700 m 的山谷林下阴湿处。主要分布于播州、仁怀、习水、桐梓等地。

药材名　太子参(块根)。

采收加工　夏季茎叶大部分枯萎时采挖,洗净,除去须根,置沸水中略烫后晒干或直接晒干。

性味归经　甘、微苦,平。归脾、肺经。

功能主治　益气健脾,生津润肺。主治脾虚体倦,食欲不振,病后虚弱,气阴不足,自汗口渴,肺燥干咳。

用法用量　内服:煎汤,9～30 g。

用药经验　①自汗:太子参 9 g,浮小麦 15 g,水煎服。②食欲不振:太子参 30 g,炖肉服。

漆姑草 *Sagina japonica*（Sw.）Ohwi

别名　瓜槌草、珍珠草、匿鼻药。

形态特征　一年生或二年生小草本。茎多数簇生，稍铺散，高 5～8(15) cm，只上部疏生短柔毛，其余部分无毛。叶条形，叶基部相连处薄膜质，微成短鞘状。花小，单生于枝端叶腋；花梗细长，长 1～2 cm，疏生短柔毛；萼片 5，卵形，疏生短柔毛；花瓣 5，白色，卵形，比萼片稍短，全缘；雄蕊 5，花丝比花瓣短；子房卵形，花柱 5，丝形。蒴果卵圆形，微长于宿存萼片，5 瓣裂，有多数种子；种子微小，密生瘤状突起。花期 4～5 月，果期 5～6 月。

生境及分布　生于海拔 600～1 900 m 的山野、山地，庭园或田间路旁阴湿草地。主要分布于播州、仁怀、习水、桐梓、绥阳、务川等地。

药材名　漆姑草（全草）。

采收加工　4～5 月间采集，洗净，鲜用或晒干。

性味归经　苦、辛，凉。归肝、胃经。

功能主治　凉血解毒，杀虫止痒。主治漆疮，秃疮，湿疹，丹毒，瘰疬，无名肿毒，毒蛇咬伤，鼻渊，龋齿痛，跌打内伤。

用法用量　内服：煎汤，10～30 g；研末或绞汁。外用：适量，捣敷；或绞汁涂。

使用注意　孕妇忌服。

用药经验　①漆疮：漆姑草鲜品适量，捣烂，加丝瓜叶汁，调菜油敷。②虫牙：鲜漆姑草叶适量，捣烂，塞入牙缝。③蛇咬伤：鲜漆姑草，雄黄各适量，捣烂外敷。④虚汗、盗汗：漆姑草 30 g，炖猪肉服。⑤咳嗽及小便不利：漆姑草 50 g，煨水服。

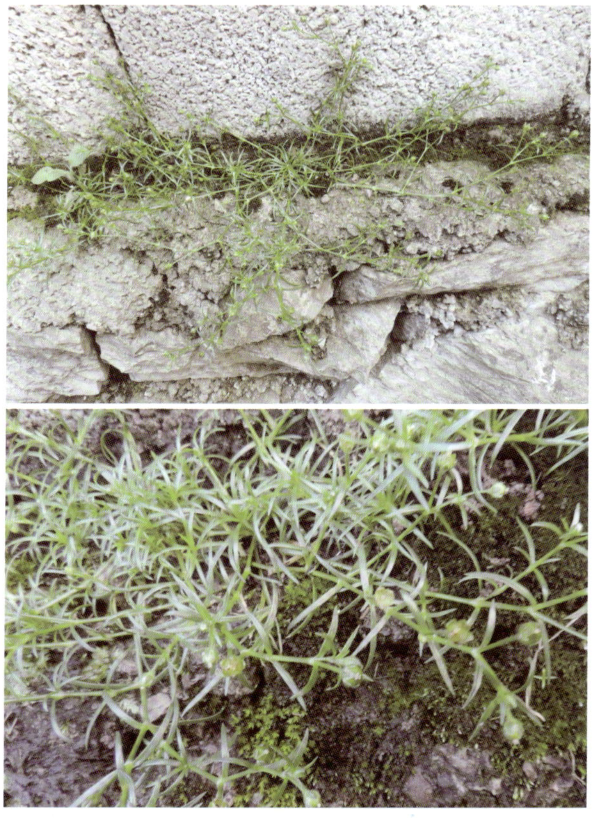

▲ 漆姑草植物

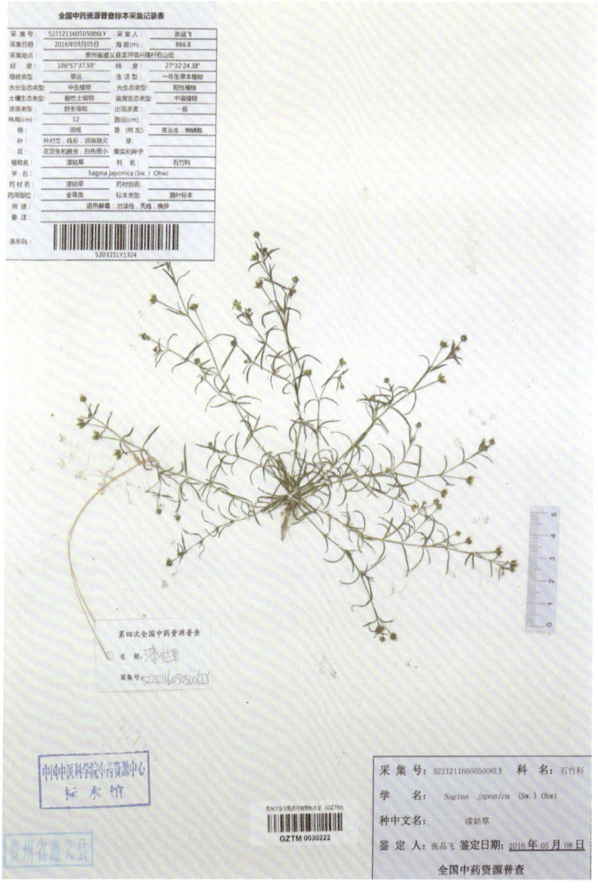

▲ 漆姑草腊叶标本

狗筋蔓 *Silene baccifera*（Linnaeus）Roth

别名 抽筋草、小九牯牛、筋骨草。

形态特征 多年生草本。茎铺散而渐向上，有疏生短毛，节处明显膨大。叶有短柄，卵形至卵状披针形，长 2～3 cm，宽 1～1.5 cm，近茎基部的叶长 3～5 cm，宽 2～2.5 cm。聚伞花序顶生呈圆锥状，少数花腋生小枝上，每枝常有 1～3 花；花微下垂；花萼宽钟状，5 裂；花瓣 5，白色，喉部有 2 鳞片；雄蕊 10；子房 1 室，基部有假隔膜分为 3 室，各有多数胚珠；花柱 3，丝形。蒴果圆球形，浆果状，黑色，有光泽；种子肾形，黑色，有光泽，近平滑。花期 7～8 月，果期 8～9 月。

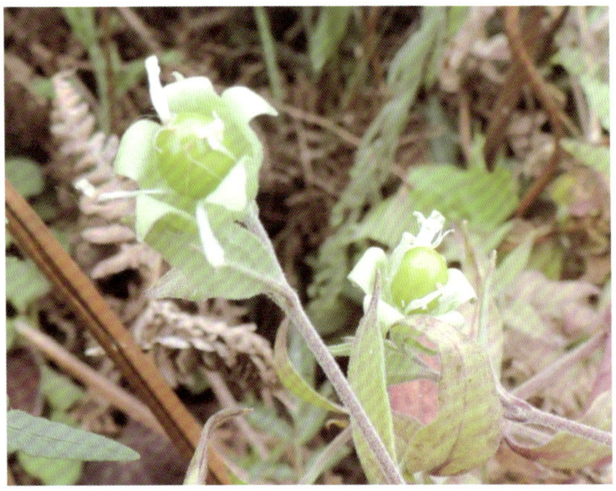

▲ 狗筋蔓植物

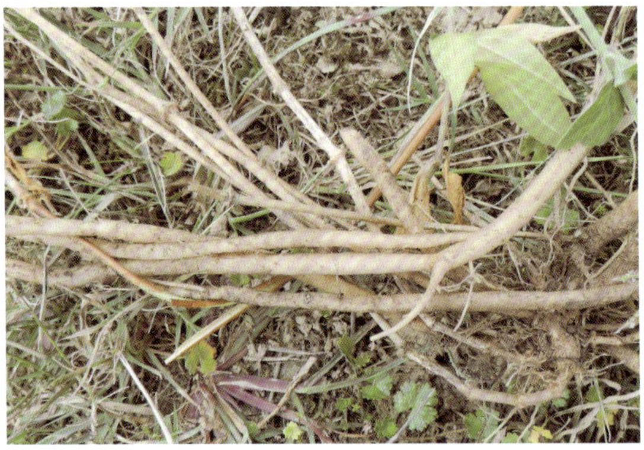

▲ 狗筋蔓根茎

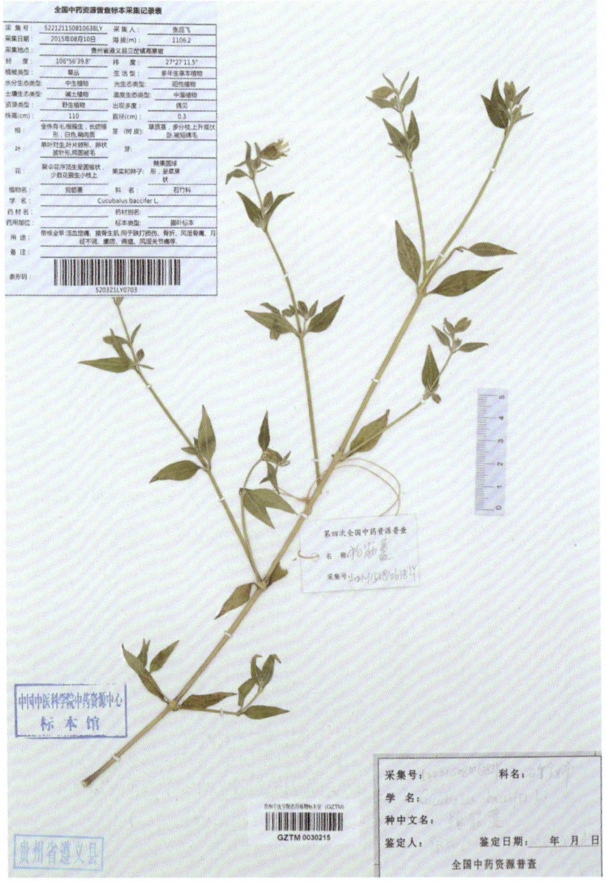

▲ 狗筋蔓腊叶标本

生境及分布 生于海拔 800～2 200 m 的森林灌丛间、草地、湿地、山坡林下、沟谷草丛及河边。主要分布于播州、仁怀、习水等地。

药材名 狗筋蔓（带根全草），狗筋蔓（根）。

采收加工 1. 带根全草。秋末冬初采挖，洗净泥沙，晒干或鲜用。

2. 根。秋末冬初采挖，洗净泥沙，晒干备用。

性味归经 1. 带根全草。甘、苦，温。归肝、膀胱经。

2. 根。甘、淡，温。归肝、膀胱经。

功能主治 1. 带根全草。活血定痛，接骨生肌。主治跌打损伤，骨折，风湿骨痛，月经不调，瘰疬，痈疽。
2. 根。接骨生肌，散瘀止痛，祛风除湿，利尿消肿。主治骨折，跌打损伤，风湿关节痛，小儿疳积，肾炎水肿，泌尿系统感染，肺结核；外用治疮疡疖肿，淋巴结结核。
用法用量　1. 带根全草。内服：煎汤，9～15 g；或泡酒服。外用：适量，鲜品捣敷。
2. 根。内服：煎汤，9～15 g。外用：适量，鲜品捣烂敷患处。
用药经验　①筋骨疼痛：狗筋蔓 1.5 g，五加皮、八月瓜根、香樟根、桑枝各 9 g，水煎服。②小儿疳积：狗筋蔓 9 g，炖肉服。③跌打损伤，骨折，慢性腰腿痛，风湿关节痛：狗筋蔓 6～9 g，水煎服。

藜科

藜　*Chenopodium album* L.

别名　鹤顶草、红落藜、灰菜。
形态特征　一年生草本，高 30～150 cm。茎直立，粗壮，具条棱，绿色或紫红色条纹，多分枝。叶互生；叶柄与叶片近等长；或为叶片长的 1/2；下部叶片菱状卵形或卵状三角形，长 3～6 cm，宽 2.5～5 cm，先端急尖或微钝，基部楔形，上面通常无粉，有时嫩叶的上面有紫红色粉，边缘有牙齿或作不规则浅裂；上部叶片披针形下面常被粉质。花小形，两性，黄绿色，每 8～15 朵聚生成一花簇，许多花簇集成大的或小的圆锥状花序，生于叶腋和枝顶；花被片 5，背面具纵隆脊，有粉，先端微凹，边缘膜质；雄蕊 5，伸出花被外；子房扁球形，花柱短，柱头 2。胞果稍扁，近圆形，果皮与种子贴生，包于花被内。种子横生，双凸镜状，黑色，有光泽，表面有浅沟纹。花期 8～9 月，果期 9～10 月。

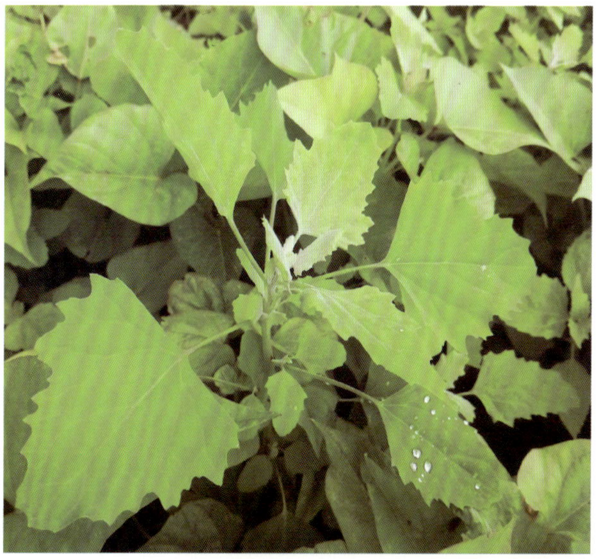

▲ 藜植物

生境及分布　生于海拔 500～1 000 m 的农田、菜园、村舍附近或路旁、林缘。主要分布于播州、务川、正安、绥阳等地。
药材名　藜(幼嫩全草)，藜实(果实或种子)。
采收加工　1. 藜。春、夏季割取全草，去杂质，鲜用或晒干备用。
2. 藜实。秋季果实成熟时，割取全草，打下果实和种子，除去杂质，晒干或鲜用。
性味　1. 藜。甘，平。有小毒。
2. 藜实。苦、微甘，寒。有小毒。
功能主治　1. 藜。清热祛湿，解毒消肿，杀虫止痒。主治发热，咳嗽，痢疾，腹泻，腹痛，疝气，龋齿痛，湿疹，疥癣，白癜风，疮疡肿痛，毒虫咬伤。
2. 藜实。清热祛湿，杀虫止痒。主治小便不利，水肿，皮肤湿疮，头疮，耳聋。
用法用量　1. 藜。内服：煎汤，15～30 g。外用：适量，煎水漱口或熏洗；或捣涂。

2. 藜实。内服：煎汤，10～15 g。外用：适量，水煎洗；或烧灰调敷。有的地方当作“地肤子”用。

用药经验 ①痢疾腹泻：藜 50～100 g，煎水服。②湿疹瘙痒：藜全草、野菊花各等量，煎汤熏洗。③毒虫咬伤：鲜藜茎叶适量，捣烂外敷患处。

地肤 *Kochia scoparia*（L.）Schrad.

别名 铁扫把、扫帚菜。

形态特征 一年生草本，高 50～100 cm。茎直立，多分枝。分枝斜上，淡绿色或浅红色，生短柔毛。叶互生，披针形或条状披针形，长 2～5 cm，两面生短柔毛。花两性或雌性，通常单生或 2 个生于叶腋，集成稀疏的穗状花序；花被片 5，基部合生，果期自背部生三角状横突起或翅；雄蕊 5；花柱极短，柱头 2，线形。胞果扁球形，包于花被内；种子横生，扁平。花期 6～9 月，果期 7～10 月。

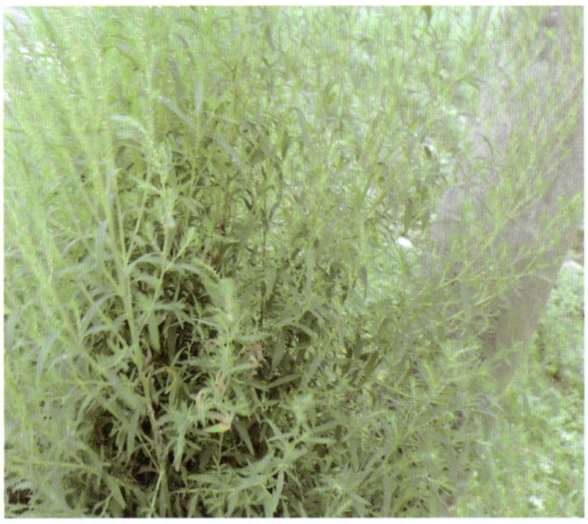

▲ 地肤植物

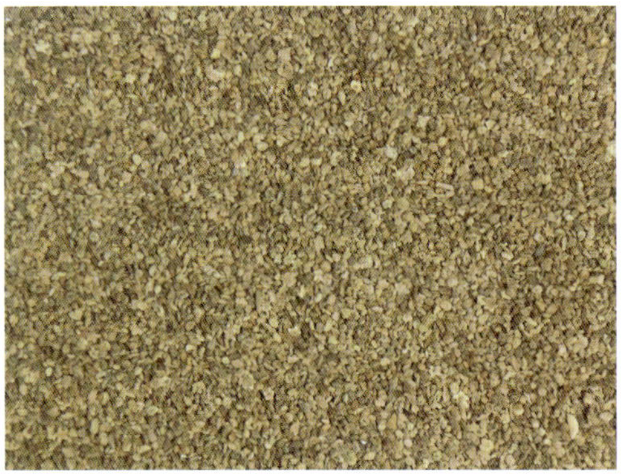

▲ 地肤子药材

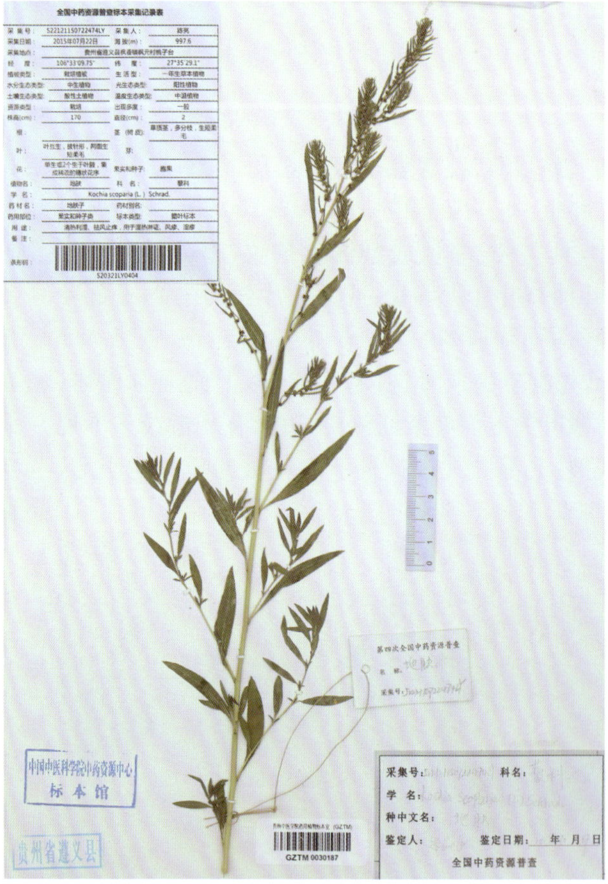

▲ 地肤腊叶标本

生境及分布 生于海拔 50～3 200 m 的房前屋后、山坡田边、路旁和荒地等处。主要分布于播州、仁怀、习水、桐梓等地。

药材名 地肤子（成熟果实），地肤苗（嫩茎叶）。

采收加工 1. 地肤子。秋季果实成熟时采收植株，晒干，打下果实，除去杂质，再晒干。生用。以饱满、色灰绿者为佳。

2. 地肤苗。春、夏季割取嫩茎叶，洗净，鲜用或晒干。

性味归经 1. 地肤子。辛、苦，寒。归肾、膀胱经。

2. 地肤苗。苦，寒。归肝、脾、大肠经。

功能主治　1. 地肤子。清热利湿，祛风止痒。主治小便涩痛，阴痒带下，风疹，湿疹，皮肤瘙痒，疥癣，疮毒，阴部湿疹。

2. 地肤苗。清热解毒，利尿通淋。主治赤白痢疾，泄泻，小便淋痛，目赤涩痛，雀盲，皮肤风热赤肿，恶疮疥癣。

用法用量　1. 地肤子。内服：煎汤，9～30 g。外用：适量，煎汤熏洗或煎水洗。

2. 地肤苗。内服：煎汤，30～90 g。外用：适量，煎水洗；或捣汁涂。

用药经验　①痈：地肤子、莱菔子各 30 g，文火煎水，趁热洗患处，每日 2 次，每次 10～15 min。②肢体疣目：地肤子、白矾等分，煎汤频洗。③小便不通：用鲜地肤全草榨汁服；或用地肤全草一把，加水煎服。④阴痒、皮肤瘙痒、风疹、湿疹：地肤子、蛇床子各等量，煎水洗。

菠菜 *Spinacia oleracea* L.

别名　菠薐菜、菠薐、赤根菜。

形态特征　一年生草本，高达 60 cm，软弱。根圆锥形，红色。茎直立，不分枝或稍分枝，多水分，光滑脆弱。叶戟形或卵形，肥厚，肉质，绿色。花单性，雌雄异株；雄花生于茎上部，集生于叶腋，至顶端渐成穗状花序；花被片 4；雄蕊 4；雌花簇生于叶腋，无花被；子房生于 2 苞片内；苞片纵折，彼此合生成扁筒，顶端有 2 小齿，背侧通常各具 1 棘状附属物，果期苞筒增大并变硬，通常 3～4 个簇生；种子扁圆；种皮淡红色；胚环形；胚乳粉状。花期 4～6 月，果期 6 月。

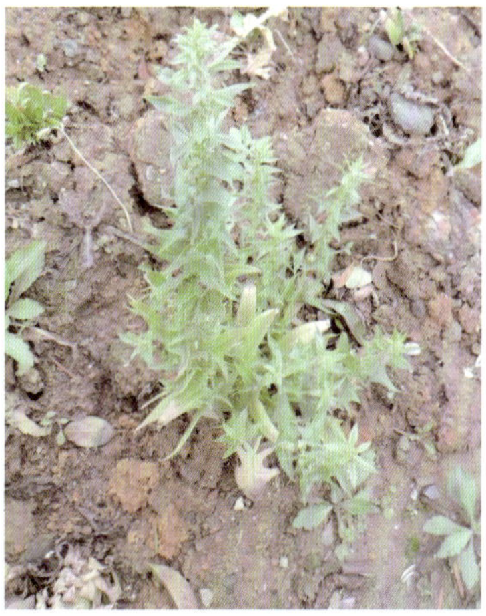

▲ 菠菜植物

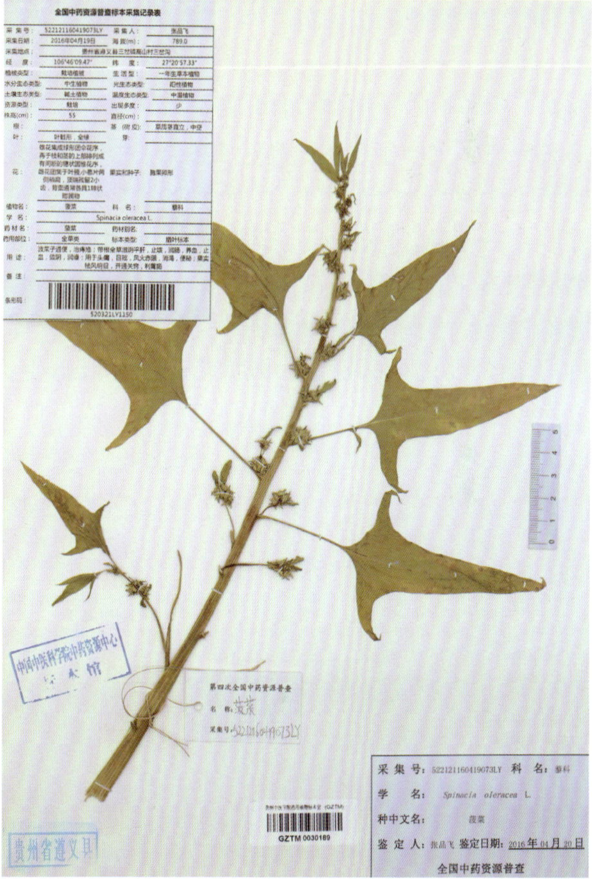

▲ 菠菜腊叶标本

生境及分布　全国各地均有栽培，较为常见。主要分布于播州、红花岗、习水等地。

药材名　菠菜（全草），菠菜子（成熟种子）。

采收加工　1. 菠菜。全年均可，以冬、春季采收好，除去泥土、杂质，洗净鲜用。

2. 菠菜子。6～7 月种子成熟时，割取地上部分，打下果实，除去杂质，晒干或鲜用。

性味归经　1. 菠菜。甘，平。归肝、胃、大肠、小肠经。
2. 菠菜子。微辛、甜，微温。归脾、肺经。
功能主治 1. 菠菜。养血，止血，平肝，润燥。主治衄血，便血，头痛，目眩，目赤，夜盲症，消渴引饮，便闭，痔疮。
2. 菠菜子。清肝明目，止咳平喘，润肠通便。主治风火目赤肿痛，视物不清，视力下降，咳喘，大便燥结，便秘。
用法用量 1. 菠菜。内服：适量，煮食；或捣汁。
2. 菠菜子。内服：煎汤，9～15 g；或研末。
使用注意 菠菜不可多食。多食易发疮。

苋科

红柳叶牛膝 *Achyranthes longifolia* f. *rubra* Ho

别名 红叶牛膝、红牛膝、山牛膝。
形态特征 多年生草本。高达 1.6 m。根粗大，圆柱形，淡红色至红色；茎直立，绿色略带有紫色，四方形或有棱角，具显明节，节膨大，枝对生。叶对生，有叶柄，叶片披针形或宽披针形，长 10～20 cm，宽 2～5 cm，基部渐尖，顶端尾尖，全缘，上面深绿色，下面紫红色至深紫色。穗状花序顶生或腋生，带紫红色，在花期直立，花期后反折、平展或下倾，花多数；花两性，苞片 1，顶端有齿；有 2 小苞片，小苞片针刺状，质硬，长约 3.5 mm，基部有 2 耳状薄片，仅有缘毛；花被片 5，绿色，线形，具 3 脉；雄蕊 5，花丝下部合生，退化雄蕊方形，顶端有不显明牙齿；花柱长约 2 mm。胞果长卵形。花期 9～10 月，果期 10～11 月。
生境及分布 生于海拔 300～1 050 m 的山坡林缘或路边草丛。主要分布于播州、汇川等地。

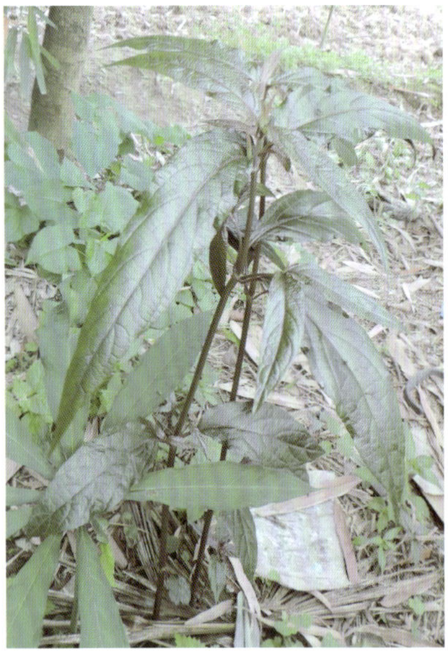
▲ 红柳叶牛膝植物

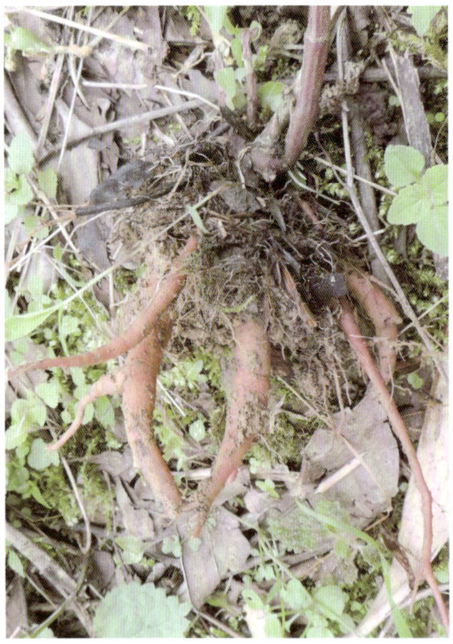
▲ 红柳叶牛膝根

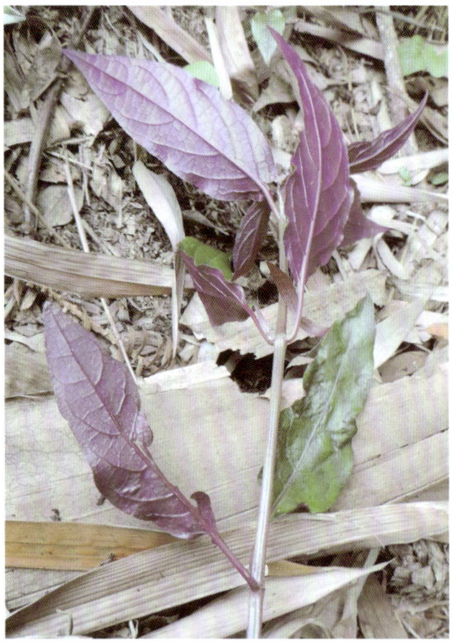
▲ 红柳叶牛膝叶

药材名 柳叶牛膝(根)。

采收加工 冬春季间或秋季采挖，除去茎叶及须根，洗净，鲜用或晒干。

性味归经 苦、辛，寒。归肝、肾经。

功能主治 活血散瘀，祛湿利尿，清热解毒。主治淋病，尿血，妇女经闭，癥瘕，风湿关节痛，脚气，水肿，痢疾，疟疾，白喉，痈肿，跌打损伤等。

用法用量 内服：煎汤，5～12 g。

使用注意 孕妇禁服。

用药经验 ①月经不调：柳叶牛膝 30 g，水煎兑红糖服；或柳叶牛膝 20 g，团经草、大玉竹各 30 g，水煎服。②跌打损伤：柳叶牛膝 20 g，大血藤、小血藤、铁筷子、见血飞各 30 g，泡酒服。③经闭：柳叶牛膝 20 g，女儿红、元宝草各 10 g，水煎服。

喜旱莲子草 *Alternanthera philoxeroides* (Mart.) Griseb.

别名 空心蕹藤菜、水蕹菜、空心苋。

形态特征 多年生草本。茎基部匍匐，上部上升，中空，具分枝。叶对生，矩圆形、矩圆状倒卵形或倒卵状披针形，长 2.5～5 cm，顶端圆钝，具芒尖，基部渐狭，上面有贴生毛，边有睫毛。头状花序单生于叶腋，具总花梗；总花梗长 1～4 cm；苞片和小苞片干膜质，宿存；花被片白色，矩圆形；雄蕊 5，花丝基部合生成杯状，花药 1 室，退化雄蕊顶端分裂成窄条。花期 5～10 月。

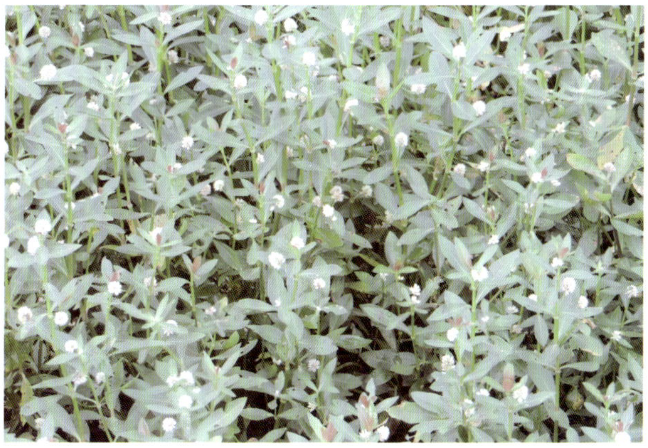

▲ 喜旱莲子草植物

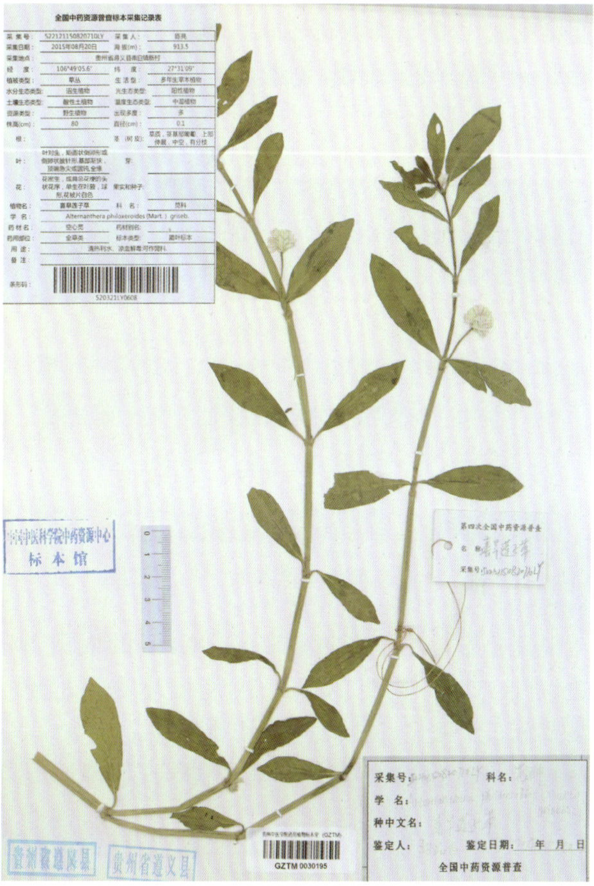

▲ 喜旱莲子草腊叶标本

生境及分布 生于海拔 400～1 500 m 的水沟、池塘及田野荒地等处。主要分布于播州、红花岗、习水等地。

药材名 空心苋(全草)。

采收加工 春、夏、秋季均可采收，除去杂草，洗净，鲜用或晒干用。

性味归经 苦、甘，寒。归肺、心、肝、膀胱经。

功能主治 清热凉血，解毒，利尿。主治咳血，尿血，感冒发热，麻疹，乙型脑炎，黄疸，淋浊，痄腮，湿疹，痈肿疖疮，毒蛇咬伤。

用法用量 内服：煎汤，30～60 g，鲜品加倍；或捣汁。外用：适量，捣敷；或捣汁涂。

用药经验 ①疔疖：鲜空心苋全草适量，捣烂调蜂蜜外敷。②带状疱疹：鲜空心苋全草适量，加洗米水捣烂绞汁抹患处。③毒蛇咬伤：鲜空心苋全草 200～400 g，捣烂绞汁服，渣外敷。

反枝苋 *Amaranthus retroflexus* L.

别名 灰汉菜、苋菜、野苋菜。

形态特征 一年生草本，高 20～80 cm；茎直立，稍具钝棱，密生短柔毛。叶菱状卵形或椭圆卵形，长 5～12 cm，宽 2～5 cm，顶端微凸，具小芒尖，两面和边缘有柔毛；叶柄长 1.5～5.5 cm。花单性或杂性，集成顶生和腋生的圆锥花序；苞片和小苞片干膜质，钻形，花被片白色，具一淡绿色中脉；雄花的雄蕊比花被片稍长；雌花花柱 3，内侧有小齿。胞果扁球形，小，淡绿色，盖裂，包裹在宿存花被内。花期 6～8 月，果期 8～9 月。

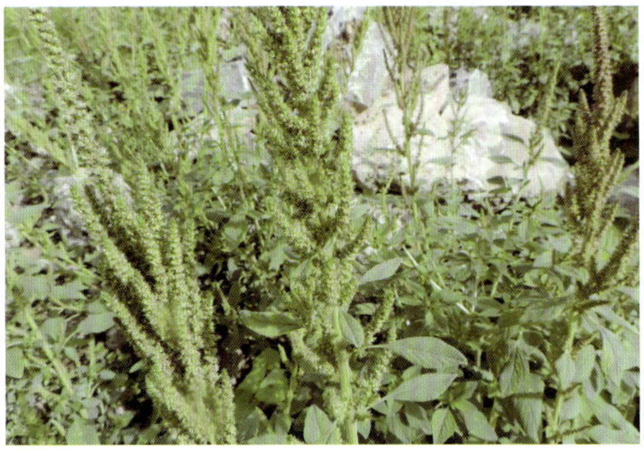

▲ 反枝苋植物

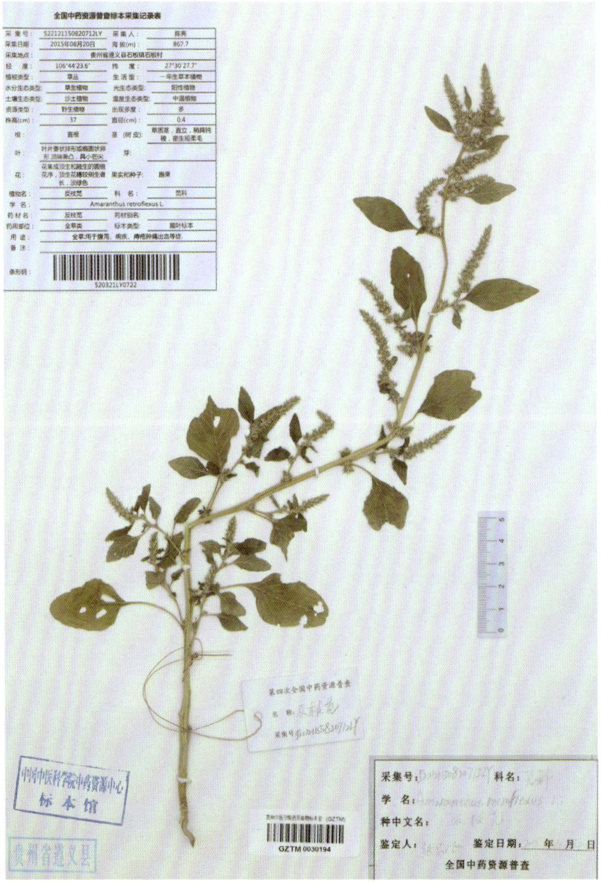

▲ 反枝苋腊叶标本

生境及分布 生于海拔 600～3 000 m 的农田、路边、荒地或农户附近的草地上，有时生在瓦房上。主要分布于播州、绥阳、桐梓、习水等地。

药材名 野苋菜(全草或根)，野苋子(成熟种子)。

采收加工 1. 野苋菜。春、夏、秋季采收，洗净，鲜用。

2. 野苋子。秋季采收果实，日晒，搓揉取种子，干燥。

性味归经 1. 野苋菜。甘，微寒。归大肠、小肠经。

2. 野苋子。甘，凉。归肝、膀胱经。

功能主治 1. 野苋菜。清热解毒，利尿。主治痢疾，腹泻，疔疮肿毒，毒蛇咬伤，蜂螫伤，小便不利，水肿。

2. 野苋子。清肝明目，利尿。主治肝热目赤，翳障，小便不利。

用法用量 1. 野苋菜。内服：煎汤，9～30 g；或捣汁。外用：适量，捣敷。

2. 野苋子。内服：煎汤，6～12 g，包煎。

用药经验 ①风热目痛：野苋子 9 g，菊花 15 g，龙胆草 9 g，水煎服。②高血压：野苋子 15 g，水煎服。③痢疾：野苋菜根 50～100 g，水煎服。④蛇头疔：鲜野苋菜叶和食盐捣烂敷患处。⑤蜂螫伤：鲜野苋菜适量，捣敷。

苋 *Amaranthus tricolor* L.

别名　苋菜、青香苋、雁来红。

形态特征　一年生草本，高 0.8～1.5 m；茎粗壮，绿色或红色，茎通常分枝。叶卵状椭圆形至披针形，长 4～10 cm，宽 2～7 cm，除绿色外，常呈红色、紫色、黄色或绿紫杂色，无毛；叶柄长 2～6 cm。花单性或杂性，密集成簇，花簇球形，腋生或密生成顶生下垂的穗状花序；苞片和小苞片干膜质，卵状披针形；花被片 3，矩圆形，具芒尖；雄花的雄蕊 3；雌花的花柱 2～3。胞果卵状矩圆形，盖裂种子近圆形或倒卵形，黑色。花期 5～8 月，果期 7～9 月。

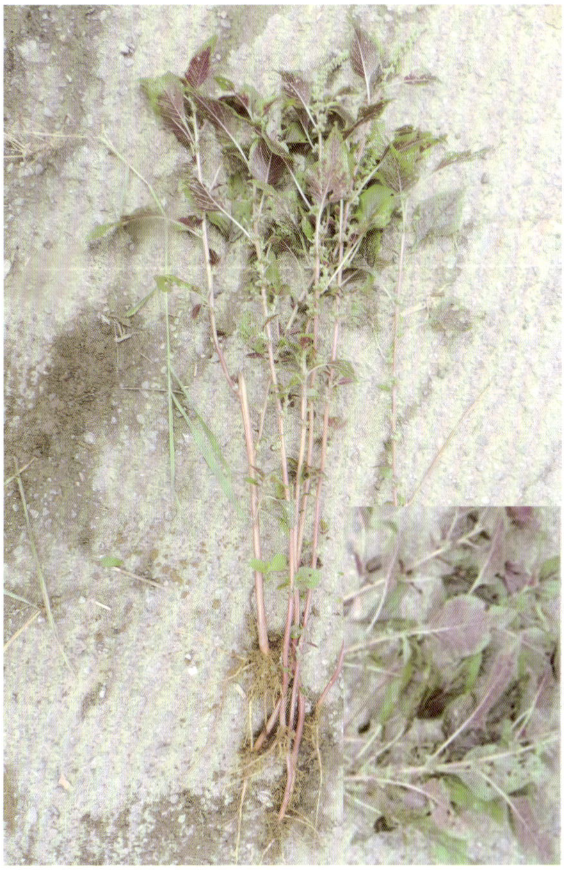

▲ 苋植物

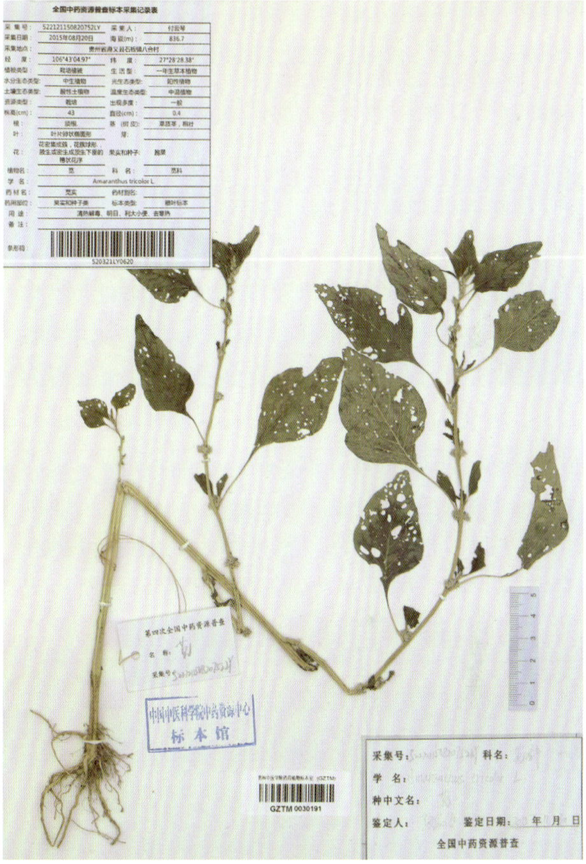

▲ 苋腊叶标本

生境及分布　生于路边及草丛中，南方各地均有栽培。主要分布于播州、仁怀、红花岗、习水、务川等地。

药材名　苋(茎叶)，苋根(根)，苋实(成熟种子)。

采收加工　1. 苋。春、夏季采收，洗净，鲜用或晒干。

2. 苋根。春、夏、秋三季均可采挖，去茎叶，洗净，鲜用或晒干。

3. 苋实。秋季采收地上部分，晒干后搓揉脱下种子，扬净，晒干。

性味归经　1. 苋。甘，微寒。归大肠、小肠经。

2. 苋根。辛，微寒。归肝、大肠经。

3. 苋实。苦，寒。归肝、大肠、膀胱经。

功能主治　1. 苋。清热解毒，通利二便。主治痢疾，二便不通，蛇虫螫伤，疮毒。

2. 苋根。清热解毒，散瘀止痛。主治痢疾，泄泻，痔疮，牙痛，漆疮，阴囊肿痛，跌打损伤，崩漏，带下。

3. 苋实。清肝明目，通利二便。主治青盲翳障，视物模糊，白浊血尿，二便不通。

用法用量　1. 苋。内服：煎汤，30～60 g；或煮粥。外用：适量，捣敷或煎液熏洗。

2. 苋根。内服：煎汤，9～15 g，鲜品 15～30 g；或浸酒。外用：适量，捣敷；煅存性研末干撒或调敷；或煎汤熏洗。

3. 苋实。内服：煎汤，6～9 g；或研末；包煎。

使用注意　1. 苋。脾弱便溏者慎服。痃胀滑泻者忌服。

2. 苋实。大便滑泄者，忌用，尤忌与鳖同食。青光眼患者禁用。

用药经验　①乳糜血尿：苋实炒至炸花，研末，每次 9 g，糖水兑服，每日 3 次。服几次后，如小便仍混浊不清，可用委陵菜 30 g，水煎服。②漆疮瘙痒：苋适量，煎汤洗。

青葙 *Celosia argentea* L.

别名　草蒿、昆仑草、野鸡冠。

形态特征　一年生草本，高 30～100 cm，全体无毛；茎直立，有分枝，绿色或红色，具显明条纹。叶互生，叶片矩圆状披针形、披针形或椭圆状披针形，少数卵状矩圆形，长 5～8 cm，宽 1～3 cm，顶端急尖或渐尖，具小芒尖，基部渐狭窄下延成叶柄；叶柄长 2～15 mm。穗状花序单生于茎顶端或分枝末端，塔状或圆柱状，长 3～10 cm；花多数，密生，花初为淡红色，后变为银白色；花有苞片 3，披针形；花被片 5，干膜质状，矩圆状披针形；雄蕊 5，圆披针形，矩圆披针形，下部合生成杯状，花药紫色，2 室；子房卵圆形，花柱细长，柱头 3 裂。胞果卵形，盖裂，包裹在宿存花被片内。种子多数，凸透镜状肾形，黑色，光亮。花期 5～8 月，果期 6～10 月。

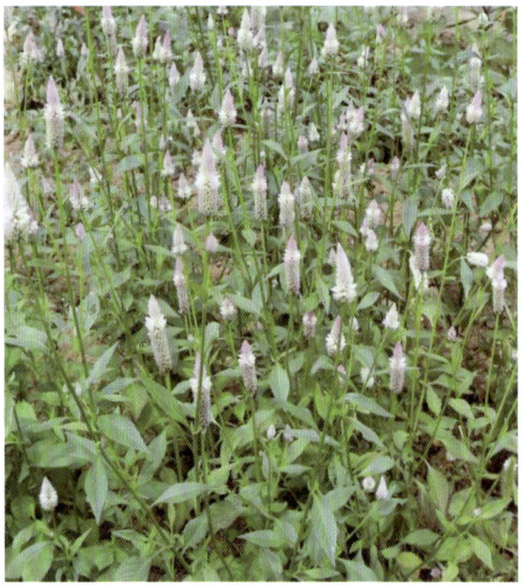

▲ 青葙植物

生境及分布　生于海拔 20～1 500 m 向阳的河滩、坡地、路旁或田边地头。主要分布于播州、红花岗、汇川、务川等地。

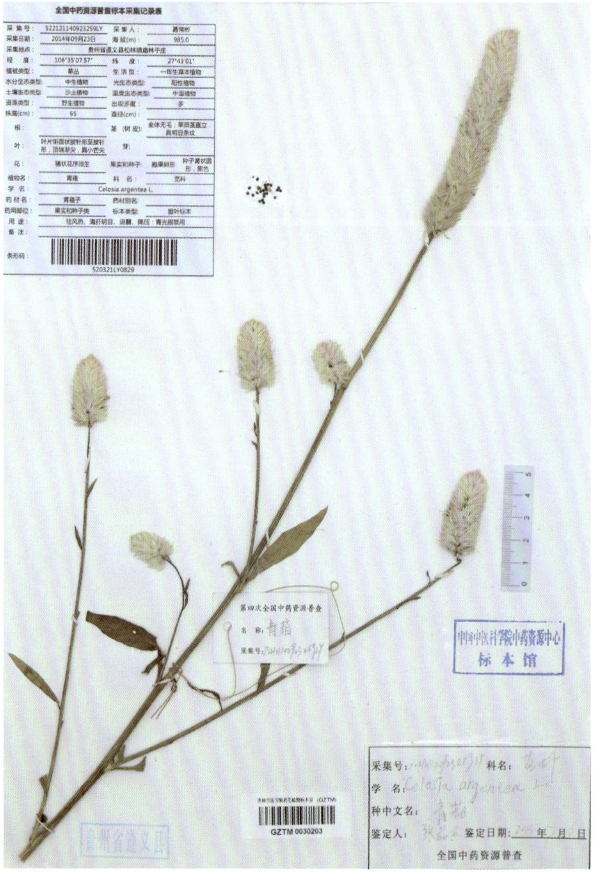

▲ 青葙腊叶标本

药材名　青葙子（成熟种子），青葙花（花序），青葙（茎叶或根）。

采收加工　1. 青葙子。秋季果实成熟时采割植株或采摘果穗。晒干，收集种子，除去杂质。

2. 青葙花。花期采收，晒干。

3. 青葙。夏季采收，鲜用或晒干。

性味归经　1. 青葙子。苦，微寒。归肝经。

2. 青葙花。苦，凉。

3. 青葙。苦，寒。归肝、膀胱经。

功能主治 1. 青葙子。清肝泻火，明目退翳。主治肝热目赤肿痛，目生翳膜，视物昏花，肝火眩晕。

2. 青葙花。凉血止血，清肝除湿，明目。主治吐血，衄血，崩漏，赤痢，血淋，目赤肿痛，目生翳障。

3. 青葙。燥湿清热，杀虫止痒，凉血止血。主治湿热带下，小便不利，尿浊，泄泻，阴痒，疮疥，风瘙身痒，痔疮，衄血，创伤出血。

用法用量 1. 青葙子。内服：煎汤，3～15 g，包煎。外用：适量，研末调敷；捣汁灌鼻。

2. 青葙花。内服：煎汤，15～30 g；或炖猪肉服。外用：适量，煎水洗。

3. 青葙。内服：煎汤，10～15 g。外用：适量，捣敷；或煎汤熏洗。

使用注意 青葙子本品有扩散瞳孔作用，青光眼患者禁用。

用药经验 ①创伤出血：鲜青葙叶适量，捣烂敷于伤处，纱布包扎。②妇女阴痒：青葙茎叶 150～200 g，加水煎汁，熏洗患处。③皮肤风热疮疹瘙痒：青葙茎叶适量，水煎洗患处，洗时须避风。④肝热泪眼、头风痛：干青葙花 15～50 g，水煎服。⑤风热泪眼：青葙子 15 g，鸡肝炖服。

鸡冠花 *Celosia cristata* L.

别名 鸡髻花、鸡公花、鸡角枪。

形态特征 一年生草本，高 60～90 cm，全株无毛；茎直立，粗壮。叶卵形、卵状披针形或披针形，长 5～13 cm，宽 2～6 cm，顶端渐尖，基部渐狭，全缘。花序顶生，扁平呈鸡冠状，中部以下多花；苞片、小苞片和花被片紫色、黄色、淡红色或杂色，花密生，

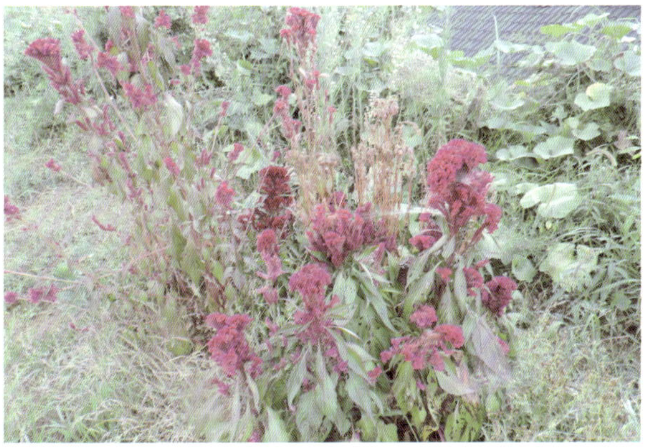

▲ 鸡冠花植物

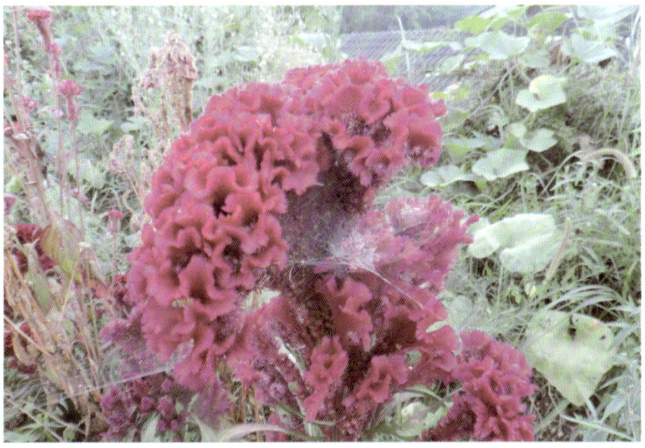

▲ 鸡冠花花序

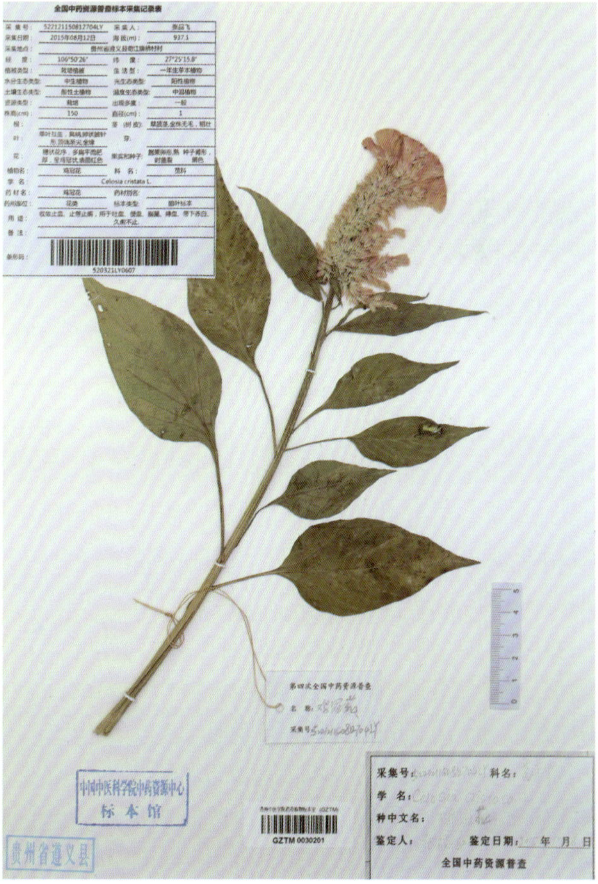

▲ 鸡冠花腊叶标本

干膜质，宿存；雄蕊花丝下部合生成杯状。胞果卵形，盖裂，包裹在宿存花被内，有黑色细小的种子。花期5～8月，果期8～11月。

生境及分布 全国大部地区有栽培，多为观赏植物。主要分布于播州、红花岗、桐梓、习水、绥阳等地。

药材名 鸡冠花（花序），鸡冠子（成熟种子）。

采收加工 1. 鸡冠花。秋季花盛开时采收，晒干。

2. 鸡冠子。夏、秋季种子成熟时，割取果序，日晒，搓出种子，除去杂质，晒干。以饱满、色黑、光亮者为佳。

性味归经 1. 鸡冠花。甘，涩，凉。归肝、大肠经。

2. 鸡冠子。辛，凉。归肝、大肠经。

功能主治 1. 鸡冠花。收敛止血，止带，止痢。主治吐血，崩漏，便血，痔血，赤白带下，久痢不止。

2. 鸡冠子。凉血止血，清肝明目。主治便血，崩漏，赤白痢，目赤肿痛。

用法用量 1. 鸡冠花。内服：煎汤，6～12 g。外用：适量，水煎外洗；或调敷患处。

2. 鸡冠子。内服：煎汤，4.5～9 g；或入丸、散。

使用注意 1. 鸡冠花。湿滞者不宜用，忌鱼腥、猪肉。

2. 鸡冠子。青光眼禁用。多数地区作青葙子使用。

用药经验 ①赤白下痢：鸡冠花适量，煎酒服，赤用红，白用白。②产后腹痛：白鸡冠花适量，煎酒服。

仙人掌科

仙人掌 *Opuntia dillenii* (Ker-Gawl.) Haw.

别名 观音掌、仙巴掌、火掌。

形态特征 丛生肉质灌木，茎粗大肥厚，茎节倒卵状椭圆形或近圆形，肉质多浆，高1～3 m。上部分枝宽倒卵形、倒卵状椭圆形或近圆形，长10～40 cm，宽7.5～25 cm，厚达1.2～2 cm，无毛。小窠疏生，明显突出，成长后刺常增粗并增多，每小窠具1～20根刺，密生短绵毛和倒刺刚毛。花辐状或碗状，大而明艳；花黄色，花丝淡黄色。浆果倒卵球形，顶端凹陷，基部多少狭缩成柄状，紫红色，每侧具5～10个突起的小窠，小窠具短绵毛、倒刺刚毛或钻形刺。种子多数扁圆形，无毛，淡黄褐色。花期3～5月，果期6～10月。

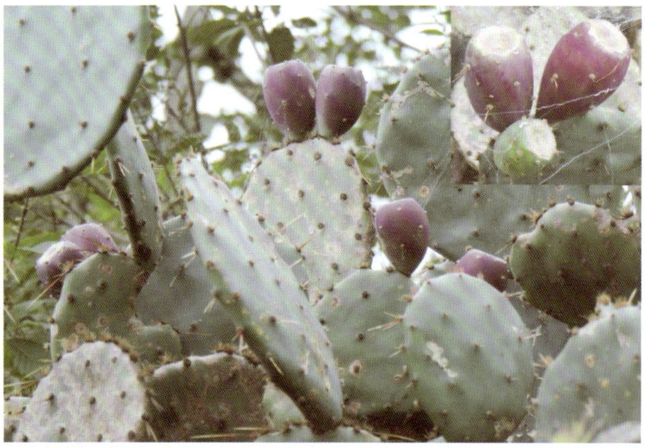

▲ 仙人掌植物

生境及分布 生于沿海沙滩的空旷处，向阳干燥的山坡、石上、路边或村庄。多为栽培作观赏。主要分布于习水、仁怀、播州、绥阳等地。

药材名 仙人掌（根及茎），仙掌子（果实），玉芙蓉（肉质茎中流出的浆汁凝结物），神仙掌花（花）。

采收加工 1. 仙人掌。栽培1年后，即可随用随采。鲜用或晒干。

2. 仙掌子。果实成熟时采收，洗净鲜用。

3. 玉芙蓉。4～8月，仙人掌汁液充盈时，选择生长茂盛的仙人掌树，割破外皮，使其浆液外溢，待凝结后收集。捏成团状，风干或晒干。

4. 神仙掌花。春、夏季花开时采收，置通风处晾干。

性味归经 1. 仙人掌。苦，寒。归心、胃、肺经。

2. 仙掌子。甘，凉。归胃经。

3. 玉芙蓉。甘，寒。归心、肝、胆经。
4. 神仙掌花。甘，凉。

功能主治 1. 仙人掌。行气活血，解毒，凉血止血，清肺止咳。主治胃疼，痞块，痢疾，喉痛，肺热咳嗽，肺痨咯血，吐血，痔血，疮疡疔疖，乳痈，痄腮，癣疾，蛇虫咬伤，烫伤，冻伤。
2. 仙掌子。益胃生津，除烦止渴。主治胃阴不足，烦热口渴。
3. 玉芙蓉。清热凉血，养心安神。主治痔血，便血，疔肿，烫伤，怔忡，小儿急惊风。
4. 神仙掌花。凉血止血。主治吐血，同肉煎食。

用法用量 1. 仙人掌。内服：煎汤，10～30 g；或焙干研末 3～6 g。外用：鲜品适量，捣敷。
2. 仙掌子。内服：煎汤，15～30 g；或生食。
3. 玉芙蓉。内服：煎汤，3～9 g；或入丸、散。外用：适量，捣敷。
4. 神仙掌花。内服：煎汤，6～9 g。

使用注意 1. 仙人掌。忌铁器。其汁入眼，使人失眠。孕妇慎服。忌吃酸、辣等刺激性食物。
2. 玉芙蓉。阳虚、寒症及小儿慢惊风均忌用。

用药经验 ①痞块腹痛：鲜仙人掌 90 g，去刺针，切细，炖肉服，外用仙人掌捣烂，和甜酒炒热，包患处。②胃痛：仙人掌研末，每次 3 g，开水吞服；或用仙人掌 30 g，切细，和牛肉 60 g 炒吃。③心悸，失眠：仙人掌 60 g，捣绒取汁，冲白糖开水服。④冻伤：仙人掌去刺捣成糊状，敷于患处，纱布包扎，5 日后去敷料。⑤腮腺炎，乳腺炎，疮疖痈肿：仙人掌鲜品去刺，捣烂外敷。⑥小儿急惊风：玉芙蓉捣绒，敷脐部。

木兰科

红茴香 *Illicium henryi* Diels

别名 红毒茴、土八角、野八角。

形态特征 灌木或乔木，高 3～8 m，有时可达 12 m；树皮灰褐色至灰白色。芽近卵形。叶互生或 2～5 片簇生，革质，倒披针形，长披针形或倒卵状椭圆形，长 6～18 cm，宽 1.2～6 cm，先端长渐尖，基部楔形；中脉在叶上面下凹，在下面突起，侧脉不明显；叶柄长 7～20 mm，直径 1～2 mm，上部有不明显的狭翅。花粉红至深红，暗红色，腋生或近顶生，单生或 2～3 朵簇生；花梗细长，长 15～50 mm；花被片 10～15；雄蕊 11～14 枚，花丝长 1.2～2.3 mm，药室明显凸起；心皮通常 7～9 枚，星芒状排列，木质，紫棕色，有时可达 12 枚，花柱钻形。果梗长 15～55 mm；蓇葖 7～9，先端明显钻形，细尖。花期 4～6 月，果期 8～10 月。

生境及分布 生于海拔 300～2 500 m 山地密林、疏林或山谷、溪边灌丛中。主要分布于播州、桐梓、习水等地。

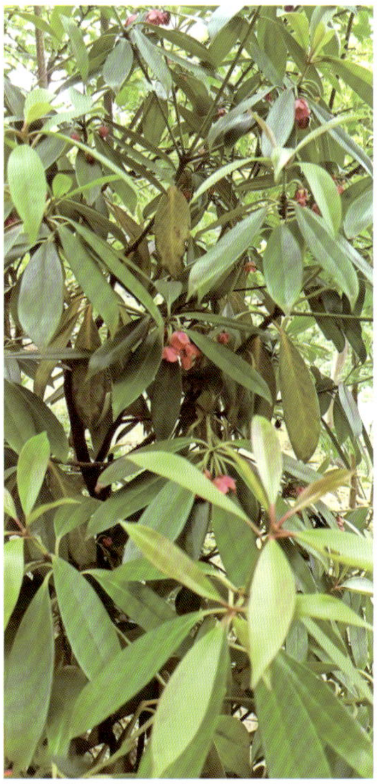

▲ 红茴香植物

药材名 红茴香根(根及根皮),红茴香叶(叶)。

采收加工 1. 红茴香根。全年可采,洗净,晒干用。或切成小段,晒至半干,剖开皮部,去木部,取根皮用,晒干。

2. 红茴香叶。全年均可采收,鲜用或晒干。

性味归经 1. 红茴香根。辛,温。大毒。

2. 红茴香叶。苦,平。归肝经。

功能主治 1. 红茴香根。活血止痛,祛风除湿。主治跌打损伤,风寒湿痹,腰腿痛。

2. 红茴香叶。止血消肿。主治跌打损伤,肿毒。

用法用量 1. 红茴香根。内服:煎汤,根 3～6 g,根皮 1.5～4.5 g;或研末 0.6～0.9 g。外用:适量,研末调敷。

2. 红茴香叶。外用:研细调敷。

使用注意 孕妇忌服;阴虚无瘀滞者慎用。

荷花玉兰 *Magnolia grandiflora* L.

别名 洋玉兰、百花果、广玉兰。

形态特征 常绿乔木,高达 30 m。树皮淡褐色或灰色,薄鳞片状开裂。小枝粗壮,具横隔的髓心。小枝、芽、叶下面,叶柄均密被褐色或灰褐色短绒毛(幼树的叶下面无毛)。叶厚革质,椭圆形,长圆状椭圆形或倒卵状椭圆形,长 10～20 cm,宽 4～10 cm,先端钝或短钝尖,基部楔形,叶面深绿色,有光泽,下面有锈色细毛;侧脉每边 8～10 条;叶柄长 1.5～4 cm,无托叶痕,具深沟。花白色,有芳香,直径 15～20 cm,呈杯状;花被片 9～12,厚肉质,倒卵形,长 6～10 cm,宽 5～7 cm;雄蕊长约 2 cm,花丝扁平,紫色,花药内向,药隔伸出成短尖;雌蕊群椭圆体形,密被长绒毛;心皮卵形,长 1～1.5 cm,花柱呈卷曲状。聚合果圆柱状长圆形或卵圆形,长 7～10 cm,径 4～5 cm,密被褐色或淡灰黄色绒毛;蓇葖背裂,背面圆,顶端外侧具长喙;种子近卵圆形或卵形,外种皮红色,除去外种皮的种子,顶端延长成短颈。花期 5～6 月,果期 9～10 月。

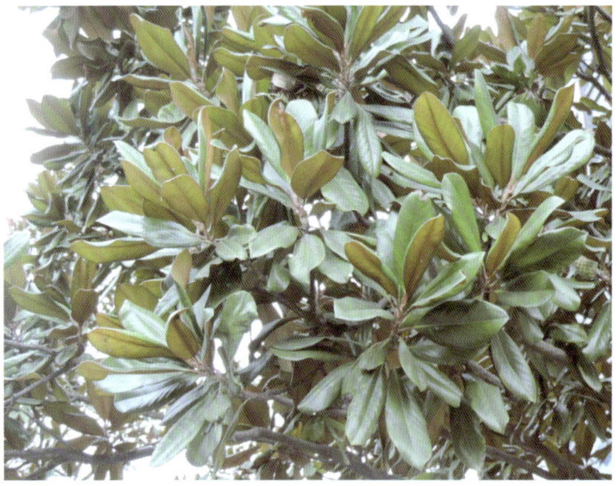

▲ 荷花玉兰植物

生境及分布 生于潮湿温暖的地带,现在我国长江流域以南各地广为栽培。主要分布于播州、习水、绥阳等地。

药材名 广玉兰(花和树皮)。

采收加工 春季采收未开放的花蕾,白天暴晒,晚上发汗,五成干时,堆放 1～2 日。再晒至全干。树皮随时可采。

性味归经 辛,温。归肺、胃、肝经。

功能主治 祛风散寒,行气止痛。主治外感风寒,头痛鼻塞,脘腹胀痛,呕吐腹泻,高血压,偏头痛。

用法用量 内服:煎汤,花蕾 3～10 g;树皮 6～12 g。外用:适量,捣敷。

用药经验 ①湿阻中焦,脘腹胀痛,呕吐,腹泻:广玉兰树皮 15 g,苍术、陈皮各 10 g,甘草 6 g,水煎服。②高血压:广玉兰花 6～9 g,水煎服。③偏头痛:广玉兰树皮、糯稻草(烧灰),捣烂敷患处。

厚朴 *Magnolia officinalis* Rehd. et Wils.

别名 赤朴、厚皮、烈朴。

形态特征 为落叶乔木，高达 20 m。树皮厚，褐色，不开裂。小枝粗壮，顶芽大，狭卵状圆锥形，无毛。叶大，近革质 7～9 片聚生于枝端，长圆状倒卵形，长 22～45 cm，宽 10～24 cm，先端具短急尖或圆钝，基部楔形，全缘而微波状，上面绿色，无毛，下面灰绿色，被灰色柔毛，有白粉。叶柄粗壮，长 2.5～4 cm，托叶痕长为叶柄的 2/3。花白色，径 10～15 cm，芳香。花梗粗短，花被片 9～12 枚，厚肉质，外轮 3 片淡绿色，长圆状倒卵形，盛开时常向外反卷，内两轮白色，倒卵状匙形，长 8～8.5 cm，宽 3～4.5 cm，基部具爪，最内轮 7～8.5 cm，花盛开时中内轮直立。雄蕊约 72 枚，长 2～3 cm，花药长 1.2～1.5 cm，内向开裂，花丝红色。雌蕊群椭圆状卵圆形，长 2.5～3 cm。聚合果长圆状卵圆形，长 9～15 cm。种子三角状倒卵形，长约 1 cm。花期 3～6 月，果期 7～10 月。

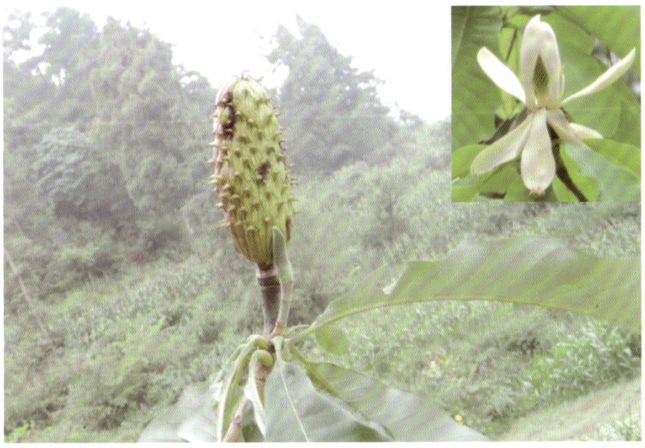

▲ 厚朴果实

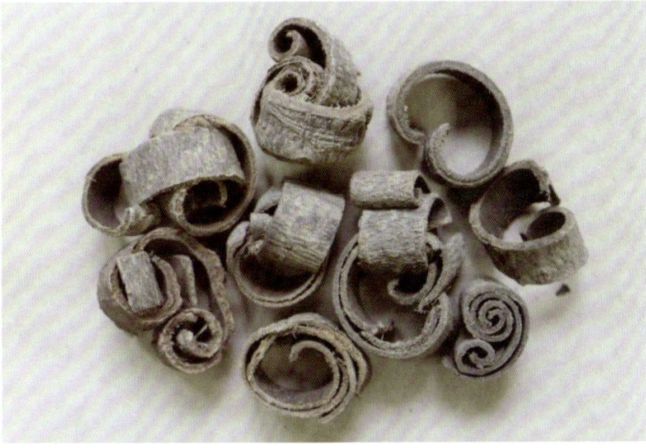

▲ 厚朴干皮药材

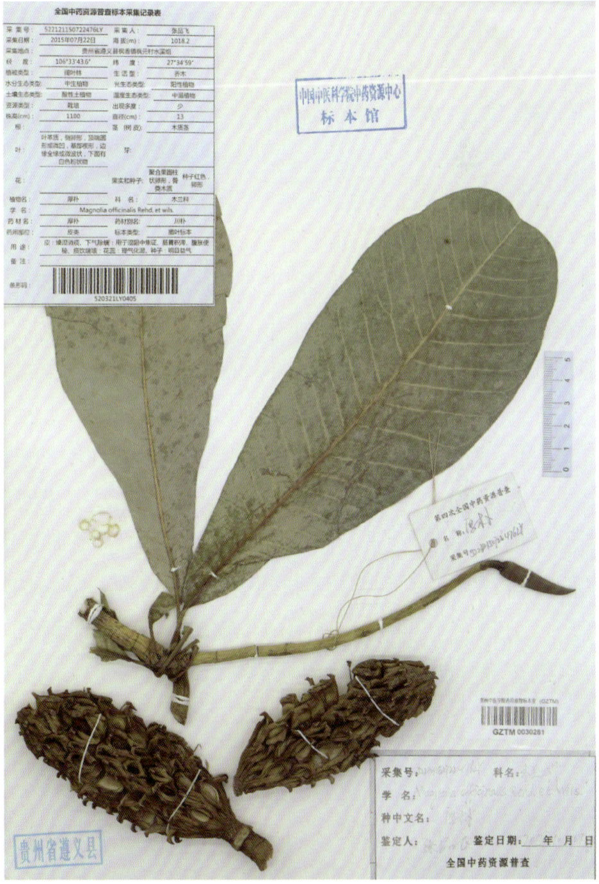

▲ 厚朴腊叶标本

生境及分布 生于海拔 300～1 300 m 的疏林中或栽培在房前房后。主要分布于播州、习水、绥阳、正安等地。

药材名 厚朴（干皮、根皮及枝皮），厚朴花（花蕾），厚朴果（果实）。

采收加工 1. 厚朴。4～6 月剥取，根皮及枝皮直接阴干；干皮置沸水中微煮后，堆置阴湿处，“发汗”至内表面变紫褐色或棕褐色时，蒸软，取出，卷成筒状，干燥。切丝生用或姜汁炙用。以皮厚、柔细、油性大、断面紫棕色、有小亮星、气味浓厚者为佳。

2. 厚朴花。春季花未开放时采摘，稍蒸后，晒干或低温干燥。以含苞未开、身干、完整、柄短、苞棕红、香气浓者为佳。

3. 厚朴果。9～10 月采摘果实，去梗，晒干。

性味归经 1. 厚朴。苦、辛，温。归脾、胃、肺、大肠经。

2. 厚朴花。苦，微温。归脾、胃经。

3. 厚朴果。甘，温。

功能主治 1. 厚朴。燥湿消痰，下气除满。主治湿滞伤中，脘痞吐泻，食积气滞，腹胀便秘，痰饮喘咳。

2. 厚朴花。芳香化湿，理气宽中。主治脾胃湿阻气滞，胸脘痞闷胀满，纳谷不香。

3. 厚朴果。消食，理气，散结。主治消化不良，胸脘胀闷，痔瘘。

用法用量 1. 厚朴。内服：煎汤，3～9 g；或入丸、散。

2. 厚朴花。内服：煎汤，3～9 g。

3. 厚朴果。内服：煎汤，2～5 g。

使用注意 1. 厚朴。脾胃气虚，津液不足及孕妇慎用。

2. 厚朴花。阴虚液燥者忌用。

附注 木兰科植物凹叶厚朴 *Magnolia officinalis* var. *biloba* Rehd. et Wils. 与厚朴不同之处在于叶先端凹缺，成 2 钝圆的浅裂片，但幼苗之叶先端钝圆，并不凹缺；聚合果基部较窄。花期 4～5 月，果期 9～10 月。

用药经验 ①梅核气：厚朴花 15～30 g，水煎服。②虫积：厚朴、槟榔各 6 g，乌梅 2 个，水煎服。

五味子 *Schisandra chinensis*（Turcz.）Baill.

别名 玄及、五梅子、北五味子。

形态特征 落叶木质藤本，长达 8 m，全株近无毛；小枝灰褐色，稍有棱。叶互生，纸质或近膜质，宽椭圆形、倒卵形或卵形，长 5～10 cm，宽 2～5 cm，顶端急尖或渐尖，基部楔形，边缘疏生有腺的细齿，上面有光泽，无毛，下面脉上嫩时有短柔毛；叶柄长 1.5～4.5 cm。花单性，雌雄异株，单生或簇生于叶腋；花梗细长而柔弱；花被片 6～9，乳白色或粉红色，芳香；雄花有 5 个雄蕊；雌蕊群椭圆形，心皮约 17～40，覆瓦状排列在花托上，在花后花托逐渐伸长，果熟时成穗状聚合果；浆果，肉质，球形，深红色。花期 5～6 月，果期 7～9 月。

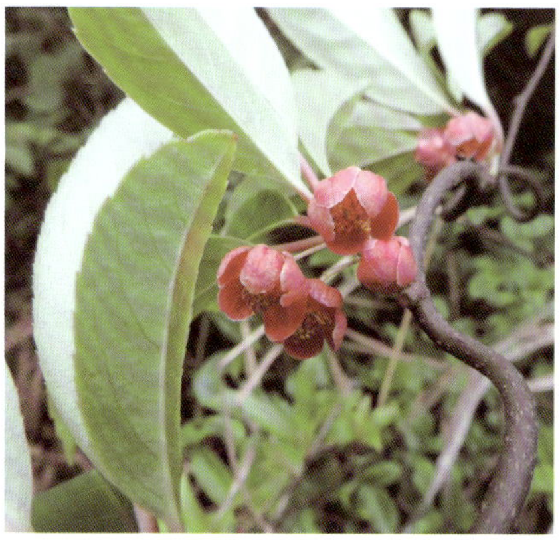

▲ 五味子花

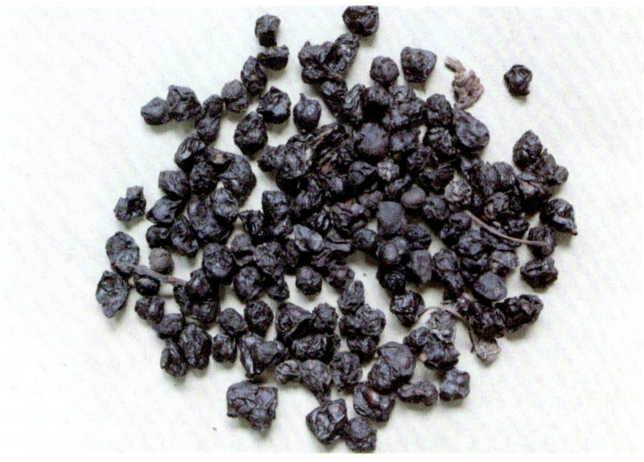

▲ 醋五味子药材

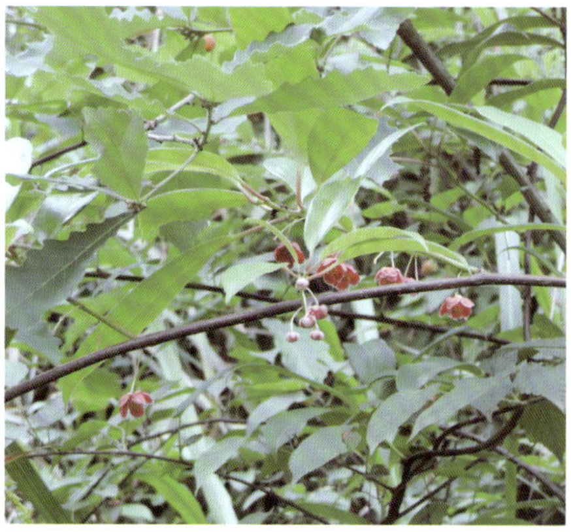

▲ 五味子植物

生境及分布　生于海拔 600～1 700 m 的沟谷、溪旁、山坡或灌丛林中。主要分布于播州、仁怀、习水等地。

药材名　五味子(成熟果实)。

采收加工　秋季果实成熟时采摘,晒干或蒸后晒干,除去果梗及杂质。生用或醋蒸炙用。以紫红色、粒大、肉厚、有油性及光泽者为佳。

性味归经　酸、甘,温。归肺、心、肾经。

功能主治　收敛固涩,益气生津,补肾宁心。主治久嗽虚喘,梦遗滑精,遗尿尿频,久泻不止,自汗盗汗,津伤口渴,内热消渴,心悸失眠多梦。

用法用量　内服:煎汤,2～6 g;研末服,1～3 g。

铁箍散 *Schisandra propinqua* subsp. *sinensis* (Oliv.) R. M. K. Saunders

别名　钻骨风、钻石风、血糊藤。

形态特征　落叶木质藤本,全株无毛,当年生枝褐色或变灰褐色,有银白色角质层。叶坚纸质,卵形、长圆状卵形或狭长圆状卵形,长 7～11(17) cm,宽 2～3.5(5) cm,先端渐尖或长渐尖,基部圆或阔楔形,下延至叶柄,上面干时褐色,下面带苍白色,具疏离的胼胝质齿,有时近全缘,侧脉每边 4～8 条,网脉稀疏,干时两面均凸起。花橙黄色,常单生或 2～3 朵聚生于叶腋或 1 花梗具数花的总状花序。花梗具约 2 小苞片。雄花:花被片 9～15,外轮 3 片绿色,最小的椭圆形或卵形,中轮的最大一片近圆形、倒卵形或宽椭圆形,最内轮的较小。雄蕊群黄色,雄蕊 6～9 枚,每雄蕊嵌入横列的凹穴内,花丝甚短,药室内向纵裂。雌花:花被片与雄花相似,雌蕊群卵球形,心皮 25～45 枚,倒卵圆形,密生腺点。聚合果的果托干时黑色,长 3～15 cm,成熟心皮亦较小,10～30 枚,近球形或椭圆体形,具短柄。种子肾形,近圆形种皮灰白色,种脐狭"V"形,约为宽的

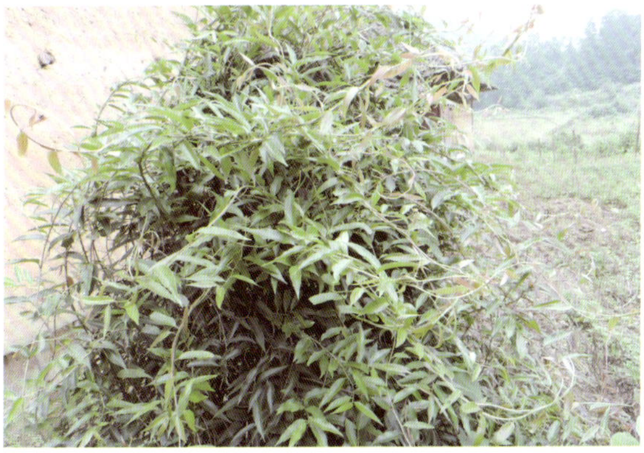

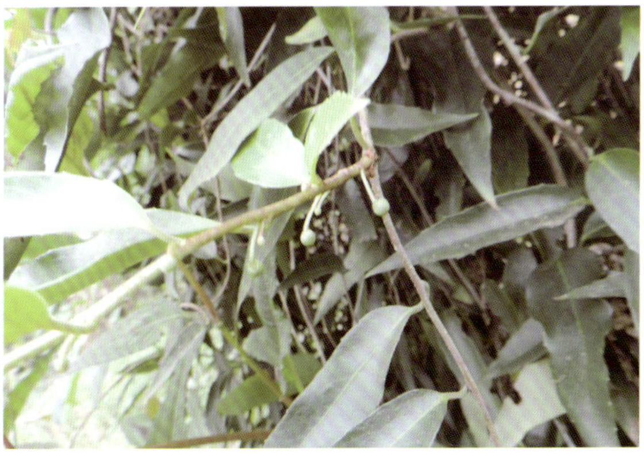

▲ 铁箍散植物

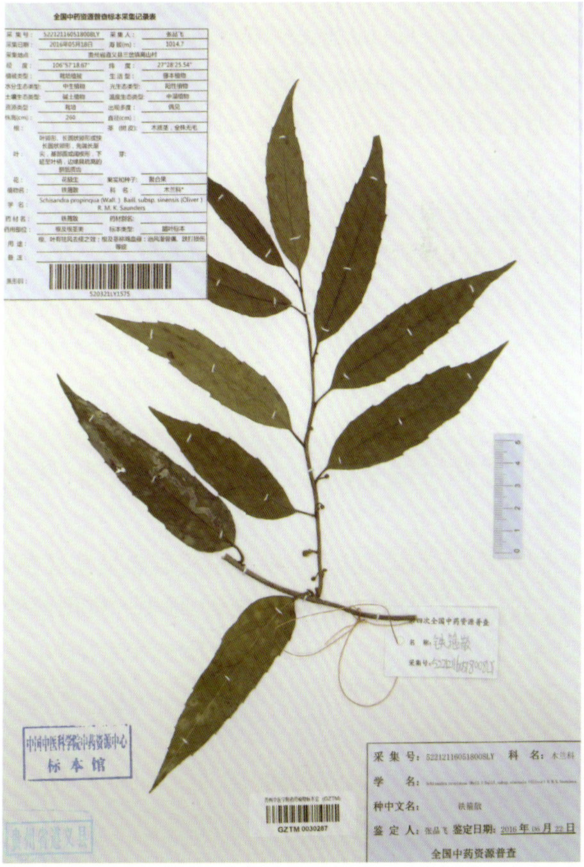

▲ 铁箍散腊叶标本

1/3。花期 5～8 月，果期 7～9 月。

生境及分布 生于海拔 300～1 500 m 的向阳低山坡、山沟灌丛、滩地或林间草地上。主要分布于播州、桐梓、绥阳、务川等地。

药材名 小血藤(茎藤及根)，小血藤叶(叶)。

采收加工 1. 小血藤。10～11 月采收，晒干或鲜用。

2. 小血藤叶。春、夏、秋三季均可采收，鲜用或晒干研粉备用。

性味 1. 小血藤。辛，温。

2. 小血藤叶。甘、辛、微涩，平。

功能主治 1. 小血藤。祛风活血，解毒消肿，止血。主治风湿麻木，筋骨疼痛，跌打损伤，胃痛，月经不调，腹胀，痈肿疮毒，劳伤吐血。

2. 小血藤叶。解毒消肿，散瘀止血。主治疮疖肿毒，乳痈红肿，外伤出血，骨折，毒蛇咬伤。

用法用量 1. 小血藤。内服：煎汤，10～15 g；或浸酒。外用：适量，捣敷或煎水洗。

2. 小血藤叶。外用：30 g，鲜品可加倍，鲜叶捣烂敷患处；或煎水洗；或干叶研粉撒及调敷患处。

使用注意 根、茎反甘草。不与甘草同用。

用药经验 ①风湿筋骨疼痛，跌打损伤：小血藤 60 g，水煎服或泡酒内服。②骨折：小血藤根、叶，捣烂外敷。③疔疖、乳痈红肿及刀伤出血：小血藤叶，捣烂外敷。④气滞腹胀：小血藤根适量，水煎服。

华中五味子 *Schisandra sphenanthera* Rehd. et Wils.

别名 紫金藤、大血藤、钻骨风。

形态特征 落叶木质藤本；枝细长，圆柱形，红褐色，无毛，有皮孔。叶互生，椭圆形、倒卵形或卵状披针形，长 4～11 cm，宽 2～6 cm，顶端渐尖或短尖，基部楔形或圆形，边缘有疏锯齿；叶柄长 1～3 cm。花单性，雌雄异株，单生或 1～2 朵生于叶腋，橙黄色；花梗细长，长 2～4.5 cm；花被片 5～9，排成 2～3 轮；雄蕊柱倒卵形，雄蕊 10～15；雌蕊群近球形，心皮 30～50。聚合果长 6～9 cm；浆果近球形，红色，肉质；种子肾形。花期 4～7 月，果实 7～9 月。

生境及分布 生于海拔 600～3 000 m 的湿润山坡边、向阳空旷地及灌丛中。主要分布于播州、习水、正安等地。

药材名 南五味子(成熟果实)，五香血藤(藤茎及根)。

采收加工 1. 南五味子。秋季果实成熟呈紫红色，尚未脱落时采摘，拣去果枝及杂质，晒干。生用或醋炙用。以色红、粒大、肉厚、有油性及光泽者为佳。

2. 五香血藤。全年可采，去除泥土和杂质，修除细枝小叶，切片晒干。

性味归经 1. 南五味子。酸、甘，温。归肺、心、肾经。

2. 五香血藤。酸，温。归肝、肺、胃经。

功能主治 1. 南五味子。收敛固涩，益气生津，补肾宁心。主治久咳虚喘，梦遗滑精，遗尿尿频，久泻不止，自汗盗汗，津伤口渴，内热消渴，心悸失眠。

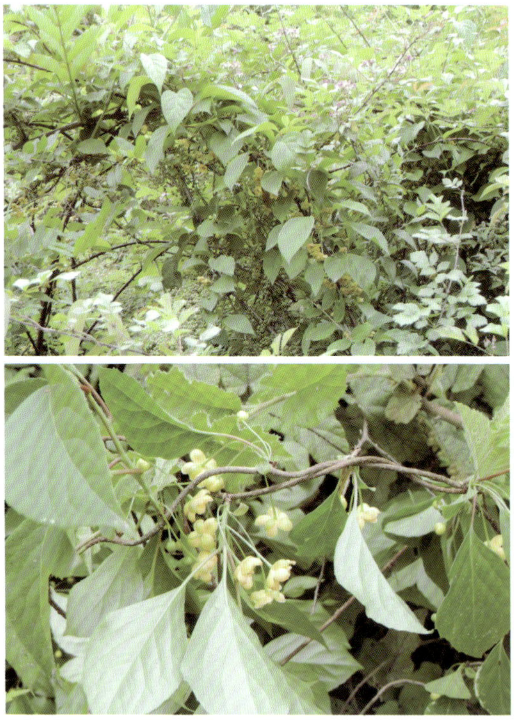

▲ 华中五味子植物及花

2. 五香血藤。舒筋活血，理气止痛，健脾消食，敛肺生津。主治跌打损伤，骨折，劳伤，风湿腰痛，关节酸痛，食积停滞，胃痛，腹胀，久咳气短，津少口渴，月经不调，小儿遗尿，烫伤。

用法用量 1. 南五味子。内服：煎汤，2～6 g；研末，每次 1～3 g。

2. 五香血藤。内服：煎汤，10～30 g；或浸酒。外用：适量，捣敷或研末敷。

使用注意 1. 南五味子。凡表邪未解，内有实热，咳嗽、麻疹初起，均不宜用。

2. 五香血藤。孕妇慎用。

用药经验 痛经：五香血藤、前胡、川楝各 15 g，水煎服，日服 3 次。

紫玉兰 *Yulania liliiflora* (Desr.) D. L. Fu

别名 辛矧、候桃、木笔花。

形态特征 落叶灌木，高达 3 m，常丛生，树皮灰褐色，小枝绿紫色或淡褐紫色。叶椭圆状倒卵形或倒卵形，长 8～18 cm，宽 3～10 cm，先端急尖或渐尖，基部渐狭沿叶柄下延至托叶痕，上面深绿色，幼嫩时疏生短柔毛，下面灰绿色，沿脉有短柔毛；侧脉每边 8～10 条，叶柄长 8～20 mm，托叶痕约为叶柄长之半。花蕾卵圆形，被淡黄色绢毛；花叶同时开放，瓶形，直立于粗壮、被毛的花梗上，稍有香气；花被片 9～12，外轮 3 片萼片状，紫绿色，披针形长 2～3.5 cm，常早落，内两轮肉质，外面紫色或紫红色，内面带白色，花瓣状，椭圆状倒卵形，长 8～10 cm，宽 3～4.5 cm；雄蕊紫红色，长 8～10 mm，花药长约 7 mm，侧向开裂，药隔伸出成短尖头；雌蕊群长约 1.5 cm，淡紫色，无毛。聚合果深紫褐色，变褐色，圆柱形，长 7～10 cm；成熟蓇葖近圆球形，顶端具短喙。花期 3～4 月，果期 8～9 月。

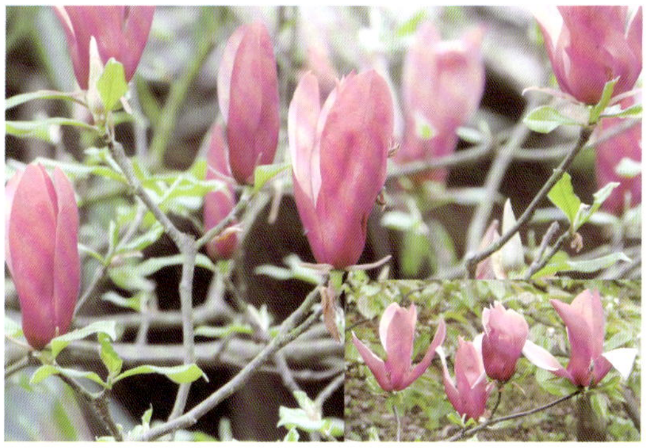

▲ 紫玉兰植物及花

生境及分布 生于海拔 300～1 600 m 的山坡林缘。主要分布于播州、仁怀、习水、务川等地。

药材名 辛夷(花蕾)。

采收加工 冬末春初花未开放时采收，除去枝梗，阴干。以花蕾未开、身干、色绿、无枝梗者为佳。

性味归经 辛，温。归肺、胃经。

功能主治 散风寒，通鼻窍。主治风寒头痛，鼻塞，鼻渊，鼻流浊涕。

用法用量 内服：煎汤，3～9 g，宜包煎。外用：适量，研末塞鼻；或以其蒸馏水滴鼻。

用药经验 ①过敏性鼻炎：辛夷 10 g，石胡荽 10 g，水煎服。②风热感冒鼻塞，流涕：辛夷 10 g，鱼鳅串 15 g，一枝黄花 10 g，水煎服。

蜡梅科

山蜡梅 *Chimonanthus nitens* Oliv.

别名 蜡梅、铁筷子、岩马桑。

形态特征 常绿灌木，高 1～5 m。幼枝四方形，老

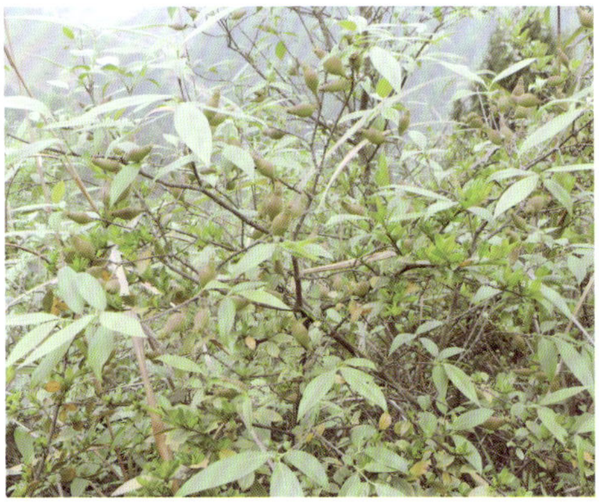

▲ 山蜡梅植物及果实

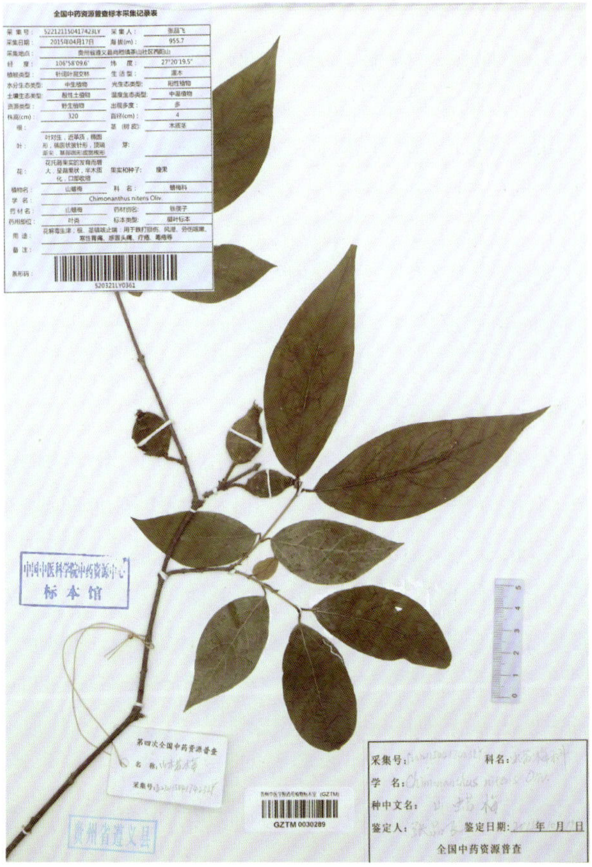

▲ 山蜡梅腊叶标本

枝近圆柱形，被微毛，后渐无毛。叶对生，纸质至近革质，椭圆形至卵状披针形，少数为长圆状披针形，长 2～13 cm，宽 1.5～5.5 cm，顶端渐尖，基部楔形，叶面略粗糙，有光泽，基部有不明显的腺毛，叶背无毛；或有时在叶缘、叶脉和叶柄上被短柔毛。叶脉在叶面扁平，在叶背凸起，网脉不明显。花小，单生或成对生于叶腋，黄色或黄白色。花被片圆形、卵形、倒卵形、卵状披针形或长圆形，外面被短柔毛，内面无毛。雄蕊花丝短，被短柔毛，花药卵形，向内弯，比花丝长。心皮基部及花柱基部被疏硬毛。果托坛状，长 2～5 cm，直径 1～2.5 cm，口部收缩，成熟时灰褐色，被短绒毛，内藏聚合瘦果。花期 10 月至翌年 1 月，果期 4～7 月。

生境及分布　生于海拔 300～1 300 m 的林缘阳处、山地疏林中或石灰岩山地。主要分布于播州、桐梓、绥阳等地。

药材名　山蜡梅(叶)。

采收加工　全年均可采，以夏、秋季采收为佳，鲜用或晒干。以完整、香气浓者为佳。

性味归经　辛、微苦，温。归肺、脾经。

功能主治　祛风解表，芳香化湿。主治流感，中暑，慢性支气管炎，湿困胸闷；外用治蚊蚁叮咬。

用法用量　内服：煎汤，6～18 g，含有挥发油，不宜久煎；或开水冲泡代茶。外用：适量，鲜品揉擦。

使用注意　经期、孕妇、阴虚火旺者禁服。用量过大，偶有恶心、上腹不适等不良反应，但停药后即可消失。

樟科

云南樟 *Cinnamomum glanduliferum* (Wall.) Nees

别名　香樟、臭樟、果冻樟。

形态特征　常绿乔木，高 5～20 m，胸径达 30 cm。

树皮灰褐色，深纵裂，小片脱落，内皮红褐色，具有樟脑气味。枝条粗壮，圆柱形，绿褐色，小枝具棱角。芽卵形，大，鳞片近圆形，密被绢状毛。叶互生，叶形变化很大，椭圆形至卵状椭圆形或披针形，长 6～15 cm，宽 4～6.5 cm，在花枝上的稍小，先端通常急尖至短渐尖，基部楔形、宽楔形至近圆形，两侧有时不相等，革质，上面深绿色，有光泽，下面通常粉绿色，幼时仅下面被微柔毛，老时两面无毛或上面无毛下面多少被微柔毛，羽状脉或偶有近离基三出脉，侧脉每边 4～5 条，与中脉两面明显，斜展，在叶缘之内渐消失，侧脉脉腋在上面明显隆起，下面有明显的腺窝，窝穴内被毛或变无毛，细脉与小脉网状，微细而不明显。叶柄长 1.5～3.5 cm，粗壮，腹凹背凸，近无毛。圆锥花序腋生，均比叶短，长 4～10 cm，具梗，总梗长 2～4 cm，与各级序轴均无毛。花小，淡黄色。花梗短，无毛。花被外面疏被白色微柔毛，内面被短柔毛，花被筒倒锥形，花被裂片 6，宽卵圆形，近等大，先端锐尖。能育雄蕊 9，花丝被短柔毛，花药卵圆形，与扁平的花丝近等长，药室 4，内向，花丝无腺体，花药长圆形，药室 4，外向，花丝近基部有一对具短柄的心形腺体。退化雄蕊 3，位于最内轮，长三角形，柄被短柔毛。子房卵珠形，无毛，花柱纤细，柱头盘状，具不明显的三圆裂。果球形，直径达 1 cm，黑色。果托狭长倒锥形，长约 1 cm，边缘波状，红色，有纵长条纹。花期 3～5 月，果期 7～9 月。

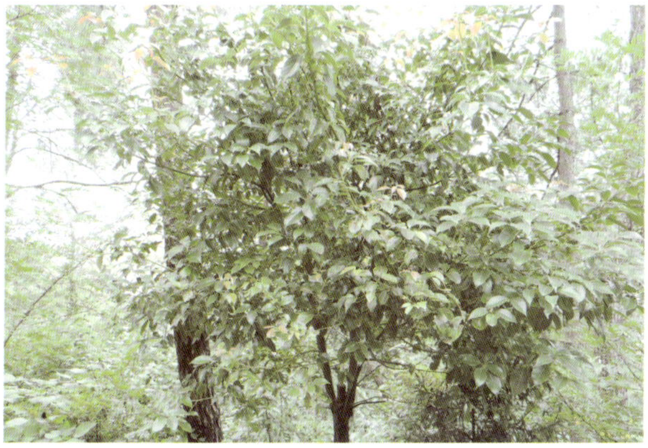

▲ 云南樟植物

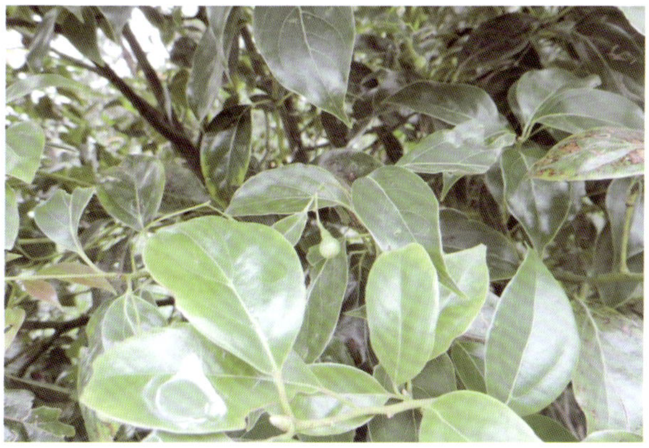

▲ 云南樟果实

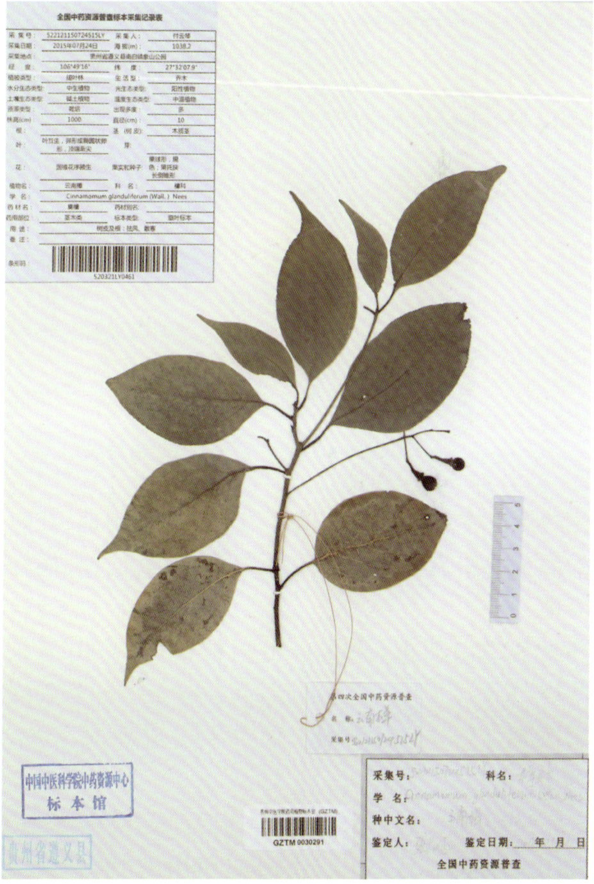

▲ 云南樟腊叶标本

生境及分布 生于海拔 600～3 000 m 的山坡、山地常绿阔叶林中或路旁。主要分布于播州、仁怀、习水、桐梓等地。

药材名 臭樟(果实或木材)。

采收加工 木材四季可采，宜在冬季或早春进行，采伐时应尽量使伐根接近地面；果实成熟时采收，晒干。

性味归经 辛、苦，温。归肺、脾经。

功能主治 祛风散寒，行气止痛。主治风寒感冒，咳嗽，风湿痹痛，脘腹胀痛，腹泻。

用法用量 内服：煎汤，木材 15～30 g，果实 6～9 g； 或泡酒服。

山胡椒 *Lindera glauca*（Sieb. et Zucc.）Bl.

别名 牛荆条、假死材、牛筋树。

形态特征 落叶灌木或小乔木，高达 8 m。树皮平滑，小枝灰色或灰白色。幼枝密被黄白色绢质毛，老时近无毛。单叶互生或近对生，纸质，阔椭圆形至倒卵形，长 4～9 cm，宽 2～6 cm，先端短尖，基部阔楔形，全缘，上面暗绿色，仅脉间存有细毛，下面粉白色，密生灰色细毛，叶脉羽状；叶柄有细毛。花单性，雌雄异株；伞形花序腋生，总苞片绿色，每总苞有 3～8 朵花；雄花花被片黄色，椭圆形；雄花有雄蕊 9，排成 3 轮，内轮基部具腺体，花药 2 室，内向瓣裂；雌花的雌蕊单 1，柱头头状，子房椭圆形。核果球形，成熟时黑褐色，有香气。花期 3～4 月，果期 5～9 月。

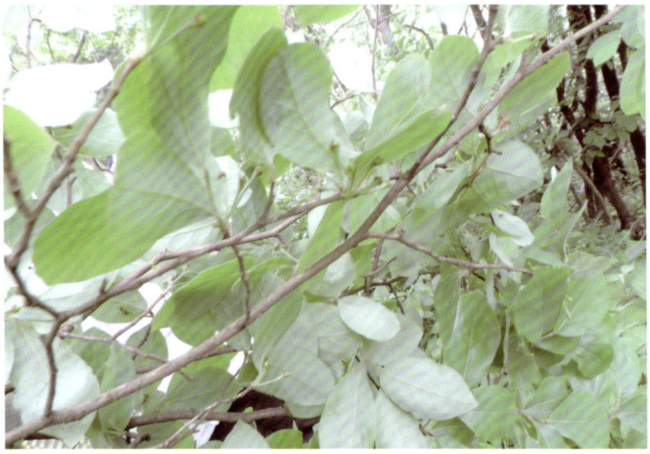

▲ 山胡椒植物

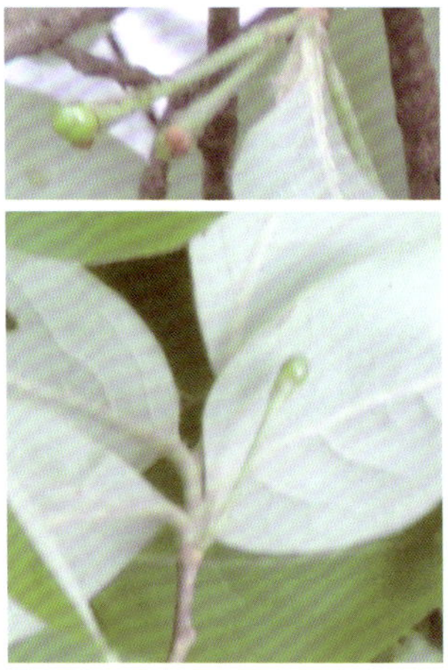

▲ 山胡椒果实

生境及分布 生于海拔 600～1 200 m 的山地、丘陵的灌丛中和疏林缘。主要分布于播州、仁怀、桐梓等地。

药材名 山胡椒（果实），山胡椒根（根），山胡椒叶（叶）。

采收加工 1. 山胡椒。秋季果实成熟时采取，晒干。

2. 山胡椒根。秋季采挖，洗净，切片晒干。

3. 山胡椒叶。秋季采收，晒干或鲜用。

性味归经 1. 山胡椒。辛，温。归肺、胃经。

2. 山胡椒根。辛、苦，温。归肝、脾经。

3. 山胡椒叶。苦、辛，微寒。归膀胱、肝经。

功能主治 1. 山胡椒。温中散寒，行气止痛，平喘。主治脘腹冷痛，胸满痞闷，哮喘。

2. 山胡椒根。祛风通络，理气活血，利湿消肿，化痰止咳。主治风湿痹痛，跌打损伤，胃脘疼痛，脱力劳伤，支气管炎，水肿。

3. 山胡椒叶。解毒消疮，祛风止痛，止痒，止血。主治疮疡肿毒，风湿痹痛，跌打损伤，外伤出血，皮肤瘙痒，蛇虫咬伤。

用法用量 1. 山胡椒。内服：煎汤，3～15 g。

2. 山胡椒根。内服：煎汤，15～30 g；或浸酒。外用：适量，水煎熏洗；或鲜品磨汁涂擦。

3. 山胡椒叶。内服：煎汤，10～15 g；或浸酒。外用：适量，捣烂敷或研粉敷。

用药经验 ①中风不语：山胡椒干果、黄荆子各 5 g，共捣碎，开水泡服。②跌打损伤：山胡椒根、岩马桑根各 3 g，泡酒服。③疮疡：山胡椒叶（嫩叶）、枫香树嫩叶、地柏枝全草各等份，捣绒敷患处。④风寒头痛：山鸡椒根、算盘子根各 15 g，煨水服。

山鸡椒 *Litsea cubeba* (Lour.) Pers.

别名 山胡椒、味辣子、过山香。

形态特征 落叶灌木或小乔木，高达8～10 m；幼树树皮黄绿色，光滑，老树树皮灰褐色。小枝细长，绿色，无毛，枝、叶具芳香味。顶芽圆锥形，外面具柔毛。叶互生，披针形或长圆形，长4～11 cm，宽1.1～2.4 cm，先端渐尖，基部楔形，纸质，上面深绿色，下面粉绿色，两面均无毛，羽状脉，侧脉每边6～10条，纤细，中脉、侧脉在两面均突起；叶柄长6～20 mm，纤细，无毛。伞形花序单生或簇生，总梗细长，长6～10 mm；苞片边缘有睫毛；每一花序有花4～6朵，先叶开放或与叶同时开放，花被裂片6，宽卵形；能育雄蕊9，花丝中下部有毛，第3轮基部的腺体具短柄；退化雌蕊无毛；雌花中退化雄蕊中下部具柔毛；子房卵形，花柱短，柱头头状。果近球形，直径约5 mm，无毛，幼时绿色，成熟时黑色，果梗长2～4 mm，先端稍增粗。花期2～3月，果期7～8月。

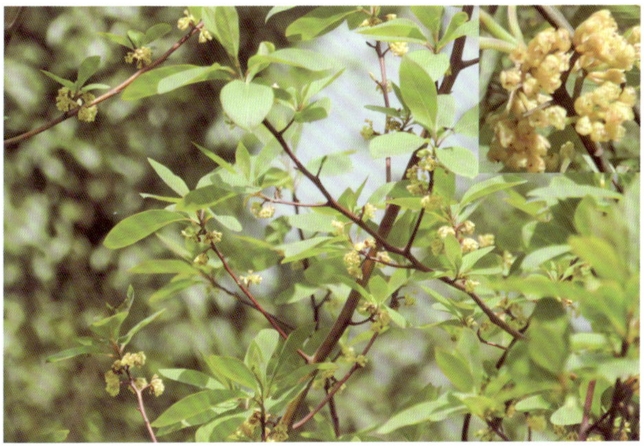

▲ 山鸡椒植物

生境及分布 生于海拔500～3 200 m向阳的山地、灌丛、疏林或林中路旁、水边。主要分布于播州、习水、绥阳、务川等地。

药材名 荜澄茄（成熟果实），豆豉姜（根），山苍子叶（叶）。

采收加工 1. 荜澄茄。秋季果实成熟时采收，除去杂质，晒干。7月中下旬至8月中旬，当果实青色布有白色斑点，用手捻碎有强烈生姜味，为采收适时。果实尚未完全成熟时采摘，水分多，含柠檬醛少，为过早；若至果实成熟后期，果皮转变为褐色，柠檬醛自然挥发而消失，为过迟。连果枝摘取，除去枝叶，晒干。以粒圆、气味浓厚、富油质者为佳。

2. 豆豉姜。9～10月采挖，洗净泥土，晒干。

3. 山苍子叶。夏、秋季采收，除去杂质，鲜用或晒干。

性味归经 1. 荜澄茄。辛，温。归脾、胃、肾、膀胱经。

2. 豆豉姜。辛、苦，温。归脾、胃、肝经。

3. 山苍子叶。辛、微苦，温。

功能主治 1. 荜澄茄。温中散寒，行气止痛。主治胃寒呕逆，脘腹冷痛，寒疝腹痛，寒湿郁滞，小便浑浊。

2. 豆豉姜。祛风散寒除湿，温中理气止痛。主治感冒头痛，心胃冷痛，腹痛吐泻，脚气，孕妇水肿，风湿痹痛，跌打损伤。

3. 山苍子叶。理气散结，解毒消肿，止血。主治痈疽肿痛，乳痈，蛇虫咬伤，外伤出血，脚肿，慢性气管炎。

用法用量 1. 荜澄茄。内服：煎汤，1～5 g；或丸、散。外用：适量，研末擦牙或搐鼻。

2. 豆豉姜。内服：煎汤，15～30 g，鲜品15～60 g；或炖服；或泡酒服。外用：适量，煎水洗。

3. 山苍子叶。外用：适量，鲜叶捣敷；或水煎温洗全身。

使用注意 荜澄茄实热及阴虚火旺者忌用。

用药经验 ①胃寒腹痛：荜澄茄适量，研末，温开水送服。②风湿骨痛，四肢麻木：荜澄茄适量，水煎服，外搽患处。③无名肿毒：山鸡椒鲜果实适量，捣烂外敷。④感冒头痛，风湿骨痛：豆豉姜根、茎15～50 g，水煎服。

毛叶木姜子 *Litsea mollis* Hemsl.

别名 木姜子、香桂子、狗胡椒。

形态特征 落叶灌木或小乔木，高可达 4 m；树皮绿色，光滑有黑斑，有松节油气味。叶互生，纸质，矩圆形，长 4～14 cm，宽 2～4 cm，上面暗绿色，无毛，下面绿苍白色，有白色柔毛；具羽状脉，侧脉 8～9 对；叶柄长 1～1.5 cm。雌雄异株，伞形花序腋生；总花梗短，有短柔毛；花被片 6，黄色，宽倒卵形；能育雄蕊 9，花药 4 室，内向瓣裂。果实球形，熟时蓝黑色。花、果期 3～10 月。

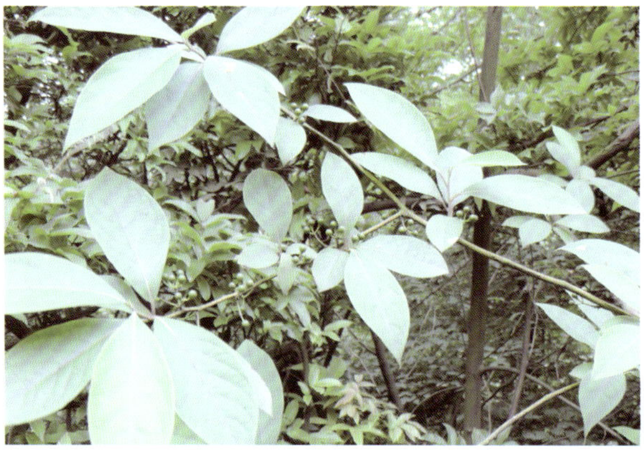

▲ 毛叶木姜子植物

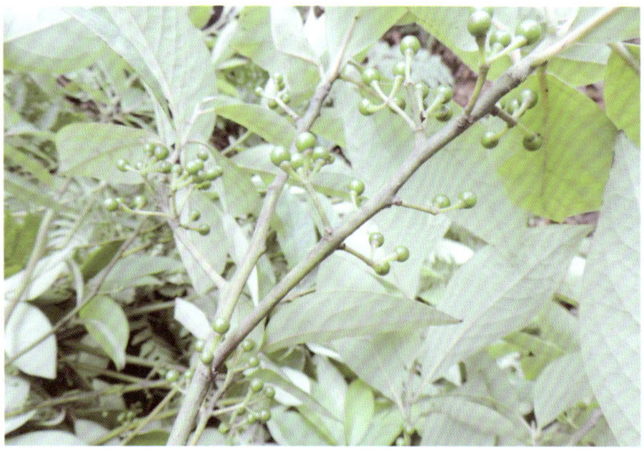

▲ 毛叶木姜子果实

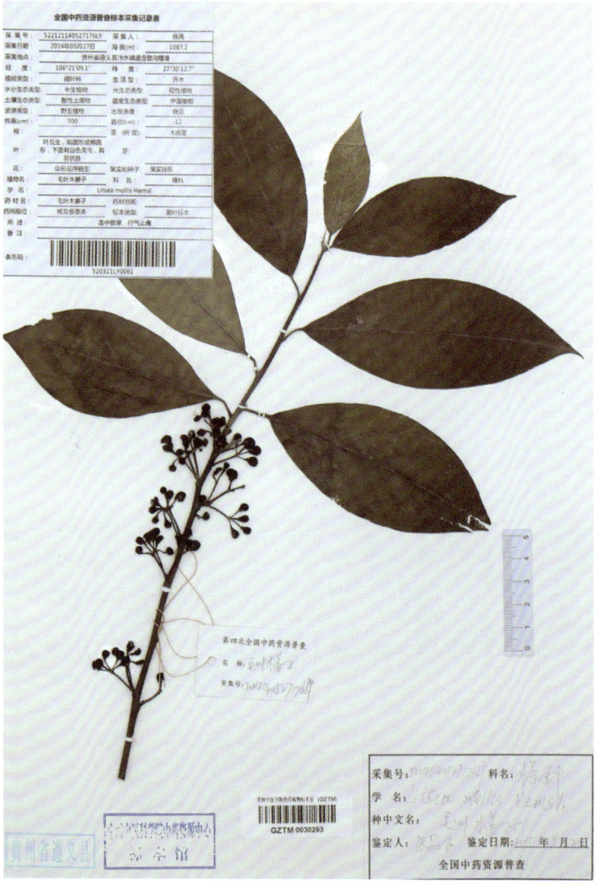

▲ 毛叶木姜子腊叶标本

生境及分布 生于海拔 600～2 800 m 的山坡灌丛中或常绿阔叶林缘或次生阔叶林中。主要分布于播州、习水、桐梓等地。

药材名 木姜子（成熟果实），木姜子根（根），木姜子叶（叶）。

采收加工 1. 木姜子。秋季末果实成熟时采收，阴干。

2. 木姜子根。春、夏季采挖，洗净，切片，晒干。

3. 木姜子叶。春、夏季采收，鲜用或晒干。

性味归经 1. 木姜子。辛、苦，温。归脾、胃经。

2. 木姜子根。辛，温。归胃、肝经。

3. 木姜子叶。苦、辛，温。归脾经。

功能主治 1. 木姜子。温中行气止痛，燥湿健脾消食，解毒消肿。主治胃寒腹痛，暑湿吐泻，食滞饱胀，痛经，疝痛，疟疾，疮疡肿痛。

2. 木姜子根。温中理气，散寒止痛。主治胃脘冷痛，风湿关节酸痛，疟疾，痛经。

3. 木姜子叶。祛风行气，健脾利湿，外用解毒。主治腹痛腹胀，暑湿吐泻，关节疼痛，水肿，无名肿毒；外用治痈疖肿痛，乳腺炎，蛇虫咬伤。

用法用量 1. 木姜子。内服：煎汤，3～10 g，研粉每次 1～1.5 g。外用：适量，捣敷或研粉调敷。

2. 木姜子根。内服：煎汤，3～10 g；研末，每次 0.2～0.5 g。

3. 木姜子叶。内服：煎汤，10～15 g。外用：适量，捣烂敷或煎水洗。

使用注意 木姜子、木姜子根热证忌服。

用药经验 ①寒疝腹痛：木姜子 9 g，小茴香 9 g，青木香 9 g，乌药 9 g，橘核 12 g，水煎服。②疔疮：木姜子捣绒外敷。③水泻腹痛：木姜子研末，开水吞服 3 g。④感寒腹痛：木姜子 12～15 g，水煎服。⑤胃寒腹痛、呕吐：木姜子 9 g，高良姜 9 g，干姜 9 g，水煎服。⑥消化不良，胸腹胀痛：木姜子焙干，研末，每次吞服 1～3 g。

毛茛科

乌头 *Aconitum carmichaelii* Debx.

别名 川乌、乌喙、毒公。

形态特征 多年生草本。块根倒圆锥形，长 2～4 cm，粗 1～1.6 cm。茎高 60～150(～200) cm，中部之上疏被反曲的短柔毛，等距离生叶，分枝。茎下部叶在开花时枯萎。茎中部叶有长柄；叶片薄革质或纸质，五角形，长 6～11 cm，宽 9～15 cm，基部浅心形三裂达或近基部，中央全裂片宽菱形，有时倒卵状菱形或菱形，急尖，有时短渐尖近羽状分裂，二回裂片约 2 对，斜三角形，生 1～3 枚牙齿，间或全缘，侧全裂片不等二深裂，表面疏被短伏毛，背面通常只沿脉疏被短柔毛；叶柄长 1～2.5 cm，疏被短柔毛。顶生总状花序长 6～10(～25) cm；轴及花梗

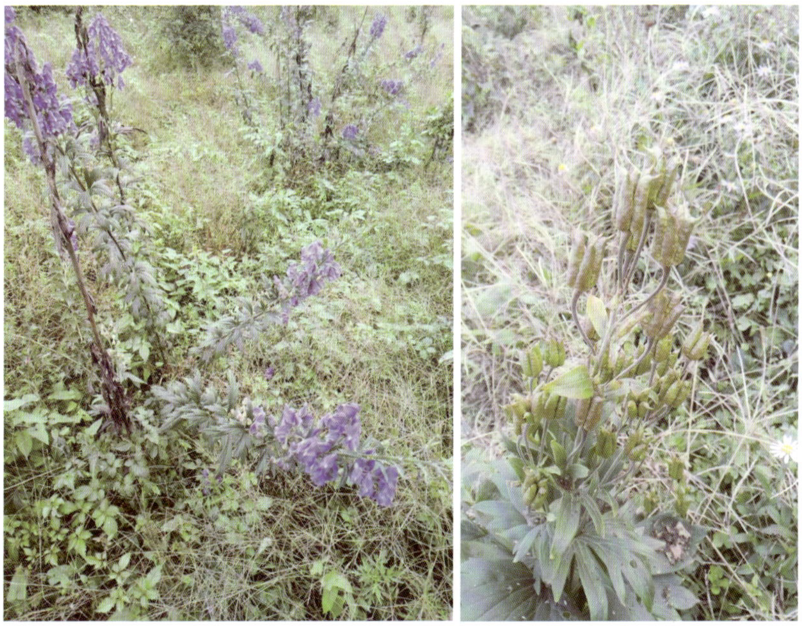

▲ 乌头植物

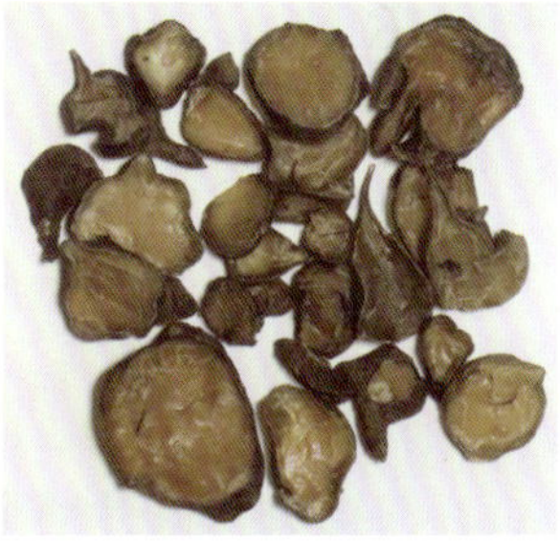

▲ 附片药材

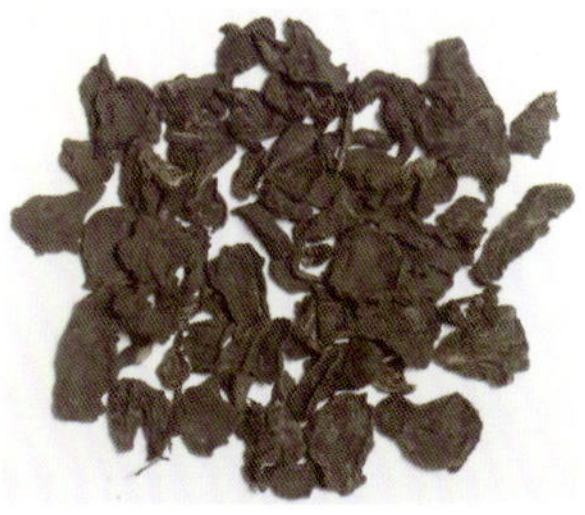

▲ 制川乌药材

多少密被反曲而紧贴的短柔毛；下部苞片三裂，其他的狭卵形至披针形；花梗长 1.5～3(～5.5)cm；小苞片生花梗中部或下部；萼片蓝紫色，外面被短柔毛，上萼片高盔形，高 2～2.6 cm，自基部至喙长 1.7～2.2 cm，下缘稍凹，喙不明显，侧萼片长 1.5～2 cm；花瓣无毛，瓣片长约 1.1 cm，唇长约 6 mm，微凹，距长(1～)2～2.5 mm，通常拳卷；雄蕊无毛或疏被短毛，花丝有 2 小齿或全缘；心皮 3～5，子房疏或密被短柔毛，稀无毛。蓇葖长 1.5～1.8 cm；种子三棱形，只在二面密生横膜翅。花期 6～7 月，果期 7～8 月。

生境及分布 生于海拔 100～2 500 m 的山坡草地或灌丛中。主要分布于播州、习水、桐梓、正安等地。

药材名 川乌(母根)，制川乌(炮制加工品)，附子(子根的加工品)。

采收加工 1. 川乌。6 月下旬至 8 月上旬采挖，除去子根、须根及泥沙，晒干。

2. 附子。6 月下旬至 8 月上旬采挖，除去母根、须根及泥沙，习称“泥附子”。加工成为盐附子、黑附片(黑顺片)、白附片、淡附片、炮附片等，以黑顺片为优。

性味归经 1. 川乌。辛、苦，热。有大毒。归心、肝、肾、脾经。

2. 制川乌。辛、苦，热。有毒。归心、肝、肾、脾经。

3. 附子。辛、甘，大热。有毒。归心、肾、脾经。

功能主治 1. 川乌。祛风除湿，温经止痛。主治风寒湿痹，关节疼痛，心腹冷痛，寒疝作痛。可用于麻醉止痛。

2. 制川乌。祛风除湿，温经止痛。主治风寒湿痹，关节疼痛，心腹冷痛，寒疝作痛。可用于麻醉止痛。

3. 附子。回阳救逆，补火助阳，散寒止痛。主治亡阳虚脱，肢冷脉微，心阳不足，胸痹心痛，虚寒吐泻，脘腹冷痛，肾阳虚衰，阳痿宫冷，阴寒水肿，阳虚外感，寒湿痹痛。为“回阳救逆第一品药”。

用法用量 1. 川乌。一般炮制后用。

2. 制川乌。内服：煎汤，先煎，久煎，1.5～3 g。

3. 附子。内服：煎汤，先煎，久煎，3～15 g。

使用注意 川乌、制川乌、附子。生品内服宜慎。孕妇禁用。内服必须炮制品，并应准确用量。不与半夏、瓜蒌、瓜蒌子、瓜蒌皮、天花粉、川贝母、浙贝母、平贝母、伊贝母、湖北贝母、白蔹、白及等同用。

用药经验 ①丝虫病：川乌头鲜品 120 g，水煎洗。②骨折疼痛：鲜川乌头 6 g，捣绒，加酒，外敷患处。③风湿疼痛：川乌头 6 g，泡酒服。

高乌头 *Aconitum sinomontanum* Nakai

别名 麻布袋、破骨七、破布七。

形态特征 多年生草本，具直根。茎高(60～)95～150 cm，生 4～6 枚叶。基生叶 1 枚，与下部茎生叶均具长柄；叶片肾形，长 12～14.5 cm，宽 20～28 cm，3 深裂，中央裂片菱形，渐尖，中部以上具不等大的三角形小裂片和锐牙齿，侧生裂片较大，不等，3 裂；叶柄长 30～50 cm。总状花序长(20～)30～50 cm，密被反曲的微柔毛；花序下部的花梗长 2～5.5 cm，中部以上的长 0.5～1.4 cm；小苞片生花梗中部或上部，狭条形；萼片 5，蓝紫色，上萼片圆筒形，高 1.6～2.2(～3)cm；花瓣 2，具长爪；雄蕊多数；心皮 3。蓇葖果长 1.1～1.7 cm。花期 6～9 月，果期 9 月。

生境及分布 生于海拔 100～3 700 m 的山坡草地或林中。主要分布于播州、习水、桐梓、务川等地。

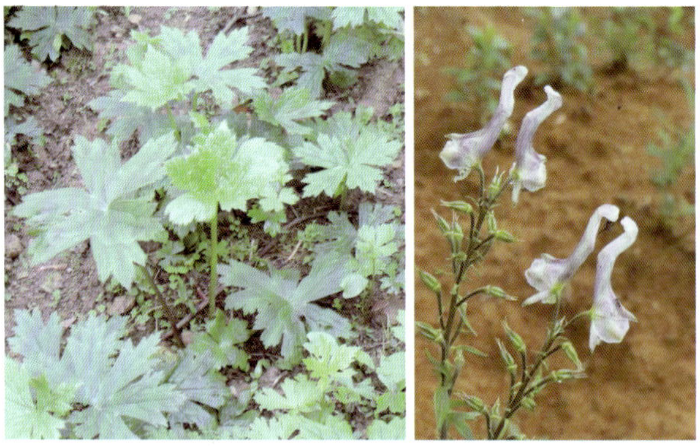

▲ 高乌头植物及花

药材名 麻布七(根)。

采收加工 夏秋季采挖，鲜用或去残茎、须根，洗净泥土；或将根撕开，除去内附黑皮，晒干。

性味归经 苦、辛，温。有毒。归心、肝、肺、脾经。

功能主治 祛风除湿，理气止痛，活血散瘀。主治风湿腰腿痛，关节肿痛，跌打损伤，胃痛，胸腹胀满，急慢性菌痢，急慢性肠炎，瘰疬，疮疖。

用法用量 内服：煎汤，3～9 g，先煎 1～2 h；或浸酒；或入散剂。外用：适量，捣敷；或浸酒搽。

使用注意 本品有毒。内服宜慎用。

用药经验 ①跌打损伤：麻布七 15 g，泡酒，早晚服。②心悸：麻布七 3 g（研末），木香 1.5 g，蒸甜酒服。③胃气痛：麻布七 6 g，水煎或蒸酒服。

打破碗花花 *Anemone hupehensis* Lem.

别名 大头翁、野棉花、霸王草。

形态特征 多年生草本，植株高 20～120 cm。根状茎斜或垂直，长约 10 cm。基生叶有长柄，通常为三出复叶，少数 1～2 个或全部为单叶，中央小叶有长柄，小叶片卵形或宽卵形，长 4～11 cm，宽 3～10 cm，顶端急尖或渐尖，基部圆形或心形，不分裂或 3～5 浅裂，边缘有锯齿，两面有疏糙毛；侧生小叶较小。花葶直立，高 3～36 cm，疏被柔毛；聚伞花序 2～3 回分枝，有较多花，偶尔不分枝，只有 3 花；苞片 2～3，对生或轮生，叶状；花梗长 3～10 cm，有柔毛；萼片 5，紫红色或粉红色，倒卵形，长 2～3 cm，宽 1.3～2 cm，外面有短绒毛；雄蕊多数，花药黄色，子房有柄，有短绒毛。聚合果球形；瘦果近卵形，密被绵毛。花期 7～10 月，果期 9～11 月。

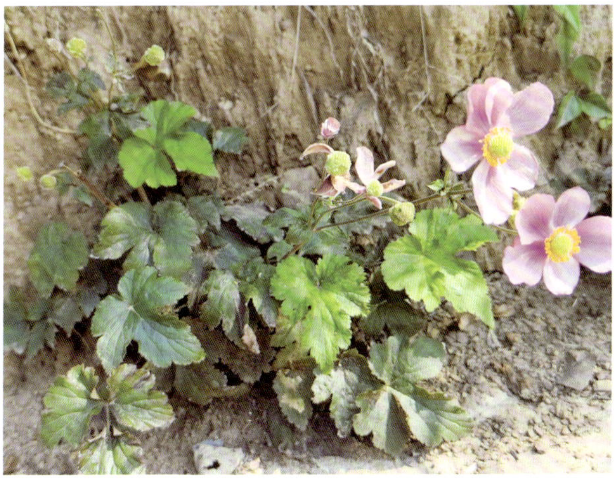

▲ 打破碗花花植物

生境及分布 生于海拔 400～1 800 m 的低山间或丘陵的草坡、林缘、路边、土坎或沟边。主要分布于播州、汇川、红花岗等地。

药材名 打破碗花花（根、全草）。

采收加工 6～8 月花未开放前采挖根，除去茎叶、须根及泥土，晒干。茎叶切段，晒干或鲜用。

性味归经 苦、辛，平。有小毒。归脾、胃、大肠经。

功能主治 清热利湿，解毒杀虫，消肿散瘀。主治痢疾，泄泻，疟疾，蛔虫病，疮疖痈肿瘰疬，跌打损伤。

用法用量 内服：煎汤，3～9 g；或研末服；或泡酒服。外用：适量，煎水洗；或捣敷；或鲜叶捣烂取汁涂。

使用注意 本品有小毒，孕妇、肾炎及肾功能不全者禁服。

用药经验 ①疟疾：打破碗花花 10 g，水煎服。②急性黄疸性肝炎：打破碗花花 9 g，水煎服。③漆疮：鲜打破碗花花新品，捣烂取汁，涂患处。

小木通 *Clematis armandii* Franch.

别名 淮木通、油木通、白木通。

形态特征 木质藤本，长达 6 m。茎圆柱形，有纵条纹，小枝有棱，有白色短柔毛，后脱落。三出复叶。小叶片革质，卵状披针形、长椭圆状卵形至卵形，长

4～12 cm，宽 2～5 cm，顶端渐尖，基部圆形、心形或宽楔形，全缘，两面无毛。聚伞花序或圆锥状聚伞花序，腋生或顶生，通常比叶长或近等长。腋生花序基部有多数宿存芽鳞，为三角状卵形、卵形至长圆形，长 0.8～3.5 cm。花序下部苞片近长圆形，常3浅裂，上部苞片渐小，披针形至钻形。萼片 4 枚，开展，白色，偶带淡红色，长圆形或长椭圆形，大小变异极大，长 1～2.5 cm，宽 0.3～1.2 cm，外面边缘密生短绒毛至稀疏，雄蕊无毛。瘦果扁，卵形至椭圆形，长 4～7 mm，疏生柔毛，宿存花柱长达 5 cm，有白色长柔毛。花期 3～4 月，果期 4～7 月。

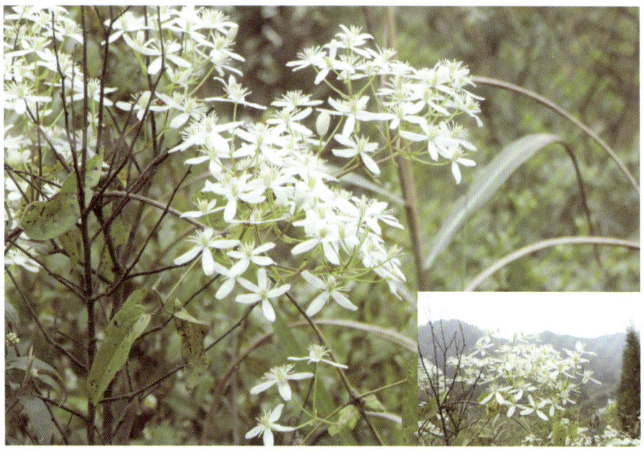

▲ 小木通植物及花

生境及分布　生于海拔 400～1 400 m 的山坡、山谷灌木林中、林边或沟旁。主要分布于播州、习水、正安等地。

药材名　川木通(藤茎)。

采收加工　春、秋二季采收，除去粗皮，晒干；或趁鲜切薄片，晒干。以条粗、断面色黄白者为佳。

性味归经　苦，寒。归心、小肠、膀胱经。

功能主治　利尿通淋，清心除烦，通经下乳。主治淋证，水肿，心烦尿赤，口舌生疮，经闭乳少，湿热痹痛。

用法用量　内服：煎汤，3～6 g。

使用注意　气弱津伤，精滑遗尿，尿频及孕妇禁服。

用药经验　①心烦不眠、口舌生疮：川木通、竹叶、生甘草、地黄各 12 g，水煎服，每日 1 剂。②湿热淋证，小便淋沥不畅或兼尿血：川木通、生地黄、牛膝、黄柏各 10 g，水煎服。③妇女产后乳汁不通：川木通、奶浆藤、无花果各 12 g，炖猪蹄服。

黄连　*Coptis chinensis* Franch.

别名　王连、支连、鸡爪连。

形态特征　多年生草本。根茎黄色，常分枝，密生多数须根。叶全部基生；叶柄长 5～16 cm；叶片坚纸质，卵状三角形或卵状五角形，宽达 10 cm，三全裂；中央裂片有细柄，卵状菱形，长 3～8 cm，宽 2～4 cm，顶端急尖，羽状深裂，边缘有锐锯齿，侧生裂片不等，2 深裂，表面沿脉被短柔毛。花葶 1～2，高 12～25 cm，二歧或多歧聚伞花序，有花 3～8 朵；总苞片通常 3，披针形，羽状深裂，小苞片圆形，稍小；萼片 5，黄绿色，窄卵形，长 9～12.5 mm；花瓣线形或线状披针形，长 5～7 mm，中央有蜜槽；雄蕊多数，外轮雄蕊比花瓣略短或近等长；心皮 8～12，离生，有短柄。蓇葖果 6～12，长 6～8 mm，具细柄。种子 7～8 粒，长椭圆形，长约 2 mm，宽约 0.8 mm，褐色。花期 2～4 月，果期 3～6 月。

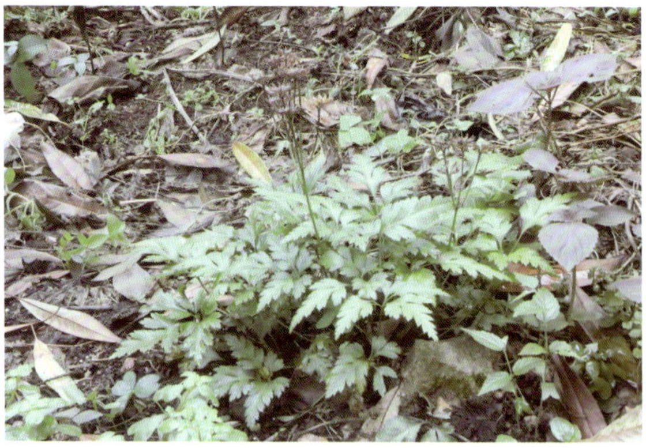

▲ 黄连植物

生境及分布　生于海拔 500～2 000 m 的山地密林中、山地林中或山谷阴凉处。主要分布于播州、正安、桐梓等地。

药材名　黄连(根茎)。

采收加工　秋季采挖，除去须根和泥沙，干燥，撞去残留须根。

性味归经 苦，寒。归心、脾、胃、肝、胆、大肠经。

功能主治 1. 黄连。清热燥湿，泻火解毒。主治湿热痞满，呕吐吞酸，泻痢，黄疸，高热神昏，心火亢盛，心烦不寐，心悸不宁，血热吐衄，目赤，牙痛，消渴，痈肿疔疮；外用治湿疹，湿疮，耳道流脓。
2. 酒黄连。清上焦火热。主治目赤，口疮。
3. 姜黄连。清胃，和胃止呕。主治寒热互结，湿热中阻，痞满呕吐。
4. 萸黄连。舒肝，和胃止呕。主治肝胃不和，呕吐吞酸。

用法用量 内服：煎汤，2～5 g；或入丸、散。外用：适量，研末调敷、煎水洗或浸汁点眼。

使用注意 阴虚肺热，胃虚呕恶，脾虚泄泻，五更泄泻慎服。

用药经验 ①烧烫伤：黄连研末，调茶油搽之。②小儿口疮：黄连适量，捣烂，用蜂蜜水调服。③黄疸性肝炎：黄连、黄柏、板蓝根、地耳草、马兰、茵陈蒿各适量，水煎服。④肾炎、胆囊炎：黄连 1.5 g，与猪腰子 1 个，蒸煮食。⑤眼睛胀痛：黄连鲜品适量，捣绒取汁，兑母乳，搽患处。

还亮草 *Delphinium anthriscifolium* Hance

别名 还魂草、对叉草、蝴蝶菊。

形态特征 一年生草本。茎高 12～75 cm，无毛或上部疏生微柔毛，分枝。叶片菱状卵形或三角状卵形，长 5～11 cm，宽 4.5～8 cm，二至三回羽状全裂，一回裂片斜卵形，长渐尖，二回裂片或羽状浅裂；或不分裂而呈狭卵形或披针形。总状花序具 2～15 花，花序轴和花梗有反曲的微柔毛；小苞片生花梗中部，条形；萼片 5，堇色，椭圆形或矩圆形、矩钻形，长达 1.2 cm；花瓣 2，瓣片不等，3 裂；退化雄蕊 2，无毛，瓣片斧形，2 深裂；心皮 3。蓇葖果长 1.1～1.6 cm。花期 3～5 月，果期 4～7 月。

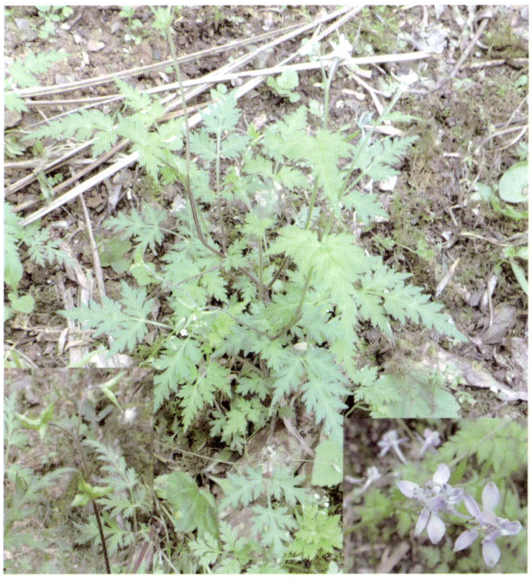

▲ 还亮草植物

生境及分布 生于海拔 200～1 200 m 丘陵、低山坡草丛或溪边草地。主要分布于播州、习水、正安、务川等地。

药材名 还亮草（全草）。

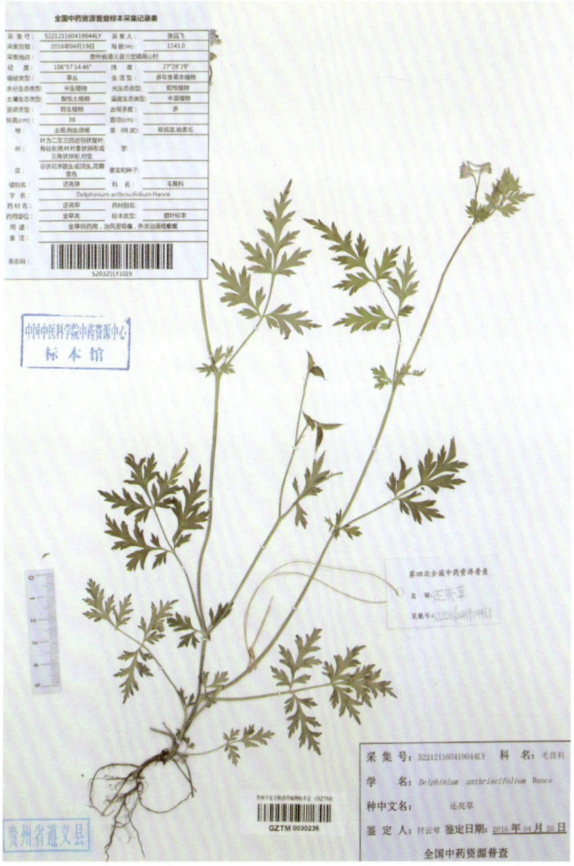

▲ 还亮草腊叶标本

采收加工 夏、秋季采收全草，洗净，切段，鲜用或晒干。

性味归经 辛、苦，温。有毒。归心、肝、肾经。

功能主治 祛风除湿，通络止痛，化食，解毒。主治风湿痹痛，半身不遂，食积腹胀，荨麻疹；外用涂痈疮癣癞。

用法用量 内服：煎汤，3～6 g。外用：适量，鲜草捣烂敷患处；或煎汤洗。

用药经验 ①荨麻疹：还亮草适量，水煎洗患处。②风湿痹痛：还亮草适量，水煎洗患处。③疮肿：还亮草适量，捣烂外敷患处。④食积腹胀：还亮草 3 g，鸡屎藤 10 g，山楂 10 g，水煎服。

螺距黑水翠雀 *Delphinium potaninii* var. *bonvalotii* (Franchet) W. T. Wang

别名 倒提壶、翠雀花、川黔翠雀花。

形态特征 多年生草本。茎高 50～80 cm，无毛，等距地生叶，中部以上具多数分枝。叶片与滇北翠雀花的相似，长 7～9 cm，宽 10～12 cm。顶生总状花序具 5～9 朵花，无毛；小苞片生花梗中部以上，条形，无毛；萼片 5，蓝紫色，狭倒卵形，长 1.7～2 cm，距钻形，长约 2.2 cm，螺旋状或马蹄铁状弯曲；花瓣 2，有距；退化雄蕊 2，瓣片蓝色，2 裂，有黄色髯毛；雄蕊多数；心皮 3。花期 4～6 月。

生境及分布 生于海拔 1 100～2 600 m 的山地林边或溪边草地。主要分布于播州、习水、桐梓等地。

药材名 峨山草乌(根)。

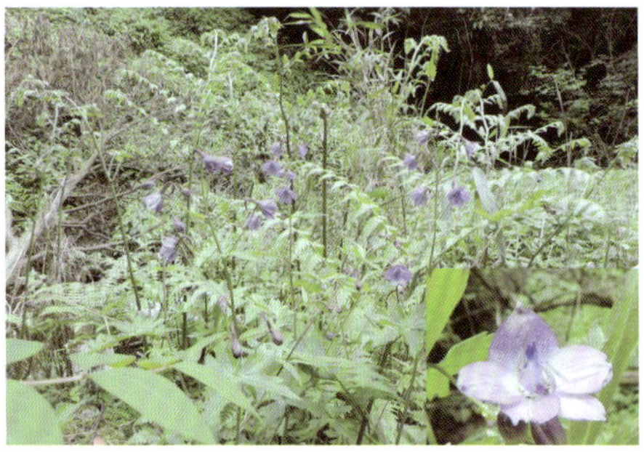

▲ 螺距黑水翠雀植物

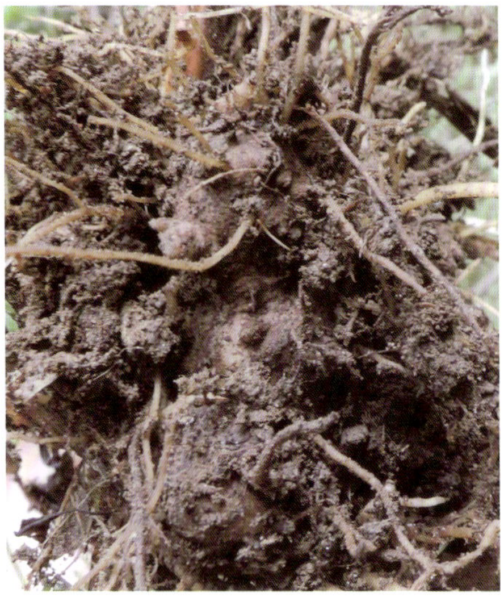

▲ 螺距黑水翠雀根

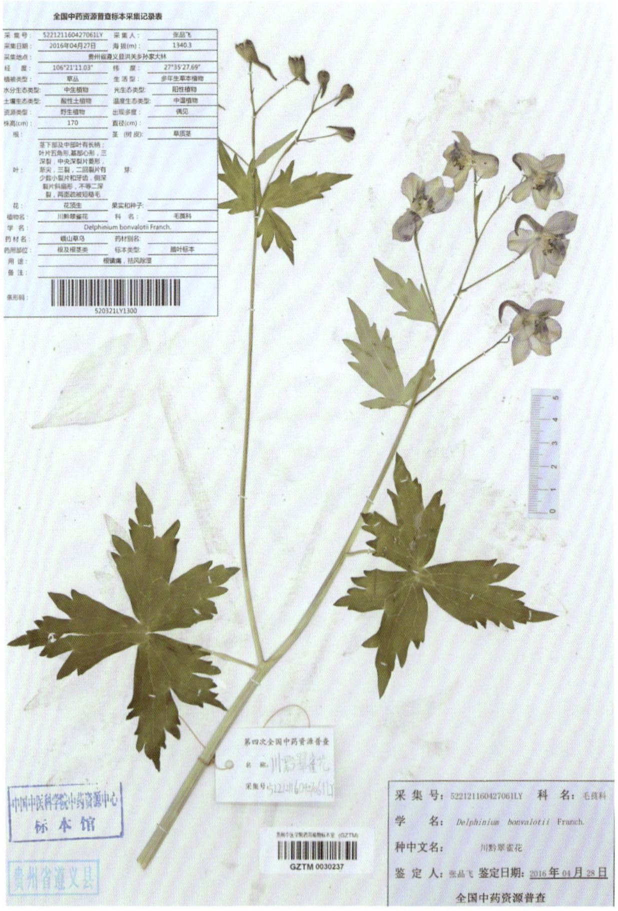

▲ 螺距黑水翠雀腊叶标本

采收加工 初春或秋季采挖，除去茎叶，洗净，撞去须根，用水浸泡 10 日以上，每日换水 1～2 次，至麻味甚小为止，取出拌以生姜、甘草，蒸 2～3 h，晾干。

性味归经 辛、苦，温。有毒。归肺经。

功能主治 祛风除湿，通络止痛，消肿解毒。主治风湿筋骨疼痛，胃痛，跌打损伤肿痛，痈疮，癣癞，痔疮。

用法用量 内服：水煎服，2～6 g，先煎 0.5～1 h；或入散剂，1～3 g。外用：适量，捣敷或磨汁涂。

使用注意 本品有毒，应炮制后用。年老、体弱及孕妇均禁服。

用药经验 痈疮癣癞：峨山草乌、牛耳大黄、独脚连、散血草、红泽兰各等量，共捣绒涂敷。

芍药 *Paeonia lactiflora* Pall.

别名 余容、梨食、将离。

形态特征 多年生草本。茎高 60～80 cm，无毛。根肥大，纺锤形或圆柱形，茎直立。叶互生；茎下部叶为二回三出复叶；上部叶为三出复叶；小叶狭卵形、披针形或椭圆形，长 7.5～12 cm，边缘密生骨质白色小齿，下面沿脉疏生短柔毛；叶柄长 6～10 cm。花顶生并腋生，直径 5.5～10 cm；苞片 4～5，披针形，长 3～6.5 cm；萼片 4，长 1.5～2 cm；花瓣白色或粉红色，9～13，倒卵形，长 3～5 cm，宽 1～2.5 cm；雄蕊多数；心皮 4～5，无毛。花期 4～5 月，果期 8 月。

生境及分布 生于海拔 500～1 500 m 的山坡、草地及林阴树下。主要分布于绥阳、播州、桐梓等地。

药材名 赤芍（根）。

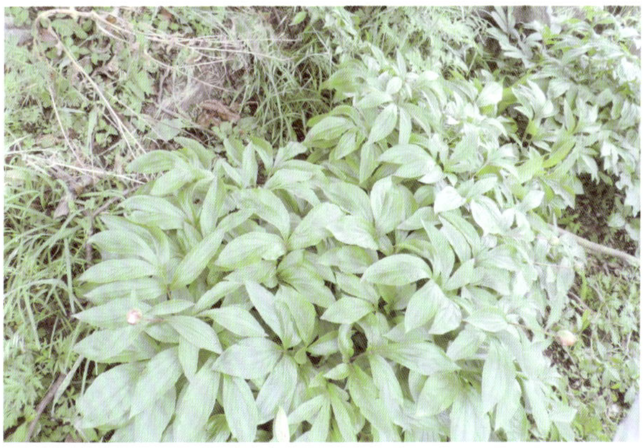

▲ 芍药植物

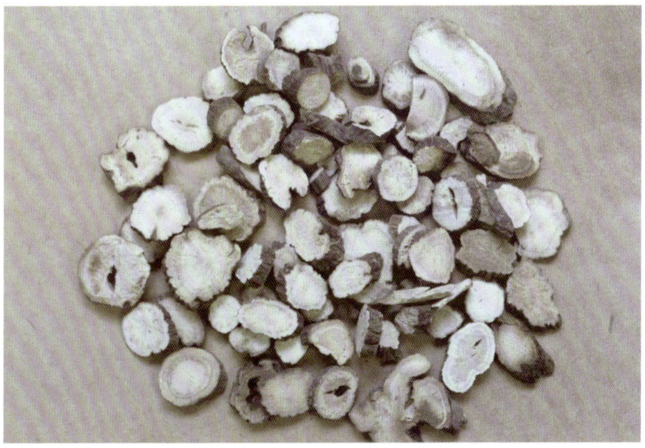

▲ 赤芍药材

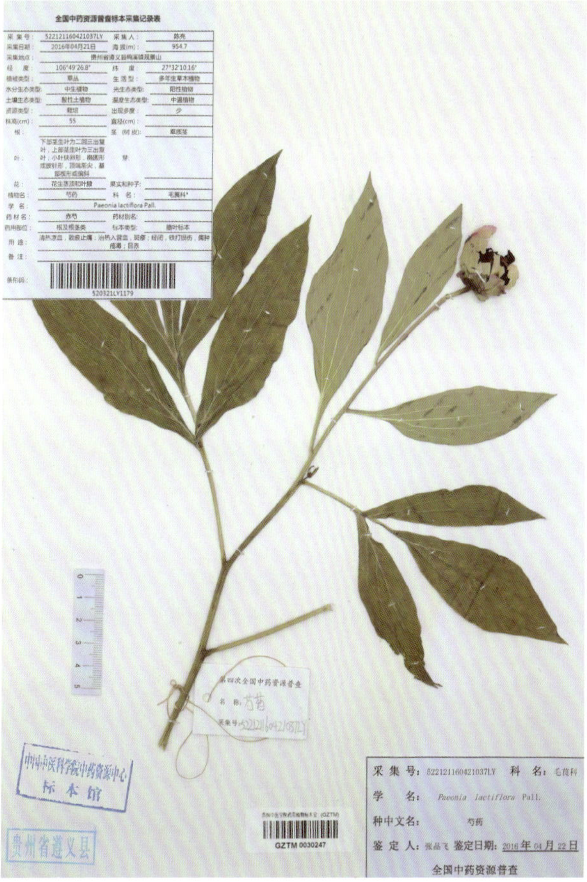

▲ 芍药腊叶标本

采收加工 春、秋二季采挖，除去根茎、须根及泥沙，晒干。生用、炒用或酒炙用。

性味归经 苦，微寒。归肝经。

功能主治 1. 芍药。清热凉血，散瘀止痛，清泻肝火。主治温病热入营血，温毒发斑，吐血衄血，目赤肿痛，肝郁胁痛，经闭痛经，癥瘕腹痛，跌打损伤，痈肿疮毒。

2. 炒赤芍。炒后药性偏于缓和，活血止痛而不伤中。可主治瘀滞疼痛。

3. 酒赤芍。以活血散瘀力胜，清热凉血作用较弱。主治闭经或痛经，跌打损伤。

用法用量 内服：煎汤，6～12 g。

使用注意 血寒经闭及痈疽已溃者慎用。不与藜芦同用。

牡丹 *Paeonia suffruticosa* Andr.

别名 鼠姑、鹿韭、百两金。

形态特征 落叶灌木。茎高达 2 m。分枝短而粗。叶通常为二回三出复叶，近枝顶的叶偶为 3 小叶。顶生小叶宽卵形，长 7～8 cm，宽 5.5～7 cm，3 裂至中部，裂片不裂或 2 至 3 浅裂，表面绿色，无毛，背面淡绿色，有时具白粉，沿叶脉疏生短柔毛或近无毛，小叶柄长 1.2～3 cm。侧生小叶狭卵形或长圆状卵形，长 4.5～6.5 cm，宽 2.5～4 cm，不等 2 裂至 3 浅裂或不裂，近无柄。叶柄长 5～11 cm，和叶轴均无毛。花单生枝顶，直径 10～17 cm。花梗长 4～6 cm。苞片 5 枚，长椭圆形，大小不等。萼片 5，绿色，宽卵形，大小不等。花瓣 5 枚；或为重瓣，玫瑰

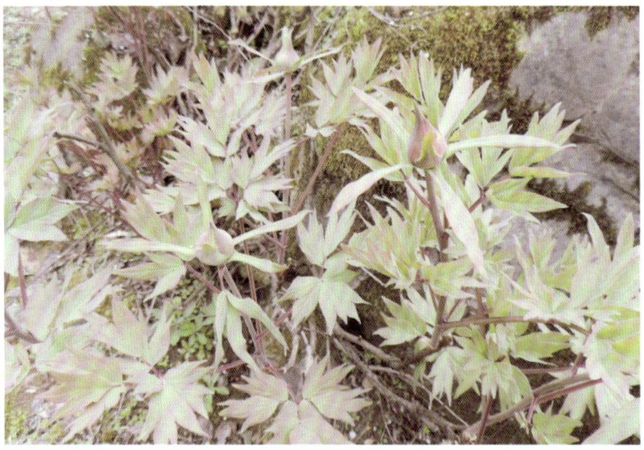

▲ 牡丹植物

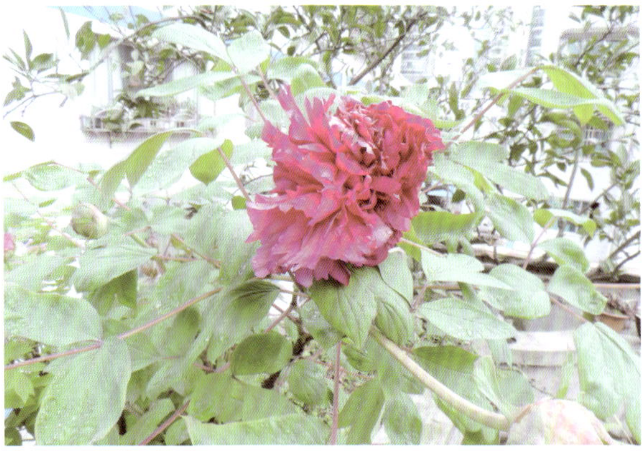

▲ 牡丹花

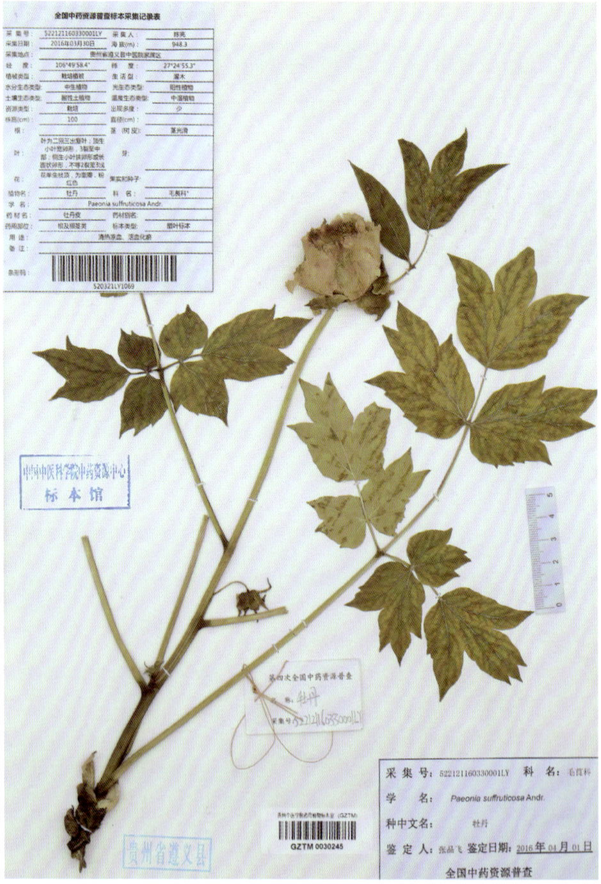

▲ 牡丹腊叶标本

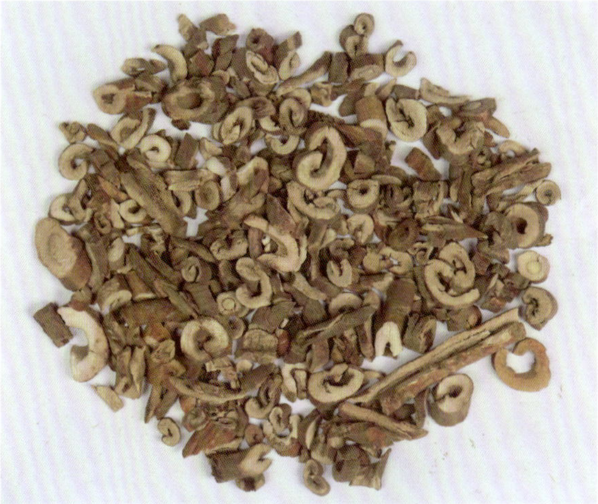

▲ 牡丹皮药材

色、红紫色、粉红色至白色，通常变异很大，倒卵形，长 5～8 cm，宽 4.2～6 cm，顶端呈不规则的波状。雄蕊长 1～1.7 cm，花丝紫红色、粉红色，上部白色，长约 1.3 cm，花药长圆形。花盘革质，杯状，紫红色，顶端有数个锐齿或裂片，完全包住心皮，在心皮成熟时开裂。心皮 5，稀更多，密生柔毛。蓇葖长圆形，密生黄褐色硬毛。花期 3～5 月，果期 6～8 月。

生境及分布　生于海拔 60～3 000 m 的向阳及土壤肥沃的地方，常栽培于庭院。主要分布于播州、务川、绥阳等地。

药材名　牡丹皮（根皮），牡丹花（花）。

采收加工　1. 牡丹皮。秋季采挖根部，除去细根和泥沙，剥取根皮，晒干；或刮去粗皮，除去木心，晒干。生用、酒炙或炒炭。前者习称"连丹皮"，后者习称"刮丹皮"。

2. 牡丹花。4～5 月间采收，鲜用或干燥。

性味归经　1. 牡丹皮。苦、辛，微寒。归心、肝、肾经。

2. 牡丹花。苦、淡，平。归肝经。

功能主治　1. 牡丹皮。清热凉血，活血化瘀。主治热入营血，温毒发斑，吐血衄血，夜热早凉，无汗骨蒸，经闭痛经，癥瘕，跌仆伤痛，痈肿疮毒，肠痈腹痛。

2. 牡丹花。活血调经。主治妇女月经不调，经行腹痛。

用法用量　1. 牡丹皮。内服：煎汤，6～12 g。清热凉血宜生用；活血散瘀宜酒炒；止血用宜炒炭。

2. 牡丹花。内服：煎汤，3～6 g。

使用注意　牡丹皮血虚有寒，月经过多者及孕妇不宜使用。

用药经验　①闭经：牡丹皮、大血藤、血人参各 15 g，泡酒 500 ml，早晚各服 25 ml。②痛经：牡丹皮、桃仁各 10 g，红花 6 g，水煎服。③皮肤瘙痒：牡丹皮 10 g，水牛角 10 g，过路黄 15 g，水煎服。

毛茛　*Ranunculus japonicus* Thunb.

别名　毛建草、老虎脚迹草、五虎草。

形态特征　多年生草本。茎高 30～60 cm，与叶柄均有伸展的柔毛。基生叶和茎下部叶有长柄；叶片五角形，长达 6 cm，宽达 7 cm，基部心形，3 深裂，中央裂片宽菱形或倒卵形，3 浅裂，疏生锯齿，侧生裂片不等，2 裂；叶柄长达 15 cm；茎中部叶具短柄，上部叶无柄，3 深裂。花序具数朵花；花直径达 2 cm；萼片 5，淡绿色，船状椭圆形，外被柔毛；花瓣 5，黄色，倒卵形，基部具蜜槽；雄蕊和心皮均多数。聚合果近球形。花、果期 4～9 月。

生境及分布　生于海拔 200～2 500 m 的田野、河

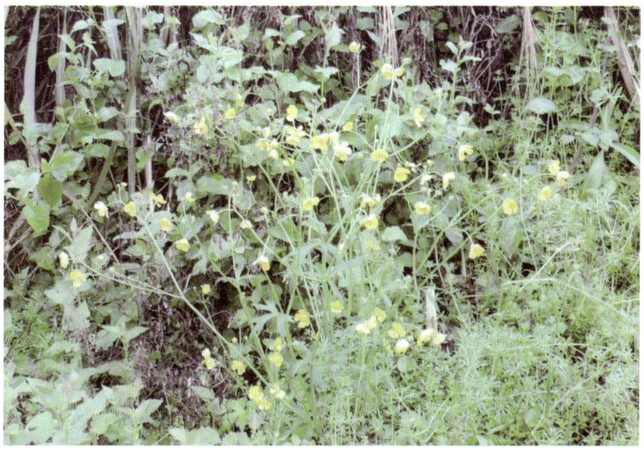

▲ 毛茛植物

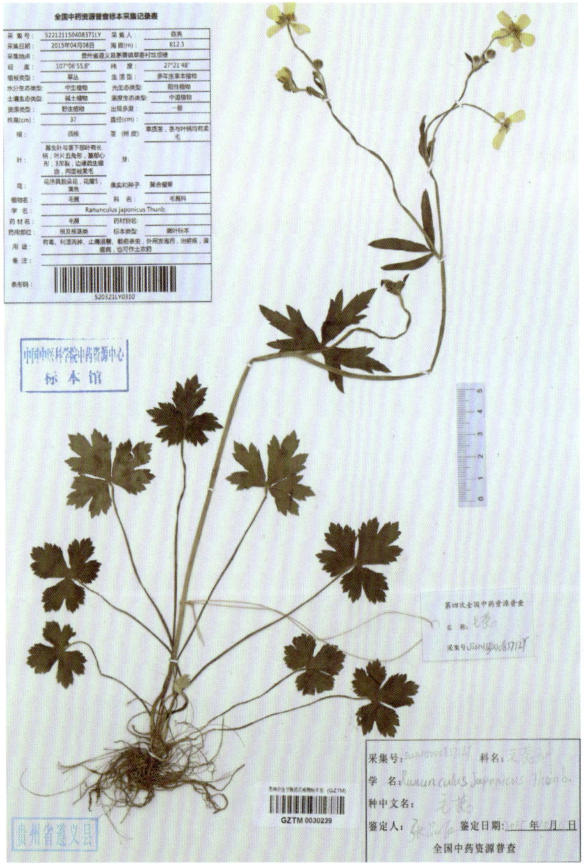

▲毛茛腊叶标本

岸、田沟边及林缘的湿草地上。主要分布于播州、仁怀、习水、正安等地。

药材名　毛茛(全草及根)。

采收加工　夏、秋二季采收,除去杂质,洗净,鲜用;或晒干,生用。

性味　辛、微苦,温。有小毒。

功能主治　利湿消肿,散寒止痛,抗肿瘤;外用发泡。主治鹤膝风,牙痛,偏头痛,胃痛,食道癌,肺癌,淋巴结核,支气管炎,翼状胬肉,疟疾。

用法用量　内服:煎汤,9～15 g,内服需久煎。外用:适量,捣烂外敷;或煎水洗。

使用注意　外敷时间不可过长,以免灼伤起泡;皮肤有破损及过敏者禁用,孕妇慎用。毛茛有毒,一般不内服。误食严重者死亡。

用药经验　①鹤膝风:取鲜品毛茛适量,捣烂外用治局部,待发生水泡,消毒针刺破,放出黄水,再以清洁纱布敷上。②牙痛:毛茛适量,泡酒含漱。③痢疾:毛茛适量,捣烂敷于手腕内侧,皮肤起水泡立即去药。

石龙芮　*Ranunculus sceleratus* L.

别名　水姜苔、彭根、胡椒菜。

形态特征　一年生草本。茎高 15～45 cm,疏生短柔毛或变无毛。基生叶和下部叶具长柄;叶片宽卵形,长 0.7～3 cm,宽 1～3.5 cm,3 深裂,有时裂达基部,中央裂片菱状倒卵形,3 浅裂,全缘或有疏圆齿,侧生裂片不等的 2 或 3 裂;茎上部叶变小,裂片狭倒卵形,3 裂。花序常具较多花,花小,萼片 5,淡绿色,船形,外面被短柔毛;花瓣 5,黄色,狭倒卵形,长合果矩圆形;瘦果宽卵形,扁。花期 3～6 月,果期 5～8 月。

生境及分布　生于海拔 700～2 500 m 的河沟边、烂田及平原湿地。主要分布于播州、桐梓、正安、务川等地。

药材名　石龙芮(全草),石龙芮子(果实)。

采收加工　1. 石龙芮。在开花末期 5 月份左右采收全草,洗净,鲜用或阴干备用。

2. 石龙芮子。夏季采收成熟果实,除去杂质,晒干备用。

性味归经　1. 石龙芮。苦、辛,寒。有毒。归心、肺经。

2. 石龙芮子。苦,平。归心经。

功能主治　1. 石龙芮。清热解毒,消肿散结,止痛,截疟。主治痈疖肿毒,毒蛇咬伤,痰核瘰疬,风湿关节肿痛,牙痛,疟疾。

2. 石龙芮子。和胃,益肾,明目,祛风湿。主治心腹烦满,肾虚遗精,阳痿阴冷,不育无子,风寒湿痹。

用法用量　1. 石龙芮。内服:煎汤,干品 3～9 g,可烧研为散服,每次 1～1.5 g。外用:适量,捣敷或

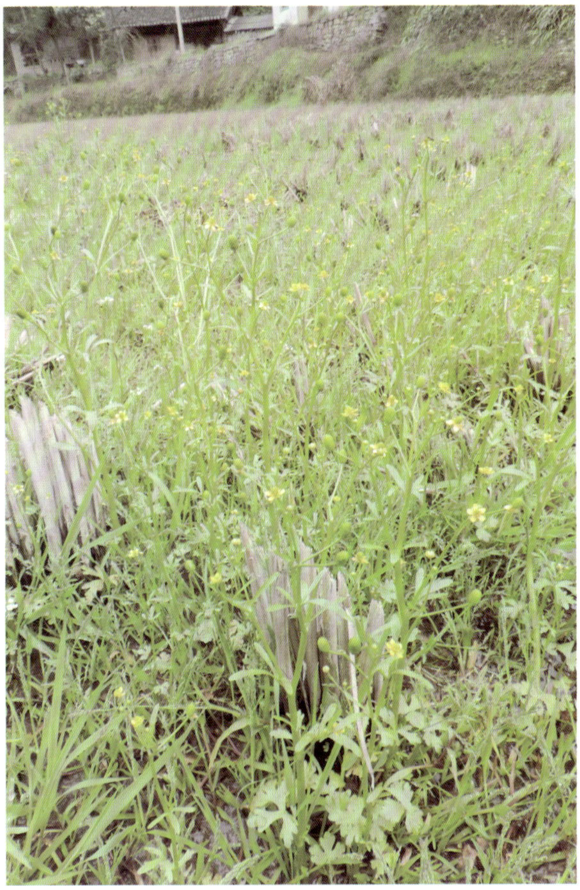

▲ 石龙芮植物

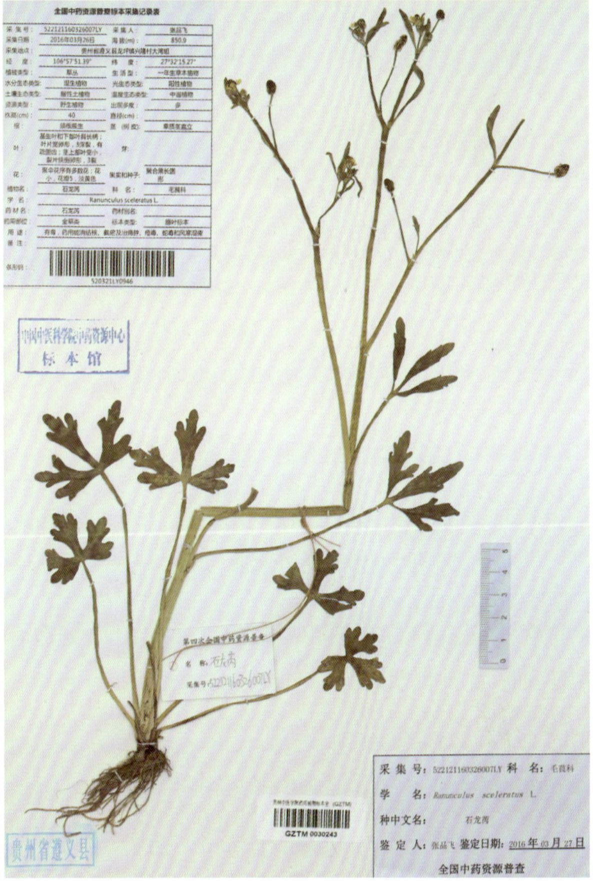

▲ 石龙芮腊叶标本

煎膏涂患处及穴位。

2. 石龙芮子。内服:煎汤,3～9 g。

使用注意　石龙芮本品有毒,内服宜慎。严重者可致死亡。

用药经验　①下肢溃疡:石龙芮全草,加水煮烂后压榨取汁再熬制成膏,外敷患处,每日或隔日一次。②肝炎:石龙芮 3～10 g,水煎服。③风寒湿痹,关节肿痛:石龙芮 60 g,石楠藤、八角枫根各 30 g,煎水熏洗。

扬子毛茛 *Ranunculus sieboldii* Miq.

别名　辣子草、野芹菜、地胡椒。

形态特征　多年生草本。须根伸长簇生。茎铺散,斜升,高 20～50 cm,下部节偃地生根,多分枝,密生开展的白色或淡黄色柔毛。基生叶与茎生叶相似,为三出复叶,具长柄。叶片圆肾形至宽卵形,长 2～5 cm,宽 3～6 cm,基部心形,中央小叶宽卵形或菱状卵形,三浅裂至较深裂,边缘有锯齿,小叶柄长 1～5 cm,生开展柔毛。侧生小叶不等地二裂,背面或两面疏生柔毛。叶柄长 2～5 cm,密生开展的柔毛,基部扩大成褐色膜质的宽鞘抱茎,上部叶较小,叶柄也较短。花与叶对生,直径 1.2～1.8 cm。花梗长 3～8 cm,密生柔毛。萼片狭卵形,长 4～6 mm,为宽的 2 倍,外面生柔毛,花期向下反折,迟落。花瓣 5,黄色或上面变白色,狭倒卵形至椭圆形,长 6～10 mm,宽 3～5 mm,有 5～9 条或深色脉纹,下部渐窄成长爪,蜜槽小鳞片位于爪的基部。

雄蕊 20 余枚，花药长约 2 mm。花托粗短，密生白柔毛。聚合果圆球形，直径约 1 cm。瘦果扁平。花、果期 5～10 月。

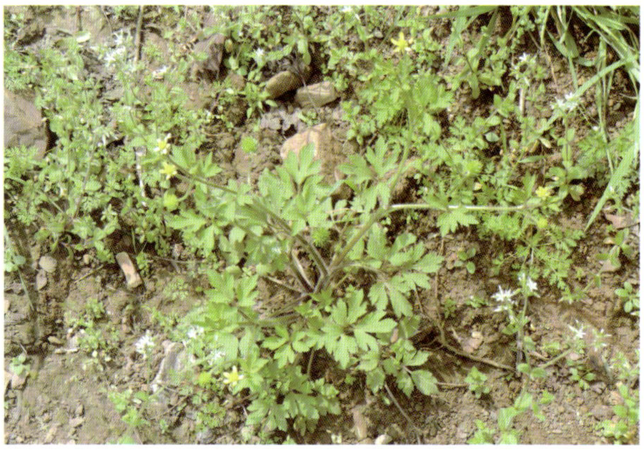

▲ 扬子毛茛植物

生境及分布 生于海拔 300～2 500 m 的山坡林边、溪边或林边阴湿处。主要分布于播州、正安、桐梓、务川等地。

药材名 鸭脚板草(全草)。

采收加工 春、夏季采收，洗净，除去杂质，鲜用或晒干。

性味归经 辛、苦，热。有毒。归心经。

功能主治 除痰截疟，解毒消肿。主治疟疾，瘿肿，毒疮，跌打损伤，腹水浮肿，一切恶疮，瘰疬，鹤膝风；外用治发疱，疟疾，疮毒，腹水浮肿。

用法用量 内服：煎汤，3～6 g。外用：适量，捣敷。

使用注意 有毒，一般不作内服，多作外用，内服宜慎。外敷时间不宜过长，以免灼伤起泡。皮肤有破损及过敏者禁用，孕妇慎用。

用药经验 ①跌打损伤未破皮：鸭脚板草少量，合酒涂揉。②毒疮或跌伤出血：鸭脚板草嫩茎叶捣烂，包伤口上，可以拔脓除毒，止血生肌，但不能敷在未伤的皮肤上，否则刺激起泡。③截疟：发疟前以鸭脚板草嫩叶捣烂包脉筋(前臂内侧接腕处，也可包命门)，但应以布垫之，包的时间不可过久。

天葵 *Semiaquilegia adoxoides* (DC.) Makino

别名 紫背天葵、雷丸草、夏无踪。

形态特征 多年生小草本植物。块根长 1～2.5 cm，外皮棕黑色。茎高 10～32 cm，疏生短柔毛，分枝。基生叶多数，为一回三出复叶；小叶扇状菱形或倒卵状菱形，长 0.6～2.5 cm，宽 1～2.8 cm，3 深裂，裂片疏生粗齿；叶柄长 3～12 cm。花序有 2 至数朵花；萼片 5，白色，常带淡紫色，狭椭圆形；花瓣匙形，基部囊状；雄蕊 8～14，花药椭圆形；退化雄蕊约 2，小，狭披针形；心皮 3～5，花柱短。花期 3～4 月，果期 4～5 月。

生境及分布 生于海拔 100～1 300 m 的疏林下、草丛、路旁或山谷地的较阴处。主要分布于播州、绥阳、习水、桐梓、正安等地。

药材名 天葵子(块根)，天葵草(全草)。

采收加工 1. 天葵子。夏初采挖，洗净，除去须根和泥土，鲜用或晒干。

2. 天葵草。秋季采集，除去杂质，洗净，晒干。

性味归经 1. 天葵子。甘、苦，寒。归肝、胃经。

2. 天葵草。甘，微寒。归心、膀胱经。

功能主治 1. 天葵子。消肿散结，清热解毒，利尿通淋。主治急性淋巴癌，乳癌，膀胱癌，鼻咽癌，痈疽疔疮，瘰疬，乳痈，蛇虫咬伤，砂淋，热淋。

2. 天葵草。解毒消肿，利水通淋。主治瘰疬痈肿，蛇虫咬伤，疝气，小便淋痛。

用法用量 1. 天葵子。内服：煎汤，9～15 g。外用：适量，捣敷。

2. 天葵草。内服：煎汤，9～15 g。外用：适量，捣敷。

使用注意 1. 天葵子。脾胃虚寒和小便清利者不宜用。

2. 天葵草。脾胃虚寒者不宜用。

用药经验 ①痈疽肿毒：鲜天葵子适量，捣烂外敷。②毒蛇咬伤：鲜天葵草 15 g，捣敷患处。③外痔：天葵子适量，磨桐油搽患处；如有瘘管，用 15 g，捣绒，

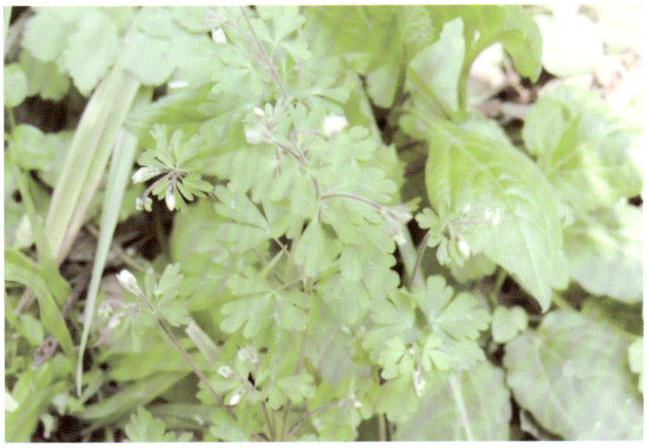

▲ 天葵植物

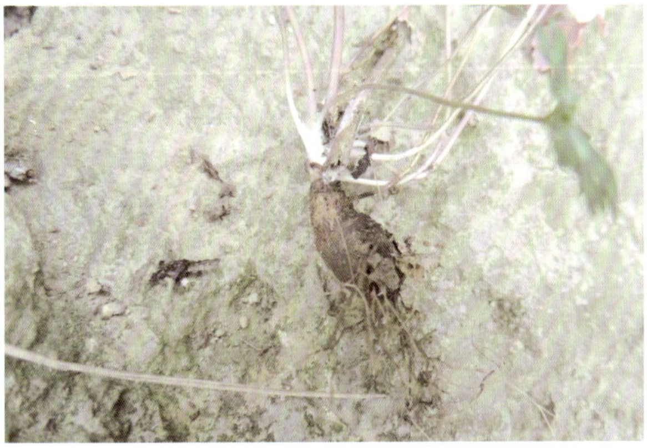

▲ 天葵块根

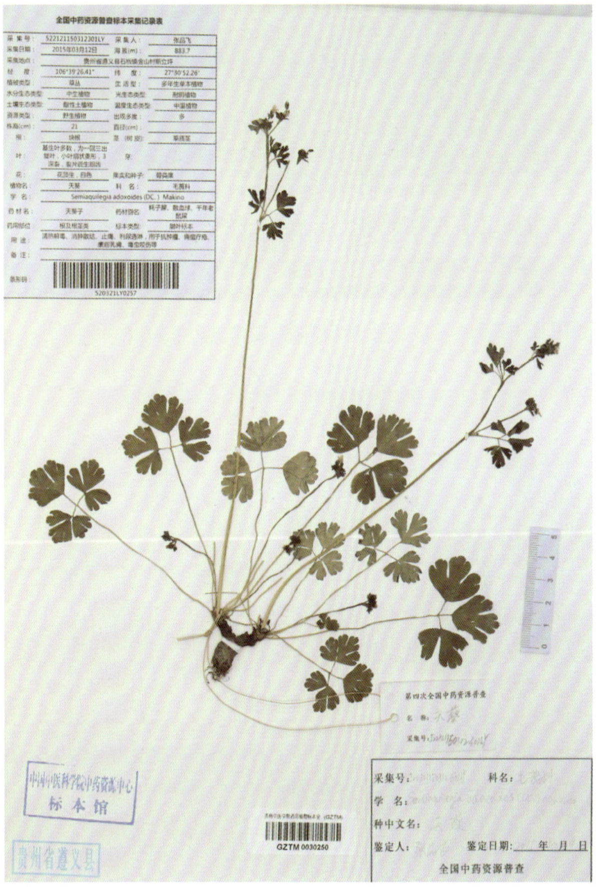

▲ 天葵腊叶标本

外敷患处。④瘰疬，指甲溃烂，扭伤：鲜天葵子适量，捣烂敷患处。⑤臀部疔疮：鲜品天葵子适量，捣绒敷患处。

唐松草 *Thalictrum aquilegifolium* var. *sibiricum* Regel et Tiling

别名 水黄连、草黄连、土黄连。

形态特征 多年生草本，高 60～150 cm。植株全部无毛。须根约淡黄色。茎粗壮，直立，有分枝。叶互生。基生叶在开花时枯萎。茎生叶为三至四回三出复叶。叶片长 10～30 cm。小叶草质，顶生小叶倒卵形或扁圆形，长 1.5～2.5 cm，宽 1.2～3 cm，顶端圆或微钝，基部圆楔形或不明显心形，三浅裂，裂片全缘或有 1～2 牙齿，侧生小叶多斜楔形，两面脉平或在背面脉稍隆起。叶柄长 4.5～8 cm，有鞘，托叶膜质，不裂。圆锥花序伞房状顶生，有多数密集的花。花两性，花梗长 4～17 mm。萼片 4，花瓣

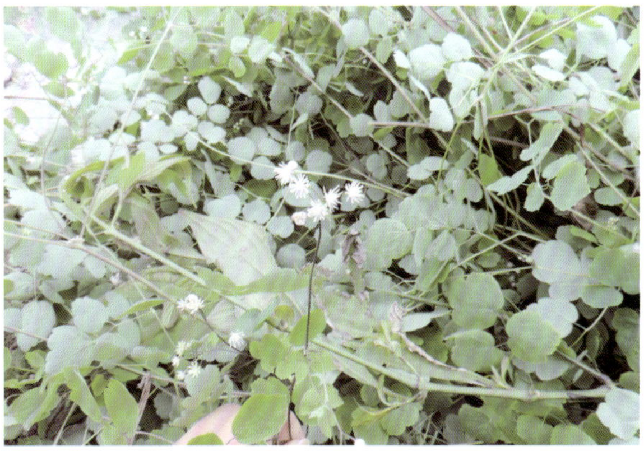

▲ 唐松草植物

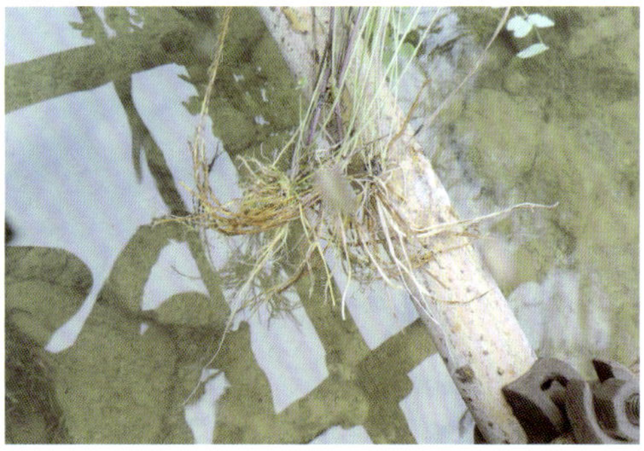

▲ 唐松草根及根茎

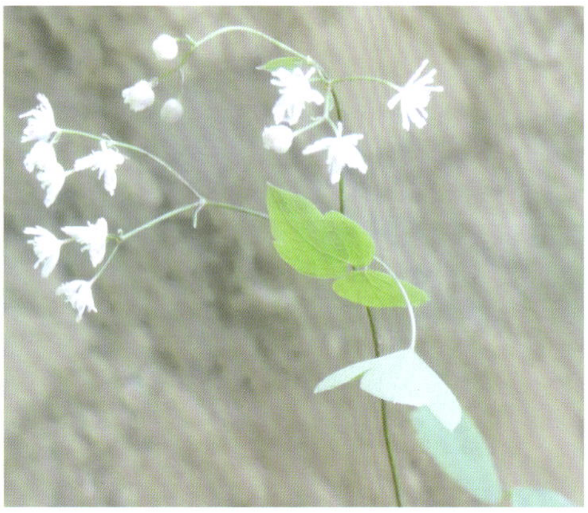

▲ 唐松草花

状，白色或外面带紫色，宽椭圆形，长3～3.5 mm，早落。雄蕊多数，长6～9 mm，花药长圆形，长约1.2 mm，顶端钝，上部倒披针形，比花药宽或稍窄，下部丝形。心皮6～8，有长柄，花柱短，柱头侧生。瘦果倒卵形，长4～7 mm，有3条宽纵翅，基部突变狭，果柄长3～5 mm，宿存柱头长0.3～0.5 mm。花期3～4月，果期5～6月。

生境及分布 生于海拔500～1 800 m的山坡草地、山地林边或河边阴湿的地方。主要分布于播州、习水、桐梓等地。

药材名 唐松草（根及根茎）。

采收加工 春、秋季挖根及根茎，除去地上茎叶，洗去泥土，晒干。

性味归经 苦，寒。归心、肝、大肠经。

功能主治 清热泻火，燥湿解毒。主治热病心烦，湿热泻痢，热毒疮癣，肺热咳嗽，目赤肿痛，痈肿疮疖。

用法用量 内服：煎汤，5～10 g。外用：适量，研末调敷。

使用注意 唐松草的不良反应常见恶心，呕吐，手臂酸痛，中枢神经抑制，心律不齐和肝、肾中毒等。

用药经验 ①肝炎：唐松草全草15 g，水煎服。②急性黄疸性肝炎：唐松草、虎杖各15 g，金钱草30 g，黄荆子10 g，瓜子金6 g，水煎服。

小檗科

豪猪刺 *Berberis julianae* Schneid.

别名 三颗针、刺黄芩、刺小檗。

形态特征 常绿灌木，高2 m左右；枝有棱，黄色，微有黑色疣状突起；刺三分叉，长2～3.5 cm，有槽，坚硬，黄色。叶革质，坚厚，椭圆形、披针形或倒披针形，长3～8 cm，宽1～2.5 cm，边缘有10～20刺状锯齿。花15～30朵，簇生；小苞片3，卵形或披针形；萼片6，花瓣状，排成2轮；茄黄色花瓣长椭圆形，顶端微凹；胚珠单生。浆果矩圆形，蓝黑色，有白粉，有宿存花柱。花期3月，果期5～11月。

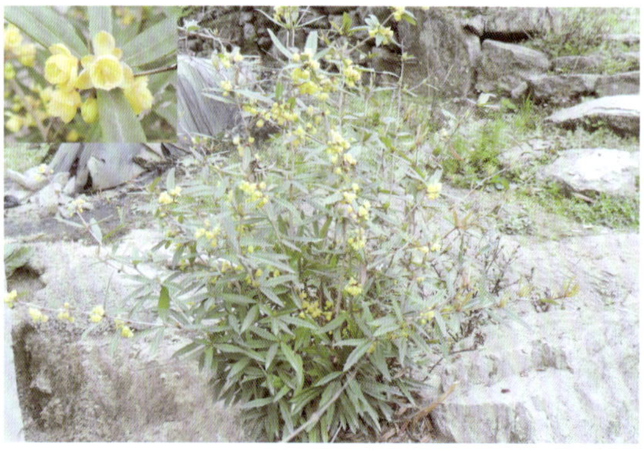

▲ 豪猪刺植物

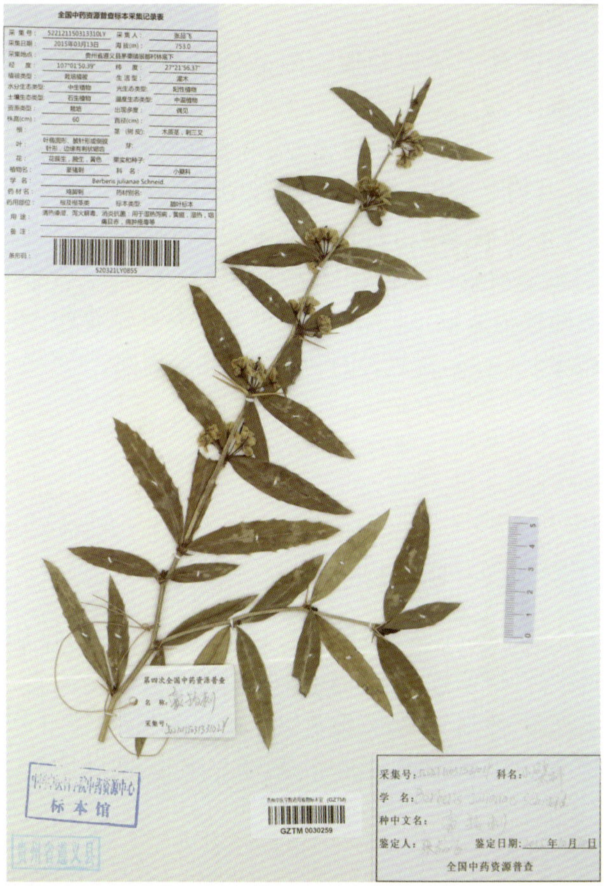

▲ 豪猪刺腊叶标本

生境及分布　生于海拔580～2 100 m的向阳山坡、沟边、杂木林中、灌丛中或竹林中。主要分布于播州、仁怀、习水、绥阳等地。

药材名　鸡脚刺(根)。

采收加工　全年均可,以秋季为佳,全根挖起,洗净,砍下茎干,鲜用或晒干。

性味归经　苦,寒。归肝、脾、胃经。

功能主治　清热,解毒。主治湿热泻痢,热淋,目赤肿痛,牙龈红肿,咽喉肿痛,痄腮,丹毒,湿疹,热毒疮疡。

用法用量　内服:煎汤,6～9 g。外用:适量,捣汁点眼;或研末调敷。

附注　贵州小檗属植物种类较多,外形相似,难以准确鉴定。在贵州该属多种植物的根作为药材"三颗针"收购和使用。

用药经验　①肿毒,丹毒,湿疹,烫伤,跌打损伤:鸡脚刺根适量,去除粗皮,焙干为末,用水或麻油、凡士林调敷。②黄水疮:鸡脚刺叶,干燥研末,撒于疮上能收黄水,如发痒,可加麻油或菜油调敷。③急性胃肠炎:鸡脚刺根或茎50 g～100 g,水煎服或代茶饮。④湿热黄疸:鸡脚刺50 g,煎水服。

八角莲 *Dysosma versipellis* (Hance) M. Cheng ex Ying

别名　八角连、旱八角、叶下花。

形态特征　多年生草本。根状茎粗壮、横生;茎直立,高20～30 cm,不分枝,无毛,淡绿色。茎生叶1,有时2,盾状,圆形,直径达30 cm,4～9浅裂;裂片宽三角状卵圆形或卵状矩圆形,长2.5～4 cm,基部宽5～7 cm,顶端锐尖,上面无毛,下面疏生柔毛或无毛,边缘有针刺状细齿;叶柄长10～15 cm。花深红色,5～8朵簇生于近叶柄顶部离叶基不远处,下垂,花梗细长,下弯,有毛或无毛;萼片6,外面有疏长毛;花瓣6,长2 cm;雄蕊6;子房上位,1室,柱头大,盾状。浆果椭圆形或卵形,种子多数。花期4～6月,果期8～10月。

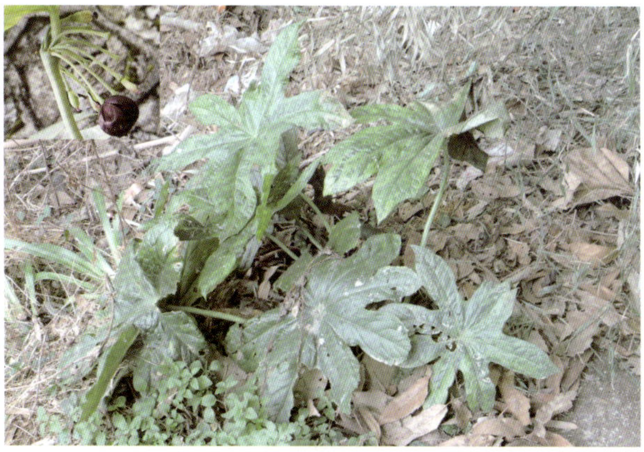

▲ 八角莲植物

生境及分布　生于海拔300～2 200 m的山坡林下、灌丛中、溪旁阴湿处、竹林下或石灰山常绿林下。主要分布于播州、习水、桐梓、务川等地。

药材名　八角莲(根及根茎)。

采收加工 全年均可，以秋末采挖为佳，除去茎叶，洗净，晒干或鲜用。

性味归经 苦、辛，凉。有毒。归肺、肝经。

功能主治 化痰散结，祛瘀止痛，清热解毒。主治咳嗽，咽喉肿痛，瘰疬瘿瘤，热毒痈肿，毒蛇咬伤，跌打损伤，风湿痹证，筋骨疼痛等；外用治虫蛇咬伤，疮疖痈肿，淋巴结炎，腮腺炎，乳腺癌。

用法用量 内服：煎汤，3～12 g；或磨汁；或入丸、散。外用：适量，磨汁或浸醋、酒涂搽；捣烂敷或研末调敷。

使用注意 孕妇禁服。阳盛热机或体质虚弱者慎服。

用药经验 ①肿毒初起：八角莲加红糖或酒糟适量，共捣烂敷贴，每日 2 次。②瘰疬：八角莲 50～100 g，黄酒 100 g，加适量水煎服。③疔疮：八角莲 10 g，蒸酒服；并用须根捣烂敷患处。④带状疱疹：八角莲根适量，研末醋调涂患处。⑤毒蛇咬伤：八角莲 9～15 g，捣烂，冲酒服，渣敷伤处周围。

粗毛淫羊藿 *Epimedium acuminatum* Franch.

别名 淫羊藿、仙灵脾。

形态特征 多年生草本，植株高 30～50 cm。根状茎有时横走，多须根。一回三出复叶基生和茎生，小叶 3 枚，薄革质，狭卵形或披针形，长 3～18 cm，宽 1.5～7 cm，先端长渐尖，基部心形，顶生小叶基部裂片圆形，近相等，侧生小叶基部裂片极度偏斜，上面深绿色，无毛，背面灰绿色或灰白色，密被粗短伏毛，后变稀疏，基出脉 7 条，明显隆起，网脉显著，

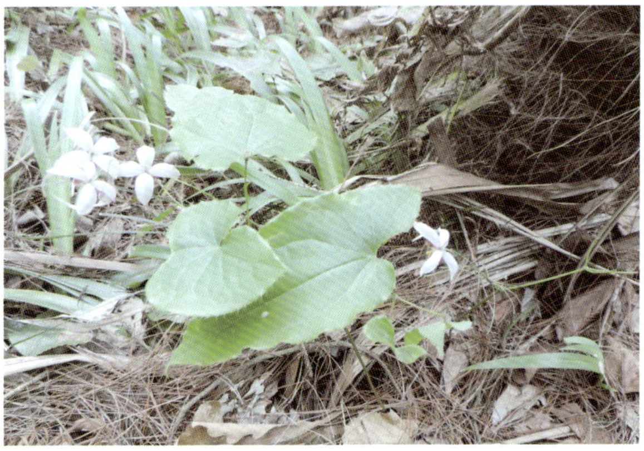

▲ 粗毛淫羊藿植物

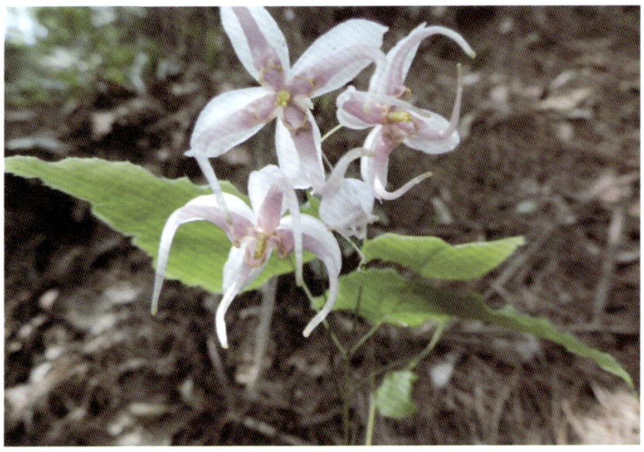

▲ 粗毛淫羊藿花

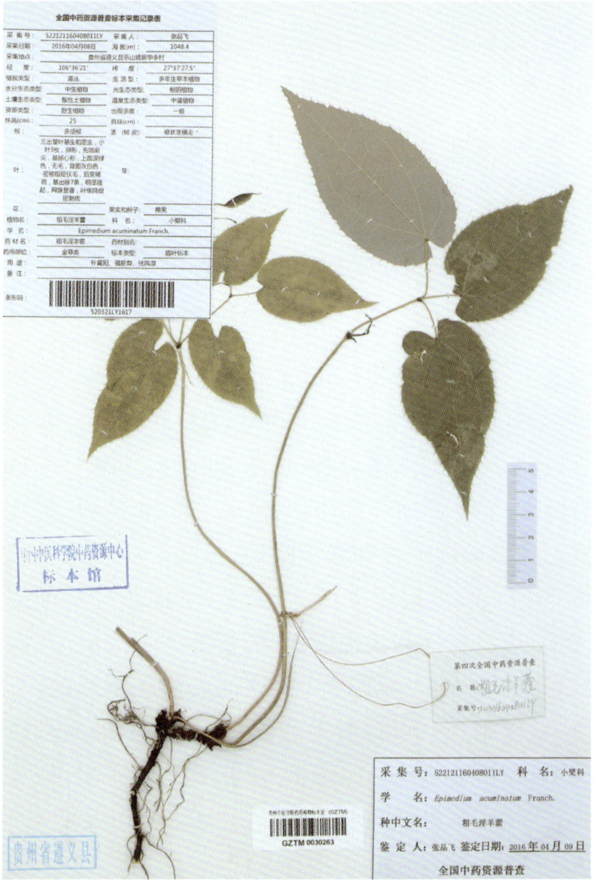

▲ 粗毛淫羊藿腊叶标本

叶缘具细密刺齿。花茎具 2 枚对生叶，有时 3 枚轮生。圆锥花序长 12～25 cm，具 10～50 朵花，无总梗，序轴被腺毛。花梗长 1～4 cm，密被腺毛。花色变异大，黄色、白色、紫红色或淡青色。萼片 2 轮，外萼片 4 枚，外面 1 对卵状长圆形，内面 1 对阔倒卵形，内萼片 4 枚，卵状椭圆形，先端急尖。花瓣远较内轮萼片长，呈角状距，向外弯曲，基部无瓣片，长 1.5～2.5 cm。雄蕊瓣裂，外卷。子房圆柱形，顶端具长花柱。蒴果长约 2 cm，宿存花柱长缘状。种子多数。花期 4～5 月，果期 5～7 月。

生境及分布　生于海拔 270～1 300 m 的草丛、石灰山陡坡、林下、灌丛中或竹林下。主要分布于播州、习水、正安等地。

药材名　粗毛淫羊藿（叶），粗毛淫羊藿根（根及根茎）。

采收加工　1. 粗毛淫羊藿。夏、秋季茎叶茂盛时采割，除去粗梗及杂质，晒干或阴干。生用或羊油炙用。

2. 粗毛淫羊藿根。夏、秋采挖，洗净泥沙，除去杂质，晒干。

性味归经　辛、甘，温。归肝、肾经。

功能主治　1. 粗毛淫羊藿。补肾阳，强筋骨，祛风湿。主治肾阳虚，阳痿遗精、早泄，筋骨萎软，肾虚尿频、夜尿多，元阳不足，宫冷不孕，肝肾不足，久患风湿痹证，肾虚咳嗽，妇女月经不调，虚烦不眠。

2. 粗毛淫羊藿根。补肾壮阳，祛风除湿。主治肾虚阳痿，小便淋沥，咳喘，风湿痹痛。

用法用量　1. 粗毛淫羊藿。内服：煎汤，9～15 g；亦可浸酒；熬膏；或入丸、散。

2. 粗毛淫羊藿根。内服：煎汤，25～50 g；或研末为散。

使用注意　1. 粗毛淫羊藿。阴虚火旺者不宜使用。

2. 粗毛淫羊藿根。阴虚而相火易动者禁服。

用药经验　痈疽成脓不溃：粗毛淫羊藿根 50 g，水煎，调酒和红糖服。

阔叶十大功劳 *Mahonia bealei* (Fort.) Carr.

别名　刺黄连、土黄连、十大功劳。

形态特征　常绿灌木，小叶背面被白粉，高达 4 m，全体无毛。根粗大，黄色。单数羽状复叶，长 25～40 cm，有叶柄；小叶 7～15 个，厚革质，侧生小叶无柄，卵形，大小不一，长 4～12 cm，宽 2.5～4.5 cm，顶生小叶较大，有柄，顶端渐尖，基部阔楔形或近圆形，每边有 2～8 刺锯齿，边缘反卷，上面蓝绿色，下面黄绿色。总状花序直立，长 5～10 cm，6～9 个簇生；花褐黄色；小苞片 1；萼片 9，排成 3 轮，花瓣状；花瓣 6，较内轮萼片为小；雄蕊 6；子房有胚珠 4～5。浆果卵形，有白粉，暗蓝色。花期 1～2 月，果期 3～5 月。

生境及分布　生于海拔 350～2 000 m 的山坡林下、草坡、路边灌丛中或河边。主要分布于播州、桐梓、绥阳等地。

药材名　十大功劳根（根），十大功劳叶（叶），功劳木（茎），功劳子（果实）。

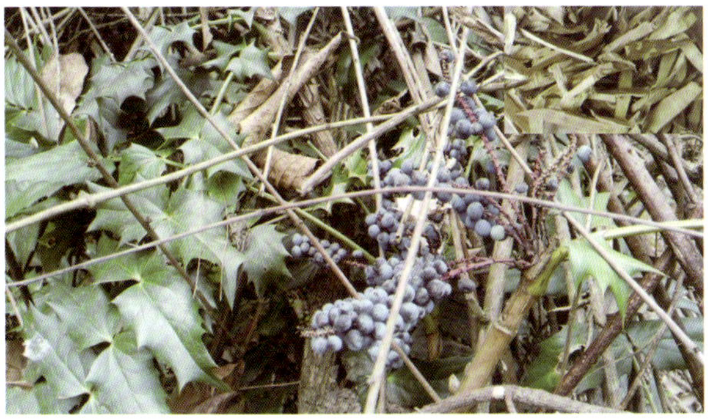

▲ 阔叶十大功劳植物

采收加工　1. 十大功劳根。全年均可采挖，以秋冬季为佳。洗净泥土，除去须根，切段，晒干；或鲜用。

2. 十大功劳叶。全年均可采摘，以秋为佳，晒干备用。

3. 功劳木。全年均可采收，切片，晒干。

4. 功劳子。6 月采摘果序，晒干，搓下果实，去净杂质，晒至足干为度。

性味归经 1. 十大功劳根。苦，寒。归脾、肝、大肠经。

2. 十大功劳叶。苦，寒。归肝、胃、肺、大肠经。

3. 功劳木。苦，寒。归肝、胃、大肠经。

4. 功劳子。苦，凉。归脾、肾、膀胱经。

功能主治 1. 十大功劳根。清热，燥湿，消肿，解毒。主治湿热痢疾，腹泻，黄疸，肺痨咳血，咽喉痛，目赤肿痛，疮疡，湿疹。

2. 十大功劳叶。清热补虚，燥湿，解毒。主治肺痨咳血，骨蒸潮热，头晕耳鸣，腰酸腿软，湿热黄疸，带下，痢疾，风热感冒，目赤肿痛，痈肿疮疡。

3. 功劳木。清热燥湿，泻火解毒。主治湿热泻痢，黄疸尿赤，目赤肿痛，胃火牙痛，疮疖痈肿。

4. 功劳子。清虚热，补肾，燥湿。主治骨蒸潮热，腰膝酸软，头晕耳鸣，湿热腹泻，带下，淋浊。

用法用量 1. 十大功劳根。内服：煎汤，10～15 g，鲜品 30～60 g。外用：适量，捣烂或研末调敷。

2. 十大功劳叶。内服：煎汤，6～9 g。外用：适量，研末调敷。

3. 功劳木。内服：煎汤，9～15 g。外用：适量，煎水外洗。

4. 功劳子。内服：煎汤，6～9 g；或泡茶。

使用注意 1. 十大功劳根。脾胃虚寒者慎服。

2. 十大功劳叶。脾虚便溏者慎服。

3. 功劳木。脾胃虚寒者忌用。

用药经验 ①热毒疗疮疖痈肿、湿疹：十大功劳鲜茎叶适量，煎水外洗。②胃火牙痛：功劳木适量，煎水含漱。③风火牙痛：十大功劳叶 9 g，水煎，顿服，每日一剂，痛甚者服二剂。④火眼或头晕耳鸣：十大功劳根 30 g，夏枯草 15 g，煨水服。⑤肝炎：十大功劳根、鱼腥草各 10 g，水煎服。⑥痔疮：功劳木 15 g，猪蹄 2 只，煮熟去渣，食猪蹄。⑦肠炎，痢疾：十大功劳根、虎杖根各 15 g，煨水服。

细叶十大功劳 *Mahonia fortunei*（Lindl.）Fedde

别名 狭叶十大功劳、刺黄连、土黄连。

形态特征 常绿灌木，高达 2 m，全体无毛。单数羽状复叶长 8～23 cm，小叶 3～9 个，革质，矩圆状披针形或椭圆状披针形，长 8～12 cm，宽 1.2～1.9 cm，各侧生小叶近等长，向上小叶渐大，顶生小叶最大，均无柄，顶端急尖或略渐尖，有锐齿，基部楔形，边缘每侧有 6～13 刺状锐齿，上面暗绿色，下面灰黄绿色。总状花序长 3～5 cm，4～8 个簇生；花黄色；小苞片 1，卵形；萼片 9，排列成 3 轮，花瓣状；花瓣 6，较内轮萼片小；雄蕊 6。浆果圆形或矩圆形，蓝黑色，有白粉。花期 7～8 月，果期 8～10 月。

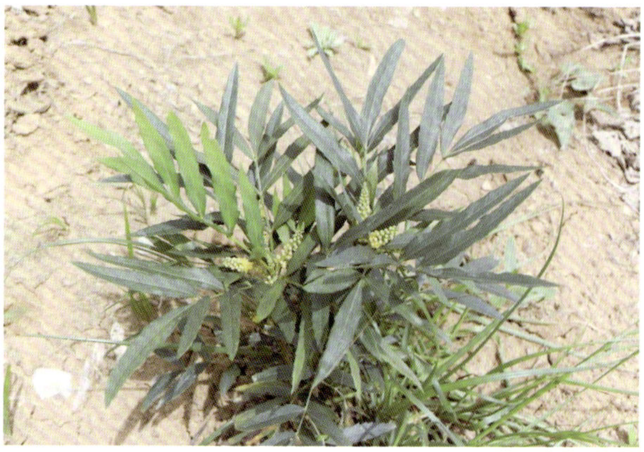

▲ 细叶十大功劳木植物

生境及分布 生于海拔 350～2 000 m 的山坡林下、草坡、路边灌丛中或河边。主要分布于播州、习水、桐梓、正安等地。

药材名 十大功劳根（根），十大功劳叶（叶），功劳木（茎），功劳子（果实）。

采收加工 参见“阔叶十大功劳”条目。

性味归经 参见“阔叶十大功劳”条目。

功能主治 参见“阔叶十大功劳”条目。

用法用量 参见“阔叶十大功劳”条目。

使用注意 参见“阔叶十大功劳”条目。

用药经验 参见“阔叶十大功劳”条目。

南天竹 *Nandina domestica* Thunb.

别名　钻石黄、山黄连、南烛子。

形态特征　常绿灌木，高约 2 m；茎直立，少分枝，幼枝常为红色。叶互生，叶通常三回羽状复叶；小叶革质，椭圆披针形，长 3～10 cm，顶端渐尖，基部楔形，全缘，深绿色，冬季常变红色，两面光滑无毛。圆锥花序顶生，长 20～35 cm；花白色；萼片多轮，每轮 3 片，外轮较小，卵状三角形，内轮较大，卵圆形；雄蕊 6，花瓣状，离生；子房 1 室，有 2 胚珠。浆果球形，鲜红色，偶有黄色，内有种子 2 个；种子扁圆形。花期 3～6 月，果期 5～11 月。

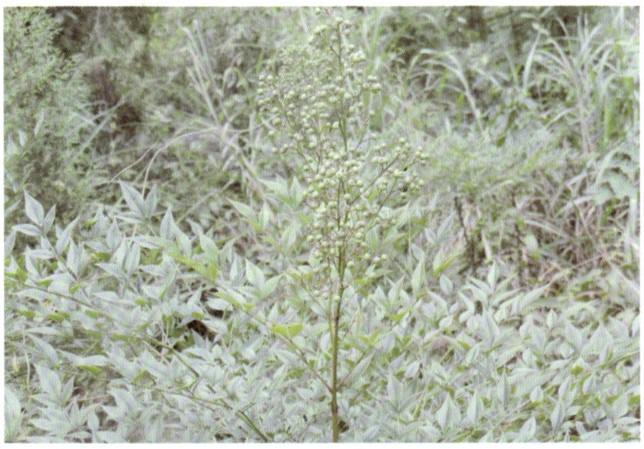

▲ 南天竹植物

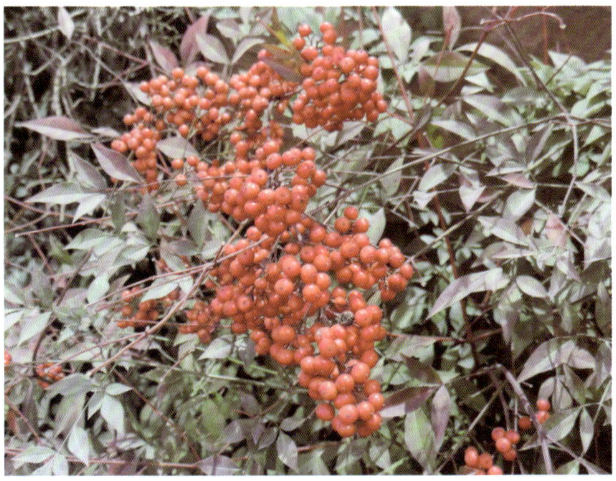

▲ 南天竹果实

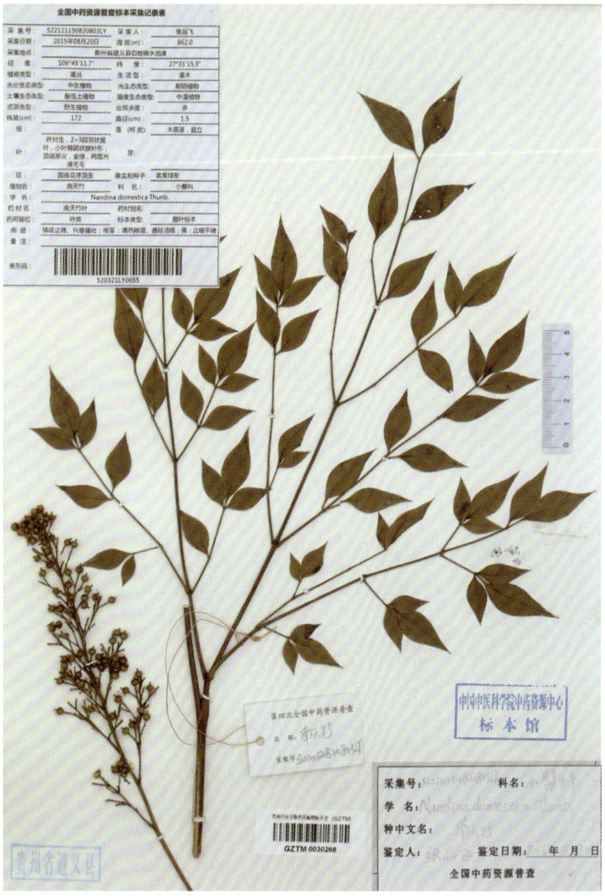

▲ 南天竹腊叶标本

生境及分布　生于海拔 1 200 m 以下的疏林及灌木丛中。主要分布于播州、桐梓、正安、务川等地。

药材名　南天竹根（根），南天竹梗（茎枝），南天竹叶（叶），南天竹子（成熟果实）。

采收加工　1. 南天竹根。9～10 月采收，除去杂质，晒干或鲜用。

2. 南天竹梗。全年均可采收，除去杂质及叶，洗净，切段，晒干。

3. 南天竹叶。四季均可采叶，洗净除去枝梗杂质，晒干。

4. 南天竹子。秋季果实成熟时或至翌年春季采收，煎取果枝，摘取果实，晒干。以粒圆、色红、光滑、种子色白者为佳。

性味归经　1. 南天竹根。苦，寒。归肺、肝经。

2. 南天竹梗。苦，寒。归肺经。

3. 南天竹叶。苦，寒。归肺、膀胱经。

4. 南天竹子。酸，甘，平。归肺经。

功能主治　1. 南天竹根。清热，止咳，除湿，解毒。

主治肺热咳嗽,湿热黄疸,腹泻,风湿痹痛,疮疡,瘰疬。
2. 南天竹梗。清湿热,降逆气。主治湿热黄疸,泻痢,热淋,目赤肿痛,咳嗽,嗝食。
3. 南天竹叶。清热利湿,泻火,解毒。主治肺热咳嗽,百日咳,热淋,尿血,目赤肿痛,疮痈,瘰疬。
4. 南天竹子。敛肺止咳,平喘。主治久咳,气喘,百日咳。
用法用量 1. 南天竹根。内服:煎汤,9~15 g,鲜品 30~60 g;浸酒。外用:适量,煎水洗;或点眼。
2. 南天竹梗。内服:煎汤,10~15 g。
3. 南天竹叶。内服:煎汤,9~15 g。外用:适量,捣烂涂敷;或煎水洗。
4. 南天竹子。内服:煎汤,6~15 g;或研末。
使用注意 1. 南天竹根。孕妇禁服。
2. 南天竹子。本品有毒,不可过量服用。外感咳嗽初起慎服。
用药经验 ①湿热黄疸:鲜南天竹根 30~60 g,水煎服。②小儿睡觉磨牙:南天竹茎叶适量,水煎服。③尿路感染:南天竹、车前草各 15 g,木通、萹蓄各 9 g,水煎服。④疮毒:南天竹叶全苗,捣烂敷。⑤肺结核:南天竹子 20 g,水煎服。⑥咳嗽:南天竹子 3~9 g,水煎服。

木通科

白木通 *Akebia trifoliata* var. *australis* (Diels) Rehd.

别名 通草、丁翁、王翁。
形态特征 落叶木质藤本,茎、枝无毛。叶为三出复叶,小叶革质,卵状长圆形或卵形,长 4~7 cm,宽 1.5~5 cm,先端狭圆,顶微凹入而具小凸尖,基部圆形、阔楔形、截平或心形,边通常全缘;有时略具少数不规则的浅缺刻。总状花序长 7~9 cm,腋生或生于短枝上。雄花:紫色;雄蕊 6,离生,红色或紫红色,干后褐色或淡褐色。雌花:直径约 2 cm;暗紫色;心皮 5~7,紫色。果长圆形,熟时黄褐色;种子卵形,黑褐色。花期 4~5 月,果期 6~9 月。
生境及分布 生于海拔 250~2 000 m 的山坡灌丛、山地沟谷边疏林、林缘、山坡路边或疏林内阴湿处。主要分布于播州、仁怀、绥阳、正安等地。
药材名 预知子(近成熟果实),八月札(成熟果实),木通根(根),木通(藤茎)。
采收加工 1. 预知子。夏、秋二季或 8~9 月果实绿黄时采收,晒干;或置沸水中略烫后晒干。
2. 八月札。8~9 月间果实成熟而未开裂时采摘,用绳穿起晾干,切忌堆放,以免发热霉烂;或用沸水泡透后晒干。
3. 木通根。秋、冬季采挖,切片,晒干或烘干。
4. 木通。秋季采收,截取茎部,除去细枝,阴干。
性味归经 1. 预知子。苦,寒。归肝、胆、胃、膀胱经。
2. 八月札。微苦,平。归肝、胃、膀胱经。
3. 木通根。苦,平。归肝、肾、膀胱经。
4. 木通。苦,寒。归心、小肠、膀胱经。
功能主治 1. 预知子。疏肝理气,活血止痛,散结,利尿。主治脘胁胀痛,痛经经闭,痰核痞块,小便不利。
2. 八月札。疏肝和胃,活血止痛,软坚散结,利小便。主治肝胃气滞,脘腹、协肋胀痛,饮食不消,下痢便泄,疝气疼痛,腰痛,经闭痛经,瘿瘤瘰疬,恶性肿瘤。
3. 木通根。祛风通络,利水消肿,行气,活血,补肝肾,强筋骨。主治风湿痹痛,跌打损伤,经闭,疝气,睾丸肿痛,脘腹胀闷,小便不利,带下,蛇虫咬伤。

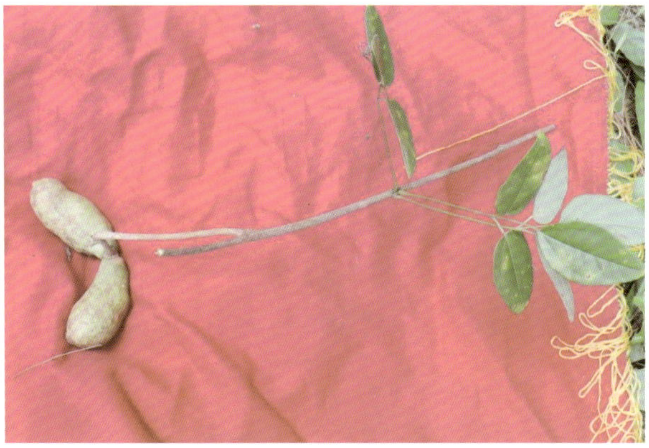

▲ 白木通果实

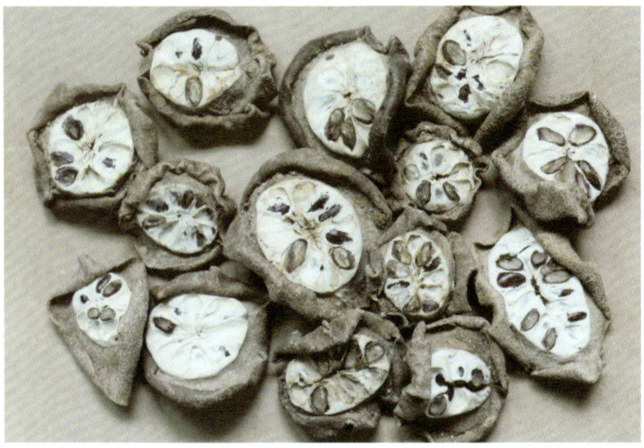

▲ 预知子药材

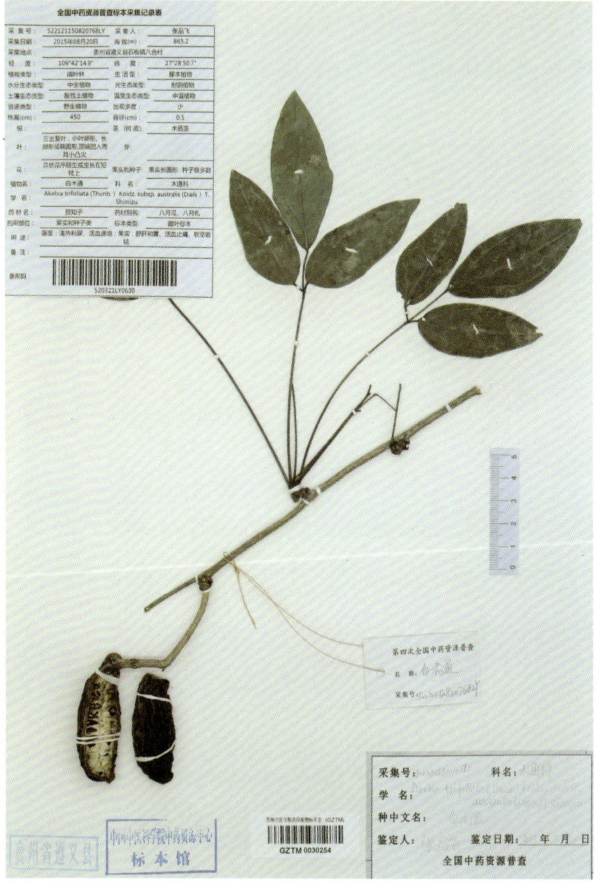

▲ 白木通腊叶标本

4. 木通。利尿通淋，清心除烦，通经下乳。主治淋证，小便短涩，淋浊，水肿，心烦尿赤，口舌生疮，经闭乳少，乳汁不通，湿热痹痛。

用法用量　1. 预知子。内服：煎汤，3～9 g。外用：适量。

2. 八月札。内服：煎汤，9～15 g；大剂量可用 30～60 g；或浸酒。

3. 木通根。内服：煎汤，9～15 g，磨汁或浸酒。外用：鲜品适量，捣烂敷患处。

4. 木通。内服：煎汤，3～6 g；或入丸、散。

使用注意　1. 木通根。苦寒能利，凡病人脾虚作泻者勿用。

2. 八月札、木通。孕妇慎用。

附注　木通科三叶木通 *Akebia trifoliata* (Thunb.) Koidz. 与白木通的主要区别在于三叶木通小叶边缘具有波状圆齿或浅裂，而白木通小叶边缘全缘。三叶木通和白木通在临床上的应用都相同。

用药经验　①淋巴结核：八月札、金樱子、海金沙根各 200 g，天葵子 400 g，煎汤分三日服。②腰痛：木通根 50 g，浸酒服。③关节痛风，闭经：木通根 15 g，水煎服。

大血藤 *Sargentodoxa cuneata* (Oliv.) Rehd. et Wils.

别名　大活血、血藤、红藤。

形态特征　落叶木质藤本。叶互生，为三出复叶或兼具单叶，稀全部为单叶。无托叶，叶柄长 3～12 cm。总状花序长 6～12 cm，下垂；雄花与雌花同序或异序，同序时，雄花生于基部；萼片和花瓣均6片，黄色；雄花有雄蕊6个，雄蕊与花瓣对生；雌花有退化雄蕊6个，心皮多数，离生，螺旋排列，胚珠1。浆果肉质近球形，有柄，多数着生于一球形的花托上；种子卵形。花期4～5月，果期6～9月。

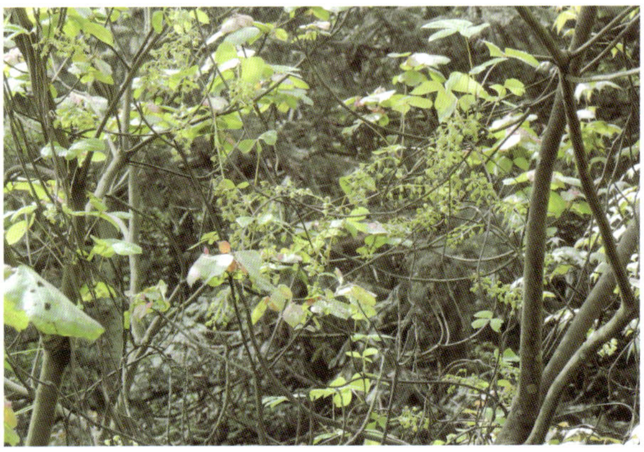

▲ 大血藤植物

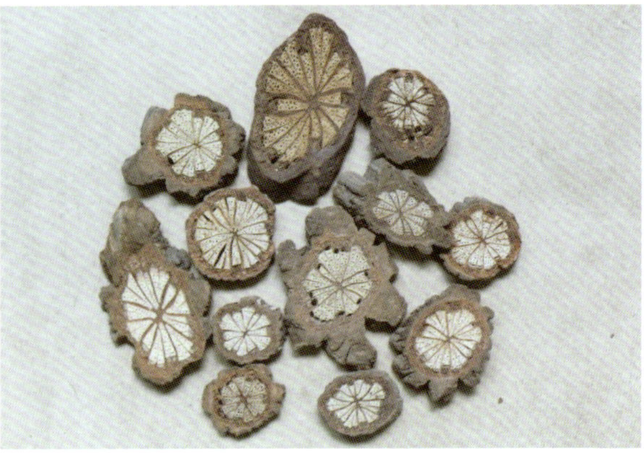

▲ 大血藤药材

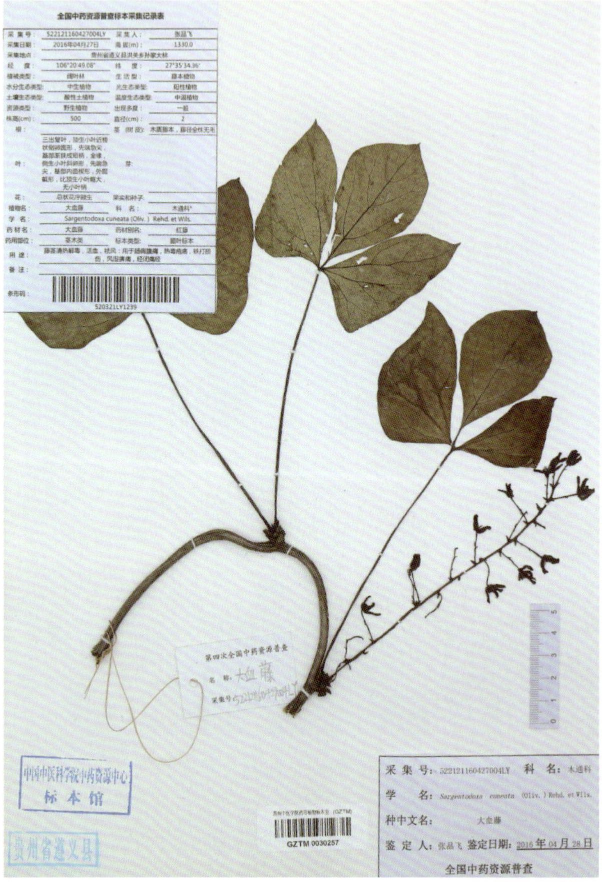

▲ 大血藤腊叶标本

生境及分布　生于海拔700～1 600 m的山坡灌丛、深山疏林、林缘沟边或大山沟畔肥沃土壤的灌木丛中。主要分布于播州、仁怀、习水、正安等地。

药材名　大血藤(藤茎)。

采收加工　秋、冬二季采收藤茎，除去枝叶，趁鲜切片或截段，晒干。生用。

性味归经　苦，平。归大肠、肝经。

功能主治　清热解毒，活血，祛风止痛。主治肠痈腹痛，热毒疮疡，经闭、痛经，跌仆肿痛，风湿痹痛，乳痈，肠痈。为治肠痈要药。

用法用量　内服：煎汤，9～15 g；或浸酒、酒煮。外用：适量，捣烂敷患处。

使用注意　孕妇慎服。

用药经验　①风湿性关节炎：用大血藤、透骨草、香樟根各50 g，水煎，两次分服，每日1次。连续数日后可见关节红肿消退，疼痛减轻。②跌打损伤：大血藤、骨碎补各适量，共捣烂，敷伤处。③小儿蛔虫腹痛：大血藤研粉，每次吞3.5 g。④急、慢性阑尾炎，阑尾脓肿：大血藤100 g，紫花地丁50 g，水煎服。⑤风湿筋骨疼痛，闭经腰痛：大血藤18～50 g，水煎服。

防己科

轮环藤 *Cyclea racemosa* Oliv.

别名 青藤、滚天龙、青藤细辛。

形态特征 缠绕藤本。老茎木质化，枝稍纤细，有条纹，被柔毛或近无毛。叶盾状或近盾状，纸质，卵状三角形或三角状近圆形，长4～9 cm或稍过之，宽3.5～8 cm，顶端短尖至尾状渐尖，基部近截平至心形，全缘，上面被疏柔毛或近无毛，下面通常密被柔毛，有时被疏柔毛；掌状脉9～11条，向下的4～5条很纤细，有时不明显，连同网状小脉均在下面凸起；叶柄较纤细，比叶片短或与之近等长，被柔毛。聚伞圆锥花序狭窄，总状花序状，密花，长3～10 cm或稍过之，花序轴较纤细，密被柔毛，分枝长通常不超过1 cm，斜升；苞片卵状披针形，顶端尾状渐尖，背面被柔毛；雄花：萼钟形，4深裂几达基部，2片阔卵形，2片近长圆形，均顶部反折；花冠碟状或浅杯状，全缘或2～6深裂几达基部；聚药雄蕊长约1.5 mm，花药4个；雌花：萼片2或1(很可能是另一片脱落)，基部囊状，中部缢缩，上部稍扩大而反折；花瓣2或1，微小，常近圆形；子房密被刚毛，柱头3裂。核果扁球形，疏被刚毛，果核背部中肋两侧各有3行圆锥状小凸体，胎座迹明显球形。花期4～5月，果期8月。

生境及分布 生于海拔500～1 500 m的山地林中、山坡灌丛或沟边、路旁。主要分布于播州、习水、正安等地。

药材名 小青藤香(根)。

采收加工 秋季采挖，除去须根，洗净，切段，鲜用或晒干。

性味归经 苦、辛，微温。小毒。归心、肺、胃经。

功能主治 理气止痛，除湿解毒。主治胸脘胀痛，腹痛吐泻，咽喉肿痛，毒蛇咬伤，狗咬伤，痈疽肿毒，外伤出血。

用法用量 内服：煎汤，6～15 g；研末，1.5～3 g。外用：适量，研末调敷。

用药经验 ①消化不良，腹痛腹泻：小青藤香6 g，煎水服，每日2次。②蛇咬伤：小青藤香3 g，捣烂，敷患处。

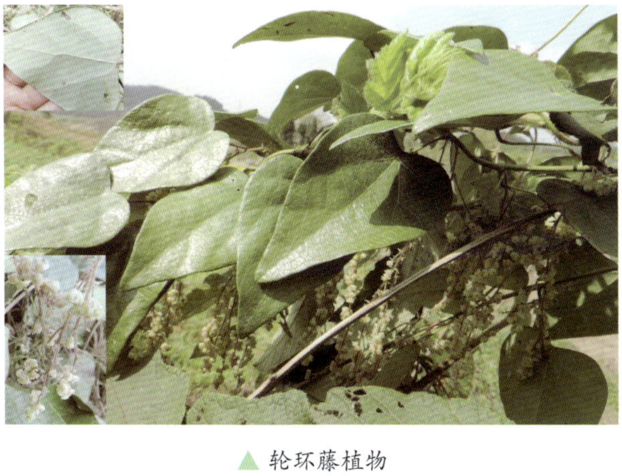

▲ 轮环藤植物

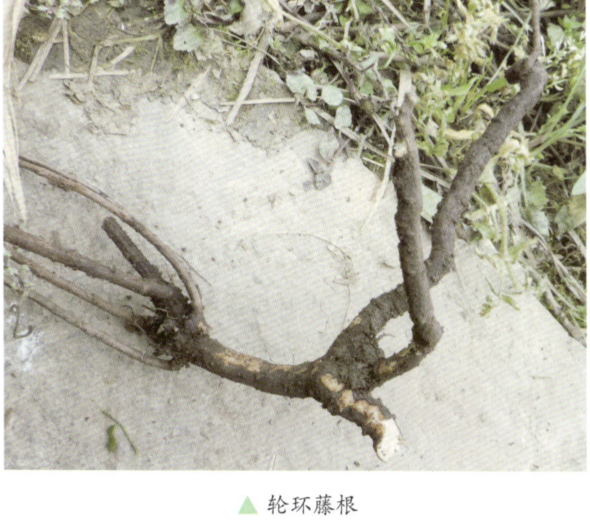

▲ 轮环藤根

青牛胆 *Tinospora sagittata* (Oliv.) Gagnep.

别名 金楛榄、地胆、九龙胆。

形态特征 多年生常绿草质缠绕藤本。具连珠状块根，膨大部分常为不规则球形，多达5～9个，表面黄色，内面粉白；茎圆柱形，细长，深绿色，有条纹。单叶互生，具柄，叶纸质至薄革质，披针状箭形或有时披针状戟形，很少卵状或椭圆状箭形，长7～20 cm，宽2.4～5 cm，先端渐尖或急尖，基部箭形或戟状箭形，全缘，上面绿色，下面淡绿色，通常仅在脉上被短硬毛；掌状脉5条，连同网脉均在下面凸起。花单性，雌雄异株；雄花组成总状花序，数花序簇生于叶腋；雄花萼片6，椭圆形，排列成两轮，外轮3片细小；花瓣6，倒卵形，较萼片短；雄蕊6，离生，较花瓣长；雌花4～10朵组成总状花序；雌花萼片形状与雄花的相同；花瓣较小，匙形；退化雄蕊6；心皮3。核果近球形，熟时红色，背部隆起。花期3～5月，果期8～10月。

生境及分布 生于海拔500～2 000 m的山谷溪边疏林下、林缘、竹林、草地上或石缝间。主要分布于播州、习水、桐梓等地。

药材名 金果榄（块根）。

采收加工 秋、冬二季，除去须根，洗净，切片，晒干。

性味归经 苦，寒。归肺、大肠经。

功能主治 清热解毒，利咽，止痛。主治咽喉肿痛，痈疽疔毒，泄泻，痢疾，脘腹疼痛。

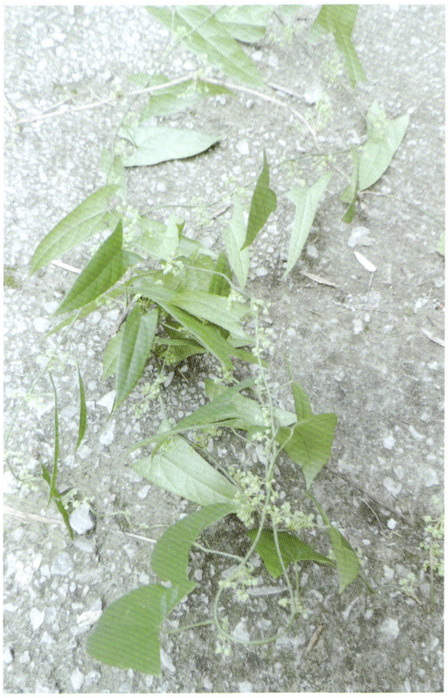

▲ 青牛胆植物

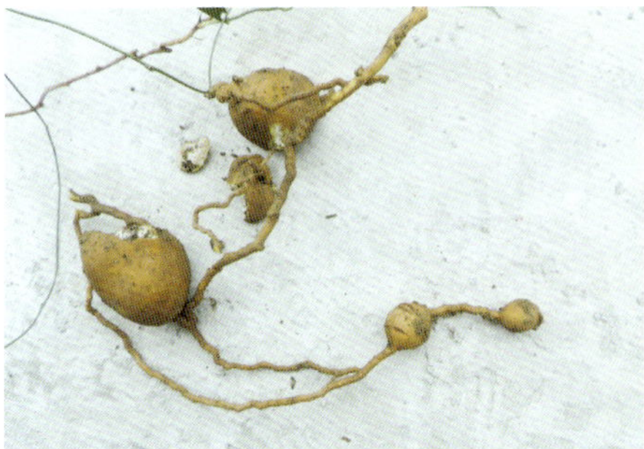

▲ 青牛胆块根

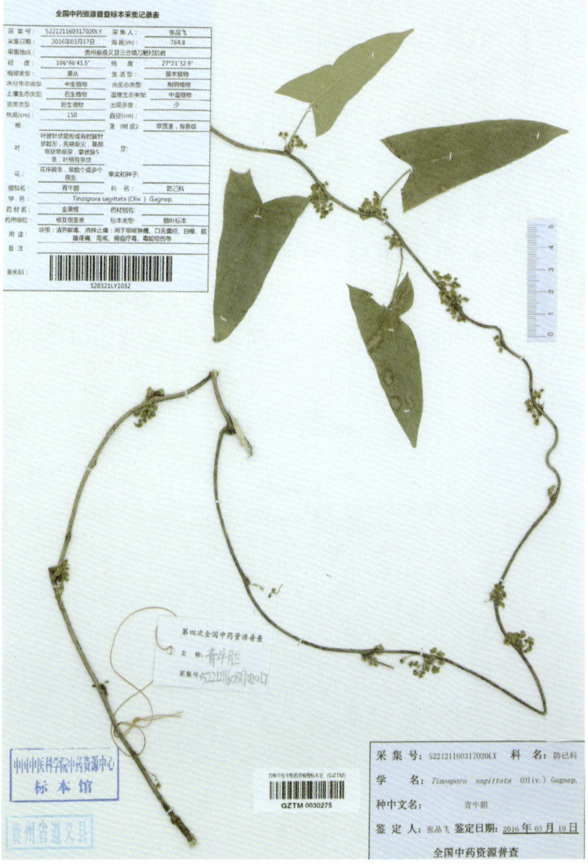

▲ 青牛胆腊叶标本

用法用量　内服：煎汤，3～9 g；研末，每次 1～2 g。外用：适量，研末吹喉；或醋磨涂敷患处；捣敷。

用药经验　①胃痛：金果榄切片晒干研粉，每次服 3 g，一日 3 次，儿童剂量减半。忌食生冷酸辣食物。②乳腺炎，阑尾炎，疔疮，急性或慢性扁桃体炎，口腔炎，腮腺炎，急性菌痢：金果榄每次 6～9 g，开水泡服。或研末，适量外敷。③咽喉肿痛：金果榄 15 g，水煎服。④痈疽疔毒：金果榄适量研末，调醋外敷。⑤口腔溃疡：金果榄磨醋，点敷溃疡面。⑥热毒咽痛，口舌糜烂或白喉，单用金果榄研极细粉末，吹喉。⑦胆囊炎：金果榄 3 g，虎杖 9 g，龙胆草 6 g，水煎服。

睡莲科

莲 *Nelumbo nucifera* Gaertn.

别名　莲花、芙蕖、芙蓉。

形态特征　多年生水生草本；根状茎横生，长而肥厚，有长节。叶圆形，高出水面，直径 25～90 cm；叶柄常有刺。花单生在花梗顶端，直径 10～20 cm；萼片 4～5，早落；花瓣多数，红色、粉红色或白色，有时逐渐变形成雄蕊；雄蕊多数，药隔先端伸出成一棒

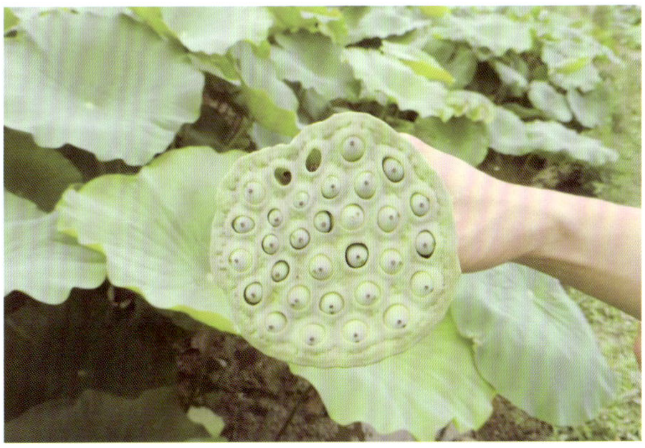

▲ 莲植物

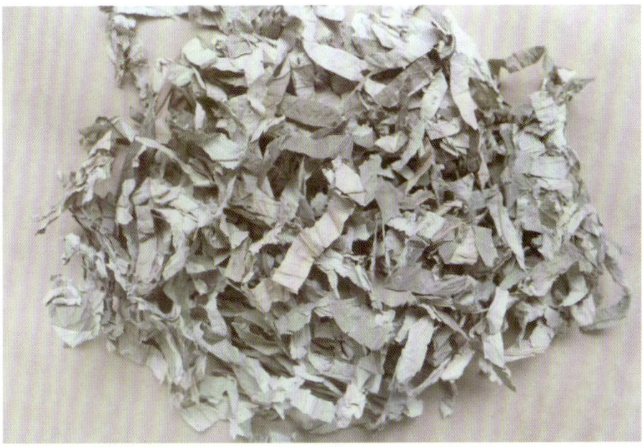

▲ 荷叶药材

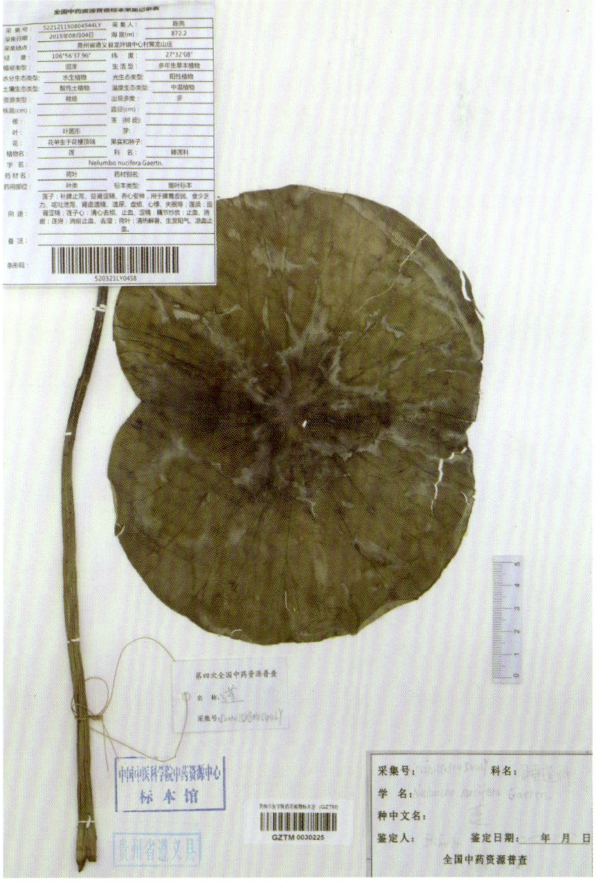

▲ 莲腊叶标本

状附属物；心皮多数，离生，嵌生于花托穴内；花托于果期膨大，海绵质。坚果椭圆形或卵形，长 1.5～2.5 cm；种子卵形或椭圆形，长 1.2～1.7 cm。花期 6～9 月，果期 9～10 月。

生境及分布 生于海拔 2 000 m 以下的平静浅水、湖、沼泽地、池塘或水田里。主要分布于播州、仁怀、桐梓、务川等地。

药材名 莲子心（成熟种子中的干燥幼叶及胚根），莲子（成熟种子），莲须（雄蕊），莲房（花托），藕节（根茎节部），荷叶（叶）。

采收加工 1. 莲子心。秋季果实成熟时采割莲房，取出果实，将种子剥开，取出绿色胚（莲心），晒干。

2. 莲子。秋季果实成熟时采割莲房，取出果实，除去果皮，干燥；或除去莲子心后干燥。

3. 莲须。夏季花开时选晴天采收，盖纸晒干或阴干。

4. 莲房。秋季果实成熟时采收，除去果实，晒干。

5. 藕节。秋、冬二季采挖根茎（藕），切取节部，洗净，晒干，除去须根，生用（藕节）或炒炭用（藕节炭）。

6. 荷叶。夏、秋二季采收，晒至七八成干时，除去叶柄，折成半圆形或折成扇形，干燥。

性味归经 1. 莲子心。苦，寒。归心、肾经。

2. 莲子。甘、涩，平。归脾、肾、心经。

3. 莲须。苦、涩，平。归心、肾经。

4. 莲房。苦、涩，温。归肝经。

5. 藕节。苦、涩，平。归肝、肺、胃经。

6. 荷叶。苦，平。归肝、脾、胃经。

功能主治 1. 莲子心。养心安神，交通心肾，涩精止血。主治热入心包，神昏谵语，心肾不交，失眠遗精，血热吐血。

2. 莲子。补脾止泻，止带，益肾涩精，养心安神。主治脾虚泄泻，带下，遗精，心悸失眠。

3. 莲须。固肾涩精。主治肾虚遗精滑精，带下，尿频。

4. 莲房。化瘀止血。主治崩漏，尿血，痔疮出血，产后瘀阻，恶露不尽。

5. 藕节。收敛止血，化瘀。主治各种出血症。如咯血，吐血，便血，崩漏，尿血。炒炭止血作用佳。

6. 荷叶。清暑化湿，升发清阳，凉血止血。主治暑热烦渴，暑湿泄泻，脾虚泄泻，血热吐衄，便血崩漏。荷叶炭：收涩化瘀止血。主治出血症和产后血晕。

用法用量 1. 莲子心。内服：煎汤，2～5 g。

2. 莲子。内服：煎汤，6～15 g；或入丸、散。

3. 莲须。内服：煎汤，3～5 g。

4. 莲房。内服：煎汤，5～10 g。外用：适量，煎水洗；或研末调敷。

5. 藕节。内服：煎汤，9～15 g；鲜品捣汁服，可用至 60 g，冲服。

6. 荷叶。内服：煎汤，3～9 g，鲜品 15～30 g。荷叶炭，3～6 g。

用药经验 ①下痢赤白：荷叶烧研末，每服 6 g，红痢蜜下、白痢砂糖下。②劳心吐血：莲子心、糯米各等分，共研细末，酒调敷。③黄水疮：荷叶烧炭，研细末，香油调匀，敷患处，每日 2 次。④大便下血：藕节晒干研末，人参、白蜜煎汤，调服 6 g，每日 2 次。

萍蓬草 *Nuphar pumila* (Timm) DC.

别名 黄金莲、水粟。

形态特征 多年生水生草本；根状茎粗，横卧。叶漂浮，卵形或宽卵形，长 6～17 cm，宽 6～12 cm，基部深心形，具圆钝裂片，上面光亮，下面密生柔毛，侧脉羽状排列，数回二歧分叉；叶柄有柔毛。花单生在花梗顶端，漂浮于水面，直径 3～4 cm；萼片 5，革质，黄色，花瓣状；花瓣多数，狭楔形；雄蕊多数；子房上位，柱头盘状，通常 10 浅裂。浆果卵形，长 3 cm，不规则开裂，具宿存萼片和柱头。花期 4～7 月，果期 7～9 月。

生境及分布 生于海拔 400～600 m 的水沟、池塘或河湖浅水中。主要分布于播州、仁怀、习水等地。

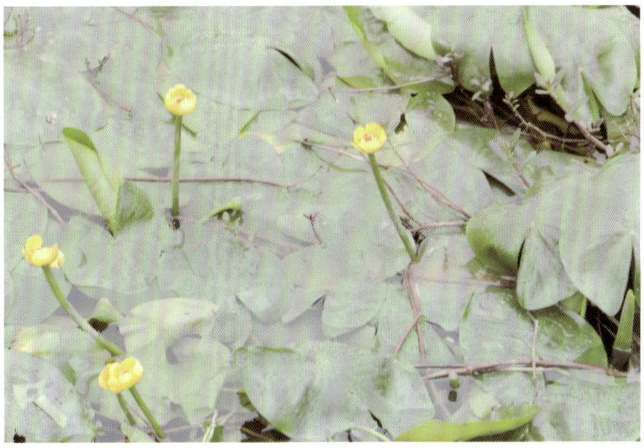

▲ 萍蓬草植物

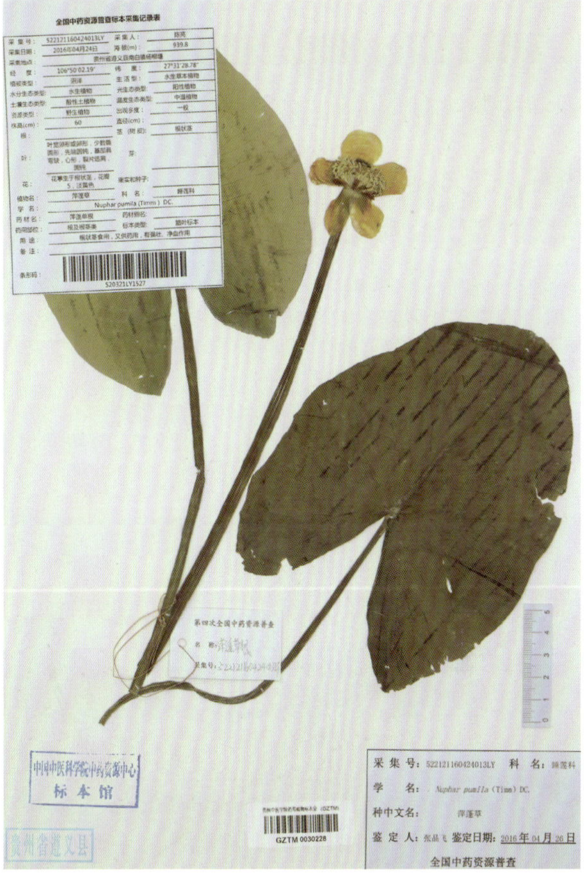

▲ 萍蓬草腊叶标本

药材名 萍蓬草子(成熟种子),萍蓬草根(根茎)。

采收加工 1. 萍蓬草子。秋季果实成熟时采收,晒干。

2. 萍蓬草根。秋季采收,鲜用或晒干。

性味归经 1. 萍蓬草子。甘,平。归脾、胃、肾经。

2. 萍蓬草根。甘,平。归脾、胃、肝、肾经。

功能主治 1. 萍蓬草子。健脾胃,活血调经。主治脾虚食少,月经不调。

2. 萍蓬草根。健脾益肺,活血调经。主治脾虚,食入难消,阴虚咳嗽,盗汗,血瘀,月经不调,痛经及跌打损伤。

用法用量 内服:煎汤,9～15 g。

三百草科

裸蒴 *Gymnotheca chinensis* Decne.

别名 白折耳根、水折耳、还魂草。

形态特征 多年生无毛草本。全株有腥味。茎纤细,匍匐,通常长 30～65 cm。根状茎短,节上生根,具多数须根。叶纸质,无腺点,叶片肾状心形,长 3～6.5 cm,宽 4～7.5 cm,上部叶渐小,顶端阔短尖或圆,基部具 2 耳,边全缘。叶脉 5～7 条,均自基部发出,有时最外 1 对纤细或不显著。叶柄与叶片近等长。托叶膜质,与叶柄边缘合生,长 1.5～2 cm,基部扩大抱茎,叶鞘长为叶柄的 1/3。总状花序生于茎上部,与叶对生,长 3.5～6.5 cm。总花梗与花序等长或略短。花序轴压扁,两侧具阔棱或几成翅状。苞片倒披针形,有时最下的 1 片略大而近舌状。花药长圆形,纵裂,花丝与花药近等长或稍长,基部较宽。子房长倒卵形,花柱线形,外卷。花、果期 4～11 月。

生境及分布 生于海拔 600～1 200 m 的水沟、山溪

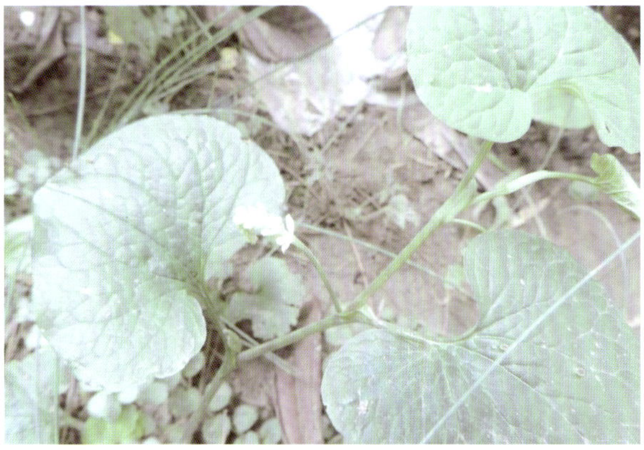

▲ 裸蒴植物

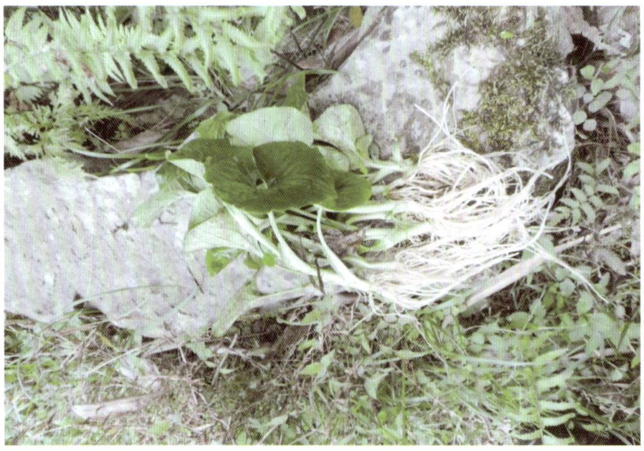

▲ 百部还魂

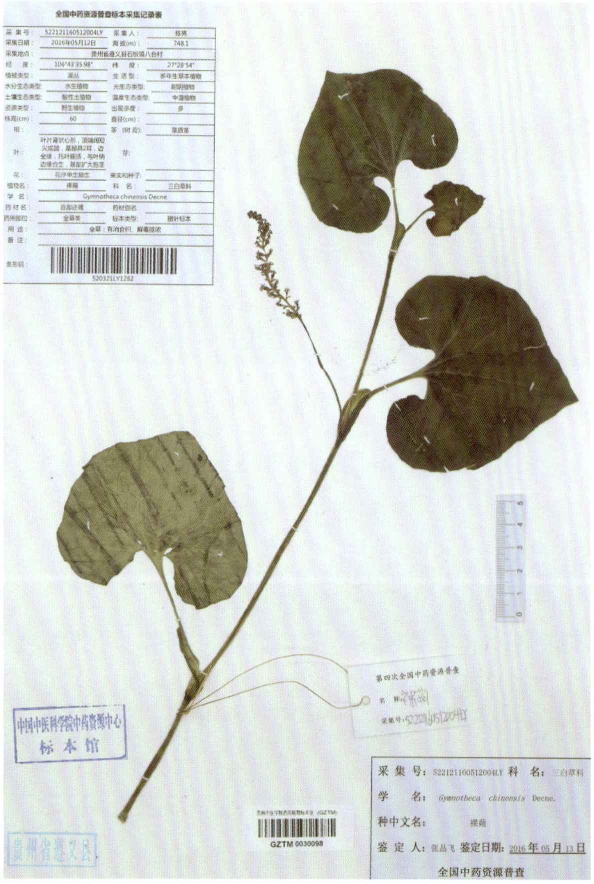

▲ 裸蒴腊叶标本

旁及阴湿疏林下。主要分布于播州、绥阳、务川等地。

药材名 百部还魂(全草或叶)。

采收加工 夏、秋季茎叶茂盛花穗多时采挖，除去杂质，洗净，鲜用；或晒干。

性味归经 苦，温。归肝经。

功能主治 消食，利水，活血，解毒。主治食积腹胀，痢疾，泄泻，水肿，小便不利，带下，跌打损伤，疮疡肿毒，蜈蚣咬伤。全株治乳疮，叶治蜈蚣咬伤。

用法用量 内服：煎汤，6～30 g；或代茶饮。外用：适量，鲜品捣烂敷患处。

用药经验 ①肺部疾病：裸蒴全草 30 g，煎水服，鲜品加倍。②乳疮：百部还魂适量，全株捣烂外敷。③肿痛：百部还魂 6～15 g，水煎服。

蕺菜 *Houttuynia cordata* Thunb.

别名 肺形草、臭草、狗贴耳。

形态特征 多年生草本，高 15～50 cm，有腥臭味；茎下部伏地，生根，上部直立，通常无毛。叶互生，心形或宽卵形，长 3～8 cm，宽 4～6 cm，有细腺点，两面脉上有柔毛，下面常紫色；叶柄长 1～3 cm，常有疏毛；托叶膜质，条形，长 1～2 cm，下部常与叶柄合生成鞘状。穗状花序生于茎上端，与叶对生，长 1～1.5 cm，基部有 4 片白色花瓣状苞片；花小，两性，无花被；雄蕊 3，花丝下部与子房合生；雌蕊由 3 个下部合生的心皮组成，子房上位，花柱分离。蒴果顶端开裂。花期 4～9 月，果期 6～10 月。

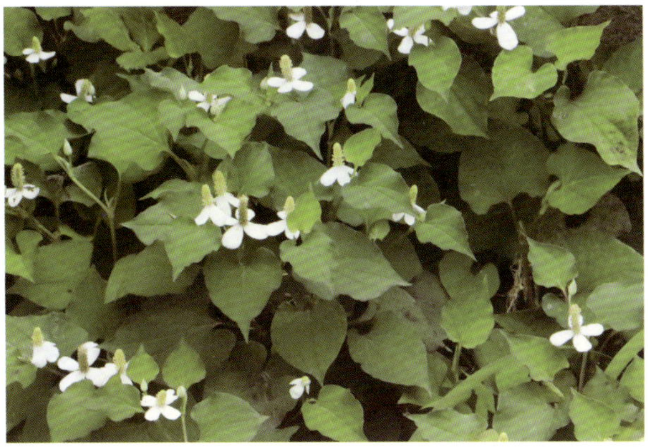

▲ 蕺菜植物

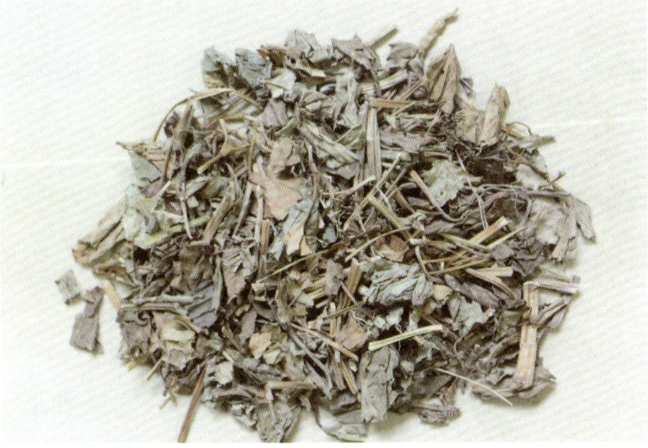

▲ 鱼腥草药材

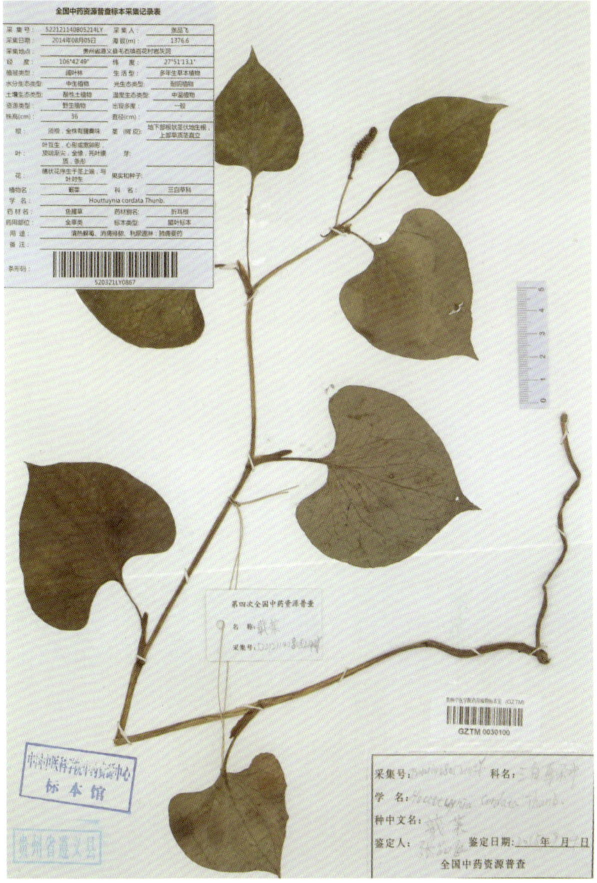

▲ 蕺菜腊叶标本

生境及分布 生于海拔 1 650 m 以下的沟边、路边、溪边或林下湿地上。主要分布于习水、播州、桐梓、务川等地。

药材名 鱼腥草(新鲜全草或干燥地上部分)。

采收加工 鲜品全年均可采割;干品夏季茎叶茂盛花穗多时采割,除去杂质,洗净,晒干。

性味归经 辛,微寒。归肺经。

功能主治 清热解毒,消痈排脓,利尿通淋。主治肺痈吐脓,痰热喘咳,热痢,热淋,痈肿疮毒。为治肺痈咳吐脓血之要药。

用法用量 内服:煎汤,15～25 g,不宜久煎;鲜品用量加倍;或捣汁服。外用:适量,捣敷或煎汤熏洗患处。嫩根茎可食用。

使用注意 虚寒者慎服。

用药经验 ①肺痈脓血咳吐:鱼腥草、天花粉、侧柏叶等分,水煎服。②肺脓肿:鱼腥草 30 g,桔梗 15 g,水煎服或研末冲服。③热淋,白浊,带下:鱼腥草 24～50 g,水煎服。④慢性支气管炎:桔梗 15 g,鱼腥草 20 g(后下),水煎服,每日 3～4 次。⑤急性黄疸性肝炎:鱼腥草 180 g,白糖 30 g,水煎服,每日 1 剂。⑥妇女外阴瘙痒,肛痛:鱼腥草适量,煎汤熏洗。

三白草 *Saururus chinensis* (Lour.) Baill.

别名 白花照水莲、田三白、土玉竹。

形态特征 多年生草本,高 30～80 cm;地下茎有须状小根,茎直立或下部伏地,无毛。单叶互生,叶纸质,卵形或披针状卵形,长 4～15 cm,宽 2～10 cm,

顶端渐尖或短渐尖，基部心形，有基出脉 5 条，在花序下的 2～3 片叶常为乳白色；叶柄长 1～3 cm，基部与托叶合生成鞘状，无毛。总状花序生在茎上端，与叶对生，花序轴和花梗有短柔毛；花小，两性，无花被，生于苞片腋内；苞片卵圆形，多少有细缘毛；雄蕊 6；雌蕊由 4 个近完全合生的心皮组成；子房上位，柱头 4，向外卷曲。果实分裂为 4 个分果爿；分果爿近球形，表面多疣状突起，不开裂。花期 4～6 月，果期 7～9 月。

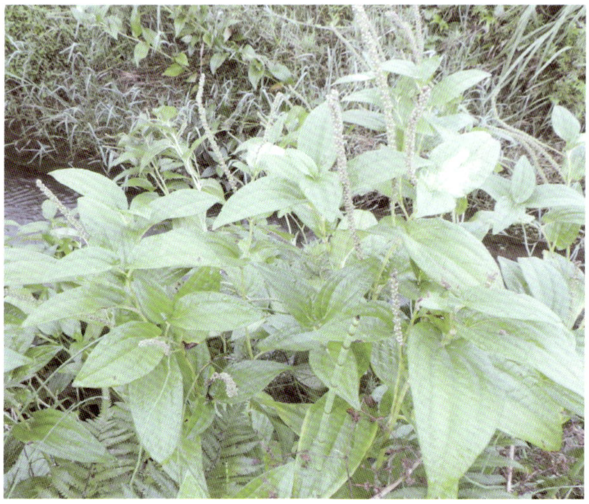

▲ 三白草

生境及分布 生于海拔 300～2 600 m 的低湿沟边、塘边或溪旁等近水处。主要分布于习水、播州、桐梓等地。

药材名 三白草（地上部分），三白草根（根）。

采收加工 1. 三百草。全年均可采收，以夏季采收质量较好，收取地上部分，洗净，晒干。

2. 三百草根。秋季采挖，除去残茎及须根，洗净，鲜用或晒干。

性味归经 1. 三百草。甘、辛，寒。归肺、膀胱经。

2. 三百草根。甘、辛，寒。归脾、大肠、膀胱经。

功能主治 1. 三百草。利水消肿，清热解毒。主治水肿，小便不利，淋沥涩痛，带下；外用治疮疡肿毒，湿疹。

2. 三百草根。利水除湿，清热解毒。主治脚气，水肿，淋浊，带下，痈肿，流火，疔疮疥癣，风热湿痹。

用法用量 1. 三百草。内服：煎汤，15～30 g；鲜品加倍。外用：鲜品适量，捣烂外敷。

2. 三百草根。内服：煎汤，9～15 g，鲜品 30～90 g；或捣汁。外用：适量，煎水洗；或研末调敷；或鲜品捣烂外敷。

用药经验 ①疔疮炎肿：三白草鲜叶适量，捣烂，敷患处，每日 2 次。②水肿：三白草、车前草各适量，水煎服。③肾炎水肿：三白草 6～15 g，水煎服。④乳痈：鲜三白草根 30～60 g，豆腐适量，水煎服，渣捣烂敷患处。

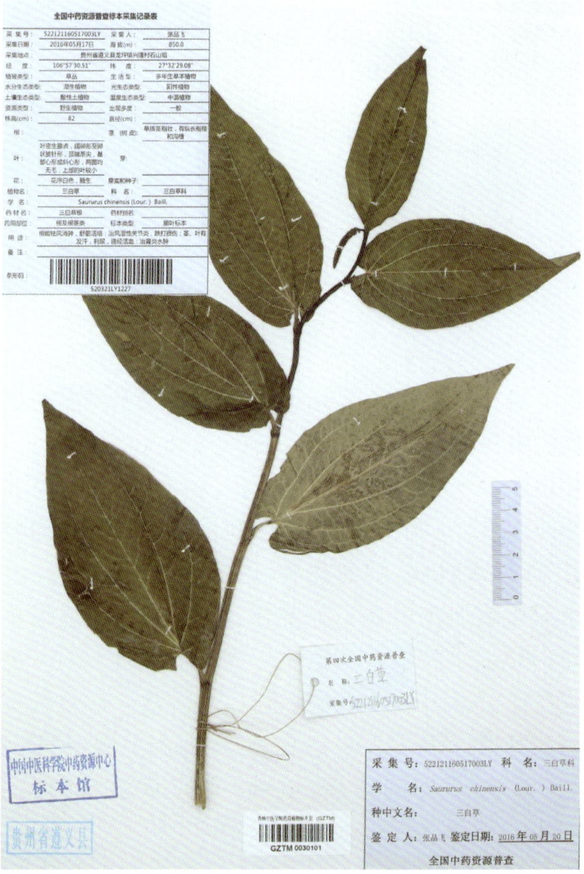

▲ 三白草腊叶标本

马兜铃科

马兜铃 *Aristolochia debilis* Sieb. et Zucc.

别名 兜铃、马兜零、水马香果。

形态特征 多年生攀援草本，全株无毛；根长，在土下延伸，到处生苗，初生苗呈暗紫色。叶互生，三角状矩圆形至卵状披针形或卵形，长 3～8 cm，宽 2～4 cm，顶端短渐尖或钝，基部心形，两侧具圆的耳片；叶柄长 1～2 cm。花单生于叶腋，花被喇叭状，笔直，长 3～4 cm，基部急剧膨大呈球状，上端逐渐扩大成向一面偏的侧片，侧片卵状披针形，带暗紫色，顶端渐尖；雄蕊 6，贴生于粗而短的花柱体周围；柱头 6。蒴果近球形，径约 4 cm，6 瓣裂开。花期 7～8 月，果期 9～10 月。

生境及分布 生于海拔 200～1 500 m 的山谷、河边、山野林缘、溪流两岸、路旁阴湿处、土坎及山坡灌丛中。主要分布于播州、桐梓、仁怀等地。

药材名 马兜铃（成熟果实），青木香（根），天仙藤（地上部分或茎叶）。

采收加工 1. 马兜铃。秋季果实由绿变黄时采收，晒干。生用或蜜炙用。

2. 青木香。10～12 月茎叶枯萎时采挖根部，除去须根及泥沙，晒干。

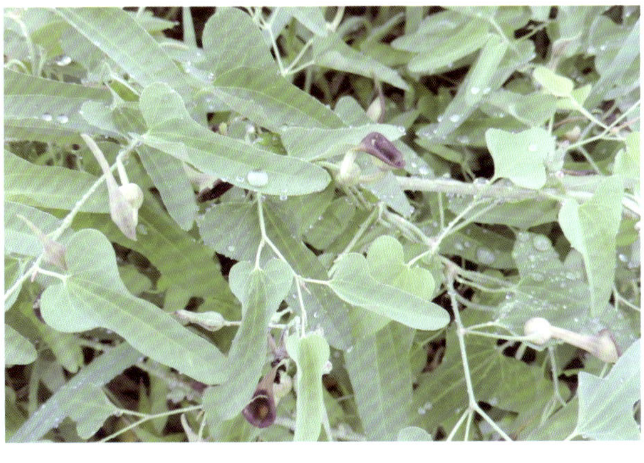

▲ 马兜铃植物

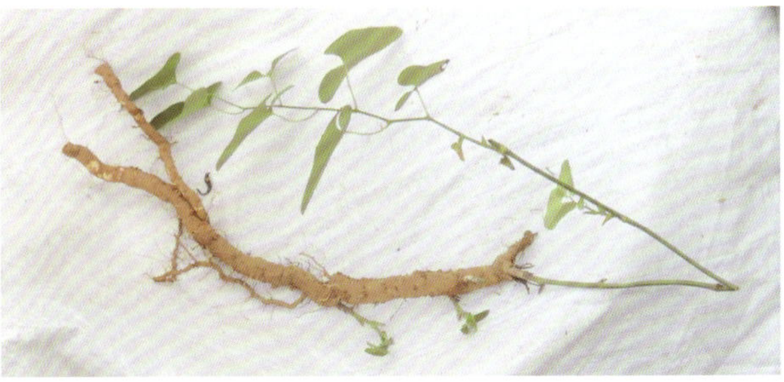

▲ 马兜铃根

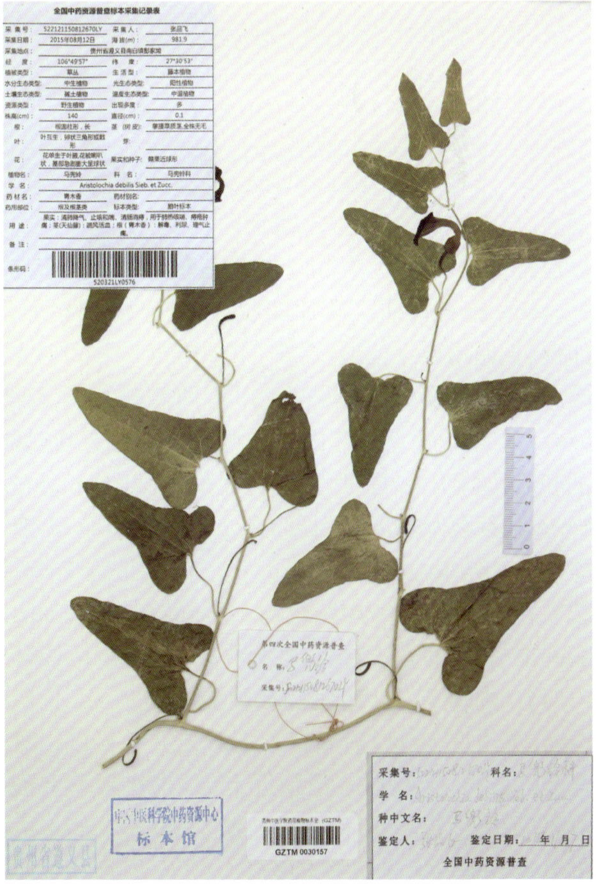

▲ 马兜铃腊叶标本

3. 天仙藤。霜降前落叶时割取地上部分，除去杂质，晒干打捆。

性味归经 1. 马兜铃。苦、微辛，寒。归肺、大肠经。

2. 青木香。辛、苦，寒。有小毒。归肺、胃经。

3. 天仙藤。苦，温。归肝、脾、肾经。

功能主治 1. 马兜铃。清肺降气，止咳平喘，清肠消痔，清热平肝。主治肺热咳嗽，痰壅气促，肺虚久咳，肠热痔血，痔疮肿痛，水肿，高血压病属肝阳上亢者。

2. 青木香。行气止痛，解毒消肿，平肝降压。主治胸胁脘腹疼痛，疝气痛，肠炎，下痢腹痛，咳嗽痰喘，蛇虫咬伤，痈肿疔疮，湿疹，皮肤瘙痒，高血压病。

3. 天仙藤。行气活血，利水消肿，解毒。主治胃痛，疝气痛，妊娠水肿，产后气血腹痛，蛇虫咬伤。

用法用量 1. 马兜铃。内服：煎汤，3～9 g；或入丸、散。止咳清热、肺虚久咳宜蜜炙用，熏洗宜生用。

2. 青木香。内服：煎汤，3～9 g；研末，1.5～2 g，每日 2～3 次。外用：适量，研末调敷；或磨汁涂；或水煎外洗。

3. 天仙藤。内服：煎汤，6～10 g。外用：适量，煎水洗；或捣烂敷。

使用注意 1. 马兜铃。用量不宜过大，以免引起呕吐。虚寒喘咳及脾虚便溏者禁服，胃弱者慎服。过量有肾毒性，严重致死亡。

2. 青木香。虚寒者慎用，胃弱者勿服。过量有肾毒性，严重致死亡。

3. 天仙藤。体虚者慎服，气血虚者禁用。过量有肾毒性，严重致死亡。

用药经验 ①牙痛：青木香鲜品一块，放牙痛处咬之。②皮肤湿烂疮：青木香适量，研末成细粉，用麻油调搽。③蜘蛛疮（单纯疱疹）：青木香适量，研极细粉，柿漆（即柿油）调涂。④乳腺炎：天仙藤鲜品适量，捣烂外敷，每日换药 1 次。⑤毒蛇毒虫咬伤，痔疮肿痛：天仙藤鲜品适量，捣烂敷患处。⑥急性胃炎：青木香、蜘蛛香各适量，水煎服。⑦胃痛：青木香 4 g，研末，冷开水送服。

青城细辛 *Asarum splendens* (Maekawa) C.Y.Cheng et C.S. Yang

别名 花叶细辛、花脸王、翻天印。

形态特征 多年生草本。根状茎横走，节间长约 1.5 cm。根稍肉质。叶片卵状心形、三角状心形、卵形、长卵形或近戟形，长 6～10 cm，宽 5～9 cm，先端急尖，基部耳状深裂或近心形，两侧裂片长 3～5 cm，宽 2.5～5 cm，叶面中脉两旁有白色云斑，脉上和近边缘有短毛，叶背绿色，无毛。叶柄长 6～18 cm。芽苞叶长卵形，长约 2 cm，宽约 1.5 cm，有睫毛。花紫绿色，直径 5～6 cm。花梗长约 1 cm。花被管浅杯状或半球状，长约 1.4 cm，直径约 2 cm，喉部稍缢缩，有宽大喉孔，喉孔直径约 1.5 cm，膜环不明显，内壁有格状网眼，花被裂片宽卵形，长约 2 cm，宽约 2.5 cm，基部有半圆形乳突皱褶区。雄蕊药隔伸出，钝圆形。子房近上位，花柱顶端 2 裂或稍下凹，柱头卵状，侧生。花期 4～5 月。

生境及分布 生于海拔 850～1 300 m 的竹林下阴湿地或山坡草丛中。主要分布于播州、正安、务川等地。

药材名 花脸细辛（根、根茎或全草）。

采收加工 根及根茎秋，冬季采挖，阴干。全草全年可采集，阴干。以色带黄绿、根条肥壮、质地粉白者为佳。

性味归经 辛，温。有小毒。归肺、脾、肝经。

功能主治 散寒祛风，消肿解毒，化瘀止痛。主治风寒感冒，痰饮喘咳，脑疽，瘰疬，牙痛，头痛，风湿痹痛，蛇犬咬伤。

用法用量 内服：煎汤，2～3 g；或研末。外用：适量，煎水含漱；或研末吹鼻；或捣烂外敷。

使用注意 体虚多汗，咳嗽咯血及孕妇忌服。

用药经验 ①风湿感冒，头疼身痛：花脸细辛、防风、苍术、茯苓、陈皮、羌活各适量，水煎服。②跌打损伤，散瘀血：花脸细辛、红牛膝、红泽兰、透骨消各等量，泡酒服。

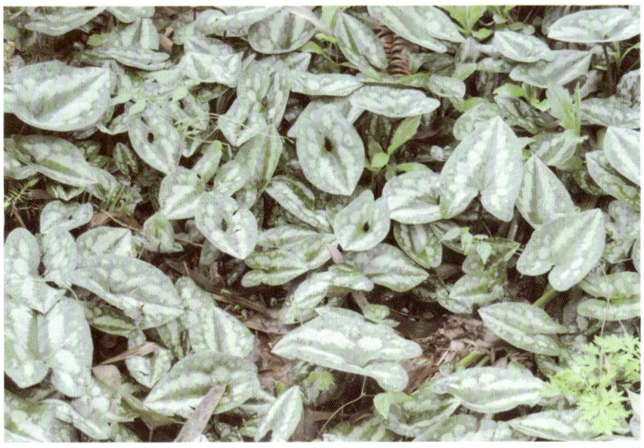

▲ 青城细辛植物

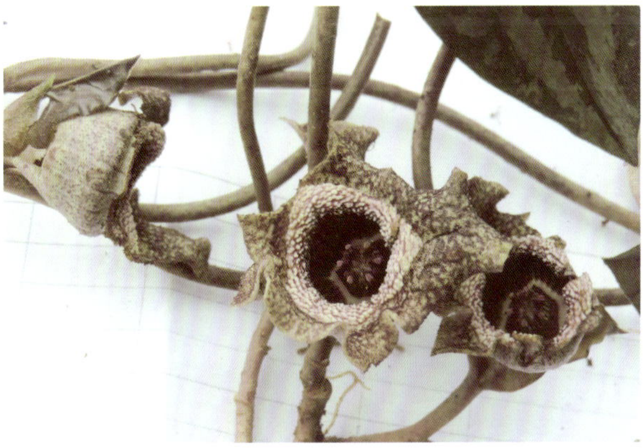

▲ 花脸细辛根及花

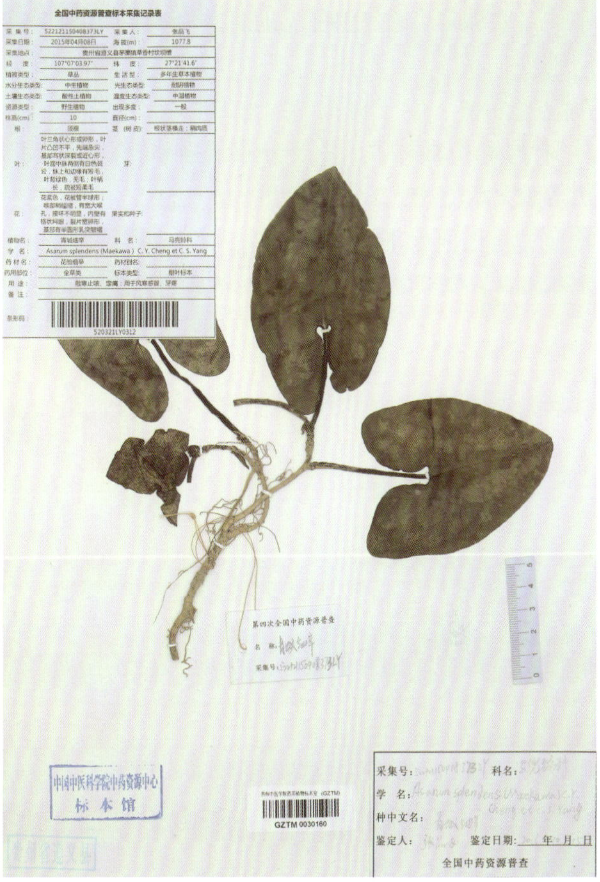

▲ 青城细辛腊叶标本

川南关木通 *Isotrema austroszechuanicum*（C. P. Tsien & C. Y. Cheng）X. X. Zhu，S. Liao & J. S. Ma

别名 川南马兜铃、四川马兜铃、关木通。

形态特征 木质藤本，长达数米。地下块根圆而大，有的长而缢缩。茎密被锈色浓毛，很少近于光滑无毛。叶柄长 4～8 cm，被毛；叶片革质，心形或卵状心形，长 9～20 cm，宽 6～18 cm，先端钝或急尖，基部心形，边缘完整，下面大脉及小脉均突起成长方形格网，脉上密布锈色毛，缘毛长而密。总状花序 1～2 枝腋生或侧生于老茎上，具花 1～3 朵；花被管黄绿色，外面被锈色毛，内面被白色柔毛，折曲呈“S”形，先端扩大成一平展的三角圆形片部，片部边缘 3 浅裂，具紫色细点状疣突，管口位于片部中央，周围有一平滑无疣点的肉垫区，黄棕色；雄蕊 6，无花丝，成对着生于柱头裂片之下，合蕊柱近球状，柱头 3 裂，裂片三角状卵形，边缘外卷，覆盖于雄蕊之上。蒴果长卵状，长约 5 cm，直径约 2.5 cm，

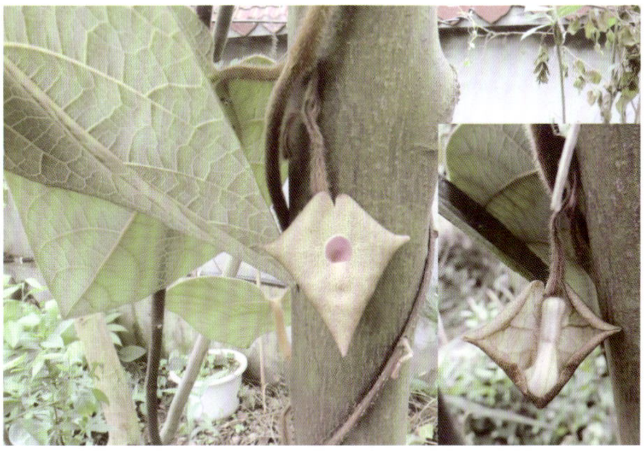

▲ 川南关木通植物及花

成熟时褐色，自顶端向下 6 瓣裂，外被锈色毛。种子三角状卵形，腹面微凹。花期 3～4 月，果期 7～8 月。

生境及分布 生于海拔 700～2 000 m 的山坡、疏林、林缘和山谷林中。主要分布于播州、红花岗、汇川等地。

药材名 川南关木通(藤茎)。

采收加工 冬、春季采收，切段，刮去外皮，晒干。

性味 苦、微辛，寒。有毒。

功能主治 清热解毒。主治无名肿毒，蛇犬咬伤，痢疾等。

用法用量 内服：煎汤，3～6 g。外用：适量，熏洗；或捣敷。

使用注意 不可多用、久服，肾功能不全及孕妇忌用。

猕猴桃科

京梨猕猴桃 *Actinidia callosa* var. *henryi* Maxim.

别名 小羊桃、羊奶果、山羊桃。

形态特征 大型落叶藤本。着花小枝长 5～15 cm，一般 8～12 cm，洁净无毛，个别有极少量硬毛，皮孔相当显著，髓淡褐色，片层状或实心，芽体被锈色茸毛。隔年枝灰褐色，干时有皱纹状纵棱，皮孔开裂或不开裂，髓片层状。叶卵形或卵状椭圆形至倒卵形，长 8～10 cm，宽 4～5. 5 cm，边缘锯齿细小，背面脉腋上有髯毛。叶脉比较发达，在上面下陷，在背面隆起呈圆线形，侧脉 6～8 对，横脉不甚显著，网状小脉不易见。叶柄水红色，长 2～8 cm，洁净无毛，仅个别变种有少数硬毛。花序有花 1～3 朵，通常 1 花单生。花序柄和花柄均无毛或有毛。花白

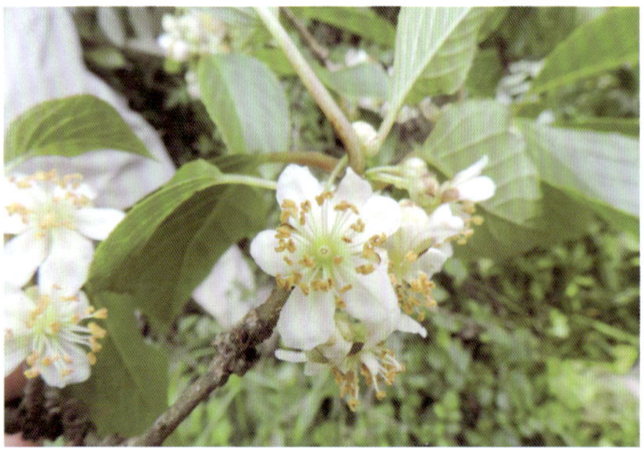

▲ 京梨猕猴桃植物

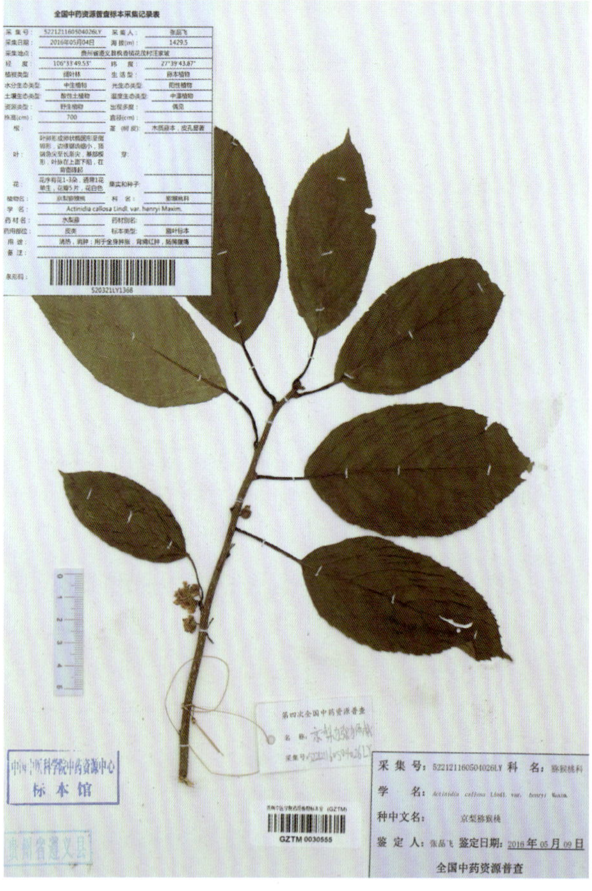

▲ 京梨猕猴桃腊叶标本

色，萼片5片，卵形，无毛或被黄褐色短绒毛；或内面薄被短绒毛，外面洁净无毛。花瓣5片，倒卵形，花丝丝状，花药黄色，卵形箭头状。子房近球形，被灰白色茸毛，花柱比子房稍长。果乳头状至矩圆柱状，长可达5 cm，有显著的淡褐色圆形斑点，具反折的宿存萼片。花期4～6月，果期7～10月。

生境及分布 生于海拔700～2 600 m的山地林中或灌丛林缘。主要分布于播州、习水、正安等地。

药材名 水梨藤(根皮)，京梨猕猴桃(茎叶、果实及根)。

采收加工 1. 水梨藤。全年均可采挖，以秋季挖根最好，剥取根皮，鲜用或晒干。

2. 京梨猕猴桃。春、秋采根，夏季采茎叶，晒干。秋季采摘果实。

性味归经 1. 水梨藤。涩，凉。归肺经。

2. 京梨猕猴桃。根涩，凉；茎叶苦，寒；果实甘，凉。

功能主治 1. 水梨藤。清热，消肿，利湿，止痛。主治湿热水肿，肠痈，痈肿疮毒。

2. 京梨猕猴桃。根清热解毒，消肿。主治周身肿亮，背痈红肿，肠痈绞痛。茎叶祛风止痛。主治风湿关节痛。果实清热凉血，消肿止痛。主治吐血，衄血，咽喉肿痛。

用法用量 1. 水梨藤。内服：煎汤，30～60 g。外用：适量，捣敷。

2. 京梨猕猴桃。内服：煎汤，50～100 g。外用：鲜品适量，捣烂敷患处。

中华猕猴桃 *Actinidia chinensis* Planch.

别名 藤梨、猕猴梨、羊桃。

形态特征 藤本；幼枝及叶柄密生灰棕色柔毛，老枝无毛；髓大，白色，片状。叶片纸质，圆形、卵圆形或倒卵形，长5～17 cm，顶端突尖、微凹或平截，边缘有刺毛状齿，上面仅叶脉有疏毛，下面密生灰棕色星状绒毛。花开时白色，后变黄色；花被5，萼片及花柄有淡棕色绒毛；雄蕊多数；花柱丝状，多数。浆果卵圆形或矩圆形，密生棕色长毛。花期4～5月，果期8～10月。

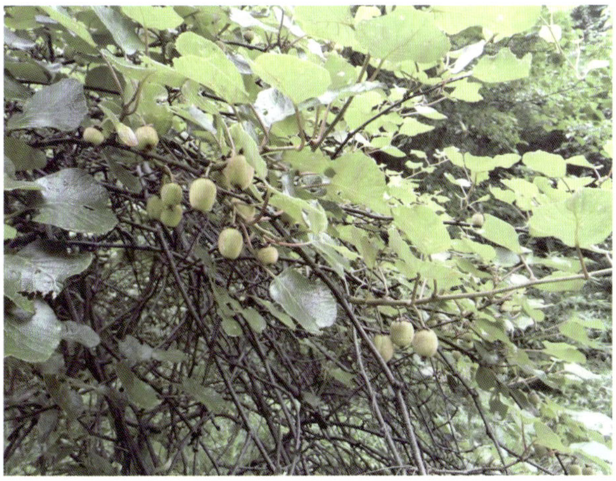

▲ 中华猕猴桃植物

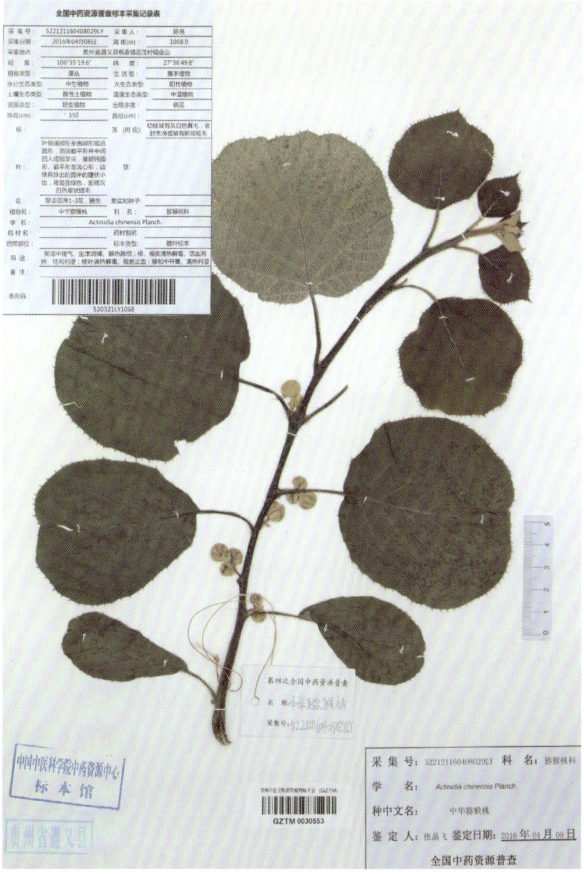

▲ 中华猕猴桃腊叶标本

生境及分布 生长在山地林间、灌丛、路边或荒土边等地。主要分布于播州、仁怀、桐梓、绥阳等地。

药材名 猕猴桃根(根),猕猴桃藤(藤或藤中的汁液),猕猴桃枝叶(枝叶),猕猴桃(成熟果实)。

采收加工 1. 猕猴桃根。全年均可采挖,除去杂质,洗净,晒干,切段。

2. 猕猴桃藤。全年均可采,洗净,鲜用或晒干;或鲜品捣汁。

3. 猕猴桃枝叶。夏季采收,鲜用或晒干。

4. 猕猴桃。9月中、下旬至10月上旬采摘成熟果实,鲜用或晒干。

性味归经 1. 猕猴桃根。甘、涩,凉。有小毒。归心、肾、肝、脾经。

2. 猕猴桃藤。甘,寒。

3. 猕猴桃枝叶。微苦、涩,凉。归肺、肝经。

4. 猕猴桃。甘、酸,寒。归肾、胃、胆、脾经。

功能主治 1. 猕猴桃根。清热解毒,祛风利湿,活血消肿。主治肝炎,痢疾,消化不良,淋浊,带下,风湿关节痛,水肿,跌打损伤,疮疖,瘰疬结核,胃肠道肿瘤,乳腺癌,食管癌,胃癌。

2. 猕猴桃藤。和中开胃,清热利湿。主治消化不良,反胃呕吐,黄疸,石淋。

3. 猕猴桃枝叶。清热解毒,散瘀,止血。主治痈肿疮疡,烫伤,风湿关节痛,外伤出血。

4. 猕猴桃。解热,止渴,健胃,通淋。主治烦热,消渴,肺热干咳,消化不良,湿热黄疸,石淋,痔疮。

用法用量 1. 猕猴桃根。内服:煎汤,30~60 g;或捣汁饮。外用:适量,捣敷。

2. 猕猴桃藤。内服:煎汤,15~30 g;或捣取汁饮。

3. 猕猴桃枝叶。外用:适量,捣烂或研末敷。

4. 猕猴桃。内服:煎汤,30~60 g;或生食;或榨汁饮。

使用注意 1. 猕猴桃根。孕妇不宜服。

2. 猕猴桃。脾胃虚寒者慎服。

用药经验 ①妇人乳痈:鲜猕猴桃枝叶一握,和适当的酒糟、红糖捣烂,加热外敷,早晚各换一次。②偏坠:猕猴桃 30 g,金柑根 9 g,水煎去渣,冲入烧酒 60 g,分 2 次服。③产妇乳少:猕猴桃根 30~60 g,水煎服。④急性肝炎:猕猴桃根 120 g,红枣 12 枚,水煎当茶饮。⑤水肿:猕猴桃根 9~15 g,水煎服。⑥食欲不振,消化不良:猕猴桃干果 60 g,水煎服。

山茶科

山茶 *Camellia japonica* L.

别名 茶花、山茶花、红山茶。

形态特征 灌木或小乔木,高至 15 m。叶倒卵形或椭圆形,长 5~10.5 cm,宽 2.5~6 cm,短钝渐尖,基部楔形,有细锯齿,叶干后带黄色。花单生或对生于叶腋或枝顶,大红色,花瓣 5~6 个,栽培品种有白、淡红等色,且多重瓣,顶端有凹缺;花丝无毛;子房无毛,花柱顶端 3 裂。蒴果近球形,直径 2.2~3.2 cm。花期为每年 11 月左右,一直持续到翌年 3 月,果期 7~11 月。

生境及分布 生于海拔 1 000~2 800 m 的山沟、水旁或疏林中,多以栽培观赏为主。主要分布于播州、红花岗、汇川等地。

药材名 山茶根(根),山茶花(花),山茶子(成熟种子),山茶叶(叶)。

采收加工 1. 山茶根。全年均可采,洗净,切片,晒干。

2. 山茶花。4~5 月花朵盛开期分批采收,晒干或炕干。以干燥、色红、不霉、花蕾长大尚未开放(称宝珠山茶)者为佳。

3. 山茶子。10 月采收成熟果实,取出种子,晒干。

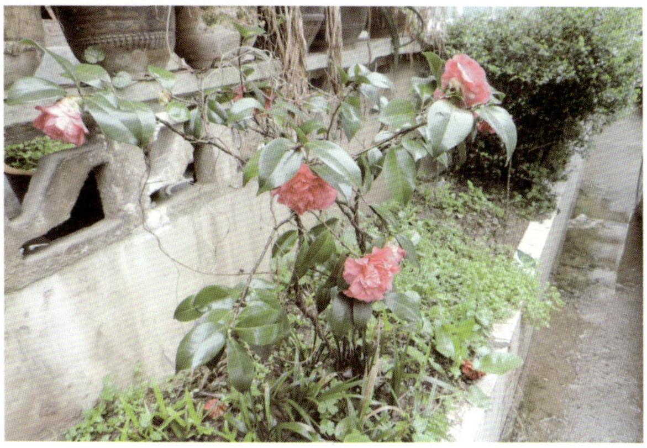

▲ 山茶植物

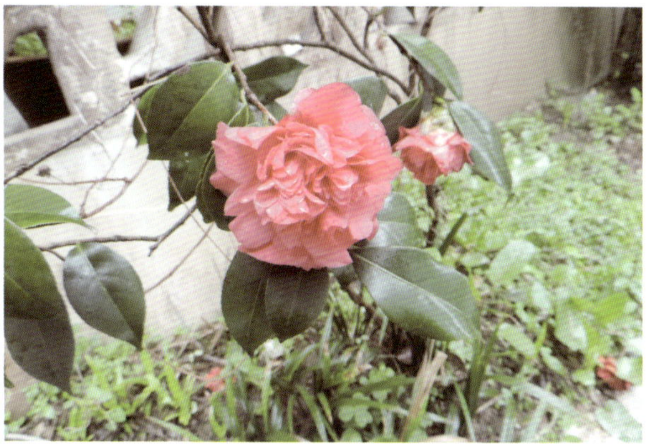

▲ 山茶花

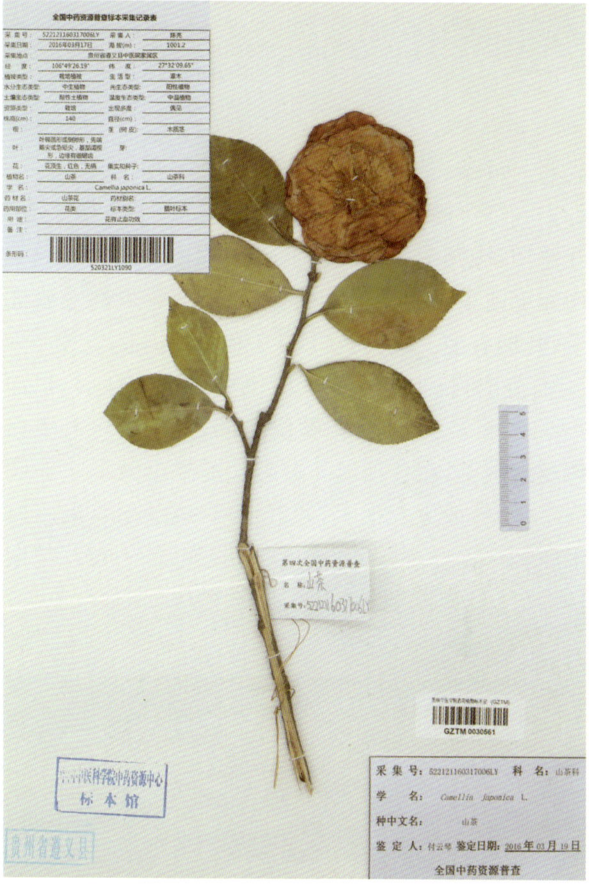

▲ 山茶腊叶标本

4. 山茶叶。全年均可采收，鲜用；或采摘后，洗净，晒干。

性味归经 1. 山茶根。苦、辛，平。归胃、肝经。

2. 山茶花。甘、苦、辛、涩，凉。归肝、肺经。

3. 山茶子。甘，平。

4. 山茶叶。苦、涩，寒。归心经。

功能主治 1. 山茶根。散瘀消肿，消食。主治食积腹胀，跌打损伤。

2. 山茶花。凉血止血，散瘀，消瘀肿。主治吐血，衄血，咳血，便血，痔血，赤血痢，血淋，崩漏，带下，烫伤，跌仆损伤。

3. 山茶子。去油垢。主治发多油腻。

4. 山茶叶。清热解毒，止血。主治痈疽肿毒，烫火伤，出血。

用法用量 1. 山茶根。内服：煎汤，15～30 g。

2. 山茶花。内服：煎汤，5～10 g；或研末。外用：适量，研末麻油调涂。

3. 山茶子。外用：适量，研末掺。

4. 山茶叶。内服：煎汤，6～15 g。外用：鲜品适量，捣敷；或研末调涂。

用药经验 ①吐血咳嗽：山茶花，瓦上焙黑色，调红砂糖，日服不拘多少；或山茶花 10 朵，红花 15 g，白及 30 g，红枣 120 g，水煎服。②痔疮出血：山茶花研末冲服。③乳头开花欲坠、疼痛异常：山茶花焙干研末，用麻油调敷。

油茶 *Camellia oleifera* Abel.

别名 油茶、茶籽、茶子树。

形态特征 灌木或小乔木，高达 7 m；小枝微有毛。叶革质，椭圆形，长 3.5～9 cm，宽 1.8～4.2 cm，上面无毛或中脉有硬毛，下面中脉基部有少数毛或无毛；叶柄有毛。花白色，顶生，单生或并生；花瓣 5～7 片，分离，长 2.5～4.5 cm，倒卵形至披针形，稍深 2 裂；雄蕊多数，外轮花丝仅基部合生；子房密生白色丝状绒毛，花柱顶端 3 短裂。蒴果近球形或卵圆形，顶端有或无长柔毛，直径 1.8～2.2 cm，果瓣厚木质，2～3 裂；种子背圆腹扁，长至 2.5 cm。花期 10～11 月，果期翌年 10 月。

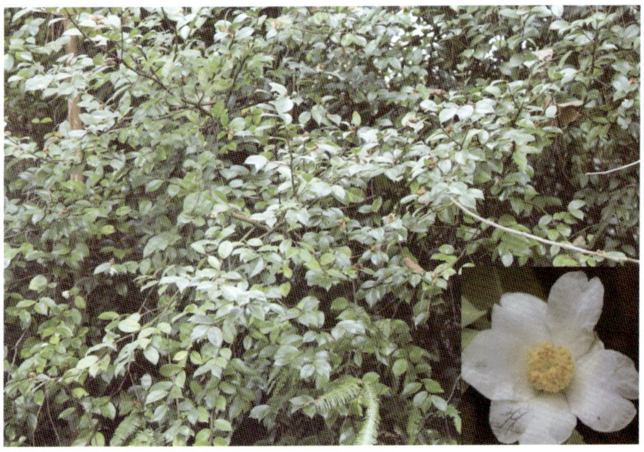

▲ 油茶植物

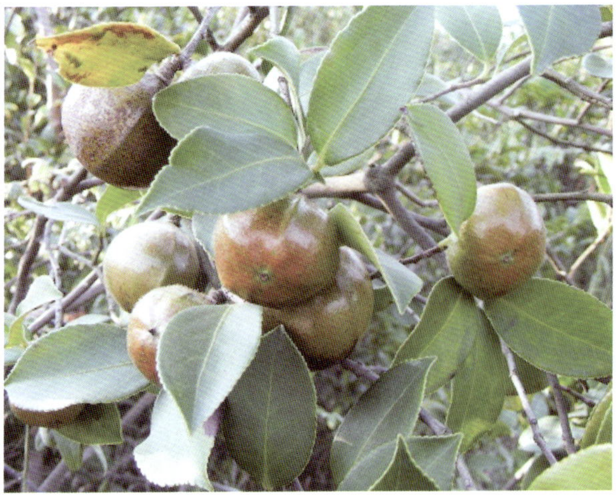

▲ 油茶果实

生境及分布 生于海拔 500～1 500 m 的路旁、松林、林缘、灌木林及山谷丛林中。主要分布于播州、桐梓、正安、务川等地。

药材名 油茶根（根或根皮），油茶叶（叶），油茶花（花），油茶子（成熟种子），茶油粑又名茶子饼（种子榨去脂肪油后的渣滓），油茶油（成熟种子用压榨法得到的脂肪油）。

采收加工 1. 油茶根。全年均可采收，洗净泥土，鲜用或切片晒干。

2. 油茶叶。全年均可采收，鲜用或晒干。

3. 油茶花。冬季花开时采收，鲜用或晒干。

4. 油茶子。秋季果实成熟时采收，去壳，鲜用或晒干。

5. 油茶油。秋季采果，晒干，打出种子，经加工得油。

性味归经 1. 油茶根。苦，平。小毒。归肝、胃经。

2. 油茶叶。微苦，平。

3. 油茶花。苦，微寒。

4. 油茶子。苦，甘，平。有毒。归脾、胃、大肠经。

5. 茶油粑。辛、苦、涩，平。有小毒。归脾、胃、大肠经。

6. 油茶油。甘，凉。

功能主治 1. 油茶根。清热解毒，理气止痛，活血消肿。主治咽喉肿痛，胃痛，牙痛，跌打伤痛，水火烫伤。

2. 油茶叶。收敛止血，解毒。主治鼻衄，皮肤溃烂瘙痒，疮疽。

3. 油茶花。凉血止血。主治吐血，咳血，衄血，便血，子宫出血，烫伤。

4. 油茶子。行气，润肠，杀虫。主治气滞腹痛，肠燥便秘，蛔虫，钩虫，疥癣瘙痒。

5. 茶油粑。燥湿解毒，杀虫去积，消肿止痛。主治湿疹痛痒，虫积腹痛，跌打伤肿。

6. 油茶油。清热化湿，杀虫解毒。主治痧气腹痛，急性蛔虫阻塞性肠梗阻，疥癣，烫火伤。

用法用量 1. 油茶根。内服：煎汤，15～30 g。外用：适量，研末或烧灰研末，调敷。

2. 油茶叶。内服：煎汤，15～30 g。外用：适量，煎水洗；或鲜品捣敷。

3. 油茶花。内服：煎汤，3～10 g。外用：适量，研末，麻油调敷。

4. 油茶子。内服：煎汤，6～10 g；或入丸、散。外用：适量，煎水洗或研末调涂。

5. 茶油粑。内服：煅存性，研末，3～6 g。外用：适量，煎水洗；或研末调涂。

6. 油茶油。内服：冷开水送服，6～9 g。外用：适量，涂敷。

用药经验 ①胃痛：油茶根 40 g，水煎服。②大便秘结：油茶子、火麻仁各 10 g，捣烂，水煎服。③吐血：油茶叶、冰糖各 30 g，水煎服。④烫伤：油茶花适量，研末麻油调搽。⑤消化不良，腹胀痛、腹泻：油茶子 9 g，水煎服。

茶 *Camellia sinensis*（L.）O. Ktze.

别名 槚、茗、荈。

形态特征 落叶灌木或小乔木，高 1～6 m。叶薄革质，椭圆状披针形至倒卵状披针形，长 5～10 cm，宽 2～4 cm，急尖或钝，有短锯齿。花白色，1～4 朵成腋生聚伞花序，花梗下弯；萼片 5～6，果时宿存；花瓣 7～8；雄蕊多数，外轮花丝合生成短管；子房 3 室，花柱顶端 3 裂。蒴果每室有 1 种子；种子近球形。花期 10 月至翌年 2 月，果期翌年 10～11 月。

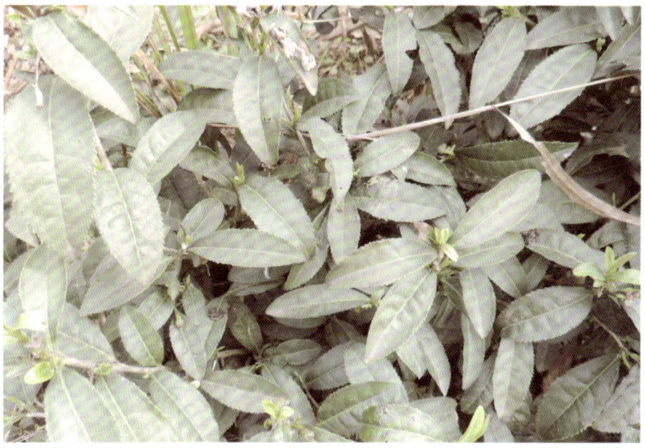

▲ 茶植物

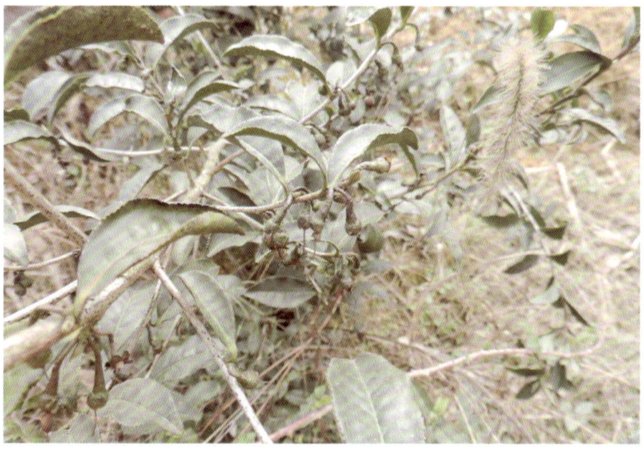

▲ 茶籽

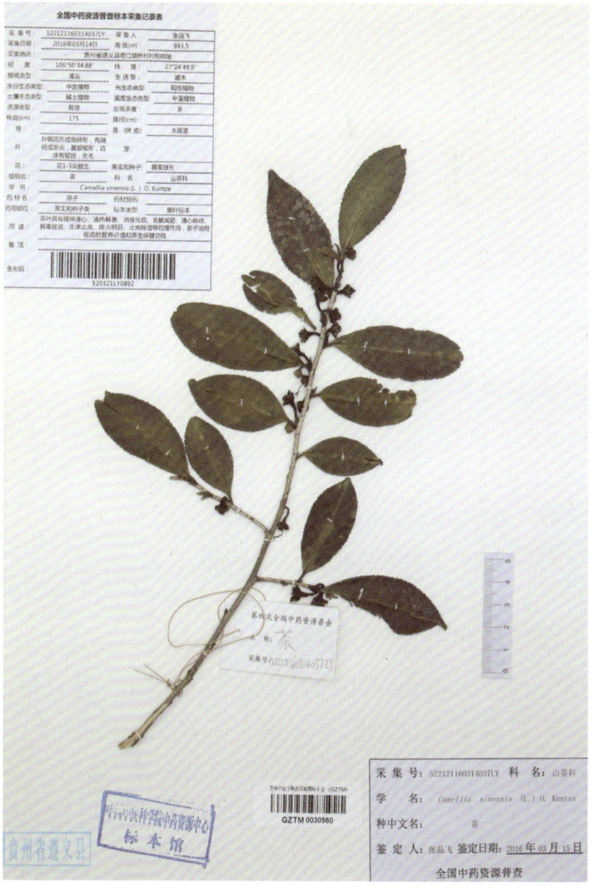

▲ 茶腊叶标本

生境及分布　生于山坡草地、路边或灌木丛中。主要分布于播州、汇川、仁怀、习水等地。

药材名　茶叶(嫩叶或嫩芽),茶花(花),茶子(成熟果实),茶树跟(根)。

采收加工　1. 茶叶。4～6月采收,分春茶和夏茶,加工方法因茶叶种类的不同而有差异,可分为全发酵、半发酵、不发酵三大类。

2. 茶花。夏、秋季开花时采摘,鲜用或晒干。

3. 茶子。秋季果实成熟时采收。

4. 茶树根。全年均可采挖,鲜用或晒干。

性味归经　1. 茶叶。苦、甘,凉。归心、肺、胃、肝、脾、肾经。

2. 茶花。微苦,凉。归肺、肝经。

3. 茶子。苦,寒。有毒。归肺经。

4. 茶树根。苦,凉。归心、肾经。

功能主治　1. 茶叶。清头目,除烦渴,消食,化痰,利尿,解毒。主治头痛,目昏,目赤,多睡善寐,感冒,心烦口渴,食积,口臭,痰喘,癫痫,小便不利,泻痢,喉肿,疮疡疖肠,水火烫伤。

2. 茶花。清肺平肝。主治鼻疳,高血压。

3. 茶子。降火,消痰,平喘。主治痰热咳嗽,头脑鸣响,喘急咳嗽,去痰垢。

4. 茶树根。强心利尿,活血调经,清热解毒。主治心脏病,水肿,肝炎,痛经,疮疡肿毒,口疮,烫火灼伤,带状疱疹,牛皮癣。

用法用量　1. 茶叶。内服:煎汤,3～10 g;或入丸、散,沸水适量泡茶。外用:适量,研末调敷;或鲜品捣敷。

2. 茶花。内服:煎汤,6～15 g。

3. 茶子。内服:0.5～1.5 g;或入丸、散。外用:适量,研末吹鼻。

4. 茶树根。内服:煎汤,15～30 g,大剂量可用至60 g。外用:适量,水煎熏洗;或磨醋涂患处。

使用注意　茶叶失眠者忌服。服威灵仙、土茯苓忌饮茶。

用药经验　①小儿鼻疳:茶花6～9 g,水煎服。②口烂:茶树根煎汤代茶,不时饮。③牛皮癣:茶树根30～60 g,切片,加水浓煎,每日2～3次空腹。④肿毒:鲜茶叶捣烂,外敷患处。⑤虫牙痛:茶树根、山莓根、白杨树皮各适量,水煎漱口。

藤黄科

地耳草 *Hypericum japonicum* Thunb. ex Murray

别名　小元宝草、千重楼、犁头草。

形态特征　一年生小草本,披散或直立,高3～40 cm。根多须状。茎纤细,具四棱,基部近节处生细根。叶小,对生,卵形,抱茎,全缘。聚伞花序顶生;花小,黄色;萼片、花瓣各5,近等长;花柱3,分离。蒴果矩圆形。花期5～8月,果期8～10月。

生境及分布　生于海拔100～1 300 m的田边、沟边、草地以及撂荒地上。主要分布于播州、红花岗、汇川、正安等地。

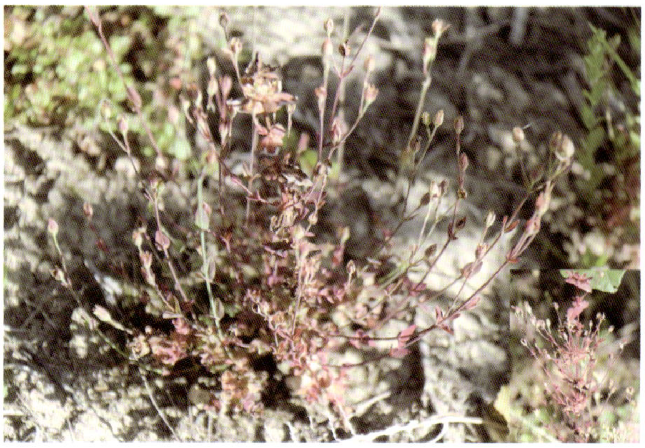

▲ 地耳草植物

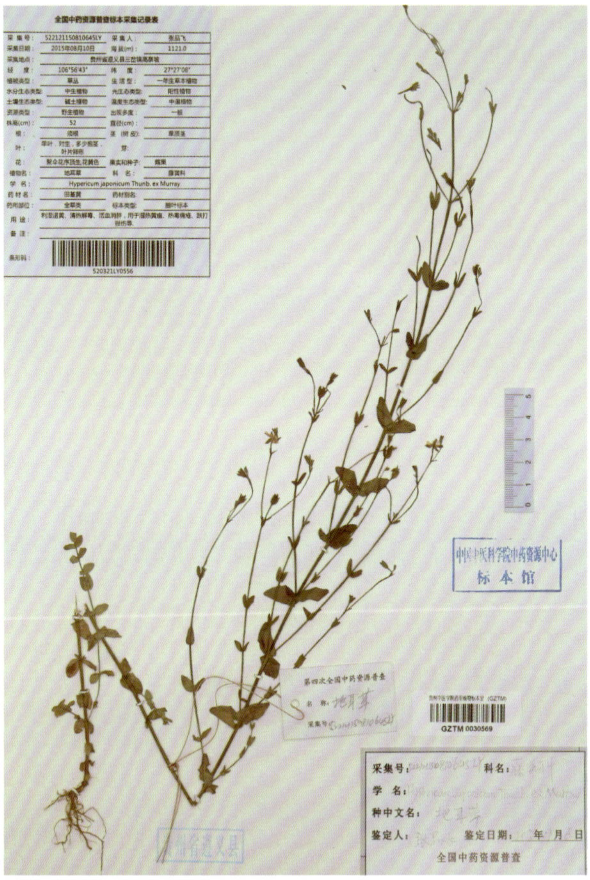

▲ 地耳草腊叶标本

药材名 田基黄(全草)。

采收加工 夏、秋二季开花时采收全草,洗净,鲜用或晒干。以色黄绿、带花者为佳。

性味归经 苦、甘,凉。归肝、胆经。

功能主治 利湿退黄,清热解毒,活血消肿。主治湿热黄疸,热毒痈疮,肠痈,肺痈,痈肿疮毒,瘀肿疼痛,湿疹,跌打损伤。

用法用量 内服:煎汤,15～30 g;鲜品加倍。外用:适量,捣敷或煎水洗。

用药经验 ①急性黄疸性肝炎:地耳草、金钱草、蒲公英、板蓝根各 30 g,水煎服。②跌打损伤肿痛:地耳草、接骨木各 30 g,水煎,加酒少许兑服。③传染性肝炎,黄疸:田基黄 30 g,水煎服。④痈肿疮毒,跌打损伤,瘀肿疼痛:鲜田基黄捣烂外敷。

金丝桃 *Hypericum monogynum* L.

别名 金丝海棠、土连翘、狗胡花。

形态特征 灌木,高达 1.3 m。叶倒披针形、椭圆形或长圆形,稀披针形或卵状三角形,具小突尖,基部楔形或圆,上部叶有时平截至心形,侧脉 4～6 对,网脉密,明显;近无柄。花序近伞房状,具 1～15(～30)花。花径 3～6.5 cm,星状;花梗长 0.8～2.8(～5)cm;花萼裂片椭圆形、披针形或倒披针形,基部腺体线形或条纹状;花瓣金黄或橙黄色,三角状倒卵形,长 1～2 cm,无腺体;雄蕊 5 束;花柱长为子房 3.5～5 倍,合生近顶部。蒴果宽卵球形,稀卵状圆锥形或近球形,长 0.6～1 cm。花期 5～8 月,果期 8～9 月。

生境及分布 生于海拔 1 500 m 以下的山坡、路旁、沟边或灌丛中。主要分布于播州、桐梓、绥阳、正安等地。

药材名 金丝桃(全株),金丝桃果(成熟果实)。

采收加工 1. 金丝桃。四季均可采收,洗净,晒干。夏、秋采叶鲜用。根全年均可采,鲜用或切片晒干,研末。

2. 金丝桃果。秋季果实成熟时采摘,鲜用或晒干。

性味归经 1. 金丝桃。苦,凉。归心、肝经。

2. 金丝桃果。甘,凉。

功能主治 1. 金丝桃。清热解毒,散瘀止痛,祛风湿。主治肝炎,肝脾肿大,急性咽喉炎,结膜炎,疮疖肿毒,蛇咬及蜂螫伤,跌打损伤,风寒性腰痛。

2. 金丝桃果。润肺止咳。主治虚热咳嗽,百日咳。

用法用量 1. 金丝桃。内服:煎汤,15～30 g。外用:鲜根或鲜叶适量,捣敷。

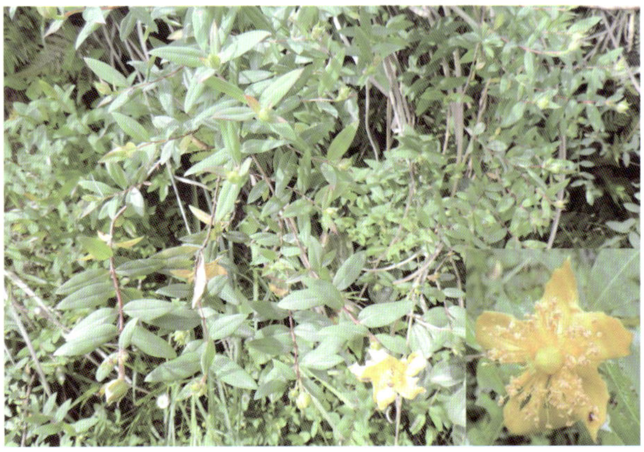

▲ 金丝桃植物

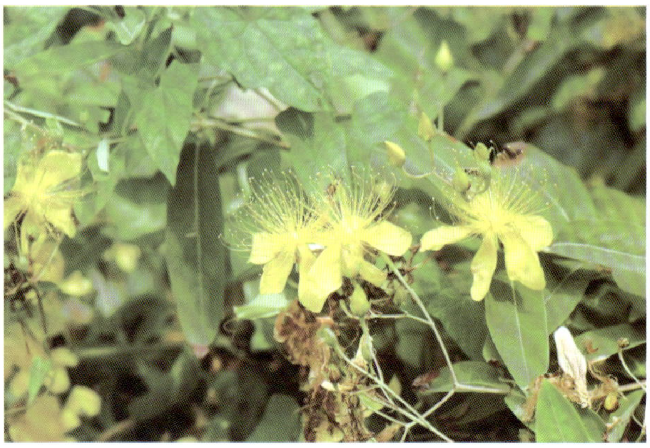

▲ 金丝桃花

2. 金丝桃果。内服：煎汤，6～10 g。

使用注意　该植物有小毒，不宜过量服用。

用药经验　①疖肿：鲜金丝桃叶加食盐适量，捣烂，外敷患处。②急性咽喉炎，眼结膜炎：金丝桃根 3～9 g，水煎服。③肺病：金丝桃果 3～9 g，麦冬 9 g，阿胶 5 g，淫羊藿 9 g，水煎服。

贯叶连翘 *Hypericum perforatum* L.

别名　贯叶金丝桃、小对叶草、小对月草。

形态特征　多年生草本；高可达 1 m 左右，全体无毛。茎直立，多分枝；茎或枝两侧各有凸起纵脉 1 条。叶较密，椭圆形以至条形，长 1～2 cm，宽 0.3～0.7 cm，基部抱茎，全缘，上面满布透明腺点。花较

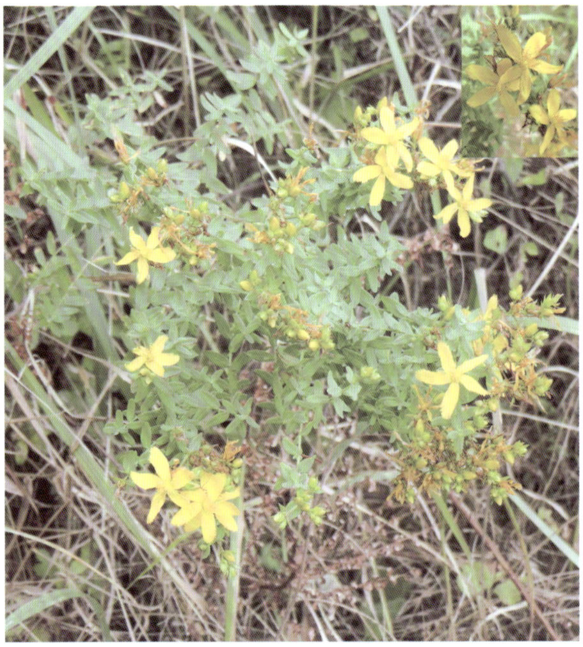

▲ 贯叶连翘植物及花

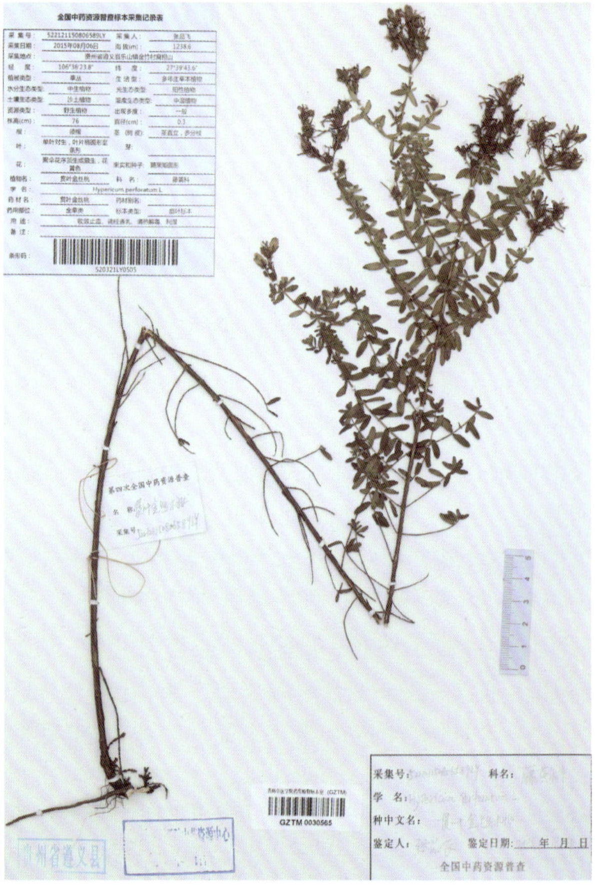

▲ 贯叶连翘腊叶标本

大，黄色，成聚伞花序顶生；花萼、花瓣边缘都有黑色腺点；花柱 3 裂。蒴果矩圆形，具有水泡状突起。花期 7～8 月，果期 9～10 月。

生境及分布 生于海拔 500～2 100 m 的山坡路旁、杂草丛中、林下及河边等处。主要分布于播州、汇川、仁怀、桐梓、绥阳等地。

药材名 贯叶连翘(全草)。

采收加工 秋季采收。7～10 月采收全草，洗净，晒干。

性味归经 苦、涩，平。归肝经。

功能主治 收敛止血，调经通乳，清热解毒，利湿。主治咯血，吐血，肠风下血，崩漏，外伤出血，月经不调，乳妇乳汁不下，黄疸，咽喉疼痛，目赤肿痛，尿路感染，口鼻生疮，痈疖肿毒，烫火伤。

用法用量 内服：煎汤，9～15 g。外用：适量，鲜品捣敷；或揉绒塞鼻；或研末调敷。

用药经验 ①血滞痛经：贯叶连翘、元宝草、当归各 10 g，香附子 6 g，鸡血藤 15 g，水煎服。②黄疸性肝炎：贯叶连翘 60 g，水煎服。③无名肿毒，烫火伤：鲜贯叶连翘捣烂敷；干粉用麻油或鸡蛋清调敷。④吐血，崩漏下血：贯叶连翘 25 g，墨旱莲 12 g，蒲黄炭 10 g，水煎服。⑤乳少：贯叶连翘 30 g，炖肉吃。⑥肠风出血：贯叶连翘、炒槐花、地瓜藤根各 15 g，棕树根 10 g，水煎服。

元宝草 *Hypericum sampsonii* Hance

别名 对叶草、宝塔草、对月莲。

形态特征 多年生草本，高约 65 cm，光滑无毛；茎

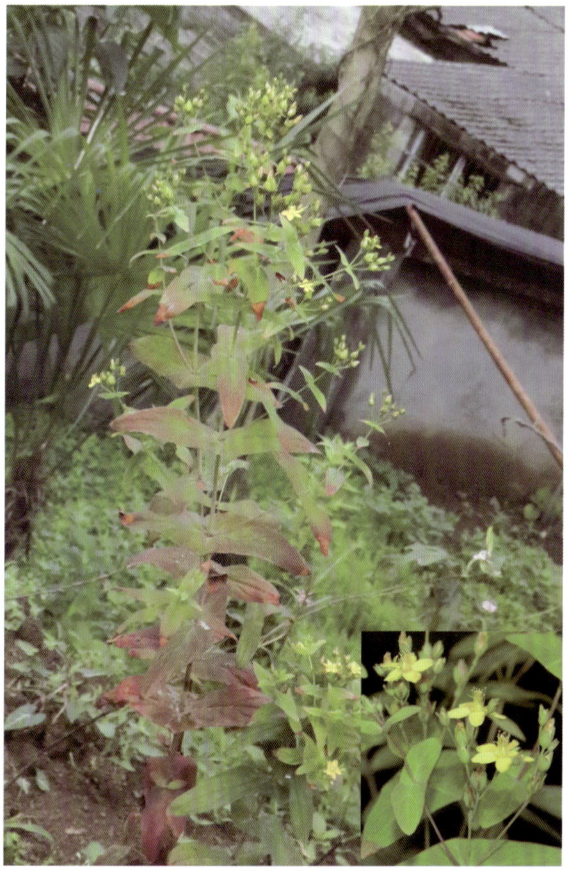

▲ 元宝草植物

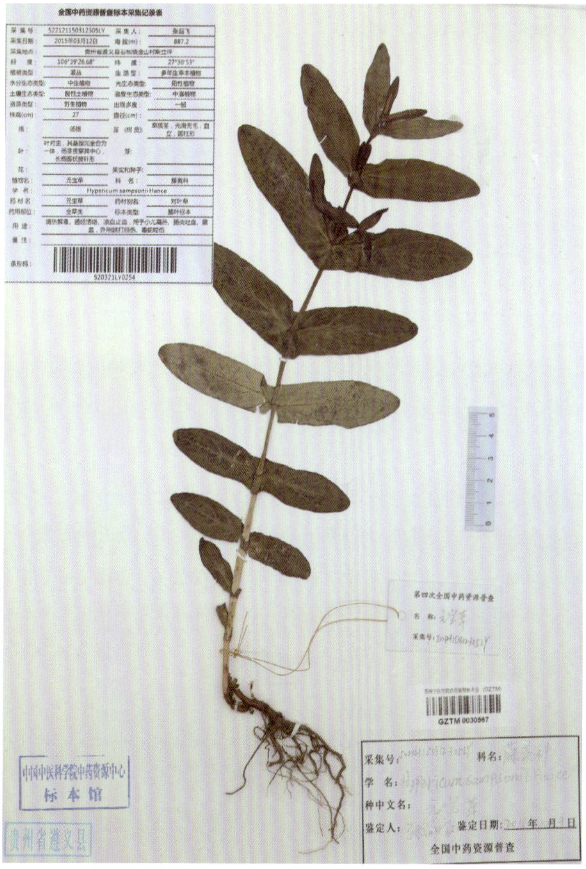

▲ 元宝草腊叶标本

直立，圆柱形。叶对生，其基部完全合生为一体，而茎贯穿其中心，长椭圆状披针形，两叶长 7～13 cm，宽约 2.5 cm。花小，黄色；萼片、花瓣各 5 片；雄蕊 3 束；花柱 3 个。蒴果卵圆形，3 室，具黄褐色腺体。花期 5～6 月，果期 7～8 月。

生境及分布　生于海拔 1 500 m 以下的路旁、山坡、草地、灌丛、田边、沟边等阴湿处。主要分布于播州、红花岗、汇川、桐梓等地。

药材名　元宝草（全草）。

采收加工　夏、秋季采收，洗净，晒干或鲜用。最佳采收时间为 6～7 月，拔取全草，除去草叶面上的泥沙杂质，放于通风处晒干。以叶多，带花、果者为佳。

性味归经　苦、辛，寒。归肝、脾经。

功能主治　凉血止血，清热解毒，活血调经，祛风通络。主治吐血，咯血，衄血，血淋，月经不调，痛经，跌打损伤，风湿痹痛，腰腿痛；外用治头癣，口疮，目翳。

用法用量　内服：煎汤，9～15 g，鲜品 30～60 g。外用：适量，鲜品洗净捣敷；或干品研末外敷。

使用注意　无瘀滞者忌服，孕妇慎用。

用药经验　①跌打扭伤肿痛：鲜元宝草根 15 g，酒、水各半煎服，另用元宝草叶，加酒糟，一同捣烂均匀敷伤处。②肺结核咯血：元宝草 15～30 g，百部 12 g，仙鹤草、紫金牛、牯岭勾儿茶各 15 g，水煎服。一般需要服药 1～3 个月。③吐血，衄血：元宝草 30 g，金银花 15 g，水煎服。④月经不调、经闭、痛经：元宝草 30 g，水煎服。

罂粟科

贵州黄堇 *Corydalis parviflora* Z. Y. Su et Lidén

别名　黄堇、岩黄连、断肠草。

形态特征　多年生石生无毛草本，高 25～35 cm，具主根。茎分枝，具叶。基生叶具长柄，叶片三角形，长 7～10 cm，宽 10～15 cm，二回三出，末回小叶具短柄，卵圆形，全缘至轻微分裂或具粗的疏齿，下面苍白色，长 3～4 cm，宽 1.5～2 cm。茎生叶与基生叶相似，但常近一回羽状分裂，小叶较少分裂。总状花序具长花序轴和密生 5～10 花，果期变疏离。苞片披针形。花梗果期不伸长。花黄色，小而不明显。外花瓣具短鸡冠状突起。蜜腺体无或短。柱头小，横向长圆形，上部 2 叉状分裂，各枝顶端具 1 大乳突，下部具 1 对小的并生乳突。蒴果线状披针形，长约 2.5 cm，具 1 列种子。花、果期 3～4 月。

生境及分布　生于海拔 650～1 400 m 的石灰岩缝隙中。主要分布于播州、汇川等地。

药材名　贵州黄堇（全草）。

采收加工　秋后采挖，除去泥沙，洗净，切段，晒干。

性味　苦，凉。

功能主治　清热解毒。主治疮疡肿毒，毒蛇咬伤。

用法用量　外用：适量，捣敷患处。治疗毒蛇咬伤只起到缓解作用，后需立即就医。

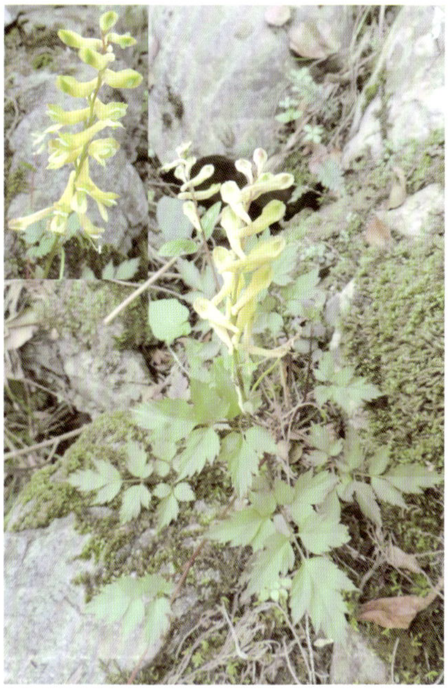

▲ 贵州黄堇植物

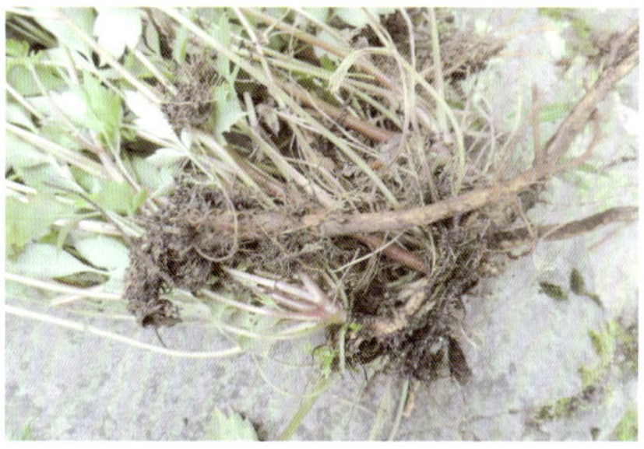

▲ 贵州黄堇根

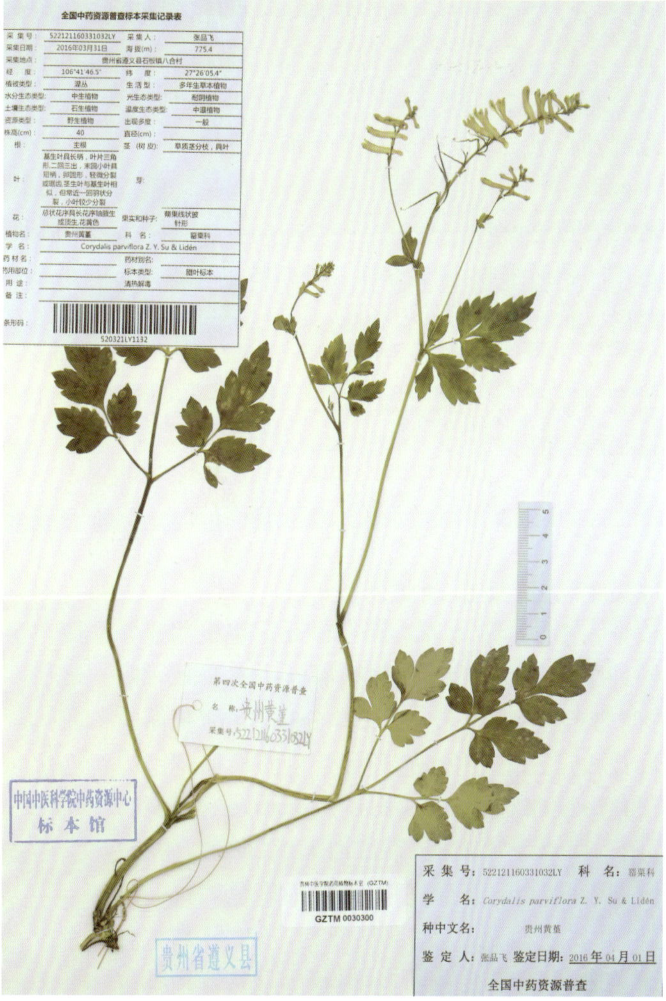

▲ 贵州黄堇腊叶标本

石生黄堇 *Corydalis saxicola* Bunting

别名 岩黄连、岩连、土黄连。

形态特征 多年生草本，高 15～40 cm。主根发达。茎 1～3 条，丛生，软弱。叶具长柄；叶片轮廓三角状卵圆形，二回羽状全裂，一回裂片 5 枚，具短柄，二回裂片常 3 枚，菱形或卵形，长 2～5 cm，宽 1～3 cm，先端尖，边缘具粗齿。总状花序顶生或与叶对生，长 7～14 cm；苞片椭圆形至披针形；花梗与苞片等长或略短；花冠金黄色，外花瓣鸡冠状突起仅限于龙骨状突起之上，不伸达顶端，下花瓣基部具小瘤状突起，内花瓣具厚而伸出顶端的鸡冠状突起；柱头 2 裂。蒴果圆柱状，略弯曲。种子多数，圆

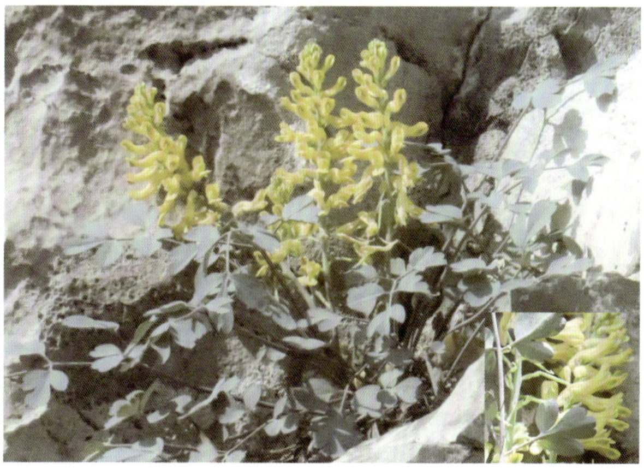

▲ 石生黄堇植物

形，种阜杯状，包住种子一半。花期 3～4 月，果期 5～7 月。

生境及分布 生于海拔 600～1 690 m 的山地林缘岩石隙缝及石灰岩缝隙中。主要分布于播州、汇川等地。

药材名 岩黄连（根）。

采收加工 秋后采收，除去杂质，洗净，晒干。

性味归经 苦，凉。归胃、大肠经。

功能主治 清热解毒，利湿，止痛止血。主治肝炎，口舌糜烂，火眼，目翳，痢疾，腹泻，腹痛，痔疮出血。

用法用量 内服：煎汤，3～15 g。外用：适量，研末点患处。

用药经验 ①肝病：岩黄连 15 g，水煎服。②痔疮出血及红痢：岩黄连 15 g，蒸酒 100 g 服。③急性腹痛：岩黄连 10 g，生吃。

地锦苗 *Corydalis sheareri* S. Moore

别名 飞菜、尖距紫堇、断肠草。

形态特征 多年生草本，高 20～40 cm。主根明显，具多数纤维根；根茎粗壮，干时黑褐色。茎 1～2，绿色，有时带红色，多汁液，上部具分枝，下部裸露。基生叶数枚，长 12～30 cm，具带紫色的长柄，叶片轮廓三角形或卵状三角形，长 3～13 cm，二回羽状全裂，第一回全裂片具柄，第二回无柄，卵形，中部以上具圆齿状深齿，下部宽楔形，表面绿色，背面灰绿色，叶脉在表面明显，背面稍凸起；茎生叶数枚，互生于茎上部，与基生叶同形，但较小且具较短柄。总状花序生于茎及分枝先端，长 4～10 cm，有 10～20 花，通常排列稀疏；苞片下部者近圆形，3～5 深裂，中部者倒卵形，3 浅裂，上部者狭倒卵形至倒披针形，全缘；花梗通常短于苞片。萼片鳞片状，近圆形，具缺刻状流苏；花瓣紫红色，平伸，上花瓣长 2～2.5 cm，花瓣片舟状卵形，边缘有时反卷，背部具短鸡冠状突起，鸡冠超出瓣片先端，边缘具不规则的齿裂，矩圆锥形，末端极尖，长为花瓣片的一倍半，下花瓣长 1.2～1.8 cm，匙形，花瓣片近圆形，边缘有时反卷，先端具小尖突，背部鸡冠状突起，月牙形，超出花瓣，边缘具不规则的齿裂，爪条形，长约为花瓣片的 2 倍，内花瓣提琴形，花瓣片倒卵形，具 1 侧生囊，爪狭楔形，长于花瓣片；雄蕊束长 1～1.4 cm，花药小，绿色，花丝披针形，蜜腺体贯穿距的 2/5；子房狭椭圆形，具 2 列胚珠，花柱稍短于子房，柱头双卵形，绿色，具 8～10 乳突。蒴果狭圆柱形，长 2～3 cm，粗 1.5～2 mm。种子近圆形，黑色，具光泽，表面具多数乳突。花、果期 3～6 月。

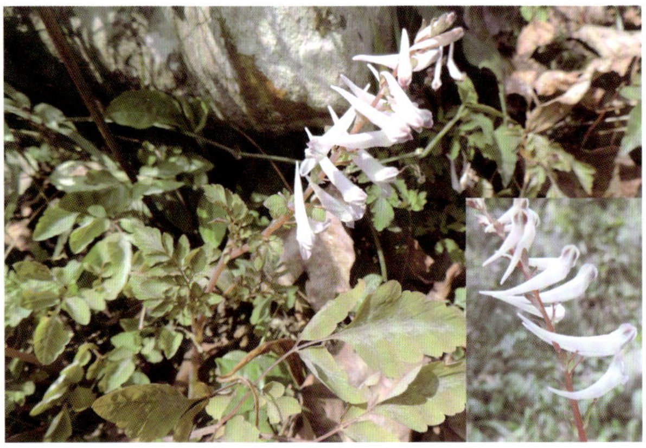

▲ 地锦苗植物

生境及分布 生于海拔 400～2 600 m 的水边或林下潮湿地。主要分布于播州、仁怀、习水、桐梓等地。

药材名 护心胆（全草或块茎）。

采收加工 春、夏季采集全草；冬、春季采挖块茎。均洗净，鲜用或晒干。

性味归经 苦、辛，寒。有小毒。归心、肝、胃经。

功能主治 活血止痛，清热解毒。主治腹痛泄泻，跌打损伤，痈疮肿毒，目赤肿痛，胃痛。

用法用量 内服：煎汤，3～6 g；研末，1.5～3 g。外用：适量，捣敷。

用药经验 ①痈疮肿毒，目赤肿痛，蛇虫咬伤：鲜护心胆适量，捣烂，外敷患处。②湿热胃痛，腹痛泄泻：护心胆（根茎）3～6 g，水煎服或嚼服。

延胡索 *Corydalis yanhusuo* W. T. Wang

别名　延胡、玄胡索、元胡索。

形态特征　多年生草本。无毛；块茎球形，直径0.7～2 cm。茎高9～20 cm，在基部之上生1鳞片，其上生3～4片叶。叶片轮廓三角形，长达7.5 cm，二回三出全裂，二回裂片近无柄或具短柄，不分裂或二至三全裂或深裂，末回裂片披针形或狭卵形，长1.2～3 cm。总伏花序长3～6.5 cm；苞片卵形、狭卵形或狭倒卵形，通常全缘或有少数牙齿；萼片极小，早落；花瓣紫红色，上面花瓣长1.5～2 cm，顶端微凹，距圆筒形，长1～1.2 cm，下面花瓣基部具浅囊状突起。蒴果条形，长约2 cm。花期3～4月，果期5～6月。

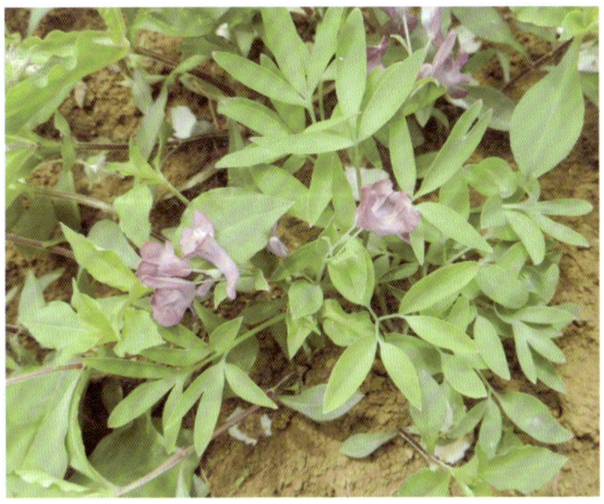

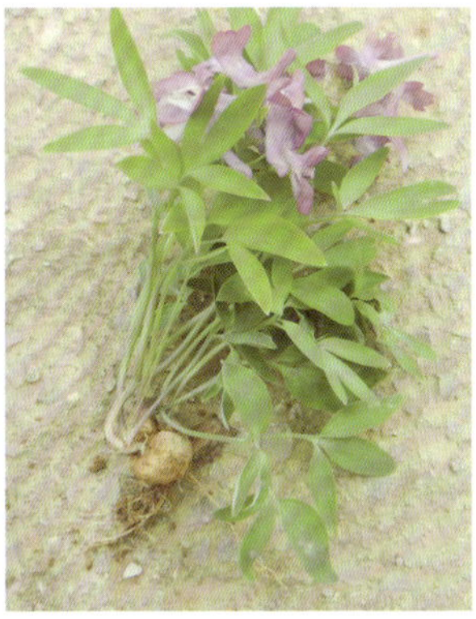

▲ 延胡索植物

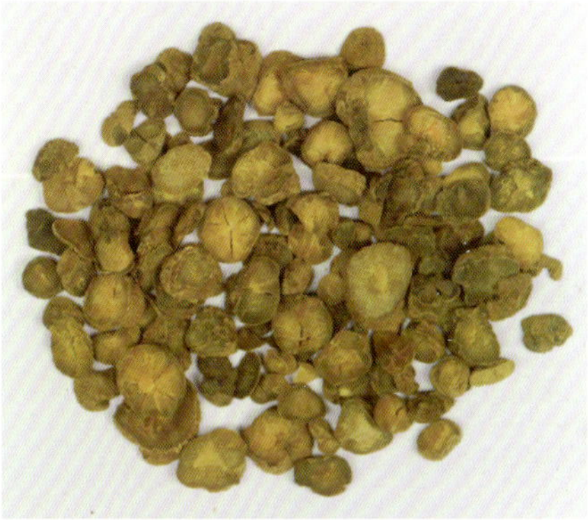

▲ 醋延胡索药材

生境及分布　生长在旷野草地、山地林下或丘陵林缘。主要分布于播州，有少量栽培。

药材名　延胡索(块茎)。

采收加工　夏初茎叶枯萎时采挖，除去须根，杂质，洗净，置沸水中煮至无白心时取出，晒干，切厚片或捣碎。生用或醋炙用。

性味归经　辛、苦，温。归肝、脾经。

功能主治　活血，行气，止痛。主治胸胁、脘腹疼痛，胸痹心痛，寒疝腹痛，经闭痛经，产后瘀阻腹痛，跌仆肿痛，风湿痹痛，心腹及肢体疼痛。为治一身上下诸痛之要药。

用法用量　内服：煎汤，9～15 g；研末，每次1.5～3 g，温水送服。醋炙可增强行气止痛作用。

使用注意　孕妇慎用。

用药经验　①气滞血瘀的脘腹疼痛：醋延胡索、炒川楝子，同量打粉，每次1.5～3 g，温水送服。②跌打损伤：延胡索炒黄研末，每次3～6 g，开水送服，亦可加黄酒适量同服。③下痢腹痛：延胡索9 g，研末，米汤送下。

血水草 *Eomecon chionantha* Hance

别名　黄水芋、水黄连。

形态特征　植物无毛，含红黄色汁液；根状茎横生。叶基生，具长柄；叶片卵状心形，长3～9 cm，宽5～10 cm，顶端急尖，边缘波伏，下面有白粉，基出脉5～7条；叶柄长10～30 cm，基部具狭鞘。花草高20～40 cm；聚伞花序伞房状，具3至5朵花；苞片狭卵形；花梗长1～5 cm；萼片2，在下部合生，船形，长0.6～1.5 cm，顶端渐尖，早落；花瓣4，白色，倒卵形，长1.4～1.8 cm；雄蕊多数，花药矩圆形，花丝丝形；子房卵形，花柱明显，顶端2浅裂。花期3～6月，果期5～7月。

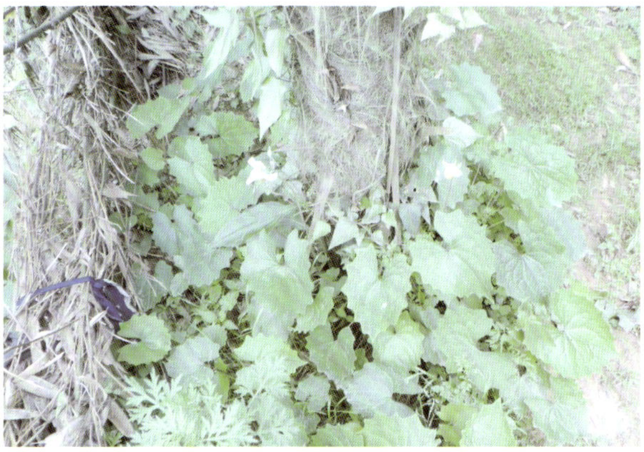

▲ 血水草植物

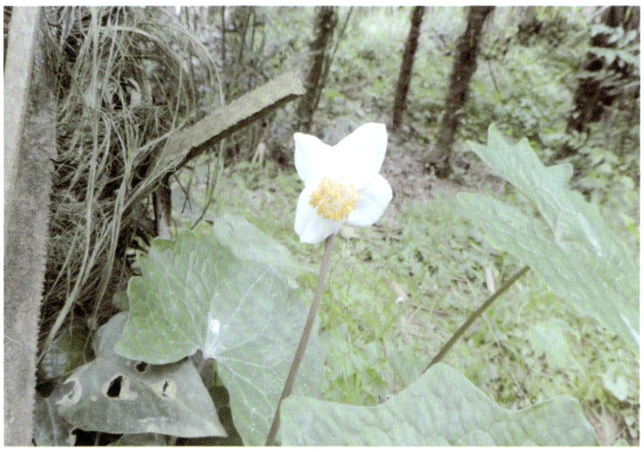

▲ 血水草花

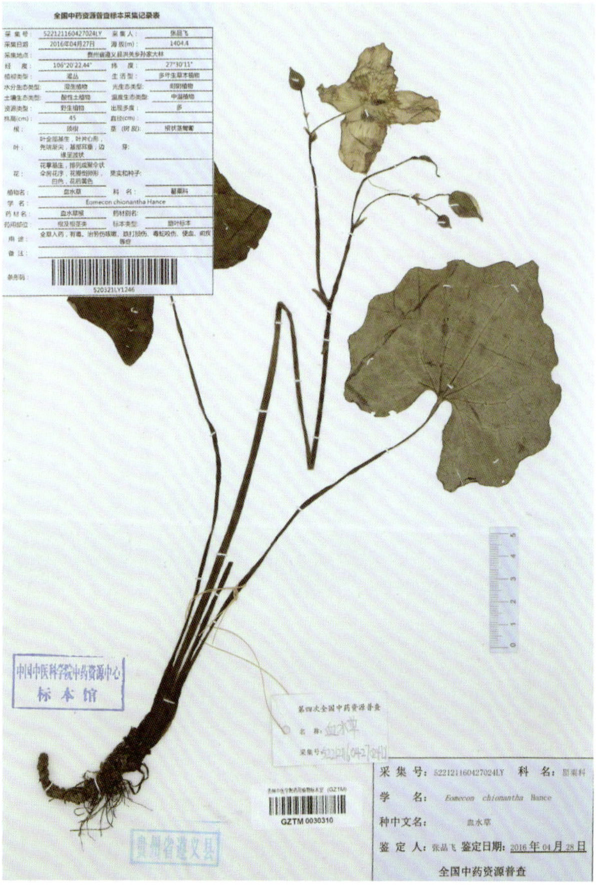

▲ 血水草腊叶标本

生境及分布　生于海拔700～2 200 m的山谷、路旁、灌丛下、溪边、林下阴湿肥沃地。主要分布于播州、仁怀、习水、桐梓等地。

药材名　血水草(全草)，血水草根(根及根茎)。

采收加工　1. 血水草。秋季采集全草，鲜用或晒干。

2. 血水草根。9～10月采挖，洗净，切片，晒干或鲜用。

性味归经　1. 血水草。苦，寒。有小毒。归肝、肾经。

2. 血水草根。苦、辛，凉。有小毒。归肝、肾经。

功能主治　1. 血水草。清热解毒，活血止痛，止血。主治目赤肿痛，咽喉疼痛，口腔溃疡，疔疮肿毒，毒蛇咬伤，癣疮，湿疹，跌打损伤，腰痛，咳血。

2. 血水草根。清热解毒，散瘀止痛。主治风热目赤肿痛，咽喉疼痛，尿路感染，疮疡疖肿，毒蛇咬伤，产后小腹瘀痛，跌打损伤，湿疹，疥癣等。

用法用量　1. 血水草。内服：煎汤，6～30 g；或浸酒。外用：鲜草适量，捣烂敷；或晒干研末调敷；或煎水洗。

2. 血水草根。内服：煎汤，5～15 g；或浸酒。外用：适量，捣敷；或研末调敷。

用药经验　①小儿癣疮：血水草晒干研末，用菜油调涂抹。②无名肿毒：鲜血水草15 g，捣烂敷患处。③口腔溃疡：血水草全草适量，捣烂，绞汁漱口。④毒蛇咬伤：血水草适量，捣烂，兑淘米水外洗，外敷；亦可内服。⑤咽喉肿痛：血水草根5 g，山豆根10 g，水煎服。

博落回 *Macleaya cordata*（Willd.）R. Br.

别名　号筒草、勃勒回、山梧桐。

形态特征　多年生直立草本植物，基部具乳黄色浆汁。茎光滑高达4 m，粗达1 cm，圆柱形，中空，有白粉，上部分枝，含橙色液汁。单叶互生，宽卵形或近圆形，长5～20 cm，宽5～24 cm，5或9浅裂，边缘波状或具波伏牙齿，下面有白粉。圆锥花序长15～30 cm，具多数花；萼片2，黄白色，倒披针状船形；花瓣不存；雄蕊20～36。蒴果倒披针形或狭倒卵形，长1.7～2.3 cm，具4～6颗种子。花期6～8月，果期7～10月。

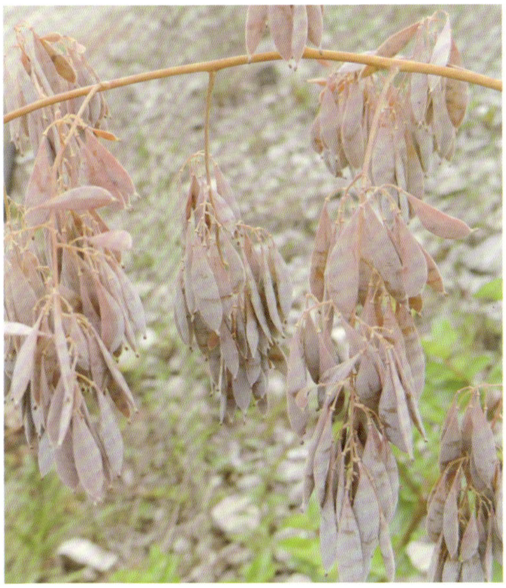

▲ 博落回

生境及分布　生于海拔600～1 200 m的丘陵或低山林、灌丛、草丛、村边或路旁。主要分布于播州、习水、正安、绥阳等地。

药材名　博落回（带根全草）。

采收加工　秋、冬季采收，根茎与茎叶分开，晒干。干燥处保存。鲜用随时可采。

性味归经　苦、辛，寒。有大毒。归心、肝、胃经。

功能主治　散瘀，祛风，解毒，止痛，杀虫。主治痈疮疔肿，下肢溃疡，臁疮，痔疮，湿疹，蛇虫咬伤，跌打肿痛，风湿关节痛，龋齿痛，顽癣，滴虫性阴道炎

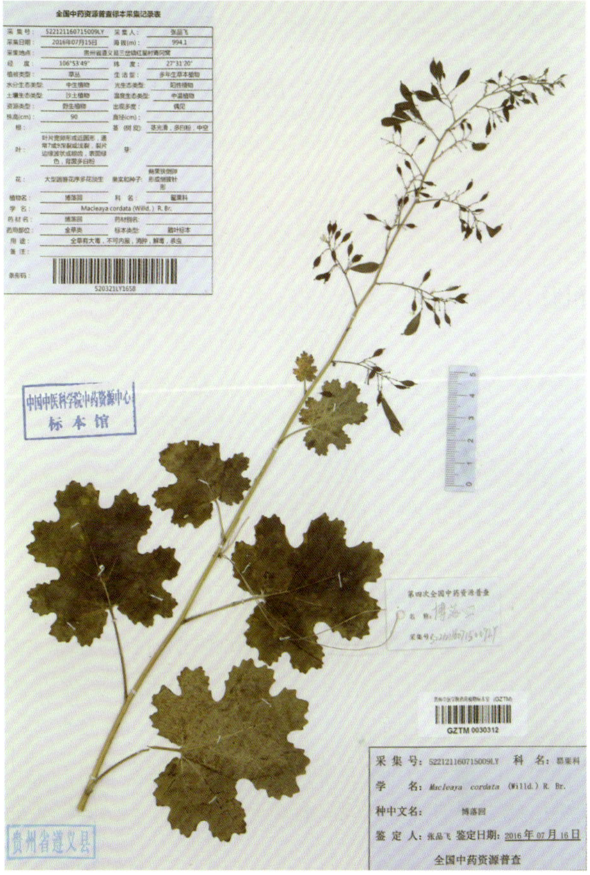

▲ 博落回腊叶标本

及酒糟鼻，烧烫伤。作农药可防治稻椿象、稻苞虫、钉螺。

用法用量　外用：适量，捣敷；或煎水熏洗；或研末调敷。

使用注意　本品有大毒，禁内服，孕妇禁用。

用药经验　①臁疮：博落回全草，烧存性，研极细末，撒于疮口内；或用麻油调搽；或同生猪油捣和成膏敷贴。②黄癣（癞痢）：先剃头发，再用博落回100 g，明矾50 g，煎水洗，每日1次，共7日。③蜈蚣、黄蜂蛰伤：取新鲜博落回茎，折断，有黄色汁液流出，以汁搽患处。④水火烫伤：博落回根研末，棉花子油调搽。⑤滴虫性阴道炎：博落回水煎，冲洗阴道。

十字花科

芸苔 *Brassica campestris* L.

别名 油菜、胡菜、寒菜。

形态特征 一年生活二年生草本，高1 m左右。茎粗壮，直立，分枝或不分枝，无毛或近无毛，稍带粉霜。基生叶大头羽裂，顶裂片圆形或卵形，边缘有不整齐弯缺牙齿，侧裂片1至数对，卵形；叶柄宽，长2～6 cm，基部抱茎；下部茎生叶羽状半裂，长6～10 cm，基部扩展且抱茎，两面有硬毛及缘毛；上部茎生叶长圆状倒卵形、长圆形或长圆状披针形，长2.5～15 cm，宽0.5～5 cm，基部心形，抱茎，两侧有垂耳，全缘或有波状细齿。总状花序在花期成伞房状，以后伸长；花鲜黄色；萼片长圆形，直立开展，顶端圆形，边缘透明，稍有毛；花瓣倒卵形，顶端近微缺，基部有爪。长角果线形，长3～8 cm，宽2～4 mm，果瓣有中脉及网纹，萼直立；果梗长5～15 mm。种子球形。紫褐色。花期3～4月，果期5月。

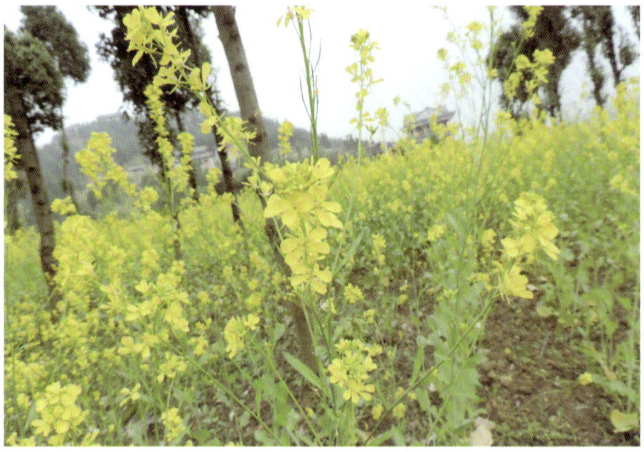

▲ 芸苔植物

生境及分布 全国各地均有栽培。主要分布于播州、汇川、绥阳、正安等地。

药材名 芸苔(嫩茎叶)，芸苔子(成熟种子)。

采收加工 1. 芸苔。2～3月采收，多鲜用。
2. 芸苔子。夏季果实成熟、果皮尚未开裂时采割植株，晒干，打下种子，除去杂质，再晒干。以饱满、表面光滑、无杂质者为佳。

性味归经 1. 芸苔。辛、甘，平。归肺、肝、脾经。
2. 芸苔子。甘、辛，温。归肝、肾经。

功能主治 1. 芸苔。凉血散血，解毒消肿。主治血痢，丹毒，热毒疮肿，乳痈，风疹，劳伤吐血。
2. 芸苔子。行气祛瘀，消肿散结。主治痛经，产后瘀血腹痛，恶露不净；外用治痈疖肿痛。

用法用量 1. 芸苔。内服：煮食，30～300 g；捣汁服，20～100 ml。外用：适量，煎水洗或捣敷。
2. 芸苔子。内服：煎汤，3～9 g。外用：适量，捣烂用鸡蛋清调敷患处。

使用注意 1. 芸苔。麻疹后、疮疥、目疾患者不宜食。
2. 芸苔子。阴血虚，大便溏者禁服。

用药经验 ①女子吹乳：芸苔菜，捣烂敷之。②赤游肿半身红，渐渐展引不止：芸苔叶杵烂，敷之。③豌豆疮：芸苔适量，水煎外洗。

荠 *Capsella bursa-pastoris* (L.) Medic.

别名 护生草、净肠草、地米菜。

形态特征 一年或二年生草本，高 10～50 cm，无毛、有单毛或分叉毛；茎直立，单一或从下部分枝。基生叶丛生呈莲座状，大头羽状分裂，长 6～12 cm，宽 1.5～3 cm，顶裂片卵形至长圆形，侧裂片 3～8 对，长圆形至卵形，顶端渐尖，浅裂、或有不规则粗锯齿或近全缘，叶柄长 5～40 mm；茎生叶窄披针形或披针形，基部箭形，抱茎，边缘有缺刻或锯齿。总状花序顶生及腋生，果期延长达 20 cm；花梗长 3～8 mm；萼片长圆形；花瓣白色，卵形，有短爪。短角果倒三角形或倒心状三角形，扁平，无毛，顶端微凹，裂瓣具网脉；花柱长约 0.5 mm；果梗长 5～15 mm。种子 2 行，长椭圆形，浅褐色。花期 3～5 月，果期 4～7 月。

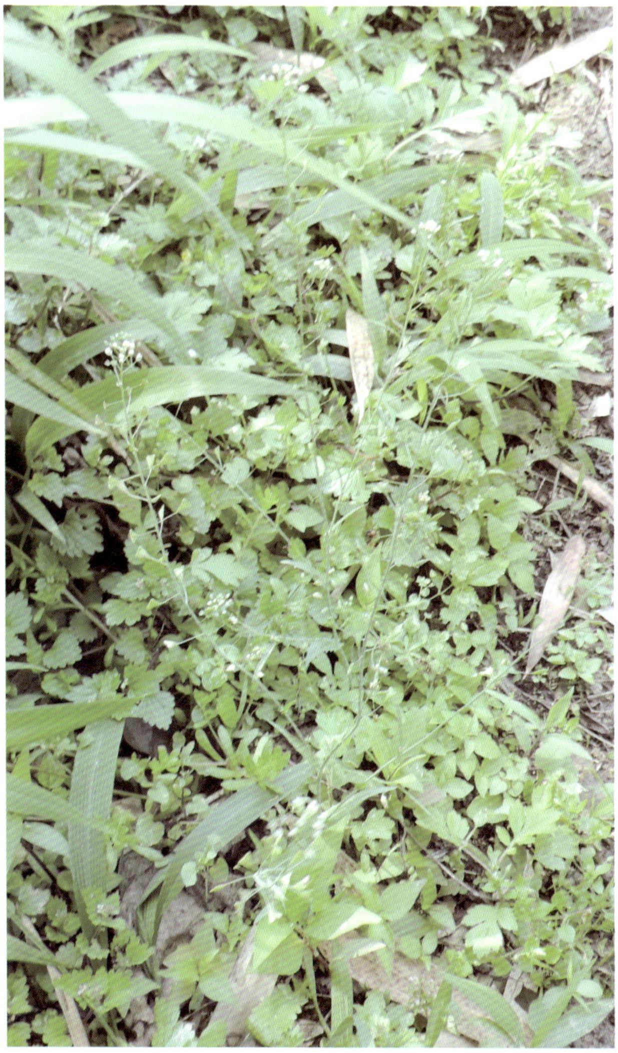

▲ 荠生境

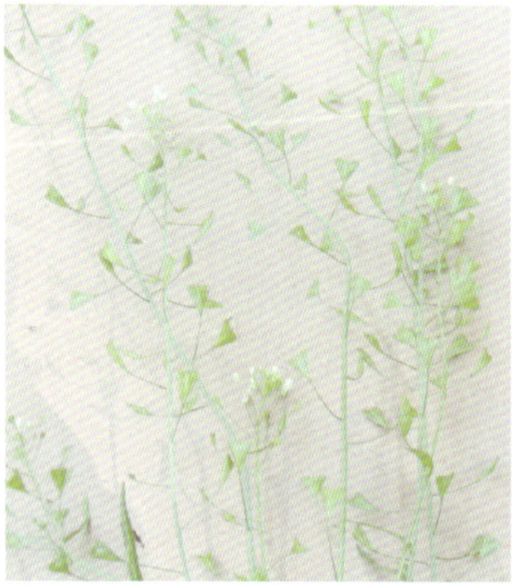

▲ 荠果

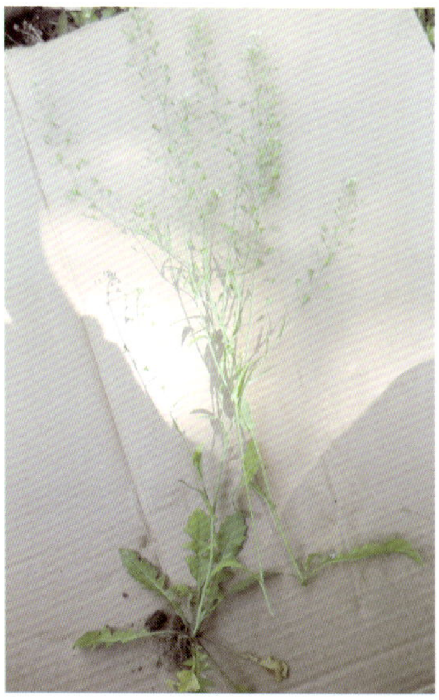

▲ 荠植物

生境及分布 生于海拔 50～2 000 m 的山坡、田边及路旁。主要分布于播州、习水、桐梓、务川等地。

药材名 荠菜(全草)，荠菜子(成熟种子)。

采收加工 1. 荠菜。3～5 月采收，洗净，晒干。2. 荠菜子。6 月间果实成熟时，采摘果枝，晒干，揉出种子。

性味归经 1. 荠菜。甘、淡,凉。归肝、心、肺经。
2. 荠菜子。甘,平。归肝经。

功能主治 1. 荠菜。凉肝止血,平肝明目,清热利湿。主治吐血,衄血,咯血,尿血,崩漏,目赤疼痛,眼底出血,高血压病,赤白痢疾,肾炎水肿,乳糜尿。
2. 荠菜子。祛风明目。主治目痛,青盲翳障。

用法用量 1. 荠菜。内服:煎汤,15～30 g;鲜品60～120 g;或入丸、散。外用:适量,捣汁点眼。
2. 荠菜子。内服:煎汤,10～30 g。

用药经验 ①高血压:荠菜、夏枯草各 60 g,水煎服。②乳糜尿:鲜荠菜(连根)200～500 g 洗净煮汤(不加油盐),顿服或 3 次分服,连服 1～3 个月。③小儿麻疹火盛:鲜荠菜 50～100 g(干品 40～60 g),白茅根 200～250 g,水煎服,可代茶长服。④崩漏及月经过多:荠菜、龙牙草各 50 g,水煎服。

菘蓝 *Isatis indigotica* Fortune

别名 大蓝、板蓝根。

形态特征 二年生草本,植株高 50～100 cm。光滑被粉霜。根肥厚,近圆锥形,直径 2～3 cm,长 20～30 cm,表面土黄色,具短横纹及少数须根。基生叶莲座状,叶片长圆形至宽倒披针形,长 5～15 cm,宽 1.5～4 cm,先端钝尖,边缘全缘;或稍具浅波齿,有圆形叶耳或不明显;茎顶部叶宽条形,全缘,无柄。总状花序顶生或腋生,在枝顶组成圆锥状;萼片 4,宽卵形或宽披针形;花瓣 4,黄色,宽楔形,先端近平截,边缘全缘,基部具不明显短爪;雄蕊 6,4 长 2 短;雌蕊 1,子房近圆柱形,花柱界限不明显,柱头平截。短角果近长圆形,扁平,无毛,边缘具膜质翅,尤以两端的翅较宽,果瓣具中脉。种子长圆形,淡褐色。花期 4～5 月,果期 5～6 月。

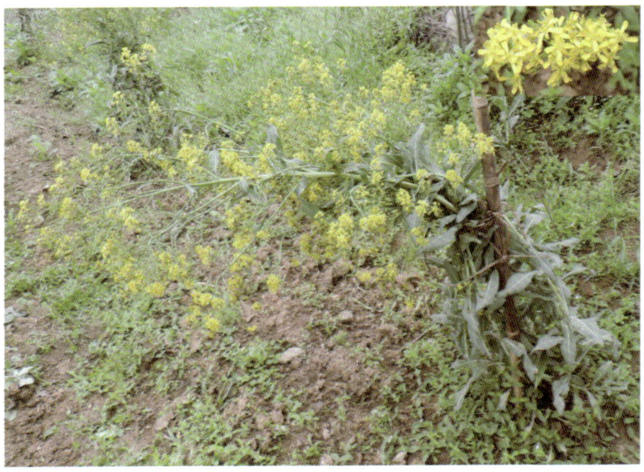

▲ 菘蓝植物

生境及分布 生长在山地林缘较潮湿的地方,多为栽培。主要分布于播州、正安、务川等地。

药材名 板蓝根(根),大青叶(叶),青黛(叶或茎叶经加工制得的干燥粉末或团块)。

采收加工 1. 板蓝根。收割茎叶 2～3 次,秋季挖根,去掉茎叶,除去泥沙,洗净,晒干。
2. 大青叶。夏、秋二季分 2～3 次采收,除去杂质,晒干。

性味归经 1. 板蓝根。苦,寒。归肝、胃经。
2. 大青叶。苦,寒。归心、胃经。
3. 青黛。咸,寒。归肝经。

功能主治 1. 板蓝根。清热解毒,凉血利咽。主治温毒发斑,舌绛紫暗,高热头痛,大头瘟疫,烂喉丹痧,丹毒,痄腮,喉痹,疮肿,水痘,麻疹,肝炎,流行性感冒。
2. 大青叶。清热解毒,凉血消斑。主治温邪入营,高热神昏,发斑发疹,黄疸,热痢,痄腮,喉痹,丹毒,痈肿。
3. 青黛。清热解毒,凉血,定惊。主治温毒发斑,血热吐衄,胸痛咳血,口疮,痄腮,喉痹,小儿惊痫。

用法用量 1. 板蓝根。内服:煎汤,15～30 g,大剂量可用 60～120 g;或入丸、散。外用:适量,煎汤熏洗。
2. 大青叶。内服:煎汤,9～15 g。外用:适量,捣敷或煎水洗。
3. 青黛。内服:宜入丸散用,1.5～3 g。外用:适量,干撒或调敷。

使用注意 板蓝根、大青叶、青黛。脾胃虚寒、体虚而无实火热毒者忌服。

用药经验 ①乙脑,流脑,感冒发热,腮腺炎:大青叶 15～50 g，海金沙根 50 g，水煎服，每日 2 剂。②肝硬化：板蓝根 50 g，茵陈 12 g，郁金 6 g，薏苡仁 9 g，水煎服。③流行性感冒：板蓝根 50 g，羌活 15 g，煎汤，每日 2 次分服，连服 2～3 日。④肝炎：板蓝根 30 g，水煎服。⑤天疱疮：青黛适量，鲜丝瓜叶捣烂敷患处；加少许菜油调和亦可。

萝卜 *Raphanus sativus* L.

别名 莱菔、菜头、芦菔。

形态特征 二年或一年生草本，高 20～100 cm，全体粗糙；直根粗壮，肉质，形状和大小多变化。茎分枝。基生叶和下部叶大头羽状分裂，长 8～30 cm，宽 3～5 cm，顶生裂片卵形，侧生裂片 4～6 对，向基部渐缩小，矩圆形，边缘有钝齿，疏生粗毛；上部叶矩圆形，有锯齿或近全缘。总状花序顶生；花淡紫红色或白色，直径 1～1.5 cm。长角果肉质，圆柱形，长 1.5～3 cm，在种子间缩细，并形成海绵质横隔，先端渐尖成喙；种子卵形，微扁，红褐色。花期 3～6 月，果期 5～8 月。

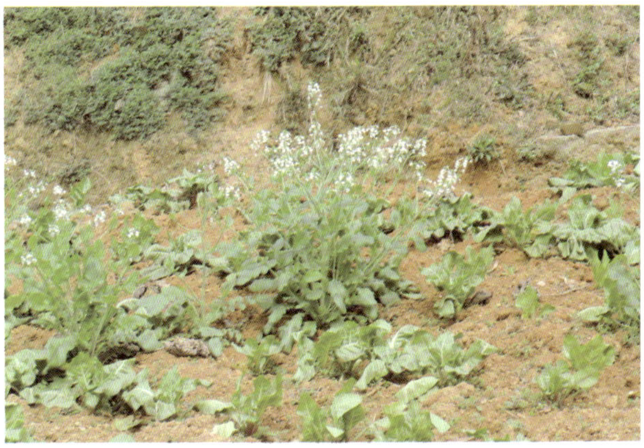

▲ 萝卜植物

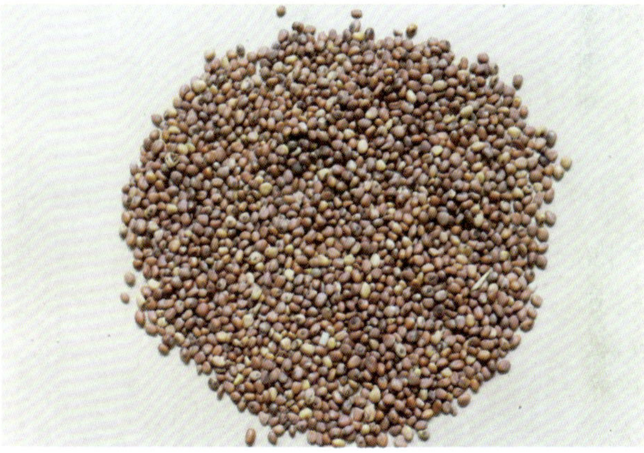

▲ 莱菔子药材

生境及分布 生长在山坡林下、草地、草坡及河岸边，多为栽培。主要分布于播州、仁怀、习水、桐梓、绥阳、务川等地。

药材名 莱菔子(成熟种子)。

采收加工 夏季果实成熟时采割植株，晒干，搓出种子，除去杂质，再晒干。生用或炒用。以粗大、饱满、油性大者为佳。

性味归经 辛、甘，平。归肺、脾、胃经。

功能主治 消食除胀，降气化痰。主治饮食停滞，脘腹胀痛，大便秘结，积滞泻痢，痰壅喘咳。炒用下气化痰，消食除胀。

用法用量 内服：煎汤，9～15 g；或入丸散，宜炒用。外用：适量，捣敷；或热酒调敷。

使用注意 气虚及无食积、痰滞者慎用。不宜与人参、熟地黄等补虚药同用。

用药经验 ①百日咳：白萝卜子，焙燥，研细粉，白砂糖水送服少许，一日数次。②跌打损伤，瘀血胀痛：生莱菔子 100 g，捣烂，热酒调敷。

金缕梅科

枫香树 *Liquidambar formosana* Hance

别名 枫香、枫香球。

形态特征 乔木，高达 40 m；小枝有柔毛。叶轮廓宽卵形，长 6～12 cm，掌伏 3 裂，边缘有锯齿，背面有柔毛或变无毛，掌伏脉 3～5 条；叶柄长达 11 cm；托叶红色，条形，长 1～1.4 cm，早落。花单性，雌雄同株；雄花排列成葇荑花序，无花被，雄蕊多数，花丝与花药近等长；雌花 25～40，排列成头状花序，(直径 1.5 cm)，无花瓣；萼齿 5，钻形，花后增长；子房半下位，2 室，胚珠多数，花柱 2，长 1 cm。头状果序圆球形，直径 2.5～4.5 cm，宿存花柱和萼齿针刺伏。花期 3～4 月，果期 5～11 月。

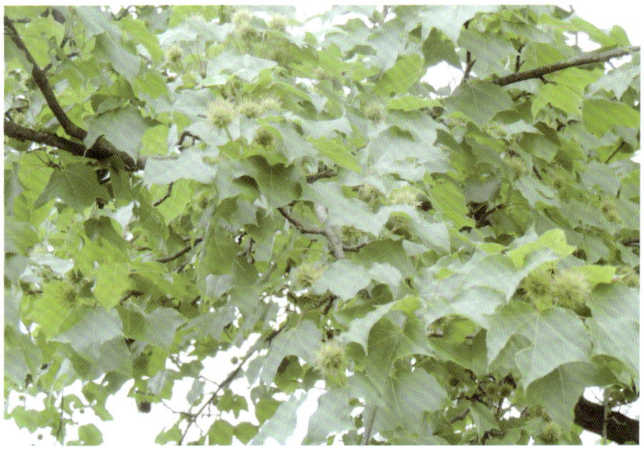

▲ 枫香树植物

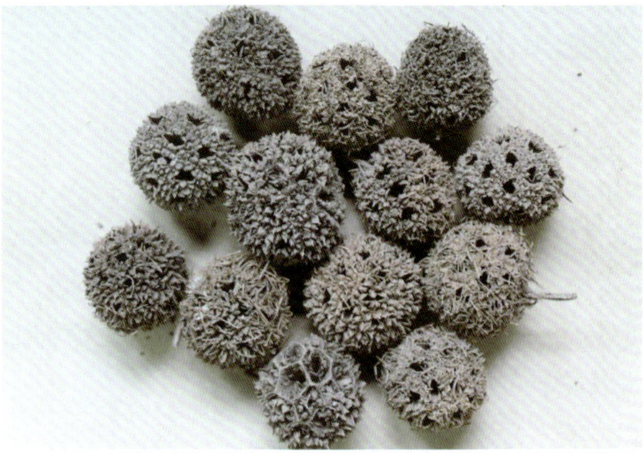

▲ 路路通药材

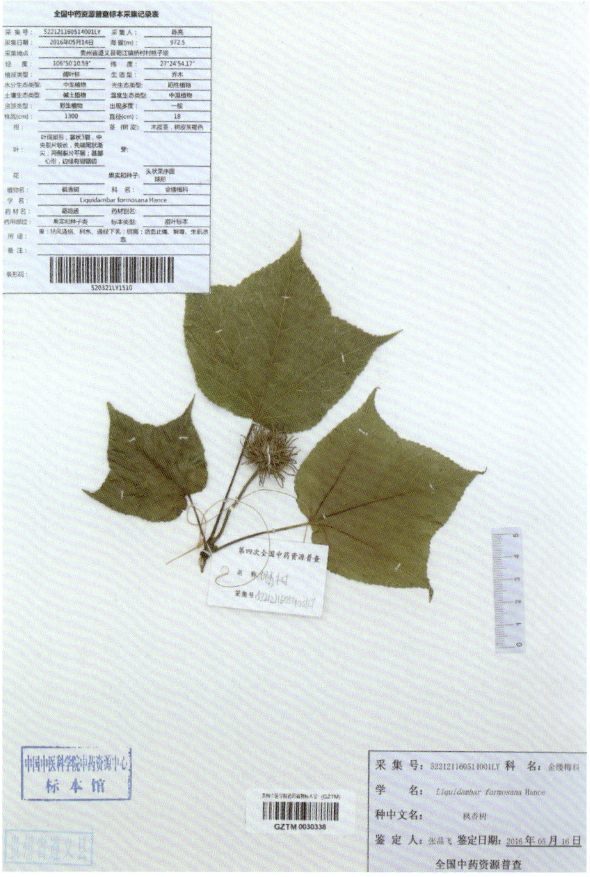

▲ 枫香树腊叶标本

生境及分布 生长在海拔 160～3 300 m 的平地、山坡草丛、沟边、杂树林中或村落附近。主要分布于播州、习水、绥阳、正安等地。

药材名 路路通(成熟果序)，枫香脂(树脂)，枫香树叶(叶),枫香树根(根),枫香树皮(皮)。

采收加工　1. 路路通。冬季果实成熟后采收,除去杂质,晒干。生用。

2. 枫香脂。7、8月间割裂树干,使树脂流出,10月至翌年4月采收,阴干。

3. 枫香树叶。春、夏季采摘,洗净,鲜用或晒干。

4. 枫香树根。秋、冬季采挖,洗净,去粗皮,晒干。

5. 枫香树皮。四季均可剥取树皮,洗净,晒干或烘干。

性味归经　1. 路路通。苦,平。归肝、肾经。

2. 枫香脂。辛、微苦,平。归肺、脾经。

3. 枫香树叶、枫香树根。辛、苦,平。归脾、肾、肝经。

4. 枫香树皮。辛、微苦,平。归肾、大肠经。

功能主治　1. 路路通。祛风活络,利水,通经,下乳。主治关节痹痛,肢体麻木,四肢拘挛,水肿胀满,小便不利,乳少,乳汁不通,乳房胀痛,经闭。

2. 枫香脂。活血止痛,解毒生肌,凉血止血。主治跌打损伤,痈疽肿痛,咯血、衄血,外伤出血。

3. 枫香树叶。行气止痛,解毒,止血。主治胃脘疼痛,伤暑腹痛,痢疾,泄泻,痈肿疮疡,湿疹,吐血,咳血,创伤出血。

4. 枫香树根。解毒消肿,祛风止痛。主治痈疽疔疮,风湿痹痛,牙痛,湿热泄泻,痢疾,小儿消化不良。

5. 枫香树皮。除湿止泻,祛风止痒。主治泄泻,痢疾,大风癞疮,痒疹。

用法用量　1. 路路通。内服:煎汤,9～15 g。

2. 枫香脂。内服:1.5～3 g,宜入丸散服。外用:适量,捣敷;或研末撒。

3. 枫香树叶。内服:煎汤,15～30 g;或鲜品捣汁。外用:适量,捣烂敷。

4. 枫香树根。内服:煎汤,15～30 g;或捣汁。外用:适量,捣敷。

5. 枫香树皮。内服:煎汤,鲜品30～60 g。外用:适量,煎水洗;或研末调敷。

使用注意　1. 路路通。月经过多及孕妇慎服。

2. 枫香脂。孕妇禁用。

用药经验　①耳内流黄水:路路通15 g,水煎服。②风湿关节痛:路路通、秦艽、桑枝、海风藤、橘络、薏苡仁各适量,水煎服;或枫香树根30～60 g,水煎服。③产妇乳少:路路通、无花果各10 g,水煎服。④痈疔:鲜枫香树根60 g,红糖30 g,酒糟15 g,共捣烂敷患处。⑤水泻水痢:枫香树皮适量,水煎服。⑥大风癞疮:枫香树皮,烧存性,和轻粉各等分,为细末,麻油调搽。⑦泄泻:枫香树叶、青蒿、松针各适量,水煎服。

红花檵木 *Loropetalum chinense* var. *rubrum* Yieh

别名　红继木、红梽木。

形态特征　常绿或半落叶灌木至小乔木,多分枝,小枝有星毛。叶革质,卵形,长2～5 cm,宽1.5～2.5 cm,顶端尖锐,基部钝,不等侧,叶面略有粗毛或秃净,干后暗绿色,无光泽,背面红色,被星毛,侧脉约5对,在上面明显,在下面凸起,全缘;叶柄长2～5 mm,有星毛;托叶膜质,三角状披针,早落。花3～8朵簇生,有短花梗,红色,花序柄长约1 cm,被毛;苞片线形;萼筒杯状,被星毛,萼齿卵形,花后脱落;花瓣4片,带状,顶端圆或钝;雄蕊4枚,花丝极短,药隔凸出成角状;退化雄蕊4枚,鳞片状,与雄蕊互生;子房完全下位,被星毛;花柱极短;胚珠1

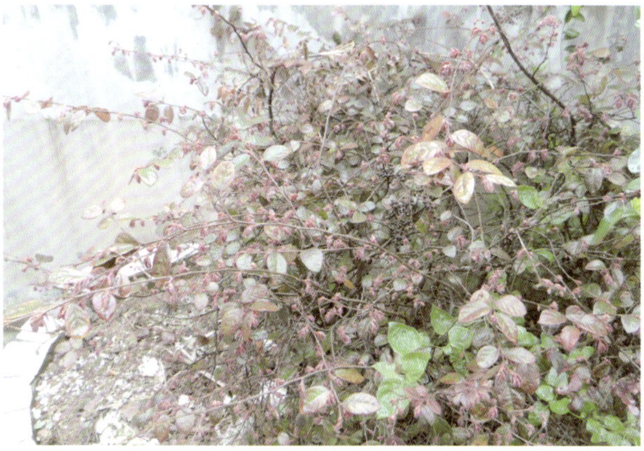

▲ 红花檵木植物

个，垂生于心皮内上角。蒴果卵圆形，顶端圆，被褐色星状茸毛，萼筒长为蒴果的 2/3。种子圆卵形，黑色，发亮。花期 3～4 月。

生境及分布 生于向阳山坡、路边、灌木林、丘陵地及郊野溪沟边，多为栽培。主要分布于播州、仁怀、桐梓等地。

药材名 红花檵木(根、叶和花)。

采收加工 根、叶全年均可采收鲜用或晒干；花于清明前后采，鲜用或阴干。

性味归经 苦、涩，平。

功能主治 根：活血化瘀。主治类风湿痛和跌打损伤。叶、花：止血止痛，止泻，生肌。主治肺热咳嗽，咯血，鼻衄，肠风便血，血痢，崩漏。

用法用量 内服：煎汤，6～10 g。外用：适量，研末撒；或鲜品揉团塞鼻。

景天科

八宝 *Hylotelephium erythrostictum* (Miq.) H. Ohba

别名 活血三七、土三七、八宝草。

形态特征 多年生草本。块根胡萝卜状。茎直立，高 30～70 cm，不分枝。叶对生，少有互生或 3 叶轮生，长圆形至卵状长圆形，长 4.5～7 cm，宽 2～3.5 cm，先端急尖，钝，基部渐狭，边缘有疏锯齿，无柄。伞房状花序顶生；花密生，直径约 1 cm，花梗稍短或同长；萼片 5，卵形，长 1.5 mm；花瓣 5，白色或粉红色，宽披针形，长 5～6 mm，渐尖；雄蕊 10，与花瓣同长或稍短，花药紫色；鳞片 5，长圆状楔形，长 1 mm，先端有微缺；心皮 5，直立，基部几分离。花期 8～10 月。

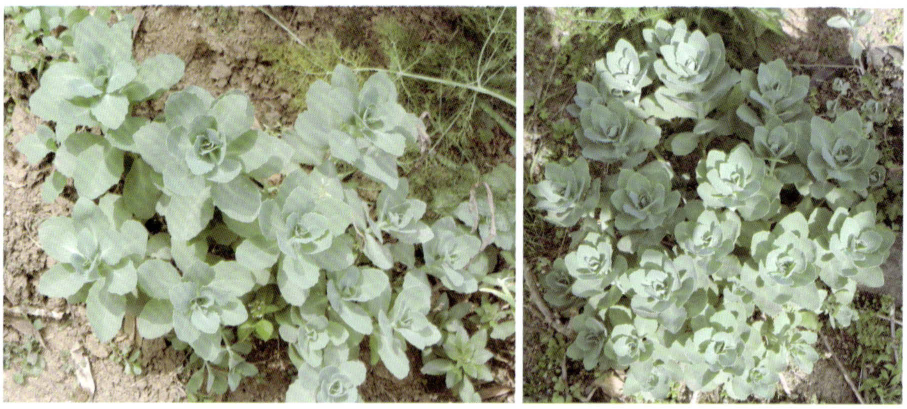

▲ 八宝植物

生境及分布 生于海拔 450～1 800 m 的山坡草地或沟边。主要分布于播州、红花岗、习水、绥阳等地。

药材名 景天(全草)。

采收加工 夏、秋季采挖全草，除去泥土，置沸水中稍烫，晒干。

性味归经 苦、酸，寒。归心、肝、肾、大肠经。

功能主治 清热解毒，止血。主治赤游丹毒，疔疮痈疖，火眼目翳，烦热惊狂，风疹，漆疮，烧烫伤，蛇虫咬伤，吐血，咯血，月经量多，外伤出血。

用法用量 内服：煎汤，15～30 g，鲜品 50～100 g；或捣汁。外用：适量，捣敷；或取汁磨涂、滴眼；或研粉调搽；或煎水外洗。

使用注意　脾胃虚寒者忌服。

用药经验　疔疮：景天适量，捣烂，调白酒敷患处。

费菜 *Phedimus aizoon* L.

别名　土三七、田三七、八仙草。

形态特征　多年生草本。根状茎短，粗茎高 20～50 cm，有 1～3 条茎，直立，无毛，不分枝。叶互生，狭披针形、椭圆状披针形至卵状倒披针形，长 3.5～8 cm，宽 1.2～2 cm，先端渐尖，基部楔形，边缘有不整齐的锯齿。叶坚实，近革质。聚伞花序有多花，水平分枝，平展，下托有苞叶。萼片 5，线形，肉质，不等长，先端钝。花瓣 5，黄色，长圆形至椭圆状披针形，有短尖。雄蕊 10，较花瓣短。鳞片 5，近正方形，心皮 5，卵状长圆形，基部合生，腹面凸出，花柱长钻形。蓇葖星芒状排列。种子椭圆形。花期 6～7 月，果期 8～9 月。

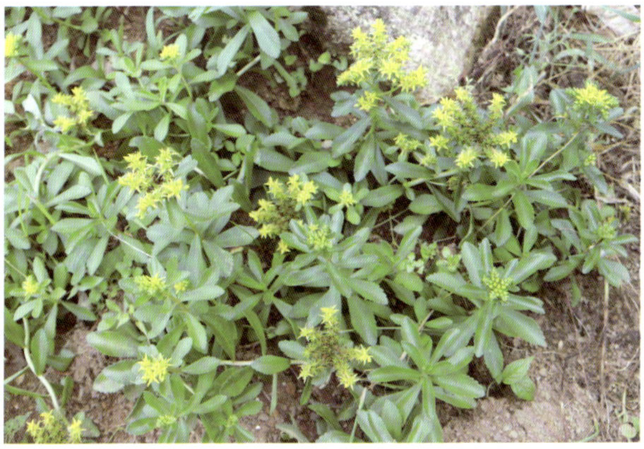

▲ 费菜植物

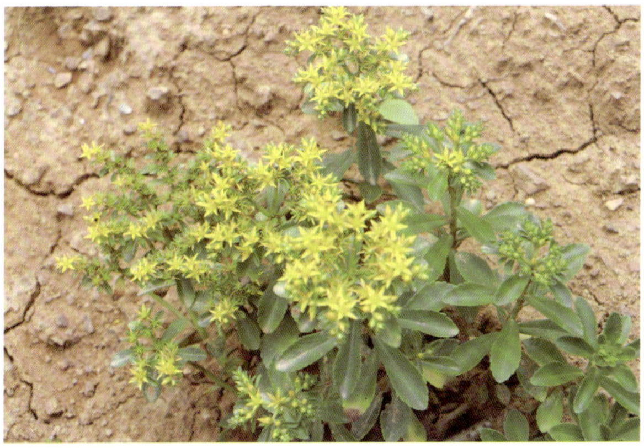

▲ 费菜花

生境及分布　生于海拔 1 350 m 以下的草地、山间岩石上或较阴湿处。主要分布于播州、习水、桐梓等地。

药材名　景天三七（根或全草）。

采收加工　春、秋季采挖根部，洗净晒干。全草可随用随采；或秋季采收晒干。

性味归经　甘、微酸，平。归心、肝、脾经。

功能主治　散瘀，止血，宁心安神，解毒。主治吐血，衄血，便血，尿血，崩漏，紫斑，外伤出血，跌打损伤，心悸，失眠，疮疖痈肿，烫火伤，毒虫螫伤。

用法用量　内服：煎汤，15～30 g；或鲜品绞汁，30～60 g。外用：适量，鲜品捣敷；或研末撒敷。

使用注意　肠胃虚寒，大便溏薄者禁服。

用药经验　①吐血，咳血，鼻衄，牙龈出血，内伤出血：鲜景天三七 60～90 g，水煎服或捣汁服，连服数日。②尿血：景天三七 15 g，加红糖引，水煎服。③跌打损伤：鲜景天三七适量，捣烂外敷。④带下，崩漏：鲜景天三七 60～90 g，水煎服。

凹叶景天 *Sedum emarginatum* Migo

别名　石板菜、九月寒、打不死。

形态特征　多年生肉质草本；茎细弱，高 10～15 cm。

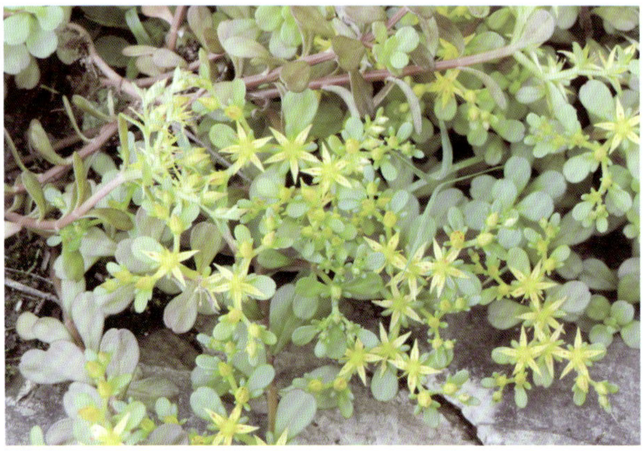

▲ 凹叶景天植物

叶对生，匙状倒卵形至宽匙形，顶端圆，有微缺，基部渐狭，楔形，几无柄，有短距。花序顶生，聚伞状，直径3～6 cm，有多花，常有3分枝；花无梗；萼片5，披针形至狭矩圆形，顶端钝，基部有短距；花瓣5，黄色，披针形至狭披针形，有短尖；雄蕊10，较花瓣为短，花药紫色；心皮5，矩圆形，基部合生。蓇葖略叉开，腹面有浅囊状隆起。花期4～6月，果期6～8月。

生境及分布 生于海拔600～1 800 m的水沟边、田野向阳处、较阴湿的土坡岩石上或溪谷林下。主要分布于播州、习水、务川等地。

药材名 马牙半支(全草)。

采收加工 夏、秋季采收，洗净，鲜用或置沸水中稍烫，晒干。

性味归经 苦、酸，凉。归心、肝经。

功能主治 清热解毒，凉血止血，利湿。主治痈疖，疔疮，带状疱疹，瘰疬，咯血，吐血，衄血，便血，痢疾，淋病，黄疸，痔漏，带下。

用法用量 内服：煎汤，15～30 g；或捣汁，鲜品50～100 g。外用：适量，捣敷。

用药经验 ①牙痛：凹叶景天30 g，水煎服。②瘰疬：马牙半支、虾脊兰各30 g，水煎服。③吐血，咯血：马牙半支100 g，捣汁内服。④痨咳：马牙半支、五匹风各30 g，水煎服。

佛甲草 *Sedum lineare* Thunb.

别名 狗牙菜、佛指甲、狗牙半支。

形态特征 多年生肉质草本，无毛；茎高10～20 cm，肉质，不育枝斜上生。叶条形，常为3叶轮生，少有对生的，基部有短距。聚伞花序顶生，中心有一个有短梗的花，花序分枝2～3，上有无梗的花；萼片5，狭披针形，常不等长；花瓣5，黄色，披针形，顶端钝，基部稍狭；雄蕊10；鳞片楔形至倒三角形；心皮5，成熟时略叉开，有短花柱。蓇葖果略叉开，种子小。花期5～6月，果期7～8月。

生境及分布 生于海拔2 500 m以下的低山阴湿处或山坡、山谷岩石缝中、岩灰石上或栽培于庭园。主要分布于播州、习水、桐梓、绥阳等地。

药材名 佛甲草(茎叶)。

采收加工 鲜用随用随采；或夏、秋两季植株生长茂盛时采收，拔出全株，洗净，放开水中烫一下，捞起，晒干或炕干。以叶多者为佳。

性味归经 甘、淡，寒。归心、肺、肝、脾经。

功能主治 清热解毒，利湿，止血。主治咽喉肿痛，目赤肿毒，热毒痈肿，疔疮，丹毒，缠腰火丹，烫火伤，毒蛇咬伤，黄疸，湿热泻痢，便血，崩漏，外伤出血，扁平疣。

用法用量 内服：煎汤，9～15 g，鲜品20～30 g；或捣汁。外用：适量，鲜品捣敷；或捣汁含漱、点眼。

用药经验 ①漆疮：鲜佛甲草捣烂外敷。②黄疸：鲜佛甲草30 g，瘦肉120 g，炖服。③乳痈红肿：佛甲草、蒲公英、金银花，加甜酒捣烂外敷。

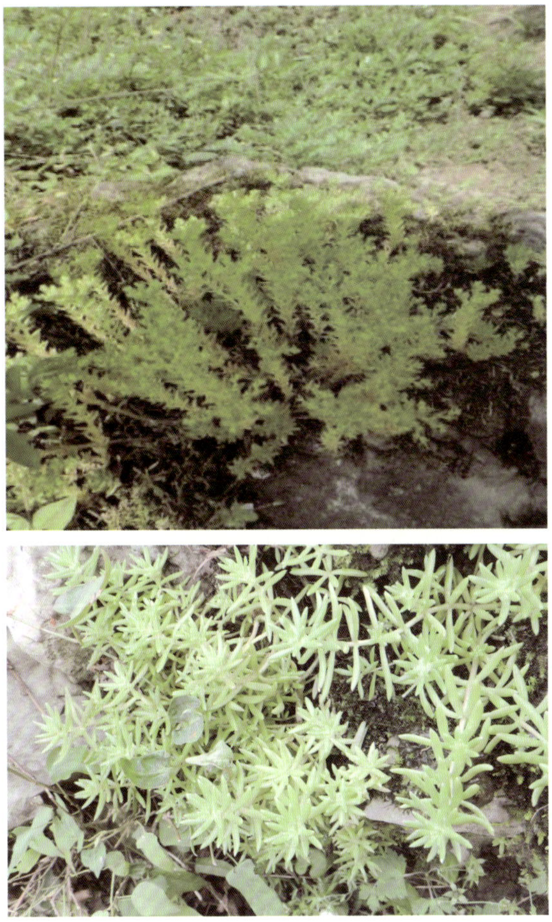

▲ 佛甲草植物

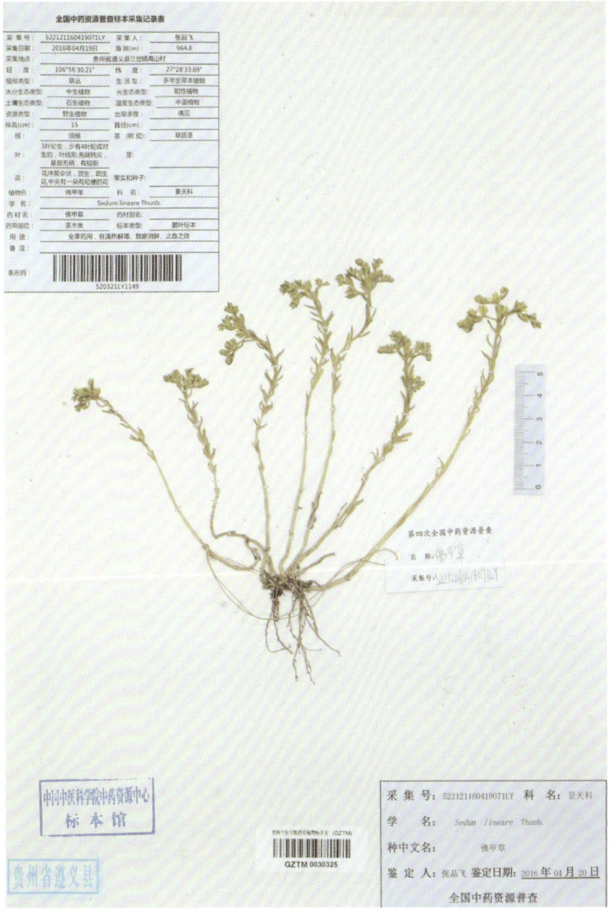

▲ 佛甲草腊叶标本

垂盆草 *Sedum sarmentosum* Bunge

别名 狗牙瓣、石头菜、豆瓣菜。

形态特征 多年生肉质草本；不育枝和花枝细弱，匍匐生根，长 10～25 cm。叶为 3 叶轮生，倒披针形至矩圆形，顶端近急尖，基部有距，全缘。花序聚伞状，直径 5～6 cm，有 3～5 个分枝；花少数，无梗；萼片 5，披针形至矩圆形，基部无距，顶端稍钝；花瓣 5，淡黄色，披针形至矩圆形，顶端有长的短尖；雄蕊较花瓣短；鳞片小，楔状四方形；心皮 5，略叉开。蓇葖骨，种子细小，卵圆形。花期 5～7 月，果期 7～8 月。

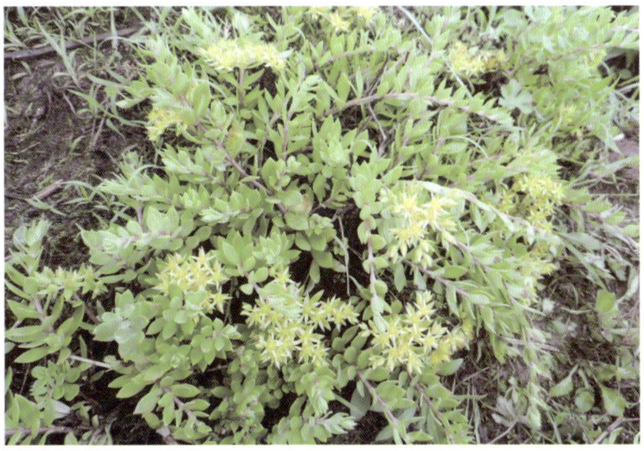

▲ 垂盆草植物

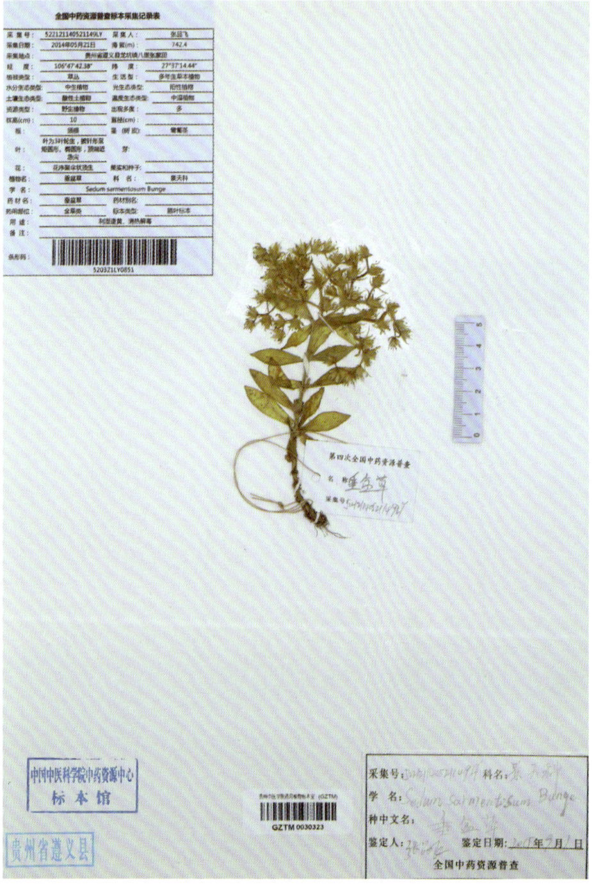

▲ 垂盆草腊叶标本

生境及分布　生于海拔 1 600 m 以下的向阳山坡岩石、石隙、沟边、石灰岩缝及路旁湿润处。主要分布于播州、汇川、绥阳、务川等地。

药材名　垂盆草(全草)。

采收加工　全年均可采收,以夏、秋二季采收为好,除去杂质,晒干。生用或鲜用。

性味归经　甘、淡,凉。归心、肝、胆、小肠经。

功能主治　利湿退黄,清热解毒。主治湿热黄疸,小便不利,痈肿疮疡;外用治痈疮肿毒,毒蛇咬伤,烫火伤等。

用法用量　内服:煎汤,15～30 g,鲜品加倍;或捣汁。外用:适量,捣敷;或煎水洗;或取汁外涂;或研末调搽。

用药经验　①急、慢性肠炎:垂盆草 15 g,白头翁 10 g,秦皮 10 g,白芍 10 g,水煎服,每日 1 剂,饭后服。②急性黄疸性肝炎:垂盆草 30 g,茵陈 30 g,板蓝根 15 g,水煎服。③水火烫伤:鲜垂盆草捣汁外涂。④疮毒,痈肿:垂盆草、马鞭草各适量,水煎服。⑤传染性肝炎:垂盆草 30 g 和肉类同炖食用;或垂盆草 15 g,水煎服。

虎耳草科

常山　*Dichroa febrifuga* Lour.

别名　鸡骨常山、互草、七叶。

形态特征　落叶灌木,高 1～2 m;主根木质化,粗达 1.5 cm,断面黄色。小枝常有 4 钝棱,疏生黄色短毛或近无毛。叶对生,通常椭圆形或倒卵状矩圆形,长 8～25 cm,宽 4～8 cm,边缘有锯齿,下面无毛或疏生微柔毛;叶柄长 1.5～5 cm,有时疏生短柔毛。伞房状圆锥花序顶生;或也生于上部叶腋;花序轴与花梗都有毛;花两性,一型,蓝色,花芽时近球形,盛开时直径约 1 cm,无放射花;萼筒 5～6 齿裂;花瓣 5～6;雄蕊 10～20;花柱 4～6,棒状,初时基部连合。浆果几完全下位,蓝色,有宿存萼齿及花柱;种子极多数。花期 6～7 月,果期 8～10 月。

生境及分布　生于海拔 500～1 200 m 的林缘、沟边、湿润的山地。有极小量栽培。主要分布于播州、桐梓、绥阳等地。

药材名　常山(根),蜀漆(嫩枝叶)。

采收加工　1. 常山。秋季采挖,除去须根,洗净,晒干。生用或酒炙用。

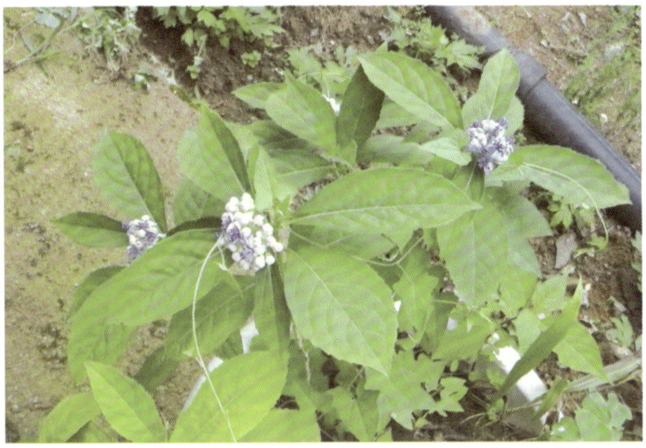

▲ 常山植物

2. 蜀漆。夏季采收，晒干。

性味归经 1. 常山。辛、苦，寒。有毒。归肺、肝、心经。

2. 蜀漆。苦、辛，温。有毒。归肝经。

功能主治 1. 常山。涌吐痰涎，截疟。主治痰饮停聚，胸膈痞塞，痰厥头痛，疟疾。

2. 蜀漆。除痰，截疟。主治癥瘕积聚，疟疾。

用法用量 1. 常山。内服：煎汤：5～9 g。涌吐可生用，截疟宜酒炙用。

2. 蜀漆。内服：煎汤，3～6 g；或研末。

使用注意 有催吐副作用，用量不宜过大，正气虚弱、久病体弱、孕妇者慎用。

用药经验 蓝氏贾第鞭毛虫病：常山 6 g，水煎服，每日 1 次，连服 7 日。

蜡莲绣球 *Hydrangea strigosa* Rehd.

别名 蜜香草、腊莲、硬毛绣球。

形态特征 灌木，高 1～3 m；小枝圆柱形或微具四钝棱，灰褐色，密被糙伏毛，老后色较淡，树皮常呈薄片状脱落。叶纸质，叶片披针形、椭圆状披针形，长 8～28 cm，宽 2～10 cm，先端渐尖，基部宽楔形或圆，边缘有具硬尖头的小齿或小锯齿，上面被稀疏糙伏毛或近无毛，下面灰棕色，密被灰棕色颗粒状腺体和白色糙伏毛，脉上的毛更密。侧脉每边 5～6 条；叶柄长 1～4.5 cm；伞房状聚伞花序径 10～25 cm，顶稍弯拱，分枝短，被糙伏毛；不育花萼片 4，卵形或阔卵形，上半部有锯齿，白色或淡紫红色；孕性花淡紫红色，萼筒钟状，萼齿三角形；花瓣长卵形；雄蕊不等长，花药长圆形；子房下位，花柱 2。蒴果坛状，不连花柱顶端平截，基部圆；种子褐色，椭圆形。花期 7～8 月，果期 11～12 月。

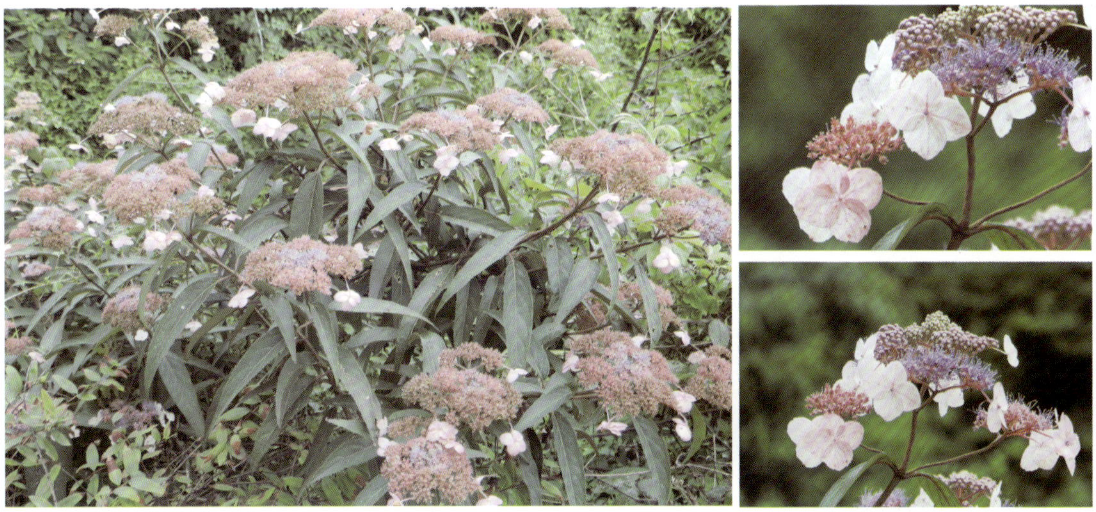

▲ 蜡莲绣球植物

生境及分布　生于海拔500～1 800 m的山谷密林或山坡灌丛中。主要分布于播州、仁怀、习水等地。

药材名　土常山(根),甜茶(幼叶)。

采收加工　1. 土常山。立冬至翌年立春间,采挖其根,除去茎叶,细根,洗净,鲜用;或擦去栓皮,切片,晒干。

2. 甜茶。立夏前后,采摘嫩枝叶,揉枝叶,揉搓使其出汗,晒干。

性味归经　1. 土常山。辛、酸,凉。归脾经。

2. 甜茶。甘,凉。归肝、肺、膀胱经。

功能主治　1. 土常山。截疟,消食,清热解毒,祛痰散结。主治瘿瘤,食积腹胀,咽喉肿痛,皮肤癣癞,疮疖肿毒,疟疾。

2. 甜茶。截疟,利尿降压。主治疟疾,高血压病。

用法用量　1. 土常山。内服:煎汤,6～12 g。外用:适量,捣敷;或研末调敷;或煎水洗。

2. 甜茶。内服:煎汤,10～30 g。

用药经验　①疟疾:甜茶15～18 g,研末,用鸡蛋1～3个,拌和后,煎咸淡味蛋饼,在发冷前1 h吃完;或单用甜茶30 g,煎汁服。②腹泻、痢疾:土常山12～15 g,水煎服。③跌伤肿痛,疮疖肿毒:土常山适量,捣烂外敷。

虎耳草 *Saxifraga stolonifera* Curt.

别名　丝棉吊梅、耳朵草、石荷叶。

形态特征　多年生草本,全株有毛,高14～45 cm,有细长的匍匐茎,红紫色。叶数个,全部基生或有时1～2生茎下部;叶片肾形,长1.7～7.5 cm,宽2.4～12 cm,不明显地9～11浅裂,边缘有牙齿,两面有长伏毛,下面常红紫色或有斑点;叶柄长3～21 cm,与茎都有伸展的长柔毛。圆锥花序稀疏;花

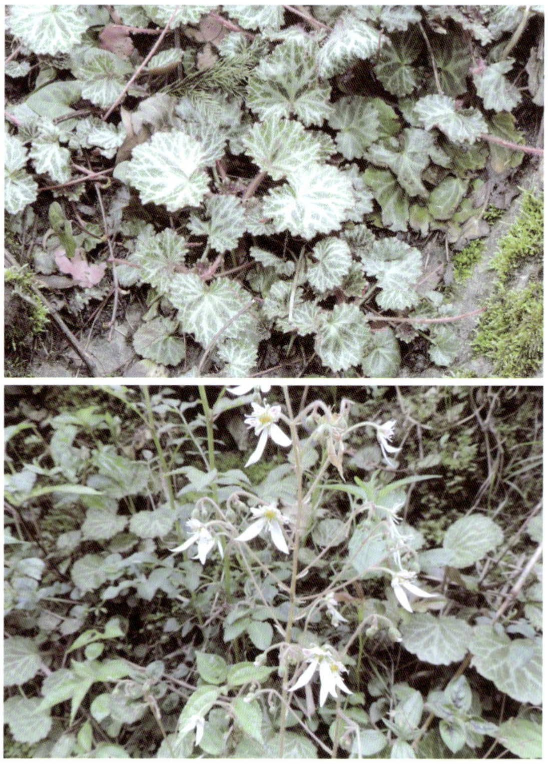

▲ 虎耳草植物及花

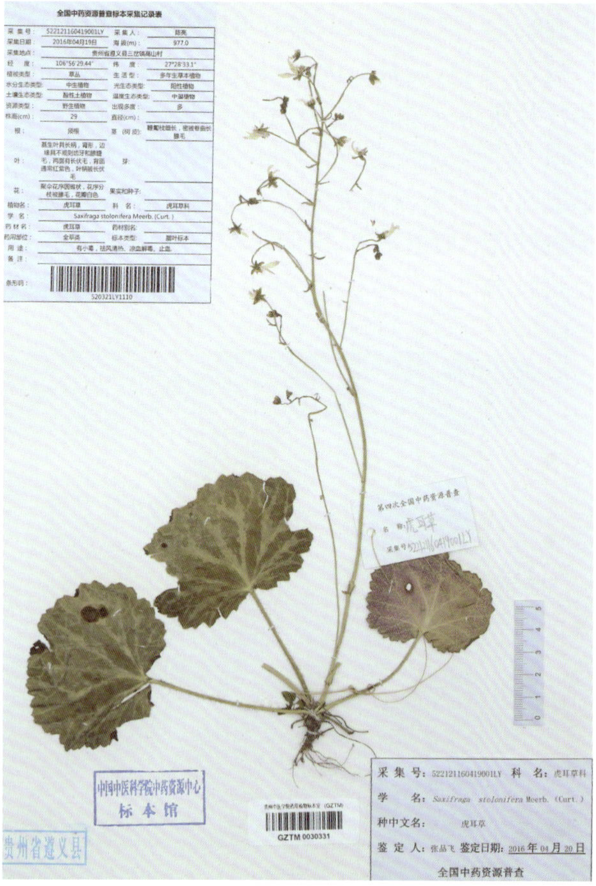

▲ 虎耳草腊叶标本

梗有短腺毛；花不整齐；萼片 5，稍不等大，卵形；花瓣 5，白色，上面 3 个小卵形，有红斑点，下面 2 个大，披针形；长 0.8～1.5 cm；雄蕊 10；心皮 2，合生。蒴果卵圆形。花期 6～7 月，果期 7～11 月。

生境及分布 生于海拔 400～4 500 m 的林下、灌丛、草甸和阴湿岩石旁。主要分布于播州、仁怀、绥阳、务川等地。

药材名 虎耳草（全草）。

采收加工 全年可采，但以花后采者为好，除去杂质。鲜用或晒干。

性味归经 苦、辛，寒。有小毒。归肺、脾、大肠经。

功能主治 疏风，清热，凉血解毒。主治风热咳嗽，肺痈，吐血，风火牙痛，风疹瘙痒，痈肿丹毒，痔疮肿痛，毒蛇咬伤，外伤出血。

用法用量 内服：煎汤，10～15 g。外用：适量，捣汁滴；或煎水熏洗。

使用注意 本品有毒，勿过量。孕妇慎服。

用药经验 ①湿疹，皮肤瘙痒：鲜虎耳草 500 g，切碎，加 95%酒精拌湿，再加 30%酒精 1L 浸泡一周，去渣，外敷患处。②百日咳：虎耳草 3～9 g，冰糖 9 g，煎服。③风丹热毒，风火牙痛：鲜虎耳草 30～60 g，水煎服。④冻疮溃烂：鲜虎耳草叶适量，捣烂外敷患处。⑤化脓性中耳炎：鲜虎耳草叶数片，捣汁，取汁滴耳。

黄水枝 *Tiarella polyphylla* D. Don

别名 博落、水前胡、防风七。

形态特征 多年生草本，高 22～44 cm；根状茎横走。茎不分枝，有伸展的柔毛。叶基生并茎生；叶片宽卵形或五角形，长 2～8.5 cm，宽 2.2～11 cm，

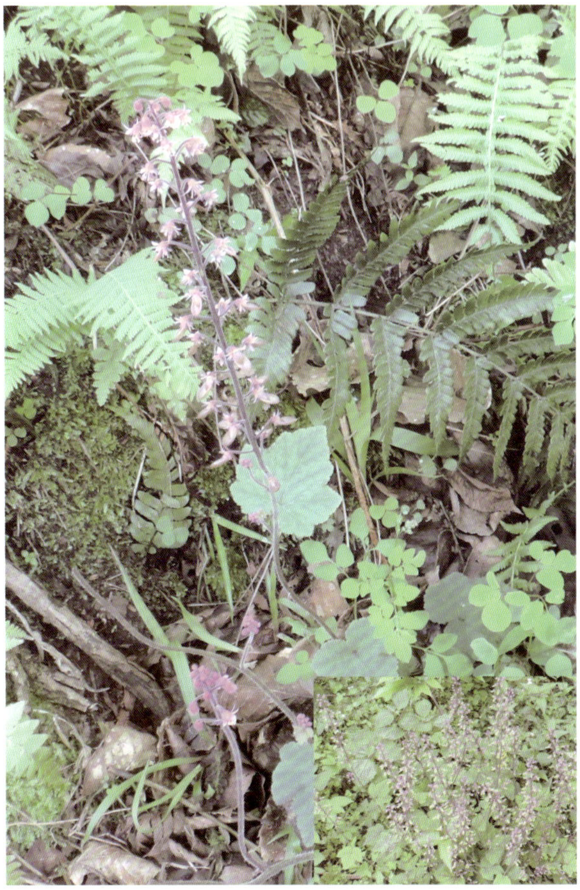

▲ 黄水枝植物及花

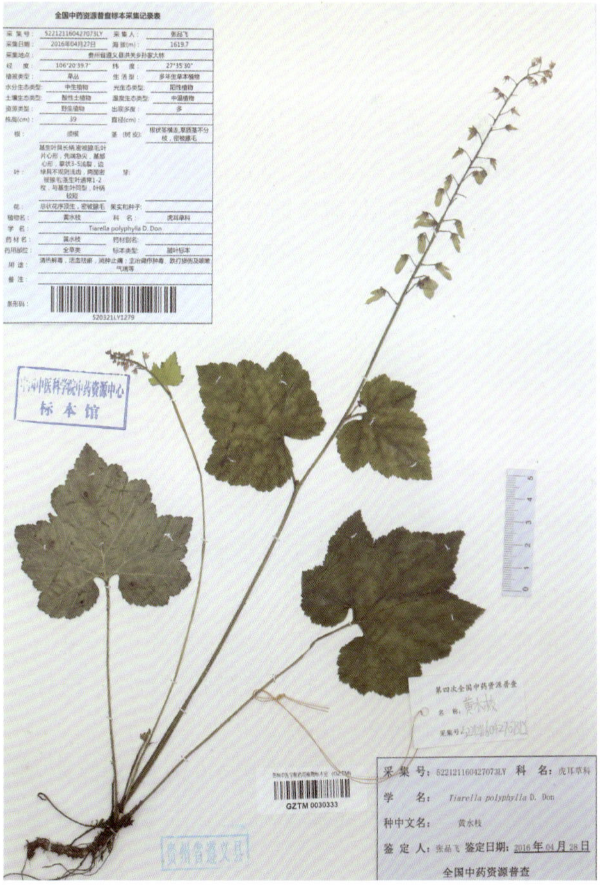

▲ 黄水枝腊叶标本

先端急尖，基部心形，掌状 3～5 浅裂，边缘有浅牙齿，两面疏生糙伏毛，下面常红紫色；基生叶的叶柄长达 18 cm，有伸展的长柔毛和腺毛。总状花序长达 17 cm，顶生，密生短腺毛；苞片小，钻形；萼花槽白色，钟形，裂片 5，三角形，先端急尖；无花瓣；雄蕊 10，伸出花萼之外；心皮 2，不等大，下部合生，子房近上位，侧膜胎座，1 室，花柱 2，蒴果长约 1 cm。花、果期 4～11 月。

生境及分布　生于海拔 980～3 800 m 的河谷草甸、林下、灌丛和阴湿地。主要分布于播州、习水、务川等地。

药材名　黄水枝(全草)。

采收加工　4～10 月采收，洗净，除去杂质，晒干或鲜用。

性味归经　苦，寒。归肺经。

功能主治　清热解毒，活血祛瘀，消肿止痛。主治疮疖，无名肿痛，咳嗽，气喘，肝炎，跌打损伤。

用法用量　内服：煎汤，9～15 g；或浸酒。外用：鲜品适量，捣烂敷患处。

用药经验　①咳嗽气喘：鲜黄水枝 30 g，芫荽 12～15 g，水煎冲红糖，每日早晚饭前各服一次，忌食酸辣、萝卜菜。②疮疖，无名肿毒：黄水枝、野菊花、蒲公英、夏枯草、忍冬藤各 15 g，水煎服，并用鲜黄水枝捣烂外敷患处。

海桐科

光叶海桐 *Pittosporum glabratum* Lindl.

别名　崖花子、长果满天香、公栀子。

形态特征　常绿灌木，高 2～3 m；嫩枝无毛，老枝有皮孔。叶聚生于枝顶，薄革质；叶片窄矩圆形；或为倒披针形，长 5～10 cm，有时更长，宽 2～3.5 cm，先端尖锐，基部楔形，上面绿色，发亮，下面淡绿色，无毛，侧脉 5～8 对，叶柄长 6～14 mm。花序伞形，1～4 枝簇生于枝顶叶腋、多花；花黄色；花萼基部联合，5 裂，裂片广卵形；花瓣 5，分离，倒披针形；苞片披针形；花梗有微毛或秃净；萼片卵形，通常有睫毛；花瓣分离，倒披针形；雄蕊长 6～7 mm，有时仅 4 mm；子房长卵形，绝对无毛，花柱柱头略增大。蒴果椭圆形，有时为长筒形，3 片裂开，果片薄，革质，每片有种子约 6 个，均匀分布于纵长的胎座上；种子大，近圆形红色；果梗短而粗壮，有宿存花柱。花期 4～5 月，果期 9～10 月。

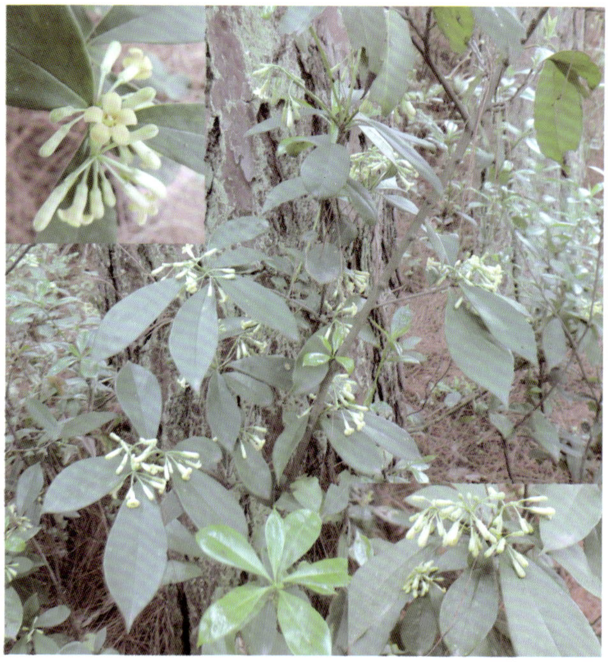

▲ 光叶海桐植物及花

生境及分布　生于海拔 600～1 200 m 的林间阴湿处、山坡、溪边、疏林或灌丛林中。主要分布于播州、红花岗、汇川等地。

药材名　光叶海桐根(根或根皮)，光叶海桐叶(叶)，广枝仁(种子)。

采收加工 1. 光叶海桐根。全年或秋季采集，挖取根部或剥取根皮，除去泥土，切段，晒干。
2. 光叶海桐叶。全年均可采收，鲜用或晒干研粉用。
3. 广枝仁。秋季采摘果实，晒干，击破果壳，取出种仁，再晒干。
性味归经 1. 光叶海桐根。苦、辛，微温。归心、肾经。
2. 光叶海桐叶。苦、辛，微温。
3. 广枝仁。苦、涩，平。归肺、脾、大肠经。
功能主治 1. 光叶海桐根。祛风除湿，活血通络，止咳涩精。主治风湿痹痛，腰腿疼痛，跌打骨折，头晕失眠，虚劳咳嗽，遗精。
2. 光叶海桐叶。消肿解毒，止血。主治毒蛇咬伤，痈肿疮疖，水火烫伤，外伤出血。
3. 广枝仁。清热利咽，止泻。主治虚热心烦，口渴，咽痛，泄泻，痢疾。
用法用量 1. 光叶海桐根。内服：煎汤，9～15 g；或浸酒。外用：适量，捣敷；或研末敷；或煎水洗；或浸酒搽。
2. 光叶海桐叶。外用：适量，鲜品捣敷；或煎水洗；或干品研末撒。
3. 广枝仁。内服：煎汤，9～15 g；研末，1.5～3 g。
用药经验 ①毒蛇咬伤，疮疖肿毒，过敏性皮炎：鲜光叶海桐叶，捣烂外敷或煎水洗。②外伤出血：光叶海桐叶，研末外撒。③子宫脱垂：光叶海桐 15 g，煨水服。④遗精：广枝仁、夜关门各 30 g，水煎服。

蔷薇科

龙芽草 *Agrimonia pilosa* Ledeb.

别名 石打穿、金顶龙芽、仙鹤草。
形态特征 多年生草本，高 30～60 cm，全部密生长柔毛。单数羽状复叶，小叶 5～7，杂有小型小叶，无柄，椭圆状卵形或倒卵形，长 3～6.5 cm，宽 1～3 cm，边缘有锯齿，两面均疏生柔毛，下面有多数腺点；叶柄长 1～2 cm，叶轴与叶柄均有稀疏柔毛，托叶近卵形。顶生总状花序有多花，近无梗；苞片细小，常 3 裂；花黄色；萼筒外面有槽并有毛，顶端生一圈钩状刺毛，裂片 5；花瓣 5；雄蕊 10；心皮 20，瘦果倒圆锥形，萼裂片宿存。花期 6～9 月，果期 8～10 月。
生境及分布 生于海拔 100～3 800 m 的溪边、路旁、山坡草地、灌丛、林缘及疏林下。主要分布于播州、红花岗、汇川、绥阳、正安等地。
药材名 仙鹤草（地上部分），仙鹤草根芽（根芽）。
采收加工 1. 仙鹤草。夏、秋二季开花前茎叶茂盛时采割，除去杂质，晒干。
2. 仙鹤草根芽。冬、春季新植株萌发前采收根茎，除去老根，留幼芽，洗净，晒干。
性味归经 1. 仙鹤草。苦、涩，平。归心、肝经。
2. 仙鹤草根芽。苦，寒。归大肠经。
功能主治 1. 仙鹤草。收敛止血，截疟，止痢，解毒，补虚。主治吐血，咯血，崩漏下血，疟疾，血痢，痈肿疮毒，阴痒带下，脱力劳伤；外用治疮疖痈肿，痔疮肿痛，阴道滴虫，毒蛇咬伤等。为妇科止血药，止血无论寒、热均可使用。
2. 仙鹤草根芽。杀虫。主治绦虫病，滴虫性肠炎。
用法用量 1. 仙鹤草。内服：煎汤，6～12 g。外用：适量，捣敷；或研末撒。
2. 仙鹤草根芽。内服：研末，30～40 g，早晨空腹一次顿服，不需另服泻药。外用：适量，捣敷。

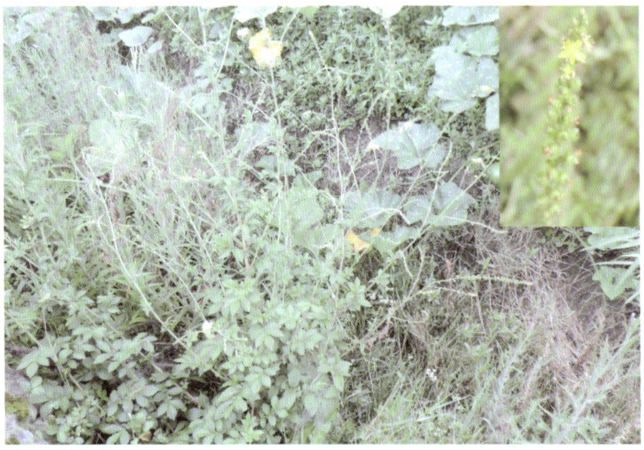

▲ 龙芽草植物

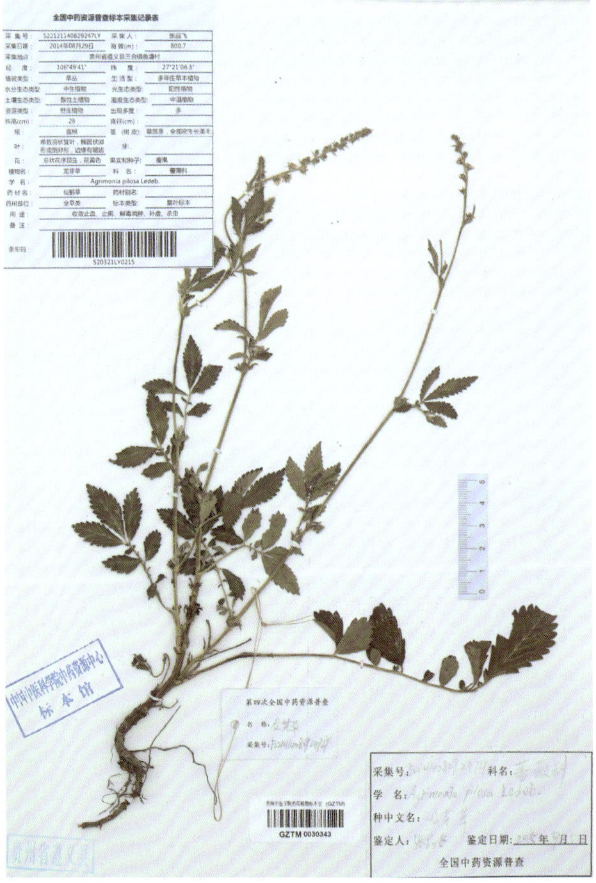

▲ 龙芽草腊叶标本

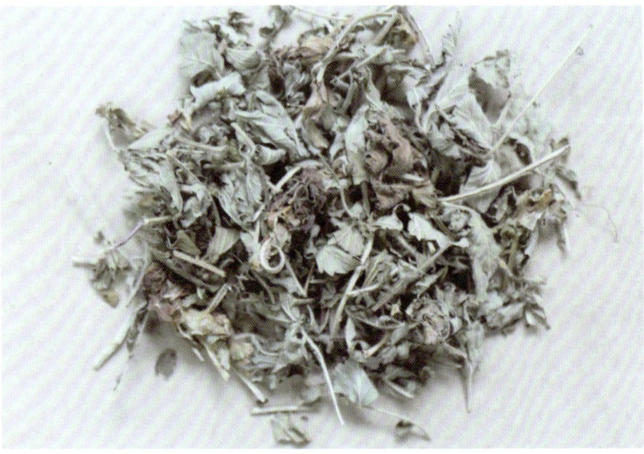

▲ 仙鹤草药材

用药经验 ①肺痨咯血：仙鹤草、白茅根、地骨皮各15 g，水煎服。②便血：龙芽草适量，水煎服。③鼻出血：仙鹤草、侧柏叶、栀子各等量，水煎服。④蛇咬伤：鲜龙芽草叶适量，洗净，捣烂外敷伤处。

贴梗海棠 *Chaenomeles speciosa*（Sweet）Nakai

别名 铁脚梨、木瓜、贴梗木瓜。

形态特征 落叶灌木，高达2 m，枝条直立开展，有刺。小枝圆柱形，微屈曲，无毛，紫褐色或黑褐色，有疏生浅褐色皮孔。冬芽三角卵形，先端急尖，近于无毛或在鳞片边缘具短柔毛，紫褐色。叶片卵形至椭圆形，稀长椭圆形，长3～9 cm，宽1.5～5 cm，先端急尖稀圆钝，基部楔形至宽楔形，边缘具有尖锐锯齿，齿尖开展，无毛或在萌蘖上沿下面叶脉有短柔毛。叶柄长约1 cm。托叶肾形或半圆形，稀卵形，边缘有尖锐重锯齿，无毛。花先叶开放，3～5朵簇生于二年生老枝上。花梗短粗；或近于无柄。花直径3～5 cm。萼筒钟状，外面无毛。萼片直立，半圆形稀卵形，长约萼筒之半，先端圆钝，全缘或有波状齿。花瓣倒卵形或近圆形，基部延伸成短爪，猩红色，稀淡红色或白色。雄蕊45～50，长约花瓣之半。花柱5，基部合生，无毛或稍有毛，柱头头状，有不明显分裂，约与雄蕊等长。果实球形或卵球形，直径4～6 cm，黄色或带黄绿色，有稀疏不明显斑点，味芳香。萼片脱落，果梗短或近于无梗。花期3～5月，果期5～10月。

生境及分布 生于海拔250～1 600 m的林缘、村边及山坡草地。主要分布于播州、汇川、仁怀等地。

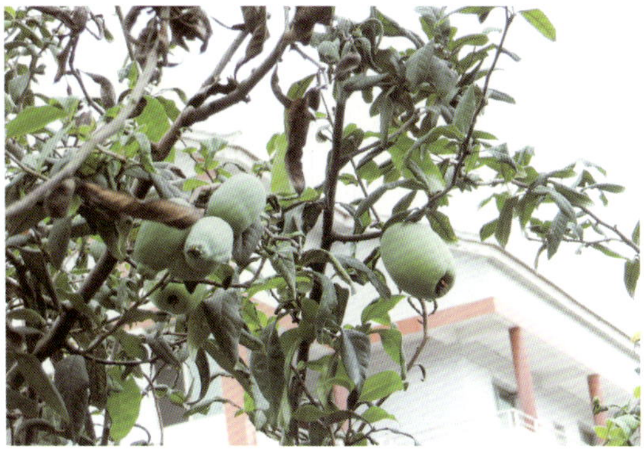

▲ 贴梗海棠植物及果实

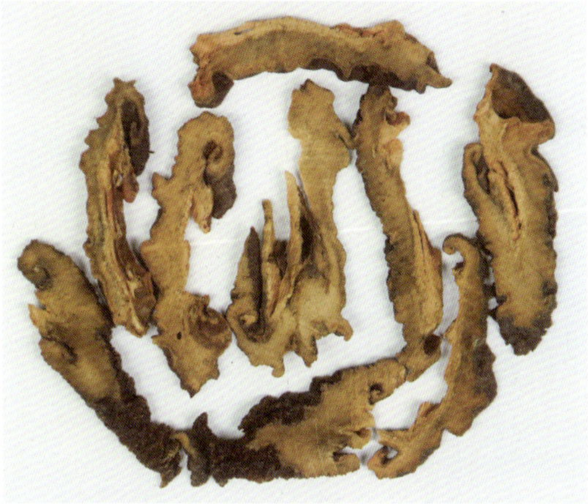

▲ 木瓜药材

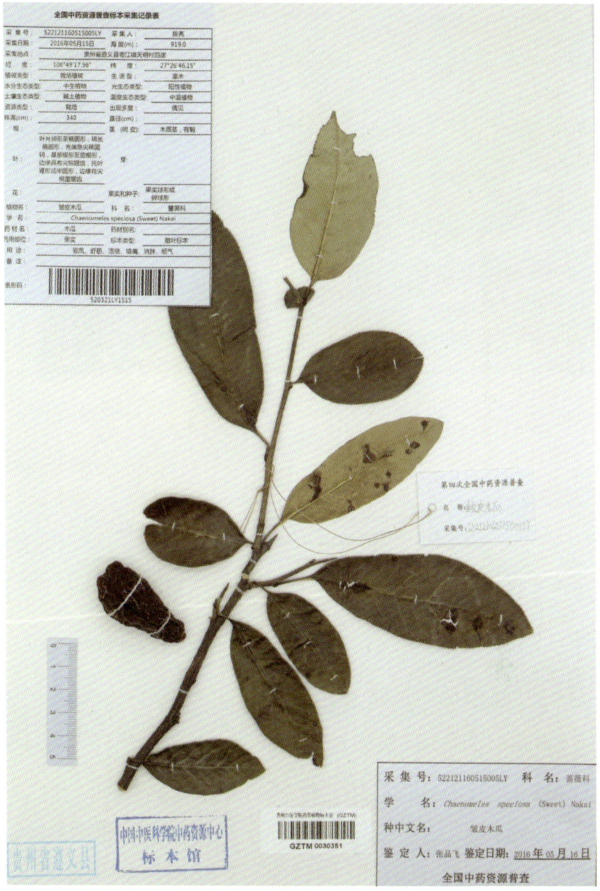

▲ 贴梗海棠腊叶标本

药材名 木瓜(近成熟果实)。

采收加工 夏、秋二季果实绿黄时采摘,置沸水中烫至外皮灰白色,对半纵剖,晒干。

性味归经 酸,温。归肝、脾经。

功能主治 舒筋活络,和胃化湿。主治湿痹拘挛,腰膝关节酸重疼痛,暑湿吐泻,转筋挛痛,吐泻转筋,脚气水肿。

用法用量 内服:煎汤,9~15 g。外用:适量,煎水熏洗。

用药经验 ①干脚气,痛不可忍者:干木瓜一个,明矾 30 g,煎水,趁热熏洗。②脐下绞痛:木瓜 15 g,桑叶 9 g,大枣 3 枚(剖开),煎汤,顿服。

平枝栒子 *Cotoneaster horizontalis* Dcne.

别名 栒刺木、岩楞子、高山带子白马骨。

形态特征 半常绿匍匐灌木,高不超过 0.5 m,枝水平开展成整齐两列状;小枝圆柱形,幼时外被糙伏毛,老时脱落,黑褐色。叶片近圆形或宽椭圆形,稀倒卵形,长 5~14 mm,宽 4~9 mm,先端多数急尖,稀圆钝,基部楔形至圆形,全缘,上面无毛,下面有稀疏平贴柔毛;叶柄被柔毛;托叶钻形,早落。花 1~2 朵,近无梗;萼筒钟状,外面有稀疏短柔毛,内面无毛;萼片三角形,先端急尖,外面微具短柔毛,内面边缘有柔毛;花瓣直立,倒卵形,先端圆钝,粉红色;雄蕊约 12,短于花瓣;花柱常为 3,有时为 2,离生,短于雄蕊;子房顶端有柔毛。果实近球形,鲜红色,常具 3 小核,稀 2 小核。花期 5~6 月,果期 9~10 月。

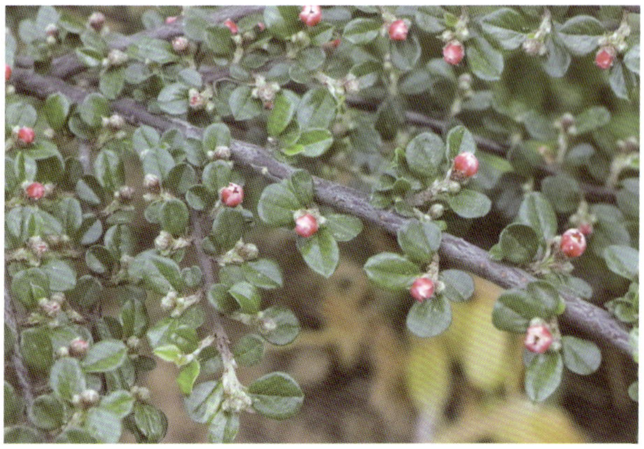

▲ 平枝栒子植物

生境及分布 生于海拔 2 000～2 500 m 的岩石坡上或灌木丛中。主要分布于播州、汇川、绥阳等地。

药材名 水莲沙(枝叶或根)。

采收加工 全年均可采收,洗净,切片,晒干。

性味归经 酸、涩,凉。归肺、肝经。

功能主治 清热利湿,化痰止咳,止血止痛。主治痢疾,泄泻,腹痛,咳嗽,吐血,痛经,白带异常。

用法用量 内服:煎汤,10～15 g。

药用经验 红痢:水莲沙 30 g,水煎服。

蛇莓 *Duchesnea indica* (Andrews) Focke

别名 野杨梅、蛇蛋果、蛇泡草。

形态特征 多年生草本,具长匍匐茎,有柔毛。三出复叶,小叶片近无柄,菱状卵形或倒卵形,长 1.5～3 cm,宽 1.2～2 cm,边缘具钝锯齿,两面散生柔毛或上面近于无毛;叶柄长 1～5 cm;托叶卵披针形,有时 3 裂,有柔毛。花单生于叶腋,直径 1～1.8 cm,花梗长 3～6 cm,有柔毛;花托扁平,果期膨大成半圆形,海绵质,红色;副萼片 5,先端 3 裂,稀 5 裂;萼裂片卵状披针形,比副萼片小,均有柔毛;花瓣黄色,矩圆形或倒卵形。瘦果小,矩圆状卵形,暗红色。花期 4～10 月,果期 5～10 月。

生境及分布 生于海拔 1 800 m 以下的山坡、河岸、草地、潮湿的地方。主要分布于播州、红花岗、仁怀、绥阳、正安等地。

药材名 蛇莓(全草),蛇莓根(根)。

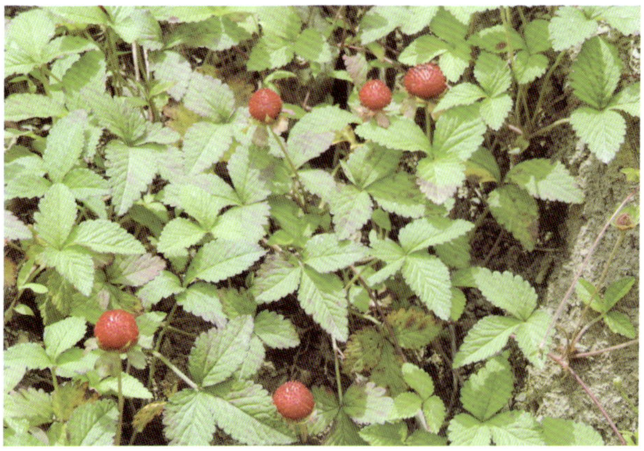

▲ 蛇莓植物

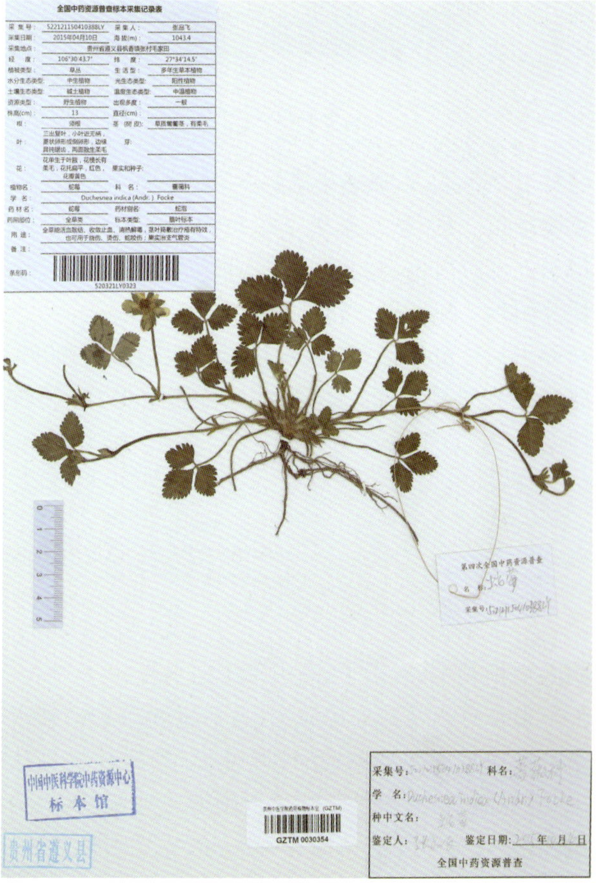

▲ 蛇莓腊叶标本

采收加工　1. 蛇莓。夏、秋二季(6～11 月)采收全草,洗净,鲜用或晒干。

2. 蛇莓根。夏、秋季采挖根,除去茎叶,洗净,鲜用或晒干。

性味归经　1. 蛇莓。甘、酸,寒。归肺、肝、胃经。

2. 蛇莓根。苦、甘,寒。归肺、肝、胃经。

功能主治　1. 蛇莓。抗肿瘤,清热解毒,止咳,散瘀消肿,止血。主治胃癌,直肠癌,宫颈癌,鼻咽癌,咽喉肿痛,白喉,痈肿疔毒,湿疹,脓疱疮,水火烫伤,风热咳嗽,百日咳,血热崩漏,吐血,咯血,跌打损伤,毒蛇咬伤。蛇莓果实煎服能治支气管炎;全草水浸液可防治农业害虫,杀蛆、孑孓等。

2. 蛇莓根。清热泻火,解毒消肿。主治热病,小儿惊风,目赤红肿,痄腮,牙龈肿痛,咽喉肿痛,热毒疮疡。

用法用量　1. 蛇莓。内服:煎汤,9～15 g,鲜品 30～60 g;或捣汁。外用:适量,捣烂外敷或研末撒。

2. 蛇莓根。内服:煎汤,3～6 g。外用:适量,捣敷。

用药经验　①小儿口疮:蛇莓(研末)、枯矾末,混合,先用盐水加枯矾洗患处,再撒上药粉。②脓疱疮:蛇莓炖肉吃,并捣烂药渣敷患处。③痢疾:蛇莓 15 g,水煎服。④蛇头疔,乳痈,背疮,疔疮:鲜蛇莓适量,捣烂,加蜂蜜调敷患处。⑤吐血、咯血:适量鲜蛇莓根及叶,捣烂兑开水服。

枇杷 *Eriobotrya japonica* (Thunb.) Lindl.

别名　卢桔、卢橘、金丸。

形态特征　常绿小乔木,高约 10 m;小枝粗壮,黄褐色,密生锈色或灰棕色绒毛。叶革质,披针形、倒披针形、倒卵形或椭圆状矩圆形,长 12～30 cm,宽 3～9 cm,先端急尖或渐尖,基部楔形或渐狭成叶柄,边缘上部有疏锯齿,上面多皱,下面及叶柄密生灰棕色绒毛,侧脉 11～21 对。圆锥花序顶生,总花梗、花梗及萼筒外面皆密生锈色绒毛;花白色,直径 1.2～2 cm;花柱 5,离生。梨果球形或矩圆形,直径 2～5 cm,黄色或橘黄色。花期 9～12 月,果期翌年 4～6 月。

生境及分布　生于疏林、平地、坡边或路边,栽培在房前房后。主要分布于播州、红花岗、汇川、正安等地。

药材名　枇杷叶(叶),枇杷花(花),枇杷根(根),枇杷木白皮(树干的韧皮部),枇杷(成熟果实)。

采收加工　1. 枇杷叶。全年均可采收,晒至七、八成干,刷去毛,扎成小把,再晒干,切丝。生用或蜜炙用。

2. 枇杷花。冬、春季采花,晒干。

3. 枇杷根。全年均可采挖,洗净泥土,切片,晒干。

4. 枇杷木白皮。全年均可采,剥取树皮,去除外层粗皮,晒干或鲜用。

5. 枇杷。枇杷果实因成熟不一致,宜分批采收。

性味归经　1. 枇杷叶。苦,微寒。归肺、胃经。

2. 枇杷花。淡,平。归肺经。

3. 枇杷根。苦,平。归肺经。

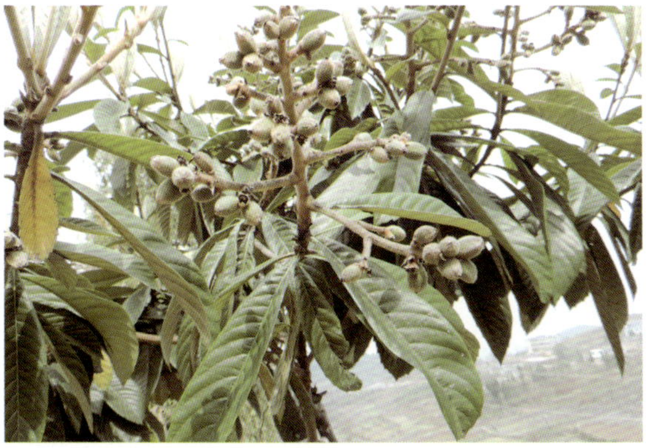

▲ 枇杷植物及果实

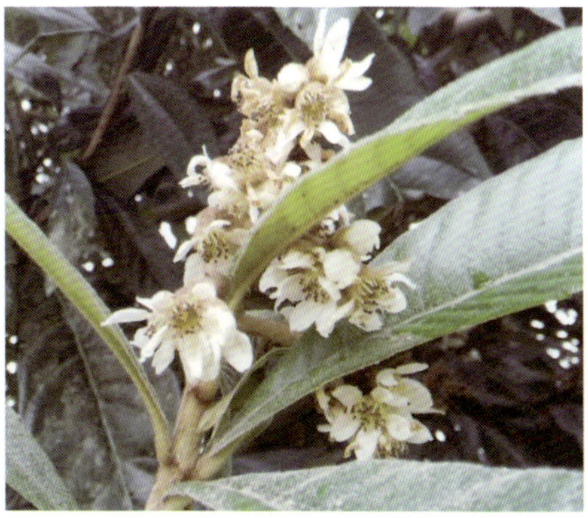

▲ 枇杷花

4. 枇杷木白皮。苦，平。归胃经。
5. 枇杷。甘、酸，凉。归脾、肺、肝经。

功能主治　1. 枇杷叶。清肺止咳，降逆止呕，清胃止渴。主治肺热咳喘，气逆喘急，肺虚久咳，燥热咳喘，胃热呕吐、呃逆，妊娠呕吐，热病口渴及消渴。
2. 枇杷花。疏风止咳，通鼻窍。主治感冒咳嗽，鼻塞流涕，虚劳久咳，痰中带血。
3. 枇杷根。清肺止咳，下乳，祛风湿。主治虚劳咳嗽，乳汁不通，风湿痹痛。
4. 枇杷木白皮。降逆和胃，止咳，止泻，解毒。主治呕吐，呃逆，久咳，久泻，痈疡肿痛。
5. 枇杷。润肺下气，止渴。主治肺热咳喘，吐逆，烦渴。也可食用，被称为和胃降气，清热解暑之佳品良药。

用法用量　1. 枇杷叶。内服：煎汤，9～15 g，大剂量可用至 30 g，鲜品 15～30 g；或熬膏。止咳宜蜜炙用，止呕宜生用。
2. 枇杷花。内服：煎汤，6～12 g；或研末，每次 3～6 g，吞服；或入丸、散。外用：适量，捣敷。
3. 枇杷根。内服：煎汤，6～30 g，鲜者 120 g。外用：适量，捣敷。
4. 枇杷木白皮。内服：煎汤，6～9 g；或研末 3～6 g。外用：适量，研末调敷。
5. 枇杷。内服：生食或煎汤，30～60 g。

用药经验　①声音嘶哑：鲜枇杷叶 30 g，淡竹叶 15 g，水煎服。②痘疮溃烂：枇杷叶适量，煎汤洗。③伤风感冒，润喉止咳：枇杷花蒸蜂蜜服。④传染性肝炎：鲜枇杷根 120～180 g，炖鸡或瘦肉，每日 2 次，空腹服。⑤关节疼痛：鲜枇杷根 120 g，猪脚一个，黄酒半斤，炖服。

草莓 *Fragaria ananassa* Duch.

别名　凤梨草莓、洋莓、红莓。

形态特征　多年生草本，全体有柔毛，匍匐枝于花后生。基生三出复叶，小叶卵形或菱形，长 3～7 cm，宽 2～6 cm，先端圆钝，基部楔形，边缘有粗锯齿，上面散生长柔毛，有光泽，下面带白色，有长柔毛，沿叶脉较密；叶柄长 2～5 cm。聚伞花序，有花 5～15 朵，生在一总花梗上；花直径约 2 cm；萼裂片披针形，先端锐尖；副萼片椭圆形，约和萼裂片等

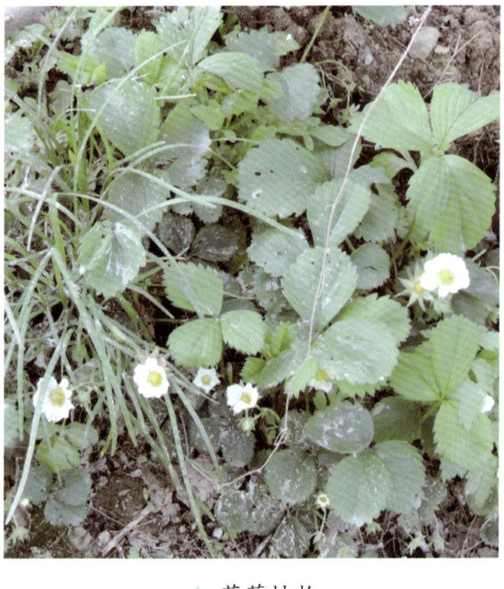

▲ 草莓植物

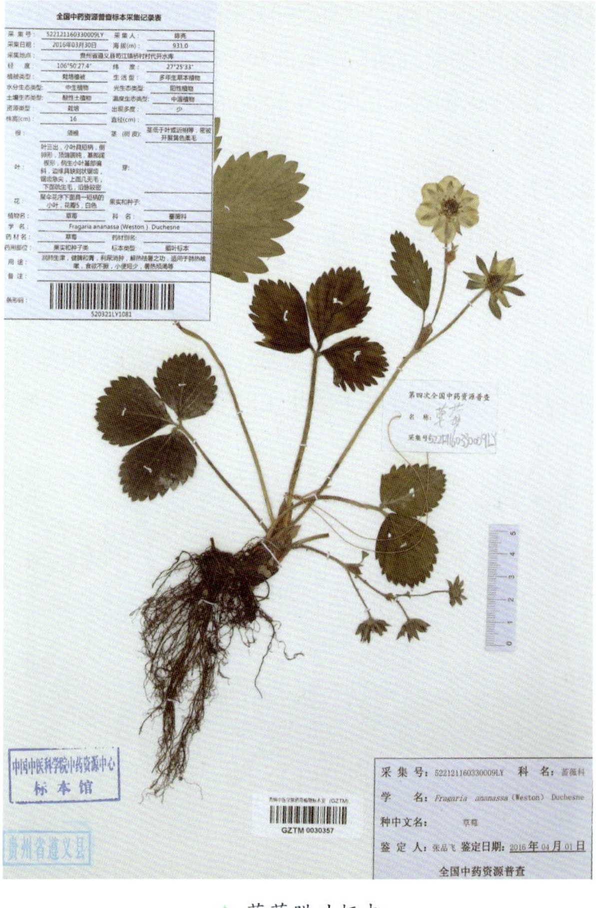

▲ 草莓腊叶标本

长;花瓣椭圆形,白色。聚合果肉质,膨大,球形或卵球形,直径 1.5～3 cm,鲜红色,多数瘦果在肉质花托洼内。花期 4～5 月,果期 6～7 月。

生境及分布 生长在山坡草地、林缘。多为栽培。主要分布于播州、红花岗、汇川、仁怀、桐梓等地。

药材名 草莓(果实)。

采收加工 采摘成熟果实。

性味归经 甘、酸,凉。归肺、脾经。

功能主治 清凉止渴,健胃消食。主治口渴,食欲不振,消化不良。

用法用量 内服:适量,作食品。

黄毛草莓 *Fragaria nilgerrensis* Schlecht. ex Gay

别名 锈毛草莓、野草莓。

形态特征 多年生草本,粗壮,密集成丛,高 5～25 cm,茎密被黄棕色绢状柔毛,与叶近等长。叶三出,小叶具短柄,质地较厚,小叶片倒卵形或椭圆形,长 1～4.5 cm,宽 0.8～3 cm,顶端圆钝,顶生小叶基部楔形,侧生小叶基部偏斜,边缘具缺刻状锯齿,锯齿顶端急尖或圆钝,上面深绿色,被疏柔毛,下面淡绿色,被黄棕色绢状柔毛,沿叶脉上毛长而密。叶柄长 4～18 cm,密被黄棕色绢状柔毛。聚伞花序(1)2～5(6)朵,花序下部具一或三出有柄的小叶。花两性,直径 1～2 cm。萼片卵状披针形,比副萼片宽或近相等,副萼片披针形,全缘或 2 裂,果时增大。花瓣白色,圆形,基部有短爪。雄蕊 20 枚,不等长。聚合果圆形,白色、淡白黄色或红色,宿存萼片直立,紧贴果实。瘦果卵形,光滑。花期 4～7 月,果期 6～8 月。

生境及分布 生于海拔 700～3 000 m 的山坡草地或沟边林下。主要分布于播州、汇川、仁怀、桐梓等地。

药材名 黄毛草莓(全草)。

采收加工 植株生长茂盛时采收,除去杂质,晒干。

性味归经 甘、苦,寒。归肺、肾、肝经。

功能主治 祛风止咳,清热解毒。主治风热咳嗽,百日咳,口腔炎,口腔溃疡,痢疾,尿血,疮疖,小儿疳积;外用治毒蛇咬伤,烫火伤,腰椎结核,骨折。

用法用量 内服:煎汤,10～15 g。外用:鲜品适量,捣烂敷患处。

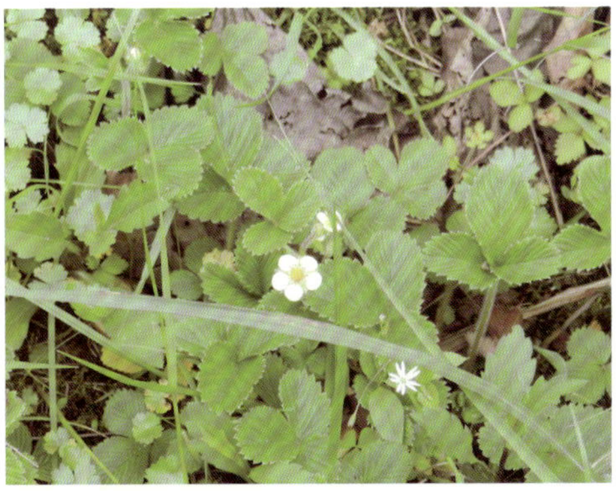

▲ 黄毛草莓植物

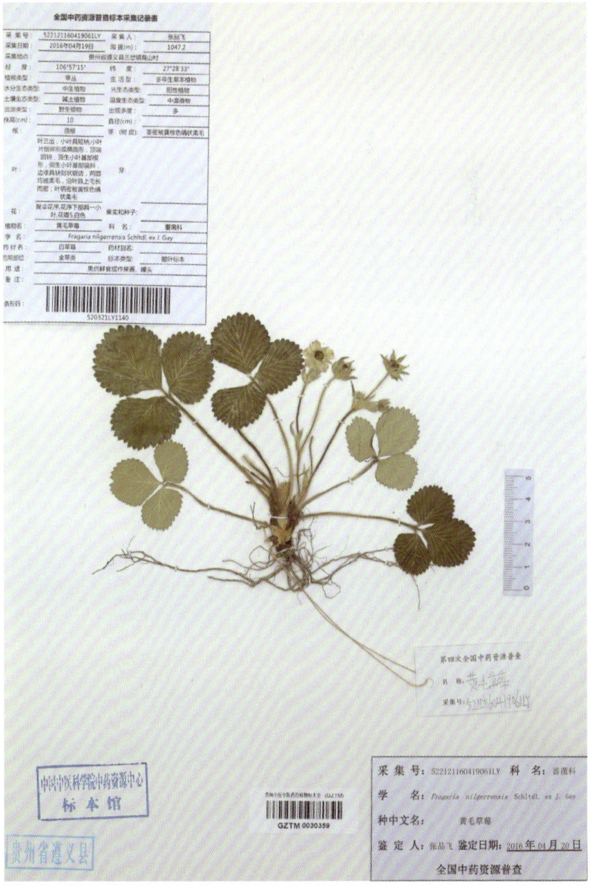

▲ 黄毛草莓腊叶标本

柔毛路边青 *Geum japonicum* var. *chinense* F. Bolle

别名 柔毛水杨梅、追风七、见肿消。

形态特征 为多年生草本。须根簇生。茎直立，高25～60 cm，被黄色短柔毛及粗硬毛。基生叶为大头羽状复叶，通常有小叶1～2对，其余侧生小叶呈附片状，连叶柄长5～20 cm，叶柄被粗硬毛及短柔毛，顶生小叶最大，卵形或广卵形，浅裂或不裂，长3～8 cm，宽5～9 cm，顶端圆钝，基部阔心形或宽楔形，边缘有粗大圆钝或急尖锯齿，两面绿色，被稀疏糙伏毛，下部茎生叶具3片小叶，上部茎生叶单叶，3浅裂，裂片圆钝或急尖。花序疏散，顶生数朵，花梗密被粗硬毛及短柔毛。花直径1.5～1.8 cm。萼片三角卵形，外面被短柔毛。花瓣黄色，几圆形，比萼片长。花柱顶生，在上部1/4处扭曲，成熟后自扭曲处脱落，脱落部分下部被疏柔毛。聚合果卵球形或椭球形，瘦果被长硬毛，花柱宿存部分光滑，顶端有小钩。花、果期5～10月。

生境及分布 生于海拔200～2 300 m的山坡草地、田边、河边、路旁、灌丛及疏林下等地。主要分布于播州、红花岗、汇川、正安、务川等地。

药材名 蓝布正(全草)。

采收加工 夏、秋二季采收，洗净，晒干。

性味归经 甘、微苦，凉。归肝、脾、肺经。

功能主治 益气健脾，补血养阴，润肺化痰，降血压。主治气血不足，虚痨咳嗽，脾虚带下，高血压，头晕头痛，月经不调，小腹痛，小儿惊风，风湿腰腿痛；外用治痈疖肿毒，跌打损伤。

用法用量 内服：煎汤，9～30 g。

用药经验 ①眩晕、高血压病：取蓝布正120 g，水煎服；或炖肉食用。②疔疮：蓝布正鲜品适量，捣烂外敷患处。

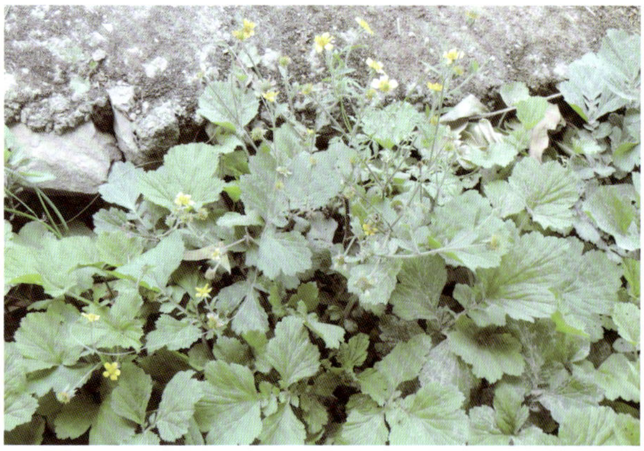

▲ 柔毛路边青植物

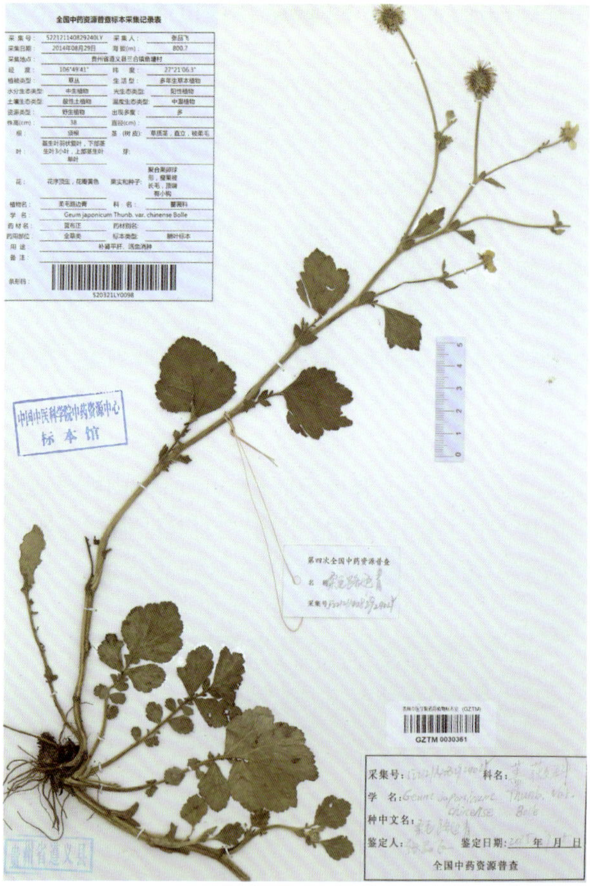

▲ 柔毛路边青腊叶标本

棣棠花 *Kerria japonica* (L.) DC.

别名 棣棠、蜂棠花、小通花。

形态特征 落叶灌木，高 1.5～2 m；小枝有棱，绿色，无毛。叶卵形或三角状卵形，长 2～8 cm，宽 1.2～3 cm，先端渐尖，基部截形或近圆形，边缘有重锯齿，上面无毛或有稀疏短柔毛，下面微生短柔毛；叶柄无毛；有托叶。花单生于侧枝顶端；花梗无毛；花直径 3～4.5 cm；萼筒扁平，裂片 5，卵形，全缘，无毛；花瓣黄色，宽椭圆形；雄蕊多数，离生，长约花瓣之半；心皮 5～8，有柔毛，花柱约与雄蕊等长。瘦果黑色，无毛，萼裂片宿存。花期 3～6 月，果期 6～8 月。

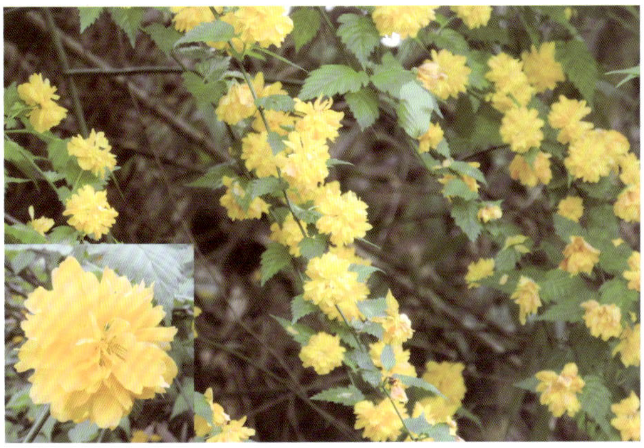

▲ 棣棠花植物及花

生境及分布 生于海拔 200～3 000 m 的山坡灌丛中或栽培在公路边、房前屋后。主要分布于播州、红花岗、汇川、习水等地。

药材名 棣棠花(嫩枝叶及花)。

采收加工 夏季采花及嫩枝叶，鲜用或晒干。4～5 月采花，晒干。

性味归经 苦、涩，平。归肺、胃、脾经。

功能主治 化痰止咳，利尿消肿，解毒。主治咳嗽，风湿痹痛，产后劳伤痛，水肿，小便不利，消化不良，痈疽疮毒，湿疹，荨麻疹。花：化痰止咳。主治肺结核咳嗽。

用法用量 内服：煎汤，花 3～9 g；嫩枝叶 9～15 g。外用：适量，煎水洗患处。

用药经验 ①久咳：棣棠花适量，蜂蜜蒸服。②风丹，热毒疮：棣棠花枝叶适量，煎水外洗。③风湿关节炎：棣棠花茎叶 6 g，水煎服。④小儿荨麻疹：棣棠花枝叶适量，煎汤外洗。

委陵菜 *Potentilla chinensis* Ser.

别名 翻白草、贵州白头翁、龙牙草。

形态特征 多年生草本，高 30～60 cm；根肥大，木质化。茎丛生，直立或斜上，有白色柔毛。羽状复叶，基生叶有小叶 15～31，小叶矩圆状倒卵形或矩圆形，长 3～5 cm，宽约 1.5 cm，羽状深裂，裂片三角状披针形，下面密生白色绵毛；叶柄长约 1.5 cm；托叶和叶柄基部合生；叶轴有长柔毛；茎生叶与基生叶相似。聚伞花序顶生，总花梗和花梗有白色绒毛或柔毛；花黄色，直径约 1 cm。瘦果卵形，有肋纹，

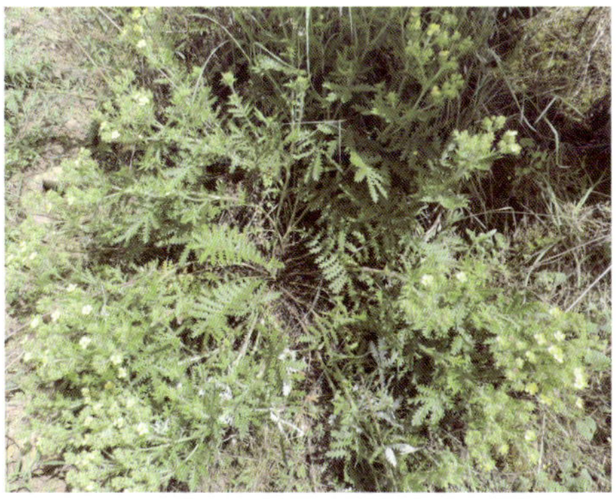

▲ 委陵菜植物

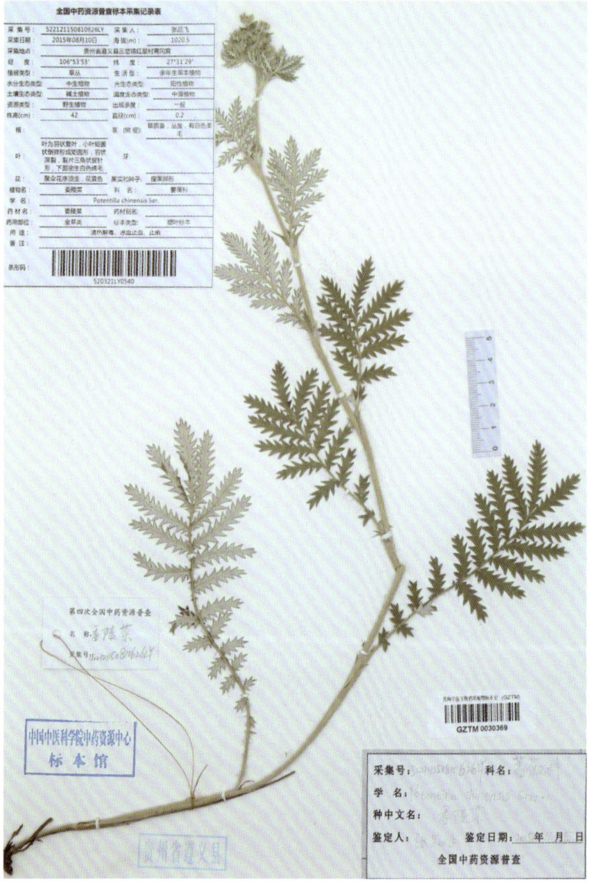

▲ 委陵菜腊叶标本

多数，聚生于有绵毛的花托上。花、果期 4～10 月。

生境及分布 生于海拔 400～3 200 m 的山坡草地、沟谷、林缘、灌丛或疏林下。主要分布于播州、汇川、习水、正安、务川等地。

药材名 委陵菜(全草)。

采收加工 春季未抽茎时采挖带根全草，除去泥沙，晒干。无花茎、色灰白、无杂质者为佳。

性味归经 苦，寒。归肝、大肠经。

功能主治 清热解毒，凉血止痢。主治热毒血痢，热毒痈疮，赤痢腹痛，久痢不止，痔疮出血，痈肿疮毒。

用法用量 内服：水煎，9～15 g。外用：鲜品适量，煎水洗；捣烂外敷患处。

使用注意 脾虚泄泻者慎服。

药用经验 ①痢疾：委陵菜根 15 g，水煎，一日 3～4 次，服 2～3 日。②疔疮初起：委陵菜根 30 g，煎水服。

三叶委陵菜 *Potentilla freyniana* Bornm.

别名 狼牙委陵菜、三爪金、地蜘蛛。

形态特征 多年生草本，有纤匍枝或不明显。根分枝多，簇生。花茎纤细，直立或上升，高 8～25 cm，被平铺或开展疏柔毛。基生叶掌状 3 出复叶，连叶柄长 4～30 cm，宽 1～4 cm。小叶片长圆形、卵形或椭圆形，顶端急尖或圆钝，基部楔形或宽楔形，边缘有多数急尖锯齿，两面绿色，疏生平铺柔毛，下面沿脉较密。茎生叶 1～2，小叶与基生叶小叶相似，唯叶柄很短，叶边锯齿减少。基生叶托叶膜质，褐色，外面被稀疏长柔毛，茎生叶托叶草质，绿色，呈缺刻状锐裂，有稀疏长柔毛。伞房状聚伞花序顶生，多花，松散，花梗纤细，长 1～1.5 cm，外被疏柔毛。花直径 0.8～1 cm。萼片三角卵形，顶端渐尖，副萼片

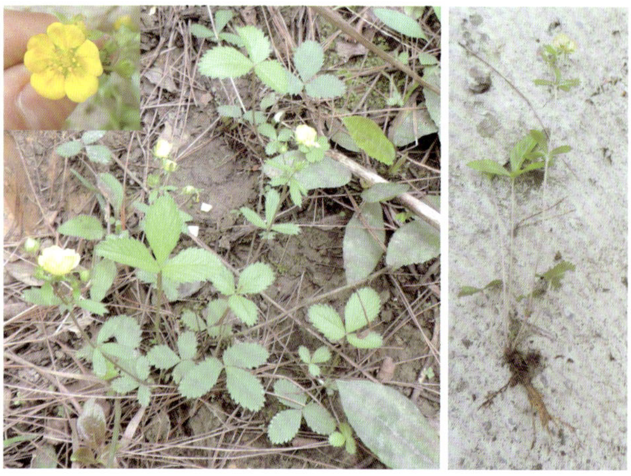

▲ 三叶委陵菜植物

披针形，顶端渐尖，与萼片近等长，外面被平铺柔毛。花瓣淡黄色，长圆倒卵形，顶端微凹或圆钝。花柱近顶生，上部粗，基部细。成熟瘦果卵球形，直径 0.5～1 mm，表面有显著脉纹。花、果期 3～6 月。

生境及分布 生于海拔 300～2 100 m 的山坡草地、田坎、土坎、溪边及疏林下阴湿处。主要分布于播州、红花岗、习水、桐梓等地。

药材名 地蜂子（根及全草）。

采收加工 夏季采挖开花的带根全草，洗净，鲜用或晒干。

性味归经 甘，温。归肺、大肠、胃、肝经。

功能主治 清热解毒，敛疮止血，散瘀止痛。主治咳喘，痢疾，肠炎，痈肿疔疮，口舌生疮，骨髓炎，骨结核，瘰疬，痔疮，崩漏，月经过多，产后或流产后出血不止，胃痛，牙痛，胸骨痛，腰痛，跌打损伤；外用治外伤出血，骨结核，烧烫伤，毒蛇咬伤。对金黄色葡萄球菌有抑制作用。

用法用量 内服：煎汤，10～15 g；研末服，1～3 g；或浸酒。外用：适量，捣敷；或煎水洗；或研末撒敷。

用药经验 ①痢疾腹泻，胃痛，痛经：地蜂子根茎，研末，每次服 1.5～3 g。②烫火伤：地蜂子根茎研末，调香油，外搽。③胃、十二指肠溃疡出血：地蜂子根研末，每次 2 g，每日 3～4 次。④跌打损伤：鲜地蜂子适量，捣烂外敷。⑤骨结核：地蜂子适量，加食盐少许，捣烂敷患处，每日换药 1 次。⑥痔疮：鲜品地蜂子适量，洗净，捣烂，冲入沸水浸泡，趁热坐熏。

蛇含委陵菜 *Potentilla kleiniana* Wight et Arn.

别名 地五加、五爪虎、五叶莓。

形态特征 多年生草本，高 20～40 cm；根茎短。茎多分枝，细长，稍匍匐，有丝状柔毛。掌状复叶，基生叶小叶 5，倒卵形或倒披针形，长 1.5～5 cm，先端圆形或钝尖，基部楔形，边缘有粗锯齿，基部全缘，下面沿叶脉有贴生柔毛；叶柄长，有柔毛；托叶近膜质，贴生于叶柄；茎生叶有 1 至 3 小叶，叶柄短。伞房状聚伞花序有多花，总花梗和花梗有丝伏柔毛；花黄色，副萼片条形，瘦果宽卵形，微纵皱，黄褐色。花、果期 3～9 月。

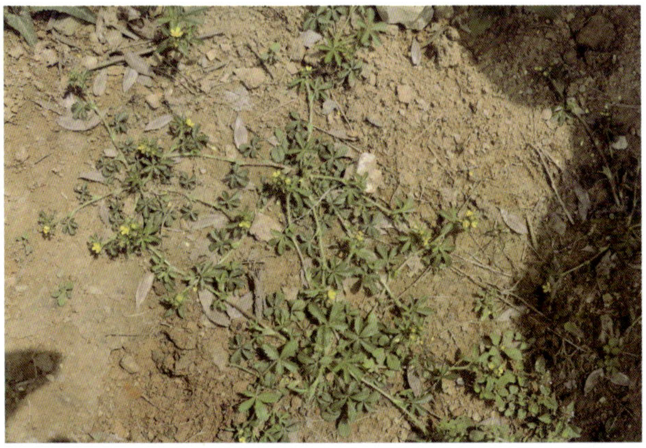

▲ 蛇含委陵菜植物

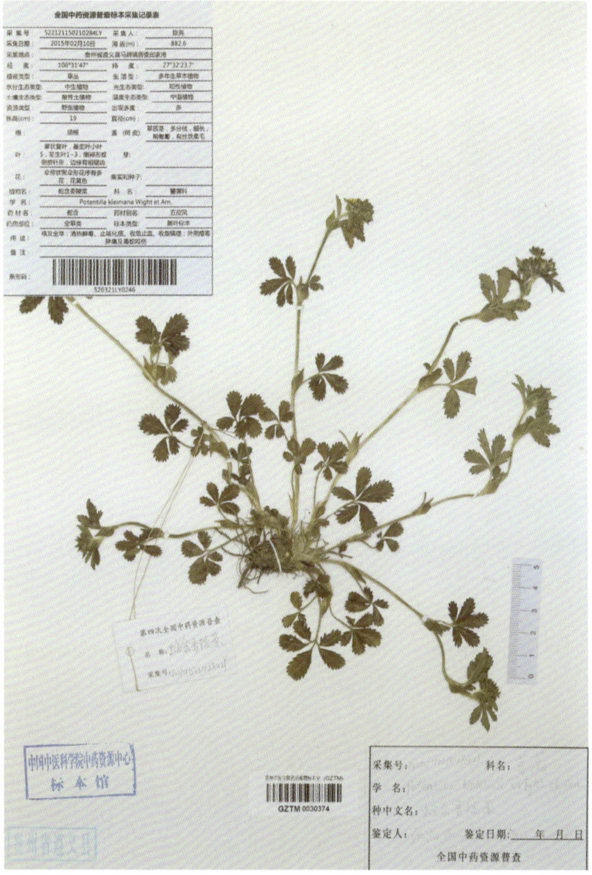

▲ 蛇含委陵菜腊叶标本

生境及分布 生于海拔200～3 000 m的田边、路边、水旁、草甸及山坡草地。主要分布于播州、汇川、正安、桐梓等地。

药材名 蛇含(带根全草)。

采收加工 夏、秋采收全草，鲜用或晒干。

性味归经 苦，寒。归肝、肺经。

功能主治 清热定惊，截疟，止咳化痰，解毒活血。主治高热惊风，疟疾，肺热咳嗽，百日咳，痢疾，疮疖肿毒，咽喉肿痛，风火牙痛，带状疱疹，目赤肿痛，蛇虫咬伤，风湿麻木，跌打损伤，月经不调，外伤出血。

用法用量 内服：煎汤，9～15 g，鲜品倍量。外用：适量，煎水洗或捣敷；或捣汁涂；或煎水含漱。

用药经验 ①小孩咳嗽，百日咳：蛇含委陵菜15 g，加生姜3片，水煎服。②风湿麻木：蛇含、生姜。熬水洗患处。③金疮：蛇含草捣烂，敷患处。④小儿高热：鲜蛇含30 g，水煎服，每日3次。

桃 *Prunus persica* (L.) Batsch

别名 毛桃、桃树、桃子。

形态特征 落叶小乔木，高4～8 m。叶卵状披针形或矩圆状披针形，长8～12 cm，宽3～4 cm，边缘具细密锯齿，两面无毛或下面脉腋间有髯毛，叶柄长1～2 cm，无毛，有腺点。花单生，先叶开放，近无柄，直径2.5～3.5 cm；萼筒钟状，有短柔毛，裂片卵形；花瓣粉红色，倒卵形或矩圆状卵形；雄蕊多数，离生，短于花瓣；心皮1，稀2，有毛。核果卵球形，直径5～7 cm，有沟，有绒毛，果肉多汁，离核或黏核，不开裂；核表面具沟孔和皱纹。花期3～4月，果期6～7月。

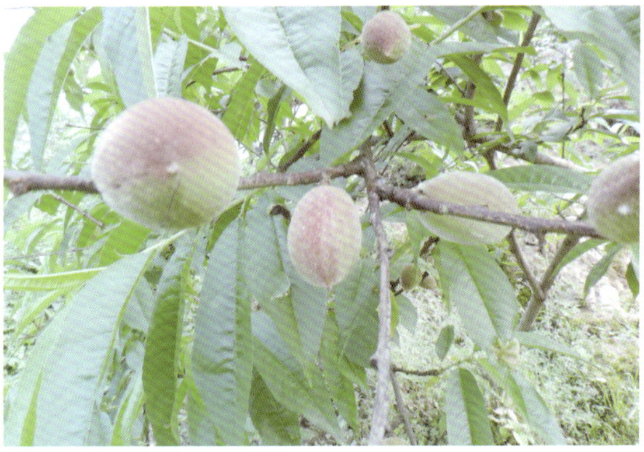

▲桃植物及果实

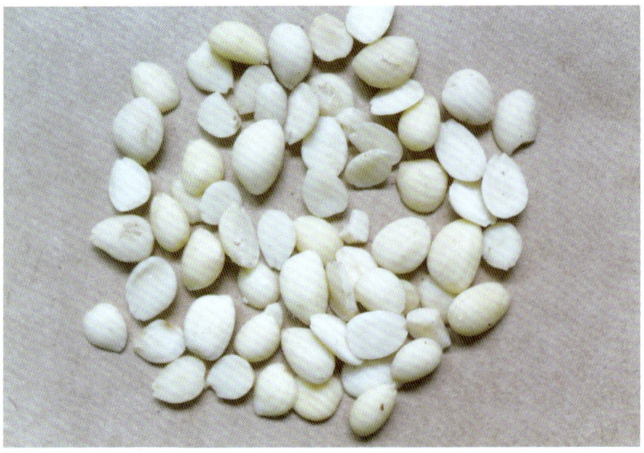

▲桃仁药材

生境及分布 生于海拔900～2 000 m的山坡、山谷沟底或荒野疏林及灌丛内。主要分布于播州、红花岗、汇川等地。

药材名 桃仁(成熟种子)，桃根(根或根皮)，桃枝(枝条)，桃胶(树皮中分泌出来的树脂)，桃叶(叶)，桃花(花)，桃子(成熟果实)，碧桃干(未成熟果实)，桃茎白皮(去掉栓皮的树皮)。

采收加工 1. 桃仁。果实成熟后采收，除去果肉及核壳，取出种子，晒干，去种皮用。

2. 桃根。全年均可采挖，洗净切片或丝，鲜用或晒干。

3. 桃枝。夏季采收，切片，晒干。

4. 桃胶。夏季采收，用刀切割树皮，待树脂溢出后收集，水浸，洗去杂质，晒干。

5. 桃叶。夏季采叶，鲜用或晒干。

6. 桃花。桃花将开放时采收，阴干，放干燥处。

7. 桃子。果实成熟时采摘。

8. 碧桃干。4月采收。摘取未成熟果实，晒干。以干燥、实大、坚硬、色黄绿者为佳。

9. 桃茎白皮。夏秋剥取树皮，除去栓皮，切丝，晒干或鲜用。

性味归经 1. 桃仁。苦、甘，平。归心、肝、大肠经。

2. 桃根。苦，平。归肝经。

3. 桃枝。苦，平。归心、肝经。

4. 桃胶。甘、苦,平。归大肠、膀胱经。
5. 桃叶。苦、辛,平。归脾、肾经。
6. 桃花。苦,平。归心、肝、大肠经。
7. 桃子。甘、酸,温。归肺、大肠经。
8. 碧桃干。酸、苦,平。归肺、肝经。
9. 桃茎白皮。苦,平。归肺、脾经。

功能主治 1. 桃仁。活血祛瘀,润肠通便,止咳平喘。主治经闭痛经,癥瘕痞块,肺痈肠痈,跌仆损伤,肠燥便秘,咳嗽气喘。
2. 桃根。清热利湿,活血止痛,消痈肿。主治黄疸,吐血,衄血,经闭,痈肿,痔疮,风湿痹痛,跌打劳伤疼痛,腰痛,痧气腹痛。
3. 桃枝。活血通络,解毒杀虫。主治心腹刺痛,风湿痹痛,跌打损伤,疮癣。
4. 桃胶。活血,通淋,止痢。主治血淋,石淋,痢疾,腹痛,糖尿病,乳糜尿。
5. 桃叶。祛风清热,杀虫。主治头风,头痛,风痹,疟疾,湿疹,疮疡,癣疮。
6. 桃花。利水,活血化瘀,通便。主治水肿,脚气,痰饮,利水通便,砂石淋,便秘,经闭,癫狂,疮疹。
7. 桃子。生津,润肠,活血,消积。主治津少口渴,肠燥便秘,闭经,积聚。
8. 碧桃干。敛汗涩精,活血止血,止痛。主治盗汗,遗精,吐血,疟疾,心腹痛,妊娠下血。
9. 桃茎白皮。清热利水,解毒,杀虫。主治水肿,痧气腹痛,肺热喘闷,痈疽,瘰疬,湿疮,风湿关节痛,牙痛,疮痈肿毒,湿癣。

用法用量 1. 桃仁。内服:煎汤,5~10 g。宜捣碎入煎。
2. 桃根。内服:煎汤,15~30 g。外用:适量,煎水洗。
3. 桃枝。内服:煎汤,9~15 g。外用:适量,煎汤洗浴或含漱。
4. 桃胶。内服:煎汤,9~15 g;或入丸、散。
5. 桃叶。内服:煎汤,3~6 g。外用:适量,煎水洗或捣敷。
6. 桃花。内服:煎汤,3~6 g;或研末,1.5 g;或开水泡服。外用:适量,捣敷;或研末调敷。
7. 桃子。内服:适量,鲜食;或作脯食。外用:适量,捣敷。
8. 碧桃干。内服:煎汤,6~9 g,;或入丸、散。外用:适量,研末调敷或烧烟熏。
9. 桃茎白皮。内服:煎汤,9~15 g。外用:适量,研末捣敷;煎水洗或含漱。

使用注意 1. 桃仁。孕妇慎用。
2. 桃根、桃花。孕妇忌服。

用药经验 ①糖尿病:桃胶,用微温水洗净,放在小锅内煮食,随便加一些调味盐类亦可(不要加入甜味),每次 30~60 g。②五痔作痛:桃根水煎汁浸过洗之。③妊娠下血不止:碧桃干烧存性,研末,水服。④小儿头疮:碧桃干适量,烧存性研末,入腻粉、麻油调搽。⑤卒心痛:桃茎白皮适量,煮汁,宜空腹服用。⑥小儿湿癣:桃茎白皮适量,研末,醋调频敷。

樱桃 *Prunus pseudocerasus* (Lindl.) G. Don

别名 莺桃、樱珠、家樱桃。

形态特征 乔木,高达 8 m。叶卵形或椭圆状卵形,长 6~15 cm,宽 3~8 cm,边缘有大小不等重锯齿,齿尖有腺,上面无毛或微生毛,下面有稀疏柔毛;叶柄有短柔毛,近顶端有 2 腺体;托叶常 3~4 裂,早落。花先叶放,3~6 朵簇生或为有梗的总状花序,花梗生短柔毛;花直径 1.5~2.5 cm;萼筒有短柔毛,裂片花后反折;花瓣白色,倒卵形或近圆形,先端凹陷;雄蕊多数;心皮 1,无毛。核果近球形,无沟,直径约 1 cm,红色。花期 3~4 月,果期 5~6 月。

生境及分布 生于海拔 300~800 m 的山坡林缘、山坡向阳处或沟边。主要分布于播州、桐梓、绥阳、正安等地。

药材名 樱桃(果实),樱桃根(根),樱桃叶(叶),樱桃核(果核),樱桃水(新鲜果实,经加工取得的浓汁),樱桃枝(枝条)。

采收加工 1. 樱桃。初夏果实成熟时采摘,鲜用

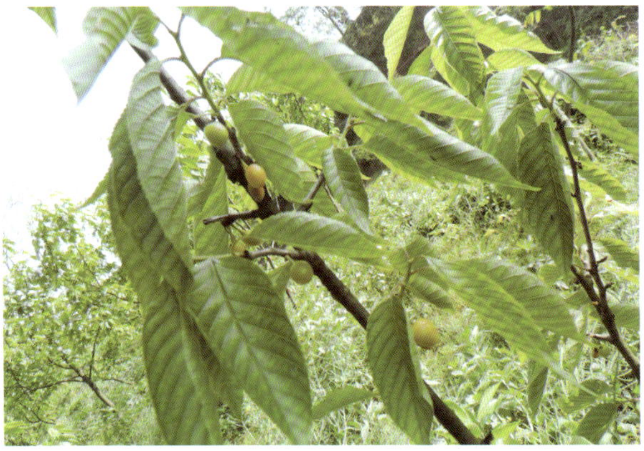

▲ 樱桃植物

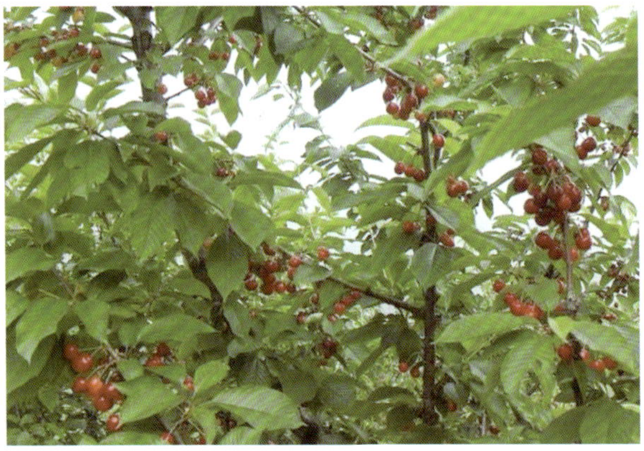

▲ 樱桃果实

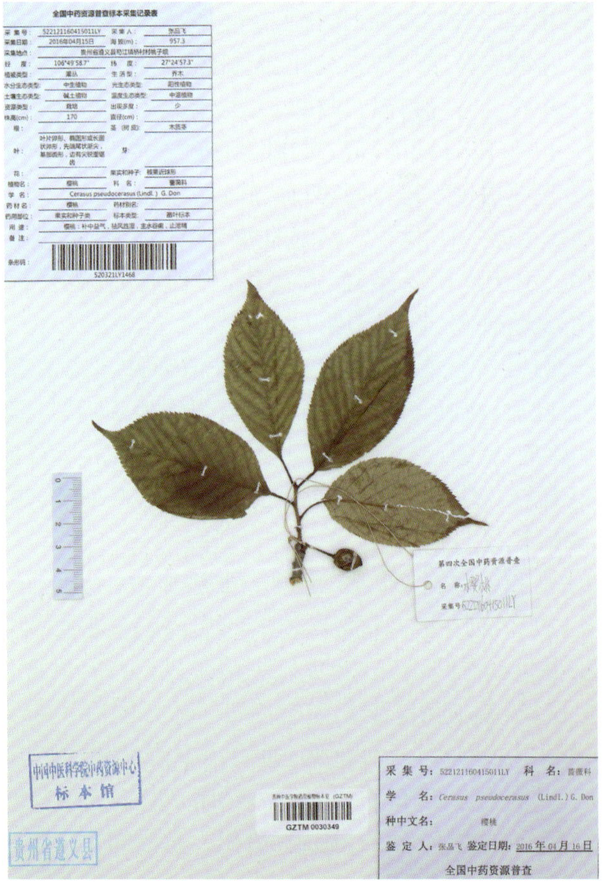

▲ 樱桃腊叶标本

或晒干。

2. 樱桃根。全年均可采挖，洗净，切段晒干或鲜用。

3. 樱桃叶。夏、秋季采收，鲜用或晒干。

4. 樱桃核。夏季取成熟果实放置缸中，用手揉搓，使果肉与果核分离，洗去果肉，取净核晒干。

5. 樱桃水。采摘成熟果实，去核加工压榨取得的液汁，装入瓷坛封固备用。

6. 樱桃枝。全年均可采收(5～7 月为佳)，切段晒干。

性味归经　1. 樱桃。甘，温。归脾、胃、肾经。

2. 樱桃根。甘，平。归肝、胃、大肠经。

3. 樱桃叶。甘、苦，温。归脾、肝、肺经。

4. 樱桃核。辛，温。归肺经。

5. 樱桃水。甘，平。归肺、脾、肝经。

6. 樱桃枝。辛、甘，温。归脾、胃经。

功能主治　1. 樱桃。补血益肾。主治脾虚泄泻，肾虚遗精，腰腿疼痛，四肢不仁，瘫痪。

2. 樱桃根。杀虫，调经，益气阴。主治绦虫、蛔虫、蛲虫病，闭经，劳倦内伤。

3. 樱桃叶。温中健脾，止咳止血，解毒杀虫。主治胃寒食积，腹泻，咳嗽，吐血，疮疡肿痛，蛇虫咬伤，阴道滴虫。

4. 樱桃核。发表透疹，消瘤去瘢，行气止痛。主治痘疹初期透发不畅，皮肤瘢痕，瘿瘤，疝气疼痛。

5. 樱桃水。透疹，敛疮。主治疹发不出，冻疮，烫火伤。

6. 樱桃枝。温中行气，止咳，祛斑。主治胃寒脘痛，咳嗽，祛斑。

用法用量　1. 樱桃。内服：煎汤，10～150 g；或浸酒。外用：浸酒涂擦；或捣敷。

2. 樱桃根。内服：煎汤，9～15 g，鲜品 30～60 g。外用：适量，煎水洗。

3. 樱桃叶。内服：煎汤，15～30 g；或捣汁。外用：适量，捣敷；或煎水熏洗。

4. 樱桃核。内服：煎汤，5～15 g。外用：适量，磨汁涂；或煎水熏洗。

5. 樱桃水。内服：适量。外用：适量，擦。

6. 樱桃枝。内服：煎汤，3～10 g。外用：适量，煎水洗。

用药经验 ①蛔虫：樱桃根适量，水煎服。②腹泻，咳嗽：樱桃叶及树枝适量，水煎服。③疹发不出：樱桃水1杯，略温灌下。④冻疮：樱桃水搽在疮上，若预搽面，则不生冻疮。⑤烧烫伤：樱桃水蘸棉花上，频涂患处，当时止痛，且能防止起泡化脓。

李 *Prunus salicina* Lindl.

别名 山李子、嘉庆子、嘉应子。

形态特征 落叶乔木，高9～12 m。叶互生，叶片长圆倒卵形、长椭圆形，稀长圆卵形，先端渐尖、急尖或短尾尖，基部楔形，边缘有圆钝重锯齿，常混有单锯齿，上面深绿色，有光泽，两面均无毛，有时下面沿主脉有稀疏柔毛或脉腋有髯毛；叶柄长1～2 cm，顶端有2个腺体或无，有时在叶片基部边缘有腺体。花通常3朵并生，簇生；花梗通常无毛；花白色；萼筒钟状；萼片长圆卵形，先端急尖或圆钝，边有疏齿；花瓣白色，长圆倒卵形，先端啮蚀状，基部楔形，有明显带紫色脉纹，具短爪，着生在萼筒边缘，比萼筒长2～3倍；雄蕊多数，花丝长短不等，排成不规则2轮，比花瓣短；雌蕊1，柱头盘状，花柱比雄蕊稍长。核果球形、卵球形或近圆锥形，黄色或红色，有时为绿色或紫色，梗凹陷入，顶端微尖，基部有纵沟，外被蜡粉；核卵圆形或长圆形，有皱纹。花期4～5月，果期7～8月。

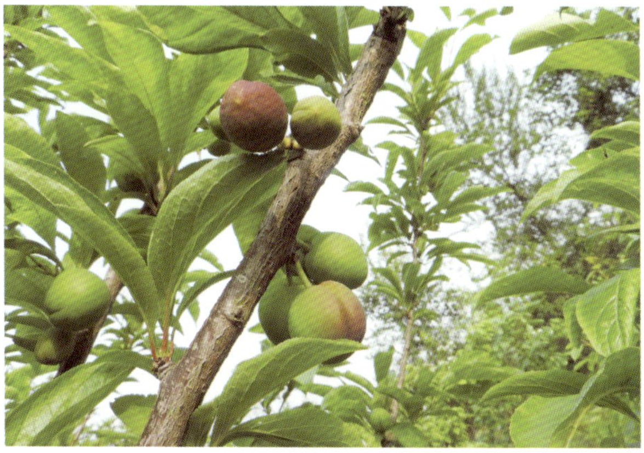

▲ 李植物及果实

生境及分布 生于海拔400～2 600 m的山沟路旁或灌木林内，多为栽培。主要分布于播州、红花岗、习水、绥阳、正安等地。

药材名 李子(果实)，李根(根)，李花(花)，李核仁(成熟种子)，李树叶(叶)。

采收加工 1. 李子。7～8月果实成熟时采摘，鲜用。

2. 李根。全年均可采收；以春季为佳。

3. 李花。春季花开时采收，鲜用或阴干。

4. 李核仁。7～8月果实成熟时采摘，除去果肉收集果核，洗净，砸破果壳取出种子，晒干，用时捣碎。

5. 李树叶。夏、秋季间采叶，鲜用或晒干。

性味归经 1. 李子。甘、酸，平。归肝、脾、肾经。

2. 李根。苦，寒。归脾、胃经。

3. 李核仁。苦，平。归肝、肺、大肠经。

4. 李树叶。甘、酸，平。归胃、脾、肺经。

功能主治 1. 李子。清热，生津，消积。主治虚劳骨蒸，消渴，食积。

2. 李根。清热解毒，利湿。主治疮疡肿毒，热淋，痢疾，带下。

3. 李花。泽面。主治粉滓䵟黯。

4. 李核仁。祛瘀，利水，润肠。主治血瘀疼痛，跌打损伤，水肿臌胀，脚气，肠燥便秘。

5. 李树叶。清热解毒。主治壮热惊痫，肿毒溃烂。

用法用量 1. 李子。内服：煎汤，10～15 g；鲜者生食，每次100～300 g。

2. 李根。内服：煎汤，6～15 g。外用：适量，烧存性研末调敷。

3. 李花。外用：适量，研末调搽。

4. 李核仁。内服：煎汤，3～9 g。外用：适量，研末调敷。

5. 李树叶。内服：煎汤，10～15 g。外用：适量，煎水洗浴；或捣敷；或捣汁涂。

用药经验　①水肿：李核仁、水灯心、车前草各20 g，水煎服。②便秘：李核仁、杏仁、桃仁各10 g，水煎服。③皮肤瘙痒：李树叶、桃叶各适量，水煎外洗。④面部黑斑：李花、桃花、梨花各适量研末，蜂蜜调搽。⑤丹毒：李根适量，水煎洗。

火棘　*Pyracantha fortuneana*（Maxim.）Li

别名　救军粮、火把果、救兵粮。

形态特征　常绿灌木，高约3 m；侧枝短，先端成刺状；小枝暗褐色，幼时有锈色短柔毛，老时无毛。叶片倒卵形或倒卵状矩圆形，中部以上最宽，长1.5～6 cm，宽0.5～2 cm，先端圆钝或微凹，有时有短尖头，基部楔形，下延，边缘有圆钝锯齿，齿尖向内弯，近基部全缘，两面无毛，叶柄短，无毛或幼时有疏柔毛。复伞房花序，总花梗和花梗近无毛；花白色，直径约1 cm；萼筒钟状，无毛，裂片三角卵形；花瓣圆形。梨果近圆形，萼片宿存。花期3～5月，果期8～11月。

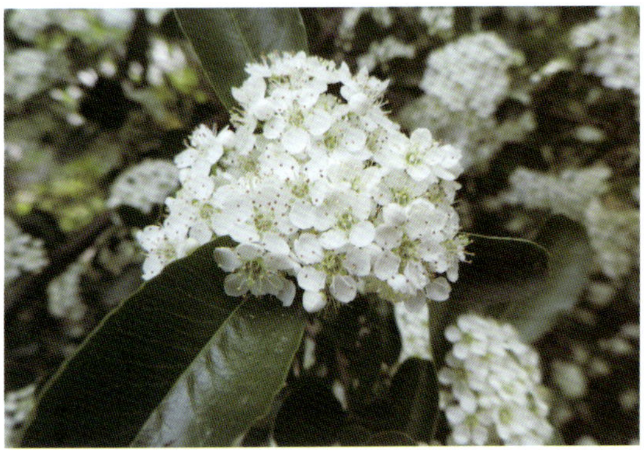

▲ 火棘花

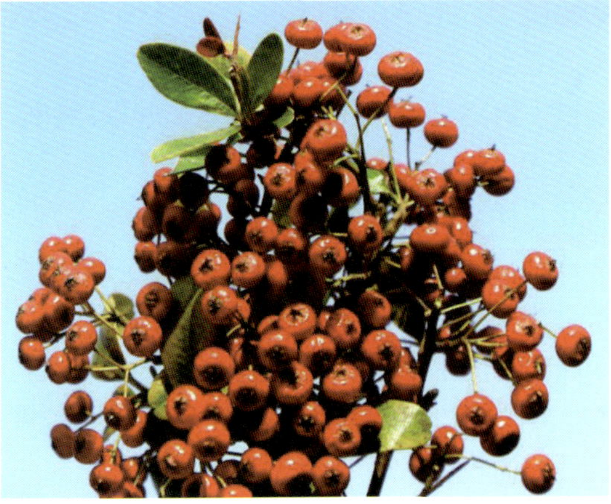

▲ 火棘果实

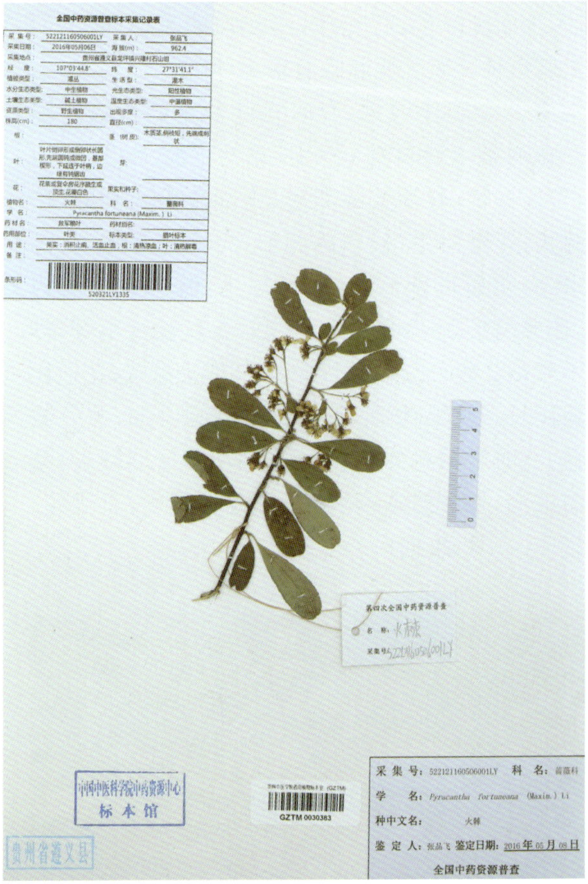

▲ 火棘腊叶标本

生境及分布　生于海拔500～2 800 m的山地、丘陵地阳坡灌丛草地及河沟路旁。主要分布于播州、红花岗、汇川、习水、正安等地。

药材名　红子根（根），赤阳子（成熟果实），救军粮叶（叶）。

采收加工　1. 红子根。9～10月采挖，洗净，切片，晒干。

2. 赤阳子。秋季果实成熟时采摘，晒干。

3. 救军粮叶。全年均可采，鲜用，随采随用。

性味归经　1. 红子根。酸、涩，平。归肝、肾经。

2. 赤阳子。甘、酸、涩，平。归肝、脾、胃经。

3. 救军粮叶。微苦，凉。归肝经。

功能主治 1. 红子根。清热凉血，化瘀止痛。主治潮热盗汗，肠风下血，崩漏，疮疖痈痛，目赤肿痛，风火牙痛，跌打损伤，劳伤腰痛，外伤出血。

2. 赤阳子。健脾消积，收敛止痢，止痛。主治痞块，食积停滞，脘腹胀满，泄泻，痢疾，崩漏，带下，跌打损伤。

3. 救军粮叶。清热解毒，止血。主治疮疡肿痛，目赤，痢疾，便血，外伤出血；外用治疮疡肿痛，暴发火眼，痘毒。

用法用量 1. 红子根。内服：煎汤，10～30 g。外用：适量，捣敷。

2. 赤阳子。内服：煎汤，15～30 g；或浸酒。外用：适量，捣敷。

3. 救军粮叶。内服：煎汤，10～30 g。外用：适量，捣敷患处。

使用注意 红子根孕妇禁服，气虚者慎服。

用药经验 ①泄泻：赤阳子 30 g，水煎服。②食积：赤阳子、鸡矢藤、莱菔子各 10 g，水煎服。③痢疾：赤阳子、地榆各 10 g，水煎服。④带下：赤阳子、土茯苓各 30 g，水煎服。⑤暴发火眼：鲜救军粮叶适量，捣烂敷眼皮上。

月季 *Rosa chinensis* Jacq.

别名 四季花、月月红、月月花。

形态特征 矮小直立灌木；小枝有粗壮而略带钩状的皮刺，有时无刺。单数羽状复叶互生，小叶 3～5，少数 7，宽卵形或卵状矩圆形，长 2～6 cm，宽 1～3 cm，先端渐尖，基部宽楔形或近圆形，边缘有锐锯齿，两面无毛；叶柄和叶轴散生皮刺和短腺毛；托叶大部附生于叶柄上，边缘有腺毛。花常数朵聚生；花梗长，少数短，散生短腺毛；花红色或玫瑰色，直径约 5 cm，微香；萼裂片卵形，羽状分裂，边缘有腺毛。果卵圆形或梨形，长 1.5～2 cm，红色。花期 4～9 月。

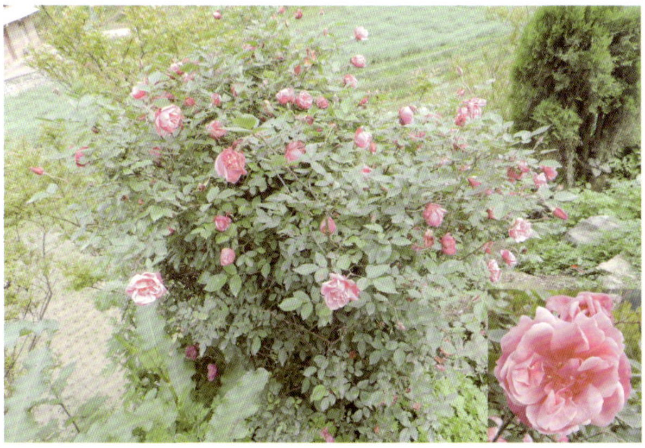

▲ 月季植物及花

生境及分布 生于海拔 1 000～2 000 m 的灌丛林、山坡草地中。主要分布于播州、红花岗、汇川、仁怀、习水等地。

药材名 月季花（花），月季花根（根），月季花叶（叶）。

采收加工 1. 月季花。全年均可采收，花微开时采摘，阴干或低温干燥。

2. 月季花根。全年均可采挖根，洗净，切段晒干。

3. 月季花叶。春至秋季枝叶茂盛时采收叶，鲜用或晒干。

性味归经 1. 月季花、月季花根。甘，温。归肝经。

2. 月季花叶。微苦，平。归肝经。

功能主治 1. 月季花。活血调经，解毒消肿，疏肝解郁。主治气滞血瘀，月经不调，痛经，经闭，跌打损伤，疮疡肿痛，瘰疬，肝郁血滞，胸胁胀痛。

2. 月季花根。活血调经，消肿散结，涩精止带。主治月经不调，痛经，经闭，崩漏，跌打损伤，瘰疬，遗精，带下。

3. 月季花叶。活血消肿，解毒，止血。主治疮疡肿毒，瘰疬，跌打损伤，腰膝肿痛，外伤出血。

用法用量 1. 月季花。内服：煎汤或开水泡服，3～6 g。外用：适量，捣烂外敷。

2. 月季花根。内服：煎汤，9～30 g。

3. 月季花叶。内服：煎汤，3～9 g。外用：适量，嫩叶捣敷。

使用注意 月季花脾虚便溏，月经过多及孕妇慎用。

用药经验 ①月经不调：鲜月季花每次 15～21 g，开水泡服，连服数次。②月经痛：月季花根、鸡冠花各 30 g，益母草 9 g，煎水炖蛋吃。③赤白带下：月季花根 9～15 g，水煎服。④筋骨疼痛，腰膝肿痛，跌打损伤：鲜月季花嫩叶适量，捣烂外敷患处。

金樱子 *Rosa laevigata* Michx.

别名 蜂糖罐、槟榔果、糖果。

形态特征 常绿攀援灌木，高约 5 m。无毛，有钩状皮刺和刺毛。羽状复叶；小叶 3，稀 5，椭圆状卵形或披针状卵形，长 2.5～7 cm，宽 1.5～4.5 cm，先端急尖或渐尖，基部近圆形或宽楔形，边缘具细齿状锯齿，无毛，有光泽，下面脉纹显著；叶柄和叶轴无毛，具小皮刺和刺毛；托叶条形，与叶柄分离，早落。花单生于侧枝顶端，白色，直径 5～9 cm，花梗和萼筒外面均密生刺毛。果近球形或倒卵形，长 2～4 cm，有直刺，顶端具长而扩展或外弯的宿存萼裂片。花期 4～6 月，果期 5～11 月。

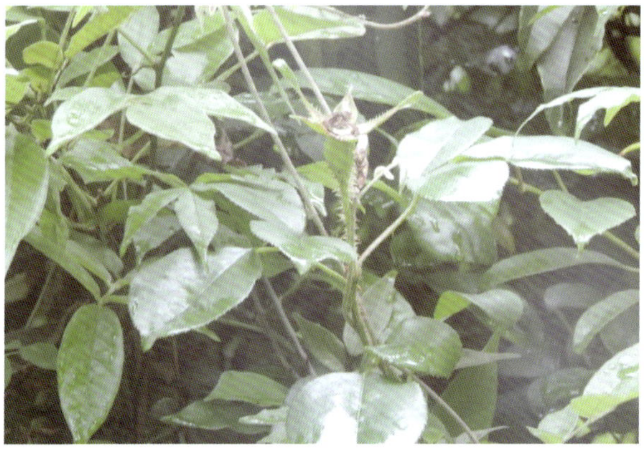

▲ 金樱子植物

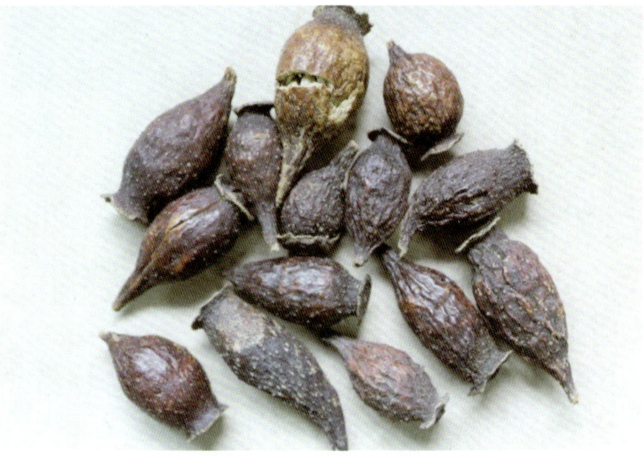

▲ 金樱子果实药材

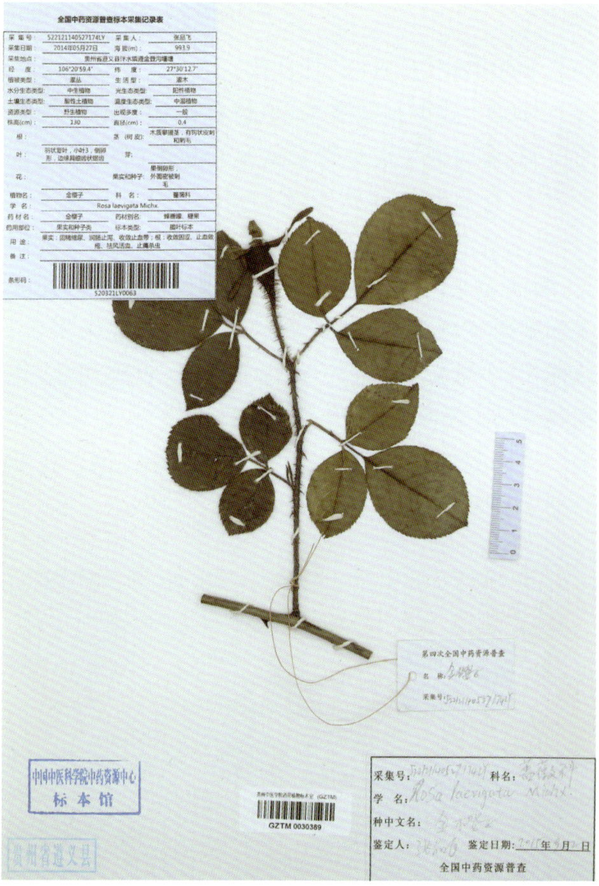

▲ 金樱子腊叶标本

生境及分布 生于海拔 100～1 600 m 的向阳的山坡、路旁、草坡及灌丛中。主要分布于播州、红花岗、汇川、绥阳、正安等地。

药材名 金樱子（成熟果实），金樱根（根或根皮），金樱叶（嫩叶），金樱花（花）。

采收加工 1. 金樱子。秋季（10～11 月）果实成熟变红时采收，纵切两瓣，除去毛刺，挖去种子，晒干。以个大、色红黄、有光泽、去净毛刺者为佳。

2. 金樱根。全年均可采收，挖取根部，除去幼根，洗净，切片，晒干。

3. 金樱叶。全年均可采收，多鲜用。

4. 金樱花。4～6 月采收将开放的花蕾，晒干。

性味归经　1. 金樱子。酸、甘、涩，平。归肾、膀胱、大肠经。

2. 金樱根。酸涩、甘，平。归肾、大肠经。

3. 金樱叶。苦，平。归肺、心经。

4. 金樱花。酸、涩，平。归肺、肾、大肠经。

功能主治　1. 金樱子。固精缩尿，固崩止带，涩肠止泻。主治遗精滑精，遗尿尿频，崩漏带下，久泻久痢。

2. 金樱根。收敛固涩，止血敛疮，祛风活血，止痛，杀虫。主治滑精，遗尿，痢疾，泄泻，咳血，便血，崩漏，带下，脱肛，子宫下垂，风湿痹痛，跌打损伤，疮疡，烫伤，牙痛，胃痛，蛔虫症，骨鲠喉，乳糜尿。

3. 金樱叶。清热解毒，活血止血，止带。主治痈肿疔疮，烫伤，痢疾，闭经，崩漏，带下，创伤出血。

4. 金樱花。涩肠，固精，缩尿，止带，杀虫。主治久泻久痢，遗精，尿频，带下，蛔虫、绦虫、蛲虫症，须发早白。

用法用量　1. 金樱子。内服：煎汤，6～12 g。

2. 金樱根。内服：煎汤，15～20 g。外用：适量，捣敷；或煎水洗。

3. 金樱叶。内服：煎汤，9～15 g。外用：适量，捣敷；或研末撒。

4. 金樱花。内服：煎汤，3～9 g。外用：适量，捣敷；或调敷。

用药经验　①遗精滑精，遗尿尿频：金樱子 15 g，煎水服。②小伤口出血：鲜品金樱叶适量，捣烂外敷伤口。③痈肿：鲜金樱叶适量，捣烂，加入少许盐涂患处。④泄泻：金樱根 50 g，水煎服。⑤遗精：金樱根 100 g，五味子 9 g，和猪精肉者服。

缫丝花　*Rosa roxburghii* Tratt.

别名　刺梨、刺梨树、茨藜。

形态特征　灌木，高约 2.5 m；树皮灰色，成片剥落；小枝常有成对皮刺。羽状复叶；小叶 9～15，椭圆形或椭圆状矩圆形，长 1～2 cm，宽 0.5～1 cm，先端急尖或钝，基部宽楔形，边缘有细锐锯齿，两面无毛；叶柄和叶轴疏生小皮刺；托叶大部分附着于叶柄上。花 1～2 朵，生于短枝上，淡红色或粉红色，微芳香，直径 4～6 cm；萼裂片通常宽卵形，两面有绒毛，合生成管，密生皮刺。果扁球形，直径 3～4 cm，绿色，外面密生皮刺，宿存的萼裂片直立。花期 5～7 月，果期 8～10 月。

生境及分布　生于海拔 500～2 500 m 的向阳山坡、草地、沟谷、路边、林缘及灌丛林中。主要分布于播州、红花岗、汇川、仁怀、习水等地。

药材名　刺梨（果实），刺梨根（根），刺梨叶（叶），刺梨花（花）。

采收加工　1. 刺梨。秋、冬季果实成熟时采集，除去针刺、种子及其他杂质，鲜用或晒干用。

2. 刺梨根。7～8 月采挖，洗净，切片，晒干或鲜用。

3. 刺梨叶。夏、秋季采叶，鲜用或晒干。

4. 刺梨花。开花时采收，鲜用或晒干。

性味归经　1. 刺梨。甘、酸、涩，平。归脾、肾、胃经。

2. 刺梨根。甘、酸，平。归脾、胃、肝、肾经。

3. 刺梨叶。酸、涩，寒。归肺经。

4. 刺梨花。甘，平。

功能主治　1. 刺梨。健脾，消食，止泻。主治积食饱胀，肠炎腹泻。

2. 刺梨根。健胃消食，止痛，收涩，止血，涩精。主治胃脘胀满疼痛，牙痛，咽喉疼痛，久咳，泻痢，遗精，带下，崩漏，痔疮。

3. 刺梨叶。清热解暑，解毒疗疮，止血。主治痔疮，痈肿，暑热倦怠，外伤出血。

4. 刺梨花。止泄，止痢。主治痢疾，腹泻。

用法用量　1. 刺梨。内服：煎汤，9～15 g；或生食。

2. 刺梨根。内服：煎汤，9～15 g；或研末，每次 0.15 g。

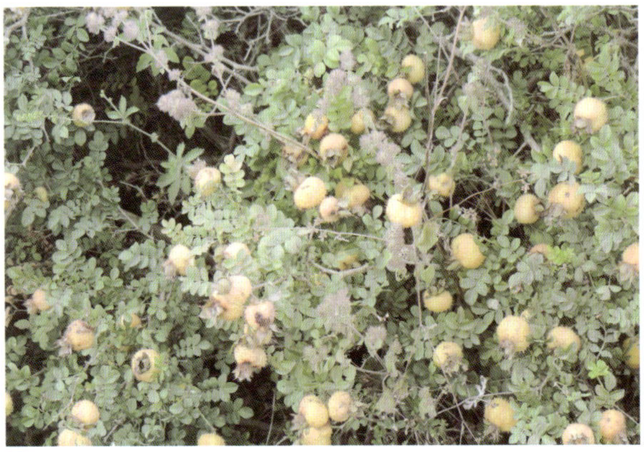

缫丝花植物

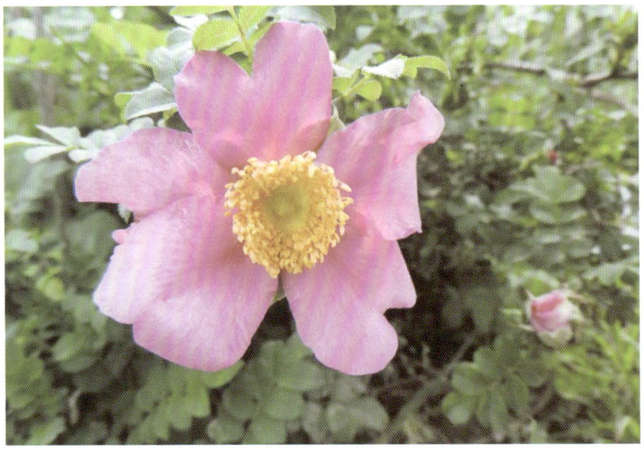

缫丝花花

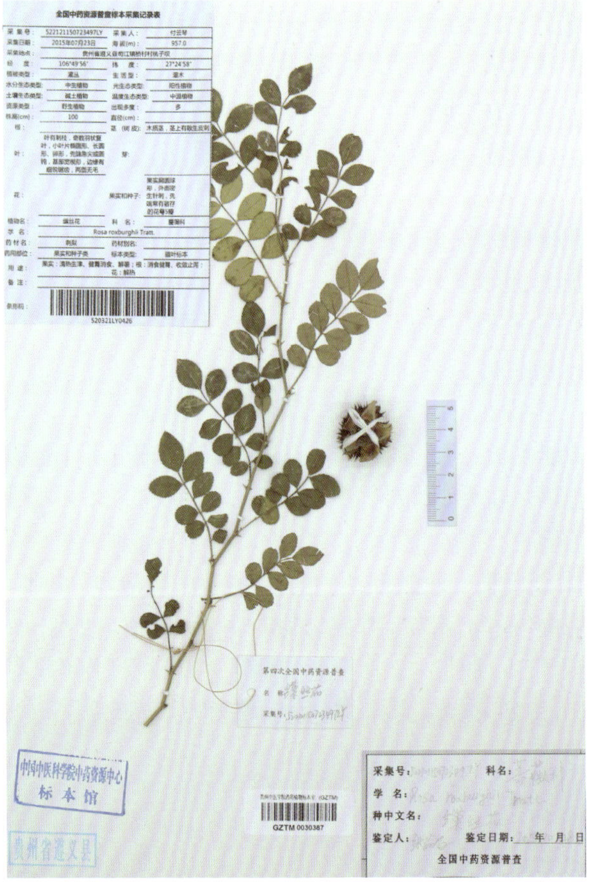

缫丝花腊叶标本

3. 刺梨叶。内服：煎汤，3～9 g。外用：适量，研末，麻油调敷；或鲜用捣敷。

4. 刺梨花。内服：煎汤，5～15 g。

使用注意 孕妇、脾胃虚寒者忌用刺梨根。

用药经验 ①胃气胀痛：刺梨根 50 g，红糖 50 g，水煎服。②腹泻：刺梨根、大夜关门各 30 g，水煎服。③口腔溃疡、食欲不振：刺梨 30 g，水煎服。④久咳：刺梨根加糖煎服。

玫瑰 *Rosa rugosa* Thunb.

别名 笔头花、湖花、刺玫花。

形态特征 直立灌木，高约 2 m；枝干粗壮，有皮刺和刺毛，小枝密生绒毛。羽状复叶；小叶 5～9，椭圆形或椭圆状倒卵形，长 2～5 cm，宽 1～2 cm，边缘有钝锯齿，质厚，上面光亮，多皱，无毛，下面苍白色，有柔毛及腺体；叶柄和叶轴有绒毛及疏生小皮刺和刺毛；托叶大部附着于叶柄上。花单生或 3～6 朵聚生；花梗有绒毛和腺；花紫红色至白色，芳香，直径 6～8 cm。果扁球形，直径 2～2.5 cm，红色，平滑，具宿存萼裂片。花期 4～6 月，果期 8～9 月。

生境及分布 生长在山坡草地及灌丛中。多为栽培。主要分布于播州、红花岗、汇川、仁怀、务川等地。

药材名 玫瑰花(花蕾)。

采收加工 春末夏初花将开放时分批采摘(含苞待放之前为最佳期)，及时低温干燥。

性味归经 甘、微苦，温。归肝、脾经。

功能主治 行气解郁，活血散瘀，调经止痛。主治肝胃气痛，食少呕恶，月经不调，跌仆伤痛。

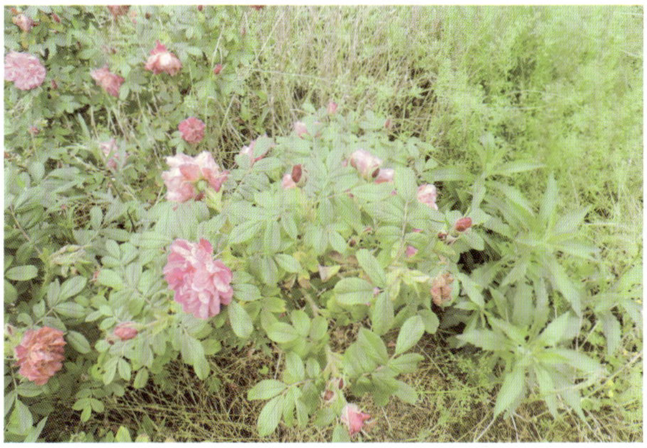

▲ 玫瑰植物

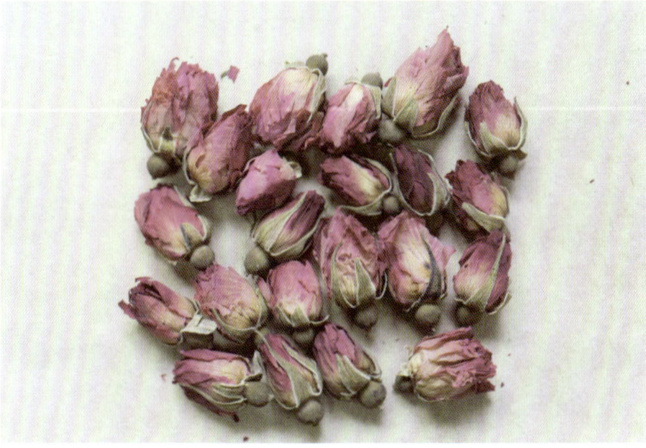

▲ 玫瑰花药材

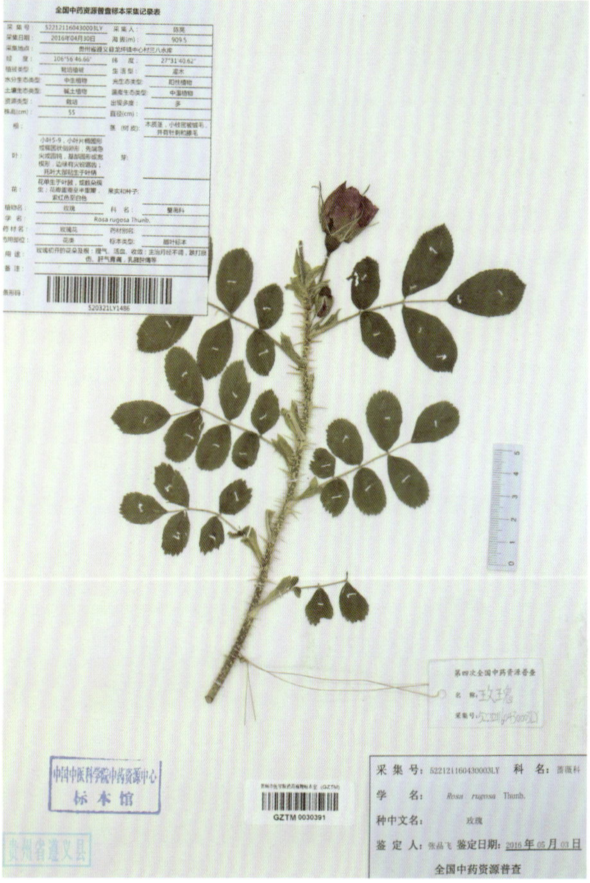

▲ 玫瑰腊叶标本

用法用量 内服：煎汤，9～15 g，鲜品加倍。

使用注意 阴虚火旺慎服。

用药经验 ①肝胃气痛：玫瑰花阴干，冲汤代茶服。②肺病咳嗽吐血：鲜玫瑰花捣汁炖冰糖服。

山莓 *Rubus corchorifolius* L. f.

别名 树莓、山抛子、撒秧泡。

形态特征 落叶直立灌木，高 1～2 m，具根出枝条；小枝红褐色，幼时有柔毛和少数腺毛，并有皮刺。单叶，卵形或卵状披针形，长 3～9 cm，宽 2～5 cm，不裂或 3 浅裂，有不整齐重锯齿，上面脉上稍有柔毛，下面及叶柄有灰色绒毛，脉上散生钩状皮刺；托叶条形，贴生叶柄上。花单生或数朵聚生短枝上；花白色，直径约 3 cm；萼裂片卵状披针形，密生灰白色柔毛。聚合果球形，红色。花期 2～4 月，果期 4～6 月。

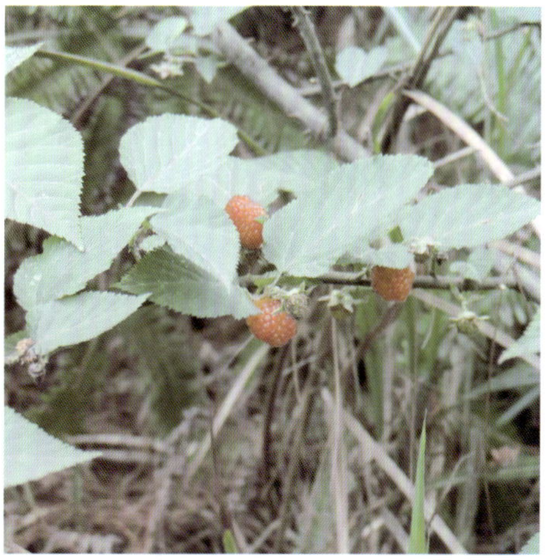

▲ 山莓植物及果实

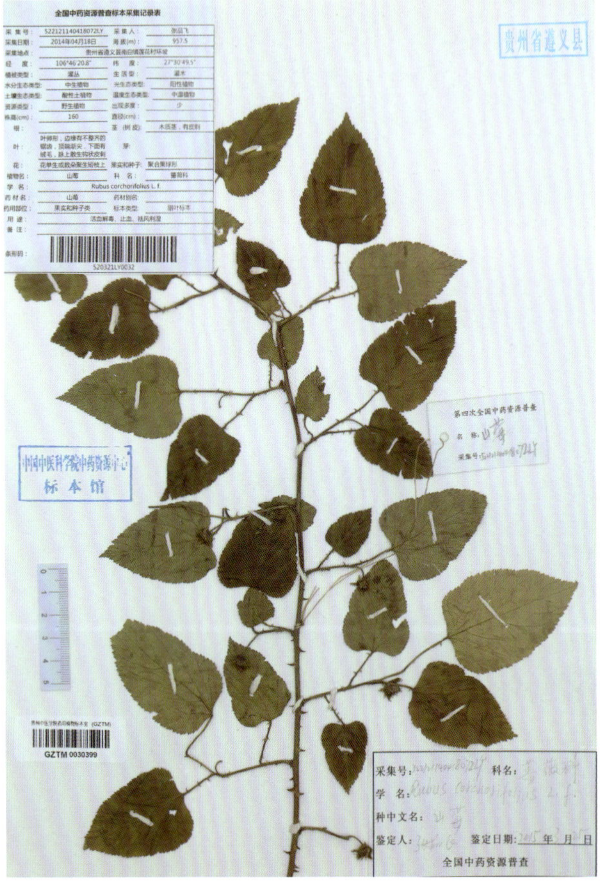

▲ 山莓腊叶标本

生境及分布 生于海拔500～1 400 m的向阳山坡、溪边、山谷、荒地、路旁、疏密灌丛中潮湿处及村落附近。主要分布于播州、红花岗、正安等地。

药材名 山莓（未成熟果实），山莓根（根），山莓叶（叶）。

采收加工 1. 山莓。果实已饱满而尚绿色时采摘，除去梗叶，用沸水浸1～2 min后，置烈日下晒干。

2. 山莓根。秋季挖根，洗净，切片晒干。

3. 山莓叶。自春至秋可采叶，洗净，切碎晒干或鲜用。

性味 1. 山莓。酸、微甘，平。

2. 山莓根。苦、涩，平。

3. 山莓叶。苦，凉。

功能主治 1. 山莓。化痰解毒，益肾固精，收涩，醒酒止渴。主治丹毒，痛风，烫火伤，肾虚，遗精，遗尿，腰痛，醒酒。

2. 山莓根。活血，止血，祛风利湿。主治吐血，便血，肠炎，痢疾，风湿关节痛，跌打损伤，月经不调，带下。

3. 山莓叶。消肿解毒。外用治痈疖肿毒。

用法用量 1. 山莓。内服：煎汤，9～15 g；或生食。

2. 山莓根。内服：煎汤，15～30 g。

3. 山莓叶。外用：鲜品适量，捣烂敷患处。

用药经验 ①遗精：山莓20 g，水煎服。②水火烫伤：山莓鲜果适量，捣烂取汁涂患处。

插田泡 *Rubus coreanus* Miq.

别名 插田藨、端阳莓、栽秧泡。

形态特征 攀援性灌木，高1～3 m。茎直立或弯曲成拱形，红褐色，被白粉，有钩状的扁平皮刺。奇数羽状复叶；叶柄长2～5 cm，和叶轴均散生小皮刺；托叶条形，贴生于叶柄；小叶通常3～5枚，稀7枚；顶生小叶柄长1～2 cm，较大，近菱形3浅裂或缺刻状；侧生小叶近无柄；叶片卵形、椭圆形或菱状卵形，长3～6 cm，宽1.5～4 cm，先端急尖，基部宽楔形或近圆形，边缘有不整齐锥状锐锯齿；或缺刻状粗锯齿，下面灰绿色，沿叶脉有柔毛或绒毛。伞房花序顶生或腋生；总花梗和花梗有柔毛；花粉红色，直径8～10 mm；萼裂片卵状披针形，外面有毛。聚合果卵形，直径5 mm，深红色至紫黑色。花期4～6

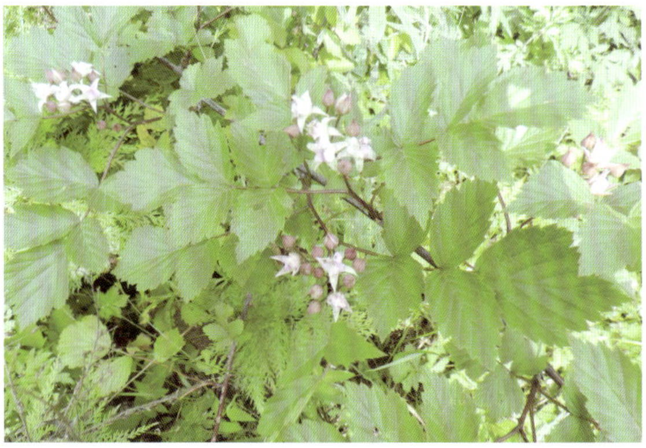

▲ 插田泡植物

月，果期6～8月。

生境及分布 生于海拔300～1 700 m的山坡灌丛或山谷、河边、路旁。主要分布于播州、汇川、习水、正安等地。

药材名 倒生根（根和茎及藤着地所生的不定根），插田泡（近成熟果实）。

采收加工 1. 倒生根。全年均可采挖，以9～10月挖根较好，洗净，切片，鲜用或晒干。

2. 插田泡。果近于成熟时采摘，晒干。

性味归经 1. 倒生根。苦、涩，平。归肝、肾经。

2. 插田泡。甘、酸，温。归肝、肾经。

功能主治 1. 倒生根。活血止血，祛风除湿。主治跌打损伤，骨折，月经不调，吐血，衄血，风湿痹痛，水肿，小便不利，瘰疬；外用治外伤出血。

2. 插田泡。补肾固精。主治阳痿，遗精，遗尿，带下。

用法用量 1. 倒生根。内服：煎汤，6～15 g；或浸酒。外用：适量，鲜根捣烂敷患处。

2. 插田泡。内服：煎汤，9～15 g。

使用注意 倒生根体弱无瘀血停滞者慎用。

用药经验 ①感寒腹痛：倒生根15 g，水煎服。②小便不利：倒生根15 g，车前草9 g，水灯心6 g，水煎服。

高粱泡 *Rubus lambertianus* Ser.

别名 蓬藟、冬牛、冬菠。

形态特征 半落叶藤状灌木，高达3 m。茎有棱，散生弯曲钩刺。枝幼时有细柔毛或近无毛，有微弯小皮刺。单叶宽卵形，稀长圆状卵形，长5～12 cm，宽5～13 cm，顶端渐尖，基部心形，上面疏生柔毛或沿叶脉有柔毛，下面被疏柔毛，沿叶脉毛较密，中脉上常疏生小皮刺，边缘明显3～5裂或呈波状，有细锯齿；叶柄长2～5 cm，具细柔毛或近于无毛，有稀疏小皮刺；托叶离生，线状深裂，常脱落。圆锥花序顶生，生于枝上部叶腋内的花序常近总状，有时仅数朵花簇生于叶腋；总花梗、花梗和花萼均被细柔毛；花梗长0.5～1 cm；苞片与托叶相似；花直径约8 mm；萼片卵状披针形，顶端渐尖、全缘，外面边缘和内面均被白色短柔毛，仅在内萼片边缘具灰白色绒毛；花瓣倒卵形，白色，无毛，稍短于萼片；雄蕊多数，稍短于花瓣，花丝宽扁；雌蕊15～20，通常无毛。聚合果近球形，由多数小核果组成，成熟时红色；核较小，有明显皱纹。花期7～8月，果期9～11月。

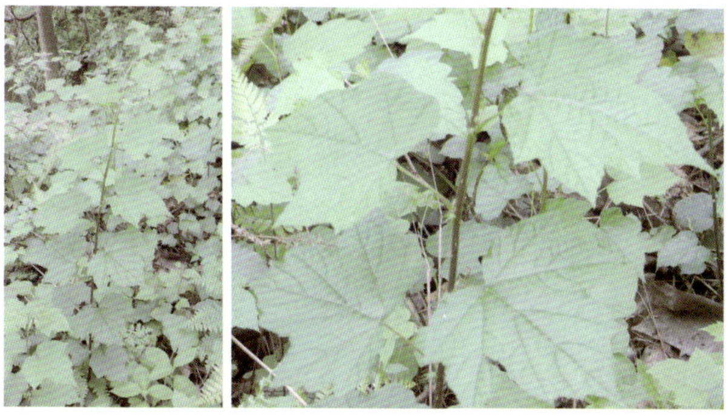

▲ 高粱泡植物

生境及分布 生于海拔300～2 200 m的山坡、山谷或路旁灌木丛中阴湿处或生于林缘及草坪。主要分布于播州、汇川、习水等地。

药材名 高粱泡（根、叶），高粱泡根（根），高粱泡叶（叶）。

采收加工 1. 高粱泡。秋季采挖，根洗净切片，用菜油、水酒各半炒干。叶鲜用。

2. 高粱泡根。全年可采，以秋季采挖为佳，根洗净切片，用菜油、水酒各半炒干。

3. 高粱泡叶。7～10月采收，切碎，鲜用或晒干（夏、秋季采收，晒干）。

性味归经 1. 高粱泡。甘、苦，平。

2. 高粱泡根。甘、涩，平。

3. 高粱泡叶。甘、苦，平。归肺、肝经。

功能主治 1. 高粱泡。活血调经，消肿解毒。主治产后腹痛，崩漏，产褥热，痛经，坐骨神经痛，风湿关节痛，偏瘫；叶外用治创伤出血。

2. 高粱泡根。疏风清热，凉血止血，活血祛瘀。主治感冒，高血压，偏瘫，咳、衄、便血，产后腹痛，崩漏，带下。

3. 高粱泡叶。清热凉血，解毒疗疮。主治感冒发热，咳血，便血，崩漏，创伤出血，外伤出血，肺病咳血，瘰疬溃烂，皮肤糜烂，黄水疮。

用法用量 1. 高粱泡。内服：煎汤，15～60 g。

2. 高粱泡根。内服：煎汤，30～60 g。

3. 高粱泡叶。内服：煎汤，9～15 g。外用：适量，鲜品捣敷或研末撒，调搽。

用药经验 ①高血压，偏瘫：高粱泡根、丹参根根 60 g，接骨金粟兰根、淫羊藿根各 15 g，青木香根 6 g，甜酒少许，水煎服。②咳嗽：高粱泡根 60 g，水煎服。③肺病咳血：高粱泡叶 15 g，冰糖 30 g，水煎，早、晚饭前各服 1 次。④外伤出血：高粱泡鲜叶适量，捣烂外敷。⑤黄水疮：高粱泡叶，研末，调麻油或菜油搽；或用鲜叶捣烂兑米醋搽。

乌泡子 *Rubus parkeri* Hance

别名 狗屎泡、乌泡。

形态特征 攀援灌木；茎密生灰色绒毛和红紫色腺毛，散生短弯皮刺。单叶，矩圆状卵形或披针形，长 5～9 cm，宽 2～3.5 cm，先端锐尖或圆钝，基部心形，边缘有细牙齿和浅裂，上面具柔毛，尤其沿叶脉，下面密生灰色绒毛；叶柄有细柔毛及少数腺毛和弯皮刺；托叶有丝状裂。花白色，成长圆锥花序，和萼密生灰色绒毛和紫色腺毛；萼裂片披针形，先端尾尖，内面密生灰色绒毛。聚合果球形，黑色。花期 5～6 月，果期 7～8 月。

生境及分布 生于海拔 1 000 m 以下的山地疏密林中阴湿处或溪旁及山谷岩石上。主要分布于播州、红花岗、汇川等地。

药材名 小乌泡根（根）。

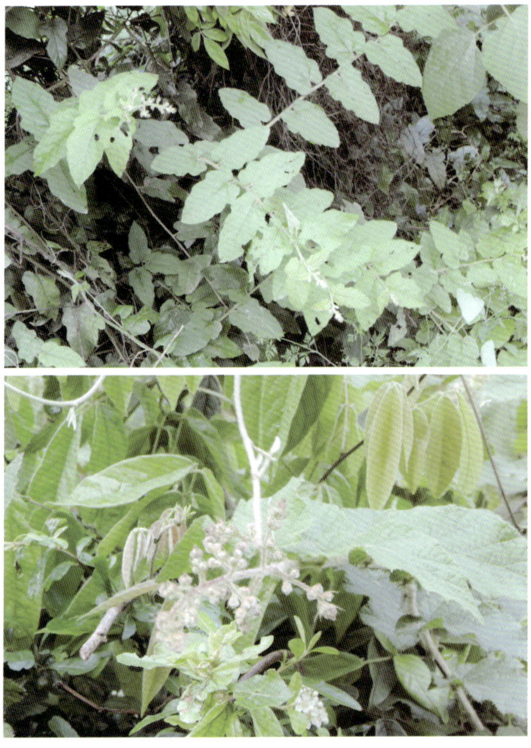

▲ 乌泡子植物

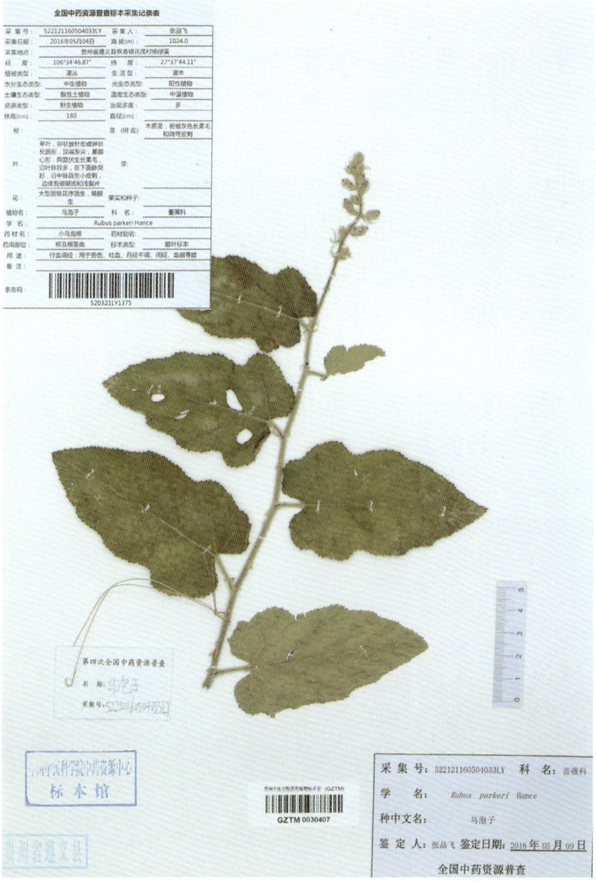

▲ 乌泡子腊叶标本

采收加工　9～10 月采挖，除去茎叶，洗净，切片，晒干。

性味归经　酸、咸，平。归肾经。

功能主治　调经，止血，祛痰止咳。主治月经不调，经闭，癥瘕，崩漏，衄血，便血，咳嗽痰多，疮疡不敛。

用法用量　内服：煎汤，15～30 g。外用：适量，鲜品捣敷。

用药经验　①气滞血瘀，月经不调：小乌泡根 15 g，益母草 15 g，元宝草 15 g，香附 9 g，水煎服。②妇女崩漏：小乌泡根、红活麻、棕树根、月月开根各 120 g，水煎炖肉服。

红毛悬钩子 *Rubus wallichianus* Wight & Arn.

别名　老熊泡、鬼悬钩子、川黔悬钩子。

形态特征　落叶蔓性小灌木；小枝粗壮，红褐色，有棱，密生红褐色刚毛和疏生皮刺。三出复叶，小叶宽卵形、倒卵形或椭圆形，长 3～8 cm，宽 2.5～6 cm，顶生小叶长达 13 cm，先端突尖，基部圆形，边缘有不整齐的锯齿，上面紫绿色，无毛，下面散生柔毛，沿叶脉疏生皮刺和柔毛；叶柄长 1.5～2.5 cm，和叶轴密生刚毛和少数皮刺；托叶丝状。花单生或数朵在叶腋丛生；花梗短；花白色，直径约 1.5 cm；萼裂片卵形，两面有绒毛。聚合果球形，红色。花期 3～4 月，果期 5～6 月。

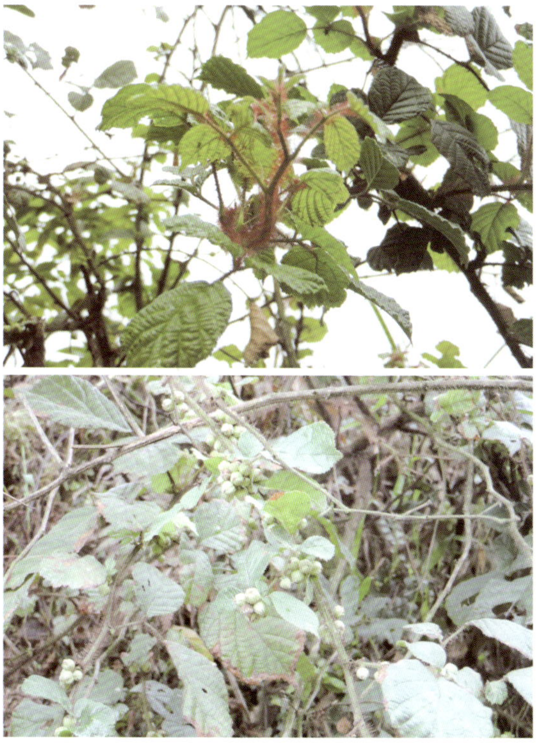

▲ 红毛悬钩子植物

生境及分布　生于海拔 500～2 200 m 的土坎边、山坡灌丛、杂木林内或林缘，也见于山谷或山沟边。主要分布于播州、红花岗、汇川、绥阳等地。

药材名　老虎泡（根），老虎泡叶（叶）。

采收加工　1. 老虎泡。秋季挖根，洗净，晒干。2. 老虎泡叶。全年采摘，晒干。

性味归经　老虎泡。酸、咸，凉。归肝、肾经。

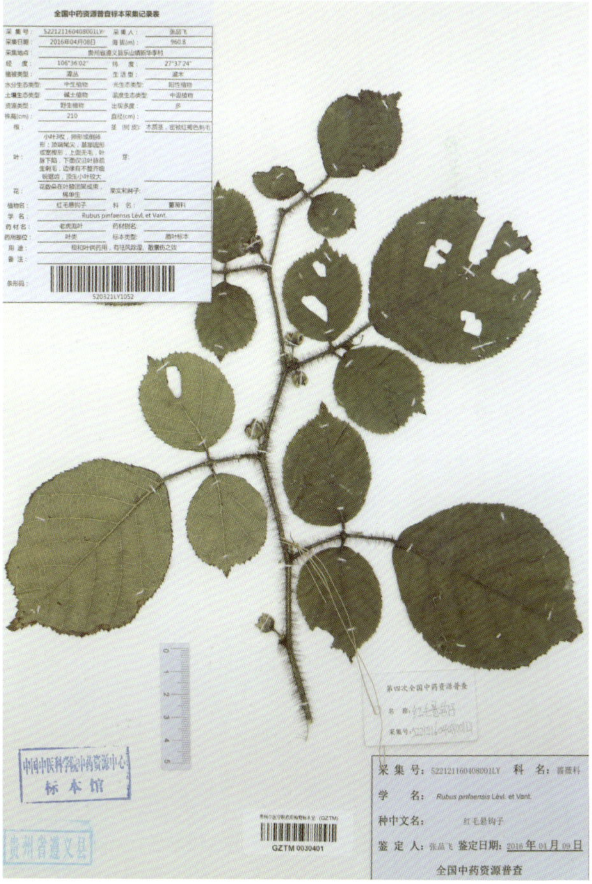

▲ 红毛悬钩子腊叶标本

功能主治　1. 老虎泡。凉血止血，祛风除湿，解毒疗疮。主治血热吐血，尿血，便血，崩漏，风湿关节痛，瘰疬，湿疹，带下。

2. 老虎泡叶。主治黄水疮，狗咬伤。

用法用量　1. 老虎泡。内服：煎汤，15～30 g；或浸酒。外用：适量，捣敷。

2. 老虎泡叶。外用：适量，捣烂外敷。

用药经验　①尿血，崩漏：老虎泡根 15 g，大蓟根 15 g，墨旱莲 30 g，黄柏 9 g，水煎服。②湿热带下：老虎泡根 30 g，金樱子根 30 g，水煎服。③便血：老虎泡根 120 g，水煎服。

地榆 *Sanguisorba officinalis* L.

别名　枣儿红、涩地榆、玉扎。

形态特征　多年生草本，高 1～2 m；根粗壮；茎直立，有棱，无毛。单数羽状复叶；小叶 2～5 对，稀 7 对，矩圆状卵形至长椭圆形，长 2～6 cm，宽 0.8～3 cm，先端急尖或钝，基部近心形或近截形，边缘有圆而锐的锯齿，无毛；有小托叶；托叶包茎，近镰刀状，有齿。花小密集，成顶生、圆柱形的穗状花序；有小苞片；萼裂片 4，花瓣状，紫红色，基部具毛；无花瓣；雄蕊 4；花柱比雄蕊短。瘦果褐色，有细毛，有纵棱，包藏在宿萼内。花、果期 7～10 月。

生境及分布　生于海拔 100～3 000 m 的向阳山坡、灌丛，喜沙性土壤。主要分布于播州、汇川、正安等地。

药材名　地榆（根）。

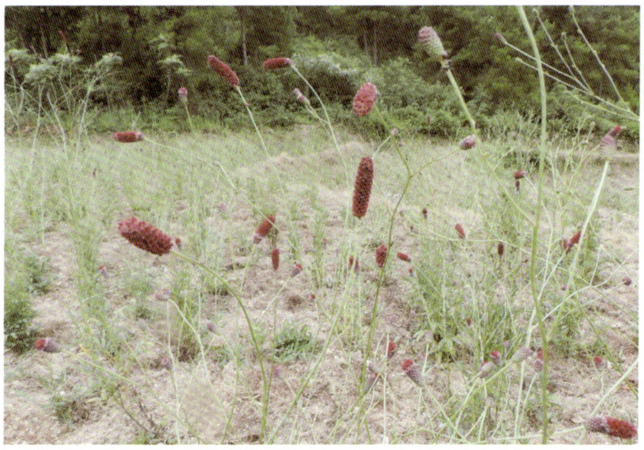

▲ 地榆植物

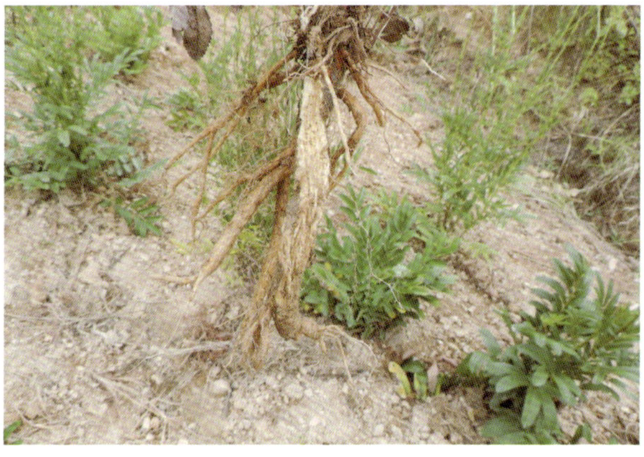

▲ 地榆根

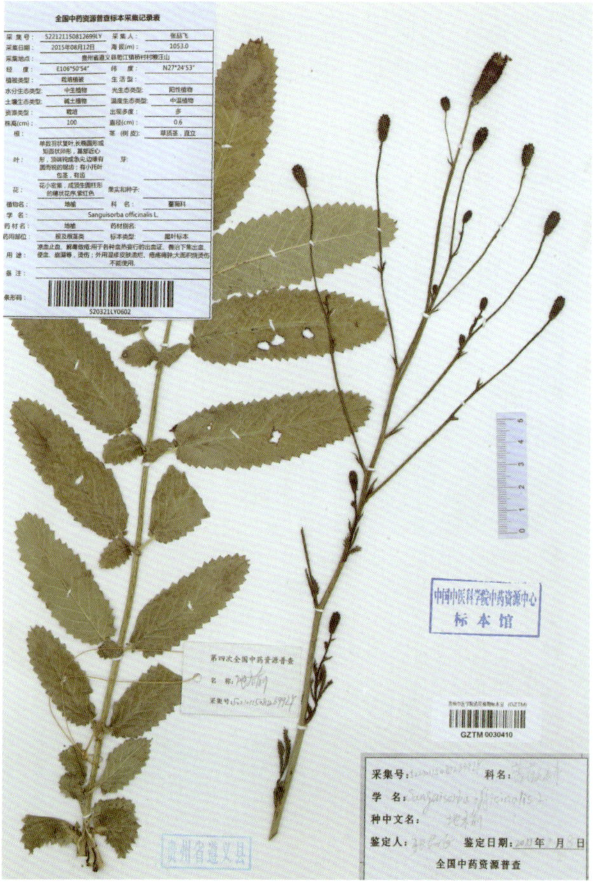

▲ 地榆腊叶标本

采收加工　春季将发芽时或秋季植株枯萎后采挖，除去须根，洗净，干燥；或趁鲜切片，晒干。生用或炒炭用。以条粗、质坚、断面粉红色者为佳。

性味归经　苦、酸、涩，微寒。归肝、大肠经。

功能主治　凉血止血，解毒敛疮。主治便血，痔疮出血，血痢，崩漏，水火烫伤，痈肿疮毒。尤宜于治下焦血热的出血证。

用法用量　内服：煎汤，9～15 g。外用：适量，研末涂敷患处。

使用注意　大面积烧烫伤，不宜使用地榆制剂外涂，因其所含的水解型鞣质易引起中毒性肝炎。

用药经验　①烧烫伤：地榆根炒炭存性，磨粉，用麻油调成 50%软膏，涂于创面，每日数次。②红白痢，噤口痢：白地榆 6 g，炒乌梅 5 枚，山楂 3 g，水煎服。红痢红糖为引，白痢白糖为引。③原发性血小板减少性紫癜：生地榆、太子参各 30 g；或加怀牛膝 15 g，水煎服，连服两月。④湿疹：地榆 50 g，加水两碗，煎成半碗，用纱布沾药液湿敷。

豆科

合欢　*Albizia julibrissin* Durazz.

别名　马缨花、夜合、萌葛。

形态特征　落叶乔木，高可达 16 m，树冠开展。小枝有棱角，嫩枝、花序和叶轴被绒毛或短柔毛。托叶线状披针形，较小叶小，早落。二回羽状复叶，总叶柄近基部及最顶一对羽片着生处各有 1 枚腺体；羽片 4～12 对，栽培品有时达 20 对；小叶 10～30 对，线形至长圆形，长 6～12 mm，宽 1～4 mm，向上偏斜，先端有小尖头，有缘毛，有时在下面或仅中脉上有短柔毛；中脉紧靠上边缘。头状花序于枝顶排成圆锥花序；花粉红色；花萼管状，长 3 mm；花冠长 8 mm，裂片三角形，长 1.5 mm，花萼、花冠外均被短柔毛；花丝长 2.5 cm。荚果带状，长 9～15 cm，宽 1.5～2.5 cm，嫩荚有柔毛，老荚无毛。花期 6～7 月，果期 8～10 月。

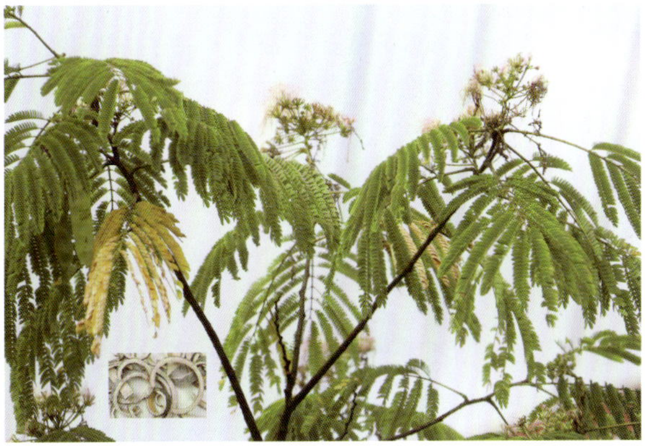

▲ 合欢植物

生境及分布　生于海拔 300～1 500 m 的山坡、丘陵、路旁，常栽培于庭园。主要分布于播州、汇川、习水、正安等地。

药材名　合欢皮（树皮），合欢花（花序“合欢花”或花蕾“合欢米”）。

采收加工　1. 合欢皮。夏、秋二季剥取，切丝，晒干。

2. 合欢花。夏季花开放时择晴天采收或花蕾形成时采收，及时干燥。

性味归经　1. 合欢皮。甘，平。归心、肝、肺经。

2. 合欢花。甘，平。归心、肝经。

功能主治　1. 合欢皮。解郁安神，活血消肿。主治心神不安，忧郁失眠，肺痈疮肿，跌仆伤痛。

2. 合欢花。解郁安神。主治心神不安，忧郁失眠。

用法用量　1. 合欢皮。内服：煎汤，6～12 g；入丸、散。外用：适量，研末调敷。

2. 合欢花。内服：煎汤，4.5～9 g；或入丸、散。

使用注意　合欢花阴虚津伤者慎用。

用药经验 ①虚烦不眠，健忘多梦：合欢花、酸枣仁各10 g，夜交藤9 g，远志5 g，水煎服。②心肾不交失眠：合欢花、官桂、黄连、夜交藤各适量，水煎服。③失眠：合欢皮20 g，炒酸枣仁15 g，水煎服。④肺痈久不敛口：合欢皮、白蔹各20 g，二味同煎服。

紫云英 *Astragalus sinicus* L.

别名 紫云英、斑鸠花、螃蟹花。

形态特征 一年生草本。茎直立或匍匐，高10～40 cm，无毛。奇数羽状复叶；小叶7～13，宽椭圆形或倒卵形，先端凹或圆形，基部楔圆形，两面有白色长毛。总状花序近伞形，总花梗长达15 cm；花萼钟状，萼齿三角形，有长毛；花冠紫色或白色；子房无毛，有短柄。荚果条状矩圆形，微弯，长1～2 cm，黑色，无毛。种子肾形，栗褐色。花期2～6月，果期3～7月。

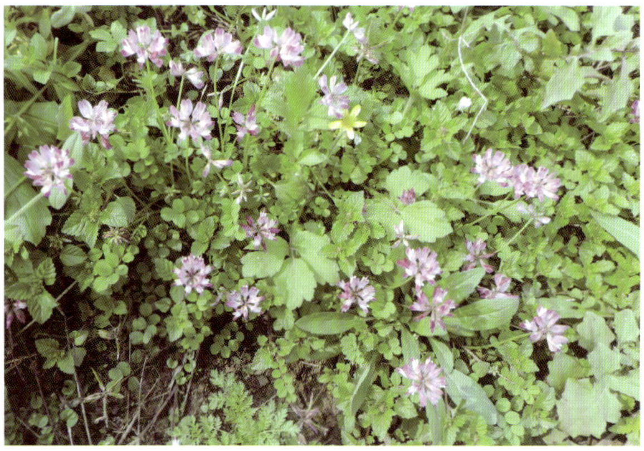

▲ 紫云英植物

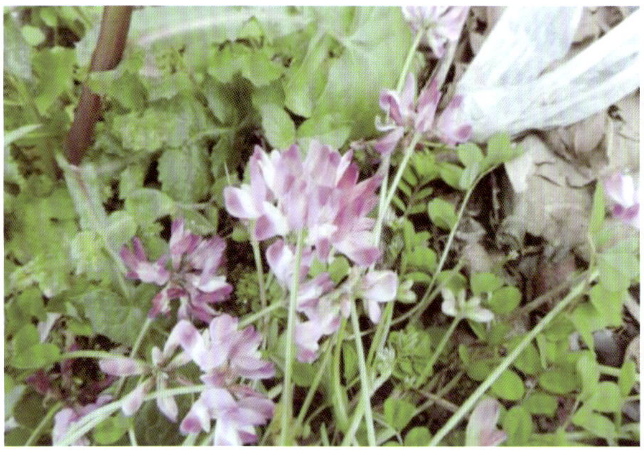

▲ 紫云英花

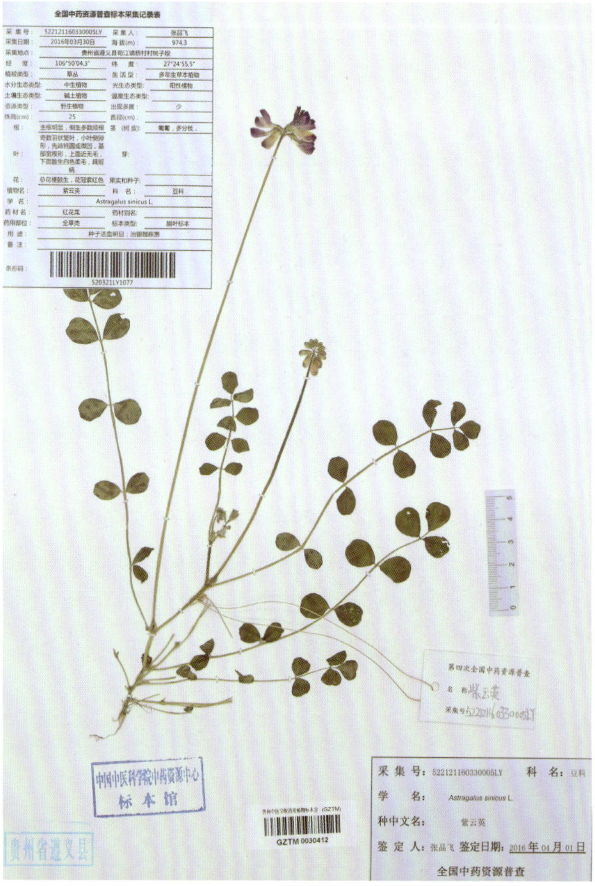

▲ 紫云英腊叶标本

生境及分布 生于海拔400～3 000 m的山坡、溪边及森林中潮湿处。主要分布于播州、红花岗、汇川、正安等地。

药材名 红花菜（全草），紫云英子（成熟种子）。

采收加工 1. 红花菜。春、夏季采收，洗净，鲜用或晒干。

2. 紫云英子。春、夏季果实成熟时，割下全草，打下种子，晒干。

性味归经 1. 红花菜。甘、辛，平。归心、肝、肺经。

2. 紫云英子。辛，凉。归肝经。

功能主治 1. 红花菜。清热解毒，祛风明目，凉血止血。主治咽喉痛，风痰咳嗽，目赤肿痛，疔疮，带状疱疹，疥癣，痔疮，齿衄，外伤出血，月经不调，带下，血小板减少性紫癜。根：主治肝炎，营养性浮肿，月经不调。

2. 紫云英子。祛风明目。主治目赤肿痛。

用法用量 1. 红花菜。内服：煎汤，15～30 g；或捣汁。外用：适量，鲜草捣烂敷；或干草研末调敷。

2. 紫云英子。内服：煎汤，6～9 g；或研末。

用药经验 ①疔毒：鲜红花菜适量，捣烂敷疔疮周围，露头。②痔疮：鲜红花菜适量，捣烂，外痔敷，内痔用 30 g，煎水服。③疟疾：红花菜、鹅不食草各 30 g，煎水服。④外伤出血：鲜红花菜叶适量，捣烂外敷。⑤小儿支气管炎：鲜红花菜 30～60 g，捣烂绞汁，加冰糖适量，分 2～3 次服。

羊蹄甲 *Bauhinia purpurea* L.

别名 玲甲花、夜关门。

形态特征 常绿乔木，高 4～8 m。叶阔椭圆形至近圆形，长 5～11.5 cm，宽 5～11 cm，先端圆，二裂，裂片及全叶片的 1/3～1/2，两面无毛，脉 9～13 条。伞房花序顶生；花玫瑰红色，有时白色；萼筒倒圆锥形，裂片 2 个，长为筒的 2 倍，前一裂片具 2 个小齿，后一裂片具 3 个小齿，外面密生短柔毛；花瓣倒披针形，外面疏生长柔毛；发育雄蕊 3～4。荚果条形，扁平，长 15～30 cm，宽 2～3 cm；种子 12～15 粒。花期 9～11 月，果期翌年 2～3 月。

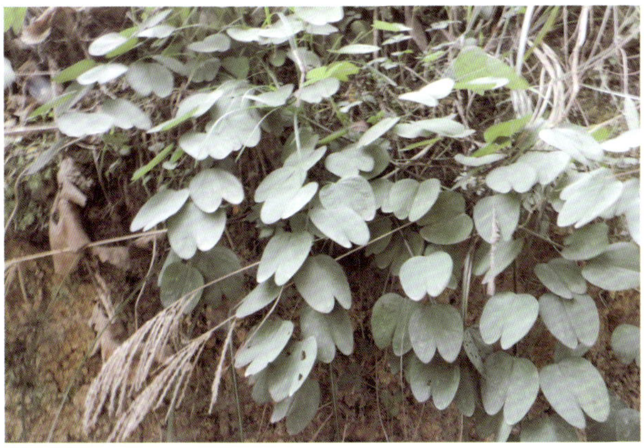

▲ 羊蹄甲植物

生境及分布 生于海拔 400～2 000 m 的山坡、旷野、路边或山地阳处灌木丛中。主要分布于播州、汇川、正安等地。

药材名 羊蹄甲（根、树皮、叶及花）。

采收加工 根、树皮全年可采，叶及花夏季可采，晒干。

性味 1. 根。微涩，微凉。

2. 树皮。苦、涩，平。

3. 叶。淡，平。

4. 花。淡，凉。

功能主治 1. 根。止血，健脾。主治咳嗽咯血，消化不良、跌打损伤。

2. 树皮。健脾燥湿。主治消化不良，急性胃肠炎。

3. 叶。润肺止咳。主治咳嗽，便秘。

4. 花。消炎。主治肺炎，支气管炎。

用法用量 1. 根、树皮。内服：煎汤，9～15 g。

2. 叶、花。内服：煎汤，6～9 g。外用：适量。

用药经验 小儿夜尿：羊蹄甲根 15 g，水煎服。

云实 *Caesalpinia decapetala* (Roth) Alston

别名 天豆、老虎刺尖、药王子。

形态特征 攀援藤本。树皮暗红色。枝、叶轴和花序均被柔毛和钩刺。二回羽状复叶长 20～30 cm。羽片 3～10 对，对生，具柄，基部有刺 1 对。小叶 8～12 对，膜质，长圆形，两端近圆钝，两面均被短柔毛，老时渐无毛。托叶小，斜卵形，先端渐尖，早落。

总状花序顶生，直立，长15～30 cm，具多花。总花梗多刺。花梗长3～4 cm，被毛，在花萼下具关节，故花易脱落。萼片5，长圆形，被短柔毛。花瓣黄色，膜质，圆形或倒卵形，盛开时反卷，基部具短柄。雄蕊与花瓣近等长，花丝基部扁平，下部被绵毛。子房无毛。荚果长圆状舌形，长6～12 cm，宽2.5～3 cm，脆革质，栗褐色，无毛，有光泽，沿腹缝线膨胀成狭翅，成熟时沿腹缝线开裂，先端具尖喙。种子6～9粒，椭圆状，种皮棕色。花、果期4～10月。

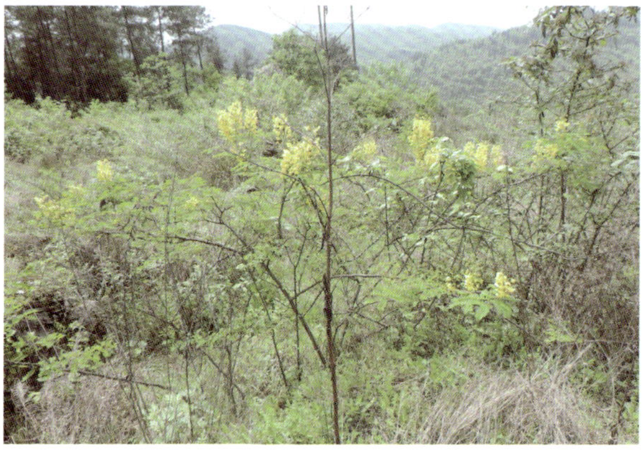

▲ 云实植物

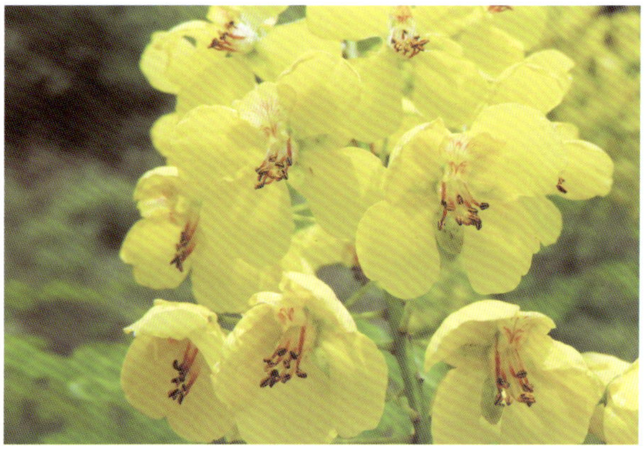

▲ 云实花

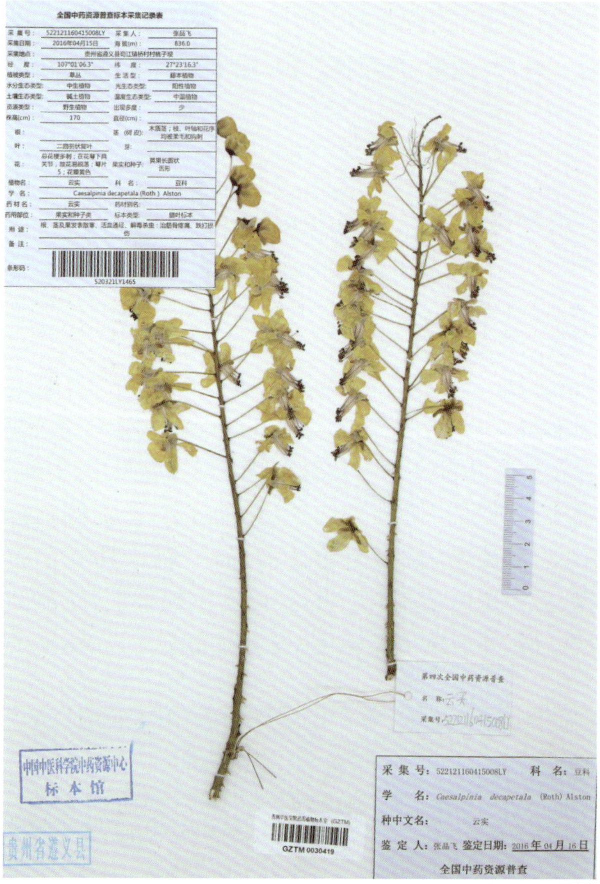

▲ 云实腊叶标本

生境及分布 生于海拔150～2 100 m的山坡灌丛中及平原、丘陵、山谷、河旁等地。主要分布于播州、绥阳、正安、务川等地。

药材名 云实（种子），云实根（根或根皮），云实花（花），四时青（叶），云实蛀虫又名天牛、斗米虫（茎及根中寄生的天牛及其近缘昆虫的幼虫）。

采收加工 1. 云实。秋季果实成熟时采收，剥取种子，晒干，用时捣碎。

2. 云实根。全年均可采挖，洗净，切片或剥取根皮，晒干或鲜用。

3. 云实花。花盛开时采收，鲜用或阴干。

4. 四时青。夏、秋季采收，鲜用或晒干。

5. 云实蛀虫。夏、秋季，视云实茎中下部有蛀虫孔，有较新鲜木渣推出孔外时，将茎截下，用刀纵剖，取出幼虫；冬季及春季多寄生在根部，可挖根剖取，取出的幼虫置瓦片上焙干，保持虫体完整。鲜用可随时采取。

性味归经 1. 云实。辛、苦，温。归肺、大肠经。

2. 云实根。苦、辛，平。归肺、肾经。

3. 云实花。归肺经。

4. 四时青。苦、辛，凉。归肝经。

5. 云实蛀虫。辛、甘，温。归肝、脾经。

功能主治 1. 云实。解毒除湿，止咳化痰，杀虫。主治痢疾，疟疾，慢性气管炎，小儿疳积，虫积。

2. 云实根。祛风除湿，解毒消肿。主治感冒发热，咳嗽，咽喉肿痛，牙痛，风湿痹痛，肝炎，痢疾，淋证，痈疽肿毒，皮肤瘙痒，毒蛇咬伤。

3. 云实花。化痰止咳，抗菌消炎。主治肺热肺燥，咳嗽痰多，毒蛇咬伤，阴疮。

4. 四时青。除湿解毒，活血消肿。主治皮肤瘙痒，口疮，痢疾，跌打损伤，产后恶露不尽。

5. 云实蛀虫。益气，透疹，消疳。主治劳伤，疹毒内陷，疳积。

用法用量　1. 云实。内服：煎汤，9～15 g；或入丸、散。

2. 云实根。内服：煎汤，10～15 g，鲜品加倍；或捣汁。外用：适量，捣敷。

3. 云实花。内服：3～9 g。外用：适量，捣敷。

4. 四时青。内服：煎汤，10～30 g。外用：适量，煎水洗；或研末搽。

5. 云实蛀虫。内服：研末，3～6 g；或制成食品。

用药经验　①痢疾：云实 9 g，炒焦，红糖 10 g，煨水服。②阴疮、鱼口便毒：云实根皮（鲜）适量，白酒少许，捣烂外敷，每日换药 2 次。③小儿白口疮：四时青适量，研末搽。④慢性支气管炎：云实 30 g，2 日一剂，水煎服。⑤小儿疳积：云实蛀虫适量，焙干炒蛋食用。

灰毛鸡血藤 *Callerya cinerea* (Bentham) Schot

别名　灰毛崖豆藤、崖豆藤、鸡血藤。

形态特征　多年生攀援灌木。茎皮细褐色，粗糙，皱裂，枝圆柱形，初密被锈色绒毛，后渐秃净。羽状复叶长 13～18 cm。叶柄长 3～6 cm，与叶轴密被锈色绒毛，上面无沟。托叶锥形，早落。小叶 2 对，间隔 1～2 cm，纸质，阔披针形，长 6～10 cm，宽 1.8～

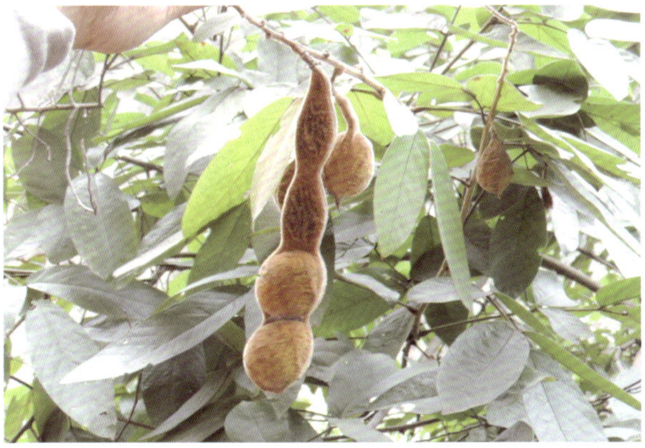

▲ 灰毛鸡血藤植物

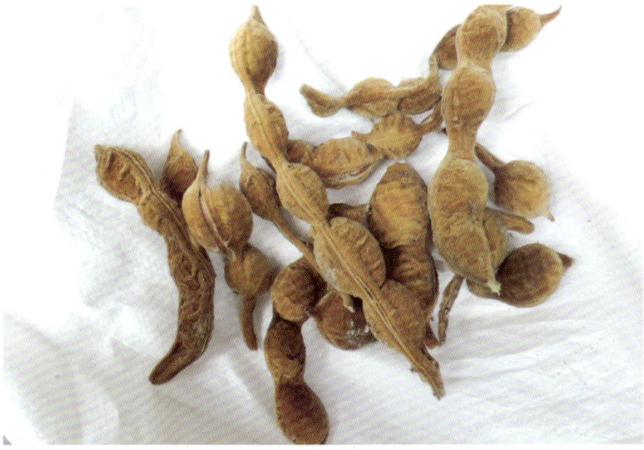

▲ 灰毛鸡血藤果实

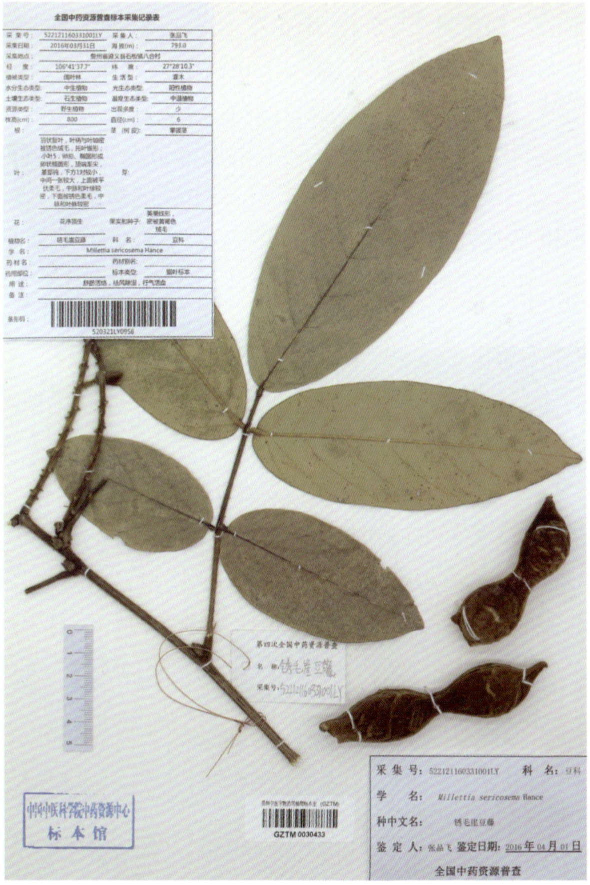

▲ 灰毛鸡血藤腊叶标本

3 cm，先端锐尖或渐尖，基部钝，下方 1 对较小，卵形椭圆，长 3～6 cm，上面被平伏柔毛，中脉和叶缘较密，下面密被锈色绒毛，侧脉 4～7 对，近叶缘向上弧曲，细脉网状，两面均明显。小托叶针刺状。圆锥花序顶生，长 8～10 cm，生花枝直，伸展，长 3～5 cm，密被锈色绒毛。花密集，单生。苞片小，线形，早落，小苞片披针形，离萼生。花长约 1.7 cm。花梗短，花萼钟状，密被绢毛，萼齿短，披针形，上方 2 齿近全合生，阔卵形，先端具 2 尖。花冠浅紫色至粉红色，旗瓣密被绢毛，卵形，先端微钝圆，基部略呈心形，两侧具 2 反折的耳，翼瓣长约为旗瓣的一半，基部戟形，龙骨瓣阔镰形。雄蕊二体，对旗瓣的 1 枚离生。花盘圆形，筒状。子房线形，密被黄色绒毛，具柄，花柱向上略旋曲，胚珠 5～6 粒。荚果线形，肿胀，长 4～10 cm，径约 1.5 cm，密被黄褐色绒毛，顶端尖，基部截形，有种子 1～4 粒。种子卵形至扁球形。果期 3 月。

生境及分布 生于海拔 500～1 200 m 的溪谷杂木林、灌丛林或山坡常绿阔叶林内。主要分布于播州、汇川、桐梓、绥阳等地。

药材名 锈毛崖豆藤（藤茎）。

采收加工 秋、冬二季采收，除去枝叶、粗皮，切片，晒干。

功能主治 活血通络。主治风湿痹痛，肢体麻木，关节筋骨痛，痛经，月经不调或经闭。

用法用量 内服：煎汤，15～30 g。外用：适量，煎水洗。

用药经验 风湿痹痛，关节筋骨痛：锈毛崖豆藤适量，煎水外洗。

锦鸡儿 *Caragana sinica* (Buc'hoz) Rehd.

别名 娘娘袜、金雀花、阳雀花。

形态特征 灌木，高 1.5～2 m。小枝有棱，无毛。托叶三角形，常硬化成刺。双数羽状复叶，小叶 2 对，羽状排列，上面一对较大，倒卵形或长圆状倒卵形，长 1～3.5 cm，宽 5～15 mm，先端圆或微凹，具小短尖或无小尖，基部楔形，两面无毛，下面网脉明显。花单生，长 2.8～3.1 cm，中部有关节，节上有极细的小苞片；花萼钟形，基部偏斜；花瓣黄色而带红色，凋谢时为褐红色，先端钝圆，基部楔形；花冠蝶形，旗瓣狭倒卵形，具短爪，冀瓣长圆形，爪长为瓣片之半，耳短，龙骨瓣比冀瓣短；雄蕊 10，二体；子房无毛。荚果圆筒形，长 3～3.5 cm，宽约 5 mm，褐色，无毛，稍扁，内有种子数粒。花期 4～5 月，果期 6～7 月。

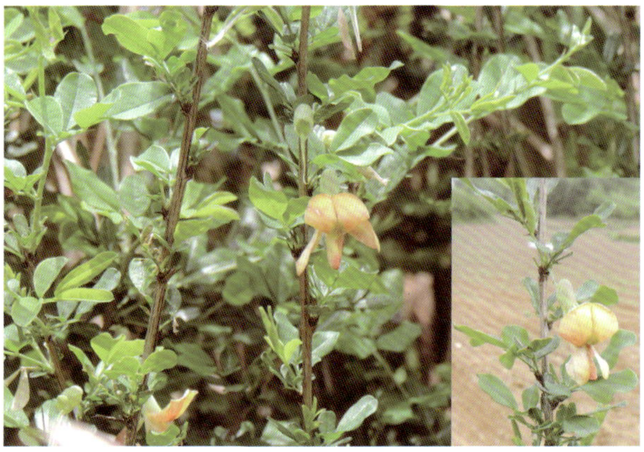

▲ 锦鸡儿植物

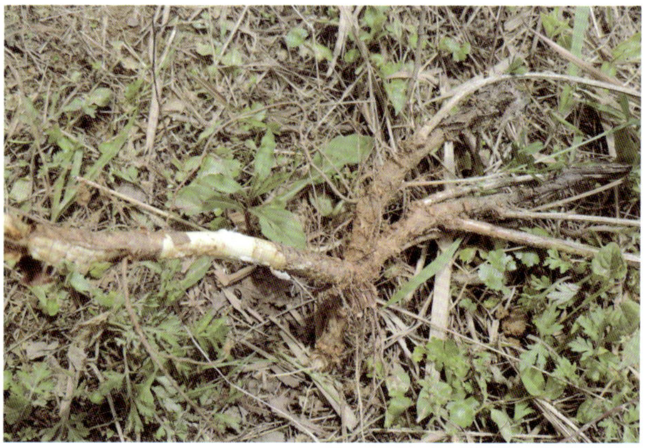

▲ 锦鸡儿根

生境及分布 生于海拔 500～900 m 的林缘、灌丛中或路旁及土坎上。主要分布于播州、绥阳、正安等地。

药材名 锦鸡儿（花），锦鸡儿根（根或根皮）。

采收加工 1. 锦鸡儿。4～5月花盛开时采摘，晒干或炕干。

2. 锦鸡儿根。全年均可采挖，多于夏末秋初挖取，洗净泥沙，除去须根及栓皮，鲜用或晒干；或再剖去木心，将净皮切丝，晒干。

性味归经 1. 锦鸡儿。甘，微温。归脾、肾经。

2. 锦鸡儿根。甘、辛、微苦，平。归肺、脾经。

功能主治 1. 锦鸡儿。健脾益肾，和血祛风，解毒。主治虚劳咳嗽，头晕目鸣，腰膝酸软，气虚，带下，小儿疳积，痘疹透发不畅，乳痈，痛风，跌仆损伤。

2. 锦鸡儿根。补肺健脾，活血祛风。主治虚劳倦怠，肺虚久咳，妇女带下、崩漏、乳少，风湿骨痛，痛风，半身不遂，跌打损伤，高血压。

用法用量 1. 锦鸡儿。内服：煎汤，3～15 g；或研末。

2. 锦鸡儿根。内服：煎汤，15～30 g。外用：适量，捣敷。

用药经验 ①虚劳咳嗽：锦鸡儿（蜜炙）、枇杷花、羌活各9 g，水煎服。②头晕头痛：锦鸡儿30 g，蒸鸡蛋服。③妇女经血不调：锦鸡儿根、党参各15 g，煎水服。④妇女白带：锦鸡儿根、红糖各适量，煎水服。

紫荆 *Cercis chinensis* Bunge

别名 满条红、裸枝树、紫珠。

形态特征 丛生或单生灌木，高2～5 m。树皮和小枝灰白色。叶纸质，近圆形或三角状圆形，长5～10 cm，宽与长相若或略短于长，先端急尖，基部浅至深心形，两面通常无毛，嫩叶绿色，仅叶柄略带紫色，叶缘膜质透明，新鲜时明显可见。花紫红色或粉红色，2～10余朵成束，簇生于老枝和主干上，尤以主干上花束较多，越到上部幼嫩枝条则花越少，通常先于叶开放，但嫩枝或幼株上的花则与叶同时开放，花长1～1.3 cm；花梗长3～9 mm；龙骨瓣基部具深紫色斑纹；子房嫩绿色，花蕾时光亮无毛，后期则密被短柔毛，有胚珠6～7颗。荚果扁狭长形，绿色，长4～8 cm，宽1～1.2 cm，翅宽约1.5 mm，先端急尖或短渐尖，喙细而弯曲，基部长渐尖，两侧缝线对称或近对称；果颈长2～4 mm；种子2～6颗，阔长圆形，黑褐色，光亮。花期3～4月，果期8～10月。

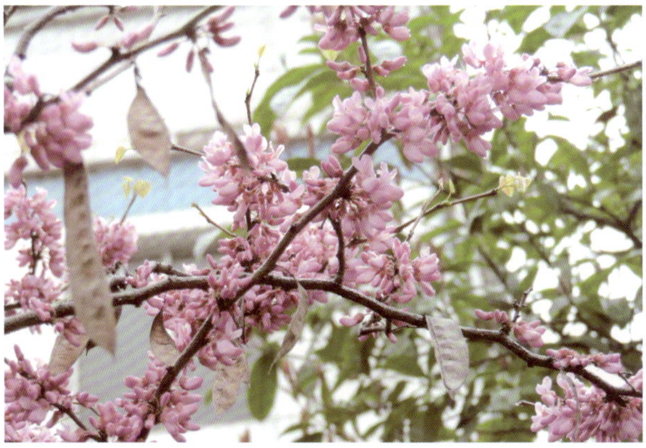

▲ 紫荆植物

生境及分布 生于海拔900～1 500 m山坡、溪边、灌丛中，通常栽培于庭园向阳的地方。主要分布于播州、红花岗、桐梓等地。

药材名 紫荆花（花），紫荆果（果实），紫荆皮（树皮），紫荆木（木部），紫荆根（根或根皮）。

采收加工 1. 紫荆花。4～5月采花，晒干。

2. 紫荆果。5～7月采收荚果，晒干。

3. 紫荆皮。7～8月采收树皮，刷去泥沙，晒干。以条长、皮厚、坚实者为佳。

4. 紫荆木。全年均可采收，鲜时切片晒干。

5. 紫荆根。全年均可采挖，洗净，剥皮鲜用；或切片晒干。

性味归经 1. 紫荆花。苦，平。归肝、脾、小肠经。

2. 紫荆果。甘、微苦，平。归心、肺经。

3. 紫荆皮。苦，平。归肝、脾经。

4. 紫荆木。苦，平。归肝、肾经。

5. 紫荆根。苦，平。

功能主治 1. 紫荆花。清热凉血，通淋解毒。主治热淋，血淋，疮疡，风湿筋骨痛。

2. 紫荆果。止咳平喘，行气止痛。主治咳嗽多痰，哮喘，心口痛。
3. 紫荆皮。活血，通淋，解毒。主治妇女月经不调，瘀滞腹痛，风湿痹痛，小便淋痛，喉痹，痈肿，疥癣，跌打损伤，蛇虫咬伤。
4. 紫荆木。活血，通淋。主治妇女月经不调，瘀滞腹痛，小便淋沥涩痛。
5. 紫荆根。破瘀活血，消痈解毒。主治妇女月经不调，瘀滞腹痛，痈肿疮毒，痄腮，狂犬咬伤。

用法用量 1. 紫荆花。内服：煎汤，3～6 g。外用：适量，研末敷。
2. 紫荆果。内服：煎汤，6～12 g。
3. 紫荆皮。内服：煎汤，6～15 g；或浸酒；或入丸、散。外用：适量，研末调敷。
4. 紫荆木。内服：煎汤，9～15 g。
5. 紫荆根。内服：煎汤，6～12 g。外用：适量，捣敷。

使用注意 紫荆皮、紫荆木孕妇忌服。

用药经验 ①鼻中疳疮：紫荆花适量，阴干研末贴之。②疯狗咬伤：鲜紫荆根皮酌加砂糖，捣烂敷伤口周围。③产后腹痛：紫荆果 15 g，水煎服。④喉痹：紫荆皮研末，含入口中。

藤黄檀 *Dalbergia hancei* Benth.

别名 藤黄、红香藤、藤香。

形态特征 藤本。枝纤细，幼枝略被柔毛，小枝有时变钩状或旋扭。奇数羽状复叶；托叶膜质，披针形，早落；小叶互生，长圆形或倒卵状长圆形，先端钝或圆，微缺，基部圆或阔楔形，嫩时两面被伏贴疏柔毛，成长时上面无毛。总状花序较复叶短，幼时包藏于舟状、覆瓦状排列、早落的苞片内，数个总状花序常再集成腋生短圆锥花序；花梗与花萼和小苞片同被褐色短茸毛；苞片卵形，副萼状小苞片披针形，均早落；花萼阔钟状，萼齿短，阔三角形，除最下1枚先端急尖外，其余的均钝或圆，具缘毛；花冠绿白色，芳香，各瓣均具长柄，旗瓣椭圆形，基部两侧稍呈截形，具耳，中间渐狭下延而成一瓣柄，翼瓣与龙骨瓣长圆形；雄蕊 9，单体，有时 10 枚，其中 1 枚对着旗瓣；子房线形，除腹缝略具缘毛外，其余无毛，具短的子房柄，花柱稍长，柱头小。荚果扁平，长圆形或带状，无毛，长 3～7 cm，宽 8～14 mm，基部收缩为一细果颈，通常有 1 粒种子，稀 2～4 粒；种子肾形，极扁平。花期 4～5 月，果期 7～8 月。

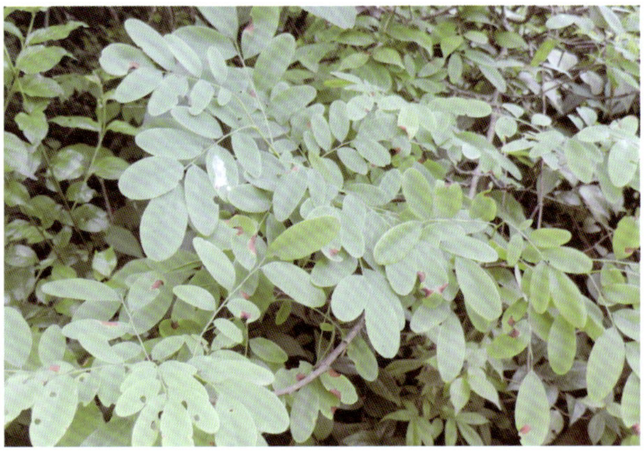

▲藤黄檀植物

生境及分布 生于海拔 700～1 500 m 的山坡灌丛中或山谷溪旁。主要分布于播州、桐梓、绥阳、正安等地。

药材名 藤檀(茎和根)。

采收加工 全年均可，洗净切碎，晒干。

性味 辛，温。

功能主治 理气止痛。茎主治胃痛，腹痛，胸肋痛。根主治腰腿关节痛，心胸闷痛，脘胁刺痛；外用治跌打出血。

用法用量 内服：煎汤，茎 3～9 g，根 3～6 g。外用：适量，捣敷；或研末撒敷。

扁豆 *Dolichos lablab* L.

别名 刀豆、小刀豆。

形态特征 一年生缠绕草质藤本；茎常呈淡紫色或淡绿色，无毛。小叶3，顶生小叶宽三角状卵形，长5～9 cm，宽6～10 cm，两面有疏毛，侧生小叶较大，斜卵形；托叶小，披针形。总状花序腋生，长15～25 cm，直立，花序轴粗壮；花2至多朵丛生于花序轴的节上；小苞片2，脱落；萼阔钟状，萼齿5，上部2齿几完全合生，其余3齿近相等；花冠白色或紫红色，长约2 cm，旗瓣基部两侧有2个附属体，并下延为2耳；子房有绢毛，基部具腺体，花柱近顶部有白色髯毛。荚果倒卵状长椭圆形，微弯，扁平，长5～7 cm；种子3～5粒，白色或紫黑色。花、果期7～10月。

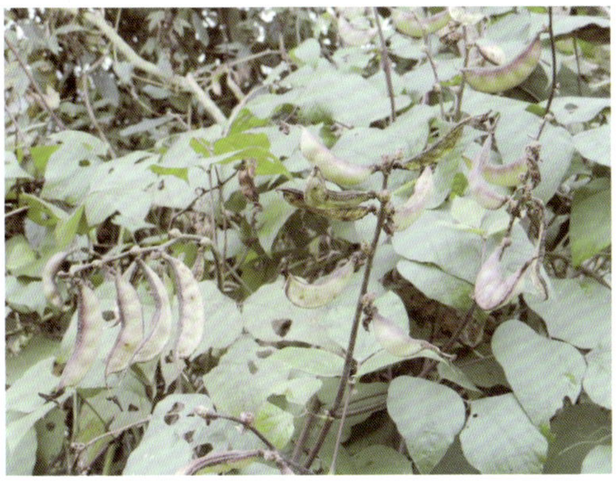

▲ 扁豆植物

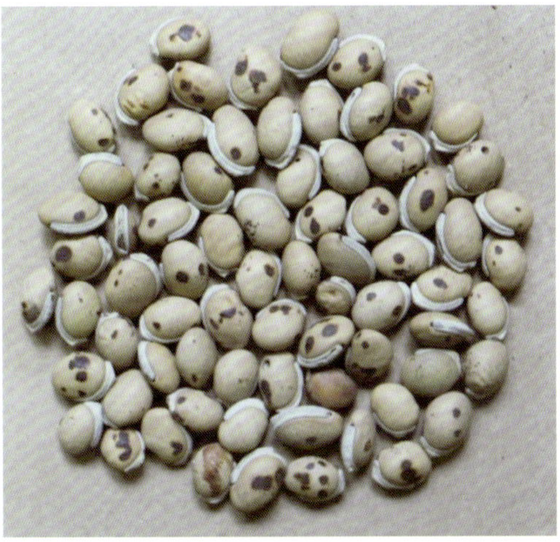

▲ 炒白扁豆药材

生境及分布 全国各地均有栽培。主要分布于播州、红花岗、汇川、仁怀、桐梓等地。

药材名 白扁豆（成熟种子），扁豆花（花），扁豆衣（种皮）。

采收加工 1. 白扁豆。秋、冬二季摘取成熟荚果，晒干打出种子，再晒至全干。生用或炒用。以粒大、饱满、色白者为佳。

2. 扁豆花。7～8月采摘未完全开放的花，晒干或阴干。鲜用时随用随采。以朵大、色黄白、气香者为佳。

3. 扁豆衣。秋季采收种子，剥取种皮，晒干。以囊壳完整、色黄白、不带种仁者为佳。

性味归经 1. 白扁豆。甘，微温。归脾、胃经。

2. 扁豆花。甘、淡，平。归脾、胃、大肠经。

3. 扁豆衣。甘、苦，温。归脾、大肠经。

功能主治 1. 白扁豆。健脾化湿，和中消暑。主治脾胃虚弱，食欲不振，大便溏泻，白带过多，暑湿吐泻，胸闷腹胀。炒扁豆健脾化湿止泻力强。主治脾虚泄泻，白带过多。

2. 扁豆花。解暑化湿，和中健脾。主治夏伤暑湿，发热，泄泻，痢疾，赤白带下，跌打伤肿。

3. 扁豆衣。消暑化湿，健脾和胃。主治暑湿内蕴，呕吐泄泻，胸闷纳呆，脚气浮肿，妇女带下。

用法用量 1. 白扁豆。内服：煎汤，9～15 g，大剂量可用至30 g。

2. 扁豆花。内服：煎汤，3～9 g；或研末；或捣汁。外用：适量，捣敷。

3. 扁豆衣。内服：煎汤，3～9 g。

用药经验 ①解食物中毒：扁豆鲜花或叶，捣汁，多量灌服。②疟疾：扁豆花9朵，白糖9 g，清晨用开水泡服。

皂荚 *Gleditsia sinensis* Lam.

别名 皂角、天丁、皂荚树。

形态特征 乔木，高达 15 m；刺粗壮，通常有分枝，长可达 16 cm，圆柱形。羽状复叶簇生，具小叶 6～14 枚；小叶长卵形，长椭圆形至卵状披针形，长 3～8 cm，宽 1.5～3.5 cm，先端钝或渐尖，基部斜圆形或斜楔形，边缘有细锯齿，无毛。花杂性，排成总状花序，腋生；萼钟状，有 4 枚披针形裂片；花瓣 4，白色；雄蕊 6～8；子房条形，沿缝线有毛。荚果条形，不扭转，长 12～30 cm，宽 2～4 cm，微厚，黑棕色，被白色粉霜。花期 3～5 月，果期 5～12 月。

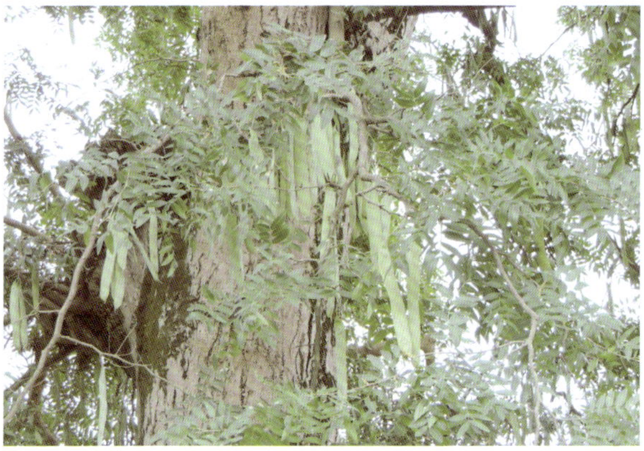

▲ 皂荚植物

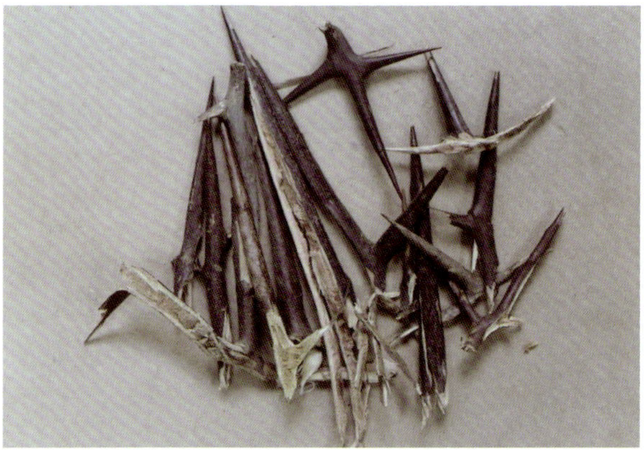

▲ 皂角刺药材

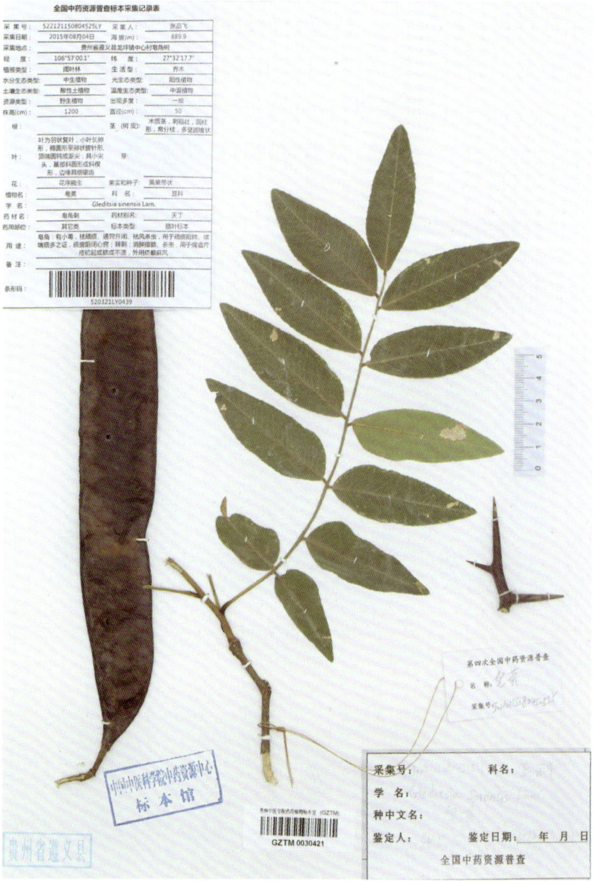

▲ 皂荚腊叶标本

生境及分布 生于海拔 2 500 m 以下的向阳山地、山坡林中或谷地、路旁。常栽培于庭园或宅旁。主要分布于播州、红花岗、汇川、正安等地。

药材名 皂角刺（棘刺），大皂角（成熟果实），猪牙皂（不育果实），皂荚叶（叶），皂荚子（成熟种子），皂荚根皮（根皮）。

采收加工 1. 皂角刺。全年均可采收，干燥；或趁鲜切片，干燥。

2. 大皂角。秋季果实成熟时采摘，晒干，不去种子切片炒用。

3. 猪牙皂。弯曲成月牙形。秋季采收，除去杂质，干燥。

4. 皂荚叶。植株生长茂盛时采叶，鲜用或阴干。

5. 皂荚子。秋季果实成熟时采收，剥取种子，晒干。

6. 皂荚根皮。秋、冬采挖，洗净，切丝，晒干。

性味归经 1. 皂角刺。辛，温。归肝、胃经。

2. 大皂角、猪牙皂。辛、咸，温。有小毒。归肺、大肠经。

3. 皂荚叶。辛，温。归肺经。
4. 皂荚子。辛，温。有毒。归肺、大肠经。
5. 皂荚根皮。辛，温。归肺、大肠经。

功能主治 1. 皂角刺。消肿托毒，排脓，杀虫。主治痈疽疮毒初起，脓成不溃，胞衣不下；外用治疥癣麻风。

2. 大皂角、猪牙皂。祛痰开窍，散结消肿。主治中风口噤，昏迷不醒，癫痫痰盛，关窍不通，喉痹痰阻，顽痰喘咳，咳痰不爽，大便燥结；外用治痈肿，疮癣疥癞。

3. 皂荚叶。祛风解毒，生发。主治风热疮癣，毛发不生。

4. 皂荚子。润肠通便，祛风散热，化痰散结。主治大便燥结，肠风下血，痢疾，痰喘肿满，疝气疼痛，瘰疬，肿毒，疮癣。

5. 皂荚根皮。祛风解毒，收肠止脱。主治风热痰气，肺脏风毒，风湿痹痛，无名肿毒，产后肠脱不收。

用法用量 1. 皂角刺。内服：煎汤，9～15 g。外用：适量，醋蒸取汁涂患处。

2. 大皂角、猪牙皂。内服：1～1.5 g，多入丸散。外用：适量，研末吹鼻取嚏，或研末调敷患处。

3. 皂荚叶。外用：10～20 g，煎水洗。

4. 皂荚子。内服：煎汤，5～9 g；或入丸、散。外用：适量，研末调敷。

5. 皂荚根皮。内服：煎汤，3～15 g。

使用注意 1. 皂角刺。痈疽溃烂者忌用。

2. 大皂角、猪牙皂。孕妇及咯血、吐血、阴亏患者忌服。

3. 皂荚子。孕妇慎服。

用药经验 ①洗发：皂荚适量，打烂，水煎外洗。②毒疮：皂角刺 30 g，水煎服或外洗。③一切疔肿：皂荚子取仁，研末敷之。

马棘 *Indigofera pseudotinctoria* Matsum.

别名 本氏木蓝、河北木蓝、狼牙草。

形态特征 小灌木或半灌木，高 60～90 cm。茎直立，分枝多，被白色丁字毛。单数羽状复叶，互生，长达 5.5 cm；叶柄被毛；小叶 7～11 片，小叶片矩状倒卵形，长 1～2.5 cm，宽 0.5～1 cm，先端微凹，基部宽楔形，全缘，幼时稍被毛，老时秃净，小叶柄甚短，小托叶锥状。夏季开花，叶腋抽出总状花序，花后较叶为长，可达 10 cm，花约 40 朵，着生紧密，几

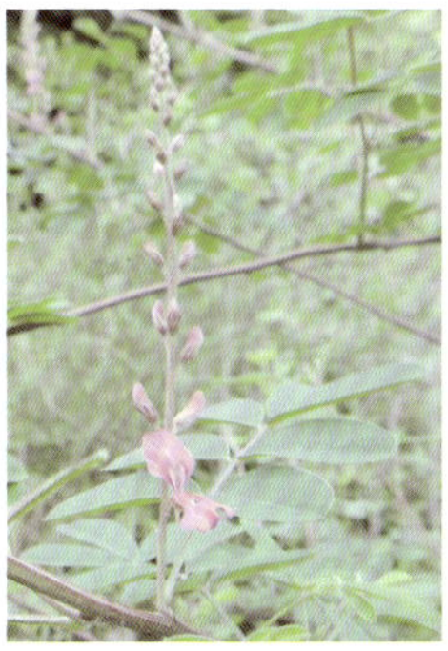

▲ 马棘花

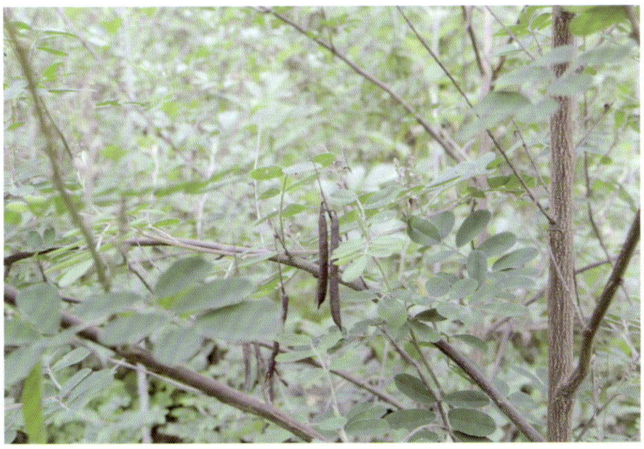

▲ 马棘植物

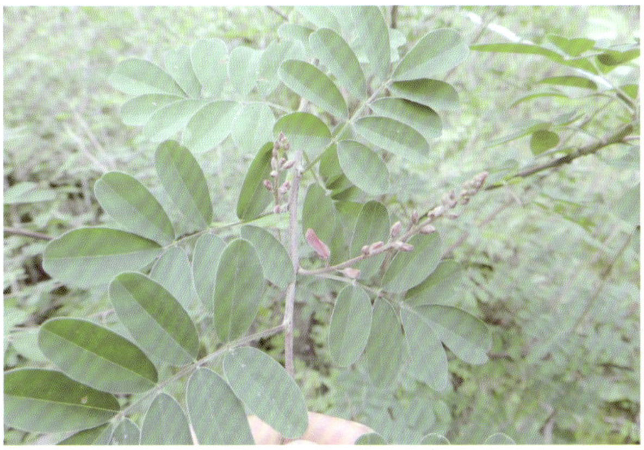

▲ 马棘花

无梗；花萼钟状，5 裂，蝶形花冠红紫色，长约 5 mm，旗瓣大，椭圆状圆形，被白色短柔毛；二体雄蕊。荚果圆柱形，幼时密生丁字毛，熟后暗紫色，内有肾状种子数粒。花期 7～8 月，果期 9～10 月。

生境及分布　生于海拔 100～1 300 m 的山脚、路旁、溪边、灌木丛中或山坡林缘石隙中。主要分布于播州、红花岗、汇川、仁怀等地。

药材名　马棘（根或地上部分）。

采收加工　秋季挖根或采全株，洗净，切片，晒干；或去外皮，切片，晒干；或鲜用。

性味　苦、涩，平。

功能主治　清热解表，散瘀消积。主治风热感冒，肺热咳嗽，烧烫伤，疔疮，毒蛇咬伤，瘰疬，跌打损伤，食积腹胀。

用法用量　内服：煎汤，20～30 g。外用：适量，鲜品捣敷；干品或炒炭存性研末，调敷。

用药经验　①风热感冒：马棘 20～30 g，水煎服。②烧烫伤：马棘鲜品适量，捣烂外敷；或捣汁外搽，也可用干品研末，调陈醋搽患处。③跌打损伤：鲜品马棘叶捣烂，敷患处。④颈淋巴结结核、扁桃体炎：马棘 15～30 g，水煎服。

鸡眼草 *Kummerowia striata*（Thunb.）Schindl.

别名　掐不齐、人字草、细花草。

形态特征　一年生草本；茎平卧，茎和分枝有白色向下的毛。叶互生，3 小叶；托叶长卵形，宿存；小叶倒卵形、倒卵矩圆形或矩圆形，主脉和叶缘疏生白

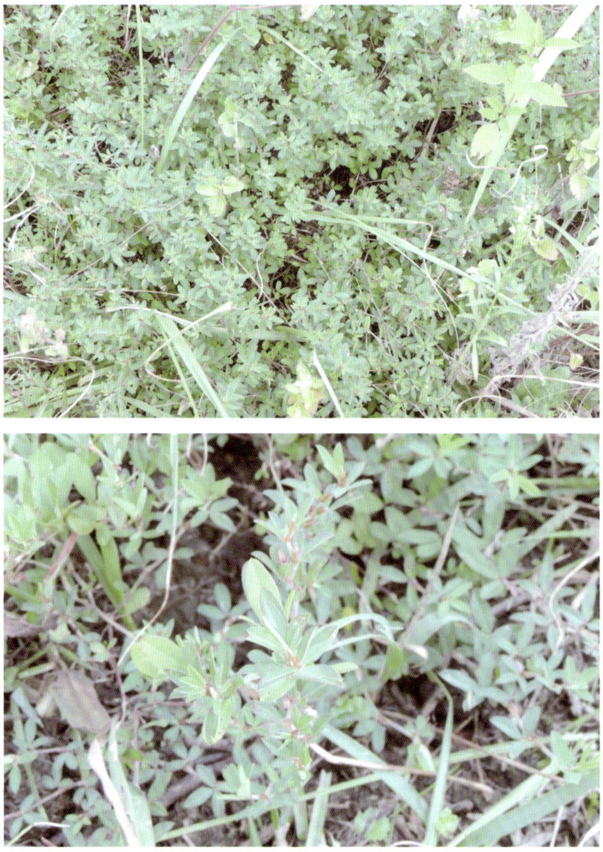

▲ 鸡眼草植物

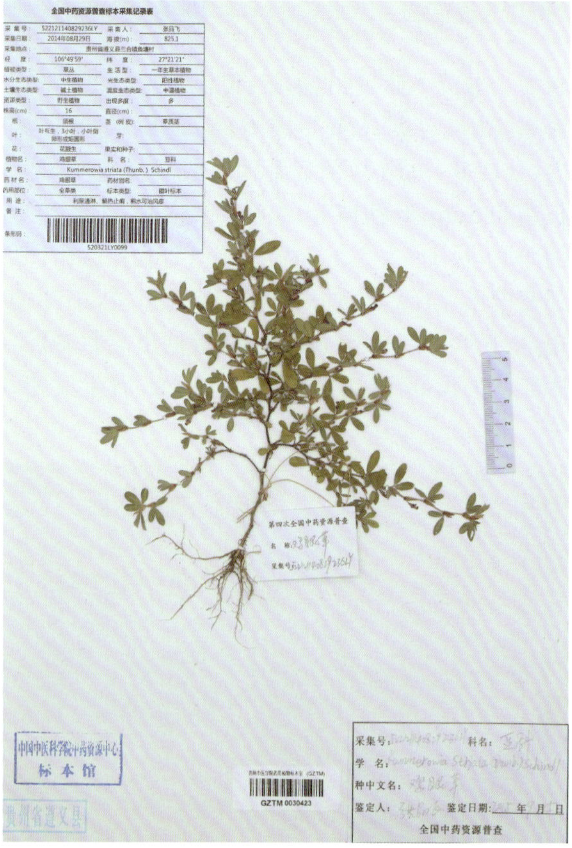

▲ 鸡眼草腊叶标本

色毛。花1～3朵腋生；小苞片4个，一个生于花梗的关节之下，另三个生于萼下；萼钟伏，深紫色；花冠淡红色。荚果卵状矩圆形，通常较萼稍长或长不超过弯的1倍，外面有细短毛。花期7～8月，果期8～9月。

生境及分布 生于海拔500～1 100 m的向阳山坡的路旁、田边、林中、溪旁、沙质地或缓山坡草地。主要分布于播州、红花岗、汇川、仁怀等地。

药材名 鸡眼草(全草)。

采收加工 7～8月采取，晒干或鲜用。

性味归经 甘、辛、微苦，平。归肝、脾、肺、肾经。

功能主治 清热解毒，健脾利湿，活血止血。主治感冒发热，暑湿吐泻，黄疸，痈、疖、疮，痢疾，疳积，血淋，咯血，衄血，跌打损伤，赤白带下。

用法用量 内服：煎汤，9～30 g，鲜品30～60 g，捣汁或研末。外用：适量，捣敷。

用药经验 ①跌打损伤：鲜鸡眼草适量，捣烂外敷。②小儿疳积：鸡眼草15 g，水煎服。③突然吐泻腹痛：鸡眼草(嫩尖叶)适量，捣汁服。④指甲倒刺：鲜鸡眼草(叶)捣烂，取汁搽。

铁马鞭 *Lespedeza pilosa* (Thunb.) Sieb. et Zucc.

别名 落花生、假山豆、土黄芪。

形态特征 多年生草本，高60～80 cm。茎枝均细长，常平卧地面，全株密被长粗毛。三出复叶，互生；叶柄长0.5～2 cm；叶片广椭圆形至广倒卵形，长1～2 cm，宽0.8～1.2 cm，先端圆或截形，有短尖，常内凹，基部近圆形，全缘，两面均密被淡黄色长粗毛。总状花序腋生，花梗短，每花序着生3～5朵花；小苞片披针形，具淡黄色长粗毛；花萼深5裂，裂片披针形，外被长毛；蝶形花冠，黄白色或白色，旗瓣倒卵形，基部带紫纹，先端微凹，翼瓣、龙骨瓣基均具爪；雄蕊10，二体；子房有毛。荚果卵圆形，扁平，径约3 mm，先端具细尖，表面有白色长毛。种子肾圆形，光滑无毛。花期6～9月，果期9～11月。

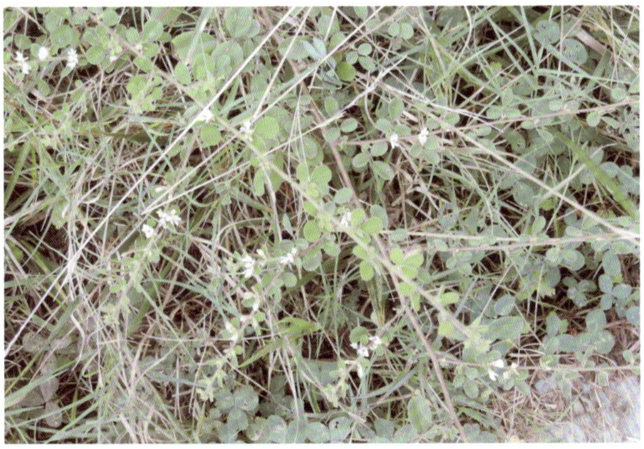

▲ 铁马鞭植物

生境及分布 生于海拔500～1 200 m的向阳山坡疏林下或林缘草丛中、郊野旷地和路边。主要分布于播州、桐梓、绥阳、正安等地。

药材名 铁马鞭(带根全草)。

采收加工 夏、秋季采收，鲜用或切段晒干备用。

性味归经 苦、辛，平。归脾、心经。

功能主治 益气安神，活血止痛，利尿消肿，解毒散。主治体虚发热，失眠，痧症腹痛，风湿痹痛，水肿，瘰疬，痈疽肿毒。

用法用量 内服：15～30 g；或炖肉。外用：适量，捣敷。

用药经验 ①失眠：铁马鞭15～60 g，水煎服。②水肿：铁马鞭30 g，山楂根15 g，白茅根60 g，水煎服。③指疔：铁马鞭适量，用酒浸后，把酒倒掉，捣烂敷患处。④气虚头痛：铁马鞭30～60 g，炖鸡肉吃。

百脉根 *Lotus corniculatus* L.

别名 牛角花、黄金花、五叶草。

形态特征 多年生草本，茎高10～60 cm。茎丛生。小叶5个，其中2小叶生于叶柄基部，余3小叶生于叶柄顶端，小叶卵形或倒卵形，先端尖，基部圆楔形，全缘，无毛或幼时有疏长柔毛；小叶近无柄。花3～4朵排列成伞形花序，具叶状总苞；花萼宽钟形，萼齿三角形，无毛；花冠黄色，长在1 cm以上，旗瓣阔卵圆形，基部有爪，不成楔形。荚果长圆柱形，长2.5～3 cm，膨胀，鲜时紫绿色，干后灰绿色，含多数种子；种子绿色，肾形。花期4～7月，果期8～9月。

生境及分布 生于海拔500～2 500 m的山坡草地、田野或河滩的湿润处。主要分布于播州、红花岗、仁怀等地。

药材名 地羊鹊（地上部分），百脉根（根），地羊鹊花（花）。

采收加工 1. 地羊鹊。夏采收地上部分，鲜用或切碎晒干。
2. 百脉根。夏季采收，挖根，洗净，晒干。
3. 地羊鹊花。夏初采花，鲜用或阴干。

性味归经 1. 地羊鹊。甘、微苦，凉。归肺、胃经。
2. 百脉根。甘、苦，微寒。归肺经。
3. 地羊鹊花。辛、微苦，平。归肝经。

功能主治 1. 地羊鹊。清热解毒，止咳平喘，利湿消痞。主治风热咳嗽，咽喉肿痛，胃脘痞满疼痛，疔疮，无名肿毒，湿疹，痢疾，痔疮便血。
2. 百脉根。补虚，清热，止渴。主治虚劳，阴虚发热，口渴。
3. 地羊鹊花。清肝明目。主治眼雾。

用法用量 1. 地羊鹊。内服：煎汤，9～18 g。外用：适量，捣烂外敷。

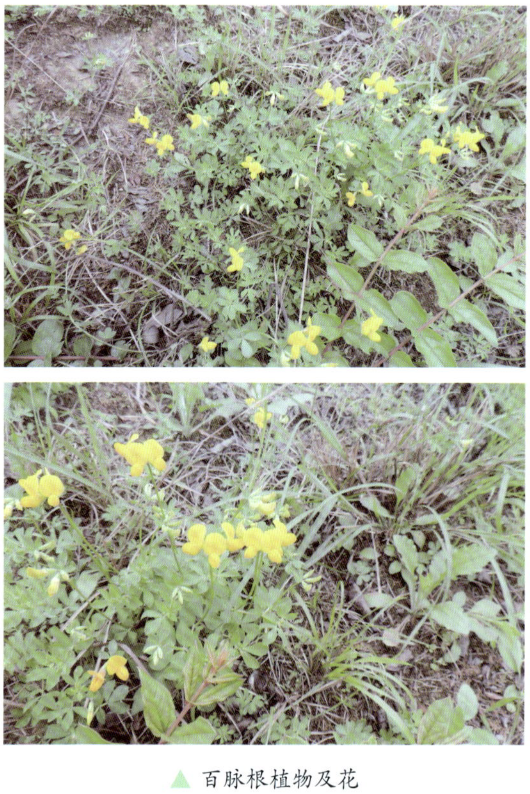

▲ 百脉根植物及花

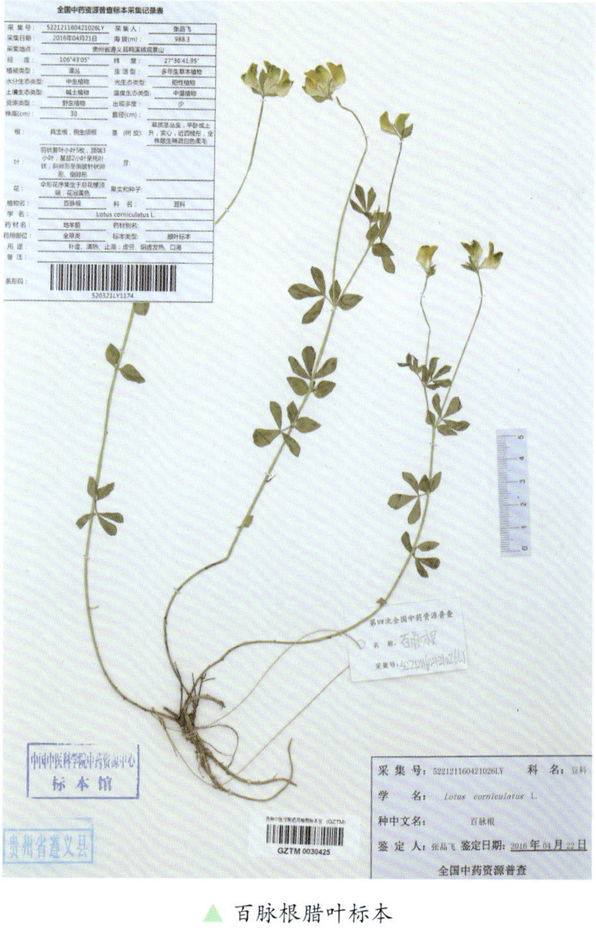

▲ 百脉根腊叶标本

2. 百脉根。内服：煎汤，9～18 g；或浸酒；或入丸、散。

3. 地羊鹊花。内服：煎汤，3～18 g；或蒸肉、炖肉食用。

用药经验 眼雾：地羊鹊花 15 g，蒸鸡肝食用。

天蓝苜蓿 *Medicago lupulina* L.

别名 天蓝、杂花苜蓿、黑荚苜蓿。

形态特征 一年生草本，主根浅，须根发达，茎匍匐或斜向上，多分枝，叶茂盛，高 15～60 cm，全株被柔毛。羽状三出复叶；托叶卵状披针形，先端渐尖，基部圆或戟状，常齿裂；下部叶柄较长，上部叶柄比小叶短；小叶倒卵形、阔倒卵形或倒心形，长 5～20 mm，宽 4～16 mm，先端钝圆，微凹，具细尖，基部楔形，边缘在上半部具不明显尖齿，两面均被毛，侧脉近 10 对，平行达叶边，几不分叉，上下均平坦；顶生小叶较大，侧生小叶柄甚短。花腋生，密集成头状花序，有花 10～15 朵；花蝶形，花萼钟形，有柔毛，萼筒短，萼齿 5，萼齿较萼筒略长或等长；花冠黄色，雄蕊 10，二体，花丝丝状；子房具短柄，柱头弯斜成钩状。荚果弯略成肾形，成熟时黑色，表面具不规则的纵纹，无刺，有疏毛。种子 1 颗，肾圆形，黄褐色。花期 4～9 月，果期 6～10 月。

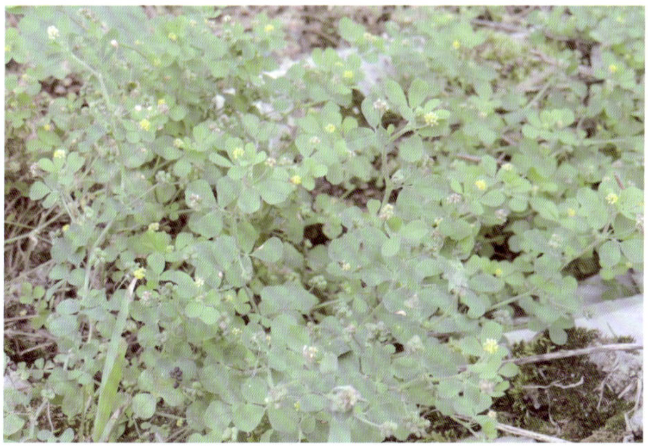

▲ 天蓝苜蓿植物

生境及分布 生于海拔 400～1 400 m 的河岸、路边、田野、林缘及荒山路边干燥处。主要分布于播州、红花岗、汇川等地。

药材名 老蜗生（全草）。

采收加工 夏季采挖全草，鲜用或切碎晒干。

性味归经 甘、苦、微涩，凉。有小毒。归肺、肝、胆、肾经。

功能主治 清热利湿，舒筋活络，止咳平喘，凉血解毒。主治湿热黄疸，热淋，石淋，湿热黄疸，风湿痹痛，咳喘，痔血，指头疔，毒蛇咬伤。

用法用量 内服：煎汤，9～30 g。外用：适量，捣敷。

用药经验 ①黄疸：老蜗生 100 g，水煎服。②喘咳：老蜗生 50 g，煨水煮鸡蛋食用。③蜈蚣、黄蜂、蛇咬伤：鲜老蜗生适量，捣烂外敷。

厚果崖豆藤 *Millettia pachycarpa* Benth.

别名 苦檀子、土大风子、冲天子。

形态特征 大型攀援灌木；幼枝有白色绒毛。奇数羽状复叶长 30～50 cm；小叶 13～17，披针形或矩圆状倒披针形，长 5～15 cm，宽 2～5.5 cm，先端钝，基部圆楔形，下面有绢毛。圆锥花序腋生，长 15～30 cm；花 2～5 朵簇生于序轴的节上，长 2～2.3 cm；萼有短柔毛；花冠淡紫色，旗瓣无毛。荚果厚，木质，卵球形或矩圆形，长 6～23 cm，宽约 5 cm，厚约 3 cm，有种子 1 个或数个。花期 3～6 月，果期 7～10 月。

生境及分布 生于海拔 2 000 m 以下的灌丛林或山坡常绿阔叶林内。主要分布于播州、汇川、习水、正

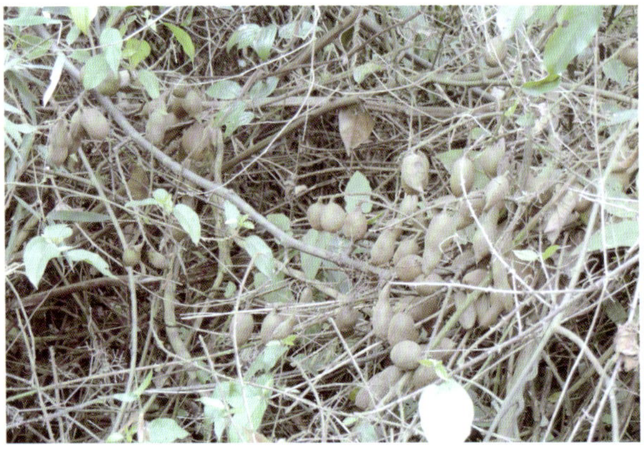

▲ 厚果崖豆藤植物

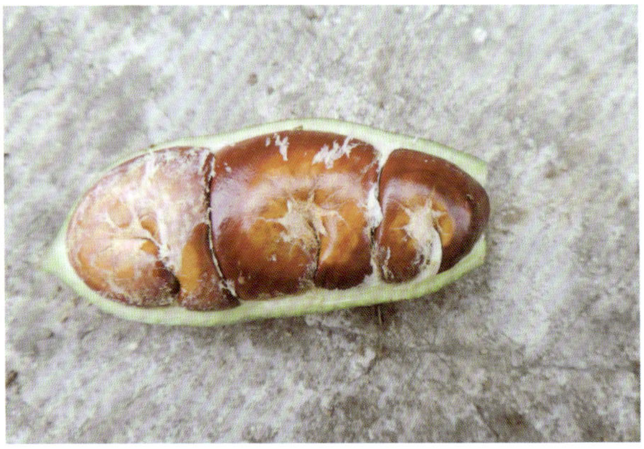

▲ 厚果崖豆藤果实

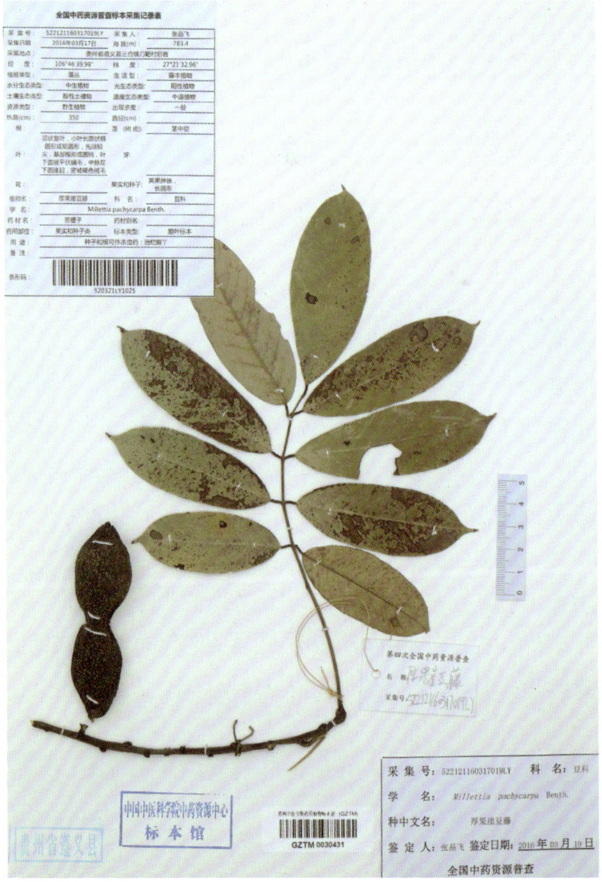

▲ 厚果崖豆藤腊叶标本

安等地。

药材名 苦檀子(成熟种子),苦檀根(根及根茎),苦檀叶(叶)。

采收加工 1. 苦檀子。果实成熟后采收,除去果皮,将种子晒干。

2. 苦檀根。夏、秋季采挖,洗净,鲜用或切片晒干。

3. 苦檀叶。夏季采摘,洗净,鲜用。

性味归经 1. 苦檀子。苦、辛,热。有大毒。归脾、胃经。

2. 苦檀根。苦、辛,温。有大毒。

3. 苦檀叶。辛、苦,温。有毒。归肺经。

功能主治 1. 苦檀子。攻毒止痛,消积杀虫。主治疥癣疮癞,痧气腹痛,小儿疳积。

2. 苦檀根。散瘀消肿。主治跌打损伤,骨折。

3. 苦檀叶。祛风杀虫,活血消肿。主治皮肤麻木,癣疥,脓肿。

用法用量 1. 苦檀子。内服:研末或煅存性研末,0.9～1.5 g;或磨汁。外用:适量,研末调敷。

2. 苦檀根。外用:适量,捣敷。

3. 苦檀叶。外用:适量,煎水洗或捣敷。

使用注意 苦檀子、苦檀根、苦檀叶有大毒,内服宜慎。

用药经验 ①虫疮疥癣:苦檀子、花椒、苦参、藜芦、黄连、独脚莲各等量,研末,调香油搽。②疥癣:苦檀子叶熬水洗患处或将叶捣烂,包敷癣上。③小儿疳积:苦檀子果(煅存性)1.5 g,蒸鸡肝吃或磨水服。④跌打损伤,骨折:鲜苦檀根适量,捣烂外敷患处。⑤烂脚丫:苦檀子适量,去外壳,打烂用醋泡 7 日以上,外搽。

常春油麻藤 *Mucuna sempervirens* Hemsl.

别名 常绿油麻藤、牛马藤、牛麻藤。

形态特征 攀援藤本。小叶3，坚纸质，卵状椭圆形或卵状矩圆形，长7～12 cm，宽4～5.5 cm，先端渐尖，基部圆楔形，侧生小叶基部斜形，无毛。总状花序生于老茎；萼宽钟形，萼齿5，上面2齿连合，外面有稀疏锈色长硬毛，里面密生绢质茸毛；花冠深紫色，长约6.5 cm；雄蕊二组，药二型；子房无柄，有锈色长硬毛，花柱无毛。荚果木质，条状，长可达60 cm，边缘无翅，种子间缢缩；种子10余粒，扁矩圆形，长约2.2 cm，棕色，种脐半包种子。花期4～5月，果期8～10月。

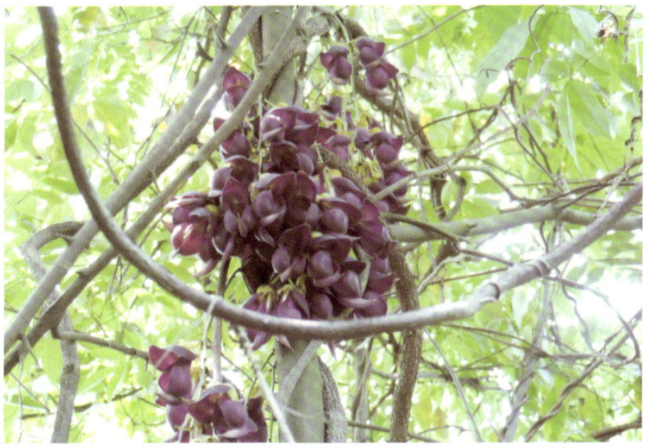

▲ 常春油麻藤植物及花

生境及分布 生于海拔300～3 000 m的灌木丛、溪谷、河边、山地林边，常缠绕于其他树上或附于岩石上。主要分布于播州、红花岗、汇川、仁怀、桐梓等地。

药材名 牛马藤(茎)。

采收加工 全年均可采收，除去枝叶，切片，晒干。

性味归经 甘、微苦，温。归肝、胃经。

功能主治 活血调经，补血舒筋。主治月经不调，痛经，闭经，产后血虚，贫血，风湿痹痛，四肢麻木，跌打损伤。

用法用量 内服：煎汤，15～30 g；或浸酒。外用：适量，捣敷。

使用注意 热证体弱者慎用。

用药经验 ①再生障碍性贫血：牛马藤30～60 g，黄芪30 g，龟板、鳖甲各9～15 g，水煎，每日3次分服。②血滞闭经：牛马藤30 g，大鸡血藤12 g，泽兰15 g，水煎服。③风湿关节痛，屈伸不利：牛马藤30 g，常春藤30 g，木瓜15 g，水煎服。④闭经、月经不调：牛马藤15 g，熟地黄9 g，当归9 g，水煎服。

豌豆 *Pisum sativum* L.

别名 荷兰豆、麦豆、雪豆。

形态特征 一年生攀援草本，各部光滑，无毛，被白霜，高达2 m。小叶2～6，宽椭圆形，长2～5 cm，宽1～2.5 cm，先端急尖，基部斜形；叶轴顶端具羽状分枝卷须；托叶较小叶大，下缘具细牙齿。花单生叶腋或数朵排列为总状而腋生；萼钟状，萼齿5，披针形；花冠通常白色；雄蕊(9+1)二组；子房无毛，花柱扁，内面有髯毛。荚果矩形，长5～10 cm，荚果内有坚纸质衬皮；种子圆形，2～10粒，青绿色，干后变为黄色。花期3～6月，果期6～9月。

生境及分布 全国各地均有栽培。主要分布于播州、正安、务川等地。

药材名 豌豆(成熟种子)。

采收加工 夏、秋季果实成熟时采收荚果，晒干，打出种子。

性味归经 甘，平。归脾、胃经。

功能主治 和中下气，通乳利水，解毒。主治消渴，吐逆，泻痢腹胀，霍乱转筋，乳少，脚气水肿，疮痈。

用法用量 内服：煎汤，60～125 g；或煮食。外用：适量，煎水洗；或研末调敷。

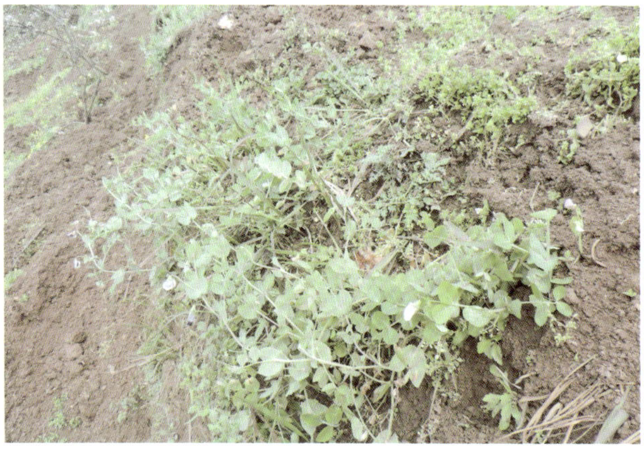

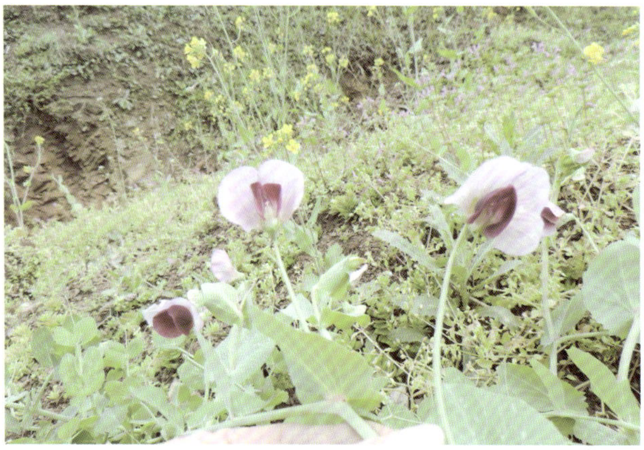

▲ 豌豆植物及花

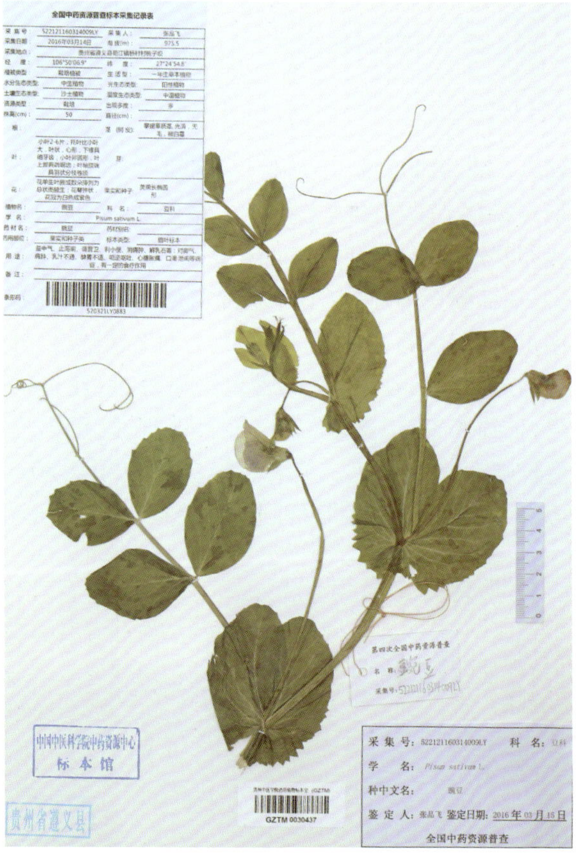

▲ 豌豆腊叶标本

使用注意 多食发气痰。

用药经验 ①消渴(糖尿病):青豌豆适量,煮熟食。②霍乱:豌豆 150 g,香薷 90 g,水煎,分 3 次服,温服。

老虎刺 *Pterolobium punctatum* Hemsl.

别名 倒爪刺、石龙花、倒钩藤。

形态特征 木质藤本或攀援性灌木。高 7～15 m,枝条与叶轴具下弯的刺。二回羽状复叶,羽片 20～28 个,每羽片有小叶 20～30 个;小叶长椭圆形,微偏斜,长约 1 cm,先端回而微缺,基部斜圆形,两面皆疏被短柔毛或变无毛。花排列成大型、顶生的圆锥花序;萼片 5,长椭圆形,基部合生;花瓣 5,白色;雄蕊 10。荚果椭圆形,扁平,长约 5 cm,宽约 1 cm,顶端的一侧具发达的膜质翅,有一个种子。花期 4～8 月,果期 9 月至翌年 1 月。

生境及分布 生于海拔 300～2 000 m 的山坡疏林阳处、宅旁、路旁石山干旱地方以及石灰岩山上。主要分布于播州、汇川、仁怀、绥阳等地。

药材名 老虎刺(根、叶)。

采收加工 夏、秋季采收,洗净,鲜用或晒干。

性味 辛、苦,温。

功能主治 清热除湿,杀虫,祛风散寒,消肿止痛。主治痢疾,小儿疳积,消渴,跌打损伤,风湿痹痛,肺热咳嗽,咽喉肿痛,牙痛,风疹瘙痒,疮疖。

用法用量 内服:煎汤,9～30 g。外用:适量,煎汤洗。

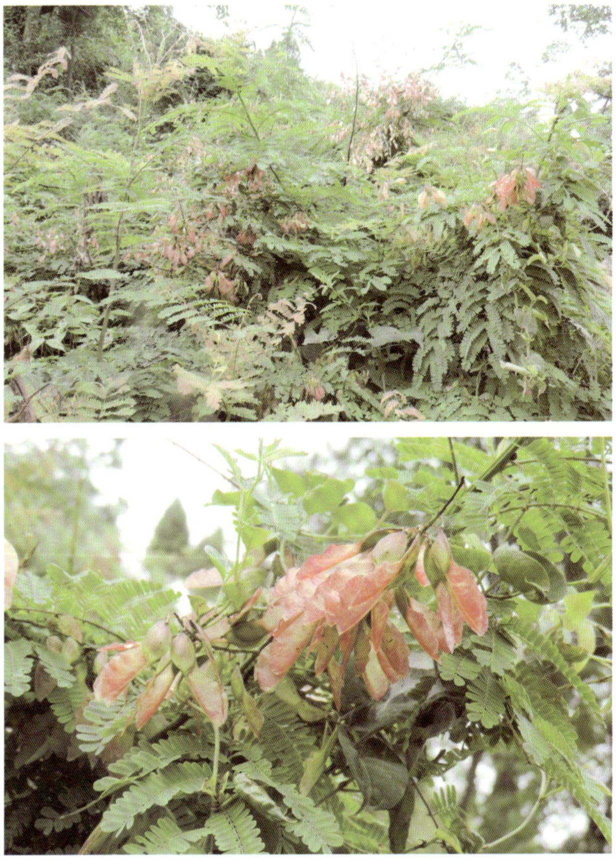

▲ 老虎刺植物及果实

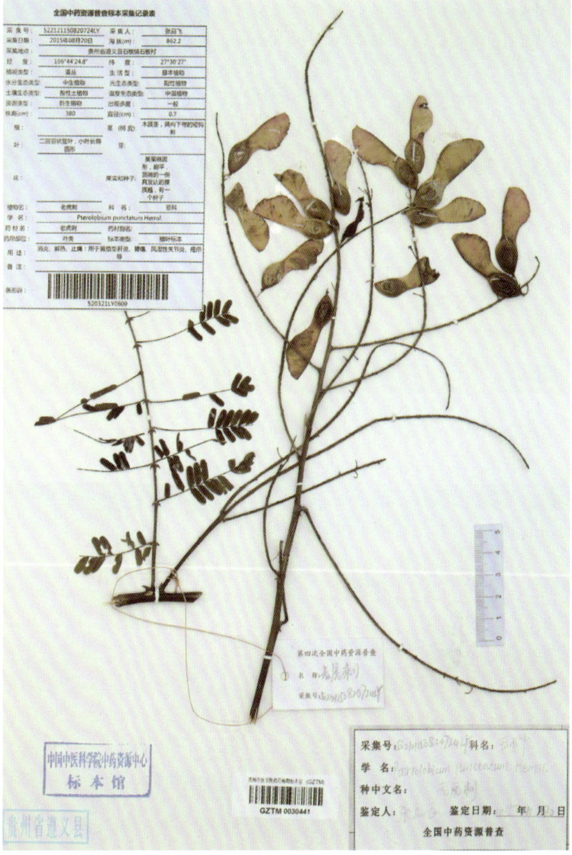

▲ 老虎刺腊叶标本

用药经验 ①支气管炎，咽炎，喉炎：老虎刺根 9 g，水煎服。②皮肤湿疹，风疹，荨麻疹：鲜老虎刺叶适量，煎水外洗。

野葛 *Pueraria lobata*（Willd.）Ohwi

别名 黄葛藤、黄葛根、苦葛。

形态特征 多年生落叶藤本；块根肥厚。茎疏生黄色长硬毛。小叶 3，顶生小叶阔卵形，长 9～18 cm，宽 6～12 cm，先端渐尖，基部圆形，上面有稀疏长硬毛，下面有绢质柔毛，侧生小叶略小而偏斜；托叶披针形，基部于着生处下延为盾形。总状花序或圆锥花序腋生，花多而密，苞片卵形，比小苞片短，有毛；萼钟状，萼齿 5，披针形，最下一个萼齿较长，均有黄色硬毛；花冠紫色，长约 1.2 cm。荚果条形，扁平，长 4～9 cm，密生锈色长硬毛。花期 4～8 月，果期 8～10 月。

生境及分布 生于海拔 600～1 400 m 的草坡、路边、山野灌丛或疏林中。主要分布于播州、红花岗、汇川、正安、务川等地。

药材名 葛根（根），葛花（花）。

采收加工 1. 葛根。秋、冬二季采挖，趁鲜切成厚片或小块，干燥。生用或煨用。

2. 葛花。立秋后当花未全放时采收，去枝叶，晒干。

性味归经 1. 葛根。甘、辛，凉。归脾、胃、肺经。

2. 葛花。甘，凉。归胃经。

功能主治 1. 葛根。解肌退热，生津止渴，透发麻

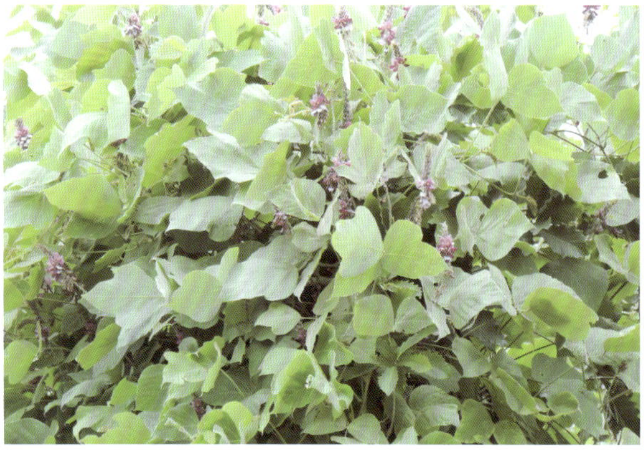

▲ 野葛植物

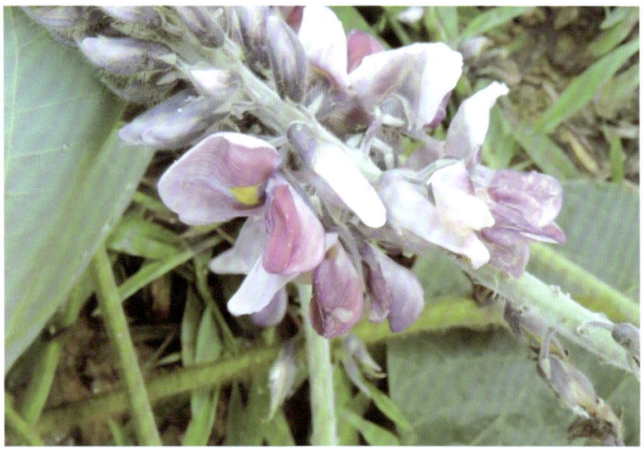

▲ 野葛花

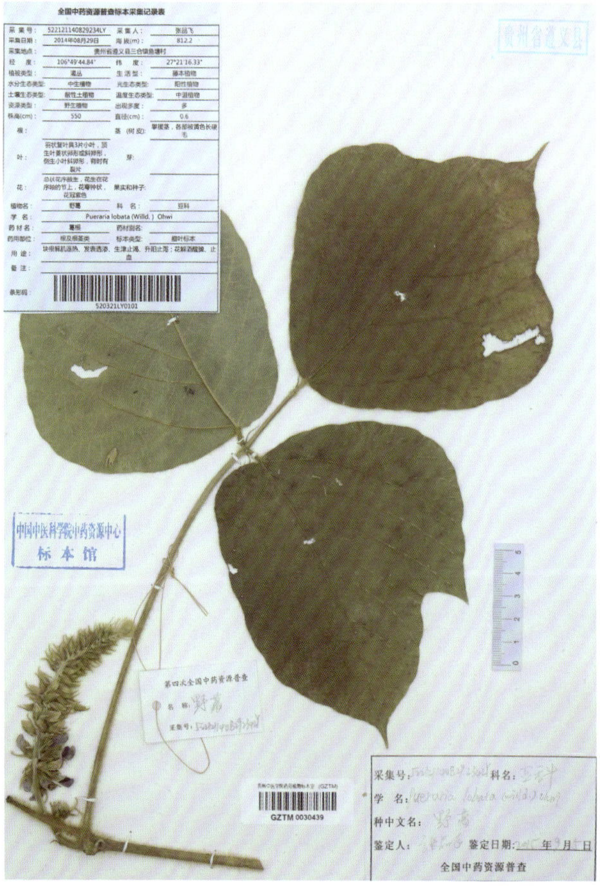

▲ 野葛腊叶标本

疹,升阳止泻,通经活络,解酒毒。主治外感发热头痛,项背强痛,口渴,消渴,麻疹不透,热痢,泄泻,眩晕头痛,中风偏瘫,胸痹心痛,酒毒伤中。

2. 葛花。解酒醒脾,止血。主治伤酒烦热口渴,头痛头晕,脘腹胀满,呕逆吐酸,不思饮食,吐血,肠风下血。

用法用量 1. 葛根。内服:煎汤,9～15 g。退热生津宜生用,升阳止泻宜煨用。

2. 葛花。内服:煎汤,3～9 g。

附注 该物种与同属植物甘葛藤(粉葛)*Pueraria thomsonii* Benth. 的形态特征极为相似,主要区别在于甘葛藤顶生小叶菱状卵形或宽卵形,侧生的斜卵形,长和宽 10～13 cm,先端急尖或具长小尖头,基部截平或急尖,全缘或具 2～3 裂片,两面均被黄色粗伏毛;花旗瓣近圆形。

用药经验 解酒:葛根或葛花 15 g,开水泡服或水煎服。如果是饮酒前,建议提前 15 min 饮用葛花茶。

甘葛藤 *Pueraria thomsonii* Benth.

别名 甘葛、粉葛、葛麻藤。

形态特征 多年生落叶灌木状缠绕粗壮藤本,长可达 10 m。全体被黄色长硬毛。茎基部木质,有粗厚的块状根,外皮灰黄色,内部粉质,纤维性很强。羽状复叶具 3 小叶,顶生小叶菱状卵形或宽卵形,侧生的斜卵形,长和宽 10～13 cm,先端急尖或具长小尖头,基部截平或急尖,全缘或具 2～3 裂片,两面均被黄色粗伏毛。总状花序腋生或顶生,长 15～

30 cm，中部以上有颇密集的花，花 2～3 朵聚生在花序轴的节上。花萼钟状，长 0.8～1 cm，萼齿 5 枚，被黄褐色柔毛，披针形，上面 2 齿合生，下面 1 齿较长。旗瓣近圆形，先端微凹，基部有两短耳，翼瓣狭椭圆形，较旗瓣短，常一边的基部有耳，龙骨瓣较翼瓣稍长。花冠蓝紫色或紫色。雄蕊 10，二体，子房线形，被毛，花柱弯曲。荚果长椭圆形，长 5～9 cm，扁平，密被黄褐色长硬毛。种子卵圆形，赤褐色，有光泽。花期 6～9 月，果期 8～10 月。

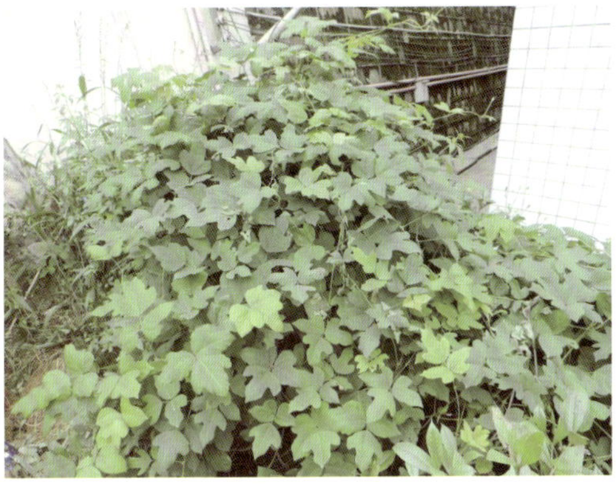

▲ 甘葛藤植物

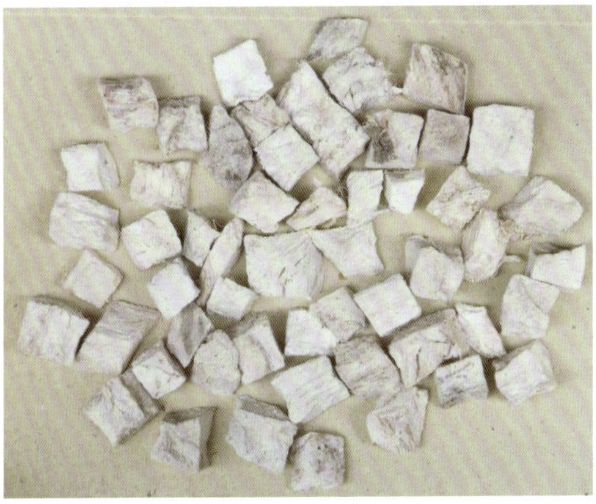

▲ 粉葛药材

生境及分布　生于海拔 800～2 000 m 的草坡、山间、路边、水沟边、山野灌丛或林下。主要分布于播州、红花岗、汇川等地。

药材名　粉葛(根)，葛花(花)。

采收加工　1. 粉葛。秋、冬二季采挖，刮去外皮，稍干，截段或再纵切两半或斜切成厚片，干燥。生用或煨用。

2. 葛花。参见“野葛”条目。

性味归经　1. 粉葛。甘、辛，凉。归脾、胃经。

2. 葛花。参见“野葛”条目。

功能主治　参见“野葛”条目。

用法用量　参见“野葛”条目。

附注　该物种与同属植物野葛 *Pueraria lobata* (Willd.) Ohwi. 的形态特征极为相似，主要区别在于野葛顶生小叶呈宽卵形或斜卵形。甘葛藤根的粉性大，苦味轻，而野葛根粉性低，苦味重。

用药经验　参见“野葛”条目。

刺槐 *Robinia pseudoacacia* L.

别名　洋槐、刺儿槐、槐花。

形态特征　落叶乔木，高 10～25 m，树皮褐色。羽状复叶；小叶 7～25，互生，椭圆形、矩圆形或卵形，长 2～5.5 cm，宽 1～2 cm，先端圆或微凹，有小尖，基部圆形，无毛或幼时疏生短毛。总状花序腋生，序轴及花梗有柔毛；花萼杯状，浅裂，有柔毛；花冠白色，旗瓣有爪，基部有黄色斑点；子房无毛。荚果扁，长矩圆形，长 3～10 cm，宽约 1.5 cm，赤褐色；种子 1～13，肾形，黑色。花期 4～6 月，果期 7～8 月。

生境及分布　生于海拔 400～1 200 m 的山坡草地及公路旁。常作为公路边绿化植物。主要分布于播州、红花岗、汇川、仁怀等地。

药材名　刺槐花(花)。

采收加工　6～7 月花盛开时采收花序，摘下花，晾干或炒炭用。

性味归经　甘，平。归肝经。

功能主治　止血。主治咯血，大肠下血，吐血，崩漏。

用法用量　内服：煎汤，9～15 g；或泡茶饮。

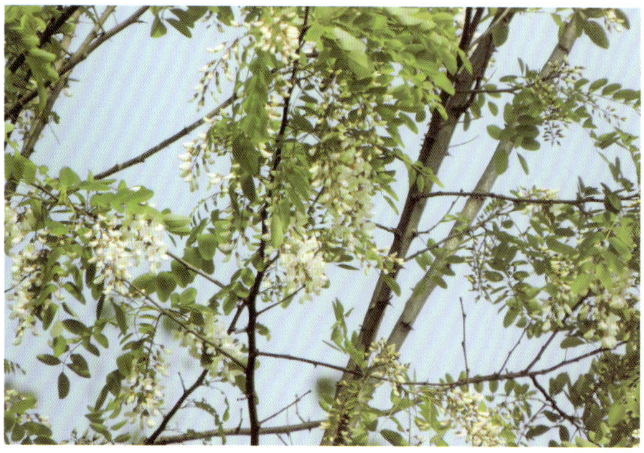

▲ 刺槐植物

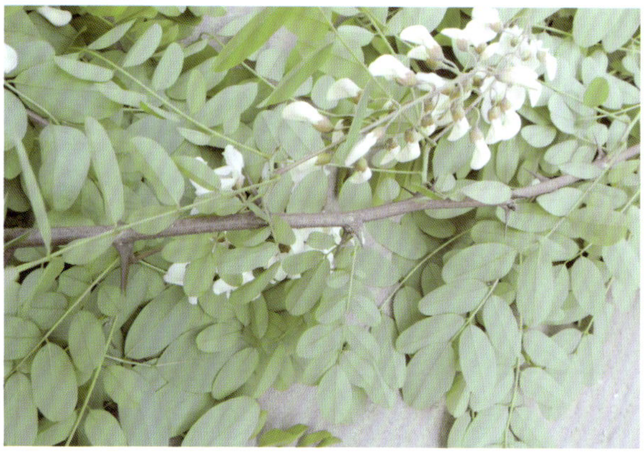

▲ 刺槐花

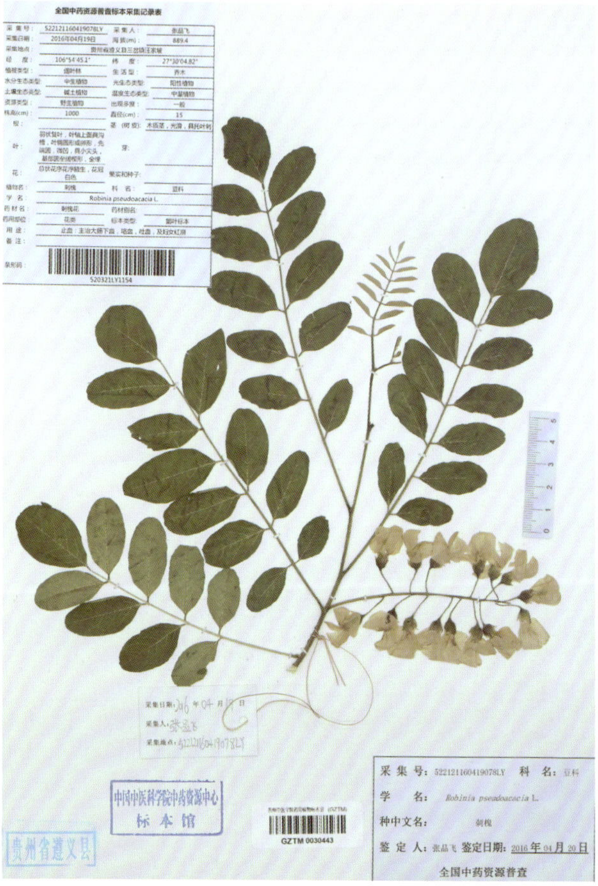

▲ 刺槐腊叶标本

苦参 *Sophora flavescens* Ait.

别名 地槐、野槐、苦骨。

形态特征 灌木，高 1.5～3 m；幼枝有疏毛，后变无毛。羽状复叶长 20～25 cm；小叶 25～29，披针形至条状披针形，稀椭圆形，长 3～4 cm，宽 1.2～2 cm，先端渐尖，基部圆形，下面密生平贴柔毛。总状花序顶生，长 15～20 cm；萼钟状，有疏短柔毛或近无毛；花冠淡黄色，旗瓣匙形，翼瓣无耳。荚果长 5～8 cm，于种子间微缢缩，呈不明显的串珠状，疏生短柔毛，有种子 1～5 粒。花期 6～8 月，果期 7～10 月。

生境及分布 生于海拔 1 500 m 以下的向阳山坡、沙地草坡、灌木林中或草丛中。主要分布于播州、红花岗、汇川、绥阳、正安等地。

药材名 苦参（根）。

采收加工 春、秋二季采挖，除去跟头及小枝根，洗净，干燥；或趁鲜切片晒干。

性味归经 苦，寒。归心、肝、胃、大肠、膀胱经。

功能主治 清热燥湿，杀虫，利尿。主治热痢，便血，黄疸尿闭，赤白带下，阴肿阴痒，湿疹，湿疮，皮肤瘙痒，疥癣麻风；外用治滴虫性阴道炎。

用法用量 内服：煎汤，9～15 g。外用：适量，水煎洗患处。

使用注意 不宜与藜芦同。

用药经验 阴肿阴痒，风疹，湿疹，湿疮，皮肤瘙痒，滴虫性阴道炎：苦参适量，水煎外洗。

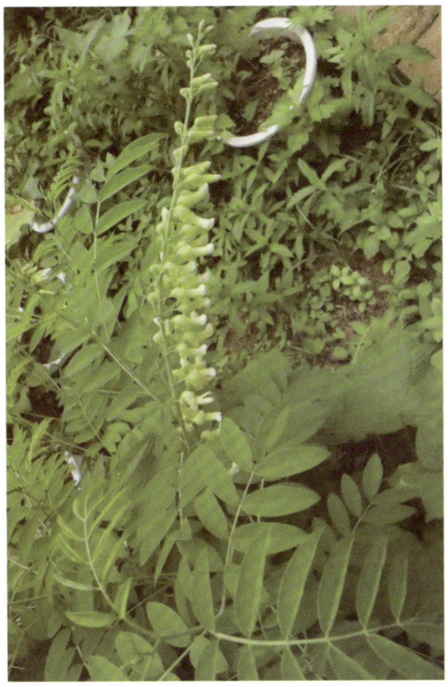

▲ 苦参植物

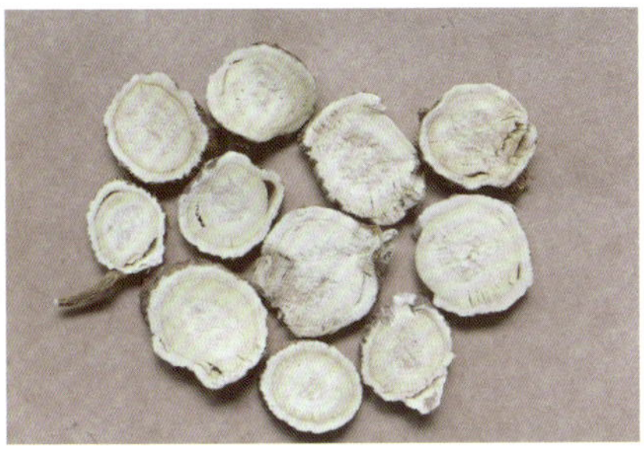

▲ 苦参药材

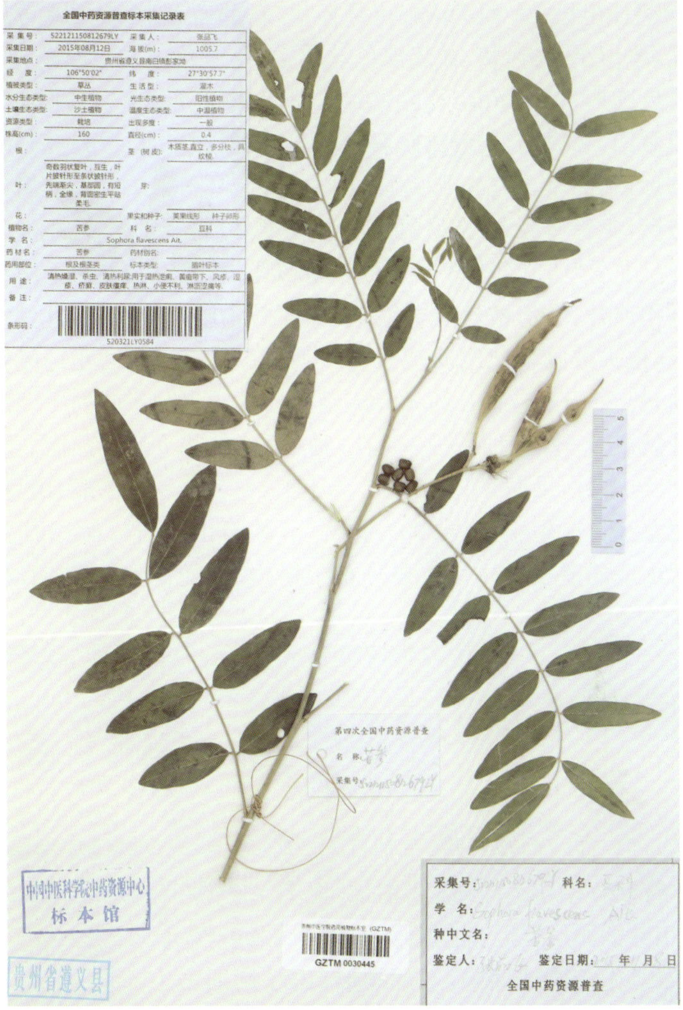

▲ 苦参腊叶标本

越南槐 *Sophora tonkinensis* Gagnep.

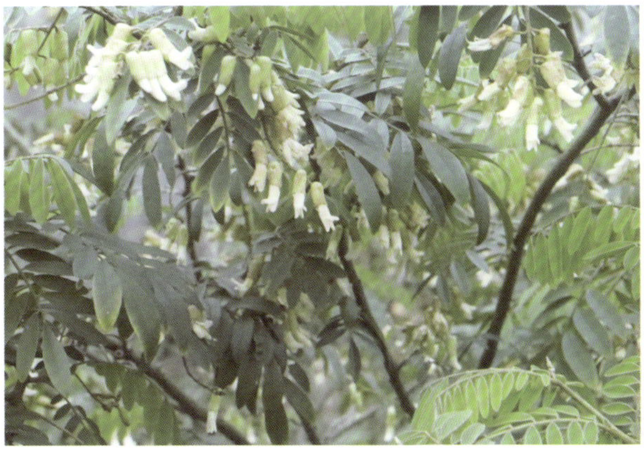

▲ 越南槐植物

别名 山豆根、广豆根、柔枝槐。

形态特征 小灌木，直立或平卧。根粗壮，圆柱形，少分枝，根皮黄褐色。茎分枝较少，被短柔毛。奇数羽状复叶；叶柄长 1～2 cm，基部稍膨大；托叶极小或近于消失；小叶 5～9 对，革质或近革质，对生或近互生，椭圆形、长圆形或卵状长圆形，叶轴下部的叶明显渐小，顶生小叶大，先端钝，骤尖，基部圆形，上面散生短柔毛，下面被紧贴的灰褐色柔毛，中脉上面微凹，下面明显隆起。总状花序或基部分枝近圆锥状，顶生，长 10～30 cm；总花梗和花序轴被短而紧贴的丝质柔毛，花梗长约 5 mm；苞片小，钻状，被毛；花长 10～12 mm；花萼杯状，基部有脐状花托，萼齿小，尖齿状，被灰褐色丝质毛；花冠黄色，旗瓣近圆形，长 6 mm，宽 5 mm，先端凹缺，基部圆形或微凹，具短柄，翼瓣比旗瓣稍长，长圆形或卵状长圆形，基部具 1 三角形尖耳，柄内弯，与耳等长，无皱褶，龙骨瓣最大，常呈斜倒卵形或半月形，背部明显呈龙骨状，基部具 1 斜展的三角形耳；雄蕊 10，基部稍连合；子房被丝质柔毛，胚珠 4 粒，花柱直，无毛，柱头被画笔状绢质疏长毛。荚果串珠状，稍扭曲，长 3～5 cm，直径约 8 mm，疏被短柔毛，沿缝线开裂成 2 瓣，有种子 3～5 粒；种子卵形，黑色。花期 5～7 月，果期 8～12 月。

生境及分布　生于海拔 900～2 000 m 的石山或石灰岩山地的灌木林中。主要分布于播州、红花岗、习水等地。

药材名　山豆根（根和根茎）。

采收加工　秋季采挖，除去杂质，洗净，干燥。

性味归经　苦，寒。有毒。归肺、胃经。

功能主治　清热解毒，消肿利咽。主治火毒蕴结，乳蛾喉痹，咽喉肿痛，齿龈肿痛，口舌生疮。

用法用量　内服：煎汤，6～12 g；或磨汁；或研末；或入丸、散。外用：适量，含漱或捣敷。

用药经验　①喉癣，满喉白色：山豆根、桔梗、玄参、射干、陈皮、麦冬、连翘各 3 g，甘草、薄荷各 1.5 g，水煎服。②齿痛：山豆根一片，含于痛处。③牙龈肿痛：山豆根、白头翁各 12 g，石膏 15 g，水煎服。④咽喉肿痛：山豆根、射干各 9 g，桔梗、牛蒡子各 6 g，甘草 3 g，水煎服。

白车轴草 *Trifolium repens* L.

别名　白三叶、白花苜蓿、车轴草。

形态特征　多年生草本；茎匍匐，无毛。叶具 3 小叶；小叶倒卵形至近倒心脏形，长 1.2～2 cm，宽 1～1.5 cm，先端圆或凹陷，基部楔形，边缘具细锯齿，上面无毛，下面微有毛；几无小叶柄；托叶椭圆形，抱茎。花序呈头状，有长总花梗；萼筒状，萼齿三角形，较萼筒短，均有微毛；花冠白色或淡红色。荚果倒卵状矩形，包被于膜质、膨大且长约 1 cm 的萼内，含种子 2～4 粒；种子褐色，近圆形。花、果期 5～10 月。

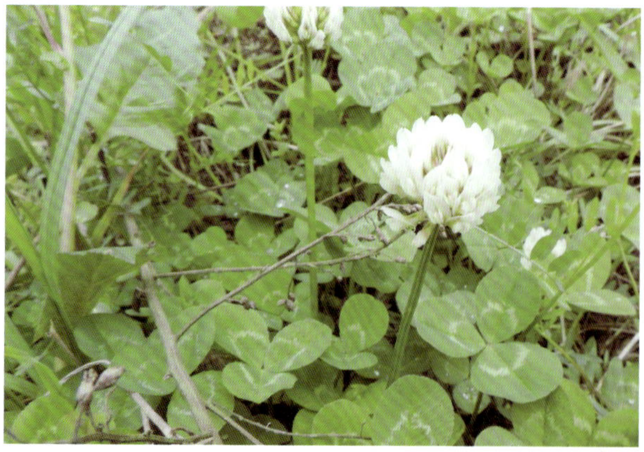

▲ 白车轴草植物

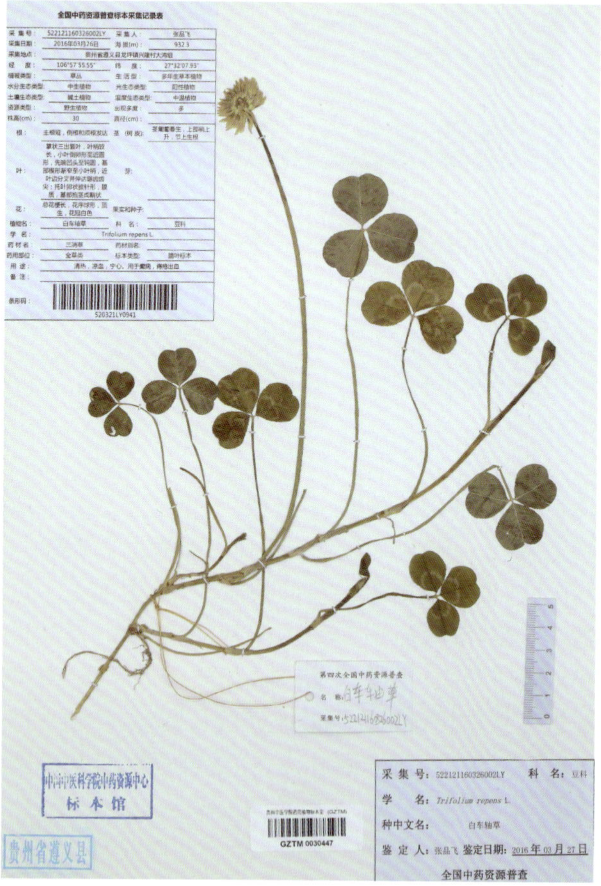

▲ 白车轴草腊叶标本

生境及分布 生于海拔500～3600 m的湿润草地、河岸、路边呈半自生状态。主要分布于播州、红花岗、正安、绥阳等地。

药材名 三消草(全草)。

采收加工 夏、秋季花盛期采收全草，晒干。

性味归经 微甘，平。归心、脾经。

功能主治 清热，凉血，宁心。主治癫痫，痔疮出血，硬结肿块。

用法用量 内服：煎汤，15～30 g。外用：适量，捣敷。

用药经验 ①癫病：三消草30 g，煎水服，并用鲜三消草15 g捣绒包患者额上，使病人清醒。②痔疮出血：三消草30 g，酒、水各半煎服。

山野豌豆 *Vicia amoena* Fisch. ex DC.

别名 山豌豆、大巢菜、野豌豆。

形态特征 多年生草本，高30～100 cm，植株被疏柔毛，稀近无毛。主根粗壮，须根发达。茎具棱，多分枝，细软，斜升或攀援。偶数羽状复叶，长5～12 cm，几无柄，顶端卷须有2～3分支；托叶半箭头形，边缘有3～4裂齿；小叶4～7对，互生或近对生，椭圆形至卵披针形，长1.3～4 cm，宽0.5～1.8 cm；先端圆，微凹，基部近圆形。总状花序通常长于叶；花10～20，密集着生于花序轴上部；花冠红紫色、蓝紫色或蓝色花期颜色多变；花萼斜钟状，萼齿近三角形，上萼齿，明显短于下萼齿；旗瓣倒卵圆形，先端微凹，瓣柄较宽，翼瓣与旗瓣近等长，瓣片斜倒卵形，龙骨瓣短于翼瓣；子房无毛，胚珠6，花柱上部四周被毛。荚果长圆形，长1.8～2.8 cm，宽0.4～0.6 cm。两端渐尖，无毛。种子1～6，圆形；种皮革质，深褐色，具花斑；种脐内凹，黄褐色，长相当于种子周长的1/3。花期4～6月，果期7～10月。

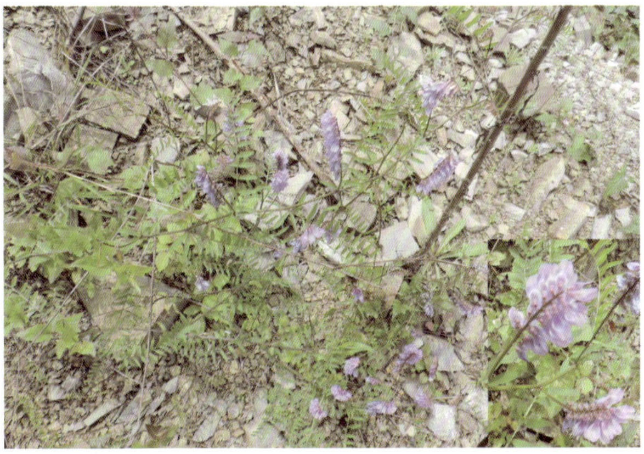

▲ 山野豌豆植物及花

生境及分布 生于海拔80～7500 m的草甸、山坡、路旁、灌丛或杂木林中。主要分布于播州、汇川、桐梓、绥阳等地。

药材名 山野豌豆(嫩茎叶)。

采收加工 7～9月间采收植株上部的嫩茎叶，晒干。

性味归经 甘，平。归肝、膀胱经。

功能主治 祛风除湿，活血止痛。主治风湿疼痛，筋脉拘挛，阴囊湿疹，跌打损伤，无名肿毒，鼻衄，崩漏。

用法用量 内服：煎汤，6～15 g，鲜者30～45 g。外用：适量，煎水熏洗；或研末调敷。

用药经验 ①无名肿毒：山野豌豆适量，研末，用蜡调敷。②阴囊湿疹：山野豌豆、花椒、艾叶各9 g，煎水熏洗，每日1次。③鼻衄、子宫功能性出血：山野豌豆全草、茜草各15 g，水煎服。④风湿痛：山野豌豆、菖蒲适量，煎水熏洗。

蚕豆 *Vicia faba* L.

别名　南豆、胡豆、马齿豆。

形态特征　一年生草本，茎直立，不分枝，无毛，高30～180 cm。小叶2～6，椭圆形，长4～8 cm，宽2.5～4 cm，先端钝圆，基部宽楔形；托叶大，半箭头形。花1至数朵腋生；萼钟状，膜质，萼齿5，披针形；花冠白色带红而有紫斑纹。荚果大而肥厚，长5～10 cm；种子椭圆状，略扁。花期3～4月，果期6～8月。

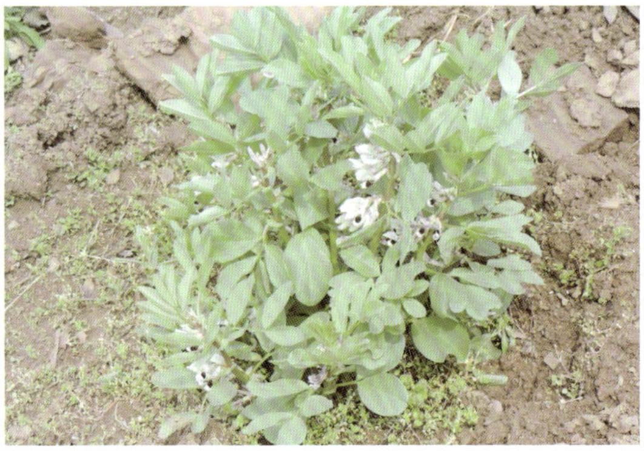

▲ 蚕豆植物

生境及分布　生于海拔2 500 m以下的山坡草地及田土里，均为栽培。主要分布于播州、仁怀、习水、正安等地。

药材名　蚕豆（成熟种子），蚕豆叶（叶或嫩苗），蚕豆茎（茎），蚕豆花（花），蚕豆壳（种皮），蚕豆荚壳又名蚕豆黑壳（荚壳即果壳）。

采收加工　1. 蚕豆。夏季豆荚成熟呈黑褐色时，拔取全株，晒干，打下种子，扬净后再晒干。或鲜嫩时用。

2. 蚕豆叶。夏季采收，鲜用或晒干。

3. 蚕豆茎。夏季采收，晒干。

4. 蚕豆花。清明节前后开花时采收，晒干；或烘干。

5. 蚕豆壳。取蚕豆放水中浸泡，剥下豆壳，晒干。或剥取嫩蚕豆之种皮用。

6. 蚕豆荚壳。夏季果实成熟呈黑褐色时采收，除去种子，杂质，晒干。或取青荚壳鲜用。

性味归经　1. 蚕豆。甘，微辛，平。归脾、胃、心经。

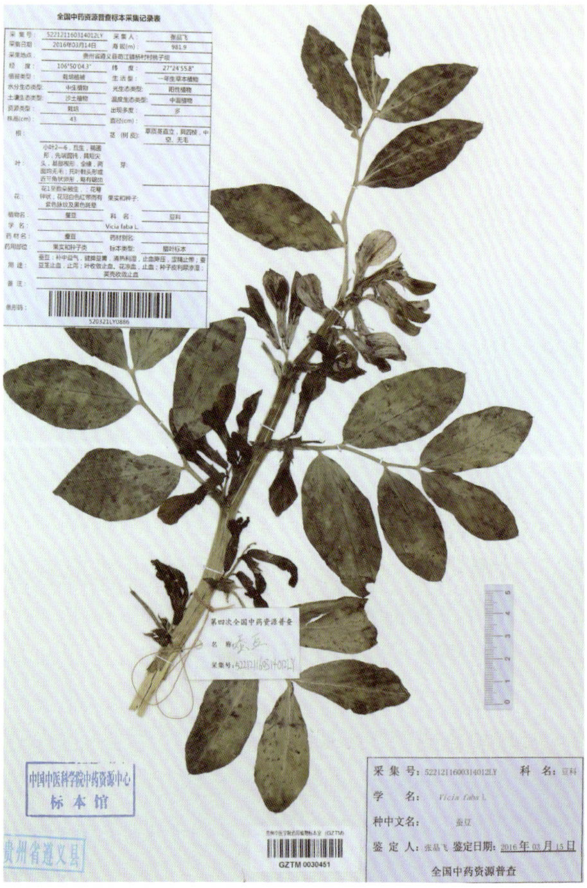

▲ 蚕豆腊叶标本

2. 蚕豆叶。苦、微甘，温。归肺、心、脾经。

3. 蚕豆茎。苦、温。归脾、大肠经。

4. 蚕豆花。甘，涩，平。归肝、脾经。

5. 蚕豆壳。甘，淡，平。归肾、胃经。

6. 蚕豆荚壳。苦、涩，平。归心、肝经。

功能主治　1. 蚕豆。健脾利水，解毒消肿。主治膈食，水肿，疮毒。捣敷可治秃疮。

2. 蚕豆叶。止血，解毒。主治肺结核咯血，吐血，消化道出血，外伤出血，臁疮。

3. 蚕豆茎。止血，止泻，解毒敛疮。主治各种内出血，水泻；外用治烫伤。

4. 蚕豆花。凉血止血，止带，降平。主治劳伤咳血，咳嗽咯血，鼻衄，崩漏带下，高血压病。

5. 蚕豆壳。利尿渗湿，止血，解毒。主治水肿，脚气，小便不利，吐血，胎漏，下血；外用治天疱疮、黄水疮、瘰疬。
6. 蚕豆荚壳。凉血止血，敛疮。主治咯血，衄血，吐血，便血，尿血，手术出血，烧烫伤，天疱疮。

用法用量 1. 蚕豆。内服：煎汤，30～60 g；或研末；或作食品。外用：适量，捣敷；或烧灰敷。
2. 蚕豆叶。内服：煎汤，30～60 g。外用：适量，捣敷；或研末撒。
3. 蚕豆茎。内服：煎汤，15～30 g；或焙干研末，9 g。外用：适量，烧灰调敷。
4. 蚕豆花。内服：煎汤，6～9 g，鲜品 15～30 g；或蒸露。
5. 蚕豆壳。内服：煎汤，9～15 g。外用：适量，煅存性研末调敷。
6. 蚕豆荚壳。内服：煎汤，15～30 g。外用：适量，炒炭研细末调敷。

用药经验 ①天疱疮：蚕豆荚壳，烧灰存性，研末，加枯矾少许，菜油调敷；或蚕豆荚壳炒炭研细，用麻油调敷。②秃疮：鲜蚕豆捣烂如泥，涂疮上，干即换之。如无鲜者，用干豆以水泡胖，捣敷亦效。③臁疮臭烂，多年不愈：蚕豆叶一把，捶烂敷患处。④肺结核咯血：鲜蚕豆叶捣汁，每次服 20 ml，每日 2 次。⑤水肿：蚕豆、冬瓜皮各 60 g，水煎服。

救荒野豌豆 *Vicia sativa* L.

别名 大巢菜、野豌豆、马豆草。

形态特征 一年生或二年生草本，高 15～90 cm。茎斜升或攀援，单一或多分枝，具棱，被微柔毛。偶数羽状复叶长 2～10 cm，叶轴顶端卷须有 2～3 分支；托叶戟形；小叶 2～7 对，长椭圆形或近心形，长 0.9～2.5 cm，宽 0.3～1 cm，先端圆或平截有凹，具短尖头，基部楔形，侧脉不甚明显，两面被贴伏黄柔毛。花 1～2 腋生，近无梗；萼钟形，外面被柔毛，萼齿披针形或锥形；花冠紫红色或红色，旗瓣长倒卵圆形，先端圆，微凹，中部缢缩，翼瓣短于旗瓣，长于龙骨瓣；子房线形，微被柔毛，胚珠 4～8，子房具柄短，花柱上部被淡黄白色髯毛。荚果线长圆形，长 4～6 cm，宽 0.5～0.8 cm，表皮土黄色，种间缢缩，有毛，成熟时背腹开裂，果瓣扭曲。种子 4～8，圆球形，棕色或黑褐色，种脐长相当于种子圆周 1/5。花期 4～7 月，果期 7～9 月。

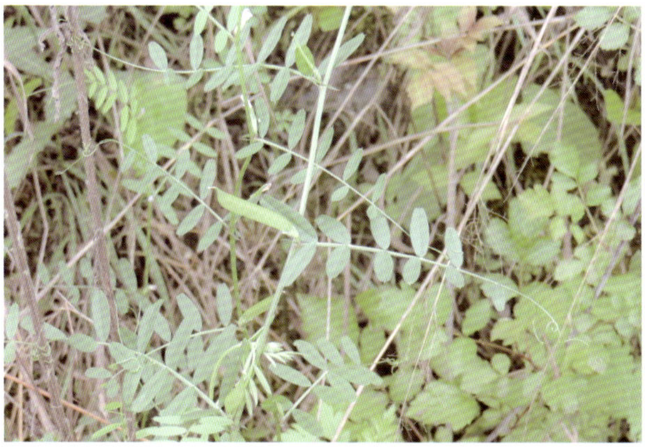

▲ 救荒野豌豆植物

生境及分布 生于海拔 50～3 000 m 荒山、路旁、田边草丛及灌丛中。主要分布于播州、红花岗、汇川、正安、务川等地。

药材名 野豌豆（全草）。

采收加工 夏季采收，除去杂质，洗净，晒干或鲜用。

性味 甘、辛，温。

功能主治 补肾调经，祛痰止咳。主治肾虚腰痛，遗精，月经不调，咳嗽痰多；外用治疔疮。

用法用量 内服：煎汤，15～30 g。外用：适量，鲜草捣烂敷或煎水洗患处。

用药经验 ①月经不调：野豌豆 50 g，浸酒服。②咳嗽痰多：野豌豆 15 g，煨水服。

酢浆草科

酢浆草 *Oxalis corniculata* L.

别名　三叶酸、鸠酸、酸浆草。

形态特征　多枝草本；茎柔弱，常平卧，节上生不定根，被疏柔毛。三小叶复叶，互生；小叶无柄，倒心形，被柔毛；叶柄细长，长 2～6.5 cm，被柔毛。花 1 至数朵组成腋生的伞形花序，总花梗与叶柄等长；花黄色；萼片 5，矩圆形，顶端急尖，被柔毛；花瓣 5，倒卵形；雄蕊 10，5 长 5 短，花丝基部合生成筒；子房 5 室，柱头 5 裂。蒴果近圆柱形，长 1～1.5 cm，有 5 棱，被短柔毛。花、果期 2～9 月。

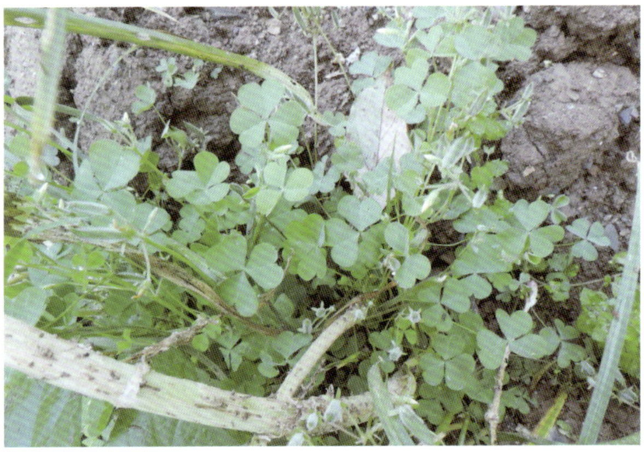

▲ 酢浆草植物

生境及分布　生于海拔 800～3 000 m 的山坡草池、河谷沿岸、路边、田野、荒地或林下阴湿处等。主要分布于播州、红花岗、正安等地。

药材名　酢浆草（全草）。

采收加工　全年均可采收，尤以夏、秋季为宜，洗净，鲜用或晒干。

性味归经　酸，寒。归肝、肺、膀胱经。

功能主治　清热利湿，凉血散瘀，解毒消肿。主治湿热泄泻，痢疾，黄疸，淋证，带下，吐血，衄血，尿血，月经不调，跌打损伤，咽喉肿痛，痈肿疔疮，丹毒，湿疹，疥癣，痔疮，麻疹，烫火伤，蛇虫咬伤。

用法用量　内服：煎汤，9～15 g，鲜品 30～60 g；或研末；或鲜品绞汁饮。外用：适量，煎水洗；捣烂敷；捣汁涂；或煎水漱口。

使用注意　孕妇及体虚者慎服。

用药经验　①跌打损伤：鲜酢浆草适量，捣烂，外敷患处。②乳痈：酢浆草 25 g，水煎服，药渣捣烂外敷患处。③湿热黄疸：酢浆草 30 g，水煎服。④烫伤，烧伤：鲜酢浆草适量，捣绒，取汁搽患处。⑤尿血：酢浆草、凤尾草各 15 g，水煎服。⑥黄疸：酢浆草 30 g，田基黄 15 g，小龙胆草 10 g，水煎服。

红花酢浆草 *Oxalis corymbosa* DC.

别名　大酸味草、大老鸦酸、地麦子。

形态特征　多年生直立无茎草本，高达 35 cm；地下部分有球状鳞茎，鳞片褐色，有 3 纵棱。三小叶复叶，均基生；小叶阔倒卵形，长约 3.5 cm，先端凹缺，被毛，两面有棕红色瘤状小腺点；叶柄长 15～24 cm，被毛。伞房花序基生与叶等长或稍长，有 5～10 朵花；花淡紫红色；萼片 5，顶端有 2 红色长形小腺体；花瓣 5；雄蕊 10，5 长 5 短，花丝下部合生成筒，上部有毛；子房长椭圆形，花柱5，分离。蒴果短条形，角果状，长1.7～2 cm，有毛。花、果期3～12月。

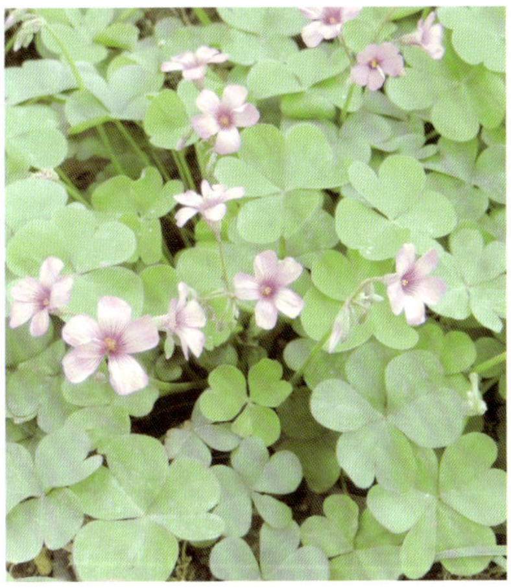

▲ 红花酢浆草植物

生境及分布　生于海拔1 300 m以下的山地、路旁、荒地、庭院旁或水田中。主要分布于播州、红花岗、汇川、仁怀、正安、习水等地。

药材名　铜锤草（全草）。

采收加工　3～6月采收全草，洗净，鲜用或晒干。

性味归经　酸，寒。归肝、大肠经。

功能主治　散瘀消肿，清热利湿，解毒。主治跌打损伤，月经不调，咽喉肿痛，水泻，痢疾，水肿，淋浊，痔疮，痈肿，疮疖，烧烫伤。

用法用量　内服：煎汤，15～30 g；或浸酒、炖肉。外用：适量，鲜草捣烂敷。

使用注意　孕妇禁服。

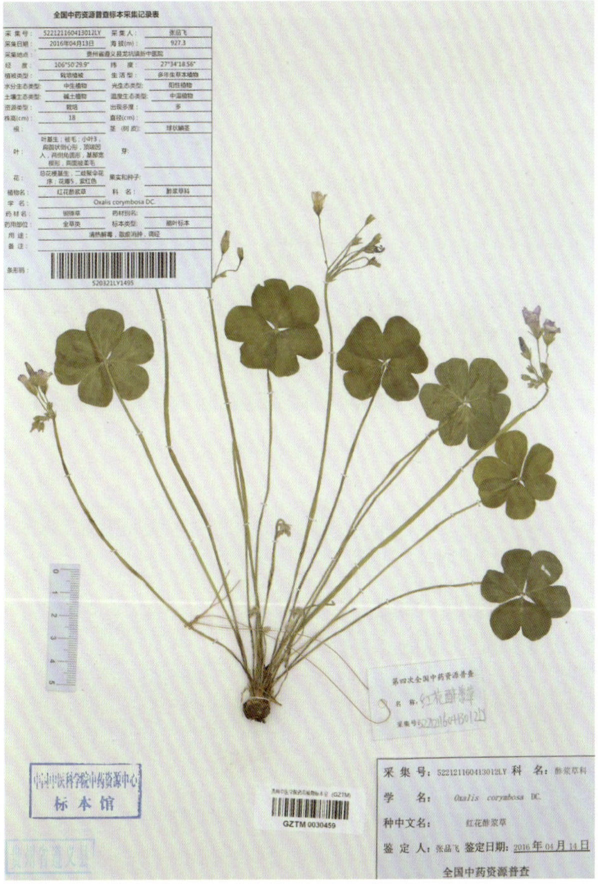

▲ 红花酢浆草腊叶标本

用药经验　①烫伤：鲜铜锤草适量，捣烂外敷患处。②蛇头疔：鲜铜锤草适量，和蜜捣烂外敷患处。③月经不调：铜锤草30 g，泡酒服。④砂淋：铜锤草、金钱草、地龙各适量，煎水，兑黄酒少许服。⑤跌打损伤：铜锤草适量，泡酒服。

山酢浆草 *Oxalis griffithii* Edgeworth & J. D. Hooker

别名　地海椒、老鸦酸、麦穗七。

形态特征　一年生草本；根状茎斜卧，有残留的鳞片状叶柄基。三小叶复叶，少数，均基生；小叶倒三角形，长2～2.5 cm，宽3～3.5 cm，基部楔形，顶端凹缺，上、下面均被柔毛；叶柄长8～15 cm，密被长柔毛。花白色或淡黄色，直径约2 cm，单生于花梗上；花梗基生，长12～16 cm，中部有1苞片，被毛；萼片5；花瓣5；雄蕊10，5长5短，花丝基部合生；子房5室，花柱5，分生。蒴果成熟时室背开裂，弹出种子。花期3～9月，果期5～10月。

生境及分布　生于海拔800～1 800 m的密林、灌丛和沟谷等阴湿处。主要分布于播州、仁怀、习水、正安等地。

药材名　三块瓦（全草）。

采收加工　夏、秋季采收，洗净，鲜用或晒干。

性味归经　酸、辛，平。归肝、肾、膀胱经。

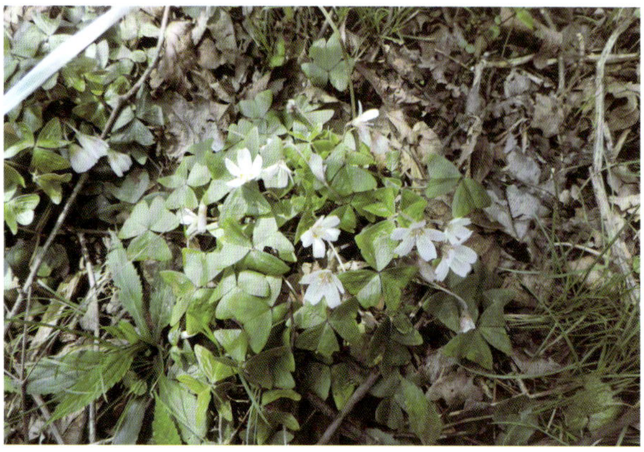

▲ 山酢浆草植物

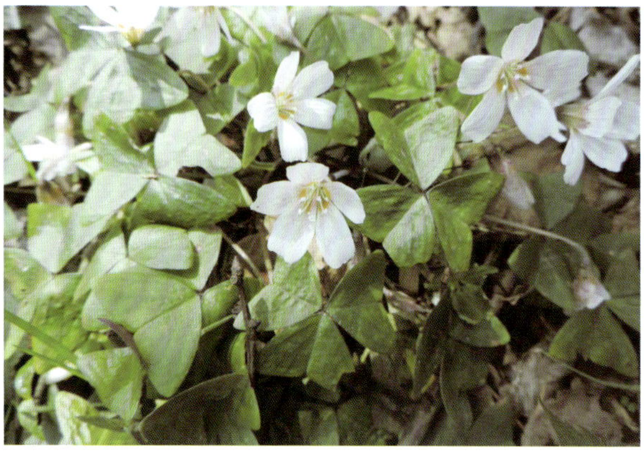

▲ 山酢浆草花

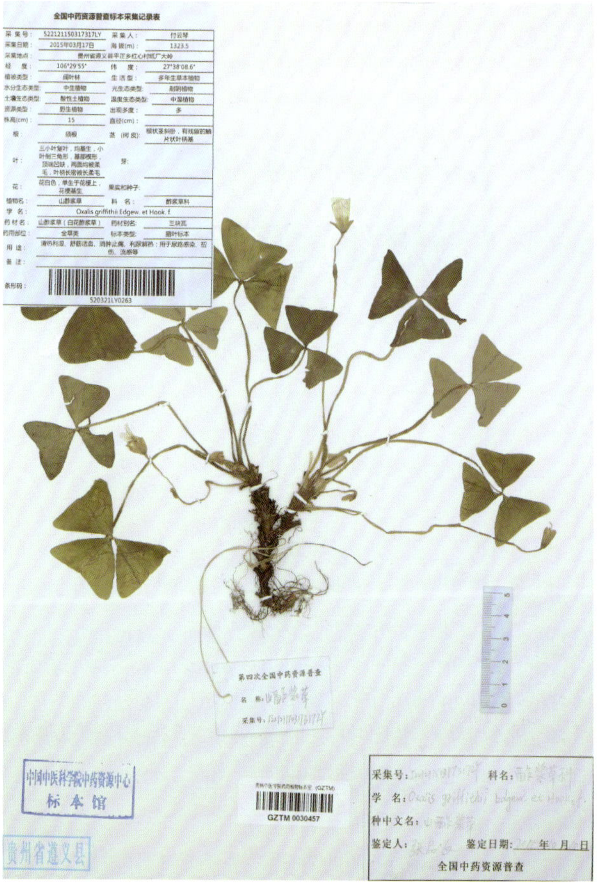

▲ 山酢浆草腊叶标本

功能主治　清热利湿，凉血散瘀，解毒消肿。主治肾炎血尿，疖肿，鹅口疮，跌打损伤，无名肿毒，疥癣，小儿口疮，烫火伤，淋浊，尿闭。

用法用量　内服：水煎，9～15 g，鲜品 30～60 g；或研末服；或鲜品绞汁饮。外用：适量，煎水洗或漱口；或鲜品捣烂敷；或研末菜油调搽。

用药经验　①贫血：三块瓦、当归各 9 g，水煎服。②劳伤疼痛：鲜三块瓦 100 g，水煎服。③肾炎和尿血：三块瓦、玉米须、酢浆草各适量，水煎服。④跌打损伤：鲜三块瓦 9～15 g，水煎服；或用鲜三块瓦蘸热酒，揉搽患处。

牻牛儿苗科

尼泊尔老鹳草 *Geranium nepalense* Sweet

别名　五叶草、老鹳草。

形态特征　多年生草本，高 30～50 cm。根纤维状。茎多分枝，仰卧，被倒生柔毛。叶对生或互生；叶片五角状肾形，掌状 5 深裂，裂片菱形或菱状卵形，先

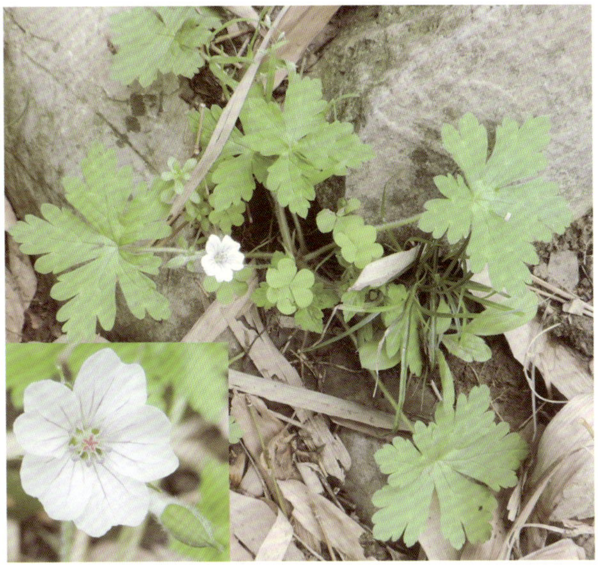

▲ 尼泊尔老鹳草植物及花

端锐尖或钝圆，基部楔形，中部以上边缘齿状浅裂或缺刻状，两面被疏伏毛；上部叶具短柄，叶片较小，通常3裂。总花梗腋生，长于叶，每梗2花，少有1花；萼片卵状披针形，被疏柔毛；花瓣紫红色或淡紫红色，倒卵形，等于或稍长于萼片，先端截平或圆形，基部楔形。蒴果，果瓣被长柔毛，喙被短柔毛。花期4～9月，果期5～10月。

生境及分布 生于海拔500～1800 m的山地林缘、低山林下、草甸、山谷湿地或路旁。主要分布于播州、红花岗、汇川等地。

药材名 老鹳草(地上部分)。

采收加工 夏、秋二季果实近成熟时采割，捆成把，晒干。生用。

性味归经 辛、苦，平。归肝、肾、脾经。

功能主治 祛风湿，通经络，止泻痢。主治风湿痹痛，麻木拘挛，筋骨酸痛，泄泻痢疾。

用法用量 内服：煎汤，9～15 g。

用药经验 ①风湿骨痛：老鹳草、指甲花根、鬼箭羽(卫矛)、香附(莎草)、四块瓦各适量，泡白酒或水煎服。②跌打损伤：老鹳草30 g，泡酒服，早、晚各1次。③刀伤及伤口久不愈合：老鹳草适量，捣烂包伤口周围。

老鹳草 *Geranium wilfordii* Maxim.

别名 五瓣花、老贯草、五叶联。

形态特征 为多年生草本，高30～50 cm。根状茎短而直立，有略增厚的长根。茎细长，下部稍蔓生，有倒生微柔毛。叶基生和茎生叶对生，基生叶和下部茎生叶具长柄，基生叶片圆肾形，5深裂达2/3处，茎生叶为肾状三角形，3深裂至3/5处，中央裂片稍较大，卵状菱形，先端尖，上部有缺刻或粗锯齿，齿顶有短凸尖，下部茎生叶的柄长过叶片，上部的较短；顶部的叶宽三角形，3深裂，侧生裂片张开，小于中央1片。花序腋生或顶生，稍长于叶，被短柔毛，每梗具2花；花梗与总花梗相似，花、果期通常直立向上；花瓣白色或淡红色，倒卵形。蒴果长约2 cm，被短柔毛。花期6～8月，果期7～9月。

生境及分布 生于海拔500～1800 m的山地林缘、低山林下、草甸、山谷湿地或路旁。主要分布于播州、汇川、仁怀、务川等地。

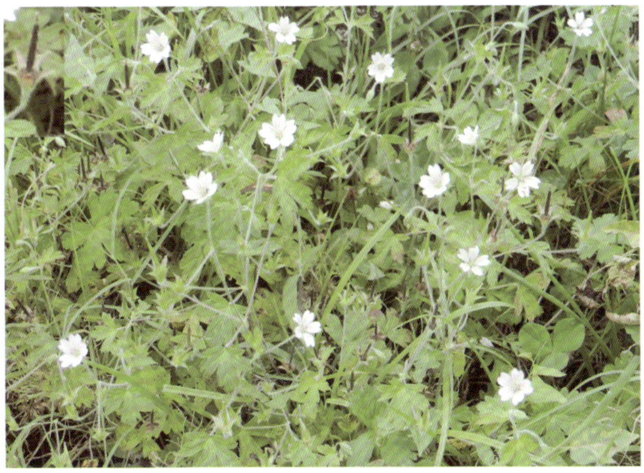

▲ 老鹳草植物

药材名 老鹳草(地上部分)。

采收加工 夏、秋二季果实近成熟时采割，捆成把，晒干。生用。

性味归经 辛、苦，平。归肝、肾、脾经。

功能主治 祛风湿，通经络，止泻痢。主治风湿痹痛，麻木拘挛，筋骨酸痛，泄泻痢疾。

用法用量 内服：煎汤，9～15 g。

用药经验 ①筋骨瘫痪：老鹳草、筋骨草、舒筋草各适量，炖肉服。②肠炎、痢疾：老鹳草 30 g，凤尾草 30 g，水煎服。

亚麻科

亚麻 *Linum usitatissimum* L.

别名 鸦麻、壁虱胡麻、山西胡麻。

形态特征 一年生草本，高 30～100 cm。茎直立，仅上部分枝，基部稍木质，无毛。叶互生，无柄，条形至条状披针形，长 1.8～3.2 cm，顶端锐尖，全缘，叶脉通常 3 出。花单生于枝顶端及上部叶腋间，花柄长 2～3 cm；萼片 5，卵形，宿存，边缘无黑色腺体；花瓣 5，倒卵形，蓝色，易凋谢；雄蕊 5，花丝基部合生，退化雄蕊 5，仅留齿状痕迹，与雄蕊交互生；子房 5 室，花柱 5，分离，柱头条形。蒴果球形，顶端 5 瓣裂开；种子 10 粒，扁平，短圆形。花期 6～7 月，果期 7～10 月。

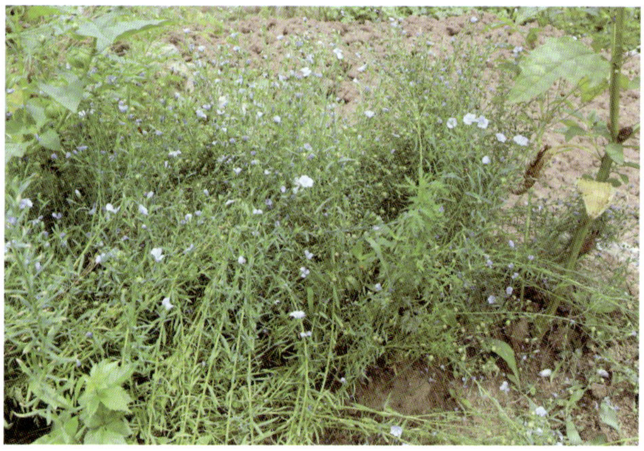

▲ 亚麻植物

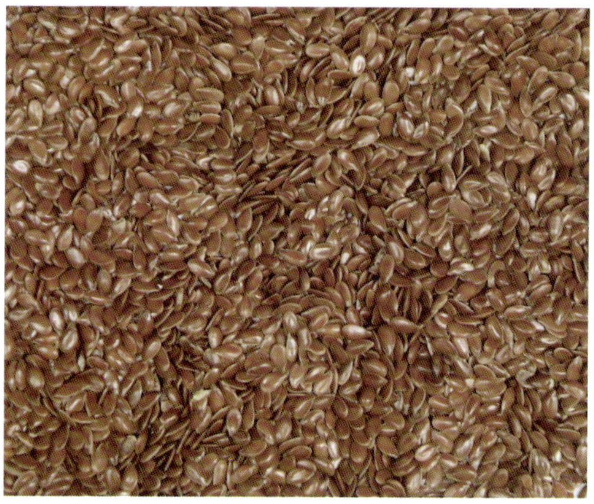

▲ 亚麻子药材

生境及分布 全国大部分地区有栽培。主要分布于播州、正安、务川等地。

药材名 亚麻子（成熟种子）。

采收加工 秋季果实成熟时采收植物，晒干，打下种子，除去杂质，再晒干。以籽粒饱满、色红棕、有光泽、富油性、嚼之有豆腥气者为佳。

性味归经 甘，平。归肺、肝、大肠经。

功能主治 润燥通便，养血祛风。主治肠燥便秘，皮肤干燥，瘙痒，脱发。

用法用量 内服：煎汤，9～15 g。外用：适量，捣敷或煎水洗。

使用注意 大便滑泻者禁用。

用药经验 ①脂溢性脱发：鲜柳枝、亚麻子各 30 g，水煎服。②咳嗽气喘：亚麻子、文旦皮等分，煎服。③疮痈湿疹：白鲜皮 12 g，亚麻子、地肤子、苦参各 15 g，水煎，熏洗患处。④皮肤干燥、瘙痒：亚麻子适量，煎汤外洗。

大戟科

泽漆 *Euphorbia helioscopia* L.

别名 五盏灯、五朵云、乳草。

形态特征 一年生或二年生草本，高 10～30 cm。全株含白色乳汁。茎丛生，基部斜升，茎无毛或仅分枝略具疏毛，基部紫红色，上部淡绿色，分枝多而斜升。叶互生，倒卵形或匙形，长 1～3 cm，宽 0.5～1.8 cm，先端钝圆或微凹缺，基部宽楔形，无柄或由于突然狭窄而成短柄，边缘在中部以上有细锯齿；茎顶端具 5 片轮生叶状苞，与下部叶相似，但较大。多歧聚伞花序顶生，有 5 伞梗，每伞梗又生出 3 小伞梗，每小伞梗又第三回分为 2 叉；杯状花序钟形，总苞顶端 4 浅裂，裂间腺体 4，肾形；子房 3 室；花柱 3，蒴果无毛；种子卵形，表面有凸起的网纹。花期 4～5 月，果期 5～8 月。

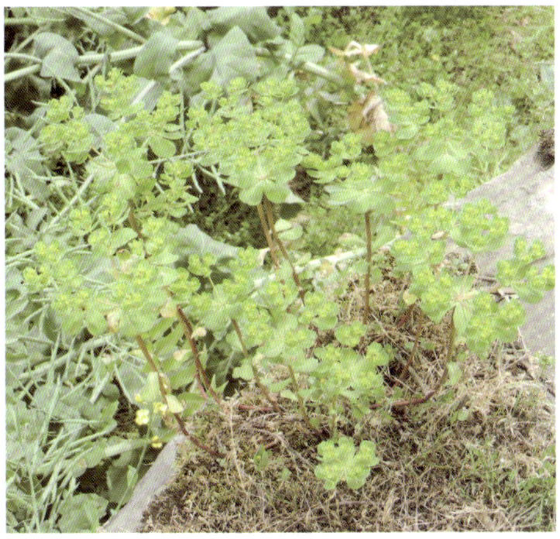

▲ 泽漆植物

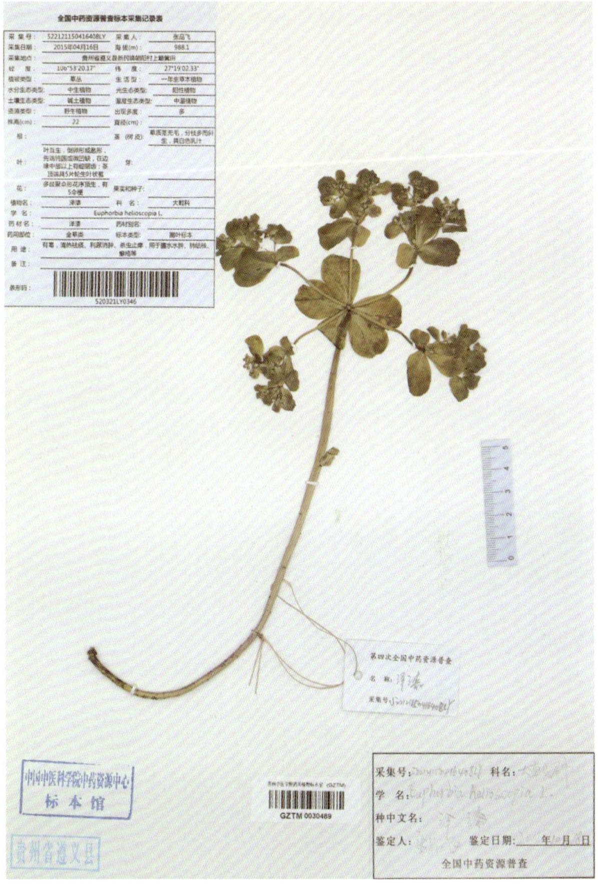

▲ 泽漆腊叶标本

生境及分布 生于海拔 1 500～3 000 m 的山沟、河滩、路旁、荒野、湿地、林缘、林下、灌木丛中和山坡草地。主要分布于播州、正安、绥阳等地。

药材名 泽漆（全草）。

采收加工 春夏采集全草或 4～5 月开花时采收，除去根及泥沙，晒干。以茎粗壮、黄绿色者为佳。

性味归经 辛、苦，微寒。有毒。归肺、脾、小肠、大肠经。

功能主治 行水消肿，化痰止咳，解毒杀虫。主治水气肿满，痰饮咳喘，疟疾，菌痢，瘰疬，结核性瘘管，骨髓炎；外用治淋巴结结核，结核性瘘管，骨髓炎，神经性皮炎，可灭蛆、孑孓。

用法用量 内服：煎汤，3～9 g；或熬膏，入丸、散剂。外用：适量，煎水洗；熬膏涂或研末调敷。

使用注意 气血虚者禁用。

用药经验 ①毒疮：泽漆鲜品适量，捣烂外敷。②神经性皮炎：鲜泽漆白浆敷癣上，或用鲜楮树叶捣烂同敷。③牙痛：泽漆研末，开水泡汁漱口。④癣疮：泽漆晒干，研末，调油涂搽。

地锦 *Euphorbia humifusa* Willd.

别名 草血竭、血见愁、血风草。

形态特征 一年生草本，含白色乳汁，茎纤细，匍匐，近基部分枝，带红紫色，无毛。叶通常对生，矩圆形，顶端钝圆，基部偏斜，边缘有细锯齿，绿色或带淡红色，两面无毛或有时具疏生疏毛。杯状花序单生于叶腋；总苞倒圆锥形，浅红色，顶端 4 裂，裂片长三角形；腺体 4，横矩圆形，具白色花瓣状附属物。子房 3 室；花柱 3，2 裂。蒴果三棱状球形，无毛；种子卵形，黑褐色，外被白色蜡粉。花、果期 5～10 月。

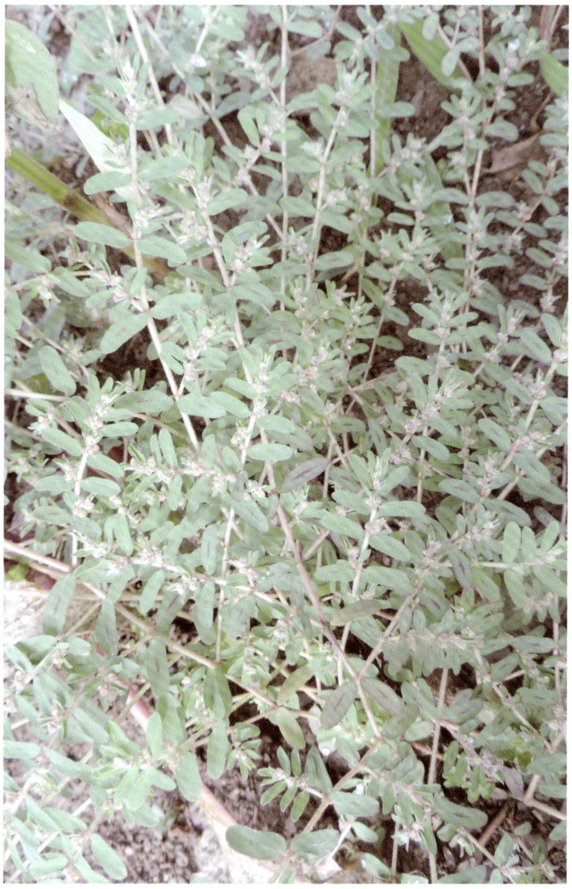

▲ 地锦植物

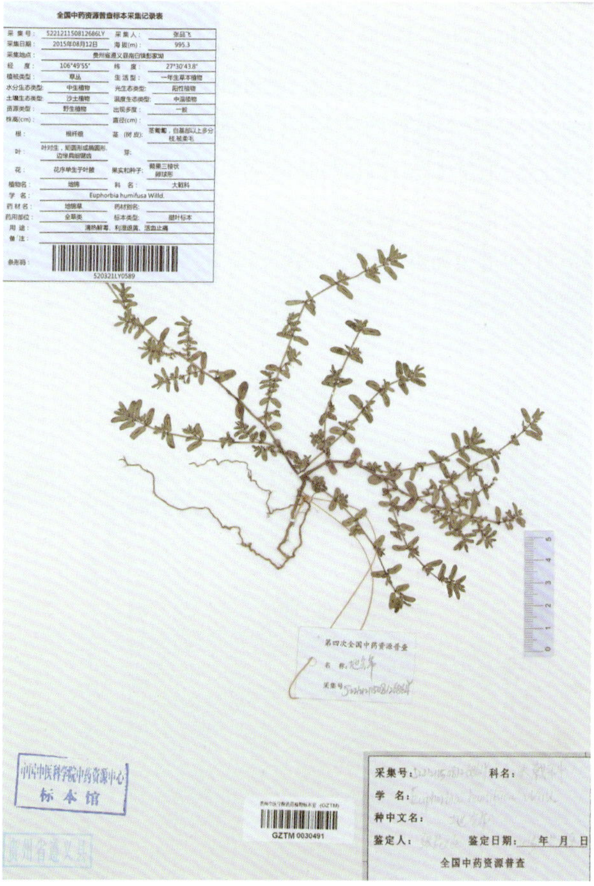

▲ 地锦腊叶标本

生境及分布 生于海拔 150～1 200 m 的荒地、路旁、田间、沙丘、山坡等地，为习见杂草。主要分布于播州、汇川、绥阳、正安等地。

药材名 地锦草（全草）。

采收加工 夏、秋二季采收，除去杂质，洗净，晒干。生用。

性味归经 辛，平。归肝、大肠经。

功能主治 清热解毒，凉血止血，利湿退黄。主治痢疾，泄泻，咯血，尿血，便血，崩漏，疮疖痈肿，湿热黄疸，乳汁不下，跌打肿痛，热毒疮疡。

用法用量 内服：煎汤，9～20 g，鲜品 30～60 g。外用：适量，鲜品捣敷；或研末撒。

用药经验 ①热毒疮痈,毒蛇咬伤:地锦草适量,鲜品单用,捣烂外敷。②胃肠炎:鲜地锦草 30～60 g,水煎服。③金疮出血不止:地锦草捣烂涂之。④湿热黄疸:地锦草 15 g,水煎服。⑤缠腰蛇(带状疱疹):鲜地锦草捣烂,加醋搅匀,取汁涂患处。

续随子 *Euphorbia lathyris* L.

别名 菩萨豆、千两金、拒冬。

形态特征 二年生草本,高达 1 m。全株微被白霜,内含乳汁,茎直立,粗壮,无毛,多分枝。茎下部的叶密生,条状披针形,无柄,全缘,上部的叶交互对生,卵状披针形,顶端锐尖,基部心形而多少抱茎,长 6～12 cm,宽 0.8～1.3 cm。总花序顶生,2～4 伞梗,呈伞状,基部有 2～4 叶轮生,每伞梗再叉状分枝,有 2 三角状卵形苞片;花序总苞杯状,顶端 4～5 裂;腺体新月形,两端具短而钝的角。蒴果近球形,无毛;种子矩圆状球形,表面有黑褐相间的斑纹。花期 4～7 月,果期 5～9 月。

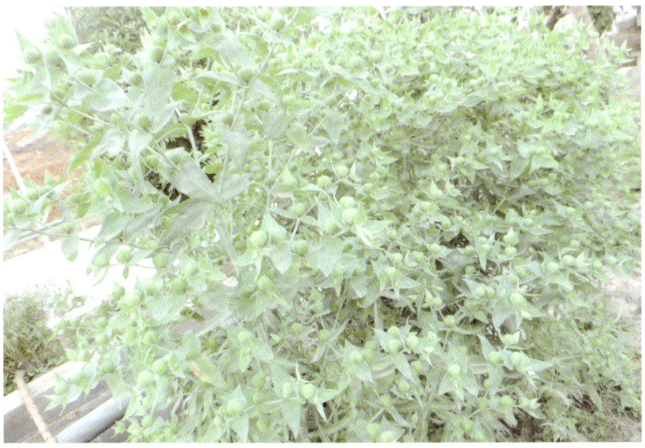

▲ 续随子植物

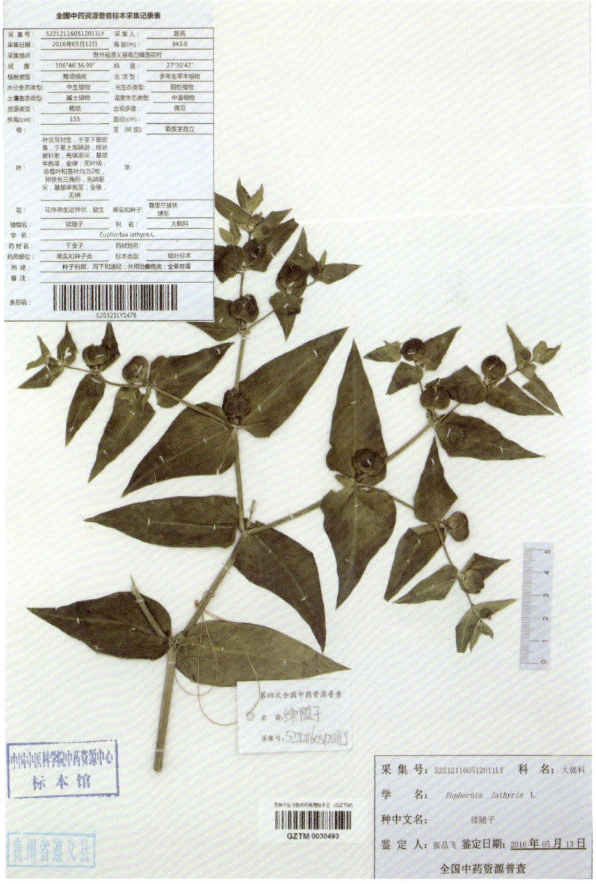

▲ 续随子腊叶标本

生境及分布 生于海拔 500～750 m 的向阳山坡及草丛中,房前屋后,多为栽培。主要分布于播州、绥阳、正安、务川等地。

药材名 千金子(成熟种子),续随子茎中白汁(茎中的白色乳汁),续随子叶(叶)。

采收加工 1. 千金子。夏、秋二季果实成熟时采收,去壳取仁(除去杂质),晒干。去油制霜用。千金子霜:先将种子碾碎,置蒸笼内蒸透,再用吸油纸包裹压去油,压榨至油尽,碾细,过筛。即可。

2. 续随子茎中白汁。夏、秋季,折断茎部,取液汁,随采随用。

3. 续随子叶。随用随采。

性味归经 1. 千金子。辛,温。有毒。归肝、肾、大肠经。

2. 续随子茎中白汁。辛,温。有毒。归肺经。

3. 续随子叶。苦,温。有毒。归肝经。

功能主治 1. 千金子。泻下逐水,破血消癥;外用疗癣蚀疣。主治二便不通,水肿臌胀,痰饮,积滞胀满,血瘀癥瘕,妇女瘀滞经闭;外用治顽癣,赘疣,恶疮肿毒,毒蛇咬伤。

2. 续随子茎中白汁。祛斑，解毒，敛疮。主治白癜风，蛇咬伤。
3. 续随子叶。祛斑，解毒。主治白癜风，面皯，蝎螫。

用法用量 1. 千金子。内服：制霜多入丸、散，1～2 g。外用：适量，捣敷；或研末醋调涂。
2. 续随子茎中白汁。外用：适量，涂搽。
3. 续随子叶。外用：适量，捣敷。

使用注意 千金子孕妇及体弱便溏者忌服。以免中毒。

用药经验 ①蛇咬伤：伤口先作十字切开，将续随子鲜草折断流出的白汁滴于切口上，每 5 min 1 次，另取鲜草捣烂外敷伤口周围。②白癜风，面皯：鲜续随子叶捣汁涂搽。③皮肤结核：鲜续随子全草适量，捣烂敷患处。④蝎螫：续随子叶捣烂外敷。

算盘子 *Glochidion puberum* (L.) Hutch.

别名 野南瓜、柿子椒、狮子滚球。

形态特征 灌木，高 1～5 m；小枝灰褐色，密被黄褐色短柔毛。叶矩圆形至矩圆状披针形或倒卵状矩圆形，长 3～5 cm，宽达 2 cm，基部楔形，表面除中脉外无毛，下面密被短柔毛。花小，单性，雌雄同株或异株，无花瓣，2～5 簇生叶腋；萼片 6，2 轮；雄花无退化子房，雄蕊 3；雌花子房通常 5 室，每室 2 胚珠；花柱合生。蒴果扁球形，有明显的纵沟槽，被短柔毛。花期 4～8 月，果期 7～11 月。

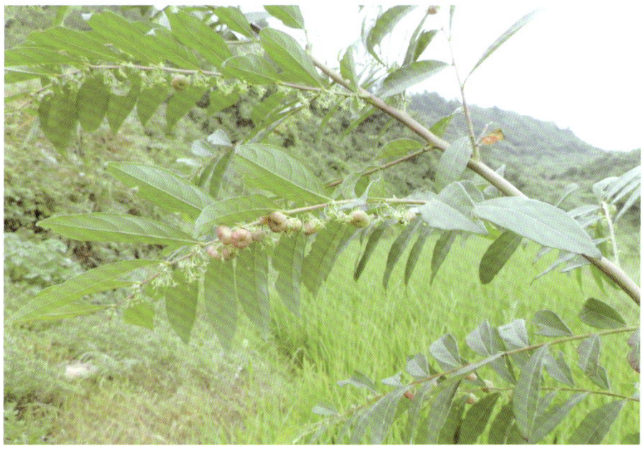

▲ 算盘子植物

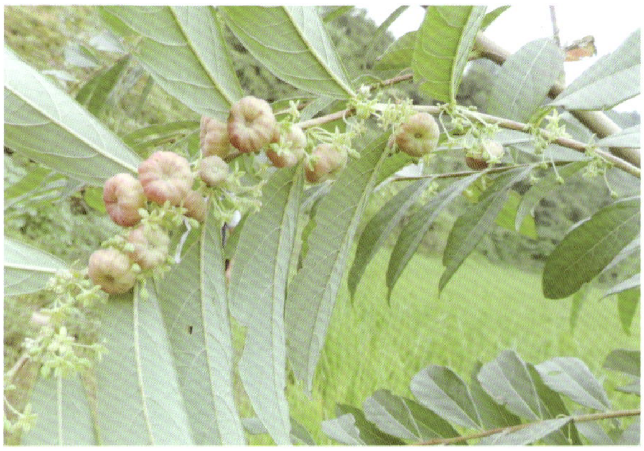

▲ 算盘子果实

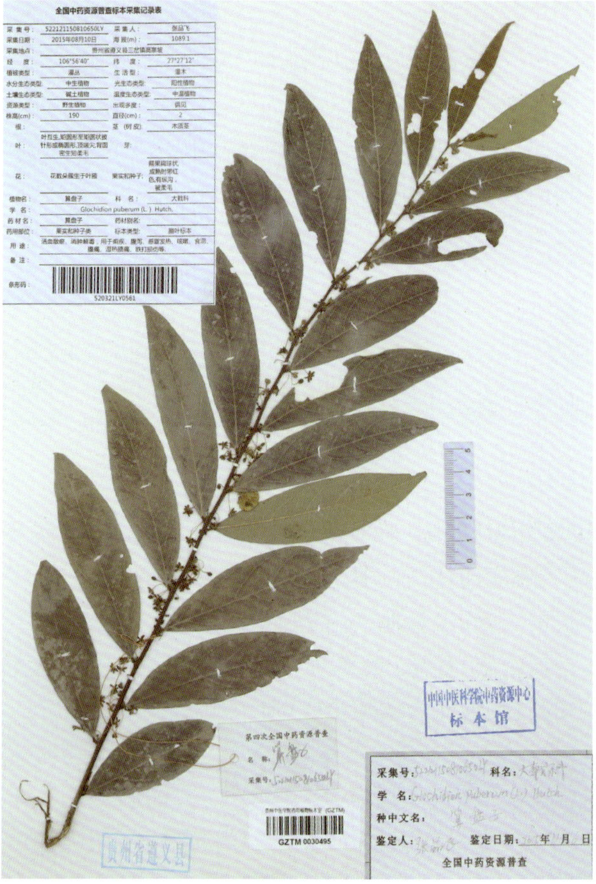

▲ 算盘子腊叶标本

生境及分布 生于海拔300～2 200 m的山坡、溪旁灌木丛中或林缘。主要分布于播州、红花岗、汇川、正安等地。

药材名 算盘子(果实),算盘子根(根),算盘子叶(叶)。

采收加工 1. 算盘子。秋季采摘,拣净杂质,晒干。

2. 算盘子根。全年均可采挖,洗净,切片,鲜用或晒干。

3. 算盘子叶。夏、秋季采收,鲜用或晒干备用。

性味归经 1. 算盘子。苦,凉。有小毒。归肾经。

2. 算盘子根。苦,凉。有小毒。归肝、大肠经。

3. 算盘子叶。苦、涩,凉。有小毒。归大肠经。

功能主治 1. 算盘子。清热除湿,解毒利咽,行气活血。主治痢疾,泄泻,黄疸,疟疾,淋浊,带下,咽喉肿痛,牙痛,疝痛,产后腹痛。

2. 算盘子根。清热,利湿,行气,活血,解毒消肿。主治感冒发热,咽喉肿痛,咳嗽,牙痛,湿热泻痢,黄疸,淋浊,带下,风湿痹痛,腰痛,疝气,痛经,闭经,跌打损伤,痈肿,瘰疬,蛇虫咬伤。

3. 算盘子叶。清热利湿,解毒消肿。主治湿热泻痢,黄疸,淋浊,带下,发热,咽喉肿痛,痈疮疖肿,漆疮,湿疹,蛇虫咬伤。

用法用量 1. 算盘子。内服:煎汤,9～15 g。

2. 算盘子根。内服:煎汤,15～30 g。外用:适量,煎水熏洗。

3. 算盘子叶。内服:煎汤,6～9 g,鲜品30～60 g;或焙干研末;或绞汁。外用:适量,煎水熏洗;或捣烂敷。

使用注意 1. 算盘子。有小毒,不可过量服用。

2. 算盘子根、算盘子叶。孕妇忌服。

用药经验 ①疝气初起:算盘子15 g,水煎服。②外痔:算盘子根煎水,先熏后洗,能内消。③跌打损伤:算盘子根15～30 g,水煎服。④皮肤瘙痒:算盘子叶煎汤洗患处。⑤细菌性痢疾:算盘子根或叶9 g,水煎服。⑥烂脚丫:鲜算盘子、乌桕、朱砂根各适量,水煎服。

石岩枫 *Mallotus repandus* (Willdenow) Müeller Argoviensis

别名 倒挂茶、倒挂金钩。

形态特征 灌木或乔木,有时藤本状,长可达13～19 m;小枝有星状柔毛。叶三角状卵形,基部圆或截平或稍呈心形,顶端渐尖,长9～15 cm,宽3.5～5 cm,全缘,上面无毛;或有星状毛,下面密生星状毛,叶柄长2.5～4 cm。花单性,雌雄异株;雄花序穗状,单一或分枝,腋生,雄花萼3裂,密被黄色茸毛;雄蕊多数;雌花序顶生或腋生,萼3裂;子房3室。蒴果球形,被锈色茸毛,种子黑色,微有光泽,球形。花期4～6月,果期6～9月。

生境及分布 生于海拔800～1 600 m山地疏林下、山坡灌木丛中、沟边或灌丛中。主要分布于播州、桐梓、绥阳等地。

药材名 杠香藤(根、茎、叶)。

采收加工 根、茎,全年均可采,洗净,切片,晒干。夏、秋季采叶,鲜用或晒干。

性味归经 苦、辛,温。归心、肝、脾经。

功能主治 祛风除湿,活血通络,解毒消肿,驱虫止痒。主治风湿痹证,腰腿疼痛,口眼歪斜,跌打损伤,痈肿疮疡,绦虫病,湿疹,顽癣,蛇犬咬伤。

用法用量 内服:煎汤,9～30 g。外用:适量,干叶研末,调敷;或鲜叶捣敷。

用药经验 ①关节疼痛:杠香藤枝叶、五加皮、钻地风各9～15 g,水煎服。②痄腮肿痛:杠香藤(根)15 g,雀不站、板蓝根、路路通各9 g,水煎服。③风中经络,口眼歪斜:杠香藤(根)20 g,甘草12 g,水煎服。

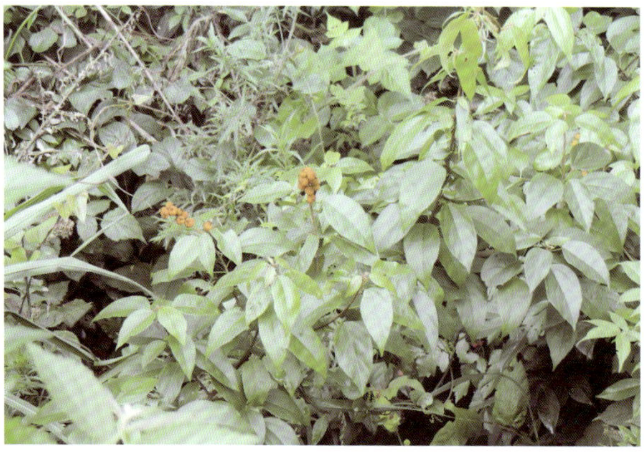

▲ 石岩枫植物

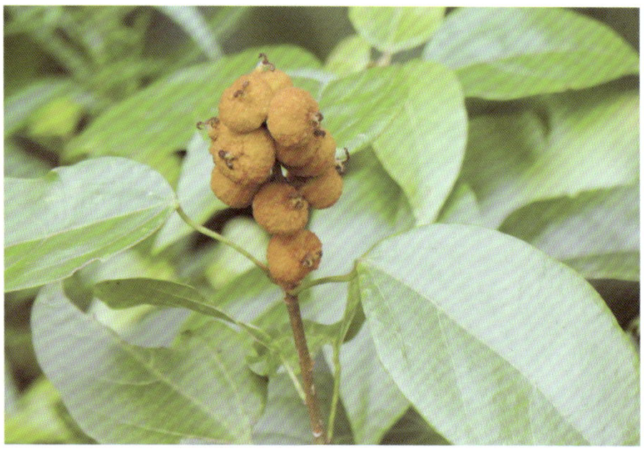

▲ 石岩枫果实

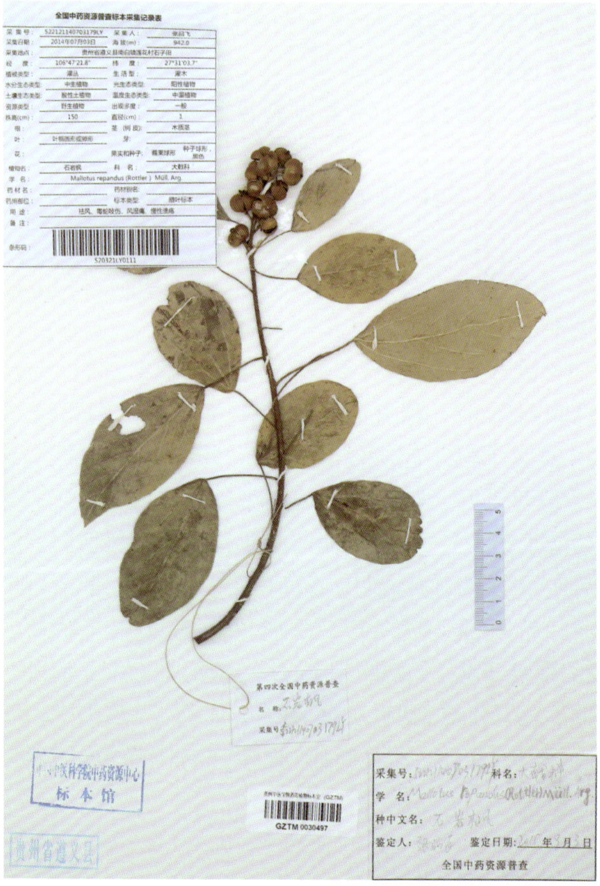

▲ 石岩枫腊叶标本

蓖麻 *Ricinus communis* L.

别名　萆麻、蓖麻、牛蓖子草。

形态特征　高大一年生草本或在南方地区常成小乔木，幼嫩部分被白粉。叶互生，圆形，盾状着生，直径 15～60 cm，有时大至 90 cm，掌状中裂，裂片 5～11，卵状披针形至矩圆形，顶端渐尖，边缘有锯齿；叶柄长。花单性，同株，无花瓣，圆锥花序与叶对生，长 10～30 cm 或更长，下部雄花，上部雌花；雄花 3～5 裂；雄蕊多数，花丝多分枝；雌花萼 3～5 裂；子房 3 室，每室 1 胚珠；花柱 3，深红色，2 裂。蒴果球形，长 1～2 cm，有软刺。种子矩圆形，光滑有斑纹。花期 5～8 月，果期 7～10 月。

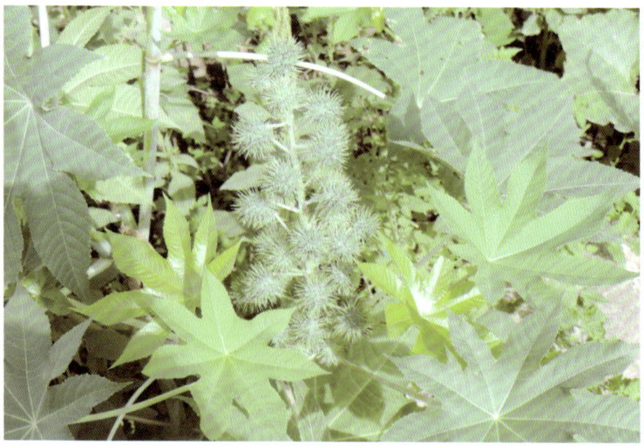

▲ 蓖麻植物

生境及分布　生于海拔 700 m 以下的路边、房前屋后，多为栽培。主要分布于播州、红花岗、汇川、仁怀等地。

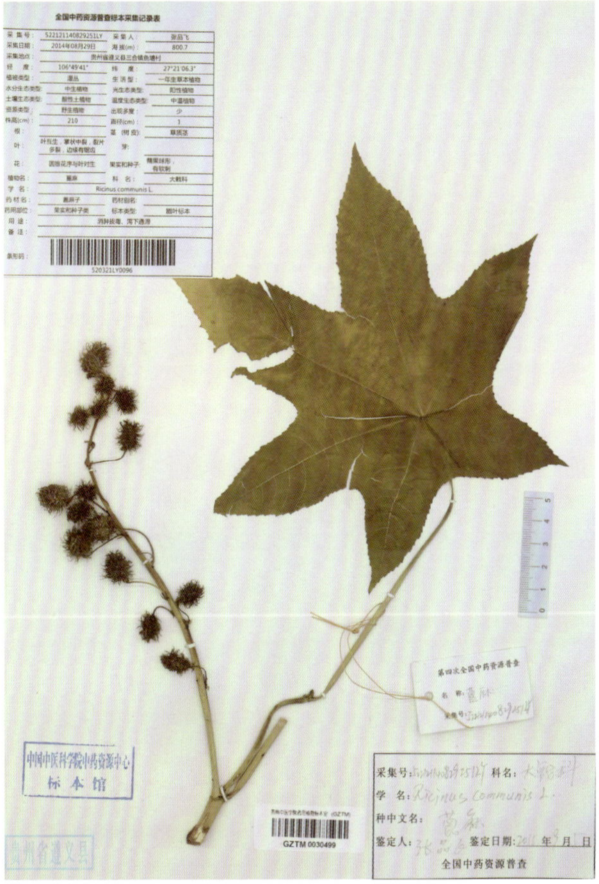

▲ 蓖麻腊叶标本

药材名 蓖麻子(成熟种子),蓖麻根(根),蓖麻叶(叶),蓖麻油(种子油)。

采收加工 1. 蓖麻子。穗果枝上的蓖麻子粒大部分进入褐色或黄色时,抢晴好天气(秋季采摘成熟果实),及时采收,除去外壳,收集种子,晒干。捣碎生用或炒用。

2. 蓖麻根。春、秋季采挖,鲜用或晒干。

3. 蓖麻叶。春、秋季采摘,鲜用或晒干。

4. 蓖麻油。成熟种子经榨取并精制得到的脂肪油。

性味归经 1. 蓖麻子、蓖麻油。甘、辛,平。有毒。归肺、大肠经。

2. 蓖麻根。辛,平。有小毒。归心、肝经。

3. 蓖麻叶。苦、辛,平。有小毒。

功能主治 1. 蓖麻子。泻下通滞,消肿拔毒。主治大便秘结不下,痈疽肿毒,瘰疬,乳痈初起肿痛,跌打损伤。

2. 蓖麻根。祛风解痉,活血消肿。主治破伤风,癫痫,风湿痹痛,痈肿瘰疬,跌打损伤,脱肛,子宫下垂。

3. 蓖麻叶。祛风除湿,拔毒消肿。主治脚气,风湿痹痛,痈疮肿毒,疥癣瘙痒,子宫下垂,脱肛,咳嗽痰喘。

4. 蓖麻油。滑肠,润肤。主治肠内积滞,腹胀,便秘,疥癣癣疮,烫伤。

用法用量 1. 蓖麻子。内服:入丸剂,1~5 g;生研或炒食。外用:适量,捣烂敷患处。

2. 蓖麻根。内服:煎汤,15~30 g,外用:适量,捣敷。

3. 蓖麻叶。内服:煎汤,5~10 g;或入丸、散。外用:适量,捣敷;或煎水洗;或热熨。

4. 蓖麻油。内服:10~20 ml。外用:适量,涂敷。

使用注意 蓖麻子、蓖麻油孕妇及便溏者禁服。

用药经验 ①喉痹:蓖麻子,取肉捶碎,纸卷作筒,烧烟吸之。②胞衣不下:蓖麻子适量,打烂敷涌泉穴,男左女右。③催生并死胎不下:蓖麻子 3 个,巴豆 4 个,研末,入麝香少许,贴脐心上。④风湿性关节炎,风瘫,四肢酸痛,癫痫:蓖麻根 15~30 g,水煎服。⑤痈疖已溃:干蓖麻叶热水浸软贴患处,如有鲜叶更好。⑥胃下垂,子宫下垂,脱肛:蓖麻子适量,捣敷百会穴。

乌桕 *Triadica sebifera* (Linnaeus) Small

别名 鸦臼、木子树、腊子树。

形态特征 乔木,高达 15 m。具乳汁。树暗灰色,有纵裂纹。叶互生、叶菱形至宽菱状卵形,纸质,长和宽 3~9 cm;叶柄细长,长 2.5~6 cm,顶端有 2 腺体。花单性,雌雄同株,无花瓣及花盘;穗状花序顶生,长 6~12 cm,最初全为雄花,随后有 1~4 朵雌花生于花序基部;雄花小,萼杯状,3 浅裂,雄蕊 2,稀 3,花丝分离;雌花具梗,着生处两侧各有近肾形腺体1,花萼3深裂;子房光滑,3室。蒴果梨状球形,直径1～1.5 cm;种子近圆形,黑色,外被白蜡层。花期4～6月,果期6～12月。

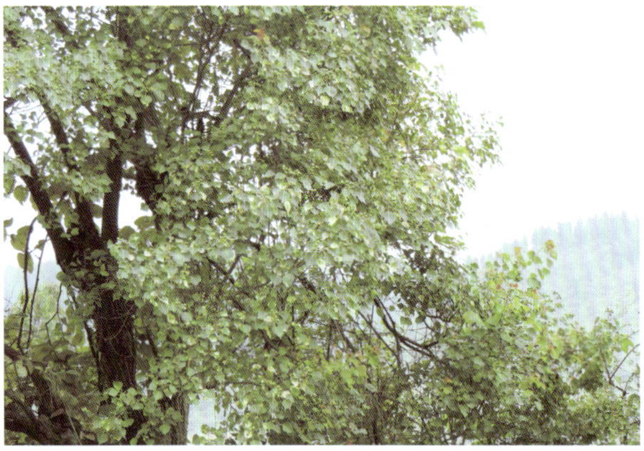

▲ 乌桕植物

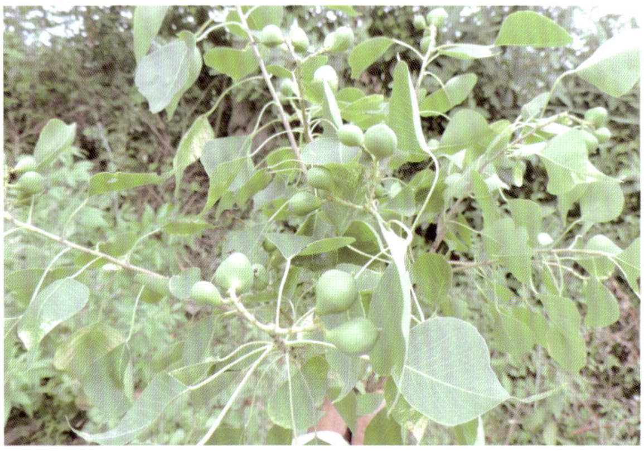

▲ 乌桕果实

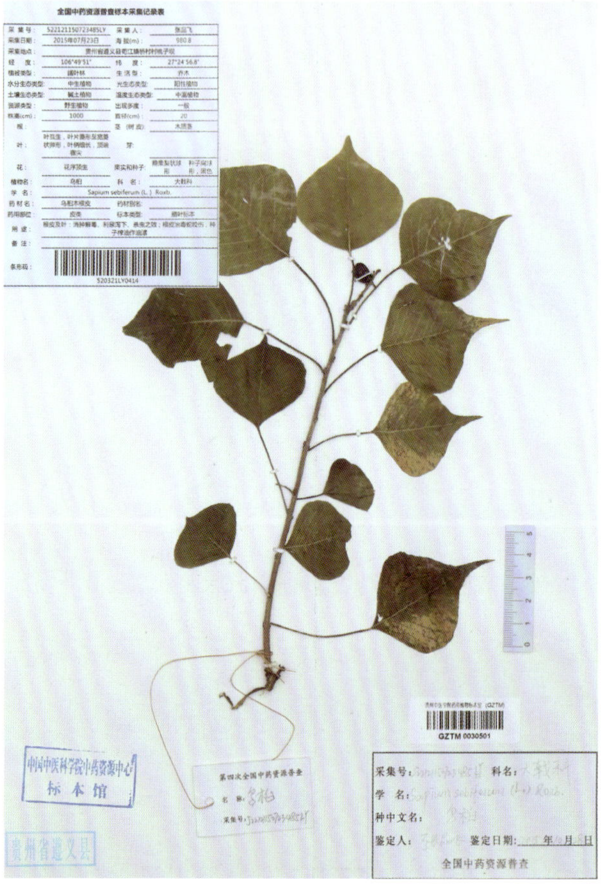

▲ 乌桕腊叶标本

生境及分布　生于海拔80～1 800 m的旷野、塘边或疏林中。主要分布于播州、红花岗、汇川、绥阳等地。

药材名　乌桕子(成熟种子),乌桕叶(叶),乌桕木根皮(根皮或树皮)。

采收加工　1. 乌桕子。果熟时采摘,取出种子,鲜用或晒干。

2. 乌桕叶。全年均可采收,鲜用或晒干。

3. 乌桕木根皮。全年均可采收,将皮剥下,去除栓皮,切丝晒干。

性味归经　1. 乌桕子。甘,凉。有毒。归肾、肺经。

2. 乌桕叶。苦,微温。有毒。归心经。

3. 乌桕木根皮。苦,微温。有毒。归胃、大肠经。

功能主治　1. 乌桕子。拔毒消肿,杀虫止痒。主治湿疹,癣疮,皮肤皲裂,水肿,便秘。

2. 乌桕叶。泻下逐水,消肿散结,解毒杀虫。主治水肿,大、小便不利,腹水,湿疹,疥癣,痈疮肿毒,跌打损伤,毒蛇咬伤。

3. 乌桕木根皮。泻下逐水,消肿散结,解蛇虫毒。主治水肿,癥瘕积聚,臌胀,大、小便不通,疔毒痈肿,湿疹,疥癣,毒蛇咬伤。

用法用量　1. 乌桕子。内服:煎汤,3～6 g。外用:适量,煎水洗;或捣敷。

2. 乌桕叶。内服:煎汤,6～12 g。外用:适量,鲜品捣敷或煎水洗。

3. 乌桕木根皮。内服:煎汤,9～12 g;或入丸、散。外用:适量,煎水洗或研末调敷。

使用注意　1. 乌桕子。有毒,大剂量内服宜慎。

2. 乌桕木根皮。体虚者忌服。

用药经验　①湿疹:鲜乌桕子捣烂,包于纱布内,擦患处。②手足皲裂:乌桕子适量,煎水洗。③脚癣:乌桕叶煎汁洗之,止痒极效。④脚气湿疹,极痒有虫:乌桕木根皮适量,研末,调敷。

油桐 *Vernicia fordii*（Hemsl.）Airy Shaw

别名 油桐树、桐子树、罂子桐。

形态特征 落叶乔木，高达 10 m。树皮灰色，近光滑；枝条粗壮，无毛，具明显皮孔。叶互生，叶卵圆形，长 8～18 cm，宽 6～15 cm，顶端短尖，基部截平至浅心形，全缘，稀 1～3 浅裂，嫩叶上面被很快脱落的微柔毛，下面被渐脱落棕褐色微柔毛，成长叶上面深绿色，无毛，下面灰绿色，被贴伏微柔毛。掌状脉 5～7 条。叶柄与叶片近等长，近无毛，顶端有 2 枚扁平、无柄腺体。花雌雄同株，先叶或与叶同时开放。花萼长约 1 cm，2～3 裂，外面密被棕褐色微柔毛。花瓣白色，有淡红色脉纹，倒卵形，长 2～3 cm，宽 1～1.5 cm，顶端圆形，基部爪状。雄花：雄蕊 8～12 枚，2 轮。外轮离生，内轮花丝中部以下合生。雌花：子房密被柔毛，3～5(～8)室，每室有 1 颗胚珠，花柱与子房室同数，2 裂。核果近球状，直径 4～8 cm，果皮光滑。种子 3～8 粒，种皮木质。花期 3～4 月，果期 8～9 月。

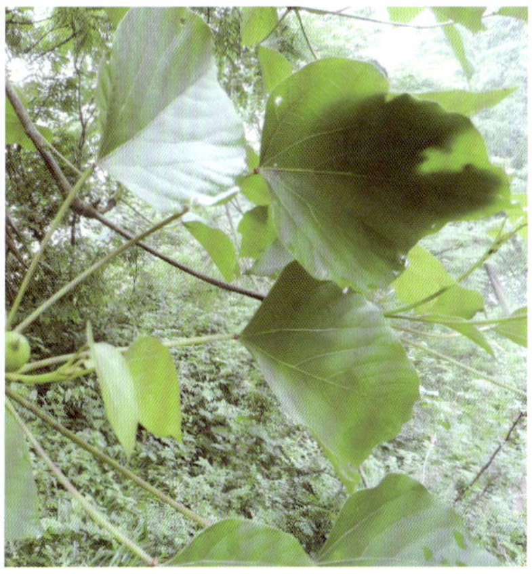

▲ 油桐植物

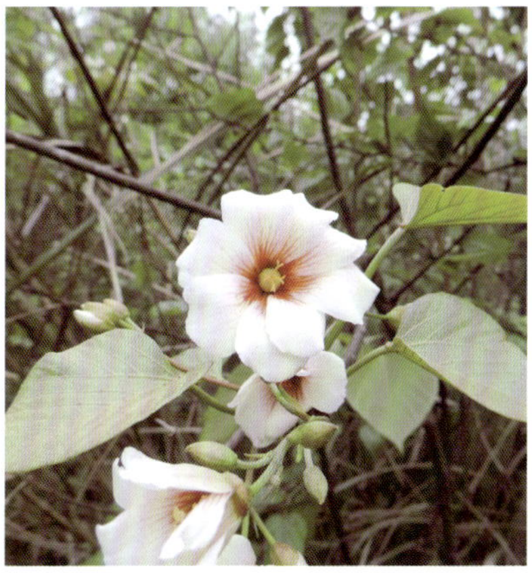

▲ 油桐花

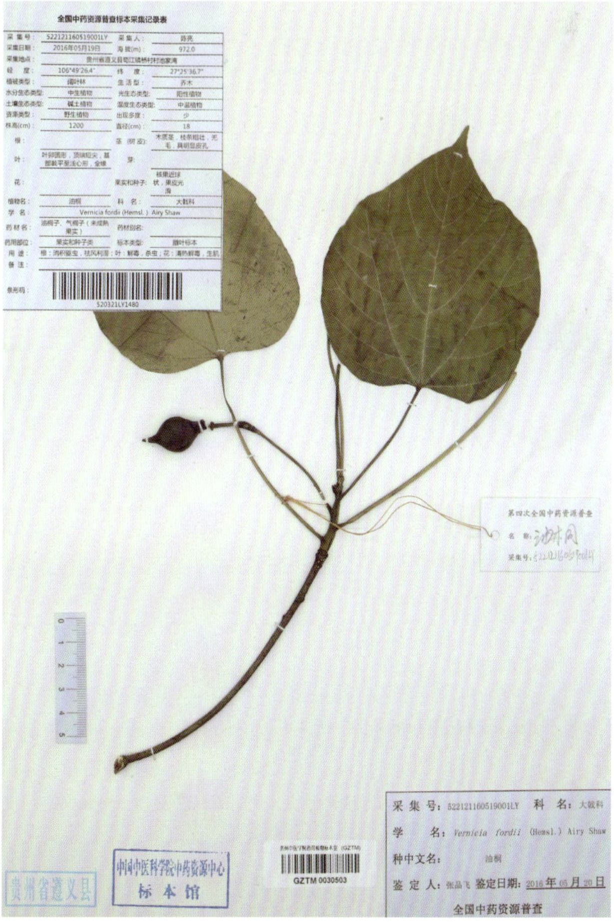

▲ 油桐腊叶标本

生境及分布 生于海拔 100～1 000 m 的林中、山坡、谷地、路旁、村落、河边、丘陵山地。主要分布于播州、桐梓、绥阳、正安等地。

药材名 油桐子（种子），油桐根（根），油桐叶（叶），桐子花（花），气桐子（未成熟果实），桐油（种子所榨出的油）。

采收加工 1. 油桐子。秋季果实成熟时采收，将其堆积于潮湿处，泼水，覆以干草，经10日左右，外壳腐烂，除去外皮，收集种子，晒干。
2. 油桐根。全年均可采挖，洗净，鲜用或晒干。
3. 油桐叶。秋季采集，鲜用或晒干。
4. 桐子花。4～5月收集凋落的花，鲜用或晒干。
5. 气桐子。收集未成熟而早落的果实，除净杂质，鲜用或晒干。
6. 桐油。种子晒干后榨取的油。

性味归经 1. 油桐子。甘、微辛，寒。有大毒。归脾、肾经。
2. 油桐根。苦、微辛，寒。有毒。归肺、脾、胃、肝经。
3. 油桐叶。苦、微辛，寒。有毒。归肝、大肠经。
4. 桐子花。苦、微辛，寒。有毒。归肺、心经。
5. 气桐子。苦，平。归胃经。
6. 桐油。甘、辛，寒。有毒。

功能主治 1. 油桐子。吐风痰，消肿毒，利二便。主治风痰喉痹，痰火瘰疬，食积腹胀，二便不通，丹毒，疥癣，烫伤，急性软组织炎症，寻常疣。
2. 油桐根。下气消积，利水化痰，驱虫。主治食积痞满，水肿，哮喘，瘰疬，蛔虫病。
3. 油桐叶。清热消肿，解毒杀虫。主治肠炎，痢疾，痈肿，臁疮，疥癣，漆疮，烫伤。
4. 桐子花。清热解毒，生肌。主治新生儿湿疹，秃疮，热毒疮，天疱疮，烧烫伤。
5. 气桐子。行气消食，清热解毒。主治疝气，食积，月经不调，疔疮疖肿。
6. 桐油。涌吐痰涎，清热解毒，收湿杀虫，润肤生肌。主治喉痹，痈疡，疥癣，烫伤，冻疮，皲裂。

用法用量 1. 油桐子。内服：煎汤，1～2枚；或磨水；或捣烂冲。外用：适量，研末敷；或捣敷；或磨水涂。
2. 油桐根。内服：水煎，12～18 g（鲜品30～60 g）；或研末；或炖肉；或浸酒。外用：适量，捣敷。
3. 油桐叶。内服：煎汤，15～30 g。外用：适量，捣敷；或烧灰研末撒。
4. 桐子花。外用：适量，煎水洗；或浸植物油内，涂搽。
5. 气桐子。内服：煎汤，1～3个。外用：适量，捣敷或取汁搽。
6. 桐油。外用：适量，涂擦；调敷。

使用注意 1. 油桐子。孕妇禁服。
2. 油桐根。孕妇慎服。多服发呕。

用药经验 ①脓疱疮：嫩油桐果切开，将果内流出的水涂患处。②小儿疳积：油桐根30 g，炖猪肉250 g吃。③漆疮：鲜油桐叶适量，煎水洗。④指疔：用纱布浸桐油包患处；或将患指浸泡在桐油内。

芸香科

柚 *Citrus grandis* (L.) Osbeck

别名 文旦、臭柚、胡柑。

形态特征 常绿乔木。高5～10 m。嫩枝、叶背、花梗、花萼及子房均被柔毛，嫩叶通常暗紫红色，嫩枝扁且有棱。叶质颇厚，色浓绿，阔卵形或椭圆形，连翼叶长9～16 cm，宽4～8 cm；或更大，顶端钝或圆，有时短尖，基部圆，翼叶长2～4 cm，宽0.5～3 cm，个别品种的翼叶甚狭窄。总状花序，有时兼有腋生单花。花蕾淡紫红色，稀乳白色。花萼不规则5～3浅裂。花瓣长1.5～2 cm。雄蕊25～35枚，有时部分雄蕊不育。花柱粗长，柱头略较子房大。果圆球形，扁圆形，梨形或阔圆锥状，横径通常10 cm以上，淡黄或黄绿色，杂交种有朱红色的，果皮甚厚或薄，海绵质，凸起，果心实但松软，瓢囊10～15或多至19瓣，汁胞白色、粉红或鲜红色，少有带乳黄色。

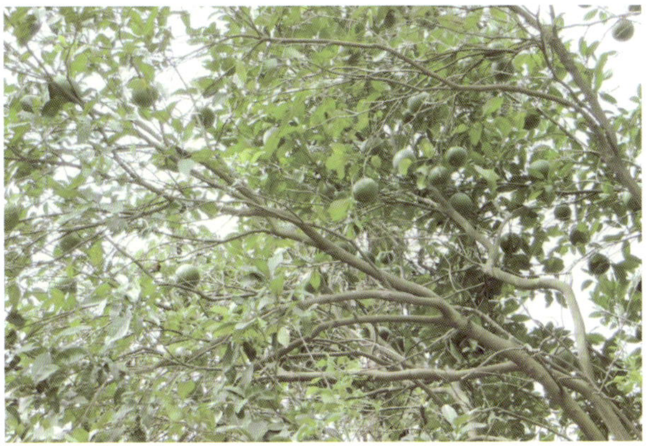

▲ 柚植物

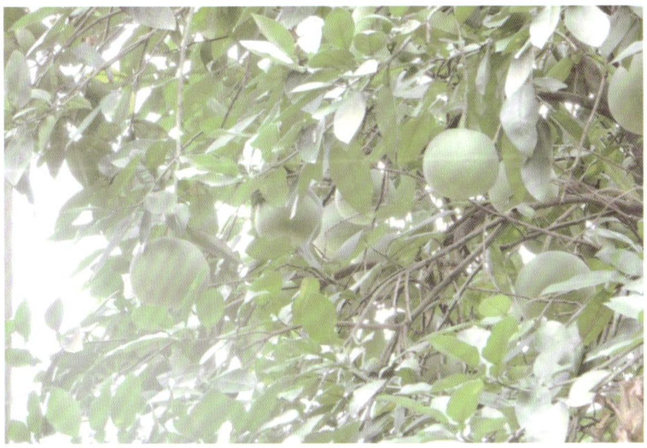

▲ 柚果实

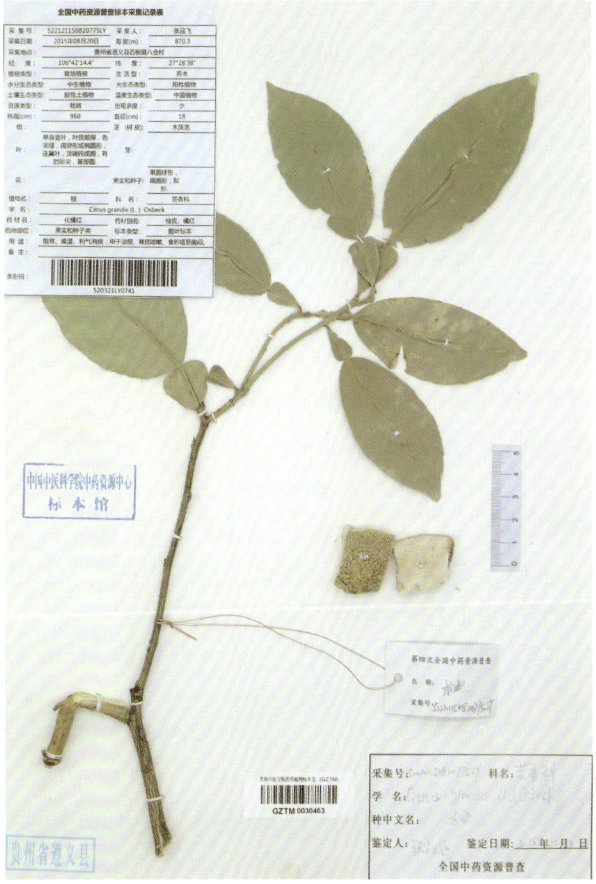

▲ 柚腊叶标本

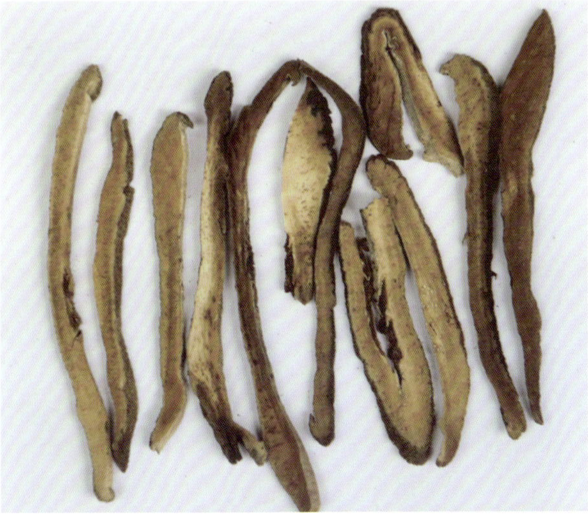

▲ 化橘红药材

种子多达 200 余粒，亦有无子的，形状不规则，通常近似长方形，上部质薄且常截平，下部饱满，多兼有发育不全的，有明显纵肋棱，子叶乳白色，单胚。花期 4～5 月，果期 7～12 月。

生境及分布　生于海拔 600～1 400 m 的中国长江以南各地，多以栽培为主。主要分布于播州、仁怀、桐梓、正安、务川等地。

药材名　化橘红（未成熟或近成熟的干燥外层果皮），柚根（根），柚叶（叶），柚花（花），柚核（种子），柚皮（果皮），柚（成熟果实）。

采收加工　1. 化橘红。夏季果实未成熟时采收，置沸水中略烫后，将果皮割成 5 瓣或 7 瓣，除去果瓤和部分中果皮，压制成形，干燥，切丝或块，晒干。生用。
2. 柚根。全年均可以采挖，洗净，切片晒干。
3. 柚叶。夏、秋季采收，鲜用或晒干备用。
4. 柚花。4～5 月采花，晾干或烘干备用。
5. 柚核。秋、冬季，将成熟的果实剥开果皮，食果瓤，取出种子，洗净，晒干备用。
6. 柚皮。秋末冬初采集果皮，剖成 5～7 瓣，晒干或阴干备用。
7. 柚。10～11 月，果实成熟时采收，鲜用。

性味归经　1. 化橘红。辛、苦，温。归脾、肺经。
2. 柚根。辛、苦，温。归肺、胃、肝经。
3. 柚叶。辛、苦，温。归脾、肝经。

4. 柚花。辛、苦，温。归脾、胃经。
5. 柚核。苦，平、温。归肝经。
6. 柚皮。辛、甘、苦，温。归脾、肾、膀胱经。
7. 柚。甘、酸，寒。归肝、脾、胃经。

功能主治 1. 化橘红。理气宽中，燥湿化痰。主治咳嗽痰多，食积伤酒，呕恶痞闷。
2. 柚根。理气止痛，散风寒。主治胃痛气胀，疝气疼痛，风寒咳嗽。
3. 柚叶。行气止痛，解毒消肿。主治头风痛，寒湿痹痛，食滞腹痛，乳痈，扁桃体炎，中耳炎。
4. 柚花。行气，化痰，止痛。主治胃脘胸膈间痛。
5. 柚核。疏肝理气，宣肺止咳。主治疝气，肺寒咳嗽。
6. 柚皮。宽中理气，消食，化痰，止咳平喘。主治气郁胸闷，脘腹冷痛，食积，泻痢，咳喘，疝气。
7. 柚。消食，化痰，醒酒。主治饮食积滞，食欲不振，醉酒。

用法用量 1. 化橘红。内服：煎汤，3～6 g。
2. 柚根。内服：煎汤，9～15 g。
3. 柚叶。内服：煎汤，15～30 g。外用：适量，捣敷或煎水洗。
4. 柚花。内服：煎汤，1.5～4.5 g。
5. 柚核。内服：煎汤，6～9 g。外用：适量，开水浸泡，涂擦。
6. 柚皮。内服：煎汤，6～9 g。
7. 柚。内服：适量，生食。

使用注意 1. 柚核。孕妇慎用。
2. 柚皮。孕妇及气虚者忌用。

用药经验 ①关节痛：柚叶、生姜、桐油各适量，共捣烂外敷患处。②乳痈：柚叶 4～7 枚，青皮 30 g，蒲公英 30 g，水煎服。③宿食停滞：柚皮、砂仁、鸡内金、侧耳根、楂肉、神曲各等分，煎服。

橘 *Citrus reticulata* Blanco

别名 黄橘、桔子、橘子。

形态特征 常绿小乔木。分枝多，枝扩展或略下垂，刺较少。单生复叶，翼叶通常狭窄；或仅有痕迹，叶片披针形、椭圆形或阔卵形，大小差异较大，顶端常有凹口，中脉由基部至凹口附近成叉状分枝，叶缘至稍上半段通常有钝或圆裂齿，很少全缘。花单生或 2～3 朵簇生。花萼不规则，5～3 浅裂。花瓣通常长 1.5 cm 以内。雄蕊 20～25 枚，花柱细长，柱头头状。果形多种，通常扁圆形至近圆球形，果皮甚薄而光滑；或厚而粗糙，淡黄色、朱红色或深红色，甚易或稍易剥离，橘络甚多或较少，呈网状，易分离，通常柔嫩，中心柱大而常空，稀充实，瓢囊 7～14 瓣，稀较多，囊壁薄或略厚，柔嫩或颇韧，汁胞通常纺锤形，短而膨大，稀细长，果肉酸或甜；或有苦味；或另有特异气味。种子或多或少数，稀无籽，通常卵形，顶部狭尖，基部浑圆，子叶深绿、淡绿或间有近于乳白色，合点紫色，多胚，少有单胚。花期 4～5 月，果期 10～12 月。

生境及分布 多栽培在山坡草地及荒山上。主要分布于播州、红花岗、汇川、仁怀、桐梓、习水、正安

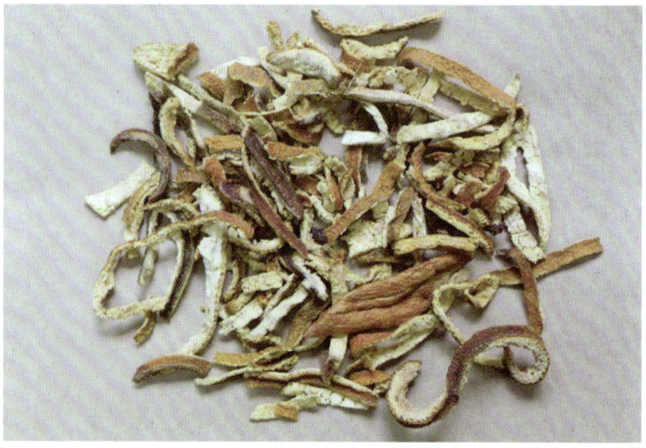

▲ 陈皮药材

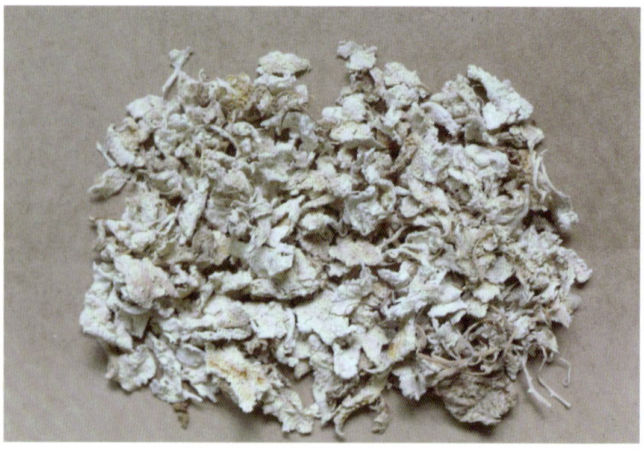

▲ 橘络药材

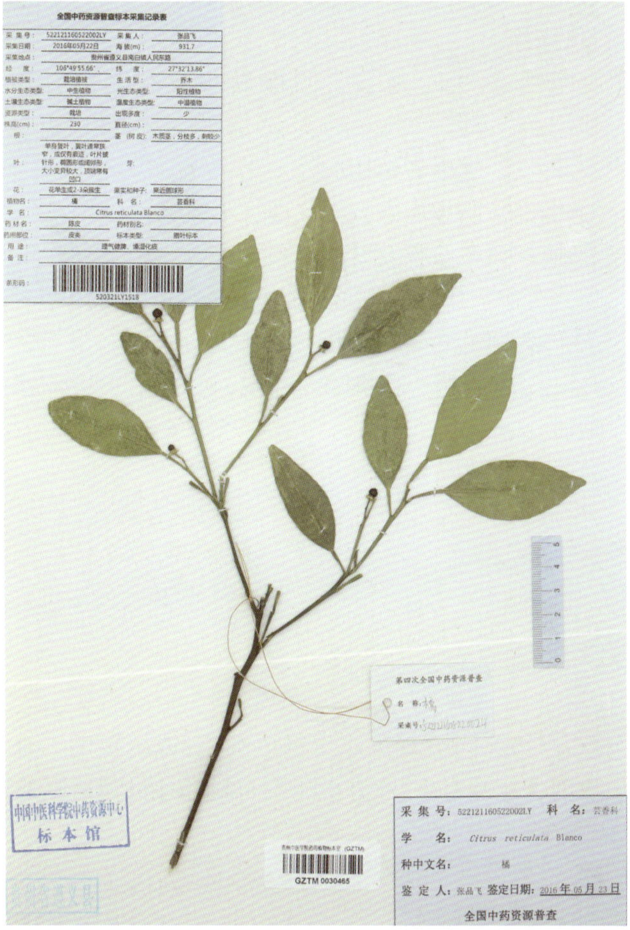

▲ 橘腊叶标本

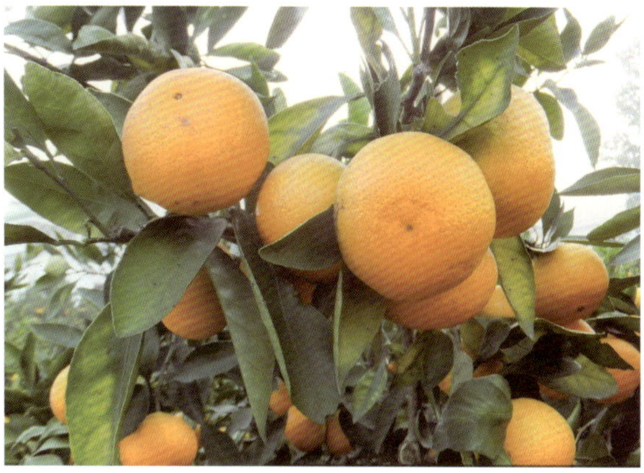

▲ 橘植物

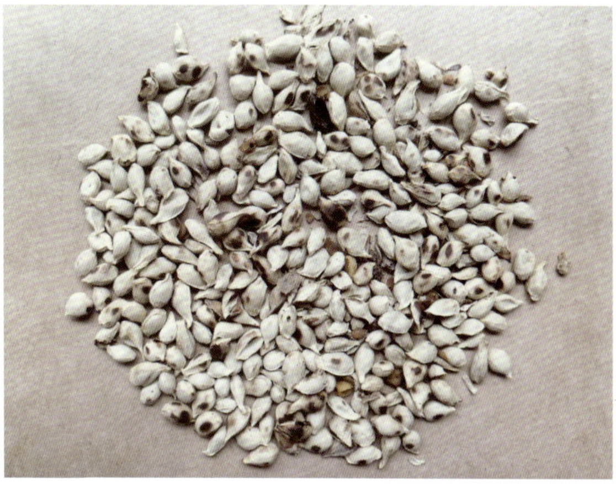

▲ 橘核药材

等地。

药材名 陈皮（成熟果皮），青皮（幼果或未成熟果实的果皮），橘红（外层果皮），橘核（成熟种子），橘络（中果皮及内果皮之间的纤维束群），橘叶（叶），橘（成熟果实）。

采收加工 1. 陈皮。采摘成熟果实，剥取果皮，晒干或低温干燥。生用。本品以陈年久放者入药效佳，故称陈皮、贵老。

2. 青皮。5～6 月采集自落的幼果，晒干，习称“个青皮”；7～8 月采收未成熟的果实，在果皮上纵剖成四瓣至基部，除尽瓤瓣，晒干习称“四花青皮”。

3. 橘红。秋末冬初果实成熟后采收，用刀削下外果皮，晒干或阴干。

4. 橘核。果实成熟后收集，洗净，晒干。

5. 橘络。12 月至翌年 1 月间采集果实，将橘皮剥下，自皮内或橘瓤外表撕下白色筋络，晒干或微火烘干。以完整、均匀、络长不碎断者为佳。

6. 橘叶。全年均可采收，以 12 月至翌年 2 月间采摘为佳期，阴干或晒干，亦可鲜用。

7. 橘。10～12 月果实成熟时，摘下果实，鲜用或冷藏备用。

性味归经 1. 陈皮、橘红。辛、苦，温。归肺、脾经。

2. 青皮。苦、辛，温。归肝、胆、胃经。

3. 橘核。苦，平。归肝、肾经。

4. 橘络。甘、苦，平。归肝、脾经。

5. 橘叶。辛、苦，平。归肝经。

6. 橘。甘、酸，平。归肺、胃经。

功能主治 1. 陈皮。理气健脾，燥湿化痰。主治脘腹胀满，食少吐泻，咳嗽痰多。

2. 青皮。疏肝破气，消积化滞。主治胸胁胀痛，疝气疼痛，乳房胀痛或结块，食积气滞，脘腹胀痛。醋炙后疏肝理气止痛力增强。

3. 橘红。理气宽中，燥湿化痰。主治咳嗽痰多，食积伤酒，呕恶痞闷。

4. 橘核。理气，散结，止痛。主治疝气疼痛，小肠疝气，睾丸肿痛，乳痈乳癖。

5. 橘络。通络，理气，化痰。主治经络气滞，久咳胸痛，痰中带血，伤酒口渴。
6. 橘叶。疏肝行气，化痰散结。主治乳房结块，胸胁作痛，疝气。
7. 橘。润肺生津，理气和胃。主治消渴，呃逆，胸膈结气。

用法用量 1. 陈皮、橘红。内服：煎汤，3～10 g。
2. 青皮。内服：煎汤，3～9 g。
3. 橘核。内服：煎汤，3～9 g。
4. 橘络。内服：煎汤，2.5～4.5 g。
5. 橘叶。内服：煎汤，6～15 g；鲜品可用 60～120 g；或捣汁服。外用：适量，捣烂外敷。
6. 橘。内服：适量，蜜煎；或配制成药膳。外用：适量，搽涂。

使用注意 1. 陈皮。阴虚燥咳及有咯血者均慎用。
2. 青皮。气虚者慎用。
3. 橘红。阴虚燥咳及嗽气虚者不宜服。
4. 橘。风寒咳嗽及有痰饮者不宜食。

用药经验 ①霍乱呕吐：陈皮 9 g，藿香 6 g；因寒者配干姜、砂仁各 1.5 g，因热者配黄连、黄芩、滑石各 4.5 g，水煎服。②蛔虫，蛲虫：鲜橘叶 120 g，水煎服。

吴茱萸 *Evodia rutaecarpa* (Juss.) Benth.

别名 野茶辣、野吴萸、吴萸。

形态特征 小乔木或灌木，高 3～5 m，嫩枝暗紫红色，与嫩芽同被灰黄或红锈色绒毛；或疏短毛。奇数羽状复叶对生，叶有小叶 5～11 片，小叶薄至厚纸

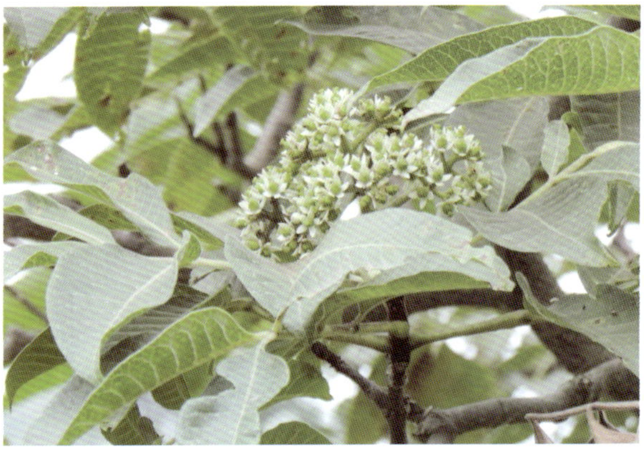

▲ 吴茱萸植物

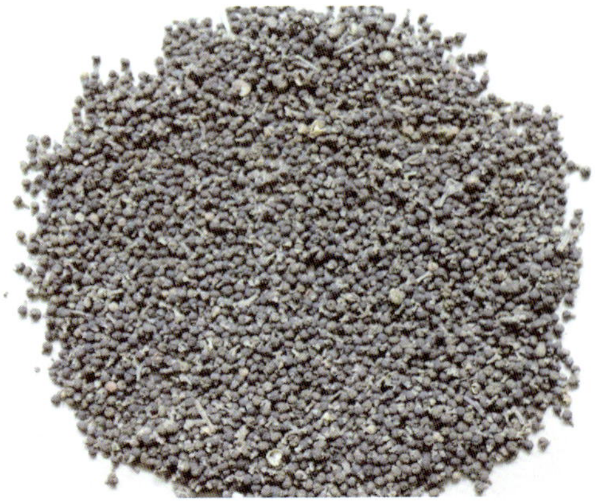

▲ 吴茱萸药材

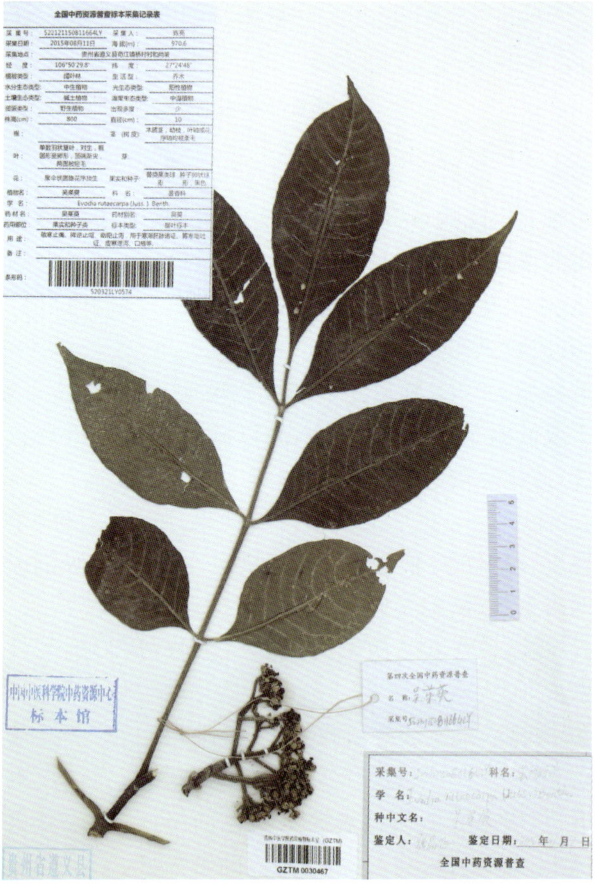

▲ 吴茱萸腊叶标本

质，卵形、椭圆形或披针形，长 6～18 cm，宽 3～7 cm，叶轴下部的小叶较小，两侧对称或一侧的基部稍偏斜，边全缘或浅波浪状，小叶两面及叶轴被长柔毛，油点大且多。花序顶生，雄花序的花彼此疏离，雌花序的花密集或疏离。萼片及花瓣均 5 枚，偶有 4 枚，镊合排列。雄蕊伸出花瓣之上。雌花腹面被毛，子房及花柱下部被疏长毛。果序宽达 12 cm，果密集或疏离，暗紫红色，有大油点，每分果瓣有 1 种子。种子近圆球形或呈五角状扁球形，一端钝尖，腹面略平坦，褐黑色，有光泽。花期 4～6 月，果期 8～11 月。

生境及分布　生于海拔 1 500 m 以下的山地疏林或灌木丛中，多见于向阳坡地，房前屋后、路旁均可栽培。主要分布于播州、汇川、正安等地。

药材名　吴茱萸（成熟果实），吴茱萸根（根或根皮），吴茱萸叶（叶）。

采收加工　1. 吴茱萸。8～11 月果实尚未开裂时，剪下果枝，晒干或低温干燥，除去枝、叶、果柄等杂质。生用或制用。

2. 吴茱萸根。夏、秋季采挖，洗净，切片晒干。

3. 吴茱萸叶。夏、秋季采摘，鲜用或晒干用。

性味归经　1. 吴茱萸。辛、苦，热。有小毒。归肝、脾、胃、肾经。

2. 吴茱萸根。辛、苦，热。归脾、胃、肾经。

3. 吴茱萸叶。辛、苦，热。归肝、胃经。

功能主治　1. 吴茱萸。散寒止痛，降逆止呕，助阳止泻，引火下行。主治厥阴巅顶头痛，寒疝腹痛，寒湿脚气，经行腹痛，脘腹胁痛，胃寒呕吐，呕吐吞酸，五更泄泻，痛经，口疮。为治疗肝寒气滞诸痛要药。

2. 吴茱萸根。温中行气，杀虫。主治脘腹冷痛，泄泻，痢疾，风寒头痛，经闭腹痛，寒湿腰痛，疝气，蛲虫病。

3. 吴茱萸叶。散寒，止痛，敛疮。主治霍乱转筋，心腹冷痛，头痛，疮疡肿毒。

用法用量　1. 吴茱萸。内服：煎汤，2～5 g。外用：适量，研末调敷；或煎水洗。

2. 吴茱萸根。内服：煎汤，9～15 g；大剂量可用 30～60 g；或浸酒；或入丸、散。

3. 吴茱萸叶。外用：适量，加热敷；或煎水洗。

使用注意　吴茱萸本品辛热燥烈，易耗气动火，不宜多用、久服；阴虚内热者忌用。

用药经验　①牙齿疼痛：吴茱萸适量，煎酒含漱。②老小风疹：吴茱萸适量，煎酒，涂搽。③头风痛：吴茱萸根 30 g，炖猪肉 100 g，食用。④霍乱，脚转筋：吴茱萸叶和艾叶，以醋汤拌覆。

黄皮树 *Phellodendron chinense* Schneid.

别名　檗木、黄檗、川黄柏。

形态特征　乔木，高 10～20 m；树皮暗灰棕色，薄，开裂，无加厚的木栓层，内层黄色，有黏性；小枝紫褐色，粗大，光滑无毛。单数羽状复叶对生；小叶 7～15，矩圆状披针形至矩圆状卵形，长 9～15 cm，宽 3～5 cm，顶端长渐尖，基部宽楔形或圆形，不对称，上面仅中脉密被短毛，下面全密被长柔毛。花单性，雌雄异株，排成顶生圆锥花序，花序轴密被短毛；萼片 5；花瓣 5～8；雄花有雄蕊 5～6，长于花瓣，退化雌蕊钻形；雌花有退化雄蕊 5～6。果轴及果枝粗大，常密被短毛；浆果状核果球形，直径 1～1.5 cm，密集，黑色，有核 5～6。花期 5～6 月，果期 9～11 月。

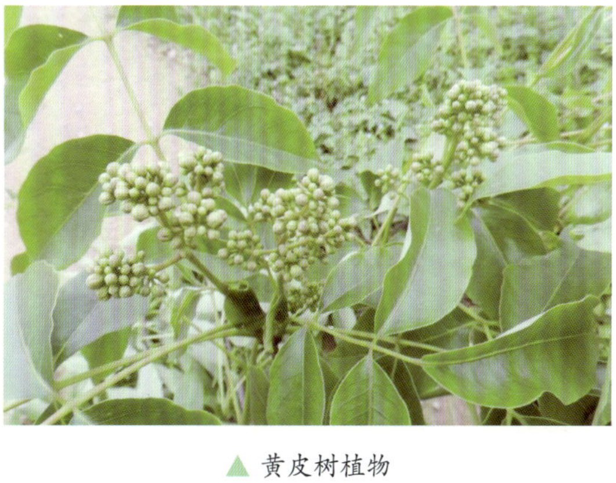

▲ 黄皮树植物

生境及分布　生于海拔 650～1 352 m 的山坡、路旁、灌丛或疏林中。主要分布于播州、红花岗、汇

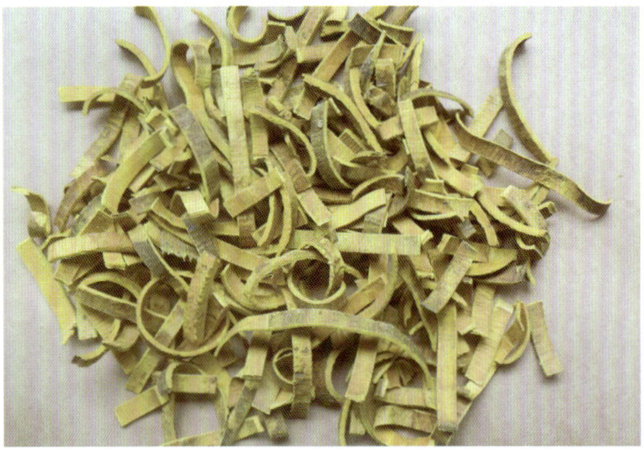

▲ 黄柏药材

川、桐梓、务川等地。

药材名 黄柏(树皮)。

采收加工 清明前后剥取树皮,除去粗皮,晒干。压平,切片。生用或盐炙用。

性味归经 苦,寒。归肾、膀胱经。

功能主治 清热燥湿,泻火除蒸,解毒疗疮。主治湿热泻痢,黄疸尿赤,带下阴痒,热淋涩痛,脚气痿躄,骨蒸劳热,盗汗,遗精,疮疡肿毒,湿疹湿疮,皮肤瘙痒。为清下焦湿热要药。盐黄柏滋阴降火,主治阴虚火旺,盗汗骨蒸。

用法用量 内服:煎汤,9～15 g。外用:适量,水煎洗。清热燥湿解毒生用。滋阴降火盐水炙用。

使用注意 脾胃虚寒者忌用。

用药经验 ①痈疽肿毒:黄柏(炒)、川乌头(炮)各等分,为末调涂之,留头,频以米泔水润湿。②小儿脓疮,遍身不干:黄柏末,入枯矾少许掺之。③小儿脐疮不合:黄柏末,涂之。④口中及舌上生疮:捣黄柏含之。

飞龙掌血 *Toddalia asiatica* (L.) Lam.

别名 见血飞、血见愁、三百棒。

形态特征 木质藤本,枝及分枝常有向下弯的皮刺;小枝常被有褐锈色的短柔毛同白色圆形皮孔。叶为三小叶复叶,具柄;小叶无柄,纸质或近革质,倒卵形、椭圆形或倒卵状矩圆形,长 3～9 cm,宽 1.5～3.5 cm,边有细钝锯齿,齿缝处及叶片到处均有透明腺点。花单性,白色、青色或黄色;萼片同花瓣均为 4～5;雄花常排成腋生的伞房状圆锥花序;雌花常排成聚伞状圆锥花序,花较少。核果近球形,橙黄色至朱红色,有深色腺点,果皮肉质,有 3～5 条微凸的肋纹;种子肾形,黑色,有光泽。花期 10～12 月,果期 12 月至翌年 3 月。

生境及分布 生于海拔 10～2 000 m 的山林、路旁、灌丛或疏林中,攀援于他树上或石灰岩山地。主要分布于播州、汇川、仁怀、桐梓等地。

药材名 飞龙掌血(根或根皮),飞龙掌血叶(叶)。

采收加工 1. 飞龙掌血。全年均可采收,挖根,洗净,鲜用或切段晒干。

2. 飞龙掌血叶。全年均可采收,鲜用。

性味归经 1. 飞龙掌血。辛、微苦,温。有小毒。归肝经。

2. 飞龙掌血叶。辛、微苦,温。归心、肺经。

功能主治 1. 飞龙掌血。祛风止痛,散瘀止血,解毒消肿。主治风湿痹痛,腰痛,胃痛,痛经,经闭,跌打损伤,劳伤吐血,衄血,瘀滞崩漏,疮痈肿毒。

2. 飞龙掌血叶。散瘀止血,消肿解毒。主治刀伤出血,疮疖肿毒,毒蛇咬伤。

用法用量 1. 飞龙掌血。内服:煎汤,9～15 g;或浸酒服;或入散剂。外用:适量,鲜品捣敷;干品研末撒或调敷。

2. 飞龙掌血叶。外用:适量,鲜叶捣烂,外敷患处。

使用注意 孕妇禁服。

用药经验 ①接骨:飞龙掌血、大黄、螃蟹各适量,共捣烂包敷。②伤风咳嗽:飞龙掌血(根皮)15 g,水煎服。③疖肿疮毒,刀伤出血:鲜飞龙掌血叶适量,捣烂外敷。④跌打损伤,飞龙掌血适量,泡酒服。⑤胃病:飞龙掌血果实 15 g,水煎服。

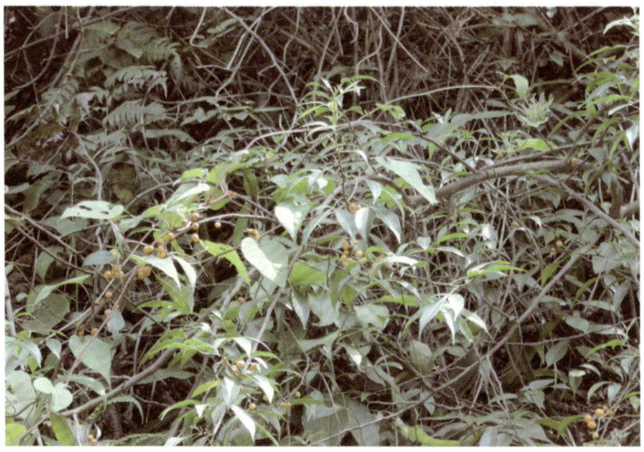

▲飞龙掌血植物

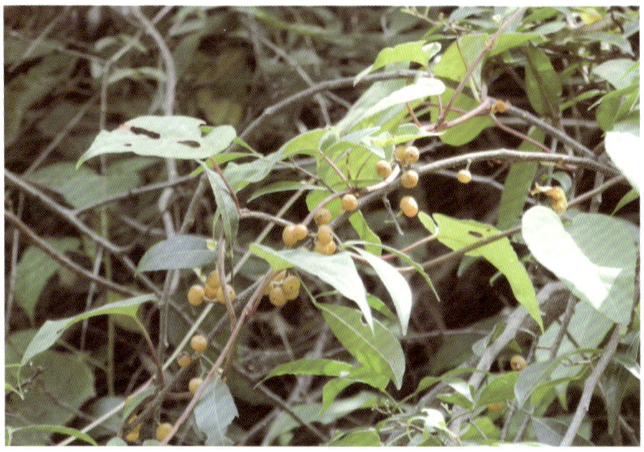

▲飞龙掌血果实

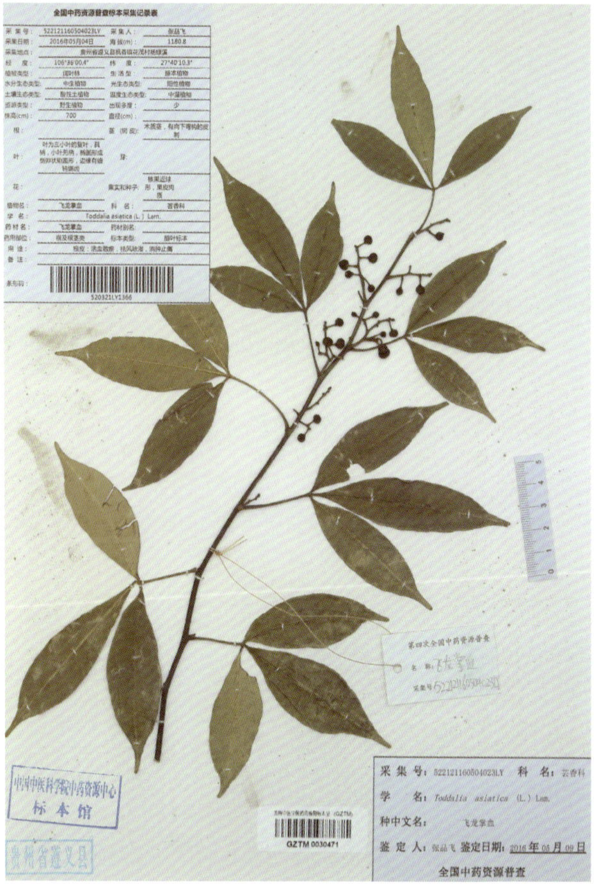

▲飞龙掌血腊叶标本

花椒 *Zanthoxylum bungeanum* Maxim.

别名　椒、秦椒、蜀椒。

形态特征　为落叶灌木或小乔木，高 3～7 m，具香气，茎干通常有增大的皮刺。单数羽状复叶，互生，叶柄两侧常有一对扁平基部特宽的皮刺；小叶 5～11，对生，近于无柄，纸质，卵形或卵状矩圆形，长 1.5～7 cm，宽 1～3 cm，边缘有细钝锯齿，齿缝处有粗大透明的腺点，下面中脉基部两侧常被一簇锈褐色长柔毛。聚伞状圆锥花序顶生；花单性，花被片 4～8，一轮，子房无柄。蓇葖果球形，红色至紫红色，密生疣状突起的腺点。花期 4～5 月，果期 8～9 月或 10 月。

生境及分布　生于海拔 200～2 000 m 的山坡草地、灌丛林或山地疏林中及栽培于房前屋后。主要分布于播州、红花岗、汇川、仁怀等地。

药材名　花椒（成熟果皮），椒目（种子），花椒根（根），花椒叶（叶片）。

采收加工　1. 花椒。秋季采收成熟果实，晾干，待果实开裂，分离果皮，除去种子和杂质。生用或炒用。

2. 椒目。9～10 月果实成熟时采摘，待果实与种子分开时，取出种子。

3. 花椒根。全年均采挖根，洗净，切片晒干。

4. 花椒叶。全年均可采收，鲜用或晒干。

性味归经　1. 花椒。辛，温。归脾、胃、肾经。

2. 椒目。苦、辛，温。有小毒。归脾、膀胱经。

3. 花椒根。辛，温。有小毒。归肾、膀胱经。

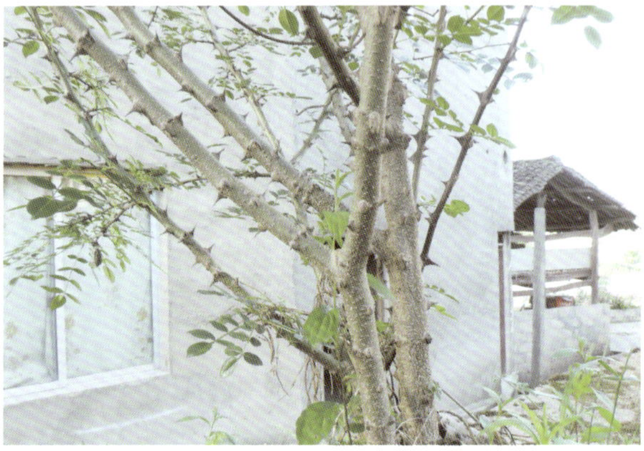

▲ 花椒植物

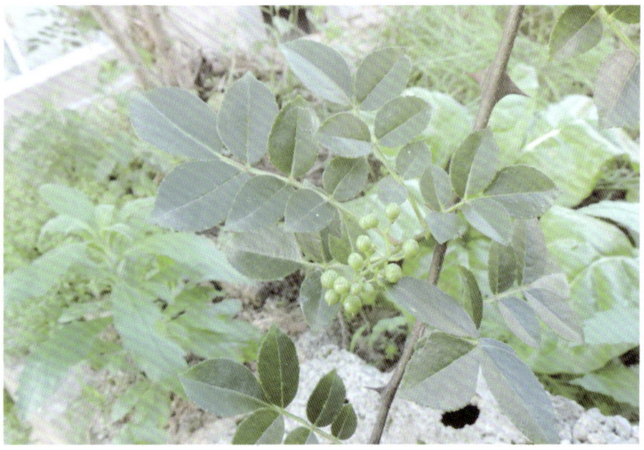

▲ 花椒果实

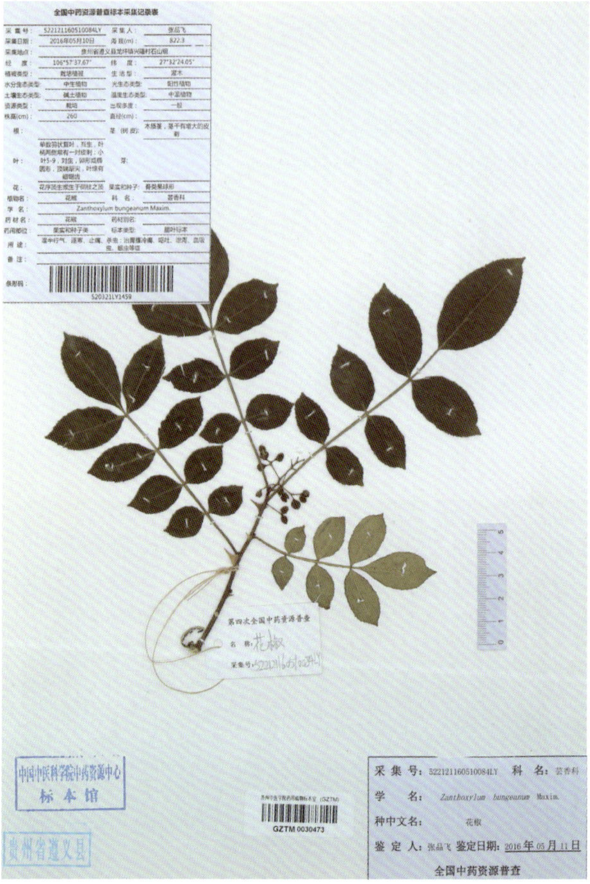

▲ 花椒腊叶标本

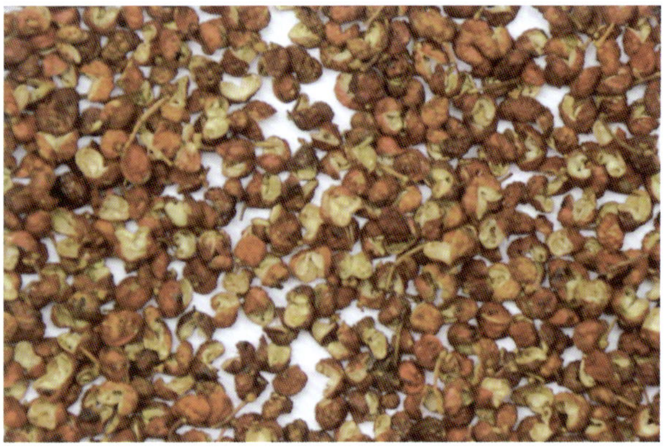

▲ 花椒药材

4. 花椒叶。辛,热。归心、脾、胃经。

功能主治 1. 花椒。温中止痛,杀虫止痒。主治脘腹冷痛,呕吐泄泻,虫积腹痛;外用治湿疹瘙痒,妇女阴痒。

2. 椒目。利水消肿,祛痰平喘。主治水肿胀满,哮喘。

3. 花椒根。散寒,除湿,止痛,杀虫。主治虚寒血淋,风湿痹痛,胃痛,牙痛,痔疮,湿疮,脚气,蛔虫病。

4. 花椒叶。温中散寒,燥湿健脾,杀虫解毒。主治奔豚,寒积腹痛,霍乱转筋,脱肛,脚气,风弦烂眼,漆疮,疥疮,毒蛇咬伤。

用法用量 1. 花椒。内服:煎汤,3～6 g。外用:适量,水煎熏洗。

2. 椒目。内服:煎汤,2～5 g。研末 1.5 g,吞服。外用:适量,研末,醋调敷。

3. 花椒根。内服:煎汤,9～15 g。外用:适量,煎汤洗;或烧炭研末敷。

4. 花椒叶。内服:煎汤,3～9 g。外用:适量,煎汤洗;或鲜叶捣敷。

使用注意 1. 花椒。孕妇慎用。

2. 椒目。孕妇慎用,阴虚火旺者忌服。

3. 花椒根。孕妇慎用。

用药经验 ①皮肤瘙痒:花椒适量,煎水外洗患处。②脘腹冷痛、泄泻:花椒 3 g,白术 10 g,水煎服。③齿痛:花椒 6 g,醋煎含漱。④漆疮:花椒叶适量,捣敷或煎水洗。⑤脚气,湿疹:花椒根适量,煎水洗。

异叶花椒 *Zanthoxylum dimorphophyllum* Hemsl.

别名 苍椒、刺三加、羊山刺。

形态特征 灌木或小乔木，高达 6 m。枝红褐色，疏生皮刺。复叶互生，常具 3 小叶，稀为 5，革质。叶柄比叶片短。小叶片椭圆形、广卵形至长圆形，连小叶柄长 4～12 cm，宽 2～5 cm，先端短渐尖或急尖，基部楔形，边缘具钝齿或不规则的锯齿状或有针状小刺，腺点细小而密生，齿缝处的腹点较大，光滑无毛，网状叶脉明显。聚伞状圆锥花序顶生或腋生。花细小，无花瓣。萼片 8 片，大小不相等，边缘被缘毛，较大的为倒卵状披针形，内面中脉上常被微柔毛。雄花的雄蕊 4～5，与较大的萼片近等长，药隔无腺体，退化雌蕊圆球形，长约为雄蕊的一半。雄花的退化雄蕊 4～5，长约为心皮的一半，有花药而无花粉。花盘环状，密被毛。心皮 2 枚，花柱斜出。成熟心皮 1～2，紫红色，球形，表面有细小腺点。种子球形。花期 4～5 月，果期 7～8 月。

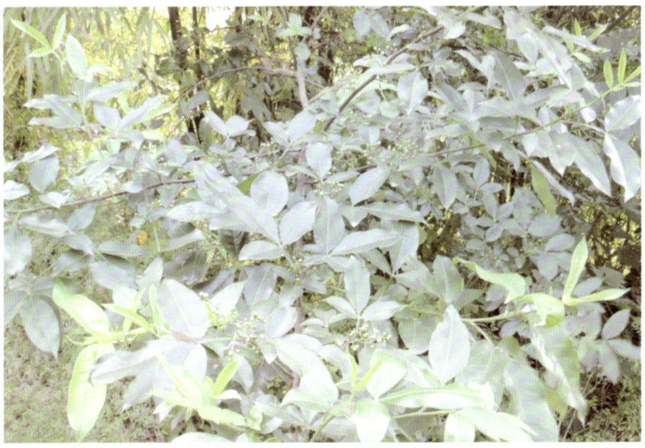

▲ 异叶花椒植物

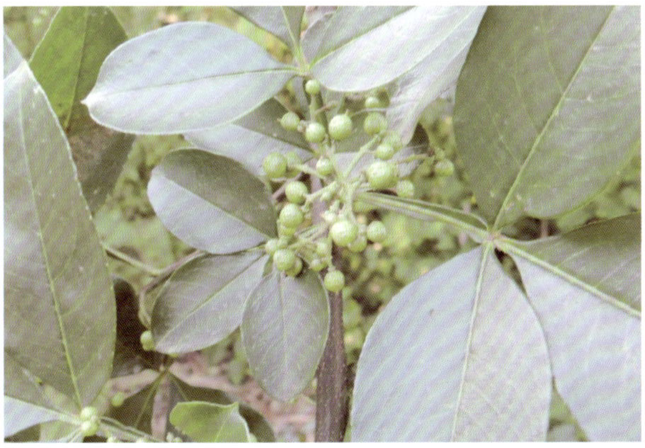

▲ 异叶花椒果实

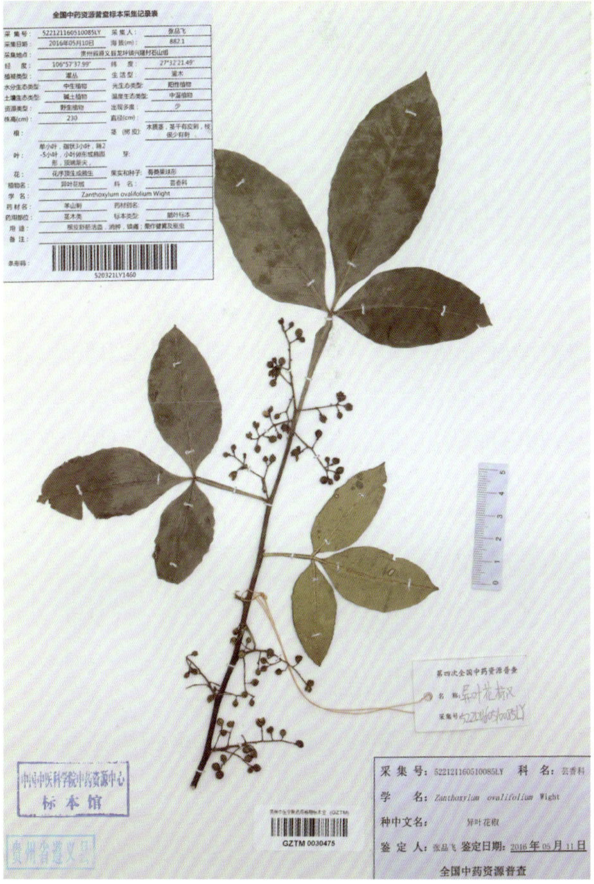

▲ 异叶花椒腊叶标本

生境及分布 生于海拔 300～2 400 m 的山坡草地、山坡路旁灌丛林或山地疏林中、石灰岩山地及栽培于房前屋后。主要分布于播州、习水、正安等地。

药材名 羊山刺（枝叶），异叶花椒（种子），异叶花椒果实（成熟果皮），异叶花椒根（根皮）。

采收加工 1. 羊山刺。夏、秋季采收枝叶，晒干。

2. 异叶花椒。果实成熟时采摘，待果实与种子分开时，取出种子。

3. 异叶花椒果实。秋季果实成熟时采摘，去除杂质及种子，晒干。

4. 异叶花椒根。全年均可采挖，洗净，趁鲜剥取根皮，鲜用或晒干。

性味归经 1. 羊山刺。辛，温。有小毒。归肝、肺经。

2. 异叶花椒。辛，温。

3. 异叶花椒根。辛，平。

功能主治 1. 羊山刺。散寒燥湿。主治寒湿脚气疼痛，杀虫。

2. 异叶花椒。活血散瘀。主治眼翳膜。

3. 异叶花椒果实。温中止痛，杀虫止痒。主治脘腹冷痛，呕吐泄泻，虫积腹痛，蛔虫症；外用治湿疹瘙痒。常作健胃及驱虫剂。

4. 异叶花椒根。舒筋活血，消肿，镇痛，杀虫。主治风湿痹痛，湿疮瘙痒，脚气。

用法用量 1. 羊山刺。外用：适量，煎水洗。

2. 异叶花椒。内服：煎汤，3～6 g。

3. 异叶花椒果实。内服：煎汤，3～6；或做调味品。外用：适量，煎汤熏洗。

4. 异叶花椒根。内服：煎汤，9～15 g。外用：适量，煎水洗。

用药经验 ①脚气痛：羊山刺适量，水煎泡洗。②皮肤瘙痒：异叶花椒根皮适量，水煎洗。

蚬壳花椒 *Zanthoxylum dissitum* Hemsl.

别名 砚壳花椒、见血飞、山枇杷。

形态特征 木质藤本，幼时为灌木状；茎枝着生略下弯的皮刺。单数羽状复叶；小叶 3～9，对生，坚纸质至革质，狭矩圆形至卵状矩圆形，长 7～16 cm，宽 3～6 cm，两侧略不等，边全缘或微波状，无毛，有时背面中脉上着生有下弯的钩状刺。聚伞状圆锥花序，腋生，较叶短，花 4 数；萼片宽卵形，边缘被短睫毛；花瓣卵状矩圆形；雄花的雄蕊开花时伸出花瓣外，退化心皮小，顶端 2～4 叉裂；雌花无退化雄蕊。

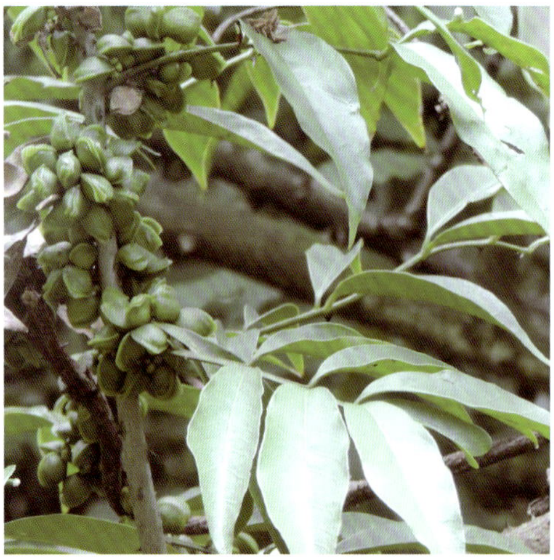

▲ 蚬壳花椒植物

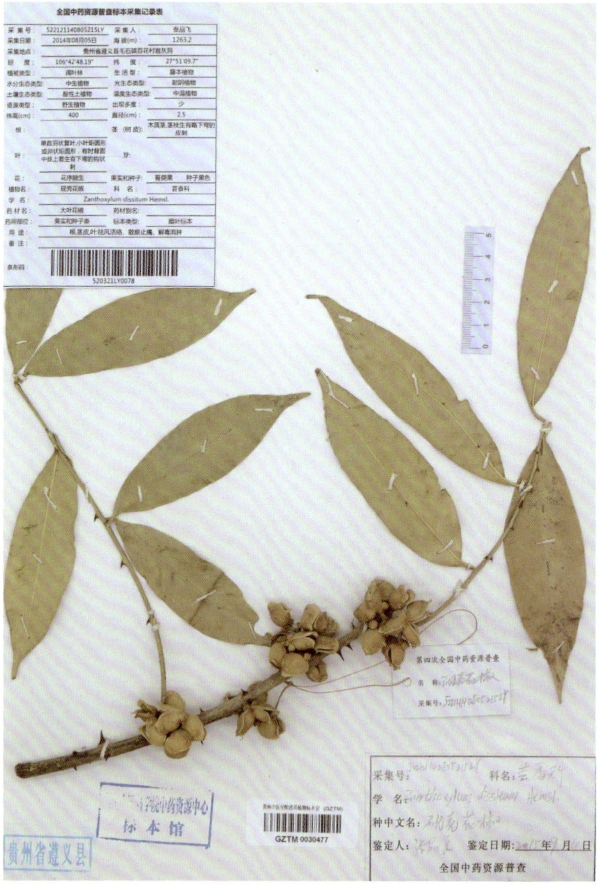

▲ 蚬壳花椒腊叶标本

蓇葖果成熟时淡褐色，密集成簇，外形似蚬，种子黑色，光亮。花期3～5月，果期5～9月。

生境及分布 生于海拔600～1 900 m的疏林或灌木丛中，尤以石灰岩山坡多见。主要分布于播州、红花岗、汇川等地。

药材名 大叶花椒(果实)，山椒根(根)，大叶花椒茎叶(茎枝或叶)。

采收加工 1. 大叶花椒。8～9月果实成熟时采摘，晒干。

2. 山椒根。全年均可采挖，洗净切片，晒干。

3. 大叶花椒茎叶。夏、秋季采收，鲜用或晒干。

性味归经 1. 大叶花椒。辛，温。有小毒。归肝经。

2. 花椒根。辛、涩，温。有小毒。归肝、肺、肾经。

3. 大叶花椒茎叶。苦、辛，温。归肺、肾经。

功能主治 1. 大叶花椒。散寒止痛，调经。主治疝气痛，月经过多。

2. 山椒根。理气祛痰，活血止痛，续筋接骨。主治劳伤咳嗽，吐血，跌打损伤，扭伤，骨折，牙痛。

3. 大叶花椒茎叶。祛风散寒，活血止痛。主治风寒湿痹，胃痛，疝气痛，腰痛，跌打损伤。

用法用量 1. 大叶花椒。内服：煎汤，3～9 g。

2. 山椒根。内服：煎汤，9～30 g；或泡酒。

3. 大叶花椒茎叶。内服：煎汤，9～15 g。

用药经验 ①妇女月经过多：大叶花椒15 g，月月红(花叶)9 g，棣棠花6 g，水煎，加红糖服；大叶花椒、过路黄各15 g，水煎服。②腰痛：大叶花椒茎叶9～18 g，水煎服。③牙痛：大叶花椒茎皮含痛处；或山椒根皮一小块，放牙痛处。④妇女产后月经不调：大叶花椒树树皮30 g，水煎服。⑤胃痛：大叶花椒、铁冬青、干姜各10 g，水煎服。⑥风湿痹痛：大叶花椒、金钩莲各10 g，水煎服。

楝科

川楝 *Melia toosendan* Sieb. et Zucc.

别名 苦楝子、金铃子、川楝子。

形态特征 落叶乔木，高15～20 m，树皮纵裂。叶2～3回单数羽状复叶，互生，长20～40 cm；小叶卵形至椭圆形，长3～7 cm，宽2～3 cm，边缘有钝锯齿，幼时被星状毛。圆锥花序与叶等长，腋生；花紫色或淡紫色，长约1 cm；花萼5裂，裂片披针形，被短柔毛；花瓣5，倒披针形，外面被短柔毛；雄蕊10，花丝合生成筒。核果短矩圆状至近球形，长1.5～2 cm，淡黄色，4～5室；每室有种子1枚。花期3～4月，果期5～11月。

生境及分布 生于海拔500～2 100 m的杂树林或疏林中；或栽培于路旁及庭院。主要分布于播州、汇川、仁怀、正安、务川等地。

药材名 川楝子(成熟果实)，苦楝皮(树皮和根皮)，苦楝叶(叶)，苦楝花(花)。

采收加工 1. 川楝子。冬季果实成熟(果皮呈浅黄色)时采摘，除去杂质，晒干或烘干。生用或炒用，用时打碎。

2. 苦楝皮。全年或春、秋季采收，剥取干皮或根皮，除去泥沙及粗皮，晒干。根皮以干燥、皮厚、条大、无槽朽、取栓皮者为佳。干皮以外表皮光滑、不易剥落，可见多皮孔的幼嫩树皮为佳。

3. 苦楝叶。全年均可采收，鲜用或晒干。

4. 苦楝花。4～5月采摘，晒干、阴干或烘干。

性味归经 1. 川楝子。苦，寒。有小毒。归肝、小肠、膀胱经。

2. 苦楝皮。苦，寒。有毒。归肝、脾、胃经。

3. 苦楝叶。苦，寒。有毒。归肝、小肠经。

4. 苦楝花。苦，寒。

功能主治 1. 川楝子。疏肝泄热，行气止痛，杀虫。

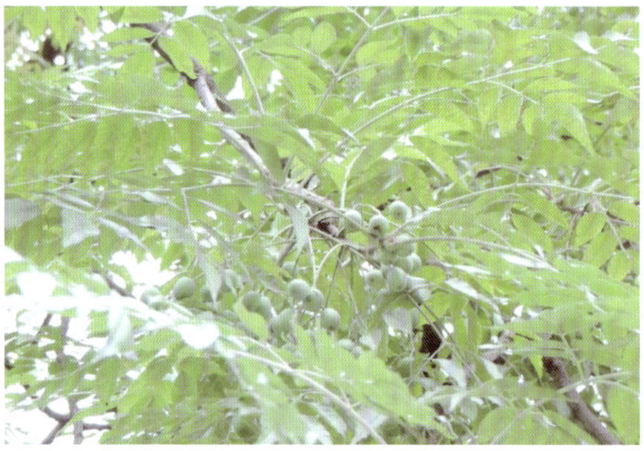

▲ 川楝植物

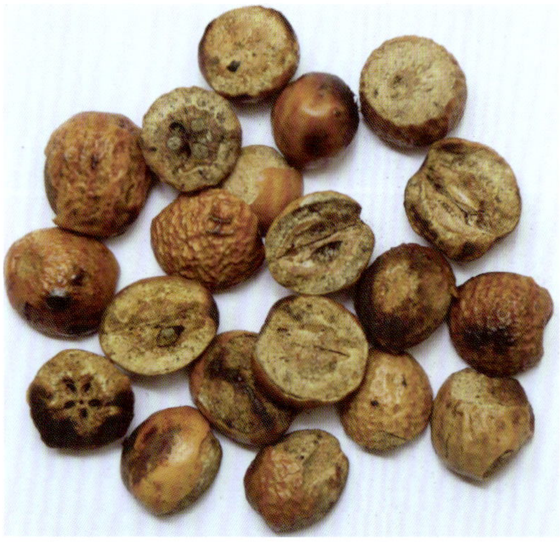

▲ 川楝子药材

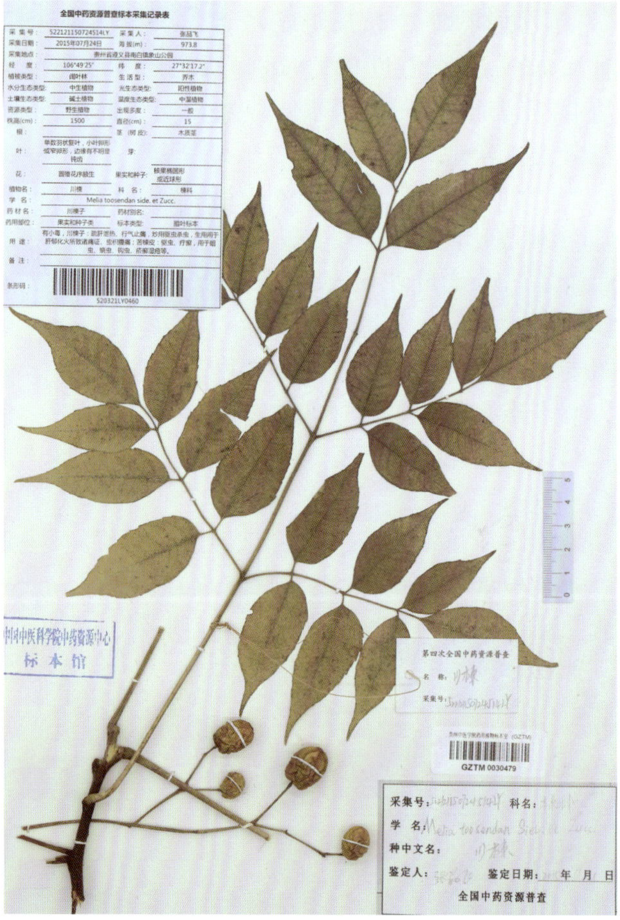

▲ 川楝腊叶标本

主治肝郁化火，胸胁、脘腹胀痛，疝气疼痛，虫积腹痛，头癣。行气止痛炒用，杀虫生用。

2. 苦楝皮。杀虫，疗癣。主治蛔虫病，蛲虫病，钩虫病，阴道滴虫，风疹，疥疮，头癣，虫积腹痛；外用治疥癣瘙痒。

3. 苦楝叶。清热燥湿，杀虫止痒，行气止痛。主治湿疹瘙痒，疮癣疥癞，蛇虫咬伤，滴虫性阴道炎，疝气疼痛，跌打肿痛。

4. 苦楝花。清热祛湿，杀虫止痒。主治热痱，头癣。

用法用量 1. 川楝子。内服：煎汤，9～15 g；或入丸、散。外用：适量，研末调涂。

2. 苦楝皮。内服：煎汤，3～65 g。外用：适量，煎水洗；或研末，用猪脂调敷患处。

3. 苦楝叶。内服：煎汤，5～10 g。外用：适量，煎水洗、捣敷或绞汁涂。

4. 苦楝花。外用：适量，研末撒或调涂。

使用注意 1. 苦楝皮。孕妇及肝肾功能不全者慎用。不可持续和过量服用。

2. 苦楝叶。本品苦寒，易伤脾胃，不宜多服。

附注 同属植物楝 *Melia azedarach* L. 入药的功效和应用与川楝相似，两者原形态特征主要区别在于楝的果实小，长 1～2 cm，宽 8～15 cm，内果皮木质，4～5 室。

用药经验 ①蛲虫病：苦楝皮、百部、乌梅各等量同煎，取浓液于晚间作灌肠，连用 2～4 日。②蜈蚣或蜂咬伤：鲜川楝枝、叶，捣汁，涂之。③肿毒：鲜苦楝叶、鲜乌桕树叶适量，捣烂敷患处。④各种疼痛：川楝子与延胡索同用。⑤钩虫病：苦楝皮与石榴皮各等量，水煎服。

单叶地黄连 *Munronia unifoliolata* Oliv.

别名 地柑子、矮陀陀、石柑子。

形态特征 矮小灌木，高 5～15 cm，不分枝，全枝被微柔毛。单叶互生，矩圆形，长 3～5.5 cm，宽 1.3～2.5 cm，先端钝圆或短渐尖，基部宽楔形或圆，全缘或有钝齿。聚伞花序腋生，有花 1～3；花白色，长达 2 cm；萼片 5，披针形；花冠筒与花瓣近等长，被微柔毛，花瓣 5，倒披针状椭圆形；雄蕊的花丝筒顶端裂片 10，条形至披针形，花药 10，蒴果球形，被柔毛。花期 7～9 月。

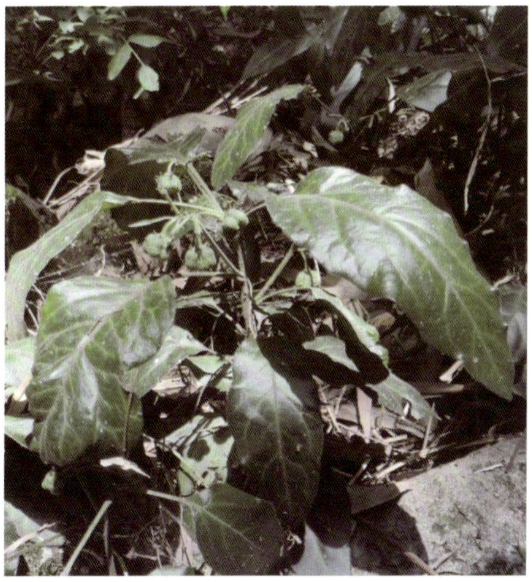

▲ 单叶地黄连植物

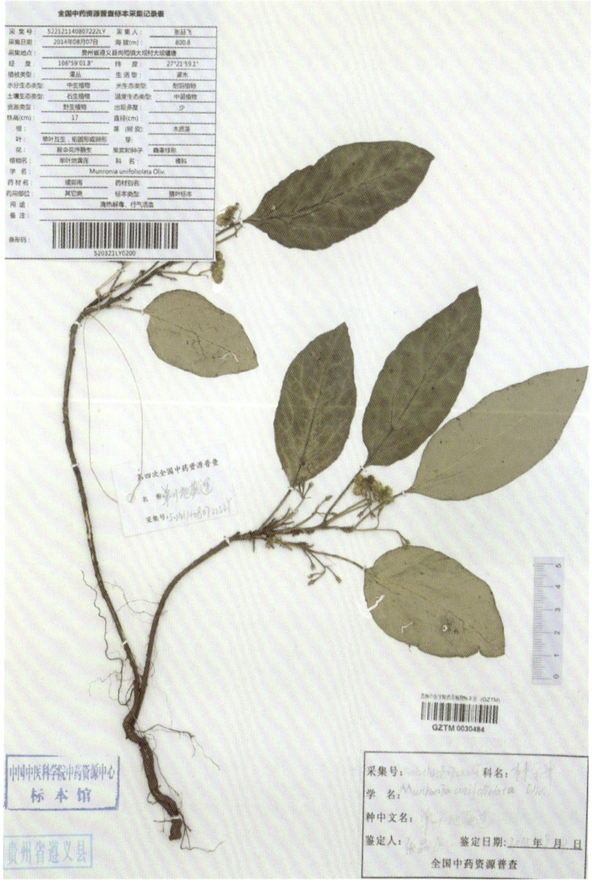

▲ 单叶地黄连腊叶标本

生境及分布 生于海拔 250～1 300 m 的阴蔽岩边、山地路旁岩边潮湿地或灌丛中及石缝中。主要分布于播州、正安、务川等地。

药材名 矮脚南（全株）。

采收加工 全年均可采，洗净，鲜用或晒干。

性味 微苦、涩，凉。

功能主治 清热解毒，活血止痛。主治黄疸性肝炎，疮痈，跌打损伤，胃痛。

用法用量 内服：煎汤，9～15 g。外用：适量，鲜品捣敷。

用药经验 黄疸性肝炎：矮脚南 15 g，水煎服。

香椿 *Toona sinensis*（A. Juss.）Roem.

别名 红椿、椿、春阳树。

形态特征 乔木，高达 16 m。树皮粗糙，暗褐色，成片状脱落。偶数羽状复叶，长 25～50 cm 或更长，有特殊气味；叶具长柄，叶柄红色，基部肥大；小叶 8～10，对生或互生，小叶柄长 5～10 mm，纸质，长圆形至披针状长圆形、卵状披针形或卵状长椭圆形，长 8～15 cm，宽 2～4 cm，先端尾尖，基部一侧圆形，另一侧楔形，不对称，边全缘或有疏离的小锯齿，两面均无毛，无斑点，上面深绿色，背面常呈粉绿色，侧脉每边 18～24 条，平展，与中脉几成直角开出，背面略凸起。花小，两性，圆锥花序顶生，花芳香，多花；花长 4～5 mm，具短花梗；花萼 5 齿裂或浅波状，外面被柔毛，且有睫毛；花瓣 5，白色，长圆形或卵状椭圆形，先端钝，无毛；雄蕊 10，其中 5 枚能育，5 枚退化；子房上位，5 室，花盘无毛，近念珠状；子房圆锥形，有 5 条细沟纹，无毛，每室有胚珠 8 颗，花柱比子房长，柱头盘状。蒴果椭圆形或卵圆形，长约 2.5 cm，先端开裂为 5 瓣，深褐色，有小而苍白色的皮孔，果瓣薄；种子椭圆形，基部通常钝，上端有膜质的长翅，下端无翅。花期 5～6 月，果期 9～10 月。

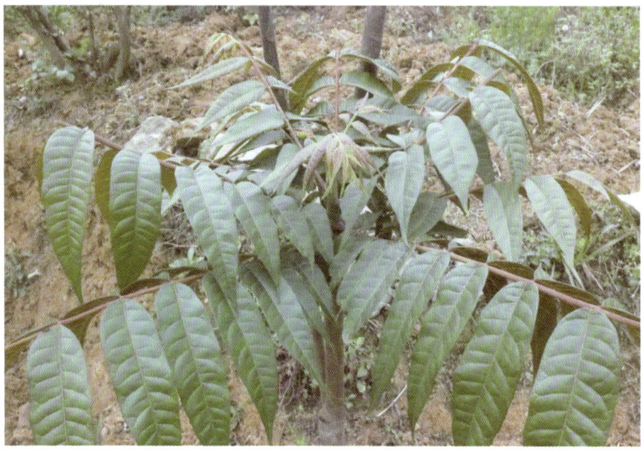

▲ 香椿植物

生境及分布　生于海拔 2 700 m 以下的山坡或溪旁，现多栽培在房前屋后、村边、路旁。主要分布于播州、绥阳、正安、务川等地。

药材名　椿叶（叶），椿白皮（树皮或根皮的韧皮部），香椿子（果实），椿树花（花），春尖油（树干流出的液汁）。

采收加工　1. 椿叶。春季采收，多鲜用。

2. 椿白皮。全年均可采，但以春季水分充足时最易剥离。干皮可从树上剥下，鲜用或晒干；根皮须先将树根挖出，刮去外面黑皮，以木锤轻锤之，使皮部与木质部分离，再行剥取，并宜仰面晒干，以免发霉发黑，亦可鲜用。

3. 香椿子。秋季果实成熟时采收，晒干。

4. 椿树花。5～6 月采花，晒干。

5. 春尖油。春、夏季切割树干，流出液汁，晒干。

性味归经　1. 椿叶。辛、苦，平。归心、脾、大肠经。

2. 椿白皮。苦、涩，微寒。归大肠、胃经。

3. 香椿子、椿树花。辛、苦，温。归肝、肺经。

4. 春尖油。辛、苦，温。归肺经。

功能主治　1. 椿叶。祛暑化湿，解毒，杀虫。主治暑湿伤中，恶心呕吐，食欲不振，泄泻，痢疾，痈疽肿毒，疥疮，白秃疮。

2. 椿白皮。清热燥湿，涩肠，止血，止带，杀虫。主治泄泻，痢疾，肠风便血，崩漏，带下，蛔虫病，丝虫病，疮癣。

3. 香椿子。祛风，散寒，止痛。主治外感风寒，风湿痹痛，胃痛，疝气痛，痢疾。

4. 椿树花。祛风除湿，行气止痛。主治风湿痹痛，久咳，痔疮。

5. 春尖油。润燥解毒，通窍。主治齁病，手足皲裂，疔疮。

用法用量　1. 椿叶。内服：煎汤，鲜用 30～60 g。外用：适量，煎水洗；或捣敷。

2. 椿白皮。内服：煎汤，6～15 g；或入丸、散。外用：适量，煎水洗；或熬膏涂；或研末调敷。

3. 香椿子。内服：煎汤，6～15 g；或研末。

4. 椿树花。内服：煎汤，6～15 g。外用：适量，煎水洗。

5. 春尖油。内服：烊化，6～9 g。外用：适量，熔化捣敷。

用药经验　①赤白痢疾：椿叶 60～120 g，水煎服。②漆疮：椿叶 500 g，苦蒿、红浮漂各 250 g，煎水外洗。③淋浊：椿根皮 60 g，水煎服。④胃及十二指肠溃疡：香椿根皮 18 g，水煎服。⑤外感风寒：香椿子、鹿衔草各 15 g，水煎服。⑥手足皲裂：春尖油适量，加热融化后敷伤处，再用敷料包扎。

远志科

瓜子金 *Polygala japonica* Houtt.

别名 金锁匙、神砂草、地藤草。

形态特征 多年生草本，高15～20 cm。茎、枝直立或外倾，具纵棱，被卷曲短柔毛。单叶互生，卵形或卵状披针形，稀狭披针形，长1～3 cm，先端钝，具短尖头，基部阔楔形至圆形，全缘，主脉上面凹陷，背面隆起，侧脉3～5对，两面凸起，并被短柔毛。叶柄被短柔毛。总状花序与叶对生；或腋外生，最上1个花序低于茎顶。萼片5枚，宿存，花瓣3片，白色至紫色，基部合生，侧瓣长圆形，龙骨瓣舟状，具流苏状鸡冠状附属物。雄蕊8枚，子房倒卵形，具翅，柱头2枚，间隔排列。蒴果圆形，短于内萼片，顶端凹陷，具喙状突尖，边缘具有横脉的阔翅，无缘毛。花期4～5月，果期5～8月。

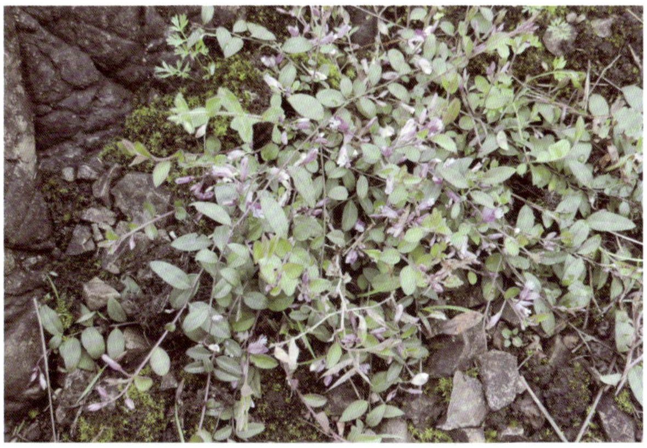

▲ 瓜子金植物

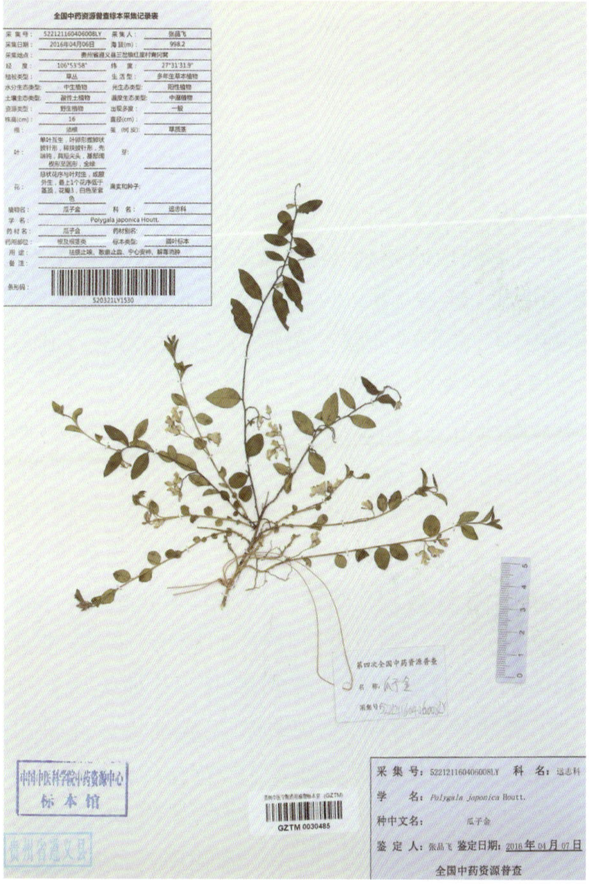

▲ 瓜子金腊叶标本

生境及分布 生于海拔800～2 100 m的山坡、田埂、路旁、林中或草丛中。主要分布于播州、桐梓、正安、务川等地。

药材名 瓜子金（全草）。

采收加工 春末花开时采挖，除去泥沙，晒干。生用。

性味归经 辛、苦，平。归肺经。

功能主治 祛痰止咳，活血消肿，解毒止痛。主治咳嗽痰多，咽喉肿痛；外用治跌打损伤，疔疮疖肿，毒虫咬伤。

用法用量 内服：煎汤，15～30 g，鲜品30～60 g；或研末；或浸酒。外用：适量，捣敷或研末调敷。

用药经验 ①跌打损伤：鲜品瓜子金适量，捣烂外敷患处。②疔疮疖肿：瓜子金适量，研末撒。③失眠：瓜子金60 g，水煎服，睡觉前服用。④毒蛇咬伤：鲜瓜子金30 g，捣烂外敷咬伤处，每日1换。

⑤急性扁桃体炎：瓜子金 15 g，白花蛇舌草 15 g，车前 6 g，水煎服，每日一剂。⑥百日咳：瓜子金 15 g，煎水兑蜂糖吃。⑦小儿感冒：瓜子金 3 g，蓝布正 15 g，射干 2 g，煎水服。⑧骨折：瓜子金研末；或鲜品捣绒，拌酒包患处。

马桑科

马桑 *Coriaria nepalensis* Wall.

别名 蛤蟆树、上天梯、紫桑。

形态特征 灌木，高 1.5～2.5 m，分枝水平开展，小枝四棱形或成四狭翅，幼枝疏被微柔毛，后变无毛，常带紫色，老枝紫褐色，具显著圆形突起的皮孔。芽鳞膜质，卵形或卵状三角形，紫红色，无毛。叶对生，纸质至薄革质，椭圆形或阔椭圆形，长 2.5～8 cm，宽 1.5～4 cm，先端急尖，基部圆形，全缘，两面无毛或沿脉上疏被毛，基出 3 脉，弧形伸至顶端，在叶面微凹，叶背突起。叶短柄，疏被毛，紫色，基部具垫状突起物。总状花序生于二年生的枝条上，雄花序先叶开放，长 1.5～2.5 cm，多花密集，序轴被腺状微柔毛。苞片和小苞片卵圆形，膜质，半透明，内凹，上部边缘具流苏状细齿。花梗无毛。萼片卵形，边缘半透明，上部具流苏状细齿。花瓣极小，卵形，里面龙骨状。雄蕊 10，花丝线形，开花时伸长，花药长圆形，具细小疣状体，药隔伸出，花药基部短尾状。不育雌蕊存在。雌花序与叶同出，长 4～6 cm，序轴被腺状微柔毛。苞片稍大，带紫色。萼片与雄花同。花瓣肉质，较小，龙骨状。雄蕊较短，心皮 5，耳形，侧向压扁，花柱具小疣体，柱头上部外弯，紫红色，具多数小疣体。果球形，果期花瓣肉质增大包于果外，成熟时由红色变紫黑色。种子

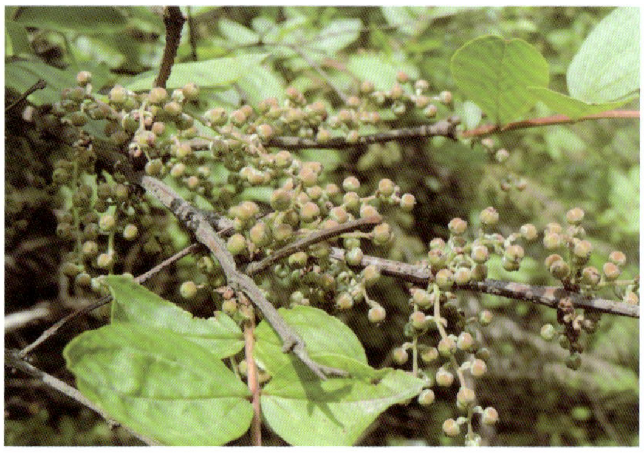

▲ 马桑植物

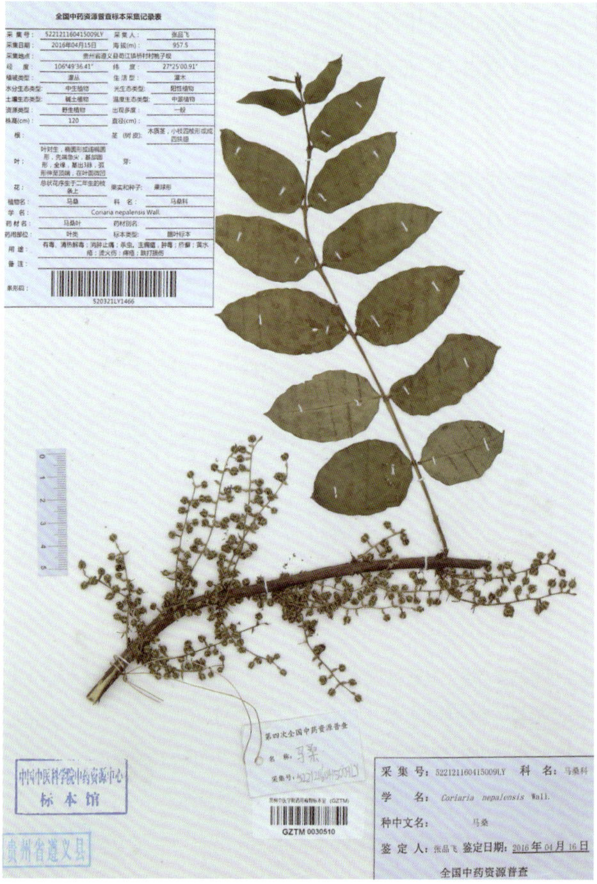

▲ 马桑腊叶标本

卵状长圆形。花期 3～4 月,果期 5～6 月。

生境及分布 生于海拔 400～3 200 m 的山谷、草地及山坡灌丛中。主要分布于播州、红花岗、汇川、仁怀、习水等地。

药材名 马桑根(根),马桑叶(叶),马桑树皮(树皮)。

采收加工 1. 马桑根。秋、冬季采挖,除去泥土,刮去外皮,晒干。

2. 马桑叶。4～5 月采收,鲜用或晒干。

3. 马桑树皮。全年均可采,剥取树皮,去除粗皮,鲜用或晒干。

性味归经 1. 马桑根。苦、酸,凉。有毒。归心、肝经。

2. 马桑叶。辛、苦,寒。有毒。归心、肺经。

3. 马桑树皮。苦,凉。归心经。

功能主治 1. 马桑根。祛风除湿,消热解毒。主治风湿麻木,痈疮肿毒,风火牙痛,痞块,瘰疬,急性结膜炎,烫火伤,跌打损伤。

2. 马桑叶。清热解毒,消肿止痛,杀虫。主治痈疽肿毒,疥癣,黄水疮,烫火伤,痔疮,跌打损伤。

3. 马桑树皮。清热。主治白口疮。

用法用量 1. 马桑根。内服:煎汤,3～9 g。外用:适量,煎水洗;或研末调敷。

2. 马桑叶。外用:适量,捣敷;或煎水洗;或研末捣敷。

3. 马桑树皮。外用:1～2 g,捣敷,用纱布包好,含口内,5 min 后取出,隔时再含,一日数次。

使用注意 马桑根、马桑叶有毒,孕妇、小儿、体虚者禁用服。

用药经验 ①头癣:马桑嫩叶 30 g,捣绒,加硫黄粉 9 g,花椒粉 3 g,用适量菜油调匀,搽患处。②白口疮:鲜马桑树皮 1～2 g,捣绒,用纱布包好,含口内,5 min 后取出,隔时再含,一日数次。③烫火伤:马桑根适量,去粗皮,研末调敷。④肿疡,外痔:马桑叶适量,煎水洗患处。⑤疯狗咬伤:马桑根 9～15 g,煎水服。⑥痞块:马桑根 3 g,仙人掌 15 g,炖猪肉服。

漆树科

盐肤木 *Rhus chinensis* Mill.

别名 五倍子树、五倍子、五倍柴。

形态特征 落叶小乔木或灌木,高 2～10 m;小枝棕褐色,被锈色柔毛,具圆形小皮孔。奇数羽状复叶互生,有小叶 5～13,叶轴及叶柄有叶状翅,小叶无柄;小叶纸质,多形,常为卵形或椭圆状卵形或长圆形,长 6～12 cm,宽 3～7 cm,先端急尖,基部圆形,顶生小叶基部楔形,边缘具粗锯齿或圆齿,叶面暗绿色,叶背粉绿色,被白粉,叶面沿中脉疏被柔毛或近无毛,叶背被锈色柔毛。圆锥花序宽大,顶生,多分枝,雄花序长 30～40 cm,雌花序较短,密被锈色柔毛;苞片披针形,极小;花小,杂性,黄白色;雄花花萼裂片长卵形;花瓣倒卵状长圆形,开花时外卷;雄蕊伸出,花丝线形,花药卵形;子房不育;雌花花萼裂片较短;花瓣椭圆状卵形;雄蕊极短;花盘无毛;子房卵形,密被白色微柔毛,花柱 3,柱头头状。核果球形,略压扁,被具节柔毛和腺毛,成熟时红色,果核径 3～4 mm。花期 8～9 月,果期 10 月。

生境及分布 生于海拔 170～2 700 m 的向阳山坡、沟谷、溪边的疏林或石灰岩灌丛中。主要分布于播州、红花岗、汇川、习水等地。

药材名 五倍子(叶上的虫瘿),盐肤木根(树根),

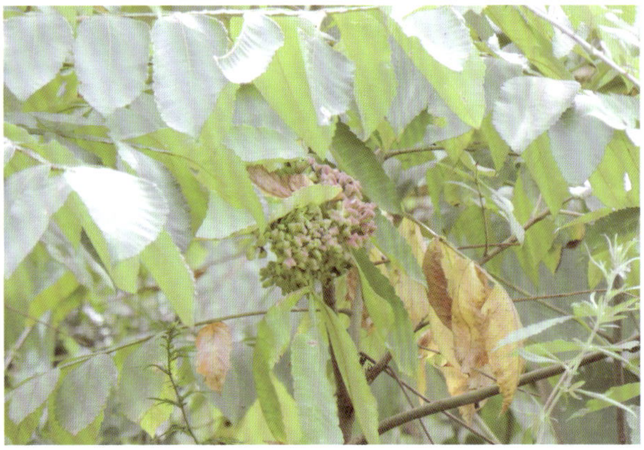

盐肤木植物

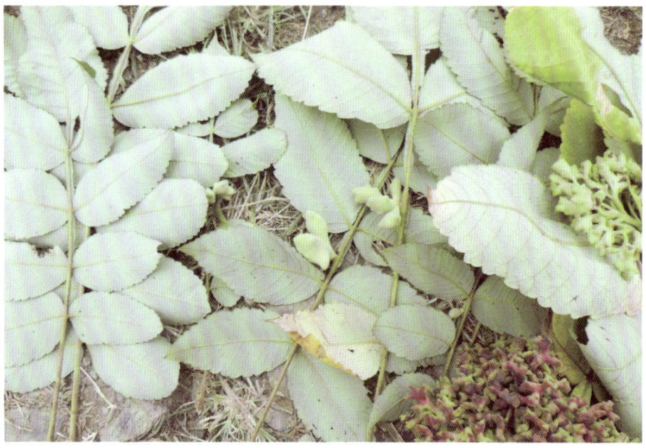

盐肤木虫瘿

盐肤木根皮(去掉栓皮的根皮),盐肤木皮(去掉栓皮的树皮),盐肤木花(花),盐肤叶(叶),盐肤子(果实)。

采收加工 1. 五倍子。秋季采摘,置沸水中略煮或蒸至表面呈灰色,杀死蚜虫,取出,晒干。按外形不同,分为"肚倍"和"角倍"。

2. 盐肤木根。全年均可采,鲜用或切片晒干。

3. 盐肤木根皮。全年均可采挖根,洗净,剥取根皮,去掉栓皮层,留取韧皮部,鲜用或晒干。

4. 盐肤木皮。夏、秋季剥取树皮,去掉栓皮层,留取韧皮部,鲜用或晒干。

5. 盐肤木花。8~9 月采花,鲜用或晒干。

6. 盐肤叶。夏、秋季采收,随采随用。

7. 盐肤子。10 月采收成熟的果实,鲜用或晒干。

性味归经 1. 五倍子。酸、涩,寒。归肺、大肠、肾经。

2. 盐肤木根。酸、咸,平。归脾、肾经。

3. 盐肤木根皮。酸、咸,凉。归肝经。

4. 盐肤木皮。酸,微寒。归肝经。

5. 盐肤木花。酸、咸,微寒。归肾经。

6. 盐肤叶。酸、微苦,凉、寒。归肺、肾经。

7. 盐肤子。酸、咸,凉。归肺、肝经。

功能主治 1. 五倍子。敛肺降火,涩肠止泻,敛汗,止血,收湿敛疮;外用解毒消肿,收湿敛疮。主治肺虚久咳,肺热痰嗽,久泻久痢,自汗盗汗,消渴,便血痔血,外伤出血,痈肿疮毒,皮肤湿烂;外用治疮疖肿毒,湿疮流水,溃疡不敛。

2. 盐肤木根。祛风湿,利湿消肿,活血散毒。主治风湿痹痛,水肿,咳嗽,跌打肿痛,乳痈,癣疮。

3. 盐肤木根皮。清热利湿,解毒散瘀。主治黄疸,水肿,风湿痹痛,小儿疳积,疮疡肿毒,跌打损伤,毒蛇咬伤。

4. 盐肤木皮。清热解毒,活血止痢。主治血痢,痈肿,疮疥,蛇犬咬伤。

5. 盐肤木花。清热解毒,敛疮。主治鼻疳及痈毒溃烂,疮疡久不收口,小儿鼻下两旁生疮,红色瘙痒,渗液浸淫糜烂。

6. 盐肤叶。止咳,止血,收敛,解毒。主治痰嗽,便血,血痢,盗汗,痈疽,疮疡,湿疹,蛇虫咬伤。

7. 盐肤子。生津润肺,降火化痰,敛汗止痢。主治痰嗽,喉痹,黄疸,盗汗,痢疾,顽癣,痈毒,头风白屑。

用法用量 1. 五倍子。内服:煎汤,3~6 g;研末,1.5~6 g;或入丸、散。外用:适量,煎汤熏洗;或研末外敷或调敷。

2. 盐肤木根。内服:煎汤,9~15 g,鲜品 30~60 g。外用:适量,研末调敷;或煎水洗;或鲜品捣敷。

3. 盐肤木根皮。内服:煎汤,15~60 g。外用:适量,捣敷。

4. 盐肤木皮。内服:煎汤,15~60 g。外用:适量,煎水洗或捣敷。

5. 盐肤木花。外用:适量,研末吹鼻;研末撒或香油调敷。

6. 盐肤叶。内服:煎汤,9~15 g。外用:适量,煎水洗;或鲜品捣烂敷;或绞汁涂。

7. 盐肤子。内服:煎汤,9~15 g;或研末。外用:适量,煎水洗;捣敷或研末调敷。

使用注意 五倍子外感风寒或肺有实热之咳嗽及

积滞未清之泻痢者忌服。

用药经验 ①烂脚丫：五倍子适量，打粉外涂。②蜂螫伤：鲜盐肤叶捣烂，绞汁擦伤处。③痛风：鲜盐肤叶捣烂，桐油炒热，纱布包揉痛处。④骨折，毒蛇咬伤：鲜盐肤叶捣烂敷患处。⑤痈毒溃烂：盐肤木花或盐肤子捣烂，香油调敷。⑥痢疾：盐肤木树根 15 g，水煎服。⑦无名肿毒：盐肤木皮适量，捣烂敷患处。

青麸杨 *Rhus potaninii* Maxim.

别名 五倍子、倍子树。

形态特征 落叶乔木，高 5～8 m；树皮灰褐色，小枝无毛。奇数羽状复叶互生，小叶 7～11，叶轴圆筒形，有时在上部的小叶间有狭翅，具短柄；小叶卵状长圆形或长圆状披针形，长 5～10 cm，宽 2～4 cm，先端渐尖，基部多少偏斜，近回形，全缘，两面沿中脉被微柔毛或近无毛。圆锥花序顶生，长 10～20 cm，被微柔毛；苞片钻形，长约 1 mm，被微柔毛；花白色，径 2.5～3 mm；花梗长约 1 mm，被微柔毛；花萼外面被微柔毛，裂片卵形，长约 1 mm，边缘具细睫毛；花瓣卵形或卵状长圆形，两面被微柔毛，边缘具细睫毛，开花时先端外卷；花丝线形，在雌花中

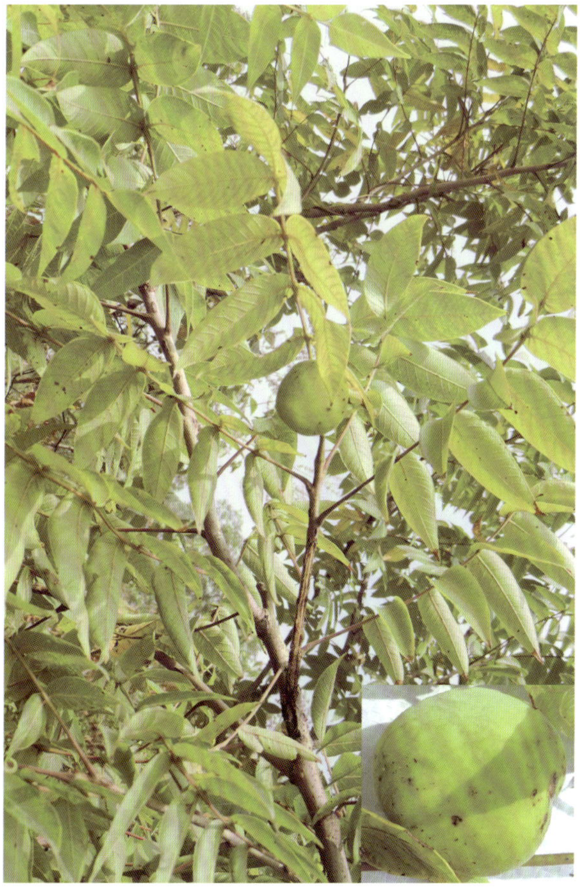

▲ 青麸杨植物

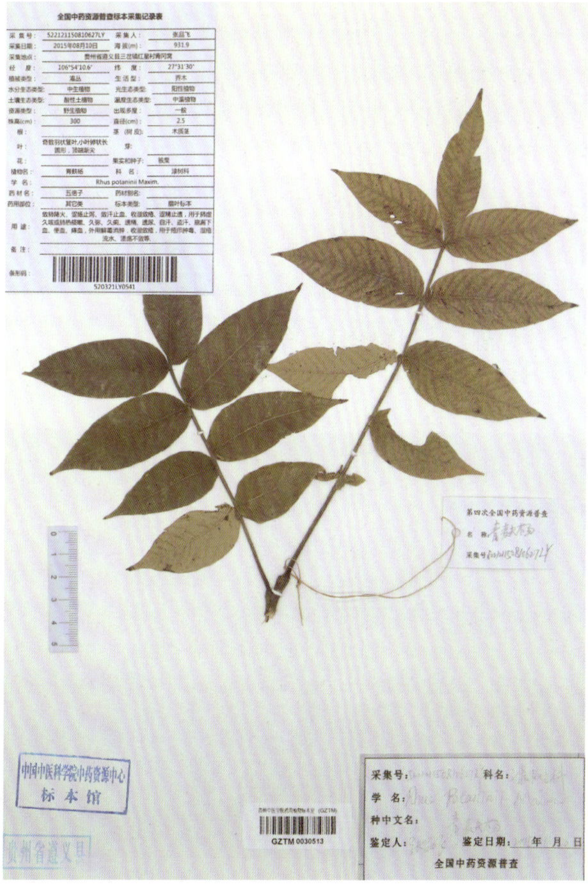

▲ 青麸杨腊叶标本

较短，花药卵形；花盘厚，无毛；子房球形，密被白色绒毛。核果近球形，略压扁，密被具节柔毛和腺毛，成熟时红色。花期5～6月，果期8～9月。

生境及分布 生于海拔900～2500 m的向阳山坡、沟谷、溪边的疏林或石灰岩灌丛中。主要分布于播州、红花岗、汇川、绥阳等地。

药材名 五倍子（叶上的虫瘿，主要由五倍子蚜寄生而形成），青麸杨根（根）。

采收加工 1. 五倍子。参见"盐肤木"条目。

2. 青麸杨根。夏、秋季采挖，洗净，除去表皮，留取韧皮部，晒干。

性味归经 1. 五倍子。参见"盐肤木"条目。

2. 青麸杨根。辛，热。归心、肝、肾经。

功能主治 1. 五倍子。参见"盐肤木"条目。

2. 青麸杨根。祛风解毒。主治小儿缩阴症，瘰疬。

用法用量 1. 五倍子。参见"盐肤木"条目。

2. 青麸杨根。内服：煎汤，30～60 g。

使用注意 参见"盐肤木"条目。

用药经验 ①烂脚丫：五倍子适量，打粉外涂。②小儿缩阴症：青麸杨根30 g，取粗皮，煎水煮醪糟服。

红麸杨 *Rhus punjabensis* var. *sinica* (Diels) Rehd. et Wils.

别名 旱倍子、漆倍子、倍子树。

形态特征 落叶乔木或小乔木，高4～15 m，树皮灰褐色，小枝被微柔毛。奇数羽状复叶互生，叶轴上部具狭翅，极稀不明显，具小叶7～13，无柄或近无柄；叶卵状长圆形或长圆形，长5～12 cm，宽2～4.5 cm，先端渐尖或长渐尖，基部圆形或近心形，全缘，叶背疏被微柔毛或仅脉上被毛，侧脉较密，约20对，不达边缘，在叶背明显突起；圆锥花序顶生，长15～20 cm，密被微绒毛；苞片钻形，长1～2 cm，被微绒毛；花小，杂性，白色；花梗短；花萼裂片狭三角形；花瓣长圆形，开花时先端外卷；花丝线形，花药卵形；花盘厚，紫红色，无毛；子房球形，密被白色柔毛，径约1 mm，1室，花柱3。果序下垂；核果近球形，略压扁，径约4 mm，成熟时暗紫红色，被具节柔毛和腺毛；种子小。花期5月，果期9～10月。

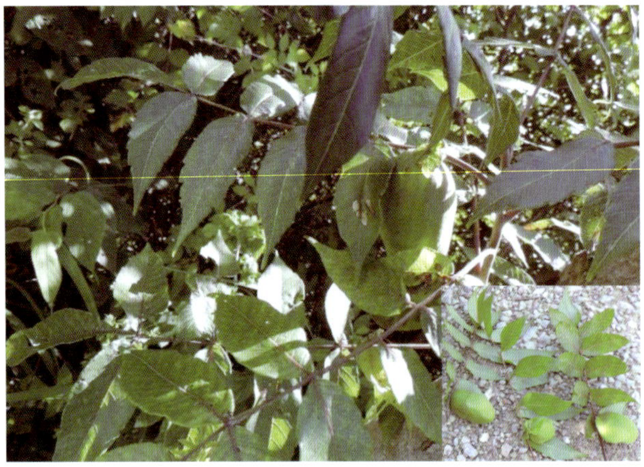

▲ 红麸杨植物

生境及分布 生于海拔460～3000 m的向阳山坡、石灰山灌丛或密林中。主要分布于播州、汇川、仁怀、正安等地。

药材名 五倍子（叶上的虫瘿，主要由五倍子蚜寄生而形成），红麸杨根（根）。

采收加工 1. 五倍子。参见"盐肤木"条目。

2. 红麸杨根。秋季采挖，洗净，切片晒干。

性味归经 1. 五倍子。参见"盐肤木"条目。

2. 红麸杨根。酸、涩，平。

功能主治 1. 五倍子。参见"盐肤木"条目。

2. 红麸杨根。涩肠止泻。主治痢疾，泄泻。

用法用量 1. 五倍子。参见"盐肤木"条目。

2. 红麸杨根。内服：煎汤，9～15 g。

使用注意 参见"盐肤木"条目。

用药经验 ①烂脚丫：五倍子适量，打粉外涂。②下阴肿烂：五倍子适量，研末撒于患处。

无患子科

复羽叶栾树 *Koelreuteria bipinnata* Franch.

别名 马鞍树、桐树、胡椒树。

形态特征 乔木，最高可达20余m。皮孔圆形或椭圆形；小枝具疣点。叶平展，二回羽状复叶，长45～70 cm；叶轴和叶柄向轴面常用一纵行皱曲的短柔毛；小叶9～17片，互生，很少对生，纸质或近革质，斜卵形，长3.5～7 cm，宽2～3.5 cm，顶端短尖至短渐尖，基部阔楔形或圆形，略偏斜，边缘有内弯的小锯齿，两面无毛或上面中脉上被微柔毛，下面密被短柔毛，有时杂以皱曲的毛；小叶柄长约3 mm或近无柄。圆锥花序大型，长35～70 cm，分枝广展，与花梗同被短柔毛；萼5裂达中部，裂片阔卵状三角形或长圆形，有短而硬的缘毛及流苏状腺体，边缘呈啮蚀状；花瓣4，长圆状披针形，瓣片长6～9 mm，宽1.5～3 mm，顶端钝或短尖，瓣爪长1.5～3 mm，被长柔毛，鳞片深2裂；雄蕊8枚，长4～7 mm，花丝被白色、开展的长柔毛，下半部毛较多，花药有短疏毛；子房三棱状长圆形，被柔毛。蒴果椭圆形或近球形，具3棱，淡紫红色，老熟时褐色，长4～7 cm，宽3.5～5 cm，顶端钝或圆；有小凸尖，果瓣椭圆形至近圆形，外面具网状脉纹，内面有光泽；种子近球形，直径5～6 mm。花期7～9月，果期8～10月。

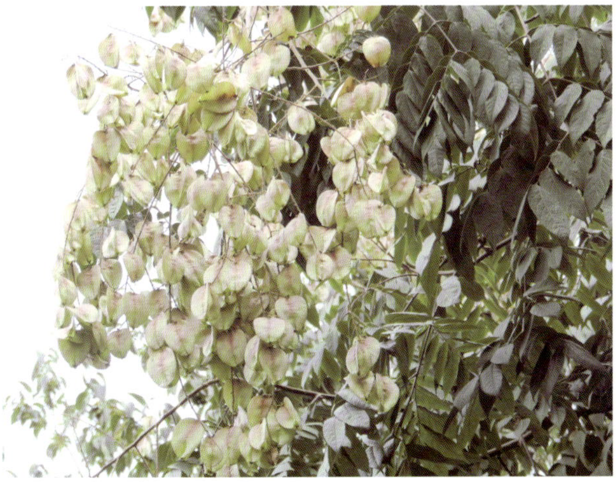

▲ 复羽叶栾树植物

生境及分布 生于海拔400～2 500 m的山地疏林中，多见栽培于房前屋后。主要分布于播州、汇川、绥阳等地。

药材名 摇钱树根(根、根皮)，摇钱树(花和果实)。

采收加工 1. 摇钱树根。全年均可采收，剥皮或切片，洗净，晒干。

2. 摇钱树。7～9月采花，晾干；9～10月采果，晒干。

性味 1. 摇钱树根。微苦，平。

2. 摇钱树。苦，寒。

功能 1. 摇钱树根。祛风清热，止咳，散瘀，杀虫。主治风热咳嗽，风湿热痹，跌打肿痛，蛔虫病。

2. 摇钱树。清肝明目，行气止痛。主治目痛泪出，疝气痛，腰痛。

用法用量 1. 摇钱树根。内服：煎汤，6～15 g。

2. 摇钱树。内服：煎汤，9～15 g。

用药经验 ①跌打损伤，瘀血阻滞肿痛：摇钱树根30 g，水煎服；或加大血藤、川芎各12 g，浸酒服。②驱蛔虫：摇钱树根皮9 g，水煎服。③风湿痹痛：摇钱树根9～15 g，水煎冲黄酒服。④风热咳嗽：摇钱树根或花15 g，水煎服。

清风藤科

四川清风藤 *Sabia schumanniana* Diels

别名 女儿藤、青木香、钻石风。

形态特征 落叶缠绕攀援木质藤木，长达3 m；小枝绿色，细弱。单叶互生，膜质或近纸质，长椭圆状披针形或近长椭圆形，长2～10 cm，宽1～3.5 cm，基部阔楔形或近圆形，顶端渐尖，边缘白色，全缘，两面无毛，侧脉5～8对；叶柄长约1 cm。花3～6朵，排列成腋生的聚伞花序；花柄纤细柔弱；花钟状；花萼，深裂；花瓣5，椭圆状倒卵形，长为花萼的3～4倍，淡绿色至暗紫色；雄蕊5，与花瓣等长而对生。核果圆球形或肾形，蓝色，有粗网纹。花期3～4月，果期6～8月。

生境及分布 生于海拔1 200～2 600 m的山谷、山坡、溪旁和阔叶林中。主要分布于播州。

药材名 铁牛钻石（根）。

采收加工 秋、冬季采挖根部，洗净，切片，晒干；6～9月割取茎，切片晒干。

性味归经 辛，温。归肝、肺经。

功能主治 祛风活血，化痰止咳。主治风湿痹痛，跌打损伤，腰痛，慢性咳喘，慢性老年性支气管炎，关节炎。

用法用量 内服：煎汤，15～30 g；或研末；或浸酒。

用药经验 ①跌打损伤，陈旧腰痛：铁牛钻石60 g，五加根皮30 g，八角枫根30 g，水煎服，每日1剂。②风湿痹痛：铁牛钻石15 g，水煎服。

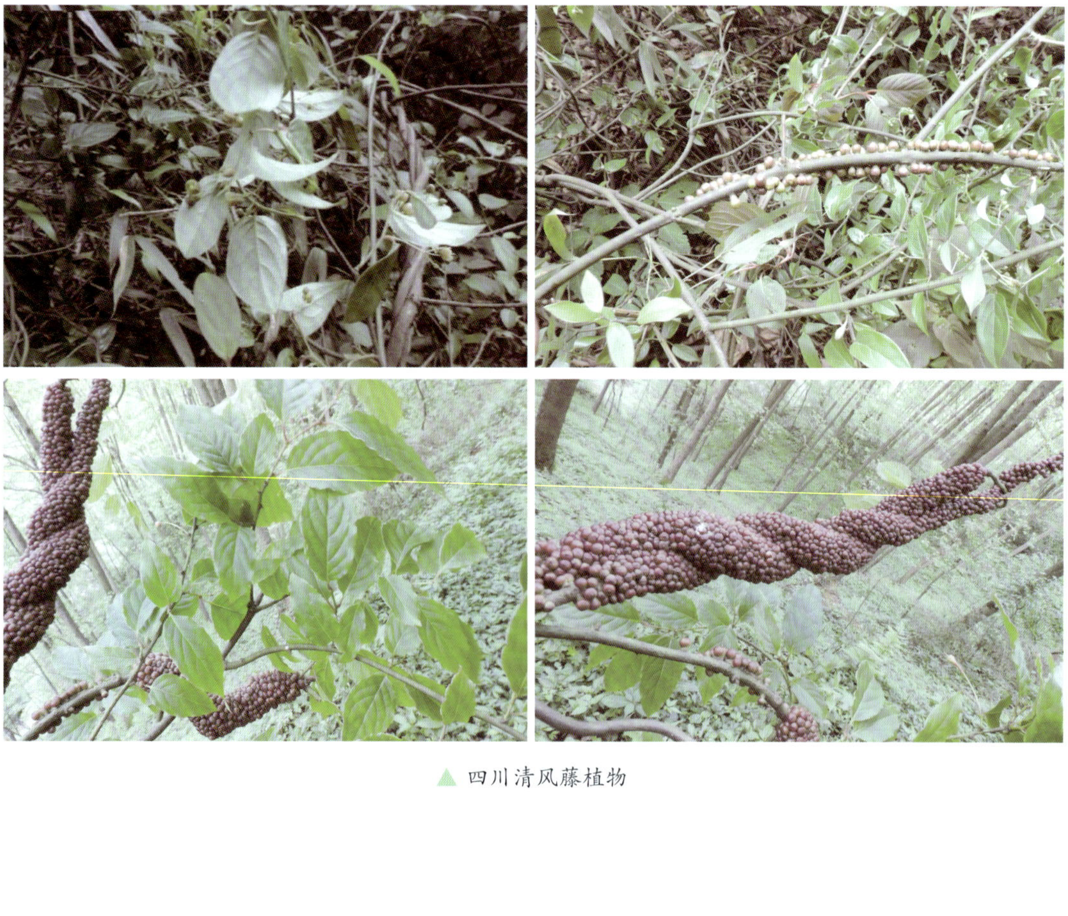

▲ 四川清风藤植物

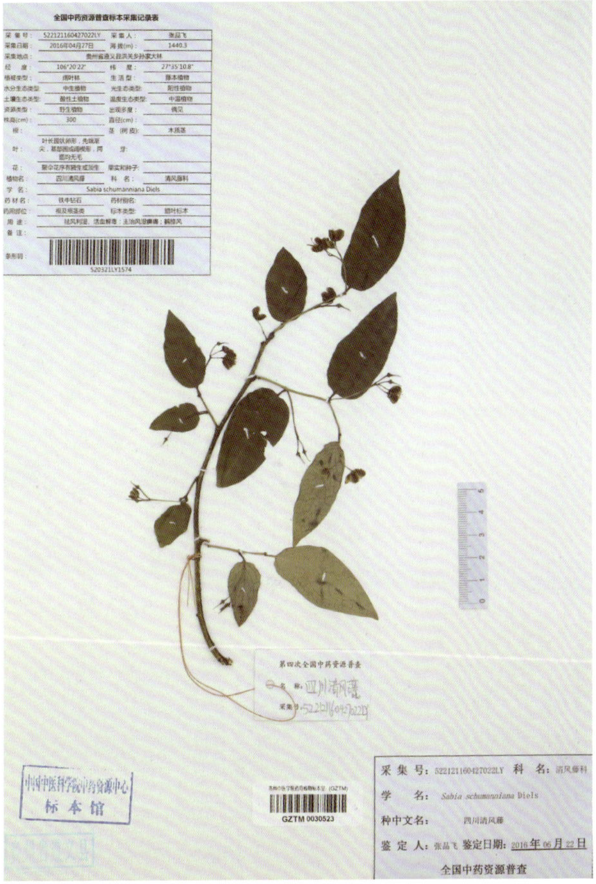

▲ 四川清风藤腊叶标本

凤仙花科

凤仙花 *Impatiens balsamina* L.

别名 金凤花、灯盏花、好女儿花。

形态特征 一年生草本，高 40～100 cm。茎肉质，直立，粗壮。叶互生，披针形，长 4～12 cm，宽 1～3 cm，先端长渐尖，基部渐狭，边缘有锐锯齿，侧脉 5～9 对；叶柄长 1～3 cm，两侧有数个腺体。花梗短，单生或数枚簇生叶腋，密生短柔毛；花大，通常粉白色、红色或杂色，单瓣或重瓣；萼片 2，宽卵形，有疏短柔毛；旗瓣圆，先端凹，有小尖头，背面中肋有龙骨突；翼瓣宽大，有短柄，二裂，基部裂片近圆形，上部裂片宽斧形，先端二浅裂；唇瓣舟形，生疏短柔毛，基部突然延长成细而内弯的距；花药钝。蒴果纺锤形，密生茸毛。种子多数，圆球形，黑褐色。花期 7～10 月，果期 10～11 月。

生境及分布 生于向阳的地势，多为庭园栽培。主要分布于播州、红花岗、汇川、正安、务川等地。

药材名 急性子（成熟种子），凤仙花（花），凤仙根

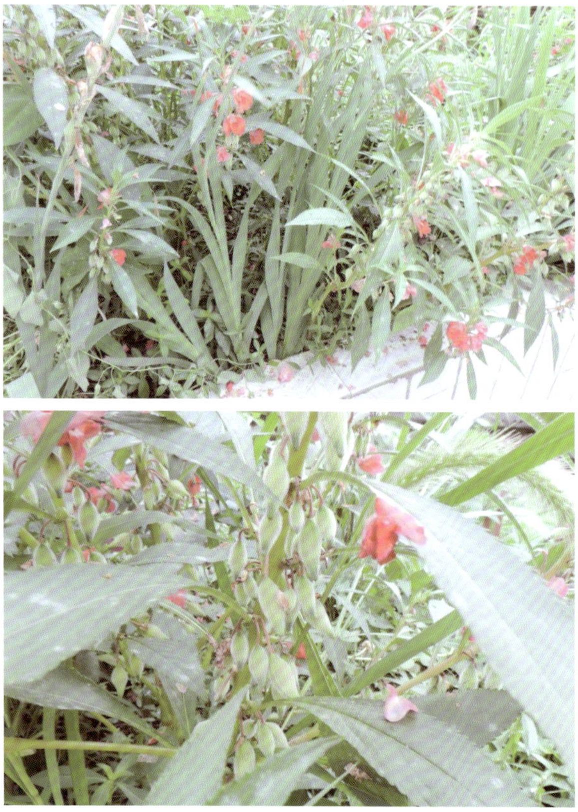

▲ 凤仙花植物

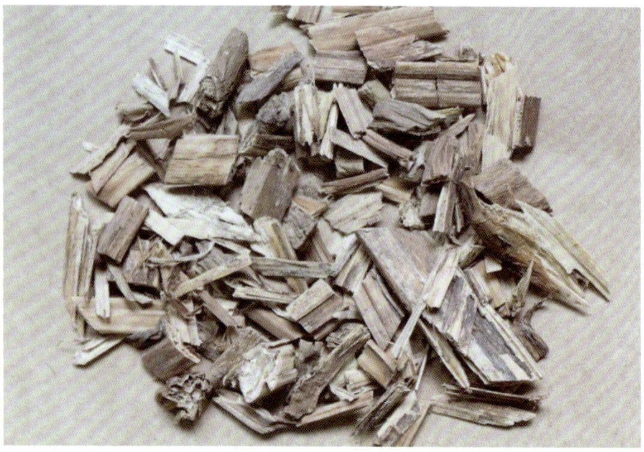

▲ 凤仙透骨草药材

(根)，凤仙透骨草(茎)。

采收加工　1. 急性子。夏、秋季采果实(由绿变黄)即将成熟时采收，分批采收，打出种子，除去果皮及杂质，晒干。生用或炒用。

2. 凤仙花。夏、秋季开花时采收，鲜用或阴、烘干。

3. 凤仙根。秋季采挖根部，洗净，鲜用或晒干。

4. 凤仙透骨草。夏秋间茎秆生长茂盛时，割取地上部分，除去叶及花果，洗净，晒干。

性味归经　1. 急性子。微苦、辛，温。有小毒。归肺、肝经。

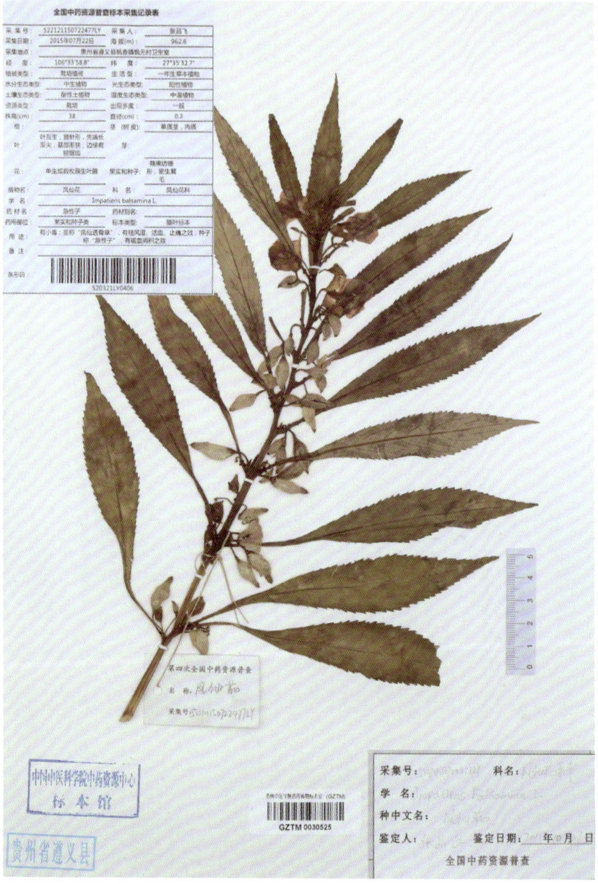

▲ 凤仙花腊叶标本

2. 凤仙花。甘、苦，微温。

3. 凤仙根。苦、辛，平。归肝经。

4. 凤仙透骨草。苦、辛，温。有小毒。

功能主治　1. 急性子。破血，消积，软坚。主治妇女痛经、经闭，妇女临产困难、阵缩无力或产后胞衣不下或恶露不尽，癥瘕痞块，噎膈；外用治癥瘕痞块。

2. 凤仙花。祛风除湿，活血止痛，解毒杀虫。主治风湿肢体痿废，腰胁疼痛，妇女经闭腹痛，产后瘀血未尽，跌打损伤，骨折，痈疽疮毒，毒蛇咬伤，鹅掌风，灰指甲；外用治鹅掌疯，狐臭。

3. 凤仙根。活血止痛，利湿消肿。主治跌仆肿痛，风湿骨痛，水肿。

4. 凤仙透骨草。祛风湿，活血，解毒。主治风湿痹痛，跌打肿痛，闭经，痛经，痈肿，丹毒，鹅掌风，蛇虫咬伤。

用法用量　1. 急性子。内服：煎汤，3～5 g。外用：适量，研末或熬膏贴。

2. 凤仙花。内服：煎汤，1.5～3 g，鲜用可用至 3～

9 g;或研末;或浸酒。外用:适量,鲜品捣烂涂;或煎水洗。
3. 凤仙根。内服:煎汤,6～15 g;或研末,3～6 g;或浸酒。外用:适量,捣敷。
4. 凤仙透骨草。内服:煎汤,3～9 g;或鲜品捣汁。外用:适量,鲜品捣敷;或煎汤熏洗。
使用注意 1. 急性子。内无瘀积者及孕妇慎用。
2. 凤仙根。孕妇慎用。
用药经验 ①胞衣不下:急性子 5 g,炒黄为末,黄酒温服。②灰指甲:白凤仙花捣烂外敷。③鹅掌风:鲜凤仙花捣汁外擦。④跌仆伤痛,红肿紫瘀,溃烂:鲜凤仙根、茎捣敷。⑤跌打损伤:凤仙花全草鲜品捣烂外敷。

卫矛科

卫矛 *Euonymus alatus* (Thunb.) Sieb.

别名 卫矛、鬼箭、六月凌。
形态特征 灌木,高达 3 m;全体光滑无毛,多分枝。小枝四棱形,棱上常生有扁条状木栓翅,翅宽达 1 cm。单叶对生,窄倒卵形或椭圆形,长 2～6 cm,宽 1.5～3.5 cm;叶柄极短或近无柄。聚伞花序有 3～9 花,总花梗长 1～1.5 cm;花淡绿色,4 数,花盘肥厚方形,雄蕊具短花丝。蒴果 4 深裂,有时仅 1～3,心皮成熟成分离裂瓣,裂瓣长卵形,棕色带紫;种子每裂瓣 1～2,紫棕色,有橙红色假种皮。花期 5～6 月,果期 7～10 月。
生境及分布 生于海拔 150～3 000 m 的山间杂木林下、林缘、沟地边沿或灌丛中;或栽培于庭园。主要分布于播州、汇川、桐梓、绥阳等地。
药材名 鬼箭羽(具翅状物的枝条或翅状附属物),卫矛(根、带翅的枝或叶)。
采收加工 1. 鬼箭羽。全年均可采收,以夏、秋二季采集最好,割取枝条后,取其嫩枝,晒干。或收集其翅状物,晒干。用枝者以枝梗嫩、条均匀、翅状物突出而齐全者为佳。用翅状物者,以纯净、色红褐、无枝条、无杂质、干燥者为佳。
2. 卫矛。夏、秋季采集,切碎,晒干。
性味归经 1. 鬼箭羽。苦、辛,寒。归肝经。

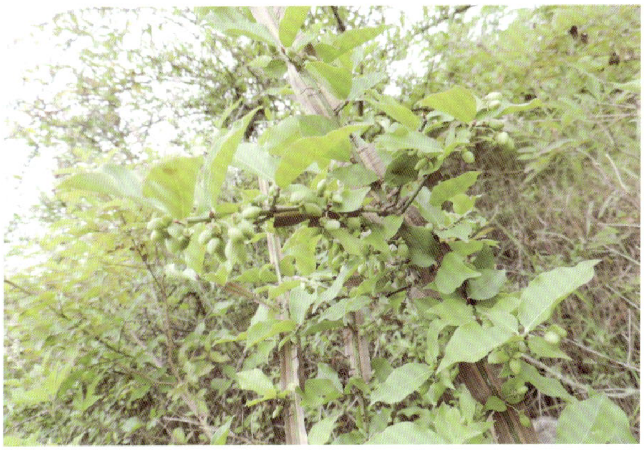

▲ 卫矛植物

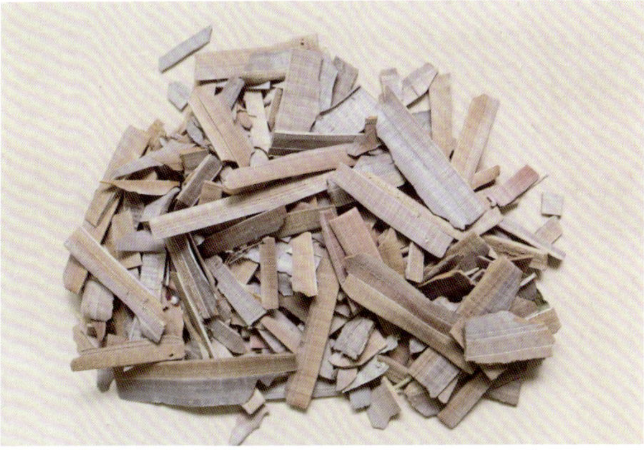

▲ 鬼箭羽药材

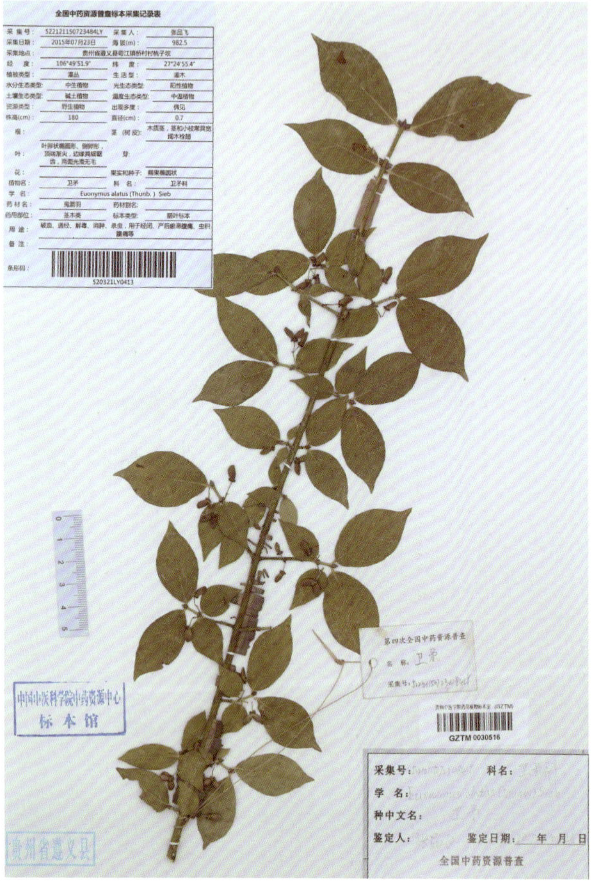

▲ 卫矛腊叶标本

2. 卫矛。苦，寒。归肝、脾经。

功能主治 1. 鬼箭羽。破血通经，解毒消肿，杀虫。主治癥瘕结块，心腹疼痛，闭经，痛经，崩中漏下，产后瘀滞腹痛，癥瘕，腹内包块，恶露不下，疝气，关节痹痛，疮肿，跌打伤痛，虫积腹痛，烫火伤，毒蛇咬伤。

2. 卫矛。行血通经，散瘀止痛。主治月经不调，产后瘀血腹痛，冠心病，心绞痛，糖尿病，荨麻疹，跌打损伤肿痛。

用法用量 1. 鬼箭羽。内服：煎汤，4～9 g；或浸酒；或入丸、散。外用：适量，捣敷或煎汤洗；或研末调敷。

2. 卫矛。内服：煎汤，3～10 g。

使用注意 1. 鬼箭羽。孕妇、气虚崩漏者禁服。

2. 卫矛。孕妇、气虚崩漏者禁用。

用药经验 ①经闭，瘀血腹痛：卫矛 9 g，丹参 15 g，赤芍、益母草各 12 g，香附 9 g，水煎服。②腹内包块：卫矛 6 g，赤芍、红花各 9 g，赤木 3 g，水煎服。③月经不调：卫矛茎枝 10 g，水煎，兑红糖服。④崩漏：卫矛、当归、甘草各 10 g，水煎，日服 2 次。⑤癥瘕：卫矛 10 g，水煎服。

冬青卫矛 *Euonymus japonicus* Thunb.

别名 四冬青、正木、八木。

形态特征 绿灌木或小乔木，植株高 3～8 m。小枝四棱，具细微皱突。叶革质，有光泽，倒卵形或椭圆形，长 3～5 cm，宽 2～3 cm，先端圆阔或急尖，基部楔形，边缘具有浅细钝齿；叶柄长约 1 cm。聚伞花序 5～12 花，花序梗长 2～5 cm，2～3 次分枝，分枝及花序梗均扁壮，第三次分枝常与小花梗等长或较短；小花梗长 3～5 mm；花白绿色，直径 5～7 mm；花瓣近卵圆形，长宽各约 2 mm，雄蕊花药长圆状，内向；花丝长 2～4 mm；子房每室 2 胚珠，着生中轴顶部。蒴果近球状，直径约 8 mm，淡红色；种子每室 1，顶生，椭圆状，长约 6 mm，直径约 4 mm，假种皮橘红色，全包种子。花期 6～7 月，果期 9～10 月。

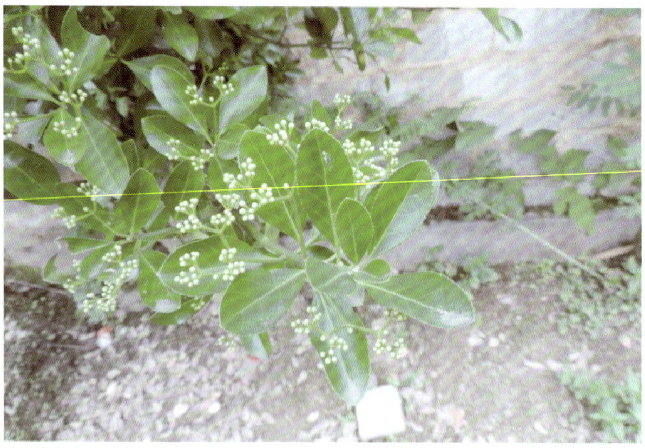

▲ 冬青卫矛植物

生境及分布 生于海拔1300 m以下土壤湿润的向阳地或庭园栽培。主要分布于播州、红花岗、汇川、仁怀等地。

药材名 大叶黄杨(茎皮及枝),大叶黄杨根(根),大叶黄杨叶(叶)。

采收加工 1. 大叶黄杨。全年均可采,切段或树皮晒干。

2. 大叶黄杨根。冬季采挖根部,洗去泥土,切片,晒干。

3. 大叶黄杨叶。春季采收,晒干。

性味归经 1. 大叶黄杨。辛、苦,微温。

2. 大叶黄杨根。辛、苦,温。归肝经。

功能主治 1. 大叶黄杨。祛风湿,强筋骨,活血止血。主治风湿痹痛,腰膝酸软,跌打伤肿,骨折,吐血。

2. 大叶黄杨根。活血调经,祛风湿。主治月经不调,痛经,风湿痹痛。

3. 大叶黄杨叶。解毒消肿。主治疮疡肿毒。

用法用量 1. 大叶黄杨。内服:煎汤,15~30 g;或浸酒。

2. 大叶黄杨根。内服:煎汤,15~30 g。

3. 大叶黄杨叶。外用:适量,疮疡肿毒。

用药经验 ①月经不调:大叶黄杨30 g,炖肉吃。②痛经:大叶黄杨根、水葫芦各15 g,水煎服。

黄杨科

黄杨 *Buxus sinica* (Rehd. et Wils.) Cheng

别名 黄杨木、千年矮、瓜子黄杨。

形态特征 灌木或小乔木,高1~6 m;枝圆柱形,有纵棱;小枝四棱形,全面被短柔毛或外方相对两侧面无毛。叶革质,阔椭圆形、阔倒卵形、卵状椭圆形或长圆形,大多数长1.5~3.5 cm,宽0.8~2 cm,先端圆或钝,常有小凹口,不尖锐,基部圆或急尖或楔形,叶面光亮,中脉凸出,下半段常有微细毛,侧脉明显,叶背中脉平坦或稍凸出,中脉上常密被白色短线状钟乳体,全无侧脉,叶柄长1~2 mm,上面被毛。花序腋生,头状,花密集,花序轴长3~4 mm,被毛,苞片阔卵形,长2~2.5 mm,背部多少有毛;雄花:约10朵,无花梗,外萼片卵状椭圆形,内萼片近圆形,无毛,雄蕊连花药长4 mm,不育雌蕊有棒状柄,末端膨大,高2 mm左右(高度约为萼片长度的2/3或和萼片几等长);雌花:萼片长3 mm,子房较花柱稍长,无毛,花柱粗扁,柱头倒心形,下延达花柱中部。蒴果近球形,宿存花柱长2~3 mm。花期3月,果期5~6月。

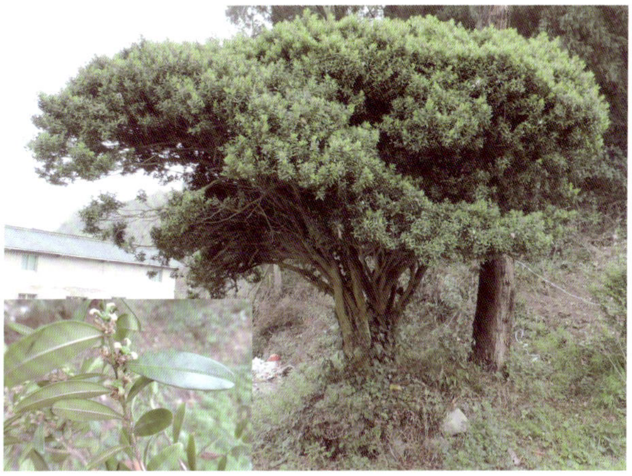

▲ 黄杨植物及花

生境及分布 生于海拔1200~2600 m的山谷、溪边、林下及栽培于房前屋后及公路旁。主要分布于播州、汇川、绥阳等地。

药材名 黄杨根(根),黄杨木(茎枝及叶),黄杨叶(叶),山黄杨子(成熟果实)。

采收加工 1. 黄杨根。全年均可采挖,洗净鲜用;或切片晒干。

2. 黄杨木。茎枝全年均可采，鲜用或晒干。
3. 黄杨叶。全年均可采，鲜用或晒干。
4. 山黄杨子。5～7月果实成熟时采收，鲜用或晒干。

性味归经 1. 黄杨根。苦、辛，平。归肝经。
2. 黄杨木。苦，平。归心、肝、肾经。
3. 黄杨叶。苦，平。
4. 山黄杨子。苦，凉。

功能主治 1. 黄杨根。祛风止咳，清热除湿。主治风湿痹痛，伤风咳嗽，湿热黄疸。
2. 黄杨木。祛风除湿，理气，止痛。主治风湿痹痛，腹痛气胀，疝气疼痛，牙痛，跌打伤痛。
3. 黄杨叶。清热解毒，消肿散结。主治疮疖肿毒，风火牙痛，跌打伤痛。
4. 山黄杨子。清暑热，解疮毒。主治暑热，疮疖。

用法用量 1. 黄杨根。内服：煎汤，9～15 g，鲜品15～30 g。
2. 黄杨木。内服：煎汤，9～15 g；或泡酒。外用：鲜品适量，捣烂敷。
3. 黄杨叶。内服：煎汤，9 g；或浸酒。外用：鲜叶适量，捣烂敷。
4. 山黄杨子。内服：煎汤，3～9 g。外用：适量，捣敷。

用药经验 ①筋骨痛：黄杨根15～30 g，煎酒服。②跌打损伤：黄杨木适量，泡酒服。

野扇花 *Sarcococca ruscifolia* Stapf

别名 清香桂、万年青、野樱桃。

形态特征 常绿灌木，高1～4 m。分枝较密，有一主轴及发达的纤维状根系；小枝绿色，被短柔毛。叶互生，革质，卵状椭圆形、卵形、椭圆状披针形、披针形或狭披针形，先端急尖或渐尖，基部楔形至圆形，全缘，叶面亮绿，叶背淡绿，叶面中脉凸出，叶背中脉稍平或凸出，无毛，全面平滑，侧脉不明显；叶柄长3～6 mm。总状花序腋生，长1～2 cm，花小，白色，芳香，无花瓣；上部为雄花2～7，下部为雌花2～5；萼片通常4～6，有缘毛。核果近球形，熟时猩红至暗红色，宿存花柱3或2。种子1～2粒。花、果期10月至翌年2月。

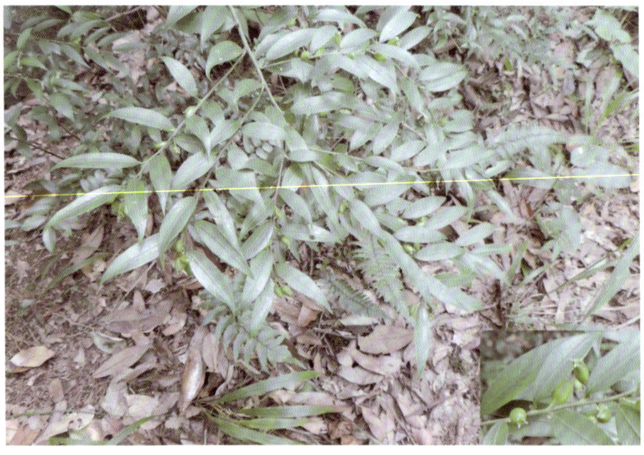

▲野扇花植物及果实

生境及分布 生于海拔200～2 600 m的山坡、林下或沟谷中。主要分布于播州、桐梓、绥阳、正安等地。

药材名 胃友（根），野扇花果（果实）。

采收加工 1. 胃友。全年均可采挖，洗净，鲜用或晒干。
2. 野扇花果。秋、冬或春季采摘。

性味归经 1. 胃友。辛、苦，平。归肝、胃经。
2. 野扇花果。微甘、酸，微温。

功能主治 1. 胃友。行气活血，祛风止痛。主治胃脘疼痛，风寒湿痹，跌打损伤。
2. 野扇花果。养肝安神。主治头晕，心悸，视力减退。

用法用量 1. 胃友。内服：煎汤，9～15 g，鲜品30～60 g；或研末，0.9～1.5 g。
2. 野扇花果。内服：煎汤，3～15 g。

用药经验 ①胃癌，跌打损伤：胃友9～15 g，水煎服；或研末服，每次5 g，每日3次。②水肿：胃友、黄花远志各30 g，水煎服。③风湿疼痛：胃友9～15 g，水煎服。

鼠李科

光枝勾儿茶 *Berchemia polyphylla* var. *leioclada* Hand.-Mazz.

别名 狗耳草、乌饭藤、牛鼻足秧。

形态特征 藤状灌木，高 3～4 m。小枝、花序轴及果梗均无毛。叶互生；叶柄长 3～6 mm，上面被疏短柔毛；叶片纸质，卵状椭圆形，先端圆形或锐尖，基部圆形。花两性，浅绿色或白色，无毛，通常 2～10 个簇生排成具短总梗的聚伞总状花序；或稀下部具短分枝的窄聚伞圆锥花序，花序顶生，花 5 基数；萼片卵状三角形或三角形，先端尖；花瓣近圆形。核果圆柱形，顶端尖，成熟时红色，后变黑色，基部有宿存的花盘和萼筒。花期夏、秋季，果期 7～11 月。

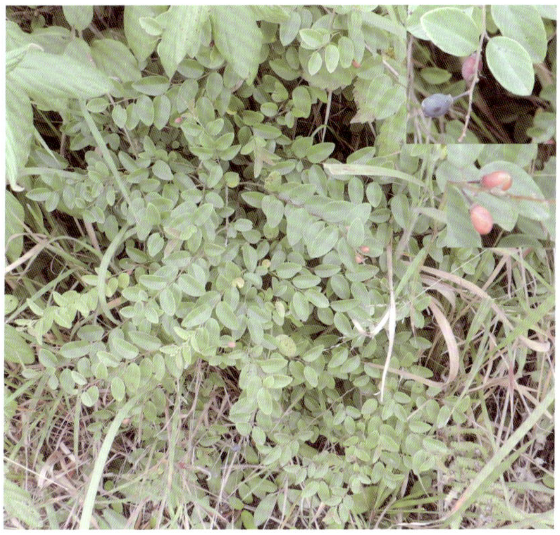

▲ 光枝勾儿茶植物及果实

生境及分布 生于海拔 100～2 100 m 的山坡、沟边灌丛、矮林、路旁及丘陵。主要分布于播州、红花岗、汇川、仁怀等地。

药材名 铁包金(茎藤或根)。

采收加工 夏末初秋，孕蕾前割取嫩茎叶，除去杂质，切碎，鲜用或晒干；秋后采根，鲜用或切片晒干。

性味归经 苦、微涩，平。归心、肺经。

功能主治 消肿解毒，止血镇痛，祛风除湿。主治痈疽疔毒，咳嗽咯血，消化道出血，跌打损伤，烫伤，风湿骨痛，风火牙痛。

用法用量 内服：煎汤，15～30 g，鲜品 30～60 g。外用：适量，捣敷。

用药经验 毒蛇咬伤：鲜铁包金捣烂，调米粉敷贴伤口。

枳椇 *Hovenia acerba* Lindl.

别名 拐枣、鸡爪子、结留子。

形态特征 高大乔木，高 10～25 m。小枝褐色或黑紫色，被棕褐色短柔毛或无毛，有明显白色的皮孔。叶互生，厚纸质至纸质，宽卵形、椭圆状卵形或心形，长 8～17 cm，宽 6～12 cm，顶端长渐尖或短渐尖，基部截形或心形，稀近圆形或宽楔形，边缘常具整齐浅而钝的细锯齿，上部或近顶端的叶有不明显的齿，稀近全缘，上面无毛，下面沿脉或脉腋常被短柔毛或无毛。叶柄长 2～5 cm，无毛。二歧式聚伞圆锥花序，顶生和腋生，被棕色短柔毛。花两性。萼片具网状脉或纵条纹，无毛。花瓣椭圆状匙形，具短爪。花盘被柔毛。花柱半裂，稀浅裂或深裂，无毛。浆果状核果近球形，无毛，成熟时黄褐色或棕褐色。果序轴明显膨大。种子暗褐色或黑紫色。花期 5～6 月，果期 9～10 月。

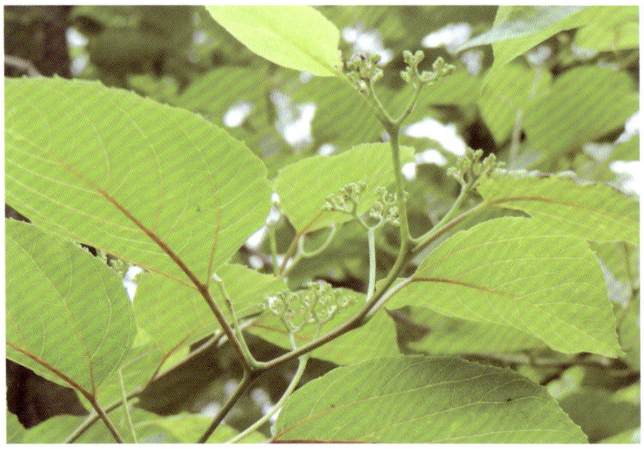

▲ 枳椇植物

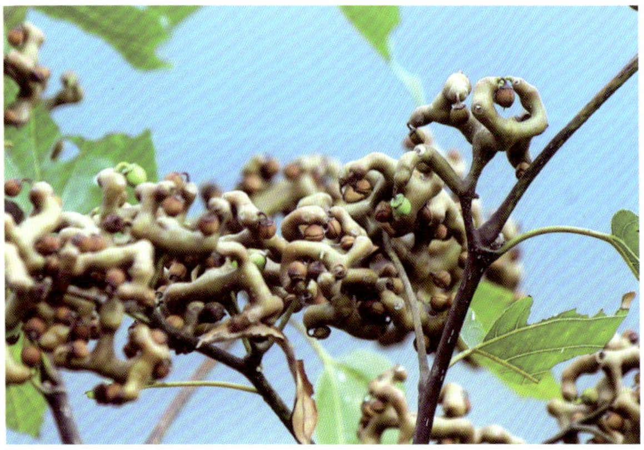

▲ 枳椇果实

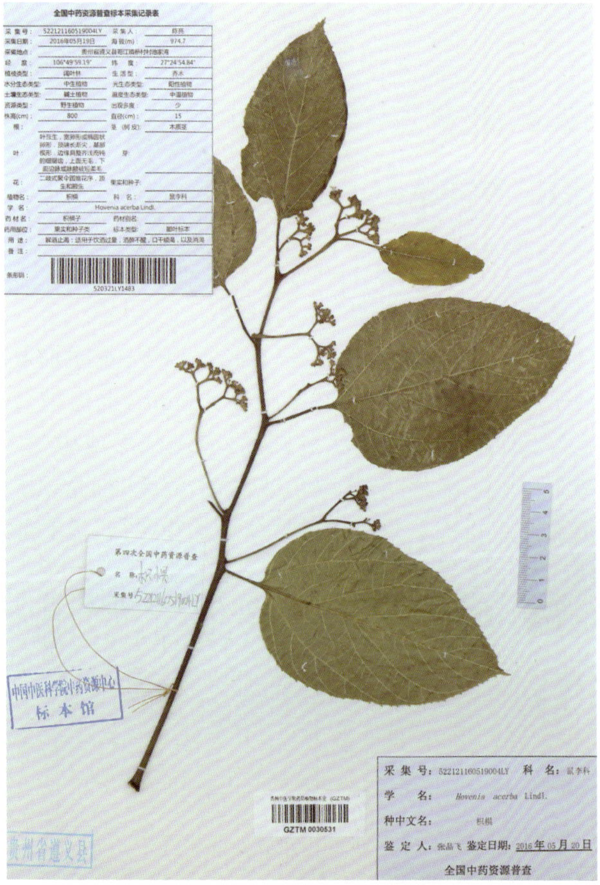

▲ 枳椇腊叶标本

生境及分布 生于海拔 2 100 m 以下阳光充足的山坡林缘、沟谷、路边及疏林中，也常栽培于庭园内。主要分布于播州、汇川、习水、正安等地。

药材名 枳椇子（成熟种子，亦有用带花序轴的果实），枳椇根（根），枳椇叶（叶），枳椇木皮（树皮），枳椇木汁（树干中流出的液汁）。

采收加工 1. 枳椇子。10～11 月果实成熟时连肉质花序轴一并摘下，晒干，取出种子；或果实成熟时采收，将果实连果柄一并摘下，晒干。

2. 枳椇根。秋后采收，洗净，切片晒干。

3. 枳椇叶。夏末采收，晒干。

4. 枳椇木皮。春季剥取树皮，晒干。

性味归经 1. 枳椇子。甘、酸，平。归心、脾、肺经。

2. 枳椇根。甘、涩，温。归肝、肾经。

3. 枳椇叶。苦，凉。归胃、肝经。

4. 枳椇木皮。苦，温。归肝、脾、肾经。

5. 枳椇木汁。甘，平。归肺经。

功能主治 1. 枳椇子。解酒毒，止渴除烦，止呕，利大小便。主治醉酒，烦渴，呕吐，二便不利。

2. 枳椇根。祛风活络，止血，解酒。主治风湿筋骨痛，劳伤咳嗽，咯血，小儿惊风，醉酒。

3. 枳椇叶。清热解毒，除烦止渴。主治风热感冒，醉酒烦渴，呕吐，大便秘结。

4. 枳椇木皮。活血，舒筋，消食，疗痔。主治筋脉拘挛，食积，痔疮。

5. 枳椇木汁。辟秽除臭。主治狐臭。

用法用量 1. 枳椇子。内服：煎汤，6～15 g；或泡酒服。

2. 枳椇根。内服：煎汤，9～15 g，鲜品 120～240 g；或炖肉服。

3. 枳椇叶。内服：煎汤，9～15 g；或浸酒。

4. 枳椇木皮。内服：煎汤，9～15 g。外用：适量，水煎洗。

5. 枳椇木汁。外用：适量，煎水洗。

使用注意　枳椇子脾胃虚寒者禁用。

用药经验　①小儿黄瘦：枳椇果实 30 g，煎水服。②痨伤吐血：枳椇根 240 g，炖五花内服。③贫血：鲜枳椇果 30 g 或干枳椇果 20 g，煎水服，每日 2 次，15 日为一个疗程。④解酒：鲜枳椇果（拐枣）30 g，煎水冷服；或枳椇子（碾碎）20 g，葛花 10 g，煎水冷服。⑤腋下狐臭：枳椇木汁一碗，用青木香、桃、柳、妇人乳，共煎，趁热洗。

枣 *Ziziphus jujuba* Mill.

别名　红枣、干赤枣、胶枣。

形态特征　灌木或小乔木，高超 10 m；小枝有两种刺：一为针状直形的，另一为向下反曲。叶椭圆形至卵状披针形，长 2～3.5 cm，有细锯齿，基生三出脉。花黄绿色，2～3 朵簇生叶腋。核果小，近球形，红褐色，味酸，核两端常钝头。花期 5～7 月，果期 8～9 月。

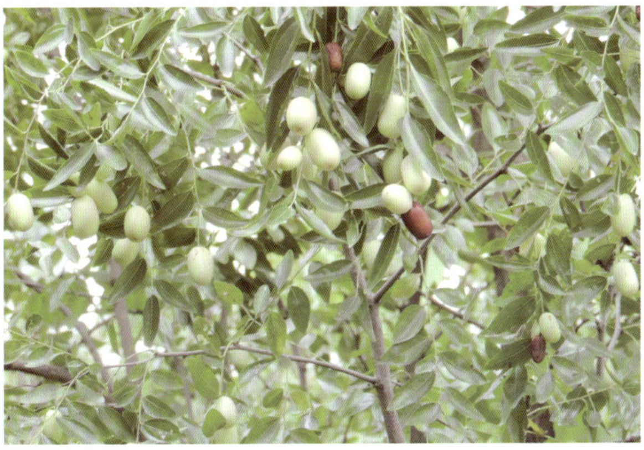

▲ 枣植物

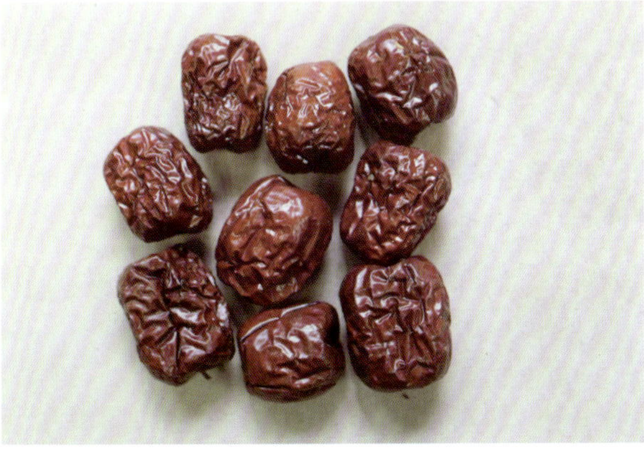

▲ 大枣药材

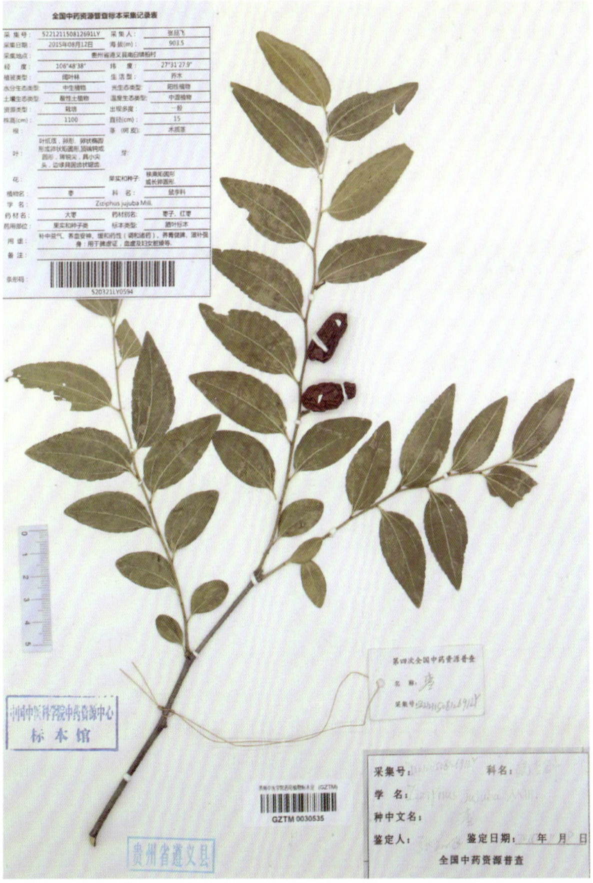

▲ 枣腊叶标本

生境及分布　生于海拔 1 700 m 以下的山区、丘陵或平原。广为栽培在房前屋后。主要分布于播州、汇川、绥阳等地。

药材名　大枣（成熟果实），枣树根（根），枣树皮（树皮），枣叶（叶）。

采收加工　1. 大枣。秋季果实成熟时采收，晒干。

生用。

2. 枣树根。秋后采挖，鲜用或切片晒干。

3. 枣树皮。全年均可采收，以春季最佳，用月牙形镰刀，从枣树主干上将老皮刮下，晒干。

4. 枣叶。春、夏采收，鲜用或晒干。

性味归经 1. 大枣。甘，温。归脾、胃、心经。

2. 枣树根。甘，温。归肝、脾、肾经。

3. 枣树皮。苦，涩，温。归肺、大肠经。

4. 枣叶。甘，温。

功能主治 1. 大枣。补中益气，养血安神，缓和药性，调和诸药。主治脾虚食少，乏力便溏，血虚，妇女脏燥。药性峻烈的方剂中，配伍用以减轻毒副作用，兼顾护正气。配生姜同用，治疗外感表证，以调和营卫；治疗虚证，以调和脾胃，使原有药物的疗效提高。

2. 枣树根。调经止血，祛风止痛，补脾止泻。主治月经不调，不孕，崩漏，吐血，胃痛，痹痛，脾虚泄泻，风疹，丹毒。

3. 枣树皮。涩肠止泻，镇咳止血。主治泄泻，痢疾，咳嗽，崩漏，外伤出血，烧烫伤。

4. 枣叶。清热解毒。主治小儿发热，疮疖，热痱，烂脚，烫火伤。

用法用量 1. 大枣。内服：劈破，煎汤，6～15 g。

2. 枣树根。内服：煎汤，10～30 g。外用：适量，煎水洗。

3. 枣树皮。内服：煎汤，6～9 g；或研末，1.5～3 g。外用：适量，煎水洗；或研末撒。

4. 枣叶。内服：煎汤，3～10 g。外用：适量，煎水洗。

使用注意 大枣湿盛、痰凝、食滞、虫积者不宜单用。

用药经验 ①小儿赤丹从脚背发起：枣树根适量，煎水洗浴。②荨麻疹（风丹）：枣树根、樟树皮各适量，煎水洗浴。③关节酸痛：枣树根 30 g，五加皮 15 g，水煎服。④胃痛：鲜枣树根 60 g，猪舌头一个，炖熟吃。⑤痱子疮：枣叶和粉葛各适量，研末细粉擦，效果好。

葡萄科

三裂蛇葡萄 *Ampelopsis delavayana* Planch.

别名 三裂叶蛇葡萄、赤木通、山葡萄。

形态特征 木质藤本，攀援；小枝无毛或有微柔毛，常带红色。叶多数，3 全裂，中间小叶长椭圆形至宽卵形，基部楔形或圆形，顶端渐尖，有短柄或无柄，侧生小叶极偏斜，斜卵形，少数成单叶三裂，宽卵形，长宽 5～12 cm，顶端渐尖，基部心形，边缘有带凸尖的圆齿，上面无毛；或在主脉、侧脉上有毛，下面有微毛；叶柄与叶片等长，有时有毛。聚伞花序与叶对生；花淡绿色；花萼边缘稍分裂；花瓣 5，镊合状排列；雄蕊 5。果球形或扁球形，蓝紫色。花期 6～7 月，果期 7～9 月。

生境及分布 生于海拔 100～1 300 m 的山谷林中或山坡灌丛或林缘。主要分布于播州、桐梓、绥阳等地。

药材名 金刚散（根或茎藤）。

采收加工 夏、秋季采收茎藤，秋季采挖根部，洗净，分别切片，晒干或烘干。

性味归经 辛、淡、涩，平。归心、肝经。

功能主治 清热利湿，活血通络，止血生肌，解毒消肿。主治淋证，白浊，疝气，偏坠，风湿痹痛，跌打瘀肿，创伤出血，烫伤，疮痈。

用法用量 内服：煎汤，10～15 g；或浸酒。外用：鲜品适量，捣敷或干粉调敷。

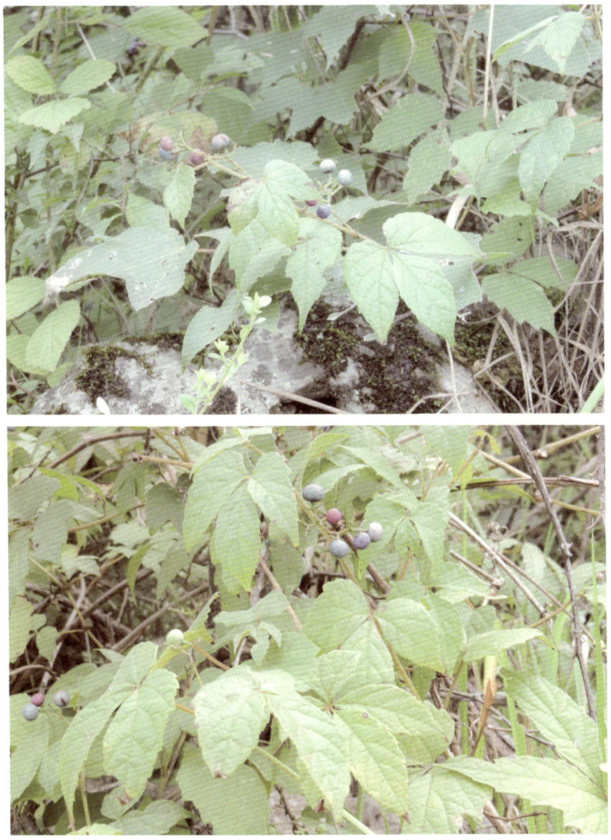

▲ 三裂蛇葡萄植物

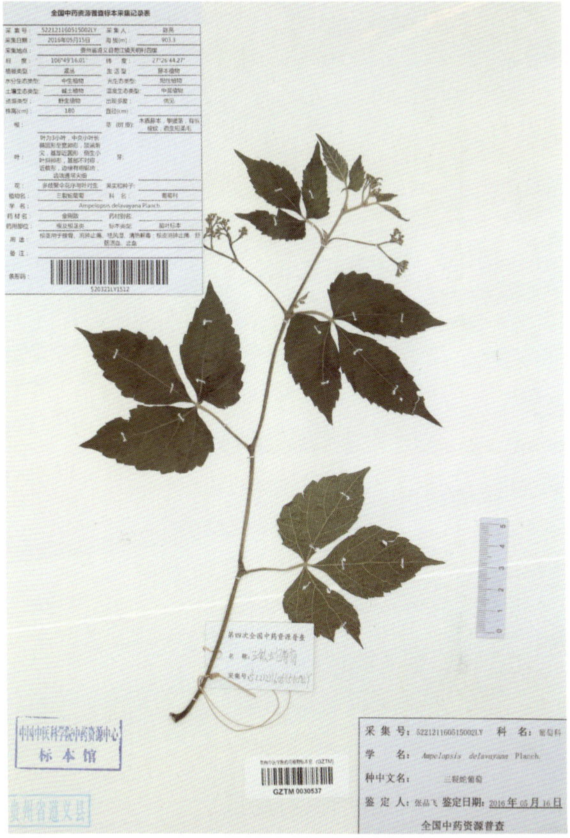

▲ 三裂蛇葡萄腊叶标本

用药经验 ①枪伤，水火烫伤：金刚散适量，研末加入鸡蛋清调匀外敷。②外伤出血：金刚散研末，撒敷伤口。③痈肿：金刚散研末，调敷患处；或用鲜品捣烂外敷。

乌蔹莓 *Cayratia japonica*（Thunb.）Gagnep.

别名 虎葛、五叶莓、母猪藤。

形态特征 草质藤本。小枝圆柱形，有纵棱纹，无毛或微被疏柔毛。卷须2～3叉分枝，相隔2节，间断与叶对生。叶为鸟足状5小叶，中央小叶长椭圆形或椭圆披针形，长2.5～4.5 cm，宽1.5～4.5 cm，顶端急尖或渐尖，基部楔形，侧生小叶椭圆形或长椭圆形，长1～7 cm，宽0.5～3.5 cm，顶端急尖或圆形，基部楔形或近圆形，边缘每侧有6～15个锯齿，上面绿色，下面浅绿色，无毛或微被毛；侧脉5～9对，网脉不明显；叶柄长1.5～10 cm，中央小叶柄长0.5～2.5 cm，侧生小叶无柄或有短柄，侧生小叶总柄长0.5～1.5 cm，无毛或微被毛；托叶早落。花序腋生，复二歧聚伞花序；花序梗长1～13 cm，无毛或微被毛；花梗几无毛；花蕾卵圆形，顶端圆形；萼碟形，边缘全缘或波状浅裂，外面被乳突状毛或几无毛；花瓣4，三角状卵圆形，外面被乳突状毛；雄蕊4，花药卵圆形，长宽近相等；花盘发达，4浅裂；子房下部与花盘合生，花柱短，柱头微扩大。果实近球形，有种子2～4颗；种子三角状倒卵形。花期3～8月，果期8～11月。

生境及分布 生于海拔300～2 500 m的山坡、山坡灌丛或路旁灌木林中及山谷林中，常攀援于他物上。主要分布于播州、汇川、绥阳等地。

药材名 乌蔹莓（全草或根）。

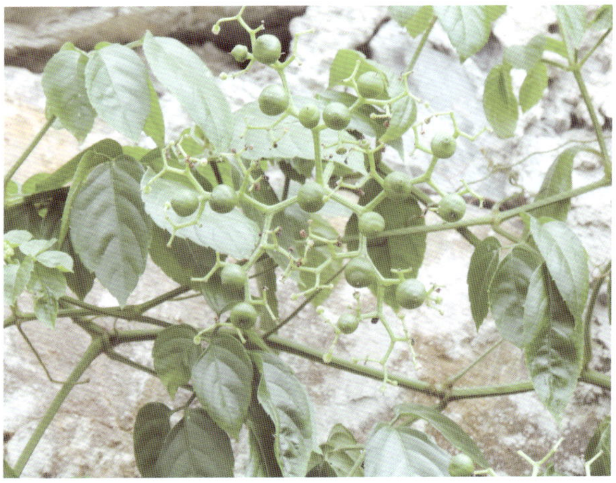

▲ 乌蔹莓植物

采收加工 夏、秋季割取藤茎或挖出根部，除去杂质，洗净，切段，晒干或鲜用。

性味归经 苦、酸，寒。归心、肝、胃经。

功能主治 清热利湿，解毒消肿。主治热毒痈肿，疔疮，丹毒，咽喉肿痛，蛇虫咬伤，水火烫伤，风湿痹痛，黄疸，泻痢，白浊，尿血。

用法用量 内服：煎汤，15～30 g；或浸酒；或捣汁饮。外用：适量，捣敷。

用药经验 ①风湿关节疼痛：乌蔹莓根 30 g，泡酒服。②跌打损伤：乌蔹莓根晒干，研细末，用开水调红糖包患处。③尿血：乌蔹莓阴干，研末，每服 6 g，开水送下。

三叶崖爬藤 *Tetrastigma hemsleyanum* Diels et Gilg

别名 蛇附子、三叶青、石老鼠。

形态特征 攀援藤本；枝细弱，无毛；卷须不分枝。掌状复叶；小叶 3 个，草质，侧生小叶基部偏斜，中间小叶稍大，卵状披针形，长 3～7 cm，顶端短渐尖或

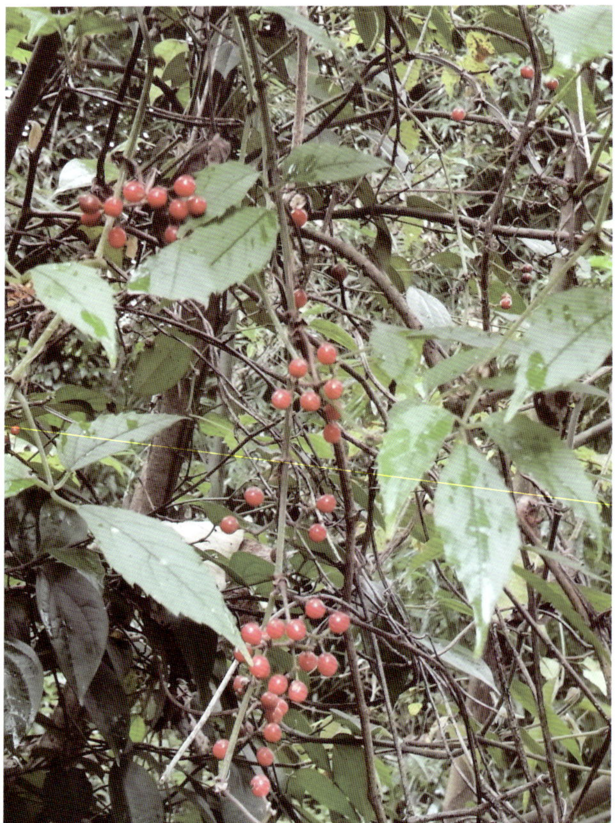

▲ 三叶崖爬藤植物

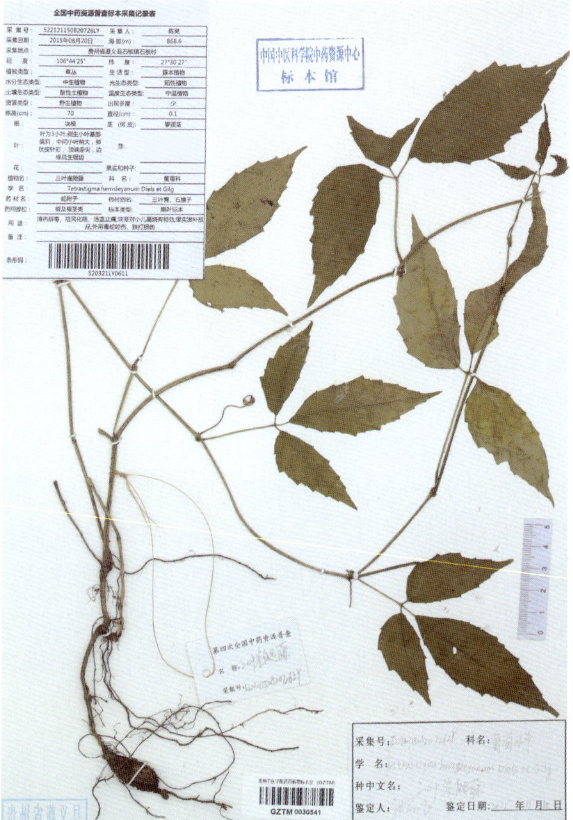

▲ 三叶崖爬藤腊叶标本

渐尖，边缘疏生小锯齿，无毛或变无毛；叶柄长 2～3 cm。聚伞花序腋生，花序梗比叶柄短；花小，黄绿色；花梗有短硬毛；花萼小；花盘明显，有齿；花瓣 4，近卵形，顶端有极不明显的小角；柱头无柄，裂片 4，星状开展。浆果球形，红褐色，成熟时黑色。花期 4～5 月，果期 7～9 月。

生境及分布　生于海拔 600～1 000 m 的阴湿山坡、山坡灌丛、山谷、溪边林下岩石缝中。主要分布于播州、红花岗、汇川等地。

药材名　蛇附子（块根）。

采收加工　冬季挖根部，除去泥土，洗净，切片，鲜用或晒干。

性味归经　苦、辛，凉。归肺、心、肝、肾经。

功能主治　清热解毒，祛风活血。主治高热惊厥，肺炎，哮喘，肝炎，肾炎，风湿痹痛，跌打损伤，痈疔疮疖，湿疹，蛇伤。

用法用量　内服：煎汤，5～12 g；或捣汁。外用：适量，磨汁涂；或捣烂敷；或研末撒。

使用注意　孕妇禁用。

用药经验　①小儿高热惊厥：蛇附子 3 g，钩藤 6 g，七叶一枝花根 6 g，水煎服。②小儿风热，惊风，疝气痛：蛇附子 9～15 g，水煎服。③跌打损伤：蛇附子 30 g，研末，黄酒送服。④外伤出血：蛇附子适量，研末，撒敷纱布包扎。⑤肝炎：蛇附子 3 g，虎杖、田基黄各 10 g，水煎服。

崖爬藤 *Tetrastigma obtectum* (Wall.) Planch.

别名　走游草、藤五甲、岩五加。

形态特征　常绿或半常绿木质藤本；小枝和叶柄有短刚毛；卷须有数个分枝，顶端有吸盘。掌状复叶有长柄；小叶通常 5，有时 3，有极短的柄或近无柄，菱状倒卵形，长 1.5～4.5 cm，顶端急尖，边缘有稀疏的小锐锯齿，无毛。伞形花序长约 2 cm；花小，绿色；花瓣 4，平展，顶端有极短的角；柱头四裂。果球形或倒卵形，熟时黑紫色。花期 5～6 月，果期 8～9 月。

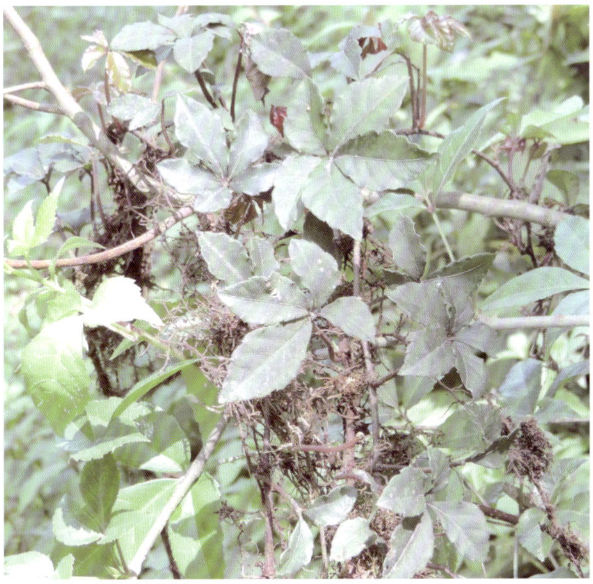

▲ 崖爬藤植物

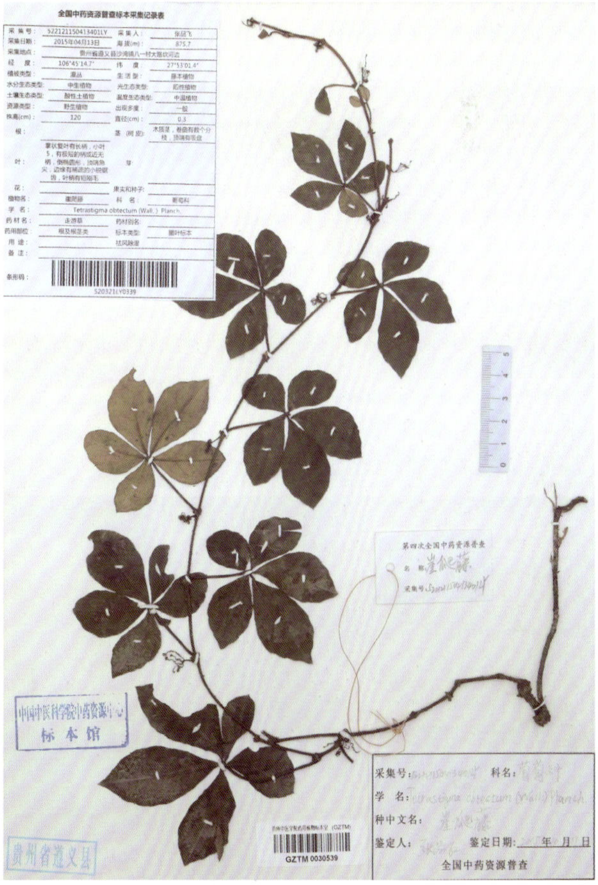

▲ 崖爬藤腊叶标本

生境及分布　生于海拔 800～1 400 m 的山坡岩石、林下石壁及树干上。主要分布于播州、正安、务川等地。

药材名　走游草(根或全株)。

采收加工　秋季挖取全株,去净泥沙及杂质,切碎,晒干;冬季挖取根部,洗净,切片,晒干。

性味归经　辛,温。归肝、脾、肾经。

功能主治　祛风除湿,活血通络,解毒消肿。主治风湿痹痛,风湿麻木,关节筋骨疼痛,跌打损伤,流注痰核,痈疮肿毒,毒蛇咬伤。

用法用量　内服:煎汤,9～15 g。外用:适量,捣敷;或煎水洗;或研末撒、麻油调涂。

使用注意　本品有小毒。孕妇忌服。

用药经验　①风湿关节炎,风湿筋骨痛:走游草、筋骨草、络石藤、威灵仙各 9 g,水煎服。②跌打损伤:走游草 60 g,泡酒服。③黄水疮:走游草叶适量,研末撒于患处,如无黄水,可用麻油调搽。④风湿关节骨痛:走游草煨酒服,并用走游草捣绒,或用服后的药渣外包患处。

刺葡萄 *Vitis davidii*(Roman. du Caill.)Foex

别名　野葡萄、山葡萄、千斤藤。

形态特征　木质藤本;幼枝生皮刺,刺直立或先端稍弯曲;卷须分枝。叶宽卵形至卵圆形,长 5～15 cm,宽 6.5～14 cm,顶端短渐尖,有时有不明显的三浅裂,基部心形,边缘有具深波状的牙齿,除下面叶脉和脉腋有短柔毛外,无毛;叶柄长 6～13 cm,通常疏生小皮刺。圆锥花序与叶对生,长 5～15 cm;花小;花萼不明显的,浅裂,无毛;花瓣 5,上部互相合生,早落;雄蕊 5。浆果球形,蓝紫色,直径 1～1.5 cm。花期 5～7 月,果期 8～10 月。

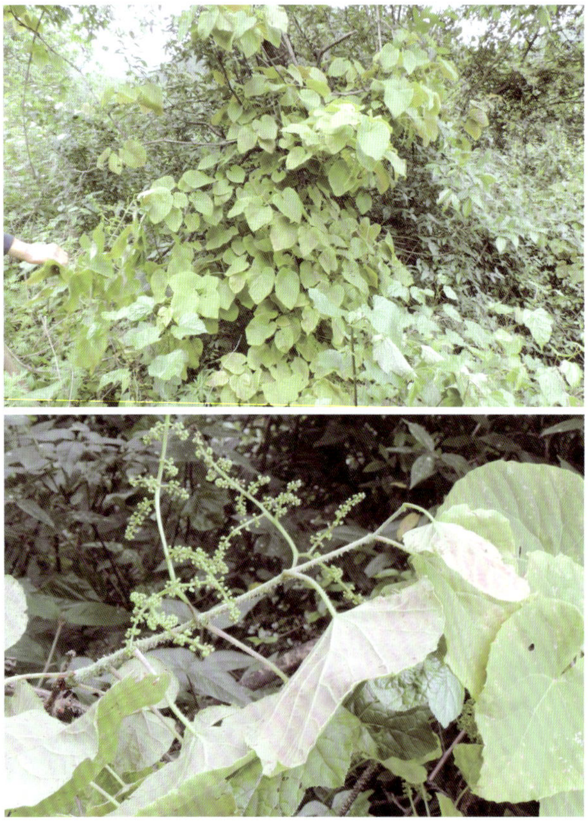

▲ 刺葡萄植物

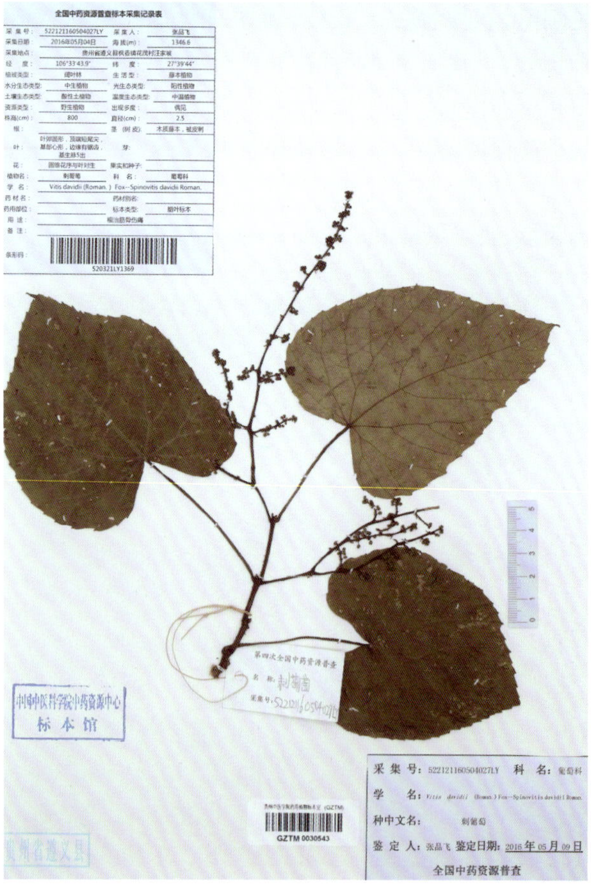

▲ 刺葡萄腊叶标本

生境及分布 生于海拔600～1 800 m的林缘、沟谷林中或山坡灌丛中。主要分布于播州、仁怀、习水、正安等地。

药材名 刺葡萄根(根)。

采收加工 秋、冬季采挖,洗净,切片,鲜用或晒干。

性味 甘、微苦,平。

功能主治 散瘀消积,舒筋止痛。主治吐血,腹胀癥积,关节肿痛,筋骨伤痛。果实可食用。

用法用量 内服:煎汤,30～60 g,鲜品倍量;或浸酒。

用药经验 ①用脑过度,吐血:刺葡萄根120 g,熬水兑白糖服。②胸腹胀满、硬块:刺葡萄根250 g,炖肉吃。

葡萄 *Vitis vinifera* L.

别名 葡萄、草龙珠、菩提子。

形态特征 木质藤本;树皮成片状剥落;幼枝有毛或无毛;卷须分枝。叶圆卵形,宽7～15 cm,三裂至中部附近,基部心形,边缘有粗齿,两面无毛或下面有短柔毛;叶柄长4～8 cm。圆锥花序与叶对生;花杂性异株,小,淡黄绿色;花萼盘形;花瓣5,上部合生呈帽状,早落;雄蕊5;花盘由5腺体所成;子房2室,每室有2胚珠。浆果椭圆状球形或球形,有白粉。花期5～6月,果期7～9月。

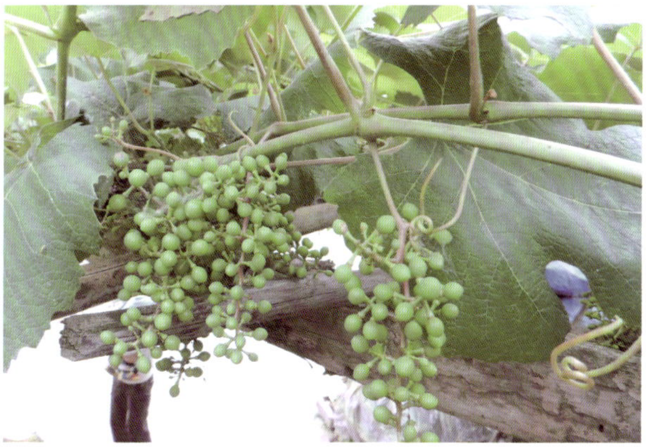

▲ 葡萄植物

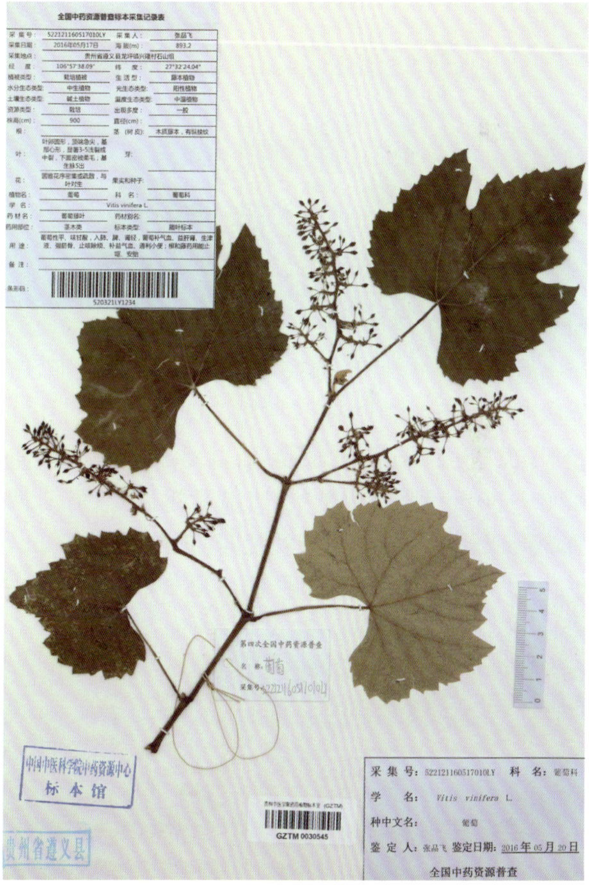

▲ 葡萄腊叶标本

生境及分布 全国各地均有栽培。主要分布于播州、红花岗、汇川等地。

药材名 葡萄根(根),葡萄藤叶(藤叶),葡萄(成熟果实)。

采收加工 1. 葡萄根。秋、冬季采挖取根部,洗净,切片,晒干或鲜用。

2. 葡萄藤叶。夏、秋季采收,洗净,茎切片,叶切丝,晒干;或春、夏季采收嫩茎叶,鲜用。

3. 葡萄。夏、秋果实成熟时采收,鲜用或风干。

性味归经 1. 葡萄根。甘,平。归肺、肾、膀胱经。

2. 葡萄藤叶。甘,平。归肾、肝、膀胱经。

3. 葡萄。甘、酸,平。归肺、脾、肾经。

功能主治 1. 葡萄根。祛风通络,利湿消肿,解毒。主治风湿痹痛,肢体麻木,跌打损伤,水肿,小便不利,痈肿疔疮。

2. 葡萄藤叶。祛风除湿，利水消肿，解毒。主治风湿痹痛，水肿，腹泻，风热目赤，痈肿疔疮。
3. 葡萄。补气血，强筋骨，利小便。主治气血虚弱，肺虚咳嗽，心悸盗汗，烦渴，风湿痹痛，淋病，浮肿，痘疹不透。
用法用量　1. 葡萄根。内服：煎汤，15～30 g；或炖肉。外用：适量，捣敷；或煎水汤洗。
2. 葡萄藤叶。内服：煎汤，10～15 g；或捣汁。外用：适量，捣敷。
3. 葡萄。内服：煎汤，15～30 g；或捣汁；或熬膏；或浸酒。外用：适量，浸酒涂擦；或捣汁含咽；或研末撒。
用药经验　①疔肿：葡萄藤叶，研之，以无灰酒调，去滓，随量而饮，仍以滓贴患处，软帛系之。②腰脚肢腿痛：葡萄根煎汤洗患处。③妊娠恶阻，胎气不安：葡萄根 25 g，紫苏梗 12 g，水煎服。④筋伤骨折：鲜葡萄根捣烂敷伤处。

锦葵科

咖啡黄葵 *Abelmoschus esculentus* (Linn.) Moench

别名　糊麻、羊角豆、黄秋葵。
形态特征　一年生草本，高 1～2 m。茎圆柱形，疏生散刺。叶互生；叶柄长 7～15 cm，被长硬毛；托叶线形，长 7～10 mm，被疏硬毛；叶掌状 3～7 裂，直径 10～30 cm，裂片阔至狭，边缘具粗齿及凹陷，两面均被疏硬毛。花单生于叶腋间，花梗长 1～2 cm，小苞片 8～10，线形，疏被硬毛；花萼钟状，较长于小苞片，密被星状短绒毛；花黄色，内面基部紫色，直径 5～7 cm，花瓣倒卵形，长 4～5 cm。蒴果筒状尖塔形，顶端具长喙，疏被糙硬毛；种子球形，多数，具毛脉纹。花期 5～9 月。

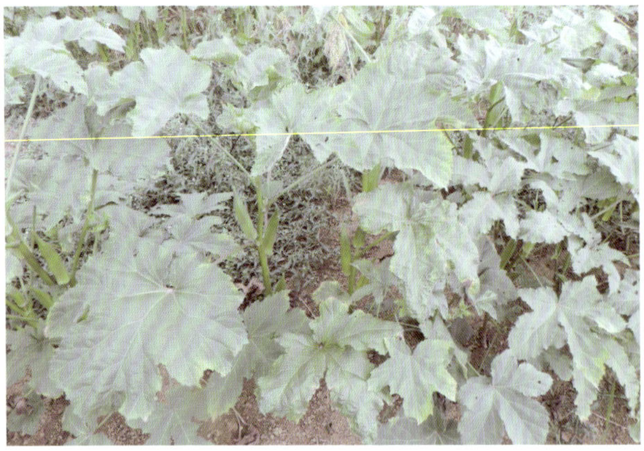
▲ 咖啡黄葵植物

生境及分布　生于海拔 780～1 500 m 的山坡林下阴湿处、溪沟边湿地、常绿阔叶林下。主要分布于播州、仁怀、桐梓等地。
药材名　秋葵（根），秋葵（叶），秋葵（花），秋葵（种子）。
采收加工　1. 秋葵根。11 月到翌年 2 月前采挖，抖去泥土，晒干或炕干。
2. 秋葵叶。9～10 月采收，晒干。
3. 秋葵花。6～8 月采摘，晒干。
4. 秋葵种子。9～10 月果实成熟时采摘，脱粒，晒干。
性味归经　淡，寒。
功能主治　利咽，通淋，下乳，调经。主治咽喉肿痛，小便淋涩，产后乳汁稀少，月经不调。
用法用量　内服：煎汤，9～15 g。
用药经验　①咽喉热痛：秋葵花、辛夷花各 6～9 g，薄荷 3 g，水煎服。②热淋涩痛：秋葵根、白茅根、车前草各 10～15 g，水煎服。

黄蜀葵 *Abelmoschus manihot*（Linn.）Medicus

别名　秋葵、棉花葵、黄葵。

形态特征　多年生草本，高 1～2 m，疏生长硬毛。叶互生，掌状 5～9 深裂；裂片矩圆状披针形，长 8～18 cm，宽 1～6 cm，两面有长硬毛；叶柄长 6～18 cm。花大，单生叶腋和枝端；小苞片 4～5，卵状披针形，宿存，有长硬毛；花萼佛焰苞状，5 裂，果时脱落；花淡黄色，具紫心，直径 12 cm；雄蕊柱长 1.5 cm；子房 5 室，每室具多数胚珠。蒴果卵状椭圆形，长 4～5 cm。花、果期 8～10 月。

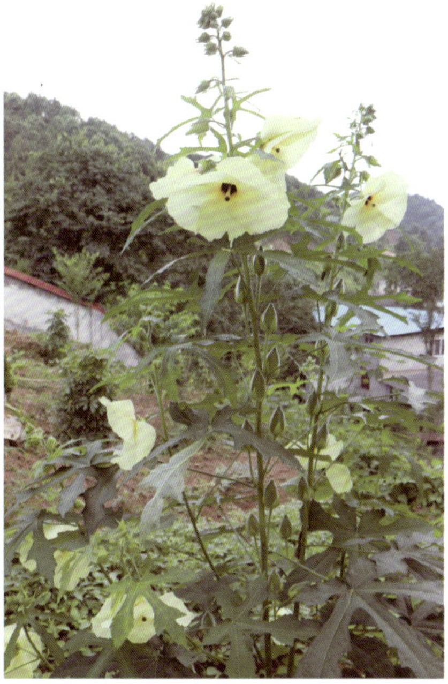

▲ 黄蜀葵植物

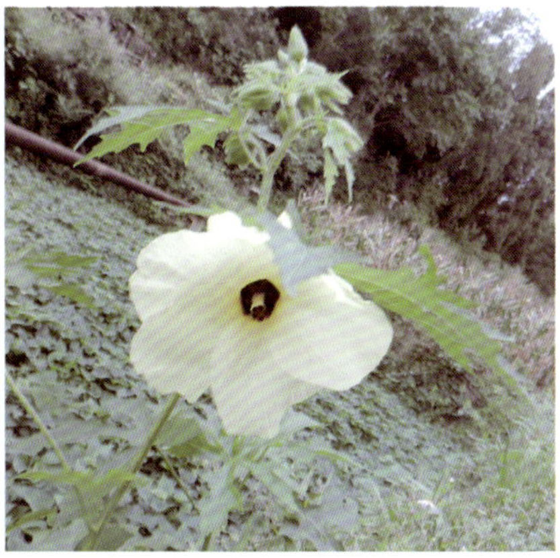

▲ 黄蜀葵花

生境及分布　生于海拔 1 500 m 以下的山谷草丛、田边或沟旁灌丛间。主要分布于播州、汇川、正安等地。

药材名　黄蜀葵花（花），黄蜀葵根（根），黄蜀葵茎（茎或茎皮），黄蜀葵叶（叶），黄蜀葵子（成熟种子）。

采收加工　1. 黄蜀葵花。7～10 月，除留种外，分批采摘花蕾，晒干。

2. 黄蜀葵根。秋季采挖根部，洗净，晒干。

3. 黄蜀葵茎。夏、秋季采集，晒干或炕干。

4. 黄蜀葵叶。春、夏季采收，鲜用或晒干。

5. 黄蜀葵子。9～11 月果实成熟时采收，晒干脱粒，除去杂质，再晒干。

性味归经　1. 黄蜀葵花。甘、辛，凉。归心、肾、膀胱经。

2. 黄蜀葵根。甘、苦，寒。归肺、肾、膀胱经。

3. 黄蜀葵茎。甘，寒。归肝经。

4. 黄蜀葵叶。甘，寒。归心、肾经。

5. 黄蜀葵子。甘，寒。归肾、膀胱、胃经。

功能主治　1. 黄蜀葵花。利尿通淋，活血，止血，消肿解毒。主治淋证，吐血，衄血，崩漏，胎衣不下；外用治痈疽肿毒，水火烫伤。

2. 黄蜀葵根。利水，通经，解毒。主治淋证，水肿，便秘，跌打损伤，乳汁不通，痈肿，聤耳，腮腺炎。

3. 黄蜀葵茎。清热解毒，通便利尿。主治高热不退，大便秘结，小便不利，疔疮肿毒，烫伤，产褥热。

4. 黄蜀葵叶。清热解毒，接骨生肌。主治热毒疮痈，尿路感染，骨折，烫火伤，外伤出血。

5. 黄蜀葵子。利水，通经，消肿解毒。主治淋证，水肿便秘，乳汁不通，痈肿，跌打损伤。

用法用量　1. 黄蜀葵花。内服：煎汤，5～15 g；或研末，3～6 g。外用：适量，研末调敷；或油浸涂。

2. 黄蜀葵根。内服：煎汤，9～15 g；或研末，每次 1.5～3 g。外用：适量，捣敷；或研末调敷；或煎水外洗。

3. 黄蜀葵茎。内服：煎汤，5～10 g。外用：适量，油浸搽。

4. 黄蜀葵叶。内服：煎汤，10～15 g，鲜品可用至

30～60 g。外用：鲜品适量，捣敷。

5. 黄蜀葵子。内服：煎汤，10～15 g；或研末，2～5 g。外用：适量，研末调敷。

使用注意 黄蜀葵花、黄蜀葵根、黄蜀葵子孕妇忌服。

用药经验 ①痈疽肿毒：黄蜀葵花浸菜油涂。②水火烫伤，小儿秃疮：黄蜀葵花，烧存性研末，香油调搽。③痔疮：黄蜀葵根适量，煎水洗。④消疮排脓：鲜黄蜀葵根捣烂外敷。⑤通乳：黄蜀葵根 30 g，煮黄豆或炖猪腿服。⑥烧烫伤：鲜黄蜀葵叶，捣敷。⑦催生：黄蜀葵子（炒）70 粒，研烂，酒服。

箭叶秋葵 *Abelmoschus sagittifolius* (Kurz) Merr.

别名 铜皮、五指山参、小红芙蓉。

形态特征 多年生草本，高 40～100 cm，具萝卜状肉质根，全株有刺毛或糙硬长毛。叶互生，叶形多样，下部的叶卵形，中部以上的叶卵状戟形、箭形至掌状 3～5 浅裂或深裂，裂片阔卵形至阔披针形，长 3～10 cm，先端钝，基部心形或戟形，边缘具锯齿或缺刻，上面疏被刺毛，下面被长硬毛。托叶线形，疏被长硬毛。叶柄长 4～8 cm，疏被长硬毛。花单生于叶腋，花梗纤细，长 4～7 cm，密被糙硬毛。小苞片 6～12，线形，长约 1.5 cm，疏被长硬毛。花萼佛焰苞状，先端具 5 齿，密被细绒毛。花红色或黄色，直径 4～5 cm，花瓣倒卵状长圆形，长 3～4 cm。雄蕊柱长约 2 cm，平滑无毛。花柱枝 5，柱头扁平。蒴果椭圆形，长约 3 cm，直径约 2 cm，被刺毛，具短喙。种子肾形，具腺状条纹。花期 5～9 月，果期 9～12 月。

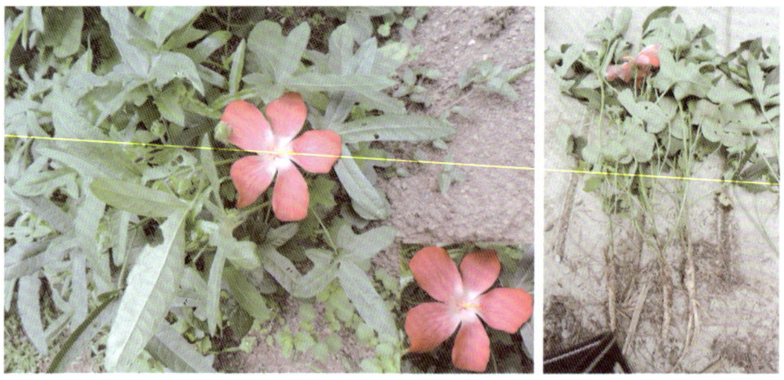

▲ 箭叶秋葵植物

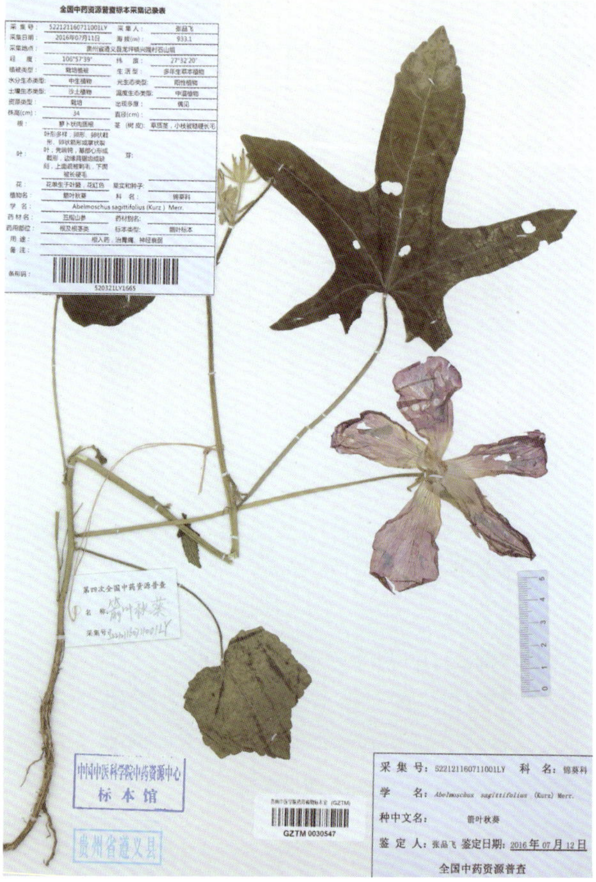

▲ 箭叶秋葵腊叶标本

生境及分布 生于海拔 900～1 600 m 坡地灌木丛、草丛中、稀疏松林下或干燥的瘠地。主要分布于播州、汇川、仁怀等地。

药材名 五指山参（根），五指山参叶（叶），火炮草果（果实）。

采收加工 1. 五指山参。秋、冬季采挖，洗净，切片，晒干。

2. 五指山参叶。春、秋季采集，洗净，鲜用或晒干。

3. 火炮草果。秋、冬季采摘，鲜用或晒干。

性味归经 1. 五指山参。甘、淡，平。归肾、胃经。

2. 五指山参叶。微甘，平。

3. 火炮草果。甘、淡，平。

功能主治 1. 五指山参。滋阴润肺，和胃。主治肺燥咳嗽，肺痨，胃痛，疳积，神经衰弱。

2. 五指山参叶。解毒排脓。主治疮痈肿毒。

3. 火炮草果。柔肝补肾，和胃止痛。主治肾虚耳聋，胃痛，疳积，少年白发。

用法用量 1. 五指山参。内服：煎汤，10～15 g。

2. 五指山参叶。外用：适量，鲜品捣敷；或干品研末调红糖外敷。

3. 火炮草果。内服：煎汤，9～15 g。

用药经验 ①疮痈肿毒：鲜五指山参叶捣烂外敷；或干五指山参叶研粉，调红糖外敷。②产后便秘，神经衰弱：五指山参 12～15 g，水煎服。

蜀葵 *Althaea rosea* (linn.) Cavan.

别名 棋盘花、栽秧花、一丈红。

形态特征 二年生直立草本，高达 2 m。茎枝密被刺毛。叶互生；叶柄长 5～15 cm，被星状长硬毛；托叶卵形，长约 8 mm，先端具 3 尖；叶近圆心形，直径 6～16 cm，掌状 5～7 浅裂或波状棱角，裂片三角形或圆形，中裂片长约 3 cm，宽 4～6 cm，上面疏被星状柔毛，粗糙，下面被星状长硬毛或绒毛。花腋生，单生或近簇生，排列成总状花序式，具叶状苞片。花梗长约 5 mm，果时延长至 1～2.5 cm，被星状长硬毛；小苞片杯状，常 6～7 裂，裂片卵状披针形，长 8～10 mm，密被星状粗硬毛，基部合生；萼钟状，直径 2～3 cm，5 齿裂，裂片卵状三角形，长 1.2～1.5 cm，密被星状粗硬毛；花大，直径 6～10 cm，有红、紫、白、粉红、黄和黑紫等色；单瓣或重瓣，花瓣倒卵状三角形，长约 4 cm，先端凹缺，基部狭，爪被长髯毛；雄蕊柱无毛，长约 2 cm，花丝纤细，长约 2 mm，花柱分枝多数，微被细毛。果盘状，直径约 2 cm，被短柔毛，分果爿近圆形，多数，背部厚达 1 mm，具纵槽。花期 2～8 月。

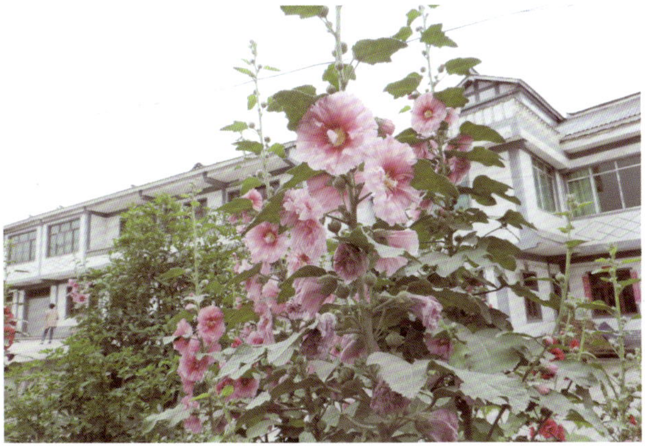

▲ 蜀葵植物

生境及分布 多栽培在村旁、路边及公路边。主要分布于播州、桐梓、正安等地。

药材名 蜀葵花(花朵)，蜀葵根(根)，蜀葵苗(茎叶)，蜀葵子(成熟种子)。

采收加工 1. 蜀葵花。夏、秋季采收，鲜用或晒干。

2. 蜀葵根。冬季挖取，刮去栓皮，洗净，切片，晒干。

3. 蜀葵苗。夏、秋季采收，鲜用或晒干。

4. 蜀葵子。秋季果实成熟后摘取果实，晒干，打下种子，筛去杂质，再晒干。

性味归经 1. 蜀葵花。甘、咸，凉。归肺、大肠、膀胱经。

2. 蜀葵根。甘、咸，微寒。归心、肺、大肠、膀胱经。

3. 蜀葵苗。甘，凉。归肺、大肠、膀胱经。

4. 蜀葵子。甘，寒。归肾、大肠、膀胱经。

功能主治 1. 蜀葵花。和血止血，解毒散结。主治吐血，衄血，月经过多，赤白带下，二便不通，小儿风疹，疟疾，痈疽疖肿，蜂蝎螫伤，烫伤烧伤。

2. 蜀葵根。清热利湿，凉血止血，解毒排脓。主治淋证，带下，痢疾，吐血，崩漏，外伤出血，疮疡肿毒，烫伤烧伤。

3. 蜀葵苗。清热利湿，解毒。主治热毒下痢，淋证，无名肿毒，水火烫伤，金疮。

4. 蜀葵子。利尿通淋，解毒排脓，润肠。主治水肿，淋证，带下，乳汁不通，疮疥，无名肿毒。

用法用量 1. 蜀葵花。内服：煎汤，3～9 g；或研末，1～3 g。外用：适量，研末调敷；或鲜品捣敷。

2. 蜀葵根。内服：煎汤，9～15 g。外用：适量，捣敷。

3. 蜀葵苗。内服：煎汤，6～18 g；或煮食；或捣汁。外用：适量，捣敷；或烧存性研末调敷。

4. 蜀葵子。内服：煎汤，3～9 g；或研末。外用：适量，研末调敷。

使用注意 1. 蜀葵花。孕妇忌用。

2. 蜀葵苗。天行病后忌食。

用药经验 ①月经不调：蜀葵花 3～9 g，水煎服。②崩漏，吐血：蜀葵根 100 g，煨甜酒吃。③烫伤：蜀葵花 3 朵，泡麻油 60 g，搽患处。④肠痈：蜀葵根、大黄各 3 g，水煎服。⑤金疮：干蜀葵叶适量，烧存性，研末调敷。

木芙蓉 *Hibiscus mutabilis* L.

别名 重瓣木芙蓉、拒霜花、铁箍散。

形态特征 落叶灌木或小乔木，高 2～5 m。小枝、叶柄、花梗和花萼均密被星状毛与直毛相混的细绵毛。叶宽卵形至圆卵形或心形，直径 10～15 cm，常 5～7 裂，裂片三角形，先端渐尖，具钝圆锯齿，上面疏被星状细毛和点，下面密被星状细绒毛；主脉 7～11 条；叶柄长 5～20 cm；托叶披针形，常早落。花单生于枝端叶腋间，花梗长 5～8 cm，近端具节；小苞片 8，线形，密被星状绵毛，基部合生；萼钟形，长 2.5～3 cm，裂片 5，卵形，渐尖头；花初开时白色或淡红色，后变深红色，直径约 8 cm，花瓣近圆形，直径 4～5 cm，外面被毛，基部具髯毛；雄蕊柱长 2.5～3 cm，无毛；花柱枝 5，疏被毛。蒴果扁球形，直径约 2.5 cm，被淡黄色刚毛和绵毛，果爿 5；种子肾形，背面被长柔毛。花期 8～10 月。

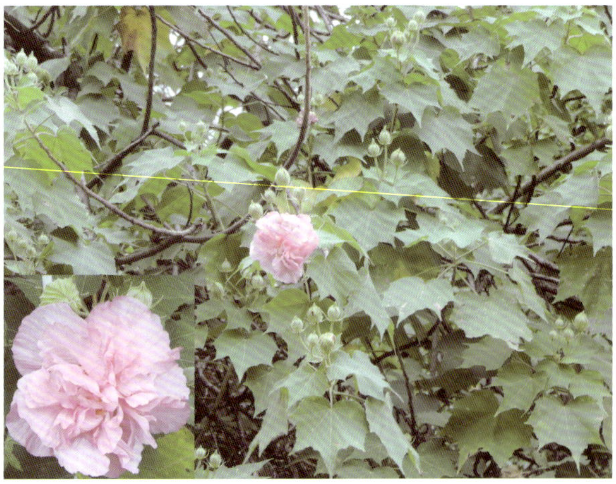

▲ 木芙蓉植物及花

生境及分布 生于海拔 500～1 200 m 的河谷、沟旁、路旁；或栽培于房前屋后。主要分布于播州、汇川、绥阳等地。

药材名 芙蓉根（根或根皮），芙蓉叶（叶），芙蓉花（花）。

采收加工 1. 芙蓉根。秋季采挖；或剥取根皮，均洗净，切片，晒干。

2. 芙蓉叶。夏、秋季采摘叶，阴干或晒干，研成粉末贮藏。

3. 芙蓉花。8～10 月采摘初开放的花朵，晒干或烘干。

性味归经 1. 芙蓉根、芙蓉花。辛、微苦，凉。归心、肺、肝经。

2. 芙蓉叶。辛、苦，凉。归肺、肝经。

功能主治 1. 芙蓉根。清热解毒，凉血消肿。主治痈疽肿毒初起，臁疮，目赤肿痛，肺痈，咳喘，赤白痢疾，肾盂肾炎。

2. 芙蓉叶。清肺凉血，解毒消肿。主治风热咳嗽，目赤肿痛，痈疽肿毒，恶疮，缠身蛇丹，脓疱疮，肾盂肾炎，水火烫伤，毒蛇咬伤，跌打损伤。

3. 芙蓉花。清热解毒，凉血止血，消肿排脓。主治肺热咳嗽，吐血，目赤肿痛，崩漏，腹泻，痈肿，疮疖，毒蛇咬伤，水火烫伤，跌打损伤。

用法用量 1. 芙蓉根。内服：煎汤，30～60 g。外用：适量，捣敷或研末调敷。

2. 芙蓉叶。内服：煎汤，10～30 g。外用：适量，研末调敷或捣敷。

3. 芙蓉花。内服：煎汤，9～15 g，鲜品 30～60 g。外用：适量，研末调敷或捣敷。

使用注意 1. 芙蓉根、芙蓉叶。孕妇禁服。

2. 芙蓉花。虚寒患者及孕妇禁服。

用药经验 ①肺痈：芙蓉鲜花 30～60 g（干花减

半)，水煎，加冰糖 15 g 冲服，也可以配鱼腥草同用。②痈疽肿毒：芙蓉叶(研末)、苍耳(烧存性，研末)等分，蜜水调均匀涂患处四周。③水火烫伤：干芙蓉花适量，研末，用蜂蜜或麻油调服。④头上癞疮：芙蓉根研为末，香油调涂，涂前以松毛、柳枝煎汤，洗净敷患处。

木槿 *Hibiscus syriacus* L.

别名 喇叭花、朝开暮落花、荆条。

形态特征 落叶灌木，高 3～4 m。叶菱状卵圆形，长 3～6 cm，宽 2～4 cm，常 3 裂，基部楔形，下面有毛或近无毛；托叶条形，长约为花萼之半。花单生叶腋，花梗有星状短毛；小苞片 6 或 7，条形，有星状毛；萼钟形，裂片 5；花冠钟形，淡紫、白、红等色，直径 5～6 cm。蒴果卵圆形，密生星状绒毛。花期 7～10 月，果期 9～10 月。

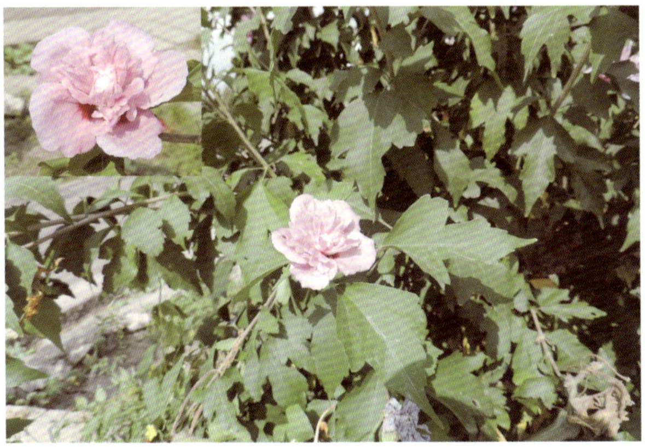

▲ 木槿植物

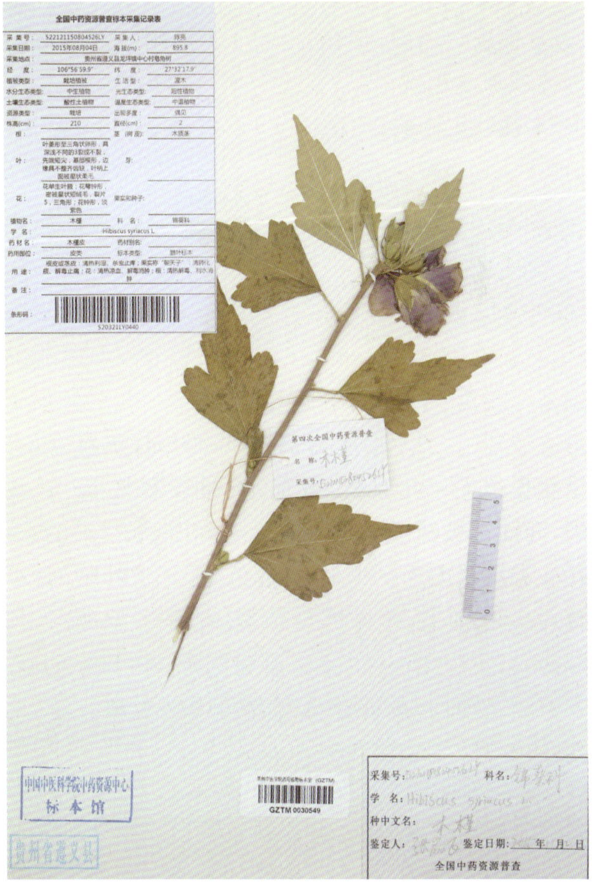

▲ 木槿腊叶标本

生境及分布 全国各地均有栽培。主要分布于播州、红花岗、汇川、绥阳、正安等地。

药材名 木槿根(根)，木槿皮(茎皮或根皮)，木槿叶(叶)，木槿花(花)，木槿子又名朝天子(果实)。

采收加工 1. 木槿根。全年均可采挖，洗净，切片，鲜用或晒干。

2. 木槿皮。茎皮于 4～5 月剥取，晒干。根皮于秋末挖取根，剥取根皮，晒干。

3. 木槿叶。全年均可采收，鲜用或晒干。

4. 木槿花。夏、秋季选晴天早晨，花半开时采摘，晒干。

5. 木槿子。9～10 月果实现黄绿色时采收，晒干。

性味归经 1. 木槿根。甘，凉。归肺、肾、大肠经。

2. 木槿皮。甘、苦，微寒。归脾、肝、心、肺、胃、大肠经。

3. 木槿叶。苦，寒。归心、胃、大肠经。

4. 木槿花。甘、苦，凉。归脾、肺、肝经。

5. 木槿子。苦，寒。归心、肝、肺经。

功能主治 1. 木槿根。清热解毒，消痈肿。主治肠风，痢疾，肺痈，肠痈，痔疮肿痛，赤白带下，疥癣，肺结核。

2. 木槿皮。清热利湿，杀虫止痒。主治湿热泻痢，肠风泻血，脱肛，痔疮，赤白带下，阴道滴虫，皮肤疥癣，阴囊湿疹；外用治阴囊湿疹，体癣，脚癣。

3. 木槿叶。清热解毒。主治赤白痢疾，肠风，痈肿疮毒。
4. 木槿花。清热利湿，凉血解毒。主治肠风泻血，赤白下痢，痔疮出血，肺热咳嗽，咳血，带下，疮疖肿毒，烫伤。
5. 木槿子。清肺化痰，止头痛，解毒。主治痰喘咳嗽，支气管炎，偏正头痛，黄水疮，湿疹。

用法用量　1. 木槿根。内服：煎汤，15～25 g，鲜品 50～100 g。外用：适量，煎水熏洗。
2. 木槿皮。内服：煎汤，3～9 g。外用：适量，酒浸搽擦或煎水熏洗。
3. 木槿叶。内服：煎汤，3～9 g，鲜品 30～60 g。外用：适量，捣敷。
4. 木槿花。内服：煎汤，3～9 g，鲜品 30～60 g。外用：适量，研粉麻油调搽患处；或鲜品捣烂调敷。
5. 木槿子。内服：煎汤，9～15 g。外用：适量，煎水熏洗。

使用注意　1. 木槿根、木槿叶。孕妇慎用。
2. 木槿皮。脾胃虚弱者慎用；无湿热者不宜服。

用药经验　①痔疮肿痛：木槿皮煎汤，先熏后洗。②大肠脱肛：木槿皮煎汤，先熏后洗，以白矾、五倍子调敷。③黄水脓疮：木槿子烧存性，调猪骨髓涂搽。④疔疮疖肿：鲜木槿叶，和食盐捣烂，外敷患处。

冬葵 *Malva verticillata* L.

别名　葵菜、冬寒菜、冬苋菜。

形态特征　二年生草本，高 60～90 cm；茎直立，有星状长柔毛。叶互生，肾形至圆形，掌状 5～7 浅裂，两面被极疏糙伏毛或几无毛；叶柄长 2～8 cm；托叶有星状柔毛。花小，淡红色，常丛生叶腋间；小苞片 3，有细毛；萼杯状 5，齿裂；花瓣 5，倒卵形，顶端凹入；子房 10～11 室。果扁圆形，由 10～11 心皮组成，熟时心皮彼此分离并与中轴脱离。花、果期 3～9 月。

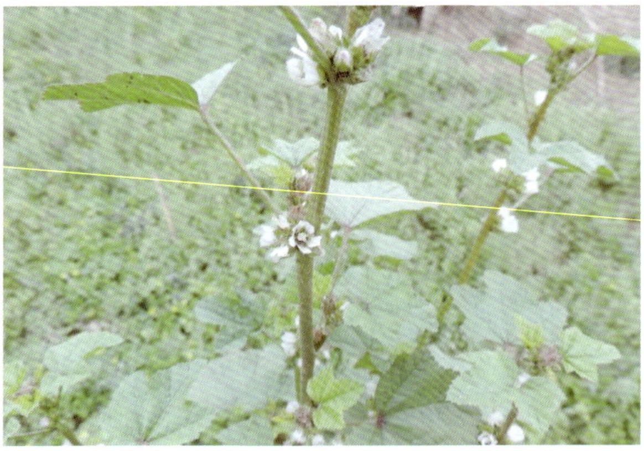

▲ 冬葵植物

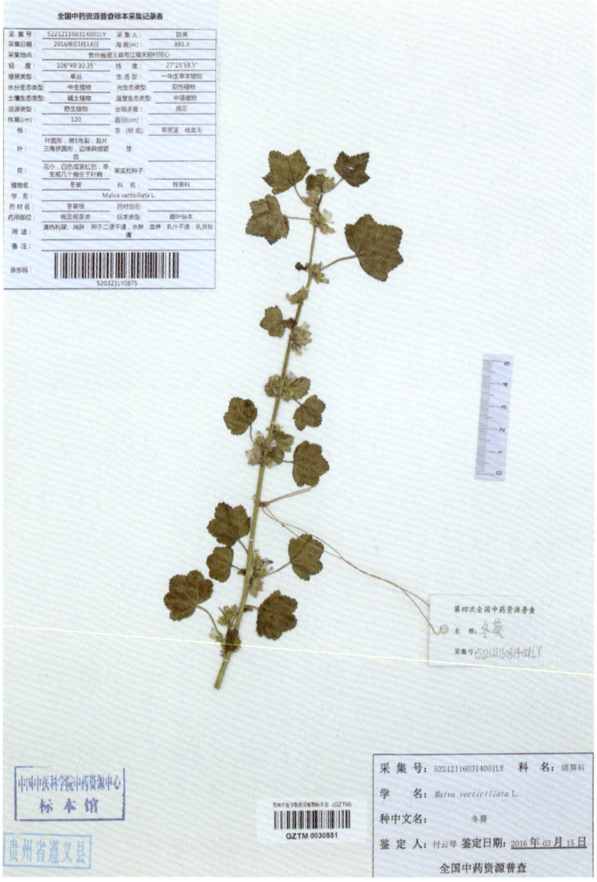

▲ 冬葵腊叶标本

生境及分布　生于海拔 850～2 200 m 的山坡、林缘、草地、村边、路旁、田埂草丛中或阴湿处。主要分布于播州、习水、正安等地。

药材名　冬葵果（子）（成熟果实），冬葵根（根），冬葵叶（嫩苗及叶）。

采收加工 1. 冬葵果。夏、秋二季果实成熟时采收，除去杂质，阴干。生用或捣碎用。
2. 冬葵根。夏、秋季采挖，洗净，鲜用或晒干。
3. 冬葵叶。夏、秋季采收，鲜用。

性味归经 1. 冬葵果。甘、涩，凉。归大肠、小肠、膀胱经。
2. 冬葵根。甘，寒。归脾、膀胱经。
3. 冬葵叶。甘，寒。归肺、肝、胆经。

功能主治 1. 冬葵果。清热利尿，消肿。主治尿闭，水肿，口渴，尿路感染。
2. 冬葵根。清热利水，解毒。主治水肿，热淋，带下，乳痈，疳疮，蛇虫咬伤。
3. 冬葵叶。清热，利湿，滑肠，通乳。主治肺热咳嗽，咽喉肿痛，热毒下痢，湿热黄疸，二便不通，乳汁不下，疮疖痈肿，丹毒。

用法用量 1. 冬葵果。内服：煎汤，3～9 g。
2. 冬葵根。内服：煎汤，15～30 g；或捣汁。外用：适量，研末调敷。
3. 冬葵叶。内服：煎汤，10～30 g，鲜品可用至 60 g；或捣汁。外用：适量，捣敷；研末调敷；或煎水含漱。

使用注意 1. 冬葵果。孕妇慎用。
2. 冬葵根。脾阳不振者忌用。
3. 冬葵叶。脾虚肠滑者忌服，孕妇慎服。

用药经验 ①黄疸：冬葵全草 60 g，天胡荽 90 g，紫花地丁 60 g，车前草 30 g，精肉 90 g，水炖服。②乳汁少：冬葵根 30 g，煨猪肉吃。③咽喉肿痛：冬葵叶、花，阴干，煎水含漱。④尿路感染，小便涩痛：冬葵果、车前子、萹蓄、蒲黄各 12 g，水煎服。

地桃花 *Urena lobata* L.

别名 肖梵天花、假桃花、粘油子。

形态特征 直立半灌木，高达 1 m。叶互生，下部的近圆形，中部的卵形，上部生的矩圆形至披针形，长 4～7 cm，宽 2～6 cm，浅裂，上面有柔毛，下面有星状绒毛。花单生叶腋或稍丛生，淡红色，直径 1.5 cm；花梗短，有毛；小苞片 5，近基部合生；花萼杯状，5 裂；花瓣 5，倒卵形，外面有毛；雄蕊柱无毛；子房 5 室，花柱分枝 10。果扁球形，直径 1 cm；分果爿具钩状刺毛，成熟时与中轴分离。花期 5～12 月，果期 6 月至翌年 1 月。

生境及分布 生于海拔 500～1 500 m 的空旷地、路旁、山边灌丛、草坡或疏林下。主要分布于播州、习水、正安、务川等地。

药材名 地桃花（根或全草）。

采收加工 全草全年均可采，除去杂质，切碎，鲜用或晒干。根部于冬季挖取，洗去泥沙，切片，鲜用或晒干。

性味归经 甘、辛，凉。归肺、脾经。

功能主治 祛风利湿，活血消肿，清热解毒。主治感冒，风湿痹痛，痢疾，泄泻，淋证，带下，月经不调，跌打肿痛，喉痹，乳痈，疮疖，毒蛇咬伤。

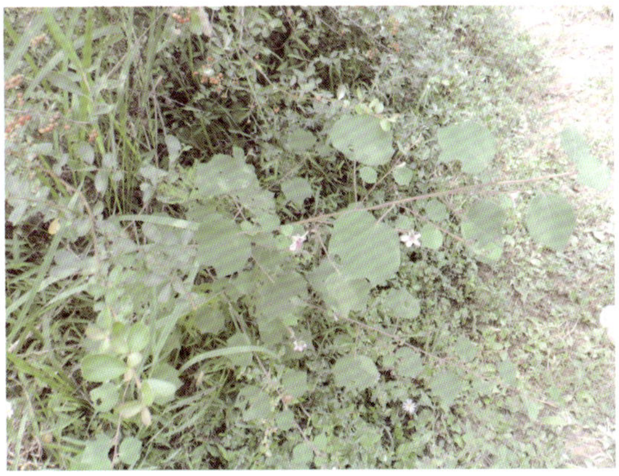

▲ 地桃花植物

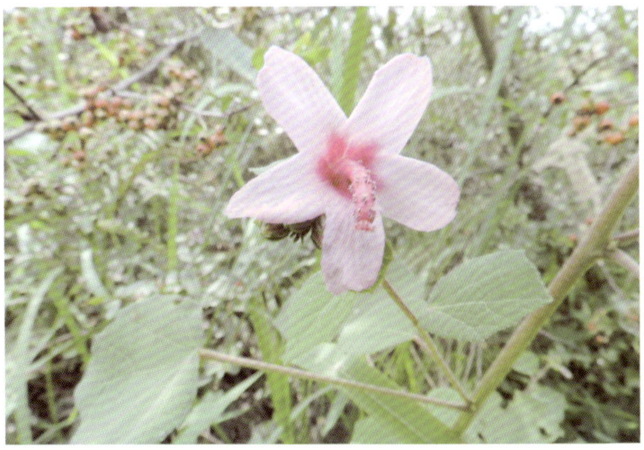

▲ 地桃花花

用法用量 内服：水煎，30～60 g；或捣汁。外用：适量，捣敷。

使用注意 脾胃虚寒者禁服。

用药经验 ①跌打痨病：地桃花 15 g，泡酒服，另用根 30～60 g，捣绒，包痛处。②感冒：地桃花（根）24 g，水煎服。③痢疾：地桃花 9～15 g，水煎服。④痈疮，拔脓：鲜地桃花根，捣烂外敷。

瑞香科

白瑞香 *Daphne papyracea* Wall. ex Steud.

别名 小构皮、一朵云。

形态特征 常绿灌木，高 1～1.5 m；树皮灰色，小枝圆柱形，纤细，灰褐色至灰黑色，稀淡褐色，当年生枝被黄褐色粗绒毛，以后脱落几无毛。叶互生，密集于小枝顶端，纸质，长椭圆形至长圆形或长圆状披针形至倒披针形，长 6～16 cm，宽 1.5～4 cm，先端长渐尖至尾状渐尖，基部楔形，边缘全缘，两面无毛，中脉在上面凹下，下面隆起；叶柄短。花白色，多花簇生于小枝顶端成头状花序；苞片绿色，早落，外面散生淡黄色丝状毛；花序梗短与花梗，密被黄绿色丝状毛；花萼筒漏斗状，裂片 4，卵状披针形至卵状长圆形，顶端渐尖或钝形；雄蕊 8，2 轮，下轮着生于花萼筒中部，上轮着生于花萼筒的喉部，花丝短，花药 1/3 伸出于喉部以外，花药长圆形；花盘环状，边缘微波状；子房圆柱形，无毛，花柱粗短，柱头头状，具乳突。果实为浆果，成熟时红色，卵形或倒梨形；种子圆球形。花期 11 月至翌年 1 月，果期 4～5 月。

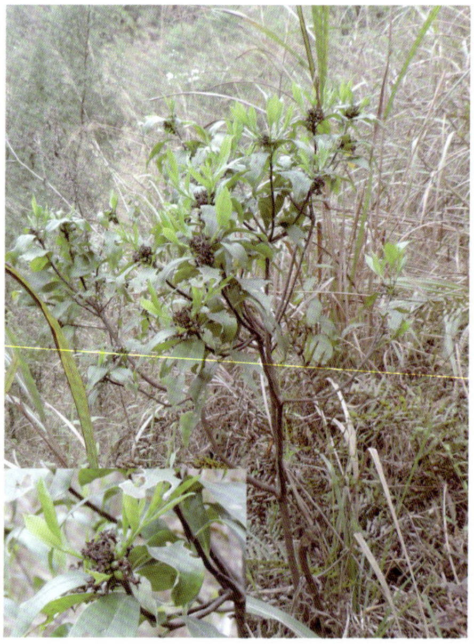

▲ 白瑞香植物

生境及分布 生于海拔 700～2 000 m 的密林下或灌丛中，肥沃湿润的山地。主要分布于播州、汇川、红花岗等地。

药材名 软皮树（根皮、茎皮或全株）

采收加工 夏、秋季挖取全株，分别剥取根皮和茎皮，洗净，晒干。冬季采收花，晒干。

性味归经 甘、辛，微温。有小毒。

功能主治 祛风止痛，活血调经。主治风湿痹痛，跌打损伤，月经不调，痛经，疔疮疖肿。

用法用量 内服：煎汤，3～6 g；或浸酒。外用：适量，捣敷。

用药经验 疔疖：软皮树用茶油浸渍，取油涂患处。

结香 *Edgeworthia chrysantha* Lindl.

别名 蒙花、三叉树、黄瑞香。

形态特征 灌木，高 0.7～1.5 m，小枝粗壮，褐色，常作三叉分枝，幼枝常被短柔毛，韧皮极坚韧，叶痕大，直径约 5 mm。叶在花前凋落，长圆形，披针形至倒披针形，先端短尖，基部楔形或渐狭，长 8～20 cm，宽 2.5～5.5 cm，两面均被银灰色绢状毛，下面较多，侧脉纤细，弧形，每边 10～13 条，被柔毛。头状花序顶生或侧生，具花 30～50 朵成绒球状，外围以 10 枚左右被长毛而早落的总苞；花序梗长 1～2 cm，被灰白色长硬毛；花芳香，无梗，花萼长 1.3～2 cm，宽 4～5 mm，外面密被白色丝状毛，内面无毛，黄色，顶端 4 裂，裂片卵形，长约 3.5 mm，宽约 3 mm；雄蕊 8，2 列，上列 4 枚与花萼裂片对生，下列 4 枚与花萼裂片互生，花丝短，花药近卵形。长约 2 mm；子房卵形，长约 4 mm，直径约为 2 mm，顶端被丝状毛，花柱线形，长约 2 mm，无毛，柱头棒状，长约 3 mm，具乳突，花盘浅杯状，膜质，边缘不整齐。果椭圆形，绿色，长约 8 mm，直径约 3.5 mm，顶端被毛。花期冬末春初，果期春、夏间。

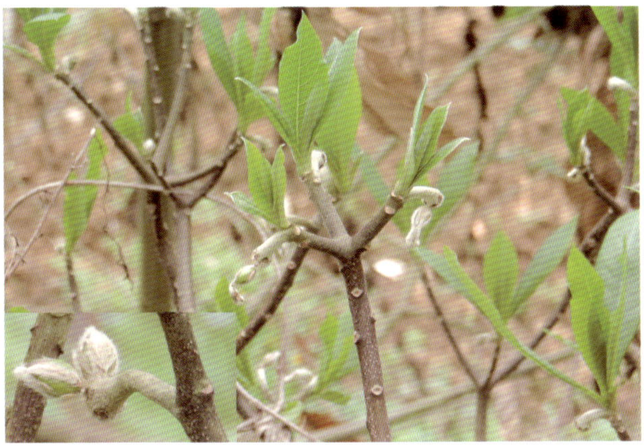

▲ 结香植物

生境及分布 生于海拔 700～2 000 m 山坡、山谷林下、密林下或灌丛中肥沃湿润的山地，多见栽培于庭园。主要分布于播州、汇川、绥阳等地。

药材名 梦花（花蕾），梦花根（根皮及茎皮）。

采收加工 1. 梦花。冬末或初春花末开放时采摘花序，晒干备用。

2. 梦花根。全年均可采，挖根，洗净，切片，晒干。

性味归经 1. 梦花。甘，平。归肾、肝经。

2. 梦花根。辛，平。归肾经。

功能主治 1. 梦花。滋养肝肾，明目消翳。主治夜盲，翳障，目赤流泪，羞明怕光，小儿疳眼，头痛，失音，夜梦遗精。

2. 梦花根。祛风通络，滋养肝肾。主治风湿痹痛，跌打损伤，梦遗，早泄，崩漏，带下。

用法用量 1. 梦花。内服：煎汤，3～15 g；或研末。

2. 梦花根。内服：煎汤，6～15 g；或泡酒。外用：适量，捣敷。

小黄构 *Wikstroemia micrantha* Hemsl.

别名 黄构、野棉皮、香构。

形态特征 灌木，高 0.5～1 m；枝纤细，稀疏，无毛，幼时绿色，后变赤褐色。叶纸质至近革质，对生，稀互生，矩圆形或倒卵状至倒披针状矩圆形，长 1.5～4 cm，宽 0.6～1.7 cm，上面绿色，下面带白色，无毛，先端钝或有刺状凸尖，边缘向下面反卷，侧脉 6～11 对，在接近叶缘处相互网结；叶柄极短。花黄色，常形成顶生或腋生的圆锥花序，有时为簇生或单生的短总状花序；花被筒状，有稀疏短柔毛，裂片 4，卵形；雄蕊 8；花盘鳞片 1，近方形，顶端 2 裂；子房顶端被黄色短柔毛。果实卵形，成熟后呈紫黑色。花期 7～9 月，果期 8～10 月。

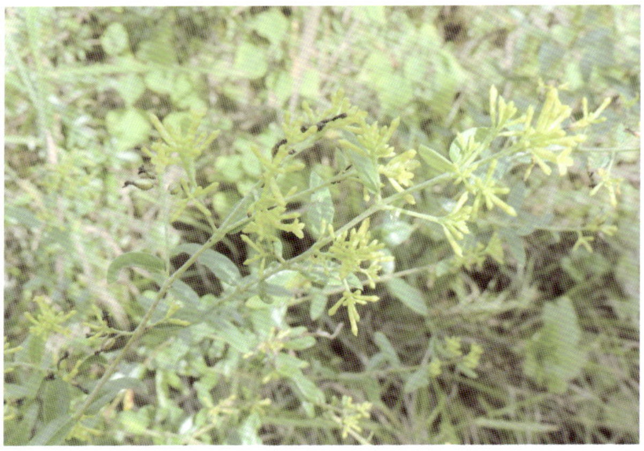

▲ 小黄构植物

生境及分布 生于海拔 250～1 000 m 的山谷、路旁、河边、坡地、灌丛及田埂上。主要分布于播州、汇川、正安等地。

药材名 香构(茎皮和根)。

采收加工 全年均可采,洗净,切片,晒干。

性味归经 甘,平。归肺经。

功能主治 止咳化痰,消热解毒。主治咳喘,百日咳,痈肿疮毒,风火牙痛。

用法用量 内服:煎汤,9～15 g。

用药经验 ①痈肿疮毒:香构叶 50 g,菊花、散血草、过路黄、白花蛇舌草、满天星各 20 g,水煎服。②牙痛:香构 25 g,路边姜、菊花、钩藤各 20 g,水煎服。

胡颓子科

长叶胡颓子 *Elaeagnus bockii* Diels

别名 马鹊树、牛奶子、羊奶奶。

形态特征 常绿直立灌木,高 2 m,具粗硬长棘刺;小枝密被鳞片。叶纸质或亚革质,狭矩圆形,长 5～11 cm,宽 1～2 cm,两端钝尖或渐尖,边缘略反卷,表面幼时被褐色鳞片,背面灰白色,具鳞片。花银白色,常 5～6 朵生叶腋成短总状花序;每花基部有 1 苞片,早落;花被筒钟形,质薄,4 裂,裂片卵状三角形;雄蕊 4;花柱密被星状毛。果实矩圆形,被银白色鳞片,成熟时红色;果梗下垂。花期 10～11 月,果期翌年 4 月。

生境及分布 生于海拔 500～2 100 m 的向阳山坡、沟旁、路旁灌丛中。主要分布于播州、红花岗、汇川、务川等地。

药材名 马鹊树(根、枝叶或果实)。

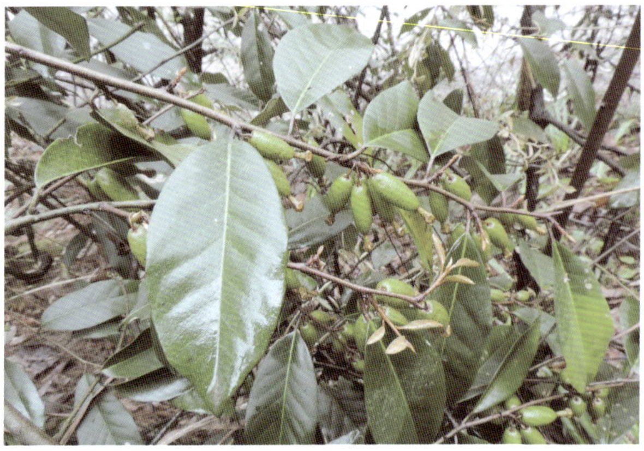

▲ 长叶胡颓子植物

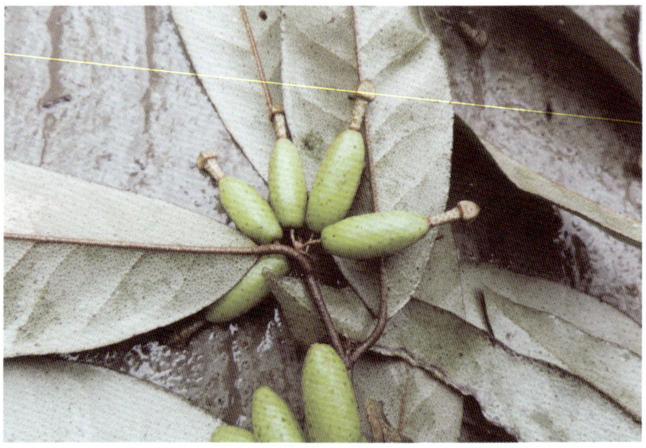

▲ 长叶胡颓子果实

采收加工 根全年可采，洗净，切片晒干；枝叶随采随用；果实成熟时采收。

性味 微苦、酸，平。

功能主治 止咳平喘，活血止痛。主治咳嗽气喘，跌打损伤，风湿关节痛，牙痛，痔疮。

用法用量 内服：煎汤，果 15～30 g；枝叶、根 30～60 g。

用药经验 ①哮喘，牙痛：马鹊树根 15 g，水煎服。②痔疮：马鹊树枝叶 15～30 g，水煎外洗。③痈疮肿毒：马鹊树根适量，煎水洗。

胡颓子 *Elaeagnus pungens* Thunb.

别名 牛奶子、石滚子、半春子。

形态特征 常绿直立灌木，高 3～4 m，具棘刺，刺顶生或腋生；老枝黑色，被鳞片。叶厚革质，椭圆形或矩圆形，长 5～7 cm，两端钝形或基部圆形，边缘微波状，表面绿色，有光泽，背面银白色，被褐色鳞片，侧脉 7～9 对，与网脉在上面显著；叶柄粗壮，褐锈色。花银白色，下垂，被鳞片；花被筒圆筒形或漏斗形，上部 4 裂，裂片矩圆状三角形，内面被短柔毛；雄蕊 4；子房上位，花柱直立，无毛。果实椭圆形，长 1.2～1.4 cm，被锈色鳞片，成熟时红色。花期 9～12 月，果期翌年 4～6 月。

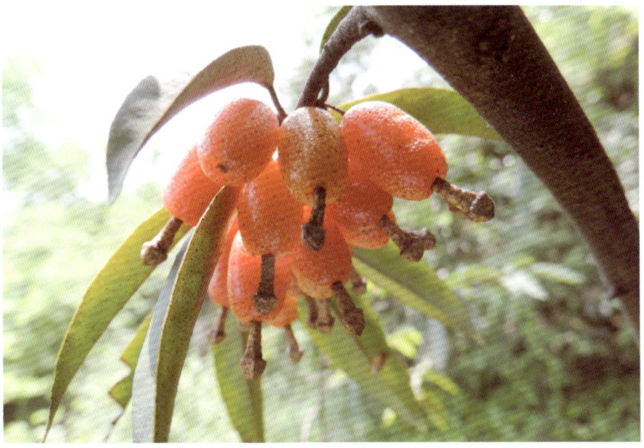

▲ 胡颓子植物及果实

生境及分布 生于海拔 1 000 m 以下的向阳山坡、沟旁及路旁灌丛中。主要分布于播州、汇川、正安等地。

药材名 胡颓子（成熟果实），胡颓子根（根），胡颓子叶（叶）。

采收加工 1. 胡颓子。4～6 月果实成熟时采收，晒干。

2. 胡颓子根。夏、秋季采挖，洗净，切片晒干。

3. 胡颓子叶。全年均可采收，鲜用或晒干。

性味归经 1. 胡颓子。酸、涩，平。归肺、胃、大肠经。

2. 胡颓子根。苦、酸，平。归肺、脾经。

3. 胡颓子叶。酸，微温。归肺经。

功能主治 1. 胡颓子。收敛止泻，健脾消食，止咳平喘，止血。主治泄泻，痢疾，食欲不振，消化不良，咳嗽气喘，崩漏，痔疮下血。

2. 胡颓子根。活血止血，祛风利湿，止咳平喘，解毒敛疮。主治吐血，咯血，便血，月经过多，风湿关节痛，黄疸，水肿，泻痢，小儿疳积，咳喘，咽喉肿痛，疮疥，跌打损伤。

3. 胡颓子叶。止咳平喘，止血，解毒。主治肺虚咳嗽，气喘，咳血，吐血，外伤出血，痈疽，痔疮肿痛。

用法用量 1. 胡颓子。内服：煎汤，9～15 g。外用：适量，煎水洗。

2. 胡颓子根。内服：煎汤，15～30 g；或浸酒。外用：适量，煎汤洗；或捣敷。

3. 胡颓子叶。内服：煎汤，9～15 g；或捣敷；或研末，每次 2～3 g。外用：适量，捣敷；或研末捣敷；或煎汤熏洗。

用药经验 ①小儿食积、疳积：胡颓子根 15 g，水煎服。②黄疸：胡颓子根 15～24 g，水煎服。③风湿痛：胡颓子根 90 g，黄酒 60 g，猪脚 250 g，加水煮一时许，取汤一碗，连同猪脚服。④痈疽发背，金疮出血：鲜胡颓子叶捣烂敷患处。⑤肺结核咳嗽：鲜胡颓子叶 24 g，冰糖 15 g，开水冲炖，饭后服，日服 2 次。

堇菜科

球果堇菜 *Viola collina* Besser

别名　毛果堇菜、山核桃、箭头草。

形态特征　多年生草本，全株被毛；地下茎较粗。叶基生，具长柄，心形或近圆形，长达 3.5 cm，基部弯缺浅或深而狭，顶端钝或圆，边缘有浅而钝锯齿，两面被柔毛；叶柄具倒向短毛；托叶膜质，边缘有较疏睫毛。花两侧对称，具长梗；萼片 5 片，披针形，基部附器不显著，有毛；花瓣淡紫色，距白色，直或稍上弯。蒴果近球形，密生柔毛，熟时果柄常下弯接近地面。花、果期 4～8 月。

生境及分布　生于海拔 400～1 800 m 的林下或林缘、灌丛、草坡、沟谷及路旁较阴湿处。主要分布于播州、汇川、正安等地。

药材名　地核桃(全草)。

采收加工　夏、秋间采收，洗净，鲜用或晒干。

性味归经　苦、辛，寒。归肺经。

功能主治　清热解毒，散瘀消肿。主治疮疡肿毒，肺痈，跌打损伤疼痛，刀伤出血，外感咳嗽。

用法用量　内服：煎汤，9～15 g，鲜品 15～30 g；或浸酒。外用：适量，捣敷。

使用注意　虚寒性疮疡及疮疡已破溃者禁用。

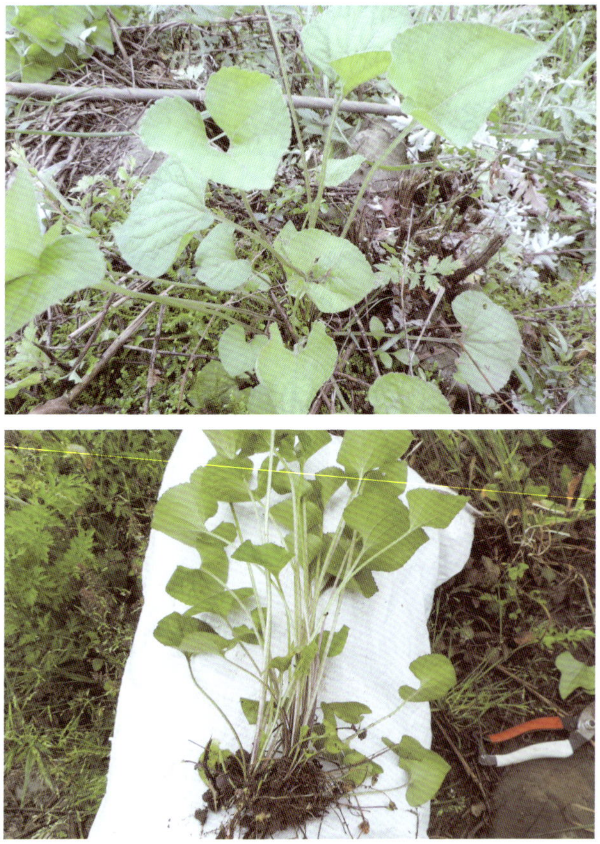

▲ 球果堇菜植物

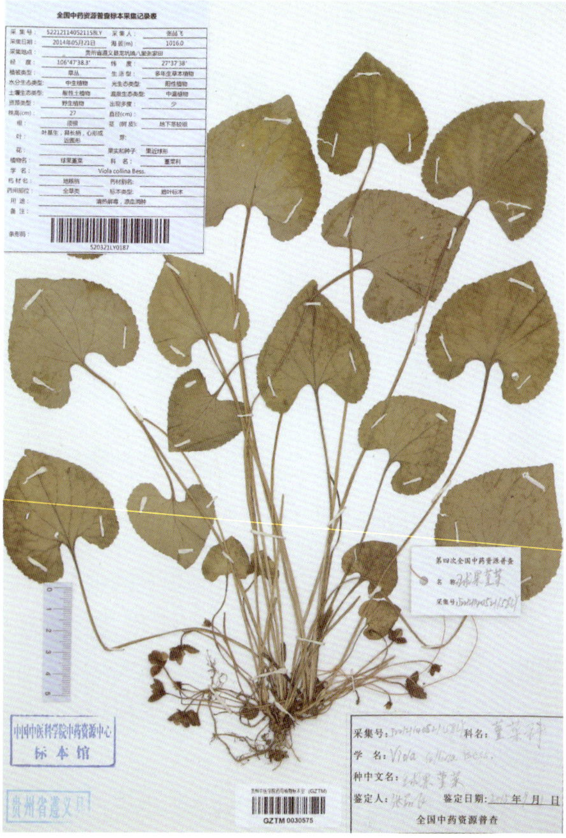

▲ 球果堇菜腊叶标本

用药经验　①疔疮：鲜地核桃一把，捣烂敷患处。②跌打伤痛：地核桃、铁筷子、见血飞、大血藤、泽兰各9 g，泡酒服。③刀伤出血：地核桃捣烂，敷患处。④无名肿毒：鲜地核桃适量，捣烂外敷患处。

七星莲 *Viola diffusa* Ging.

别名　蔓茎堇菜、茶匙黄、野白菜。

形态特征　一年生草本。全株被糙或白色柔毛；或近无毛，花期生出地上匍匐枝。匍匐先端具莲座状叶丛，通常生不定根。根茎短，具多条白色细根及纤维状根。基生叶多数，丛生呈莲座状；或于匍匐枝上互生；叶柄长2～4.5 cm，具明显的翅；托叶线状披针形，2/3离生，边缘具长齿；叶片卵形或卵状长椭圆形，长1.5～3.5 cm，宽1～2 cm，先端钝或稍尖，基部楔形或截形，两面散生白色柔毛，边缘具钝齿及缘毛。花较小，淡紫色或浅黄色，具长梗，生于基部叶或匍匐枝叶丛的叶腋间，花梗纤细，中部有1对线形小苞片；萼片5，边缘具白毛，基部附属物短；花瓣5，长椭圆状倒卵形；矩极短，长1.5 mm。蒴果长圆形，直径3 mm，长约1 cm，无毛。花期3～5月，果期5～8月。

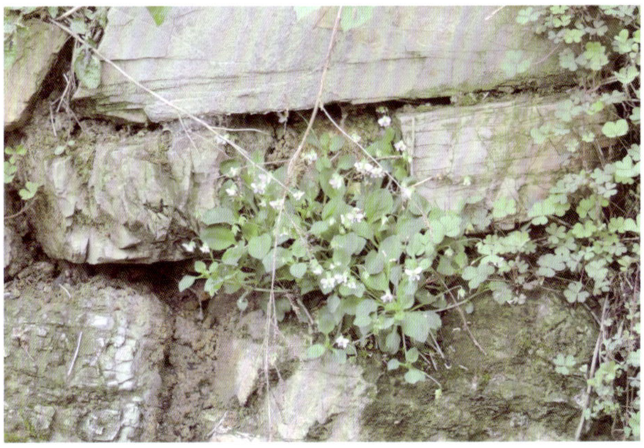

▲ 七星莲植物

生境及分布　生于海拔500～850 m的林缘、路边及河边较湿润地。主要分布于播州、绥阳、正安等地。

药材名　地白草(全草)。

采收加工　夏、秋季挖取全草，洗净，除去杂质，晒干或鲜用。

性味归经　苦、辛，寒。归肺、肝经。

功能主治　清热解毒，散瘀消肿，止咳。主治疮疡肿毒，眼结膜炎，肺热咳嗽，百日咳，黄疸性肝炎，带状疱疹，水火烫伤，跌打损伤，骨折，毒蛇咬伤。

用法用量　内服：煎汤，9～15 g，鲜品30～60 g；或捣汁。外用：适量，捣敷。

用药经验　①急性黄疸性肝炎：地白草、茵陈、岩柏、大青叶各30 g，鸭跖草、海金沙各15 g，水煎服。②肺脓疡：地白草、筋骨草各30 g，水煎服。③疮毒红肿：地白草、芙蓉叶各15 g，共捶细，敷于患处，每日换1次。

紫花地丁 *Viola yedoensis* Makino

别名　独行虎、辽堇菜、光瓣堇菜。

形态特征　地下茎很短，主根较粗。叶基生，狭披针形或卵状披针形，顶端圆或钝，基部截形或稍呈心形，稍下延于叶柄，边缘具浅圆齿，长2～6 cm，两面有疏柔毛；托叶膜质，离生部分钻状三角形，有睫毛，花期后，叶通常增大成三角状披针形。花两侧对称，具长梗；萼片5片，卵状披针形，基部附器矩形或半圆形，顶端截形、圆形或有小齿；花瓣紫堇色或淡紫色，距细管状，直或稍上弯。蒴果长圆形。花、果期4月中旬～9月。

生境及分布　生于海拔500～1 500 m的田间、荒地、山坡草地、林缘或灌丛中。主要分布于播州、红花岗、汇川等地。

药材名　紫花地丁(全草)。

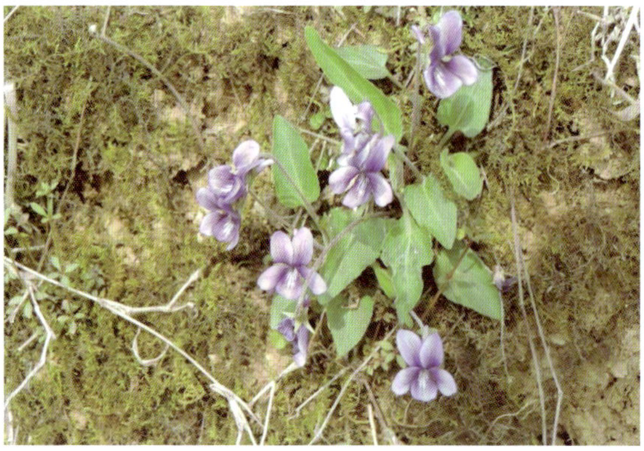

▲ 紫花地丁植物

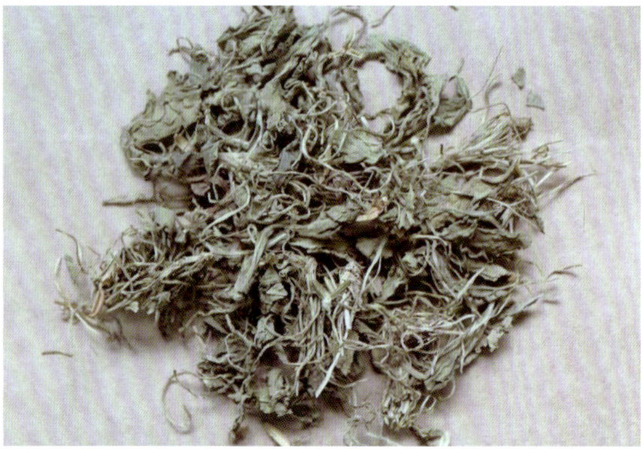

▲ 紫花地丁药材

采收加工 春、秋二季采收全草，洗净，除去杂质，晒干。以色绿、根黄者为佳。

性味归经 苦、辛，寒。归心、肝经。

功能主治 清热解毒，凉血消肿，清热利湿。主治痈肿疔疮，乳痈肠痈，丹毒肿痛，痈疽发背，毒蛇咬伤，肝热目赤肿痛，喉痹，湿热黄疸。为治疗热毒疮痈的常用药，尤长于治疗疔疮肿毒。

用法用量 内服：煎汤，15～30 g。外用：鲜品适量，捣烂外敷患处。

用药经验 ①疔毒痈疮，红肿热痛：鲜紫花地丁适量，捣汁，滤渣，服用药汁，并将药渣敷于患处。②疔疮，痈疡疖肿：紫花地丁、野菊花、蒲公英、紫背天葵子各 6 g，金银花 15 g，水煎服。③麦粒肿：紫花地丁、金银花、大青叶、蒲公英各 25 g，板蓝根 50 g，水煎服，每日 1 剂。④急性阑尾炎，阑尾脓肿：红藤、紫花地丁、金银花各 21 g，连翘、乳香、没药、牡丹皮、延胡索、大黄（后下）各 9 g，甘草 6 g，水煎服，每日 1 剂。⑤丹毒肿痛：紫花地丁适量，捣烂取汁内服，药渣调酒外敷。

旌节花科

中国旌节花 *Stachyurus chinensis* Franch.

别名 水凉子、旌节花、萝卜药。

形态特征 落叶灌木，高 1.5～5 m；树皮暗褐色。先花后叶，叶互生，纸质，卵形至卵状矩圆形，少有矩圆状披针形，长 6～15 cm，宽 3.5～7 cm，先端尾状渐尖，基部圆形或近心形，边缘有疏锯齿，无毛；或背面沿中脉被疏毛。穗状花序腋生，下垂，长 4～10 cm；萼片 4，三角形；花瓣 4，倒卵形，黄色；雄蕊与花瓣近等长。浆果球形，有短柄。花期 3～4 月，果期 6～9 月。

生境及分布 生于海拔 500～2 500 m 的山谷、溪边、杂木林、山坡疏林下或灌丛中。主要分布于播州、红花岗、汇川、桐梓等地。

药材名 小通草（茎髓）。

采收加工 秋季割取茎，截成段，趁鲜取出髓部，理直，晒干。

性味归经 甘、淡，寒。归肺、胃经。

功能主治 清热，利水，下乳。主治小便不利，淋证，乳汁不下。

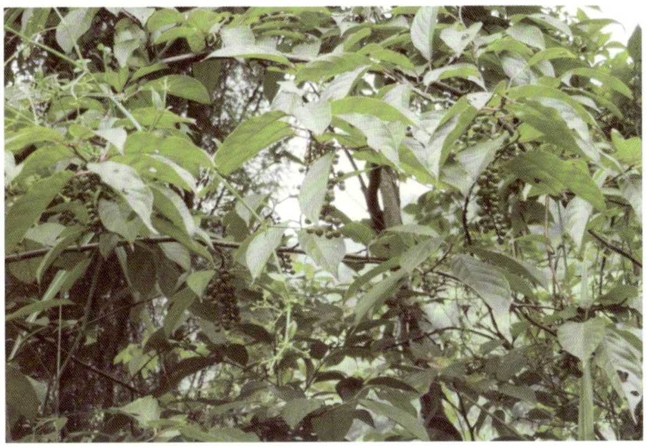

▲ 中国旌节花植物

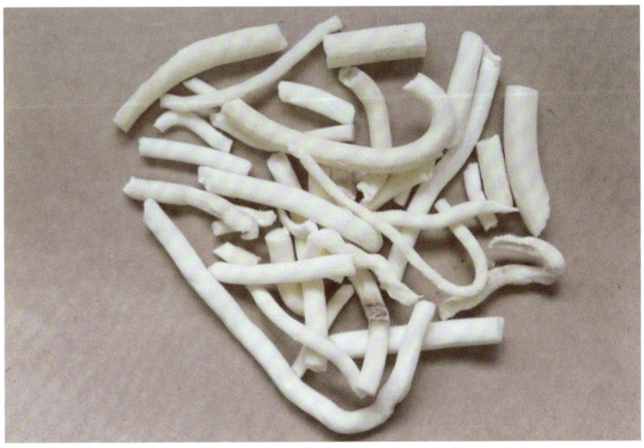

▲ 小通草药材

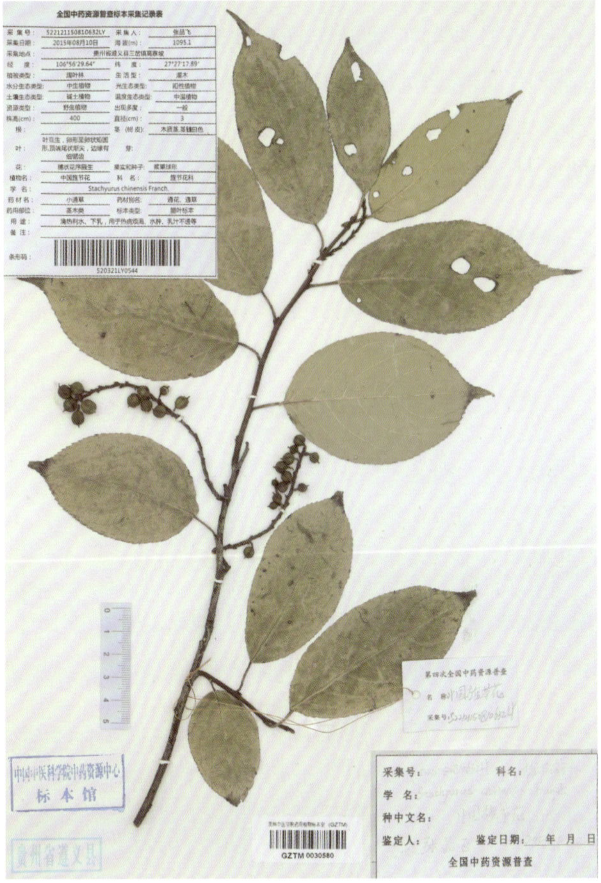

▲ 中国旌节花腊叶标本

用法用量 内服:煎汤,3～6 g。

用药经验 ①热病烦躁,小便不利:小通草 6 g,栀子、生地黄、淡竹叶、知母、黄芩各 9 g,水煎服。②小便黄赤:小通草 6 g,木通 4.5 g,车前子 9 g(布包),水煎服。③闭经:小通草、川牛膝各 9 g,水煎服。④急性尿道炎:小通草 6 g,地肤子、车前子(布包)各 15 g,水煎服。⑤乳少:黄芪 30 g,当归 15 g,小通草 9 g,水煎服。⑥乳汁不通:小通草适量,炖猪脚。

西番莲科

杯叶西番莲 *Passiflora cupiformis* Mast.

别名 飞蛾草、半边风、羊蹄草。

形态特征 藤本。长达 6 cm;茎无毛。叶坚纸质,顶端截形至深 2 裂,基部圆形至心形,叶背具稀疏粗伏毛并有 6～25 个腺点,中脉延长成为小尖头;裂片长达 3～8 cm,顶端圆形或近钝尖;叶柄近基部具 2 个盘状腺体。花序与叶柄对生,其间具 1 纤细卷须，有 5 至多朵花，被棕色毛；花白色，直径 1.5～2 cm；萼片背部顶端通常具角状附属器，被毛；副花冠裂片 2 轮，丝状；内花冠褶状；具花盘。果球形，直径 1～1.6 cm，成熟时紫色，无毛。花期 4 月，果期 9 月。

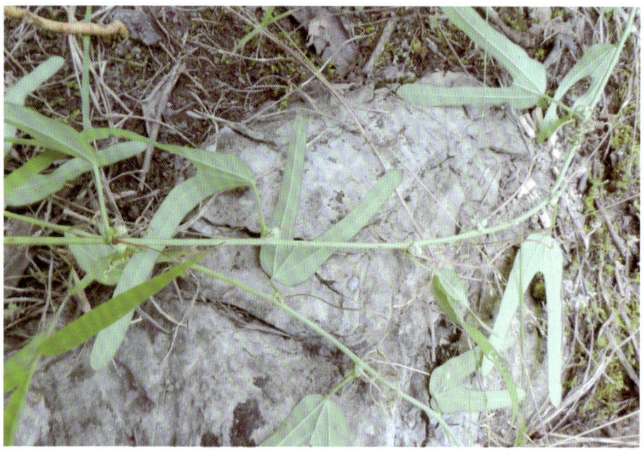

▲ 杯叶西番莲植物

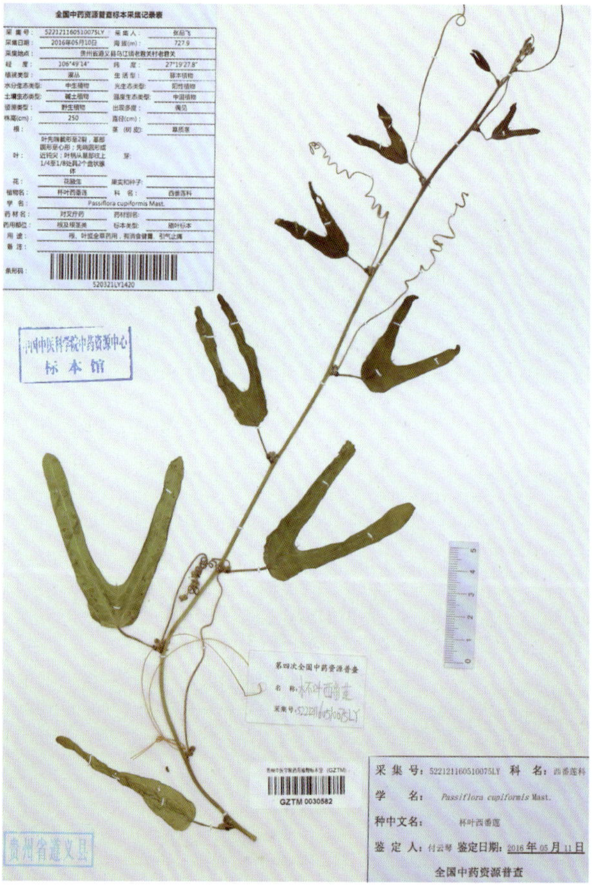

▲ 杯叶西番莲腊叶标本

生境及分布　生于海拔 1 700～2 000 m 的山坡、路旁草丛及山沟灌丛中。主要分布于播州、桐梓、正安等地。

药材名　对叉疗药(根、茎叶)。

采收加工　秋季挖取全株，洗去泥土，鲜用或切碎，晒干。

性味归经　甘、微涩，温。归心、肾经。

功能主治　祛风除湿，活血止痛，养心安神。主治风湿性心脏病，尿血，白浊，半身不遂，疔疮，刀斧伤出血，痧气腹胀疼痛。

用法用量　内服：煎汤，10～15 g；或泡酒服。外用：适量，捣敷。

附注　杯叶西番莲的根、叶或全草有消食健胃、引气止痛之效。根可治跌打损伤，蛇咬伤，疮疖。叶外敷止血。

用药经验　①风湿性心脏病：对叉疗药根研末，每次 9 g，每日 3 次，糖水送服。②半身不遂：对叉疗药根 120 g，泡酒服；或外搽。

柽柳科

柽柳 *Tamarix chinensis* Lour.

别名　三春柳、观音柳、西河柳。

形态特征　灌木或小乔木，高 3～6 m。老枝直立，暗褐红色，光亮，幼枝稠密细弱，开展而下垂，红紫色或暗紫红色，有光泽。嫩枝繁密纤细，悬垂。叶

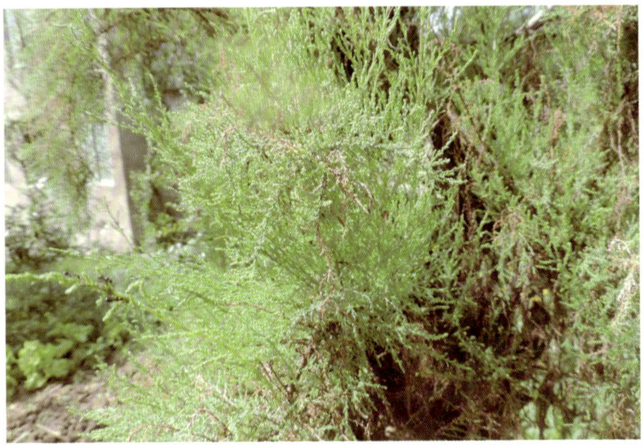

▲ 柽柳植物

鳞片状，鲜绿色，钻形或卵状披针形，长 1～3 mm，半贴生，背面有龙骨状柱。每年开花 2～3 次；春季在去年生小枝节上侧生总状花序，花稍大而稀疏；夏、秋季在当年生幼枝顶端形成总状花序组成顶生大型圆锥花序，常下弯，花略小而密生，每朵花具 1 线状钻形的绿色小苞片；花 5 数，粉红色；萼片卵形；花瓣椭圆状倒卵形，长约 2 mm；雄蕊着生于花盘裂片之间，长于花瓣；子房圆锥状瓶形，花柱 3，棍棒状。蒴果长约 3.5 mm，3 瓣裂。花期 4～9 月，果期 6～10 月。

生境及分布 常栽于河边、路边、沟边及庭院等处。主要分布于播州、汇川、绥阳等地。

药材名 西河柳（细嫩枝叶）。

采收加工 夏季花未开时采收，折取细嫩枝叶，阴干。以枝叶细嫩、色绿者为佳。

性味归经 甘、辛，平。归心、肺、胃经。

功能主治 发表透疹，祛风除湿。主治风热感冒，麻疹不透，风湿痹痛，皮肤瘙痒。

用法用量 内服：煎汤，10～15 g；或入散剂。外用：适量，煎汤擦洗。

使用注意 麻痛已透及体虚多汗者禁服。

用药经验 ①皮肤痒痛：柽柳、桑枝、竹叶、蝉蜕、荆芥、牛蒡子、防风各等分，煎水熏洗或冲洗痒痛之处。②风湿痹痛：柽柳、虎杖、鸡血藤各 30 g，水煎服。③感冒：柽柳 15 g，霜桑叶 9 g，生姜 3 片，水煎服。

秋海棠科

中华秋海棠 *Begonia grandis* subsp. *sinensis* (A. DC.) lrmsch.

别名 珠芽秋海棠、八香、无名断肠草。

形态特征 多年生草本。根状茎近球形，具密集而交织的细长纤维状之根。茎直立，有分枝，高 20～70 cm，有纵棱，近无毛。基生叶未见。茎生叶互生，薄纸质，具长柄；叶片两侧不相等，轮廓宽卵形至卵形，长 10～18 cm，宽 7～14 cm，先端渐尖至长渐尖，基部心形，偏斜，边缘具不等大的三角形浅齿，齿尖带短芒，并常呈波状或宽三角形的极浅齿，在宽侧出现较多，上面褐绿色，常有红晕，幼时散生硬毛，逐渐脱落，老时近无毛，下面色淡，带红晕或紫红色，沿脉散生硬毛或近无毛，掌状 7(～9)条脉，带紫红色，近中部分枝，呈羽状脉；叶柄长 4～13.5 cm，有棱，近无毛；托叶膜质，长圆形至披针形，先端渐尖，早落。花葶高 7.1～9 cm，有纵棱，无毛。花粉红色，较多数，(2～)3～4 回二歧聚伞状，花序梗长 4.5～7 cm，有纵棱，均无毛；苞片长圆形，先端钝，早落；雄花：花被片 4，外面 2 枚宽卵形或近圆形，先端圆，内面 2 枚倒卵形至倒卵长圆形，先端圆或钝，基部楔形，无毛；雄蕊多数，整个呈球形，花药倒卵球形，先端微凹；雌花：无毛，花被片 3，外面 2 枚近圆形或扁圆形，先端圆，内面 1 枚，倒卵形，先端圆，子房长圆形，无毛，3 室，中轴胎座，每室胎座

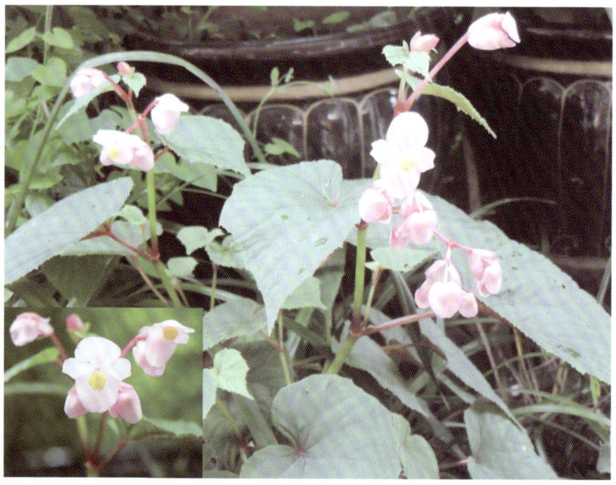

▲ 中华秋海棠植物及花

具 2 裂片，具不等 3 翅或 2 短翅退化呈檐状，花柱 3，1/2 部分合生或微合生或离生，柱头常 2 裂或头状或肾状，外向膨大呈螺旋状扭曲；或“U”字形并带刺状乳头。蒴果下垂，轮廓长圆形，无毛，具不等 3 翅，大的斜长圆形或三角长圆形，上方的边呈平的，下方的边从下向上斜，另 2 翅极窄，呈窄三角形，上方的边平，下方的边斜；或 2 窄翅呈窄檐状或完全消失，均无毛或几无毛；种子极多数，小，长圆形，淡褐色，光滑。花期 7 月开始，果期 8 月开始。

生境及分布 生于海拔 100～1 100 m 的山谷潮湿石壁上、山谷溪旁密林石上，山沟边岩石上和山谷灌丛中。主要分布于播州、仁怀、习水等地。

药材名 红白二丸（根茎或全草），红白二丸果（果实）。

采收加工 1. 红白二丸。夏季开花前采挖根茎，除去须根，洗净，晒干或鲜用。

2. 红白二丸果。夏季采收，鲜用。

性味归经 1. 红白二丸。苦、酸，微寒。

2. 红白二丸果。苦，微寒。

功能主治 1. 红白二丸。活血调经，止血止痢，镇痛。主治崩漏，月经不调，赤白带下，外伤出血，痢疾，胃痛，腹痛，腰痛，疝气痛，痛经，跌打瘀痛。

2. 红白二丸果。解毒。主治蛇咬伤。

用法用量 1. 红白二丸。内服：煎汤，6～15 g；研末或泡酒。外用：适量，捣敷。

2. 红白二丸果。外用：适量，捣汁搽。

用药经验 ①痢疾：红白二丸 6 g，水煎，加红白糖服。或红白二丸、龙芽草、地锦草、墨旱莲各 15 g，水煎服。②跌打损伤，伤后吐血：红白二丸根 3 g，研成细末，用酒吞服。③血尿：红白二丸 30 g，车前草、大蓟根、蛇莓各 15 g，水煎服。④崩漏，带下：红白二丸、石泽兰各 6 g，水煎服。

葫芦科

绞股蓝 *Gynostemma pentaphyllum* (Thunb.) Makino

别名 七叶胆、小苦药、公罗锅底。

形态特征 多年生草质攀援藤本；茎柔弱，有短柔毛或无毛。卷须分 2 叉或稀不分叉；叶鸟足状 5～9 小叶，叶柄长 2～4 cm，有柔毛；小叶片卵状矩圆形或矩圆状披针形，中间者较长，长 4～14 cm，有柔毛和疏短刚毛或近无毛，边缘有锯齿。雌雄异株；雌雄花序均圆锥状，总花梗细，长 10～30 cm；花小，花梗短；苞片钻形；花萼裂片三角形；花冠淡绿色，裂片卵状披针形；雄蕊 5，花丝极短，花药卵形；子房球形，2～3 室，花柱 3，柱头 2 裂。果实球形，熟时变黑色，有 1～3 种子；种子宽卵形，两面有小疣状凸起。花期 3～11 月，果期 4～12 月。

生境及分布 生于海拔 100～3 200 m 的山地林下、水沟旁、山谷密林中、山坡疏林下、灌丛中、路旁草丛中及山间阴湿处。主要分布于习水、汇川、播州、绥阳等地。

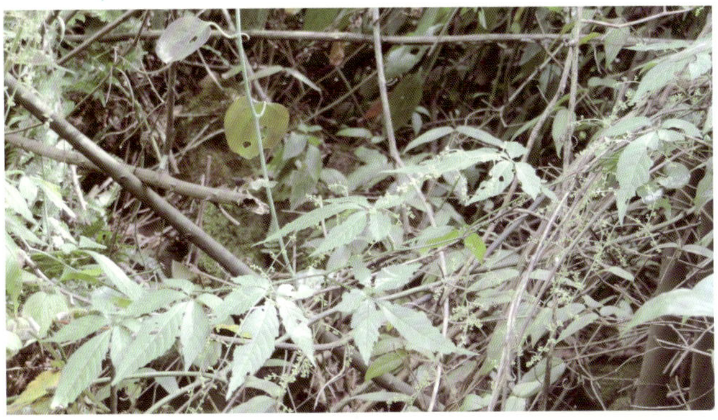
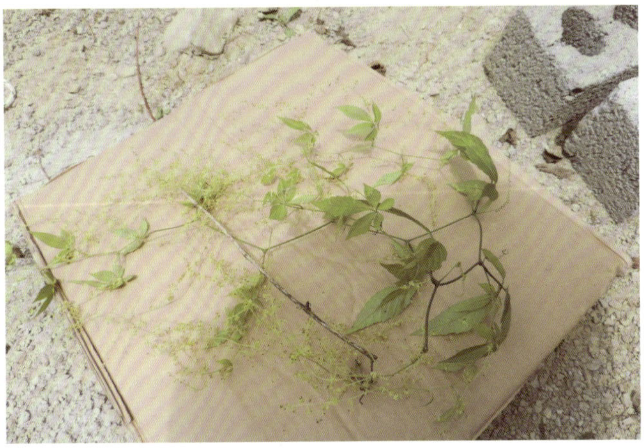

▲ 绞股蓝植物

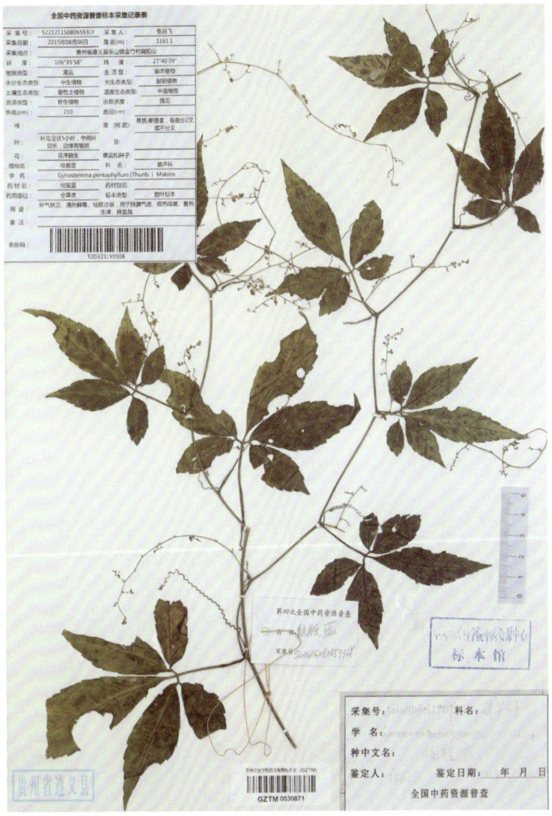

▲ 绞股蓝腊叶标本

药材名　绞股蓝(全草)。

采收加工　夏、秋两季可采收3～4次,洗净、晒干。

性味归经　苦、微甘,凉。归肺、脾、肾经。

功能主治　清热,补虚,解毒。主治体虚乏力,虚劳失精,白细胞减少症,高脂血症,病毒性肝炎,慢性胃肠炎,慢性气管炎。

用法用量　内服:煎汤,15～30 g,研末3～6 g;或泡茶饮。外用:适量,捣烂涂擦。

用药经验　①高血脂、高血压、高血糖、减肥:绞股蓝3 g,用沸水冲泡10 min,当茶饮。②慢性支气管炎:绞股蓝晒干研细,每次3～6 g,每日3次。③劳伤虚损,遗精:绞股蓝15～30 g,水煎服,每日1剂。

丝瓜　*Luffa cylindrica*（L.）Roem.

别名　天萝瓜、天丝瓜、天罗。

形态特征　一年生攀援状草本;茎柔弱,粗糙。卷须稍被毛,2～4叉;叶柄强壮而粗糙;叶片轮廓三角形或近圆形,通常掌状5裂,边缘有小锯齿。雌雄同株;雄花序总状,花生于总花梗的顶端,雌花单生;花萼裂片卵状披针形,长约1 cm;花冠黄色,辐状,直径5～9 cm,裂片矩圆形;雄蕊5,花初开放时花药稍靠合,后完全分离,药室多回折曲;子房长圆柱状,柱头3,膨大。果实圆柱状,长15～50 cm,有纵向浅槽或条纹,未熟时肉质,成熟后干燥,里面有网状纤维,十分成熟后,由顶端盖裂;种子黑色,扁,边缘狭翼状。花、果期8～10月。

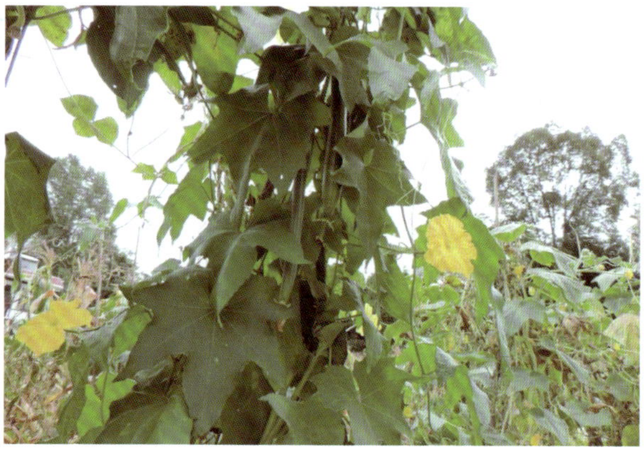

▲ 丝瓜植物

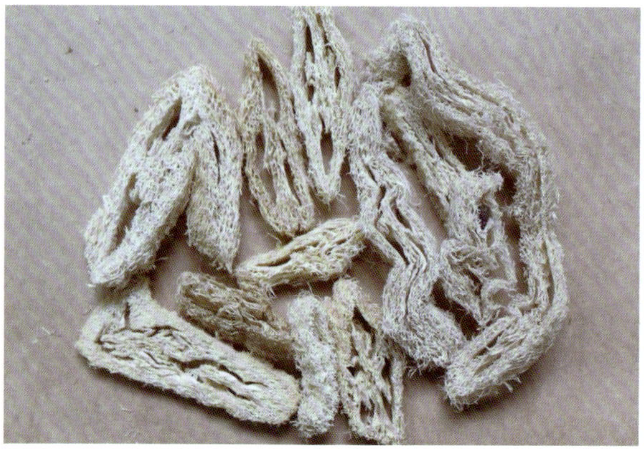

▲ 丝瓜络药材

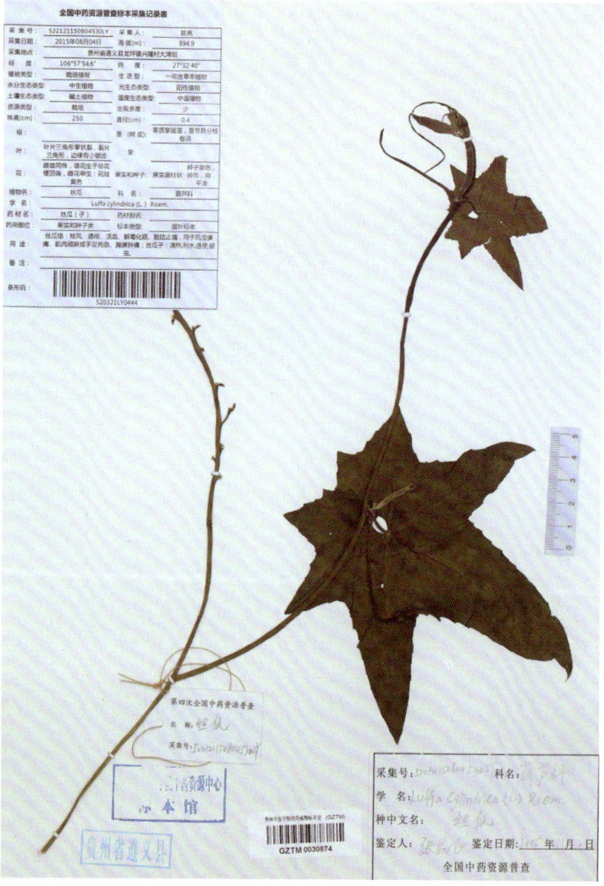

▲ 丝瓜腊叶标本

生境及分布 全国各地均有分布，多为栽培。主要分布于习水、仁怀、播州、务川等地。

药材名 丝瓜络（成熟果实的维管束），丝瓜根（根），丝瓜藤（茎），丝瓜叶（叶片），丝瓜皮（果皮），丝瓜子（成熟种子），丝瓜花（花），天罗水（瓜中的液汁），丝瓜蒂（瓜蒂），丝瓜[新嫩果实；或霜后干枯的老熟果实（天骷髅）]。

采收加工 1. 丝瓜络。夏、秋二季果实成熟、果皮变黄，内部干枯时采摘，除去外皮及果肉，洗净，晒干，除去种子。

2. 丝瓜根。夏、秋季采挖，洗净，鲜用或切片晒干。

3. 丝瓜藤。夏、秋两季采收，洗净，鲜用或切片晒干。

4. 丝瓜叶。夏、秋两季采收，晒干或鲜用。

5. 丝瓜花。夏季开花时采收，晒干或鲜用。

6. 丝瓜皮。夏、秋季食用丝瓜时，收集刨下的果皮，鲜用或晒干。

7. 丝瓜子。秋季果实老熟后，在采制丝瓜络时，收集种子，晒干。

8. 天罗水。夏、秋两季，取地上茎切段，将切口插入瓶中放置一昼夜，即得。

9. 丝瓜蒂。夏、秋间食用丝瓜时，收集瓜蒂，鲜用或晒干。

10. 丝瓜。嫩丝瓜于夏、秋间采摘，鲜用。老丝瓜（天骷髅）于秋后采摘，晒干。

性味归经 1. 丝瓜络。甘，平。归肺、胃、肝经。

2. 丝瓜根。甘、微苦，寒。

3. 丝瓜藤。苦，微寒。归心、脾、肾经。

4. 丝瓜叶。苦，微寒。

5. 丝瓜花。甘、微苦，寒。

6. 丝瓜皮。甘，凉。

7. 丝瓜子。苦，寒。

8. 天罗水。甘、微苦，微寒。

9. 丝瓜蒂。苦，微寒。

10. 丝瓜。甘，凉。归肺、肝、胃、大肠经。

功能主治 1. 丝瓜络。祛风，通络，活血，下乳。主治痹痛拘挛，胸胁胀痛，乳汁不通，乳痈肿痛，风湿痹痛，肌肉顽麻，手足拘急。

2. 丝瓜根。活血通络，清热解毒。主治偏头痛，腰痛，痹证，乳腺炎，鼻炎，鼻窦炎，喉风肿痛，肠风下血，痔漏。

3. 丝瓜藤。舒筋活血，止咳化痰，解毒杀虫。主治腰膝酸痛，肢体麻木，月经不调，咳嗽痰多，鼻渊，牙痛，龋齿。

4. 丝瓜叶。清热解毒，止血，解暑。主治痈疽，疔肿，疮癣，蛇咬，烫火伤，咽喉肿痛，创伤出血，暑热烦渴；外用治痈疽和小儿夏月皮肤病。

5. 丝瓜花。清热解毒，化痰止咳。主治肺热咳嗽，咽痛，鼻窦炎，疔疮肿毒，痔疮。

6. 丝瓜皮。清热解毒。主治金疮，痈肿，疔疮，坐板疮。

7. 丝瓜子。清热，利水，通便，驱虫。主治水肿，石淋，肺热咳嗽，肠风下血，痔漏，便秘，蛔虫病。

8. 天罗水。清热解毒，止咳化痰。主治肺痈，肺痿，咳喘，肺痨，夏令皮肤疮疹，痤疮，烫伤。

9. 丝瓜蒂。清热解毒，化痰定惊。主治痘疮不起，咽喉肿痛，癫狂，痫证。

10. 丝瓜。清热化痰，凉血解毒。主治热病身热烦渴，痰喘咳嗽，肠风下血，痔疮出血，血淋，崩漏，痈疽疮疡，乳汁不通，无名肿毒，水肿。

用法用量 1. 丝瓜络。内服：煎汤，5～15 g；大剂量可至 30 g。或烧存性研末，每次 1.5～3 g。外用：适量，煅存性研末调敷。

2. 丝瓜根。内服：煎汤，3～9 g，鲜品 30～60 g；或烧存性研末。外用：适量，煎水洗；或捣汁涂。

3. 丝瓜藤。内服：煎汤，30～60 g；或烧存性研末，每次 3～6 g。外用：适量，煅存性，研末调敷。

4. 丝瓜叶。内服：煎汤，6～15 g，鲜品 15～60 g；或捣汁；或研末。外用：适量，水煎洗；或捣敷；或捣汁涂；或研末捣敷。

5. 丝瓜花。内服：煎汤，6～9 g。外用：适量，捣敷。

6. 丝瓜皮。内服：煎汤，9～15 g；或入散剂。外用：适量，研末调敷；或捣敷。

7. 丝瓜子。内服：煎汤，6～9 g；或炒焦研末。外用：适量，研末调敷。

8. 天罗水。内服：50～100 ml。外用：适量，涂搽或洗。

9. 丝瓜蒂。内服：煎汤，1～3 g；或入散剂。外用：适量，研为细粉，吹喉或搐鼻。

10. 丝瓜。内服：煎汤，9～15 g，鲜品 60～120 g；或烧存性为散，每次 3～9 g。外用：适量，捣汁涂；或捣敷；或研末调敷。

使用注意 1. 丝瓜皮。多食能滑精，故有名倒阳菜。阴素太虚者禁服。

2. 丝瓜子。脾虚者及孕妇慎用。

3. 丝瓜蒂。脾胃虚弱者慎服。

用药经验 ①痈疽不敛，疮口很深：用丝瓜捣汁频频涂搽。②乳腺炎：丝瓜根、黄花根、三叶木通，水煎配酒服。③肺热咳嗽，喘急气促：丝瓜花、蜂蜜各适量，煎水服。④小儿湿疹，热痱子：取鲜丝瓜叶适量，捣烂取汁外擦。⑤坐板疮痒：丝瓜皮阴干或焙干为细末，烧酒调搽。

苦瓜 *Momordica charantia* L.

别名 凉瓜、锦荔枝、癞葡萄。

形态特征 一年生攀援状草本。多分枝。茎、枝被柔毛。卷须纤细，长达 20 cm，具微柔毛，不分歧。叶柄细，初时被白色柔毛，后变无毛，长 4～6 cm；叶片轮廓卵状肾形或近圆形，膜质，长、宽均为 4～12 cm，上面绿色，背面淡绿色，脉上密被明显的微柔毛，其余毛较稀疏，5～7 深裂，裂片卵状长圆形，边缘具粗齿或有不规则小裂片，先端多半钝圆形稀急尖，基部弯缺半圆形，叶脉掌状。雌雄同株。雄花：单生叶腋，花梗纤细，被微柔毛，长 3～7 cm，中部或下部具 1 苞片；苞片绿色，肾形或圆形，全缘，稍有缘毛，两面被疏柔毛，长、宽均 5～15 mm；花萼裂片卵状披针形，被白色柔毛，急尖；花冠黄色，裂片倒卵形，先端钝，急尖或微凹，被柔毛；雄蕊 3，离生，药室 2 回折曲。雌花：单生，花梗被微柔毛，长 10～12 cm，基部常具 1 苞片；子房纺锤形，密生瘤状突起，柱头3，膨大，2裂。果实纺锤形或圆柱形，多瘤皱，长10～20 cm，成熟后橙黄色或橘黄色，有顶端3瓣裂。种子多数，长圆形，具红色假种皮，两端各具3小齿，两面有刻纹。花、果期5～10月。

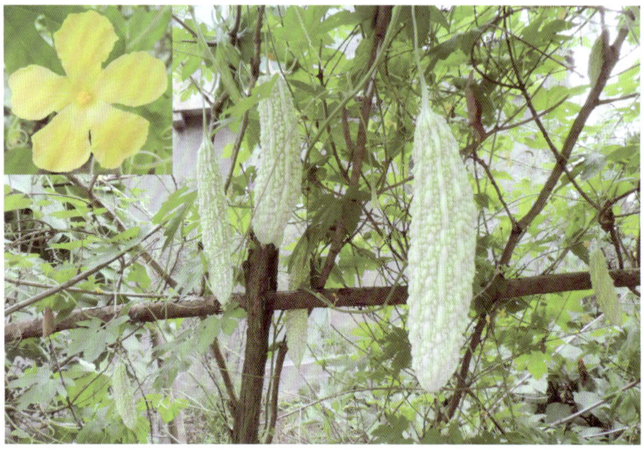

▲ 苦瓜植物

生境及分布 生于海拔2 000 m以下的山坡、草地及灌丛中，全国各地均有栽培。主要分布于播州、红花岗、汇川、桐梓等地。

药材名 苦瓜（果实），苦瓜根（根），苦瓜藤（茎），苦瓜叶（叶），苦瓜花（花），苦瓜子（成熟种子）。

采收加工 1. 苦瓜。秋季采收果实，切片晒干或鲜用。

2. 苦瓜根。夏、秋季采挖根部，洗净，切段，鲜用或晒干。

3. 苦瓜藤。夏、秋季采取，洗净，切段，鲜用或晒干。

4. 苦瓜叶。夏、秋季采收，洗净，鲜用或晒干。

5. 苦瓜花。夏季开花时采收，鲜用或烘干。

6. 苦瓜子。秋后采收成熟果实，剖开，收取种子，洗净，晒干。

性味归经 1. 苦瓜。苦，寒。归心、脾、肺经。

2. 苦瓜根、苦瓜藤、苦瓜花。苦，寒。

3. 苦瓜叶。苦，凉。

4. 苦瓜子。苦、甘，温。

功能主治 1. 苦瓜。清暑涤热，明目，解毒。主治暑热烦渴，消渴，赤眼疼痛，痢疾，疮痈肿毒。

2. 苦瓜根。清湿热，解毒。主治湿热泻痢，便血，疔疮肿毒，风火牙痛。

3. 苦瓜藤。清热解毒。主治痢疾，疮毒，胎毒，牙痛。

4. 苦瓜叶。清热解毒。主治疮痈肿毒，梅毒，痢疾。

5. 苦瓜花。清热止痢，和胃。主治痢疾，胃气痛。

6. 苦瓜子。温补肾阳。主治肾阳不足，小便频数，遗尿，遗精，阳痿。

用法用量 1. 苦瓜。内服：煎汤，6～15 g，鲜品30～60 g；或煅存性研末。外用：适量，鲜品捣敷；或取汁涂。

2. 苦瓜根。内服：煎汤，10～15 g，鲜品30～60 g。外用：适量，煎水洗；或捣敷。

3. 苦瓜藤。内服：煎汤，3～12 g。外用：适量，煎水洗；或捣敷。

4. 苦瓜叶。内服：煎汤，10～15 g，鲜品30～60 g；或研末。外用：适量，煎水洗；捣敷；捣汁涂。

5. 苦瓜花。内服：煎汤，6～9 g；或焙焦研末入散。

6. 苦瓜子。内服：煎汤，9～15 g。

用药经验 ①烦热口渴：鲜苦瓜一个，剖开去瓤，切碎，水煎服。②痢疾腹痛、滞下黏液：苦瓜根、冰糖各60 g，加水炖服。③大便带血：鲜苦瓜根120 g，水煎服。④红白痢疾：苦瓜藤一握，红痢煎水服，白痢煎酒服。⑤热毒疮肿：鲜苦瓜叶捣烂绞汁，抹患处。

栝楼 *Trichosanthes kirilowii* Maxim.

别名 野苦瓜、杜瓜、大杜瓜。

形态特征 攀援藤本，长可达10 m。块根圆柱状，肥厚，富含淀粉。茎较粗，多分枝，具纵棱及槽，被白色伸展柔毛。叶互生；叶柄长3～10 cm，具纵条纹，被条柔毛；卷须3～7分歧，被柔毛；叶片低质，轮廓近圆形或近心形，长宽均5～20 cm，常3～5(～7)浅裂至中裂，稀深裂或不分裂而仅有不等大粗齿，裂片菱状倒卵形、长圆形，先端钝，急尖，边缘常再浅裂，基部心形，弯缺深3～4 cm，表面深绿色，粗糙，背面淡绿色，两面沿脉被长柔毛状硬毛，基出掌状脉 5 条，细脉网状。雌雄异株；雄总状花序单生或与一单花并生；或在枝条上部者单生，总状花序长 10～20 cm，粗壮，具纵棱及槽，被微柔毛，顶端有 5～8 花，单花花梗长约 15 cm，小花梗长约 3 mm，小苞片倒卵形或阔卵形，长 1.5～2.5(～3)cm，宽 1～2 cm，中上部具粗齿，基部具柄，被短柔毛；花萼筒筒状，长 2～4 cm，先端扩大，径约 10 mm，中、下部径约 5 mm，被短柔毛，裂片披针形，长 10～15 cm，宽 3～5 mm，全缘；花冠白色，裂片倒卵形，长约 20 mm，宽约 18 mm，先端中央具 1 绿色尖头，两侧具丝状流苏，被柔毛；花药靠合，长约 2 mm，径约 4 mm，花丝分离，粗壮，被长柔毛；雌花单生，花梗长 7.5 cm，被柔毛；花萼筒圆形，长 2.5 cm，径 1.2 cm，裂片和花冠同雄花；子房椭圆形，绿色，长 2 cm，花柱长 2 cm，柱头 3。果实椭圆形或圆形，长 11～16 mm，宽 7～12 mm，淡黄褐色，近边缘处具棱线。花期 5～8 月，果期 8～10 月。

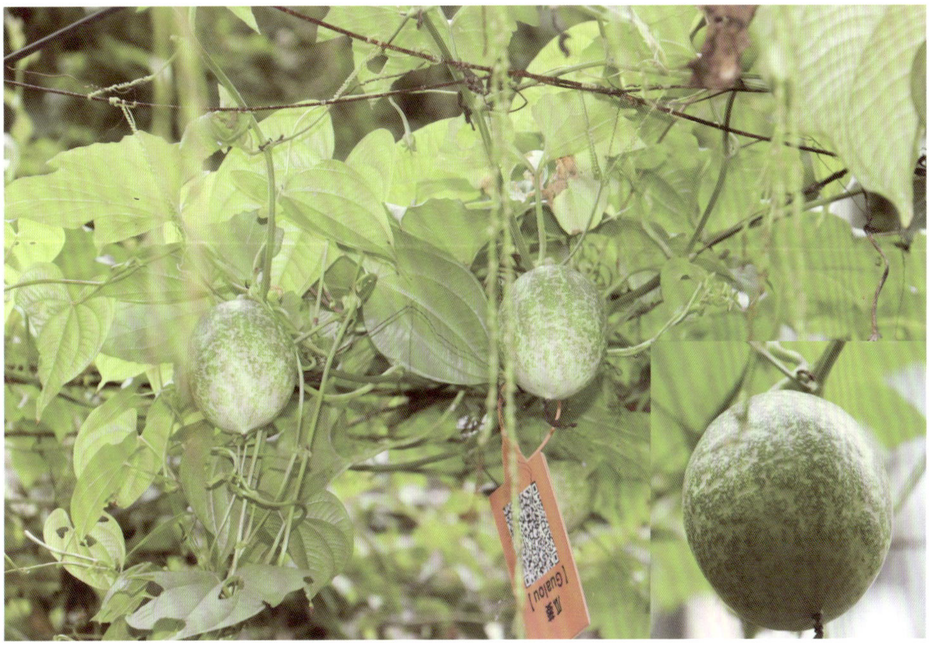

▲ 栝楼植物

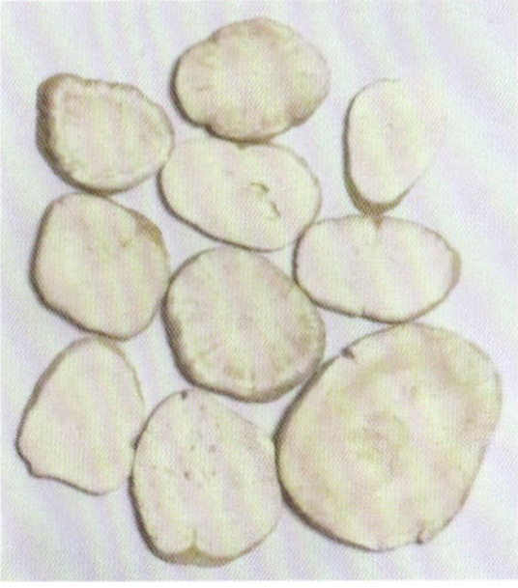

▲ 天花粉药材

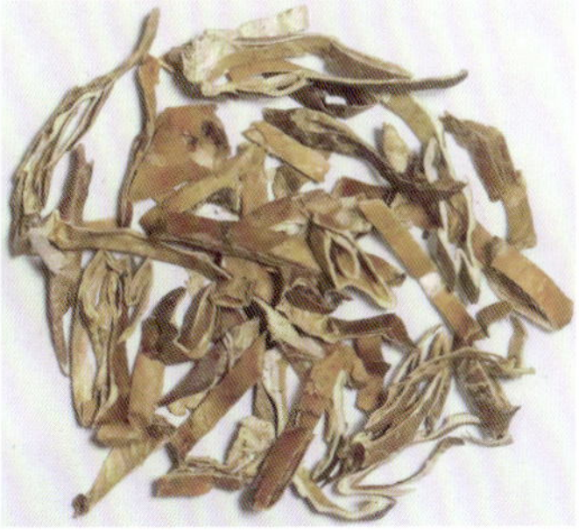

▲ 瓜蒌皮药材

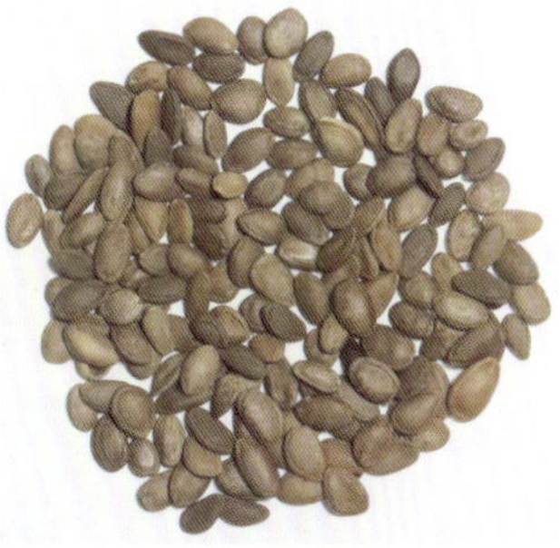

▲ 炒瓜蒌子药材

生境及分布　生于海拔 200～1 800 m 的山坡林下、灌丛中、草地和村旁田边，广为栽培。主要分布于播州、汇川、正安等地。

药材名　天花粉(根)，瓜蒌皮(成熟果皮)，瓜蒌子(成熟种子)，瓜蒌(成熟果实)，炒瓜蒌子(为瓜蒌子的炮制加工品)。

采收加工　1. 天花粉。秋、冬二季采挖，以秋季采者为佳，洗净，除去外皮，切成 10～20 cm 长段或纵剖成瓣，干燥。

2. 瓜蒌皮。秋季采摘成熟果实，剖开，除去果瓤及种子，阴干。

3. 瓜蒌子。秋季采摘成熟果实，剖开，取出种子，洗净，晒干。以均匀、饱满、油足、味甘者为佳。

4. 瓜蒌。秋季果实成熟时，连果梗剪下，置通风处阴干。按成熟情况，成熟一批采摘一批。采时，用剪刀在距果实 15 cm 处，连茎剪下，悬挂通风干燥和晾干，即成全瓜蒌。以整齐、皮厚柔韧、皱缩、色杏黄或红黄、糖性足、不破者为佳。

性味归经 1. 天花粉。甘、微苦，微寒。归肺、胃经。

2. 瓜蒌皮。甘，寒。归肺、胃经。

3. 瓜蒌子。甘，寒。归肺、胃、大肠经。

4. 瓜蒌。甘、微苦，寒。归肺、胃、大肠经。

功能主治 1. 天花粉。清热泻火，生津止渴，消肿排脓。主治热病烦渴，肺热燥咳，内热消渴，疮疡肿毒。

2. 瓜蒌皮。清热化痰，利气宽胸。主治痰热咳嗽，胸闷胁痛。

3. 瓜蒌子。润肺化痰，滑肠通便。主治燥咳痰黏，肠燥便秘。

4. 瓜蒌。清热涤痰，宽胸散结，润燥滑肠。主治肺热咳嗽，痰浊黄稠，胸痹心痛，结胸痞满，乳痈，肺痈，肠痈，大便秘结。

用法用量 1. 天花粉。内服：煎汤，10～15 g；或入丸、散。外用：适量，研末撒布或调敷。

2. 瓜蒌皮。内服：煎汤，6～10 g；或入散剂。外用：适量，烧存性研末撒调敷。

3. 瓜蒌子。内服：煎汤，9～15 g；或入丸、散。外用：适量，研末撒调敷。

4. 瓜蒌。内服：煎汤，9～15 g；或入丸，散。外用：适量，调敷。

使用注意 1. 天花粉。孕妇慎用；不宜与乌头类（川乌、制川乌、草乌、制草乌、附子）同用。

2. 瓜蒌皮。脾胃虚寒，大便不实，有寒痰、湿痰者不宜。不宜与乌头类（川乌、制川乌、草乌、制草乌、附子）同用。

3. 瓜蒌子、瓜蒌。不宜与乌头类同用。

用药经验 ①胸闷咳嗽：瓜蒌皮 15 g（用蜂蜜炒），陈皮 9 g，枇杷叶 9 g，水煎服，冰糖为引。②肺痈：瓜蒌皮、冬瓜子各 15 g，薏苡仁、鱼腥草各 30 g，水煎服。③大便燥结：瓜蒌子、火麻仁各 9 g，水煎服。④天疱疮：天花粉、滑石等分，研末，水调搽。⑤乳痈肿痛：瓜蒌皮 12 g，蒲公英 15 g，煎汤服。

千屈菜科

紫薇 *Lagerstroemia indica* L.

别名 猴郎达树、不耐痒树、无皮树。

形态特征 落叶或半常绿直立灌木，高可达 7 m。树皮平滑。枝干多扭曲，小枝纤细。叶纸质，阔椭圆形，长 2.5～7 cm，宽 1.5～4 cm，顶端急渐尖，基部阔楔形或近圆形；无柄或叶柄很短。花淡红色或紫色、白色，常组成 7～20 cm 的顶生圆锥花序；花梗长 3～15 mm，中轴及花梗均被柔毛；花萼外面平滑无棱，但鲜时萼筒有微突起短棱，两面无毛，裂片 6，三角形，直立，无附属体；花瓣 6，皱缩，具长爪；雄蕊 36～42，外面 6 枚着生于花萼上，比其余的长得多；子房 3～6 室，无毛。蒴果椭圆状球形或阔椭圆形，幼时绿色至黄色，成熟时或干燥时呈紫黑色，室背开裂；种子有翅。花期 6～9 月，果期 9～12 月。

生境及分布 生于海拔 950 m 以下的林缘，各地多为栽培。主要分布于播州、红花岗、汇川、仁怀、桐梓等地。

药材名 紫薇花（花），紫薇根（根），紫薇叶（叶），紫薇皮（茎皮和根皮）。

采收加工 1. 紫薇花。5～8 月采花，晒干。

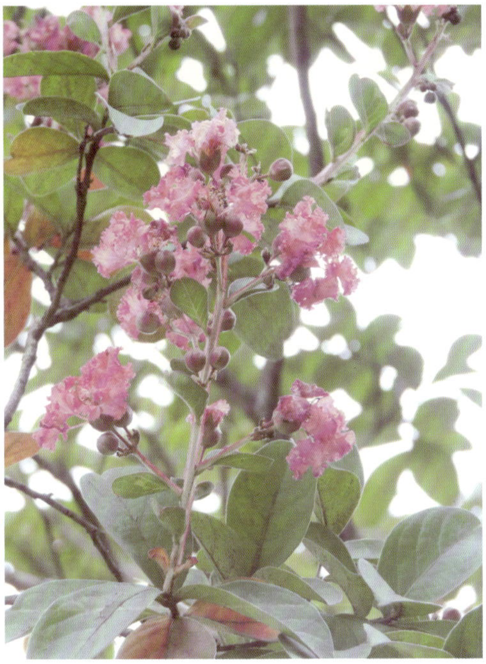

▲ 紫薇植物

2. 紫薇根。全年均可采挖，洗净，切片，晒干；或鲜用。

3. 紫薇叶。春、夏季采收，洗净，鲜用；或晒干备用。

4. 紫薇皮。5～6 月剥取茎皮，秋、冬季挖根，剥取根皮，洗净，切片，晒干。

性味归经 1. 紫薇花。苦，微酸，寒。

2. 紫薇根。微苦，微寒。归肝、大肠经。

3. 紫薇叶。微苦、涩，寒。归肺、脾、大肠经。

4. 紫薇皮。苦，寒。归肝、胃经。

功能主治 1. 紫薇花。清热解毒，凉血止血。主治疮疖痈疽，小儿胎毒，疥癣，崩漏，带下，肺痨咳血，小儿惊风。

2. 紫薇根。清热利湿，活血止血，止痛。主治痢疾，水肿，烧烫伤，湿疹，痈肿疮毒，跌打损伤，崩漏，偏头痛，牙痛，痛经，产后腹痛。

3. 紫薇叶。清热解毒，利湿止血。主治痈疮肿毒，乳痈，痢疾，湿疹，外伤出血。

4. 紫薇皮。清热解毒，利湿祛风，散瘀止血。主治无名肿毒，丹毒，乳痈，咽喉肿痛，肝炎，疥癣，鹤膝风，跌打损伤，内外伤出血，崩漏带下。

用法用量 1. 紫薇花。内服：煎汤，10～15 g；或研末。外用：适量，研末调敷；或煎水洗。

2. 紫薇根。内服：煎汤，10～15 g。外用：适量，研末调敷；或煎水洗。

3. 紫薇叶。内服：煎汤，10～15 g；或研末。外用：适量，捣敷；或研末敷；或煎水洗。

4. 紫薇皮。内服：煎汤，10～15 g；或浸酒；或研末。外用：适量，研末调敷；或煎水洗。

使用注意 紫薇花、紫薇根孕妇忌服。

用药经验 ①风丹：紫薇花 30 g，水煎煮醪糟服。②解藤黄肿毒：紫薇根水煎服。③痈疽肿毒，头面疮疖，手脚生疮：紫薇根或花研末，醋调敷，亦可煎服。④急性传染性黄疸性肝炎：紫薇根、叶各 15 g，煎服。⑤湿疹：鲜紫薇叶适量捣烂敷或煎水服。⑥癣疮：紫薇皮研末，调醋敷患处。⑦无名肿毒：紫薇皮研末，调酒敷患处。

千屈菜 *Lythrum salicaria* L.

别名 对叶莲、对牙草、铁菱角。

形态特征 多年生草本，高达 1 m 左右。茎直立，多分枝，四棱形或六棱形，被白色柔毛或变无毛。叶对生或 3 枚轮生，狭披针形，长 3.5～6.5 cm，宽 1～1.5 cm，无柄，有时基部略抱茎。总状花序顶生；花两性，数朵簇生于叶状苞片腋内，具短梗；花萼筒状，萼筒外具 12 条细棱，被毛，顶端具 6 齿，萼齿之间有尾状附属体；花瓣 6，紫色，生于萼筒上部；雄蕊 12，6 长 6 短，排成 2 轮，在不同植株中有长、

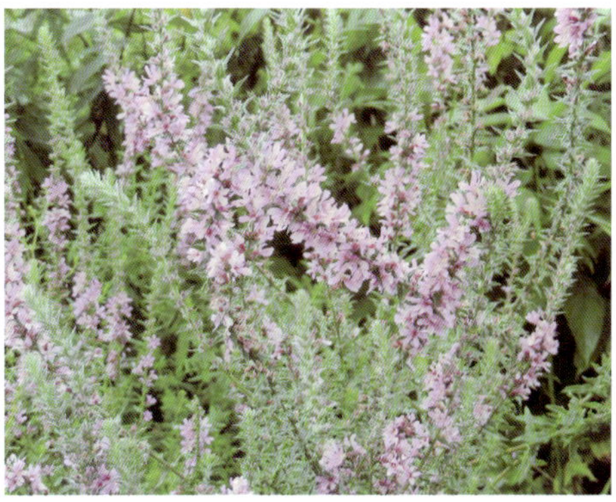

▲ 千屈菜植物

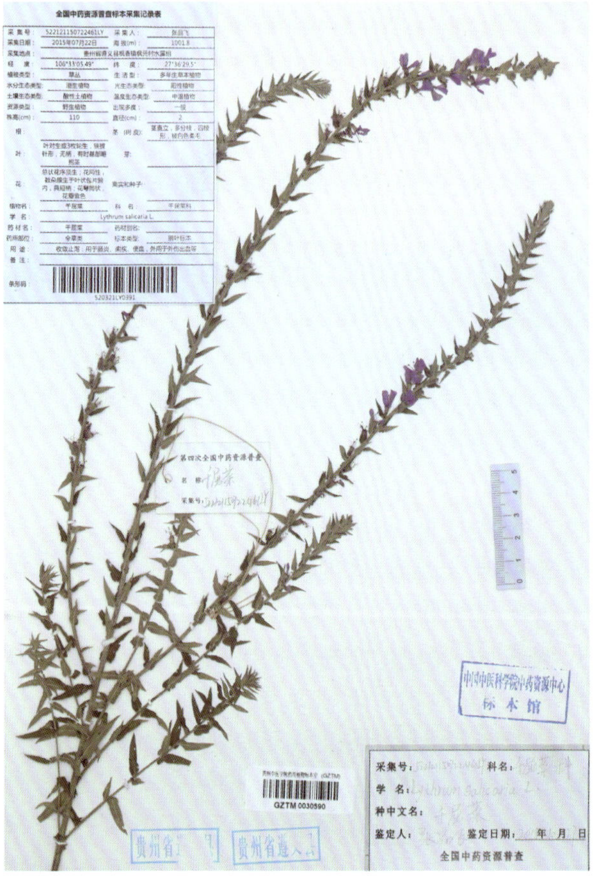

▲千屈菜腊叶标本

中、短3种类型，与雄蕊3种类型相应，花柱也有短、中、长3种类型；子房上位，2室。蒴果包截于萼内，2裂，裂片再二裂。花、果期6～9月。

生境及分布 生于海拔600～3 000 m的池塘、河岸、湖畔、溪沟边、稻田沟边、沼泽地或潮湿草地。主要分布于播州、习水、正安、务川等地。

药材名 千屈菜(全草)。

采收加工 秋季采收全草，洗净，切碎，鲜用或晒干。

性味归经 苦，寒。归大肠、肝经。

功能主治 清热解毒，收敛止血。主治痢疾，泄泻，便血，崩漏，疮疡溃烂，吐血，衄血，外伤出血。

用法用量 内服：煎汤，10～30 g。外用：适量，研末敷、捣敷；或煎水洗。

用药经验 ①溃疡：千屈菜、向日葵盘各适量，晒干，研末先用蜂蜜搽患处，再研末敷患处。②痢疾：千屈菜9～15 g，水煎服；或千屈菜、马齿苋各15 g，水煎服。③外伤出血：千屈菜鲜草捣烂绞汁，外用；或干草研末撒布上包扎之。④伤寒、副伤寒：千屈菜30 g，水煎服。

石榴科

石榴 *Punica granatum* L.

别名 楮榴、丹若、金罂。

形态特征 落叶灌木或小乔木，高2～7 m；幼枝常呈四棱形，顶端多为刺状。叶对生或近簇生，矩圆形或倒卵形，长2～8 cm，宽1～2 cm，中脉在下面凸起。花1至数朵，生于枝顶或腋生，两性，有短梗；花萼钟形，红色，质厚，长2～3 cm，顶端5～7裂，裂片外面有乳头状突起；花瓣与萼片同数，互生，生于萼筒内，倒卵形，稍高出花萼裂片，通常红色，少有白色；雄蕊多数，花丝细弱；子房下位，上部6室，为侧膜胎座，下部3室，为中轴胎座。浆果近球形，果皮厚，顶端有宿存花萼，直径约6 cm。种子多数，有肉质外种皮。花期4～6月，果期8～10月。

生境及分布 生于海拔300～1 000 m的向阳山坡、林缘、田边、路旁或栽培于庭园等处。主要分布于播州、红花岗、汇川等地。

药材名 石榴皮(果皮)，石榴根(根或根皮)，石榴叶(叶)，石榴花(花)，酸石榴(味酸的成熟果实)，甜石榴(味甜的成熟果实)。

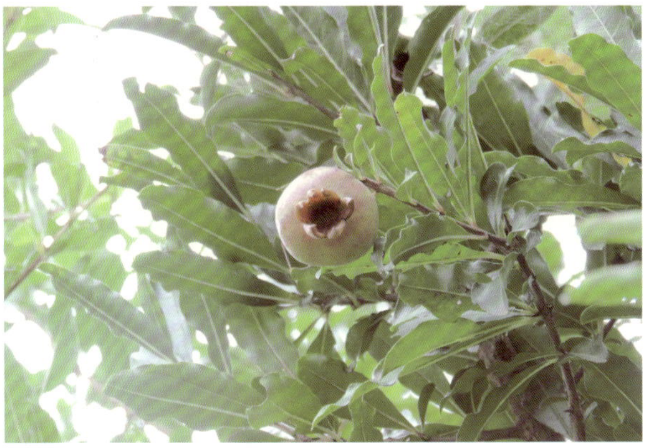

▲ 石榴植物

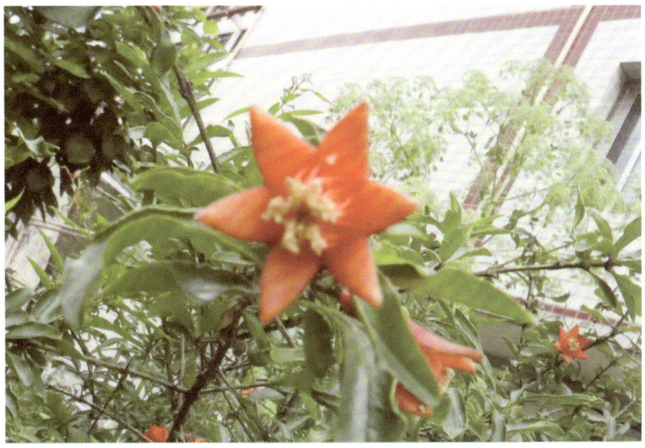

▲ 石榴花

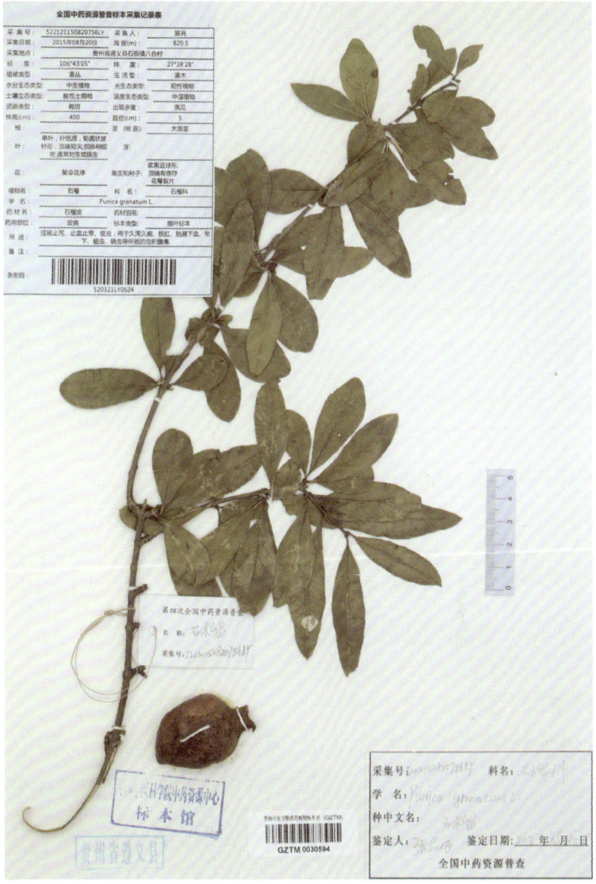

▲ 石榴腊叶标本

采收加工 1. 石榴皮。秋季果实成熟后收集果皮，晒干。炒后用或炒炭用。以皮厚、棕红色者为佳。

2. 石榴根。秋、冬季挖取根部，洗净切片；或剥取根皮切片，鲜用或晒干。

3. 石榴叶。夏、秋季采收，洗净，鲜用或晒干。

4. 石榴花。5 月开花时采收，鲜用或烘干。

5. 酸石榴、甜石榴。9～10 月果熟时采收，鲜用。

性味归经 1. 石榴皮。酸、涩，温。归大肠经。

2. 石榴根。酸、涩，温。归脾、胃、大肠经。

3. 石榴叶。酸、涩，温。归肝经。

4. 石榴花。酸、涩，平。

5. 酸石榴。酸，温。归胃、大肠经。

6. 甜石榴。甘、酸、涩，温。归肺、肝、胃、大肠、肾经。

功能主治 1. 石榴皮。涩肠止泻，止血，驱虫。主治久泻，久痢，便血，脱肛，崩漏，带下，虫积腹痛。

2. 石榴根。驱虫，涩肠，止带。主治蛔虫、绦虫，久泻、久痢，赤白带下。

3. 石榴叶。收敛止泻，解毒杀虫。主治泄泻，痘风疮，癞疮，跌打损伤。

4. 石榴花。凉血，止血。主治衄血，吐血，外伤出血，月经不调，红崩带下，中耳炎。

5. 酸石榴。止渴，涩肠，止血。主治津伤燥渴，滑泻，久痢，崩漏，带下。

6. 甜石榴。生津止渴，杀虫。主治咽燥口渴，虫积，久痢。

用法用量 1. 石榴皮。内服：煎汤，3～9 g。止血多炒炭用。

2. 石榴根。内服：煎汤，6～12 g。

3. 石榴叶。内服：煎汤，15～30 g。外用：适量，煎水洗或捣敷。

4. 石榴花。内服：煎汤，3～6 g；或入散剂。外用：适量：研末撒或调敷。

5. 酸石榴。内服：煎汤，6～9 g；捣汁；或烧存性研末。外用：适量，烧灰存性撒。

6. 甜石榴。内服：煎汤，3～9 g；或捣汁。

使用注意 1. 石榴根。大便秘结及泻痢积滞未清者忌服。

2. 酸石榴、甜石榴。不宜过量服用。

用药经验 ①牛皮癣：石榴皮（炒炭），研细末一份，麻油 3 份，调成糊状，用时将药油摇匀，以毛笔蘸药匀涂患处，每日 2 次。②驱绦虫、蛔虫：石榴皮、槟榔各等分，研细末，每次服 6 g，每日 2 次，连服 2 日。③肾结石：石榴根、金钱草各 30 g，煎服。④牙疳、鼻疳、衄血：石榴根或花 6 g，水煎服。⑤九窍出血：石榴花，揉塞之。⑥中耳炎：石榴花，瓦上焙干，加冰片少许，研细，吹耳内。

八角枫科

八角枫 *Alangium chinenese*（Lour.）Harms

别名 八角金盘、八角将军、八两枫。

形态特征 落叶乔木或灌木，高 3～5 m，稀达 15 m，胸高直径 20 cm；小枝略呈"之"字形，幼枝紫绿色，冬芽锥形，生于叶柄的基部内，鳞片细小。叶纸质，近圆形或椭圆形、卵形，顶端短锐尖或钝尖，基部两侧常不对称，一侧微向下扩张，另一侧向上倾斜，阔楔形、截形、稀近于心脏形，长 13～26 cm，宽 9～22 cm，不分裂或 3～9 裂，裂片短锐尖或钝尖，叶上面深绿色，下面淡绿色，除脉腋有丛状毛外，其余部分近无毛；基出脉 3～5，成掌状，侧脉 3～5 对；叶柄长 2.5～3.5 cm，紫绿色或淡黄色，幼时有微柔毛，后无毛。聚伞花序腋生，被稀疏微柔毛，有 7～30 花，花梗长 5～15 mm；小苞片线形或披针形，常早落；总花梗长 1～1.5 cm，常分节；花冠圆筒形，花萼顶端分裂为 5～8 枚齿状萼片；花瓣 6～8，线形，基部黏合，上部开花后反卷，外面有微柔毛，初为白色，后变黄色；雄蕊和花瓣同数而近等长，花丝略扁，有短柔毛，花药长 6～8 mm，药隔无毛，外面有时有褶皱；花盘近球形；子房 2 室，花柱无毛，疏生短柔毛，柱头头状，常 2～4 裂。核果卵圆形，幼时绿色，成熟后黑色，顶端有宿存的萼齿和花盘，种子 1 颗。花期 5～7 月和 9～10 月，果期 7～11 月。

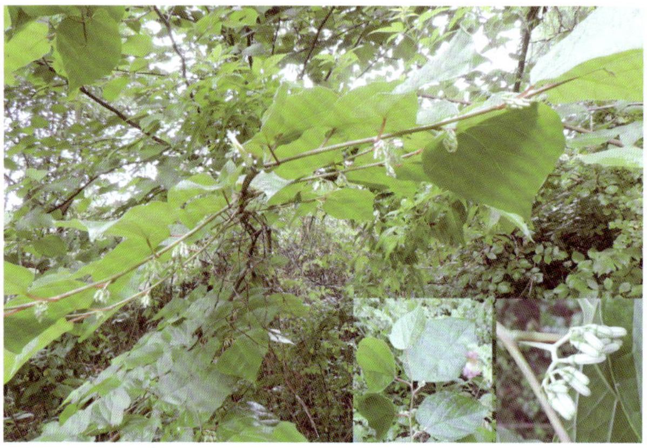

▲ 八角枫植物及花

生境及分布 生于海拔 750～1 800 m 的山地、林缘或疏林中。主要分布于播州、汇川、绥阳、正安等地。

药材名 八角枫根（根、须根及根皮），八角枫花（花），八角枫叶（叶）。

采收加工 1. 八角枫根。全年可采，挖取支根或须根，洗净，晒干。

2. 八角枫花。5～7 月采花，晒干。

3. 八角枫叶。夏季采收、鲜用或晒干研粉。

性味归经 1. 八角枫根。辛、苦，微温。有小毒。归肝、肾、心经。

2. 八角枫花。辛，平。有小毒。归肝、胃经。

3. 八角枫叶。苦、辛，平。有小毒。归肝、肾经。

功能主治 1. 八角枫根。祛风除湿，舒筋活络，散瘀止痛。主治风湿痹痛，四肢麻木，跌打损伤。

2. 八角枫花。散风，理气，止痛。主治头风头痛，胸腹胀痛。

3. 八角枫叶。化瘀接骨，解毒杀虫。主治跌打瘀肿，骨折，疮肿，乳痈，乳头皲裂，漆疮，疥癣，刀伤出血。

用法用量 1. 八角枫根。内服：煎汤，须根1～3 g，根3～6 g；或浸酒。外用：适量，捣敷或煎汤洗。

2. 八角枫花。内服：煎汤，3～10 g；或研末。

3. 八角枫叶。外用：适量，鲜品捣敷；煎汤洗；研末撒。

使用注意 孕妇、小儿及年老体弱的病人均不宜服用。服此药后应忌食鱼。本药有剧毒和麻痹作用，服药后，出现麻痹萎软。

用药经验 ①乳结疼痛：八角枫叶数十张，抽去粗筋，捣烂敷中指（左乳痛敷右中指，右乳痛敷左中指），轻者1次，重者3次。②刀伤出血：八角枫叶研末，撒于伤口上。③跌打损伤：八角枫根6 g，算盘子根皮15 g，刺五加30 g，泡酒服。④鼻出血：八角枫根3 g，水煎服。⑤漆疮：八角枫叶适量，煎汤外洗。

山茱萸科

小梾木 *Cornus quinquenervis* Franch.

别名 水杨柳、乌金草、大穿鱼草。

形态特征 落叶灌木，高2～4 m。树皮灰黑色，光滑；小枝略具四棱，通常赤褐色。叶对生；叶柄长5～15 cm；叶片椭圆状披针形或椭圆状倒卵形，长4～7 cm，宽1～2.5 cm；侧脉3对，稀2或4对，两面均有贴伏的毛。聚伞花序伞房伏，顶生，被短柔毛，长4～6 cm；花小，白色，直径9～10 mm；萼齿披针状三角形，长于花盘；花瓣披针形，长约6 mm；雄蕊4，长约5 mm，花丝下部稍粗壮；子房近球形，密被灰白色紧贴的短柔毛，花柱棍棒形。核果球形，成熟时黑色，直径约5 mm。花期6～7月，果期10～11月。

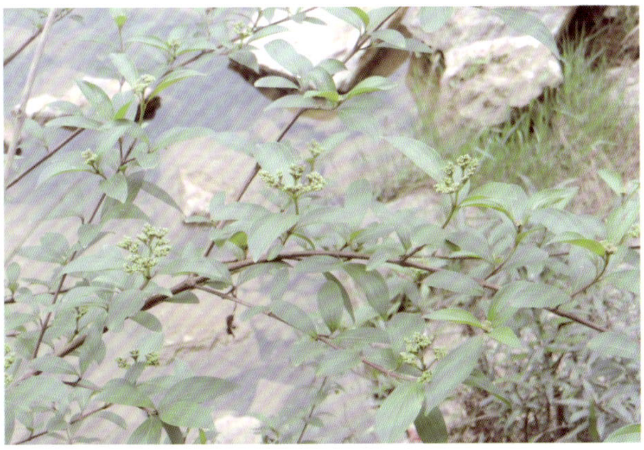

▲ 小梾木植物

生境及分布 生于海拔2 500 m以下的河岸边或溪边灌丛中。主要分布于习水、仁怀、播州等地。

药材名 穿鱼藤（全株）

采收加工 全年均可采，洗净鲜用或切段晒干。

性味 苦、辛，凉。

功能主治 清热解表，解毒疗疮。主治感冒头痛，风湿热痹，腹泻，跌打骨折，外伤出血，热毒疮肿，烧烫伤。

用法用量 内服：煎汤，6～15 g；或浸酒。外用：适量，鲜品捣敷；或研末撒；或煎水洗。

用药经验 ①腰痛，风湿麻木：穿鱼藤干根30 g，黑骨头15 g，泡酒150 g，每服10 ml，日服2次。②外伤出血：穿鱼藤叶，研末外撒。③黄水疮：穿鱼藤叶，研末外撒；或用鲜穿鱼藤，煎水外洗。④热毒疮肿：穿鱼藤适量，研细末，调敷患处。⑤感冒头痛：穿鱼藤30 g，生姜、竹叶、防风各6 g，水煎服。

西域青荚叶 *Helwingia himalaica* Hook. f. et Thoms. ex C. B. Clarke

别名 喜马拉雅青荚叶、叶上果、叶上花。

形态特征 常绿灌木，高 2～3 cm。幼枝细瘦，黄褐色。叶厚纸质，长圆状披针形，长圆形，稀倒披针形，长 5～11(～18)cm，宽 2.5～4(～5)cm，先端尾状渐尖，基部阔楔形，边缘具腺状细锯齿，侧脉 5 至 9 对，上面微凹陷，下面微突出。叶柄长 3.5～7 cm。托叶常 2～3 裂，稀不裂。雄花绿色带紫，常 10 余朵排成聚伞花序，生于叶面上或生于嫩枝上，4 数，稀 3 数，花梗细瘦。雌花 3～4 数，柱头 3～4 裂，向外反卷。果实常 1～3 枚生于叶面中脉上，果实为浆果状的核果，近于球形，成熟时暗红色。花期 4～5 月，果期 8～10 月。

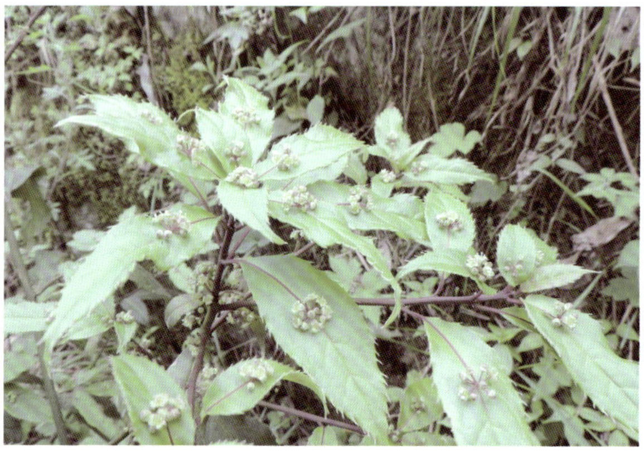

▲ 西域青荚叶植物

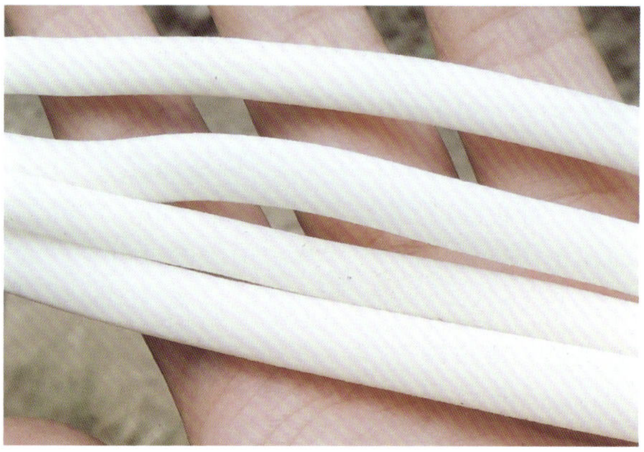

▲ 西域青荚叶茎髓药材

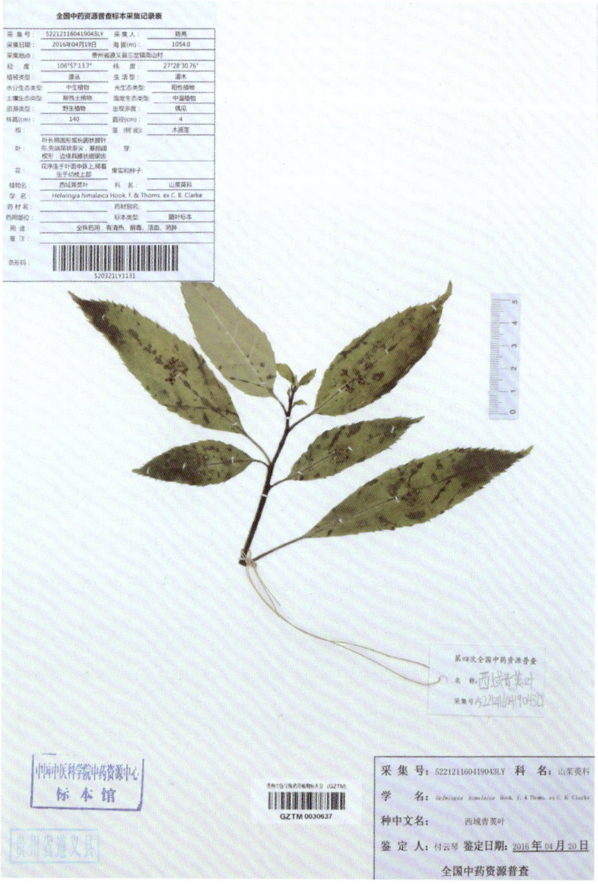

▲ 西域青荚叶腊叶标本

生境及分布 生于海拔 3 300 m 以下的山坡林中或林缘阴湿处。主要分布于播州、桐梓、绥阳等地。

药材名 青荚叶茎髓(茎髓)，叶上果根(根)，叶上珠(叶或果实)。

采收加工 1. 青荚叶茎髓。秋季割下枝条，将枝截成 30～50 cm 长一段，趁新鲜时用细竹签由小端向大端顶出髓部，理直，阴干或晒干。有些地区则用刀纵剖，剥去皮部及木质部，取出髓部，晒干。
2. 叶上果根。全年均可采收，洗净，切片，晒干。
3. 叶上珠。夏季或初秋叶片未枯黄前，将果实连叶采摘，鲜用或晒干。

性味归经 1. 青荚叶茎髓。甘、淡，平。归肺、胃经。
2. 叶上果根。辛、微甘，平。归肺、脾、肝经。
3. 叶上珠。苦、辛，平。归肺、心经。
功能主治 1. 青荚叶茎髓。通乳。主治乳少，乳汁不畅。
2. 叶上果根。止咳平喘，活血通络。主治久咳虚喘，劳伤腰痛，风湿痹痛，跌打肿痛，胃痛，月经不调，产后腹痛。
3. 叶上珠。祛风除湿，活血解毒，接骨止痛。主治感冒咳嗽，风湿痹痛，胃痛，痢疾，便血，月经不调，跌打瘀肿，骨折，痈疖疮毒，毒蛇咬伤。
用法用量 1. 青荚叶茎髓。内服：煎汤，3～6 g。
2. 叶上果根。内服：煎汤，6～15 g；或泡酒。外用：适量，鲜品捣敷。
3. 叶上珠。内服：煎汤，9～15 g。外用：适量，鲜品捣敷。
用药经验 ①乳汁不通：青荚叶茎髓适量，炖猪脚，喝汤吃肉。②子宫脱出：叶上果根 15 g，煎水服。③痢疾，便血，胃痛：叶上珠 9～15 g，煎水服。④久咳喘：叶上果根 9～15 g，煎水服。⑤妇人不孕：叶上果根和叶上珠(叶)各 9 g，煎水服。⑥劳伤：叶上果根 30 g，泡酒服。

五加科

楤木 *Aralia chinensis* L.

别名 鹊不踏、海桐皮、黄龙苞。
形态特征 有刺灌木或小乔木；小枝被黄棕色绒毛，疏生短刺。二回或三回羽状复叶；羽片有小叶 5～11 片，基部另有小叶一对；小叶卵形、宽卵形或长卵形，长 5～12 cm 或更长，宽 3～8 cm，边缘有锯齿，上面疏生糙伏毛，故显得粗糙，下面有黄色或灰色短柔毛，沿脉更密。伞形花序聚生为顶生大型圆锥花序，长 30～60 cm，花序轴长，密生黄棕色或灰色短柔毛；花白色；萼边缘有 5 齿；花瓣 5；雄蕊 5；子房下位，5 室；花柱 5，分离或基部合生，开展。果球形，熟时黑色。花期 7～9 月，果期 8～12 月。
生境及分布 生于海拔 400～2 700 m 的较阴的地山坡、山谷沟边、杂木林、灌丛或林缘路边。主要分布于播州、红花岗、汇川等地。
药材名 楤木(根皮和茎皮)，楤木根(根或根皮)，楤木叶(嫩叶)，楤木白皮(树皮的韧皮部)。
采收加工 1. 楤木。全年可采，切段，晒干。
2. 楤木根。9～10 月挖根；或剥取根皮，晒干。
3. 楤木叶。春、夏季采摘，洗净，鲜用或晒干。
4. 楤木白皮。全年均可采收。
性味归经 1. 楤木、楤木根。甘、微苦，平。归脾、肝、肾经。
2. 楤木叶。甘、微苦，平。归大肠、膀胱经。
3. 楤木白皮。微咸，温。归肝、心、肾经。
功能主治 1. 楤木。祛风除湿，利尿消肿，活血止痛。主治肝炎，淋巴结肿大，肾炎水肿，糖尿病，胃痛，风湿关节痛，腰腿痛，跌打损伤。
2. 楤木根。祛风湿，利小便，散瘀血，消肿毒。主治风湿性关节炎，肾炎水肿，肝硬化腹水，急慢性肝炎，胃痛，淋浊，崩漏，跌打损伤，瘰疬，痈肿。
3. 楤木叶。利水消肿，解毒止痢。主治肾炎水肿，臌胀，腹泻，痢疾，疔疮肿毒。
4. 楤木白皮。补腰肾，壮筋骨，舒筋活血，散瘀止痛。主治糖尿病，肾脏病，胃溃疡，风湿痹痛，跌打损伤。
用法用量 1. 楤木。内服：煎汤，9～15 g。
2. 楤木根。内服：煎汤，15～30 g；或浸酒。外用：适量，捣敷。

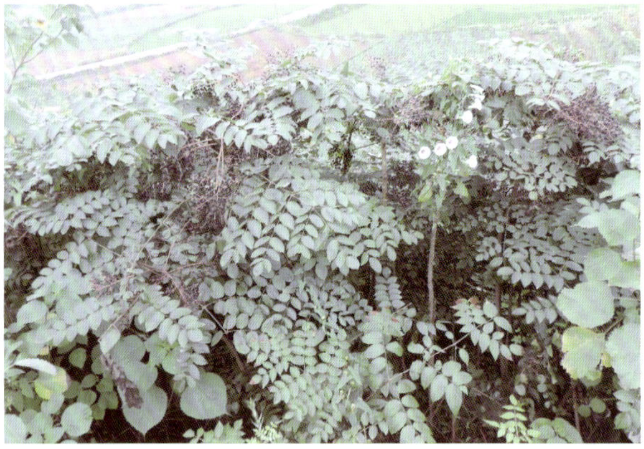

▲ 楤木植物

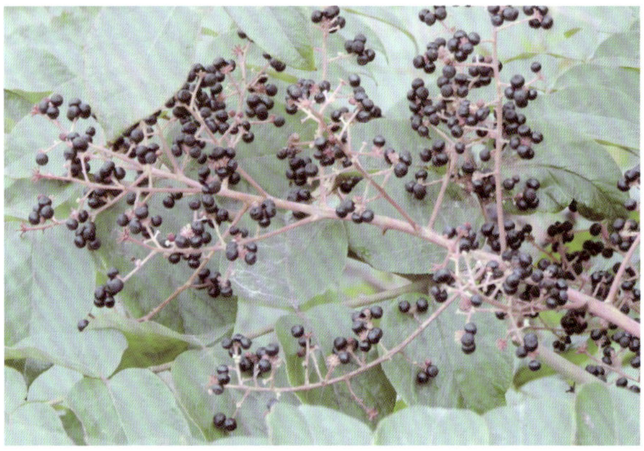

▲ 楤木果实

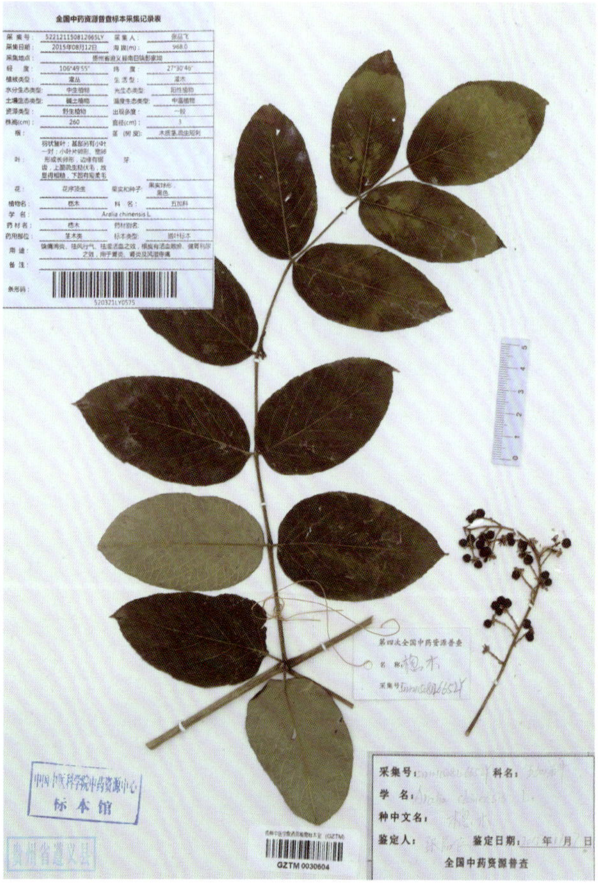

▲ 楤木腊叶标本

3. 楤木叶。内服：煎汤，15～30 g。外用：适量，捣烂敷。

4. 楤木白皮。内服：煎汤，9～15 g。外用：适量，捣敷。

使用注意　1. 楤木。孕妇忌服。

2. 楤木根。脾胃虚弱者不宜用；无湿热毒邪者慎用；孕妇慎用。

用药经验　①肾炎水肿：楤木 50 g，水煎服。②胃痛、胃溃疡、糖尿病：楤木根 9～15 g，水煎服。③淋浊：楤木根 30 g，水煎服。④水肿：楤木叶 30 g，炖肉服。⑤跌打损伤：鲜楤木白皮，捣烂敷患处。

细柱五加 *Eleutherococcus nodiflorus* (Dunn) S. Y. Hu

别名　南五加皮、五叶木、白刺。

形态特征　灌木，高 2～3 m。枝软弱而下，节上通常疏生反曲扁刺。叶有小叶 5，稀 3～4，在长枝上互生，在短枝上簇生。叶柄长 3～8 cm，小叶近无柄，叶片膜质至纸质，倒卵形至倒披针形，长 3～8 cm，宽 1～3. 5 cm，先端尖至短渐尖，基部楔形，边缘有细钝齿，侧脉 4～5 对，两面均明显，网脉不明显。伞形花序单个腋生；或顶生在短枝上，直径约 2 cm，有花多数，花黄绿色。花瓣 5 枚，雄蕊 5 枚。果实扁球形，黑色。花期 4～8 月，果期 6～10 月。

生境及分布　生于海拔 300～1 600 m 的林缘、原野、山坡路边或灌丛中。主要分布于播州、汇川、绥阳、正安等地。

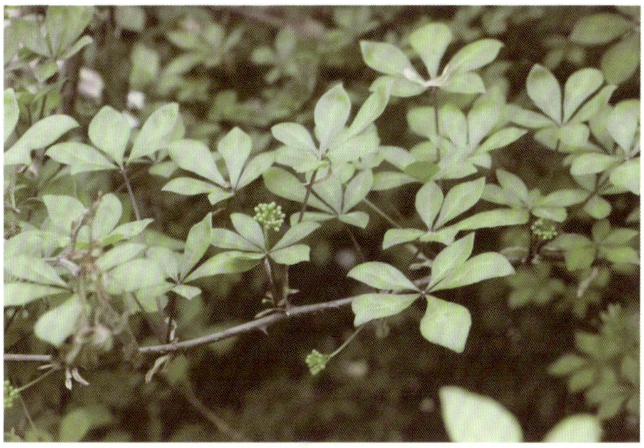

▲ 细柱五加植物

药材名　五加皮（根皮）。

采收加工　夏、秋二季采挖根部，洗净，剥取根皮，晒干。

性味归经　辛、苦，温。归肝、肾经。

功能主治　祛风除湿，补益肝肾，强筋壮骨，利水消肿。主治风湿痹痛，筋脉拘挛，屈伸不利，筋骨痿软，小儿行迟，腰膝酸软，体虚乏力，水肿，小便不利，脚气。

用法用量　内服：煎汤，5～10 g；或泡酒。外用：适量，捣敷；或浸酒外搽。

用药经验　①骨折：五加皮 100 g，骨碎补、桂枝、松香各 6 g，大黄 9 g，与 1 只去头足和内脏的小公鸡一起捣烂，包患处。②腰酸腿痛，年老体弱：五加皮 30 g，杜仲、川续断各 15 g，水煎服。③风湿麻木：五加皮、铁筷子各 30 g，水煎服。④风湿性关节炎：五加皮 15 g，苍术、秦艽、豨莶草各 9 g，老鹳草 12 g，水煎服。

白簕　*Eleutherococcus trifoliatus* (L.) S. Y. Hu

别名　三叶五加、鹅掌筋、禾掌筋。

形态特征　攀援状灌木，高 1～7 m；枝疏生扁平先端钩状的下向刺。掌状复叶；小叶 3，稀 4～5，中央一片最大，椭圆状卵形至长椭圆形，稀倒卵形，长 4～10 cm，宽 3～6.5 cm，先端尖或短渐尖，基部楔形，边缘有细锯齿或疏钝齿，无毛或上面脉上疏生刚毛。伞形花序 3～10 或更多聚生成顶生圆锥花序；花黄绿色；萼边缘有 5 齿；花瓣 5；雄蕊 5；子房下位，2 室；花柱 2，合生至中部，中部以上分离，开展。果扁球形，成熟时黑色。花期 7～11 月，果期 8～12 月。

生境及分布　生于海拔 3 200 m 以下的村落、山坡路旁、林缘或灌丛中。主要分布于播州、仁怀、桐梓等地。

药材名　三加皮（根或根皮），三加花（花），白簕枝叶（嫩枝叶）。

采收加工　1. 三加皮。9～10 月挖取，鲜用；或趁鲜时剥取根皮，晒干。

2. 三加花。7～11 月采摘，洗净，鲜用。

3. 白簕枝叶。全年均可采，鲜用或晒干。

性味归经　1. 三加皮。苦、辛，凉。归脾、肝经。

2. 白簕枝叶。苦、辛，微寒。

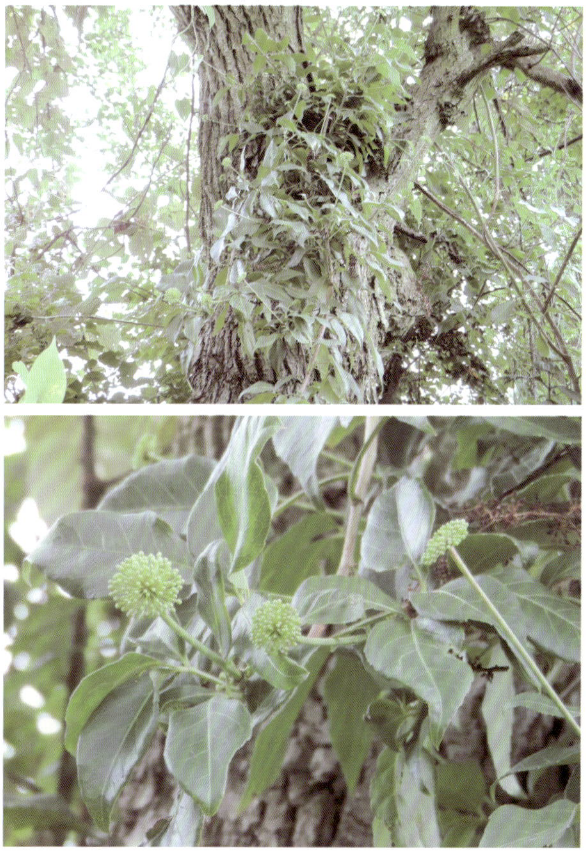

▲ 白簕植物

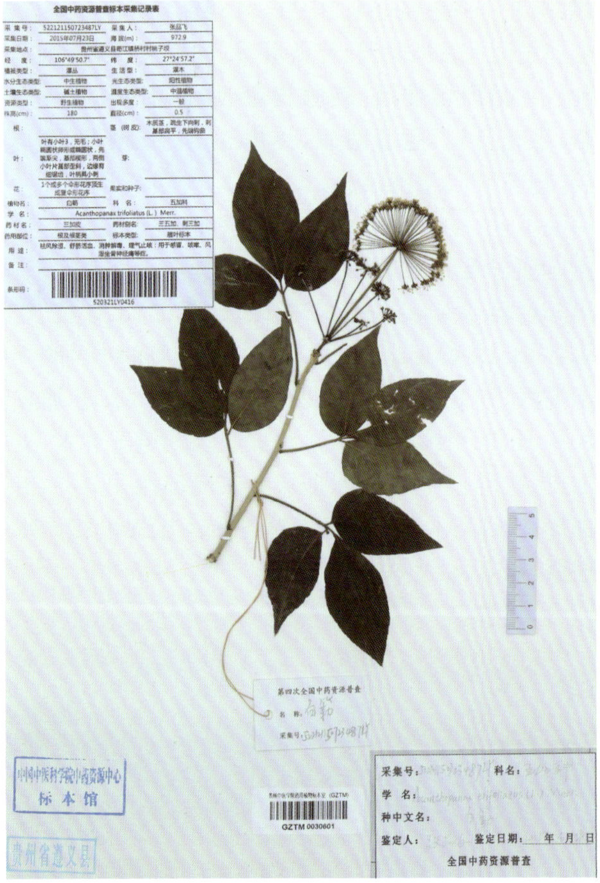

▲ 白簕腊叶标本

功能主治 1. 三加皮。清热解毒,祛风除湿,活血舒筋。主治感冒发热,咽痛,头痛,咳嗽胸痛,胃脘疼痛,泄泻,痢疾,胁痛,石淋,带下,风湿痹痛,腰腿酸痛,筋骨拘挛麻木,跌打骨折,痄腮,乳痈,疮疡肿毒,蛇虫咬伤。

2. 三加花。解毒敛疮。主治漆疮。

3. 白簕枝叶。清热解毒,活血消肿,除湿敛疮。主治感冒发热,咳嗽胸痛,痢疾,风湿痹痛,跌打损伤,骨折,刀伤,痈疮疔疖,口疮,湿疹,疥疮,毒虫咬伤。

用法用量 1. 三加皮。内服:煎汤,15～30 g,大剂量可用至 60 g;或浸酒。外用:适量,研末调敷,捣敷或煎水洗。

2. 三加花。外用:适量,煎汤洗。

3. 白簕枝叶。内服:煎汤,9～30 g;或开水泡服。外用:适量,捣敷;或煎汤洗。

使用注意 三加皮、白簕枝叶孕妇慎用。

用药经验 ①漆疮:三加花适量,煎汤洗。②喉炎:干三加皮 30～60 g,煎服。③感冒发热:三加皮根 15～60 g,水煎服。④风湿关节痛:三加皮根 30～60 g,酌加酒水各半炖服。

常春藤 *Hedera nepalensis* var. *sinensis* (Tobl.) Rehd.

别名 三角风、爬墙虎、三角枫。

形态特征 多年生常绿攀援灌木。茎长 3～20 m,灰棕色或黑棕色,有气生根。一年生枝疏生锈色鳞片,鳞片通常有 10～20 条辐射肋。单叶互生,叶片革质,在不育枝上通常为三角状卵形或三角状长圆形,稀三角形或箭形,长 5～12 cm,宽 3～10 cm,先端短渐尖,基部截形,稀心形,边缘全缘或 3 裂,花枝上的叶片通常为椭圆状卵形至椭圆状披针形,略歪斜而带菱形,稀卵形或披针形,极稀为阔卵形、圆卵形或箭形,长 5～16 cm,宽 1.5～10.5 cm,先端渐尖或长渐尖,基部楔形或阔楔形,稀圆形,全缘或有 1～3 浅裂,上面深绿色,有光泽,下面淡绿色或淡黄绿色,无毛或疏生鳞片,侧脉和网脉两面均明显。叶柄细长,长 2～9 cm,有鳞片,无托叶。伞形花序单个顶生;或 2～7 个总状排列或伞房状排列成圆锥花序,直径 1.5～2.5 cm,有花 5～40 朵。总花梗

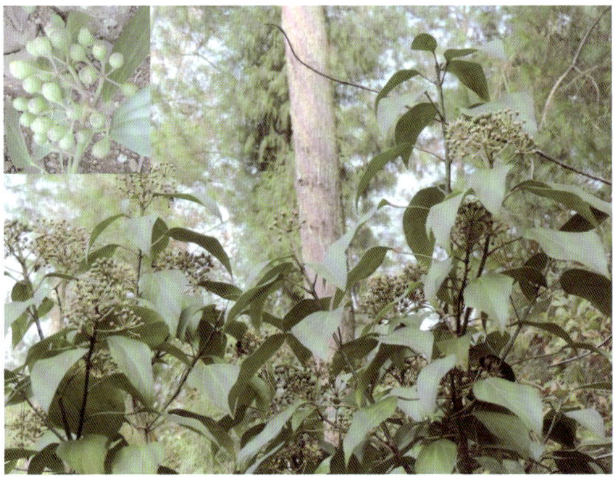

▲ 常春藤植物

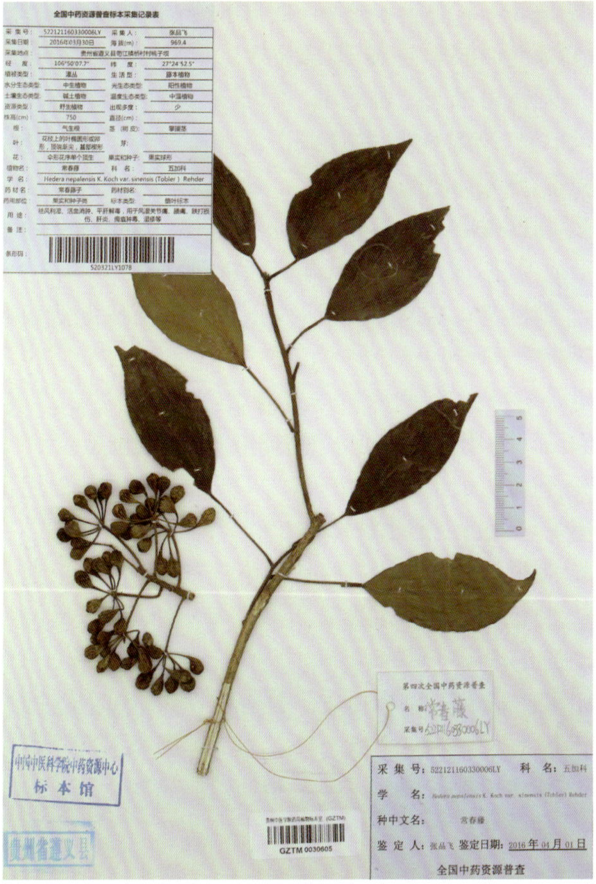

▲ 常春藤腊叶标本

长 1～3.5 cm，通常有鳞片。苞片小，三角形。花梗长 0.4～1.2 cm。花淡黄白色或淡绿白色，芳香。萼密生棕色鳞片，边缘近全缘。花瓣 5 枚，三角状卵形，外面有鳞片。雄蕊 5 枚，花药紫色。子房 5 室。花盘隆起，黄色。花柱全部合生成柱状。果实球形，红色或黄色。花期 9～11 月，果期翌年 3～5 月。

生境及分布　生于海拔 100～3 500 m 常攀援于林缘树木、林下路旁、岩石和房屋墙壁上。主要分布于播州、红花岗、汇川、仁怀等地。

药材名　常春藤(茎、叶)。

采收加工　茎叶干用在生长茂盛秋季节采收，切段晒干。鲜用时可随采随用。

性味归经　辛、苦，平。归肝、脾、肺经。

功能主治　祛风，利湿，平肝，解毒。主治风湿痹痛，瘫痪，口眼歪斜，衄血，月经不调，跌打损伤，咽喉肿痛，疔疖痈肿，肝炎，蛇虫咬伤。

用法用量　内服：煎汤，6～15 g，研末；或浸酒，捣汁。外用：适量，捣敷或煎汤洗。

用药经验　①关节风痛及腰部酸痛：常春藤茎及根 9～12 g，黄酒、水各半煎服；并用水煎汁洗患处。②疔疮痈肿：鲜常春藤 60 g，水煎服；外用鲜常春藤叶捣烂，加糖及烧酒少许捣匀，外敷。③皮肤瘙痒：常春藤全草 500 g，熬水沐浴，每 3 日一次，经常洗用。④脱肛：常春藤 60～90 g，水煎熏洗。⑤肝炎：常春藤、败酱草各等量，水煎服。

刺楸 *Kalopanax septemlobus* (Thunb.) Koidz.

别名　老虎草、钉皮树、丁桐树。

形态特征　落叶乔木。树皮暗灰棕色，散生粗刺；刺基部扁平。叶片纸质，在长枝上互生，短枝上簇生，直径 9～25 cm 或更大，掌状 5～7 裂，裂片宽三角状卵形或长椭圆状卵形，先端渐尖，边缘有细锯齿，上面无毛，下面幼时有短柔毛。伞形花序聚生为顶生圆锥花序，长 15～25 cm；花白色或淡黄绿色；萼边缘有 5 齿；花瓣 5；雄蕊 5，花丝较花瓣长一倍以上；子房下位，2 室；花柱 2，合生成柱状，先端分离。果球形，成熟时蓝黑色。花期 7～10 月，果期 9～12 月。

生境及分布　生于海拔 200～1 400 m 的山谷、溪旁、林缘及山地疏林中。主要分布于播州、红花岗、汇川、仁怀等地。

药材名　刺楸树皮(树皮)，刺楸树根(根或根皮)，刺楸茎(茎枝)，刺楸树叶(叶)。

采收加工　1. 刺楸树皮。全年可采，剥取树皮，洗净，晒干。以质干燥、皮厚实、钉多者为佳。

2. 刺楸树根。夏末秋初采挖，洗净，切片；或剥取根皮切片，鲜用或晒干。

3. 刺楸树叶。夏、秋季采收，多鲜用。

4. 刺楸茎。全年均可采收，洗净，切片，鲜用或晒干。

性味归经　1. 刺楸树皮。辛、苦，凉。归脾、胃经。

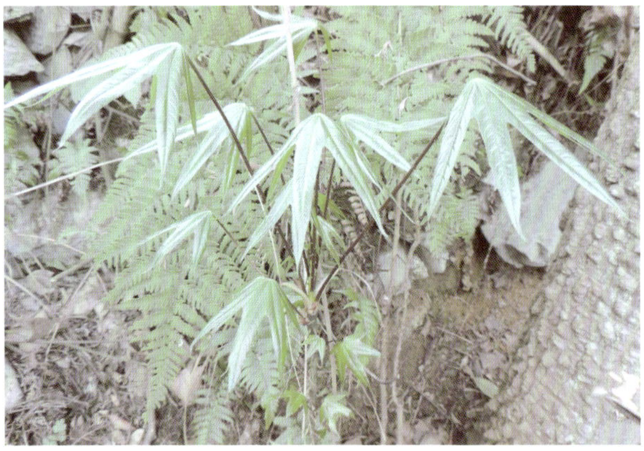

▲ 刺楸植物

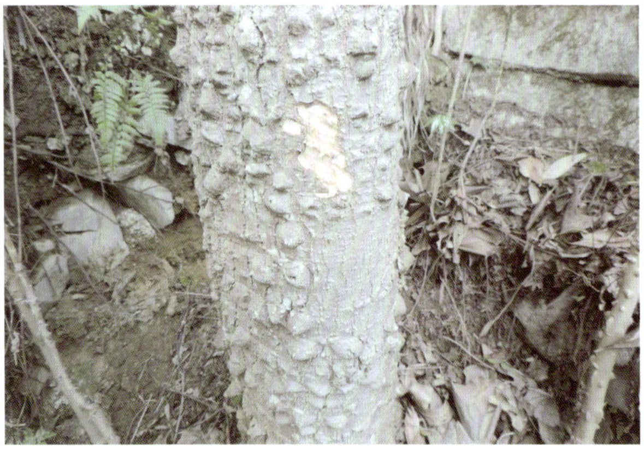

▲ 刺楸树皮

2. 刺楸树根。苦、微辛，平。
3. 刺楸树叶。辛、微苦，平。
4. 刺楸茎。辛，平。

功能主治 1. 刺楸树皮。祛风除湿，活血止痛，杀虫止痒。主治风湿痹痛，四肢拘挛，腰膝酸痛，痈疽，恶疮，疮癣，疥癣，湿疹瘙痒。
2. 刺楸树根。凉血散瘀，祛风除湿，解毒。主治肠风下血，风湿热痹，跌打损伤，骨折，全身浮肿，疮疡肿毒，瘰疬，痔疮。
3. 刺楸树叶。解毒消肿，祛风止痒。主治疮疡肿毒或溃破，风疹瘙痒，风湿痛，跌打肿痛。
4. 刺楸茎。祛风除湿，活血止痛。主治风湿痹痛，胃脘痛。

用法用量 1. 刺楸树皮。内服：煎汤，9～15 g；或泡酒。外用：适量，煎水洗，捣敷；或研末调敷。
2. 刺楸树根。内服：煎汤，9～15 g；或泡酒。外用：适量，捣敷；或煎水洗。
3. 刺楸树叶。外用：适量，煎水洗；或捣烂炒熟敷。
4. 刺楸茎。内服：煎汤，9～15 g。外用：适量，煎水洗。

使用注意 1. 刺楸树皮。具有毒性，食用时应注意其毒性。
2. 刺楸树根。脾胃虚寒及孕妇慎服。
3. 刺楸茎。孕妇慎服。

用药经验 ①骨折：刺楸树根、三月泡根、大母猪藤根、水麻叶各等分（鲜用），捶绒，拌酒糟或酒，先以手法将骨折处复位，再包此药，后上夹板固定，每日一换。②急性肠胃炎，痢疾：刺楸树皮 13～30 g，水煎服。③肠风下血：刺楸树根、漏芦根各等量，炖猪大肠服。④小儿脱肛：刺楸树根、五倍子各 15～30 g，熬水洗。⑤跌打损伤：刺楸树皮 30 g，酒泡服。

竹节参 *Panax japonicus* C. A. Mey.

别名 土参、土精、血参。

形态特征 多年生草本，高 50～80 cm；或更高。根茎横卧，呈竹鞭状，肉质肥厚，白色，结节间具凹陷茎痕，叶为掌状复叶，3～5 枚轮生于茎顶；叶柄长 8～11 cm，无毛；小叶通常 5，叶片膜质，倒卵状椭圆形至长圆状椭圆形，长 5～18 cm，宽 2～6.5 cm，先端渐尖，稀长渐尖，基部楔形至近圆形，边缘具细锯齿或重锯齿，上面叶脉无毛或疏生刚毛，下面无毛或疏生密毛。伞形花序单生于茎顶，有花 50～80 朵或更多，总花梗长 12～21 cm，无毛或有疏短柔毛；花小，淡绿色；花萼绿色，先端 5 齿，齿三角状卵形；花瓣 5，长卵形，覆瓦状排列；雄蕊 5，花丝较花瓣短；子房下位，2～5 室，花柱 2～5，中部以下连合，上部分离，果时外弯。核果状浆果，近球形，成熟时红色。种子 2～5，白色，三角状长卵形或卵球形。花期 5～6 月，果期 7～9 月。

生境及分布 生于海拔 800～2 400 m 的山坡、山谷林下阴湿处或竹林阴湿沟边及山谷阔叶林中。主

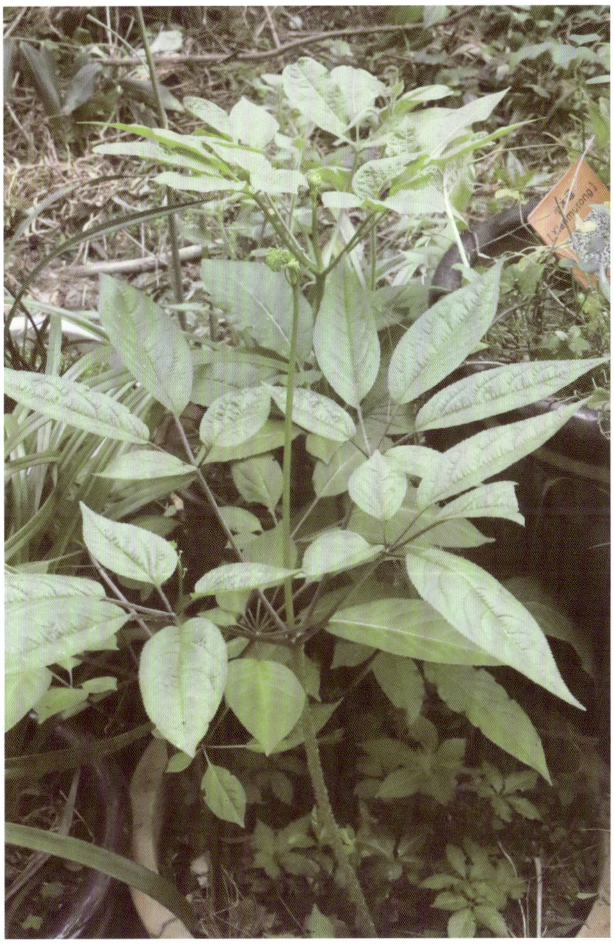

▲ 竹节参植物

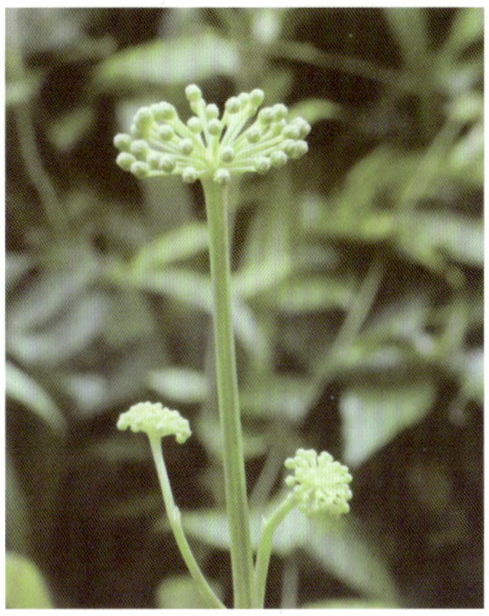

▲ 竹节参花

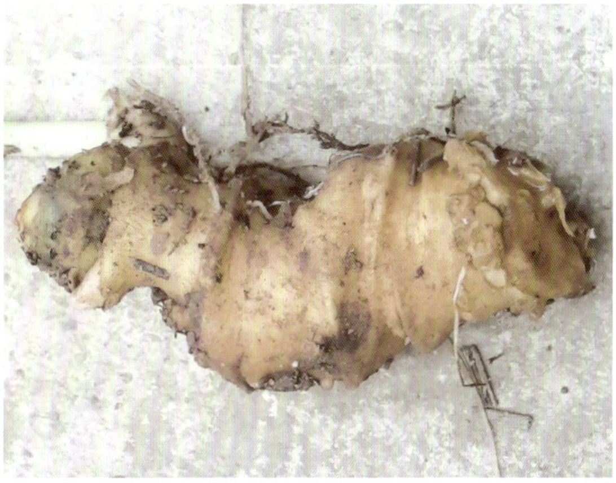

▲ 竹节参根茎

要分布于播州、汇川、正安等地。

药材名 竹节参(根茎)。

采收加工 秋季挖取根茎,除去须根和外皮,洗净泥土,晒干或烘干。以条粗、质硬、断面色黄白者为佳。

性味归经 甘、微苦,温。归肝、脾、肺经。

功能主治 散瘀止血,消肿止痛,祛痰止咳,补虚强壮。主治病后体弱,食欲不振,咳嗽痰多,虚劳咳嗽,痨嗽咯血,吐血,衄血,便血,尿血,崩漏,外伤出血,癥瘕,瘀血经闭,产后瘀阻腹痛,跌仆损伤,风湿关节痛,痈肿,痔疮,毒蛇咬伤。

用法用量 内服:煎汤,3～10 g;或泡酒;或入丸、散。外用:适量,研末干撒或调敷。

使用注意 孕妇忌服。

用药经验 ①病后虚弱:竹节参 15 g,炖肉吃或水煎服。②吐血:竹节参 9 g,麦冬 6 g,丝毛根 9 g,水煎服。③虚劳咳嗽:竹节参 15 g,煎水当茶饮。④虚劳:竹节参 9 g,党参 9 g,当归 6 g,水煎服。

穗序鹅掌柴 *Schefflera delavayi*(Franch.)Harms ex Diels

别名 假通脱木、德氏鸭脚木、绒毛鸭脚木。

形态特征 乔木或灌木,高 3～8 m。茎粗大,外表暗褐色;小枝粗壮,幼时密生黄棕色星状绒毛,老时毛即脱落;具白以片状髓心。掌状复叶有小叶 4～

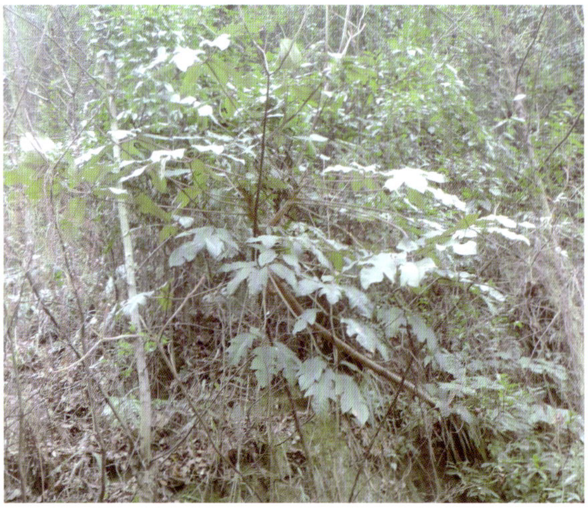

▲ 穗序鹅掌柴植物

7;叶柄长 4~16 cm,最长可至 70 cm,幼时密生星状绒毛,成长后除基部外无毛,小叶片纸质至薄革质,形状变化很大,椭圆状长圆形,卵状长圆形、卵状披针形或长圆状披针形,长 6~20 cm,最长可达 35 cm,宽 2~8 cm 或稍宽;先端急尖或短渐尖,基部钝形至圆形;全缘具疏离不整齐粗齿或 1~3 浅裂至深裂,上面无毛,下面密生灰白或黄棕色星状绒毛,主脉粗而明显;侧脉 8~12 对,上面坦或微隆起,下面稍隆起,网脉上面稍下陷,稀平坦,下面为绒毛掩盖而不隆起。花无梗,穗状花序聚生成大圆锥花序顶生,长 12~10 cm,主轴和分枝幼时均密被星状绒毛,后毛逐渐脱落,分枝长 10~30 cm;苞片卵形,长 4~5 mm,小苞片三角状卵形,长 1~2 mm,均密被星状绒毛;萼长 1.5~2 mm,疏被星状短柔毛,边缘有 4~5 齿;花瓣 4~5,三角状卵形,长约 2 mm,无毛,花白色;雄蕊 5,花丝长约 3 mm;子房下位,4~5 室;花柱合生成柱状,柱头不明显,花盘隆起。果实球形,直径约 4 mm,紫黑色,几无毛;宿存花柱长 1.5~2 mm。花期 10~11 月,果期翌年 1 月。

生境及分布　生于海拔 600~3 100 m 的沟旁、林缘、山坡疏林中。主要分布于播州、汇川、习水等地。

药材名　大泡通(根及根皮、茎叶)。

采收加工　全年均可采,鲜用或晒干。

性味归经　微苦、涩,平。

功能主治　祛风活络,强筋健骨,行气活血。主治风湿痹痛,腰膝酸痛,跌打肿痛,胸胁脘腹胀痛。

用法用量　内服:煎汤,9~30 g;或浸酒。外用:适量,煎水洗;或捣敷。

用药经验　①关节疼痛:大泡通、勾儿茶根、楤木根各 30 g,水煎服。②风湿痹证,关节疼痛,腰腿劳损疼痛:大泡通(根皮)15~30 g,水煎服。③骨折,扭伤:鲜大泡通根皮适量,捣烂外敷患处。④皮肤湿疹:大泡通 15~30 g,水煎服。

通脱木 *Tetrapanax papyrifer* (Hook.) K. Koch

别名　通草、通花、泡通。

形态特征　灌木或小乔木,无刺,高 1~3.5 m;茎髓大,白色,纸质。叶大,集生茎顶,直径 50~70 cm,基部心形,掌状 5~11 裂,裂片浅或深达中部,每一裂片常又有 2~3 个小裂片,全缘或有粗齿,上面无毛,下面有白色星状绒毛;叶柄粗壮,长 30~50 cm;托叶膜质,锥形,基部合生,有星状厚绒毛。伞形花序聚生成顶生或近顶生大型复圆锥花序,长达 50 cm 以上;苞片披针形,密生星状绒毛;花白色;萼密生星状绒毛,全缘或几全缘;花瓣 4,稀 5;雄蕊 4,稀 5;子房下位,2 室;花柱 2,分离,开展。果球形,熟时紫黑色。花期 10~12 月,果期翌年 1~2 月。

生境及分布　生于海拔 10~2 800 m 的林缘、村旁向阳肥厚的土壤上。主要分布于播州、红花岗、汇川等地。

药材名　通草(茎髓),通花根(根),通花花(花蕾),通脱木花上粉(花粉)。

采收加工　1. 通草。秋季割取地上茎,截成段,趁鲜捅出白色茎髓,理直,晒干。

2. 通花根。秋季采挖,去其茎叶,洗净,切片晒干。

3. 通花花。8~9 月采收花蕾,除去杂质,晒干。

4. 通脱木花上粉。秋季花开时采收,晒干。

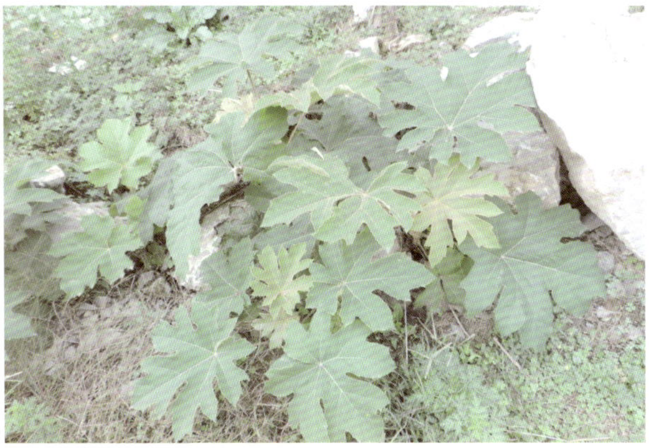

▲ 通脱木植物

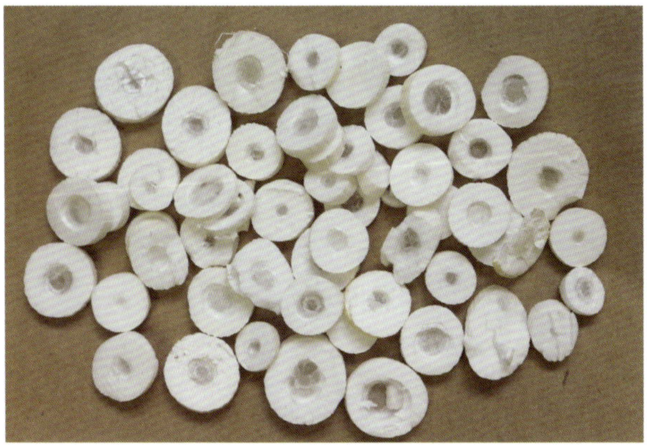

▲ 通草药材

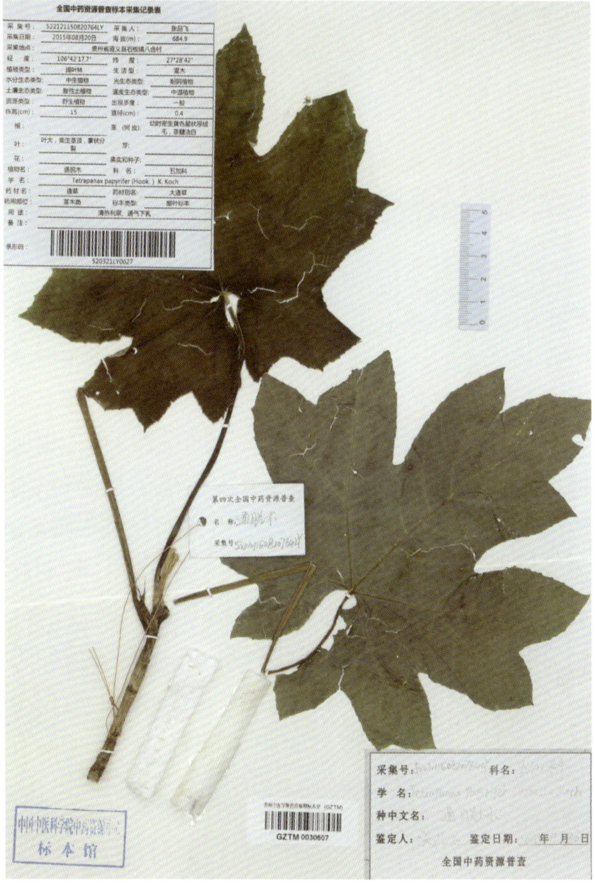

▲ 通脱木腊叶标本

性味归经 1. 通草。甘、淡，微寒。归肺、胃经。

2. 通花根。淡、微苦，微寒。归肝、脾、肾经。

3. 通花花。甘，平。归肝经。

4. 通脱木花上粉。苦、辛，平。归心、大肠经。

功能主治 1. 通草。清热利尿，通气下乳。主治湿热淋证，水肿尿少，乳汁不下或不畅。

2. 通花根。清热利水，行气消食，活血下乳。主治水肿，淋证，食积饮胀，痞块，风湿痹痛，月经不调，乳汁不下。

3. 通花花。疏肝行气。主治疝气。

4. 通脱木花上粉。解毒散结，祛腐生机。主治痈肿，瘰疬，痔疮。

用法用量 1. 通草。内服：煎汤，3～5 g。

2. 通花根。内服：煎汤，30～60 g；或浸酒。外用：适量，捣敷。

3. 通花花。内服：煎汤，30～60 g。

4. 通脱木花上粉。内服：煎汤，2～5 g；或入丸、散。外用：适量，捣敷。

使用注意 1. 通草。气阴两虚及孕妇慎服。

2. 通花根。气虚无湿热及孕妇慎服。

用药经验 ①催乳：通草、小人参各等量，炖猪脚食；或通花根 60 g，土洋参 60 g，奶浆藤 60 g，鲜隔山撬 30 g，炖猪蹄子，加冰糖服。②大便不通：通草适量，水煎服。③阴囊下坠，经常不收：通花花 60 g，煎水煮醪糟服。④鹤膝风：通草根 6 g，金樱子根 30 g，竹根 15 g，伸筋草 15 g，水煎，兑酒服。

伞形科

白芷 *Angelica dahurica*（Fisch. ex Hoffm.）Benth. et Hook. f.

别名　兴安白芷、河北独活、香白芷。

形态特征　为多年生高大草本，高 1～2.5 m。根圆柱形，有分枝，茎 3～5 cm，外表皮黄褐色至褐色，有浓烈气味。茎基部径 2～5 cm，有时可达 7～8 cm，通常带紫色，中空，有纵长沟纹。基生叶一回羽状分裂，有长柄，叶柄下部有管状抱茎边缘膜质的叶鞘。茎上部叶二至三回羽状分裂，叶片轮廓为卵形至三角形，长 15～30 cm，宽 10～25 cm，叶柄长至 15 cm，下部为囊状膨大的膜质叶鞘，无毛或稀有毛，常带紫色。末回裂片长圆形，卵形或线状披针形，多无柄，长 2.5～7 cm，宽 1～2.5 cm，急尖，边缘有不规则的白色软骨质粗锯齿，具短尖头，基部两侧常不等大，沿叶轴下延成翅状。花序下方的叶简化成无叶的、显著膨大的囊状叶鞘，外面无毛。复伞形花序顶生或侧生，直径 10～30 cm，花序梗长 5～20 cm，花序梗、伞辐和花柄均有短糙毛。伞辐 18～40，中央主伞有时伞辐多至 70。总苞片通常缺或有 1～2，成长卵形膨大的鞘。小总苞片 5～10 余，

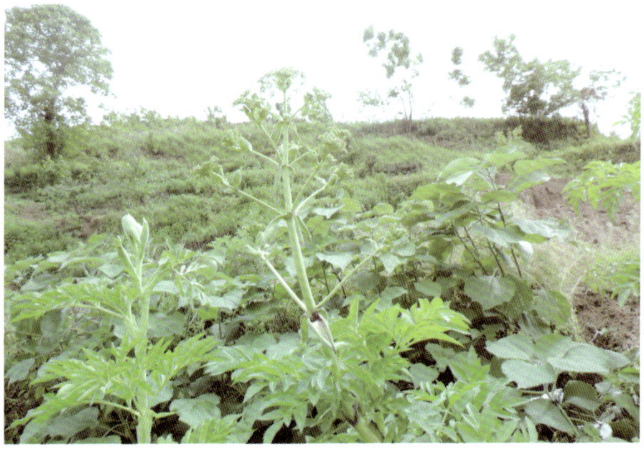

▲ 白芷植物

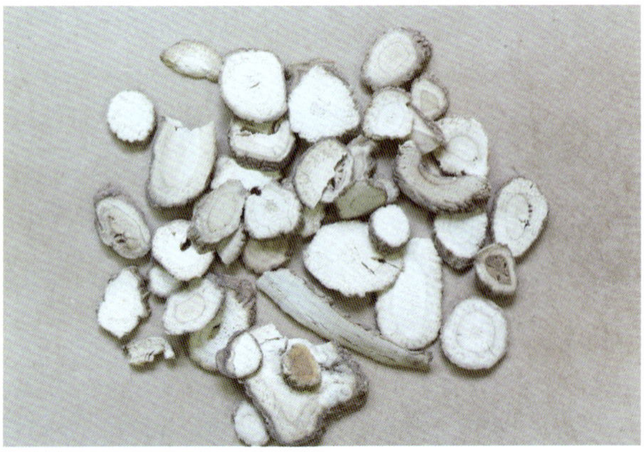

▲ 白芷药材

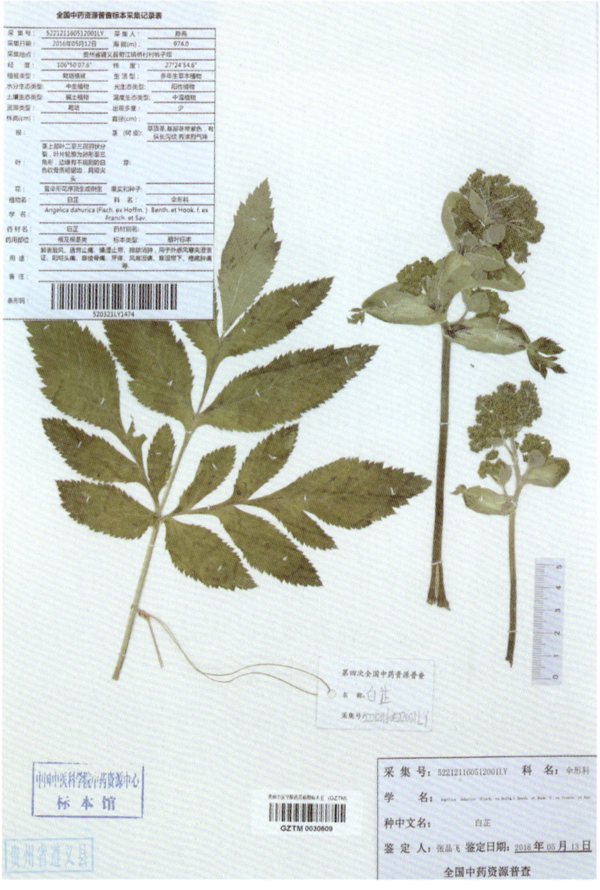

▲ 白芷腊叶标本

线状披针形，膜质，花白色。无萼齿。花瓣倒卵形，顶端内曲成凹头状。子房无毛或有短毛；花柱比短圆锥状的花柱基长 2 倍。果实长圆形至卵圆形，黄棕色，有时带紫色，无毛，背棱扁，厚而钝圆，近海绵质，远较棱槽为宽，侧棱翅状，较果体狭。棱槽中有油管 1，合生面油管 2。花期 7～8 月，果期 8～9 月。

生境及分布　生于海拔 200～1 500 m 的林下、林缘、溪旁、灌丛及山谷草地，多为栽培。主要分布于播州、汇川、仁怀等地。

药材名　白芷（根）。

采收加工　夏、秋间叶黄时采挖，除去须根及泥沙，晒干或低温干燥。生用。

性味归经　辛，温。归肺、胃、大肠经。

功能主治　解表散寒，祛风止痛，宣通鼻窍，燥湿止带，消肿排脓。主治感冒头痛，眉棱骨痛，鼻塞流涕，鼻鼽，鼻渊，牙痛，带下，疮疡肿毒。为治疗“阳明头痛”的主药及引经药。

用法用量　内服：煎汤，3～10 g。外用：适量，捣敷。

使用注意　阴虚血热者忌服。

用药经验　①阳明头痛，眉棱骨痛，头风痛：白芷 10 g，水煎服。②鼻渊：辛夷、防风、白芷各 2.4 g，苍耳子 3.6 g，川芎 1.5 g，北细辛 2.1 g，甘草 0.9 g，水煎服，连服 4 剂。③肿毒热痛：白芷适量，研末，醋调外敷患处。

积雪草 *Centella asiatica*（L.）Urb.

别名　马蹄草、大马蹄草、崩大碗。

形态特征　多年生草本；茎匍匐，细长，节上生根，无毛或稍有毛。单叶互生，肾形、马蹄形或近圆形，直径 1～5 cm，基部深心形，边缘有宽钝齿，无毛或疏生柔毛，具掌状脉；叶柄长 5～15 cm，基部鞘状；无托叶。单伞形花序单生或 2～3 个腋生，每个有花 3～6 朵，紫红色；总苞片 2，卵形；花梗极短。双悬果扁圆形，主棱和次棱极明显，棱间有隆起的网纹相连。花、果期 4～10 月。

生境及分布　生于海拔 200～1 990 m 的阴湿草地、田边或水沟边。主要分布于播州、汇川、习水等地。

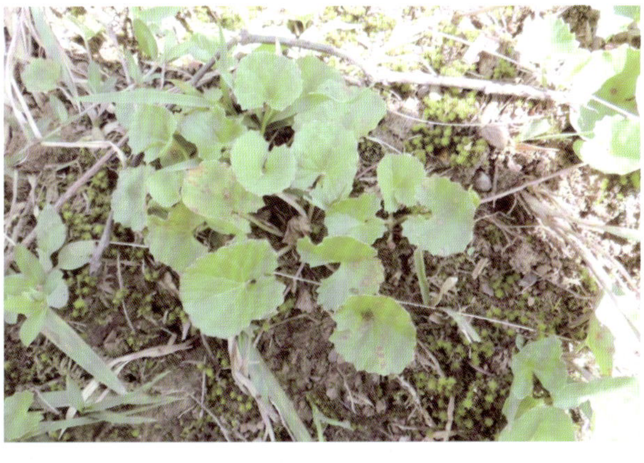

▲ 积雪草植物

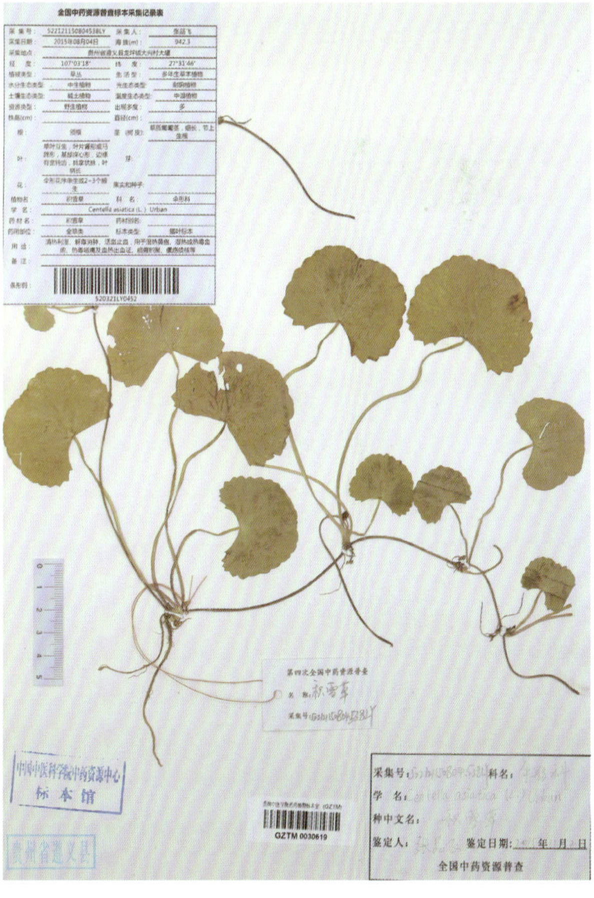

▲ 积雪草腊叶标本

药材名　积雪草(全草)。

采收加工　夏、秋二季采收,除去泥沙,晒干。生用。

性味归经　苦、辛,寒。归肝、脾、肾经。

功能主治　清热利湿,解毒消肿。主治湿热黄疸,中暑腹泻,石淋血淋,痈肿疮毒,跌仆损伤。

用法用量　内服:煎汤,15～30 g,鲜品加倍;或捣汁服。外用:适量,捣烂外敷;或捣汁涂搽。

用药经验　①湿热黄疸:积雪草 30 g,冰糖 60 g,水煎服。②砂淋:积雪草 30 g,第二次的淘米水煎服。③百日咳:积雪草 90 g,瘦猪肉 30 g,同煎 1 h,分 2 次服,连服数日。④解木薯中毒:鲜积雪草捣烂,温开水冲服。⑤跌打肿痛:鲜积雪草捣烂绞汁 30 g,调酒,炖温服。渣敷患处。

芫荽 *Coriandrum sativum* L.

别名　香荽、胡荽、园荽。

形态特征　一年生草本,高 30～100 cm,全体无毛,具强烈香气。基生叶一至二回羽状全裂,裂片宽卵形或楔形,长 1～2 cm,边缘深裂或具缺刻;叶柄长 3～15 cm;茎生叶二至三回羽状深裂,最终裂片狭条形,全缘。复伞形花序顶生;总花梗长 2～8 cm;无总苞;伞幅 2～8;小总苞片条形;花梗 4～10;花小,白色或淡紫色。双悬果近球形,光滑,果棱稍凸起。花、果期 3～11 月。

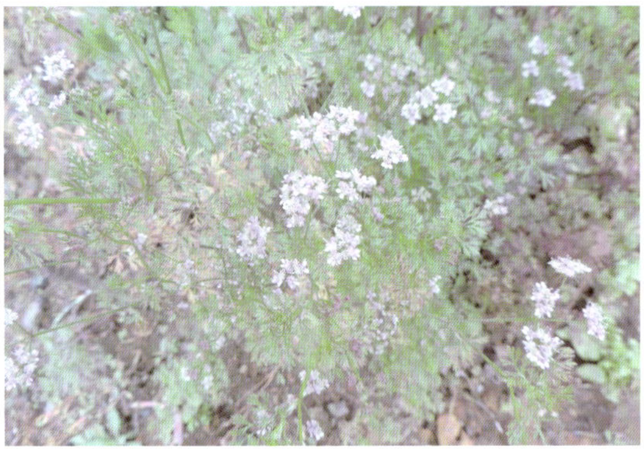

▲ 芫荽植物

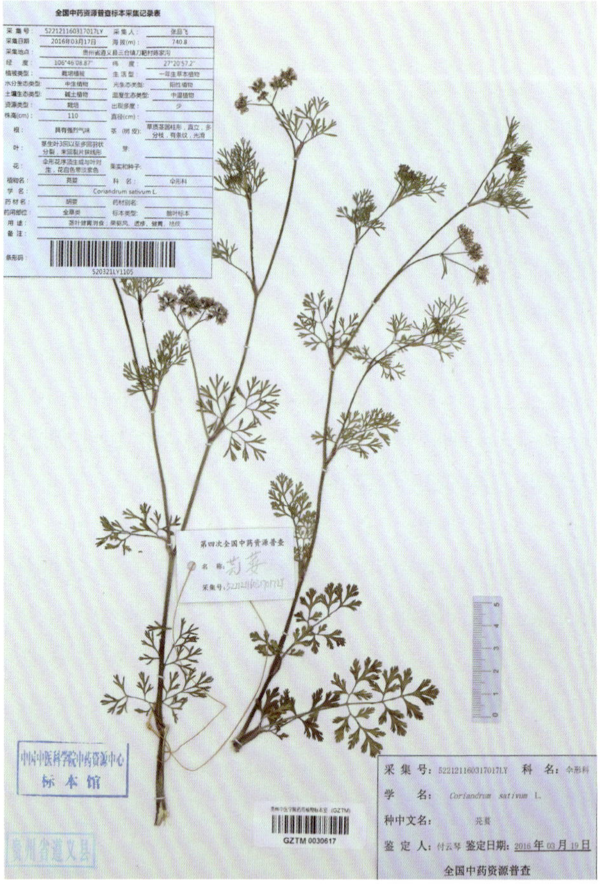

▲ 芫荽腊叶标本

生境及分布　生于山地、荒地、草丛中,现多为栽培。主要分布于播州、汇川、习水、仁怀、绥阳等地。

药材名　胡荽(带根全草),胡荽子(成熟果实)。

采收加工　1. 胡荽。全年均可。以春季采收为佳,洗净,晒干。

2. 胡荽子。8～9 月果实成熟时采取果枝,晒干,打下果实,除净杂质,再晒至足干。以籽饱满、洁净、无杂质者为佳。

性味归经　1. 胡荽。辛,温。归肺、脾、肝经。

2. 胡荽子。辛、酸,平。归肺、胃、大肠经。

功能主治　1. 胡荽。发表透疹,消食开胃,止痛解毒。主治风寒感冒,麻疹,痘疹透发不畅,食积,脘腹胀痛,呕恶,头痛,牙痛,脱肛,丹毒,疮肿初起,蛇伤。

2. 胡荽子。健胃消积,理气止痛,透疹解毒。主治食积,食欲不振,胸膈满闷,脘腹胀痛,呕恶反胃,泻痢，肠风便血，脱肛，疝气，麻疹不透，秃疮，头痛，牙痛，耳痛。

用法用量　1. 胡荽。内服：煎汤，9～15 g，鲜品15～30 g；或捣汁。外用：适量，煎水洗；或捣敷；或绞汁服。

2. 胡荽子。内服：煎汤，6～12 g；或入丸、散。外用：适量，煎水含漱或熏洗。

使用注意　1. 胡荽。疹出已透；或虽未透出而热毒壅滞，非风寒外束者禁服。

2. 胡荽子。有火热者禁服。

用药经验　①小儿赤丹不止：胡荽汁敷之。②齿痛：胡荽子适量，煎水含漱。

鸭儿芹 *Cryptotaenia japonica* Hassk.

别名　三叶芹、大鸭脚板、鸭脚板草。

形态特征　多年生草本，高30～90 cm，全体无毛；主根短，侧根多数，细长。茎光滑，茎具叉状分枝。基生叶及茎下部叶三角形，宽2～10 cm，三出复叶，中间小叶菱状倒卵形，长3～10 cm，侧生小叶歪卵形，边缘都有不规则尖锐重锯齿或有时2～3浅裂；叶柄长5～17 cm，基部成鞘抱茎；茎顶部的叶无柄，小叶披针形。复伞形花序疏松，不规则；总苞片及小总苞片各1～3，条形，早落；伞幅2～7，斜上；花梗2～4；花白色。双悬果条状矩圆形或卵状矩圆形。花期4～5月，果期6～10月。

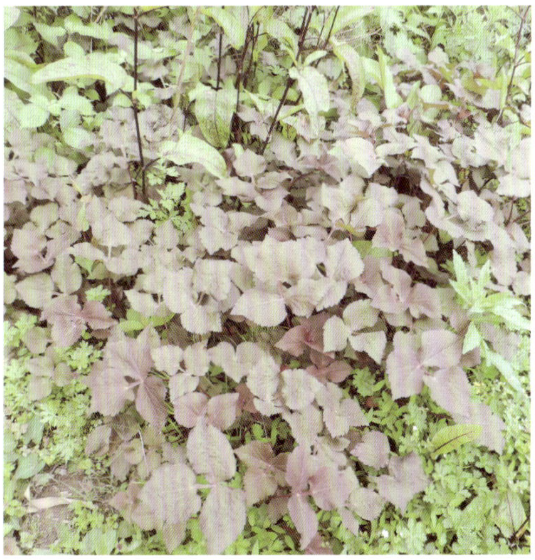

▲ 鸭儿芹植物

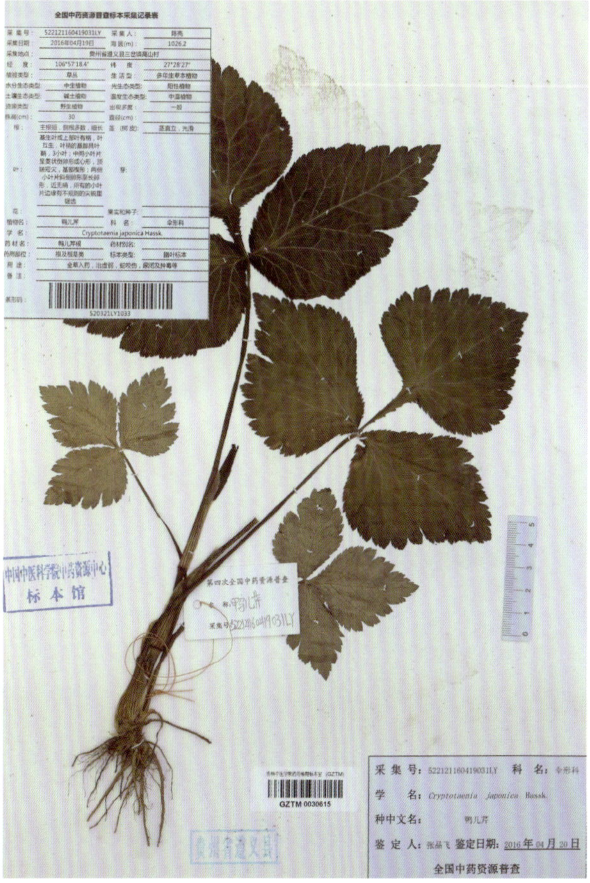

▲ 鸭儿芹腊叶标本

生境及分布　生于海拔200～2 000 m的山地、山沟及林下较阴湿的地区。主要分布于播州、汇川、仁怀、绥阳等地。

药材名　鸭儿芹（茎叶），鸭儿芹根（根），鸭儿芹果（果实）。

采收加工　1. 鸭儿芹。夏、秋间采收，割取茎叶，鲜用或晒干。

2. 鸭儿芹根。夏、秋间采挖，去其茎叶，洗净，晒干。

3. 鸭儿芹果。7～10月采收成熟的果序，除去杂质，洗净，晒干。

性味归经　1. 鸭儿芹。辛、苦，平。归心、肺经。

2. 鸭儿芹根。辛，温。归肺经。

3. 鸭儿芹果。辛，温。归脾、胃经。

功能主治　1. 鸭儿芹。祛风止咳，利湿解毒，化瘀止痛。主治感冒咳嗽，肺痈，淋痛，疝气，月经不调，风火牙痛，目赤翳障，痈疽疮肿，皮肤瘙痒，跌打止痛，蛇虫咬伤。
2. 鸭儿芹根。发表散寒，止咳化痰，活血止痛。主治风寒感冒，咳嗽，跌打肿痛。
3. 鸭儿芹果。消积顺气。主治消化不良，食积腹胀。
用法用量　1. 鸭儿芹。内服：煎汤，15～30 g。外用：适量，捣敷；或研末撒；或煎水洗。
2. 鸭儿芹根。内服：煎汤，9～30 g；或研末。
3. 鸭儿芹果。内服：煎汤，3～9 g；或研末。
用药经验　①皮肤瘙痒：鸭儿芹适量，煎水洗。②风寒感冒：鸭儿芹根 9 g，紫苏、铁筷子、陈皮各 6 g，煨水服。③寒咳：鸭儿芹根 30 g，煨水服。④食积：鸭儿芹果 6～9 g，地骷髅（结籽后的萝卜枯根）1 000 g，煎水当茶饮。

野胡萝卜 *Daucus carota* L.

别名　鹤虱草、山萝卜、野萝卜。
形态特征　二年生草本，高 20～120 cm，全体被白色粗硬毛；根肉质，小圆锥形，近白色。基生叶矩圆形，二至三回羽状全裂，最终裂片条形至披针形。复伞形花序顶生；总花梗长 10～60 cm；总苞片多数，叶状，羽状分裂，裂片条形，反折；伞幅多数；小总苞片 5～7，条形，不裂或羽状分裂；花梗多数；花白色或淡红色。双悬果矩圆形，4 棱有翅，翅上具短钩刺。花期 5～7 月，果期 7～8 月。
生境及分布　生于海拔 400～1 600 m 的山坡路旁、旷野或田间。主要分布于播州、习水、绥阳等地。
药材名　南鹤虱（成熟果实），野胡萝卜根（根）。

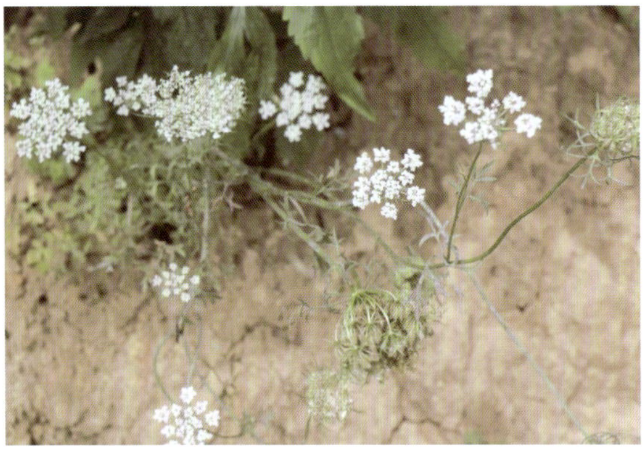

▲ 野胡萝卜植物

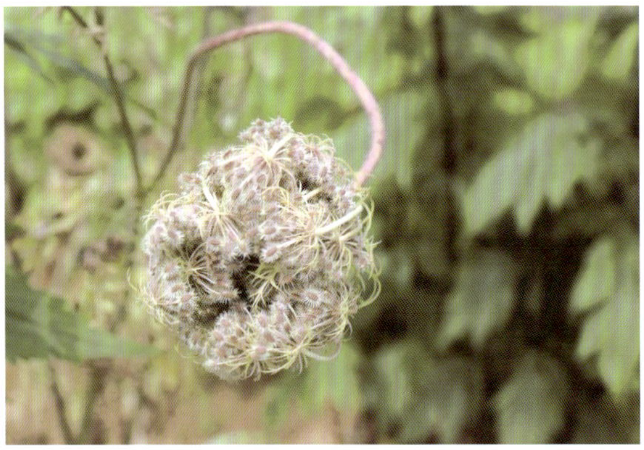

▲ 南鹤虱果实

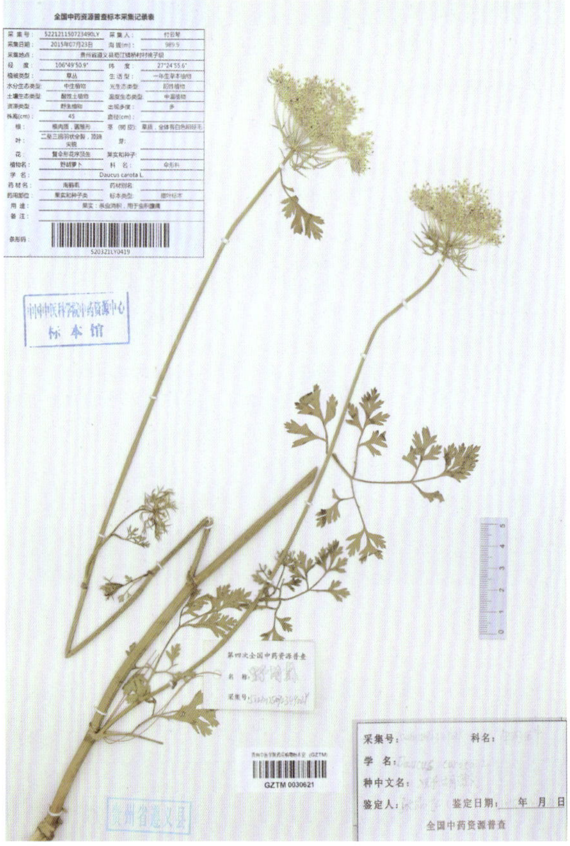

▲ 野胡萝卜腊叶标本

采收加工 1. 南鹤虱。秋季果实成熟时割取果枝，晒干，打下果实，除去杂质。生用或炒用。

2. 野胡萝卜根。春季未开花前采挖，去其茎叶，洗净，晒干或鲜用。

性味归经 1. 南鹤虱。苦、辛，平。有小毒。归脾、胃经。

2. 野胡萝卜根。甘、微辛，凉。归脾、胃、肝经。

功能主治 1. 南鹤虱。杀虫消积。主治蛔虫病，蛲虫病，绦虫病，虫积腹痛，小儿疳积。

2. 野胡萝卜根。健脾化滞，凉肝止血，清热解毒。主治脾虚食少，腹泻，惊风，血淋，咽喉肿痛。

用法用量 1. 南鹤虱。内服：煎汤，3～9 g。外用：适量，煎水洗。

2. 野胡萝卜根。内服：煎汤，15～30 g。外用：适量，捣汁涂。

用药经验 ①蛲虫病，肛痒：南鹤虱、花椒、白鲜皮各 15 g，苦楝根皮 9 g，水煎，趁热熏洗或坐浴。②阴痒：南鹤虱 6 g，煎水熏洗阴部。③虫积腹痛：南鹤虱 9 g，南瓜子、槟榔各 15 g，水煎服。

茴香 *Foeniculum vulgare* Mill.

别名 谷茴香、谷香、香子。

形态特征 多年生草本，高 0.4～2 m。茎直立，光滑，灰绿色或苍白色，多分枝。较下部的茎生叶柄长 5～15 cm，中部或上部的叶柄部分或全部成鞘状，叶鞘边缘膜质。叶片 4～5 回羽状全裂，末回裂片线形。复伞形花序顶生与侧生，花序梗长 2～

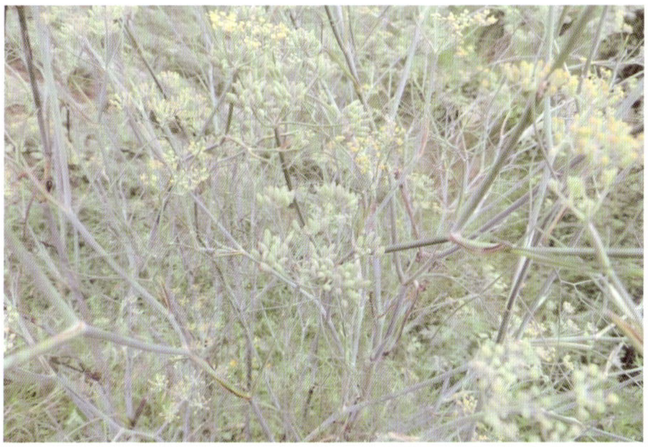

▲ 茴香植物

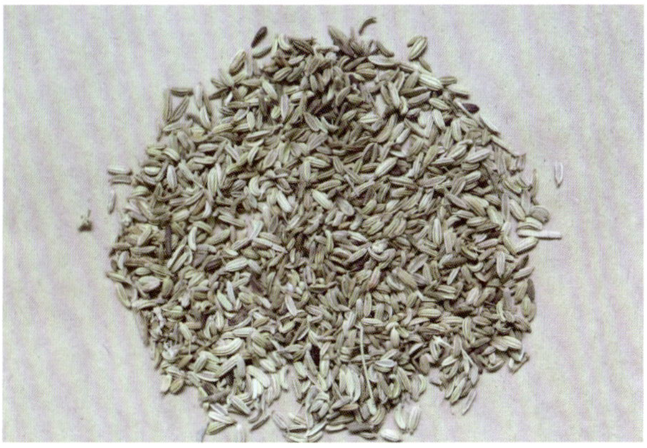

▲ 小茴香

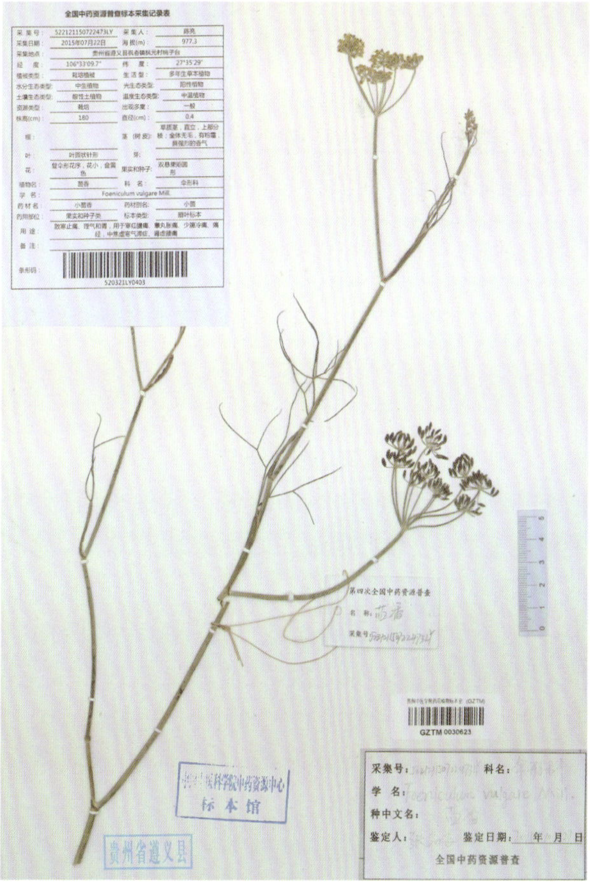

▲ 茴香腊叶标本

25 cm。伞辐 6～29，不等长，长 1.5～10 cm。小伞形花序有花 14～39 朵。花柄纤细，不等长。无萼齿。花瓣黄色，倒卵形或近倒卵圆形，先端有内折的小舌片，中脉 1 条。花丝略长于花瓣，花药卵圆形，淡黄色。果实长圆形，主棱 5 条。花期 5～7 月，果期 7～9 月。

生境及分布　生于海拔 540～2 700 m 的山坡路边或山谷、林缘。主要分布于播州、红花岗、汇川、习水等地。

药材名　小茴香（成熟果实），茴香根（根），茴香茎叶（茎叶）。

采收加工　1. 小茴香。秋季果实成熟呈黄绿色时采收，脱粒，除去杂质，晒干。生用或盐炙用。以粒大饱满、黄绿色、气味浓者为佳。

2. 茴香根。7 月间采挖，去除茎叶，留根洗净，鲜用或晒干。

3. 茴香茎叶。春、夏两季割取地上部分，鲜用或晒干。

性味归经　1. 小茴香。辛，温。归肝、肾、脾、胃经。

2. 茴香根、茴香茎叶。辛、甘，温。

功能主治　1. 小茴香。散寒止痛，理气和胃。主治寒疝腹痛，睾丸偏坠肿痛，冲任虚寒痛经，少腹冷痛，脘腹胀痛，食少吐泻。盐小茴香暖肾散寒止痛。主治寒疝腹痛，睾丸偏坠肿痛，经寒腹痛。是治疗寒疝的常用药。

2. 茴香根。温肾和中，行气止痛，杀虫。主治寒疝，耳鸣，胃寒呕逆，腹痛，风寒湿痹，鼻疳，蛔虫病。

3. 茴香茎叶。理气和胃，散寒止痛。主治恶心呕吐，疝气，腰痛，痈肿。

用法用量　1. 小茴香。内服：煎汤，3～6 g。

2. 茴香根。内服：煎汤 9～15 g，鲜品加倍；或鲜品捣汁；或泡酒。外用：适量，捣敷；或煎汤洗。

3. 茴香茎叶。内服：煎汤 10～15 g；或捣汁、浸酒。外用：适量，捣敷。

使用注意　阴虚火旺者禁服。

用药经验　①疝气痛：茴香根 15 g，小茴香、吴茱萸各 3 g，臭牡丹花和根、通花根各 9 g，煨水服。②肾虚腰痛：小茴香 6 g，杜仲、续断、狗脊各 10～15 g，台乌药、淮山药各 10 g，水煎服。③睾丸肿痛：小茴香 6 g，橘核、陈皮、香附各 10 g，水煎服。④痛经：小茴香 6 g，桃仁、红花、当归各 10 g，川芎 6 g，水煎服。⑤风湿关节痛：茴香根、白土茯苓各 30 g，煨水服。⑥小腹胀痛：小茴香、木香各 10 g，高良姜 6 g，水煎服。⑦寒证腹痛：小茴香 10 g，吴茱萸、肉桂各 5 g，水煎服。

天胡荽 *Hydrocotyle sibthorpioides* Lam.

别名　破铜钱、满天星、落地金钱。

形态特征　多年生草本，有气味。茎细长而匍匐，平铺地上成片，节上生根。叶片膜质至草质，圆形或肾圆形，长 0.5～1.5 cm，宽 0.8～2.5 cm，基部心形，两耳有时相接，不分裂或 5～7 裂，裂片阔倒卵形，边缘有钝齿，表面光滑，背面脉上疏被粗伏毛，有时两面光滑或密被柔毛；叶柄长 0.7～9 cm，无毛或顶端有毛；托叶略呈半圆形，薄膜质，全缘或稍有浅裂。伞形花序与叶对生，单生于节上；花序梗纤细，长 0.5～3.5 cm，短于叶柄 1～3.5 倍；小总苞片卵形至卵状披针形，长 1～1.5 mm，膜质，有黄色透

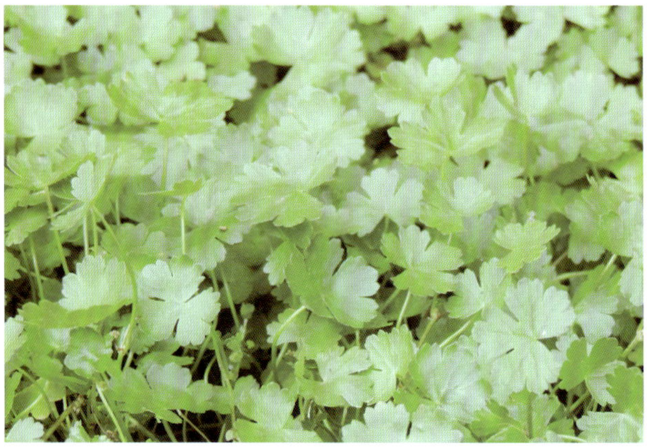

▲ 天胡荽植物

明腺点，背部有1条不明显的脉；小伞形花序有花5～18，花无柄或有极短的柄，花瓣卵形，长约1.2 mm，绿白色，有腺点；花丝与花瓣同长或稍超出，花药卵形；花柱长0.6～1 mm。果实略呈心形，长1～1.4 mm，宽1.2～2 mm，两侧扁压，中棱在果熟时极为隆起，幼时表面草黄色，成熟时有紫色斑点。花、果期4～9月。

生境及分布 生于海拔475～3 000 m的湿润的草地、河沟边、林下。主要分布于播州、习水、仁怀等地。

药材名 天胡荽(全草)。

采收加工 夏、秋季采收全草，洗净，鲜用或晒干。

性味 辛、微苦，凉。

功能主治 清热利湿，解毒消肿。主治黄疸，痢疾，水肿，淋证，目翳，喉肿，痈肿疮毒，带状疱疹，跌打损伤。

用法用量 内服：煎汤，9～15 g，鲜品30～60 g；或捣汁。外用：适量，捣烂敷；或捣取汁涂。

用药经验 ①缠腰蛇(带状疱疹)：鲜天胡荽一握，捣烂绞汁一杯，加雄黄末3 g，涂患处，每日二次；或鲜天胡荽捣烂，加酒泡2～3 h，用净棉花蘸酒搽患处。②毒蛇咬伤：天胡荽、连钱草(均用鲜品)各60 g，捣烂绞汁内服，并用药渣敷于伤处。③急性黄疸性肝炎：鲜天胡荽30～60 g，加水及糯米酒各半，炖服，每剂炖2次，上、下午空腹各服1次。④肝炎发黄：鲜天胡荽15～24 g(干品9～15 g)，茵陈蒿15 g，煎水吃，日服3次。⑤跌打瘀肿：天胡荽捣烂，酒炒热，敷擦患处。

川芎 *Ligusticum chuanxiong* Hort.

别名 川劳、芎䓖、香果。

形态特征 多年生草本，高40～60 cm。根茎发达，形成不规则的结节状拳形团块，具浓烈香气。茎直立，圆柱形，具纵条纹，上部多分枝，下部茎节膨大呈盘状(苓子)。茎下部叶具柄，柄长3～10 cm，基部扩大成鞘。叶片轮廓卵状三角形，长12～15 cm，宽10～15 cm，3～4回三出式羽状全裂，羽片4～5对，卵状披针形，长6～7 cm，宽5～6 cm，末回裂片线状披针形至长卵形，具小尖头。茎上部叶渐简化。复伞形花序顶生或侧生。总苞片3～6，线形，长0.5～2.5 cm。伞辐7～24，不等长，长2～4 cm，内侧粗糙。小总苞片4～8，线形，粗糙。萼齿不发育。花瓣白色，倒卵形至心形，先端具内折小尖头。花柱基圆锥状，花柱2，向下反曲。幼果两侧扁压。背棱槽内油管1～5，侧棱槽内油管2～3，合生面油管6～8。花期7～8月，果期9～10月。

生境及分布 生于海拔700～1 500 m低山半阴半阳的荒地、林缘及草丛中。主要分布于播州、汇川、桐梓等地。

药材名 川芎(根茎)。

采收加工 夏季当茎上的节盘显著突出，并略带紫色时采挖，除去泥沙，晒干或烘干，再去须根。生用

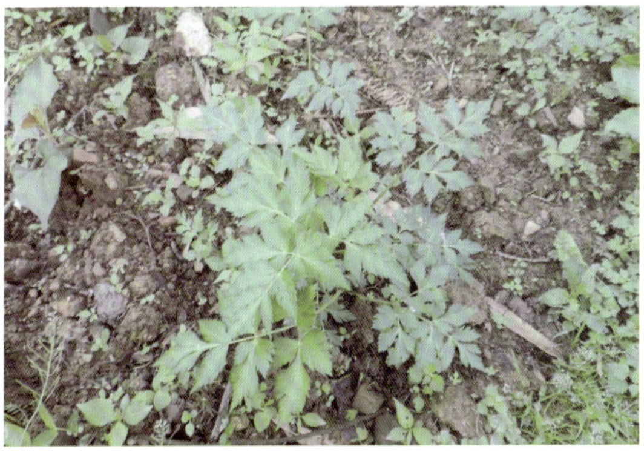

▲ 川芎植物

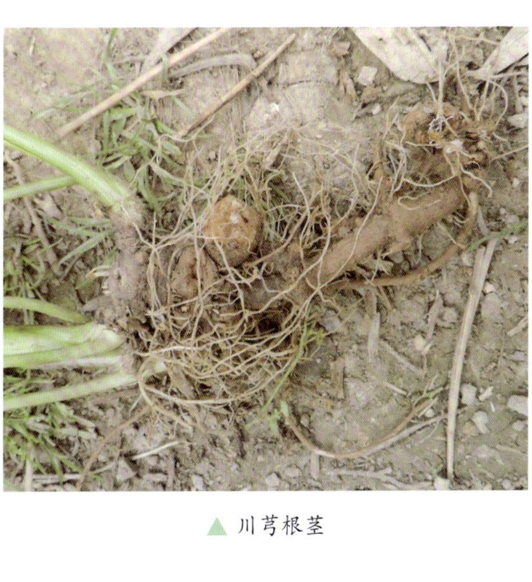

▲ 川芎根茎

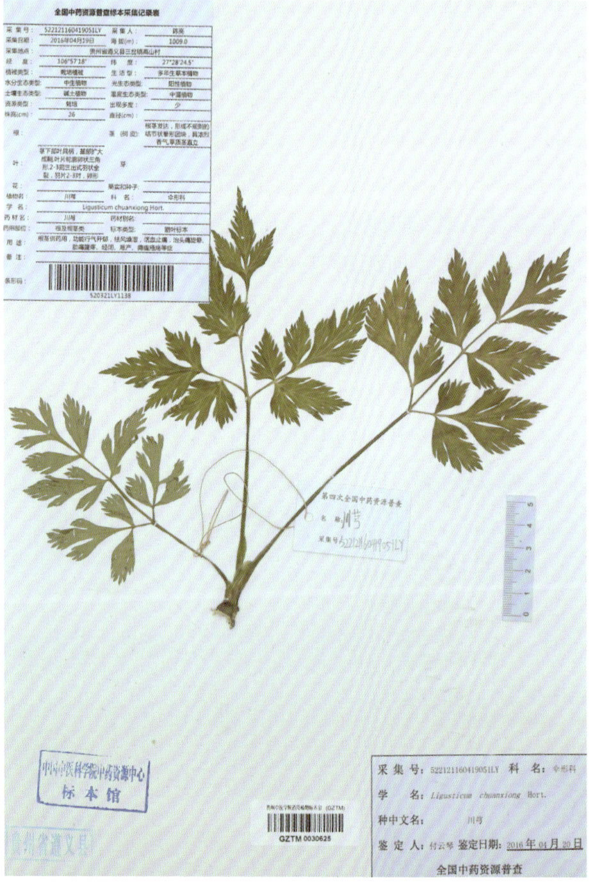

▲ 川芎腊叶标本

或酒炙。以个大饱满、质坚实、断面色黄白、油性大、香气浓香者为佳。

性味归经　辛，温。归肝、胆、心包经。

功能主治　活血行气，祛风止痛。主治胸痹心痛，胁肋刺痛，跌仆肿痛，月经不调，经闭痛经，癥瘕腹痛，头痛，风湿痹痛，肢体疼痛。风寒、风热、风湿、血瘀、血虚等引起的头痛。

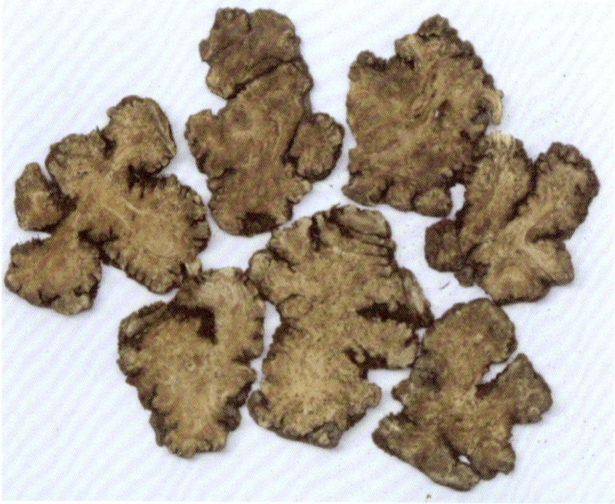

▲ 川芎药材

用法用量　内服：煎汤，9～15 g；研末冲服，1～1.5 g。

使用注意　阴虚火旺、妇女月经过多及出血患者不宜服用。

用药经验　①偏头疼，头风：川芎、甘菊、石膏各 9 g，研末，每次服 3 g，清茶调下，每日 3 次。②月经不调，痛经：川芎、当归各 12 g，益母草 15 g，地黄、芍药各 9 g，水煎服。③产后血晕：当归 30 g，川芎 15 g，荆芥穗（炒黑）6 g，水煎服。④心绞痛：川芎、红花各 15 g，水煎服。

水芹 *Oenanthe javanica* (Bl.) DC.

别名　水蕲、水英、水芹菜。

形态特征　多年生草本，高 15～80 cm，无毛；茎基部匍匐。基生叶三角形或三角状卵形，一至二回羽状分裂，最终裂片卵形至菱状披针形，长 2～5 cm，宽 1～2 cm，边缘有不整齐尖齿或圆锯齿；叶柄长 7～15 cm。复伞形花序顶生；总花梗长 2～16 cm；无总苞；伞幅 6～20；小总苞片 2～8，条形；花梗 10～25；花白色。双悬果椭圆形或近圆锥形，棱显著隆起。花期 5～6 月，果期 7～8 月。

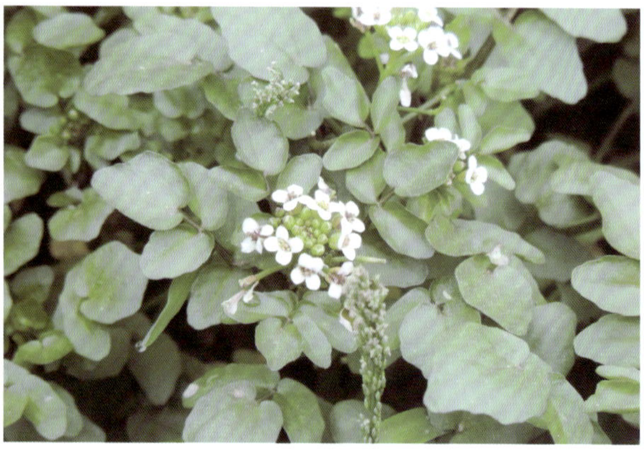

▲ 水芹植物

生境及分布 生于海拔 850～3 700 m 的浅水低洼地方或池沼、水沟旁。主要分布于播州、习水、正安等地。

药材名 水芹(全草),芹花(花)。

采收加工 1. 水芹。9～10 月采割地上部分,洗净,鲜用或晒干。

2. 芹花。6～7 月花开时采收,晒干。

性味归经 1. 水芹。甘、辛,凉。归肺、肝、膀胱经。

2. 芹花。苦,寒。

功能主治 1. 水芹。清热解毒,利尿,止血。主治感冒,暑热烦渴,吐泻,浮肿,小便不利,淋痛,尿血,便血,吐血,衄血,崩漏,目赤,咽痛,喉肿,口疮,牙疳,乳痈,痈疽,瘰疬,痄腮,带状疱疹,痔疮,跌打损伤,高血压。

2. 芹花。主治脉溢。

用法用量 1. 水芹。内服:煎汤,30～60 g;或捣汁。外用:适量,捣蛋清;或捣汁涂。

2. 芹花。内服:煎汤,3～9 g。

使用注意 脾胃虚寒者,慎绞汁服。

用药经验 ①小便不利:水芹 9 g,水煎服。②带下:水芹 12 g,景天 6 g,水煎服。③痄腮:水芹捣烂,加茶油敷患处。④肺痈:鲜水芹 60 g,水煎服。

紫花前胡 *Peucedanum decursivum* (Miq.) Maxim.

别名 土当归、野当归、独活。

形态特征 多年生草本,高 1～2 m;根圆锥形,棕黄色至棕褐色,味浓香;茎单生,紫色。基生叶和下部叶纸质,三角状宽卵形,一至二回羽状全裂,一回裂片 3～5 片,再 3～5 裂,叶轴翅状,顶生裂片和侧生裂片基部连合,基部下延成翅状,最终裂片狭卵形或长椭圆形,长 8～11 cm,有尖齿;茎上部叶简化成叶鞘。复伞形花序顶生;总苞片 1～2,卵形;伞幅 10～20;小总苞片数个,披针形;花梗多数;花深紫色。双悬果椭圆形,扁平。花期 8～9 月,果期 9～11 月。

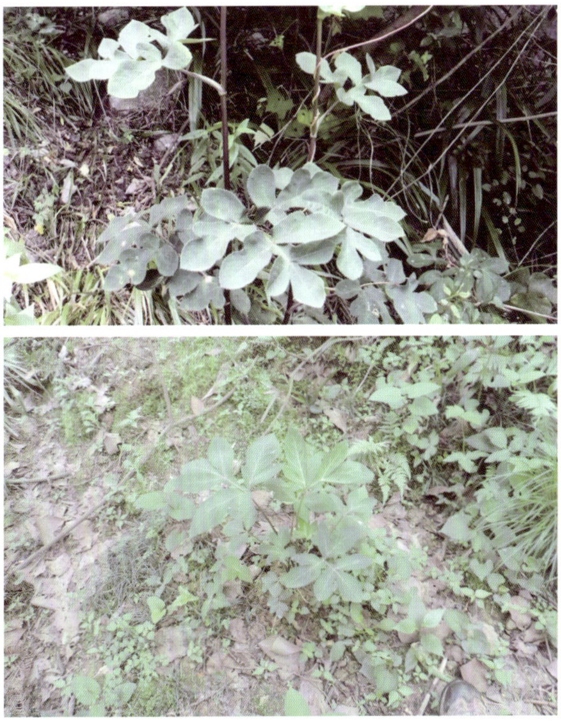

▲ 紫花前胡植物

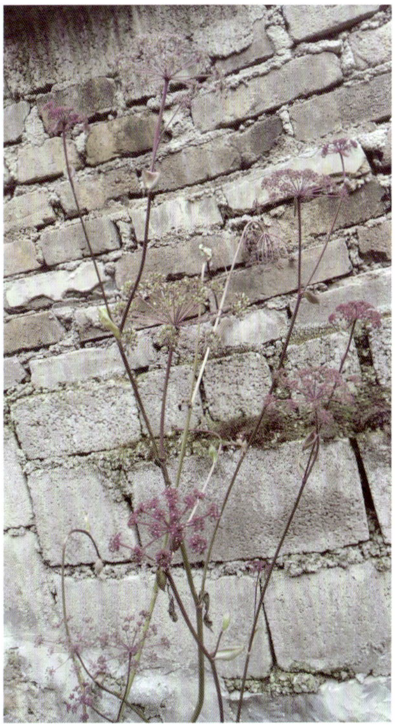

▲ 紫花前胡花

生境及分布 生于海拔250～2 000 m的山坡林缘、溪沟边或杂木林灌丛中。主要分布于播州、红花岗、汇川、习水等地。

药材名 紫花前胡(根)。

采收加工 秋、冬二季地上部分枯萎时采挖,除去须根,晒干。以条整齐、身长、质坚实、断面黄白色、香气浓者为佳。

性味归经 苦、辛,微寒。归肺经。

功能主治 降气化痰,散风清热。主治痰热喘满,咯痰黄稠,风热咳嗽痰多。

用法用量 内服:煎汤,3～9 g;或入丸、散。

用药经验 ①慢性呼吸衰竭:紫花前胡、射干、半夏、陈皮、紫菀、冬花、杏仁各10 g,桂枝、麻黄、五味子各6 g,细辛3 g,水煎分3次口服,每日1剂,半月为1个疗程。②慢性支气管炎:紫花前胡、杏仁、荆芥、矮地茶、桑白皮、桔梗各10 g,法半夏、陈皮、甘草各6 g,每日1剂,水煎分3次服。加减,久咳外感者加黄精20 g,白及10 g,痰中带血者加白茅根10 g,侧柏叶10 g,连续服3～6剂。③小儿间质性肺炎:紫花前胡、玉竹、地骨皮、白薇、桑白皮各8 g,鼠曲草、白前各10 g,甘草6 g。痰中带血者加生地黄6 g,茜草6 g;咳逆呕吐者加法半夏4 g,芦根8 g;患有外感疾病者加荆芥6 g,青蒿8 g,每日1剂,连续服10剂。

华中前胡 *Peucedanum medicum* Dunn

别名 光头独活、岩前胡、岩棕。

形态特征 多年生草本,高0.5～2 m,根茎长,圆柱形,直径1～1.2 cm,有明显环状叶痕,表皮灰棕色略带紫色;根圆柱形,下部常有3～5分叉,表皮粗糙,有不规则纵沟纹。茎圆柱形,多细条纹,光滑无毛。叶具长柄,基部有宽阔叶鞘;叶片轮廓广三角状卵形,长14～40 cm,宽7～20 cm,二至三回三出式分裂或二回羽状分裂,第一回羽片3～4对,下面一对具长柄,羽片3全裂,两侧的裂片斜卵形,长2～5 cm,宽1.5～5 cm,中间裂片卵状菱形,3浅裂或深裂,较两侧裂片为长,略带革质,上表面绿色有光泽,下表面粉绿色,边缘具粗大锯齿,齿端有小尖头,网状脉明显,尤以背面较突起,主脉上有短毛。伞形花序很大,直径7～15 cm,中央花序有大至20 cm的;伞辐15～30或更多,不等长;总苞大,早脱落;小总苞片多数,线状披针形,比花柄短;小伞形花序有花10～30,伞辐及花柄均有短柔毛;花瓣白色;花柱基圆锥形;果实椭圆形,背部扁压,褐色或灰褐色,中棱和背棱线形突起,侧棱呈狭翅状,每棱槽内油管3,合生面油管8～10。花期7～9月,果期10～11月。

生境及分布 生长于海拔700～2 000 m的山坡草丛中和湿润的岩石上。主要分布于播州、习水、正安等地。

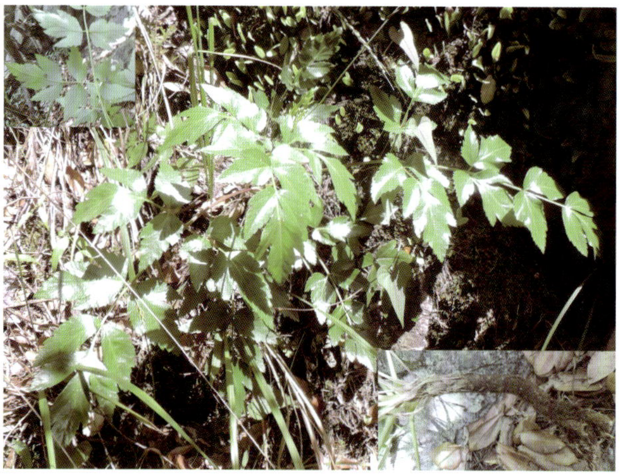

▲ 华中前胡植物

药材名 光头前胡(根及根茎)。

采收加工 秋、冬季地上部分枯萎时或未开花前采挖,去除茎叶,洗净,晒干或炕干。

性味归经 辛、苦,平。归肺、肝经。

功能主治 宣肺祛痰,降气止咳,定惊。主治感冒,咳嗽,痰喘,胸闷,风湿痛,小儿惊风。

用法用量 内服:煎汤,3～9 g;或研末;或浸酒。

使用注意 肺病咳血者禁服。

白花前胡 *Peucedanum praeruptorum* Dunn

别名 姨妈菜、罗鬼菜、水前胡。

形态特征 多年生草本，高 60～90 cm；根圆锥形，茎粗大，基部有多数褐色叶鞘纤维。基生叶和下部叶纸质，圆形至宽卵形，长 5～9 cm，二至三回三出式羽状分裂，最终裂片菱状倒卵形，长 3～4 cm，不规则羽状分裂，有圆锯齿；叶柄长 6～20 cm，基部有宽鞘；茎生叶二回羽状分裂，裂片较小。复伞形花序，顶生或腋生；总花梗长 2～10 cm；无总苞；伞幅 12～18；小总苞片 7，条状披针形，有缘毛；花梗约 20；花白色。双悬果椭圆形或卵形，侧棱有窄翅。花期 7～9 月，果期 10～11 月。

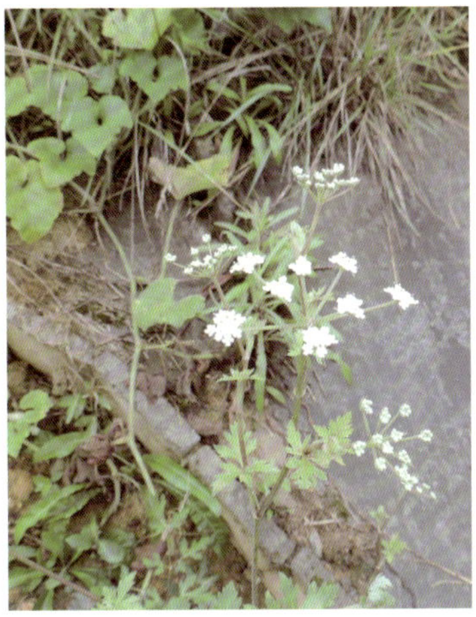

▲ 白花前胡植物

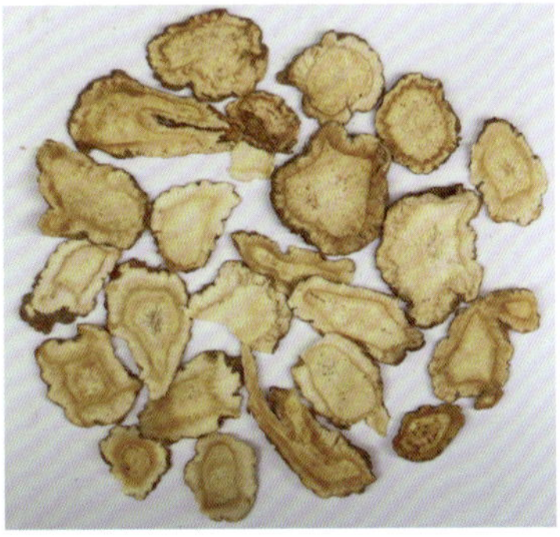

▲ 前胡药材

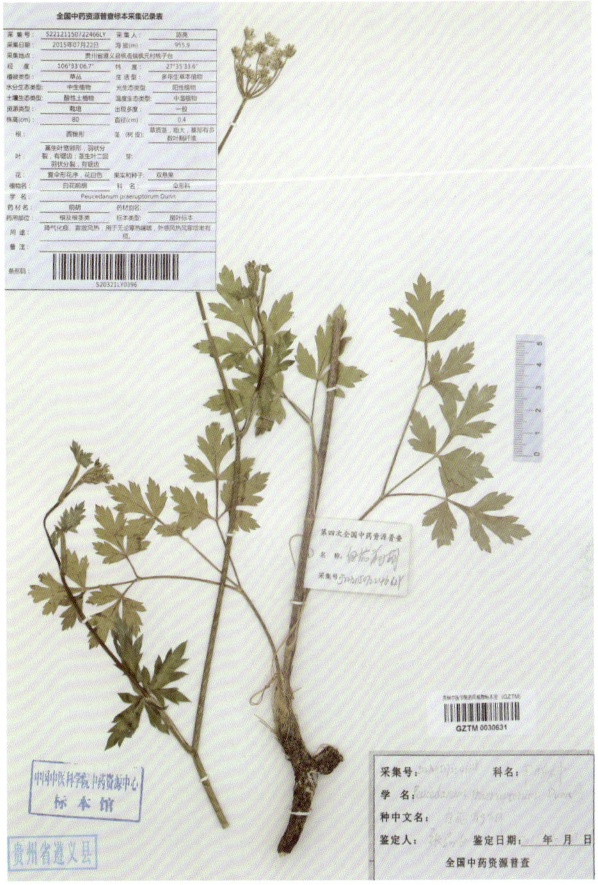

▲ 白花前胡腊叶标本

生境及分布 生于海拔 250～2 000 m 的向阳山坡草丛、路旁或半阴性的山坡林缘中。主要分布于播州、红花岗、汇川、仁怀等地。

药材名 前胡（根）。

采收加工 冬季至次春茎叶枯萎或未抽花茎时采挖，除去须根和杂质，洗净，晒干或低温干燥。生用或蜜炙用。以条整齐、身长、断面黄白色、香气浓者为佳。

性味归经 苦、辛，微寒。归肺经。

功能主治 降气化痰，散风清热。主治痰热咳喘，咯痰黄稠，外感风热，风热咳嗽痰多。咳嗽无论风寒、风热均可。

用法用量 内服：煎汤，3～10 g。

使用注意 阴虚咳嗽，寒饮咳嗽患者慎服。

用药经验 ①感冒头痛咳嗽：前胡 15 g、土升麻 9 g、紫苏 15 g、桔梗 15 g、橘皮 15 g、生姜 3 片，水煎服。

②疔疮：鲜前胡适量，捣绒如泥，外敷患处。③咳嗽胸满：前胡15 g，煨水服。④感冒头痛：鲜前胡30 g、鲜水杨梅50 g，水煎服。

窃衣 *Torilis scabra*（Thunb.）DC.

别名 小叶芹、破草、华南鹤虱。

形态特征 一年或多年生草本，高10～70 cm，全体有贴生短硬毛；茎单生，向上有分枝。叶卵形，二回羽状分裂，小叶狭披针形至卵形，顶端渐尖，边缘有整齐缺刻或分裂；叶柄长3～4 cm。复伞形花序；总花梗长1～8 cm；无总苞片或有1～2片，条形；伞幅2～4，长1～4 cm，近等长；小总苞片数个，钻形；花梗4～10。双悬果矩圆形，有3～6个具钩、较长而颇张开的皮刺。花、果期4～11月。

生境及分布 生于海拔150～3 060 m的山坡、林下、路旁、荒地、河边及空旷草地上。主要分布于播州、汇川、习水、绥阳等地。

药材名 窃衣（果实或全草）

采收加工 夏末秋初采收，晒干或鲜用。

性味归经 苦、辛，平。归脾、大肠经。

功能主治 杀虫止泻，收湿止痒。主治虫积腹痛，泻痢，疮疡溃烂，阴痒带下，风湿疹。

用法用量 内服：煎汤，6～9 g。外用：适量，捣汁涂；或煎水洗。

用药经验 ①蛔虫病：窃衣（果实）6～9 g，水煎服。②痈疮溃烂久不收口，滴虫阴道炎：窃衣（果实）适量，水煎冲洗或坐浴。③慢性腹泻：窃衣（果实）6～9 g，水煎服。

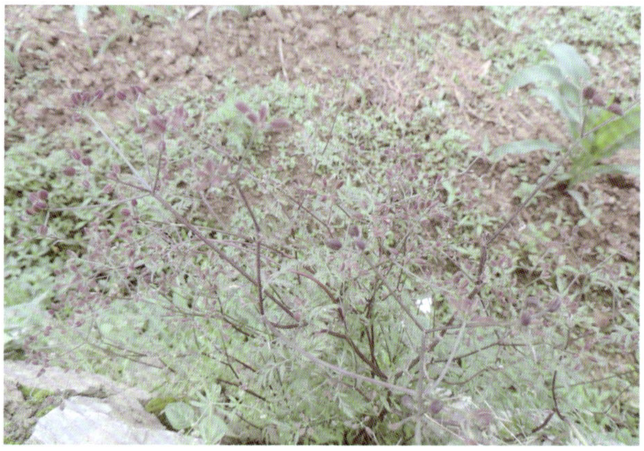

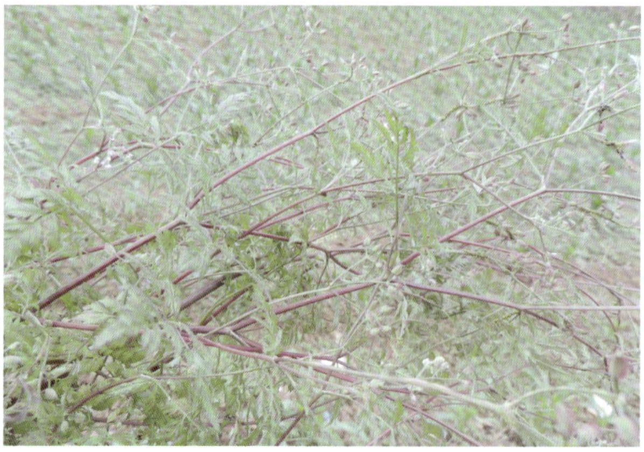

▲ 窃衣植物

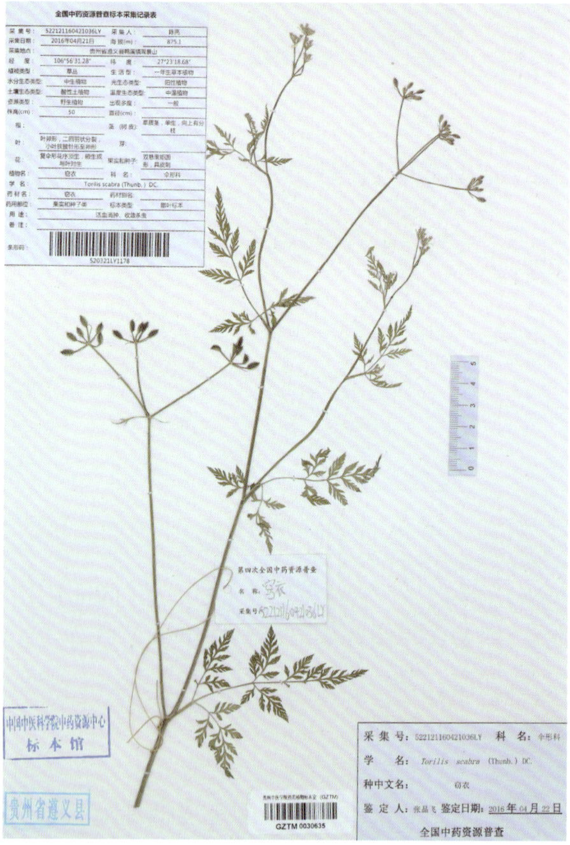

▲ 窃衣腊叶标本

鹿蹄草科

水晶兰 *Monotropa uniflora* L.

别名 银锁匙、梦兰花、水兰草。

形态特征 多年生肉质腐生草本，白色，干后变黑；根系在土中细而分枝密，交结成鸟巢状的一大团；地上茎直立，单一，圆柱状，高 10～30 cm。鳞片状叶近直立，互生，狭矩圆形或披针形，颇为肉质，白色，无毛或在花下面仅稍有毛。花顶生，单一，俯垂，筒状钟形，长约 2 cm，白色；萼片早落，鳞片状；花瓣 5～6，分离，肉质，楔形或倒卵矩圆形，直立，上部有不整齐的牙齿，里面通常有密长糙毛，基部囊状，早落；雄蕊 10～12，花丝长达柱头，有糙毛，花药橙黄色；花盘有 10 齿；子房 5 室，花柱短，柱头膨大成漏斗状。蒴果椭圆状球形，直立向上。花期 8～9 月，果期 9～11 月。

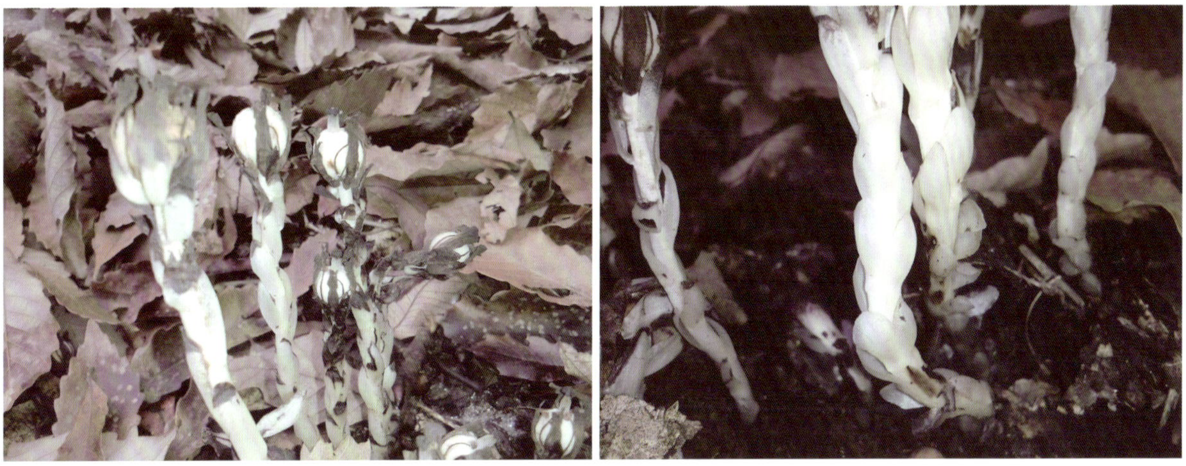

▲ 水晶兰植物

生境及分布 生于海拔 800～3 850 m 的山地林下。主要分布于播州、习水、正安等地。

药材名 水晶兰（根或全草）。

采收加工 夏季采收，多为鲜用。

性味归经 甘，平。归肺经。

功能主治 补肺止咳。主治肺虚咳嗽。

用法用量 内服：煎汤，9～15 g；或炖肉食用。

用药经验 ①虚弱：水晶兰 30 g，炖肉吃。②虚咳：水晶兰 30 g，煎水服。

杜鹃花科

滇白珠 *Gaultheria leucocarpa* var. *yunnanensis* (Franchet) T. Z. Hsu. & R. C. Fang

别名 透骨草、满山香、九里香。

形态特征 常绿灌木，高1～3 m，稀达5 m。树皮灰黑色，枝条细长，左右曲折，具纵纹，带红色或红绿色，无毛。单叶互生；叶柄短，粗壮，长约5 mm；叶片革质，卵状长圆形，稀卵形、长卵形，有香气，长7～12 cm，宽2.5～5 cm，先端尾状渐尖，基部钝圆或心形，边缘具齿，表面绿色，有光泽，背面较淡，密被褐色斑点，中脉在背面隆起，表面凹陷，侧脉4～5对，弧形上升，连同网脉在两面明显。总状花序腋生，序轴纤细，被柔毛，有花10～15朵，疏生；苞片卵形，凸尖，被白色缘毛；小苞片2，对生或近对生，着生于花梗上部近萼处，披针状三角形；花萼裂片5，卵状三角形，钝头；花冠白绿色，钟形，口部分裂，裂片长宽各2 mm；雄蕊10枚，花丝短而粗，花药2室，每室先端具2芒；子房球形，被毛，短于花冠。浆果状蒴果，球形，黑色，5裂。种子多数，细小，淡黄色。花期5～6月，果期7～11月。

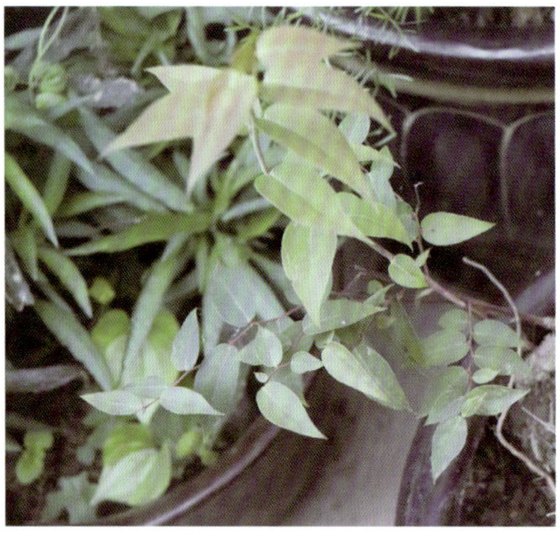

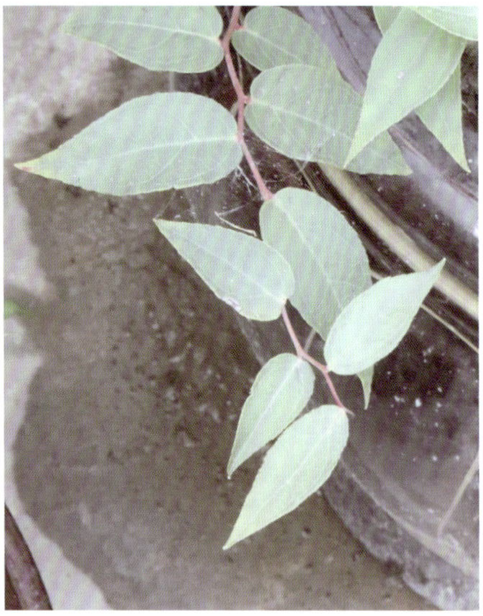

▲ 滇白珠植物

生境及分布 生于海拔650～1 500 m的山野草地、灌丛、路旁及丛林边。主要分布于汇川、习水、仁怀、播州等地。

药材名 透骨香（全株或根）。

采收加工 全年均可采。根切片，全株切碎，晒干。

性味归经 辛，温。归肺、肝、肾经。

功能主治 祛风除湿，散寒止痛，活血通络，化痰止咳。主治风湿痹痛，胃寒疼痛，跌打损伤，咳嗽多痰。

用法用量 内服：煎汤，9～15 g，鲜品30 g；或浸酒。外用：适量，煎水洗；或浸酒擦；或捣敷。

用药经验 ①风湿关节疼痛：透骨香30 g，煎水服。②湿疹：透骨香全株煎水洗患处。③水臌：透骨香15 g，车前草9 g，煎水服。

杜鹃 *Rhododendron simsii* Planch.

别名 红踯躅、山石榴、映山红。

形态特征 落叶灌木，高2～5 m。分枝多而纤细，密被亮棕褐色扁平糙伏毛。叶革质，常集生枝端，卵形、椭圆状卵形或倒卵形或倒卵形至倒披针形，长1.5～5 cm，宽0.5～3 cm，先端短渐尖，基部楔形或宽楔形，边缘微反卷，具细齿，上面深绿色，疏被糙伏毛，下面淡白色，密被褐色糙伏毛，中脉在上面凹陷，下面凸出；叶柄长2～6 mm，密被亮棕褐色扁平糙伏毛。花芽卵球形，鳞片外面中部以上被糙伏毛，边缘具睫毛。花2～3(～6)朵簇生枝顶；花梗密被亮棕褐色糙伏毛；花萼5深裂，裂片三角状长卵形，被糙伏毛，边缘具睫毛；花冠阔漏斗形，玫瑰色、鲜红色或暗红色，长3.5～4 cm，宽1.5～2 cm，裂片5，倒卵形，长2.5～3 cm，上部裂片具深红色斑点；雄蕊10，长约与花冠相等，花丝线状，中部以下被微柔毛；子房卵球形，10室，密被亮棕褐色糙伏毛，花柱伸出花冠外，无毛。蒴果卵球形，密被糙伏毛；花萼宿存。花期4～5月，果期6～8月。

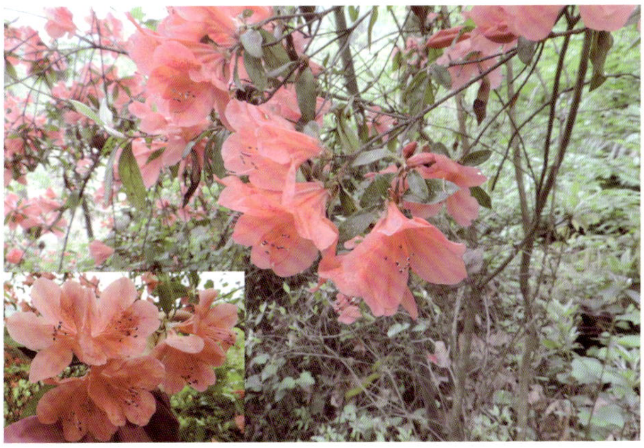

▲ 杜鹃植物及花

生境及分布 生于海拔500～2 200 m的丘陵山地或平地，疏灌丛中。主要分布于播州、习水、正安、绥阳等地。

药材名 杜鹃花(花)，杜鹃花根(根)，杜鹃花叶(嫩叶)。

采收加工 1. 杜鹃花。4～5月花盛开时采收，烘干。

2. 杜鹃花根。全年均可采，洗净，鲜用或切片，晒干。

3. 杜鹃花叶。春、秋季采收，鲜用或晒干。

性味归经 1. 杜鹃花。甘、酸，平。归肝、脾、肾经。

2. 杜鹃花根。酸、甘，温。

3. 杜鹃花叶。酸，平。

功能主治 1. 杜鹃花。活血，调经，止咳，祛风湿，解疮毒。主治吐血，衄血，崩漏，月经不调，咳嗽，风湿痹痛，痈疖疮毒。

2. 杜鹃花根。活血止血，消肿止痛。主治月经不调，吐血，衄血，便血，崩漏，痢疾，脘腹疼痛，风湿痹痛，跌打损伤。

3. 杜鹃花叶。清热解毒，止血、化痰止咳。主治痈肿疮毒，荨麻疹，外伤出血，支气管炎。

用法用量 1. 杜鹃花。内服：煎汤，9～15 g。外用：适量，捣敷。

2. 杜鹃花根。内服：煎汤，15～30 g；或浸酒。外用：适量，研末敷；或鲜根皮捣敷。

3. 杜鹃花叶。内服：煎汤，10～15 g。外用：适量，鲜品捣敷；或煎水洗。

用药经验 ①白带异常：杜鹃花适量，猪脚同煮；或杜鹃花根、三白草根各15 g，水煎去渣，用猪肉汤兑服。②鼻衄：杜鹃花、当归各等分，水煎服。③跌打损伤：鲜杜鹃花根皮适量，酒糟少许，捣烂外敷。④疮瘘有虫：杜鹃花根切薄片，炙热贴之。⑤外伤出血：杜鹃花鲜叶捣烂，外敷伤口。⑥对口疮：杜鹃花鲜叶和侧柏叶等量捣烂，调鸡蛋清或蜜，敷患处。

长蕊杜鹃 *Rhododendron stamineum* Franch.

别名 六骨筋、三骨筋。

形态特征 常绿灌木或小乔木，高 3～10 m。幼枝纤细，无毛。叶常轮生枝顶，革质，椭圆形或长圆状披针形，长 6.5～8 cm，稀达 10 cm 以上，宽 2～3.5 cm，先端渐尖或斜渐尖，基部楔形，边缘微反卷，上面深绿色，具光泽，下面苍白绿色，两面无毛，稀干时具白粉，中脉在上面凹陷，下面凸出，侧脉不明显；叶柄无毛。花芽圆锥状，鳞片卵形，覆瓦状排列，仅边缘和先端被柔毛。花常 3～5 朵簇生枝顶叶腋；花梗长 2～2.5 cm，无毛；花萼小，微 5 裂，裂片三角形；花冠白色，有时蔷薇色，漏斗形，长 3～3.3 cm，5 深裂，裂片倒卵形或长圆状倒卵形，长 2～2.5 cm，上方裂片内侧具黄色斑点，花冠管筒状，长 1.3 cm，向基部渐狭；雄蕊 10，细长，伸出于花冠外很长，花丝下部被微柔毛或近于无毛；子房圆柱形，长 4 mm，无毛，花柱长 4～5 cm，超过雄蕊，无毛，柱头头状。蒴果圆柱形，长 2～3(～4) cm，微拱弯，具 7 条纵肋，先端渐尖，无毛。花期 4～5 月，果期 7～10 月。

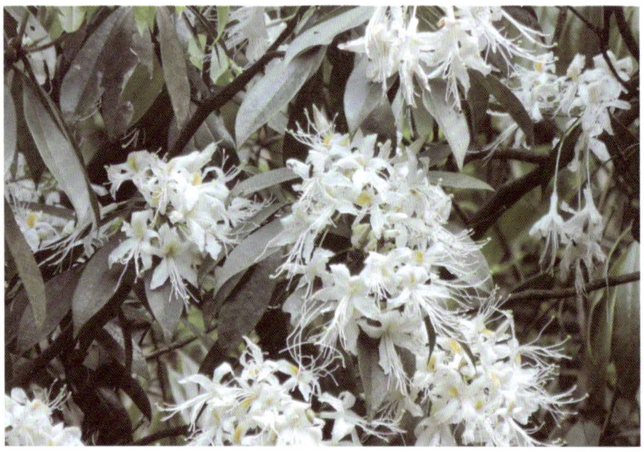

▲ 长蕊杜鹃植物

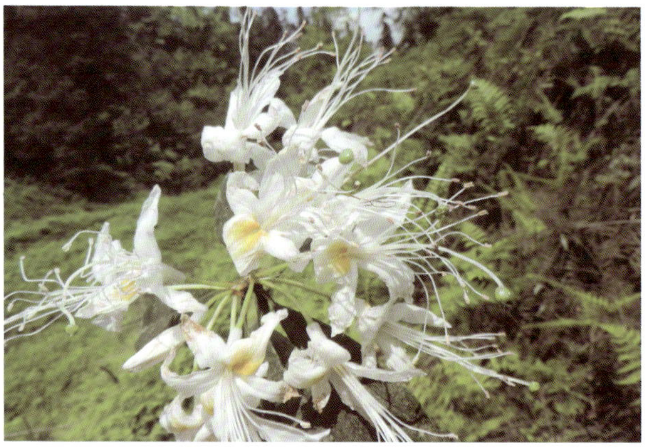

▲ 长蕊杜鹃花

生境及分布 生于海拔 500～1 600 m 的阔叶林、灌丛、疏林内或林缘。主要分布于播州、汇川、习水等地。

药材名 长蕊杜鹃(叶)。

采收加工 全年均可采收，鲜用或晒干。

性味归经 苦，凉。

功能主治 驱攻犬毒，醒神。主治狂犬咬伤。

用法用量 内服：水煎服，20～30 g。外用：鲜品适量，捣烂敷患处。

南烛 *Vaccinium bracteatum* Thunb.

别名 染菽、米饭花、苞越桔。

形态特征 常绿灌木或小乔木，高 2～9 m。分枝多，幼枝被短柔毛或无毛，老枝紫褐色，无毛。叶片薄革质，椭圆形、菱状椭圆形、披针状椭圆形至披针形，长 4～9 cm，宽 2～4 cm，顶端锐尖、渐尖，稀长渐尖，基部楔形、宽楔形，稀钝圆，边缘有细锯齿，表面平坦有光泽，两面无毛，侧脉5～7对，斜伸至边缘以内网结，与中脉、网脉在表面和背面均稍微突起；叶柄长2～8 mm，通常无毛或被微毛。总状花序顶生和腋生，长4～10 cm，有多数花，序轴密被短柔毛稀无毛；苞片叶状，披针形，长0.5～2cn，两面沿脉被微毛或两面近无毛，边缘有锯齿，宿存或脱落，小苞片2，线形或卵形，密被微毛或无毛；花梗短，密被短毛或近无毛；萼筒密被短柔毛或茸毛，稀近无毛，萼齿短小，三角形，密被短毛或无毛；花冠白色，筒状，有时略呈坛状，外面密被短柔毛，稀近无毛，内面有疏柔毛，口部裂片短小，三角形，外折；雄蕊内藏，花丝细长，密被疏柔毛，药室背部无距，药管长为药室的2～2.5倍；花盘密生短柔毛。浆果熟时紫黑色，外面通常被短柔毛，稀无毛。花期6～7月，果期8～10月。

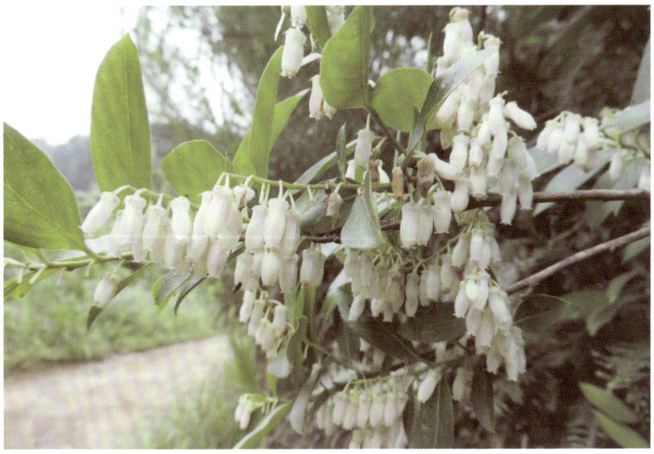

▲ 南烛植物

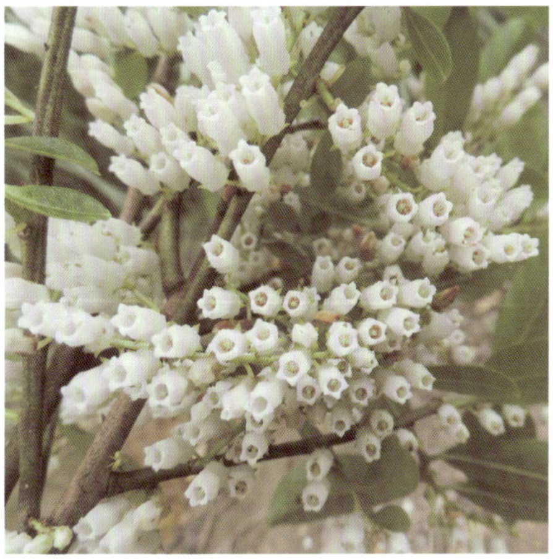

▲ 南烛花

生境及分布　生于海拔400～1 400 m的山地，常见于山坡林内、灌丛中及林缘。主要分布于播州、汇川、仁怀等地。

药材名　南烛根（根），南烛叶（叶或枝叶），南烛子（成熟果实）。

采收加工　1. 南烛根。全年均可采挖，洗净，鲜用或切片晒干。

2. 南烛叶。8～9月采收，除去杂质，晒干。

3. 南烛子。8～10月果实成熟后采摘，晒干。

性味归经　1. 南烛根。酸、微甘，平。归肝、胃经。

2. 南烛叶。酸、涩，平。归心、脾、肾经。

3. 南烛子。酸、甘，平。归肝、肾经。

功能主治　1. 南烛根。散瘀，止痛。主治牙痛，跌伤肿痛。

2. 南烛叶。益肠胃，养肝肾。主治脾胃气虚，久泻，少食，肝肾不足，腰膝乏力，须发早白。

3. 南烛子。补肝肾，强筋骨，固精气，止泻痢。主治肝肾不足，须发早白，筋骨无力，久泻梦遗，带下不止，久泻外痢。

用法用量　1. 南烛根。内服：煎汤，9～15 g；或研末。外用：适量，捣敷；或煎水洗。

2. 南烛叶。内服：煎汤，6～9 g；或熬膏；或入丸、散。

3. 南烛子。内服：煎汤，9～15 g；或入丸剂。

用药经验　①牙齿痛：鲜南烛根9～15 g，捣烂炖鸡蛋吃。②手足跌伤红肿：南烛根捣烂煎水洗。③白带淋证：南烛根30 g，牛奶子根30～60 g，红枣根15 g，煎水，炖猪肉食。

紫金牛科

朱砂根 *Ardisia crenata* Sims

别名 平地木、凉伞遮金珠、开喉箭。

形态特征 灌木。不分枝，高 1～2 m，稀达 3 m。茎粗壮，无毛。叶片革质或坚纸质，狭椭圆形、椭圆形或倒披针形，长 8～15 cm，宽 2～3.5 cm，急尖或渐尖，边缘皱波状或波状，两面有突起腺点，侧脉 10～20 多对。花序伞形或聚伞状，顶生，长 2～4 cm；萼片卵形或矩圆形，有黑腺点；花冠裂片披针状卵形，急尖，有黑腺点；雄蕊短于花冠裂片，花药披针形，背面有黑腺点；雌蕊与花冠裂片近等长。果实球形，鲜红色，具腺点。花期 5～6 月，果期 10～12 月（有时 2～4 月）。

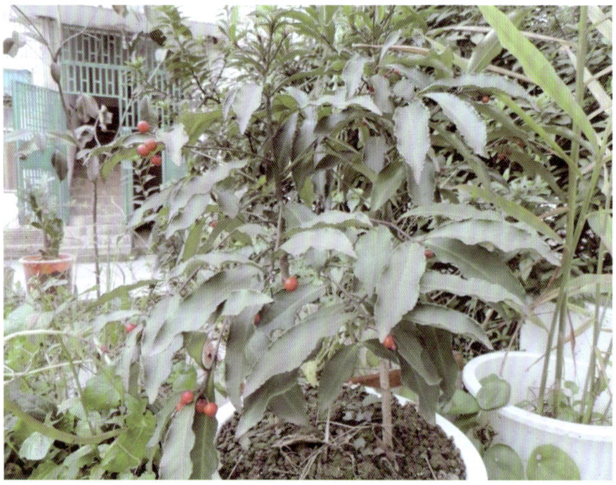

▲ 朱砂根植物

生境及分布 生于海拔 100～2 400 m 的疏林和密林下阴湿的灌木丛中。主要分布于播州、汇川、绥阳等地。

药材名 朱砂根（根）。

采收加工 秋、冬二季采挖，洗净，切片晒干。以条粗、皮厚者为佳。

性味归经 微苦、辛，平。归肺、肝经。

功能主治 解毒消肿，活血止痛，祛风除湿。主治咽喉肿痛，风湿骨痛，跌打损伤。

用法用量 内服：煎汤，3～9 g。外用：适量，捣敷。

使用注意 虚弱者慎用。

用药经验 ①咽喉肿痛：朱砂根 9～15 g，水煎服；或朱砂根 6 g，射干 3 g，甘草 3 g，水煎服。②跌打损伤、风湿骨痛：朱砂根 9～15 g，水煎或冲黄酒服。③咽喉炎：朱砂根 3 g，含咽。④妇女带下，痛经：朱砂根 9～15 g，水煎或加白糖、黄酒服。

百两金 *Ardisia crispa* (Thunb.) A. DC.

别名 山豆根、地杨梅、开喉箭。

形态特征 灌木或半灌木，高 1.5 m，有匍匐根状茎，不分枝。叶膜质，矩圆状狭椭圆形，长 8～18 cm，宽 1.5～3 cm，渐尖，全缘或波状，有边缘腺点，下面有较边缘腺点细的黑腺点，侧脉 8～10 多对，不结合成边脉。花序近于伞形，顶生于花枝上，长 1～3 cm；萼片矩圆形，急尖或钝，有疏散腺点，有三条脉；花冠裂片卵形，急尖，有极少数黑腺点；雄蕊稍短于花冠裂片，花药披针形，无腺点或有少数腺点；雌蕊与花冠裂片等长或长于后者。果实球形，鲜红色，具腺点。花期 5～9 月，果期 9～12 月。

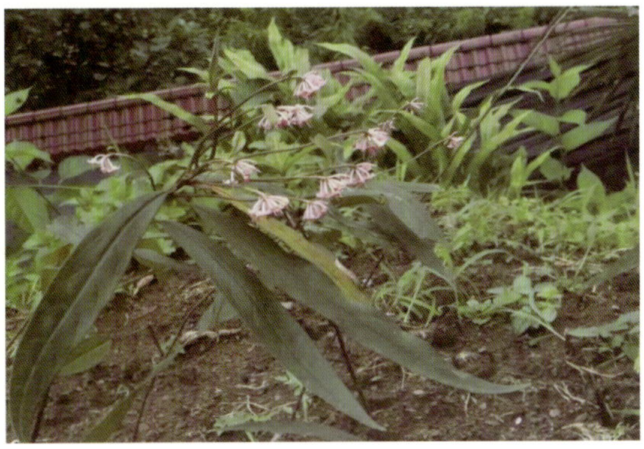

▲ 百两金植物

生境及分布 生于海拔 100～2 400 m 的山谷、山坡疏林下或灌丛中、山坡疏密林下阴湿处或竹林下。主要分布于播州、红花岗、汇川、习水等地。

药材名 百两金(根及根茎)。

采收加工 秋、冬季采挖,洗净,鲜用或晒干。

性味 苦,辛。凉。

功能主治 清热利咽,祛痰利湿,活血解毒。主治咽喉肿痛,咳嗽咯痰不畅,湿热黄疸,小便淋痛,风湿痹痛,跌打损伤,疔疮,无名肿毒,蛇咬伤。

用法用量 内服:煎汤,9～15 g;或煎水含咽。外用:鲜品适量,捣敷。

使用注意 湿热中阻慎用。

附注 紫金牛属植物比较相似,应注意鉴别。

用药经验 ①咽喉炎:百两金根、射干各 12 g,水煎服。②跌打损伤,痈疽肿毒,毒蛇咬伤:百两金 15 g,水煎服。③肺病咳嗽,痰出不畅:百两金根 25 g,炖猪肺服。④湿热黄疸:鲜百两金 30～60 g,水煎服。

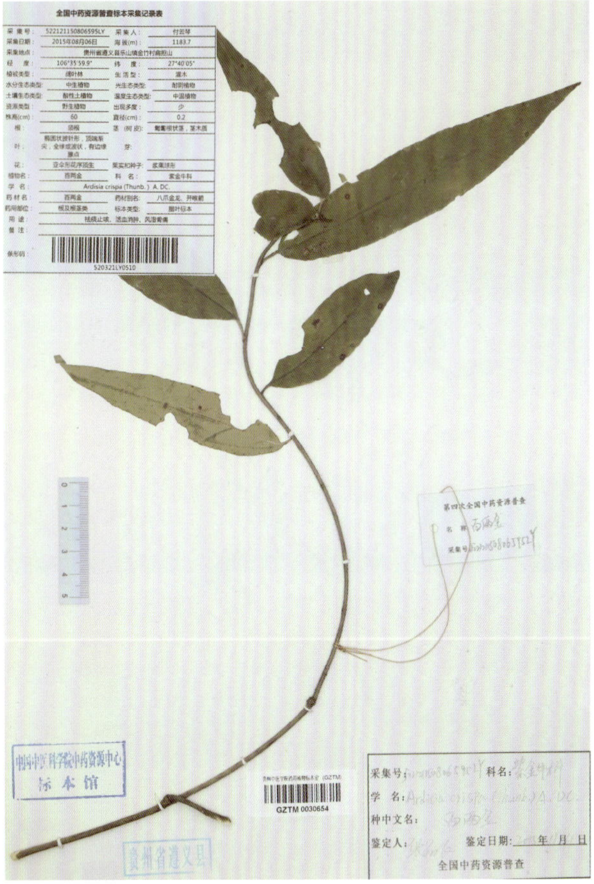

▲ 百两金腊叶标本

铁仔 *Myrsine africana* L.

别名 矮零子、豆瓣柴、铁打杵。

形态特征 灌木,高 0.5～2 m;小枝生锈色柔毛,常具棱角。叶柄短或近无柄;叶片坚纸质或近革质,椭圆状卵形、倒卵形或披针形,长 0.5～3 cm,宽 0.3～1 cm,基部楔形,顶端近圆形,常具小尖头,中部以上生刺状锯齿,无毛,近边缘有腺点,侧脉少,不连成边脉。花单性,雌雄异株,数朵簇生于叶腋;花 4 出,萼裂片卵状椭圆形,基部合生,有腺点;花冠长约为萼片的两倍,有黑腺点;雄花的雄蕊大,显著长于花冠,花丝短,贴生于花冠基部且与花冠对

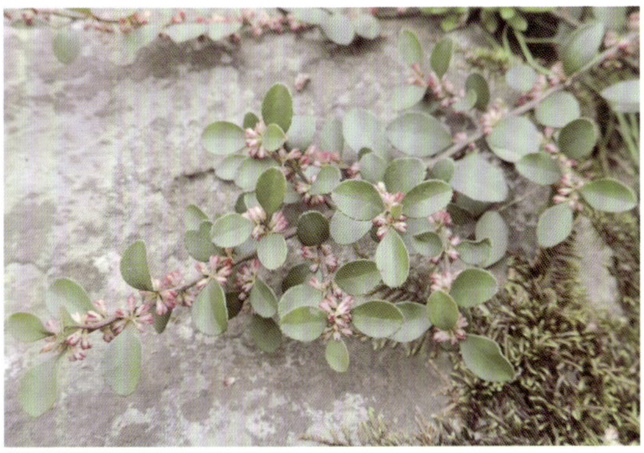

▲ 铁仔植物

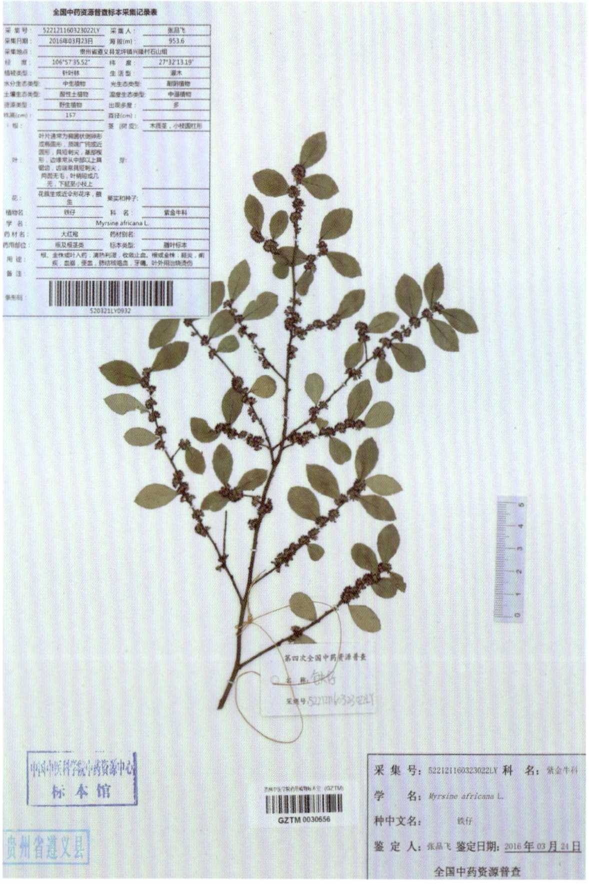

▲ 铁仔腊叶标本

生，花药紫色，矩圆形，大而直，顶端尖，纵裂。果球形。果熟后黑色，有宿存花柱，含种子 1 枚。花期 2～4 月，有时 5～6 月，果期 10～11 月，有时 2 月或 6 月。

生境及分布 生于海拔 600～3 600 m 的荒坡、石山坡疏林中或林缘，向阳干燥的地方。主要分布于播州、习水、正安等地。

药材名 大红袍(根或枝叶)。

采收加工 夏、秋季采收叶，鲜用或晒干；根或全株四季可采，洗净，切片晒干。

性味归经 苦、微甘，凉。归脾、肺、大肠经。

功能主治 祛风止痛，清热利湿，收敛止血。主治风湿痹痛，牙痛，泄泻，痢疾，崩漏，便血，肺结核咯血；鲜叶外用治烧烫伤、刀伤。

用法用量 内服：煎汤，9～30 g。外用：叶适量，煎水洗。

用药经验 ①风湿：大红袍 15 g，大风藤、追风散各 9 g，红禾麻 6 g，泡酒 500 ml，每日服 2 次，每次 15～30 ml。②红淋：大红袍 9～15 g，煎水服。③痢疾：大红袍、仙鹤草根各 30 g，煎水服。

报春花科

过路黄 *Lysimachia christinae* Hance

别名 走游草、金钱草、真金草。

形态特征 多年生草本，有短柔毛或近于无毛。茎柔弱，平卧匍匐生，长 20～60 cm，节上常生根。叶对生，心形或宽卵形，长 2～5 cm，宽 1～4.5 cm，顶端锐尖或圆钝，全缘，两面有黑色腺条；叶柄长 1～4 cm。花成对腋生；花梗长达叶端；花萼 5 深裂，裂片披针形，外面有黑色腺条；花冠黄色，约长于花萼 1 倍，裂片舌形，顶端尖，有明显的黑色腺条；雄蕊 5 枚，不等长，花丝基部合生成筒。蒴果球形，有黑色短腺条。花期 5～7 月，果期 7～10 月。

生境及分布 生于海拔 2 300 m 以下的山坡灌丛、路边或林缘、沟边阴湿处。主要分布于播州、仁怀、习水、绥阳等地。

药材名 金钱草(全草)。

采收加工 夏、秋二季采收，除去杂质，晒干。生用。

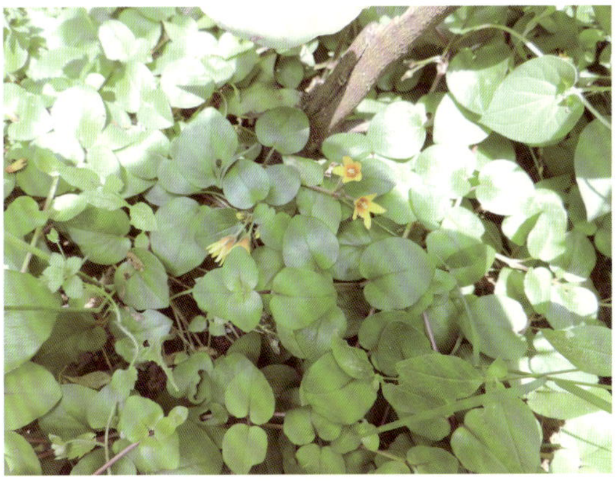

▲ 过路黄植物

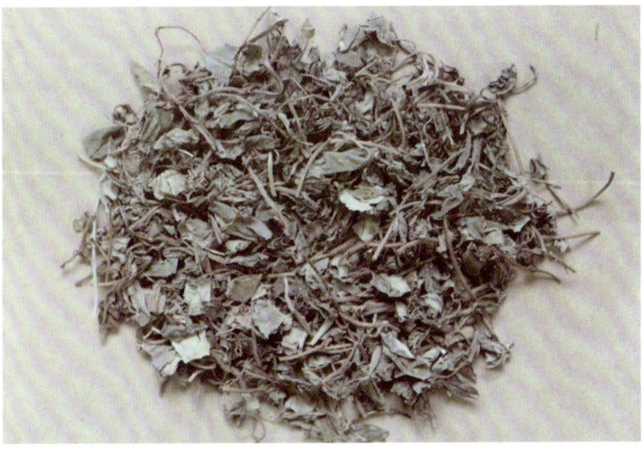

▲ 金钱草药材

性味归经　甘、咸，微寒。归肝、胆、肾、膀胱经。

功能主治　利湿退黄，利尿通淋，解毒消肿。主治湿热黄疸，胆胀胁痛，石淋，热淋，小便涩痛，痈肿疔疮，蛇虫咬伤。

用法用量　内服：水煎服，15～60 g，鲜品加倍；或捣汁饮。外用：适量，鲜品捣敷。

附注　同属植物临时救 *Lysimachia congestiflora* Hemsl.，又名聚花过路黄。在大娄山地区分布较广，常与过路黄混用。主要区别在于临时救的花是由 2～4 朵花集生茎端和枝端成近头状的总状花序，而过路黄的花单生叶腋。

用药经验　①腮腺炎：鲜品金钱草适量，加少量盐捣烂，敷于肿处，不论一侧或两侧腮腺肿大，均须两侧同时敷药。②黄疸，臌胀：金钱草 21～24 g，白茅根、车前草各 12～15 g，荷包草 15 g，共水煎服。③乳腺癌：金钱草、薄荷适量，捣碎，用鸡蛋清调匀，包敷患处。④胆结石：金钱草适量，水煎服。⑤疮疡疔毒，蛇虫咬伤：金钱草鲜品适量，捣汁饮，渣外敷。⑥膀胱结石：金钱草、海金沙各 15 g，凤尾草、石韦各 10 g，水煎服。

矮桃 *Lysimachia clethroides* Duby

别名　珍珠菜、扯根菜、矮桃。

形态特征　多年生草本，稍被黄褐色卷毛。根状茎横走，淡红色，茎直立，单一，高 40～100 cm。单叶互生，卵状椭圆形或宽披针形，长 6～15 cm，宽 2～5 cm，顶端渐尖，基部渐狭至叶柄，两面疏生黄色卷毛，有黑色斑点。总状花序顶生，初时花密集，后渐伸长，结果时长 20～40 cm；花萼裂片宽披针形，边缘膜质；花冠白色，裂片倒卵形，顶端钝或稍凹；雄蕊稍短于花冠。蒴果球形。花期 5～7 月，果期 7～10 月。

生境及分布　生于海拔 2 500 m 以下的山坡林缘、路旁、溪边草丛中等湿润处。主要分布于播州、红花岗、习水、绥阳等地。

药材名　珍珠菜（根或全草）。

采收加工　秋季采收，洗净，切段，鲜用或晒干。

性味归经　苦、辛，平。归肝、脾经。

功能主治　清热利湿，活血散瘀，解毒消痈。主治水肿，热淋，黄疸，痢疾，风湿热痹，带下，经闭，跌打损伤，骨折，外伤出血，乳痈，乳腺炎，疔疮，蛇咬伤。

用法用量　内服：煎汤，15～30 g；或泡酒；或鲜品捣汁。外用：适量，煎水洗；或鲜品捣敷。

使用注意　孕妇忌服。

用药经验　①月经不调：珍珠菜、小血藤、大血藤、当归、牛膝、红花、紫草各 6 g，泡酒一斤，每服药酒 15～30 g。②带下：珍珠菜适量，煎汤服。③乳痈：珍珠菜 15 g，薤白 7 个，酒水各半煎服。④脚肿：珍珠菜茎叶适量，熬水外洗。⑤蛇咬伤：珍珠菜一棵，捣烂混酒调和涂伤口处。

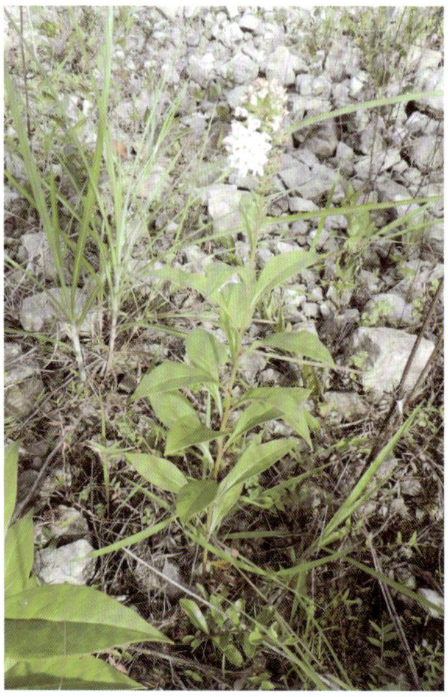

▲ 矮桃植物

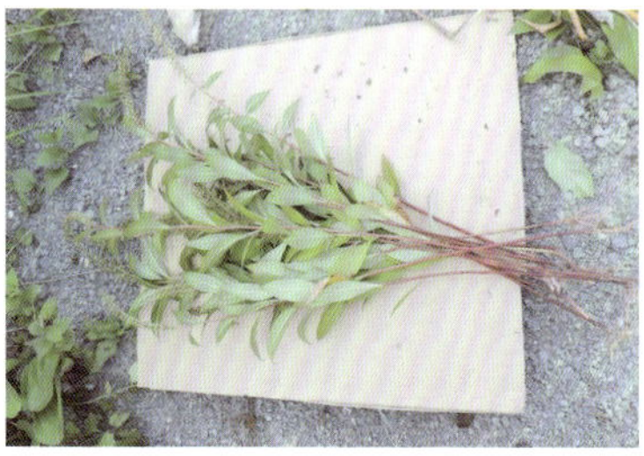

▲ 矮桃全草

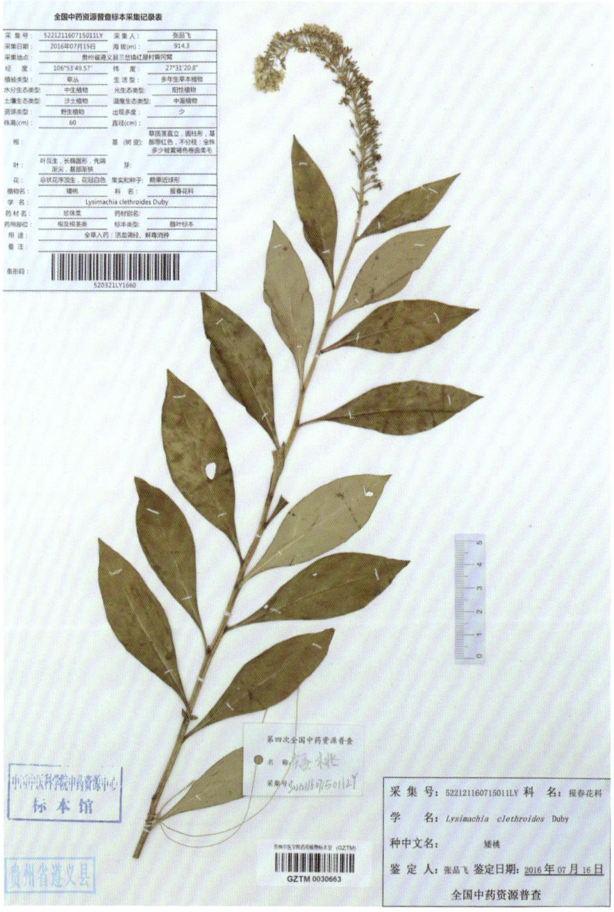

▲ 矮桃腊叶标本

临时救 *Lysimachia congestiflora* Hemsl.

别名 聚花过路黄、黄花珠、九莲灯。

形态特征 多年生草本。茎匍匐或上部倾斜，长15～25 cm，初被黄褐色皱曲柔毛，后渐平滑，下部常生不定根。叶对生，卵形至宽卵形，长1.5～3.5 cm，两面疏生稍紧贴的短柔毛。花通常2～4朵集生于茎端；苞片近圆形，较花长或稍短；花萼5深裂，裂片狭披针形；花冠黄色，喉部紫色，裂片顶端有紫色小腺点；雄蕊稍短于花冠裂片，花丝基部连合成筒。蒴果球形。花期5～6月，果期7～10月。

生境及分布 生于海拔300～2 400 m的水沟边、田塍上和山坡林缘、草地等湿润处。主要分布于播州、红花岗、汇川、绥阳等地。

药材名 风寒草(全草)。

采收加工 夏、秋二季采收，除去杂质，晒干或鲜用。

性味归经 辛、微苦，微温。归肺、肝经。

功能主治 祛风散寒，化痰止咳，解毒利湿，消积排石。主治风寒头痛，咳嗽痰多，咽喉肿痛，黄疸，胆道结石，尿路结石，小儿疳积，痈疽疔疮，毒蛇咬伤。

用法用量 内服：煎汤，9～15 g；或浸酒。

附注 同属植物过路黄 *Lysimachia christinae* Hance，又名金钱草。在大娄山地区分布较广。两

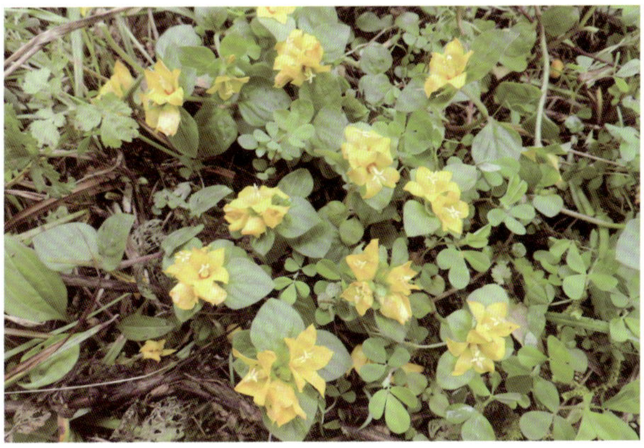

▲ 临时救植物

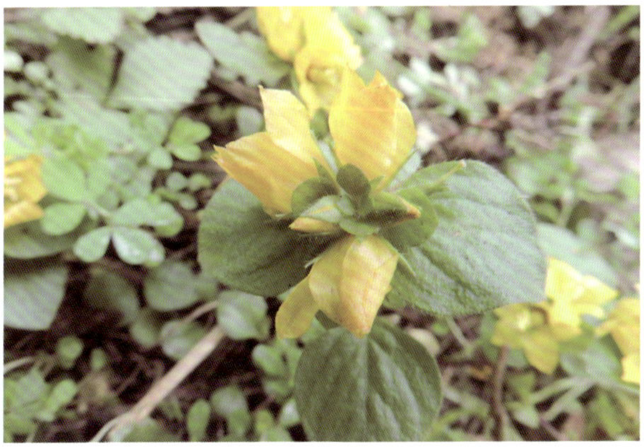

▲ 临时救花

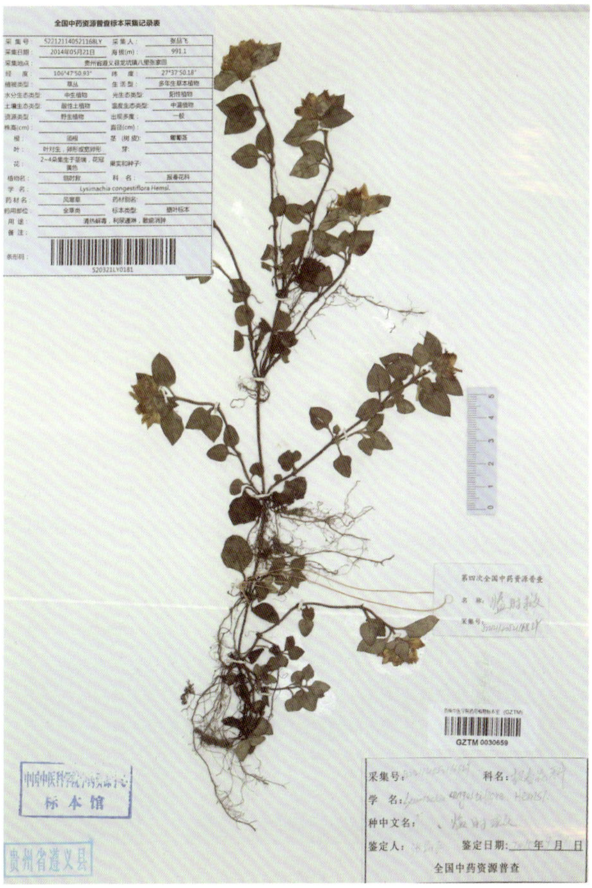

▲ 临时救腊叶标本

者主要区别在于过路黄的花单生叶腋，而临时救的花是由 2～4 朵花集生茎端和枝端成近头状的总状花序。

用药经验 各种结石：临时救 30 g，水煎服。

落地梅 *Lysimachia paridiformis* Franch.

别名 重楼排草、大四块瓦、四叶黄。

形态特征 多年生草本，全株无毛。茎直立，高 15～45 cm。茎端叶 4 枚轮生，少有 6 枚的，椭圆形至狭长椭圆形，长 7～15 cm，宽 4～7.5 cm，顶端渐尖，基部渐狭，无柄；下部叶对生，鳞片状。花多数，集生茎端；苞片条状钻形；花萼深 5 裂几达基部，裂片披针形，顶端渐尖；花冠黄色，深 5 裂，裂片卵状矩圆形或椭圆形；雄蕊不等长，花丝基部连合成筒。蒴果球形，淡黄褐色，5 瓣裂。花期 4～5 月，果期 6～7 月。

生境及分布 生于海拔 500～1 400 m 的山坡疏林、沟边、路边草丛、或山谷林下湿润处。主要分布于播州、汇川、习水等地。

药材名 四块瓦（全草）。

采收加工 全年均可采收，6～7 月最好，晒干或鲜用。

性味 辛、苦，温。

功能主治 祛风除湿，活血止痛，止咳，解毒。主治风湿疼痛，脘腹疼痛，咳嗽；外用治跌打损伤，疖肿疔疮，毒蛇咬伤。

用法用量 内服：煎汤，15～30 g。外用：适量，水煎洗；或鲜品捣烂敷患处。

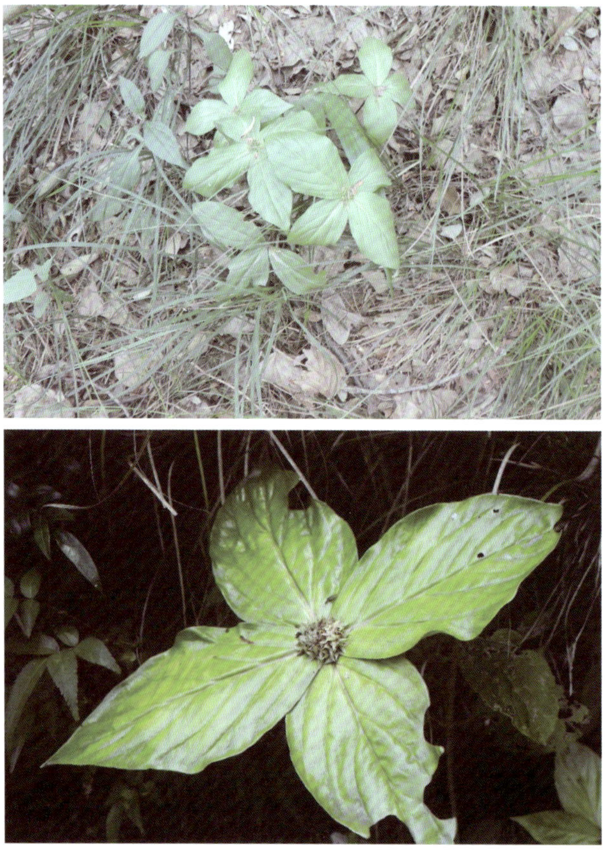

▲ 落地梅植物

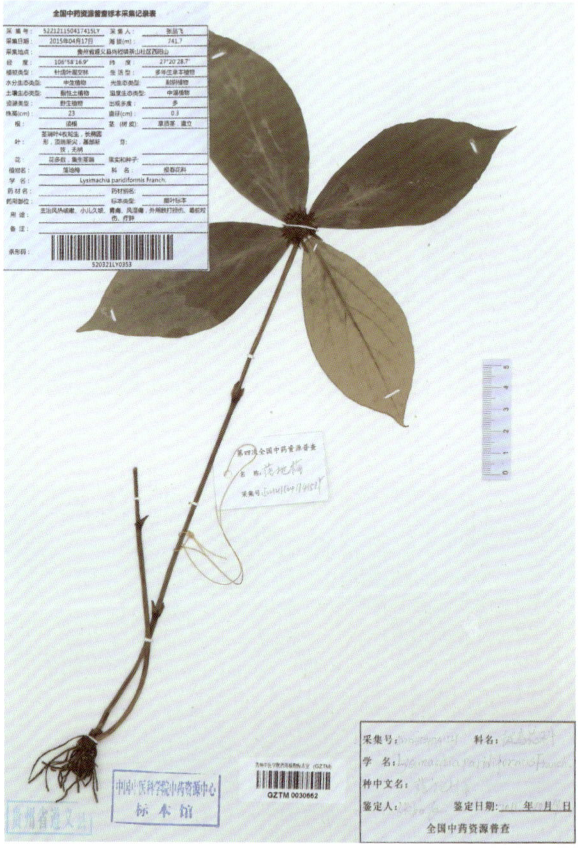

▲ 落地梅腊叶标本

用药经验 ①头痛：四块瓦 9 g，水煎服。②风湿，跌打损伤：四块瓦 30 g，泡酒半斤，每次服药酒 15～30 g，一日一剂。

柿科

柿 *Diospyros kaki* Thunb.

别名 柿子、柿花。

形态特征 落叶大乔木，高达 15 m；树皮鳞片状开裂。叶椭圆状卵形、矩圆状卵形或倒卵形，长 6～18 cm，宽 3～9 cm，基部宽楔形或近圆形，下面淡绿色，有褐色柔毛；叶柄长 1～1.5 cm，有毛。花雌雄异株或同株，雄花成短聚伞花序，雌花单生叶腋；花萼 4 深裂，果熟时增大；花冠白色，4 裂，有毛；雌花中有 8 个退化雄蕊，子房上位。浆果卵圆形或扁球形，直径 3.5～8 cm，橙黄色或鲜黄色，花萼宿存。种子褐色，椭圆形。花期 4～6 月，果期 9～10 月。

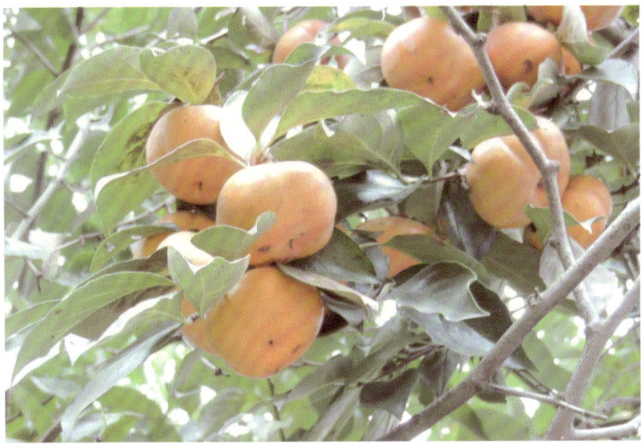

▲ 柿植物及果实

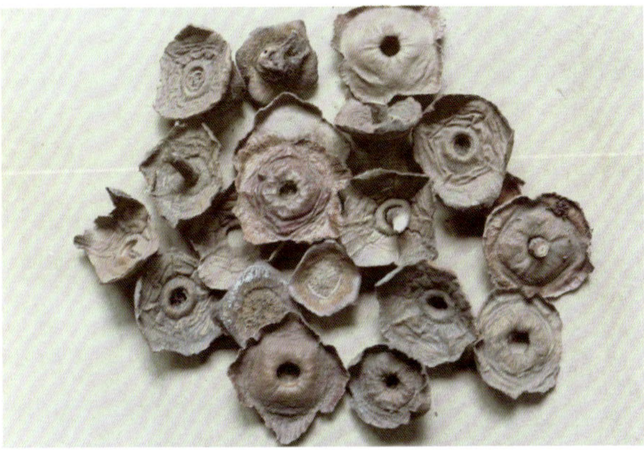

▲ 柿蒂药材

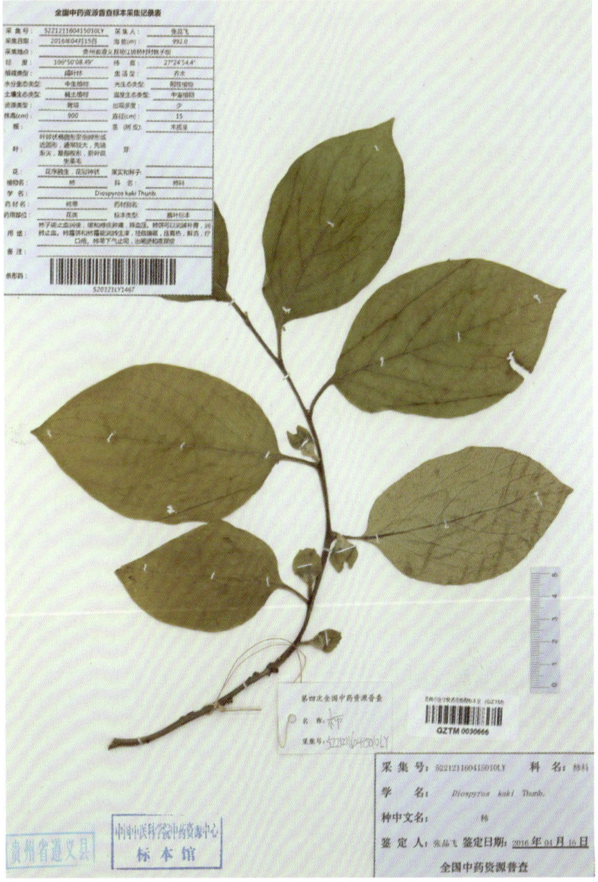

▲ 柿腊叶标本

生境及分布 生于海拔 500～2 000 m 的山地杂木林、灌丛、荒野、荒地坎、路边、林缘及村落边，现多为栽培。主要分布于播州、习水、正安等地。

药材名 柿蒂（宿萼），柿根（根或根皮），柿叶（叶），柿花（花），柿子（果实），柿皮（外果皮），柿饼（果实经加工而成的饼状食品，有白柿、乌柿两种），柿霜（果实制成"柿饼"时外表所生的白色粉霜），柿漆（未成熟果实，经加工制成的胶状液），柿木皮（树皮）。

采收加工 1. 柿蒂。冬季果实成熟时采摘，食用时收集，洗净，晒干。以个大而厚、质硬、色黄褐者为佳。

2. 柿根。9～10 月采挖，洗净，鲜用或切片晒干。

3. 柿叶。霜降后采收，晒干。

4. 柿花。4～5 月花落时采收，除去杂质，晒干或研成粉。

5. 柿子。霜降至立冬间采摘，经脱涩红熟后，食用。

6. 柿皮。将未成熟的果实摘下，剥取外果皮，鲜用。

7. 柿饼。秋季将未成熟的果实摘下，剥除外果皮，日晒夜露，经过 1 月后，放置席卷内，再经过 1 月左右，即成柿饼。

8. 柿霜。柿饼上生有白色粉霜，用工具刷下，即为柿霜。

9. 柿漆。采摘未成熟的果实，捣烂，置于缸内，加入清水，搅动，放置若干时，将渣滓除去，剩下胶状液，即为柿漆。

10. 柿木皮。全年均可采收，剥取树皮，晒干。

性味归经 1. 柿蒂。苦、涩，平。归胃经。

2. 柿根、柿木皮。涩，平。

3. 柿叶。苦，寒。归肺经。

4. 柿花。甘，平。归脾、肺经。

5. 柿子。甘、涩，凉。归心、肺、大肠经。

6. 柿皮。甘、涩，寒。

7. 柿饼。甘，平、微温。

8. 柿霜。甘，凉。归心、肺、胃经。

9. 柿漆。苦、涩。

功能主治 1. 柿蒂。降逆止呃。主治呃逆，嗳气，反胃。

2. 柿根。清热解毒，凉血止血。主治崩漏，血痢，痔疮，蜘蛛背。

3. 柿叶。止咳定喘，生津止渴，活血止血。主治咳喘，消渴及各种内出血，臁疮。

4. 柿花。降逆和胃，解毒收敛。主治呕吐，吞酸，痘疮。

5. 柿子。清热，润肺，生津，解毒。主治咳嗽，吐血，热渴，口疮，热痢，便血。

6. 柿皮。清热解毒。主治疔疮，无名肿毒。

7. 柿饼。润肺，止血，健脾，涩肠。主治吐血，咯血，便血，尿血，脾虚消化不良，泄泻，痢疾，咽干音哑，颜面黑斑。

8. 柿霜。润肺止咳，生津利咽，止血。主治肺热燥咳，咽干喉痛，口舌生疮，吐血，咯血，消渴。

9. 柿漆。平肝。主治高血压。

10. 柿木皮。清热解毒，止血。主治下血，烫火伤。

用法用量 1. 柿蒂。内服：煎汤，5～10 g；或入散剂。外用：适量，研末撒。

2. 柿根。内服：煎汤，30～60 g。外用：适量，鲜品捣敷。

3. 柿叶。内服：煎汤，3～9 g；或适量泡茶。外用：适量，研末敷。

4. 柿花。内服：煎汤 3～6 g。外用：适量，研末搽。

5. 柿子。内服：食用时适量；或烧炭研末；或在未成熟时，捣汁冲服。

6. 柿皮。外用：适量，鲜品，贴敷。

7. 柿饼。内服：适量，嚼食；或煎汤；或烧存性入散剂。

8. 柿霜。内服：冲服，3～9 g；或入丸剂含化。

9. 柿漆。内服：20～40 ml。

10. 柿木皮。内服：研末，5～6 g。外用：适量，烧灰，调敷。

使用注意 1. 柿子。凡脾胃虚寒，痰湿内盛，外感咳嗽，脾虚泄泻，疟疾等症，禁食鲜柿。

2. 柿饼。脾胃虚寒，痰湿内盛者不宜食。

3. 柿霜。风寒咳嗽者禁服。

用药经验 ①痘疮破烂：柿花晒干，研末，搽之。②臁疮：鲜柿霜叶捣烂外敷。③淋巴结肿大：生柿子、黄精、白及各适量捣烂，加酒敷患处。④呃逆、呕吐：柿蒂 15 g，水煎服。⑤地方性甲状腺肿：柿子未成熟时，捣汁，冲服。⑥桐油肿毒：柿子或柿饼 2～3 个内服。⑦血小板减少症：干柿叶、马蓝、阿胶、侧柏叶各适量，水煎服。⑧高血压：柿漆 1～2 匙，用牛奶或米汤饮和服，每日 2～3 回。

木樨科

迎春花 *Jasminum nudiflorum* Lindl.

别名 金腰带、金梅、黄梅。

形态特征 落叶灌木，高 0.4～5 m；枝条直立并弯曲；幼枝有四棱角，无毛。三出复叶，叶对生；小叶 3（幼枝基部有单叶），卵形至矩圆状卵形，长 1～3 cm，顶端凸尖，边缘有短睫毛，下面无毛，灰绿色。花单生或腋生，着生于已落叶的去年枝的叶腋，先叶开花，有叶状狭窄的绿色苞片；萼片 5～6，条形或矩圆状披针形，和萼筒等长或较长；花冠黄色，裂片通常 6 枚，倒卵形或椭圆形，约为花冠筒长度的 1/2。花期 2～4 月。

生境及分布 生于海拔 800～2 000 m 的路旁或山坡灌丛中。主要分布于播州、习水、仁怀、绥阳等地。

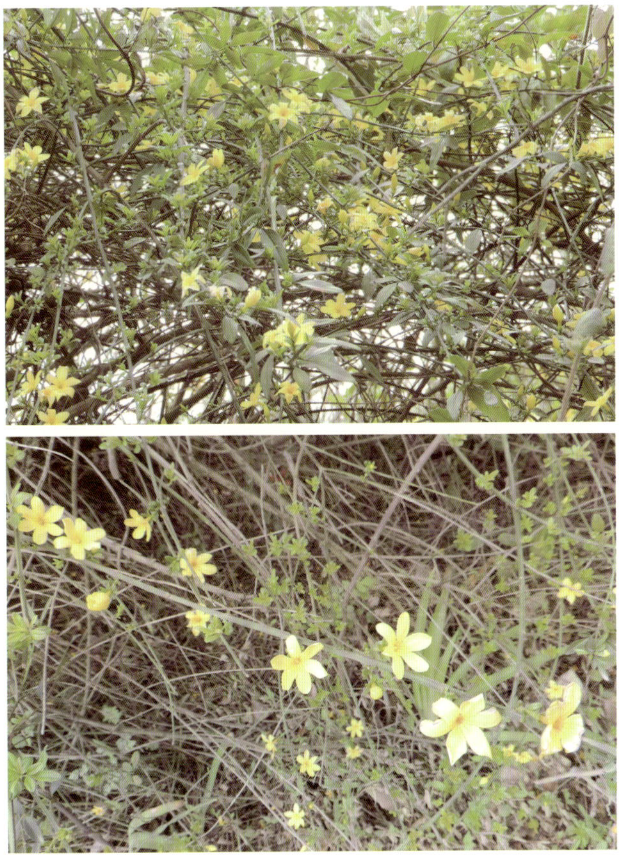

▲ 迎春花植物及花

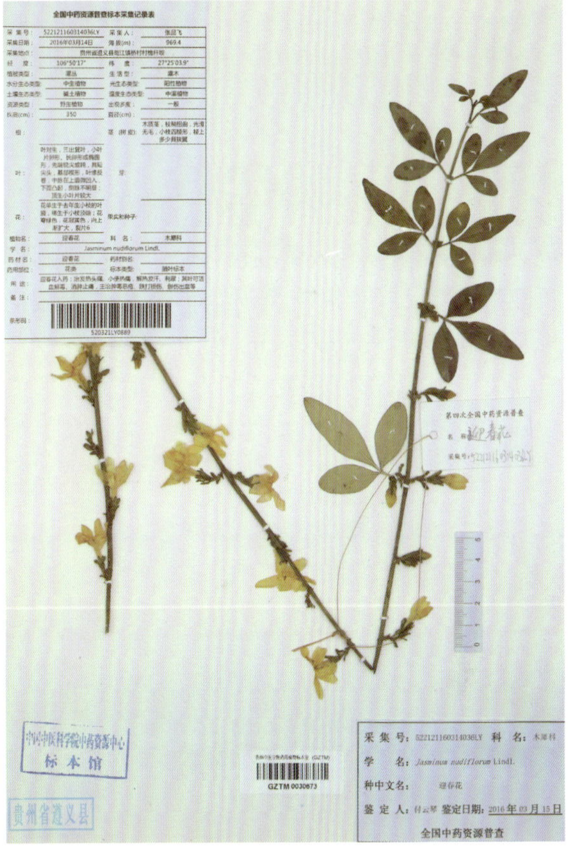

▲ 迎春花腊叶标本

药材名　迎春花(花),迎春花叶(叶),迎春花根(根)。

采收加工　1. 迎春花。4～5月开花时采收,鲜用或晾干。

2. 迎春花叶。夏、秋季采收,鲜用或晒干。

3. 迎春花根。全年或秋季采挖,洗净泥土,切片或段,晒干。

性味归经　1. 迎春花。苦、微辛,平。归肾、膀胱经。

2. 迎春花叶。苦,寒。归肺、肝、胃、膀胱经。

3. 迎春花根。苦,平。归肺、肝经。

功能主治　1. 迎春花。清热解毒,活血消肿。主治发热头痛,咽喉肿痛,小便热痛,恶疮肿毒,跌打损伤。

2. 迎春花叶。清热,利湿,解毒。主治感冒发热,小便淋痛,外阴瘙痒,肿毒恶疮,刀伤出血。

3. 迎春花根。清热息风,活血调经。主治肺热咳嗽,小儿惊风,月经不调。

用法用量　1. 迎春花。内服:煎汤,10～15 g;或研末。外用:适量,捣敷或调麻油搽。

2. 迎春花叶。内服:煎汤,10～20 g。外用:适量,捣敷;或煎水洗。

3. 迎春花根。内服:煎汤,15～30 g。外用:适量,研末撒或捣敷。

用药经验　①发热头痛:迎春花 15 g,水煎服。②小便热痛:迎春花、车前草各 15 g,煎水服。③口腔炎:迎春花叶 6～9 g,水煎服。④小儿惊风:迎春花根 6 g,香油数滴为引,水煎服。

女贞 *Ligustrum lucidum* Ait.

别名 青蜡树、大叶蜡树、白蜡树。

形态特征 灌木或乔木，高可达 25 m。树皮灰褐色。枝黄褐色、灰色或紫红色，圆柱形，疏生圆形或长圆形皮孔。叶片常绿，革质，卵形、长卵形或椭圆形至宽椭圆形，长 6～17 cm，宽 3～8 cm，先端锐尖至渐尖或钝，基部圆形或近圆形，有时宽楔形或渐狭，叶缘平坦，上面光亮，两面无毛，中脉在上面凹入，下面凸起，侧脉 4～9 对，两面稍凸起或有时不明显；叶柄长 1～3 cm，上面具沟，无毛。圆锥花序顶生；花序轴及分枝轴无毛，紫色或黄棕色，果时具棱；花序基部苞片常与叶同型，小苞片披针形或线形，凋落；花无梗或近无梗；花萼无毛，齿不明显或近截形；花冠筒和花萼略等长；雄蕊和花冠裂片略等长。果肾形或近肾形，深蓝黑色，成熟时呈红黑色，被白粉，长约 1 cm。花期 5～7 月，果期 7 月至翌年 5 月。

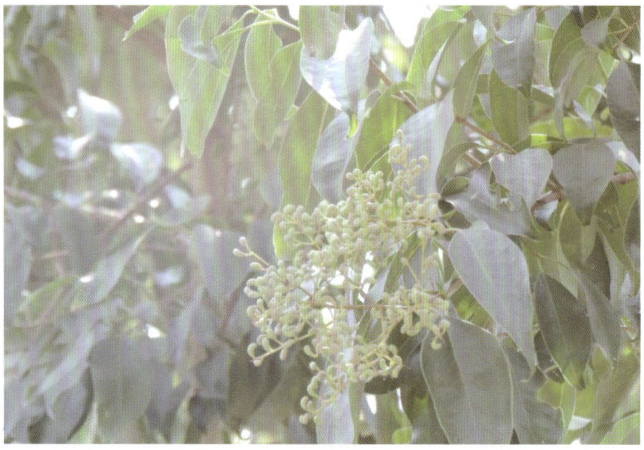

▲ 女贞植物

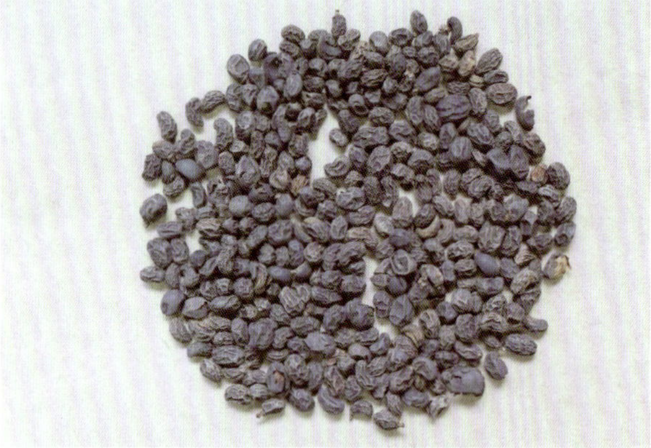

▲ 女贞子药材

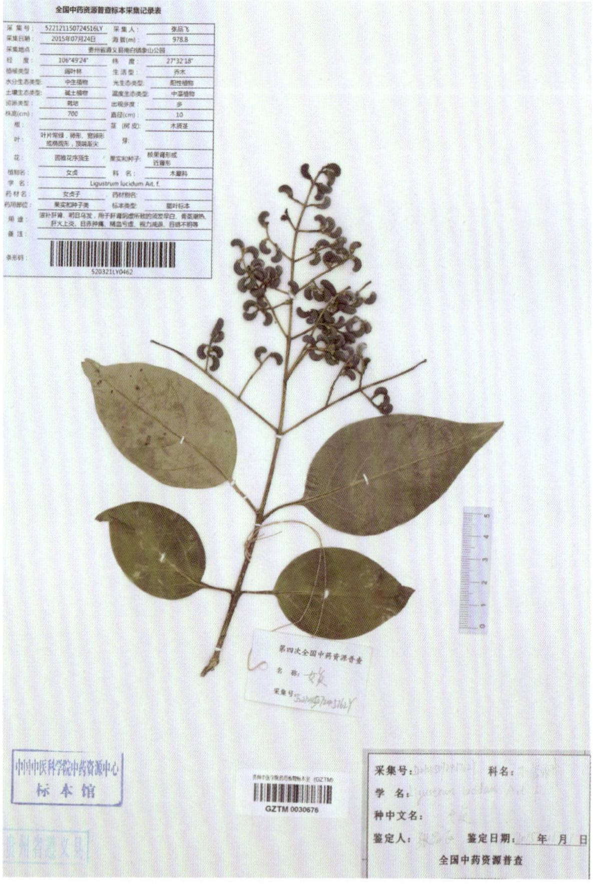

▲ 女贞腊叶标本

生境及分布 生于海拔 100～2 900 m 的常绿阔叶林或疏林中，多栽培为绿化。主要分布于播州、习水、仁怀、正安、绥阳等地。

药材名 女贞子（成熟果实），女贞叶（叶），女贞皮（树皮），女贞根（根）。

采收加工 1. 女贞子。冬季果实成熟变黑而有白粉时采摘，除去枝叶，稍蒸或置沸水中略烫后，晒干。或直接晒干。生用或酒炙用。

2. 女贞叶。7～9 月采收，鲜用或晒干。

3. 女贞皮。全年或秋、冬季剥取，除去杂质，切片，晒干。

4. 女贞根。全年或秋季采挖，洗净，切片，晒干。

性味归经 1. 女贞子。甘、苦,凉。归肝、肾经。
2. 女贞叶。苦,凉。归肝经。
3. 女贞皮。微苦,凉。归肝经。
4. 女贞根。苦,平。归肺、肝经。

功能主治 1. 女贞子。滋补肝肾,明目乌发,清虚热。主治肝肾阴虚,腰膝酸软,眩晕耳鸣,须发早白,骨蒸潮热,内热消渴,精血亏虚,视力减退,目暗不明。
2. 女贞叶。明目解毒,消肿止咳。主治头目昏痛,风热赤痛,口舌生疮,牙龈肿痛,疮肿溃烂,水火烫伤,肺热咳嗽。
3. 女贞皮。强筋健骨。主治腰膝酸痛,两脚无力,水火烫伤。
4. 女贞根。行气活血,止咳喘,祛湿浊。主治哮喘,咳嗽,经闭,带下。

用法用量 1. 女贞子。内服:煎汤,15~30 g。补肝肾宜熟用。
2. 女贞叶。内服:煎汤,10~15 g。外用:适量,捣敷;或绞汁含漱;熬膏涂或点眼。
3. 女贞皮。内服:煎汤,30~60 g;或浸酒。外用:适量,研末调敷;或熬膏涂。
4. 女贞根。内服:炖肉,45 g;或浸酒。

用药经验 ①慢性支气管炎:鲜女贞皮 120 g(干品 60 g),切碎,水煎 3~4 h,去渣加糖,分 3 次服,连服 20 日。②失眠:女贞子 30 g,合欢皮 15 g,水煎服。③口疮,牙龈肿痛:女贞叶 15 g,玄参、麦冬各 9 g,水煎服。④烫伤:女贞皮晒干研末,茶油调敷伤处。⑤须发早白:女贞子 30 g,制何首乌 15 g,水煎服。

木樨 *Osmanthus fragrans* (Thunb.) Lour.

别名 九里香、岩桂、桂。

形态特征 常绿乔木或灌木,最高可达 18 m。树皮灰褐色。小枝黄褐色,无毛。叶片革质,椭圆形、长椭圆形或椭圆状披针形,长 7~14.5 cm,宽 2.6~4.5 cm,先端渐尖,基部渐狭呈楔形或宽楔形,全缘或通常上半部具细锯齿,两面无毛,腺点在两面连成小水泡状突起,中脉在上面凹入,下面凸起,侧脉 6~8 对,多达 10 对,在上面凹入,下面凸起。叶柄长 0.8~1.2 cm,无毛。聚伞花序簇生于叶腋;或近于帚状,每腋内有花多朵。苞片宽卵形,质厚,长 2~4 mm,具小尖头,无毛。花梗细弱,长 4~10 mm。花极芳香。花萼长约 1 mm,裂片稍不整齐。花冠黄白色、淡黄色、黄色或橘红色,长 3~4 mm,花冠管仅长 0.5~1 mm。雄蕊着生于花冠管中部,花丝极短,药隔在花药先端稍延伸呈不明显的小尖头。雌蕊长约 1.5 mm,花柱长约 0.5 mm。果歪斜,椭圆形,长 1~1.5 cm,呈紫黑色。花期 9~10 月上旬,果期翌年 3 月。

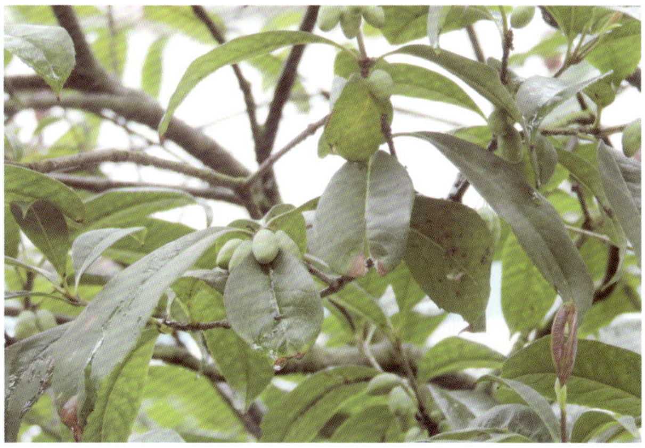

▲木樨植物及果实

生境及分布 生于海拔 800~2 500 m 的山坡草地、路边、林缘或山坡林中和灌丛中。主要分布于播州、汇川、习水、仁怀等地。

药材名 桂花子(成熟果实),桂树根(根或根皮),桂花枝(枝叶),桂花露(花经蒸馏而得的液体),桂花(花)。

采收加工 1. 桂花子。4~5 月果实成熟时采收,用温水浸泡后,晒干。
2. 桂树根。9~10 月挖取老树根;或剥取根皮,洗净,切片,晒干。
3. 桂花枝。全年均可采收,鲜用或晒干。
4. 桂花露。花采收后,阴干,经蒸馏而得的液体。
5. 桂花。9~10 月花开花时采收,除去杂质,阴干,密闭贮藏。

性味归经 1. 桂花子。甘、辛,温。归肝、胃经。

2. 桂树根。辛、甘，温。

3. 桂花枝。辛、微甘，温。

4. 桂花露。微辛、微苦，温。

5. 桂花。辛，温。归肺、脾、肾经。

功能主治 1. 桂花子。温中行气止痛。主治胃寒疼痛，肝胃气痛。

2. 桂树根。祛风除湿，散寒止痛。主治风湿痹痛，肢体麻木，筋骨疼痛，胃脘冷痛，肾虚牙痛，肾虚腰痛。

3. 桂花枝。发表散寒，祛风止痒。主治风寒感冒，皮肤瘙痒，漆疮。

4. 桂花露。疏肝理气，醒脾辟秽，明目，润喉。主治肝气郁结，胸胁不舒，龈胀，牙痛，咽干，口燥，口臭。

5. 桂花。温肺化饮，散瘀止痛。主治痰饮咳喘，脘腹冷痛，肠风血痢，经闭痛经，寒疝腹痛，牙痛，口臭。

用法用量 1. 桂花子。内服：煎汤，5～10 g。

2. 桂树根。内服：煎汤，9～15 g（鲜用 50～100 g）。外用：适量，研末调敷。

3. 桂花枝。内服：煎汤，5～10 g。外用：适量，煎水洗。

4. 桂花露。内服：炖温，30～60 g。

5. 桂花。内服：煎汤，3～9 g；或泡茶。外用：适量，煎水含漱或蒸热外熨。

用药经验 ①胃寒气痛：桂花子、砂仁各 6 g，香附、高良姜各 9 g，水煎服，每日 1 剂。②肝胃气痛：桂花子、陈皮各 6 g，香附、乌药各 9 g，煎服。③肠风下血：桂树根、仙鹤草、槐花各 9 g，香椿皮 12 g，水煎服。④牙痛：桂树根 9 g，细辛 3 g，野菊花、地骨皮各 15 g，水煎服。

丹桂 *Osmanthus fragrans* var. *aurantiacus* Makino

别名 木樨、桂花、桂花树。

形态特征 常绿乔木或灌木。最高可达 12 m。树皮灰褐色。小枝黄褐色，无毛。叶片革质，椭圆形，长椭圆形或椭圆状披针形，长 7～14.5 cm，宽 2.6～4.5 cm，先端渐尖，基部渐狭呈楔形或宽楔形，全缘或通常上半部具细锯齿，两面无毛，腺点在两面连成小水泡状突起；中脉在上面凹入，下面凸起，侧脉 6～8 对，多达 10 对，在上面凹入，下面凸起；叶对生，叶柄长 0.8～1.2 cm，无毛。聚伞花序簇生于叶腋；或近于帚状，每腋内有花多朵；苞片 2，宽卵形，质厚，长 2～4 mm，具小尖头，无毛，基部全生；花梗细弱，长 4～10 mm，无毛；花极芳香；花萼钟状，4 裂，长约 1 mm，裂片稍不整齐；花冠裂片 4，花色较深，呈浅橙黄色、橙黄色至橙红色或深橙红色，长 3～4 mm，花冠管仅长 0.5～1 mm；雄蕊 2，着生于花冠管中部，花丝极短，花药药隔在花药先端稍延伸呈不明显的小尖头；雌蕊长约 1.5 mm，花柱长约 0.5 mm。果歪斜，椭圆形，长 1～1.5 m，呈紫黑色。花期 8～11 月上旬，果期翌年 3 月。

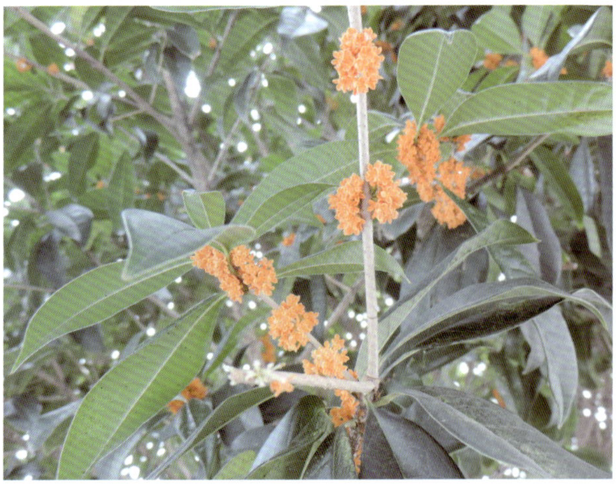

▲ 丹桂植物及花

生境及分布 生于海拔 800～2 500 m 的丘陵地区，现在多为栽培。主要分布于播州、汇川、绥阳等地。

药材名 丹桂（花）。

采收加工 8～10 月开花时采收，拣去杂质，阴干、密闭贮藏。

性味归经 辛，温。归肺、脾、肾经。

功能主治 温肺化饮，散寒止痛。主治痰饮咳喘，脘腹冷痛，肠风血痢，经闭痛经，寒疝腹痛，牙痛，口臭。

用法用量 内服：煎汤，3～12 g；或浸酒；或泡饮。

外用：适量，煎水含漱。

用药经验 ①胃寒疼痛，消化不良，胸闷嗳气：丹桂花、玫瑰花各 3 g，开水冲泡后饮用。每日 2～3 次。②胃热口臭：丹桂花、菊花各 3 g，开水冲泡后漱口，每日 2～3 次。③腹中寒痛：丹桂花 60 g，浸入白酒 500 g 中，一个月后饮用。

马钱科

大叶醉鱼草 *Buddleja davidii* Franch.

别名 绛花醉鱼草、穆坪醉鱼草、兴安醉鱼草。

形态特征 灌木，高 1～5 m；嫩枝、叶背、花序均密被白色星状绵毛，小枝略呈四棱形。叶对生，卵状披针形至披针形，长 5～20 cm；宽 1～5 cm，顶端渐尖，基部圆渐狭，边缘疏生细锯齿，上面无毛，下面密被白色星状绒毛。花有柄，淡紫色，芳香，长约 1 cm，由多数小聚伞花序集成穗状的圆锥花枝；花萼 4 裂，密被星状绒毛；花冠筒细而直，外面疏生星状绒毛及鳞毛，喉部橙黄色；雄蕊着生于花冠筒中部；子房无毛。蒴果条状矩圆形，无毛或稍有鳞毛；种子多数，两端有长尖翅。花期 5～10 月，果期 9～12 月。

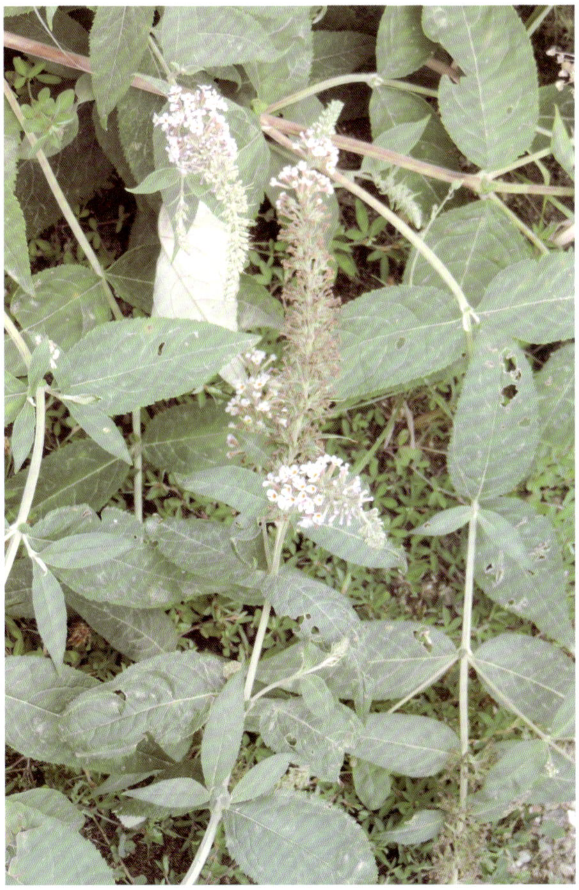

▲ 大叶醉鱼草植物

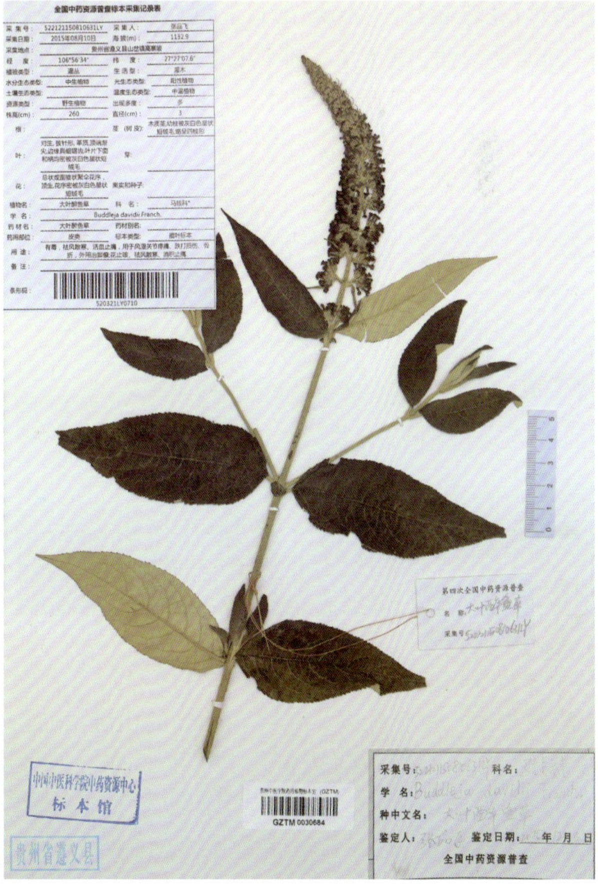

▲ 大叶醉鱼草腊叶标本

生境及分布 生于海拔800～3000 m的山坡、沟边灌木丛中。主要分布于播州、汇川、习水、正安等地。

药材名 酒药花(根皮、枝叶)。

采收加工 根皮春、秋季采挖洗净，剥皮晒干；枝叶夏、秋季采收，鲜用或晒干。

性味归经 辛、微苦，温。有毒。归心、肝、肾经。

功能主治 祛风散寒，活血止痛，解毒杀虫。主治风寒咳嗽，痹痛，跌打损伤，痈肿疮疖，妇女阴痒，麻风，脚癣。

用法用量 内服：煎汤，9～15 g；或泡酒。外用：适量，煎水洗；或捣敷。

用药经验 ①脚癣：酒药花叶数张，研末，加白矾少许，擦患处；或取鲜叶揉烂擦患处。②刀伤跌仆：酒药花叶，捣绒，外包伤处；并取全草，煨水服。③妇女阴痒：酒药花15～30 g，棉花子9 g，捣烂制成栓形，用布包好塞阴道内。

醉鱼草 *Buddleja lindleyana* Fortune

别名 闭鱼花、雉尾花、鲤鱼花草。

形态特征 落叶灌木，高约2 m；小枝具4棱而稍有翅；嫩枝、嫩叶背面及花序被细棕黄色星状毛。叶对生，卵形至卵状披针形，长5～10 cm，宽2～4 cm，顶端渐尖，基部楔形，全缘或疏生波状牙齿。花序穗状，顶生，直立，长7～20 cm；花萼及花冠均密生细鳞片；花萼裂片三角形；花冠紫色，稍弯曲，长约1.5 cm，筒内面白紫色，具细柔毛；雄蕊着生于花冠筒下部。蒴果矩圆形，被鳞片；种子多数，细小，无翅。花期4～7月，果期10～11月。

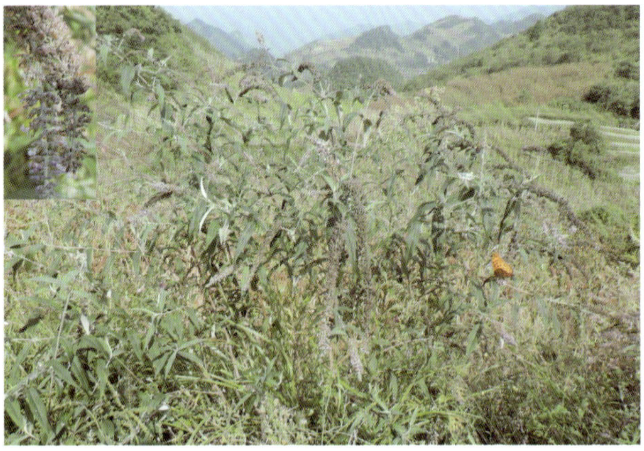

▲ 醉鱼草植物及花

生境及分布 生于海拔200～2700 m的山坡、山地路旁、灌木丛、林缘或河边土坎上。主要分布于播州、仁怀、习水等地。

药材名 醉鱼草(茎叶)，醉鱼草花(花)，醉鱼草根(根)。

采收加工 1. 醉鱼草。夏、秋季采收，切碎，晒干或鲜用。

2. 醉鱼草花。4～7月采收，除去杂质，晒干。

3. 醉鱼草根。8～9月采挖，除去泥沙，洗净，切片，晒干。

性味归经 1. 醉鱼草。辛、苦，温。有毒。

2. 醉鱼草花。辛、苦，温。有小毒。归肺、脾、胃经。

3. 醉鱼草根。酸、苦、辛，温。有小毒。

功能主治 1. 醉鱼草。祛风解毒，驱虫，化骨鲠。主治痄腮，痈肿，瘰疬，蛔虫病，钩虫病，诸鱼骨鲠。全株可作农药用，专杀小麦吸浆虫、螟虫及孑孓等。兽医用枝叶治牛泻血。

2. 醉鱼草花。祛痰，截疟，解毒。主治痰饮喘促，疟疾，疳积，烫伤。

3. 醉鱼草根。活血化瘀。主治经闭，癥瘕，崩漏，小儿疳积，腮腺炎。

用法用量 1. 醉鱼草。内服：煎汤，10～15 g，鲜品15～30 g；或捣汁。外用：适量，捣敷。

2. 醉鱼草花。内服：煎汤，9～15 g。外用：适量，捣敷；或研末调敷。

3. 醉鱼草根。内服：煎汤，9～18 g(鲜品30～60 g)。

使用注意 1. 醉鱼草。本品有毒，口服不宜过量。

2. 醉鱼草花、醉鱼草根。孕妇禁用。

附注 醉鱼草的全株有小毒，捣碎投入河中能使活鱼麻醉，便于捕捉，故有“醉鱼草”之称。

用药经验 ①钩虫病：醉鱼草，首剂15 g，后逐日增至150 g，水煎，于晚饭后及次晨饭前分服，疗程5～

7日。②痄腮：醉鱼草15 g，枫球7枚，荠菜9 g，煮鸡蛋食。③痈疽疔毒：醉鱼草花、蛇葡萄根、马鞭草各等分，碾成细末，蜂蜜调敷。④瘰疬：醉鱼草全草30 g，水煎服。

龙胆科

红花龙胆 *Gentiana rhodantha* Franch. ex Hemsl.

别名 青鱼胆草、小青鱼胆、雪里梅。

形态特征 多年生草本，高达40～60 cm。茎直立，具棱，分枝。叶对生，革质，卵形或卵状三角形，长0.5～2 cm，宽0.5～1 cm，具三出脉，锐尖，边缘有细锯齿，反卷，基部多少连合抱茎。花单生枝顶端或腋生，淡紫红色，带有深紫色条纹，长约2.5 cm，近无柄；花萼筒状，膜质，5裂，裂片条状披针形，与萼筒近等长；花冠漏斗状，裂片卵形，尖，褶不对称，流苏状；雄蕊5，花丝细长，顶端弯曲；子房上位，花柱长，柱头2裂。蒴果矩圆形，具柄；种子卵圆形，具狭翅。花、果期10月至翌年2月。

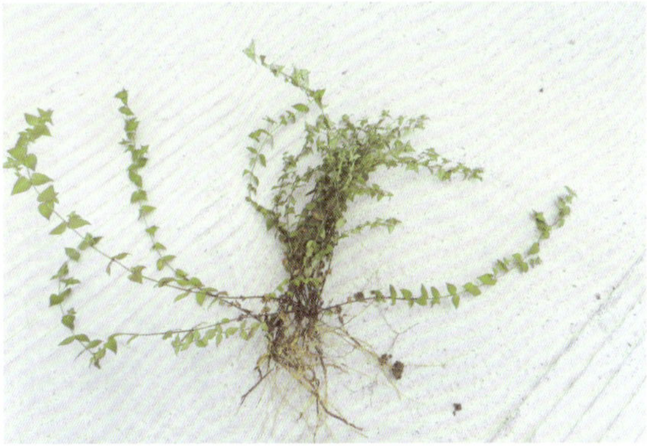

▲ 红花龙胆植物

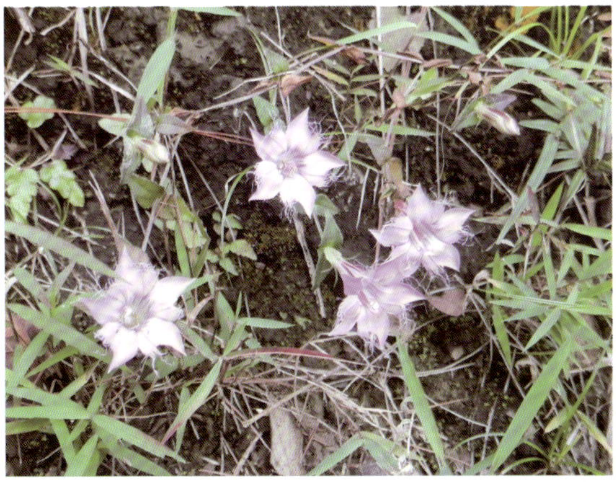

▲ 红花龙胆花

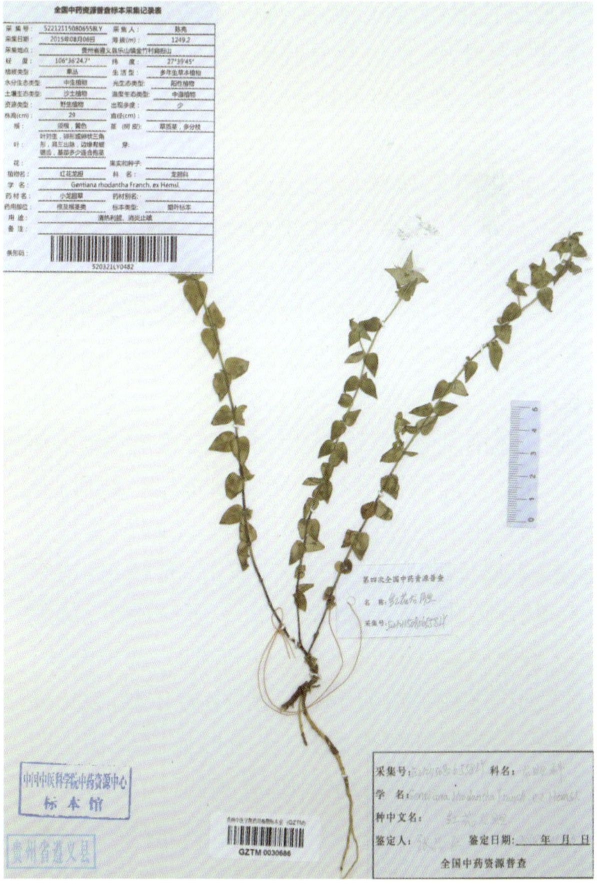

▲ 红花龙胆腊叶标本

生境及分布 生于海拔500～1 800 m的高山灌丛、荒山、路边、草丛及林边草地。主要分布于播州、汇川、正安等地。

药材名 小龙胆草(根及全草)。

采收加工 夏、秋季采收,洗净,鲜用或晒干。

性味归经 苦,寒。归心、肺、胃、大肠经。

功能主治 清热利湿,凉血解毒。主治肺热咳喘,痨嗽痰血,黄疸,痢疾,便血,小便不利,产褥热,小儿惊风,疳积,痈疖疮疡,烧烫伤,蛇咬伤。

用法用量 内服:煎汤,10～15 g。外用:适量,捣烂外敷;或熬膏外涂。

用药经验 ①黄疸性肝炎:鲜小龙胆草15 g,水煎加白糖服;或小龙胆草、蓝布正各30 g,满天星、水灯心各15 g,水煎服。②胃痛、便血:小龙胆草3～10 g,水煎服。③热咳,痰中带血:小龙胆草60 g,蒸甜酒1小碗服。④虚热痨咳:小龙胆草60 g,炖肉250 g,内服。⑤急性支气管炎:小龙胆草、兔耳风各15 g,水煎服。

灰绿龙胆 *Gentiana yokusai* Burk.

别名 龙胆、小龙胆。

形态特征 一年生草本,高达14 cm。茎直立或斜升,黄绿色或紫红色,密被黄绿色乳突,自基部起多分枝,稀不分枝。叶略肉质,灰绿色,卵形,先端钝,具长小尖头,基部钝,边缘软骨质,下缘具短睫毛,上缘疏生乳突,上面光滑,稀具极细乳突,中脉在背面突起,光滑,叶柄边缘具睫毛,背面光滑,长1～2 mm;基生叶在花期不枯萎,常与下部叶等大,稀更大,长7～22 mm,宽4.5～8 mm;茎生叶开展,常疏离,短于节间,稀密集,长于节间,长4～12 mm,宽3～6 mm。花多数,单生于小枝顶端,小枝常2～5个密集呈头状;花梗黄绿色或紫红色,具乳突,长1.2～5 mm,藏于最上部叶中;花萼倒锥状筒形,裂片开展,稍不整齐,卵形或披针形,先端钝或渐尖,具长小尖头,基部常微收缩,边缘软骨质,疏生乳突,腹面具细乳突,背面光滑,中脉白色软骨质,在背面突起,并向萼筒下延成脊,弯缺较宽,截形;花冠蓝色、紫色或白色,漏斗形,长7～12 mm,裂片卵形,先端钝,无小尖头,褶整齐,卵形,先端钝,边缘有不整齐细齿或全缘;雄蕊着生于冠筒中下部,整齐,花丝丝状,花药椭圆形;子房椭圆形,两端渐狭,花柱线形,连柱头长1.5～2 mm,柱头2裂,裂片外反,线形。蒴果外露或内藏,卵圆形或倒卵状矩圆形,长3～6.5 mm,先端钝圆,有宽翅,两侧边缘具狭翅,基部钝,柄粗壮,长至13 mm;种子淡褐色,椭圆形或矩圆形,表面具致密的细网纹。花、果期3～9月。

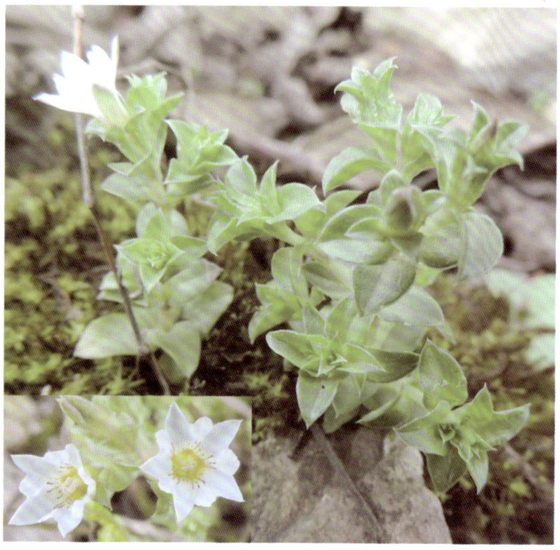

▲ 灰绿龙胆植物及花

生境及分布 生于海拔50～2 650 m的水边湿草地、空旷地、荒地、路旁、农田、山坡阳处、山顶草地、林下及灌丛中。主要分布于播州、习水、正安等地。

药材名 灰绿胆草(全草)。

采收加工 春末、夏初采收开花的全草洗净、晒干或鲜用。

性味归经 苦,寒。归肝、胆经。

功能主治 清热燥湿,泻肝胆火。主治耳鸣耳聋,胁痛口苦,强中,惊风抽搐,黄疸,疔疮,痈肿,无名肿毒。

用法用量 内服:煎汤,9～15 g。外用:适量,捣烂外敷。

夹竹桃科

川山橙 *Melodinus hemsleyanus* Diels

别名　藤皮黄。

形态特征　粗壮木质藤本，长约 6 m，具乳汁；小枝、幼叶、叶柄、花序密被短绒毛；茎皮黄绿色。叶近革质，椭圆形或长圆形，稀椭圆状披针形，长 7～15 cm，宽 4～5 cm，顶端渐尖，基部楔形或钝；叶面具光泽，被毛脱落，叶背中脉明显，被短柔毛；叶柄长约 5 mm。聚伞花序生于侧枝顶端；花蕾长圆形，顶端钝头；花白色；花萼长达 7 mm，宽约 4 mm，裂片椭圆状长圆形，具尖头，边缘通常较厚，外被密柔毛；花冠筒长约 1 mm，外被微毛，花冠裂片长圆状披针形或长披针形，中部以下扩大；副花冠小，鳞片状；雄蕊着生于花冠筒下部的膨大处，花丝长 1.5 mm，花药与花丝等长，顶端渐尖，子房 2 室，花柱短，柱头扩大成圆柱状。浆果椭圆形，具尖头，成熟时橙黄色或橘红色；种子多数，长椭圆形或两侧压扁。花期 5～8 月，果期 12 月。

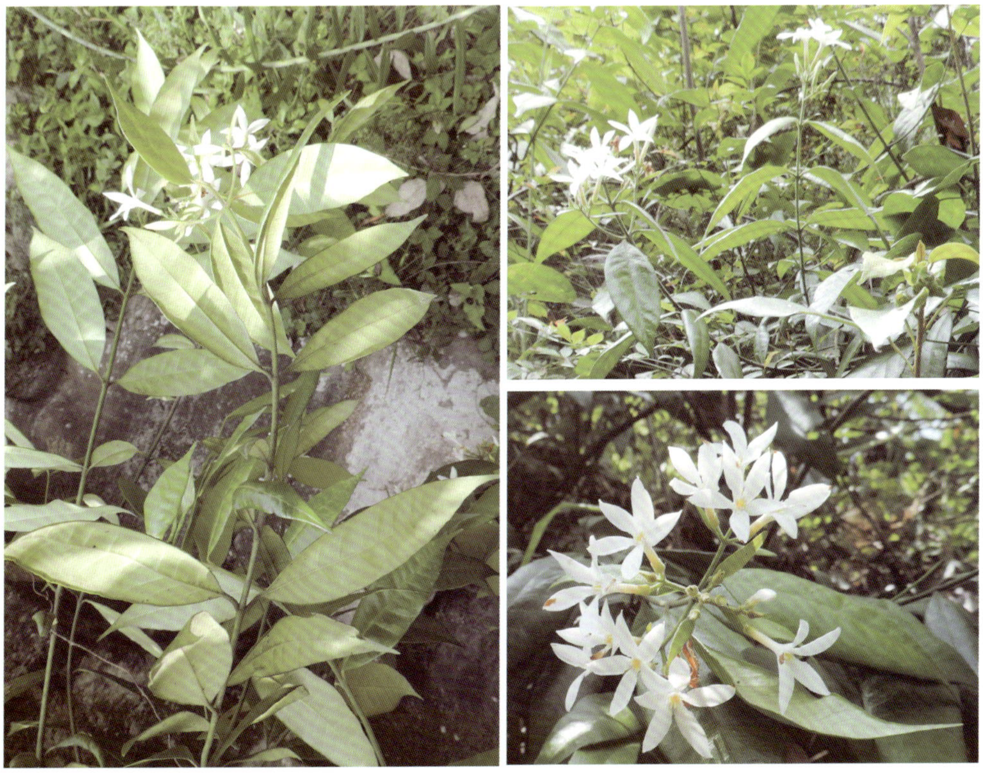

▲ 川山橙植物及花

生境及分布　生于海拔 500～1 500 m 的山地疏林、山坡、路旁、岩石上。主要分布于播州、汇川、正安等地。

药材名　川山橙根（根），川山橙果（成熟果实）。

采收加工　1. 川山橙根。夏、秋季采挖，洗净，切片，晒干。

2. 川山橙果。秋季果实成熟时采收，鲜用或晒干。

性味归经 1. 川山橙根。微苦，凉。

2. 川山橙果。甘、微苦，平。

功能主治 1. 川山橙根。健脾，补血，清热。主治脾胃虚弱，血虚乳少，口舌生疮。

2. 川山橙果。通经下乳，止血，解毒。主治月经不调，乳汁不通，肠痔下血，痈肿疮毒，蛇咬伤。

用法用量 1. 川山橙根。内服：煎汤，15～30 g。

2. 川山橙果。内服：煎汤，10～15 g。外用：鲜品适量，捣绒敷。

夹竹桃 *Nerium indicum* Mill.

别名 枸那、叫出冬、红花夹竹桃。

形态特征 常绿直立大灌木，高达 5 m，枝条灰绿色，含水液，无毛；嫩枝条具棱，被微毛，老时毛脱落。叶 3～4 枚轮生，下枝为对生，窄长披针形，顶端急尖，基部楔形，全缘，长 11～15 cm，宽 2～2.5 cm，叶面深绿，无毛，叶背浅绿色，有多数洼点；中脉在叶面陷入，在叶背凸起，侧脉两面扁平，纤细，密生而平行，每边达 120 条，直达叶缘；叶柄扁平，内具腺体。聚伞花序顶生，着花数朵；总花梗长约 3 cm，被微毛；花梗长 7～10 mm；苞片披针形；花芳香；花萼 5 深裂，红色，披针形，外面无毛，内面基部具腺体；花冠深红色或粉红色，栽培演变有白色或黄色，花冠为单瓣呈 5 裂时，其花冠为漏斗状，其花冠筒圆筒形，上部扩大呈钟形，长 1.6～2 cm，花冠筒内面被长柔毛，花冠喉部具 5 片宽鳞片状副花冠，每片其顶端撕裂，并伸出花冠喉部之外，花冠裂片倒卵形，顶端圆形，长 1.5 cm，宽 1 cm；花冠为重瓣呈 15～18 枚时，裂片组成三轮，内轮为漏斗状，外面二轮为辐状，分裂至基部或每 2～3 片基部连合，裂片长 2～3.5 cm，宽 1～2 cm，每花冠裂片基部具长圆形而顶端撕裂的鳞片；雄蕊着生在花冠筒中部以上，花丝短，被长柔毛，花药箭头状，内藏，与柱头连生，基部具耳，顶端渐尖，药隔延长呈丝状，被柔毛；无花盘；心皮 2，离生，被柔毛，花柱丝状，柱头近球圆形，顶端凸尖；每心皮有胚珠多颗。蓇葖 2，离生，平行或并连，长圆形，两端较窄，绿色，无毛，具细纵条纹；种子长圆形。花期几乎全年，夏秋为最盛；果期一般在冬、春季，栽培很少结果。

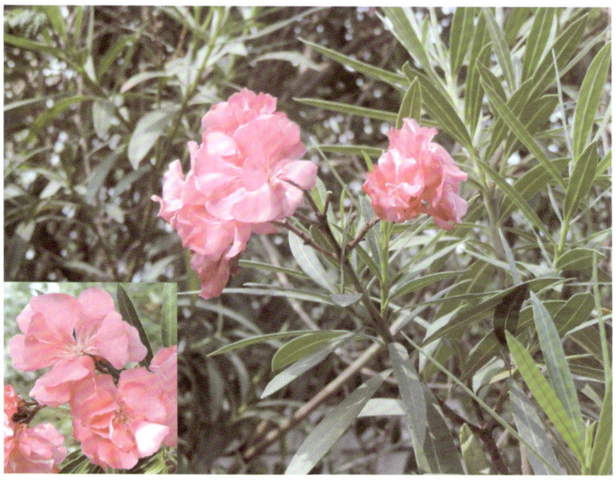

▲ 夹竹桃植物及花

生境及分布 全国各省区有栽培，尤以南方为多，常在公园、风景区、道路旁或河旁、湖旁周围栽培。主要分布于播州、汇川、绥阳等地。

药材名 夹竹桃（叶及枝皮）。

采收加工 对 2～3 年生以上的植株，结合整枝修剪，采集叶片及枝皮，晒干或炕干。

性味归经 苦，寒。有大毒。归心经。

功能主治 强心利尿，祛痰定喘，镇痛，祛痰。主治心脏病，心力衰竭，咳喘，癫痫，跌打肿痛，血瘀经闭。

用法用量 内服：煎汤，0.3～0.9 g；研末 0.05～0.1 g。外用：适量，捣敷或制成酊剂外涂。

使用注意 孕妇忌服。不宜多服久服，过量则中毒。

萝藦科

白薇 *Cynanchum atratum* Bge.

别名 芒草、薇草、龙胆白薇。

形态特征 为直立多年生草本，高达 50 cm。根须状，有浓香气味。叶对生，卵形或卵状矩圆形，长 5～8 cm，宽 3～4 cm；两面均被白色绒毛；侧脉每边 6～7 条。聚伞花序伞形状，无花序梗，有花 8～10 朵；花深紫色；花萼外面被绒毛，内面基部有小腺体 5 枚；花冠辐状，外面有短柔毛，花冠裂片 5 枚，有缘毛；副花冠 5 裂，裂片盾状圆形，与合蕊柱等长；花药顶端具有圆形的膜片，花粉块每室 1 个，矩圆状膨胀，下垂；柱头扁平。蓇葖果单生，长约 9 cm；种子扁平，顶端具白绢质长约 3 cm 的种毛。花期 4～8 月，果期 6～8 月。

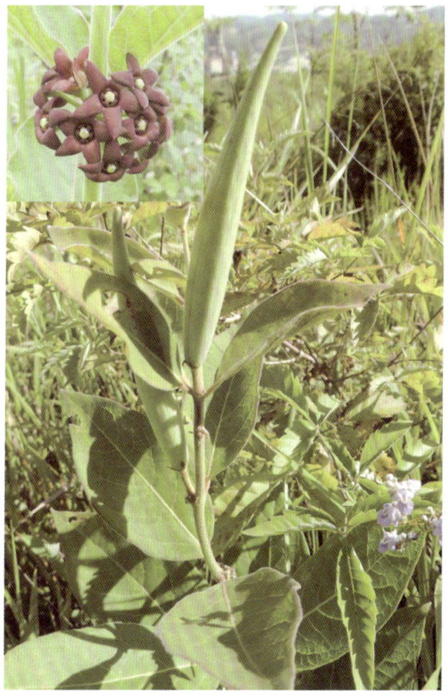

▲ 白薇植物及果实、花

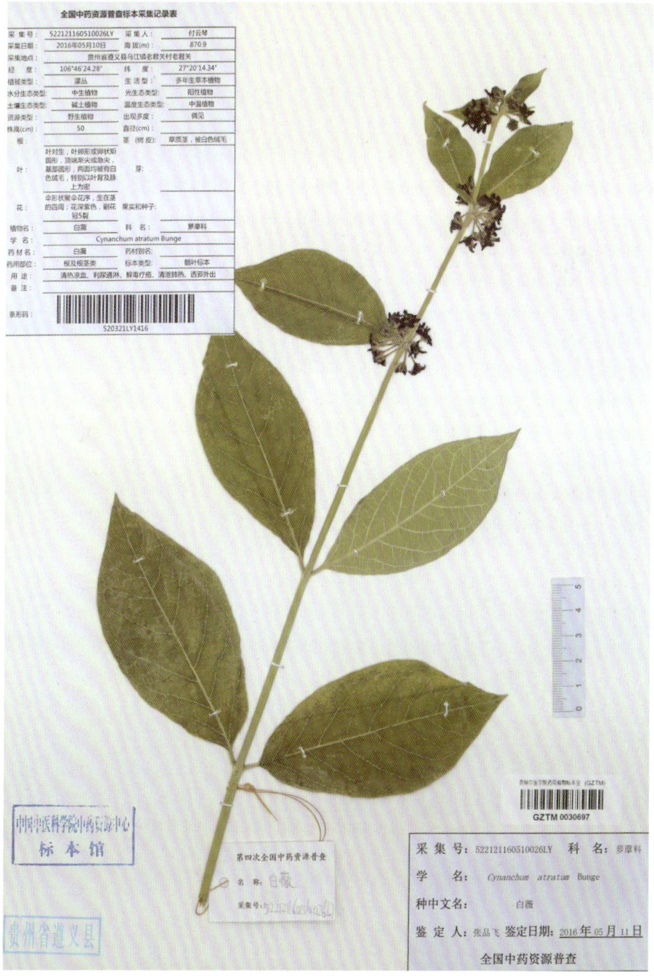

▲ 白薇腊叶标本

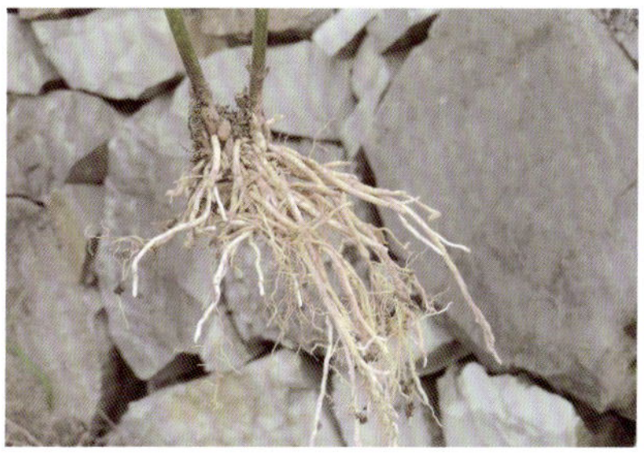

▲ 白薇根

生境及分布 生于海拔100～1 300 m的山坡草丛、灌丛、干荒地及林缘。主要分布于播州、汇川、习水、绥阳等地。

药材名 白薇(根和根茎)。

采收加工 早春、晚秋二季采挖,以秋季采收为佳,除去地上部分,洗净,晒干。

性味归经 苦、咸,寒。归胃、肝、肾经。

功能主治 清热凉血,利尿通淋,解毒疗疮,清泄肺热,透邪外出。主治温邪伤营发热,阴虚发热,骨蒸劳热,产后血虚发热,夜热早凉,热淋,血淋,小便短涩灼痛,疮痈肿毒,咽喉肿痛,毒蛇咬伤,痈疽肿毒,肺热咳嗽,阴虚外感,发热咽干,口渴心烦。

用法用量 内服:煎汤,5～10 g。外用:适量,捣敷。

使用注意 脾胃虚寒、食少便溏者不宜服用。

用药经验 ①尿路感染:白薇10 g、车前草25 g、海金沙(包煎)30 g,水煎服;或白薇15 g,车前草30 g,水煎服。②肠痈肿毒,咽喉肿痛,毒蛇咬伤:白薇10 g,水煎服;或外敷;或配金银花、野菊花等分同用。③瘰疬:鲜白薇、鲜天门冬各等分,捣绒敷患处。④虚热盗汗:白薇、地骨皮各12 g,银柴胡、鳖甲各9 g,水煎服。⑤体虚低烧,夜眠出汗:白薇、地骨皮各12 g,水煎服。

徐长卿 *Cynanchum paniculatum* (Bge.) Kitag.

别名 獐耳草、尖刀儿苗、小对叶草。

形态特征 多年生直立草本,高达1 m,茎不分枝,稀从根部发生几条,无毛或被微毛。根须状,多至50余条。叶对生,纸质,披针形至条形,长5～13 cm,两端锐尖,两面无毛或上面具疏柔毛,叶缘有睫毛;侧脉不明显。圆锥状聚伞花序生于顶生的叶腋内,长达7 cm,有花10余朵;花萼内面腺体有或无;花冠黄绿色,近辐状;副花冠裂片5枚,基部增厚,顶端钝;花粉块每室1个,下垂;子房椭圆状,柱头五角形,顶端略突起。蓇葖果单生,刺刀形,长6 cm;种子矩圆形,顶端具白绢质长1 cm的种毛。花期5～7月,果期7～12月。

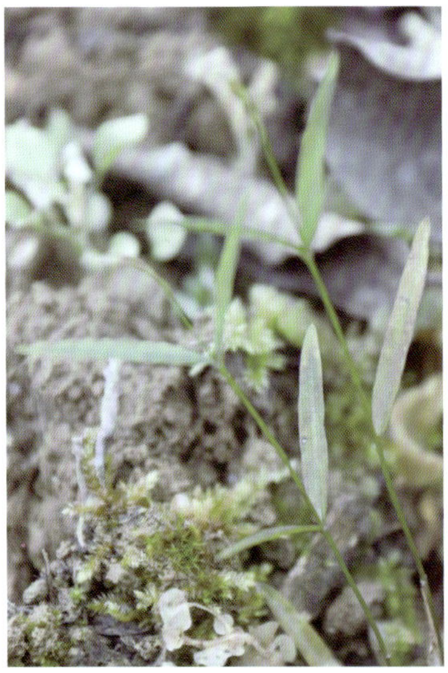

▲ 徐长卿植物

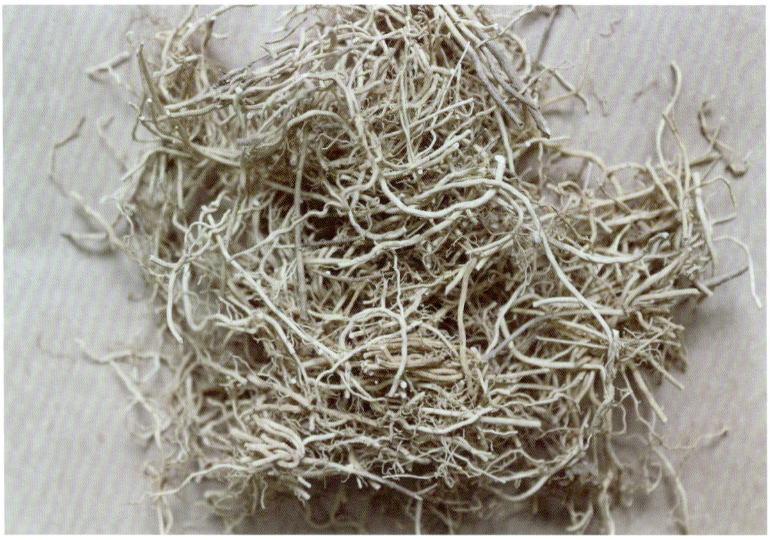

▲ 徐长卿药材

生境及分布 生于海拔600～1 800 m的向阳山坡、疏林及草丛中。主要分布于播州、红花岗等地。

药材名 徐长卿(根和根茎)。

采收加工 秋季采挖,除去泥沙,阴干。

性味归经 辛,温。归肝、胃经。

功能主治 祛风,化湿,止痛,止痒。主治风湿痹痛，胃脘胀满，牙痛，腰痛，跌仆伤痛，湿疹，风疹，顽癣，皮肤瘙痒，毒蛇咬伤。

用法用量　内服：煎汤，3～12 g。入汤剂不宜久煎或后下。外用：适量，捣敷；或煎水洗。

用药经验　①风湿痹痛：徐长卿适量，水煎内服。②湿疹，风疹，顽癣等皮肤病：徐长卿适量，水煎内服或外洗。③毒蛇咬伤：徐长卿，半枝莲，七叶一枝花各等量，鲜品捣烂外敷。④皮肤瘙痒：徐长卿适量，煎水洗。⑤跌打肿痛，骨折：鲜徐长卿适量，捣烂敷患处。

隔山消 *Cynanchum wilfordii* (Maxim.) Hemsl.

别名　隔山撬、隔山锹、无梁藤。

形态特征　草质藤本；茎被单列毛。肉质根近纺锤形，长约 10 cm，直径 2 cm，灰褐色。叶对生，薄纸质，卵形，长 5～6 cm，宽 2～4 cm，顶端短渐尖，基部耳垂状心形，两面被微柔毛；基脉 3～4 条，放射状，侧脉每边 4 条。近伞房状聚伞花序半球形，有花 15～20 朵，花序梗被单列毛；花萼外面被柔毛；花冠淡黄色，辐状，裂片矩圆形，外面无毛，内面被长柔毛；副花冠裂片近四方形，比合蕊柱短；花粉块每室 1 个，矩圆形，下垂。蓇葖果单生，刺刀形，长 12 cm，直径 1 cm；种毛卵形，顶端具白绢质长 2 cm 的种毛。花期 5～9 月，果期 7～10 月。

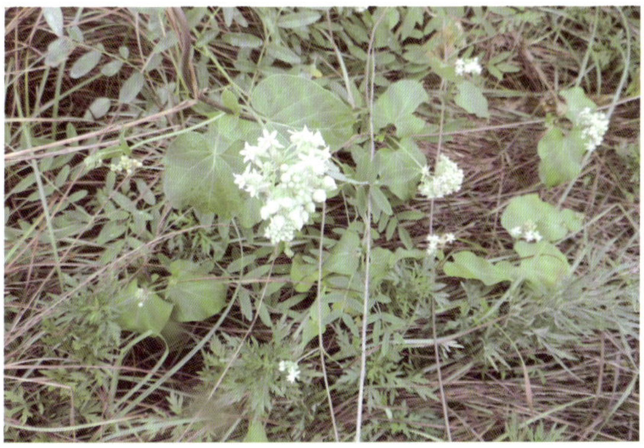

▲ 隔山消花

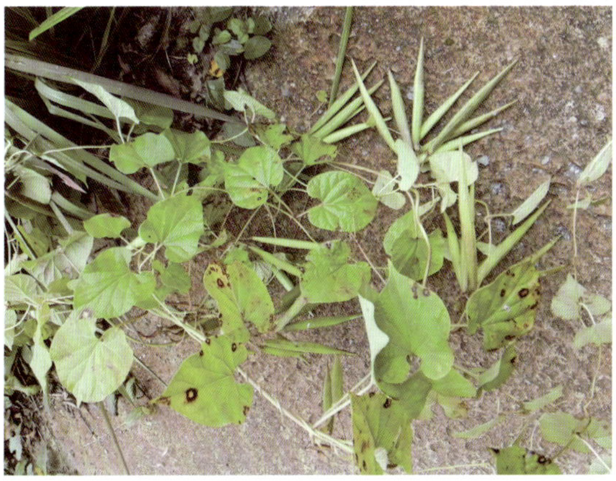

▲ 隔山消块根

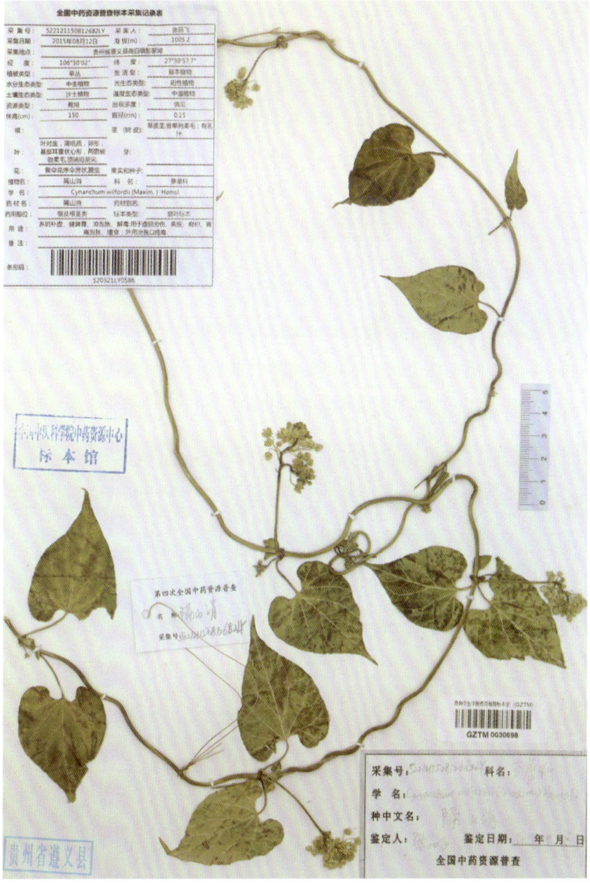

▲ 隔山消腊叶标本

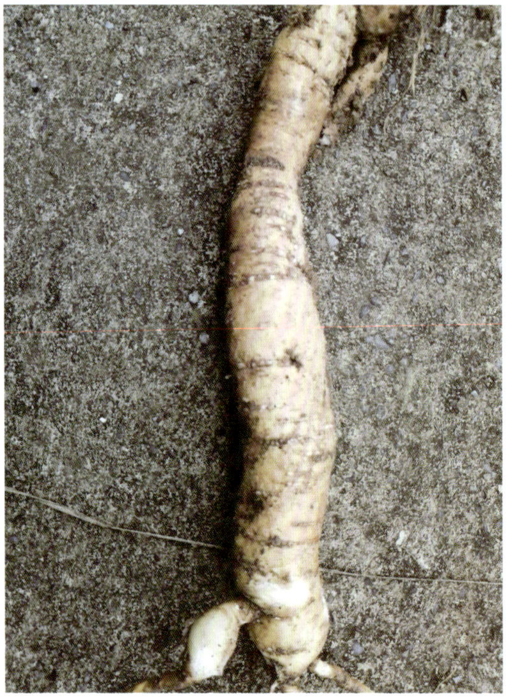

▲ 隔山消块根

生境及分布 生于海拔800～1300 m的山坡、山谷或灌木丛中、路边草地。主要分布于播州、汇川、红花岗等地。

药材名 隔山消(块根)。

采收加工 秋季采挖,洗净,切片,晒干。

性味归经 甘、微苦,微温。归脾、胃、肾经。

功能主治 补肝肾,强筋骨,健脾胃,解毒。主治肝肾两虚,头晕眼花,失眠健忘,须发早白,阳痿,遗精,腰膝酸软,脾虚不运,脘腹胀满,食欲不振,泄泻,产后乳少;外用治鱼口疮毒。

用法用量 内服:煎汤,9～15 g。外用:鲜品适量,捣敷;或磨汁涂。

用药经验 ①小儿隔实、食积饱胀:隔山消适量打粉,用开水吞服,每日1次。②多年老胃病:隔山消30 g,鸡屎藤15 g,炖猪肉服。③小儿痞块:隔山消30 g,煎水加白糖当茶喝,每日3～5次。④催乳:隔山消15 g,炖肉吃。

黑龙骨 *Periploca forrestii* Schltr.

别名 青蛇胆、铁骨头、牛尾蕨。

形态特征 藤状灌木,具乳汁,多分枝,全株无毛。叶对生,革质,狭披针形,长4～6 cm,宽0.5～1 cm,顶端渐尖,基部楔形;侧脉纤细密生,有边脉。聚伞花序腋生,有花几朵;花槽裂片5枚,宽卵形或近圆形;花冠黄绿色,近辐状,花冠裂片5枚,无毛;副花冠钻状,被微毛;载粉器匙形,花粉颗粒状。蓇葖果双生,长圆柱状,长约10 cm;种子矩圆形,顶端具白绢质种毛。花期3～4月,果期6～7月。

生境及分布 生于海拔2000 m以下的山地疏林向阳处或阴湿的杂木林下或灌木丛中。主要分布于播州、汇川、习水等地。

药材名 黑龙骨(根)。

采收加工 秋、冬采挖,洗净切片,晒干。

性味归经 苦,凉。有小毒。归肝、肺、肾经。

功能主治 舒筋活络,祛风除湿,活血,消炎。主治跌打损伤,风湿关节痛,风湿痹痛,月经不调,口腔

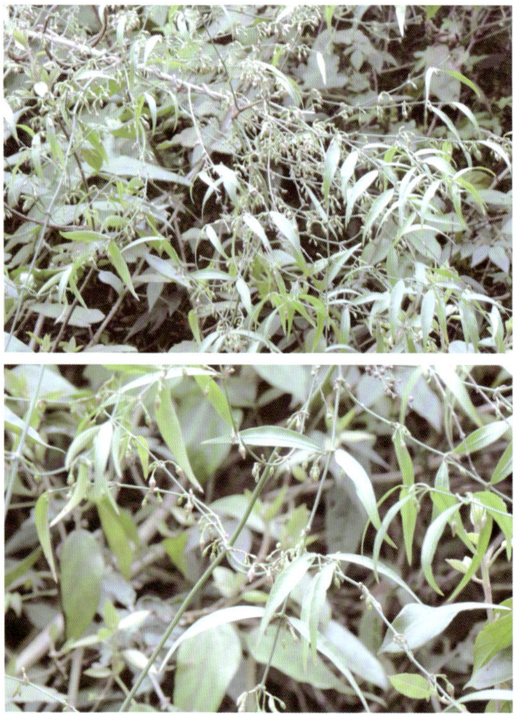

▲ 黑龙骨植物

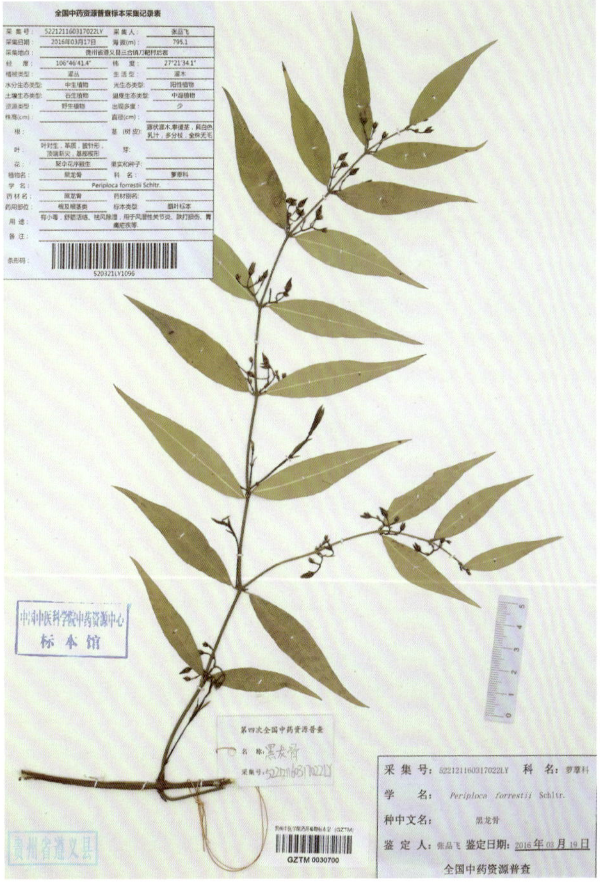

▲ 黑龙骨腊叶标本

炎，乳腺炎，闭经，乳痈，骨折。

用法用量 内服：煎汤，3～5 g。内服用量需注意。外用：适量，煎水洗；或研末调敷。

用药经验 风湿筋骨痛：黑龙骨、透骨香、地蜂子各20 g，水煎服。

茜草科

猪殃殃 *Galium aparine* var. *tenerum* (Gren. et Godr.) Rchb.

别名 拉拉藤、小锯藤、锯子草。

形态特征 多枝、蔓生或攀缘状草本，通常高 15～90 cm。根细小。茎呈四棱柱形，多分枝。棱上、叶缘、叶脉上均有倒生的小刺毛，质脆，易折断，断面中空。叶纸质或近膜质，6～8 片轮生，1 脉，近无柄，叶片多卷缩或破碎，完整者线状披针形或近倒披针形，长 1～5.5 cm，基部渐狭。聚伞花序腋生或顶生，花小，易脱落。花冠黄绿色或白色，辐状，裂片长圆形，镊合状排列。子房被毛，花柱 2 裂至中部，柱头头状。果干燥，有 1 或 2 个近球状的分果

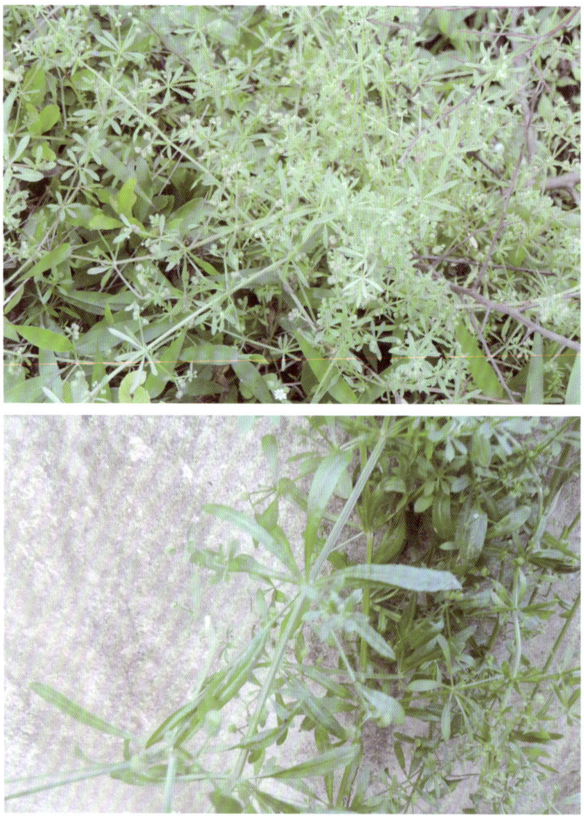

▲ 猪殃殃植物

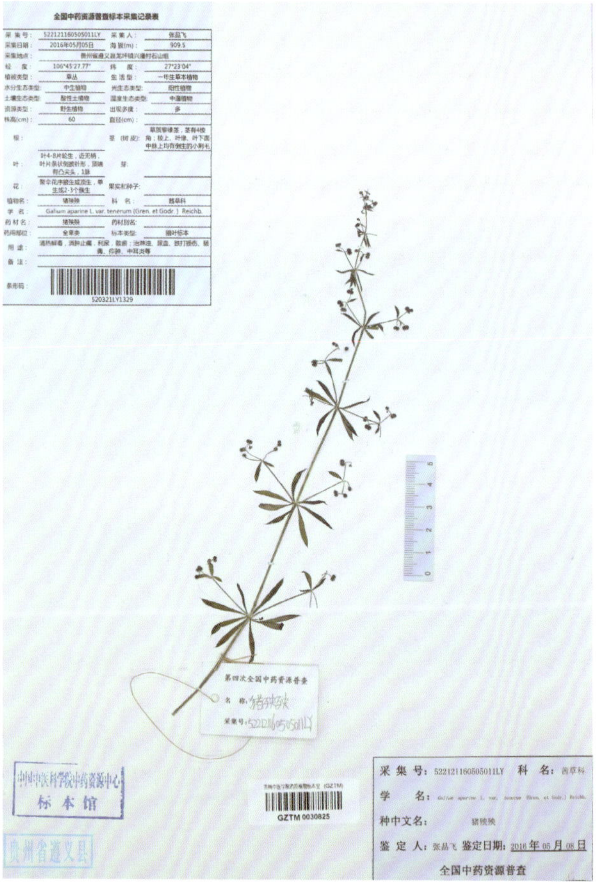

▲ 猪殃殃腊叶标本

爿，肿胀，密被白色钩毛，果柄直，长可达 2.5 cm，较粗，每一果实有 1 粒平凸的种子。花期 3～7 月，果期 4～11 月。

生境及分布　生于海拔 350～4 300 m 的山坡、荒野、路边、河滩、田埂边、林缘及草地上。主要分布于播州、汇川、习水、仁怀等地。

药材名　八仙草(全草)。

采收加工　秋季采收，鲜用或晒干。

性味归经　辛、微苦，微寒。归少阴、太阴经。

功能主治　清热解毒，利尿通淋，消肿止痛。主治痈疽肿毒，乳腺炎，阑尾炎，水肿，感冒发热，痢疾，尿路感染，尿血，牙龈出血，刀伤出血。

用法用量　内服：煎汤，15～30 g；或捣汁饮。外用：适量，鲜品捣烂敷或绞汁涂患处。

用药经验　①乳癌：鲜八仙草 120 g，捣汁和猪油敷于癌症溃烂处，亦可煎水内服。②急性阑尾炎：鲜八仙草 90 g，煎水内服。③牙龈出血：鲜八仙草 60～90 g，水服煎。④尿血、便血：八仙草、白茅根各 30 g，仙鹤草 15 g，水煎服。⑤妇女经闭：八仙草 6 g，水煎服。

四叶葎 *Galium bungei* Stend.

别名　细四叶葎、四叶草、四角金。

形态特征　多年生丛生直立草本，高达 5～50 cm，有红色丝状根。茎有 4 棱，不分枝或稍分枝，常无毛或节上有微柔毛。叶纸质，4 片轮生，叶形变化较大，常在同一株内上部与下部的叶形均不同，卵状长圆形、卵状披针形、披针状长圆形或线状披针形，长 0.6～3.4 cm，宽 2～6 mm，先端尖或稍钝，基部楔形，中脉和边缘常有刺状硬毛，有时两面亦有糙伏毛，1 脉，近无柄。聚伞花序顶生或腋生，稍疏散，总花序梗纤细，常 3 歧分枝，再形成圆锥状花序；花小，花梗纤细；花冠黄绿或白色，辐状，无毛，花裂片卵形或长圆形。果实近球状，通常双生，有小疣点、小鳞片或短钩毛，稀无毛；果柄纤细，常比果实长。花期 4～9 月，果期 5 至翌年 1 月。

生境及分布 生于海拔 1 200 m 以下的郊野、旱地旁、水沟边及林下阴湿处。主要分布于习水、播州、汇川等地。

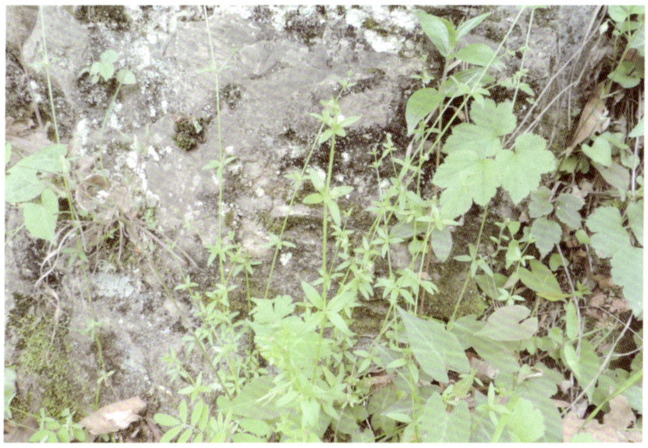

▲ 四叶葎植物

药材名 四叶草（全草）。

采收加工 夏季花期采收，鲜用或晒干。

性味归经 甘、苦，平。归肝、脾经。

功能主治 清热，利尿，解毒，消食。主治尿路感染，癌肿，痢疾，痈肿疔毒，跌打损伤，咳血，妇女赤白带下，小儿疳积，毒蛇咬伤；外用治蛇头疔。

用法用量 内服：煎汤，15～30 g。外用：适量，鲜草捣烂敷患处。

用药经验 ①痢疾：四叶草 15～30 g，水煎服，红糖为引，每日一剂。②咳血：鲜四叶草 6 g，洗净捣烂，冷开水送服。③跌打损伤：四叶草根 30 g，水煎，酒兑服，每日一剂。④蛇头疮：鲜四叶草适量，捣烂外敷。⑤尿路感染，赤白带下：鲜四叶草 30 g，水煎服。⑥痈肿疔疖：鲜四叶草适量，加白酒少许，捣烂外敷。

六叶葎 *Galium hoffmeisteri* (Klotzsch) Ehrendorfer & Schonbeck - Temesy ex R. R. Mill

别名 六叶草、六叶律、六叶绿。

形态特征 一年生草本。常直立；或有时披散状，高 10～60 cm，近基部分枝，有红色丝状的根。茎直立，柔弱，具 4 角棱，具疏短毛或无毛。叶片薄，纸质或膜质，生于茎中部以上的常 6 片轮生，生于茎下部的常 4～5 片轮生，长圆状倒卵形、倒披针形、卵形或椭圆形，长 1～3.2 cm，宽 4～13 mm，顶端钝圆而具凸尖，稀短尖，基部渐狭或楔形，上面散生糙伏毛，常在近边缘处较密，下面有时亦散生糙伏毛，中脉上有或无倒向的刺，边缘有时有刺状毛，具 1 中脉，近无柄或有短柄。聚伞花序顶生和生于上部叶腋，少花，2～3 次分枝，常广歧式叉开；苞片常成对，披针形；花小；花梗长 0.5～1.5 mm；花冠白色或黄绿色，裂片卵形；雄蕊伸出；花柱顶部 2 裂。果爿近球形，单生或双生，密被钩毛。花期 4～8 月，果期 5～9 月。

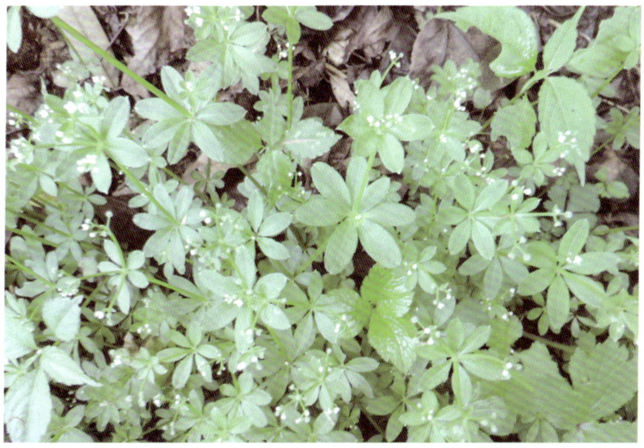

▲ 六叶葎植物

生境及分布 生于海拔 920～3 800 m 的山坡、沟边、河滩、草地的草丛或灌丛中及林下阴湿处。主要分布于播州、习水、绥阳等地。

药材名 六叶葎（全草）。

采收加工 夏季花期采收，鲜用或晒干。

性味 甘，平。

功能主治　清热解毒，利尿消肿。主治尿路感染，赤白带下，痢疾，痈肿，跌打损伤，毒蛇咬伤。

用法用量　内服：煎汤，25～30 g。外用：适量，鲜草捣烂敷患处。

栀子 *Gardenia jasminoides* Ellis

别名　木丹、山栀子、黄栀子。

形态特征　灌木，通常高达 3 m。叶对生或 3 叶轮生，有短柄；叶片革质，形状和大小常有很大差异，通常椭圆状倒卵形或矩圆状倒卵形，长 5～14 cm，宽 2～7 cm，顶端渐尖，稍钝头，上面光亮，仅下面脉腋内簇生短毛；托叶鞘状。花大，花冠白色或乳黄色，芳香，有短梗，单生枝顶；萼全长 2～3 cm，裂片 5～7，条状披针形，通常比筒稍长；花冠高脚碟状，筒长通常 3～4 cm，裂片倒卵形至倒披针形，伸展，花药露出。果黄色，卵状至长椭圆状，长 2～4 cm，有 5～9 条翅状直棱，1 室；种子很多，嵌于肉质胎座上。花期 3～7 月，果期 5 月至翌年 2 月。

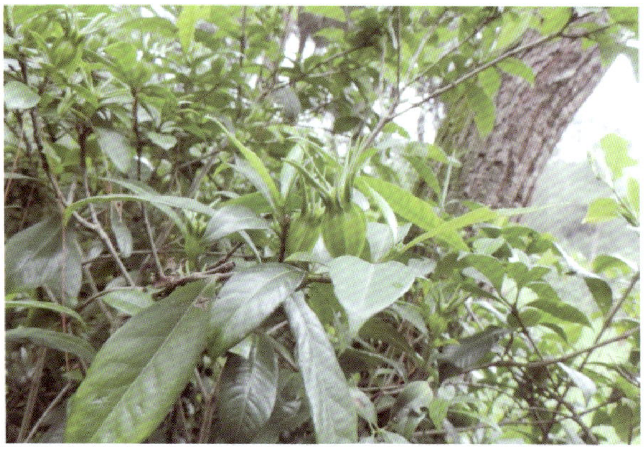

▲ 栀子植物

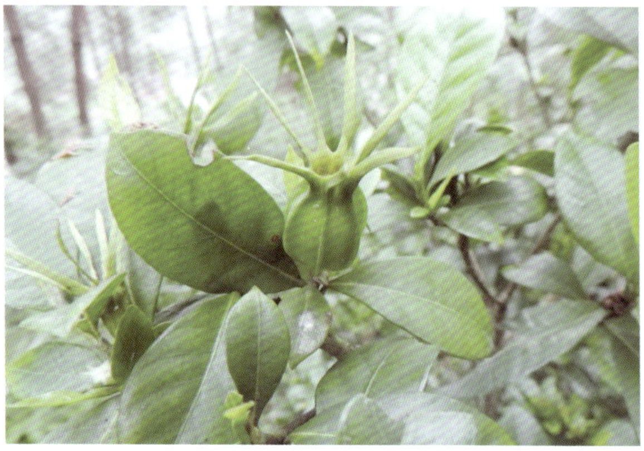

▲ 栀子果实

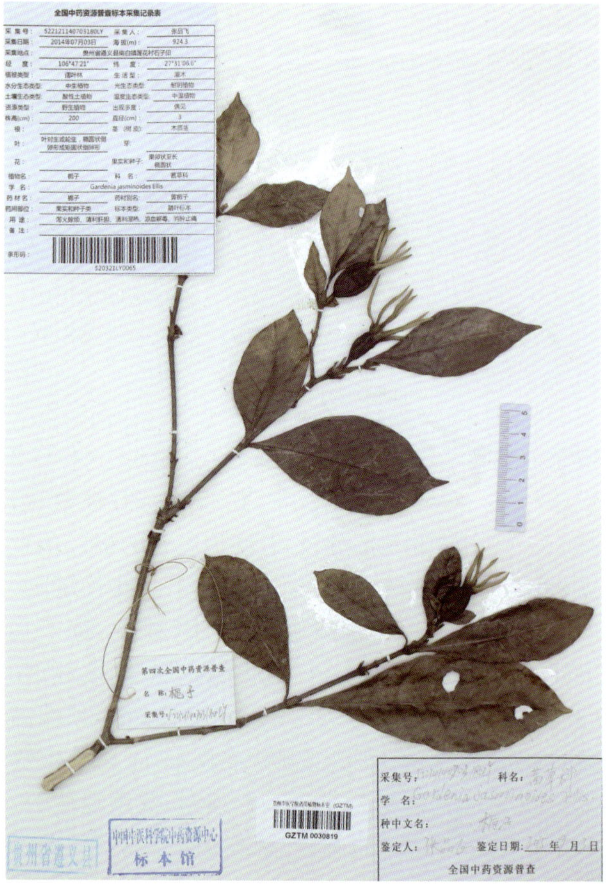

▲ 栀子腊叶标本

生境及分布　生于海拔 100～1 500 m 的旷野、丘陵山地、山谷、山坡、溪边的灌丛或林中。主要分布于播州、红花岗、汇川、正安、习水等地。

药材名　栀子（成熟果实），栀子根（根），栀子叶（叶），栀子花（花）。

采收加工　1. 栀子。9～11 月果实成熟呈红黄色时采收，除去果梗及杂质，蒸至上汽或置沸水中略烫，取出，干燥。生用，炒用或炒焦用。

2. 栀子根。全年均可采收，洗净鲜用或切片晒干。

3. 栀子叶。春、夏季采收，晒干。

4. 栀子花。6～7 月采摘，鲜用或晾干。

性味归经 1. 栀子。苦，寒。归心、肺、三焦经。

2. 栀子根。甘、苦，寒。归肝、胆、胃经。

3. 栀子叶。苦、涩，寒。归肺、肝、肾经。

4. 栀子花。苦，寒。归肺、肝经。

功能主治 1. 栀子。泻火除烦，清热利湿，凉血解毒；外用消肿止痛。主治热病心烦，湿热黄疸，淋证涩痛，血热吐衄，目赤肿痛，火毒疮疡；外用治扭挫伤痛。焦栀子：凉血止血。主治血热妄行的吐血，衄血，尿血，崩漏。

2. 栀子根。清热利湿，凉血止血。主治黄疸性肝炎，痢疾，胆囊炎，感冒高热，吐血，衄血，尿路感染，肾炎水肿，乳腺炎，风火牙痛，疮痈肿毒，跌打损伤。

3. 栀子叶。活血消肿，清热解毒。主治跌打损伤，疔毒，痔疮，下疳。

4. 栀子花。清肺止咳，凉血止血。主治肺热咳嗽，鼻衄。

用法用量 1. 栀子。内服：煎汤，6～9 g；或入丸、散。外用：生品适量，研末掺或调敷。生用泻火为主，炒焦止血。

2. 栀子根。内服：煎汤，15～30 g。外用：适量，捣敷。

3. 栀子叶。内服：煎汤，3～9 g。外用：适量，捣敷；或煎水洗。

4. 栀子花。内服：煎汤，6～10 g；或焙研吹鼻。

使用注意 栀子脾虚便溏者不宜用。

用药经验 ①湿热黄疸：栀子、鬼针草、茵陈蒿各 10 g，水煎服。②淋证：栀子、车前草、川木通、石韦，水煎服。③疮疡肿毒：栀子、蒲公英、金银花各 12 g，水煎服。④肺热咳嗽：栀子花 3 朵，蜂蜜少许同煎服。⑤黄疸性肝炎：栀子根 15 g，水煎服。⑥感冒发热：栀子根 15 g，鱼鳅串 10 g，水煎服。⑦跌打损伤肿痛（播州用法）：栀子适量，研末与鸡蛋清调，外敷。

白花蛇舌草 *Hedyotis diffusa* Willd.

别名 蛇舌草、短脚白花蛇利草、蛇舌癀。

形态特征 一年生披散草本；茎扁圆柱形，从基部分枝。叶对生，无柄，条形，长 1～3 cm，顶端急尖，下面有时粗糙，无侧脉；托叶合生，上部芒尖。花 4，单生或成对生于叶腋，常具短而略粗的花梗，稀无梗；萼筒球形，裂片矩圆状披针形，有睫毛；花冠白色，筒状，裂片卵状矩圆形；雄蕊生于花冠筒喉部。蒴果双生，膜质，扁球形，具宿存萼裂片，室背开裂。种子棕黄色，极细小，有棱。花期 7～9 月，果期 8～10 月。

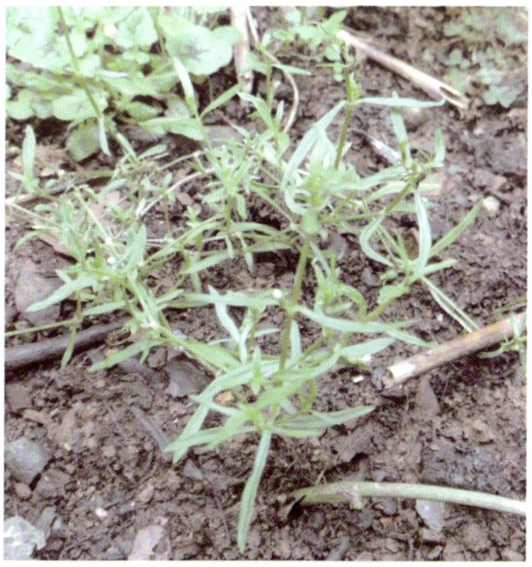

▲ 白花蛇舌草植物

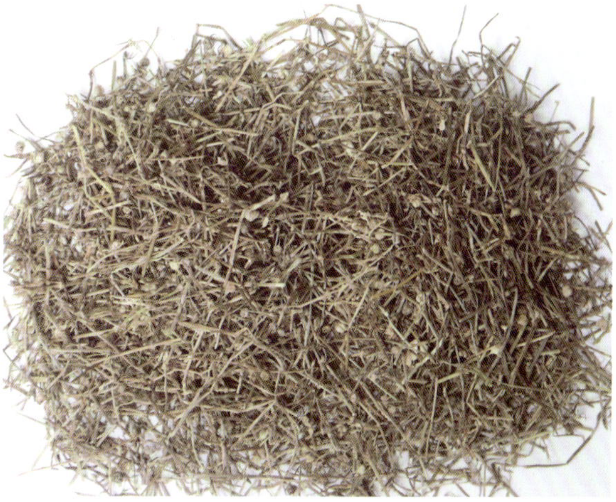

▲ 白花蛇舌草药材

生境及分布 生于海拔700～1 200 m的潮湿的田边、沟边、路旁和草地。主要分布于播州、习水、绥阳等地。

药材名 白花蛇舌草(全草)。

采收加工 夏、秋二季采收,洗净,鲜用或晒干。

性味归经 苦、甘,寒。归胃、大肠、小肠经。

功能主治 抗肿瘤,清热解毒,利湿通淋。主治胃癌、食管癌、直肠癌,肠痈腹痛,疮痈肿毒,咽喉肿痛,毒蛇咬伤,热淋,小便涩痛,水肿,痢疾,湿热黄疸,阑尾炎。

用法用量 内服:煎汤,15～30 g;鲜品加倍。外用:适量,捣敷。

使用注意 孕妇慎用。

用药经验 ①胃癌、食管癌、直肠癌:白花蛇舌草75 g,薏苡仁30 g,黄药子10 g,乌药3 g,龙葵3 g,乌梅6 g,水煎服。②痢疾、尿道炎:白花蛇舌草30 g,水煎服。③毒蛇咬伤:鲜白花蛇舌草30～60 g,捣烂绞汁或水煎服,渣敷伤口。④泌尿系统感染:白花蛇舌草、野菊花、金银花各30 g,石韦15 g,水煎服。⑤阑尾炎:白花蛇舌草30 g,金银花、败酱草各18 g,红藤15 g,水煎服。⑥疮痈肿毒:鲜白花蛇舌草适量,捣烂外敷患处,干即更换。

日本蛇根草 *Ophiorrhiza japonica* Bl.

别名 岩泽兰、天青地红、血经草。

形态特征 草本,高20～40 cm或过之;茎下部匐地生根,上部直立,近圆柱状,上部干时稍压扁,有2列柔毛。叶片纸质,椭圆状卵形,长通常4～8 cm,有时可达10 cm或稍过之,宽1～3 cm,顶端渐尖或短渐尖,基部楔形或近圆钝,通常干时上面淡绿色,下面变红色,通常两面光滑无毛,中脉在上面近平坦,下面压扁,侧脉每边6～8条;叶柄压扁。花序顶生,有花多朵,总梗长通常1～2 cm,多少被柔毛,分枝通常短,螺状;花二型,花柱异长;长柱花:花梗常被短柔毛;小苞片披针状线形或线形,渐尖,近无毛或被稀疏缘毛;萼近无毛或被短柔毛,萼管近陀螺状,有5棱,裂片三角形;花冠白色或粉红色,近漏斗形,外面无毛,裂片5,三角状卵形;雄蕊5,花丝无毛,花药线形;花柱被疏柔毛,柱头2裂,裂片近圆形或阔卵形,不伸出;短柱花:花萼和花冠同长柱花;雄蕊生喉部下方,花丝、花药不伸出;花柱柱头裂片披针形。蒴果近僧帽状。花期冬春,果期春夏。

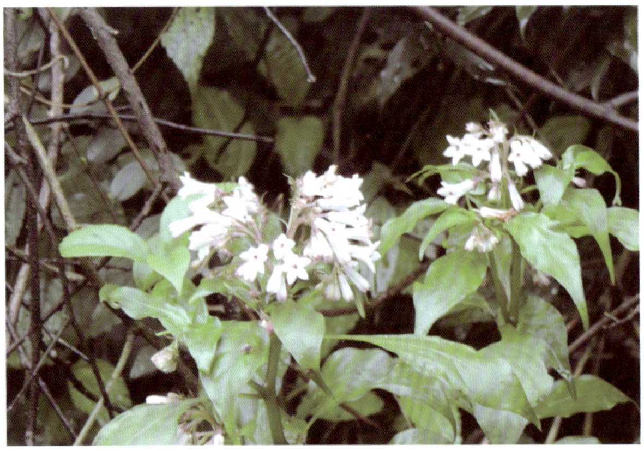

▲ 日本蛇根草植物

生境及分布 生于海拔850 m以下的山坡路旁、沟边岩石上、林下阴湿处草丛中及水沟边。主要分布于播州、汇川、绥阳等地。

药材名 蛇根草(全草)

采收加工 夏、秋季采收,晒干或鲜用。

性味归经 淡,平。归肝经。

功能主治 祛痰止咳,活血调经。主治咳嗽,劳伤吐血,大便下血,妇女痛经,月经不调,筋骨疼痛,扭挫伤。

用法用量 内服:煎汤,15～30 g。外用:适量,鲜品捣敷。

用药经验 ①劳伤咳血:蛇根草、杏香兔耳风、抱石莲各5 g,水煎服。②月经不调:蛇根草24 g,水煎服。③大便下血:蛇根草15 g,水煎服。④流火:蛇根草、珍珠菜各15 g,水煎服。⑤跌打损伤:蛇根草15 g,水煎兑酒服。

鸡矢藤 *Paederia scandens* (Lour.) Merr.

别名 牛皮冻、女青、斑鸠饭。

形态特征 多年生草质藤藤本，茎长 3～5 m，无毛或近无毛。叶对生，纸质或近革质，形状变化很大，卵形、卵状长圆形至披针形，长 5～15 cm，宽 1～6 cm，顶端急尖或渐尖，基部楔形或近圆或截平，有时浅心形，两面无毛或近无毛，有时下面脉腋内有束毛；侧脉每边 4～6 条，纤细；叶柄无毛。圆锥花序式的聚伞花序腋生和顶生，扩展，分枝对生，末次分枝上着生的花常呈蝎尾状排列；小苞片披针形；花具短梗或无；萼管陀螺形，萼檐裂片 5，裂片三角形；花冠浅紫色，外面被粉末状柔毛，里面被绒毛，顶部 5 裂，顶端急尖而直，花药背着，花丝长短不齐。果球形，成熟时近黄色，有光泽，平滑，顶冠以宿存的萼檐裂片和花盘；小坚果无翅，浅黑色。花期 5～10 月，果期 7～12 月。

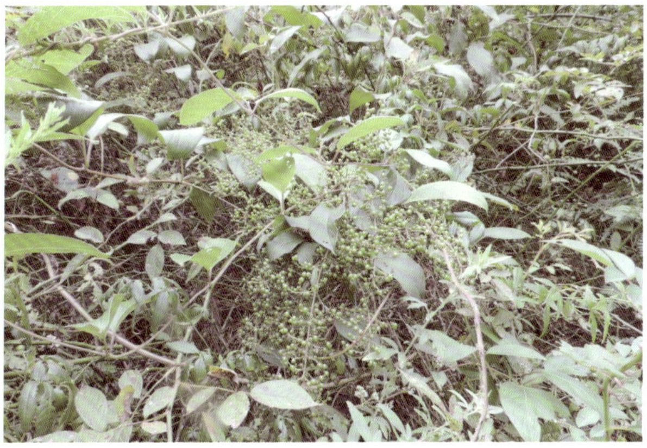

▲ 鸡矢藤植物

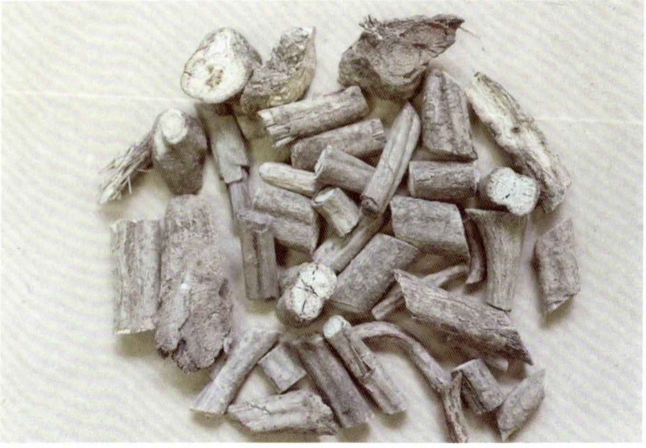

▲ 鸡矢藤药材

生境及分布 生于海拔 200～2 800 m 的山坡、路边、林中、林缘、溪边、沟谷边灌丛中、缠绕在灌木或岩石上。主要分布于播州、红花岗、汇川等地。

药材名 鸡屎藤（全草及根）。

采收加工 夏季采收地上部分，秋季采挖根部，洗净，地上部分切段，根部切片，晒干。鲜用或生用。

性味归经 甘、酸，平。归心、肝、脾、肺经。

功能主治 祛风除湿，消食化积，解毒消肿，活血止痛。主治风湿痹痛，食积腹痛，小儿疳积，腹泻，痢疾，中暑，黄疸，肝炎，肝脾肿大，咳嗽，瘰疬，肠痈，无名肿毒，脚湿肿烂，烫火伤，湿疹，皮炎，跌打损伤，蛇咬伤。

用法用量 内服：煎汤，10～15 g，大剂量可用至 30～60 g；或浸酒。外用：适量，捣敷；或水煎洗。

用药经验 ①湿疹，皮肤瘙痒，神经性皮炎等皮肤病：鸡屎藤叶或嫩芽擦患处；或水煎外洗；或鲜品捣敷。②有机磷农药中毒：鸡屎藤 90 g，绿豆 30 g，水煎成 3 大杯，先服 1 大杯，隔 3 h 服 1 次。③气郁胸闷，胃痛：鸡屎藤根 30～60 g，水煎服。④阑尾炎：鲜鸡屎藤根或茎叶 30～60 g，水煎服。⑤痈疮疖肿，烫火伤及毒虫咬伤：鸡屎藤 60 g，水煎内服；或鲜嫩叶捣烂外敷。⑥小儿疳积：鸡屎藤干根 15 g，猪小肚 1 个，水炖服。

毛鸡矢藤 *Paederia scandens* var. *tomentosa* (Bl.) Hand.-Mazz.

别名　鸡屎藤、臭藤、解暑藤。

形态特征　藤状灌木，被柔毛。叶对生，膜质，卵形或披针形，长 5～10 cm，宽 2～4 cm，顶端短尖或渐尖，基部近圆或截平，有时心形，叶两面被柔毛；叶柄长 1～3 cm。圆锥花序腋生或顶生，长 6～18 cm，扩展，被小柔毛；小苞片微小，卵形或锥形，有小睫毛；花有小梗，生于柔弱的三歧常作蝎尾状的聚伞花序上；花萼钟形，萼檐裂片钝齿形；花冠紫蓝色，长 12～16 mm，通常被绒毛，裂片短。果阔椭圆形，压扁，长和宽 6～8 mm，光亮，顶部冠以圆锥形的花盘和微小宿存的萼檐裂片；小坚果浅黑色，具 1 阔翅。花期 5～6 月。

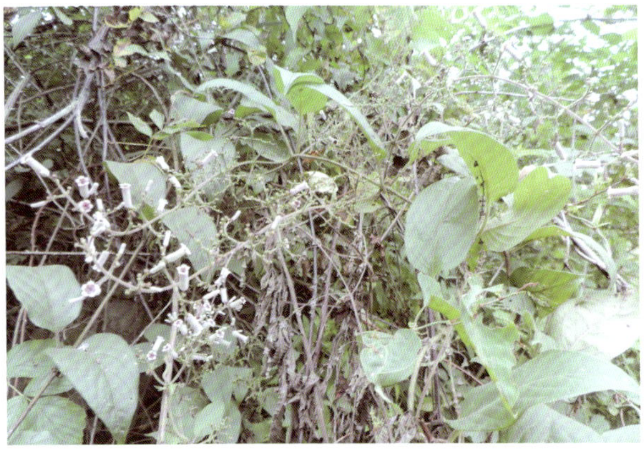

▲ 毛鸡矢藤植物

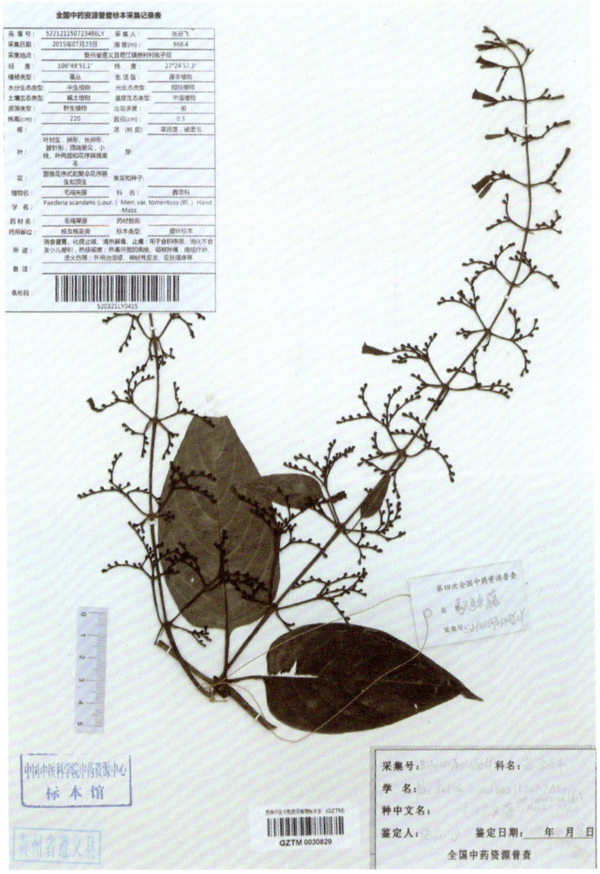

▲ 毛鸡矢藤腊叶标本

生境及分布　生于海拔 200～2 800 m 的山谷草地或路旁、田边及路边灌丛中。主要分布于播州、红花岗、汇川等地。

药材名　鸡屎藤(全草及根)。

采收加工　参见“鸡矢藤”条目。

性味归经　参见“鸡矢藤”条目。

功能主治　参见“鸡矢藤”条目。

用法用量　参见“鸡矢藤”条目。

茜草 *Rubia cordifolia* L.

别名　小血藤、八仙草、锯子草。

形态特征　草质攀援藤本；根紫红色或橙红色；小枝有明显的 4 棱角，棱上有倒生小刺。叶 4 片轮生，纸质，卵形至卵状披针形，长 2～9 cm，宽可达 4 cm，顶端渐尖，基部圆形至心形，上面粗糙，下面脉上和叶柄常有倒生小刺，基出脉 3 或 5 条；叶柄长短不齐，长达 10 cm，短的仅 1 cm。聚伞花序通常排成大而疏松的圆锥花序状，腋生和顶生；花小，黄白色，5 数；花冠辐状。浆果近球状，黑色或紫黑色，有 1 颗种子。花期 6～9 月，果期 8～10 月。

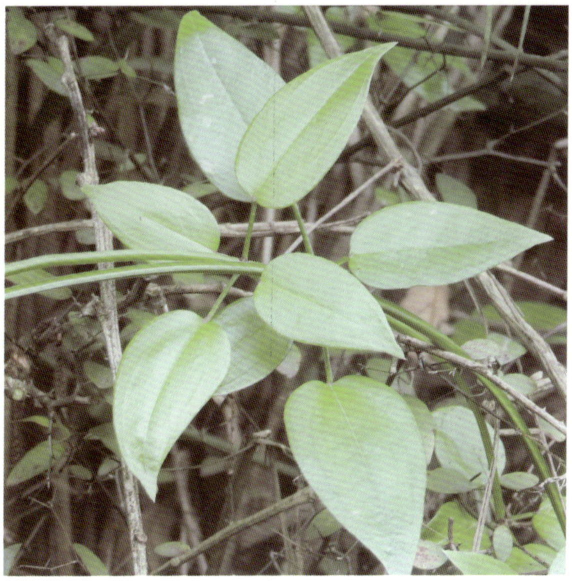

▲ 茜草植物

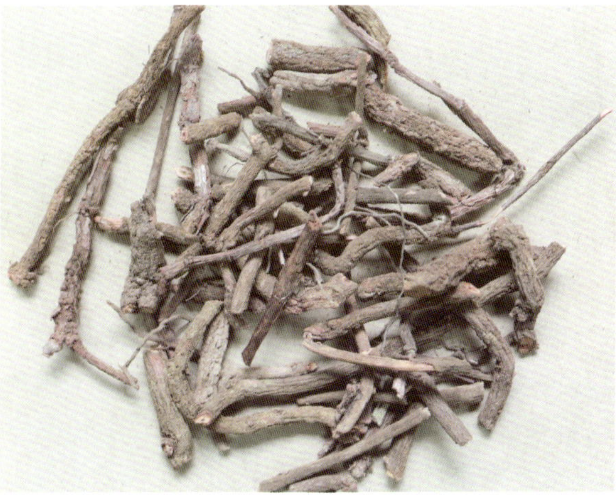

▲ 茜草药材

生境及分布 生于海拔 570～1 800 m 的疏林、林缘、灌丛或草坡上。主要分布于习水、仁怀、播州、绥阳等地。

药材名 茜草(根和根茎),茜草藤(地上部分)。

采收加工 1. 茜草。春、秋二季采挖为佳,除去泥沙,洗净,晒干。生用、炒炭用或酒炙用。

2. 茜草藤。夏、秋季采集,切段,鲜用或晒干。以条均匀、外皮红紫、内心黄红者为佳。

性味归经 1. 茜草。苦,寒。归肝经。

2. 茜草藤。苦,凉。归心、肝、肾、大肠、小肠、心包经。

功能主治 1. 茜草。凉血,祛瘀,止血,痛经。主治吐血,衄血,崩漏,外伤出血,瘀阻经闭,关节痹痛,跌仆肿痛。止血炒炭用,活血通经生用或酒炙用。

2. 茜草藤。止血,行瘀。主治吐血,崩漏,跌打损伤,风痹,腰痛,痈毒,疔肿。

用法用量 1. 茜草。内服:煎汤,6～9 g;或入丸、散;或浸酒。

2. 茜草藤。内服:煎汤,9～15 g,鲜品 30～60 g;或浸酒。外用:适量,煎水洗;或捣敷。

使用注意 1. 茜草。脾胃虚寒及无瘀滞者慎服。

2. 茜草藤。血虚发热、泄泻无瘀滞者均忌用。

用药经验 ①跌打损伤:茜草、大血藤、八爪金龙(朱砂根)、草乌、四块瓦(宽叶金粟兰)、地蜂子(三叶委陵菜)、蜘蛛香各适量,泡酒服。②闭经:茜草、大血藤、益母草、徐长卿各适量,水煎服。③脱肛:茜草根、石榴皮各一把,加酒一碗,煎至七成,温服。④红崩白带:茜草、泽兰、马兰各适量,用淘米水煎服。

白马骨 *Serissa serissoides* (DC.) Druce

别名 六月雪、满天星、路边金。

形态特征 多枝灌木,通常高 1～1.5 m。叶对生,有短柄,常聚生于小枝上部,形状变异很大,通常卵形至披针形,长 1～3 cm 或更长,宽 0.3～1.5 cm,顶端急尖至稍钝,两面无毛或下面被疏毛,侧脉约 3 或 4 对;托叶膜质,基部宽,顶有几条刺状毛。花白色,近无梗,多朵簇生小枝顶;花萼裂片 5,锐尖,有睫毛;花冠筒与萼裂片近等长。核果近球状,有 2 个分核。花期 4～6 月,果期 9～11 月。

生境及分布 生于海拔 500～1 500 m 的山坡草地、路边、沟边、溪旁、灌木丛中。主要分布于播州、仁怀、习水等地。

药材名 白马骨(全草)。

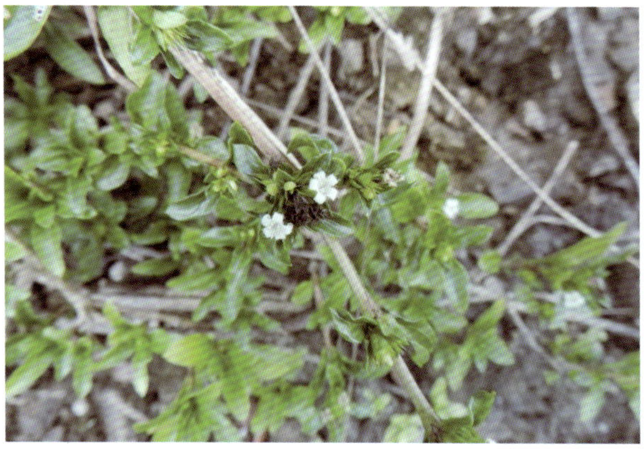

▲ 白马骨植物

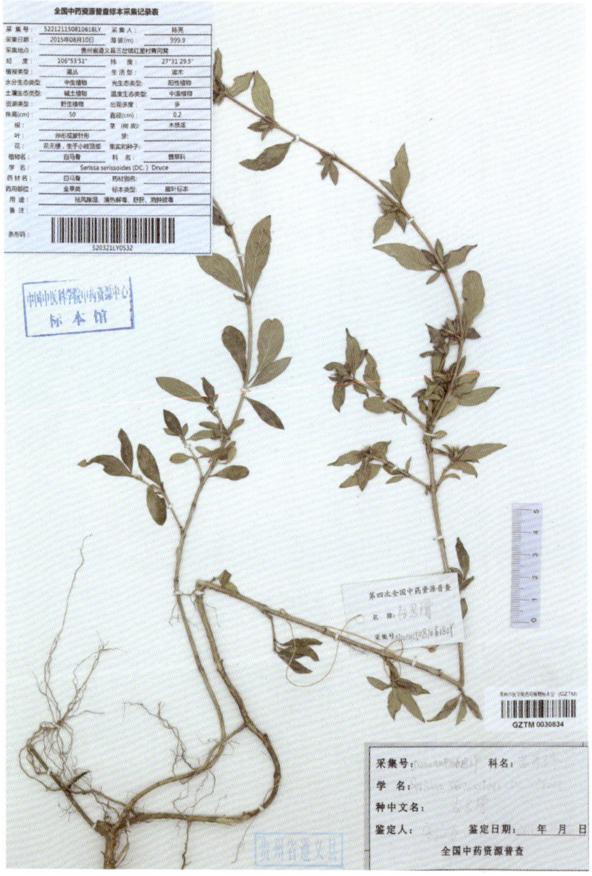

▲ 白马骨腊叶标本

采收加工　4～6 月采收茎叶，秋采挖根。洗净，切段，鲜用或晒干。

性味归经　苦、辛，凉。归肝、脾经。

功能主治　祛风，利湿，清热，解毒。主治感冒，黄疸性肝炎，肾炎水肿，咳嗽，喉痛，角膜炎，肠炎，痢疾，腰腿疼痛，咳血，尿血，妇女闭经，小儿疳积，惊风，风火牙痛，痈疽肿毒，跌打损伤。

用法用量　内服：煎汤，15～25 g（鲜品 50～100 g）。外用：适量，烧灰淋汁涂，煎水洗或捣敷。

使用注意　脾胃虚寒慎服。阴疸者忌用。

附注　同属植物六月雪 *Serissa japonica* (Thunb.) Thunb. 也作为白马骨入药，其形态与白马骨植物极相似，二者区别仅前者叶较小，狭椭圆形或椭圆状倒披针形；萼裂三角形，亦较短。

用药经验　①肝炎：白马骨 60 g，过路黄 30 g，水煎服。②水痢：白马骨茎叶适量，煮汁服。③目赤肿痛：白马骨茎叶 30～60 g，煎服，渣再熏洗。④咽喉炎：白马骨 9～15 g，水煎，每日一剂，分 2 次服。⑤骨蒸劳热，小儿疳积：白马骨 30～60 g，煎水服。

钩藤 *Uncaria rhynchophylla* (Miq.) Miq. ex Havil.

别名　吊钩、金钩藤、挂钩藤。

形态特征　常绿木质藤本，长可达 10 m；小枝四棱柱形，褐色，几净无毛。叶腋有成对或单生的钩，向下弯曲，先端尖。叶对生，具短柄，纸质，椭圆形，罕有卵形，长 5～12 cm，宽 3～7 cm，基部宽楔尖，全缘，上面光亮，下面在脉腋内常有束毛，略呈粉白色，干后变褐红色；托叶 2 深裂，裂片条状钻形。头状花序单个腋生或为顶生的总状花序式排列，直径 2～2.5 cm；总花梗纤细，长 2～5 cm，中部着生几枚苞片；花 5 数；花萼被小粗毛；花冠黄色，仅裂片外被粉末状柔毛；雄蕊 5；子房下位。蒴果倒圆锥形，被疏柔毛。花、果期 5～12 月。

生境及分布　生于海拔 500～1 500 m 的山谷、溪边的疏林下及灌丛中。主要分布于播州、红花岗、汇川、习水、绥阳等地。

药材名　钩藤（带钩茎枝），钩藤根（根）。

采收加工　1. 钩藤。秋、冬二季采收，在钩呈紫红色时，剪取带钩茎枝，除去叶片，切成的小段，晒干或蒸后晒干。生用。以双钩形如锚状、茎细、钩结实、光滑、色红褐或紫褐者为佳。

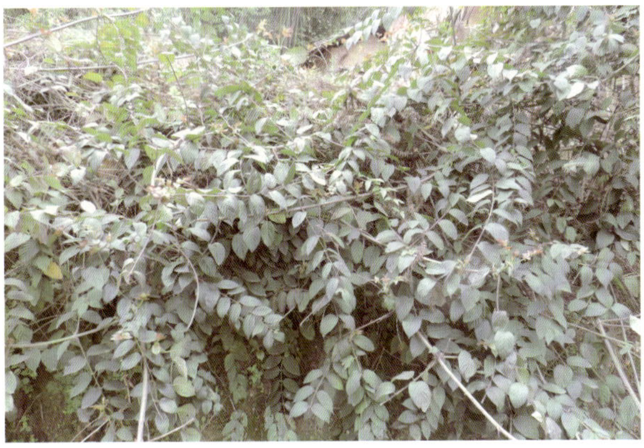

▲ 钩藤植物

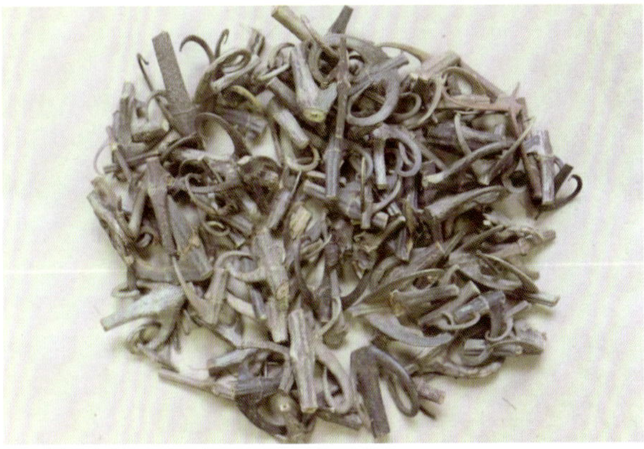

▲ 钩藤药材

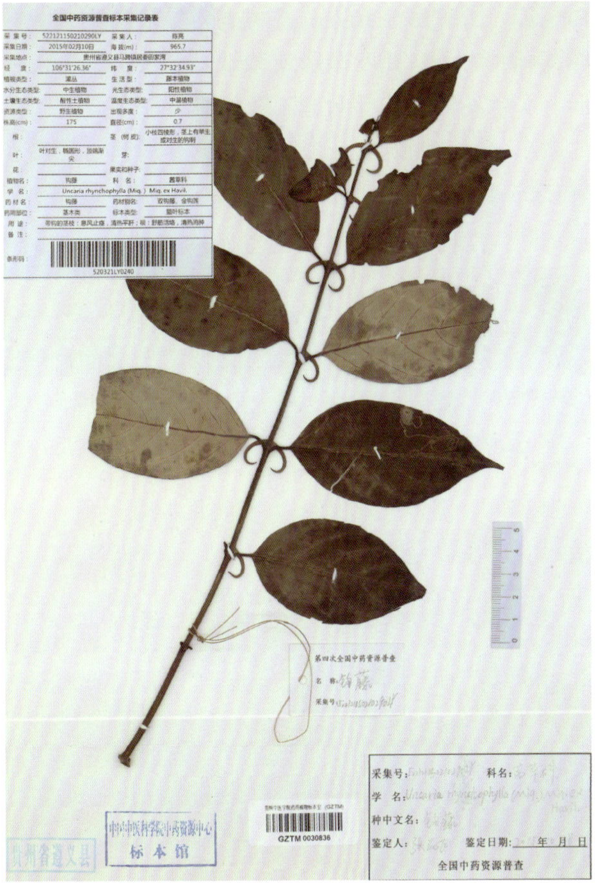

▲ 钩藤腊叶标本

2. 钩藤根。夏、秋季采挖，洗净，切片晒干。以质坚、色红褐或棕褐、有钩者为佳。

性味归经 1. 钩藤。甘，凉。归肝、心包经。

2. 钩藤根。苦、涩，寒。归肝经。

功能主治 1. 钩藤。息风定惊，清热平肝，降压。主治肝风内动，惊痫抽搐，高热惊厥，感冒夹惊，小儿惊啼，妊娠子痫，头痛眩晕，高血压。

2. 钩藤根。舒筋活络，清热消肿。主治关节痛风，半身不遂，癫痫，水肿，跌仆损伤。

用法用量 1. 钩藤。内服：煎汤，6～30 g；或入散剂。入汤宜后下，不宜久煎。

2. 钩藤根。内服：煎汤，15～24 g，大剂量可用 30～90 g。外用：适量，捣敷患处；或煎水洗。

用药经验 ①高血压，头晕目眩，神经性头痛：钩藤 6～15 g，水煎服。②全身麻木：钩藤、黑芝麻、紫苏各 21 g，煨水服，一日 3 次。③面神经麻痹：钩藤 60 g，鲜何首乌藤 120 g，水煎服。④半边风：钩藤、荆芥各 12 g，排风藤 30 g，煨水服，一日 3 次。⑤精神分裂症（癫痫）：钩藤根 30 g，石菖蒲根 9 g，水煎服，每日一剂。⑥跌打损伤：钩藤根 150 g，煎水服，白酒为引，药渣捣烂外敷患处。⑦小儿高热：钩藤根 9～15 g，水煎服。⑧风湿性关节炎，坐骨神经痛：钩藤根 15～24 g，煎水服。

华钩藤 *Uncaria sinensis* (Oliv.) Havil.

别名 钩藤、吊钩、金钩藤。

原形态特征 常绿木质藤本，长可达 3 m；小枝四方形，全体光滑无毛。钩近于叶腋生，成对或单生。叶对生，具短柄，薄纸质，卵形或卵状椭圆形，长

10～17 cm，宽 6～10 cm，先端渐尖，基部圆形，全缘，两面均无毛；托叶全缘或微缺，阔三角形或半圆形。头状花序单生于叶腋，总花梗具一节，节上苞片微小，总花梗腋生；花序柄无毛，花萼管状，先端 5 裂，裂片长圆形，短柔毛；花冠管状，先端 5 裂，裂片近圆形，裂片外面密被绢毛；雄蕊 5，生于花冠管喉部，花丝比花药短；子房下位，花柱伸出于花冠管之外，柱头头状。蒴果棒状，被紧贴的长柔毛。花、果期 6～10 月。

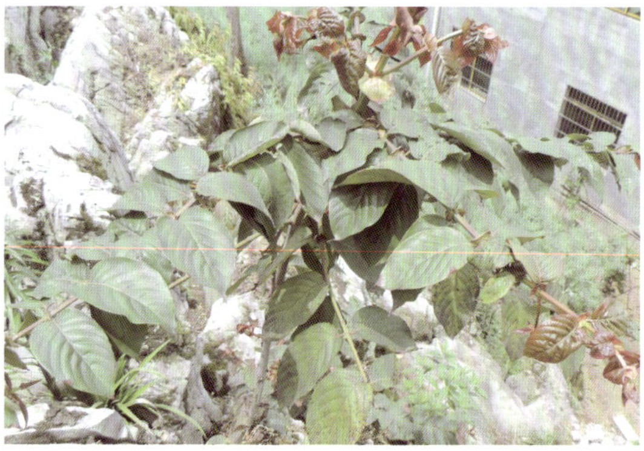

▲ 华钩藤植物

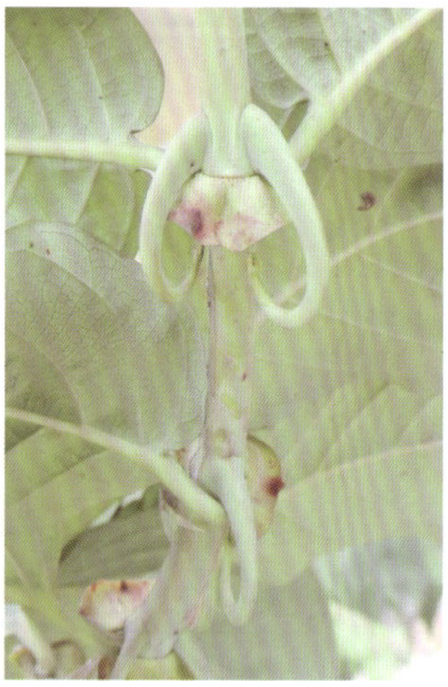

▲ 华钩藤特征

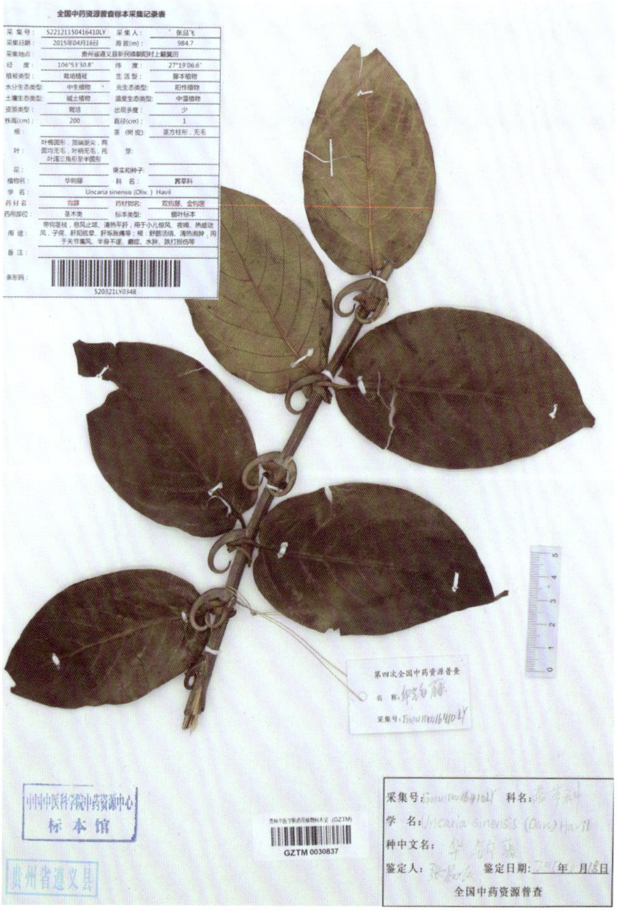

▲ 华钩藤腊叶标本

生境及分布　生于海拔 800～1 200 m 的山谷溪边的疏林、山谷阔叶林、林缘或灌丛中。主要分布于播州、汇川、习水、正安、桐梓等地。

药材名　钩藤（带钩茎枝）。

采收加工　秋、冬二季采收，在钩呈紫红色时，剪取带钩茎枝，除去叶片，切成的小段，晒干或蒸后晒干。生用。以双钩形如锚状、茎细、钩结实、光滑、色红褐或紫褐者为佳。

性味归经　甘，凉。归肝、心包经。

功能主治　息风定惊，清热平肝，降压。主治肝风内动，惊痫抽搐，高热惊厥，感冒夹惊，小儿惊啼，妊娠子痫，头痛眩晕，高血压。

用法用量　内服：煎汤，6～30 g；或入散剂。入汤宜后下，不宜久煎。

用药经验　①眩晕：钩藤 30 g，水煎服。②小儿惊风：钩藤、金银花、连翘各 10 g，水煎服。③肝火上炎：钩藤、夏枯草各 10 g，龙胆 6 g，水煎服。

旋花科

旋花 *Calystegia sepium* (L.) R. Br.

别名 打碗花、面根藤、打破碗花。

形态特征 多年生草本，全株光滑。茎缠绕或匍匐，有棱角，分枝。叶形多变互生，三角状卵形或宽卵形，长 4～8 cm，宽 3～5 cm，顶端急尖，基部箭形或戟形，二侧具浅裂片或全缘；叶柄长 3～5 cm。花单生叶腋，具长花梗，具棱角；苞片 2，佝偻形，卵状心形，长 2～2.5 cm，顶端钝尖或尖；萼片 5，卵圆状披针形，顶端尖；花冠漏斗状，粉红色，长 4～6 cm，5 浅裂；雄蕊 5，花丝基部有细鳞毛；子房 2 室，柱头 2 裂。蒴果球形；种子黑褐色，卵圆状三棱形，光滑。花、果期 5～9 月。

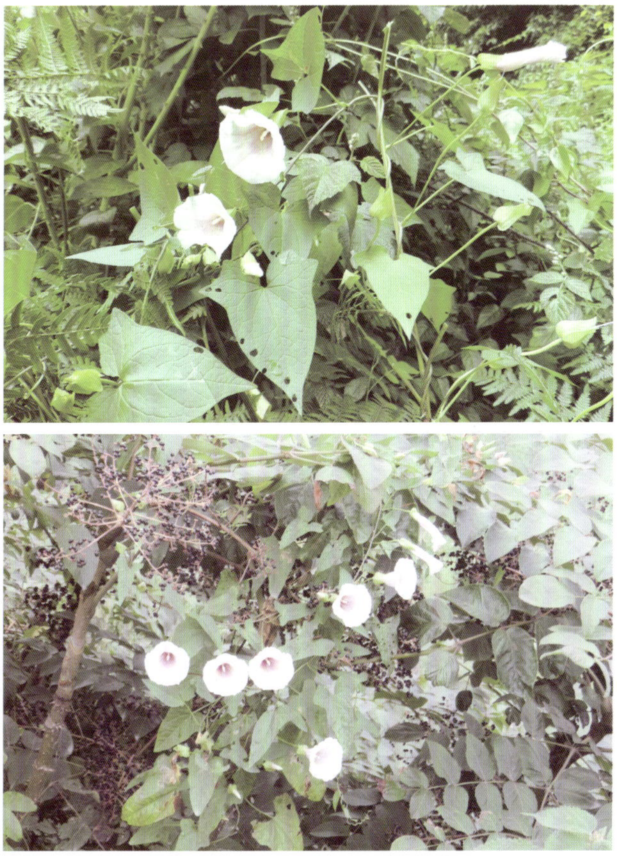

▲ 旋花植物及花

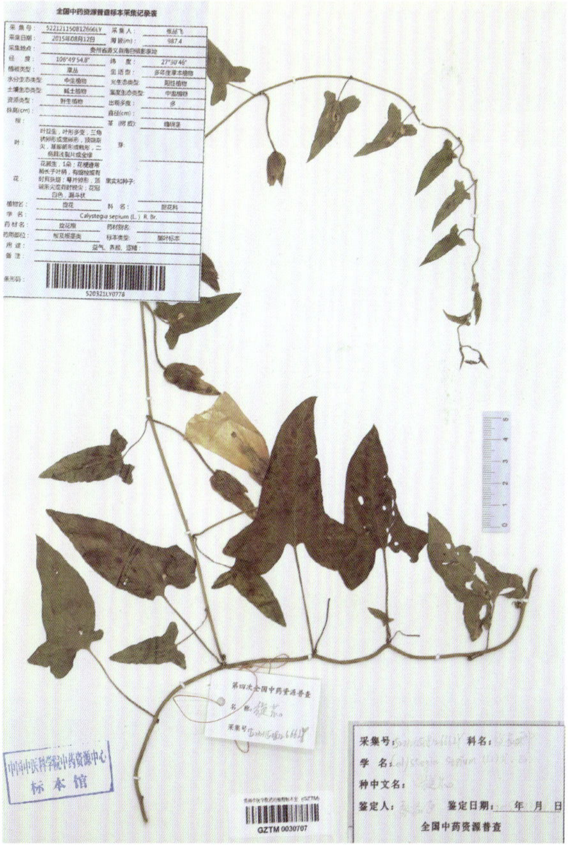

▲ 旋花腊叶标本

生境及分布 生于海拔 140～2 600 m 的路旁、溪边草丛、农田边或山坡林缘。主要分布于播州、红花岗、务川等地。

药材名 旋花根（根），旋花苗（茎叶），旋花（花朵）。

采收加工 1. 旋花根。3 月或 9 月采挖，洗净，晒干或鲜用。

2. 旋花苗。夏季采收，洗净，鲜用或晒干。
3. 旋花。6～7月开花时采收，晾干。

性味归经 1. 旋花根。甘、微苦，温。归肺、肝、肾经。
2. 旋花苗。辛、微甘、微苦，平。归脾、肾经。
3. 旋花。甘，温。归肺、肾经。

功能主治 1. 旋花根。益气补虚，续筋接骨，解毒，杀虫。主治丹毒，劳损，金疮，蛔虫病。
2. 旋花苗。清热解毒。主治丹毒。
3. 旋花。益气，养颜，涩精。主治面皯，遗精，遗尿。

用法用量 1. 旋花根。内服：煎汤，10～15 g；或绞汁。外用：适量，鲜品捣敷。
2. 旋花苗。内服：煎汤，10～15 g；或绞汁。
3. 旋花。内服：煎汤，6～10 g；或入丸剂。

用药经验 丹毒：旋花根、苗，捣汁服。

菟丝子 *Cuscuta chinensis* Lam.

别名 菟丝实、吐丝子、黄藤子。

形态特征 一年生寄生草本。茎细，缠绕，黄色，无叶。花多数，簇生，花梗粗壮；苞片2，有小苞片；花萼杯状，5裂，裂片卵圆形或矩圆形；花冠白色，壶状或钟状，长为花萼的2倍，顶端5裂，裂片向外反曲；雄蕊5，花丝短，与花冠裂片互生；鳞片5，近矩圆形，边缘流苏状；子房2室，花柱2，直立，柱头头状，宿存。蒴果近球形，稍扁，成熟时被花冠全部包住，盖裂；种子2～4个，淡褐色，表面粗糙。花期7～9月，果期9～11月。

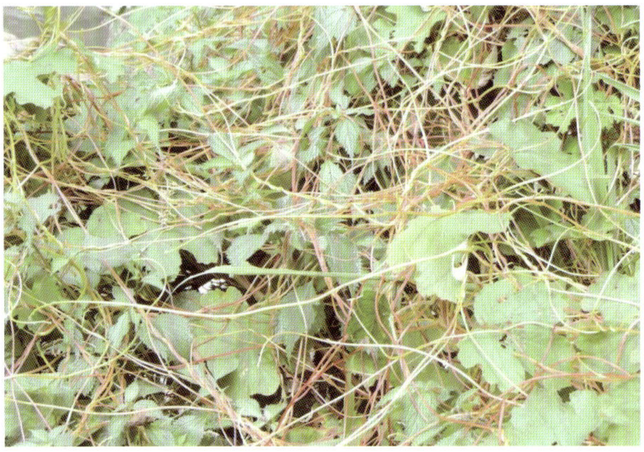

▲ 菟丝子植物

生境及分布 生于海拔200～3 000 m的田边、山坡阳处、路边灌丛，通常寄生于豆科、菊科、蒺藜科等多种植物上。主要分布于播州、习水、桐梓等地。

药材名 菟丝子（成熟种子）。

采收加工 秋季果实成熟时采收植株，晒干，打下种子，除去杂质；或盐水炙用。

性味归经 辛、甘，平。归肝、肾、脾经。

功能主治 补益肝肾，固精缩尿，安胎，明目，止泻；外用消风祛斑。主治肝肾不足，腰膝酸软，阳痿遗精，遗尿尿频，肾虚胎漏，带下白浊，胎动不安，目昏耳鸣，脾肾虚泻，肾虚消渴；外用治白癜风。

用法用量 内服：煎汤，6～12 g。外用：适量，炒研调敷。

用药经验 ①腰痛：菟丝子（酒浸）、杜仲（去皮，炒断丝）等分，为细末，以山药糊丸如梧子大，每服50丸，盐酒或盐汤下。②脾肾两虚，大便溏泄：菟丝子、石莲子各9 g，茯苓12 g，山药15 g，水煎服。

马蹄金 *Dichondra micrantha* Urban

别名 荷苞草、肉馄饨草、金锁匙。

形态特征 多年生草本。茎细长，匍匐地面，被灰色短柔毛，节上生根。叶互生，圆形或肾形，顶端钝圆或微凹，全缘，基部心形；叶柄长1～2 cm。花单生叶腋，黄色，形小，花梗短于叶柄；萼片5，倒卵形；花冠钟状，5深裂，裂片矩圆状披针形；雄蕊5，着生于二裂片间弯缺处，花丝短；子房2室，胚珠2，花柱2，柱头头状。蒴果近球形，膜质，短于花萼；种子1～2，外被毛茸。花期4月，果期7～8月。

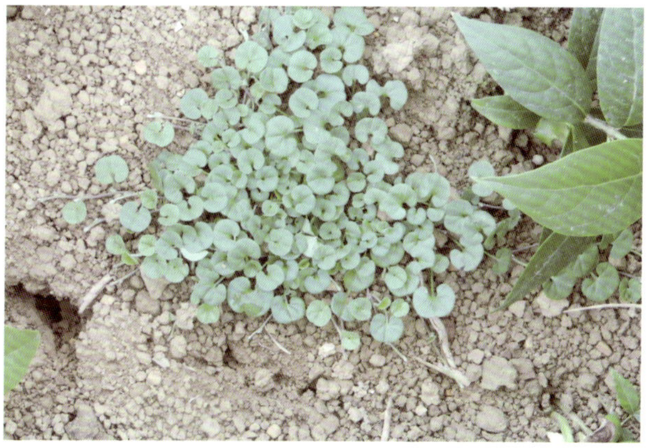

▲ 马蹄金植物

生境及分布　生于海拔180～1 850 m的路旁、田边、沟边草丛、山坡草地或墙下、花坛等半阴湿处。主要分布于播州、汇川、红花岗、习水等地。

药材名　小金钱草(全草)。

采收加工　全年随时可采，以4～6月采收为佳，洗净，鲜用或晒干。

性味归经　苦、辛，凉。归肺、肝经。

功能主治　清热，利湿，解毒。主治黄疸，痢疾，砂淋，白浊，水肿，疔疮肿毒，跌打损伤，毒蛇咬伤。

用法用量　内服：煎汤，6～15 g，鲜品30～60 g。外用：适量，捣敷。

使用注意　忌盐及辛辣食物。

用药经验　①跌打损伤：鲜小金钱草15 g，生姜2片，共捣烂擦伤处；并以鲜小金钱草60 g，黄酒、开水各120 g，炖服。②膀胱结石及胆结石：小金钱草、满天星、大金钱草、蒲公英各等分，共煎服。③黄疸：小金钱草50 g，橘叶、萱草各25 g，水煎服。④月经不调：小金钱草50 g，泡酒服。⑤蛇头疔：小金钱草一把，捣烂敷患处。

圆叶牵牛 *Pharbitis purpurea* (L.) Voigt

别名　喇叭花、牵牛花、紫花牵牛。

形态特征　一年生草本，全株被粗硬毛。茎缠绕，多分枝。叶互生，心形，长5～12 cm，具掌状脉，顶端尖，基部心形；叶柄长4～9 cm。花序有花1～5朵，总花梗与叶柄近等长，小花梗伞形，结果时上部膨大；苞片2，条形；萼片5，卵状披针形，长1.2～1.5 cm，顶端钝尖，基部有粗硬毛；花冠漏斗状，紫色、淡红色或白色，长4～5 cm，顶端5浅裂；雄蕊5，不等长，花丝基部有毛；子房3室，柱头头状，3裂。蒴果球形；种子卵圆形，无毛。花期5～10月，果期8～11月。

生境及分布　生于海拔2 800 m以下的田边、干燥河谷路边、山地路边、园边宅旁或山坡灌丛中。主要分布于播州、汇川、红花岗、绥阳等地。

药材名　牵牛子(成熟种子)。

采收加工　秋季果实成熟，果壳未开裂时采割植株，晒干，打下种子，除去果壳杂质，取出种子。生用或炒用。

性味归经　苦，寒。有毒。归肺、肾、大肠经。

功能主治　泻下通便，消痰涤饮，杀虫攻积。主治水肿胀满，二便不通，痰饮积聚，气逆喘咳，虫积腹痛。

用法用量　内服：水煎服，3～6 g；入丸散服1.5～3 g。炒用药性减缓。

使用注意　孕妇禁用。不宜与巴豆、巴豆霜同用。

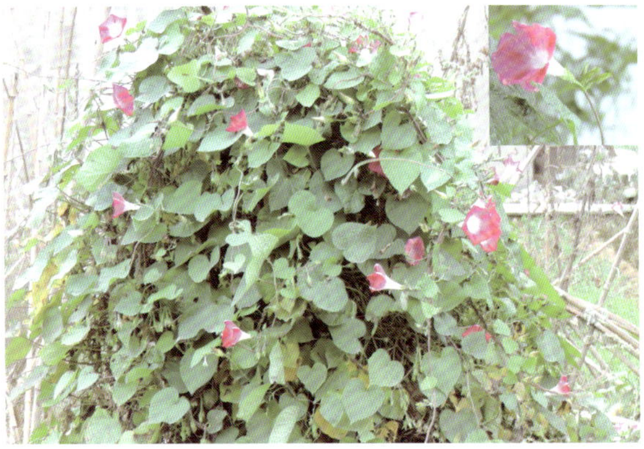

▲ 圆叶牵牛植物

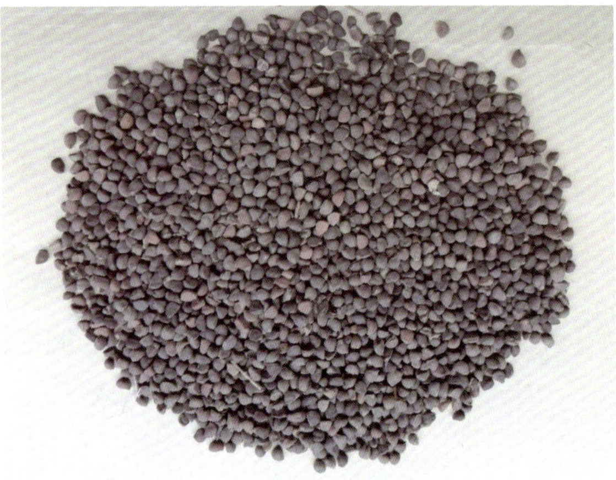

▲ 牵牛种子药材

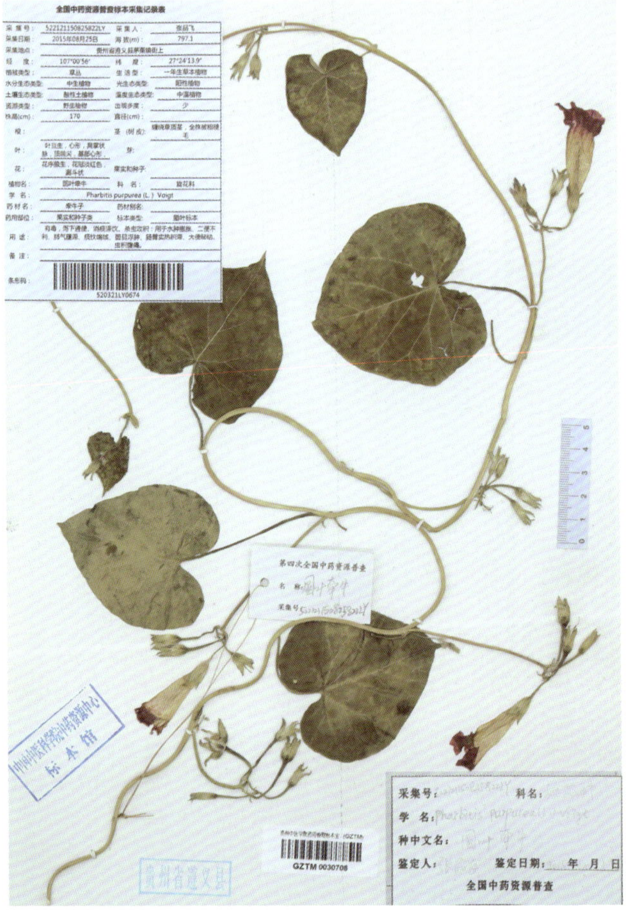

▲ 圆叶牵牛腊叶标本

紫草科

琉璃草 *Cynoglossum furcatum* Wall.

别名 蓝布裙、狗屎花、拦路虎。

形态特征 直立草本，高 40～70 cm。茎单一或数条丛生，密被伏黄褐色糙伏毛。基生叶及茎下部叶具柄，长圆形或长圆状披针形，长 12～20 cm（包括叶柄），宽 3～5 cm，先端钝，基部渐狭，上下两面密生贴伏的伏毛；茎上部叶无柄，狭小，被密伏的伏毛。花序顶生及腋生，分枝钝角叉状分开，无苞片，果期延长呈总状；花梗长 1～2 mm，果期较花萼短，密生贴伏的糙伏毛；花萼长 1.5～2 mm，果期稍增大，裂片卵形或卵状长圆形，外面密伏短糙毛；花冠蓝色，漏斗状，檐部直径 5～7 mm，裂片长圆形，先端圆钝，喉部有 5 个梯形附属物，附属物长约 1 mm，先端微凹，边缘密生白柔毛；花药长圆形，花丝基部扩张，着生花冠筒上 1/3 处；花柱肥厚，略四

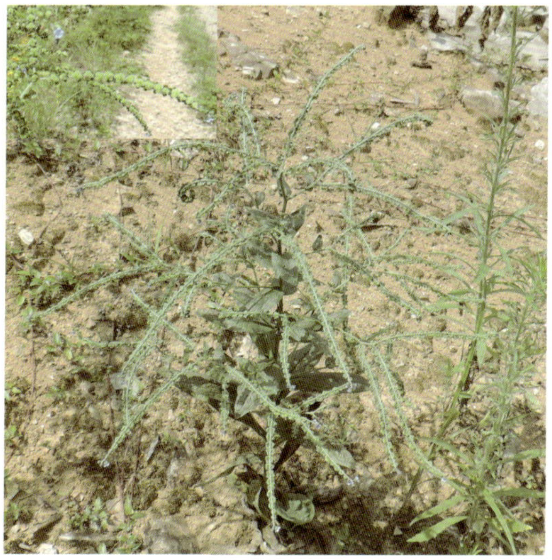

▲ 琉璃草植物

棱形，长约 1 mm，果期长达 2.5 mm，较花萼稍短。小坚果卵球形，背面突，密生锚状刺，边缘无翅边或稀中部以下具翅边。花、果期 5～10 月。

生境及分布 生于海拔 300～3 040 m 的林间草地、向阳山坡及路边。主要分布于播州、汇川、习水、正安等地。

药材名 铁箍散（根及叶）。

采收加工 春、夏采集，洗净，切段，鲜用或晒干。夏季采叶，鲜用。

性味归经 苦，凉。归心经。

功能主治 清热解毒，散瘀止血。主治疮疖痈肿，崩漏，跌打肿痛，毒蛇咬伤，外伤出血，黄疸，痢疾，尿痛，肺结核咳嗽等。

用法用量 内服：煎汤，9～12 g。外用：鲜品适量，捣烂敷患处或研末敷。

用药经验 ①疮疖痈肿，毒蛇咬伤：鲜琉璃草适量，捣烂外敷患处。②跌打肿痛：鲜琉璃草叶或根适量，捣烂外敷患处。

紫草 *Lithospermum erythrorhizon* Sieb. et Zucc.

别名 紫草根、紫丹、硬紫草。

形态特征 多年生草本，高达 90 cm。根直立，圆柱形，略弯曲，常分歧，外皮暗紫红色。茎常 1～2，直立，被短糙伏毛，上部分枝。叶卵状披针形或宽披针形，长 2～8 cm，先端渐尖，基部渐窄，两面被毛，无柄。花序生于茎枝上部，长 2～6 cm。花萼裂片线形；花冠白色，稍被毛，冠檐与冠筒近等长，裂片宽卵形，开展，全缘或微波状，喉部附属物半球形，无毛；雄蕊生于花冠筒中部。小坚果卵球形，乳白色；或带淡黄褐色，平滑，有光泽，腹面具纵沟。花期 5～6 月，果期 7～8 月。

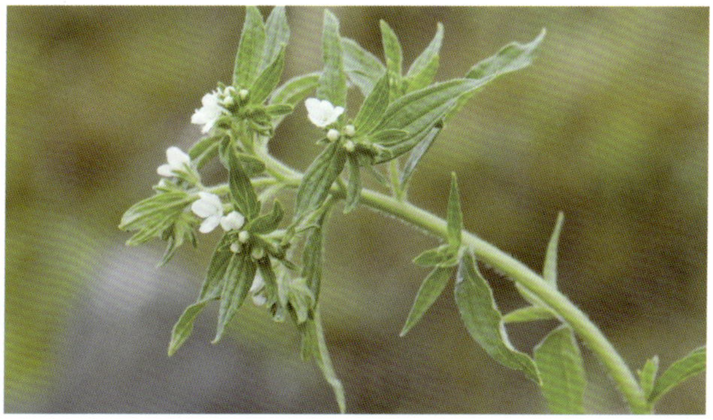

▲ 紫草花

生境及分布 生于海拔 50～2 500 m 的砾石山坡、向阳山坡草地、灌丛或林缘。主要分布于播州、汇川、红花岗等地。

药材名 紫草（根）。

采收加工 春、秋二季采挖，除去泥沙，晒干，润透切片用。

性味归经 甘、咸，寒。归心、肝经。

功能主治 清热凉血，活血解毒，透疹消斑。主治血热妄行所致的吐血、衄血、尿血，斑疹紫黑，麻疹不透，痈疽疮疡，湿疹阴痒，水火烫伤。

用法用量 内服：煎汤，9～15 g。外用：适量，熬膏或用植物油浸泡外涂患处。

用药经验 ①过敏性紫癜：紫草 15 g，蝉蜕 6 g，当归 12 g，竹叶、西河柳、牛蒡子、黄柏、知母、苦参各 9 g，水煎服。②血小板减少性紫癜：紫草 6 g，海螵蛸 15 g，茜草 6 g，水煎服。③预防麻疹：紫草 9 g，甘草 3 g，水煎，日服 2 次。④小儿白秃：紫草煎汁涂之。⑤豌豆疮，恶疮：紫草煎油涂之。

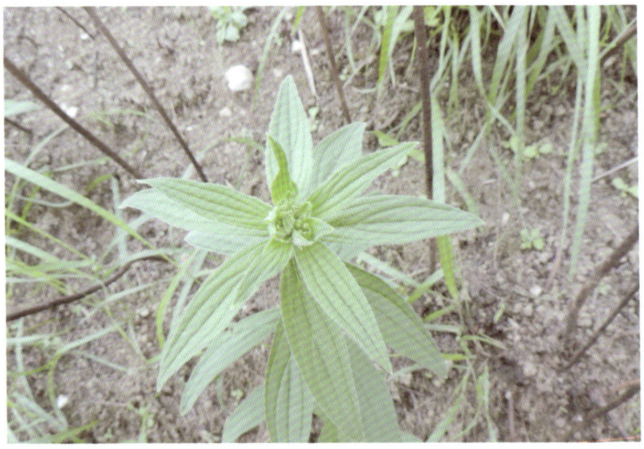
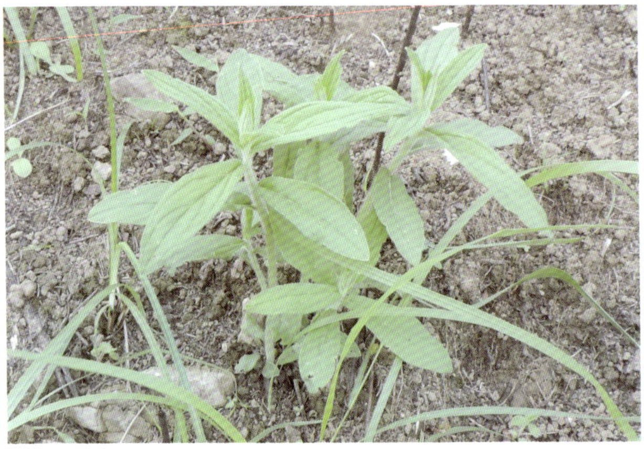

▲ 紫草植物

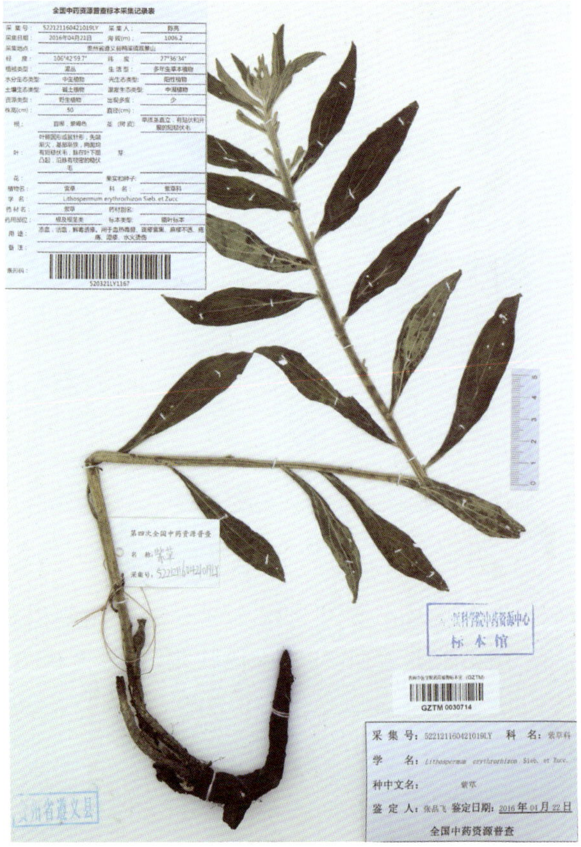

▲ 紫草腊叶标本

聚合草 *Symphytum officinale* L.

别名 友谊草、爱国草、紫根草。

形态特征 丛生型多年生草本，高 30～90 cm，全株被向下稍弧曲的硬毛和短伏毛。根发达、主根粗壮，淡紫褐色。茎数条，直立或斜升，有分枝。基生叶具长柄，叶片带状披针形、卵状披针形至卵形，长 30～60 cm，宽 10～20 cm，稍肉质，先端渐尖。茎中部和上部叶较小，无柄，基部下延。花序含多数花。花萼裂至近基部，裂片披针形，先端渐尖。花冠淡紫色、紫红色至黄白色，裂片三角形，先端外卷，喉部附属物披针形，不伸出花冠檐。花药顶端有稍突出的药隔，花丝下部与花药近等宽。子房通常不育，偶而个别花内成熟 1 个小坚果。小坚果歪卵形，黑色，平滑，有光泽。花期 5～10 月。

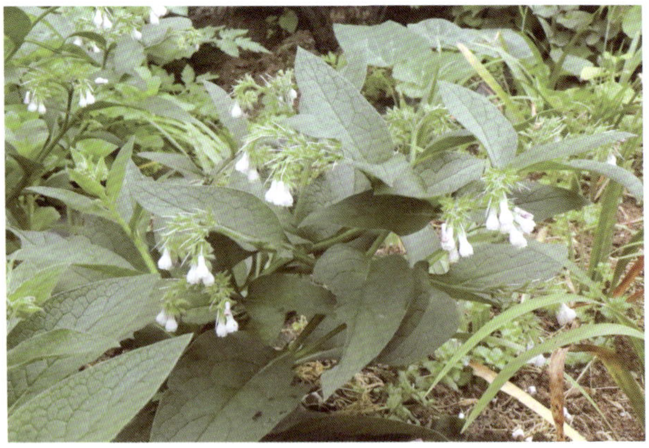

▲ 聚合草植物

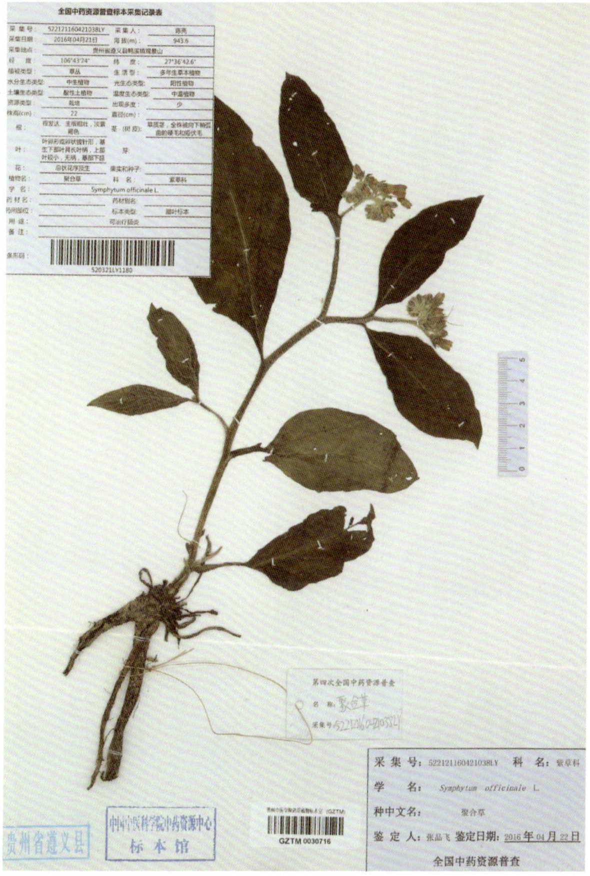

▲ 聚合草腊叶标本

生境及分布 多生于海拔 50～2 500 m 的山林地带，农家可在房前屋后、河边路旁、荒坡及其他废弃地种植。主要分布于播州、习水、仁怀等地。

药材名 聚合草(根茎)。

采收加工 春、秋二季采挖，除去泥沙，晒干。

功能主治 活血凉血、清热解毒。主治刀伤，跌打损伤，溃疡，胃痛，牙痛，咽喉肿痛；外用治创伤、烫伤。可预防和治疗畜禽肠炎。

用法用量 内服：煎汤，9～15 g。外用：适量，捣烂外敷。

使用注意 不宜长期使用。

马鞭草科

紫珠 *Callicarpa bodinieri* Lévl.

别名 珍珠枫、漆大柏、大叶鸦鹊饭。

形态特征 灌木，高 1～2 m，小枝有毛。叶对生，椭圆形至卵状椭圆形，长 5～17 cm，宽 2.5～10 cm，顶端渐尖，基部楔形，上面略有细毛，下面有黄褐色或灰褐色星状毛，两面都有红色腺点；叶柄长 0.5～1 cm。聚伞花序 5～7 次分歧，总花梗长约 1 cm；花萼有星状毛和红色腺点，槽齿钝三角形；花冠紫红色；有腺点；药室纵裂。果实紫红色，光滑。花期 6～7 月，果期 8～11 月。

生境及分布 生于海拔 200～2 300 m 的林中、林缘及灌丛中。主要分布于播州、汇川、习水、桐梓等地。

药材名 珍珠风(根、茎叶)，珍珠风子(果实)。

采收加工 1. 珍珠风。夏、秋季采收，切片晒干或烘干。
2. 珍珠风子。秋季采收果实，除去杂质，晒干。

性味归经 1. 珍珠风。苦、辛，平。归肺、脾、肝经。
2. 珍珠风子。辛，温。归肺经。

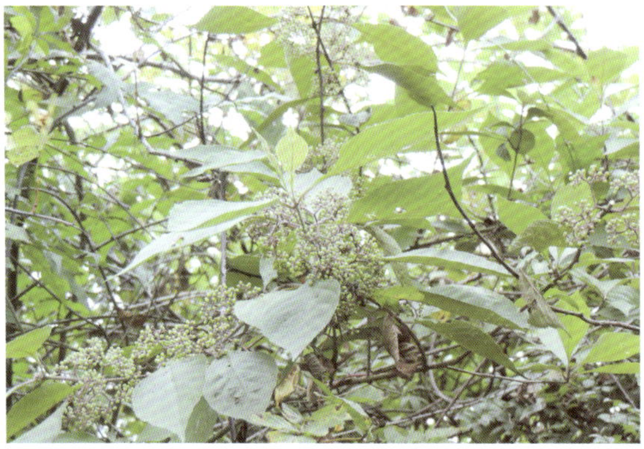

▲ 紫珠植物

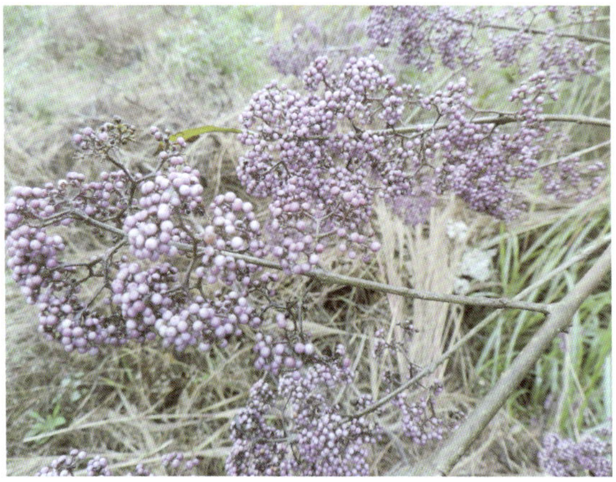

▲ 紫珠成熟果实

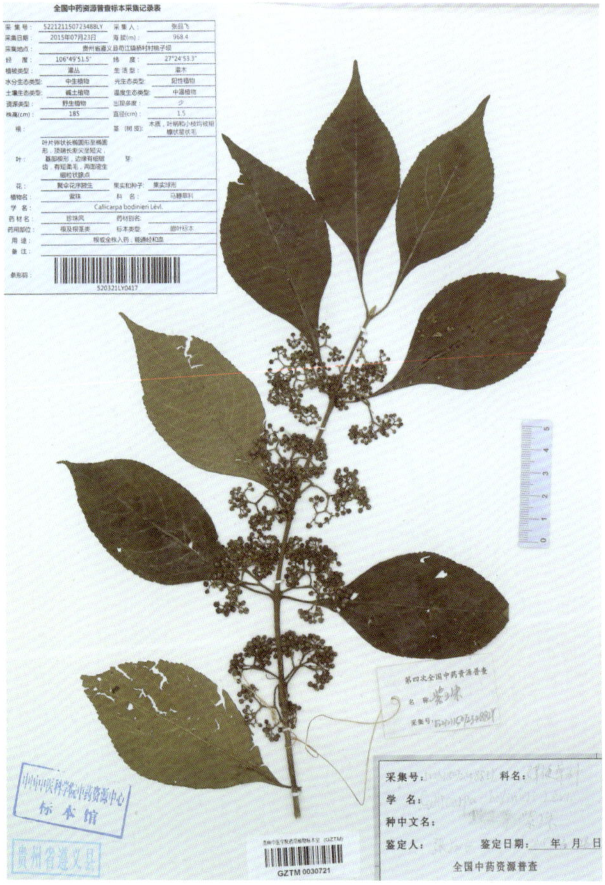

▲ 紫珠腊叶标本

功能主治 1. 珍珠风。散瘀止血，祛风除湿，解毒消肿。主治血瘀痛经，衄血，咯血，吐血，崩漏，尿血，风湿痹痛，跌打瘀肿，外伤出血，烫伤，丹毒。2. 珍珠风子。发表散寒。主治风寒感冒。

用法用量 1. 珍珠风。内服：煎汤，10～15 g。外用：适量，捣敷；研末撒或调敷。2. 珍珠风子。内服：煎汤，6～12 g。

用药经验 ①消化道出血：珍珠风适量，水煎服。②尿血：珍珠风、石韦各 30 g，水煎服。③崩漏：珍珠风根 30 g，水煎服。

三花莸 *Caryopteris terniflora* Maxim.

别名 六月寒、大风寒草、蜂子草。

形态特征 直立亚灌木，常用基部即分枝，高 15～60 cm。茎方形，密生灰白色向下弯曲柔毛。叶片纸质，卵圆形至长卵形，长 1.5～4 cm，宽 1～3 cm，顶端尖，基部阔楔形至圆形，两面具柔毛和腺点，以背面较密，边缘具规则钝齿，侧脉 3～6 对；叶柄长 0.2～1.5 cm，被柔毛。聚伞花序腋生，花序梗长 1～3 cm，通常 3 花，偶有 1 或 5 花，花柄长 3～6 mm；苞片细小，锥形；花萼钟状，长 8～9 mm，两面有柔毛和腺点，5 裂，裂片披针形；花冠紫红色或淡红色，长 1.1～1.8 cm，外面疏被柔毛和腺点，顶端 5 裂，二唇，裂片全缘，下唇中裂片较大，圆形；雄蕊 4 枚，与花柱均伸出花冠管外；子房顶端被柔毛，花柱长过雄蕊。蒴果成熟后四瓣裂，果瓣倒卵状舟形，无翅，表面明显凹凸成网纹，密被糙毛。花、果期 6～9 月。

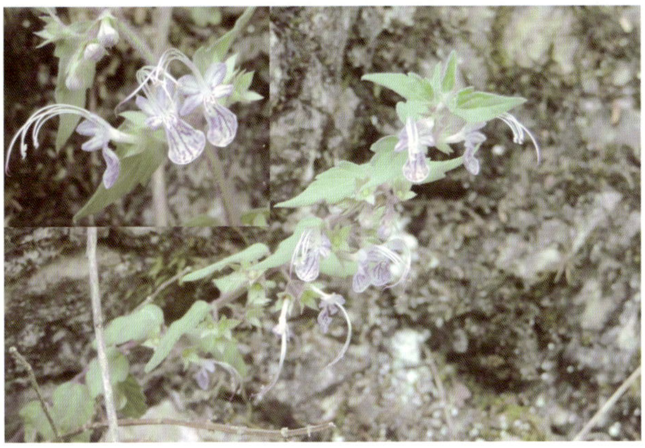

▲ 三花莸植物及花

生境及分布　生于海拔 550～2 600 m 的山坡、平地、灌丛草地或水沟河北。主要分布于播州、汇川、绥阳等地。

药材名　六月寒(全草)。

采收加工　夏季采收,洗净,晒干或鲜用。

性味归经　辛、微苦,平。归肺经。

功能主治　疏风解表,宣肺止咳。主治感冒,咳嗽,百日咳,外障目翳,水火烫伤。

用法用量　内服:煎汤,10～15 g。外用:适量,捣敷;或研末调敷。

用药经验　①已溃淋巴结结核:六月寒鲜叶适量,捣烂加冰糖外敷;或干叶研粉,凡士林调敷。②烫火伤:六月寒研粉,香油或蛋黄油调敷患处,若有溃烂,可加冰片少许。③外感风寒咳嗽:六月寒 15 g,五匹风、肺经草、兔儿风各 9 g,水煎服。

臭牡丹　*Clerodendrum bungei* Steud.

别名　臭枫根、大红袍、臭八宝。

形态特征　小灌木,嫩枝稍有柔毛,枝内白色中髓坚实。叶有强烈臭味,宽卵形或卵形,长 10～20 cm,宽 5～15 cm,顶端尖或渐尖,基部心形或近截形,边缘有大或小的锯齿,两面多少有糙毛或近无毛,下面有小腺点。聚伞花序紧密,顶生,苞片早落,花有臭味;花萼紫红色或下部绿色,外面有绒毛和腺点;花冠淡红色、红色或紫色,长约 1.5 cm;花柱不超出雄蕊。核果倒卵形或球形,直径 0.8～1.2 cm,成熟后蓝紫色。花、果期 5～11 月。

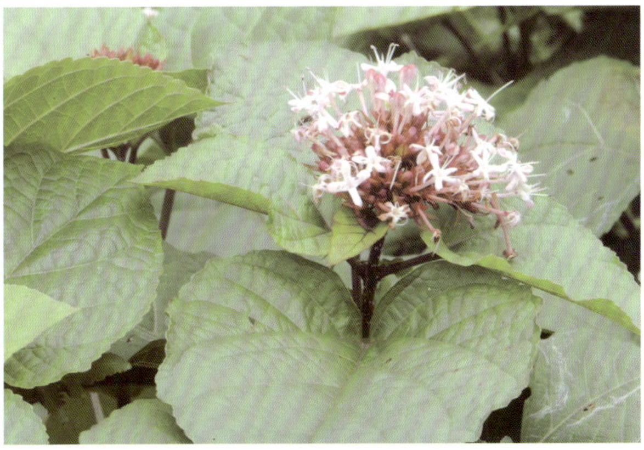

▲ 臭牡丹植物及花

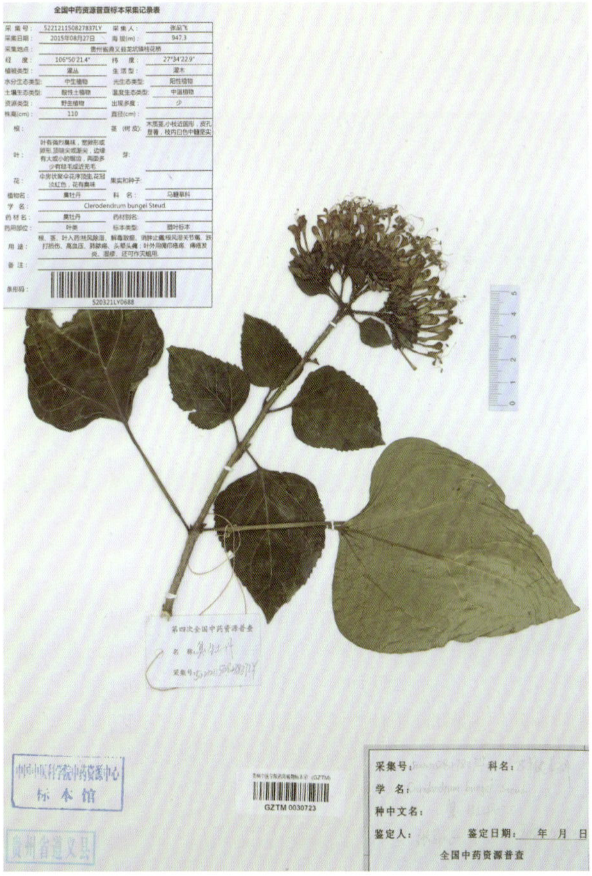

▲ 臭牡丹腊叶标本

生境及分布 生于海拔 2 500 m 以下的山坡、林缘、沟谷、路旁、灌丛及房前屋后。主要分布于播州、习水、务川、绥阳等地。

药材名 臭牡丹(茎、叶),臭牡丹根(根)。

采收加工 1. 臭牡丹。夏季采集茎叶,鲜用或切段晒干。以枝嫩、叶多者为佳。

2. 臭牡丹根。夏、秋季采挖,洗净,切片,晒干。

性味归经 1. 臭牡丹。辛、苦,平。归心、肝、脾经。

2. 臭牡丹根。辛、苦,温。归肝、脾、肾、肺经。

功能主治 1. 臭牡丹。解毒消肿,祛风湿,降血压。主治痈疽,疔疮,发背,乳痈,痔疮,湿疹,丹毒,风湿痹痛,高血压病;外用治痈疖疮疡,痔疮发炎,湿疹。可作灭蛆用。

2. 臭牡丹根。行气健脾,祛风除湿,解毒消肿,降血压。主治食滞腹胀,头晕,虚咳,外痢脱肛,肠痔下血,淋浊带下,风湿痛,脚气,痈疽肿毒,漆疮,高血压。

用法用量 1. 臭牡丹。内服:煎汤,10～15 g,鲜品 30～60 g;或捣汁;或入丸剂。外用:适量,煎水熏洗;或捣敷;或研末调敷。

2. 臭牡丹根。内服:煎汤,15～30 g;或浸酒。外用:适量,煎水熏洗。

用药经验 ①乳腺炎:鲜臭牡丹叶 250 g,蒲公英 9 g,麦冬全草 120 g,水煎冲黄酒、红糖服。②漆疮:臭牡丹根 15～30 g,水煎服。③肺脓肿,多发性疖肿:臭牡丹全草 90 g,鱼腥草 30 g,水煎服。④脱肛:臭牡丹叶适量,煎汤熏洗。⑤一切痈疽:鲜臭牡丹枝叶,捣烂敷。

马鞭草 *Verbena officinalis* L.

别名 风颈草、紫顶龙芽、铁马鞭。

形态特征 多年生草本,高 30～80 cm;茎四方形。叶对生,卵圆形至矩圆形,长 2～8 cm,宽 1～4 cm,基生叶的边缘通常有粗锯齿和缺刻,茎生叶多数,

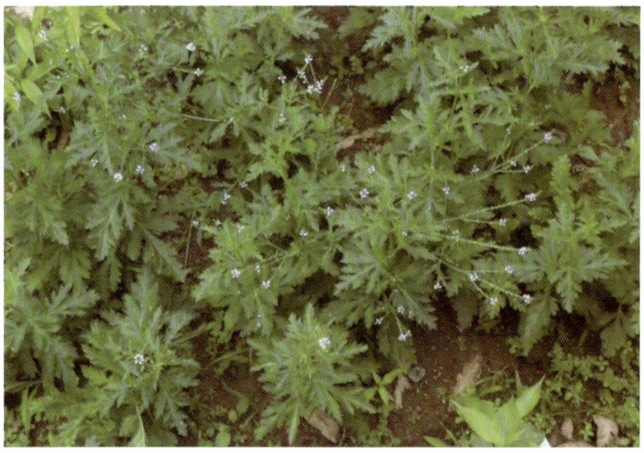

▲ 马鞭草植物

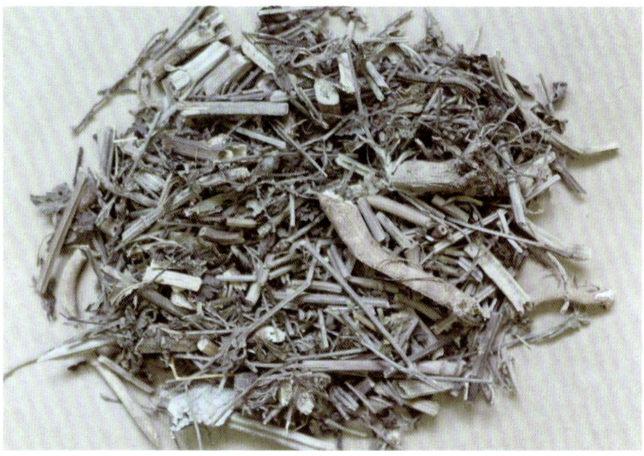

▲ 马鞭草药材

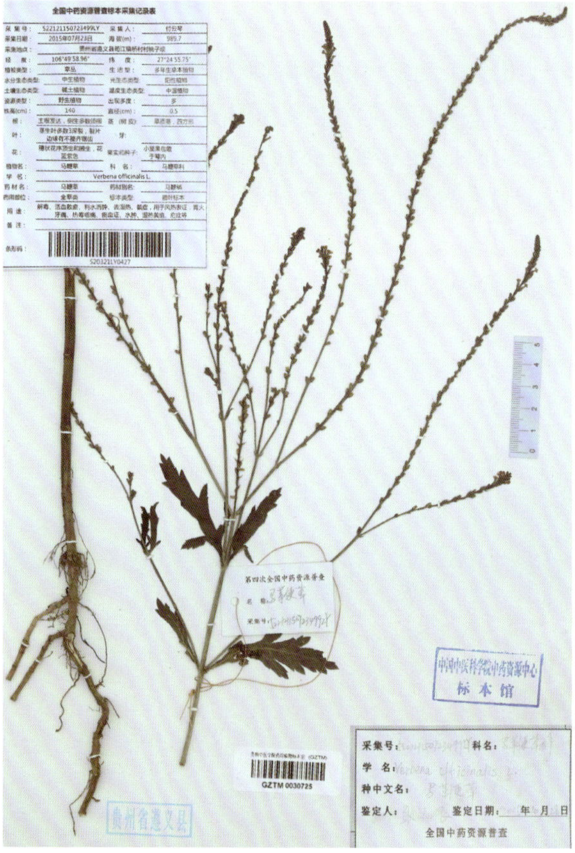

▲ 马鞭草腊叶标本

三深裂，裂片边缘有不整齐的锯齿，两面有粗毛。穗状花序顶生或腋生，每朵花有1苞片，苞片和萼片都有粗毛；花冠淡紫色或蓝色。果为蒴果，外果皮薄，成熟时裂为4个小坚果。花期6～8月，果期7～11月。

生境及分布 生于海拔300～2 900 m的田边、山坡、荒地、路边、村寨旁及水沟旁。主要分布于播州、习水、桐梓、绥阳等地。

药材名 马鞭草(地上部分)。

采收加工 6～8月花开时采割，除去杂质，晒干。生用。

性味归经 苦，凉。归肝、脾经。

功能主治 活血散瘀，解毒，利水，退黄，截疟。主治癥瘕积聚，痛经经闭，喉痹，痈肿，水肿，黄疸，疟疾。

用法用量 内服：煎汤，9～15 g，鲜品加倍。外用：适量，捣敷；或煎水洗。

使用注意 孕妇慎用。偶见服用后有恶心、呕吐、腹痛、腹泻等现象。

用药经验 ①疳疮：马鞭草适量，煎水洗。②流行性感冒：马鞭草30 g，青蒿、羌活各15 g，煎服，每日1剂，分2次服。③腹痛：马鞭草15 g，水煎服。④痔疮：马鞭草、仙鹤草、紫花地丁、夏枯草各20 g，水煎服。

黄荆 *Vitex negundo* L.

别名 黄荆条、山黄荆、五指柑。

形态特征 灌木或小乔木。小枝四棱形，密生灰白色绒毛。掌状复叶，小叶5，少有3；小叶片长圆状披针形至披针形，顶端渐尖，基部楔形，全缘或每边有少数粗锯齿，表面绿色，背面密生灰白色绒毛；中间小叶长4～13 cm，宽1～4 cm，两侧小叶依次递小，若具5小叶时，中间3片小叶有柄，最外侧的2片小叶无柄或近于无柄。聚伞花序排成圆锥花序式，顶生，长10～27 cm，花序梗密生灰白色绒毛；花萼钟状，顶端有5裂齿，外有灰白色绒毛；花冠淡紫色，外有微柔毛，顶端5裂，二唇形；雄蕊伸出花冠管外；子房近无毛。核果近球形；宿萼接近果实的长度。花期4～6月，果期7～10月。

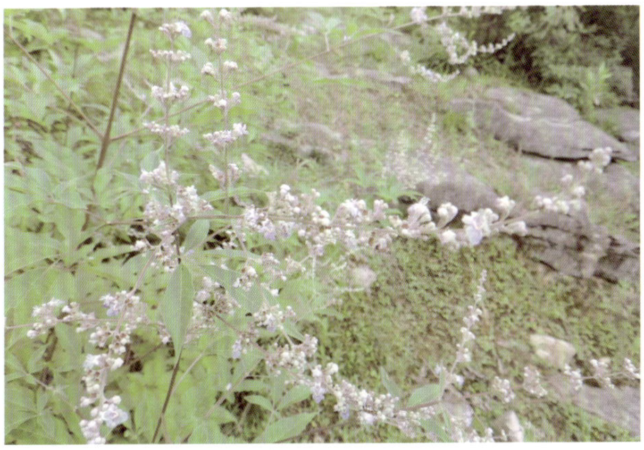

▲ 黄荆植物

生境及分布 生于海拔450～1 300 m的山坡、路旁或灌木丛中。主要分布于播州、红花岗、习水、桐梓、绥阳等地。

药材名 黄荆子(成熟果实)，黄荆根(根)，黄荆枝(枝条)，黄荆叶(叶)，黄荆沥(茎用火烧灼而流出的液汁)。

采收加工 1. 黄荆子。8～9月采摘成熟果实，晾晒干燥。

2. 黄荆根。2月或8月采挖根，洗净鲜用；或切片晒干。

3. 黄荆枝。春、夏、秋季均可采收，切段晒干。

4. 黄荆叶。夏末开花时采叶，鲜用或堆叠踏实，使其发汗，倒出晒至半干，再堆叠踏实，等绿色变黑润，再晒至足干。

5. 黄荆沥。夏、秋季采茎，用火烧灼而流出的液汁收集。

性味归经 1. 黄荆子。辛、苦，温。归肺、胃、肝经。

2. 黄荆根。辛、微苦，温。归心经。

3. 黄荆枝。辛、微苦，平。归心、肺、肝经。

4. 黄荆叶。辛、苦，凉。归肺、肝、小肠经。

5. 黄荆沥。甘、微苦，凉。

功能主治 1. 黄荆子。祛风解表，止咳平喘，理气消食止痛。主治伤风感冒，咳嗽，哮喘，胃痛吞酸，消化不良，食积泻痢，胆囊炎，胆结石，疝气。

2. 黄荆根。解表，止咳，祛风除湿，理气止痛。主治感冒，慢性气管炎，风湿痹痛，胃痛，痧气，腹痛。

3. 黄荆枝。祛风解表，消肿止痛。主治感冒发热，咳嗽，喉痹肿痛，风湿骨痛，牙痛，烫伤。

4. 黄荆叶。解表散热，化湿和中，杀虫止痒。主治感冒发热，伤暑吐泻，痧气腹痛，肠炎，痢疾，疟疾，湿疹，癣疥，蛇虫咬伤。

5. 黄荆沥。清热，化痰，定惊。主治肺热咳嗽，痰黏难咯，小儿惊风，痰壅气逆，惊厥抽搐。

用法用量 1. 黄荆子。内服：煎汤，5～10 g；或入丸、散。

2. 黄荆根。内服：煎汤，15～30 g，根皮用量酌减。

3. 黄荆枝。内服：煎汤，10～15 g，鲜品加倍。外用：适量，捣敷；或煅存性研末调敷。

4. 黄荆叶。内服：煎汤，15～30 g，鲜品 30～60 g。外用：适量，煎水洗；或捣敷；或绞汁涂。

5. 黄荆沥。内服：50～100 ml，小儿酌减。

使用注意 黄荆子湿热燥渴无气滞者忌用。

用药经验 ①伤寒发热而咳逆者：炒黄荆子适量，水煎服。②疟疾：黄荆根 30 g，于发作前 3 h 煎服；风湿关节痛、腰痛：黄荆根、八角枫根、枸骨根各 30 g，水煎服。③火烫伤成疮：黄荆枝，煅存性研末，调香油涂。④烂脚丫：鲜黄荆叶适量，捣烂放脚丫患处。

唇形科

活血丹 *Glechoma longituba* (Nakai) Kupr.

别名 钹儿草、佛耳草、遍地金钱。

形态特征 多年生上升草本，具匍匐茎。茎高 10～30 cm，幼嫩部分被疏长柔毛。茎下部叶较小，心形或近肾形，上部者较大，心形，长 1.8～2.6 cm，上面被疏粗伏毛，下面常带紫色，被疏柔毛；叶柄长为叶片 1～2 倍。轮伞花序少花；苞片刺芒状；花萼筒状，齿 5，长披针形，顶端芒状，呈 3/2 式二唇形，上唇 3 齿较长；花冠淡蓝色至紫色，下唇具深色斑点，筒有长短两型，长者长 1.7～2.2 cm，短者长 1～

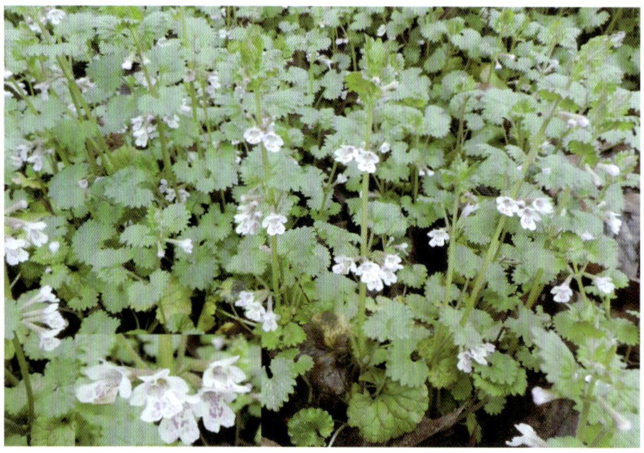

▲ 活血丹植物

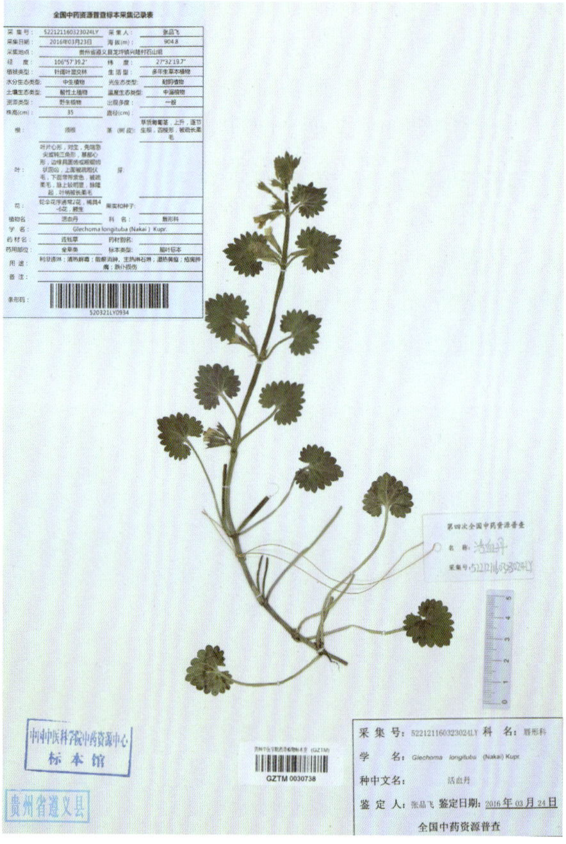

▲ 活血丹腊叶标本

1.4 cm，檐部二唇形，下唇中裂片肾形。小坚果矩圆状卵形。花期 3～4 月，果期 4～6 月。

生境及分布 生于海拔 100～2 000 m 的林缘、疏林下、草地中、溪边等阴湿处。主要分布于播州、红花岗、习水等地。

药材名 连钱草(地上部分)。

采收加工 春至秋季采收，除去杂质，晒干。生用或鲜用。以叶多、色绿、气浓香者为佳。

性味归经 辛、微苦，微寒。归肝、肾、膀胱经。

功能主治 利湿通淋，清热解毒，散瘀消肿。主治热淋，石淋，湿热黄疸，疮痈肿痛，跌打损伤。

用法用量 内服：煎汤，15～30 g。外用：适量，捣敷；或煎水洗；或绞汁涂敷。

用药经验 ①肾炎水肿：连钱草、萹蓄各 30 g，荠菜花 15 g，煎服。②胆囊炎，胆石症：连钱草、蒲公英各 30 g，香附子 15 g，煎服，每日 1 剂。③痈肿：鲜连钱草、鲜马齿苋各等量，煎水熏洗。④风湿性关节炎：鲜连钱草适量，捶绒酒炒热，外敷。

宝盖草 *Lamium amplexicaule* L.

别名 莲台夏枯草、毛叶夏枯、接骨草。

形态特征 一年生或二年生上升植物。茎高 10～30 cm，基部多分枝，上升，四棱形，几乎无毛。叶无柄，圆形或肾形，长 1～2 cm，宽 0.7～1.5 cm，两面均被疏生的伏毛。轮伞花序 6～10 花，其中常有闭花授精型的花；苞片披针状钻形，具睫毛；花萼筒状钟形，齿 5，近等大；花冠粉红或紫红，长 1.7 cm，筒细长，内无毛环，上唇直立，下唇 3 裂，中裂片倒心形，

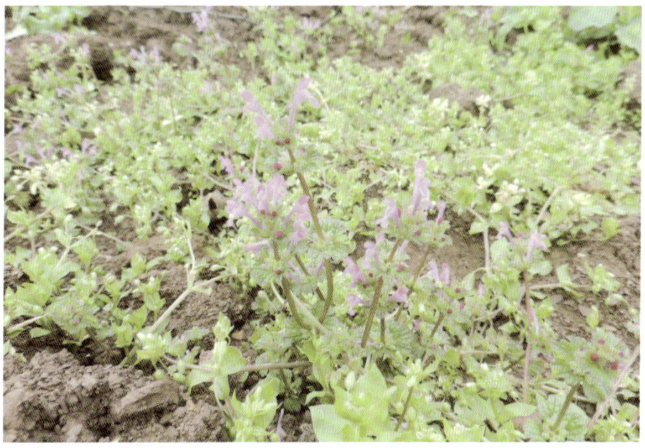

▲ 宝盖草植物

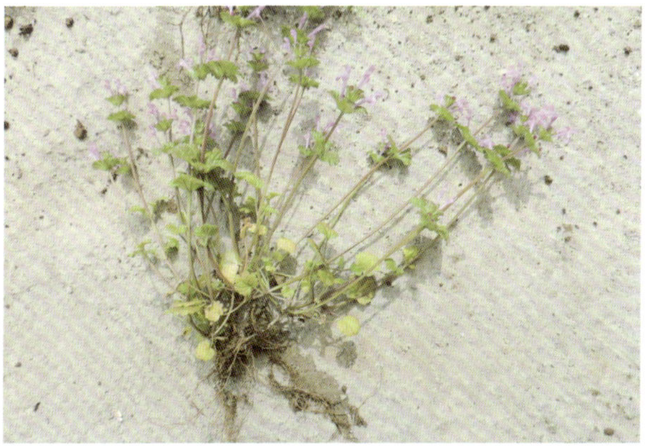

▲ 宝盖草药材

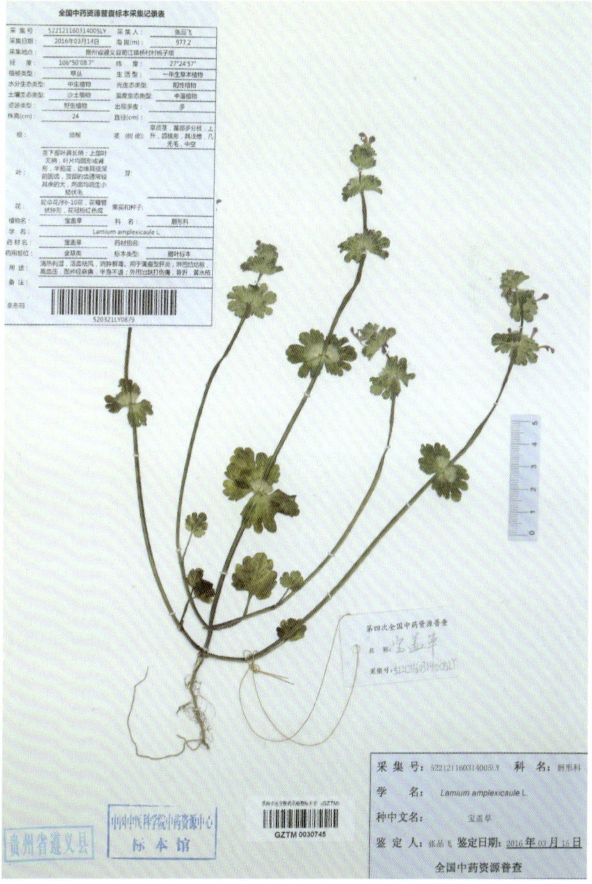

▲ 宝盖草腊叶标本

顶端深凹，基部收缩；花药平叉开，有毛。小坚果倒卵状三棱形，表面有白而大的疣突。花期3～5月，果期6～8月。

生境及分布 生于海拔4000 m以下的路边、草丛、田间、荒土、庭园等处。主要分布于播州、习水、桐梓等地。

药材名 宝盖草（全草）。

采收加工 夏季采收全草，洗净，晒干或鲜用。

性味 辛、苦，微温。

功能主治 活血通络，解毒消肿。主治跌打损伤红肿，筋骨疼痛，四肢麻木，半身不遂，面竣，黄疸，鼻渊，瘰疬，肿毒；外用治跌打伤痛，外伤骨折，黄水疮。

用法用量 内服：煎汤，10～15 g；或入丸、散。外用：适量，捣敷；或研末撒。

用药经验 ①跌打损伤，足伤，红肿不能覆地：宝盖草、苎麻根、大蓟各等分，用鸡蛋清、蜂蜜共捣烂敷患处，一宿一换，若日久疼痛，加葱、姜再包。②淋巴结结核：宝盖草嫩苗30 g，鸡蛋2只，同炒食；或鲜宝盖草60 g，捣烂取汁，药汁煮沸后服，均隔日1次，连服3～4次。③口歪，半身不遂：宝盖草、防风、钩藤、胆星各等量，水煎，点水酒、烧酒各半服。

益母草 *Leonurus japonicus* Houtt.

别名 益母夏枯、益母、茺蔚。

形态特征 一年生或二年生草本，有于其上密生须根的主根。茎直立，通常高30～120 cm，茎、枝均钝四棱形，微具槽。叶对生，叶形变化很大，茎下部叶轮廓为卵形，基部宽楔形，掌状3裂，裂片呈长圆状菱形至卵圆形，通常长2.5～6 cm，宽1.5～4 cm。茎中部叶轮廓为菱形，较小，通常分裂成3个或偶有多个长圆状线形的裂片，基部狭楔形，叶柄长0.5～2 cm。花序最上部的苞叶近于无柄，线形或线状披针形，长3～12 cm，全缘或具稀少牙齿。轮伞花序腋生，具8～15朵花，多数远离而组成长穗状花序。小苞片刺状。花萼管状钟形。花冠粉红至淡紫红色，长1～1.2 cm，雄蕊4枚，花丝丝状，扁平。花柱丝状，略超出于雄蕊而与上唇片等长，先端相等2浅裂，裂片钻形。花盘平顶。子房褐色。小坚果长圆状三棱形，顶端截平而略宽大，基部楔形。花期6～9月，果期7～10月。

生境及分布 生于海拔3400 m的野荒地、路旁、山坡草地或溪边等，以向阳处为多。主要分布于播州、习水、仁怀、桐梓、绥阳等地。

药材名 益母草（新鲜或干燥地上部分），茺蔚子（成熟果实），益母草花（花）。

采收加工 1. 益母草。鲜品春季幼苗期至初夏花前期采割；干品夏季茎叶生长茂盛、花未开或初开时采割，切段，晒干。以茎细、质嫩、色绿、无杂质者

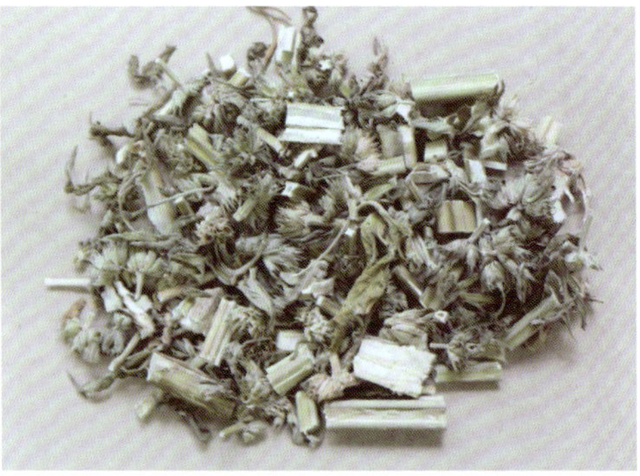

▲ 益母草药材

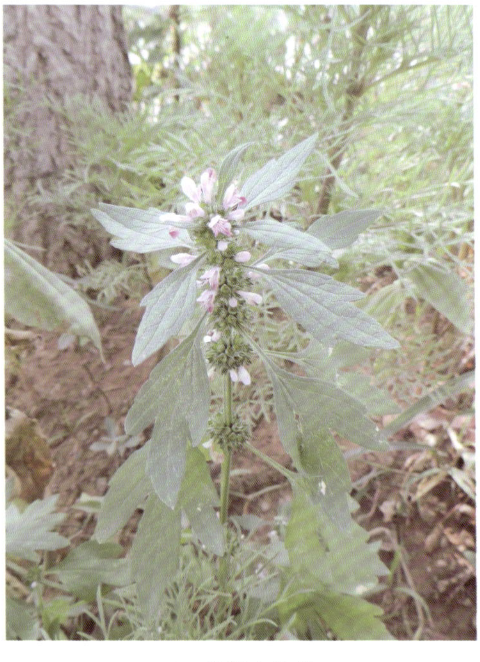

▲ 茺蔚子药材

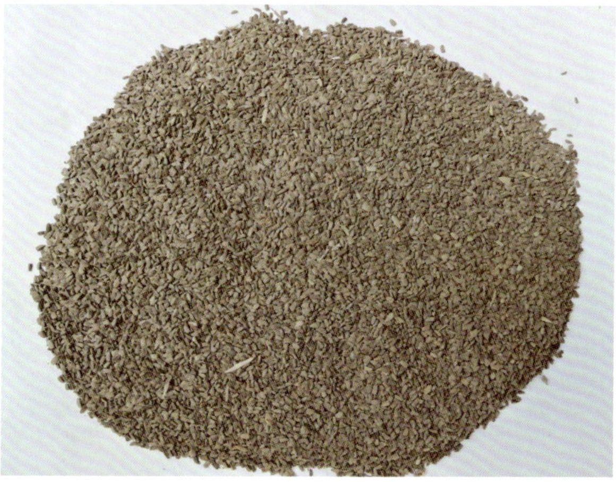

▲ 益母草植物

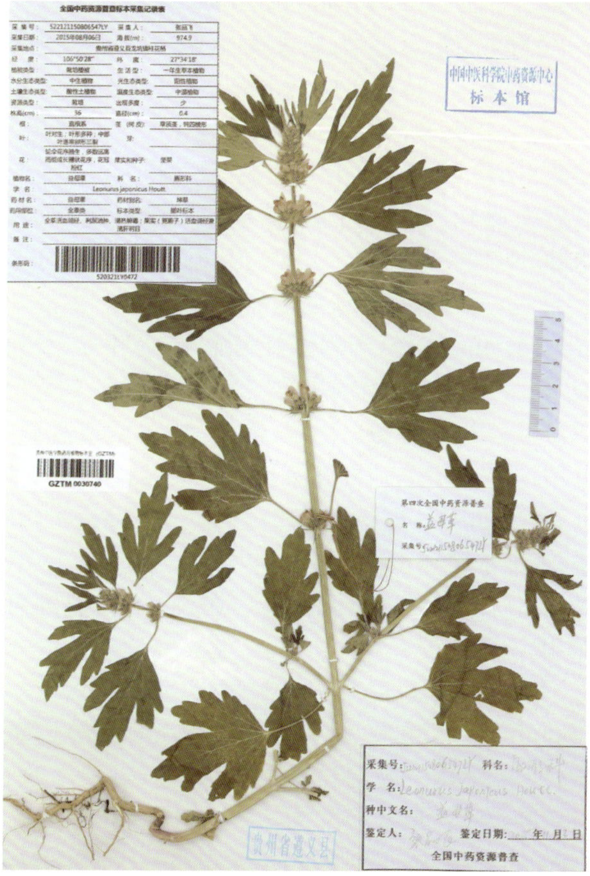

▲ 益母草腊叶标本

为佳。

2. 茺蔚子。秋季果实成熟时采割地上部分，晒干，打下果实，除去杂质。以粒大、饱满、无杂质者为佳。

3. 益母草花。夏季花初开时采收，去净杂质，晒干。以干燥、无叶及无杂质者为佳。

性味归经　1. 益母草。苦、辛，微寒。归肝、心包、膀胱经。

2. 茺蔚子。辛、苦，微寒。归肝、心包经。

3. 益母草花。甘、微苦，凉。归肺、肝经。

功能主治　1. 益母草。活血调经，利尿消肿，清热解毒。主治月经不调，痛经经闭，产后瘀阻腹痛，恶露不尽，水肿尿少，小便不利，疮疡肿毒，皮肤痒疹。为妇科经产要药。

2. 茺蔚子。活血调经，清肝明目。主治月经不调，闭经痛经，产后瘀滞腹痛，头晕胀痛，目赤肿痛，目生翳障。

3. 益母草花。养血，活血，利水。主治贫血，疮疡肿毒，血滞经闭，痛经，产后瘀阻腹痛，恶露不下。

用法用量　1. 益母草。内服：煎汤，9～30 g；鲜品12～40 g。外用：适量，煎水洗；或鲜品捣烂外敷。

2. 茺蔚子。内服：煎汤，5～10 g。

3. 益母草花。内服：煎汤，6～9 g。

使用注意　1. 益母草。孕妇慎用。

2. 茺蔚子。瞳孔散大者慎用。

3. 益母草花。脾虚泄泻者禁服。

用药经验　①痛经：益母草 15 g，延胡索 6 g，水煎服；或益母草、五花血藤各 15 g，水煎服。②肾炎水肿，月经不调：益母草 30 g，水煎服。③疖子已破：鲜益母草，捣烂敷患处。④子宫脱垂：茺蔚子 15 g，枳壳 12 g，水煎服。⑤产后恶露不净：益母草、小血藤、干姜各 10 g，水煎服。

硬毛地笋　*Lycopus lucidus* var. *hirtus* Regel

别名　地瓜儿苗、地笋、麻泽兰。

形态特征　多年生草本，高 0.6～1.9 m。根状茎横走，具节，顶端膨大呈圆柱形，此时在节上有鳞叶及少数须根；或侧生有肥大的具鳞叶的地下枝。叶片

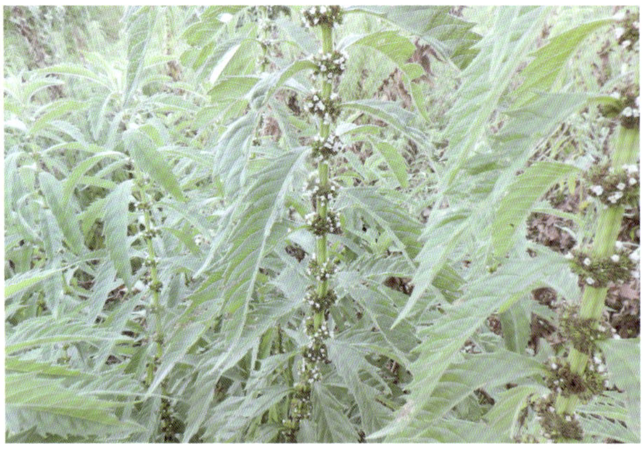

▲ 硬毛地笋植物

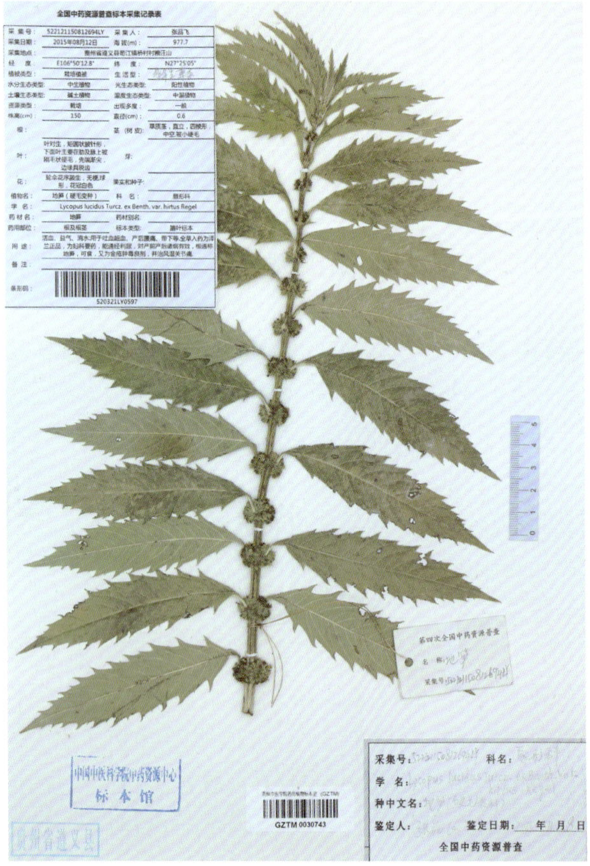

▲ 硬毛地笋腊叶标本

矩圆状披针形，上面密被细刚毛状硬毛，长 4～8 cm，下面有凹腺点，边缘具锐齿；叶柄极短或近于无。轮伞花序无梗，球形，多花密集；小苞片卵圆形至披针形；花萼钟状，齿 5，披针状三角形；花冠白色，内面在喉部有白色短柔毛，不明显二唇形，上唇顶端 2 裂，下唇 3 裂；前对雄蕊能育，后对退化为棒状假雄蕊。小坚果倒卵圆状四边形。花期 6～9 月，果期 8～11 月。

生境及分布　生于海拔 2 000 m 以下的沼泽地、水边、田边土埂、沟边等潮湿处。主要分布于播州、汇川、红花岗等地。

药材名　地笋(根茎)，泽兰(地上部分)。

采收加工　1. 地笋。秋季采挖，除去地上部分，洗净，晒干或生用。

2. 泽兰。夏、秋二季茎叶，茂盛时采割，晒干。以叶多、色绿、不破碎、茎短、质嫩者为佳。

性味归经　1. 地笋。甘、辛，平。

2. 泽兰。苦、辛，微温。归肝、脾经。

功能主治　1. 地笋。化瘀止血，益气利水。主治产后瘀血腹痛，衄血，吐血，黄疸，带下，气虚乏力，水肿。

2. 泽兰。活血调经，祛瘀消痈，利水消肿。主治月经不调，闭经痛经，产后瘀血腹痛，疮疡肿毒，水肿腹水。

用法用量　1. 地笋。内服：煎汤，4～9 g；或浸酒。外用：适量，捣敷；或浸酒涂。

2. 泽兰。内服：煎汤，6～12 g。外用：鲜品适量，捣敷；或煎水熏洗。

使用注意　1. 地笋。脾胃虚弱，腹泻腹痛不可服用。

2. 泽兰。孕妇忌用。

用药经验　①痈疽发背：泽兰全草 60～120 g，煎服，另取鲜叶一握，调冬蜜捣烂敷贴，日换 2 次。②水肿：泽兰、积雪草各 30 g，一点红 25 g，水煎服。③黄疸：地笋、赤小豆各 60 g，水煎当茶饮。④产后水肿，血虚浮肿：泽兰、防己各等分，为末，每次服 6 g，醋汤下。

薄荷 *Mentha haplocalyx* Briq.

别名　野薄荷、土薄荷、鱼香草。

形态特征　多年生草本。茎直立，高 30～60 cm，下部数节具纤细的须根及水平匍匐根状茎，锐四棱形，具四槽，上部被倒向微柔毛，下部仅沿棱上被微柔毛，多分枝。叶片长圆状披针形、披针形、椭圆形或卵状披针形，稀长圆形，长 3～5(7) cm，宽 0.8～3 cm，先端锐尖，基部楔形至近圆形，边缘在基部以上疏生粗大的牙齿状锯齿，侧脉 5～6 对，与中肋在上面微凹陷下面显著，上面绿色。沿脉上密生，余部疏生微柔毛；或除脉外，余部近于无毛，上面淡绿色，通常沿脉上密生微柔毛。叶柄腹凹背凸，被微柔毛。轮伞花序腋生，轮廓球形，具梗或无梗，被微柔毛。花梗纤细，被微柔毛或近于无毛。花萼管状钟形，外被微柔毛及腺点，内面无毛，10 脉，不明显，萼齿 5，狭三角状钻形，先端长锐尖。花冠淡紫，外面略被微柔毛，内面在喉部以下被微柔毛，冠檐 4 裂，上裂片先端 2 裂，较大，其余 3 裂片近等大，长圆形，先端钝。雄蕊 4，前对较长，均伸出于花冠之外，花丝丝状，无毛，花药卵圆形，2 室，室平行。花柱略超出雄蕊，先端近相等 2 浅裂，裂片钻形。花盘平顶。小坚果卵珠形，黄褐色，具小腺窝。花期 7～9 月，果期 10～11 月。

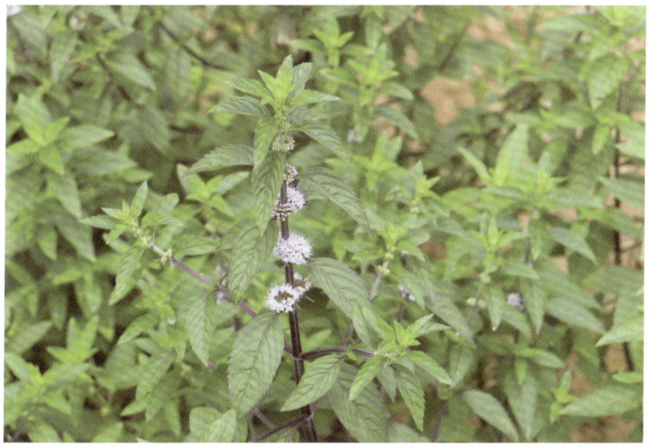

▲ 薄荷植物

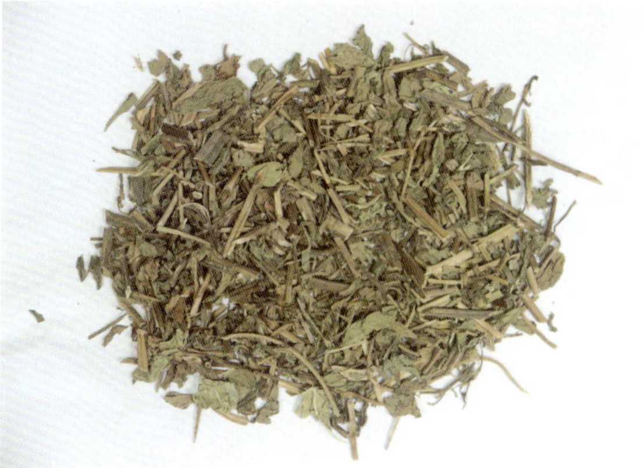

▲ 薄荷药材

生境及分布　生于海拔 3 500 m 以下的水旁潮湿地、山坡草丛、路边及山野湿地。主要分布于播州、汇川、绥阳等地。

药材名　薄荷(地上部分)。

采收加工　夏、秋二季茎叶生长茂盛或花开至三轮时，选晴天，分次采割，晒干或阴干。以叶多、色绿、气味浓者为佳。

性味归经　辛，凉。归肺、肝经。

功能主治　疏散风热，清利头目，利咽，透疹，疏肝解郁。主治风热感冒，温病初起，头痛，目赤，咽喉肿痛，麻疹不透，皮肤瘙痒，风疹瘙痒，肝郁气滞，胸胁胀闷，妇女月经不调。

用法用量　内服：煎汤，9～15 g，宜后下。外用：适量，煎水洗。

使用注意　芳香辛散，发汗耗气，故体虚多汗者，不宜使用。

用药经验　①血痢：薄荷叶煎汤单服。②风热之邪所致咽喉肿痛：薄荷、桔梗各等分，水煎服。③风气瘙痒：薄荷、蝉蜕各等分为末，每温酒调敷 3 g。④衄血不止：鲜薄荷捣汁滴之。或以干薄荷水煮，棉裹塞鼻。⑤耳痛：鲜薄荷绞汁滴入。

留兰香 *Mentha spicata* L.

别名　血香菜、狗肉香、土薄荷。

形态特征　多年生草本。茎直立，高 40～130 cm，无毛或近无毛，绿色，钝四棱形，具槽及条纹，不育枝仅贴地生。叶无柄或近无柄，叶片卵状矩圆形或矩圆状披针形，长 3～7 cm，宽 1～2 cm，上面绿色，脉多少凹陷，下面灰绿色，脉上带白色而明显隆起，两面无毛或近无毛。轮伞花序聚生于茎及分枝顶端，组成长 4～10 cm、间断的、圆柱形的假穗状花

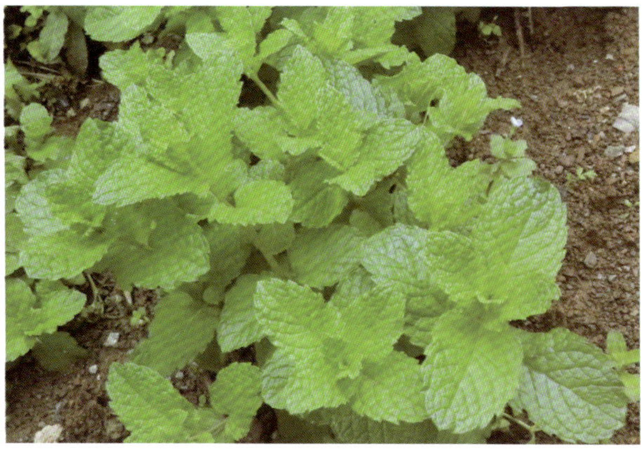

▲ 留兰香植物

序；小苞片条形，长于萼，无毛；花萼钟状，外无毛，具腺点，脉 5，齿 5，三角状披针形；花冠淡紫色，无毛，裂片 4，近等大，上裂片微凹；雄蕊、花柱均伸出。花期 7～8 月，果期 8～9 月。

生境及分布　生于海拔 2 100 m 以下的山坡草地、荒地、路边及沟边草丛中；现在多为栽培或逸为野生。主要分布于播州、习水、仁怀、桐梓等地。

药材名　留兰香（全草）。

采收加工　7～9 月采收，多为鲜用。

性味　辛、甘，微温。

功能主治　祛风散寒，止咳，消肿解毒。主治感冒咳嗽，胃痛，腹胀，神经性头痛；外用治跌打肿痛，眼结膜炎，小儿疮疖。

用法用量　内服：煎汤，3～9 g，鲜品 15～30 g。外用：适量，捣烂敷患处，绞汁点眼。

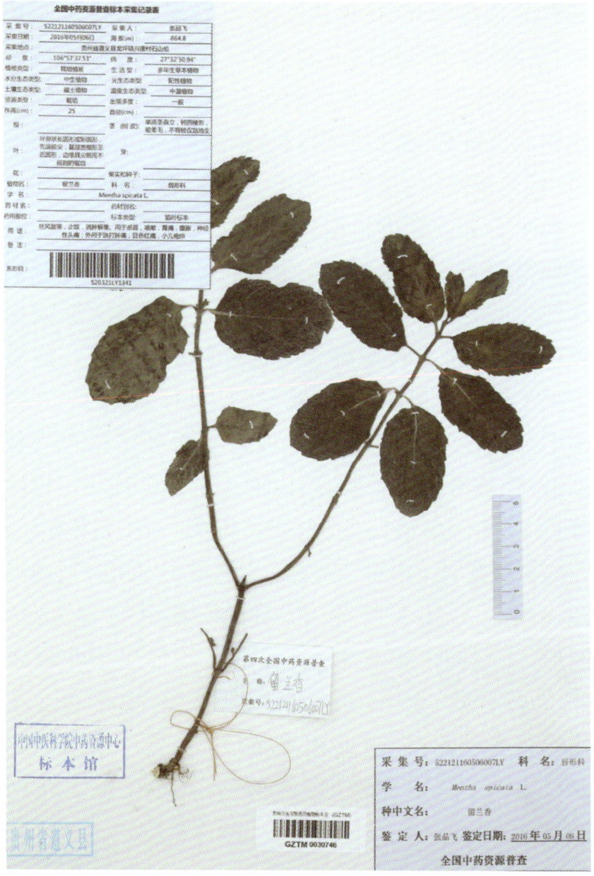

▲ 留兰香腊叶标本

用药经验　①胃痛：留兰香全草、茴香根、橘皮、佛手柑、生姜各适量，水煎服。②风寒咳嗽：鲜留兰香全草 15～30 g，水煎服。③皲裂：鲜留兰香全草，捣烂敷患处。④膝疮：留兰香适量，煎汤洗。

牛至 *Origanum vulgare* L.

别名　香薷、香茹、香茹草。

形态特征　多年生草本。茎高 25～60 cm，被倒向或微卷曲的微柔毛。叶片卵形或矩圆状卵形，长 1～4 cm，被柔毛及腺点；叶柄短，被毛。花序为伞房状圆锥花序，由多数圆柱形、在果时多少伸长的小假穗状花序所组成；苞片矩圆状倒卵形至倒卵形或倒披针形，绿色或带红晕；花萼钟状，外面被小硬毛或近于无毛，内面在喉部有白色柔毛环，13 脉，齿 5，三角形，等大；花冠紫红色至白色，内面在喉部下疏被微柔毛，上唇直立，顶端 2 浅裂，下唇 3 裂，中裂片较大。小坚果卵圆形。花期 7～9 月，果期 10～12 月。

生境及分布　生于海拔 500～3 600 m 的路旁、山坡、林下及草地。主要分布于播州、习水、绥阳等地。

药材名　牛至（全草）。

采收加工　7～8 月开花前割取地上部分；或将全草连根拔起，除去泥沙，鲜用或晒干后捆成小把。

性味　辛、微苦，凉。

功能主治　解表，理气，清暑，利湿。主治感冒发

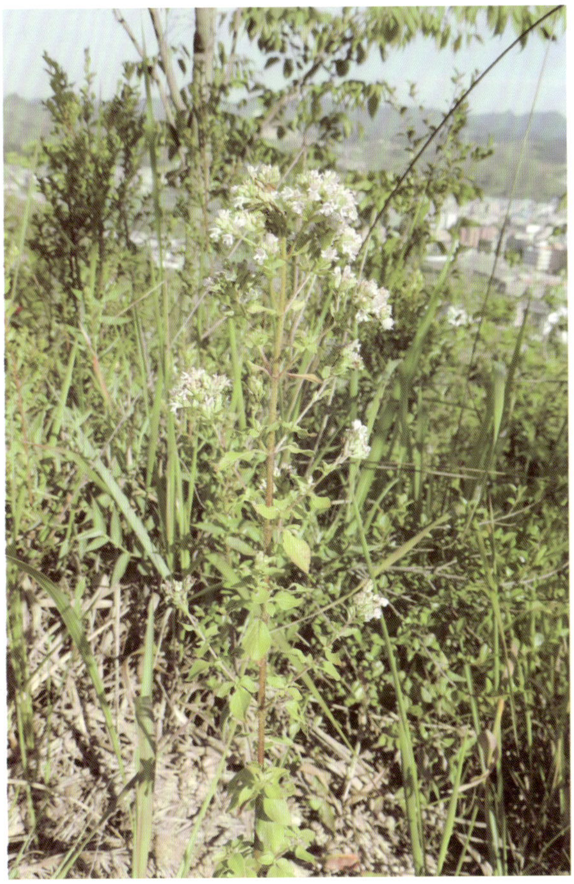

▲ 牛至植物

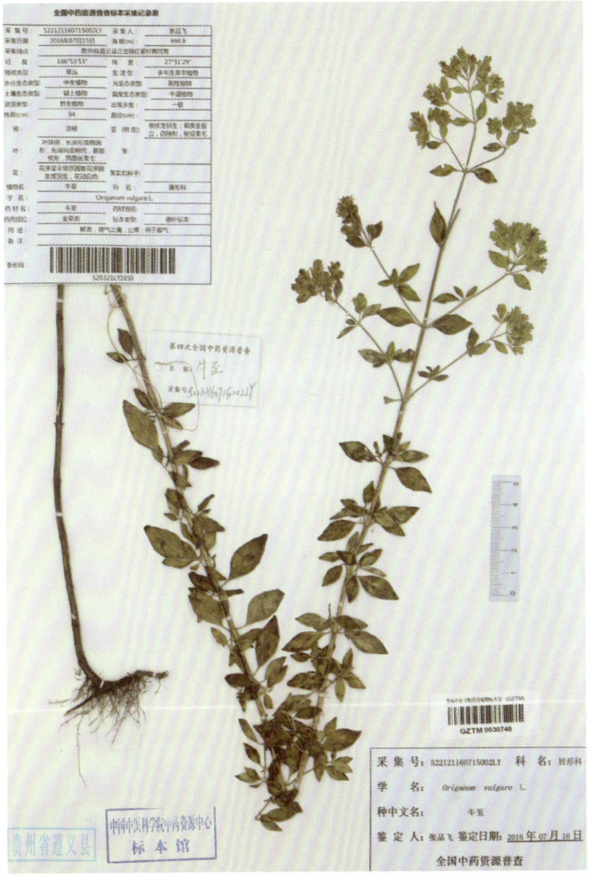

▲ 牛至腊叶标本

热，中暑，胸膈胀满，腹痛吐泻，痢疾，黄疸，水肿，带下，小儿疳积，麻疹，皮肤瘙痒，疮疡肿痛，跌打损伤。

用法用量 内服：煎汤，3～9 g，大剂量用至 15～30 g；或泡茶。外用：适量，煎水洗；或鲜品捣敷。

使用注意 表虚汗多者禁服。

用药经验 ①中暑发热头疼，烦渴出汗，腹痛水泻，小便短少，身体作困：牛至、扁豆（炒）、神曲、栀子（炒）各 6 g，赤茯苓 9 g，荆芥穗 5 g，引用灯心草煎服。②伤风发热、呕吐：牛至 9 g，紫苏、枇杷叶各 6 g，灯心草 3 g，煎水服，每日 3 次。③解热：牛至适量，泡茶喝。④皮肤湿热瘙痒：鲜牛至 250 g，水煎洗。⑤烂脚丫、脚气：牛至叶鲜品适量，捣烂，包敷患处，一天一次。

紫苏 *Perilla frutescens*（L.）Britt.

别名 水升麻、野藿麻、聋耳麻。

形态特征 一年生直立草本。茎高 0.3～2 m，绿色或紫色，钝四棱形，具四槽，密被长柔毛。叶阔卵形或圆形，长 7～13 cm，宽 4.5～10 cm，先端短尖或突尖，基部圆形或阔楔形，边缘在基部以上有粗锯齿，膜质或草质，两面绿色或紫色；或仅下面紫色，上面被疏柔毛，下面被贴生柔毛；叶柄长 3～5 cm，背腹扁平。轮伞花序 2 花，偏向一侧的顶生及腋生总状花序；苞片宽卵圆形或近圆形，先端具短尖，外被红褐色腺点，无毛，边缘膜质；花梗密被柔毛。花萼钟形，10 脉，直伸，结果时增大，平伸或下垂，基部一边肿胀，萼檐二唇形，上唇宽大，3 齿，中齿较小，下唇比上唇稍长，2 齿，齿披针形。花冠白色至紫红色，冠筒短，喉部斜钟形，冠檐近二唇形，上唇微缺，下

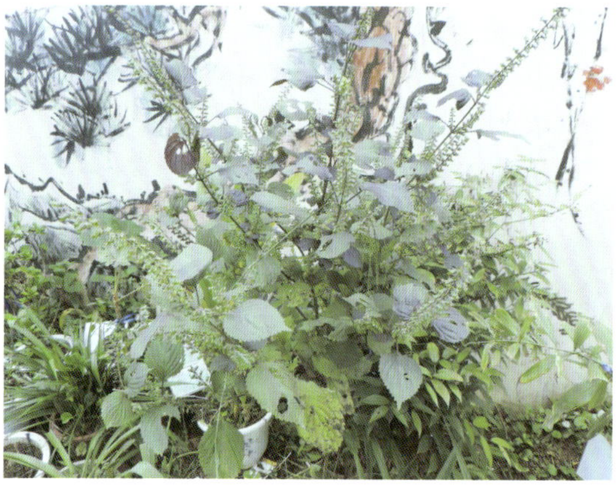

▲ 紫苏植物

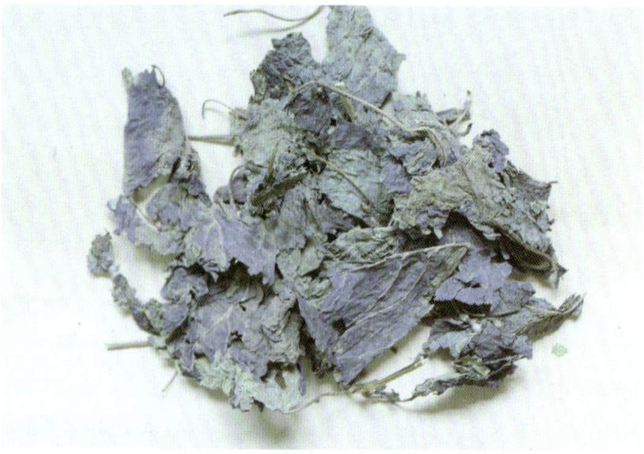

▲ 紫苏叶药材

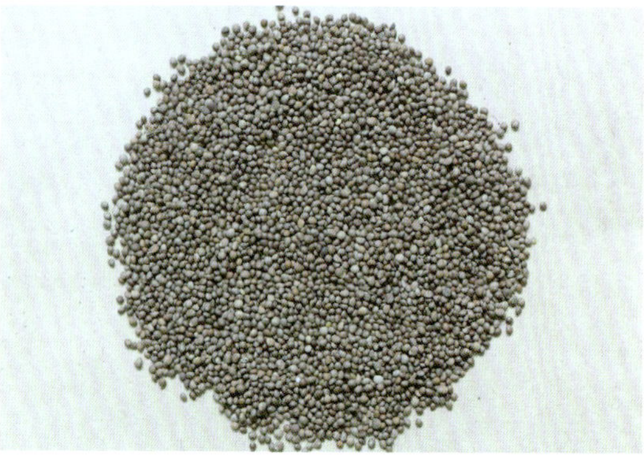

▲ 紫苏子药材

唇3裂，中裂片较大，侧裂片与上唇相近似。雄蕊4，几不伸出，前对稍长，离生；花丝扁平，花药2室，室平行，其后略叉开或极叉开。花柱先端相等2浅裂。花盘前方呈指状膨大。小坚果近球形，灰褐色，具网纹。花期8～11月，果期8～12月。

生境及分布　生于海拔800～2 500 m的田野、山坡草地、林缘、河边、荒地及房前屋后。主要分布于播州、汇川、仁怀等地。

药材名　紫苏叶（叶或带嫩枝），紫苏梗（茎），紫苏子（成熟果实），紫苏苞（宿萼），苏头（根及近根的老茎）。

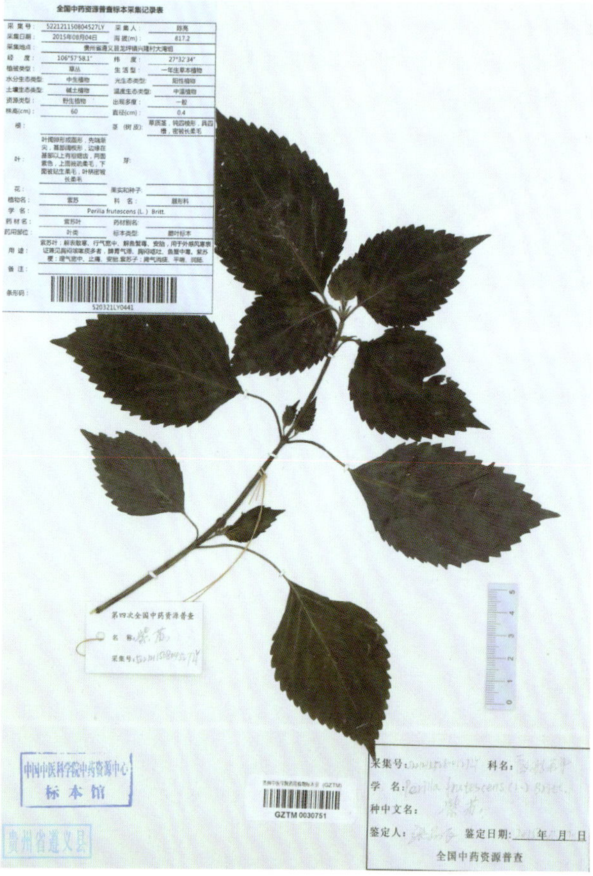

▲ 紫苏腊叶标本

采收加工　1. 紫苏叶。采收紫苏要选择晴天收割，香气足，方便干燥。紫苏叶夏季枝叶茂盛、未开花时采收，除去杂质，晒干。以叶大、色紫、不碎、香气浓、无枝梗者为佳。

2. 紫苏梗。秋季果实成熟后采割，除去杂质，晒干；或趁鲜切片，晒干。以外皮色紫棕、有香气者为佳。

3. 紫苏子。秋季果实成熟时采收，除去杂质，晒干。生用或炒用。以颗粒饱满、均匀、灰棕色、无杂质者为佳。

4. 紫苏苞。秋季将成熟果实打下，留取宿存果萼，晒干。

5. 苏头。秋季采挖，切去根头，抖净泥沙，晒干。

性味归经　1. 紫苏叶、紫苏梗、苏头。辛，温。归肺、脾经。

2. 紫苏子。辛，温。归肺经。

3. 紫苏苞。微辛，平。归肺经。

功能主治　1. 紫苏叶。解表散寒，行气宽中，和胃止呕兼安胎，解鱼蟹毒。主治外感风寒感冒，梅核气，咳嗽呕吐，妊娠呕吐，鱼蟹中毒。

2. 紫苏梗。理气宽中，止痛，安胎。主治胸膈痞闷，胃脘疼痛，嗳气呕吐，胎动不安。
3. 紫苏子。降气化痰，止咳平喘，润肠通便。主治痰壅气逆，咳嗽气喘，肠燥便秘。
4. 紫苏苞。解表。主治血虚感冒。
5. 苏头。疏风散寒，降气祛痰，和中安胎。主治头晕，身痛，鼻塞流涕，咳逆上气，胸膈痰饮，胸闷肋痛，腹痛泄泻，妊娠呕吐，胎动不安。

用法用量 1. 紫苏叶、紫苏梗。内服：煎汤，5～10 g。不宜久煎，宜后下。
2. 紫苏子。内服：煎汤，3～10 g；宜包煎；或捣汁饮。
3. 紫苏苞。内服：煎汤，3～9 g。
4. 苏头。内服：煎汤，6～12 g。外用：适量，煎汤洗。

用药经验 ①伤风发热：紫苏叶、防风、川芎各 5 g，陈皮 3 g，甘草 2 g，加生姜 2 片煎服。②水肿：紫苏梗 24 g，大蒜根 9 g，老姜皮、冬瓜皮各 15 g，水煎服。③食蟹中毒：紫苏子捣汁饮之。④感冒头痛：紫苏叶 20 g，生姜 2 片，葱头 2 个，水煎服。

夏枯草 *Prunella vulgaris* L.

别名 麦穗夏枯草、麦夏枯、铁线夏枯。

形态特征 多年生草木。根茎匍匐，在节上生须根。茎高 20～30 cm，上升，下部伏地，自基部多分枝，钝四棱形，其浅槽，紫红色，被稀疏的糙毛或近于无毛。茎叶卵状长圆形或卵圆形，长 1.5～6 cm，宽 0.7～2.5 cm，草质，上面橄榄绿色，下面淡绿色，侧脉 3～4 对；花序下方的一对苞叶似茎叶，近卵圆形，无柄或具不明显的短柄。轮伞花序密集组成顶

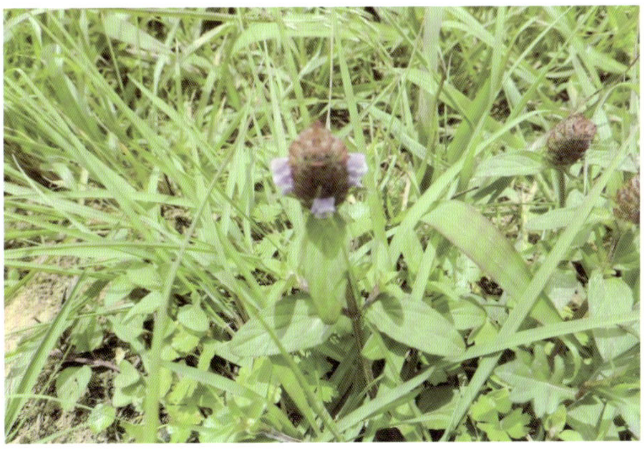

▲ 夏枯草植物

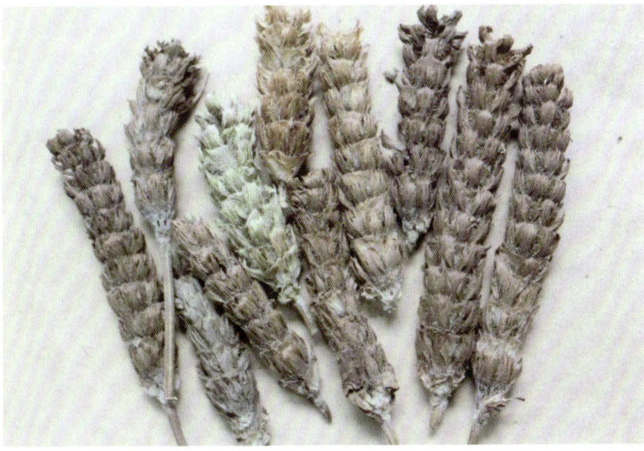

▲ 夏枯草果穗药材

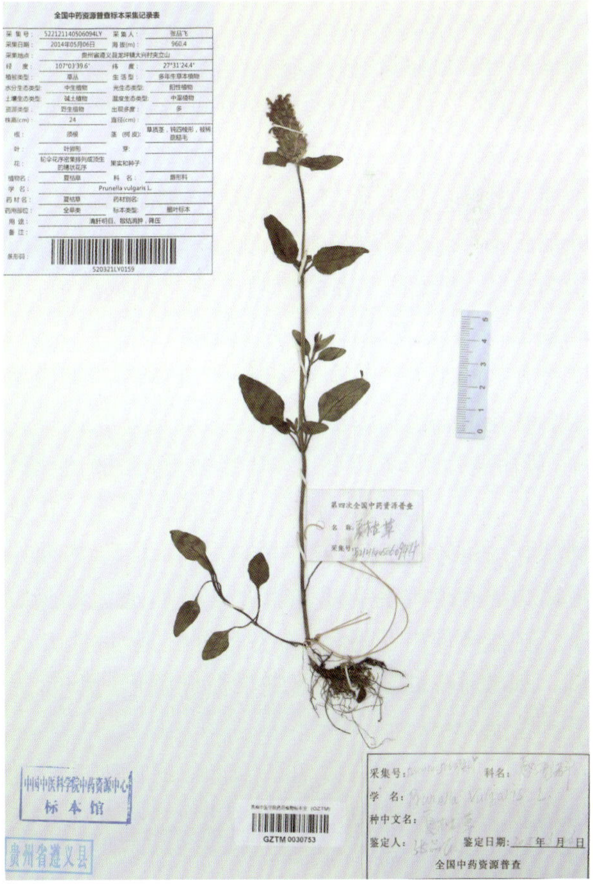

▲ 夏枯草腊叶标本

生穗状花序，每一轮伞花序下承以苞片；苞片宽心形，脉纹放射状，膜质，浅紫色；花萼钟形，倒圆锥形，外面疏生刚毛，二唇形，上唇扁平，宽大，近扁圆形，先端几截平，具3个不很明显的短齿，中齿宽大，齿尖均呈刺状微尖，下唇较狭，2深裂，边缘具缘毛；花冠紫、蓝紫或红紫色，略超出于萼，冠檐二唇形，上唇近圆形，下唇约为上唇1/2，3裂，中裂片较大。雄蕊4，彼此分离，花丝略扁平，花药2室；花柱纤细；花盘近平顶。子房无毛。小坚果黄褐色，长圆状卵珠形，微具沟纹。花期4～6月，果期7～10月。

生境及分布 生于海拔750～3 000 m的荒坡、山坡草地、溪边及路旁等湿润地上。主要分布于播州、汇川、红花岗、习水、正安、绥阳等地。

药材名 夏枯草(果穗)。

采收加工 夏季果穗呈棕红色时采收，除去杂质，晒干。

性味归经 辛、苦，寒。归肝、胆经。

功能主治 清肝泻火，明目，散结消肿。主治目赤肿痛，目珠夜痛，头痛眩晕，瘰疬，瘿瘤，乳痈，乳癖，乳房肿痛，降血压。

用法用量 内服：煎汤，6～15 g，大剂量可用至30 g；熬膏或入丸、散。外用：适量，煎水洗或捣敷。

使用注意 脾胃虚弱者慎用。

用药经验 ①小儿菌痢：2岁以下，夏枯草30 g，半枝莲15 g，2～6岁，夏枯草、半枝莲各30 g；6～12岁，夏枯草、半枝莲各45 g，水煎服。②头痛眩晕：夏枯草、蓝布正各10 g，水煎服。③高血压，眩晕：荠菜、夏枯草各60 g，水煎服。④急性扁桃体炎，咽喉疼痛：鲜夏枯草全草60～90 g，水煎服。⑤瘰疬、痄腮：夏枯草15 g，水煎服。⑥颈淋巴结核：昆布、夏枯草各18 g，海藻15 g，青皮、白芥子各9 g，水煎服。⑦乳痈初起：夏枯草、蒲公英各等分，水煎服。

紫背贵州鼠尾草 *Salvia cavaleriei* var. *erythrophylla* (Hemls.) E. Peter et Stib.

别名 贵州鼠尾草、鼠尾草。

形态特征 一年生草本；主根粗短，纤维状须根细长，多分枝。茎单一或基部多分枝，高12～32 cm，细瘦，四棱形，青紫色，下部无毛，上部略被微柔毛。叶形状不一，大多数基生，常为1～2对羽状复叶，稀为单叶，边缘具整齐的粗圆齿或圆齿状牙齿，下面紫色，两面被疏柔毛，稀近无毛；叶柄比叶片短，常被开展疏柔毛。轮伞花序2～6花，疏离，组成顶生总状花序；或总状花序基部分枝而成总状圆锥花序；苞片披针形，先端锐尖，基部楔形，无柄，全缘，带紫色，近无毛；花梗与花序轴略被微柔毛。花萼筒状，二唇形。花暗紫或白色，外被微柔毛，内面在冠筒中部有疏柔毛毛环。能育雄蕊2，退化雄蕊短小。花柱微伸出花冠，先端不相等2裂，后裂片较短。花盘前方略膨大。小坚果长椭圆形，黑色，无毛。花期7～9月。

生境及分布 生于海拔700～2 000 m的多岩石的山坡上、林下、草坡、路旁及水沟边。主要分布于播州、汇川、桐梓等地。

药材名 紫背贵州鼠尾草(全草)。

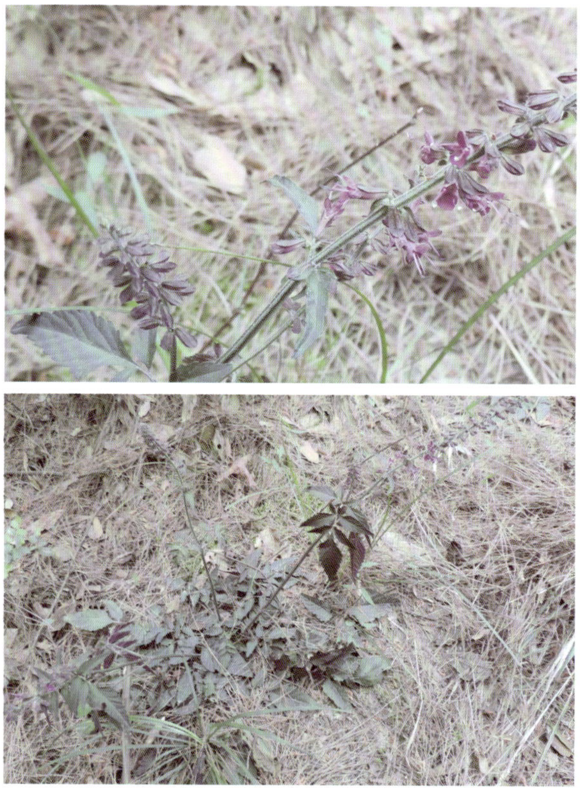

▲ 紫背贵州鼠尾草植物

采收加工 全年均可采收，洗净，鲜用或晒干。

功能主治 清热，止血，散瘀，活血。主治咯血，吐血，湿热泻痢，跌打损伤。

用法用量 内服：煎汤，15～30 g。

丹参 *Salvia miltiorrhiza* Bge.

别名 郁蝉草、赤参、逐乌。

形态特征 多年生草本；根肥厚，外红内白。茎高40～80 cm，被长柔毛。叶常为单数羽状复叶；侧生小叶1～2(～3)对，卵形或椭圆状卵形，长1.5～8 cm，两面被疏柔毛。轮伞花序6至多花，组成顶生或腋生假总状花序，密被腺毛及长柔毛；苞片披针形，具睫毛；花萼钟状，长约1.1 cm，外被腺毛及长柔毛，11脉，二唇形，上唇三角形，顶端有3个聚合小尖头，下唇2裂；花冠紫蓝色，长2～2.7 cm，筒内有斜向毛环，檐部二唇形，下唇中裂片扁心形；花丝下臂短而增粗，药室不育，顶端联合。小坚果椭圆形。花期5～10月，果期6～11月。

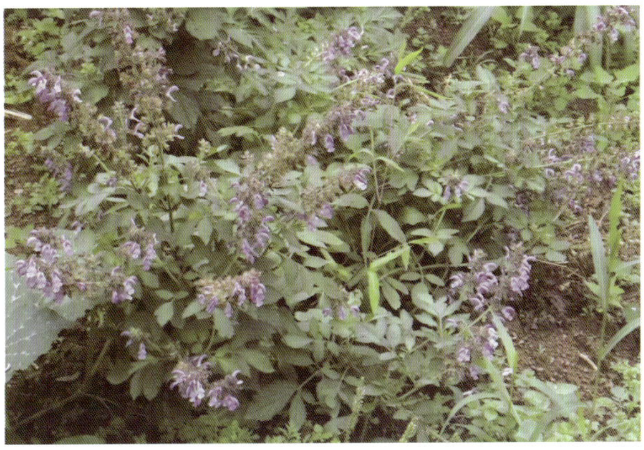

▲ 丹参植物

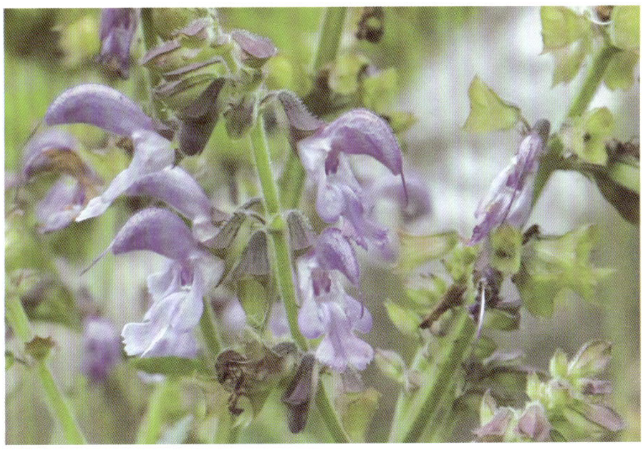

▲ 丹参花

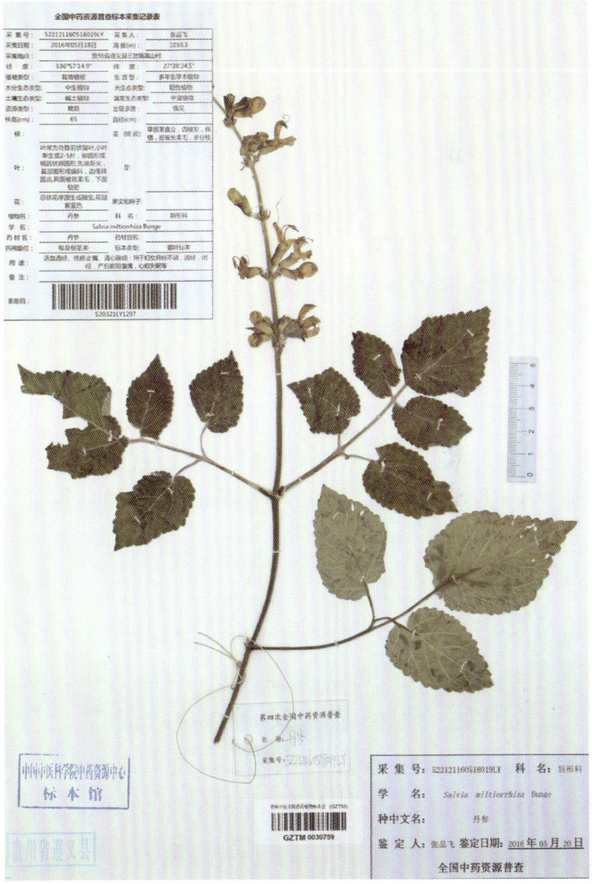

▲ 丹参腊叶标本

生境及分布 生于海拔120～1 300 m的向阳山坡草丛、林边或溪谷旁。主要分布于播州、习水、正安等地。

药材名 丹参(根和根茎)。

采收加工 春、秋二季采挖，除去泥沙，晒干。生用或酒炙。

性味归经 苦，微寒。归心、肝经。

功能主治 活血祛瘀，痛经止痛，清心除烦，凉血消痈，养血安神。主治胸痹心痛，脘腹胁痛，胸腹刺痛，癥瘕积聚，风湿痹痛，热痹疼痛，心烦不眠，妇女

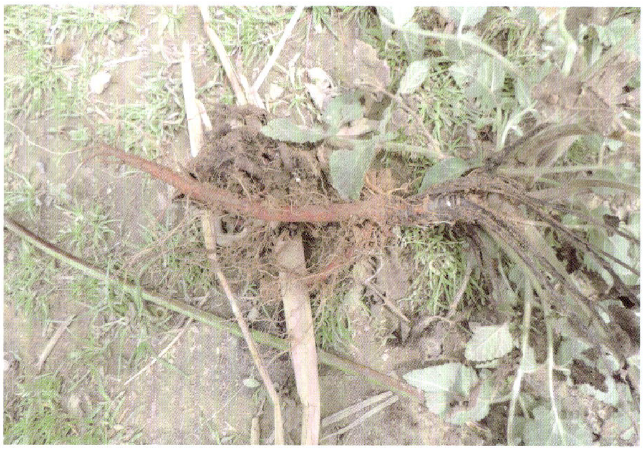

▲ 丹参根

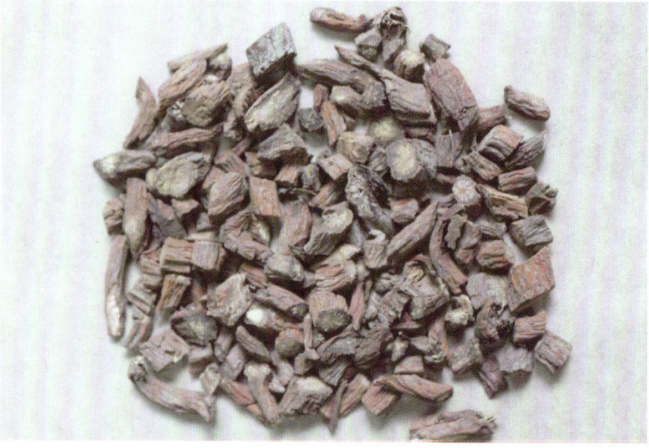

▲ 丹参药材

月经不调，痛经经闭，产后瘀阻腹痛，身发斑疹，疮疡肿痛。活血化瘀宜酒炙用。为妇科良药。

用法用量 内服：煎汤，5～15 g，大剂量可用至30 g。外用：适量熬膏涂；或煎水熏洗。

使用注意 不宜与藜芦同用。无瘀血者慎服。

用药经验 ①腹中包块：丹参、三棱、莪术各9 g，皂角刺3 g，水煎服。②经血涩少，产后瘀血腹痛，闭经腹痛：丹参、益母草、香附各9 g，水煎服。③急、慢性肝炎，两胁作痛：茵陈15 g，郁金、丹参、板蓝根各9 g，水煎服。④神经衰弱：丹参15 g，五味子30 g，水煎服。

四棱草 *Schnabelia oligophylla* Hand.-Mazz.

别名 筋骨连、箭羽草、箭羽筋骨草。

形态特征 多年生草本，高达1 m。根茎短且膨大，逐节生根，根细长，纤维状。茎四方形，具明显细束的节，四角有膜质翅，分枝多，无毛。叶对生，卵形、卵状披针形或三角状卵形，长1～2.5 cm，先端尖，基部宽楔形或圆形，下部的叶多3裂，侧裂卵形，中裂稍长，卵状披针形。上部叶渐小，侧裂粗齿状。两面被密毛。叶具柄，有毛。花单生叶腋，淡紫色。花梗顶端具钻状小苞2，有毛。花萼钟状，外面有毛，先端5裂，裂片披针形，长尖。花冠外面有毛，管细长，先端唇形，上唇2裂，裂片圆形，下唇3裂，中裂略呈椭圆形，侧裂较小。雄蕊4枚，伸出花冠外，上对稍短，花丝下端有毛。花药肾形。子房4裂，有毛，花柱细长，无毛，顶端相等2裂，裂片钻形，平展。花盘环状。小坚果倒卵珠形，被短柔毛，橄榄色，背面具不甚明显的网纹，侧面相接，腹面的果脐凹入，中间隆起。花期4～5月，果期5～8月。

生境及分布 生于海拔约700 m的山谷溪旁、石灰岩上、河边林下、石边、疏林或草丛中。主要分布于习水、播州、绥阳等地。

药材名 四楞筋骨草（全草）。

采收加工 5月采收，洗净，鲜用或晒干。

性味归经 辛、苦，平。归肝、肾经。

功能主治 祛风除湿，活血通络。主治风湿痹痛，四肢麻木，腰膝酸痛，跌打损伤。

用法用量 内服：煎汤，9～15 g；或浸酒。外用：适量，捣敷。

使用注意 孕妇忌服。

用药经验 ①筋骨疼痛：四楞筋骨草15 g，小血藤、舒筋草各12 g，土当归、石枣子、白龙须、牛膝各9 g，泡酒1 L，早晚各服1次，每次服50 g。②风湿筋骨关节酸痛：四楞筋骨草60 g，泡酒服。③风湿：四楞筋骨草30 g，生姜15 g，捣绒，加酒炒热包患处。

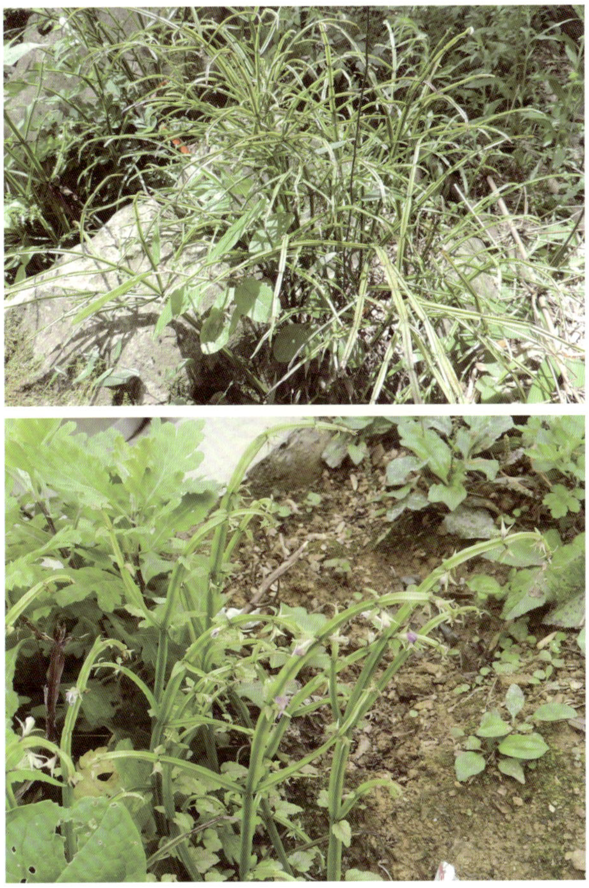

▲ 四棱草植物

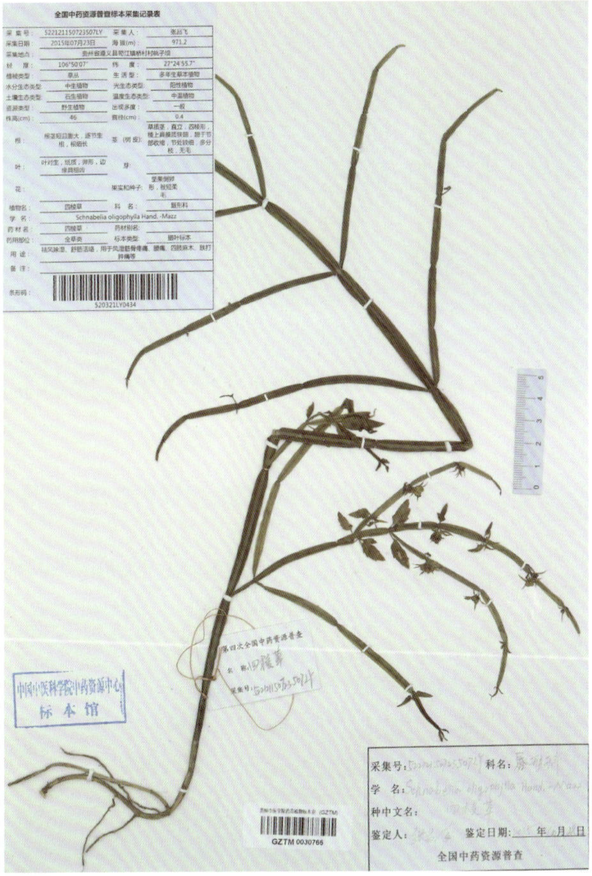

▲ 四棱草腊叶标本

韩信草 *Scutellaria indica* L.

别名 大力草、耳挖草、顺经草。

形态特征 多年生上升直立草本。根茎短，向下生出多数簇生的纤维状根，向上生出1至多数茎。茎高12～28 cm，常带暗紫色，被微柔毛。叶具柄，心状卵形或卵状椭圆形，长1.5～2.6 cm，宽1.2～2.3 cm，两面被微柔毛或糙伏毛。花对生，在茎或分枝顶上排列成长4～8 cm的总状花序；最下一对苞片叶状，其余均细小；花萼盾片果时十分增大；花冠蓝紫色，长1.4～1.8 cm，筒前方基部膝曲，下唇中裂片圆状卵形；雄蕊4，二强。成熟小坚果卵形，具瘤，腹面近基部具一果脐。花、果期2～6月。

生境及分布 生于海拔1 500 m以下的山地或丘陵地、疏林下、路旁空地及草地上。主要分布于播州、汇川、绥阳等地。

药材名 韩信草（带根全草）。

采收加工 春、夏季采收，洗净，鲜用或晒干。以茎枝细匀、叶多、色绿、带"耳挖"状果枝者为佳。

性味归经 辛、苦，寒。归心、肝、肺经。

功能主治 清热解毒，活血止痛，止血消肿。主治痈肿疔毒，肺痈，肠痈，瘰疬，毒蛇咬伤，肺热咳喘，牙痛，喉痹，咽痛，筋骨疼痛，吐血，咯血，便血，跌打损伤，创伤出血，皮肤瘙痒。

用法用量 内服：煎汤，10～15 g；或捣汁，鲜品30～60 g；或浸酒。外用：适量，捣敷；或煎汤洗。

使用注意 孕妇慎服。

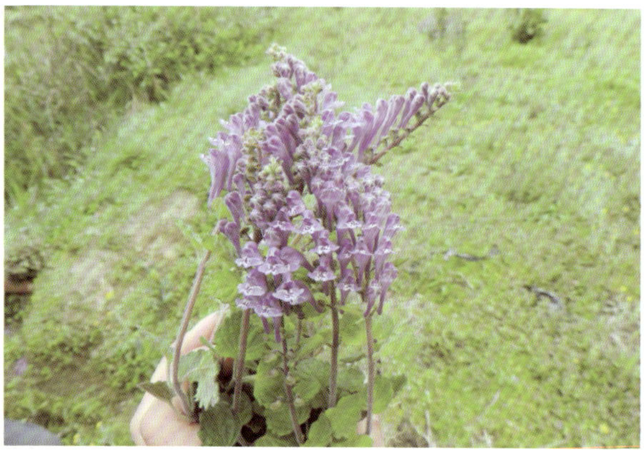

▲ 韩信草花

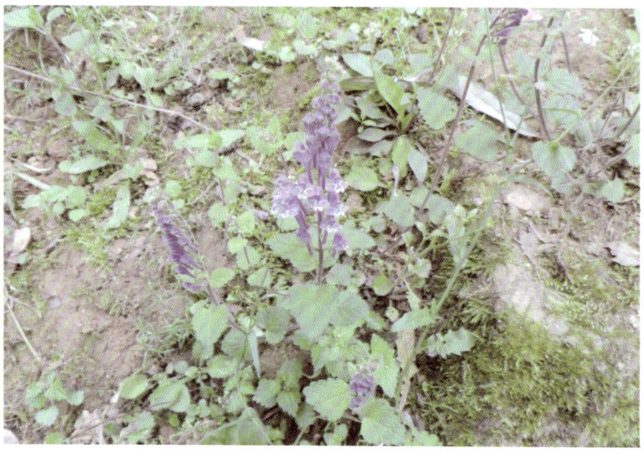

▲ 韩信草植物

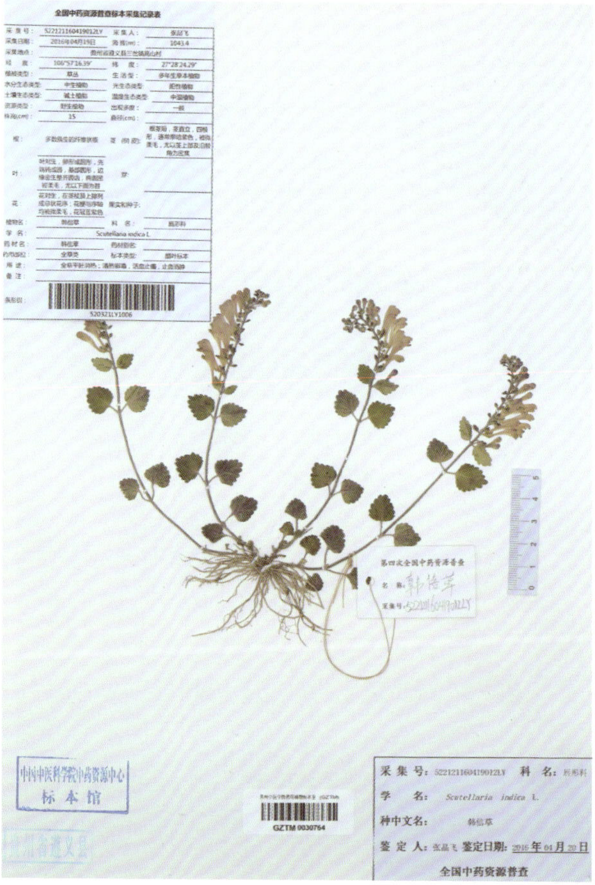

▲ 韩信草腊叶标本

用药经验 ①急、慢性尿路感染：韩信草、海金沙各31 g，鲜用，水煎服，每日 1 剂，分 2 次服。②跌打损伤，吐血：鲜韩信草 60 g，捣后绞汁，炖酒服。③痈疽、无名肿毒：鲜韩信草适量，捣烂，敷患处。④毒蛇咬伤：鲜韩信草 60 g，捣烂绞汁冲冷开水服，药渣敷患处。⑤肺痈：韩信草 60 g，水煎，代茶饮。⑥咽炎、咽喉肿痛：韩信草 15 g，水煎服或开水泡服。

甘露子 *Stachys sieboldii* Miq.

别名 地蚕、宝塔菜、螺蛳菜。

形态特征 多年生草本，高 30～120 cm。在茎基部数节上生有密集的须根及多数横走的根茎。根茎白色，在节上有鳞状叶及须根，顶端有念珠状或螺蛳形的肥大块茎。茎直立或基部倾斜，单一；或多分枝，四棱形，被有疏或密的硬毛。茎生叶卵圆形或长椭圆状卵圆形，长 3～12 cm，宽 1.5～6 cm，先端微锐尖或渐尖，基部平截至浅心形，边缘有规则的齿状锯齿，叶柄 1～3 cm，被硬毛；苞叶向上渐变小，呈苞片状，通常反折（尤其栽培型）。轮伞花序通常 6 花，多数远离组成长 5～15 cm 顶生穗状花序；小苞片线形，被微柔毛；花梗短，被微柔毛。花萼狭钟状；花冠粉红色至紫红色，下唇有紫斑，冠筒筒状，冠二唇形，上唇长圆形外面被柔毛，内面无毛，3 裂，中裂片较大，近圆形，侧裂片卵圆形，较短小；雄蕊 4，前对较长，均上升至上唇片之下，花丝丝状，扁平，先端略膨大，被微柔毛，花药卵圆形，2 室。花柱丝状。小坚果卵珠形，直径约 1.5 cm，黑褐色，

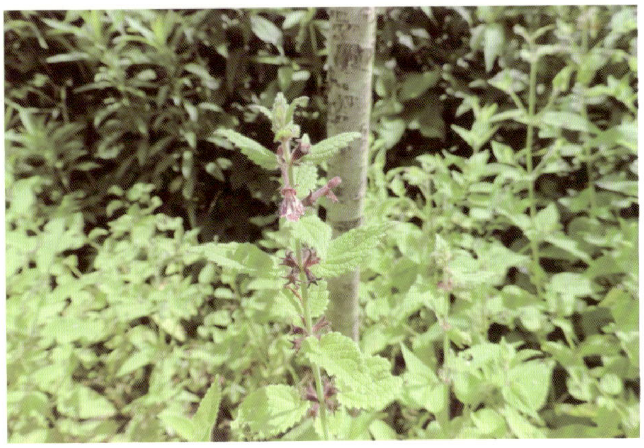

▲ 甘露子植物

具小瘤。花期7～8月，果期9月。

生境及分布 生于海拔500～3 200 m的山谷湿地、林下、河滩草地、田边、水沟边。主要分布于播州、汇川、绥阳等地。

药材名 草石蚕(块茎及全草)。

采收加工 春、秋季采收，挖取块茎，洗净，晒干。

性味归经 甘，平。归肺、肝、脾经。

功能主治 解表清肺，利湿解毒，补虚健脾。主治风热感冒，虚劳咳嗽，黄疸，淋证，疮毒肿痛，毒蛇咬伤。

用法用量 内服：煎汤，全草15～30 g，根30～60 g；或浸酒；或焙干研末。外用：适量，煎水洗；或捣敷。

用药经验 ①风热感冒：草石蚕全草60 g，煎水服。②肺痨：草石蚕根120 g，炖猪肺常食。

茄科

辣椒 *Capsicum annuum* L.

别名 番椒、秦椒、辣茄。

形态特征 一年生草本，高40～80 cm。单叶互生，枝顶端节不伸长而成双生或簇生状；叶片长圆状卵形、卵形或卵状披针形，长4～13 cm，宽1.5～4 cm，全缘，先端尖，基部渐狭。叶柄长。花1～3朵，腋生，白色，俯垂，萼杯状或广钟形，先端5齿；轮状花冠白色，5裂，裂片卵形或椭圆形；雄蕊5；雌蕊1，子房上位，2室，少数3室，花柱线状或长圆形。浆果长指状，先端渐尖且常弯曲，未成熟时绿色，成熟后呈红色，橙色或紫红色，味辣。种子多数，扁肾形，淡黄色。花、果期5～11月。

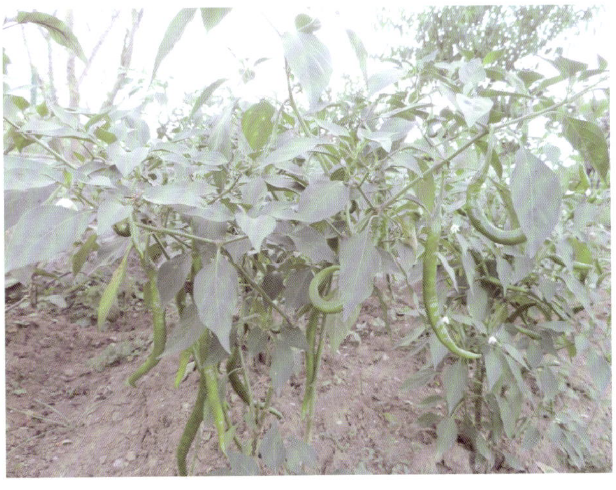

▲ 辣椒植物

生境及分布 区域内各地均有栽培。主要分布于播州、红花岗、汇川等地，红花岗区虾子镇为全国辣椒的重要集散中心。

药材名 辣椒(果实)，辣椒茎(茎)。

采收加工 1. 辣椒。6～7月果红时采收，晒干。
2. 辣椒茎。9～10月将倒苗前采收，切段，晒干。

性味归经 1. 辣椒。辛，热。归脾、胃经。
2. 辣椒茎。辛、甘，热。归脾、胃经。

功能主治 1. 辣椒。温中散寒，下气消食。主治胃寒气滞，脘腹胀痛，呕吐，泻痢，风湿痛，冻疮。

2. 辣椒茎。散寒除湿，活血化瘀。主治风湿冷痛，冻疮。

用法用量 1. 辣椒。内服：入丸、散，1～3 g。外用：适量，煎水熏洗；或捣敷。

2. 辣椒茎。外用：适量，煎水洗。

使用注意 辣椒阴虚火旺及患咳嗽、目疾者忌服。

用药经验 风湿性关节炎：辣椒20个，花椒30 g，先将花椒煎水，数沸后放入辣椒煮软，取出撕开，贴患处，再用水热敷。

曼陀罗 *Datura stramonium* L.

别名 洋金花、枫茄花、狗核桃。

形态特征 直立草本或半灌木状，高1～2 m。叶宽卵形，长8～12 cm，宽4～12 cm，顶端渐尖，基部不对称楔形，缘有不规则波状浅裂，裂片三角形，有时有疏齿，脉上有疏短柔毛；叶柄长3～5 cm。花常单生于枝分叉处或叶腋，直立；花萼筒状，有5棱角，长4～5 cm；花冠漏斗状，长6～10 cm，径3～5 cm，下部淡绿色，上部白色或紫色；雄蕊5；子房卵形，不完全4室。蒴果直立，卵状，长3～4 cm，径2～3.5 cm，表面生有坚硬的针刺；或稀仅粗糙而无针刺，成熟后4瓣裂。花期3～11月，果期4～11月。

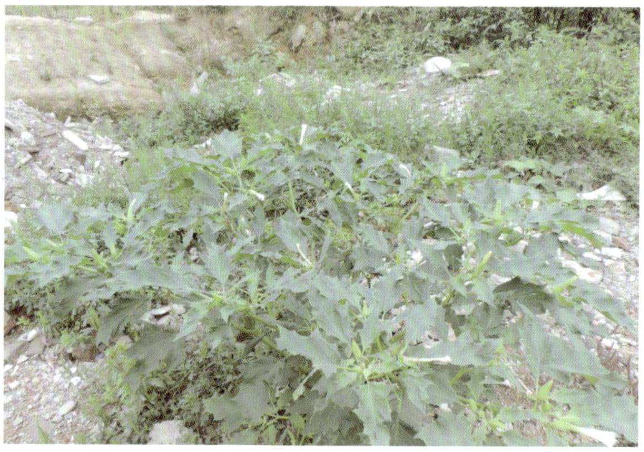

▲ 曼陀罗植物

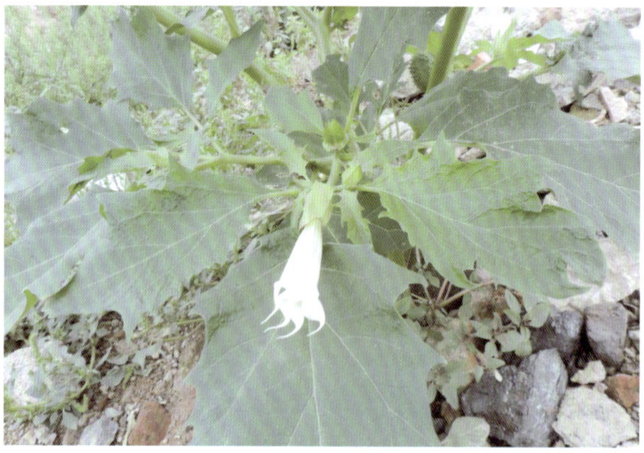

▲ 曼陀罗花

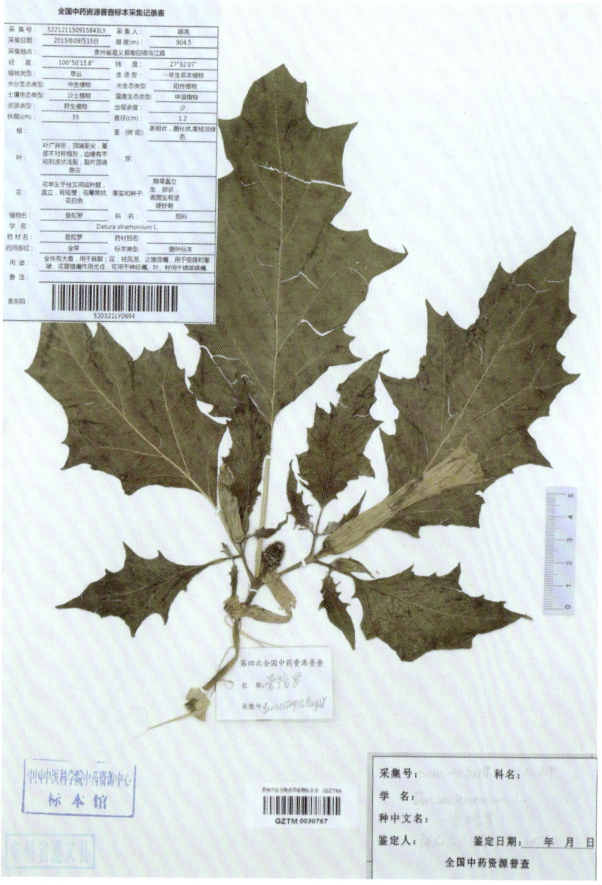

▲ 曼陀罗腊叶标本

生境及分布 生于海拔100～4 000 m的山坡、草地、住宅旁、路边或河谷上。主要分布于习水、正安、播州、绥阳等地。

药材名 曼陀罗花（花），曼陀罗子（果实和种子），曼陀罗叶(叶),曼陀罗根(根)。

采收加工 1. 曼陀罗花。4～11 月花初开时采收,晒干或低温干燥。生用。

2. 曼陀罗子。夏、秋季果实成熟时采收,亦可晒干后取出种子。以果实饱满、种子数多、成熟者为佳。

3. 曼陀罗叶。7～8 月采收,鲜用,亦可晒干或烘干。

4. 曼陀罗根。夏、秋季挖取,洗净,鲜用或晒干。

性味归经 1. 曼陀罗花。辛,温。有大毒。归肺、肝经。

2. 曼陀罗子。辛、苦,温。有毒。归肝、脾经。

3. 曼陀罗叶。苦、辛,温。有毒。归肺、肝经。

4. 曼陀罗根。辛、苦,温。有毒。归心、肝经。

功能主治 1. 曼陀罗花。平喘止咳,镇痛,解痉。主治哮喘咳嗽,心腹疼痛,风湿痹痛,跌打损伤,癫痫,小儿慢惊风,外科麻醉。

2. 曼陀罗子。平喘,祛风,止痛。主治喘咳,惊痫,风寒湿痹,脱肛,跌打损伤,疮疖。

3. 曼陀罗叶。镇咳平喘,止痛拔脓。主治喘咳,痹痛,脚气,脱肛,痈疽疮疖。

4. 曼陀罗根。镇咳,止痛,拔脓。主治喘咳,风湿痹痛,疖癣,恶疮,狂犬咬伤。

用法用量 1. 曼陀罗花。内服:入丸、散,0.3～0.6 g,亦可作卷烟分次燃吸,(每日两次,不超过 1.5 g)。外用:适量,煎水洗;或捣敷。

2. 曼陀罗子。内服:煎汤,0.15～0.3 g;或浸酒。外用:适量,煎水洗;或浸酒涂擦。

3. 曼陀罗叶。内服:煎汤,0.3～0.6 g;或浸酒。外用:适量,煎水洗;或捣汁涂。

4. 曼陀罗根。内服:煎汤,0.9～1.5 g。外用:适量,煎水熏洗;或研末调涂。

使用注意 外感表邪及痰热咳喘、青光眼、高血压病及心动过快、孕妇及体虚者均禁用。曼陀罗花、曼陀罗子、曼陀罗叶有毒,用量过大可致死。

用药经验 ①顽固性溃疡:曼陀罗鲜叶,用银针密刺细孔,再用水或米汤冲泡,后贴患处,日换 2 次。②外治皮肤痒起水泡:曼陀罗鲜叶适量,捣烂取汁抹患处。③牛皮癣:剥取曼陀罗根皮,晒干,研末,加醋及枯矾擦患处。④喘息:曼陀罗叶少许,和烟一起,作卷烟,吸其烟。

枸杞 *Lycium chinense* Mill.

别名 狗地芽、枸杞菜、红珠仔刺。

形态特征 多分枝灌木,高 1.5 m 多。枝条细长,柔弱,常弯曲下垂,有棘刺。叶纸质,单叶互生或 2～4 片簇生于短枝上,卵形、卵状菱形、长椭圆形或卵状披针形,顶端急尖,长 1.5～5 cm,宽 0.5～2.5 cm。花在长枝上单生或双生在叶腋,在短枝上则同叶簇生;花梗长 1～2 cm;花萼长 3～4 cm,花冠漏斗状,淡紫色,5 深裂,雄蕊较花冠短。浆果红色,卵状或长椭圆状。花期 6～9 月,果期 7～10 月。

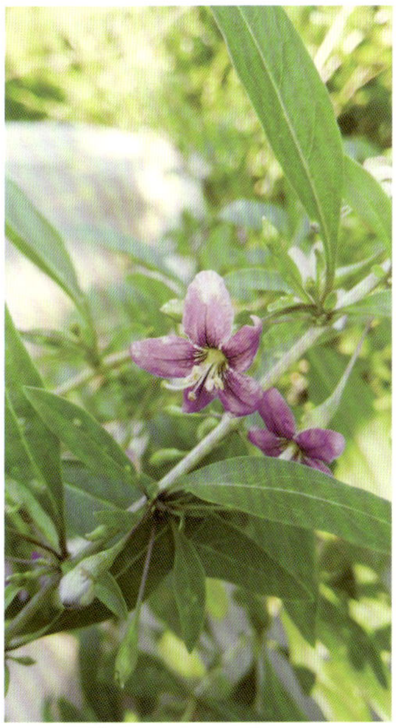

▲ 枸杞植物及花

生境及分布 生于海拔 600～2 000 m 的山坡、田埂或丘陵地带。主要分布于播州、习水、汇川等地。

药材名 地骨皮(根皮),枸杞子(成熟果实),枸杞叶(嫩茎叶)。

采收加工 1. 地骨皮。春初或秋后采挖根部,洗净,剥取根皮,晒干。以筒粗、肉厚、整齐、无木心及

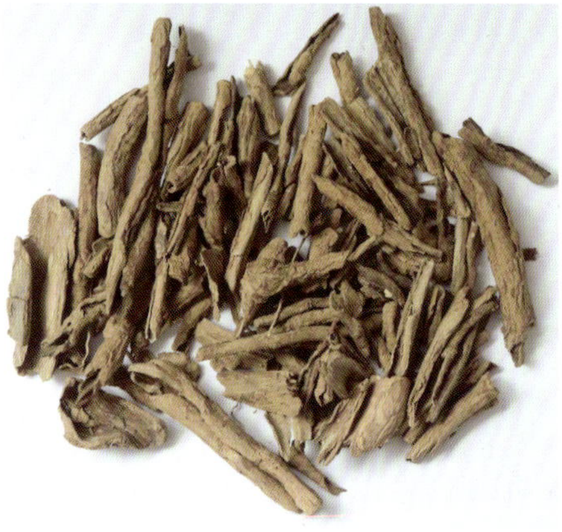

▲ 地骨皮药材

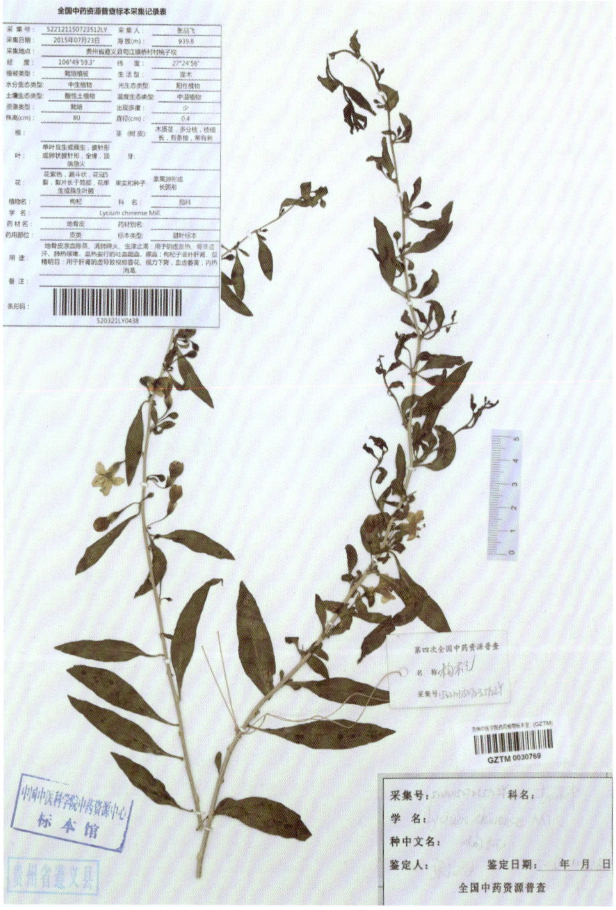

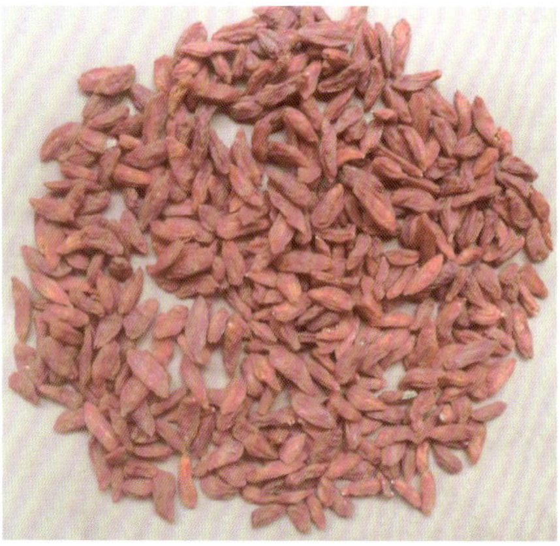

▲ 枸杞子药材

▲ 枸杞腊叶标本

碎片者为佳。

2. 枸杞子。夏、秋二季果实成熟(呈红色)时采摘，热风烘干，除去果梗；或晾至皮皱后，晒干，除去果梗；或晾至皮皱后，晒干，除去果梗。生用。以果粒大、色红、肉厚、质柔润、籽少，味甜者为佳。

3. 枸杞叶。春季至初夏采摘，洗净，多鲜用。

性味归经 1. 地骨皮。甘，寒。归肺、肝、肾经。

2. 枸杞子。甘，平。归肝、肾经。

3. 枸杞叶。苦、甘，凉。归肝、脾、肾经。

功能主治 1. 地骨皮。凉血除蒸，清肺降火。主治阴虚发热，骨蒸盗汗，肺热咳嗽，吐血，衄血，内热消渴。

2. 枸杞子。滋补肝肾，益精明目。主治虚劳精亏，腰膝酸痛，眩晕耳鸣，阳痿遗精，内热消渴，血虚萎黄，目昏不明。

3. 枸杞叶。补虚益精，清热明目。主治虚劳发热，烦渴，目赤昏痛，障翳夜盲，崩漏带下，热毒疮肿。

用法用量 1. 地骨皮。内服：煎汤，9～15 g，大剂量可用至 15～30 g。

2. 枸杞子。内服：煎汤，6～12 g；或入丸、散、膏、酒。

3. 枸杞叶。内服：煎汤，鲜品 60～240 g；或煮食；或适量代茶饮；或捣汁。外用：适量，煎水洗；或捣汁滴眼。

用药经验 ①虚热咳嗽：地骨皮 10 g，水煎服。②口舌糜烂：柴胡、地骨皮各 9 g，水煎服。③眼翳不明：枸杞子适量，加白糖、食盐少许，吞服。④跌打，气血不通：枸杞叶(茎尖)15 g，煎鸡蛋服。⑤急性结膜炎：枸杞叶 30 g，鸡蛋一个，稍加调味，煮汤吃，每日一次。

小酸浆 *Physalis minima* L.

别名 天泡子、灯笼草、黄姑娘。

形态特征 一年生草本，根细瘦。主轴短缩，顶端多二歧分枝，分枝披散而卧于地上或斜升，生短柔毛。叶柄细弱，长 1～1.5 cm。叶片卵形或卵状披针形，长 2～3 cm，宽 1～1.5 cm，顶端渐尖，基部歪斜楔形，全缘而波状或有少数粗齿，两面脉上有柔毛。花具细弱的花梗，生短柔毛。花萼钟状，外面生短柔毛，裂片三角形，结果时萼增大，如灯笼状包围在果实外面，顶端短渐尖，缘毛密。花冠黄色。花药黄白色。果梗细瘦，长不及 1 cm，俯垂。果萼近球状或卵球状，直径 1～1.5 cm。果实球状。花期 5～9 月，果期 6～10 月。

生境及分布 生于海拔 500～1 500 m 的土坎、田野、坡地及空旷荒地上。主要分布于习水、正安、播州等地。

药材名 天泡子（全草及果实）。

采收加工 6～7 月，采集果实或带果全草，洗净，鲜用或晒干。以全草幼嫩、色黄白，带果宿萼多者为佳。

性味 苦，凉。

功能主治 清热利湿，祛痰止咳，软坚散结。主治湿热黄疸，小便不利，慢性咳喘，疳积，瘰疬，天疱疮，湿疹，疖肿。

用法用量 内服：煎汤，15～30 g。外用：适量，鲜品捣烂敷；煎水洗或研末调敷。

使用注意 无湿热瘀滞者忌用。

用药经验 ①黄疸：天泡子、阳雀花根、红檬树皮（煅）、木通、臭草根各等分，水煎服。②小儿天疱疮：天泡子研末，麻油调搽。

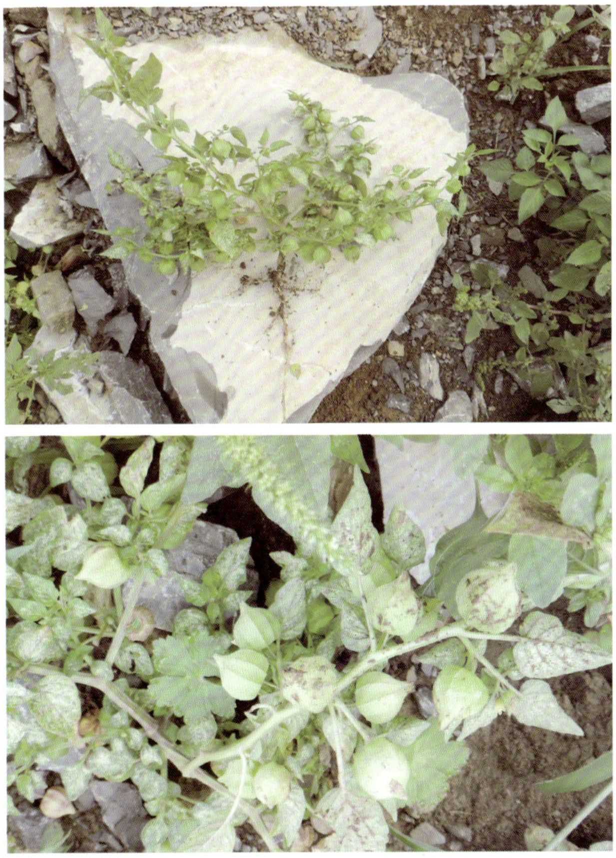

▲ 小酸浆植物

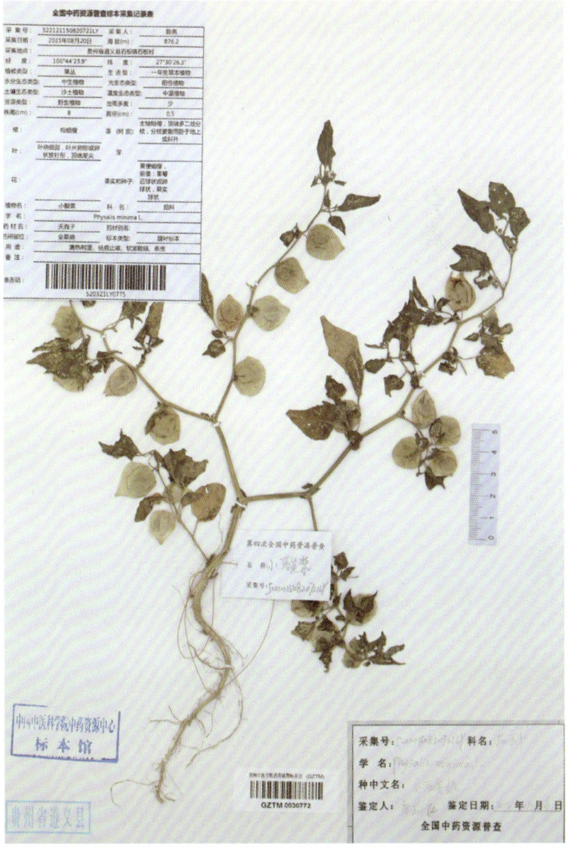

▲ 小酸浆腊叶标本

喀西茄 *Solanum aculeatissmum* Jacquin

别名 天茄果、狗茄子、苦颠茄。

形态特征 直立草本至亚灌木，高 1～2 m，最高达 3 m，茎、枝、叶及花柄多混生黄白色具节的长硬毛，短硬毛，腺毛及淡黄色基部宽扁的直刺，刺长 2～15 mm，宽 1～5 mm，基部暗黄色。叶阔卵形，长 6～12 cm，宽约与长相等，先端渐尖，基部戟形，5～7 深裂，裂片边缘又作不规则的齿裂及浅裂；上面深绿，毛被在叶脉处更密；下面淡绿，除被有与上面相同的毛被外，还被有稀疏分散的星状毛；侧脉与裂片数相等，在上面平，在下面略凸出，其上分散着生基部宽扁的直刺，刺长 5～15 mm；叶柄粗壮，长约为叶片之半。蝎尾状花序腋外生，短而少花，单生或 2～4 朵，花梗长约 1 cm；萼钟状，绿色，直径约 1 cm，长约 7 mm，5 裂，裂片长圆状披针形，长约 5 mm，宽约 1.5 mm，外面具细小的直刺及纤毛，边缘的纤毛更长而密；花冠筒淡黄色，隐于萼内，长约 1.5 mm；冠檐白色，5 裂，裂片披针形，长约 14 mm，宽约 4 mm，具脉纹，开放时先端反折；花丝长约 1.5 mm，花药在顶端延长，长约 7 mm，顶孔向上；子房球形，被微绒毛，花柱纤细，长约 8 mm，光滑，柱头截形。浆果球状，直径 2～2.5 cm，初时绿白色，具绿色花纹，成熟时淡黄色，宿萼上具纤毛及细直刺，后逐渐脱落；种子淡黄色，近倒卵形，扁平，直径约 2.5 mm。花期春夏，果期冬季。

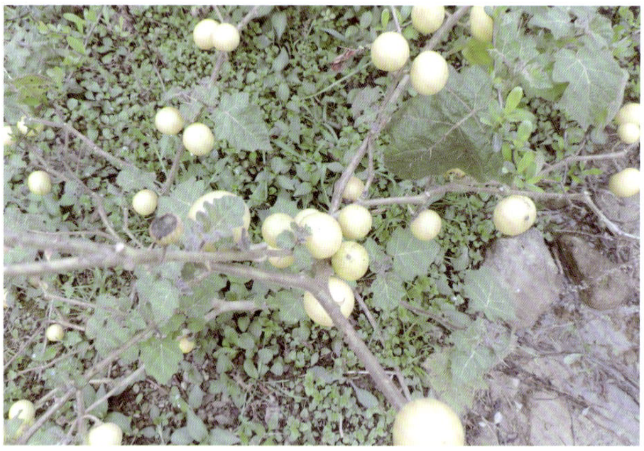

▲ 喀西茄植物

生境及分布 生于山坡、沟边、路边灌丛、荒地、草坡、田埂上或林中路旁。主要分布于播州、汇川、习水等地。

药材名 苦天茄（果实），苦天茄叶（叶），喀西茄（根、果）。

采收加工 1. 苦天茄。秋季采收成熟果实，鲜用或晒干。

2. 喀西茄。根全年均可采挖，洗净，切片晒干。秋季采收成熟果实，鲜用或晒干。

3. 苦天茄叶。夏、秋季采收，鲜用或晒干。

性味归经 1. 苦天茄、喀西茄。微苦，寒。有小毒。

2. 苦天茄叶。微苦，凉。

功能主治 1. 苦天茄。祛风止痛，清热解毒。主治风湿痹痛，头痛，牙痛，乳痈，痄腮，跌打疼痛。

2. 喀西茄。消炎解毒，镇静止痛。主治风湿跌打疼痛，神经性头痛，胃痛，牙痛，乳腺炎，腮腺炎。

3. 苦天茄叶。息风定惊。主治小儿惊厥。

用法用量 1. 苦天茄。内服：煎汤，3～6 g。外用：适量，捣敷或研末调敷。

2. 喀西茄。内服：煎汤，10～20 g。

3. 苦天茄叶。内服：煎汤，6～9 g。

用药经验 ①胃癌，风湿痛，跌打损伤：苦天茄（根）0.9 g，水煎服；或研末开水冲服，也可撒在膏药上贴患处。②整复麻醉止痛：苦天茄（根、叶）研末，酒调外敷患处，3～5 min 即可骨折整复。

白英 *Solanum lyratum* Thunb.

别名 山甜菜、蔓茄、北风藤。

形态特征 草质藤本，长 0.5～1 m；茎及小枝密生具节的长柔毛。叶多为琴形，长 3.5～5.5 cm，宽 2.5～4.8 cm，顶端渐尖，基部常 3～5 深裂或少数全缘，裂片全缘，侧裂片顶端圆钝，中裂片较大，卵形，两面均被长柔毛；叶柄长 1～3 cm。聚伞花序，顶生或腋外生，疏花；花萼杯状，萼齿 5；花冠蓝紫色或白色，直径 1.1 cm，5 深裂；雄蕊 5；子房卵形。浆果球形，成熟时红色。花期 6～10 月，果期 10～11 月。

生境及分布 生于海拔 200～2 800 m 的山谷草地或路旁、田边、山坡、竹林下及灌木丛中。主要分布于习水、务川、播州等地。

药材名 白毛藤（全草），鬼目（成熟果实），白毛藤根（根）。

采收加工 1. 白毛藤。夏、秋二季茎叶生长旺盛时期收割全草，切段，晒干。生用。以茎粗壮，叶绿、无果者为佳。

2. 鬼目。冬季果实成熟时采收，晒干。

3. 白毛藤根。夏、秋季采挖，洗净，鲜用或晒干。

性味归经 1. 白毛藤。甘、苦，寒。有小毒。归肝、胆、肾经。

2. 鬼目。酸，平。归肝、胃经。

3. 白毛藤根。苦、辛，平。

功能主治 1. 白毛藤。抗肿瘤，清热利湿，解毒消肿。主治胃癌，直肠癌，宫颈癌，肺癌，湿热黄疸，胆囊炎，胆石症，肾炎水肿，风湿关节痛，妇女湿热带下，小儿高热惊搐，痈肿瘰疬，湿疹瘙痒，带状疱疹。

2. 鬼目。明目，止痛。主治眼花目赤，迎风流泪，翳障，风火牙痛，龋齿。

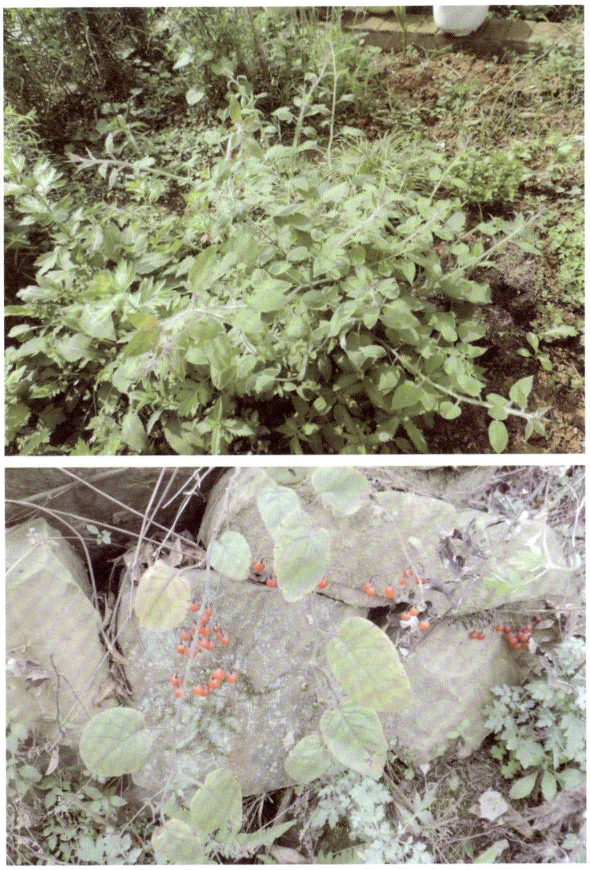

▲ 白英植物及果实

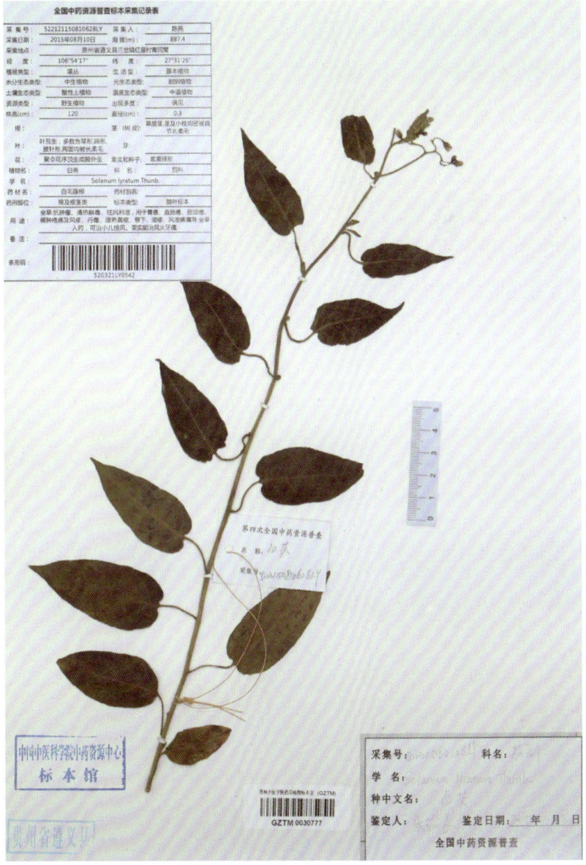

▲ 白英腊叶标本

3. 白毛藤根。清热解毒，消肿止痛。主治风火牙痛，头痛，瘰疬，痈肿，痔漏。

用法用量 1. 白毛藤。内服：煎汤，15～30 g；鲜品加倍；或浸酒。外用：适量，煎水洗；或捣敷。

2. 鬼目。内服：煎汤，6 g。外用：适量，研末涂。

3. 白毛藤根。内服：煎汤，15～30 g。

用药经验 ①风湿关节痛：白毛藤、忍冬、五加皮各30 g，白酒500 ml泡服。②风火赤眼：白毛藤鲜叶捣烂，调入乳，外敷眼睑。③膝关节疼痛：白毛藤、苍耳子、老鹳草各适量，煎白酒服。④乳痈：白毛藤根30 g，酒、水各半煎服，取渣加酒糟调敷患处。⑤黄疸：白毛藤、小龙胆草、车前草各适量，水煎服。⑥肝癌：白毛藤、半枝莲、牵牛子、牛膝各适量，水煎服。⑦肝硬化初期：鲜白毛藤30～90 g，水煎服。

茄 *Solanum melongena* L.

别名 东风草、矮瓜、吊菜子。

形态特征 一年生草本至亚灌木。茎直立，粗壮，高60～100 cm，基部木质化，上部分枝，绿色或紫色，无刺或有疏刺，全体被星状柔毛。单叶互生；叶片卵状椭圆形，长6～18 cm，宽3.5～12 cm，先端钝尖，基部常歪斜不相等，叶缘常波状浅裂，表面暗绿色，两面具星状柔毛；叶柄长2～5 cm。聚伞花序侧生，仅含花数朵；能孕花单生，毛被较密，花后常下垂，不孕花蝎尾状，与能孕花并出；花萼钟形，顶端5裂，裂片披针形，具星状柔毛；花冠紫蓝色，横径约3 cm，裂片长卵形，开展，外具细毛；雄蕊5，花丝短，着生花冠喉部，花药黄色。分离，围绕花柱四周，顶端孔裂；雌蕊1，子房2室，花柱圆柱形，柱头小。浆果长椭圆形、球形或长柱形，深紫色、淡绿色或黄白色，果的形状大小变异极大，光滑；基部有宿存萼。花期6～8月，花后结实。

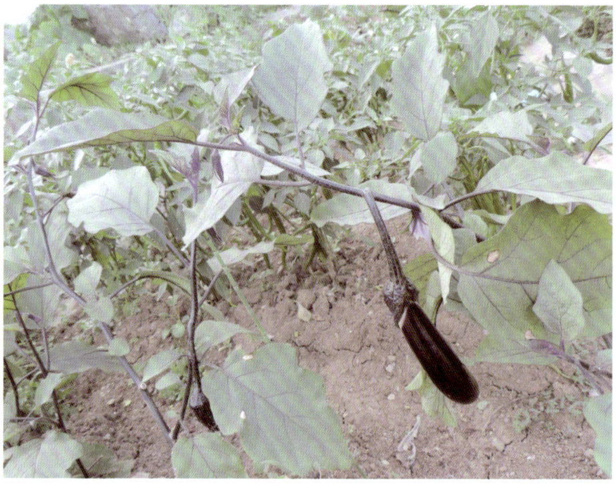

▲ 茄植物

生境及分布 生于海拔800～1 600 m的土地中。主要分布于播州、汇川、绥阳、桐梓等地。

药材名 茄根（根），茄叶（叶），茄花（花），茄子（果实），茄蒂（宿萼）。

采收加工 1. 茄根。9～10月间，全植物枯萎时连根拔起，除去干叶，洗净泥土，晒干。以身干、色灰黄者为佳。

2. 茄叶。夏季采收，鲜用或晒干。

3. 茄花。夏、秋季采收，晒干。

4. 茄子。夏、秋季果熟时采收。

5. 茄蒂。夏、秋季采收，鲜用或晒干。

性味归经 1. 茄根。甘、辛，寒。

2. 茄叶。甘、辛，平。

3. 茄花。甘，平。

4. 茄子。甘，凉。归脾、胃、大肠经。

5. 茄蒂。甘，凉。归肺、胃经。

功能主治 1. 茄根。祛风利湿，清热止血。主治风湿热痹，脚气，血痢，便血，痔血，血淋，妇女阴痒，皮肤瘙痒，冻疮。

2. 茄叶。散血消肿。主治血淋，下血，血痢，肠风下血，痈肿，冻伤。

3. 茄花。敛疮，止痛，利湿。主治创伤，牙痛，妇女白带异常。

4. 茄子。清热，活血，消肿。主治肠风下血，热毒疮痈，皮肤溃疡。

5. 茄蒂。凉血，解毒。主治肠风下血，痈肿，对口疮，牙痛。

用法用量 1. 茄根。内服：煎汤，9～18 g；或入散剂。外用：适量，煎水洗；捣汁或烧存性研末调敷。

2. 茄叶。内服：研末，6～9 g。外用：适量，煎水浸洗；捣敷；或烧存性研末调敷。

3. 茄花。内服：烘干研末，2～3 g。外用：适量，研末涂敷。

4. 茄子。内服：煎汤，15～30 g。外用：适量，捣敷。

5. 茄蒂。内服：煎汤，6～9 g；或研末。外用：适量，研末掺或生擦。

使用注意 不可多食，动气，亦发痼疾。熟者少食之，无畏。患冷人不可食，发痼疾。

用药经验 ①风湿性关节炎：茄根 15 g，水煎服，每日 1 次，连服数日。②冻疮：茄根 30 g，花椒 3 g，水煎洗患处。③发背及痈毒初起，用茄蒂 14～21 个，水、酒煎服。④对口疮：鲜茄蒂、鲜何首乌等分，煮饮。

龙葵 *Solanum nigrum* L.

别名 天茄菜、野海椒、灯笼草。

形态特征 一年生草本。茎直立，多分枝。叶卵形，长 2.5～10 cm，宽 1.5～5.5 cm，全缘或有不规则的波状粗齿，两面光滑或有疏短柔毛；叶柄长 1～2 cm。花序短蝎尾状，腋外生，有 4～10 朵花，总花梗长 1～2.5 cm；花萼杯状；花冠白色，辐状，裂片卵状三角形；雄蕊 5；子房卵形，花柱中部以下有白色绒毛。浆果球形，熟时黑色；种子近卵形，压扁状。花、果期 5～11 月。

生境及分布 生于海拔 600～3 000 m 的田边、路旁、荒地及村庄附近。主要分布于播州、习水、务川等地。

药材名 龙葵（全草），龙葵根（根），龙葵子（种子）。

采收加工 1. 龙葵。夏、秋二季采收，切段，鲜用或晒干。以茎叶色绿、带果者为佳。

2. 龙葵根。夏、秋季采挖，鲜用或晒干。

3. 龙葵子。秋季果实成熟时采收，鲜用或晒干。

性味归经 1. 龙葵。苦，寒。有小毒。归肝、胃经。

2. 龙葵根。苦，寒。

3. 龙葵子。苦，寒。

功能主治 1. 龙葵。活血消肿，清热解毒，利水消肿。主治宫颈癌，膀胱癌，鼻咽癌，肝癌，咽喉肿痛，

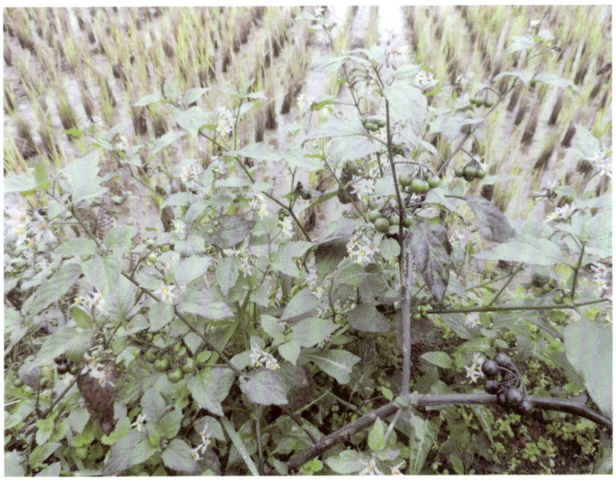

▲ 龙葵植物

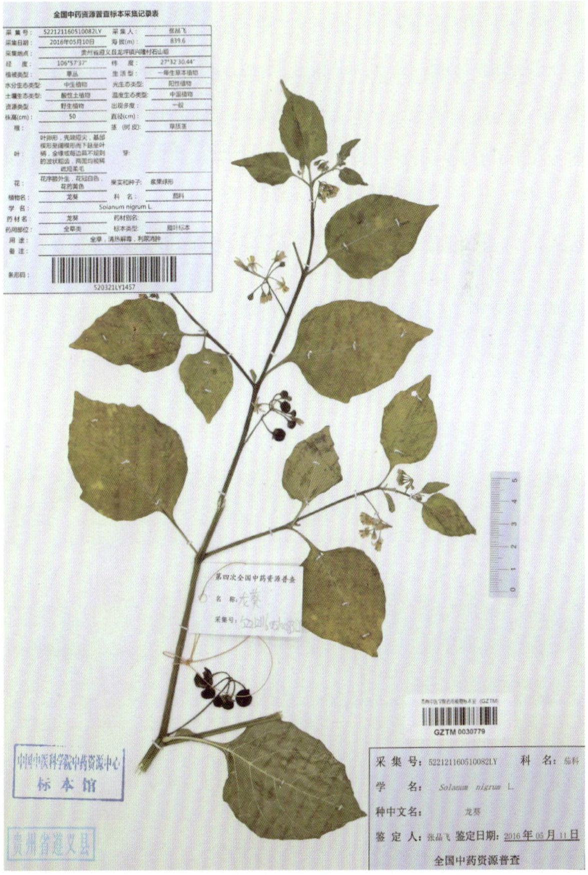

▲ 龙葵腊叶标本

牙痛，痈疖疔疮，湿热淋证，水肿，小便不利，湿疹，皮肤瘙痒。

2. 龙葵根。清热利湿，活血解毒。主治痢疾，淋浊，尿路结石，风火牙痛，跌打损伤，痈疽肿毒。

3. 龙葵子。清热解毒，化痰止咳。主治咽喉肿痛，疔疮，咳嗽痰喘。

用法用量 1. 龙葵。内服：煎汤，9～30 g；鲜品加倍。外用：适量，捣敷；或煎水洗。

2. 龙葵根。内服：煎汤，9～15 g，鲜品加倍。外用：适量，捣敷或研末调敷。

3. 龙葵子。内服：煎汤，6～9 g；或浸酒。外用：适量，煎水含漱或捣敷。

使用注意 龙葵根虚寒而无湿热者忌用。

用药经验 ①天疱疮、湿疹：龙葵苗叶，捣烂外敷患处。②崩漏不止：龙葵 30 g，佛指甲 15 g，煎水服。③急性扁桃体炎：龙葵子 9 g，煎汤含漱，吐出。④牙痛：龙葵根适量，煎汤含漱。⑤痈疖疔疮：龙葵鲜品，捣烂外敷。

阳芋 *Solanum tuberosum* L.

别名 洋芋、土豆、荷兰薯。

形态特征 草本，高 30～80 cm，无毛或被疏柔毛。地下茎块状，扁圆形或长圆形，直径 3～10 cm，外皮白色。叶为奇数不相等的羽状复叶，小叶常大小相间，长 10～20 cm；叶柄长 2.5～5 cm；小叶，6～8 对，卵形至长圆形，最大者长可达 6 cm，宽达 3.2 cm，最小者长宽均不及 1 cm，先端尖，基部稍不相等，全缘，两面均被白色疏柔毛，侧脉每边 6～7 条，先端略弯，小叶柄长 1～8 mm。伞房花序顶生，后侧生，花白色或蓝紫色；萼钟形，外面被疏柔毛，5 裂，裂片披针形，先端长渐尖；花冠辐状，直径 2.5～3 cm，花冠筒隐于萼内，冠檐长约 1.5 cm，裂片 5，三角形；雄蕊长约 6 mm，花药长为花丝长度的 5 倍；子房卵圆形，无毛，花柱长约 8 mm，柱头头状。浆果圆球状，光滑，直径约 1.5 cm。花期夏季。

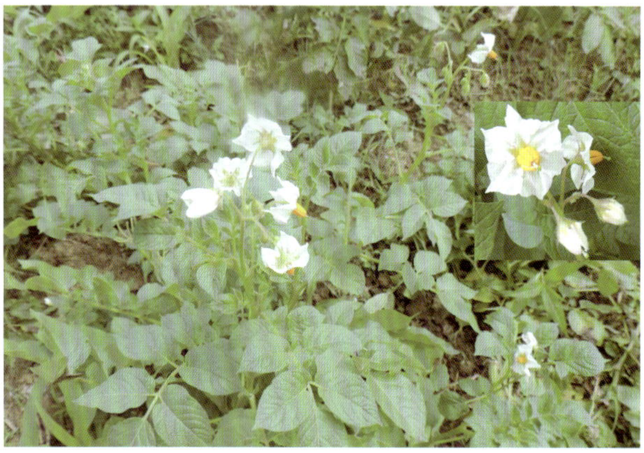

▲ 阳芋植物及花

生境及分布 全国各地均有栽培。主要分布于播州、习水、仁怀、桐梓等地。

药材名 马铃薯（块茎）。

采收加工 夏、秋季采收，洗净，鲜用或晒干。

性味 甘，平。

功能主治 和胃健中，解毒消肿。主治胃痛，痄腮，痈肿，湿疹，烫伤。

用法用量 内服：适量，煮食或煎汤。外用：适量，磨汁涂。

使用注意 发芽的马铃薯，带青色的块根肉中含很小量的茄碱，对人体不致有害，但在某些情况下（储藏并不增加含量），茄碱含量可较正常增高 4～5 倍，甚至超过 0.4 g/kg，而 0.2 g 游离茄碱即可产生典型的皂碱毒反应。症状虽严重，但不致死亡。有报告小孩服用发绿的马铃薯，发生严重胃肠炎而死亡者。

玄参科

来江藤 *Brandisia hancei* Hook. f.

别名 蜂糖罐、猫花、蜂糖花。

形态特征 直立灌木，高达 2 m，密被锈色星状绒毛，枝及叶渐变无毛。叶片卵状披针形，长 3～10 cm，基部近心形，全缘，稀具锯齿。花单生叶腋，花梗中上部有 1 对小苞片；花萼宽钟状，内密生绢毛，具 10 脉，长宽约 1 cm，萼齿宽卵状三角形；花冠橙红色，外被星状绒毛，长约 2 cm，上唇宽大，顶端凹而上翘，下唇较短，裂片舌状。蒴果卵圆形，略扁，有短喙，密被星状毛。花期 11 月翌年 3 月，果期 3～4 月。

生境及分布 生于海拔 500～2 600 m 的林中及林缘。主要分布于汇川、习水、播州、绥阳等地。

药材名 蜜桶花(全株)。

采收加工 全年均可采收，切段晒干或鲜用。以夏、秋二季采割为佳。

性味归经 微苦，凉。归肝、心、脾经。

功能主治 祛风利湿，清热解毒。主治风湿筋骨痛，浮肿，泻痢，黄疸，痨伤吐血，骨髓炎，骨膜炎，疮疖。

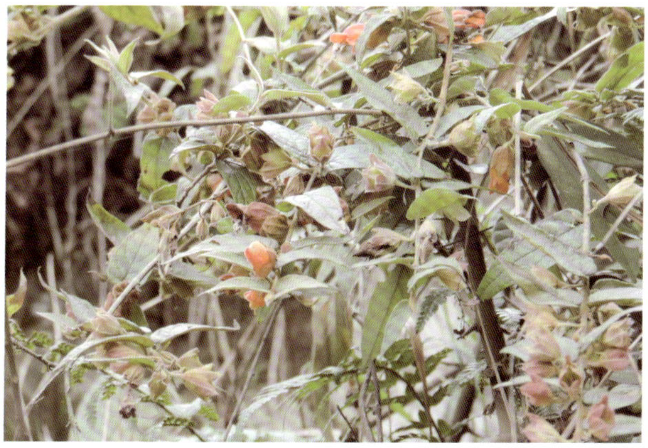

▲ 来江藤植物

用法用量 内服：煎汤，10～20 g；或泡酒。外用：鲜品适量，捣敷或煎水洗。

用药经验 ①感冒发热：蜜桶花 3～9 g，煎服。②黄疸性肝炎：蜜桶花 30 g，红糖为引，水煎服。③劳伤咳嗽吐血：鲜蜜桶花(花)30 g，煎服。④风湿，一身浮肿：蜜桶花、白菖蒲、石菖蒲、艾各等分，煎水洗。⑤泻痢：蜜桶花根，煎水服。⑥骨内膜炎，破伤风，风湿，跌打：蜜桶花 15～30 g，水煎服。

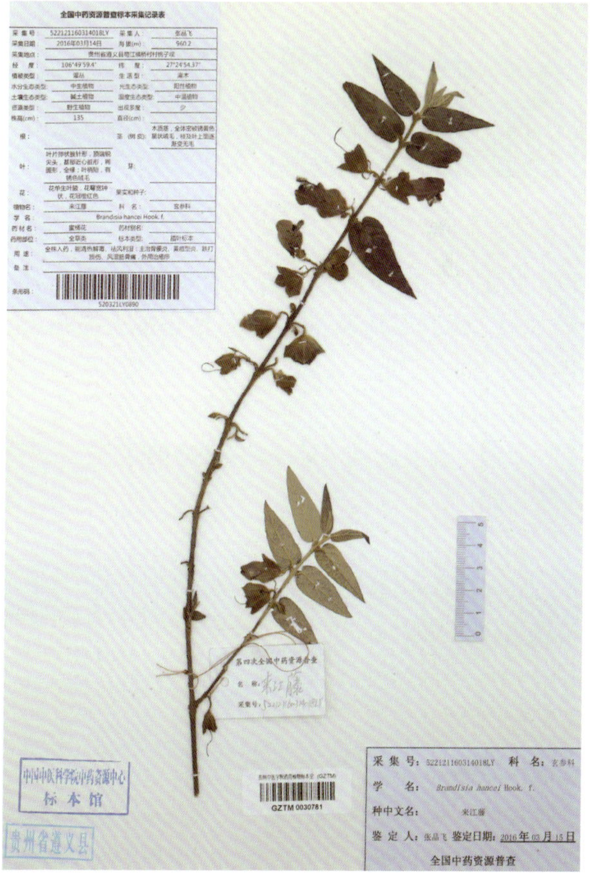

▲ 来江藤腊叶标本

沟酸浆 *Erythranthe tenella* (Bunge) G. L. Nesom

别名 四川沟酸浆、酸浆草、水芥草。

形态特征 一年生披散草本，全体无毛。茎下部匍匐生根，长可达 40 cm，多分枝，四方形，角处有窄翅。叶柄与叶片等长或略短；叶片三角状卵圆形至卵形，长 1～3 cm。花单朵腋生，花梗与叶柄近等长，明显比叶短；花萼筒状钟形，具 5 棱，口平截，果期囊泡状，萼齿 5 枚，细小而尖；花冠黄色，长为萼的 1 倍半，略呈 2 唇形，裂片全缘；雄蕊 4 枚，2 强。蒴果椭圆形，长为萼的一半。种子平滑。花、果期 4～7 月。

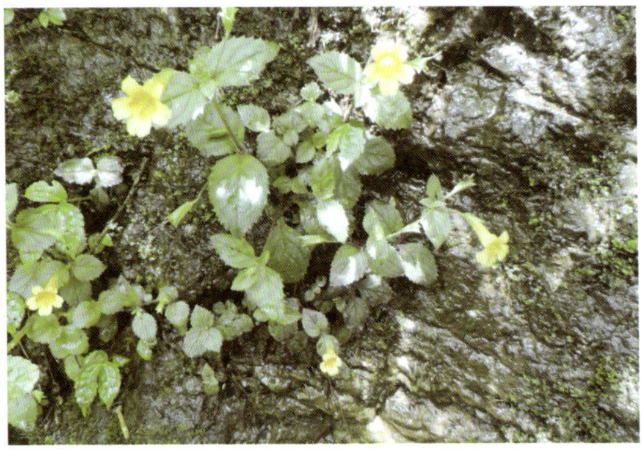

▲ 沟酸浆植物

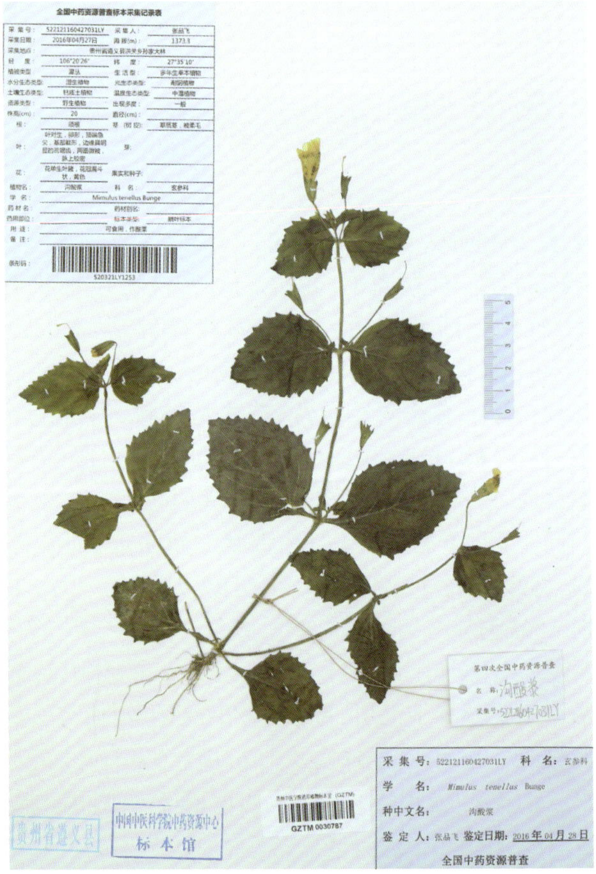

▲ 沟酸浆腊叶标本

生境及分布 生于海拔 700～1 200 m 的农田、路旁、水边、林下湿地及沟谷。主要分布于播州、汇川、绥阳、桐梓等地。

药材名 沟酸浆(全草)。

采收加工 春夏秋均可能采收，洗净晒干。

性味 涩，平。

功能主治 清热解毒，止泻，止痛，健脾燥湿。主治湿热痢疾经年不愈，脾虚泄泻，带下，体倦乏力，形寒肢冷，毒蛇咬伤。

用法用量 内服：煎汤，9～15 g。外用：适量，捣烂敷患处。

通泉草 *Mazus pumilus* (Burm. f.) Steenis

别名 脓泡药、白花草、汤湿草。

形态特征 一年生草本，高 3～30 cm。疏生短柔毛。主根伸长，垂直向下或短缩，须根纤细，多数，散生或簇生。本种在体态上变化幅度很大，茎 1～5 支或有时更多，直立，上升或倾卧状上升，着地部分节上常能长出不定根。基生叶少至多数，有时成莲座状或早落；叶片倒卵状匙形至卵状披针形，膜质至薄纸质，长 2～6 cm，宽 0.8～1.5 cm，先端全缘或具疏齿，基部楔形，下延成带翅的叶柄；茎生叶对生或互生，少数，与基生叶相似或几乎等大。疏散总状花序生于茎、枝顶端，常在近基部即生花，伸长或上部成束状，通常3～20朵，花稀疏；花梗果期长达1 cm；花萼钟状，花期长约6 mm，果期多少增大；萼片与萼筒近等长，卵形，先端急尖，脉不明显；花冠白色、紫色或蓝色，长约10 mm，上唇裂片卵状三角形，下唇中裂片较小，突出，倒卵圆形；雄蕊4，两两成对；子房无毛，花柱2裂。蒴果球形，与萼筒平。种子小而多数，黄色，种皮上有不规则的网纹。花、果期4～10月。

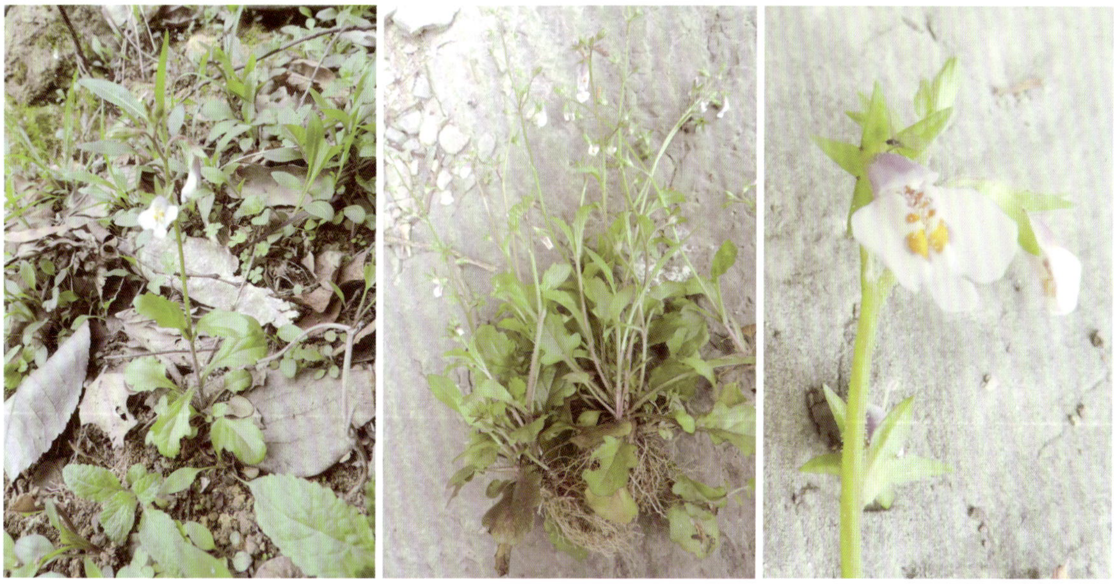

▲ 通泉草植物及花

生境及分布 生于海拔2 500 m以下的湿润的草坡、沟边、稻田、旷野、路旁及林缘。主要分布于播州、习水、绥阳等地。

药材名 绿兰花（全草）。

采收加工 春、夏、秋季三季均可采收，洗净，鲜用或晒干。

性味 苦、微甘，凉。

功能主治 清热解毒，利湿通淋，健脾消积。主治热毒痈肿，脓疱疮，疔疮，烧烫伤，尿路感染，腹水，黄疸性肝炎，消化不良，小儿疳积。

用法用量 内服：煎汤，10～15 g。外用：鲜品适量，捣烂敷患处。

用药经验 ①尿路感染：绿兰花、车前草各30 g，金银花15 g，瞿麦、萹蓄各12 g，水煎服。②乳痈：绿兰花、蒲公英各30 g，橘叶12 g，生甘草6 g，水煎服。③痈疽疮肿：干绿兰花适量，研细末，冷水调敷患处，一日一换。④脓疱疮：绿兰花适量，研末，调菜油搽患处。

毛果通泉草 *Mazus spicatus* Vant.

别名 通泉草。

形态特征 多年生草本，高10～30 cm，全体被白色长柔毛。主根短，倾斜向下，侧根同须根多数。茎圆柱形，细瘦，坚挺，通常基部木质化并多分枝，直立或倾卧状上升，着地部分节上常生不定根。基生叶少数而早枯萎；茎生叶对生或上部互生，倒卵形至倒卵状匙形，膜质，长1～4 cm，基部渐狭成有翅的柄，下部的柄长达1 cm，渐上渐短，上部的近于无柄，边缘有缺刻状锯齿。总状花序顶生，短或伸长可达20 cm，花疏稀；苞片小，钻状，花梗细长，较萼

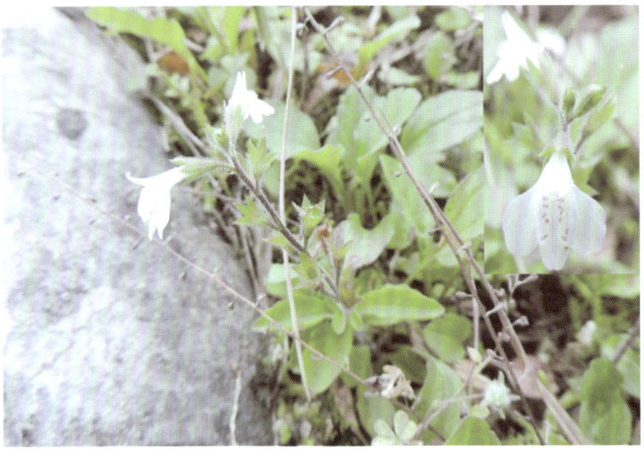

▲ 毛果通泉草植物及花

短或近等长；花萼钟状，萼齿与筒部近等长，三角状披针形，急尖，萼脉10条稍突出，明显，沿脉同边缘被短纤毛；花冠白色，上唇裂片狭尖，下唇侧裂片圆形，全缘，中裂片较小，稍突出，卵圆形，端圆或微凹；子房被长硬毛。蒴果小，卵球形，淡黄色，被长硬毛；种子表皮有细网纹。花期5～6月，果期7～8月。

生境及分布 生于海拔700～2 300 m的山坡及路旁草丛中。主要分布于播州、习水、务川等地。

药材名 毛果通泉草(全草)。

采收加工 春、夏、秋均可采收，洗净，鲜用或晒干。

功能主治 清热解毒。主治疔疮，脓疱疮，烫伤。

用法用量 内服：煎汤，10～15 g。外用：鲜品适量，捣烂敷患处。

地黄 *Rehmannia glutinosa* Libosch.

别名 生地、怀庆地黄。

形态特征 多年生直立草本，高10～30 cm，全体密被白色长腺毛。根肉质。叶多基生，莲座状，柄长1～2 cm，叶片倒卵状披针形至长椭圆形，长3～10 cm，边缘齿钝或尖；茎生叶无或有而远比基生叶小。总状花序顶生，有时自茎基部生花；苞片下部的大，比花梗长，有时叶状，上部的小；花多少下垂；花萼筒部坛状，萼齿5枚，反折，后面一枚略长；花冠紫红色，长约4 cm，中端略向下曲，上唇裂片反折，下唇3裂片伸直，长方形，顶端微凹，长0.8～1 cm；子房2室，花后渐变1室。蒴果卵形。花期4～6月，果期5～6月。

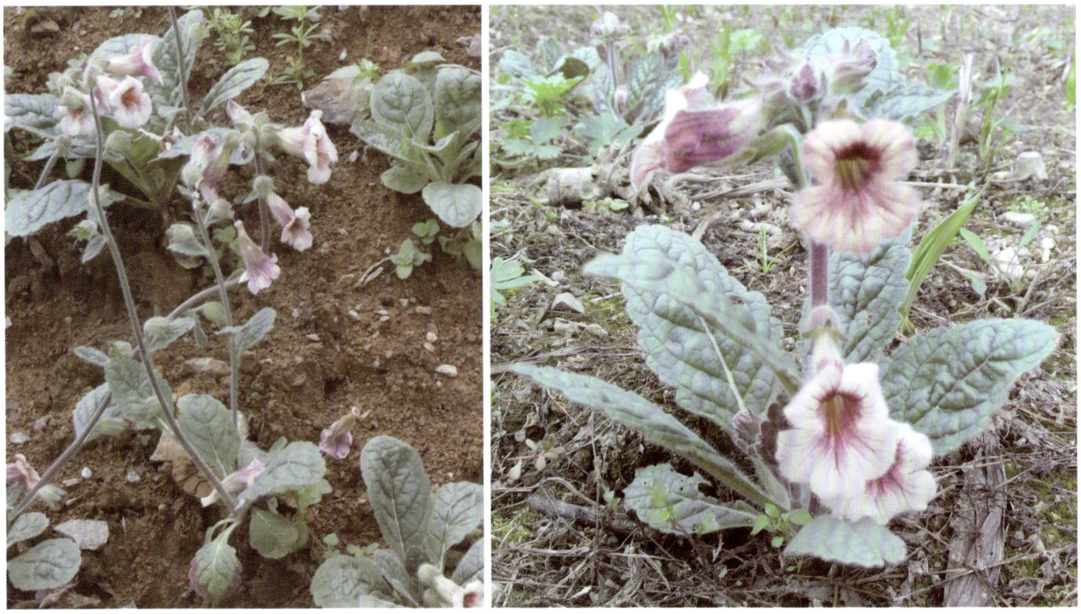

▲ 地黄植物

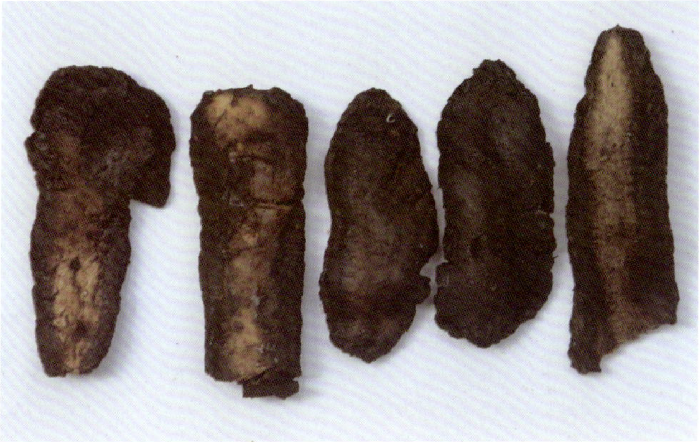

▲ 生地黄药材

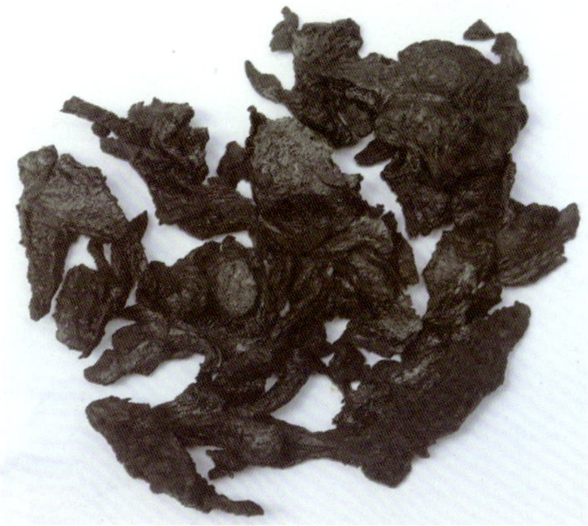

▲ 熟地黄药材

生境及分布 生于海拔 50～1 100 m 的砂质土壤、荒山坡、山脚、墙边和路边等处。主要分布于播州、红花岗、习水等地。

药材名 地黄(块根),熟地黄(炮制加工品)。

采收加工 秋季采挖,除去芦头、须根及泥沙,鲜用;或将地黄缓缓烘焙至八成干,切片,干燥。生用。鲜用习称"鲜地黄",干品习称"生地黄"。熟地黄为生地黄的炮制品,以块根肥大、软润、内外乌黑有光泽者为佳。

性味归经 1. 鲜地黄。甘、苦,寒。归心、肝、肾经。

2. 生地黄。甘,寒。归心、肝、肾经。

3. 熟地黄。甘,微温。归肝、肾经。

功能主治 1. 鲜地黄。清热生津,凉血,止血。主治热病伤阴,舌绛烦渴,温毒发斑,吐血,衄血,咽喉肿痛。

2. 生地黄。清热凉血,养阴生津。主治热入营血,温毒发斑,吐血衄血,热病伤阴,舌绛烦渴,津伤便秘,阴虚发热,骨蒸劳热,内热消渴。

3. 熟地黄。补血滋阴,益精填髓。主治血虚萎黄,心悸怔忡,月经不调,崩漏下血,肝肾阴虚,腰膝酸软,骨蒸潮热,盗汗遗精,内热消渴,眩晕,耳鸣,须发早白。

用法用量 1. 鲜地黄、生地黄。煎汤,10～15 g,鲜品 12～30 g;或以鲜品捣汁入药。

2. 熟地黄。内服:煎汤,10～20 g,大剂量可用至 30 g;或泡酒。

使用注意 1. 生地黄。脾虚湿滞,腹满便溏者不宜使用。

2. 熟地黄。本品性质黏腻,有碍消化,凡气滞痰多,脘腹胀痛,食少便溏者忌服。重用久服宜与陈皮、砂仁等同用,以免黏腻碍胃。

用药经验 ①津伤口渴、肠燥便秘:生地黄、麦冬各 15 g,沙参 9 g,玉竹 4.5 g,冰糖 3 g,水煎,去渣,分 2 次服。②须发早白:熟地黄 60 g,白酒 500 ml,浸泡 7 日后服,每次服 1 小杯,每日 2 次。③高血压:熟地黄 20 g,水煎服,每日 1 剂。④糖尿病:生地黄 15 g,黄连 3 g,天冬 12 g,水煎服,每日 1 剂。⑤传染性肝炎:生地黄 12 g,甘草 6 g,水煎服,每日 1 剂。⑥贫血:熟地黄 20 g,当归 15 g,阿胶 15 g,陈皮 6 g,水煎服,每日 1 剂。

玄参 *Scrophularia ningpoensis* Hemsl.

别名 重台、玄台、黑参。

形态特征 多年生大草本,高可超 1 m。根数条,纺锤状或胡萝卜状。茎方形,有沟纹。下部的叶对生,柄长达 4 cm,上部的有时互生,柄短;叶片卵形

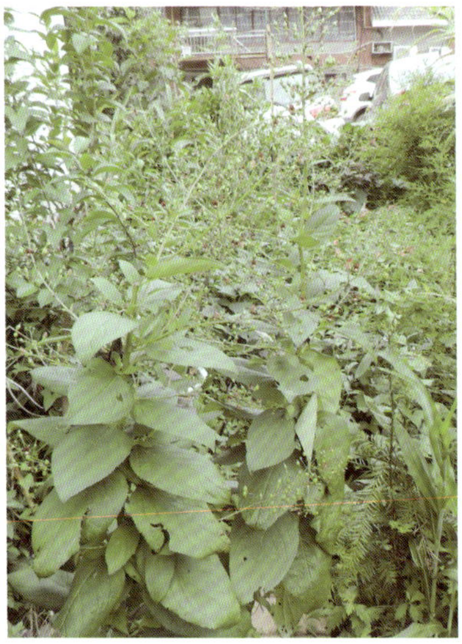

▲ 玄参植物

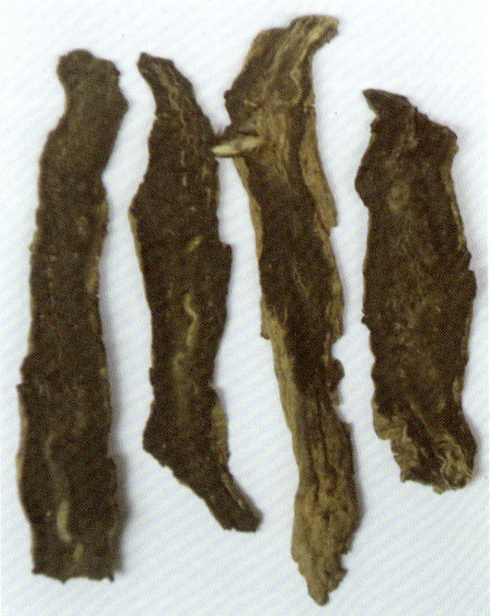

▲ 玄参药材

至披针形，长 10～15（～30）cm，基部楔形、圆形或近心形，边缘具细锯齿，齿缘反卷，稍有软骨质，并有突尖。聚伞圆锥花序大而疏散，通常在各轴上有腺毛，小聚伞花序常 2～4 回分枝，总花梗长 1～3 cm；花梗略短；花萼 5 裂约达基部，裂片圆形，覆瓦状排列，边缘膜质；花冠褐紫色，上唇明显长于下唇；退化雄蕊近于圆形。蒴果卵形。花期 6～10 月，果期 9～11 月。

生境及分布　生于海拔 1 700 m 以下的竹林、溪旁、丛林及高草丛中。主要分布于播州、绥阳、正安等地。

药材名　玄参（根）。

采收加工　冬季茎叶枯萎时采挖，除去根茎、幼芽、须根及泥沙，晒或烘至半干，堆放 3～6 日，反复数次至干燥。以条粗壮、质坚实、断面色黑者为佳。

性味归经　甘、苦、咸，微寒。归肺、胃、肾经。

功能主治　清热凉血，滋阴降火，泻火，解毒散结。主治热入营血，温毒发斑，热病伤阴，舌绛烦渴，津伤便秘，骨蒸劳嗽，目赤，咽痛肿痛，瘰疬痰核，白喉，痈肿疮毒，肺阴虚咳血，内热消渴。

用法用量　内服：煎汤，9～15 g。外用：适量，研末调敷；或撒患处。

使用注意　脾胃虚寒、食少便溏者不宜服用。不宜与藜芦同用。

用药经验　①咽喉连舌肿痛：玄参、射干、黄药各 15 g，水煎服。②鼻中生疮：玄参水渍软，塞鼻中。③夜卧口渴喉干：玄参 2 片含口中。

阴行草 *Siphonostegia chinensis* Benth.

别名　北刘寄奴、铃茵陈、灵茵陈。

形态特征　一年生草本，高 30～80 cm，全体密被锈色短毛。茎上部多分枝，稍具棱角。叶对生，无柄或有短柄；叶片二回羽状全裂，裂片约 3 对，条形或条状披针形，有小裂片 1～3 枚。花对生于茎枝上部，成疏总状花序；花梗极短，有 1 对小苞片；萼筒有 10 条显著的主脉，齿 5，长为筒部的 1/4～1/3；花冠上唇红紫色，下唇黄色，筒部伸直，上唇镰状弓曲，额稍圆，背部密被长纤毛；下唇顶端 3 裂，褶襞高隆成瓣状；雄蕊 2 强，花丝基部被毛。蒴果包于宿存萼内，披针状矩圆形，顶端稍偏斜；种子黑色。花期 7～9 月，果期 8～10 月。

生境及分布　生于海拔 800～3 400 m 的原野、山坡草地、丘陵草丛、路边或旷野。主要分布于播州、习水、正安等地。

药材名　北刘寄奴（全草）。

采收加工　秋季（立秋至白露较好）采割，去净杂质，切段，晒干。

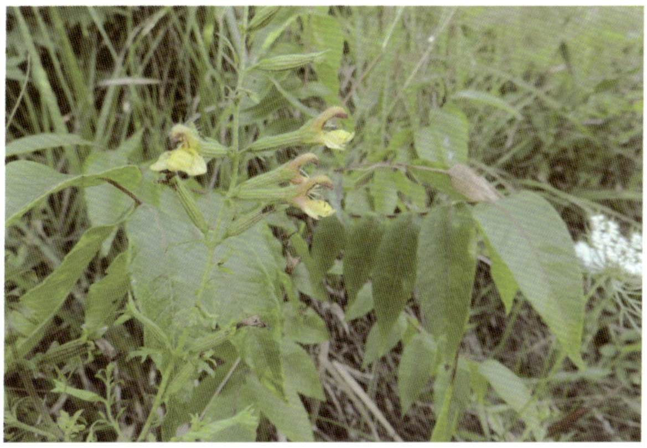

▲ 阴行草植物

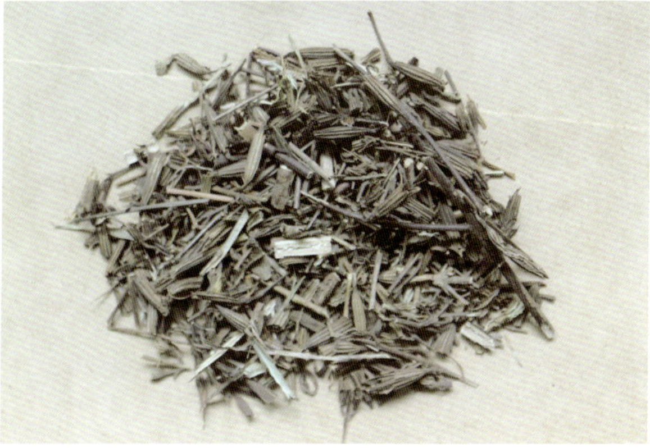

▲ 北刘寄奴药材

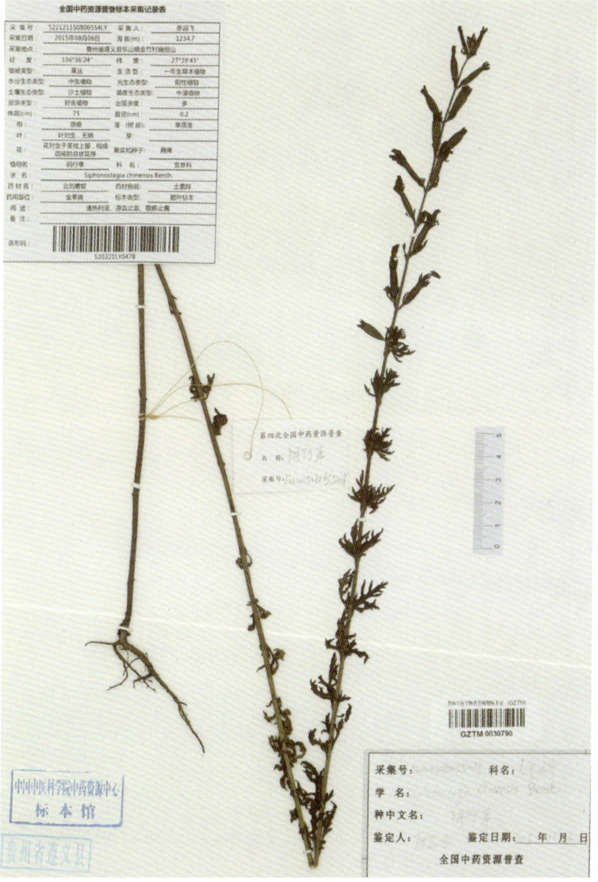

▲ 阴行草腊叶标本

性味归经　苦，寒。归脾、胃、肝、胆经。

功能主治　活血祛瘀，通经止痛，凉血，止血，清热利湿。主治跌打损伤，外伤出血，瘀血经闭，月经不调，产后瘀痛，癥瘕积聚，血痢，血淋，湿热黄疸，水肿腹胀，白带异常。

用法用量　内服：煎汤，9～15 g。外用：适量，研末调敷；或撒患处。

使用注意　孕妇慎用。

用药经验　①跌打损伤、瘀血作痛：北刘寄奴，研末泡酒服，每次 3～6 g，每日一次，服 3～12 g。②胆囊炎：北刘寄奴、地耳草、大青叶、海金沙、白花蛇舌草、穿破石各 15 g 水煎服。③白带异常：北刘寄奴 30 g，水煎，冲黄酒、红糖服。④感冒、咳嗽：北刘寄奴 9～15 g，水煎服。⑤湿热黄疸，小便不利：北刘寄奴 30～60 g，水煎，日服 2 次。⑥血痢：北刘寄奴 30～90 g，清水煎服。

华中婆婆纳 *Veronica henryi* Yamazaki

形态特征　植株高 8～25 cm。茎直立、上升或中下部匍匐，着地部分节外也生根，下部近无毛，上部被细柔毛，常红紫色，分枝或否。叶 4～6 对，在茎上均匀分布或上部较密，下部的叶具长近 1 cm 的叶柄，上部的叶具短柄，叶片薄纸质，卵形至长卵形，长 2～5 cm，宽 1.2～3 cm，基部通常楔形，少钝，顶端常急尖，边缘齿尖向叶顶，两面无毛或仅上面被短柔毛或两面都有短柔毛。总状花序 1～4 对，侧生于茎上部叶腋，长 3～6 cm，有疏生的花数朵，总梗长 0.5～1.5 cm，花序轴和花梗被细柔毛。苞片

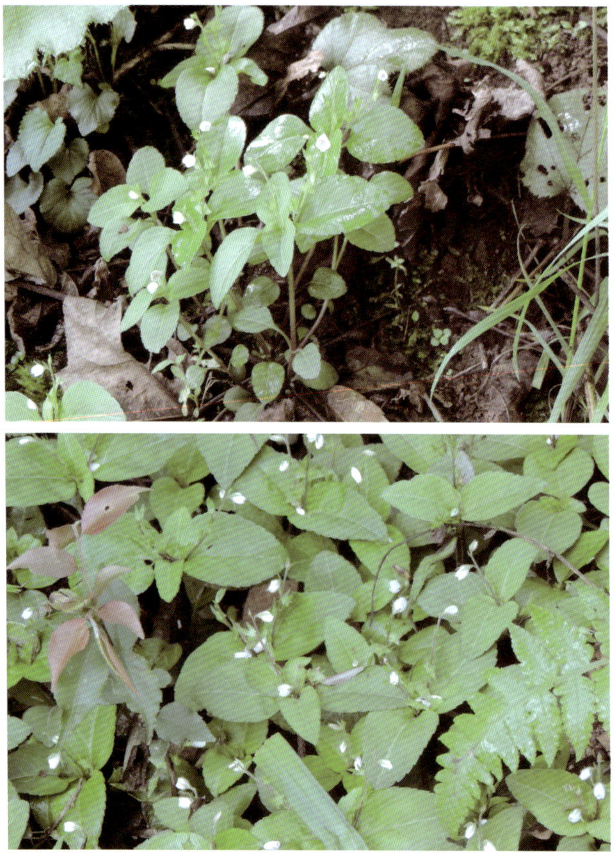

▲ 华中婆婆纳植物

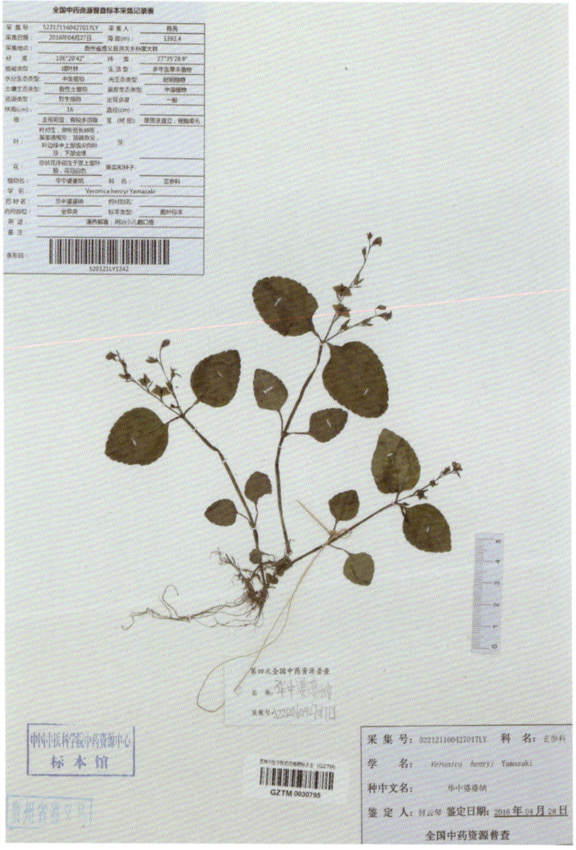

▲ 华中婆婆纳腊叶标本

条状披针形，比花梗短，无毛。花梗直。花萼裂片条状披针形，无毛，果期稍伸长。花冠白色或淡红色，具紫色条纹。雄蕊略短于花冠。蒴果折扇状菱形，基部成大于 120°的角，有的几乎平截形，上缘疏生多细胞腺质硬睫毛。花期 4～5 月。

生境及分布　生于海拔 500～2 300 m 的阴湿地。主要分布于播州、仁怀、习水等地。

药材名　华中婆婆纳（全草）。

采收加工　春、夏、秋均可采收，洗净晒干。

性味归经　苦，寒。归肝经。

功能主治　清热解毒。主治小儿鹅口疮。

用法用量　外用：适量，研末敷伤口；或煎汤，漱口，日数次。

疏花婆婆纳 *Veronica laxa* Benth.

别名　一扫光、灯笼草、对叶兰。

形态特征　多年生草本，全体被柔毛。根状茎长而斜走。茎直立，基部倾斜，不分枝，高 50～80 cm。叶对生，具短柄或近无柄；叶片卵形，长 2～5 cm，边缘具齿，多为重齿。总状花序侧生，长达 15 cm；苞片条形，长于花梗；花萼 4 深裂，裂片狭矩圆形；花冠蓝色或蓝紫色，略比萼长，4 深裂约达基部，前裂片为卵形，其余 3 裂片为圆形；蒴果扁平，边缘有多细胞腺毛。花、果期 4～9 月。

生境及分布　生于海拔 900～2 500 m 的沟谷阴处或山坡林下。主要分布于播州、仁怀、习水、绥阳等地。

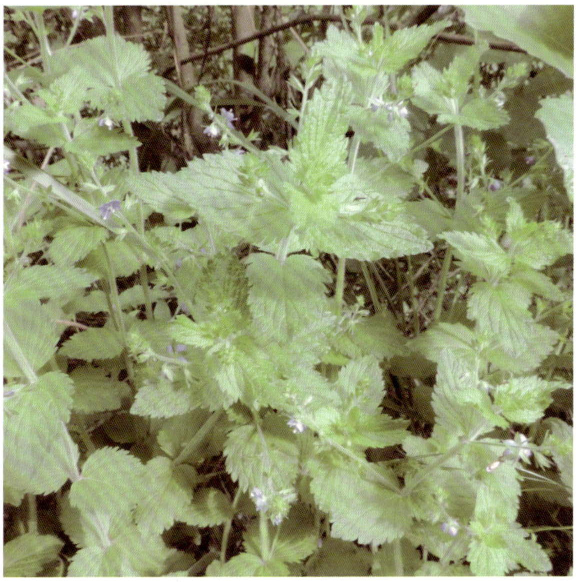

▲ 疏花婆婆纳植物

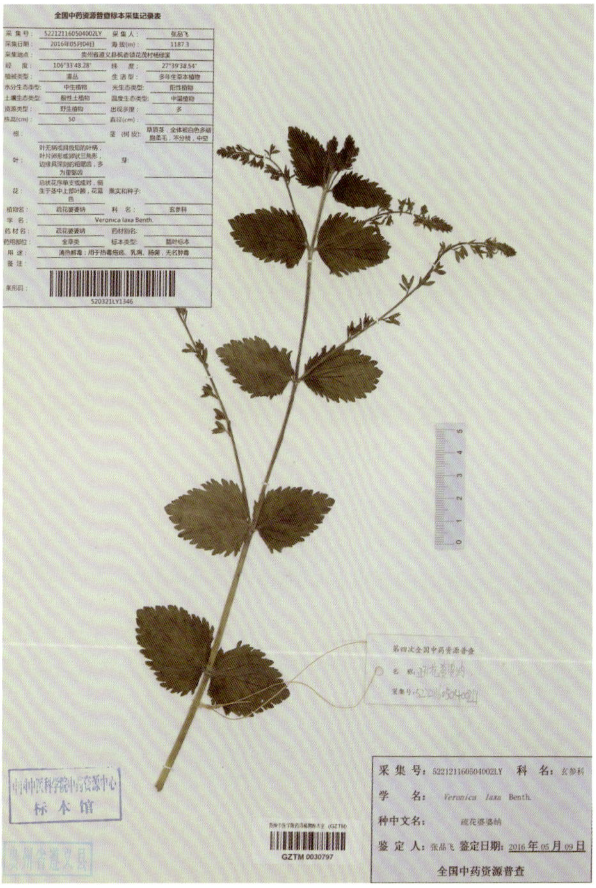

▲ 疏花婆婆纳腊叶标本

药材名 疏花婆婆纳(全草)。

采收加工 春、夏、秋均可采收,洗净,鲜用或晒干。

性味归经 苦,凉。归心经。

功能主治 清热解毒。主治热毒疮疡,乳痈,肠痈,无名肿毒。

用法用量 内服:煎汤,9～30 g。外用:适量,煎水熏洗或鲜品捣烂外敷。

阿拉伯婆婆纳 *Veronica persica* Poir.

别名 肾子草、灯笼草、波斯婆婆纳。

形态特征 铺散多分枝草本,高 10～50 cm。茎密生两列多细胞柔毛。叶 2～4 对,具短柄,卵形或圆形,长 6～20 mm,宽 5～18 mm,基部浅心形,平截或浑圆,边缘具钝齿,两面疏生柔毛。总状花序很长;苞片互生,与叶同形且几乎等大;花梗比苞片长,有的超过 1 倍;花萼花期长仅 3～5 mm,果期增大达 8 mm,裂片卵状披针形,有睫毛,三出脉;花冠蓝色、紫色或蓝紫色,长 4～6 mm,裂片卵形至圆形,喉部疏被毛;雄蕊短于花冠。蒴果肾形,被腺毛,成熟后几乎无毛,网脉明显,凹口角度超过 90°,裂片钝,宿存的花柱长约 2.5 mm,超出凹口。种子背面具深的横纹。花期 3～5 月。

生境及分布 生于 400～3 000 m 的路边及荒野杂草中。主要分布于红花岗、播州、习水、仁怀、绥阳等地。

药材名 肾子草(全草)。

采收加工 夏季采收,鲜用或晒干。

性味 辛、苦、咸,平。

功能主治 祛风除湿,壮阳,截疟。主治风湿痹痛,肾虚腰痛,久疟。

用法用量 内服:煎汤,9～15 g。外用:适量,煎水熏洗。

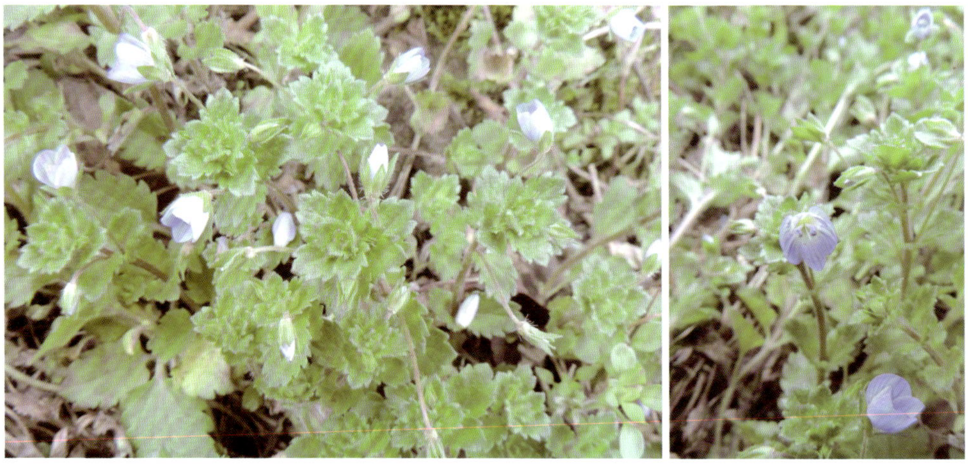

▲ 阿拉伯婆婆纳植物

附注 和婆婆纳 *Veronica persica* Fries 形态很像，区别在于本种花梗明显长于苞片（或称苞叶）；蒴果表面明显具网脉，凹口大于 90°角，裂片顶端钝而不浑圆。

用药经验 ①久疟：肾子草 30 g，臭常山 3 g，煎水服。②疥疮：肾子草适量煎水洗。③小儿阴囊肿大：肾子草 90 g，煎水熏洗患处。④风湿疼痛：肾子草 30 g，煮酒温服。

水苦荬 *Veronica undulata* Wall.

别名 芒种草、水莴苣、水菠菜。

形态特征 一年生草本，全体无毛；或于花柄及苞片上稍有细小腺状毛。根茎斜走。茎直立，高 25～90 cm，富肉质，中空，有时基部略倾斜。叶对生，长圆状披针形、条状披针形或长圆状卵圆形，长 4～7 cm，先端圆钝或尖锐，全缘或具波状齿，基部呈耳廓状微抱茎上。无柄。总状花序腋生，花序比叶长，多花，长 5～15 cm，苞片椭圆形，细小，互生，花有柄，花萼 4 裂，裂片狭长椭圆形，先端钝，花冠淡紫色或白色，具淡紫色的线条，雄蕊 2 枚，突出。雌蕊 1 枚，子房上位，花柱 1 枚，柱头头状。蒴果近圆形，先端微凹，长度略大于宽度，常有小虫寄生，寄生后果实常膨大成圆球形。果实内藏多数细小的种子，长圆形，扁平，无毛。花、果期 4～9 月。

生境及分布 生于水田、溪边及沼地。主要分布于播州、红花岗、习水等地。

药材名 水苦荬（带虫瘿果实的全草），水苦荬根（根），水苦荬果实（四川地区用带虫的果实，称为虫瘿）。

采收加工 1. 水苦荬。夏季果实中红虫未逸出前采收有虫瘿的全草，洗净，切碎，鲜用或晒干。

2. 水苦荬根。全年均可采收，多鲜用。

3. 水苦荬果实。立夏前后采收。

性味归经 1. 水苦荬。苦，凉。归肺、肝、肾经。

2. 水苦荬根。微苦、辛，寒。归肺经。

3. 水苦荬果实。苦，凉。归心、肝、肾经。

功能主治 1. 水苦荬。清热解毒，活血止血。主治感冒，咽痛，劳伤咯血，痢疾，血淋，月经不调，疮肿，跌打损伤。

2. 水苦荬根。疏风清热。主治风热上壅，喉咽肿痛及项上风疬。

3. 水苦荬果实。祛瘀消肿，止痛渗湿。主治跌打损伤，劳伤吐血。

用法用量 1. 水苦荬。内服：煎汤，10～30 g；或研末。外用：鲜品适量，捣敷。

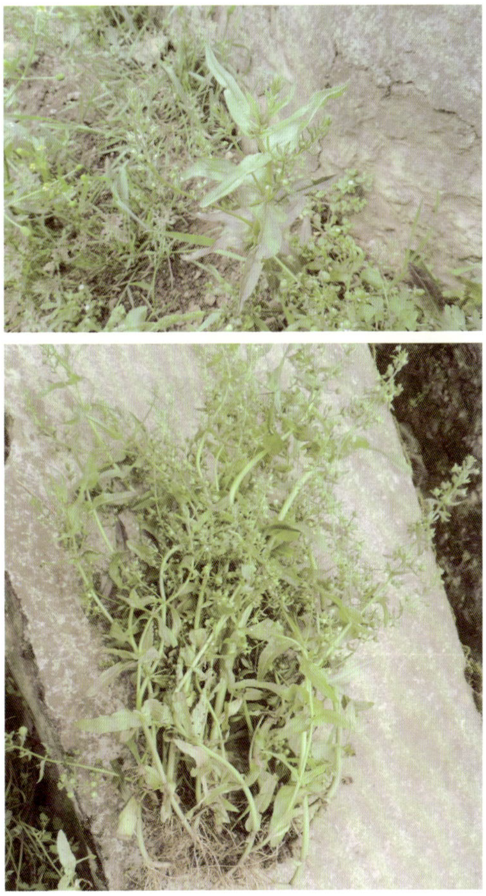

▲ 水苦荬植物

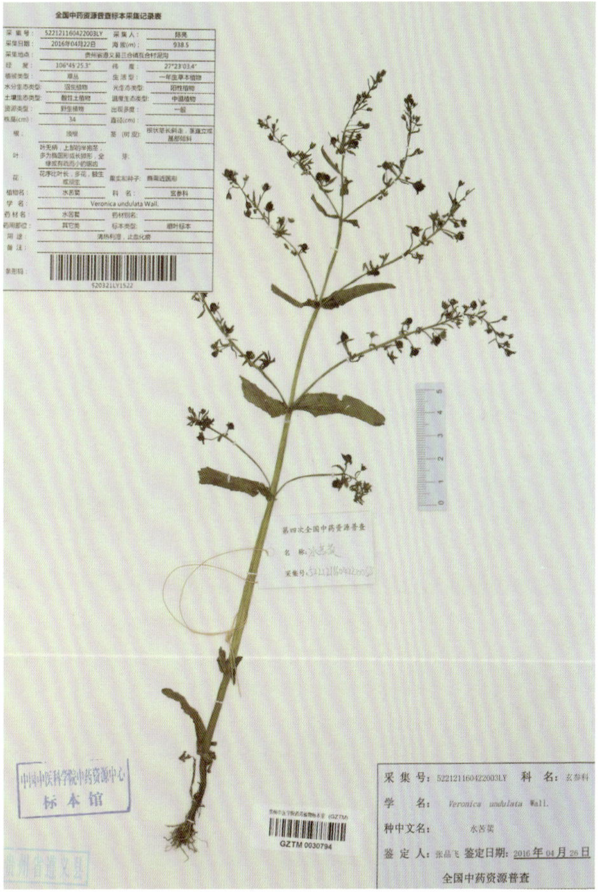

▲ 水苦荬腊叶标本

2. 水苦荬根。内服：研末冲服；或酒磨服。
3. 水苦荬果实。内服：入散剂或浸酒。

用药经验 ①痈肿、无名肿毒：鲜水苦荬、鲜蒲公英各适量，共捣烂外敷；或水苦荬与独角莲、生地，加鸡蛋清捣如泥状，外敷患处。②跌打损伤：水苦荬果实(即虫瘿)泡酒或炖酒服。③月经不调，痛经：水苦荬 15 g，益母草 12 g，当归 9 g，水煎服。④妇女产后感冒：水苦荬煎水，加红糖服。

四方麻 *Veronicastrum caulopterum* (Hance) Yamazaki

别名 青鱼胆、四方青、四棱草。

形态特征 多年生直立草本，全体无毛。根幼时密生褐黄色茸毛。茎高达 1 m，通常上部分枝，有翅 4 条，由叶柄下延而成。叶互生，具短柄；叶片矩圆形至卵状披针形，长 5～10 cm，边缘锯齿具锐尖头。穗状花序生枝顶，长可达 20 cm，苞片披针形；花密集，有短梗；花萼 5 深裂，裂片披针形，稍不等长；花冠钟状，紫色，筒部与檐部等长或较短，4 裂，裂片近三角形，宽度不等，后面 1 枚宽一倍，筒部内面的上端有一圈毛；雄蕊 2 枚，伸出；花柱伸出。蒴果卵球形。花期 9～10 月，果期 12 月至翌年 1 月。

生境及分布 生于海拔 350～2 300 m 的山谷草地、沟边及疏林下。主要分布于播州、汇川、绥阳等地。

药材名 四方麻(全草)。

采收加工 秋季采收，鲜用或晒干。

性味归经 苦，寒。归心、肝经。

功能主治 清热解毒，消肿止痛。主治流行性腮腺

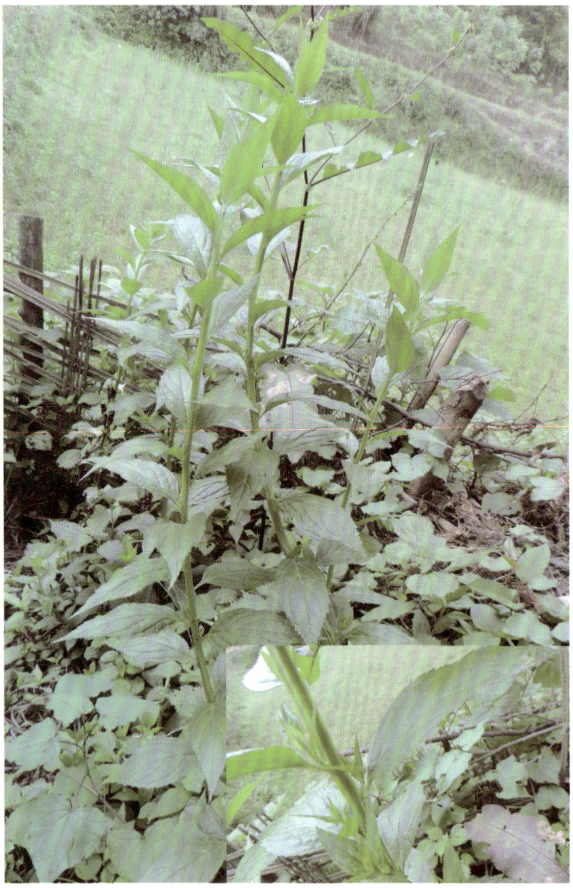

▲ 四方麻植物

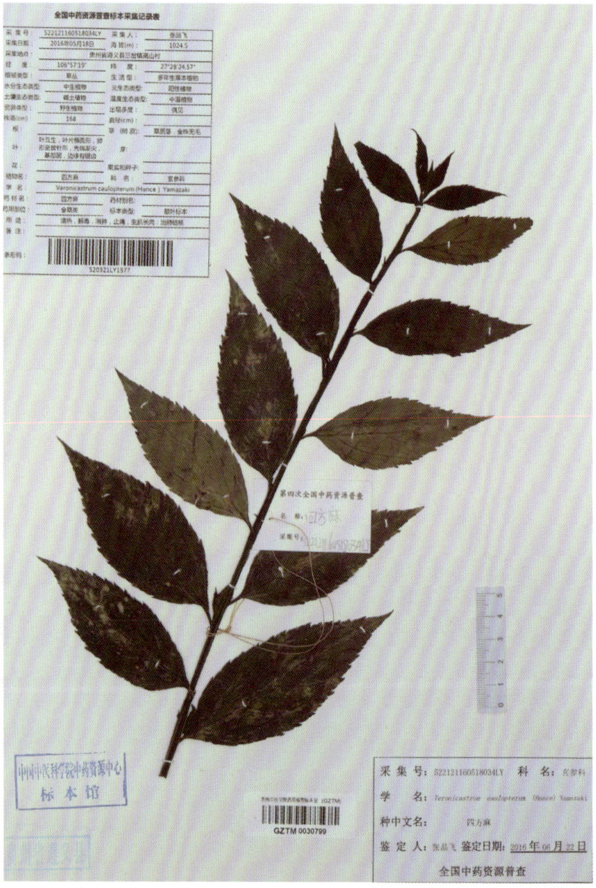

▲ 四方麻腊叶标本

炎，咽喉肿痛，肠炎，痢疾，淋巴结核，痈疽肿毒，湿疹，烧烫伤，跌打损伤；外用治痈疖疔疮，皮肤湿疹，烧烫伤，跌打损伤。

用法用量 内服：煎汤，9～15 g。外用：适量，研末调敷；或鲜品捣敷，捣汁涂。

用药经验 ①痢疾，黄疸，口疮，尿血：四方麻全草15 g，水煎服。②火眼：四方麻全草，捣汁，加冰片和匀点眼。③痄腮：四方麻全草 15 g，水煎服。④蛇咬伤：四方麻、石荠苎、文珠蓝、八角莲各等分，捣敷患处。

爵床科

马蓝 *Baphicacanthus cusia*（Nees）Bremek.

别名 大叶冬蓝、青蓝、板蓝。

形态特征 多年生草本。茎稍木质化，高约 1 m，通常成对分枝，幼嫩部分和花序均被锈色、叶纸质，鳞片状毛。椭圆形或卵形，长 10～20 cm，宽

4～9 cm，顶端短渐尖，基部楔形，边缘有稍粗的锯齿，两面无毛，干时黑色，侧脉每边约 8 条。叶柄长 1.5～2 cm。花无梗，对生，组成腋生或顶生的穗状花序，长 10～30 cm。苞片对生，长 1.5～2.5 cm。花冠漏斗形，淡紫色，5 裂，裂片短阔。雄蕊 4 枚，2 强，着生长在花冠的上方。子房上位，花柱细长。蒴果长 2～2.2 cm，无毛。种子卵形。花、果期 3～6 月。

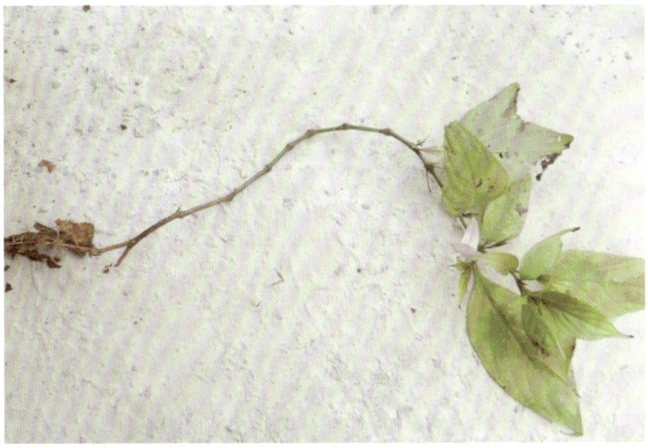

▲ 马蓝植物

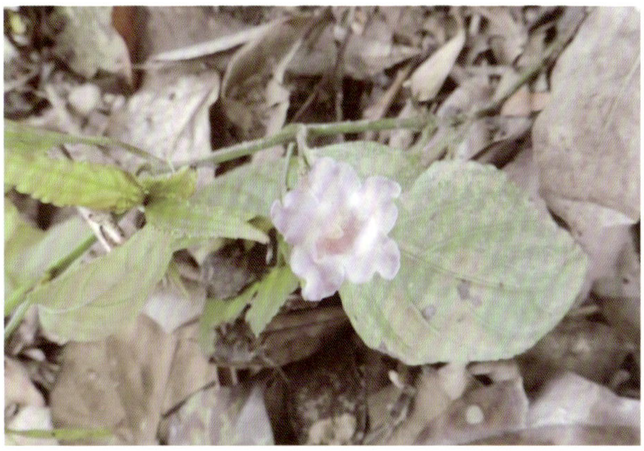

▲ 马蓝花

生境及分布 生于海拔 400～1 300 m 的山坡林下阴湿处。主要分布于习水、仁怀、播州等地。

药材名 南板蓝根（根茎和根），南板蓝叶（茎叶），青黛（叶或茎叶经加工制得的干燥粉末、团块或颗粒）。

采收加工 1. 南板蓝根。夏、秋二季采挖，除去地上部分，洗净，晒干。

2. 南板蓝叶。秋季采收，晒干。

3. 青黛。叶或茎叶经加工制得的干燥粉末、团块或颗粒。

性味归经 1. 南板蓝根。苦，寒。归心、胃经。

2. 南板蓝叶。苦、咸，寒。归肺、心、胃、肝经。

3. 青黛。咸，寒。归肝经。

功能主治 1. 南板蓝根。清热解毒，凉血消斑。主治温疫时毒，发热咽痛，温毒发斑，丹毒。

2. 南板蓝叶。清热解毒，凉血止血。主治温热病，高热头痛，发斑，肺热咳嗽，湿热泻痢，黄疸，丹毒，猩红热，麻疹，咽喉肿痛，口疮，痄腮，淋巴结炎，肝痈，肠痈，吐血，衄血，牙龈出血，崩漏，疮疖，蛇虫咬伤。

3. 青黛。清热解毒，凉血消斑，泻火定惊。主治温毒发斑，血热吐衄，胸痛咳血，口疮，痄腮，喉痹，小儿惊痫。

用法用量 1. 南板蓝根。内服：煎汤，9～15 g。

2. 南板蓝叶。内服：煎汤，6～15 g，鲜品 30～60 g；或入丸、散。外用：适量，捣敷或煎汤洗。

3. 青黛。内服：煎汤，1.5～3 g，包煎；宜入丸、散用。外用：适量，调敷。

使用注意 1. 南板蓝根。脾胃虚寒、无实火热毒者慎用。

2. 南板蓝叶。脾胃虚寒者慎服。

3. 青黛。胃寒者慎用。

用药经验 ①流行性腮腺炎：南板蓝 30 g；或配金银花、蒲公英各 15 g，水煎服；或外用鲜南板蓝叶捣敷。②咽喉肿毒、急性支气管炎：鲜南板蓝叶 30～60 g，水煎服。③流行性乙型脑炎：鲜南板蓝叶 60～120 g，水煎，多次分服。

脂麻科

脂麻 *Sesamum indicum* L.

别名 胡麻、油麻。

形态特征 一年生直立草本。高 60～180 cm，茎四棱形，棱角突出，基部稍木质化，分枝或不分枝，中空或具有白色髓部，具短柔毛。叶对生；或上部者互生，叶柄长 1～7 cm，叶片矩圆形、长圆形、卵形或披针形，长 3～15 cm，宽 1～8 cm，下部叶常掌状 3 裂，中部叶有齿缺，上部叶近全缘，两面无毛或稍被以白柔毛。花单生或 2～3 朵同生于叶腋内。花萼稍合生，绿色，5 裂，裂片披针形，被柔毛。花冠长 2.5～3 cm，筒状，直径 1～1.5 cm，白色而常有紫红色或黄色的彩晕。雄蕊 4 枚，内藏。子房上位，4 室（云南西双版纳栽培植物可至 8 室），被柔毛。蒴果矩圆形，长 2～3 cm，直径 6～12 mm，有纵棱，直立，被毛，分裂至中部或至基部。种子多数，卵形，两侧扁平，有黑白之分，黑者称黑芝麻，白者称为白芝麻。花期 5～9 月，果期 7～9 月。

生境及分布 生于 330～850 m 的山坡草地、荒地、土坎边及山坡上的灌丛中。主要分布于播州、红花岗、汇川、习水等地。

药材名 黑芝麻（成熟种子）。

采收加工 秋季果实成熟时采割植株，晒干，打下种子，除去杂质，再晒干。

性味归经 甘，平。归肝、肾、大肠经。

功能主治 补肝肾，益精血，润肠燥。主治精血亏虚，头晕眼花，耳鸣耳聋，须发早白，病后脱发，肠燥便秘。

用法用量 内服：煎汤，9～15 g；或捣碎研末服。

用药经验 ①血小板减少性紫癜：黑芝麻（捣碎）30 g，鸡蛋（去壳）2 只，加白糖适量或食盐少许，同煮分 2 次服，每日 1 剂，连服 10 日。②蛋白尿：黑芝麻、胡桃仁各 500 g，共研细末，每次 20 g，以温开水送服，并嚼服大枣 7 枚，每日 3 次，药尽为 1 疗

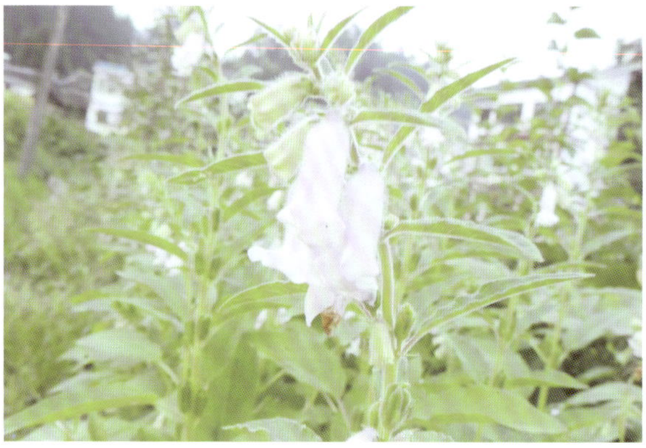

▲ 脂麻植物

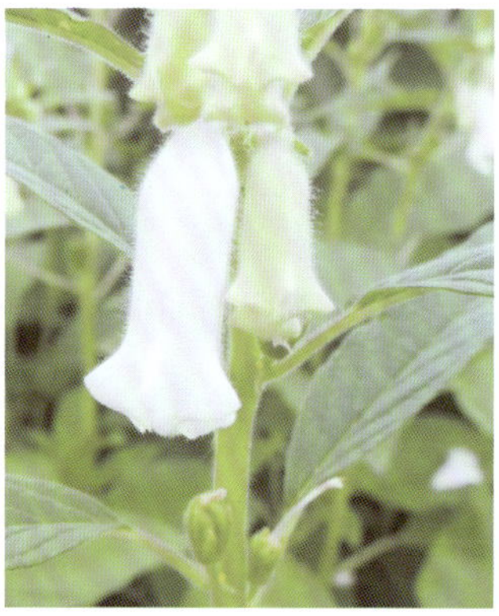

▲ 脂麻花

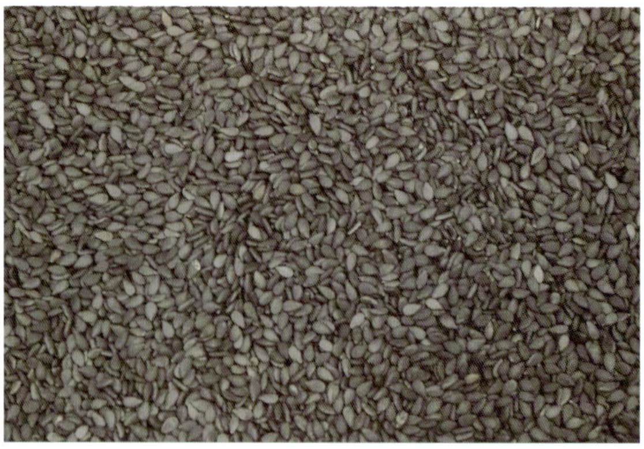

▲ 黑芝麻药材

程。③脱发：黑芝麻、当归各20g，制何首乌25g，地黄、熟地黄、侧柏叶各15g，水煎，分2次服，每日1剂。④婴幼儿哮喘性支气管炎：黑芝麻3g，生芡实10g，清半夏4g，柏子仁2g，生杭芍2g，陈皮2g，茯苓2g，水煎服，每日1剂，分2次服。

苦苣苔科

革叶粗筒苣苔 *Briggsia mihieri*（Franch.）Craib

别名 光叶苣苔、锈草、岩葛苣。

形态特征 多年生草本。根状茎0.8～3 cm。叶均基生；叶片革质，狭倒卵形、倒卵形或椭圆形，长1～10 cm，宽1～6 cm，顶端圆钝，基部楔形，边缘具波状牙齿或小牙齿，两面无毛，叶脉不明显；叶柄盾状着生，无毛，干时暗红色。聚伞花序2次分枝，腋生，1～6条，每花序具1～4花；花序梗无毛或被疏柔毛；苞片小2，条形；花梗细。花萼5裂至近基部，裂片长圆状披针形，具3脉。花冠粗筒状，下方肿胀，蓝紫色或淡紫色，外面近无毛，内面具淡褐色斑纹，檐部2唇形，上唇2裂，下唇3裂。上雄蕊着生于距花冠基部8 mm处，下雄蕊着生于距花冠基部1.2 cm处，花丝疏被腺状短柔毛，花药卵圆形，成对连着。花药成对连着，花丝疏被腺状短柔毛，药室不汇合；退化雄蕊着生于距花冠基部2 mm处。花盘环状，边缘波状。雌蕊被短柔毛，子房狭长圆形，花柱柱头2，长圆形。蒴果倒披针形，近无毛。种子小，多少。花期10月，果期11月。

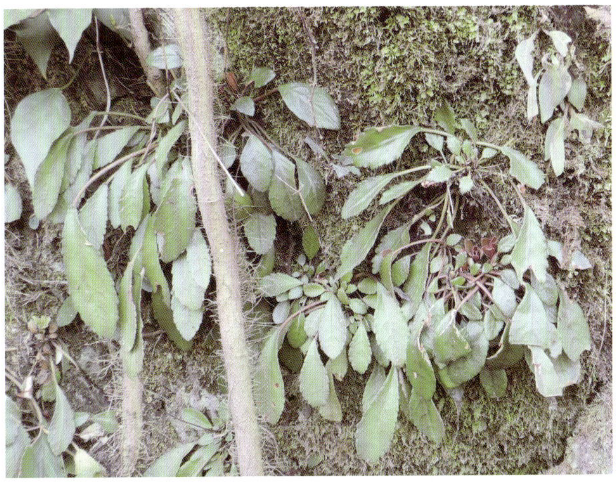

▲ 革叶粗筒苣苔植物

生境及分布 生于海拔650～1 710 m的阴湿岩石上。主要分布于播州、汇川、仁怀等地。

药材名 岩莴苣（全草）。

采收加工 全年均可采收，鲜用或晒干。

性味归经 甘、苦，温。归肺、肝、肾经。

功能主治 益气，强筋骨，生肌。主治劳伤咳嗽，筋骨损伤，刀伤。

用法用量 内服：煎汤，10～15 g；或泡酒饮。外用：适量，捣绒包敷或泡酒擦患处。

使用注意 孕妇忌服。

用药经验 ①跌打损伤：岩莴苣、小马蹄草、红酸浆草、仙桃草、红牛膝各9g，泡酒半斤，浸3日，取酒服，每日3次，每次15g，体弱者酌减；另以药酒擦患处。②劳伤：岩莴苣120 g，泡酒早晚服。③咳嗽：岩莴苣9～15 g，蒸酒服。④刀伤：岩莴苣叶捶绒，包敷伤口，干则再换。

牛耳朵 *Chirita eburnea* Hance

别名 爬面虎、山金兜菜、岩青菜。

形态特征 多年生草本，高达 30 cm。叶均基生，肉质，长 10～20 cm；叶片卵形或狭卵形，长 9～13 cm，宽 3.5～9.5 cm，全缘，两面生伏毛，下面毛密；叶柄扁。花葶 2～4 条，高达 30 cm，直立或斜升，有较密的短柔毛；聚伞花序伞状，有 5～10 朵花；苞片 2，对生，宽卵形，长 1.5～4 cm；小苞片狭卵形；花萼长约 1 cm，有腺毛，5 裂近基部，裂片条状披针形；花冠紫色，长 3～4.5 cm，外面疏生短柔毛，上唇 2 裂，下唇 3 裂；能育雄蕊 2，花药连着，有髯毛，退化雄蕊 2，花盘环状；子房被绒毛。蒴果条形，长约 6 cm。花期 4～7 月，果期 7～8 月。

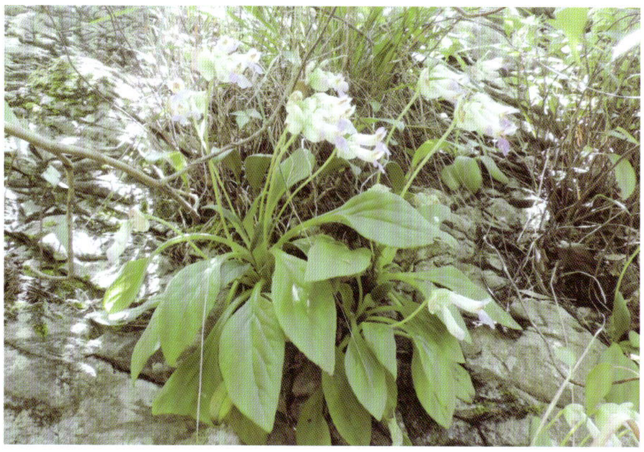

▲ 牛耳朵植物

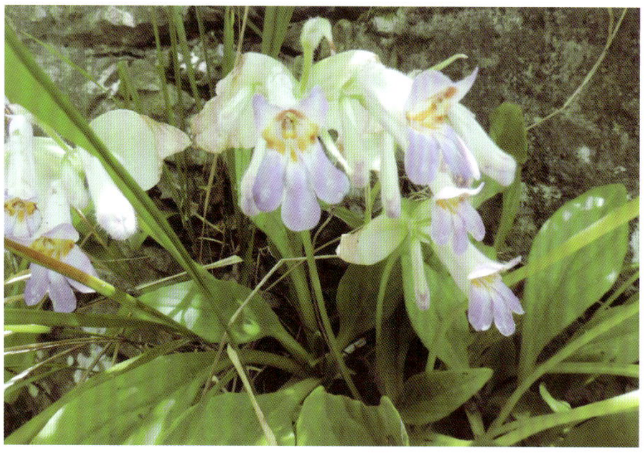

▲ 牛耳朵花

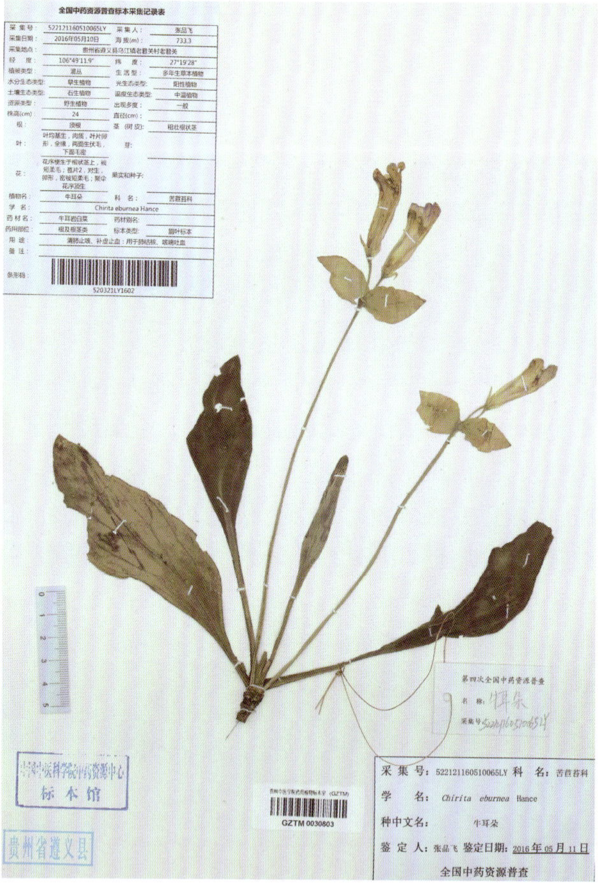

▲ 牛耳朵腊叶标本

生境及分布 生于海拔 100～1 500 m 的山地、石灰山林中石上或沟边林下。主要分布于播州、红花岗、汇川、习水、正安等地。

药材名 牛耳岩白菜（根茎及全草）。

采收加工 四季均可采收，鲜用或晒干。

性味归经 甘、微苦，凉。归肺经。

功能主治 清肺止咳，凉血止血，解毒消痈。主治阴虚肺热，咳嗽咯血，崩漏带下，痈肿疮毒，外伤出血。

用法用量 内服：煎汤，根茎 3～9 g；全草 15～30 g。外用：鲜品适量，捣敷。

用药经验 ①肺虚咳嗽：牛耳岩白菜 20 g，水煎服；或牛耳岩白菜、岩豇豆、果上叶、仙鹤草各 15 g，水煎服。②肺痨咯血：牛耳岩白菜、百合各 15 g，白及 10 g，水煎服。③崩漏：牛耳岩白菜、朱砂莲各 15 g，蒲黄 10 g，水煎服。

西藏珊瑚苣苔 *Corallodiscus lanuginosa*（Wall. ex A. DC.）Burtt

别名 还魂草、九倒生、珊瑚苣苔。

形态特征 多年生草本。叶多数，都基生，密集，外部的有柄，内部的无柄；叶片菱状卵形或菱形，长1.6～3 cm，宽0.8～2 cm，边缘有小钝齿，上面散生长柔毛或变无毛，下面常红紫色，只沿脉有锈色绒毛，脉在上面下陷，在下面隆起；叶柄扁，长达1.5 cm。花葶2～4条，高7～12 cm，和花序有锈色毛，后变无毛；聚伞花序伞状，有4～8花，苞片不明显；花萼无毛，5裂近基部，裂片狭卵形；花冠堇色，外面无毛，上唇短，2浅裂，下唇3裂；能育雄蕊2对，内藏，花药成对连着；雌蕊无毛。蒴果条形，长1.7～2.2 cm，无毛。花期5～8月，果期8～10月。

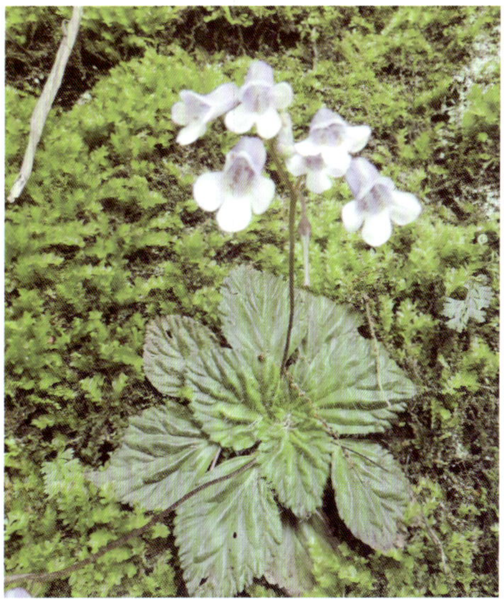

▲ 西藏珊瑚苣苔植物

生境及分布 生于海拔600～2 300 m的河谷林缘岩石及石壁上、山地、上坡和灌丛林阴处岩石上。主要分布于播州。

药材名 虎耳还魂草（全草）。

采收加工 夏、秋季采收，鲜用或晒干。

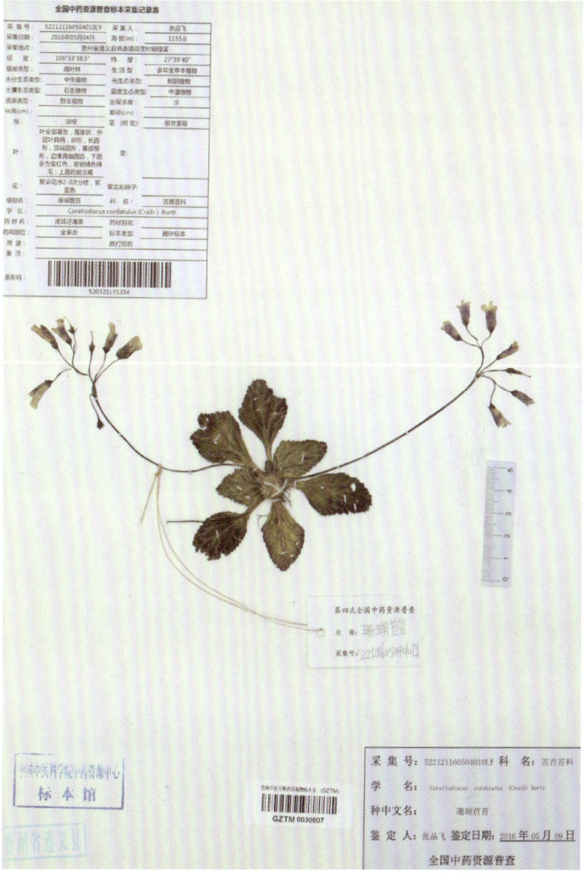

▲ 西藏珊瑚苣苔腊叶标本

性味归经 微辛，平。归肝、脾经。

功能主治 健脾，化瘀，止血。主治小儿疳积，跌打损伤，刀伤出血。

用法用量 内服：煎汤，3～9 g；或浸酒服。外用：适量，捣敷。

用药经验 ①小儿疳积：虎耳还魂草叶3 g，胡椒5粒，蒸猪肉吃。②跌打损伤：虎耳还魂草60 g，蒸酒250 ml服。③刀伤：虎耳还魂草叶，捣烂敷伤处。④跌打损伤：虎耳还魂草60 g，水煎服；或泡酒内服加外擦；或鲜品捣烂外敷。

半蒴苣苔 *Hemiboea subcapitata* C. B. Clarke

别名 山白菜、岩莴苣、岩苋菜。

形态特征 多年生草本。茎上升，高 10～40 cm，散生紫斑，无毛或上部疏生短柔毛。叶对生；叶片椭圆形或倒卵状椭圆形，顶端急尖或渐尖，基部下延，长 4～22 cm，宽 2～11.5 cm，全缘或有波状浅钝齿，稍肉质，干时草质，无毛或被白色短柔毛，上面深绿色，背面淡绿色或带紫色；侧脉每侧 5～7 条；叶柄长 1～9 cm，具翅，翅合生成船形。聚伞花序假顶生或腋生，具 3～10 余花；花序梗长 1～7 cm；总苞球形，淡绿色，无毛，开放后呈船形；花梗粗，无毛。萼片 5，长圆状披针形，长 0.9～1.2 cm，宽 3～4.5 mm，无毛，干时膜质。花冠白色，具紫色斑点，长 3.5～4 cm，外面疏被腺状短柔毛；上唇 2 浅裂，裂片半圆形，下唇 3 深裂，裂片卵圆形。雄蕊：花丝狭线形，生于距花冠基部，花药长椭圆形，顶端连着，退化雄蕊 3。花盘环状。雌蕊长 3～4 cm，无毛，柱头钝，略宽于花柱。蒴果线状披针形，多少弯曲，无毛。花期 8～10 月，果期 9～11 月。

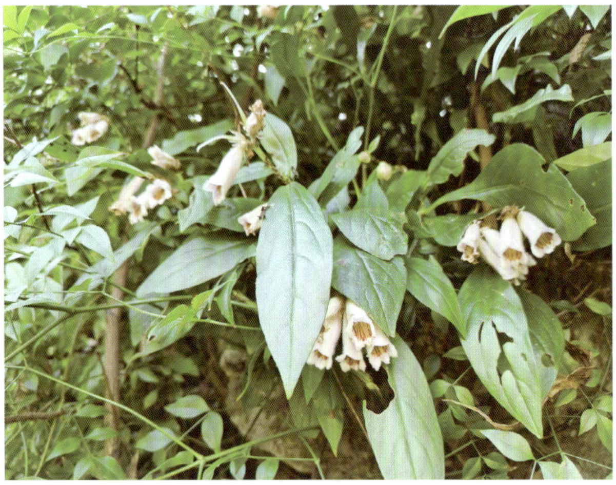

▲ 半蒴苣苔植物

生境及分布 生于海拔 350～2 100 m 的山谷林下、林缘阴湿的岩石上或沟边阴湿处。主要分布于播州、汇川、红花岗等地。

药材名 半蒴苣苔(全草)。

采收加工 夏、秋季采收，鲜用或晒干。

性味 微苦，平。

功能主治 清热，利湿，解毒。主治湿热黄疸，咽喉肿痛，毒蛇咬伤，烧烫伤。

用法用量 内服：煎汤，15～30 g。外用：适量，捣敷；或鲜品绞汁涂。

吊石苣苔 *Lysionotus pauciflorus* Maxim.

别名 石吊兰、石豇豆、岩豇豆。

形态特征 常绿附生半灌木；茎长 7～30 cm，不分枝或分枝，幼枝常有短毛。叶对生或 3～5 叶轮生，有短柄或近无柄；叶片革质，楔形或楔状条形，有时狭矩圆形、狭卵形或倒卵形，长 1.2～5.5 cm，边缘在中部以上无毛，侧脉不明显。花序腋生，有 1～2 花，苞片小，披针形；花萼，近无毛，5 裂近基部，裂片三角状条形；花冠白色，常带紫色，长 3.5～4.5 cm，无毛，上唇 2 裂，下唇 3 裂；能育雄蕊 2，花药连着，

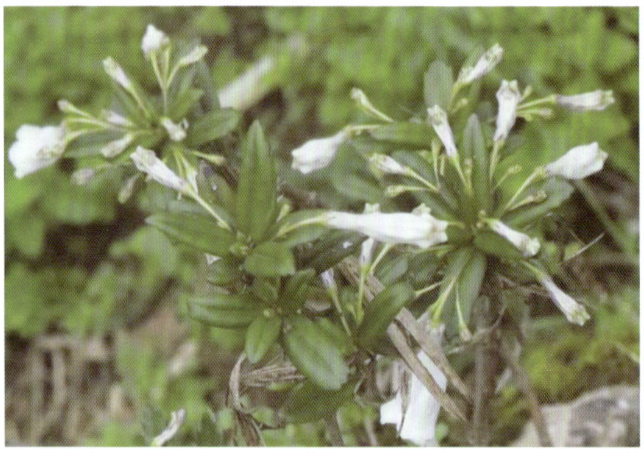

▲ 吊石苣苔植物

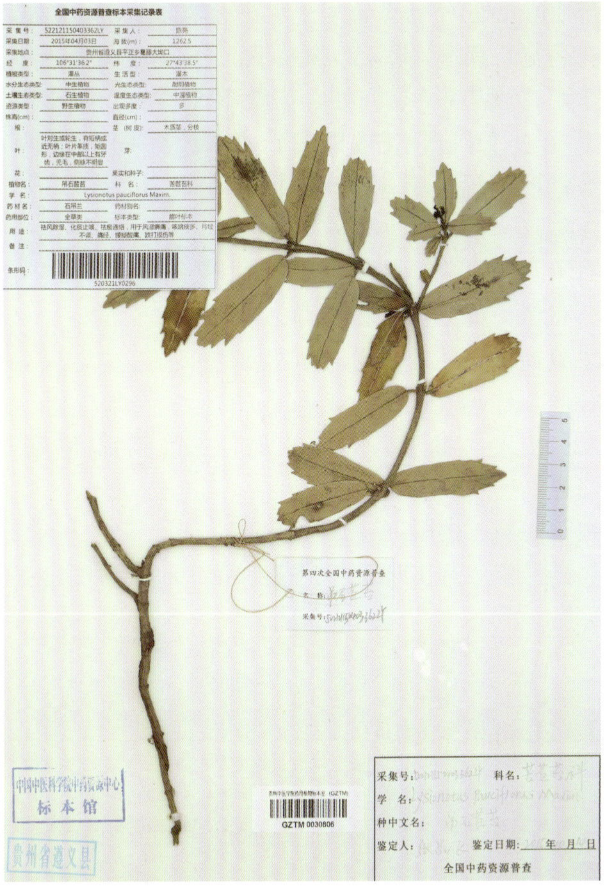

▲ 吊石苣苔腊叶标本

退化雄蕊 2；花盘杯状，4 裂，雌蕊无毛。蒴果长 7.5～9 cm；种子小，有长珠柄，顶端有 1 长毛。花期 7～10 月，果期 9～11 月。

生境及分布 生于海拔 300～2 000 m 的丘陵、山地沟谷、山地林中、阴处石崖上或树干上。主要分布于播州、红花岗、汇川等地。

药材名 石吊兰（全草）。

采收加工 夏、秋二季叶茂盛时采割，除去杂质，鲜用或晒干。

性味归经 苦，温。归肺经。

功能主治 化痰止咳，软坚散结。主治咳嗽痰多，瘰疬痰核。

用法用量 内服：水煎服，9～15 g；或浸酒服。外用：适量，捣敷；或煎水外洗。

使用注意 孕妇忌用。

用药经验 ①肺脓疡：石豆兰 30 g，天花粉、野豇豆根各 15 g，七叶一枝花 9 g，米泔水煎服。②热咳：石吊兰、青鱼胆草、岩白菜各 15 g，水煎服。③跌打损伤：石吊兰 15 g，水煎，兑酒服；或外用鲜石吊兰捣烂敷伤处。④腰、四肢痛：石吊兰、杜仲各 9 g，水煎服。⑤风寒咳嗽：石吊兰 15 g，前胡 6 g，生姜 3 片，煎服。

川滇马铃苣苔 *Oreocharis henryana* Oliv.

别名 岩白菜。

形态特征 多年生草本。根状茎短而粗。叶全部基生，具长柄。叶片披针状狭卵形，长 2～7 cm，宽 1.2～3.5 cm，顶端钝，基部浅心形或楔形，边缘波状或具三角形锯齿，上面被短柔毛，下面密被褐色毡毛，脉在两面都不明显；叶柄长 1.5～7 cm，密被褐色毡毛。聚伞花序 2 次分枝，2～4 条，每花序具 6～8 花；花序梗长 10～18 cm，与花梗被深紫色腺状柔毛；苞片小，钻形，脱落；花梗长 5～10 mm。花萼 5 裂至近基部，裂片线状披针形，外面被柔毛和腺状柔毛，内面近无毛。花冠钟状，深紫色，外面近无毛；筒喉部不缢缩；檐部稍 2 唇形，上唇 2 裂，下

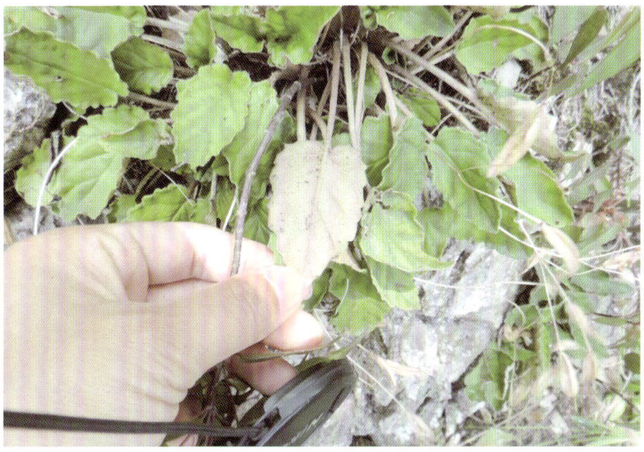

▲ 川滇马铃苣苔植物

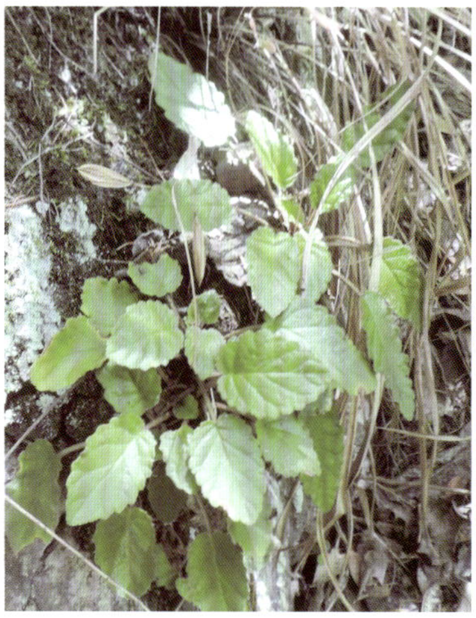

▲ 川滇马铃苣苔植物

唇3裂。雄蕊分生，无毛，上雄蕊着生于距花冠基部1 mm处，下雄蕊着生于距花冠基部1.5 mm处，花药宽长圆形，药室2，顶端不汇合；退化雄蕊着生于距花冠基部1 mm处。花盘环状，全缘。雌蕊无毛，子房长圆形；花柱柱头1，盘状。蒴果倒长圆状披针形，无毛。花期7～8月，果期10月。

生境及分布　生于海拔650～2 600 m山地潮湿岩石上及大河两岸的高石壁上。主要分布于播州。

药材名　黄毛岩白菜（全草）。

采收加工　夏、秋季采收，晒干。

性味　甘，平。

功能主治　止咳，平喘，止血。主治咳嗽，哮喘，咯血。

用法用量　内服：煎汤，9～15 g。

用药经验　劳伤咳嗽：黄毛岩白菜15 g，水煎服。

厚叶蛛毛苣苔 *Paraboea crassifolia*（Hemsl.）Burtt

别名　石灰草、岩白菜、石白菜。

形态特征　多年生草本。根状茎圆柱形，长0.5～1.5 cm，具多数须根。叶全部基生，近无柄。叶片

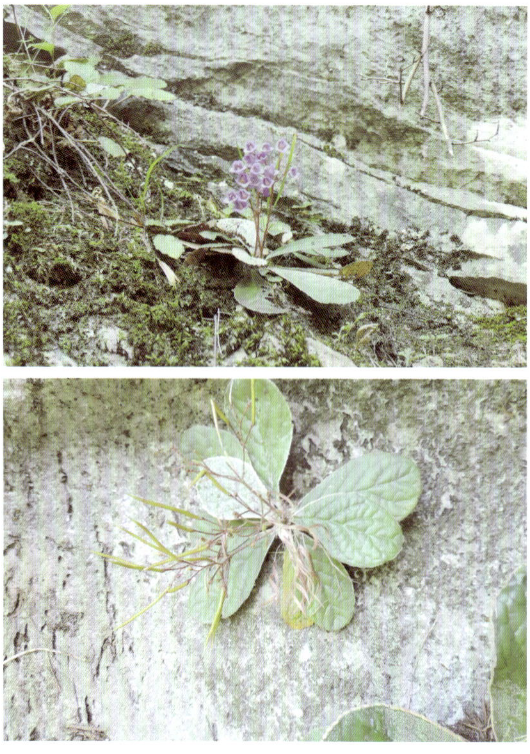

▲ 厚叶蛛毛苣苔植物

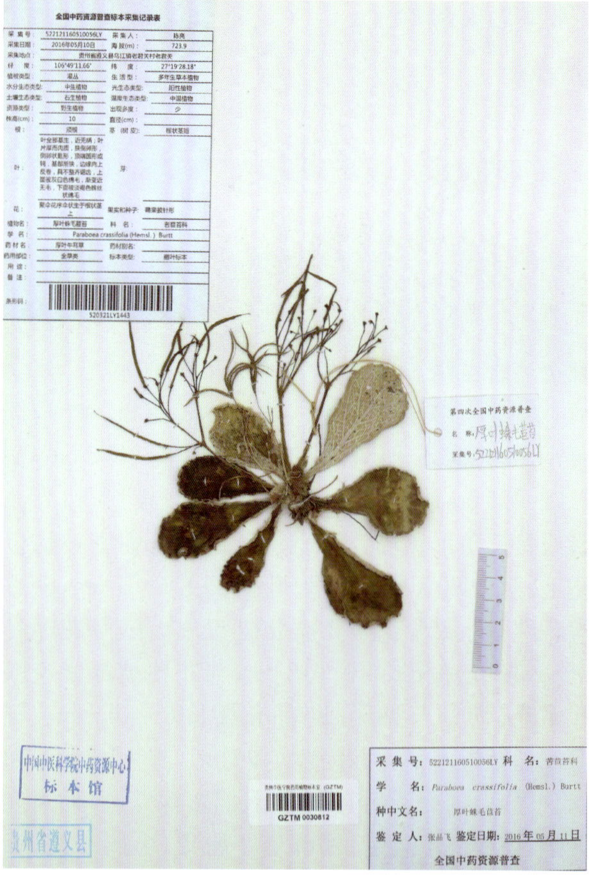

▲ 厚叶蛛毛苣苔腊叶标本

厚而肉质，狭倒卵形，倒卵状匙形，长3.5～9 cm，宽1.5～3.2 cm，顶端圆形或钝，基部渐狭，边缘向上反卷，具不整齐锯齿，上面被灰白色绵毛，渐变近无毛，下面被淡褐色蛛丝状绵毛，侧脉每边4～6条，下面隆起。聚伞花序伞状，2～4条，每花序具4～12花。花序梗长8～12 cm，被淡褐色蛛丝状绵毛，变近无毛。苞片2，钻形，被淡褐色蛛丝状绵毛。花萼5裂至近基部，裂片相等，狭线形，外面被淡褐色短绒毛。花冠紫色，无毛，长1～1.4 cm。筒短而宽。檐部二唇形，上唇2裂，裂片相等，下唇3裂，裂片近圆形。雄蕊2，着生于花冠近基部，内藏，花丝狭线形，无毛，上部稍膨大，成直角弯曲，花药大，狭长圆形，两端尖，顶端连着，药室汇合。退化雄蕊2，着生于距花冠基。无花盘。雌蕊无毛，子房长圆形，比花柱短，花柱纤细，柱头1，头状。蒴果未见。花期5～7月，果期8～9月。

生境及分布　生于海拔约700 m的山地石崖上。主要分布于播州、汇川、习水等地。

药材名　厚叶牛耳草(根茎及全草)。

采收加工　5～6月采收，晒干。

性味归经　甘，平。归肺经。

功能主治　滋补强壮，补肺止咳，凉血止血。主治肝脾虚弱，劳伤吐血，内伤咯血，肺虚咳喘，崩漏，带下，无名肿毒。

用法用量　内服：煎汤，30～60 g。

用药经验　①肺虚咳嗽：厚叶牛耳草30 g，水煎服；或炖鸡服。②无名肿毒：鲜厚叶牛耳草适量，捣烂外敷。

车前科

车前　*Plantago asiatica* L.

别名　车轮草、猪耳朵、牛耳朵草。

形态特征　多年生草本，高20～60 cm，有须根多数。基生叶直立，卵形或宽卵形，长4～12 cm，宽4～9 cm，顶端圆钝，边缘近全缘、波状；或有疏钝齿至弯缺，两面无毛或有短柔毛；叶柄长5～22 cm。花葶数个，直立，长20～45 cm，有短柔毛；穗状花序占上端1/3～1/2处，具绿白色疏生花；苞片宽三角形，较萼裂片短，二者均有绿色宽龙骨状突起；花萼有短柄，裂片倒卵状椭圆形至椭圆形；花冠裂片披针形。蒴果椭圆形，周裂；种子5～6，稀7～8，矩圆形，黑棕色。花期4～8月，果期6～9月。

生境及分布　生于海拔100～1 300 m的山坡草地、沟边、田埂、土埂、路边或村旁空旷地。主要分布于习水、正安、仁怀、播州、桐梓等地。

药材名　车前子(成熟种子)，车前草(全草)。

采收加工　1. 车前子。夏、秋二季种子成熟时采收果穗，晒干。搓出种子，除去杂质。

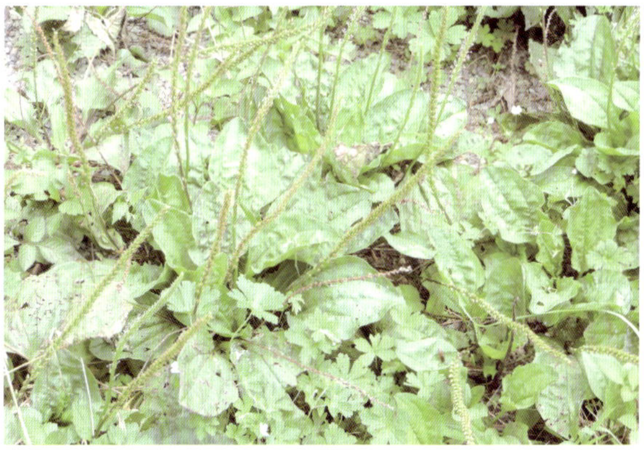

▲ 车前植物

2. 车前草。夏季采挖，除去泥沙，晒干。以叶片完整、色灰绿者为佳。

性味归经　1. 车前子。甘，寒。归肝、肾、肺、小肠、膀胱经。

2. 车前草。甘，寒。归肝、肾、肺、小肠经。

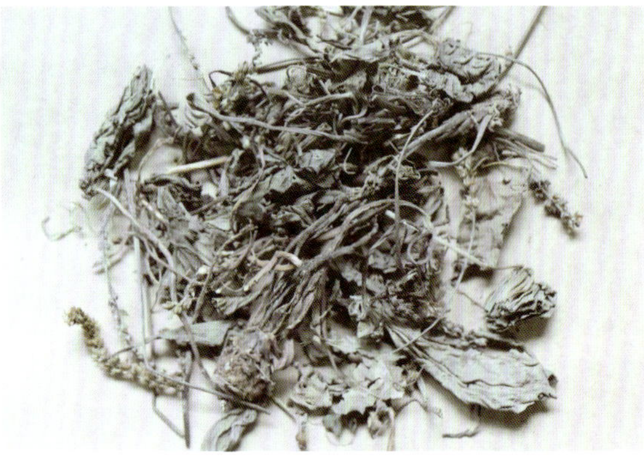

▲ 车前草药材

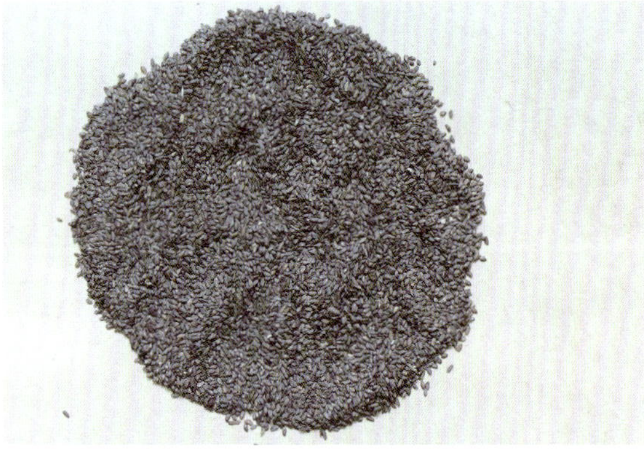

▲ 车前子

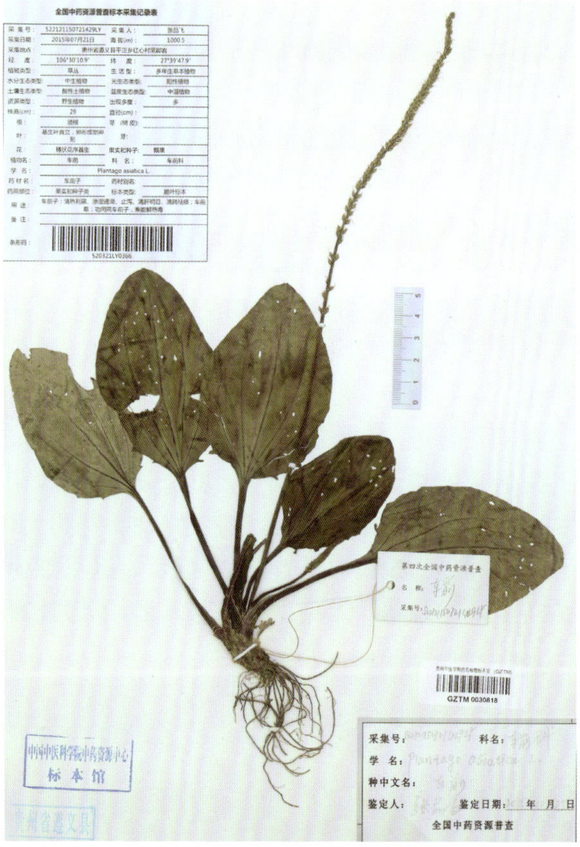

▲ 车前腊叶标本

功能主治　1. 车前子。清热利尿通淋,渗湿止泻,明目,祛痰。主治热淋涩痛,水肿胀满,暑湿泄泻,目赤肿痛,目暗昏花,痰热咳嗽。

2. 车前草。清热利尿通淋,祛痰,凉血,解热毒。主治热淋涩痛,水肿尿少,暑湿泻痢,痰热咳嗽,吐血衄血,痈肿疮毒,降尿酸。

用法用量　1. 车前子。内服:煎汤,9～30 g,宜纱布包煎。生品主治利水通淋;炒车前子主治渗湿止泻,祛痰止咳;盐车前子,偏于补肝肾、明目。

2. 车前草。内服:煎汤,9～30 g,鲜品加倍。外用:适量,鲜草捣烂外敷。

使用注意　虚滑精气不固者禁用。

用药经验　①小便血淋作痛:车前子适量研末,每次服 6 g,车前叶煎汤下。②阴痒痛:车前子适量,水煎,去渣洗痒痛处。③水肿:车前草 30 g,水煎服。④尿血:车前草、小蓟各 15 g,水煎服。⑤带下:车前草 15 g,蒲公英 10 g,水煎服。⑥咽喉肿痛:车前草、金银花各 10 g,水煎服。

忍冬科

二翅六道木　*Abelie macrotera* (Graebn. et Buchw.) Rehd.

别名　神仙叶、六道木、二翅糯米条。

形态特征　落叶灌木,高 1～2 m。幼枝红褐色,光

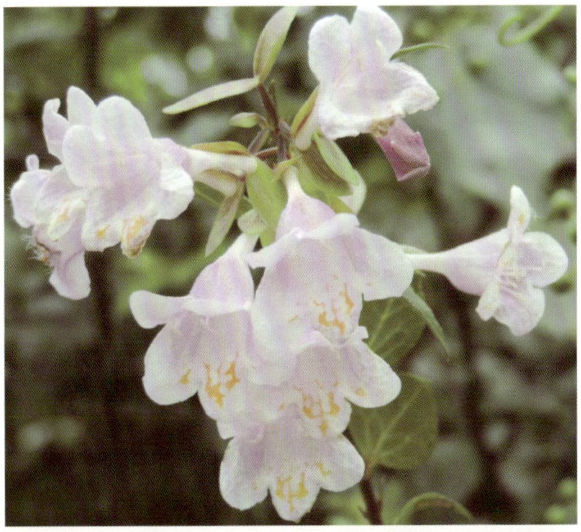

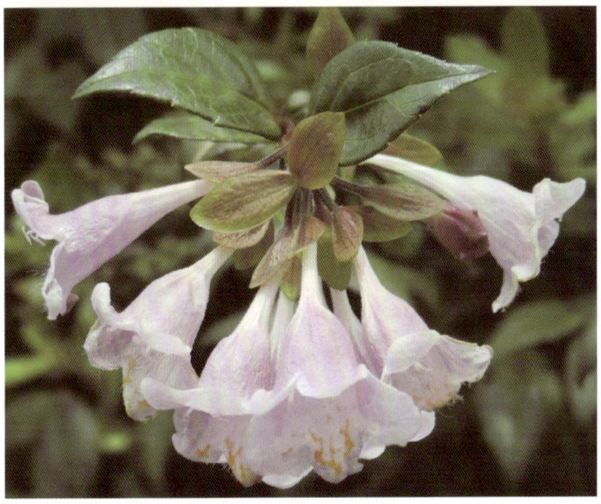

▲ 二翅六道木花

滑。叶卵形至椭圆状卵形，长 3～8 cm，宽 1.5～3.5 cm，顶端渐尖或长渐尖，基部钝圆或阔楔形至楔形，边缘具疏锯齿及睫毛，上面绿色，叶脉下陷，疏生短柔毛，下面灰绿色，中脉及侧脉基部密生白色柔毛。聚伞花序常由未伸展的带叶花枝所构成，含数朵花，生于小枝顶端或上部叶腋；花大，长 2.5～5 cm；苞片红色，披针形；小苞片 3 枚，卵形，疏被长柔毛；萼筒被短柔毛，萼裂片 2 枚，长 1～1.5 cm，矩圆形、椭圆形或狭椭圆形，长为花冠筒的 1/3；花冠浅紫红色，漏斗状，长 3～4 cm，外面被短柔毛，内面喉部有长柔毛，裂片 5，略呈二唇形，上唇 2 裂，下唇 3 裂，筒基部具浅囊；雄蕊 4 枚，二强，花丝着生于花冠筒中部；花柱与花冠筒等长，柱头头状。果实长 0.6～1.5 cm，被短柔毛，冠以 2 枚宿存而略增大的萼裂片。花期 4～6 月，果期 8～10 月。

生境及分布　生于海拔 800～1 200 m 的沟边、路旁、灌丛中。主要分布于播州、桐梓、绥阳等地。

药材名　二翅六道木(根)，二翅六道木果(果实)。

采收加工　秋季采挖根和采摘果实，根洗净，切片，鲜用或晒干。果实晒干或鲜用。

功能主治　1. 二翅六道木。理气止痛，清热燥湿。主治牙痛，高热，目赤。

2. 二翅六道木果。祛风湿，解热毒。主治风湿筋骨痛，痈疮红肿。

用法用量　内服：煎汤，15～24 g。

苦糖果 *Lonicera fragrantissima* subsp. *standishii* (Carr.) Hsu et H. J. Wang

别名　神仙豆腐、鸡骨头、驴奶果。

形态特征　薄叶灌木，高达 2 m。小枝、叶柄常有糙毛。叶对生。叶厚纸质，叶片卵状长圆形或卵状披针形，长 4～7 cm，宽 2～3.5 cm，先端渐尖，基部圆形，通常两面被刚伏毛及短腺毛或至少下面中脉被刚伏毛，有时中脉下部或基部两侧夹杂短糙毛，叶缘多少具硬睫毛。花先于叶或与叶同时开放，芳香，生于幼枝基部苞腋。相邻两花萼合生达中部以上，萼檐微 5 裂。花冠白色，长约 1.5 cm，花冠筒基部具浅囊，上唇具 4 裂片，下唇长约 1 cm。雄蕊内藏。花柱下部疏被糙毛。浆果红色，椭圆形，长约 1 cm，相邻两果部分连合。花期 3～4 月，果期 4～6 月。

生境及分布　生于海拔 100～2 000 m 的向阳山坡林中、灌丛中或溪涧旁。主要分布于播州、仁怀、习水等地。

药材名　大金银花(茎、叶及根)。

采收加工　夏、秋季采收茎叶，秋后挖根，均鲜用或切段晒干。

性味　甘，寒。

功能主治　祛风除湿，清热，止痛。主治风湿关节痛，劳伤，疔疮肿毒。

用法用量　内服：煎汤，9～15 g；或泡酒。外用：适量，捣敷。

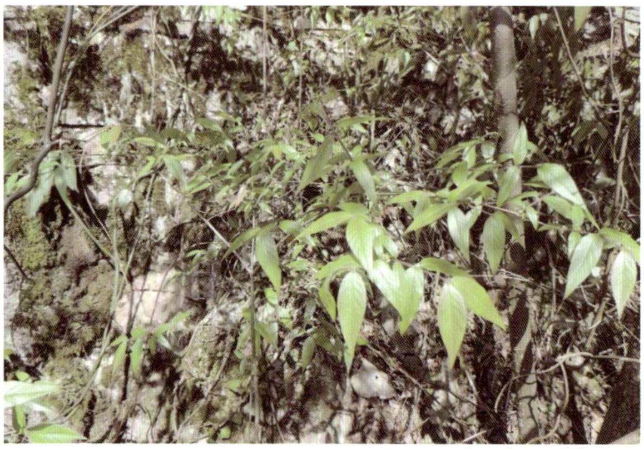

▲ 苦糖果植物

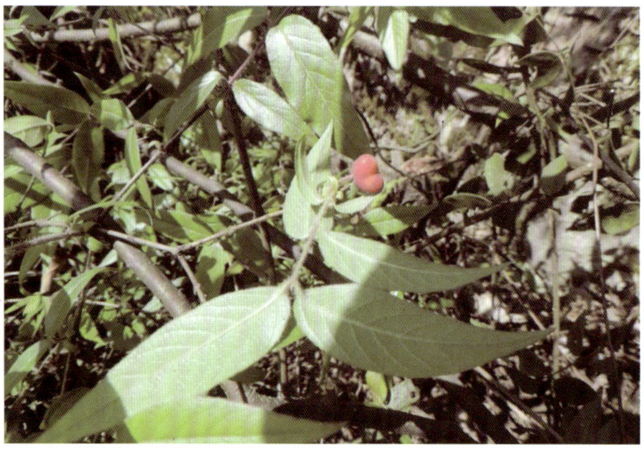

▲ 苦糖果果实

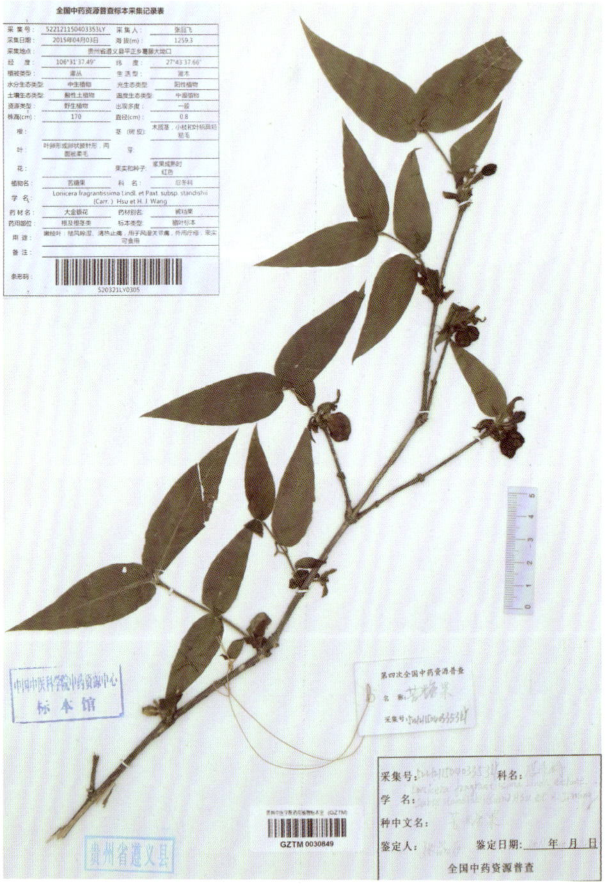

▲ 苦糖果腊叶标本

用药经验 ①一切疮毒：大金银花、大丁草各 9 g，土茯苓、夏枯草各 12 g，山胡椒根 6 g，水煎服。②疔疮：大金银花嫩叶适量，捣烂外敷。③风湿热关节痛：大金银花根 15 g，水煎服。

忍冬 *Lonicera japonica* Thunb.

别名 金银花、老翁须、金银藤。

形态特征 多年生半常绿缠绕木质藤本；茎中空，多分枝，幼枝密生柔毛和腺毛。叶宽披针形至卵状椭圆形，长 3～8 cm，顶端短渐尖至钝，基部圆形至近心形，幼时两面有毛，后上面无毛。总花梗单生上部叶腋；苞片叶状，长达 2 cm；萼筒无毛；花冠长 3～4 cm，先白色略带紫色后转金黄色，芳香，外面有柔毛和腺毛，唇形，上唇具 4 裂片而直立，下唇反转，约等长于花冠筒；雄蕊 5，和花柱均稍超过花冠。浆果球形，黑色。花期 4～7 月，果期 6～11 月。

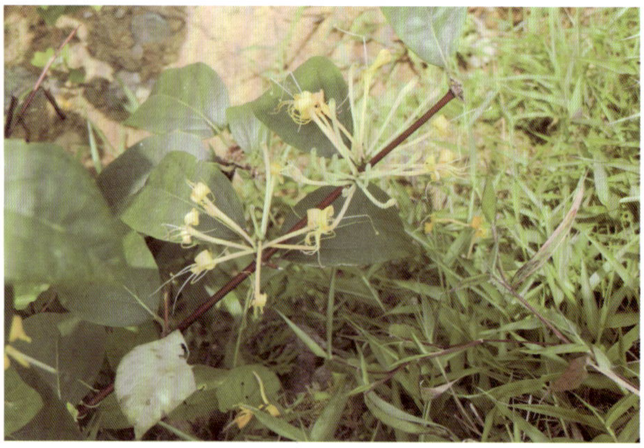

▲ 忍冬植物

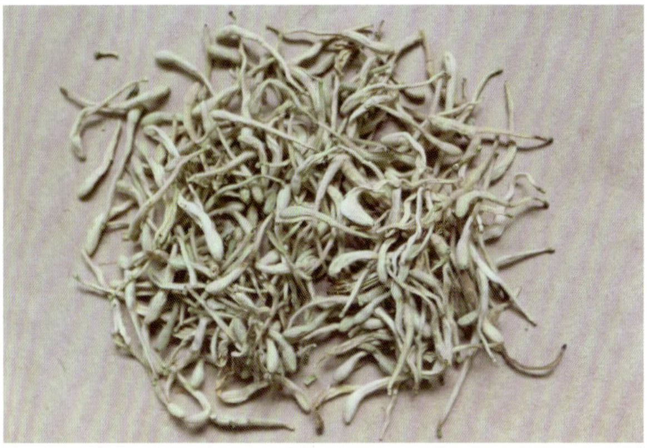

金银花药材

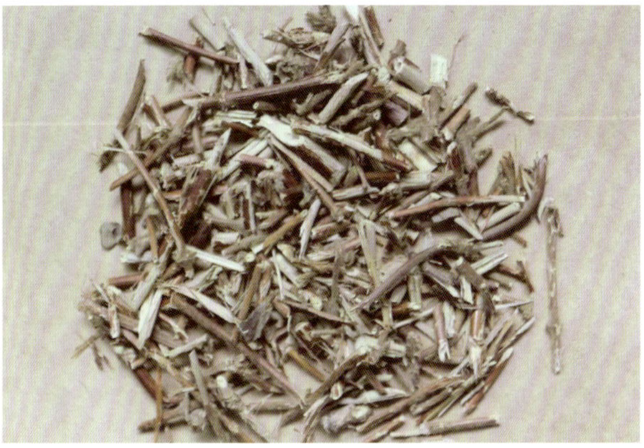

忍冬藤药材

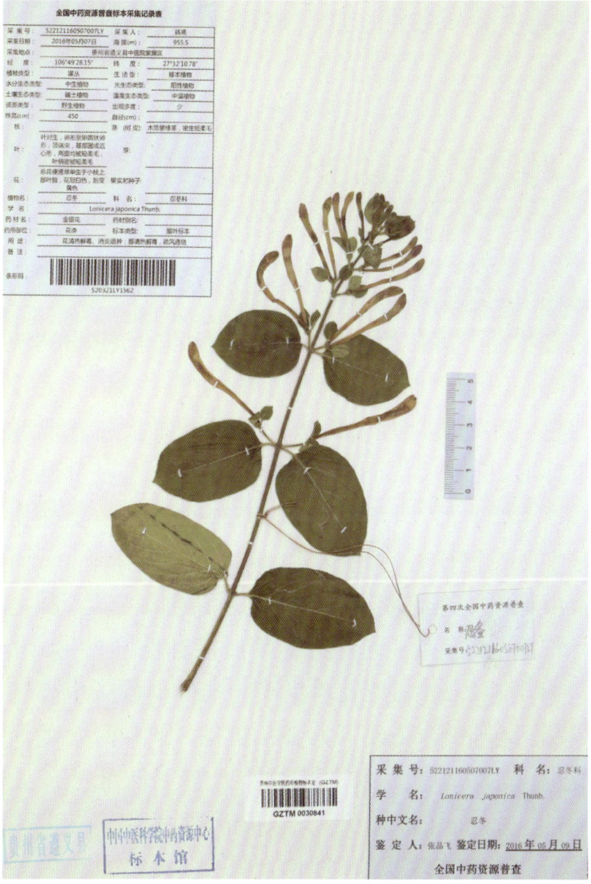

金银花腊叶标本

生境及分布 生于海拔 400～1 600 m 的山坡、旷野、路边、灌丛或疏林中、乱石堆、山足路旁及村庄篱笆边，亦有栽培。主要分布于播州、红花岗、汇川、习水等地。

药材名 金银花（花蕾或带初开的花），忍冬藤（茎枝）。

采收加工 1. 金银花。夏初花开放前采收，阴干或干燥，生用。以花蕾大、含苞待放、色黄白、香气浓者为佳。

2. 忍冬藤。秋、冬二季割取带叶的嫩枝，晒干。以表面色棕红、质嫩者为佳。

性味归经 1. 金银花。甘，寒。归肺、心、胃经。

2. 忍冬藤。甘，寒。归肺、胃经。

功能主治 1. 金银花。清热解毒，疏散风热。主治痈肿疔毒，喉痹，丹毒，热毒血痢，风热感冒，温病发热。

2. 忍冬藤。清热解毒，疏风通络。主治温病发热，热毒血痢，痈肿疮疡，风湿热痹，关节红肿热痛，屈伸不利，皮肤风痒。可作金银花的代用品。

用法用量 1. 金银花。内服：煎汤，9～15 g；鲜品加倍。外用：适量，捣敷；或煎水洗。

2. 忍冬藤。内服：煎汤，10～30 g。外用：适量，煎水洗或熏洗；捣敷。

使用注意 1. 金银花。脾胃虚寒及气虚疮疡脓清者忌服。

2. 忍冬藤。脾胃虚寒，泄泻不止者禁用。

用药经验 ①解农药（1059、1605、4049 等有机磷制剂）中毒：金银花 60～90 g，明矾 6 g，大黄 15 g，甘草 60～90 g，水煎冷服，每剂作一次服，一日 2 剂。②流行性感冒：忍冬藤、板蓝根、夏枯草各 30 g，紫花地丁、土茯苓各 20 g，马鞭草 15 g，水煎服。③风湿性关节炎：忍冬藤 30 g，鸡血藤、老鹳草各 15 g，豨莶草、白薇各 12 g，水煎服。④乙脑、流脑：金银花、连翘、大青叶、芦根、甘草各 9 g，水煎代茶饮，每日一剂，连服 3～5 日。⑤荨麻疹：鲜金银花煎服，每次 30 g，每日 3 次。

细毡毛忍冬 *Lonicera similis* Hemsl.

别名 细苞忍冬、金银花。

形态特征 落叶藤本；幼枝、叶柄和总花梗均被淡黄褐色、开展的长糙毛和短柔毛，并疏生腺毛；老枝棕色。叶纸质，卵形、卵状矩圆形至卵状披针形或披针形，长 3～13.5 cm，顶端急尖至渐尖，基部圆或截形至微心形，两侧稍不等，有或无糙缘毛，上面初时中脉有糙伏毛，后变无毛，侧脉和小脉下陷，下面被由细短柔毛组成的灰白色或灰黄色细毡毛，脉上有长糙毛或无毛，老叶毛变稀而网脉明显凸起；叶柄长 3～12 mm。双花单生于叶腋或少数集生枝端成总状花序；总花梗下方者长可达 4 cm，向上则渐变短；苞片、小苞片和萼齿均有疏糙毛及缘毛或无毛；苞片三角状披针形至条状披针形，长 2～4.5 mm；小苞片极小，卵形至圆形，长约为萼筒的 1/3；萼筒椭圆形至长圆形，长 2～3 mm，无毛，萼齿近三角形，长约达 1 mm，宽近相等；花冠先白色后变淡黄色，长 4～6 cm，外被开展的长、短糙毛和腺毛或全然无毛，唇形，筒细，长 3～3.6 cm，超过唇瓣，内有柔毛，上唇长 1.4～2.2 cm，裂片矩圆形或卵状矩圆形，下唇条形，内面有柔毛；雄蕊与花冠几等高，花丝长约 2 cm，无毛；花柱稍超出花冠，无毛。果实蓝黑色，卵圆形；种子褐色，稍扁，卵圆形或矩圆形，有浅的横沟纹，两面中部各有 1 棱。花期 5～6 月，果期 8～10 月。

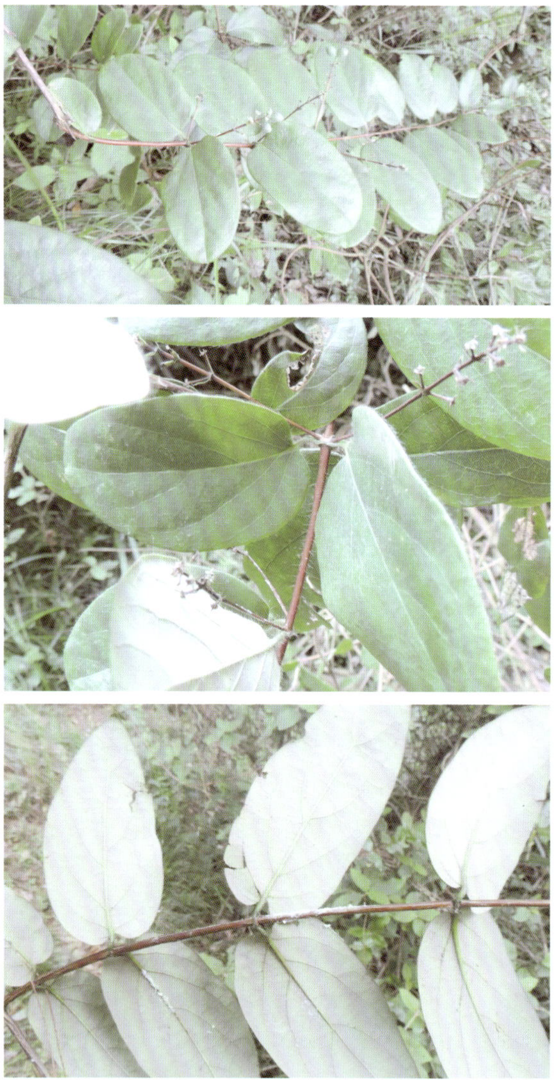

▲ 细毡毛忍冬植物

生境及分布 生于海拔 550～2 200 m 的山谷溪旁或向阳山坡灌丛或林中。主要分布于播州、红花岗、汇川、正安等地。

药材名 金银花（花蕾或带初开的花），大金银花（全株），细毡毛忍冬叶（叶）。

采收加工 1. 金银花。夏初花开放前采收，干燥。
2. 大金银花。夏、秋季采收茎叶，秋后挖根，均鲜用或切段晒干。

性味归经 1. 金银花。甘，寒。归肺、心、胃经。
2. 大金银花。甘，平。

功能主治 1. 金银花。清热解毒，截疟。主治温病发热，热毒血痢，痈肿疔疮，喉痹及多种感染性疾病。
2. 大金银花。镇惊，祛风，败毒。主治小儿急惊风，疮毒。
3. 细毡毛忍冬叶。主治蛔虫病，寒热腹胀。

用法用量 1. 金银花。内服：煎汤，10～20 g；或入丸散。外用：适量，捣敷。

2. 大金银花。内服：煎汤，9～15 g。外用：适量，捣敷；或煎汤外洗。

使用注意 脾胃虚寒及气虚疮疡脓清者忌服。

接骨草 *Sambucus javanica* Reinw. ex Blume

别名 蒴藋、陆英、接骨木。

形态特征 高大草本至半灌木，高达 3 m；髓心白色。单数羽状复叶；小叶 3～9，无柄至具短柄，披针形，长 5～12 cm，顶端渐尖，边具锯齿，基部钝至圆形。大型复伞房状花序顶生，各级总梗和花梗无毛至多少有毛，具由不孕花变成的黄色杯状腺体；花小，白色；萼筒杯状，萼齿三角形；花冠辐状，裂片 5，稍短于裂片；柱头 3 裂。浆果状核果近球形，红色；核 2～3 颗，卵形，表面有小瘤状突起。

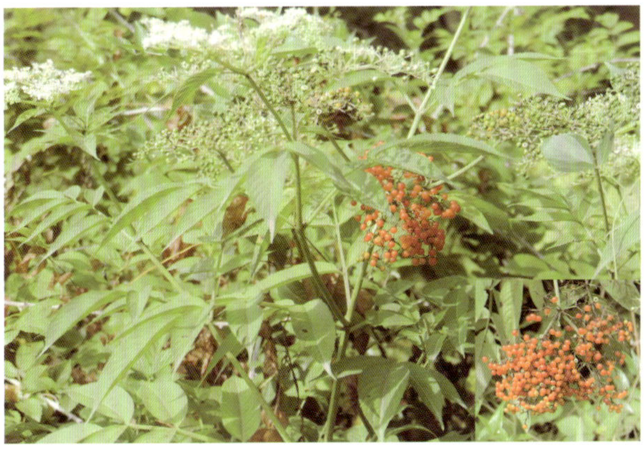

▲ 接骨草植物

生境及分布 生于海拔 300～2 600 m 的山坡、山谷、林缘、沟边、溪边、路边和草丛中。主要分布于播州、红花岗、汇川等地。

药材名 接骨草（全草）。

采收加工 秋季采收，鲜用或切断晒干。

性味归经 苦、辛，平。归肝经。

功能主治 接骨疗伤，活血化瘀，利尿消肿，祛风湿，通经活血，解毒消炎。主治跌打损伤，风湿痹痛，腰腿痛，扭伤肿痛，脚气浮肿，肾炎水肿。

用法用量 内服：煎汤，15～30 g。外用：适量，水煎熏洗；或捣敷。

粉团 *Viburnum plicatum* Thunb.

别名 雪球荚蒾。

形态特征 落叶灌木，高达 3 m。当年小枝浅黄褐色，四角状，被由黄褐色簇状毛组成的绒毛，二年生小枝灰褐色或灰黑色，稍具棱角或否，散生圆形皮孔，老枝圆筒形，近水平状开展。冬芽有 1 对披针状三角形鳞片。叶纸质，宽卵形、圆状倒卵形或倒卵形，稀近圆形，长 4～10 cm，顶端圆或急狭而微凸尖，基部圆形或宽楔形，很少微心形，边缘有不整齐三角状锯齿，上面疏被短伏毛，中脉毛较密，下面密被绒毛；或有时仅侧脉有毛，侧脉 10～13 对，笔直伸至齿端，上面常深凹陷，下面显著凸起，小脉横列，并行，紧密，呈明显的长方形格纹；叶柄长 1～

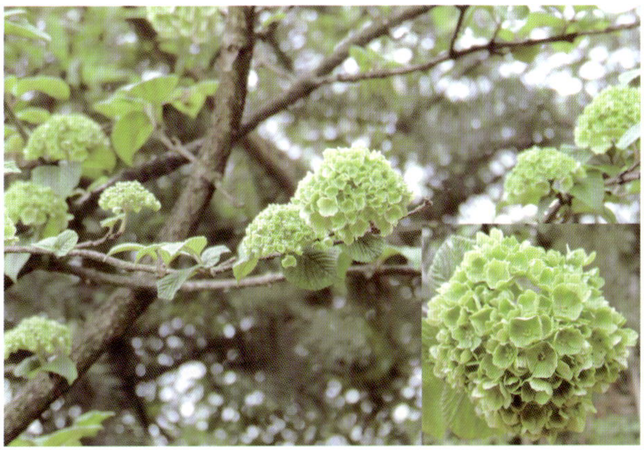

▲ 粉团植物

2 cm，被薄绒毛；无托叶。聚伞花序伞形式，球形，直径 4～8 cm，常生于具 1 对叶的短侧枝上，全部由大型的不孕花组成，总花梗长 1.5～4 cm，稍有棱角，被黄褐色簇状毛，第一级辐射枝 6～8 条，花生于第四级辐射枝上；萼筒倒圆锥形，无毛或有时被簇状毛，萼齿卵形，顶钝圆；花冠白色，辐状，直径 1.5～3 cm，裂片有时仅 4 枚，倒卵形或近圆形，顶圆形，大小常不相等；雌、雄蕊均不发育。花期 4～5 月，果期 8～9 月。

生境及分布 生于海拔 240～1 800 m 的山坡、林缘、山谷混交林内及沟谷旁灌丛中，各地常有栽培。主要分布于播州、汇川、绥阳等地。

药材名 粉团雪球荚蒾（根、茎）。

采收加工 全年均可采收，切段，晒干。

功能主治 清热解毒，健脾消积。主治疮毒，风热感冒，小儿疳积，消化不良等。

用法用量 内服：煎汤，3～9 g。外用：适量，烧存性研末调敷。

茶荚蒾 *Viburnum setigerum* Hance

别名 鸡公柴、垂果荚蒾、糯米树。

形态特征 落叶灌木，高达 4 m；芽及叶干后变黑色、黑褐色或灰黑色；当年小枝浅灰黄色，多少有棱角，无毛，二年生小枝灰色，灰褐色或紫褐色。冬芽通常长 5 mm 以下，最长可达 1 cm，具 2 对鳞片。叶对生，纸质，卵状长圆形至卵状披针形，稀卵形或椭圆状卵形，长 7～12 cm，顶端渐尖，基部圆形，边缘基部除外疏生尖锯齿，上面初时中脉被长纤毛，后变无毛，下面仅中脉及侧脉被浅黄色贴生长纤毛，近基部两侧有少数腺体，侧脉 6～8 对，笔直而近并行，伸至齿端，上面略凹陷，下面显著凸起；叶柄长 1～1.5 cm。复伞形式聚伞花序，无毛或稍被长伏毛，有极小红褐色腺点，直径 2.5～4 cm，常弯垂，总花梗长 1～2.5 cm，第一级辐射枝通常 5 条，花生于第三级辐射枝上，芳香；萼筒长约 1.5 mm，无毛和腺点，萼齿卵形，顶钝形；花冠白色，干后变茶褐色或黑褐色，辐状，直径 4～6 mm，裂片卵形，比筒长；雄蕊与花冠几等长，花药圆形，极小；花柱不高出萼齿。果序弯垂，果实红色，卵圆形，长 9～11 mm；核甚扁，卵圆形，长 8～10 mm，直径 5～7 mm，凹凸不平，腹面扁平或略凹陷。花期 4～5 月，果期 9～10 月。

生境及分布 生于海拔 800～1 300 m 的山谷溪涧旁疏林或山坡灌丛中。主要分布于播州、仁怀、绥阳等地。

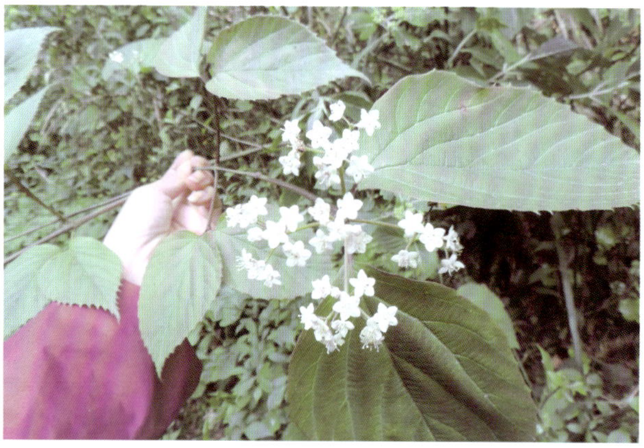

▲ 茶荚蒾植物

药材名 鸡公柴（根），鸡公柴（成熟果实）。

采收加工 1. 鸡公柴。秋后采挖，洗净，切片，晒干。

2. 鸡公柴果。秋季果实成熟时采收，晒干。

性味 1. 鸡公柴。微苦，平。

2. 鸡公柴果。甘，平。

功能主治 1. 鸡公柴。清热利湿，活血止血。主治小便白浊，肺痈，吐血，热瘀经闭。

2. 鸡公柴果。健脾。主治消化不良，食欲不振。

用法用量 1. 鸡公柴。内服：煎汤，15～30 g。

2. 鸡公柴果。内服：煎汤，10～15 g。

用药经验 ①吐血：鸡公柴 120 g，鸡蛋 3 枚，煮熟食。②脾胃虚弱，胃纳呆钝：鸡公柴果、山楂根、仙鹤草、六月雪各 15 g，水煎服。

烟管荚蒾 *Viburnum utile* Hemsl.

别名　有用荚蒾、黑汉条、羊屎条。

形态特征　常绿灌木，高达 2 m；幼枝密被淡灰褐色星状毛，老枝棕褐色，冬芽无鳞片。叶革质，椭圆状卵形至卵状矩圆形，长 2～7 cm，顶端钝，稀略尖，下面被灰白色星状毡毛，具 5～6 对下面隆起的侧脉。花序复伞形状，直径 5～7 cm，有星状毛；萼筒无毛，萼檐具 5 钝齿；花冠白色，在未开放前略带粉红色，辐状；雄蕊 5，着生近花冠筒基部，约等长于花冠。核果椭圆形，先红熟黑；核扁，背具 2 浅槽，腹具 3 浅槽。花期 3～8 月，果期 8 月。

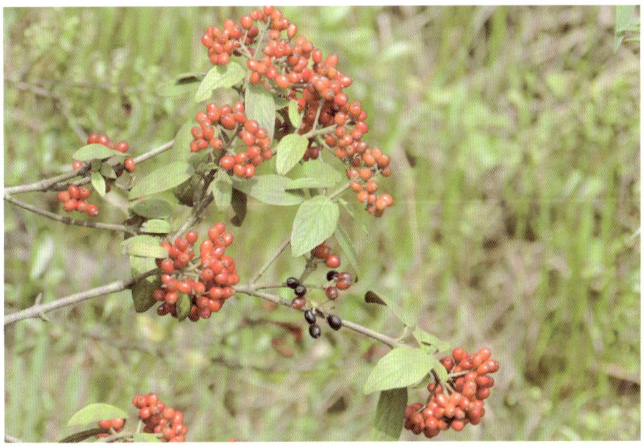

▲ 烟管荚蒾植物

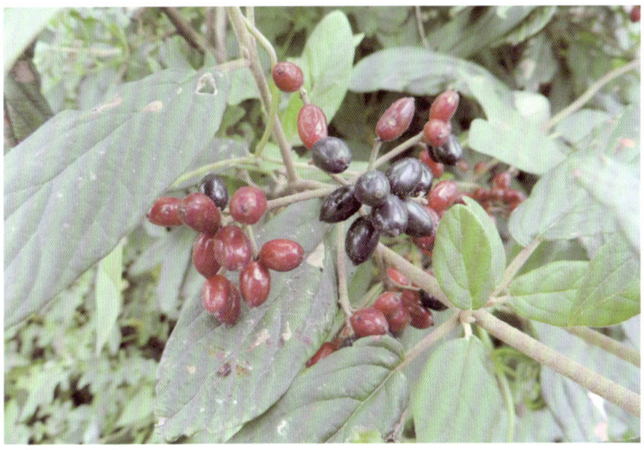

▲ 烟管荚蒾果实

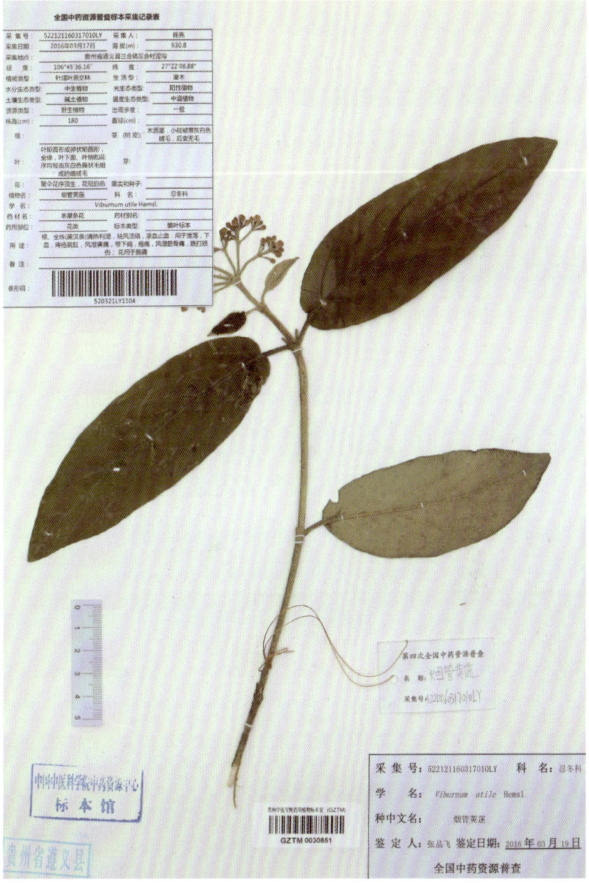

▲ 烟管荚蒾腊叶标本

生境及分布　生于海拔 500～1 800 m 的山坡林缘或灌丛中。主要分布于播州、习水、务川、绥阳等地。

药材名　羊屎条根（根），羊屎条叶（茎叶），羊屎条花（花）。

采收加工　1. 羊屎条根。全年均可采挖，洗净，切片晒干。

2. 羊屎条叶。春、夏季采收，鲜用或晒干。

3. 羊屎条花。夏、秋季采收，烘干。

性味归经　1. 羊屎条根。苦、涩，平。归肺、肝、胆、大肠经。

2. 羊屎条叶。苦、涩，平。

3. 羊屎条花。苦、涩，寒。

功能主治　1. 羊屎条根。利湿解毒，活血通络。主治痢疾，脱肛，痔疮下血，带下，风湿痹痛，跌打损伤，痈疽，湿疮。

2. 羊屎条叶。止血，接骨。主治外伤出血，骨折，预防流感。

3. 羊屎条花。解毒，和络。主治羊毛疔，跌打损伤。

用法用量 1. 羊屎条根。内服：煎汤，15～30 g；或泡酒。外用：适量，捣敷；或煎水洗。

2. 羊屎条叶。内服：煎汤，15～60 g。外用：适量，研末敷。

3. 羊屎条花。外用：适量，研末捣敷。

用药经验 ①风湿关节疼痛：羊屎条根 30 g，加水适量，酒 30 g，熬水服，每日 1 次。②痔疮脱肛：羊屎条根 60 g，炖猪大肠吃。③刀伤：羊屎条茎上嫩绒毛放于伤口处。④预防流感：羊屎条茎叶 60 g，水煎服。

半边月 *Weigela japonica* var. *sinica* (Rehd.) Bailey

别名 水马桑、木绣球、杨栌。

形态特征 落叶灌木，高达 6 m。叶长卵形至卵状椭圆形，稀倒卵形，长 5～15 cm，宽 3～8 cm，顶端渐尖至长渐尖，基部阔楔形至圆形，边缘具锯齿，上面深绿色，疏生短柔毛，脉上毛较密，下面浅绿色，密生短柔毛；叶柄长 8～12 mm，有柔毛。单花或具 3 朵花的聚伞花序生于短枝的叶腋或顶端；萼筒长 10～12 mm，萼齿条形，深达萼檐基部，被柔毛；花冠白色或淡红色，花开后逐渐变红色，漏斗状钟形，长 2.5～3.5 cm，外面疏被短柔毛或近无毛，冠筒基部呈狭筒形，中部以上突然扩大，裂片开展，近整齐，无毛；花丝白色，花药黄褐色；花柱细长，柱头盘形，伸出花冠外。果实长 1.5～2 cm，顶端有短柄状喙，疏生柔毛；种子具狭翅。花期 4～5 月，果期 6～7 月。

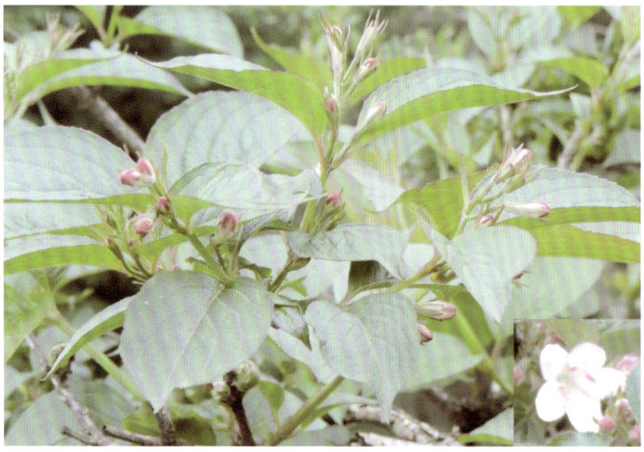

▲ 半边月植物及花

生境及分布 生于海拔 450～1 800 m 的山坡林下、山顶灌丛和沟边等地。主要分布于播州、习水等地。

药材名 水马桑（根），水马桑枝叶（枝叶）。

采收加工 1. 水马桑。秋、冬季采挖，洗净，切片，晒干。

2. 水马桑枝叶。春、夏季采收，切段，晒干。

性味 1. 水马桑。甘，平。

2. 水马桑枝叶。苦，寒。

功能主治 1. 水马桑。益气，健脾。主治脾虚食少，消化不良。

2. 水马桑枝叶。清热解毒。主治痈疽，疮疖。

用法用量 1. 水马桑。内服：煎汤，9～15 g；或炖鸡蛋或猪肉。

2. 水马桑枝叶。外用：适量，煎水洗。

用药经验 ①疽瘘恶疮：水马桑叶适量，水煮汁洗之。②痈疽、疮疖：水马桑枝叶适量，煎水洗患处。

败酱科

少蕊败酱 *Patrinia monandra* C. B. Clarke

别名　单蕊败酱、介头草、黄凤仙。

形态特征　多年生草本，高达 1.5 m，全体被灰白色粗毛，后毛渐脱落。单叶对生，长方椭圆形，长 4～10 cm，宽 2～4 cm，不分裂或基部有一对小裂片，边缘有粗圆齿，两面有稀疏粗毛；叶柄长约 1 cm，向上渐短近无柄。聚伞圆锥花序顶生及腋生，常聚生于枝端成宽大伞房状；花黄色，极小，多花聚成密花小聚伞花序；花萼小，5 齿状；花冠漏斗状，筒短，基部对称，无偏突，上端 5 裂；雄蕊 1 或 2～3；子房下位，长柱状，基部有小苞片贴生。瘦果卵圆形，不发育 2 子房室扁平，边缘有白毛，背部贴生增大的苞片；苞片薄膜质，近圆形，顶端常微呈极浅 3 裂状，脉网细而清晰。花期 8～9 月，果期 9～10 月。

生境及分布　生于海拔 500～3 100 m 的山坡草丛、灌丛中、林下及林缘、田野溪旁、路边。主要分布于播州、汇川、习水等地。

药材名　败酱草(带根全草)。

采收加工　秋季采收，洗净，阴干。

性味归经　苦，平。归胃、大肠、肝经。

功能主治　清热解毒，排脓破瘀。主治肠痈，下痢，

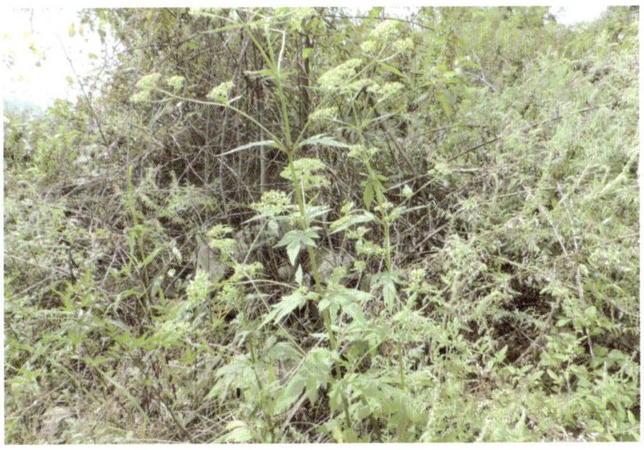

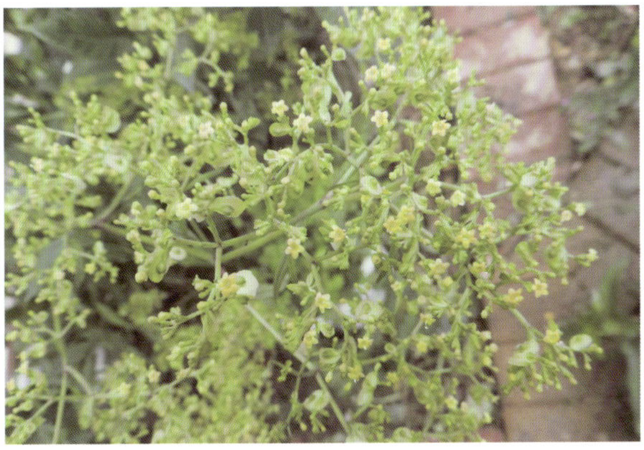

▲ 少蕊败酱植物

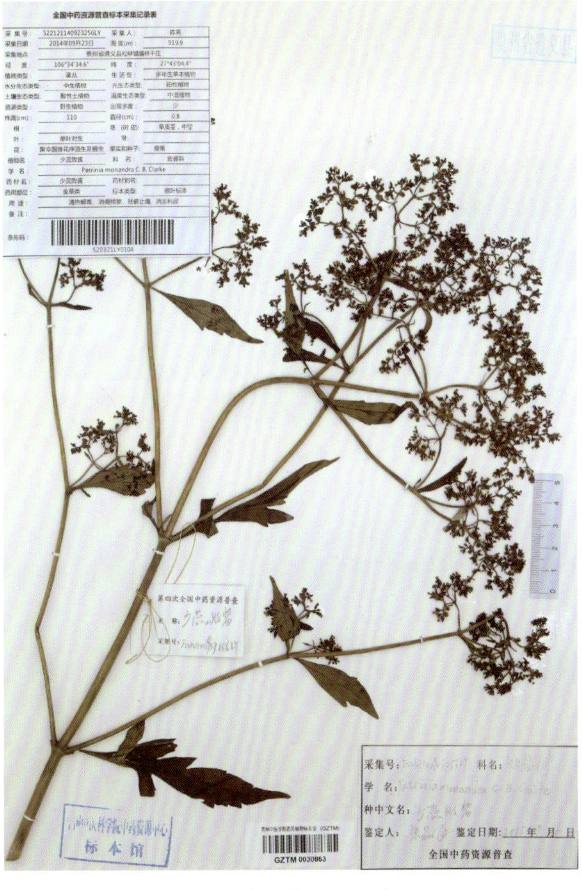

▲ 少蕊败酱腊叶标本

赤白带下，产后瘀滞腹痛，目赤肿痛，痈肿疥癣。为治肠痈要药。

用法用量 内服：煎汤，9～15 g，鲜品 60～120 g。外用：适量，捣敷。

使用注意 脾胃虚弱者及孕妇慎用。

用药经验 ①产后恶露不止：败酱草、当归各 1.8 g，续断、芍药各 2.4 g，川芎、竹茹各 1.2 g，生地黄 16 g，水煎服，去渣，分成 2 份，早、晚各 1 次。②皮肤瘙痒：败酱草 50 g，白鲜皮、地肤子、百部、蛇床子、苦参各 30 g，水煎，去渣，取汁，用药汁擦洗全身，每日 1 次。③神经衰弱：败酱草 30 g。水煎，去渣，代茶饮，每次 50 ml，7 日为 1 个疗程，连服 3 个疗程。④肠痈：败酱草、大血藤各 30 g，水煎服。

蜘蛛香 *Valeriana jatamansi* Jones

别名 马蹄香、豆豉菜根、九转香。

形态特征 多年生草本，高 30～70 cm。茎 1 至数枝丛生，被短毛；根状茎粗厚微弯，块状圆柱形，节密，有叶柄残茎和苞片，有浓烈香气。叶基生，叶片心状圆形至卵状心形，长 5～9 cm，宽 3～8 cm，边缘有疏浅波齿，被短毛，主脉掌状 5～9 条；叶柄长于叶片，达 20 cm；茎生叶与基生叶近似而具短柄，上部叶常羽状 3～7 裂，渐无柄。花成顶生聚伞花序，初紧密，花开时渐疏大；花小，白色或微带红色；花萼内卷；花冠筒状，上部稍膨胀，5 裂；雄蕊 3；子房下位，柱状。瘦果长柱状，顶端有多条羽状毛。花期 4～5 月，果期 6～7 月。

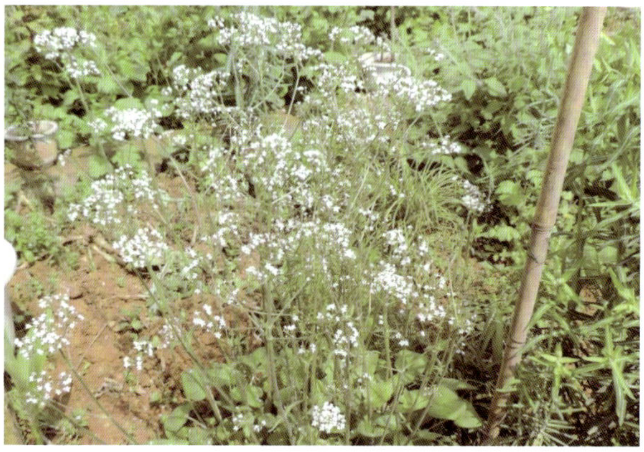

▲ 蜘蛛香植物

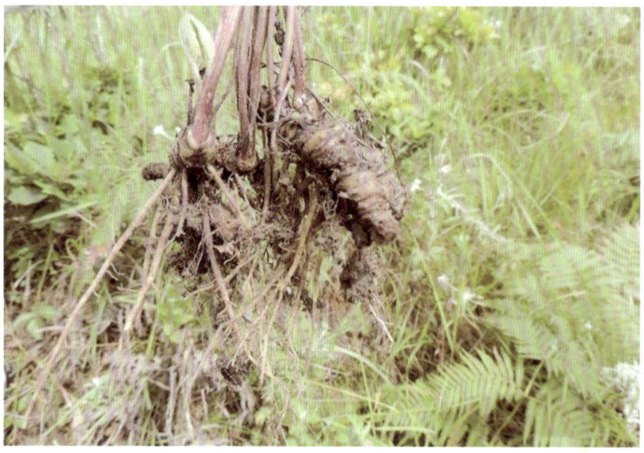

▲ 蜘蛛香根茎

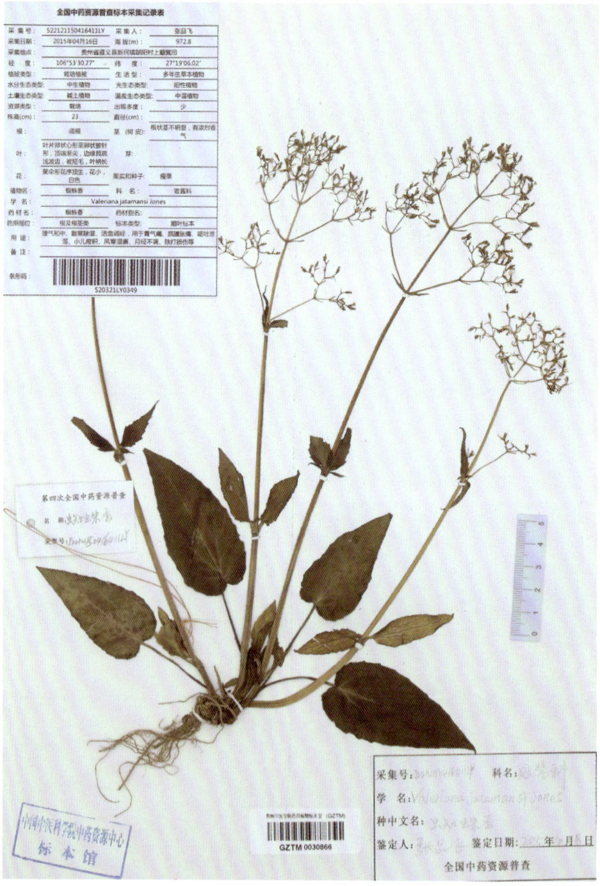

▲ 蜘蛛香腊叶标本

生境及分布　生于海拔2 500 m以下的山坡草地、溪边、林中或山坡林下阴湿处。主要分布于播州、汇川、习水、正安等地。

药材名　蜘蛛香(根茎和根)。

采收加工　秋季采挖，除去泥沙，晒干。以粗壮、坚实、香气浓者为佳。

性味归经　微苦、辛，温。归心、脾、胃经。

功能主治　理气止痛，消食止泻，祛风除湿，镇惊安神。主治脘腹胀痛，食积不化，胃气痛，腹泻痢疾，小儿疳积，风湿痹痛，腰膝酸软，失眠。

用法用量　内服：煎汤，3～6 g。外用：适量，磨汁涂。

使用注意　孕妇慎用。

用药经验　①胃气痛、肚子疼：蜘蛛香9 g，煨水服。②蛇缠腰、带状疱疹：蜘蛛香、附子、南星各等量，打粉外敷。③风湿痹痛：蜘蛛香50 g，水煎服，并用药渣搽患处。④毒疮：蜘蛛香磨醋，外擦患处。⑤感冒：蜘蛛香15 g，生姜3 g，煨水服。

川续断科

川续断 *Dipsacus asper* Wall. ex Henry

别名　鼓捶草、和尚头、川断。

形态特征　多年生草本，高达90 cm。主根1至数条，圆锥柱状，黄褐色。茎具6～8棱，棱有疏弱刺毛。基生叶丛不育，有长柄，叶片琴裂，顶裂卵形，较大，侧裂3～5对，矩圆形；茎生叶对生，中央裂片特长，椭圆形或宽披针形，长达12 cm，顶端渐尖，有疏粗齿，两侧裂片1～2对，较小，两面被短毛和刺毛，柄短或近无柄。头状花序圆形，直径达3 cm，总花梗长达20 cm；总苞片窄条形，被短毛；苞片倒卵形，顶端有尖头状长缘，被短毛；花萼浅盘状，4裂较深；花冠白色，基部有较短细筒，向上较宽，顶端4裂，裂片2大2小，外被短毛；雄蕊4，伸出；花柱与之近等长，子房包于小总苞内。果时苞片刺状，喙较短于片部，少毛，小总苞4棱倒卵柱状，顶端有微齿，淡褐色；瘦果顶端外露。花期7～9月，果期9～11月。

生境及分布　生于海拔900～2 700 m的肥沃山坡、草地、山野、沟边、草丛、林缘和田野路旁。主要分布于播州、红花岗、汇川、正安等地。

药材名　续断(根)。

采收加工　秋季霜冻前采挖，除去根头、须根及泥沙，用微火烘至半干，堆置“发汗”至内部变绿色时，再烘干。生用、盐水炙用或酒炙用。以条粗、质软、皮部绿褐色者为佳。

性味归经　苦、辛，微温。归肝、肾经。

功能主治　补肝肾，强筋骨，续折伤，止崩漏，安胎元。主治肝肾不足，腰膝酸软，脚弱无力，风湿痹痛，跌仆损伤，筋伤骨折，崩漏，胎漏，习惯性流产。酒续断主治风湿痹痛，跌仆损伤，筋伤骨折。盐续断多主治腰膝酸软。

用法用量　内服：煎汤，9～15 g；或入丸、散。外用：适量，鲜品捣敷。

用药经验　①男子不育症：续断9 g，杜仲9 g，枸杞子9 g，菟丝子12 g，黄精12 g，鹿角胶(烊化冲服)12 g，水煎服，每日1剂，连服1～3个月。②女子不孕症：续断12 g，当归12 g，杜仲9 g，巴朝天9 g，淫羊藿9 g，水煎服，每日1剂，连服1～3个月。③风湿性关节炎：续断、五香血藤、老君须各9 g，小血藤、威灵仙、徐长卿各6 g，大风藤3 g，水煎服，每日1剂。④跌仆损伤，筋伤骨折：续断鲜品适量，捣烂外敷患处。⑤胃痛：续断9～15 g，水煎服。⑥水肿：续断适量，炖猪腰子食。

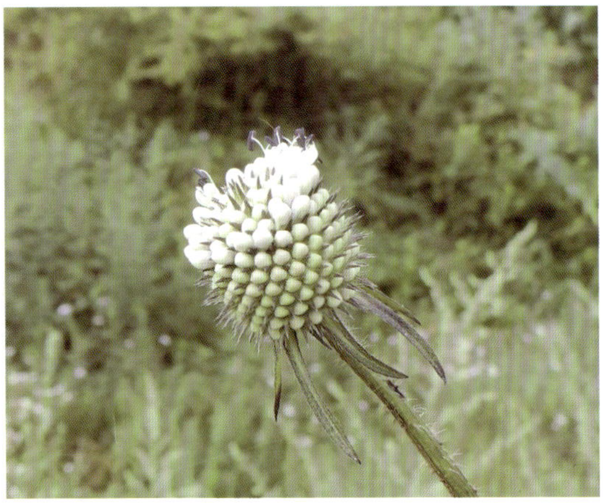

▲ 川续断植物

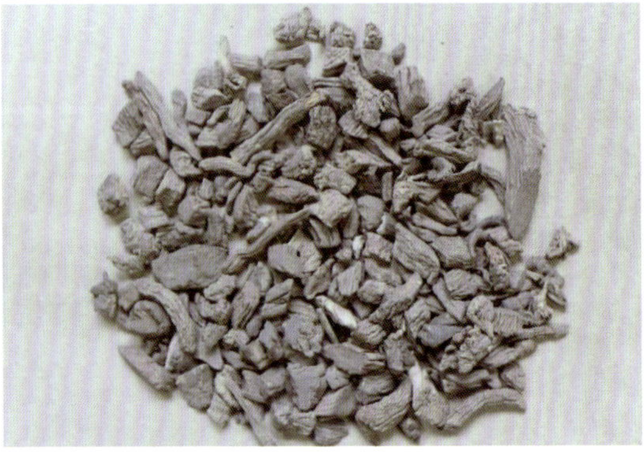

▲ 续断药材

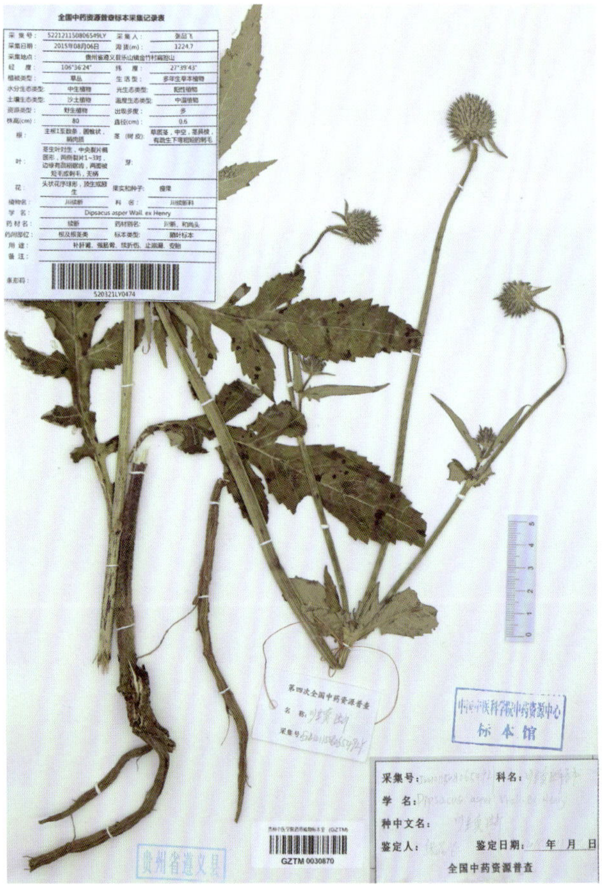

▲ 川续断腊叶标本

桔梗科

杏叶沙参 *Adenophora petiolata* subsp. *hunanensis* (Nannfeldt) D. Y. Hong & S. Ge

别名 宽裂沙参、鹅把腿、泡参。

形态特征 多年生草本，有白色乳汁。茎高 60～120 cm，有短毛或无毛。茎生叶互生，下部的有短柄，中部以上的无柄；叶片卵形或狭卵形，长 2.5～6.5 cm，宽 1.5～4 cm，基部宽楔形或近截形，有时条状披针形，长达 14 cm，边缘有不整齐的锯齿，上面疏生短毛，下面有疏或密的短毛。花序狭长，长 25～60 cm，下部有短或长的分枝，有短毛或近无毛；花萼无毛；或有疏或密的白色短毛，裂片 5，卵形或狭卵形，基部稍合生，端钝；花冠淡紫蓝色，钟状，长 1.5～2 cm，外面无毛，5 浅裂；雄蕊 5，基部变宽，边缘密生柔毛；花盘宽圆筒状；子房下位，花柱与花冠近等长。花、果期 7～9 月。

生境及分布 生于海拔 2 000 m 以下的山坡草地、草丛和林缘草地、草丛。主要分布于播州、红花岗、汇川等地。

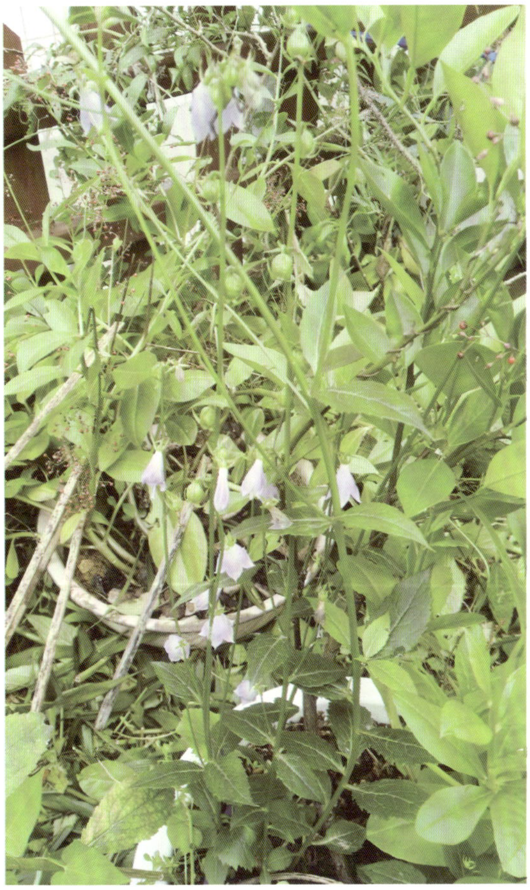

▲ 杏叶沙参植物

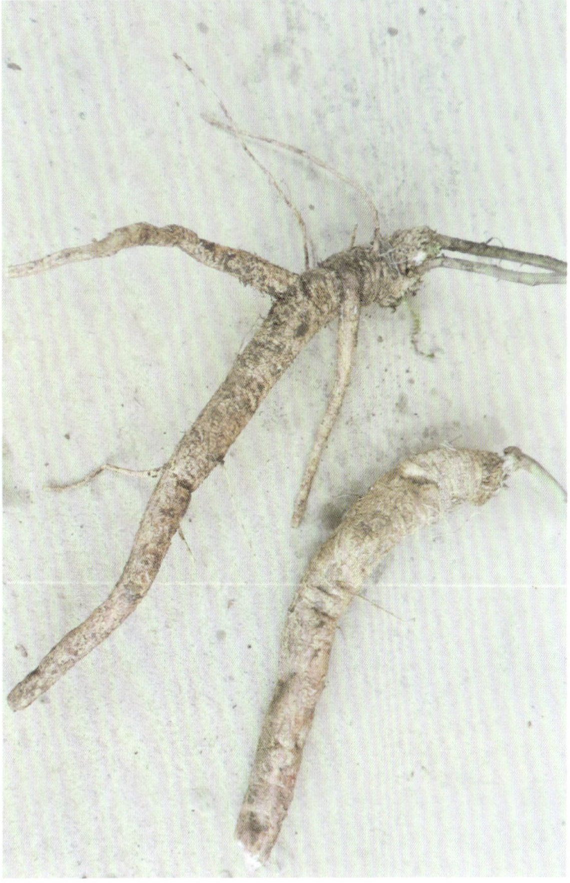

▲ 杏叶沙参根部

药材名 沙参(根)。

采收加工 春、秋二季采挖,除去须根,洗后趁鲜刮去粗皮,洗净,干燥。以粗细均匀、肥壮、色白者为佳。

性味归经 甘、微苦,微寒。归肺、胃经。

功能主治 养阴清热,润肺化痰,益胃生津。主治阴虚久咳,痨嗽痰血,燥咳痰少,虚热喉痹,津伤口渴。

用法用量 内服:煎汤,10～15 g;鲜品 15～30 g;或入丸、散。

使用注意 风寒咳嗽禁服。不与藜芦同用。

用药经验 ①慢性支气管炎,咳嗽,痰不易吐出,口干:沙参 9 g,麦冬 9 g,生甘草 6 g,玉竹 9 g,水煎服。②肺热咳嗽无痰,咽干:(南)沙参、桑叶、麦冬各 12 g,杏仁、贝母、枇杷叶各 9 g,水煎服。③产后无乳:杏叶沙参根 12 g,煮猪肉食。

轮叶沙参 *Adenophora tetraphylla* (Thunb.) Fisch.

别名 鹅把腿、四叶沙参、南沙参。

形态特征 多年生草本,有白色乳汁。根胡萝卜形,黄褐色,有横纹。茎高 60～90 cm,无毛或近无毛,在花序之下不分枝。茎生叶 4～6 个轮生,无柄或有不明显的柄;叶片卵形、椭圆状卵形、狭倒卵形或披针形,长达 6 cm,宽达 2.5 cm,边缘有锯齿,两面有疏短柔毛。花序圆锥状,长达 35 cm,无毛,分枝轮生;花下垂;花萼无毛,裂片 5,钻形;花冠蓝色,口部微缩成坛状,无毛,5 浅裂;雄蕊 5,常稍伸出,花丝下部变宽,边缘有密柔毛;花盘圆筒状;子房下

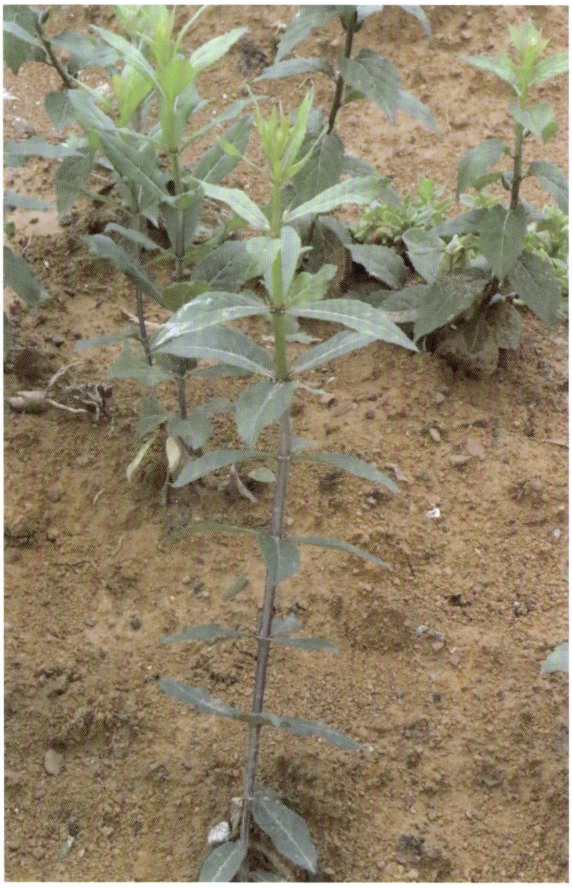

▲ 轮叶沙参植物

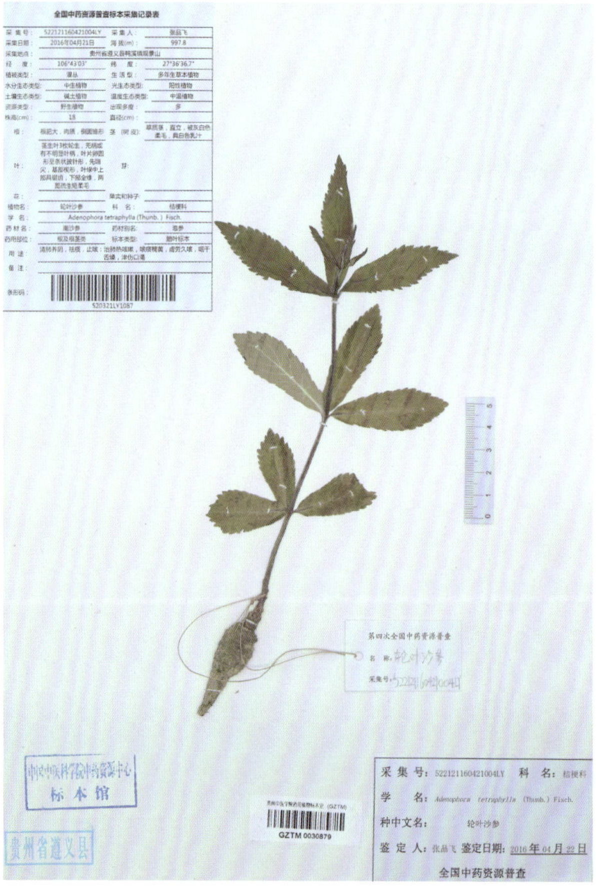

▲ 轮叶沙参腊叶标本

位，花柱伸出。蒴果倒卵球形。花期 7～8 月，果期 9～10 月。

生境及分布 生于海拔 2 000 m 以下的山坡草丛、林边或灌丛中。主要分布于习水、正安、播州等地。

药材名 南沙参（根）。

采收加工 春、秋二季采挖，除去须根，洗后趁鲜刮去粗皮，洗净，干燥，切厚片或短段。以粗细均匀、肥壮、色白者为佳。

性味归经 甘，微寒。归肺、胃经。

功能主治 养阴清肺，益胃生津，化痰，益气。主治肺热燥咳，阴虚劳嗽，干咳痰黏，气阴不足，胃阴不足，食少呕吐，食少体倦，烦热口渴、口干。

用法用量 内服：煎汤，9～15 g；鲜品 15～30 g；或入丸、散。

使用注意 不宜与藜芦同用。

用药经验 ①阳明温病，夏后出汗，胃阴受损，身无热，口干咽燥，舌干苔少，脉不数者：南沙参 9 g，麦冬 15 g，冰糖 3 g，生地黄 15 g，玉竹 6 g，水煎服。②年老体虚：南沙参适量，炖鸡食用。③肺热咳嗽：南沙参 15 g，水煎服。

羊乳 *Codonopsis lanceolata*（Sieb. et Zucc.）Trautv.

别名 山海螺、奶树、四叶参。

形态特征 草质缠绕藤本，有白色乳汁。根圆锥形或纺锤形，长达 15 cm，有少数须根。茎无毛，有多数短分枝。在主茎上的叶互生，菱状狭卵形，长达 2.4 cm，无毛；在分枝顶端的叶 3～4 个近轮生，有短柄，菱状卵形或狭卵形，长 3～9 cm，宽 1.3～4.4 cm，

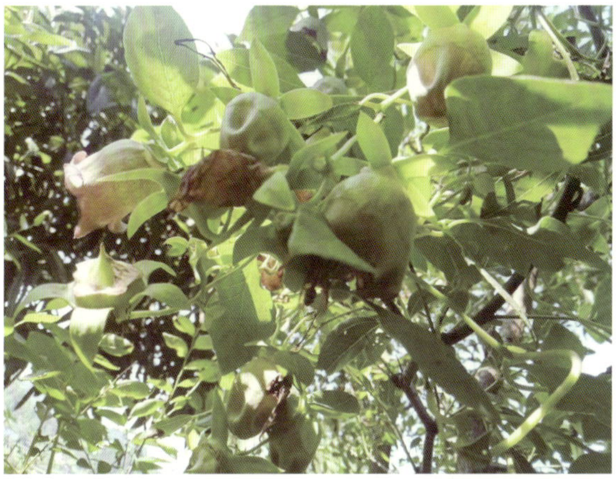

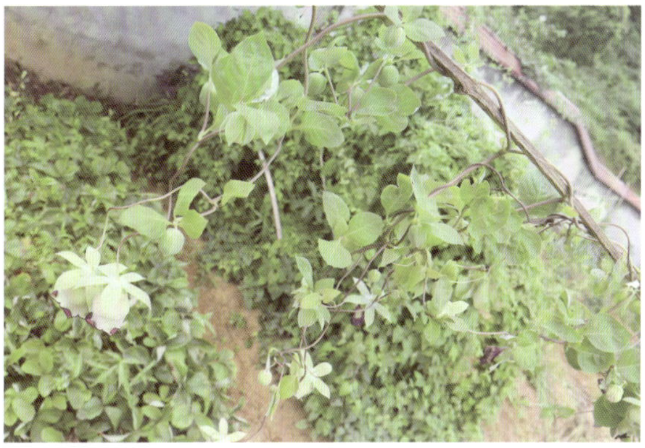

▲ 羊乳植物

无毛。花通常1朵生分枝顶端，无毛；萼筒裂片5，卵状三角形，长1.3～1.6 cm；花冠黄绿色带紫色或紫色，宽钟状，长2～3 cm，5浅裂；雄蕊5，长约1 cm；子房半下位，柱头3裂。蒴果有宿存花萼，上部3瓣裂；种子有翅。花、果期7～8月。

生境及分布　生于海拔150～1 500 m的山地灌木林下及山野沟洼的阴湿地区或阔叶林内。主要分布于习水、仁怀、播州等地。

药材名　山海螺(根)。

采收加工　秋季白露或7～8月挖采，洗净，鲜用或切片晒干；栽培品于播种第二年秋季采收，除去须根和根头，洗净，切段；或蒸后切片，晒干。

性味归经　甘、辛，平。归脾、肺经。

功能主治　益气养阴，解毒消肿，排脓，通乳。主治神疲乏力，头晕头痛，肺痈，乳痈，肠痈，疮疖肿毒，喉蛾，瘰疬，产后乳少，带下，病后体虚，毒蛇咬伤。

用法用量　内服：煎汤，15～60 g；鲜品45～120 g。外用：鲜品适量，捣敷。

使用注意　外感初起，无汗者慎用。不与藜芦同用。

用药经验　①肺痈：山海螺45 g，忍冬叶45 g，水煎服。②乳蛾，肠痈，肺痈：山海螺、蒲公英各15 g，煎服。③阴虚头痛，带下：山海螺45 g，用猪瘦肉120 g炖汤，以汤煎药服。④病后气血虚弱：山海螺、熟地黄各15 g，水煎服。⑤咳嗽吐痰：山海螺60 g，桔梗、木贼草各9 g，水煎服。

党参　*Codonopsis pilosula*（Franch.）Nannf.

别名　中灵草、潞参。

形态特征　为草质缠绕藤本，有白色乳汁。根胡萝卜状圆柱形，长约30 cm，常在中部分枝。茎长约1.5 m，分枝多，无毛。叶互生；叶片卵形或狭卵形，长1.2～6.5 cm，宽0.6～5 cm，边缘有波状钝齿，两面有密或疏的短伏毛；叶柄长0.6～2.5 cm，常疏生开展的短毛。花1～3朵生分枝顶端；花萼无毛，裂片5，狭矩圆形或矩圆状披针形，长1.6～1.8 cm；花冠淡黄绿色，宽钟状，长1.8～2.4 cm，无毛，5浅裂，裂片正三角形，急尖；雄蕊5；子房半下位，3室。蒴果3瓣裂，有宿存花萼。花、果期7～9月。

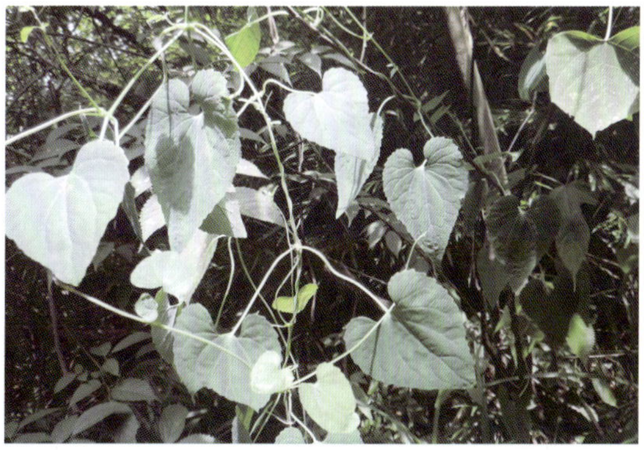

▲ 党参植物

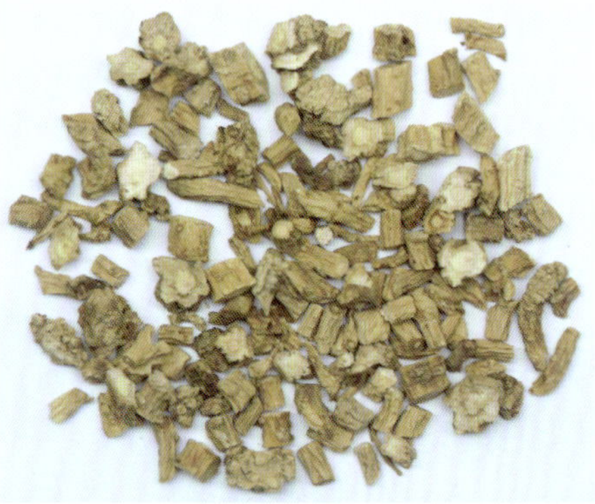

▲ 党参药材

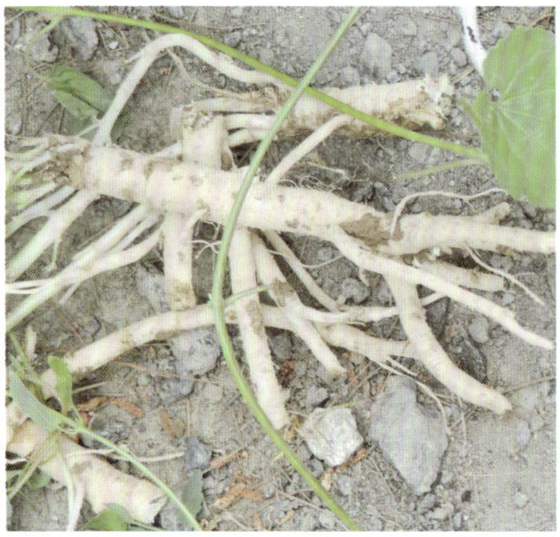

▲ 党参根

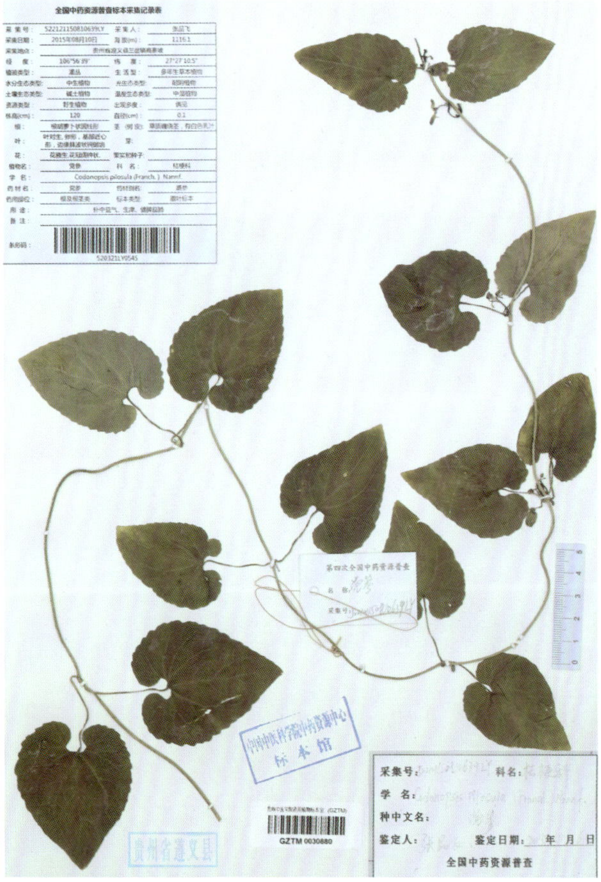

▲ 党参腊叶标本

生境及分布 生于海拔900～2 300 m的山地草坡、山地林边、阴湿的溪沟边或灌丛中。主要分布于习水、正安、播州等地。

药材名 党参(根)。

采收加工 秋季采挖，洗净，晒干，切厚片。生用或蜜炙用。以根条肥大粗壮、肉质柔润、香气浓、甜味重，嚼之无渣者为佳。

性味归经 甘，平。归肺、脾经。

功能主治 补中益气，健脾益肺，养血生津。主治脾肺气虚，食少倦怠、食少便溏，咳嗽虚喘，气血不足，面色萎黄，心悸气短，津伤口渴，内热消渴。

用法用量 内服：煎汤，9～30 g；或熬膏，入丸、散。补脾益肺宜蜜炙用。生津、养血宜生用。

使用注意 实证、热证禁服。不宜与藜芦同用。

用药经验 ①气血虚，年老体虚：党参、黄芪、大枣各等分，炖鸡或各类肉食用。②小儿口疮：党参30 g，黄柏15 g，共为研细末，吹撒患处。③小儿自汗症：党参30 g，黄芪30 g，水煎成500 ml，分3次服，1岁以内减半。④脱肛：党参30 g，升麻9 g，甘草6 g，水煎2次，早晚各服1次。

半边莲 *Lobelia chinensis* Lour.

别名 急解索、细米草、半边旗。

形态特征 多年生草本，有白色乳汁。茎平卧，在节上生根，分枝直立，高6～30 cm，无毛。叶无柄或近无柄，狭披针形或条形，顶端急尖，边全缘或有波状小齿，无毛。花通常1朵生分枝上部叶腋，花梗长1.2～1.8 cm，无小苞片；花萼无毛，裂片5，狭三角形；花冠粉红色，近一唇形，裂片5，无毛；雄蕊5，花丝上部，花药合生，下面2花药顶端有髯毛；子房下位，2室。花期5～8月，果期8～10月。

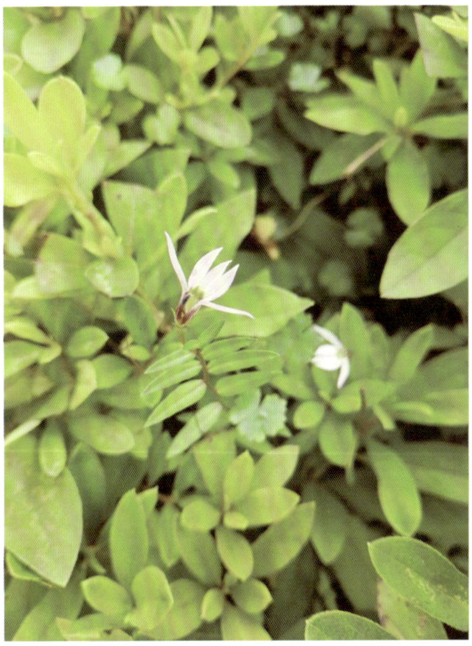

▲ 半边莲植物

生境及分布　生于海拔900 m以下的田埂、草地、沟边或溪边潮湿处。主要分布于播州、习水、绥阳等地。

药材名　半边莲(全草)。

采收加工　夏季采收质量较好，连根拔起，洗净，鲜用或晒干。以茎叶色绿、根黄者为佳。

性味归经　辛，平。归心、小肠、肺经。

功能主治　清热解毒，利水消肿。主治痈肿疔疮，蛇虫咬伤，臌胀水肿，湿热黄疸，小便不利，湿疹湿疮。

用法用量　内服：煎汤，9～15 g。外用：适量，捣敷。

使用注意　虚证水肿者禁服。

用药经验　①蛇咬伤：半边莲50 g，水煎服，每日3次。另用鲜品半边莲适量，捣烂外敷患处。②黄疸，水肿，小便不利：半边莲30 g，白茅根30 g，水煎，分2次用白糖调敷。③疔疮、一切阳性肿毒：鲜半边莲适量，加食盐数粒同捣烂，敷患处，有黄水渗出，渐愈。④乳腺炎：鲜半边莲适量，捣烂敷患处。⑤臌胀水肿：半边莲、腹水草各30 g，水煎服。

桔梗 *Platycodon grandiflorum* (Jacq.) A. DC.

别名　苦桔梗、白药、梗草。

形态特征　多年生草本，有白色乳汁。根胡萝卜形，长达20 cm，皮黄褐色。茎高40～120 cm，无毛，通常不分枝或有时分枝。叶3枚轮生，对生或互生，无柄或有极短柄，无毛；叶片卵形至披针形，长2～7 cm，宽0.5～3.2 cm，顶端尖锐，基部宽楔形，边缘有尖锯齿，下面被白粉。花1至数朵生茎或分枝顶端；花萼无毛，有白粉，裂片5，三角形至狭三角形；花冠蓝紫色，宽钟状，直径4～6.5 cm，长2.5～4.5 cm，无毛，5浅裂；雄蕊5，花丝基部变宽，内面有短柔毛；子房下位，5室，胚珠多数，花柱5裂。蒴果倒卵圆形，顶部5瓣裂。花期7～9月，果期8～10月。

生境及分布　生于海拔2 000 m以下的向阳山地、草坡、林缘或稀疏灌丛，少生于林下。宜栽培在海拔1 100 m以下的丘陵地带、半阴半阳的砂质土壤中。主要分布于习水、仁怀、播州等地。

药材名　桔梗(根)。

采收加工　春、秋二季采挖，洗净，除去须根，趁鲜刮去外皮或不去外皮，切片晒干。生用。以秋季采收者体重质实，质量较佳。以根肥大、色白、质充实、味苦者为佳。

性味归经　苦、辛，平。归肺经。

功能主治　宣肺，利咽，祛痰，排脓，通二便。主治咳嗽多痰，胸闷不畅，咽痛音哑，肺痈，咳吐脓痰，癃闭，便秘。寒热咳嗽均可应用。

用法用量　内服：煎汤，9～15 g。

使用注意　气机上逆致呕吐、呛咳、眩晕，阴虚火旺咳血者不宜使用。

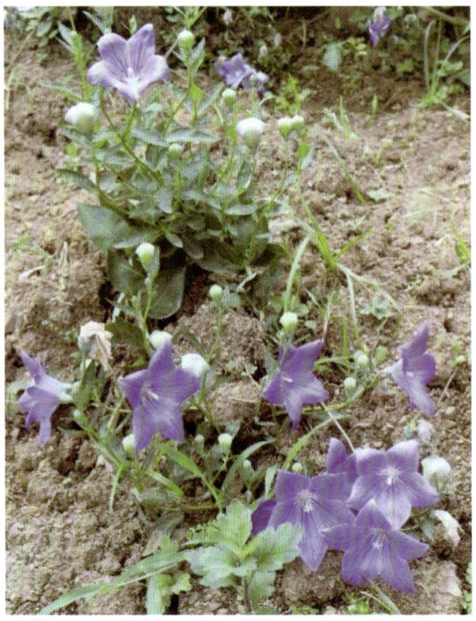

▲ 桔梗植物

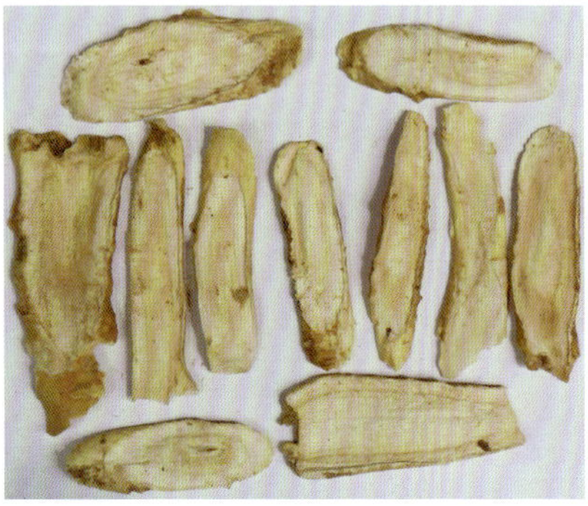

▲ 桔梗药材

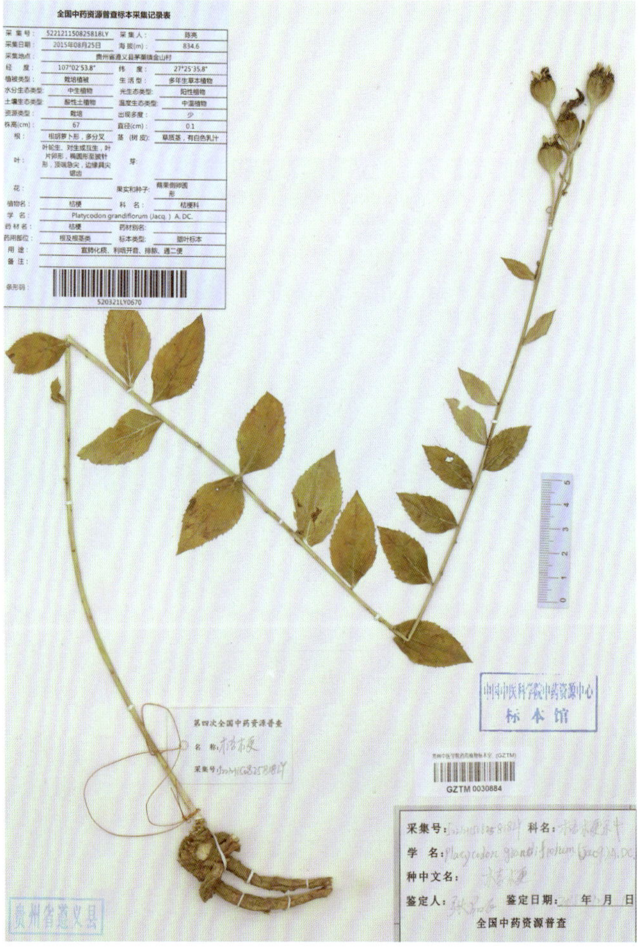

▲ 桔梗腊叶标本

用药经验 ①伤寒腹胀(阳明不和):桔梗、半夏、陈皮各 9 g,生姜 5 片,煎水 2 杯,浓缩 1 杯服。②胸满不痛:桔梗、枳壳等分,煎水 2 杯,浓缩至 1 杯,温服。③喉痹及毒气:桔梗 60 g,水 3 L,煮取以 1 L,顿服。

菊科

云南蓍 *Achillea wilsoniana* Heimerl ex Hand.-Mazz.

别名 一枝蒿、飞天蜈蚣、蓍草。

形态特征 多年生草本,高达 1 m。根状茎短。茎直立,下部无毛或近无毛,中部以上被较密的长柔毛。叶无叶柄,下部叶花期常凋落,中部叶矩圆形,长 4～6.5 cm,宽 1～2 cm,二回羽状深裂,叶轴较裂片狭,全缘或有 1～2 个小齿,裂片椭圆状披针形,裂片和齿端有软骨质小尖,上面有疏柔毛,下面有较密的柔毛和腺点。头状花序多数,密集成宽 7～

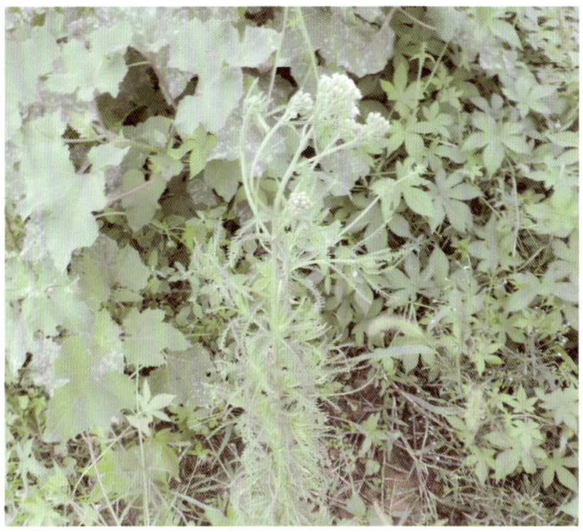

▲ 云南蓍植物

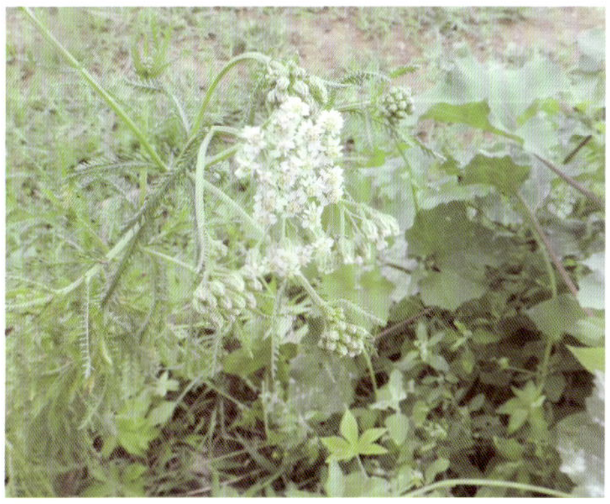

▲ 云南蓍花

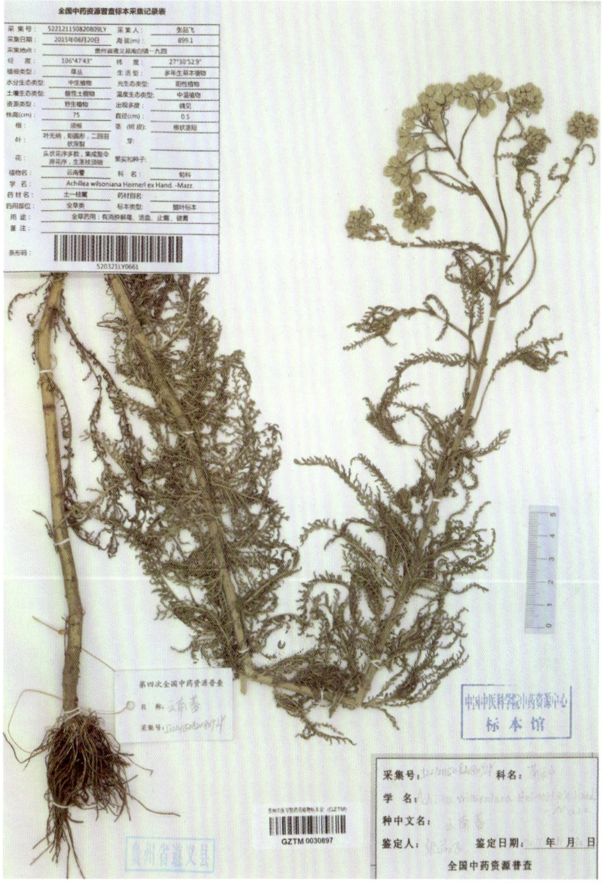

▲ 云南蓍腊叶标本

15 cm 的复伞房花序；总苞半球状，总苞片 3 层，覆瓦状，卵状披针形至椭圆形，有中肋，边缘膜质，褐色，流苏状，疏生柔毛；托片舟状，披针形；舌状花 6～16，舌片白色，顶端具 3 个小齿；筒状花黄色。瘦果矩圆状楔形，具翅，无冠毛。花、果期 7～9 月。

生境及分布 生于海拔 1 500 m 左右的山坡草地或灌丛中。主要分布于播州、习水、绥阳等地。

药材名 土一枝蒿（全草）。

采收加工 夏、秋季采收，鲜用或切段晒干。

性味归经 辛、苦，微温。有毒。归脾、胃经。

功能主治 祛风除湿，散瘀止痛，解毒消肿。主治风湿疼痛，胃痛，牙痛，跌打瘀痛，痈肿疮毒，蛇虫咬伤。

用法用量 内服：煎汤，1.5～3 g；或研末；或浸酒。外用：适量，捣敷；或研末撒。

使用注意 孕妇禁服，不可过量服用。

用药经验 ①急性乳腺炎、急性陷窝性扁桃体炎等多种炎症，取土一枝蒿全草，研末，每次 1 g，开水送服。②乳腺炎：鲜土一枝蒿 0.9 g，捣烂，开水送服。③牙痛：土一枝蒿根，米粒大小放痛处。④外伤出血：土一枝蒿适量，研粉撒布伤处。⑤跌打扭伤，红肿瘀痛：鲜土一枝蒿、生姜各适量，捣烂加酒炖热搽。

藿香蓟 *Ageratum conyzoides* L.

别名 咸虾花、臭垆草、臭草。

形态特征 一年生草本。有特殊气味，高 50～100 cm。茎稍带紫色，被白色多节长柔毛，幼茎幼叶及花梗上的毛较密。叶卵形或菱状卵形，长 4～

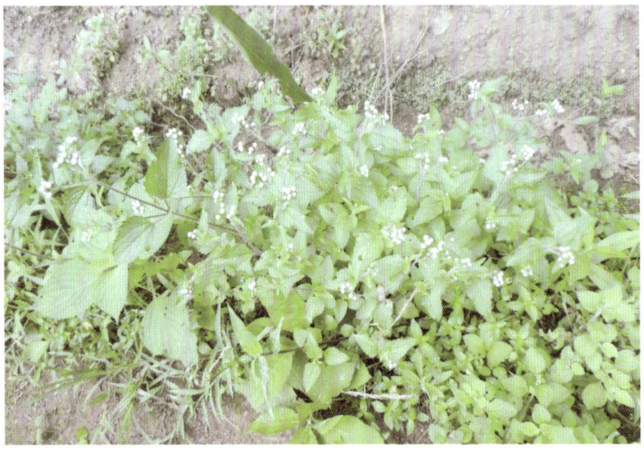

▲ 藿香蓟植物

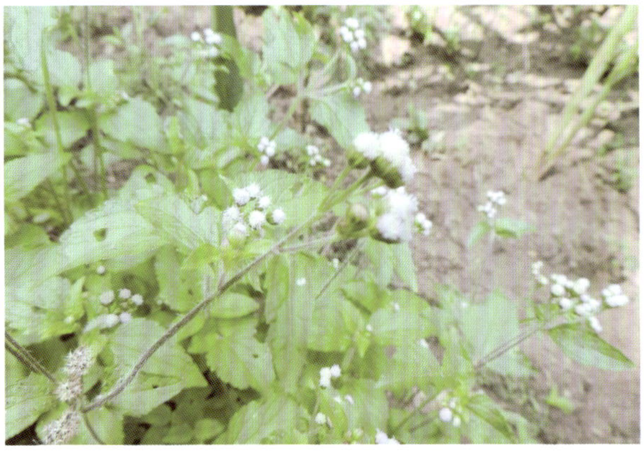

▲ 藿香蓟花

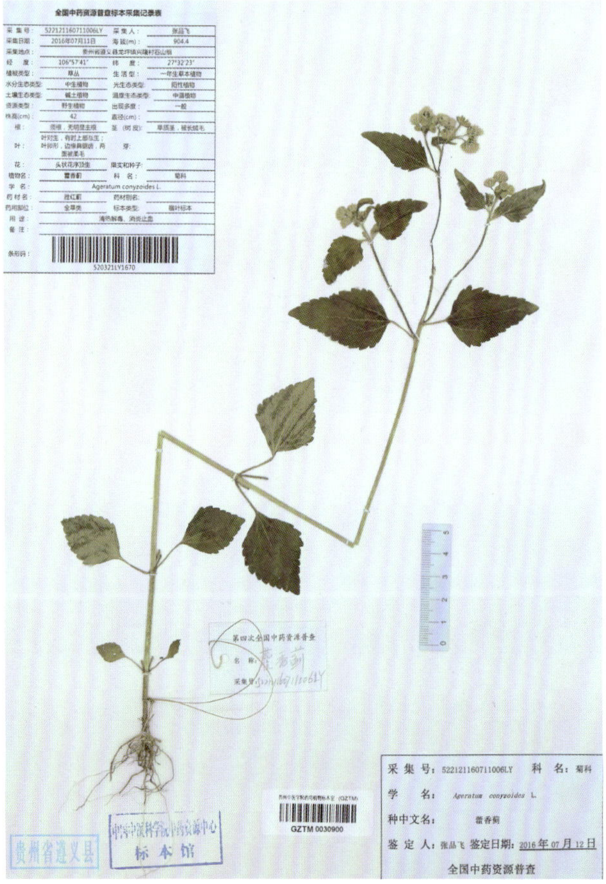

▲ 藿香蓟腊叶标本

13 cm，宽 2.5～6.5 cm，两面被稀疏的白色长柔毛，基部钝圆形或宽楔形，少有心形的，边缘有钝圆锯齿；叶柄长 1～3 cm。头状花序较小，直径约 1 cm，在茎或分枝顶端排成伞房花序；总苞片矩圆形，顶端急尖，外面被稀疏白色多节长柔毛；花淡紫色或浅蓝色；冠毛鳞片状，上端渐狭成芒状，5 枚。花、果期 6～9 月。

生境及分布 生于海拔 2 800 m 以下的山谷、山坡林下或林缘、河边或山坡草地、田边或荒地上。主要分布于播州、汇川、习水、仁怀等地。

药材名 胜红蓟(全草)。

采收加工 夏、秋季采收，除去根部，除去杂质，鲜用或切段晒干。

性味 辛、微苦，凉。

功能主治 清热解毒，止血，止痛。主治感冒发烧，咽喉肿痛，口舌生疮，咯血，衄血，崩漏，脘腹疼痛，风湿痹痛，跌打损伤，外伤出血，痈肿疮毒，湿疹瘙痒。

用法用量 内服：煎汤，15～30 g，鲜品加倍；或研末；或鲜品捣汁。外用：适量，捣敷；或研末吹喉或调敷。

用药经验 ①喉症(包括白喉)：胜红蓟鲜叶 30～60 g，洗净，捣汁，调冰糖服，日服 3 次；或胜红蓟鲜叶晒干，研为末，作吹喉散。②崩漏、鹅口疮、疔疮红肿：胜红蓟 9～15 g，水煎服。③外伤出血：鲜胜红蓟适量，捣烂，敷患处。④风湿骨痛，骨折(复位固定后)：鲜胜红蓟适量，捣烂，外敷于患处。

杏香兔儿风 *Ainsliaea fragrans* Champ.

别名　兔儿风、一枝香、天青地白。

形态特征　多年生草本，具匍匐状短根状茎。茎直立，高 30～60 cm，被棕色长毛，不分枝。叶 5～10 枚，基生，卵状矩圆形，长 3～10 cm，宽 2～5 cm，顶端圆钝，基部心形，全缘，少有疏短刺状齿，上面绿色，无毛或疏被毛，下面有时紫红色，被棕色长毛；叶柄与叶片近等长，被毛。头状花序多数，排成总状，有短梗或近无梗；总苞细筒状；总苞片数层，外层较短，卵状狭椭圆形，内层披针形，顶端尖锐；花筒状，白色，稍有杏仁气味。瘦果倒披针状矩圆形，栗褐色，扁平，有条纹和细毛；冠毛羽毛状，棕黄色。花期 9～10 月。

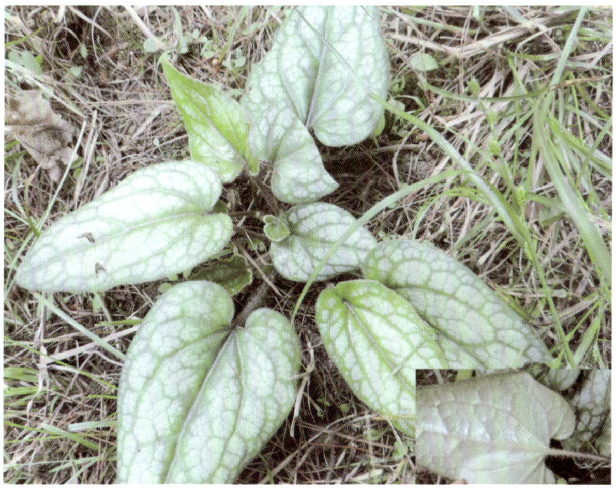

▲ 杏香兔儿风植物

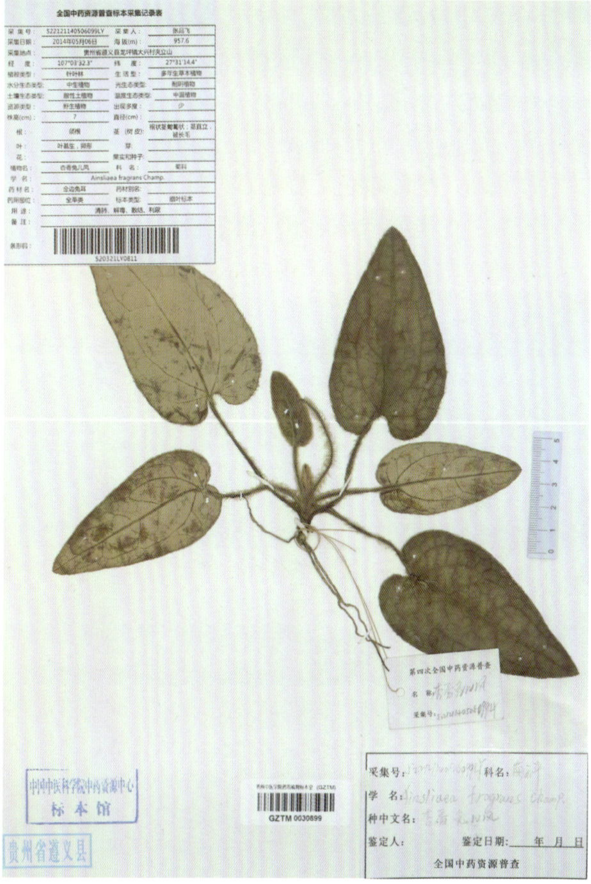

▲ 杏香兔儿风腊叶标本

生境及分布　生于海拔 100～1 200 m 的山坡灌木林下或路旁、沟边草丛中。主要分布于播州、汇川、绥阳等地。

药材名　金边兔耳(全草)。

采收加工　春、夏季采收全草，拣去杂质，抢水洗净，鲜用或切段晒干。

性味归经　微苦、甘，凉。归肺、肝经。

功能主治　清热补虚，凉血止血，利湿解毒。主治虚劳骨蒸，肺痨咳血，妇女崩漏，湿热黄疸，水肿，肠痈，肺痈，痈疽肿毒，瘰疬结核，跌打损伤，毒蛇咬伤。

用法用量　内服：煎汤(包煎)，10～15 g；或研末。外用：适量，捣敷；或绞汁滴耳。

用药经验　①咳嗽吐血：金边兔耳适量，煮猪肺食；或金边兔耳 9～15 g，水煎服。②肿毒、刀伤、蛇咬伤：金边兔耳适量，捣烂敷患处。

牛蒡 *Arctium lappa* L.

别名 大力子、恶实、大牛子。

形态特征 二年生草本；根肉质。茎粗壮，高 1～2 m，带紫色，有微毛，上部多分枝。基生叶丛生，茎生叶互生，宽卵形或心形，长 40～50 cm，宽 30～40 cm，上面绿色，无毛，下面密被灰白色绒毛，全缘。波状或有细锯齿，顶端圆钝，基部心形，有柄，上部叶渐小。头状花序丛生或排成伞房状，直径 3～4 cm，有梗；总苞球形；总苞片披针形，长 1～2 cm，顶端钩状内弯；花全部筒状，淡紫色，顶端 5 齿裂，裂片狭。瘦果椭圆形或倒卵形，灰黑色；冠毛短刚毛状。花期 6～8 月，果期 8～10 月。

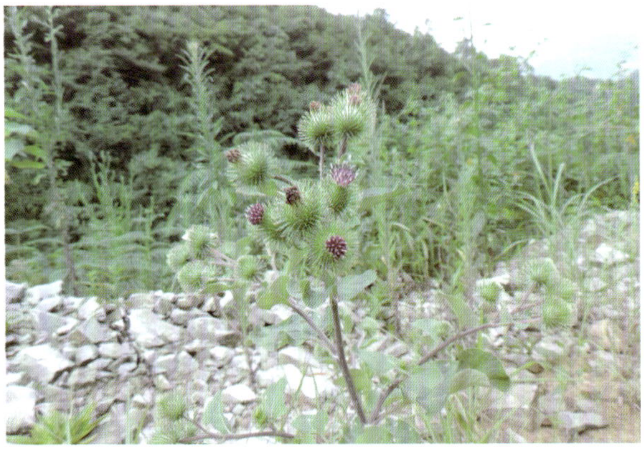

▲ 牛蒡植物

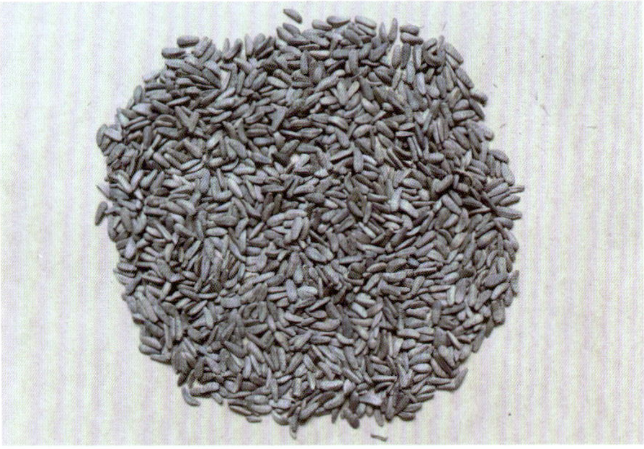

▲ 牛蒡子药材

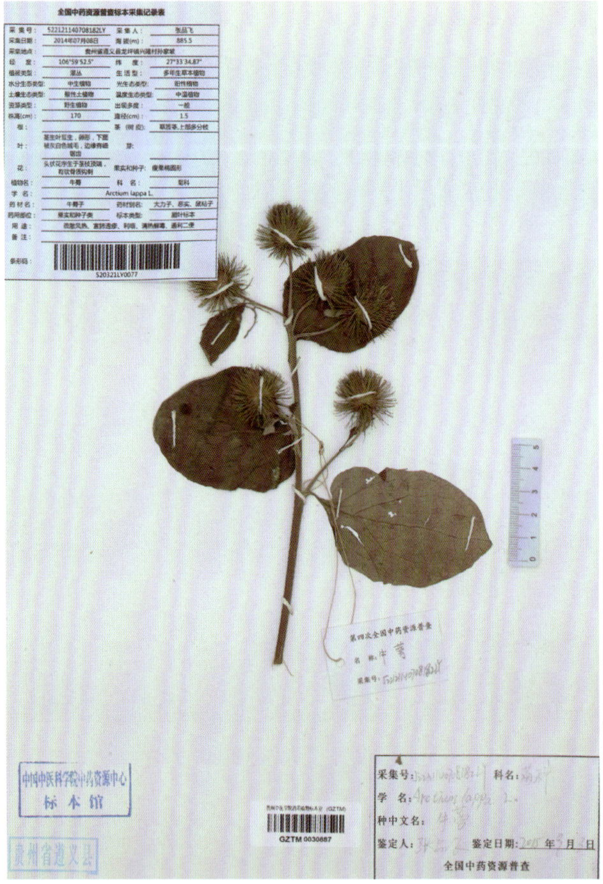

▲ 牛蒡腊叶标本

生境及分布 生于海拔 750～3 500 m 的山野路边、山坡、山谷、林缘、林中、灌木丛中、河边潮湿地、村庄路旁或荒地。主要分布于播州、红花岗、汇川、正安等地。

药材名 牛蒡子（成熟果实），牛蒡根（根），牛蒡茎叶（茎叶）。

采收加工 1. 牛蒡子。秋季果实成熟时采收果序，晒干，打下果实，除去杂质再晒干。生用或炒用。

2. 牛蒡根。10 月采挖 2 年以上的根，洗净，切片，晒干。

3. 牛蒡茎叶。6～9 月采收，晒干或鲜用。

性味归经 1. 牛蒡子。辛、苦，寒。归肺、胃经。

2. 牛蒡根。苦、微甘，凉。归肺、心经。

3. 牛蒡茎叶。苦、微甘，凉。归肺、心、肝经。

功能主治 1. 牛蒡子。疏散风热，宣肺透疹，解毒利咽，消肿疗疮。主治风热感冒，咳嗽痰多，咽喉肿痛，麻疹不透，风疹，痄腮，喉痹，丹毒，痈肿疮毒。生用可润肠通便，热毒咽喉红肿疼痛，兼有热结便秘尤宜。炒用寒性略减。

2. 牛蒡根。散风热，消毒肿。主治风寒感冒，头痛，咳嗽，热毒面肿，咽喉肿痛，齿龈肿痛，风湿痹痛，癥瘕积块，痈疖恶疮，痔疮脱肛。

3. 牛蒡茎叶。清热除烦，消肿止痛。主治风热头痛，心烦口干，咽喉肿痛，小便涩少，痈肿疮疖，皮肤风痒，白癜风。

用法用量　1. 牛蒡子。内服：煎汤，3～10 g；或入散剂。外用：适量，煎汤含漱。

2. 牛蒡根。内服：煎汤，6～15 g；或捣汁；或研末；或浸酒。外用：适量，捣敷；或煎水洗；或熬膏涂。

3. 牛蒡茎叶。内服：煎汤，10～15 g，鲜品加倍；或捣汁。外用：适量，鲜品捣敷；或绞汁；或熬膏涂。

使用注意　牛蒡子气虚便溏者慎用。

用药经验　①急性乳腺炎：牛蒡叶 9 g(鲜品 30 g)，水煎当茶饮；或牛蒡鲜叶适量，捣烂外敷。②麻疹不透：牛蒡子、葛根各 6 g，蝉蜕、薄荷、荆芥各 3 g，水煎服。③斑疹时毒及痄腮肿痛：牛蒡子、柴胡、连翘、川贝母、荆芥各 6 g，水煎服。④小儿咽肿：牛蒡根捣汁，细咽之。⑤诸疮及金疮：用牛蒡叶贴之。⑥咽喉肿痛：牛蒡子 9 g，板蓝根 15 g，桔梗 6 g，薄荷、甘草各 3 g，水煎服。

黄花蒿 *Artemisia annua* L.

别名　草蒿、青蒿、臭蒿。

形态特征　一年生草本。茎直立，高 50～150 cm，多分枝，无毛。基部及下部叶在花期枯萎，中部叶卵形，羽状深裂，长 4～7 cm，宽 1.5～3 cm，裂片及小裂片矩圆形或倒卵形，顶端尖，基部裂片常抱茎，下面色较浅，两面被短微毛；上部叶小，常一次羽状细裂。头状花序极多数，球形，有短梗，排列成复总状或总状，常有条形苞叶；总苞无毛；总苞片 2～3 层，外层狭矩圆形，绿色，内层椭圆形，除中脉外边缘宽膜质；花托长圆形；花筒状，外层雌性，内层两性。瘦果矩圆形，无毛。花、果期 8～11 月。

生境及分布　生于海拔 2 500 m 以下的山坡草地、湖边草地、河谷、沙滩、荒地、林缘、路旁、田边等处。主要分布于汇川、播州、绥阳等地。

药材名　青蒿(干燥或新鲜地上部分)，青蒿根(根)，青蒿子(成熟果实)。

采收加工　1. 青蒿。秋季花盛开时采收，除去老茎，阴干，鲜用或切段生用。以质嫩、色绿、气清香者为佳。

2. 青蒿根。秋、冬季采挖，洗净，切段，晒干。

3. 青蒿子。秋季果实成熟时，采取果枝，打下果实，晒干。

性味归经　1. 青蒿。苦、辛，寒。归肝、胆经。

2. 青蒿根。苦、辛，凉。归肝、肾经。

3. 青蒿子。甘，凉。归肝、肾经。

功能主治　1. 青蒿。清虚热，除骨蒸，解暑热，截疟，退黄。主治温邪伤阴，夜热早凉，阴虚发热，骨蒸劳热，暑邪发热，疟疾寒热，湿热黄疸，皮肤湿疹。

2. 青蒿根。清热除蒸，燥湿除痹，凉血止血。主治劳热骨蒸，关节酸疼，大便下血。

3. 青蒿子。清热明目，杀虫。主治劳热骨蒸，痢疾，恶疮，疥癣，风疹。

用法用量　1. 青蒿。内服：煎汤，6～12 g，后下；或鲜用绞汁。外用：适量，煎水洗。

2. 青蒿根。内服：煎汤，3～15 g。

3. 青蒿子。内服：煎汤，3～6；或研末。外用：适量，煎水洗。

用药经验　①虚劳：青蒿 10 g，淫羊藿 20 g，桑白皮、栀子各 15 g，水煎服。②黄疸：青蒿、马鞭草、栀子、满天星、六月雪各适量，水煎服。③暑毒热痢：青蒿叶 30 g，甘草 3 g，水煎服。④小儿发热：青蒿适量，口嚼碎，敷肚脐。⑤风湿性关节炎：青蒿根 15～30 g，牛尾或猪脚七寸，炖 2 h，饭前服。

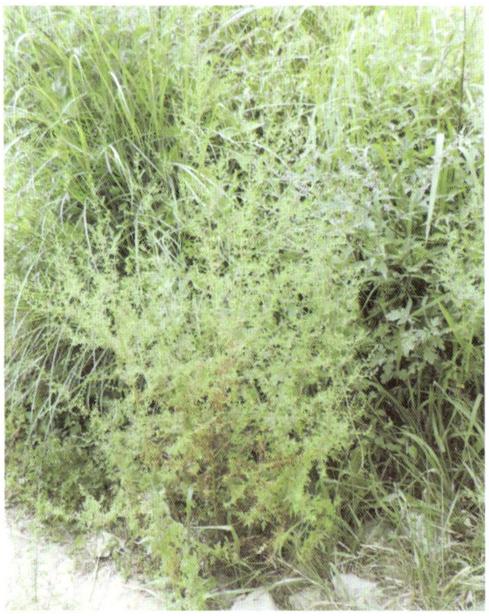

▲黄花蒿植物

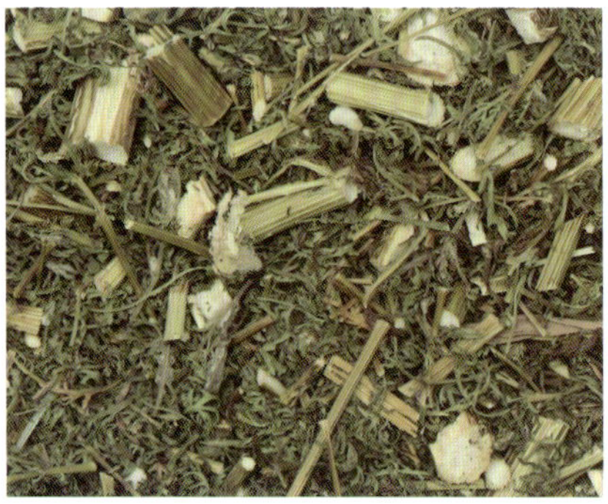

▲青蒿药材

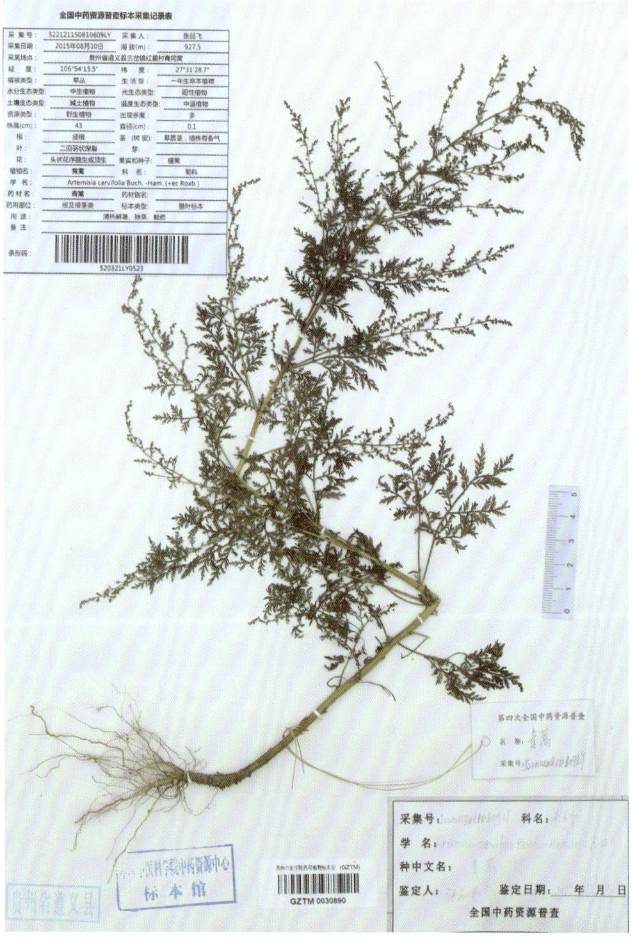

▲黄花蒿腊叶标本

艾 *Artemisia argyi* Lévl. et Vant.

别名 艾蒿、白蒿、冰台。

形态特征 多年生草本，高50～120 cm，被密茸毛，中部以上或仅上部有开展及斜升的花序枝。叶互生，下部叶在花期枯萎；中部叶长6～9 cm，宽4～8 cm，基部急狭；或渐狭成短或稍长的柄；或稍扩大而成托叶状；叶片羽状深裂或浅裂，侧裂片约2对，常楔形，中裂片又常三裂，裂片边缘有齿，上面被蛛丝状毛，有白色密或疏腺点，下面被白色或灰色密茸毛；上部叶渐小，三裂或全缘，无梗。头状花序多数，排列成复总状，花后下倾；总苞卵形；总苞片4～5层，边缘膜质，背面被绵毛；花带红色，多数，外层雌性，内层两性。瘦果无毛。花期7～9月，果期9～11月。

生境及分布 生于海拔800～2 800 m的山坡草地、路旁、田边及荒地林缘。主要分布于播州、习水、正安等地。

药材名 艾叶(叶)，艾实(成熟果实)。

采收加工 1. 艾叶。春季花未开或秋季采摘，晒干。生用或醋炒炭用。以叶厚、色青、背面灰白色、绒毛多，质柔软、香气浓郁者为佳。

2. 艾实。9～10月，果实成熟后采收，除去杂质，晒干。

性味归经 1. 艾叶。辛、苦，温。有小毒。归肝、脾、肾经。

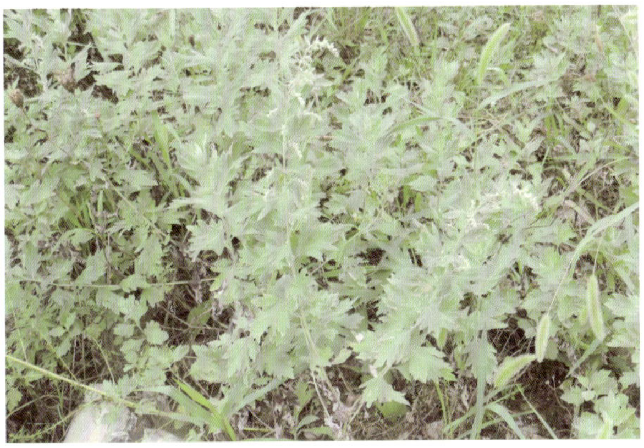

▲ 艾植物

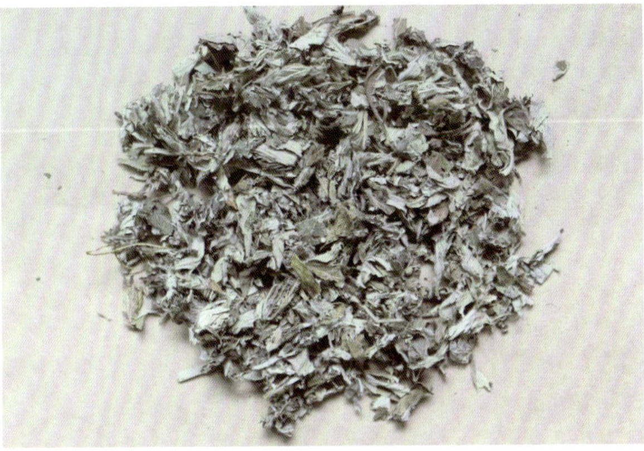

▲ 艾叶药材

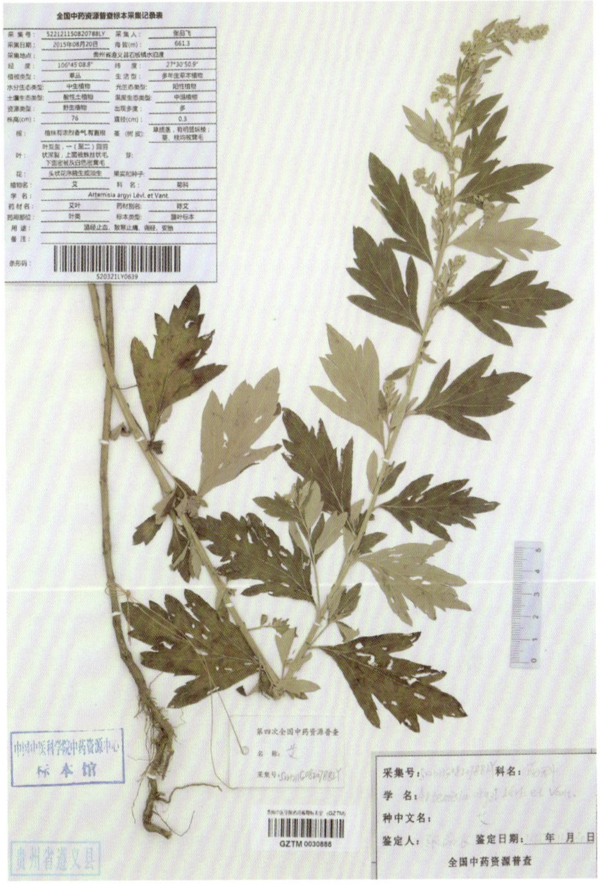

▲ 艾腊叶标本

2. 艾实。辛、苦，温。

功能主治 1. 艾叶。温经止血，散寒止痛；外用祛湿止痒。主治咯血，衄血，便血，崩漏，妊娠下血，月经过多，胎漏下血，经寒不调，宫冷不孕，胎动不安，心腹冷痛，泄泻久痢，霍乱转筋，带下；外用治皮肤瘙痒。艾灸治痹证疼痛。醋艾炭温经止血，主治虚寒性出血，治疗热性出血多生用。

2. 艾实。温肾壮阳。主治肾虚腰酸，阳虚内寒。

3. 药艾条。行气血，逐寒湿。主治风寒湿痹，肌肉酸麻，关节四肢疼痛，脘腹冷痛。

用法用量 1. 艾叶。内服：煎汤，3～15 g。外用：适量，供灸治；或熏洗；或捣敷。

2. 艾实。内服：煎汤，1.5～4.5 g；或为丸。

3. 药艾条。艾叶 20 000 g，桂枝 1 250 g，高良姜 1 250 g，广藿香 500 g，降香 1 750 g，香附 500 g，白芷 1 000 g，陈皮 500 g，丹参 500 g，生川乌 750 g。艾叶碾成艾绒，其余药物粉碎成细粉。外用：直射灸法。一次适量，红晕为度，一日 12 次。或遵医嘱。

使用注意 艾叶阴虚血热者慎用；有小毒，不可过量服用。

用药经验 ①功能性子宫出血，产后出血：艾叶炭 30 g，蒲黄、蒲公英各 15 g，每日一剂，煎服 2 次。②皮肤瘙痒、湿疹、痔疮：艾叶鲜品适量，水煎汤熏洗；或配适量千里光同用。③手足冰冷：艾叶适量，煎水泡手足。④一切冷气：艾实与干姜各等量，共研末，蜜丸如梧子大，每次服 30 丸。⑤湿疹：艾叶炭、枯矾、黄柏各等分，共研细末，用香油调膏，外敷。

茵陈蒿 *Artemisia capillaris* Thunb.

别名 因尘、因陈、茵陈。

形态特征 半灌木，有垂直或歪斜的根。茎直立，高 50～100 cm，多分枝；当年枝顶端有叶丛，被密绢毛；花茎初有毛，后近无毛，有多少开展的分枝。叶二次羽状分裂，下部叶裂片较宽短，常被短绢毛；中部以上叶长达 2～3 cm，裂片细，条形，近无毛，顶端微尖；上部叶羽状分裂，三裂或不裂。头状花序极多数，在枝端排列成复总状，有短梗及线形苞叶；总苞球形，无毛；总苞片 3～4 层，卵形，顶端尖，边缘膜质，背面稍绿色，无毛；花黄色，外层雌性，6～10 个，能育，内层较少，不育。瘦果矩圆形，无毛。花期 9～10 月，果期 10～12 月。

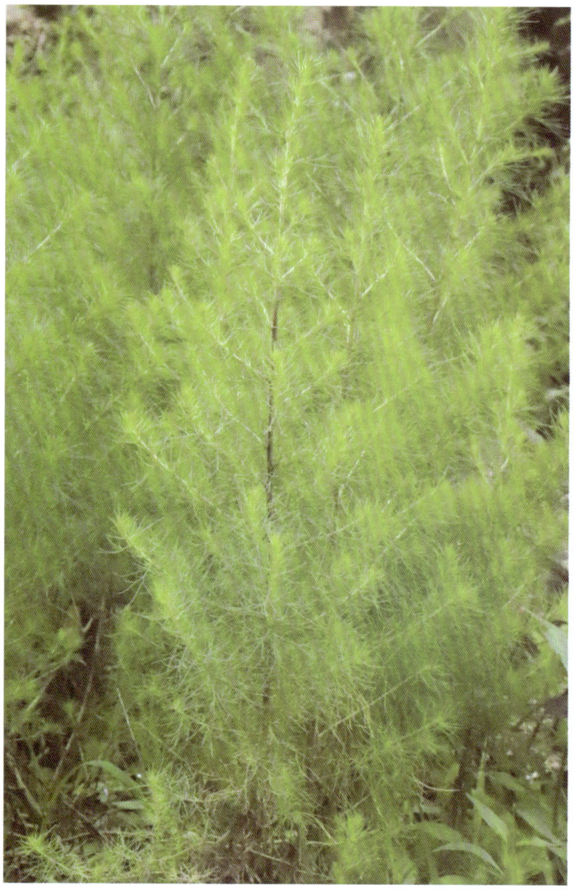

▲ 茵陈蒿植物

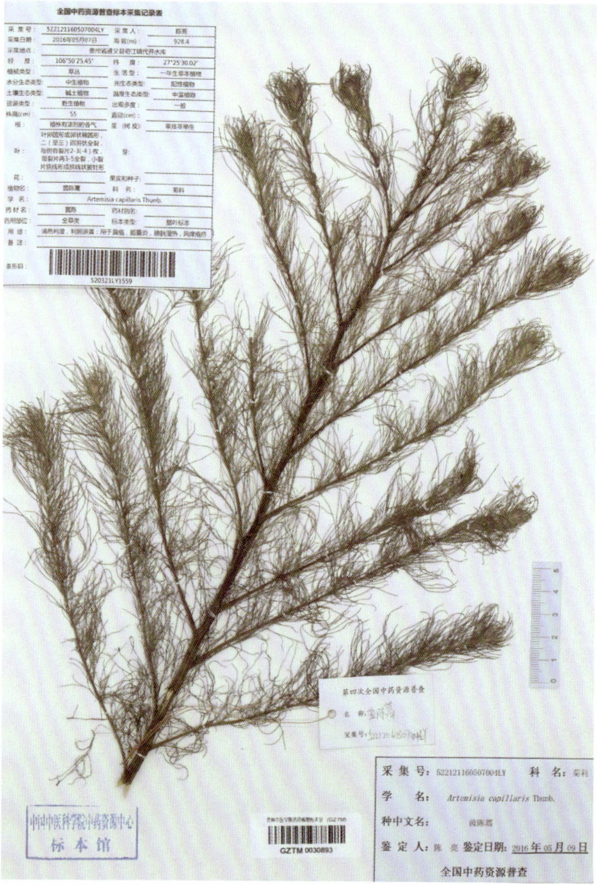

▲ 茵陈蒿腊叶标本

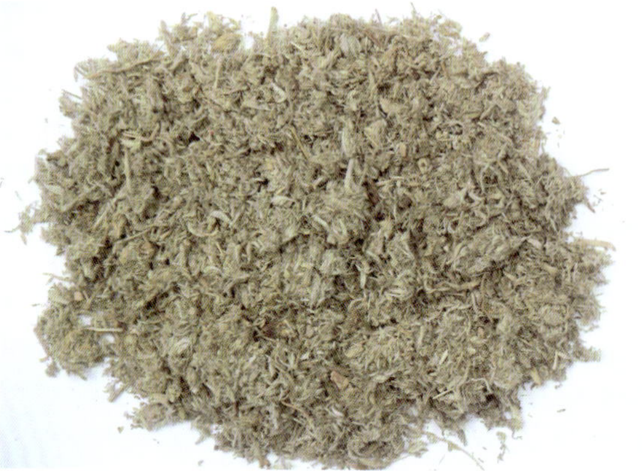

▲ 茵陈药材

生境及分布 生于海拔 500～3 600 m 的路旁、山坡草地、林下、林缘等。主要分布于习水、绥阳、播州等地。

药材名 茵陈（地上部分）。

采收加工 春季幼苗高 6～10 cm 时采收或秋季花蕾长成至花初开时采割，除去杂质及老茎，晒干。

春季采收的习称“绵茵陈”，秋季采割的称“茵陈蒿”“花茵陈”。以质嫩、绵软、色灰白、香气浓者为佳。

性味归经　苦、辛，微寒。归脾、胃、肝、胆经。

功能主治　清利湿热，利胆黄疸。主治肝胆湿热的阳黄证，寒湿瘀滞的阴黄；黄疸尿少，湿瘟暑湿，湿疮瘙痒。为治疗黄疸要药。

用法用量　内服：煎汤，9～15 g。外用：适量，湿疮瘙痒，水煎服或外洗。

使用注意　蓄血发黄者及血虚萎黄者慎用。

用药经验　①湿疮瘙痒：茵陈适量，水煎服或外洗。②感冒，黄疸，漆疮：茵陈 15 g，水煎服。

马兰　*Aster indicus* L.

别名　鸡儿肠、马兰头、鱼鳅串。

形态特征　多年生草本，高 30～70 cm。根状茎有匍枝，有时具直根。茎直立。叶互生，薄质，倒披针形或倒卵状矩圆形，长 3～10 cm，宽 0.8～5 cm，顶端钝或尖，基部渐狭无叶柄，边缘有疏粗齿或羽状浅裂，上部叶小，全缘。头状花序直径约 2.5 cm，单生于枝顶排成疏伞房状；总苞片 2～3 层，倒披针形或倒披针状矩圆形，上部草质，有疏短毛，边缘膜质，有睫毛；舌状花 1 层，舌片淡紫色；筒状花多数，筒部被短毛。瘦果倒卵状矩圆形，极扁，褐色，边缘浅色而有厚肋，上部被腺及短柔毛；冠毛易脱落，不等长。花期 5～10 月，果期 8～11 月。

生境及分布　生于海拔 600～1 800 m 的林缘、山坡草丛、溪岸、菜园、田野、路旁。主要分布于播州、习水、正安、桐梓等地。

药材名　马兰（全草或根）。

采收加工　夏、秋采收，鲜用或晒干。

性味归经　辛，凉。归肺、肝、胃、大肠经。

功能主治　凉血止血，清热利湿，解毒消肿。主治吐血，衄血，血痢，崩漏，创伤出血，黄疸，水肿，淋浊，感冒，咳嗽，咽痛喉痹，痔疮，痈肿，丹毒，小儿疳积。

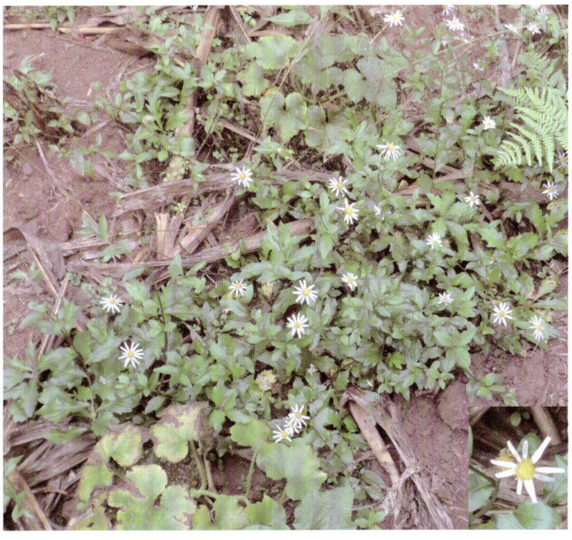

▲ 马兰植物

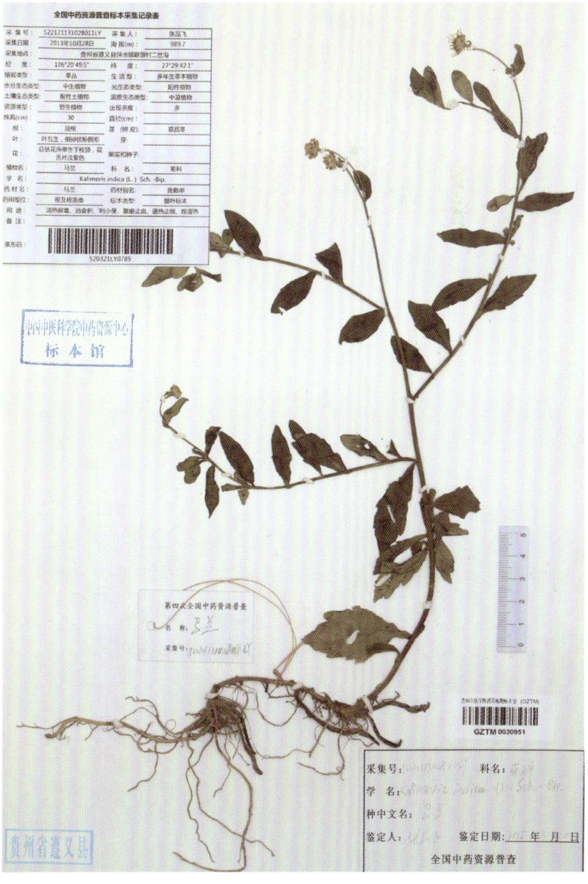

▲ 马兰腊叶标本

用法用量 内服：煎汤，15～30 g，鲜品 30～60 g；或捣汁。外用：适量，捣敷；或煎水洗。

使用注意 孕妇慎服。

用药经验 ①小儿热痢：马兰、木通、紫苏、铁灯草各 6 g，仙鹤草、马鞭草各 9 g，煎水服。②传染性肝炎：马兰全草 30 g，酢浆草、地耳草、兖州卷柏各鲜全草 15～30 g，水煎服。③咽喉肿痛：马兰全草 30～60 g，水煎频服。④急性睾丸炎：马兰鲜根 30～60 g，荔枝核 10 枚，水煎服。⑤缠蛇丹毒：马兰、甘草，擂醋搽之。

白术 *Atractylodes macrocephala* Koidz.

别名 山蓟、术、山芥。

形态特征 多年生草本。根状茎块状。茎高 50～60 cm，上部分枝。单叶互生，茎下部叶有长柄，3 裂或羽状 5 深裂，裂片卵状披针形至披针形，长 5～8 cm，宽 1.5～3 cm，顶端长渐尖，基部渐狭，边缘有贴伏的细刺齿，顶端裂片较大；茎上部叶狭披针形，不分裂。头状花序较大，长约 2.5 cm，宽约 3.5 cm，基部苞片叶状，长 3～5 cm，羽状裂片刺状；总苞片 5～7 层，外面略有微柔毛，外层短，卵形，顶端钝，最内层条形，顶端尖钝，伸长；花紫红色，花冠长约 1.5 cm。瘦果密生柔毛；冠毛长约 1.3 cm，羽状，基部连合。花、果期 8～11 月。

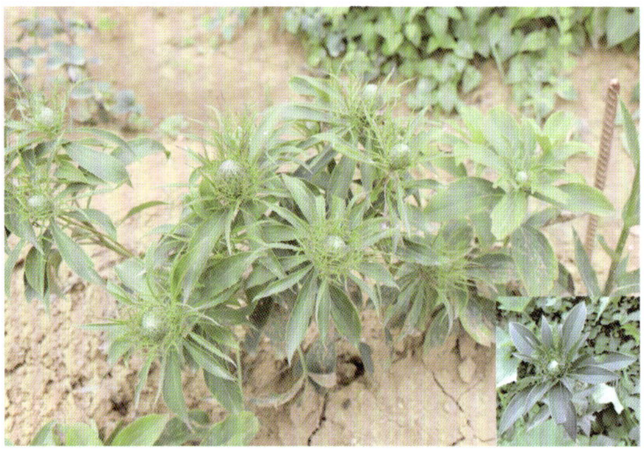

▲ 白术植物

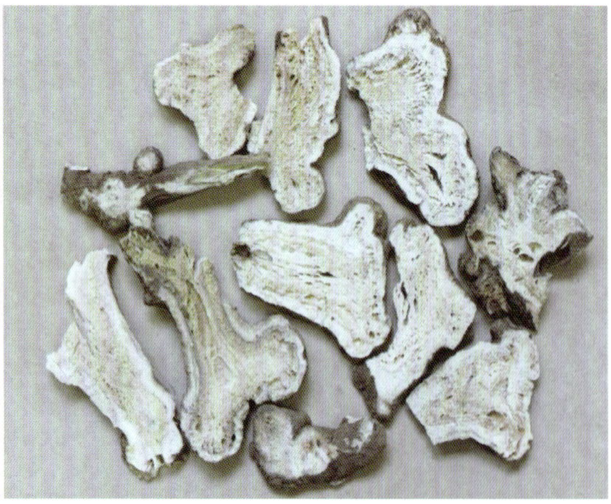

▲ 白术药材

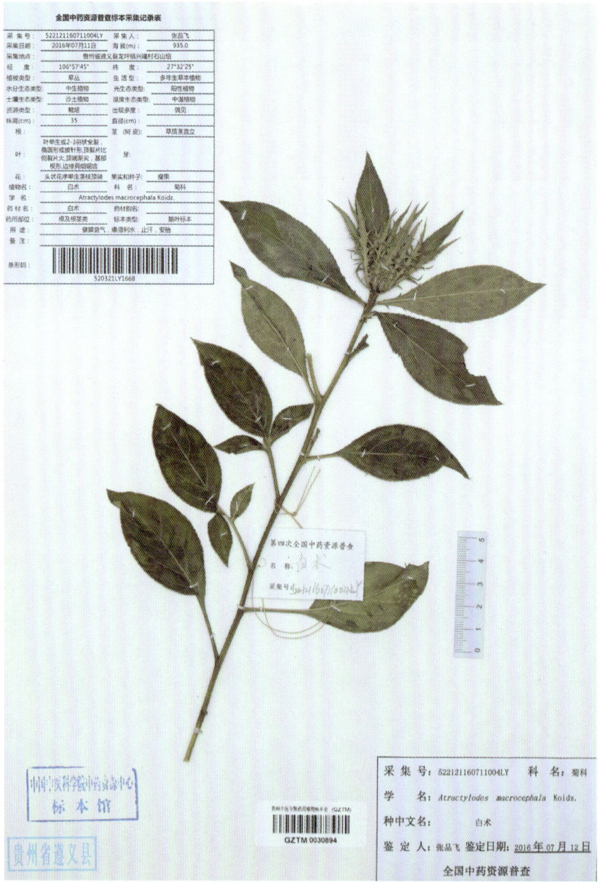

▲ 白术腊叶标本

生境及分布 生于海拔 200～1 800 m 的山坡草地及山坡林下。主要分布于播州、仁怀、习水等地。

药材名 白术（根茎）。

采收加工 冬季下部叶枯黄、上部叶变脆时采挖，除去泥沙，烘干或晒干，再除去须根。生用、麸炒、炒焦用、土炒。以个大、质坚实、断面黄白色、香气浓者为佳。

性味归经 苦、甘，温。归脾、胃经。

功能主治 健脾益气，燥湿利水，益气固表止汗，安胎。主治脾虚食少，腹胀泄泻，痰饮眩悸，水肿，自汗，胎动不安。生白术燥湿利水，焦白术健脾止泻，土炒白术健脾，和胃，安胎。

用法用量 内服：煎汤，6～12 g；或熬膏；或入丸、散。

使用注意 阴虚内热或津亏口渴者慎用。

用药经验 ①产后呕逆不食：白术 15 g，姜 18 g，水煎，徐徐温服。②儿童流涎：生白术捣碎，加水和食糖，放锅上蒸汁，分次口服，每日 9 g。③暑湿泄泻：白术、车前子各等分，炒后研末；白术 6～9 g 煎汤。

鬼针草 *Bidens pilosa* L.

别名 鬼钗草、三叶鬼针草、虾钳草。

形态特征 一年生草本，高 30～100 cm。中部叶对生，3 深裂或羽状分裂，裂片卵形或卵状椭圆形，顶端尖或渐尖，基部近圆形，边缘有锯齿或分裂；上部叶对生或互生，3 裂或不裂。头状花序；总苞基部被细软毛，外层总苞片 7～8 枚，匙形，绿色，边缘具细软毛；舌状花白色或黄色，有数个不发育；筒状花黄色，裂片 5。瘦果条形，具 4 棱，稍有硬毛；冠毛芒状，3～4 枚。花、果期 5～11 月。

生境及分布 生于海拔 50～3 100 m 的村旁、路边、

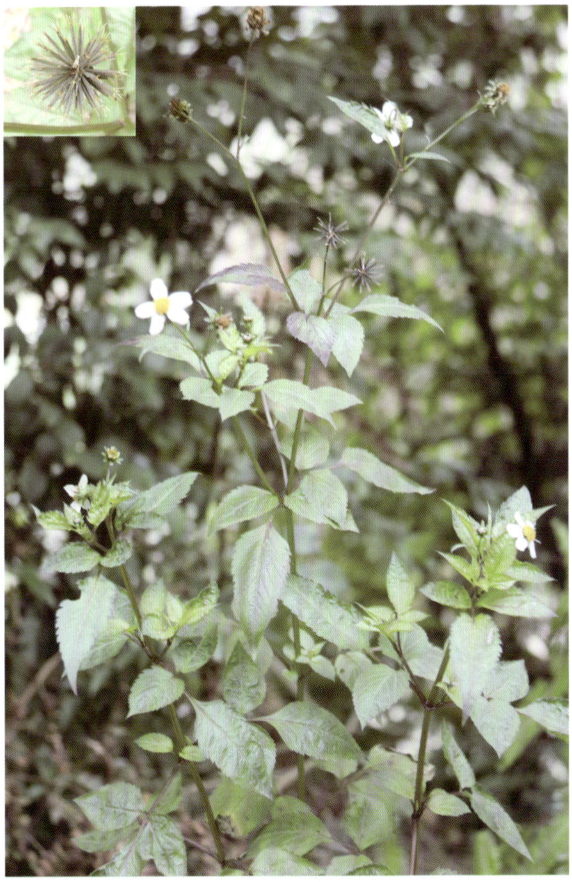

▲ 鬼针草植物

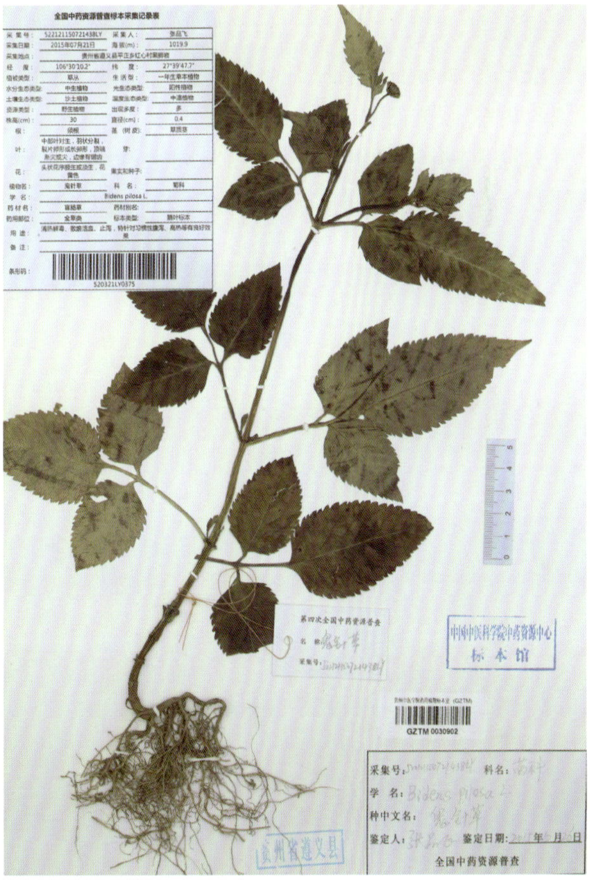

▲ 鬼针草腊叶标本

荒地、荒坡、田间中。主要分布于播州、红花岗、习水等地。

药材名 盲肠草(全草)。

采收加工 夏、秋季采收,鲜用或切段晒干。

性味归经 甘、微苦,凉。归肝、肾、脾经。

功能主治 清热,解毒,利湿,健脾。主治时行感冒,咽喉肿痛,黄疸性肝炎,暑湿吐泻,肠炎,痢疾,肠痈,小儿疳积,血虚黄肿,痔疮,蛇虫咬伤。

用法用量 内服:煎汤,10～30 g,鲜品加倍;熬膏;或捣汁。外用:适量:捣敷;或煎水洗。

使用注意 妇女经期忌服。

用药经验 ①高血压:盲肠草切段,晒干,取适量煎水服或泡水喝。②肠炎:盲肠草 10 g,委陵菜 8 g,水煎服。③肾炎:盲肠草适量,水煎服。④腹泻:盲肠草适量,煎水洗脚。⑤急性黄疸性传染性肝炎:盲肠草 100 g,连钱草 60 g,水煎服。

节毛飞廉 *Carduus acanthoides* L.

别名 藏飞廉、红马刺、一点红。

形态特征 二年生或多年生植物,高(10)20～100 cm。茎单生,有条棱,有长分枝或不分枝,全部茎枝被稀疏或下部稍稠密的多细胞长节毛,头状花序下部的毛通常密厚。基部及下部茎叶长椭圆形或长倒披针形,长 6～29 cm,宽 2～7 cm,羽状浅裂、半裂或深裂,侧裂片 6～12 对,半椭圆形、偏斜半椭圆形或三角形,边缘有大小不等的钝三角形刺齿,齿顶及齿缘有黄白色针刺,齿顶针刺较长;或叶边缘有大锯齿,不呈明显的羽状分裂;向上叶渐小,与基部及下部茎叶同形并等样分裂,接头状花序下部的叶宽线形或线形,有时不裂。全部茎叶两面同色,绿色,沿脉有稀疏的多细胞长节毛,基部渐狭,两侧沿茎下延成茎翼。茎翼齿裂,头状花序下部的茎翼有时为针刺状。头状花序几无花序梗,3～5 个集生或疏松排列于茎顶或枝端。总苞卵形或卵圆形,直径 1.5～2(2.5)cm。总苞片多层,覆瓦状排列,向内层渐长;最外层线形或钻状长三角形;中内层钻状三角形至钻状披针形;最内层线形或钻状披针形;中外层苞片顶端有褐色或淡黄色的针刺,最内层及近最内层向顶端钻状长渐尖,无针刺。全部苞片无毛或被稀疏蛛丝毛。小花红紫色,长 1.7 cm,

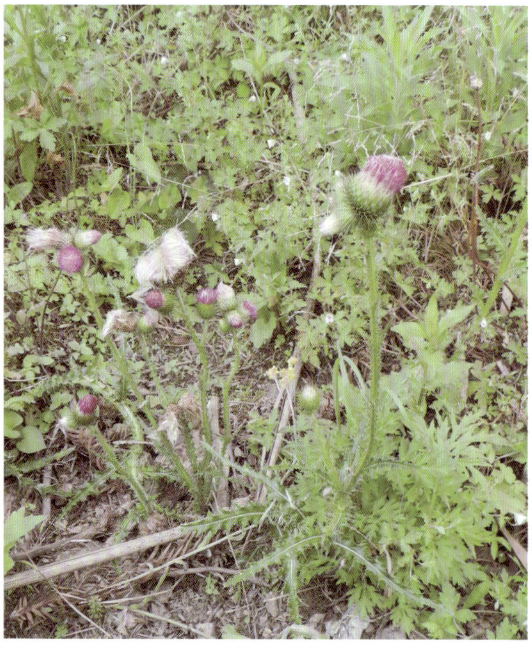

▲ 节毛飞廉植物

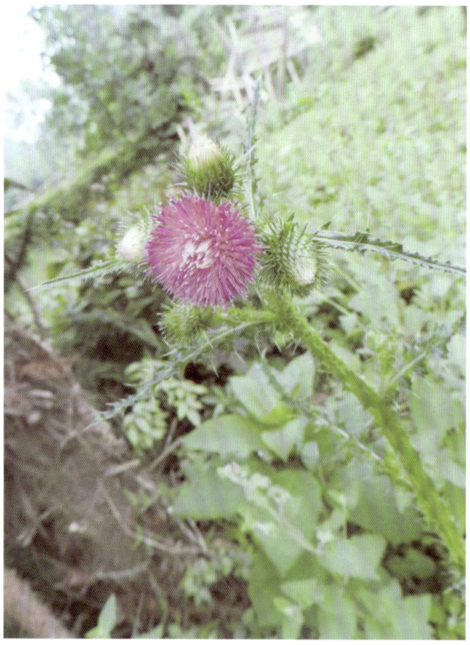

▲ 节毛飞廉花

5深裂，裂片线形。瘦果长椭圆形，但中部收窄，浅褐色，有多数横皱纹，基底着生面平，顶端截形，有蜡质果缘，果缘全缘，无齿裂。冠毛多层，白色；或稍带褐色，不等长，向内层渐长；冠毛刚毛锯齿状，长达1.5 cm，顶端稍扁平扩大。花、果期4～7月。

生境及分布 生于海拔260～3 500 m的山坡、草地、田野、路旁、林缘、灌丛中，或山谷、山沟、水边、田间。主要分布于播州、汇川、绥阳等地。

药材名 飞廉（全草或根）。

采收加工 春、夏季花盛开时采割全草及花；秋挖根，鲜用或除花阴干外，其余切段晒干。

性味 微苦，凉。

功能主治 祛风，清热，利湿，凉血止血，活血消肿。主治感冒咳嗽，头痛眩晕，泌尿系统感染，乳糜尿，黄疸，风湿痹痛，吐血，衄血，尿血，月经过多，功能性子宫出血，跌打损伤，疔疮疖肿，痔疮肿痛，烧伤。

用法用量 内服：煎汤，9～30 g，鲜品30～60 g；或入丸、散；或浸酒。外用：适量，煎水洗；或鲜品捣敷；或烧存性，研末撒。

使用注意 血虚及脾胃功能弱者慎服。

用药经验 ①关节炎：飞廉（全草）500 g，何首乌150 g，生地250 g，用酒浸泡一周，每日服一小杯。②无名肿毒，痔疮，外伤肿痛：飞廉茎叶，捣烂成泥状，敷患处。

天名精 *Carpesium abrotanoides* L.

别名 鹤虱、天蔓青、地菘。

形态特征 多年生草本，高50～100 cm。茎直立，上部多分枝，密生短柔毛，下部近无毛。下部叶宽椭圆形或矩圆形，长10～15 cm，宽5～8 cm，顶端尖或钝，基部狭成具翅的叶柄，边缘有不规则的锯齿；或全缘，上面有贴短毛，下面有短柔毛和腺点，上部叶渐小，矩圆形，无叶柄。头状花序多数，沿茎枝腋生，有短梗或近无梗，平立或稍下垂；总苞钟状球形；总苞片3层，外层极短，卵形，顶端尖，有短柔毛，中层和内层矩圆形，顶端圆钝，无毛；花黄色，外围的雌花花冠丝状，3～5齿裂，中央的两性花花冠

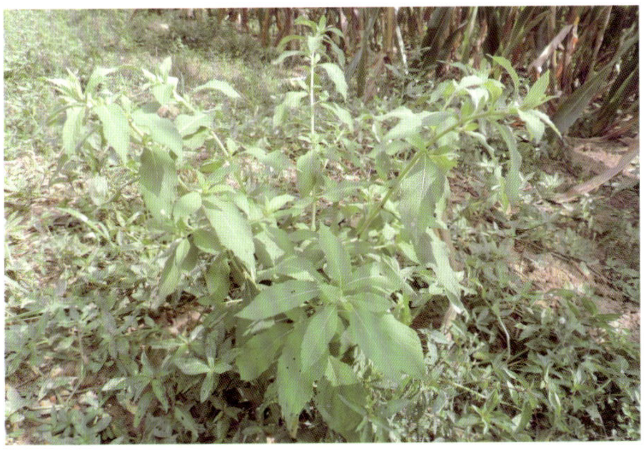

▲ 天名精植物

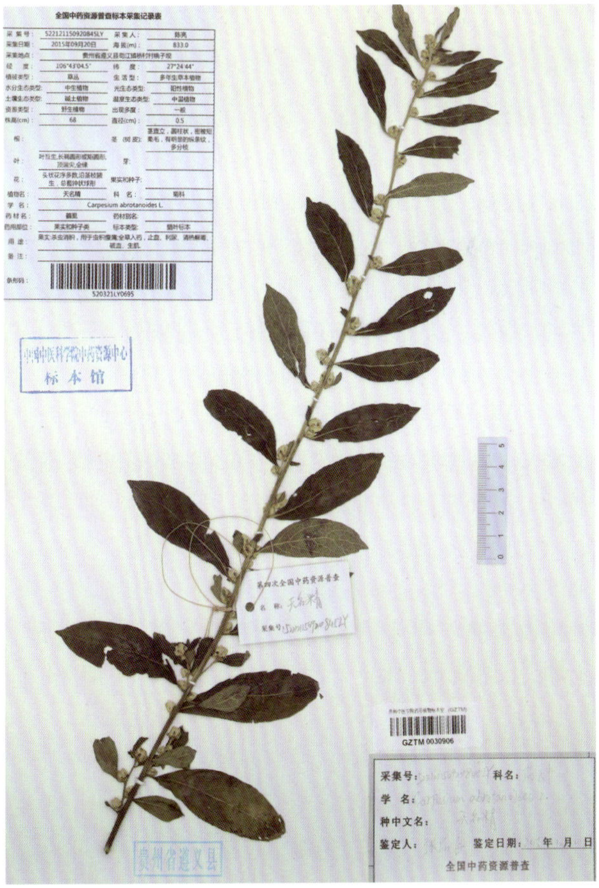

▲ 天名精腊叶标本

筒状，顶端5齿裂。瘦果条形，具细纵条，顶端有短喙，有腺点。花期6～8月，果期9～10月。

生境及分布 生于海拔2800 m以下的山坡、路旁、荒地、草坪及河边湿地上。主要分布于播州、习水、正安、绥阳等地。

药材名 鹤虱(成熟果实)，天名精(全草)。

采收加工 1. 鹤虱。秋季果实成熟时采收，晒干，除去杂质。生用或炒用。

2. 天名精。7～8月采收，洗净，鲜用或晒干。

性味归经 1. 鹤虱。苦、辛，平。有小毒。归脾、胃经。

2. 天名精。苦、辛，寒。归肝、肺经。

功能主治 1. 鹤虱。杀虫消积。主治蛔虫病、蛲虫病，绦虫病，虫积腹痛，小儿疳积。

2. 天名精。清热，化痰，解毒，杀虫，破瘀，止血。主治乳蛾，喉痹，急慢惊风，牙痛，疔疮肿毒，痔瘘，皮肤痒疹，毒蛇咬伤，虫积，血瘕，吐血，衄血，血淋，创伤出血。

用法用量 1. 鹤虱。内服：煎汤，3～9 g。

2. 天名精。内服：煎汤，9～15 g；或研末，3～6 g；或捣汁；或入丸、散。外用：适量，捣敷；或煎水熏洗及含漱。

使用注意 1. 鹤虱。有小毒，孕妇禁用。

2. 天名精。脾胃虚寒者慎服。

用药经验 ①黄疸性肝炎：鲜天名精全草120 g，生姜3片，水煎服。②疔疮肿毒：天名精叶、酒糟，同捣敷。③小儿蛔虫：鹤虱、大黄各0.3 g，朴硝15 g，水煎，每日1剂，分2次服。

烟管头草 *Carpesium cernuum* L.

别名 大白泡草、杓儿菜、挖耳草。

形态特征 多年生草本。茎直立，高50～100 cm，分枝，被白色长柔毛，上部毛较密。下部叶匙状矩圆形，长9～20 cm，宽4～6 cm，基部楔状收缩成具翅的叶柄，边缘有不规则的锯齿，两面有白色长柔毛和腺点；中部叶向上渐小，矩圆形或矩圆状披针形，叶柄短。头状花序在茎和枝顶端单生，下垂；基部有数个条状披针形不等长的苞片；总苞杯状；总苞片4层，外层卵状矩圆形，有长柔毛，中层和内层干膜质，矩圆形，钝，无毛；花黄色，外围的雌花筒状，3～5齿裂；中央的两性花有5个裂片。瘦果条形，有细纵条，顶端有短喙和腺点。花期7～9月，果期9～10月。

生境及分布 生于海拔60～3300 m的路边、荒地、土埂、山坡草地、林缘及沟边。主要分布于播州、汇川、习水、务川等地。

药材名 杓儿菜(全草)，挖耳草根(根)。

采收加工 1. 杓儿菜。秋季初开花时采收，鲜用或切段晒干。以新鲜、色绿、无老茎者为佳。

2. 挖耳草根。秋季采收，切片，晒干。

性味归经 1. 杓儿菜。苦、辛，寒。

2. 挖耳草根。苦，凉。归心经。

功能主治 1. 杓儿菜。清热解毒，消肿止痛。主治感冒发热，高热惊风，咽喉肿痛，痄腮，牙痛，尿路感染，淋巴结结核，疮疡疖肿，痈疽红肿，乳腺炎。

2. 挖耳草根。清热解毒。主治痢疾，牙痛，乳蛾，子宫脱垂，脱肛。

用法用量 1. 杓儿菜。内服：煎汤，6～15 g，鲜品15～30 g；或鲜品捣汁。外用：适量，鲜品捣敷；煎水含漱或洗。

2. 挖耳草根。内服：煎汤，5～15 g。外用：适量，捣敷。

使用注意 杓儿菜脾胃虚弱者慎服。

用药经验 ①疮疖：杓儿菜鲜叶，捣烂敷患处。②痢疾，牙痛：挖耳草根9 g，水煎服。③子宫脱垂，脱肛：挖耳草根9 g，炖肉服。④乳痈：杓儿菜(叶)适量，捣烂取汁内服，渣外敷。⑤阴囊湿疹：杓儿菜(叶)适量，水煎外洗。

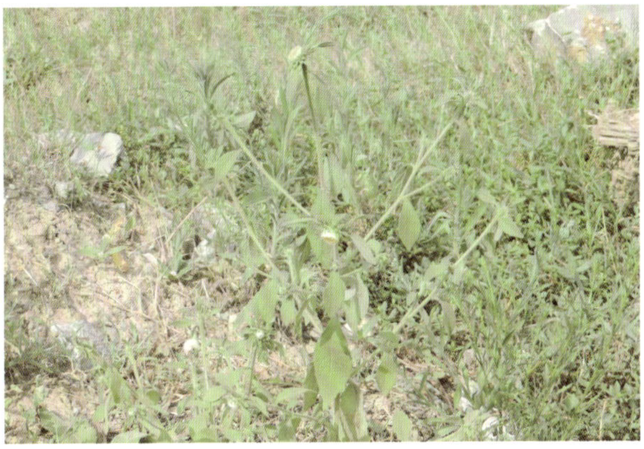

▲ 烟管头草植物

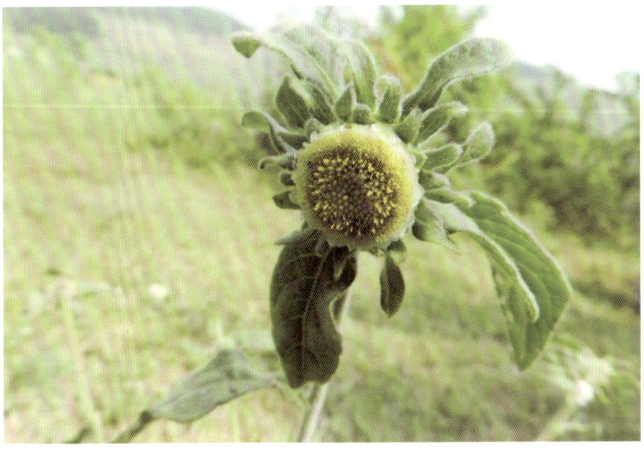

▲ 烟管头草花

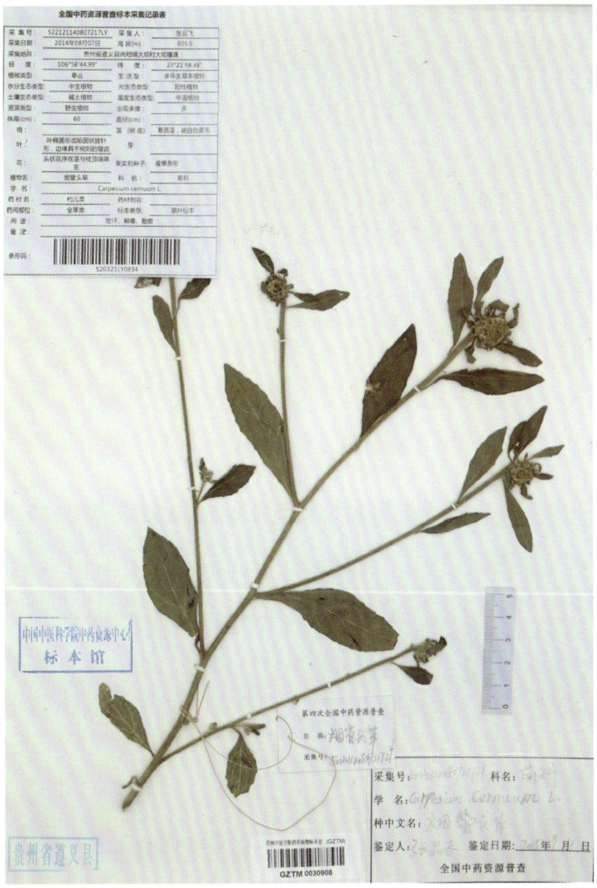

▲ 烟管头草腊叶标本

鹅不食草 *Centipeda minima*（L.）A. Br. et Aschers.

别名 石胡荽、球子草、鸡肠草。

形态特征 一年生小草本；茎铺散，多分枝。叶互生，长 0.7～1.8 cm，楔状倒披针形，顶端钝，边缘有不规则的疏齿，无毛；或仅背面有微毛。头状花序小，扁球形，单生于叶腋，无总花梗或近于无总花梗；总苞半球形，总苞片 2 层，椭圆状披针形，绿色，边缘膜质，外层较内层大；花托平，无托片；花杂性，淡黄色或黄绿色，全部筒状；外围的雌花多层，花冠细，有不明显裂片；中央的两性花，花冠有明显 4 裂。瘦果椭圆形，具 4 棱，边缘有长毛；无冠毛。花期 4～8 月，果期 6～10 月。

生境及分布 生于海拔 100～1 900 m 的田野、池塘边、路旁及阴湿的草地上。主要分布于播州、汇川、习水等地。

药材名 鹅不食草（全草）。

采收加工 夏、秋二季花开时采收，洗去泥沙，除去杂质，晒干。

性味归经 辛，温。归肺经。

功能主治 发散风寒，通鼻窍，止咳。主治风寒头痛，咳嗽痰多，鼻塞不通，鼻渊流涕，百日咳。

用法用量 内服：煎汤，6～9 g。外用：适量，捣敷；或捣烂塞鼻。不宜多用。

用药经验 ①伤风头痛、鼻塞：鹅不食草（鲜或干均可）搓揉，嗅其味，即打喷嚏，每日 2 次。②百日咳：鹅不食草适量，配冰糖水煎服。③胆囊炎，胆结石，膀胱结石：鹅不食草 60 g，煎水服。④脑漏：鲜鹅不

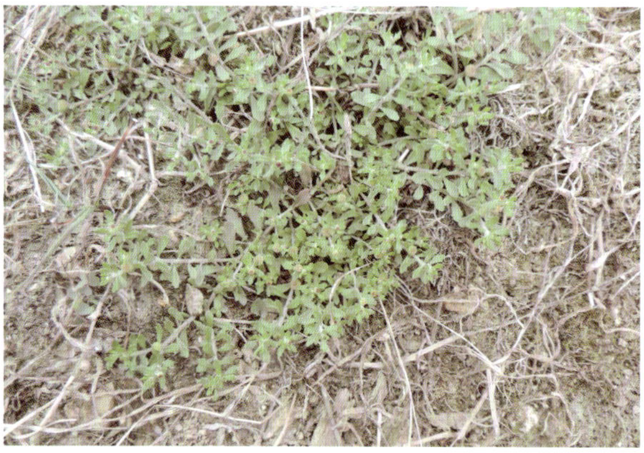

▲ 鹅不食草植物

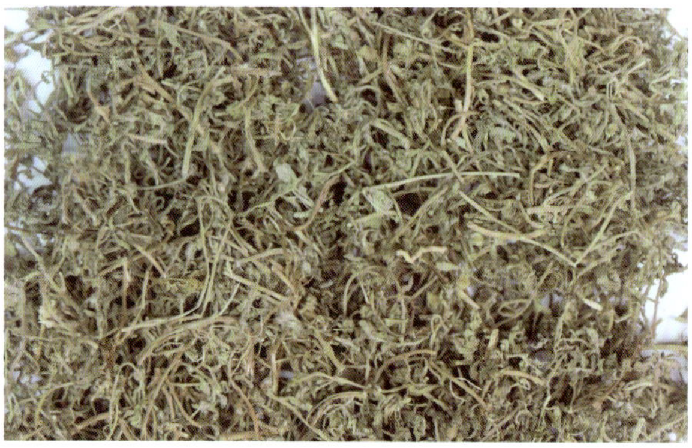

▲ 鹅不食草药材

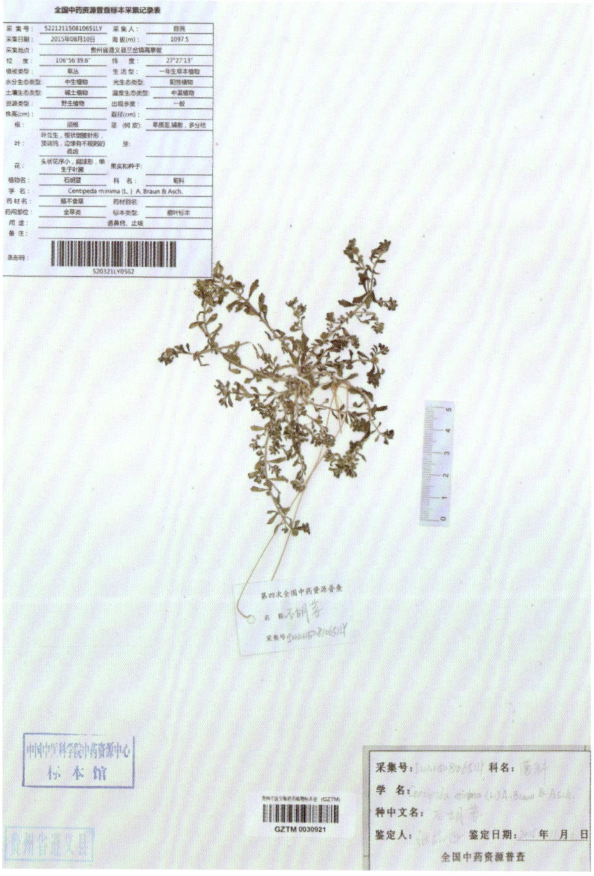

▲ 鹅不食草腊叶标本

食草捣烂，塞鼻孔内。⑤鸡眼：先将鸡眼厚皮削平，用鲜鹅不食草捣烂包敷患处，3～5 日取下。⑥鼻炎：鹅不食草鲜品 9 g，搓绒塞鼻或水煎服。

野菊 *Chrysanthemum indicum* L.

别名 苦薏、野山菊、鬼仔菊。

形态特征 多年生草本，高达 1 m，有地下长或短匍匐茎。茎直立或铺散，分枝或仅在茎顶有伞房状花序分枝。茎枝被稀疏的毛，上部及花序枝上的毛稍多或较多。基生叶和下部叶花期脱落。中部茎叶卵形、长卵形或椭圆状卵形，长 3～10 cm，宽 2～7 cm，羽状半裂、浅裂或分裂不明显而边缘有浅锯齿。基部截形、稍心形或宽楔形，叶柄长 1～2 cm。头状花序直径 1.5～2.5 cm，多数在茎枝顶端排成疏松的伞房圆锥花序或少数在茎顶排成伞房花序。总苞片约 5 层，外层卵形或卵状三角形，中层卵形，内层长椭圆形。全部苞片边缘白色或褐色，宽膜质，顶端钝或圆。舌状花黄色，顶端全缘或 2～3 齿。瘦果。花期 9～11 月，果期 10～11 月。

生境及分布 生于海拔 50～3 200 m 的森林、灌丛中、山坡草地、攀援于灌木或岩石上。主要分布于播州、汇川、红花岗、习水等地。

药材名 野菊花（头状花序），野菊（根或全草）。

采收加工 1. 野菊花。秋、冬二季花初开放时采摘，晒干或蒸后晒干。以完整、色黄、气香者为佳。

2. 野菊。夏、秋季采收，鲜用或晒干。

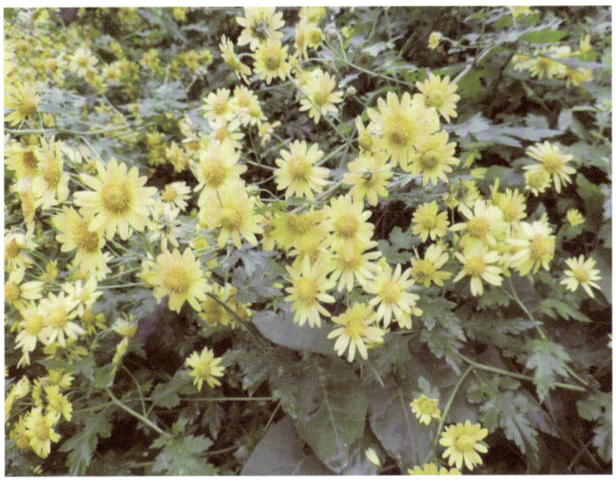

▲ 野菊植物

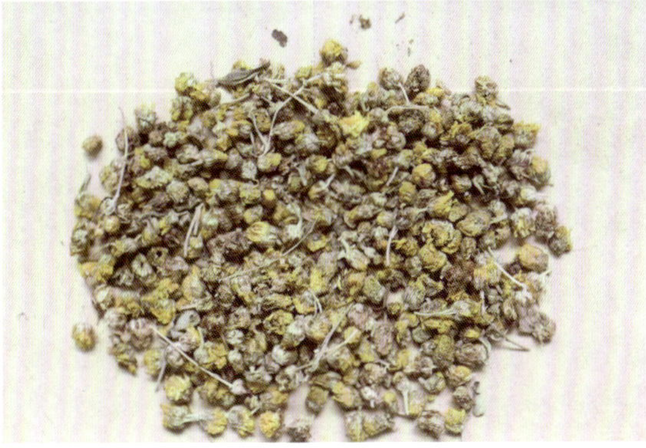

▲ 野菊花药材

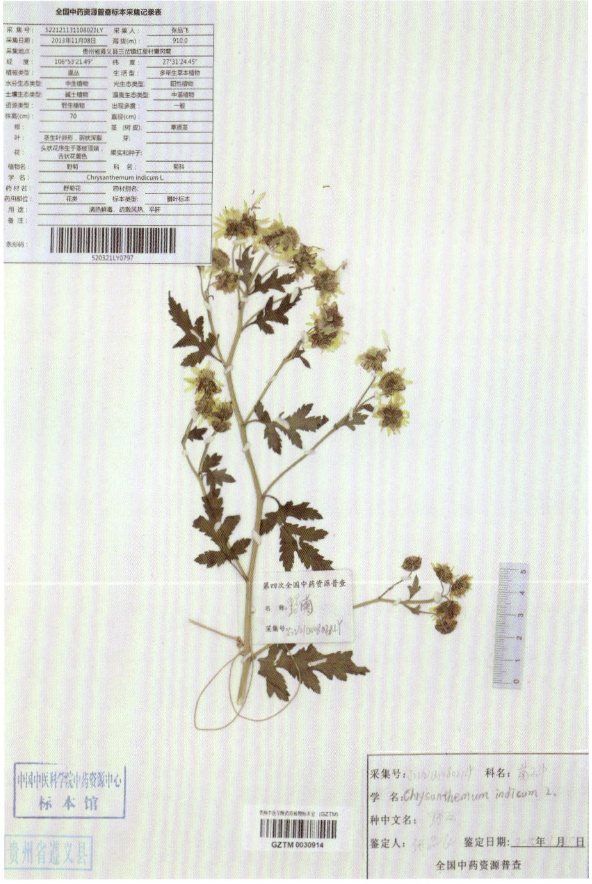

▲ 野菊腊叶标本

性味归经 1. 野菊花。苦、辛，微寒。归心、肝经。2. 野菊。苦、辛，寒。

功能主治 1. 野菊花。清热解毒，泻火平肝，疏风，利咽止痛。主治痈疽疔疖，目赤肿痛，头痛眩晕，丹毒，口疮，湿疹，热毒咽痛，降血压。

2. 野菊。清热解毒。主治感冒，气管炎，肝炎，高血压病，痢疾，痈肿，疔疮，目赤肿痛，瘰疬，湿疹。

用法用量 1. 野菊花。内服：煎汤，9～15 g。外用：适量，煎汤外洗或制膏外涂。

2. 野菊。内服：煎汤，6～12 g，鲜品 30～60 g；或捣汁。外用：适量，捣敷；或煎水洗；或熬膏涂。

使用注意 脾胃虚寒者及孕妇慎用野菊花。

用药经验 ①一切痈疽脓疮，耳鼻咽喉口腔诸阳症脓肿：野菊花、蒲公英各 48 g，紫花地丁、连翘、石斛各 30 g，水煎服，一日 3 次分服。②头癣，湿疹，天疱疮：野菊花、苦楝根皮、苦参根各适量，水煎外洗。③尿路感染：野菊花、海金沙各 30 g，水煎服，每日 2 剂。④高血压：野菊花适量，水煎服。⑤阑尾炎：野菊花 100 g，水煎服。⑥湿疹、皮肤瘙痒：野菊花适量，水煎外洗。

菊 *Chrysanthemum morifolium* Ramat.

别名 鞠、药菊、家菊。

形态特征 多年生草本，高 60～150 cm。茎直立，分枝或不分枝，被柔毛。叶互生，有短柄，叶片卵形至披针形，长 5～15 cm，羽状浅裂或半裂，基部楔形，下面被白色短柔毛，边缘有粗大锯齿或深裂，基部楔形，有柄。头状花序单生或数个集生于茎枝顶

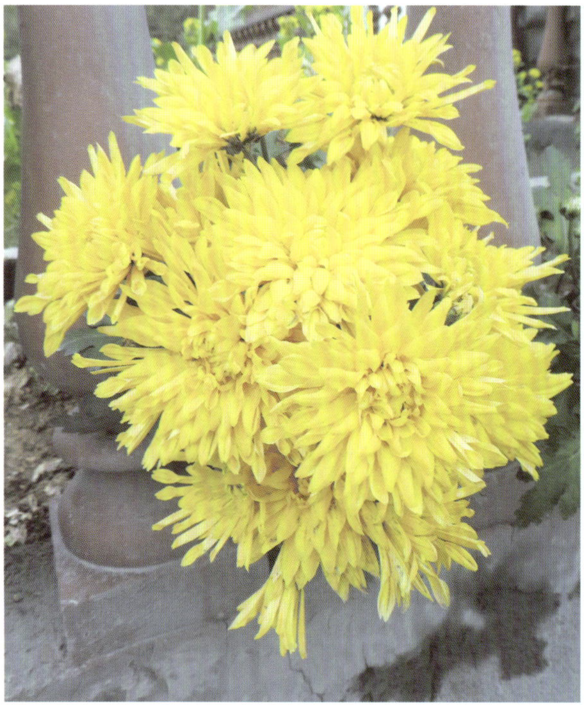

▲ 菊花植物

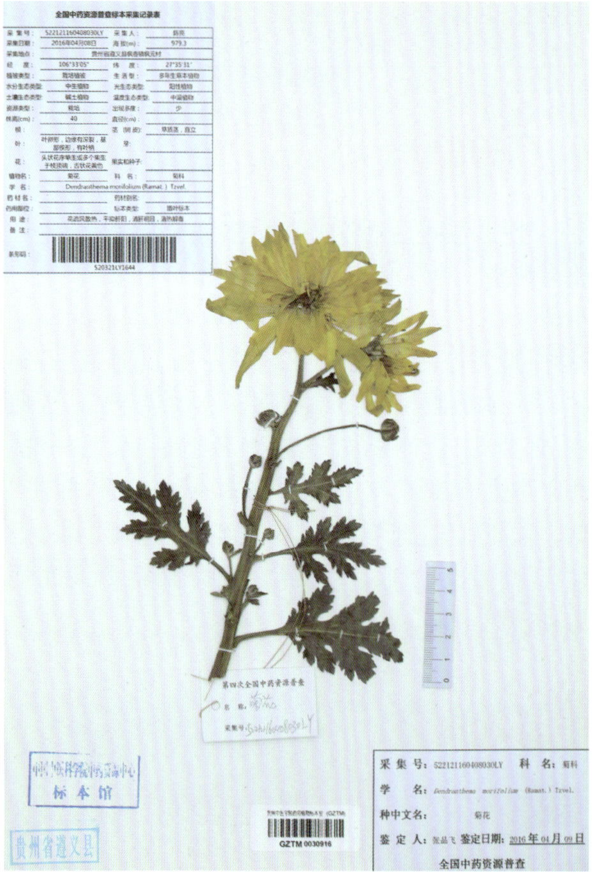

▲ 菊花腊叶标本

端，直径 2.5～20 cm，大小不一，单个或数个集生于茎枝顶端。因品种不同，差别很大。总苞片多层，外层绿色，条形，边缘膜质，外面被柔毛。舌状花白色、红色、紫色或黄色。花色则有红、黄、白、橙、紫、粉红、暗红等各色，培育的品种极多，头状花序多变化，形色各异，形状因品种而有单瓣、平瓣、匙瓣等多种类型，当中为管状花，常全部特化成各式舌状花。花期 9～12 月。雄蕊、雌蕊和果实多不发育。

生境及分布　生于山坡草地及林缘。全国各地均有栽培，常作为观赏花。主要分布于播州、仁怀、绥阳等地。

药材名　菊花（头状花序）。

采收加工　9～11 月花盛开时分批采收，阴干或焙干；或熏、蒸后晒干。生用。药材按产地和加工方法不同，分为“亳菊”“滁菊”“贡菊”“杭菊”“怀菊”。以花朵完整不散瓣、色白（黄）、香气浓郁、无杂质者为佳。

性味归经　甘、苦，微寒。归肺、肝经。

功能主治　散风清热，平肝明目，清热解毒。主治风热感冒，头痛眩晕，目赤肿痛，眼目昏花，疮痈肿毒。疏散风热多用黄菊花（杭菊花）；平肝明目多用白菊花（滁菊花）。

用法用量　内服：煎汤，9～15 g；或入丸、散；或泡茶。外用：适量，煎水洗；或捣敷。

使用注意　凡阳虚或头痛而恶寒者均忌用。

用药经验　①高血压：菊花 15 g，大枣 3 粒，水煎服；或菊花、金银花各 30 g，煎汤当茶饮。②肿毒疔疮：菊花 120 g，甘草 12 g，水三碗煎一碗，冲热黄酒服。③目赤肿痛：菊花、白蒺藜、木贼各 15 g，蝉蜕 6 g，水煎服。④风热头痛：菊花、石膏、川芎各 9 g，研末，每服 4.5 g，茶调下。

蓟 *Cirsium japonicum* Fisch. ex DC.

别名 大蓟、大牛喳口、山萝卜。

形态特征 多年生草本，块根多数肉质，纺锤状或萝卜状。茎直立，30～80 cm，分枝或不分枝，全部茎枝有条棱，被稠密或稀疏的多细胞长节毛，接头状花序下部灰白色，被稠密绒毛及多细胞节毛。基生叶较大，全卵形、长倒卵形、椭圆形或长椭圆形，长 8～20 cm，宽 2.5～8 cm，羽状深裂或几全裂，基部渐狭成短或长翼柄，柄翼边缘有针刺及刺齿。侧裂片 6～12 对，中部侧裂片较大，向下及向下的侧裂片渐小，全部侧裂片排列稀疏或紧密，卵状披针形、半椭圆形、斜三角形、长三角形或三角状披针形，宽狭变化极大；或宽达 3 cm，边缘有稀疏大小不等的小锯齿；或锯齿较大而使整个叶片呈现较为明显的二回状分裂状态，齿缘针刺小而密或近无针刺；顶裂片披针形或长三角形。自基部向上的叶渐小，与基生叶同形并等样分裂，但无柄，基部扩大半抱茎。全部茎叶两面同色，绿色，两面沿脉有稀疏的多细胞长或短节毛或近无毛。头状花序直立，少有下垂的，少数生茎端而花序极短，不呈明显的花序式排列，少有头状花序单生茎端的。总苞钟状，直径 3 cm，外面有蛛丝状毛，总苞片约 6 层，覆瓦状排列，向内层渐长，外层与中层卵状三角形至长三角形，长 0.8～1.3 cm，顶端长渐尖。内层披针形或线状披针形，长 1.5～2 cm，顶端渐尖呈软针刺状。全部苞片外面有微糙毛并沿中肋有黏腺。瘦果压扁，偏斜楔状倒披针状，顶端斜截形。小花红色或紫色，长 2.1 cm，檐部长 1.2 cm，不等 5 浅裂。冠毛浅褐色，多层，基部联合成环，整体脱落。冠毛刚毛长羽毛状，长达 2 cm，内层向顶端纺锤状扩大或渐细。花、果期 4～11 月。

生境及分布 生于海拔 400～2 100 m 的山坡林中、林缘、灌丛中、草地、荒地、田间、路旁或溪旁。主要分布于播州、仁怀、桐梓、习水等地。

药材名 大蓟(地上部分或根)。

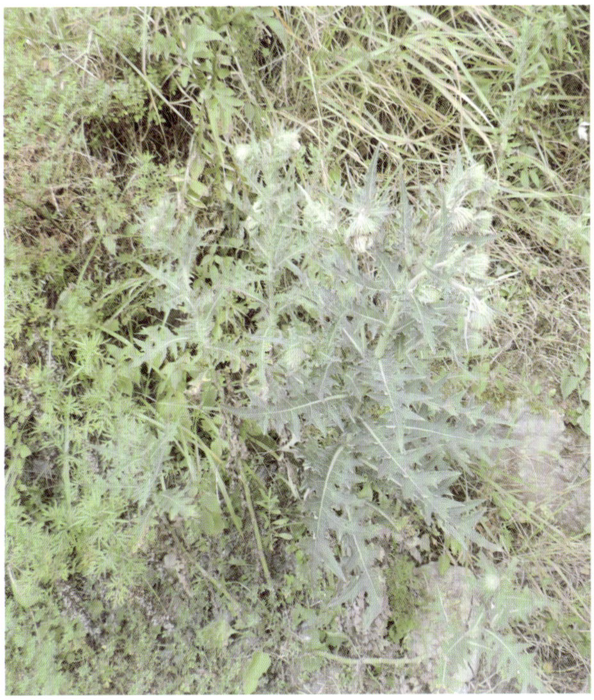

▲ 蓟植物

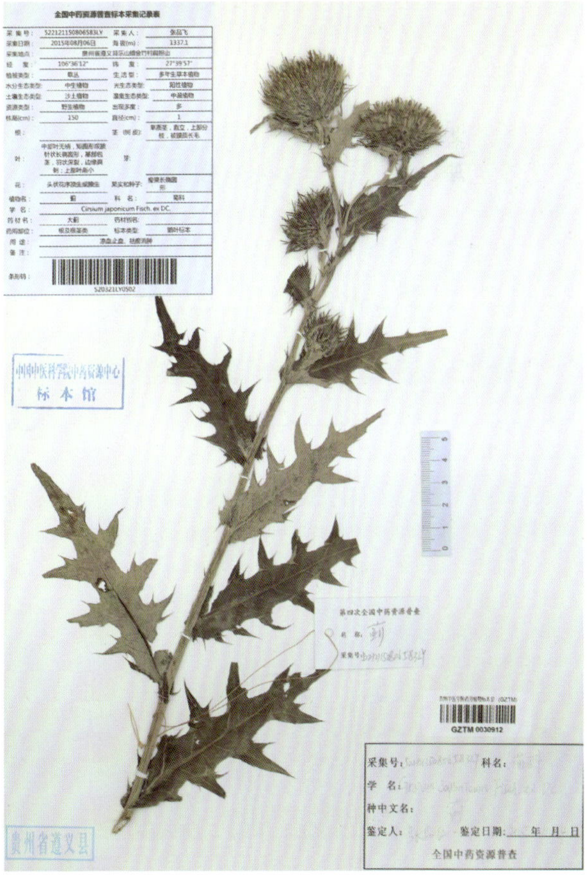

▲ 蓟腊叶标本

采收加工 夏、秋二季花开时采割地上部分，除去杂质，晒干。生用或炒炭用。

性味归经 甘、苦，凉。归心、肝经。

功能主治 凉血止血，散瘀解毒，消肿。主治吐血，尿血，衄血，崩漏，便血，外伤出血，痈肿疮毒。大蓟炭凉血止血，主治吐血，尿血，衄血，崩漏，便血，外伤出血。

用法用量 内服：煎汤，9～15 g，鲜品 30～60 g。外用：鲜品适量，捣烂敷。

用药经验 ①肾炎尿蛋白不消失，肝炎转氨酶不下降：大蓟 15 g，薏苡仁根 30 g，水煎服。②血友病，口鼻出血，紫斑：鲜大蓟捣汁，和入少许黄酒，每次服一小杯，一日 2～3 次。③带状疱疹：大蓟、小蓟、鲜牛奶各适量，将大、小蓟放在鲜牛奶中泡软后，捣成膏，外敷。④妇女崩漏，经漏：大、小蓟连根苗 30 g，益母草 15 g，水煎，一日 2 次分服。⑤高血压：大、小蓟各 3～15 g，水煎代茶。

刺儿菜 *Cirsium setosum*（Willd.）MB.

别名 小蓟、大刺儿菜、刺萝卜。

形态特征 多年生草本。根状茎长。茎直立，高 20～50 cm，无毛或被蛛丝状毛。叶椭圆形或长椭圆状披针形，长 7～10 cm，宽 1.5～2.5 cm，顶端钝尖，基部狭或钝圆，全缘或有齿裂，有刺，两面被疏或密蛛丝状毛，无柄。头状花序，单生于茎端，雌雄异株，雄株头状花序较小，雌株头状花序较大；总苞片多层，外层较短，矩圆状披针形，内层披针形，顶端长尖，具刺；雌花花冠紫红色。瘦果椭圆形或长卵形，略扁平；冠毛羽状，先端稍肥厚而弯曲。花、

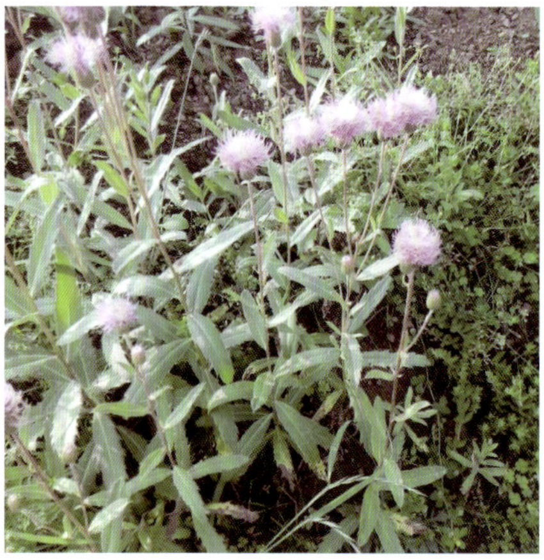

▲ 刺儿菜植物

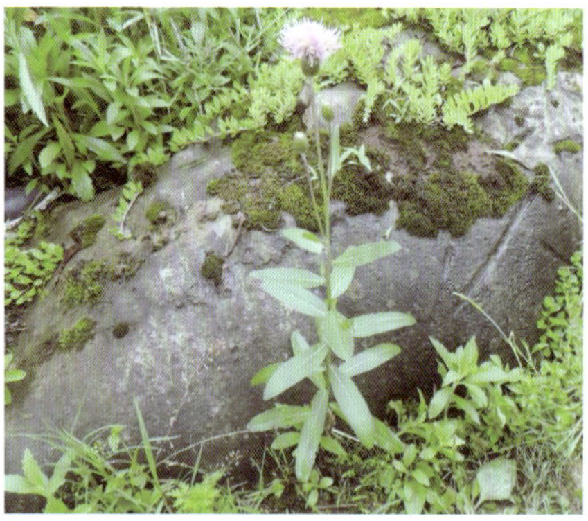

▲ 刺儿菜植物

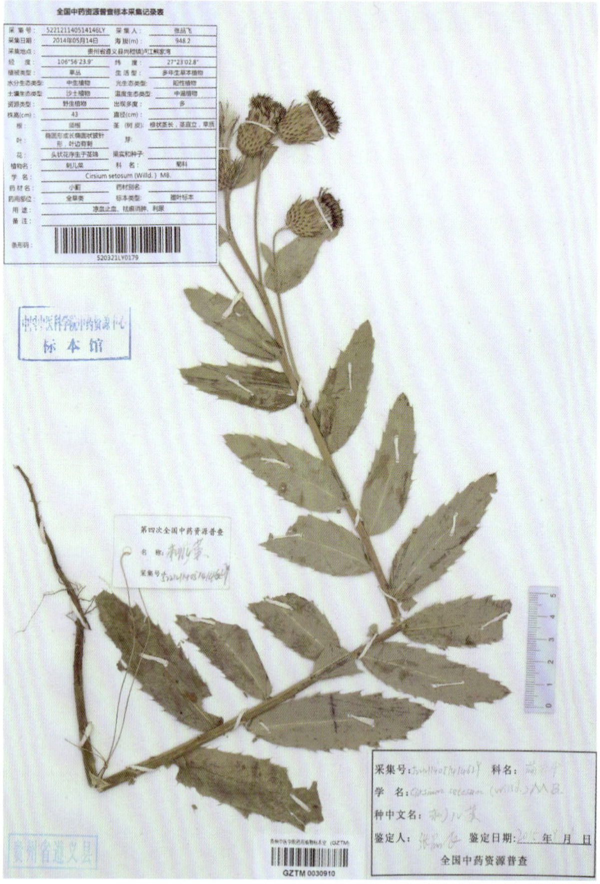

▲ 刺儿菜腊叶标本

果期5～9月。

生境及分布 生于海拔500～2 450 m的山坡林中、林缘、灌丛中、草地、路旁、耕地、荒地或田间等。主要分布于播州、红花岗、汇川、习水等地。

药材名 小蓟(地上部分)。

采收加工 夏、秋二季花开放时采割,除去杂质,晒干。生用、鲜用或炒炭用。以色绿、叶多者为佳。

性味归经 甘、苦,凉。归心、肝经。

功能主治 凉血止血,散瘀解毒消痈,利尿通淋。主治衄血,吐血,尿血,便血,血淋,崩漏,外伤出血,痈肿疮毒。小蓟生用偏于止血凉血,破血通淋,主治血热出血、瘀肿、尿血;小蓟炭凉血性弱,止血功强,主治衄血、吐血、便血、外伤出血及崩漏下血。

用法用量 内服:煎汤,5～12 g,鲜品可用至30～60 g;或捣汁。外用:鲜品适量,捣敷。

用药经验 ①肺结核:小蓟、黄芩、百合等量打粉,制丸,早晚各一次,温水送服,8～10 g。禁忌生冷。②骨结核:小蓟、百合、黄芩等量8～10 g,蜈蚣3 g,打粉制丸,早晚各一次,温水送服。③妇人阴痒:小蓟煎汤,日洗3次。④尿血,小便不利:小蓟(根)、海金沙藤各30 g,煨水服。⑤病毒性肝炎,肝肿大:鲜小蓟(根)60 g,水煎服,10日为1疗程。

大丽花 *Dahlia pinnata* Cav.

别名 天竺牡丹、西番莲、大理菊。

形态特征 多年生草本,有巨大棒状块根。茎直立,多分枝,高1.5～2 m,粗壮。叶1～3回羽状全裂,上部叶有时不分裂,裂片卵形或长圆状卵形,下面灰绿色,两面无毛。头状花序大,有长花序梗,常下垂,宽6～12 cm。总苞片外层约5个,卵状椭圆形,叶质,内层膜质,椭圆状披针形。舌状花1层,白色,红色;或紫色,常卵形,顶端有不明显的3齿;或全缘;管状花黄色,有时在栽培种全部为舌状花。瘦果长圆形,黑色,扁平,有2个不明显的齿。花期6～12月,果期9～10月。

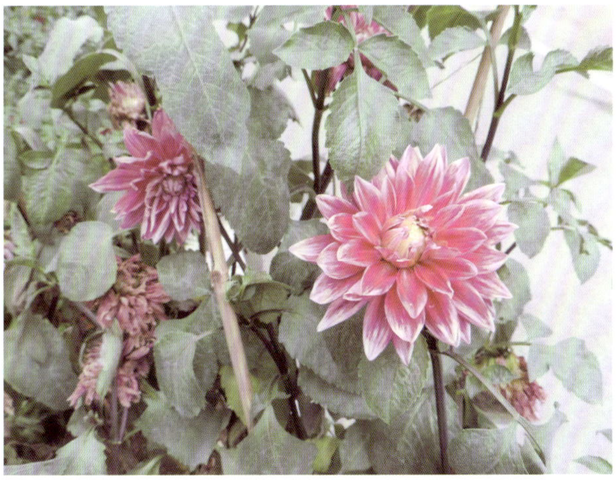

▲ 大丽花植物

生境及分布 生于海拔800～1 800 m的田里、路旁。全国各地庭园中普遍栽培。主要分布于播州、汇川、绥阳等地。

药材名 大理菊(块根)。

采收加工 秋季挖根,洗净,晒干或鲜用。

性味 辛、甘,平。

功能主治 清热解毒,散瘀止痛。主治腮腺炎,龋齿疼痛,无名肿毒,跌打损伤。

用法用量 内服:煎汤,6～15 g。外用:适量,捣敷。

用药经验 肋间神经痛:大理菊、四块瓦各10 g,泡酒1 500 ml,每服25～50 ml。

鳢肠 *Eclipta prostrata* L.

别名 旱莲草、墨草、莲子草。

形态特征 一年生草本。茎直立,斜升或平卧,高达60 cm,通常自基部分枝,被贴生糙毛。叶长圆状披针形或披针形,无柄或有极短的柄,长3～10 cm,

宽 0.5～2.5 cm，顶端尖或渐尖，边缘有细锯齿或有时仅波状，两面被密硬糙毛。头状花序径 6～8 mm，有长 2～4 cm 的细花序梗；总苞球状钟形，总苞片绿色，草质，5～6 个排成 2 层，长圆形或长圆状披针形，外层较内层稍短，背面及边缘被白色短伏毛；外围的雌花 2 层，舌状，舌片短，顶端 2 浅裂或全缘，中央的两性花多数，花冠管状，白色，顶端 4 齿裂；花柱分枝钝，有乳头状突起；花托凸，有披针形或线形的托片，托片中部以上有微毛；瘦果暗褐色，雌花的瘦果三棱形，两性花的瘦果扁四棱形，顶端截形，具 1～3 个细齿，基部稍缩小，边缘具白色的肋，表面有小瘤状突起，无毛。花期 6～9 月。

生境及分布　生于海拔 1 900 m 以下的田野、沟边、溪边、路旁、田埂及阴湿地上。主要分布于播州、习水、正安、务川等地。

药材名　墨旱莲（地上部分）。

采收加工　花开时采割，晒干。以色墨绿、叶多者为佳。

性味归经　甘、酸，寒。归肾、肝经。

功能主治　滋补肝肾，凉血止血。主治肝肾阴虚，牙齿松动，须发早白，眩晕耳鸣，两目干涩，视物昏花，腰膝酸软，阴虚血热，吐血、衄血、便血，尿血，血痢，崩漏下血，外伤出血。

用法用量　内服：煎汤，6～12 g。外用：适量，捣烂外敷。

使用注意　脾虚便溏者慎用。

用药经验　①水田皮炎：鲜墨旱莲搓烂，涂擦手脚下水部位，擦至皮肤稍发黑色，略干后，即可下水田劳动，每日上工前后各擦 1 次，可预防手脚糜烂，对已经糜烂的也可使用。②刀伤出血：鲜墨旱莲捣烂，敷伤处；或墨旱莲干品，研末，撒伤处。③痢疾：墨旱莲 120 g，糖 30 g，水煎温服。④白浊：墨旱莲、银花、土茯苓各 15 g，车前子 9 g，水煎服。⑤白喉：墨旱莲 60～90 g，捣烂，加盐少许，冲开水去渣服，服后吐出涎沫。⑥咳嗽咯血：鲜墨旱莲 60 g，捣绞汁，开水冲服。

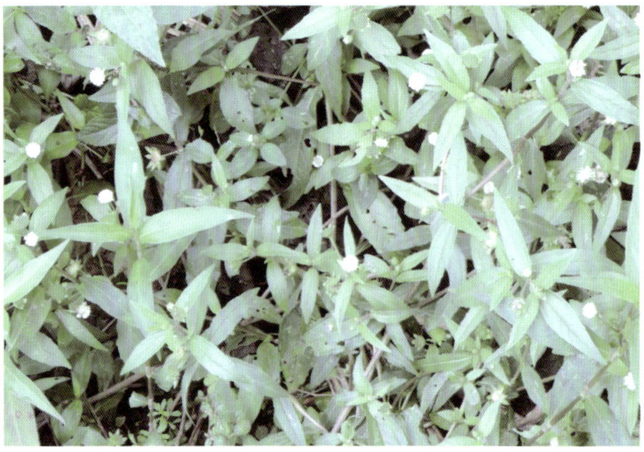

▲ 鳢肠植物

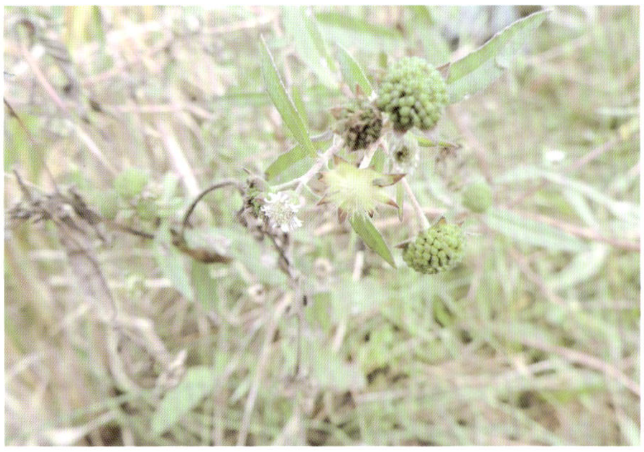

▲ 鳢肠花

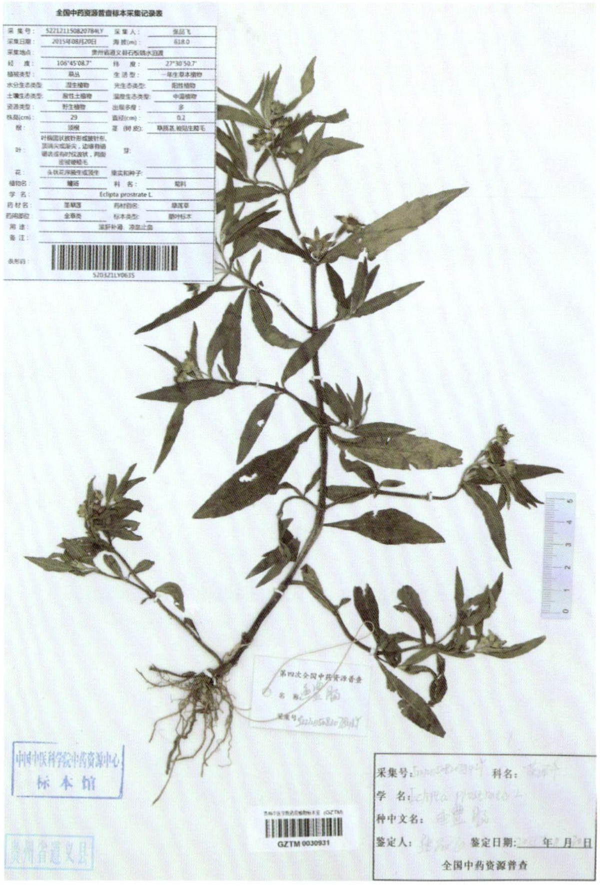

▲ 鳢肠腊叶标本

佩兰 *Eupatorium fortunei* Turcz.

别名 兰草、醒头草。

形态特征 多年生草本，高 40～100 cm。根茎横走，淡红褐色。茎直立，绿色或红紫色，基部茎达 0.5 cm，分枝少或仅在茎顶有伞房状花序分枝。全部茎枝被稀疏的短柔毛，花序分枝及花序梗上的毛较密。中部茎叶较大，三全裂或三深裂，总叶柄长 0.7～1 cm；中裂片较大，长椭圆形或长椭圆状披针形或倒披针形，长 5～10 cm，宽 1.5～2.5 cm，顶端渐尖，侧生裂片与中裂片同形但较小，上部的茎叶常不分裂；或全部茎叶不裂，披针形或长椭圆状披针形或长椭圆形。全部茎叶两面光滑，无毛无腺点，羽状脉，边缘有粗齿或不规则的细齿。中部以下茎叶渐小，基部叶花期枯萎。头状花序多数在茎顶及枝端排成复伞房花序，花序径 3～10 cm。总苞钟状；总苞片 2～3 层，覆瓦状排列，外层短，卵状披针形，中内层苞片渐长，长约 7 mm，长椭圆形；全部苞片紫红色，外面无毛无腺点，顶端钝。花白色或带微红色，花冠长约 5 mm，外面无腺点。瘦果黑褐色，长椭圆形，5 棱，无毛无腺点；冠毛白色。花、果期 7～11 月。

生境及分布 生于海拔 600～1 500 m 的路边灌丛及山沟路旁、溪边。主要分布于播州、汇川、绥阳等地。

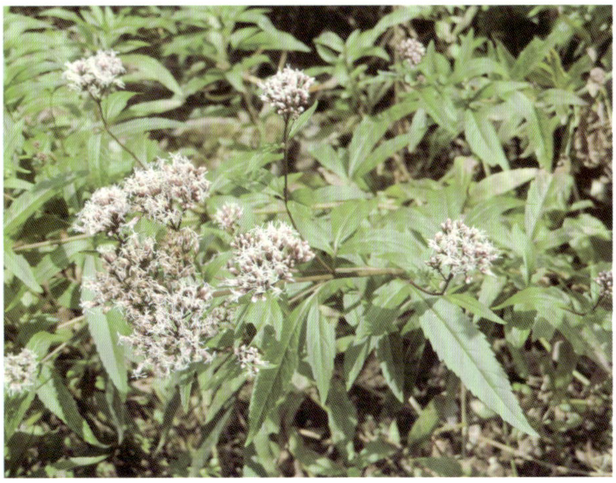

▲ 佩兰植物

药材名 佩兰（地上部分）。

采收加工 夏、秋季分两次采割，除去杂质，晒干。

性味归经 辛，平。归脾、胃、肺经。

功能主治 芳香化湿，醒脾开胃，发表解暑。主治湿浊中阻，脘痞呕恶，口中甜腻，口臭，多涎，暑湿表证，温湿初起，发热倦怠，胸闷不舒。

用法用量 内服：煎汤，6～10 g；醒脾 15～20 g。

用药经验 口臭：佩兰适量，煎水服。

异叶泽兰 *Eupatorium heterophyllum* DC.

别名 红梗草、红升麻。

形态特征 多年生草本，高 1～2 m；或小半灌木状，中下部木质。茎枝直立，淡褐色或紫红色，分枝斜生，上部花序分枝伞房状，全部茎枝被白色或污白色短柔毛，花序分枝及花梗上的毛较密，中下部花期脱毛或疏毛。叶对生，中部茎叶较大，三全裂、深裂、浅裂或半裂，总叶柄长 0.5～1 cm；中裂片大，长椭圆形或披针形，长 7～10 cm，宽 2～3.5 cm，基部楔形，顶端渐尖，侧裂片与中裂片同形但较小；或中部或全部茎叶不分裂，长圆形、长椭圆状披针形或卵形。全部叶两面被稠密的黄色腺点，上面粗涩，被白色短柔毛，下面柔软，被密绒毛而灰白色或淡绿色，羽状脉 3～7 对，在叶下面稍突起，边缘有深缺刻状圆钝齿。茎基部叶花期枯萎。头状花序多数，在茎枝顶端排成复伞房花序，花序径达 25 cm。总苞钟状；总苞片覆瓦状排列，3 层，外层短，长 2 mm，卵形或宽卵形，背面沿中部被白色稀疏短柔毛，中内层苞片长 8～9 mm，长椭圆形，全部苞片紫红色或淡紫红色，顶端圆形。花白色或微带红色，花冠长约 5 mm，外面被稀疏黄色腺点。瘦果黑褐色，长椭圆状，5 棱，散布黄色腺体，无毛；冠毛白色。花、果期 4～10 月。

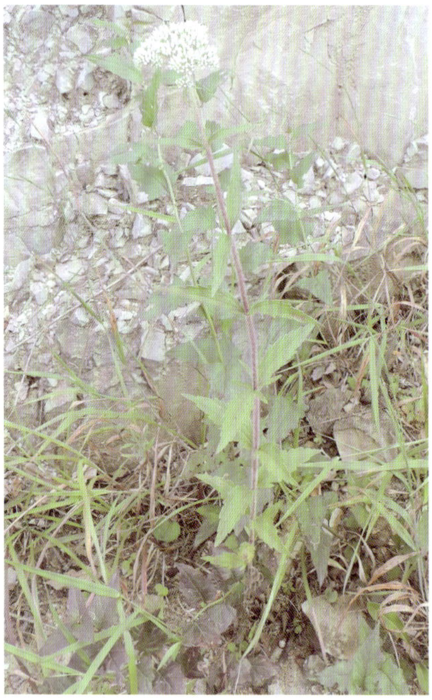

▲ 异叶泽兰植物

生境及分布 生于海拔 1 700～3 000 m 的山坡地、灌木林缘、林下、山坡草丛及河谷中。主要分布于播州、汇川、桐梓等地。

药材名 红梗草(全草),红梗草根(根)。

采收加工 1. 红梗草。夏、秋季采收,洗净,鲜用或晒干。

2. 红梗草根。秋、冬、春季采挖,洗净,切片,晒干。

性味归经 1. 红梗草。甘、苦,微温。归肝、肾经。

2. 红梗草根。苦、微辛,凉。

功能主治 1. 红梗草。活血调经,祛瘀止痛,除湿行水。主治月经不调,经闭,癥瘕,腹痛,产后恶露不行,小便淋漓,水肿,跌打损伤,骨折。

2. 红梗草根。解表退热。主治感冒发热,头痛。

用法用量 1. 红梗草。内服:煎汤,9～15 g。外用:适量,捣敷。

2. 红梗草根。内服:煎汤,9～15 g。

用药经验 ①月经不调,经闭:红梗草 15 g,水煎服。②跌打损伤:红梗草茎叶 12 g,水煎服;或鲜红梗草适量,捣敷。

匙叶合冠鼠曲 *Gamochaeta pensylvanica* (Willdenow) Cabrera

别名 匙叶合冠鼠麴草、白花鼠麴草。

形态特征 一年生草本。茎直立或斜升,高 30～45 cm,具白色乳汁,基部斜倾分枝或不分枝,有沟纹,被白色绵毛,节间长 2～3 cm。下部叶无柄,倒披针形或匙形,长 6～10 cm,宽 1～2 cm,基部长渐狭,下延,顶端钝、圆;或有时中脉延伸呈刺尖状,全缘或微波状,上面被疏毛,下面密被灰白色绵毛,侧脉 2 至 3 对,细弱,有时不明显。中部叶倒卵状长圆形或匙状长圆形,长 2.5～3.5 cm,叶片于中上部向下渐狭而长下延,顶端钝、圆或中脉延伸呈刺尖状。上部叶小,与中部叶同形。头状花序多数,数个成束簇生,再排列成顶生或腋生、紧密的穗状花序。总苞卵形,总苞片 2 层,乌黄色或麦秆黄色,膜质,外层卵状长圆形,顶端钝或略尖,背面被绵毛。内层与外层近等长,稍狭,线形,顶端钝、圆,背面疏被绵毛;花托干时除四周边缘外几完全凹入,无毛。雌花多数,花冠丝状,顶端 3 齿裂,花柱分枝较两性

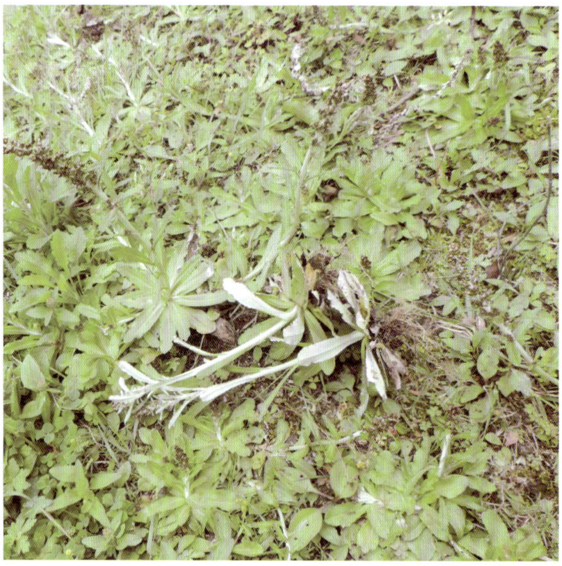

▲ 匙叶合冠鼠曲植物

花长。两性花少数，花冠管状，向上渐扩大，檐部 5 浅裂，裂片三角形或有时顶端近浑圆，无毛。瘦果长圆形，有乳头状突起。冠毛绢毛状，乌白色，易脱落，基部连合成环。花期 12 月至翌年 5 月，果期 4～8 月。

生境及分布　生长在林缘、荒地、路旁、田野及池塘坎上。主要分布于红花岗、汇川、播州等地。

药材名　匙叶鼠曲草（全草）。

采收加工　春季花开的时采收，除去杂质，洗净，晒干。鲜品随采随用。

性味归经　甘，平。归肺经。

功能主治　清热解毒，祛风除湿，化痰止咳。主治风湿痹痛，咳喘痰多，水肿，泄泻，赤白带下，阴囊湿痒，荨麻疹，痈肿疔疮，高血压。

用法用量　内服：煎汤，15～25 g。外用：适量，煎水洗；或捣敷。

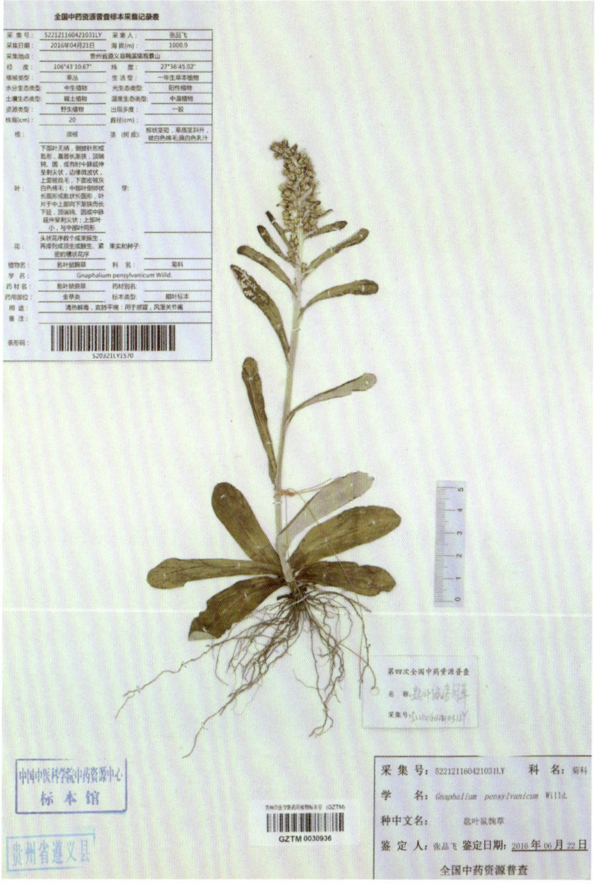

▲ 匙叶合冠鼠曲腊叶标本

毛大丁草 *Gerbera piloselloides* (L.) Cass.

别名　兔耳一支箭、小一枝箭、兔儿风。

形态特征　多年生草本。根状茎粗壮，密生白色绵毛。叶基生，有短柄，矩圆形或倒卵形，长 5～10 cm，宽 2.5～4.5 cm，顶端钝圆，基部楔形，全缘，幼时上面有柔毛，老时脱毛，下面密生灰白色绵毛。花茎单生，直立，长 15～40 cm，花下肥厚，有淡褐色绵毛；头状花序单生于花茎顶端，直径约 3.5 cm；总苞片 2 层，条状披针形，外层稍短，背面密生淡褐色绵毛；舌状花白色，雌性，舌片条形；筒状花两性。瘦果条状披针形，稍扁，有纵肋和细柔毛，喙在花时极短，成熟时与瘦果等长；冠毛长约 1 cm，淡红色，有光泽。花期 2～6 月，果期 5～9 月。

生境及分布　生于海拔 1 400 m 以下的向阳山坡草丛和林边。主要分布于播州、仁怀、汇川等地。

药材名　毛大丁草（全草），毛大丁草根（根及根茎）。

采收加工　1. 毛大丁草。夏季采收，洗净，晒干或鲜用。以叶多、少破碎者为佳。

2. 毛大丁草根。夏、秋季采挖，去净茎叶泥沙，鲜用或晒干。

性味归经　毛大丁草、毛大丁草根。苦、辛，凉。归肝、肺经。

功能主治　1. 毛大丁草。清热解毒，宣肺止咳，行气活血。主治伤风咳嗽，胃脘胀痛，泄泻，痢疾，水肿，淋浊，疮疖肿毒，跌打肿痛，毒蛇咬伤。

2. 毛大丁草根。清热解毒，理气和血。主治痢疾，乳蛾，痄腮，胸胁痞气，疝气，瘰疬，便血，尿血，肿毒。

用法用量　1. 毛大丁草。内服：煎汤，6～15 g，鲜品 30～60 g。外用：适量，捣敷。

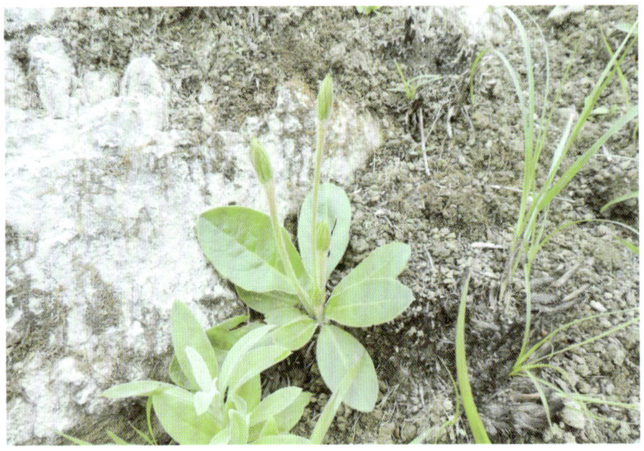

▲ 毛大丁草植物

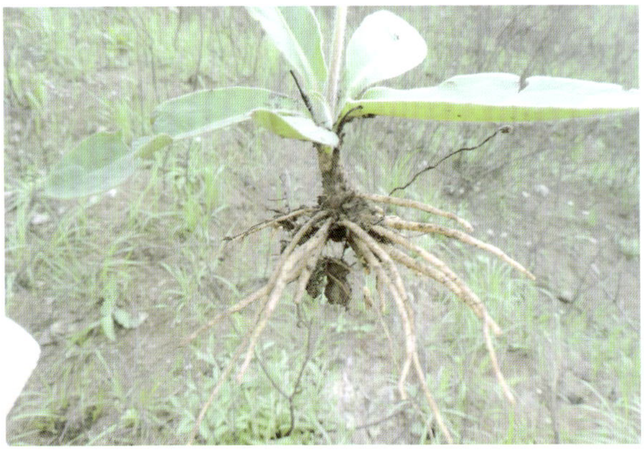

▲ 毛大丁草根

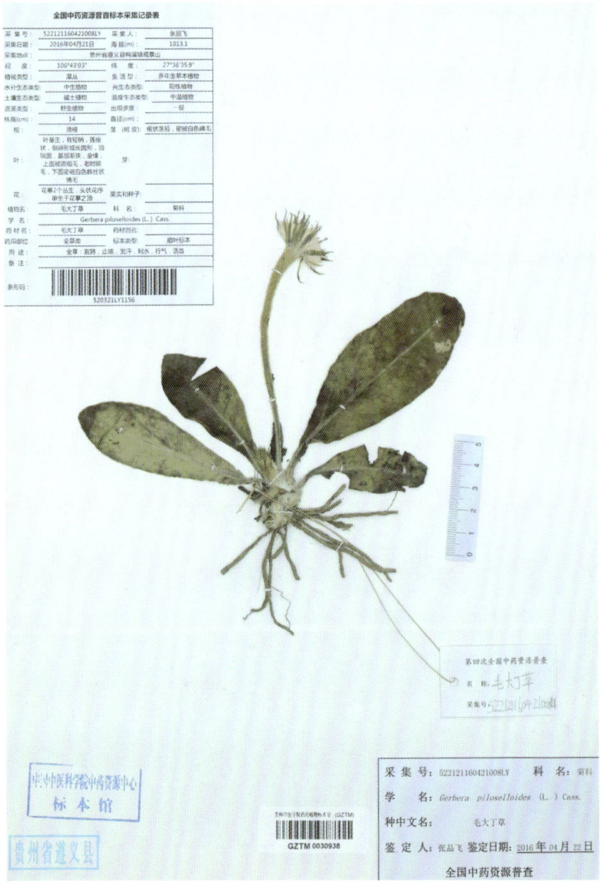

▲ 毛大丁草腊叶标本

2. 毛大丁草根。内服：煎汤，6～9 g。外用：鲜品适量，捣敷。

用药经验 ①小儿肺胃大热，乳蛾，痄腮，红肿疼痛，发热头痛：毛大丁草根、连翘各 6 g，赤芍 3 g，水酒各半煎服。②风湿水肿：鲜毛大丁草 30～60 g，水煎服。③跌打损伤：毛大丁草 15～30 g，水煎，兑甜酒服。④肺痈：毛大丁草 60 g，水酒各半煎服。⑤久咳、百日咳：毛大丁草根 6 g，煨肉吃，叶子泡开水吃。⑥伤风咳嗽：毛大丁草、虎耳草各 6 g，煎水一次服。

茼蒿 *Glebionis coronaria* L.

别名 艾菜、同蒿菜、菊花菜。

形态特征 一年或二年生草本。光滑无毛或几光滑无毛。茎直立，高可达 1 m，不分枝或自中上部分枝。基生叶花期枯萎。中下部茎叶长椭圆形或长椭圆状倒卵形，长 8～10 cm，无柄，二回羽状分裂。一回为深裂或几全裂，侧裂片 4～10 对。二回为浅裂、半裂或深裂，裂片卵形或线形。上部叶小。头状花序单生茎顶或少数生茎枝顶端，但并不形成明显的伞房花序，花梗长 15～20 cm。总苞径 1.5～

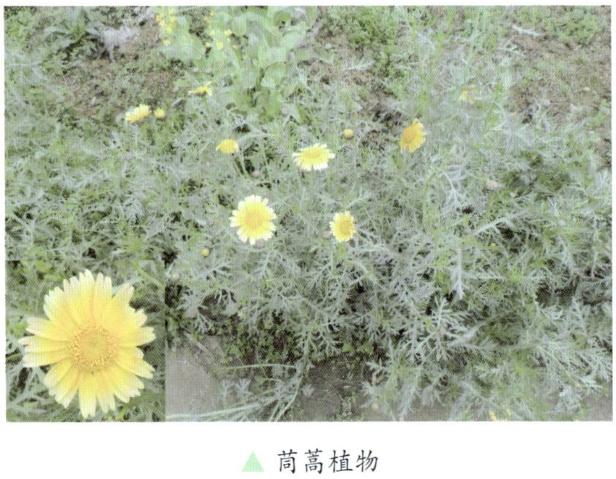

▲ 茼蒿植物

3 cm。总苞片4层，内层长1 mm，顶端膜质扩大成附片状。舌片长1.5～2.5 cm。舌状花瘦果有3条突起的狭翅肋，肋间有1～2条明显的间肋。管状花瘦果有1～2条椭圆形突起的肋及不明显的间肋。花、果期3～6月。

生境及分布 全国大多数省份都有栽培。主要分布于播州、习水、正安等地。

药材名 茼蒿（茎叶）。

采收加工 冬、春季、夏初均可采收。

性味归经 辛、甘，平。归脾、胃经。

功能主治 和脾胃，利二便，消痰饮。主治脾胃不和，二便不通，咳嗽痰多。

用法用量 内服：煎汤，9～15 g，鲜品60～90 g。

菊芋 *Helianthus tuberosus* L.

别名 洋姜、鬼子姜。

形态特征 多年生草本，高1～3 m。具块状地下茎及纤维状根。茎直立，上部分枝，被白色短糙毛或刚毛。叶通常对生，有叶柄，但上部叶互生；下部叶卵圆形或卵状椭圆形，有长柄，长10～16 cm，宽3～6 cm，基部宽楔形或圆形，有时微心形，顶端渐细尖，边缘有粗锯齿，有离基三出脉，上面被白色短粗毛，下面被柔毛，叶脉上有短硬毛，上部叶长椭圆形至阔披针形，基部渐狭，下延成短翅状，顶端渐尖，短尾状。头状花序较大，少数或多数，单生于枝端，有1～2个线状披针形的苞叶，直立径2～5 cm，总苞片多层，披针形，长肋、上端不等三浅裂。舌状花通常12～20个，舌片黄色，开展，长椭圆形，长1.7～3 cm；管状花花冠黄色。瘦果小，楔形，上端有2～4个有毛的锥状扁芒。花期8～10月。

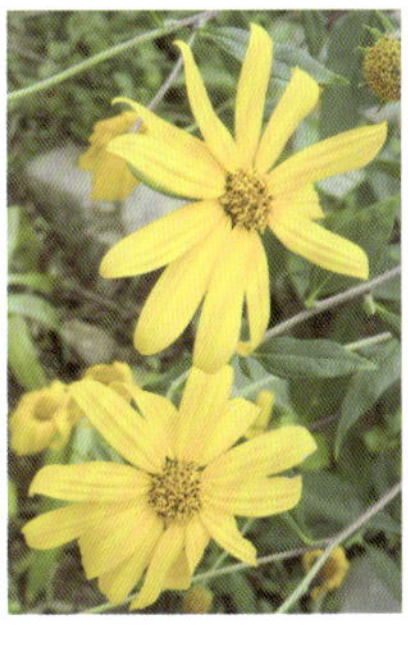

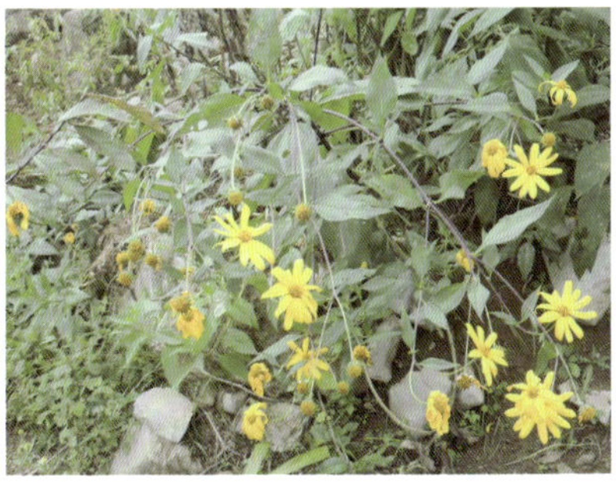

▲ 菊芋花及植物

生境及分布 生于海拔2 500 m以下的山坡草地、土坎、田坎、路边及灌丛中，现我国大多数地区有栽培。主要分布于播州、汇川、桐梓等地。

药材名 菊芋（块茎或茎叶）。

采收加工 秋季采挖块茎，夏、秋季采收茎叶；鲜用或晒干。

性味 甘、微苦，凉。

功能主治 清热凉血，消肿。主治热病，肠热出血，跌打损伤，骨折肿痛。

用法用量 内服：煎汤，10～15 g；或块根1个，生嚼服。

用药经验 ①肠热便血：菊芋30～60 g，捣烂，绞取汁液，可加适量蜂蜜或白糖调味，一次服完。②水湿停蓄，水肿，小便不利：菊芋60～90 g，切片，加水煎汤服。

泥胡菜 *Hemisteptia lyrata* (Bunge) Bunge

别名 苦马菜、牛插鼻、石灰菜。

形态特征 二年生草本。茎直立，高30～80 cm，无毛或有白色蛛丝状毛。基生叶莲座状，具柄，倒披针形或倒披针状椭圆形，长7～21 cm，提琴状羽状分裂，顶裂片三角形，较大，有时3裂，侧裂片7～8对，长椭圆状倒披针形，下面被白色蛛丝状毛；中部叶椭圆形，无柄，羽状分裂，上部叶条状披针形至条形。头状花序多数；总苞球形；总苞片5～8层，外层较短，卵形，中层椭圆形，内层条状披针形，背面顶端下具1紫红色鸡冠状附片；花紫色。瘦果圆柱形，具15条纵肋；冠毛白色，2层，羽状。花、果期3～8月。

生境及分布 生于海拔500～3 280 m的山坡、山谷、草地、田野、荒地、路旁或水沟边。主要分布于播州、习水、绥阳等地。

药材名 泥胡菜（全草或根）。

采收加工 夏、秋季采收，洗净，鲜用或晒干，后捆成小把，用时切段。

性味归经 苦、辛，寒。归肝、肾经。

功能主治 清热解毒，消肿散结。主治痔漏，痈肿疔疮，乳痈，淋巴结炎，风疹瘙痒，外伤出血，骨折。

用法用量 内服：煎汤，9～15 g。外用：适量，鲜草捣敷；或煎水洗。

用药经验 ①各种疮疡：泥胡菜、蒲公英各30 g，水煎服。②疔疮：泥胡菜根、苎麻根、折耳根各适量，捣绒敷患处。③乳痈：泥胡菜叶、蒲公英各适量，捣绒外敷。④刀伤出血：泥胡菜叶适量，捣绒敷伤处。⑤骨折：泥胡菜叶适量，捣绒包骨折处。

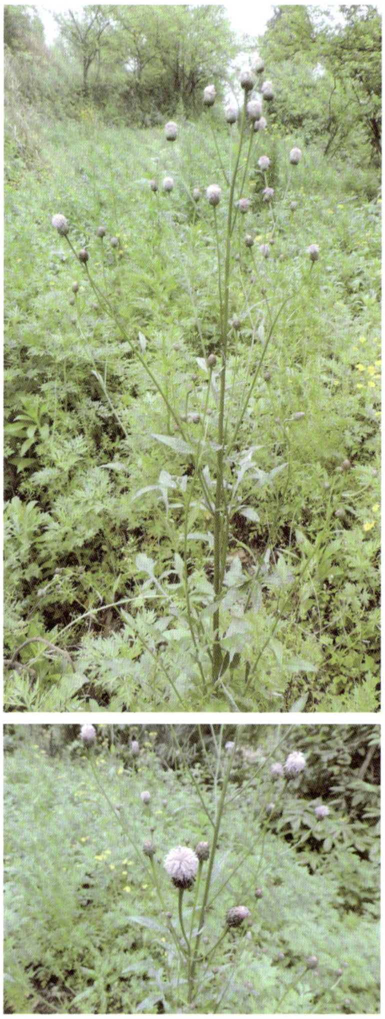

▲ 泥胡菜植物

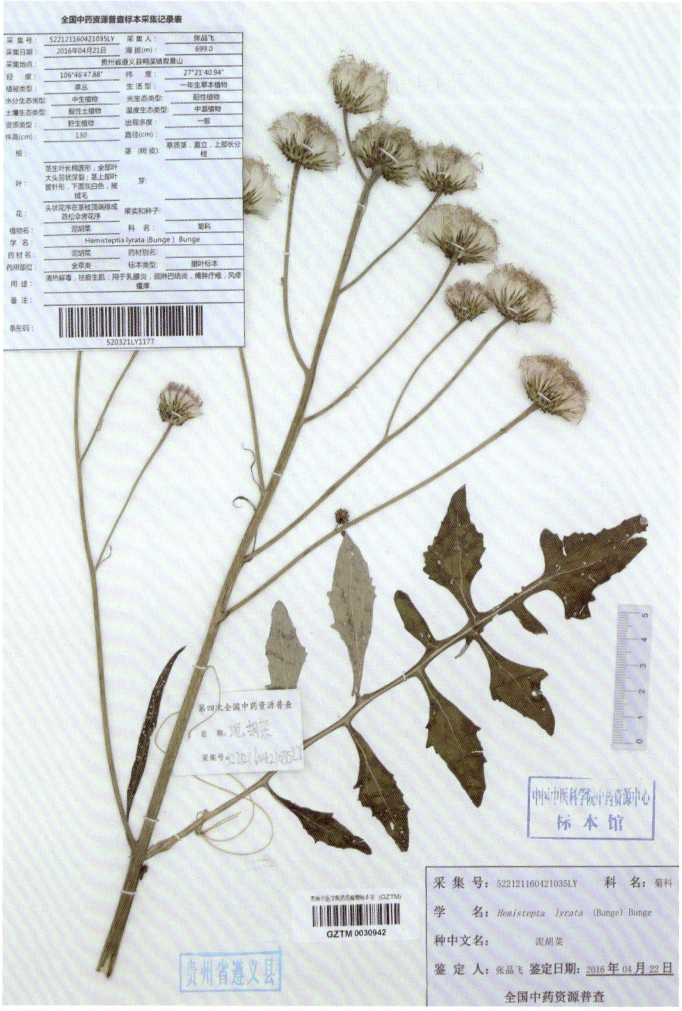

▲ 泥胡菜腊叶标本

稻槎菜 *Lapsana apogonoides* Maxim.

别名 小号兔仔草、小号乳草、田黄花草。

形态特征 一年生矮小草本，高 5～30 cm。茎细，自基部发出多数或少数的簇生分枝及莲座状叶丛。全部茎枝柔软，被细柔毛或无毛。基生叶全形椭圆形、长椭圆状匙形或长匙形，长 3～7 cm，宽 1～2.5 cm，大头羽状全裂或几全裂，有长 1～4 cm 的叶柄，顶裂片卵形、菱形或椭圆形，边缘有极稀疏的小尖头；或长椭圆形而边缘大锯齿，齿顶有小尖头，侧裂片 2～3 对，椭圆形，边缘全缘或有极稀疏针刺状小尖头。茎生叶少数，与基生叶同形并等样分裂，向上茎叶渐小，不裂。全部叶质地柔软，两面同色，绿色；或下面色淡，淡绿色，几乎无毛。头状花序小，果期下垂或歪斜，少数（6～8 枚）在茎枝顶端排列成疏松的伞房状圆锥花序，花序梗纤细，总苞椭圆形或长圆形。总苞片 2 层，外层卵状披针形，内层椭圆状披针形，先端喙状。全部总苞片草质，外面无毛。舌状小花黄色，两性。瘦果淡黄色，稍压扁，长椭圆形或长椭圆状倒披针形，有 12 条粗细不等细纵肋，肋上有微粗毛，顶端两侧各有 1 枚下垂的长钩刺，无冠毛。花、果期 4～6 月。

生境及分布 生于海拔 600～1 700 m 的路旁、田野、荒地和沟边。主要分布于播州、红花岗、习水、仁怀等地。

药材名 稻槎菜（全草）。

采收加工 春、夏季采收，洗净，鲜用或晒干。

性味归经 苦，平。归肺、肝经。

功能主治 清热解毒，透疹。主治咽喉肿痛，痢疾，疮疡肿毒，蛇咬伤，麻疹透发不畅。

用法用量 内服：煎汤，15～30 g；或捣汁。外用：适量，鲜品捣敷。

用药经验 ①小儿麻疹：稻槎菜 10～15 g，加水煎，代茶饮。②热疖疮痈：鲜稻槎菜 100 g，全草捣汁或煎汤，洗涤并湿敷患处。③乳痈：鲜稻槎菜适量，煎水服，药渣捣烂敷患处。

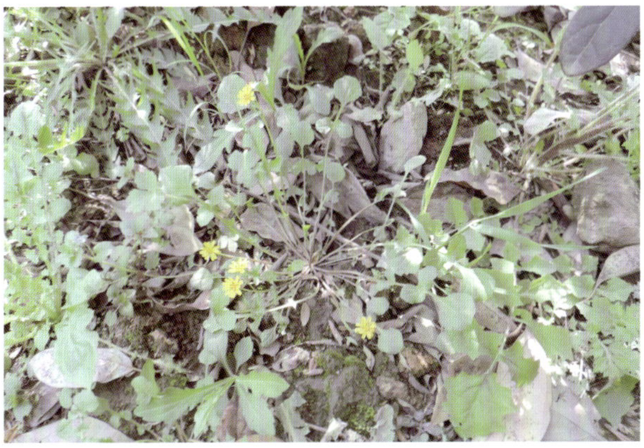

▲ 稻槎菜植物

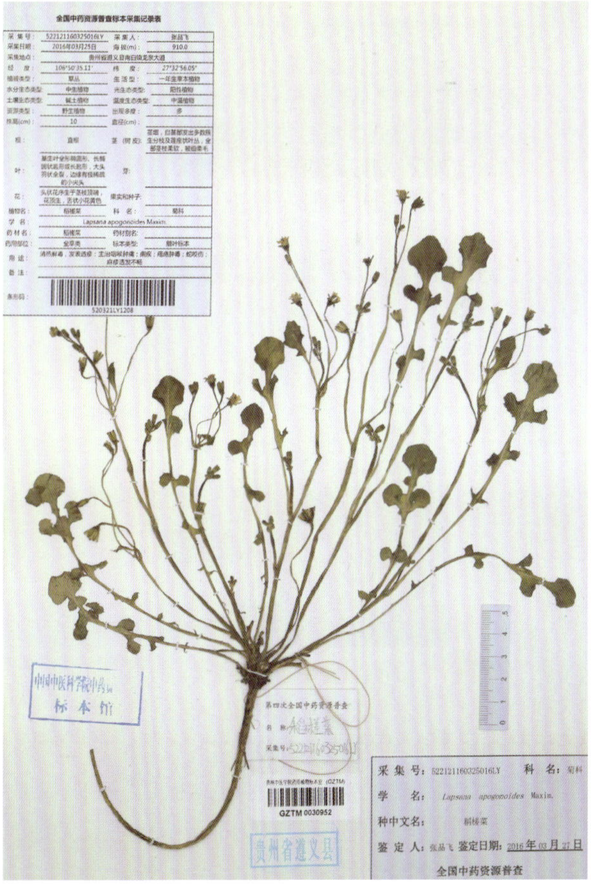

▲ 稻槎菜腊叶标本

大丁草 *Leibnitzia anandria*（L.）Turcz.

别名 烧金草、鸡毛蒿、苦马菜。

形态特征 多年生草本，有春秋二型，春型株高 5～10 cm，秋型株高达 30 cm。叶基生，莲座状，宽卵形或倒披针状长椭圆形，春型的叶较小，秋型的叶较大，长 2～15 cm，宽 1.5～5 cm，顶端圆钝，基部心形或渐狭成叶柄，提琴状羽状分裂，顶端裂片宽卵形，有不规则的圆齿，齿端有凸尖头，背面及叶柄密生白色绵毛。花茎直立，密生白色蛛丝状绵毛，后渐脱毛，苞片条形；头状花序单生，直径约 2 cm，春型的有舌状花和筒状花，秋型的仅有筒状花；总苞筒状钟形；总苞片约 3 层，外层较短，条形，内层条状披针形；舌状花 1 层，雌性；筒状花两性。瘦果两端收缩；冠毛污白色。春花期 4～5 月，秋花期 8～11 月。

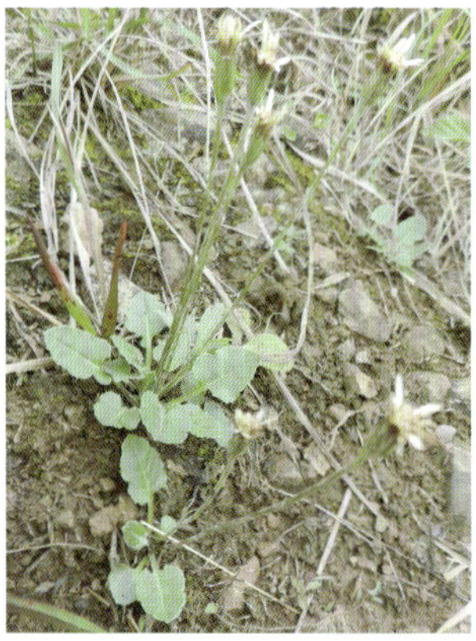

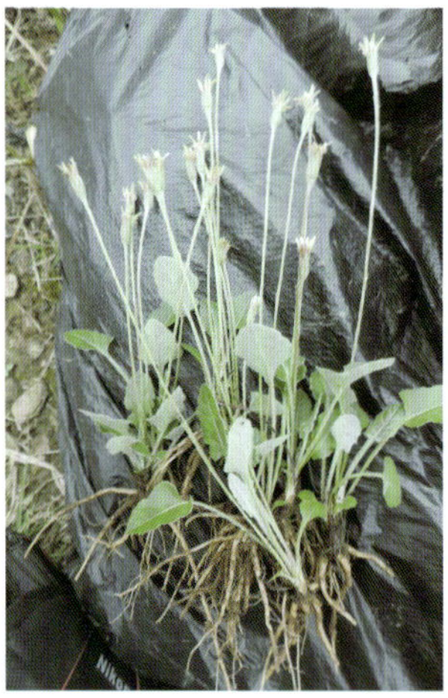

▲ 大丁草植物

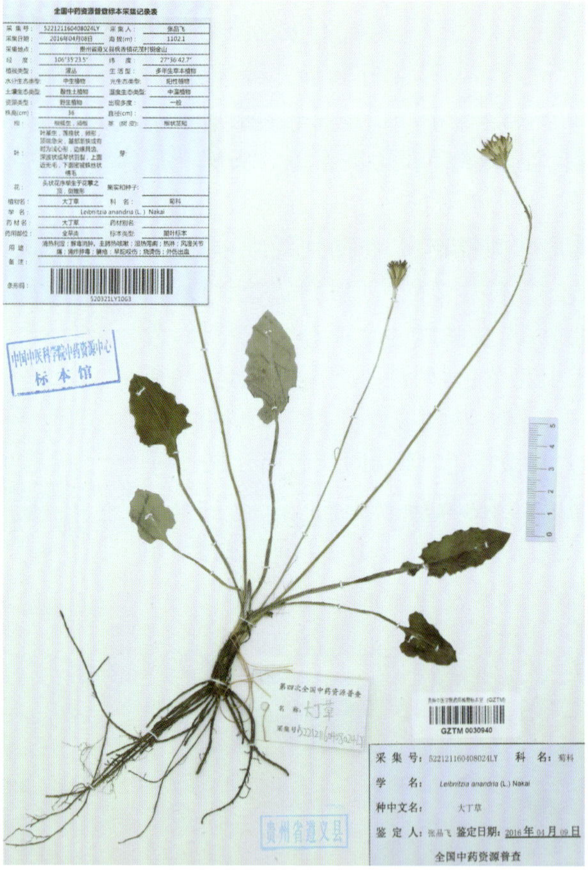

▲ 大丁草腊叶标本

生境及分布 生于海拔 650～2 580 m 的山坡路旁、林边、草地、林下草丛、山谷丛林、沟边等阴湿处及风化的岩石上。主要分布于播州、汇川、绥阳等地。

药材名 大丁草（全草）。

采收加工 夏、秋季采收，洗净，鲜用或晒干。

性味 苦，寒。

功能主治 清热利湿，解毒消肿。主治肺热咳嗽，湿热泻痢，热淋，风湿关节痛，痈疖肿毒，臁疮，蛇虫咬伤，烧烫伤，外伤出血，乳腺炎。

用法用量 内服：煎汤，15～50 g；泡酒。外用：适量，捣敷。

用药经验 ①风湿麻木：大丁草 30 g，泡酒服。②咳喘：大丁草 10 g，煎水服，红糖作引。③疔疮：大丁草（根）适量，捣绒敷患处。④兽咬伤，外伤出血：大丁草研末，撒伤口。

蜂斗菜 *Petasites japonicus*（Sieb. et Zucc.）Maxim.

别名　蛇头草、水钟流头、黑南瓜。

形态特征　多年生草本，全株多少被白色茸毛或绵毛，有根状茎。早春从根状茎先长出花茎，高 7～25 cm，近雌雄异株，雌株花茎在花后增长，高可达 70 cm。苞叶披针形，长 3～8 cm。雌头状花序密集于花茎顶端成总状聚伞花序；雌花花冠细丝状，白色；总苞片 2 层，近等长，长椭圆形，顶端钝；雄株花冠筒状或两性，5 齿裂，裂齿披针形，急尖，黄白色，不育。瘦果条形，光滑无毛；冠毛丰富，白色。后生出基生叶，圆肾形，直径 8～12 cm（可达 30 cm），顶端圆形，基部耳状心形，边缘有齿，下面常被蛛丝状白绵毛，具掌状脉，有长叶柄。花、果期 4～5 月。

生境及分布　生于海拔 1 000 m 左右的向阳山坡林下，林缘、溪谷旁潮湿草丛中。主要分布于播州、习水、正安等地。

药材名　蜂斗菜（根茎及全草）。

采收加工　夏、秋季采挖，洗净，鲜用或晒干。

性味归经　苦、辛，凉。归心、肺经。

功能主治　清热解毒，散瘀消肿。主治咽喉肿痛，痈肿疔毒，毒蛇咬伤，跌打损伤。

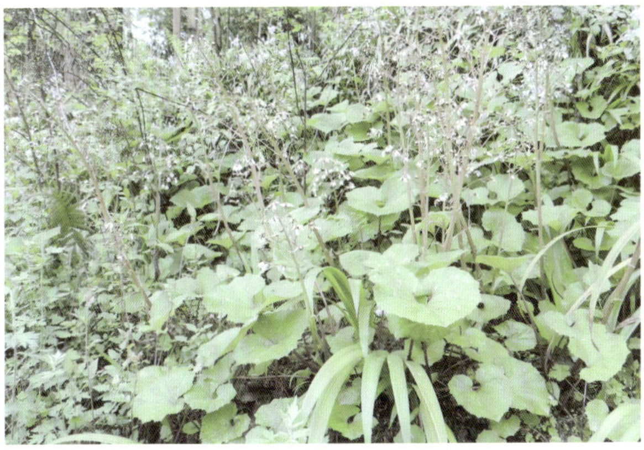

▲ 蜂斗菜植物

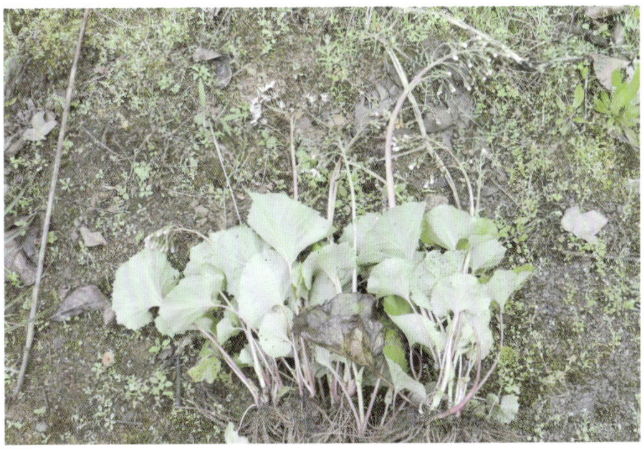

▲ 蜂斗菜药材

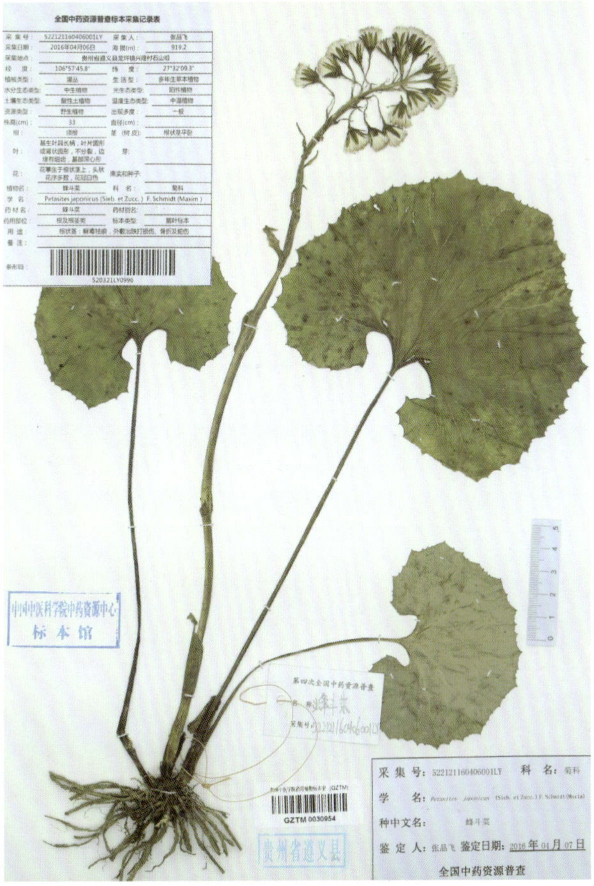

▲ 蜂斗菜腊叶标本

用法用量　内服：煎汤，9～15 g。外用：适量，鲜品捣敷；或水煎含漱。

用药经验　①毒蛇咬伤：先用针刺局部，然后取鲜蜂斗菜根适量捣烂，敷伤口周围，严重者再用蜂斗菜根 15 g，捣汁生吃；或煎水内服，每日 1 次。②跌打损伤：鲜蜂斗菜根茎 9～15 g，捣烂取汁服或水煎服，药渣敷伤处。③扁桃体炎：蜂斗菜 15 g，水煎，频频含漱。

鼠曲草 *Pseudognaphalium affine* (D. Don) Anderberg

别名 鼠麴草、鼠耳草、棉花菜。

形态特征 二年生草本，高10～50 cm。茎直立，簇生，不分枝或少有分枝，密生白色绵毛。叶互生，基部叶花期枯萎，下部和中部叶倒披针形或匙形，长2～7 cm，顶端具小尖，基部渐狭，下延，无叶柄，全缘，两面有灰白色绵毛。头状花序多数，通常在顶端密集成伞房状；总苞球状钟形；总苞片3层，金黄色，干膜质，顶端钝，外层总苞片较短，宽卵形，内层矩圆形；花黄色，外围的雌花花冠丝状；中央的两性花花冠筒状，顶端5裂。瘦果矩圆形，有乳头状突起；冠毛黄白色。花期1～6月，果期8～11月。

生境及分布 生于海拔600～3 750 m的湿润的丘陵和山坡草地、路旁、田埂、荒土、无积水的水田中。主要分布于播州、习水、仁怀、绥阳等地。

药材名 鼠曲草（全草）。

采收加工 春季开花时采收，除去杂质，晒干。鲜品随采随用。以色灰白、叶及花多者为佳。

性味归经 甘、微酸，平。归肺经。

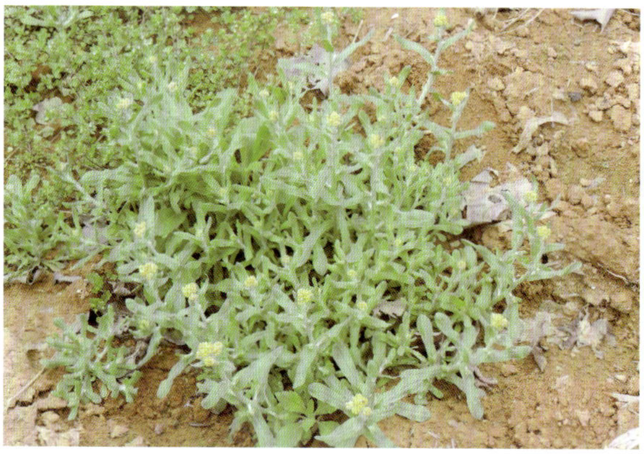

▲ 鼠麴草植物

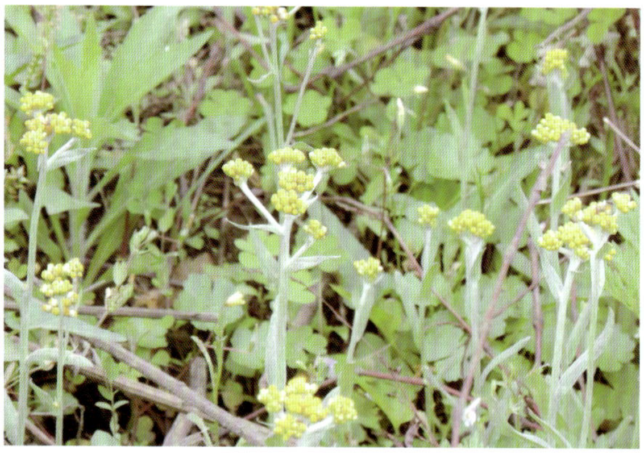

▲ 鼠麴草花

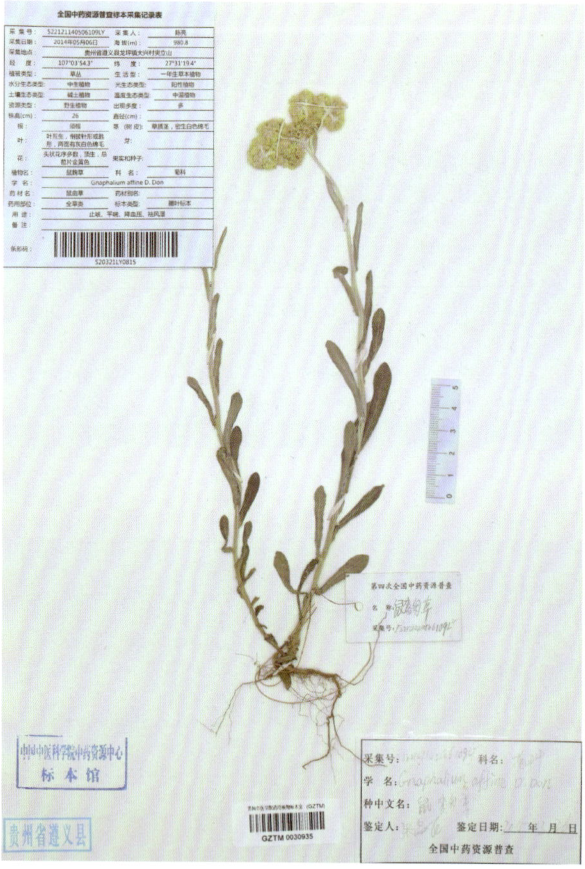

▲ 鼠麴草腊叶标本

功效与主治 化痰止咳，祛风除湿，解毒。主治咳喘痰多，风湿痹痛，泄泻，水肿，蚕豆病，赤白带下，痈肿疔毒，阴囊湿痒，荨麻疹，高血压。

用法用量 内服：煎汤，6～15 g；或研末；或浸酒。外用：适量，煎水洗；或捣敷。

用药经验 ①无名肿毒，对口疮：鲜鼠曲草30 g，水煎服，另取鲜鼠曲草叶调米饭捣烂敷患处。②风寒感冒：鼠曲草全草15～18 g，水煎服。③筋骨痛，脚膝肿痛，跌打损伤：鼠曲草30～60 g，水煎服。④白带：鼠曲草、凤尾草、灯芯草各15 g，土牛膝9 g，水煎服。⑤咳嗽痰多：鼠曲草全草、冰糖各15～18 g，同煎服。

千里光 *Senecio scandens* Buch.-Ham.

别名 九里明、九里光、蔓黄菀。

形态特征 多年生草本。茎曲折，攀援，长 2～5 m，多分枝，初常被密柔毛，后脱毛。叶有短柄，叶片长三角形，长 6～12 cm，宽 2～4.5 cm，顶端长渐尖，基部截形或近斧形至心形，边缘有浅或深齿；或叶的下部有 2～4 对深裂片，稀近全缘，两面无毛或下面被短毛。头状花序多数，在茎及枝端排列成复总状的伞房花序，总花梗常反折或开展，被密微毛，有细条形苞叶；总苞筒状，基部有数个条形小苞片；总苞片 1 层，12～13 个，条状披针形，顶端渐尖；舌状花黄色，8～9 个；筒状花多数。瘦果圆柱形，有纵沟，被短毛；冠毛白色，约与筒状花等长。花期 10 月到翌年 3 月，果期 2～5 月。

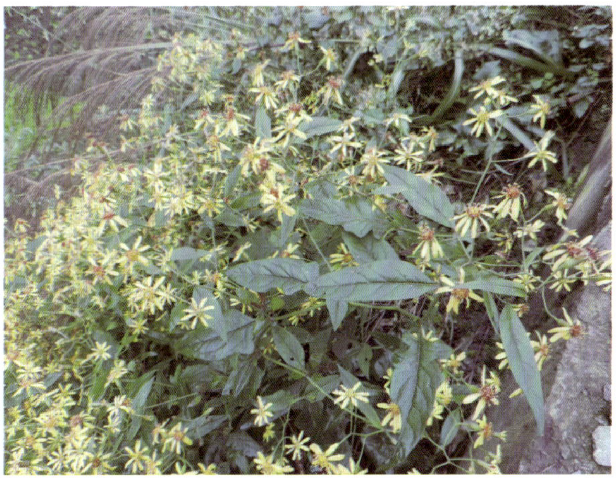

▲ 千里光植物

生境及分布 生于海拔 50～3 200 m 的山坡、疏林下、林边、路旁或灌丛中。主要分布于播州、汇川、正安等地。

药材名 千里光（地上部分）。

采收加工 全年均可采收，除去杂质，阴干。以叶多、色绿者为佳。

性味归经 苦，寒。归肺、肝经。

功能主治 清热解毒，明目退翳，利湿，杀虫止痒。主治痈肿疖毒，感冒发热，目赤肿痛，泄泻痢疾，皮肤湿疹，翳障，疮疖，干湿癣疮，丹毒，流行性感冒，细菌性痢疾，黄疸性肝炎，滴虫阴道炎等。

用法用量 内服：煎汤，15～30 g。外用：适量，煎水熏洗；熬膏搽；或鲜草捣敷；或捣汁取汁点眼。

用药经验 ①流感：千里光鲜全草 30～60 g，水煎服。②皮肤湿疹瘙痒，疮疖，痈肿疖毒，干湿癣疮：千里光 90 g，煎水洗。③眼疾流泪、视物不清：千里光 30 g，煎水熏洗。④乳痈：千里光 30 g，水煎服。⑤痔疮：千里光 20 g，煎汁，熏洗创口。

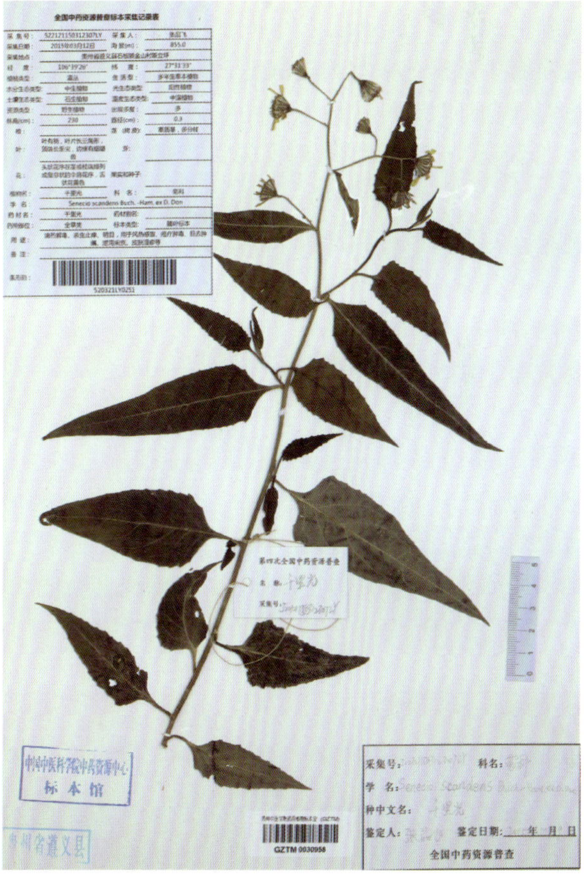

▲ 千里光腊叶标本

腺梗豨莶 *Siegesbeckia pubescens* Makino

别名 毛豨莶、棉苍狼、珠草。

形态特征 一年生草本；茎直立，粗壮，高 30～110 cm，上部多分枝，被开展的灰白色长柔毛和糙毛。基部叶卵状披针形，花期枯萎；中部叶卵圆形或卵形，开展，长 3.5～12 cm，宽 1.8～6 cm，基部宽楔形，下延成具翼而长 1～3 cm 的柄，先端渐尖，边缘有尖头状规则或不规则的粗齿；上部叶渐尖，披针形或卵状披针形；全部叶上面深绿色，下面淡绿色，基出脉 3 条，侧脉和网脉明显，两面被平伏短柔毛，沿脉有长柔毛。头状花序多数生于枝端，排列成松散的圆锥花序；花梗较长，密生紫褐色头状具柄腺毛和长柔毛；总苞宽钟状；总苞片 2 层，叶质，背面密生紫褐色头状具柄腺毛，外层线状匙形或宽线形，内层卵状长圆形；舌状花花冠管部，舌片先端 2～3 齿裂，有时 5 齿裂；两性管状花冠檐钟状，先端 4～5 裂。瘦果倒卵圆形，4 棱，顶端有灰褐色环状突起。花期 5～8 月，果期 6～10 月。

生境及分布 生于海拔 110～2 700 m 的山坡草地、荒地、灌丛林下的草坪中、耕地边或林下等处。主要分布于播州、红花岗、汇川等地。

药材名 豨莶草（地上部分），豨莶根（根），豨莶果（果实），豨莶（全草）。

采收加工 1. 豨莶草。夏、秋二季花开前及花期均可采割，除去杂质，晒至半干后，置于通风处晾干。生用或黄酒蒸炙用。以枝嫩、叶多、色深绿者为佳。

2. 豨莶根。秋、冬季采挖，洗净，切段，鲜用。

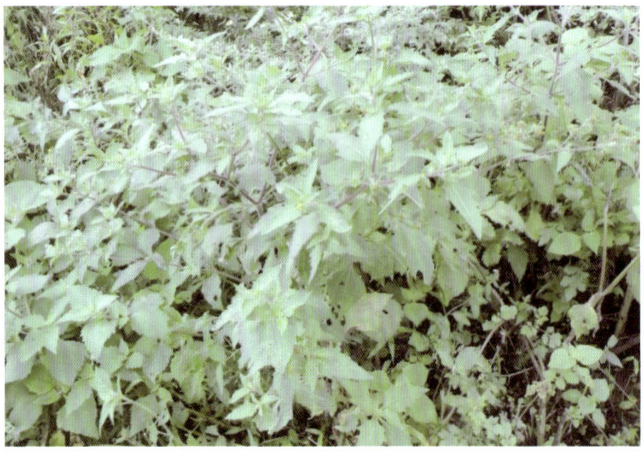

▲ 腺梗豨莶植物

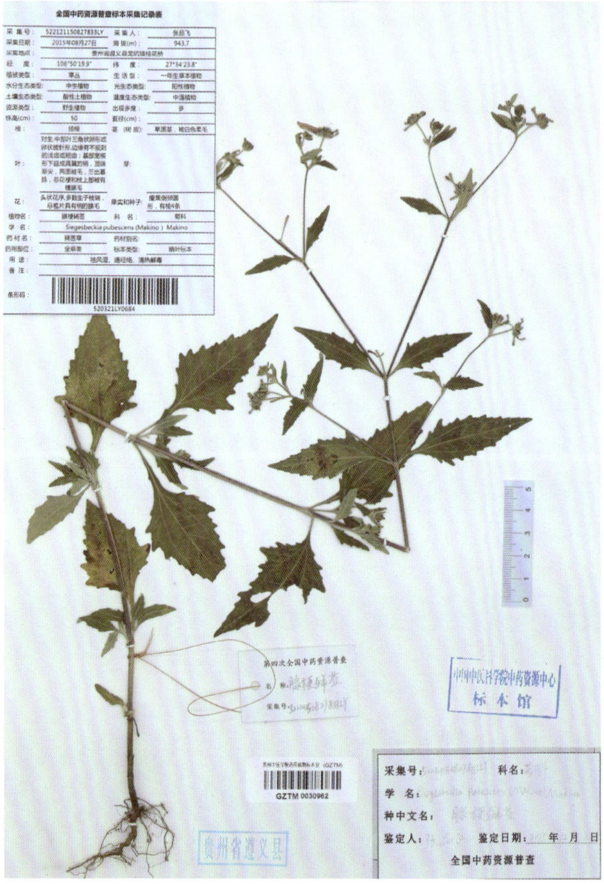

▲ 腺梗豨莶腊叶标本

3. 豨莶果。夏、秋季采收，晒干。

4. 豨莶。夏季开花前割取全草，除去杂质，晒至半干后，再置通风处晾干。

性味归经 1. 豨莶草。辛、苦，寒。归肝、肾经。

2. 豨莶果。苦，温。归大肠经。

3. 豨莶。苦，寒。归肝、脾、肾经。

功能主治 1. 豨莶草。祛风湿，利关节，清热解毒，除湿止痒。主治风湿痹痛，痹证偏湿热者，筋骨无力疼痛，腰膝酸软，四肢麻痹，半身不遂，脚弱无力，痈肿疮毒，疮疡，风疹湿疹，皮肤瘙痒，高血压。

2. 豨莶根。祛风，除湿，生肌。主治风湿顽痹，头风，带下，烧烫伤。

3. 豨莶果。驱蛔虫。主治蛔虫病。

4. 豨莶。祛风湿，利筋骨，降血压。主治四肢麻痹，筋骨疼痛，腰膝无力，疟疾，急性肝炎，高血压病，疔疮肿毒，外伤出血。

用法用量　1. 豨莶草。内服：煎汤，9～12 g。外用：适量，水煎外洗。风湿痹证宜炙用；湿疮、湿疹宜生用。2. 豨莶根。内服：煎汤，鲜品 60～120 g。外用：适量，捣敷。

3. 豨莶果。内服：煎汤，9～15 g，早晨饭后煎浓汁顿服，连服 2 日。

4. 豨莶。内服：煎汤，9～12 g（大剂量可用至 30～60 g）；捣汁或入丸、散。外用：适量，捣敷，研末撒或煎水熏洗。

用药经验　①高血压：豨莶草 15 g，水煎服。②痈肿疮毒，疮疡，风疹，湿疹，皮肤瘙痒：豨莶草适量，水煎外洗。③驱蛔虫：豨莶果 9～15 g，早晨饭后（吃半饱），水煎服。④蜘蛛咬伤及狗咬、其他虫咬：鲜豨莶适量，捣烂外敷患处。⑤慢性肾炎：豨莶 30 g，地耳草 15 g，水煎冲红糖服。⑥神经衰弱：豨莶、丹参各 15 g，煎服。

滇黔蒲儿根 *Sinosenecio bodinieri*（Vant.）B. Nord.

别名　丝带千里光、掌裂华千里光、掌裂蒲儿根。

形态特征　多年生草本。根状茎直立或斜升，覆盖以褐色宿存残叶基，具多数纤维状根。茎单生；或稀 2～5 个，葶状，直立，高 10～30 cm，被红褐色具节长柔毛，下部毛较密，近上部被黄褐色绒毛，通常具 1～2 个叶状苞片，苞片卵形或匙形，具短柄，长 1～2 cm，边缘具小齿。叶数个，基生，莲座状，具长柄。叶片圆形或近圆形，长 2～6 cm，宽 3～6 cm，基部心形；或稀近截形，边缘波状或稀浅裂，具宽三角形或圆形浅齿，齿端具明显或不明显小尖，近革质，上面深绿色，有光泽，被贴生疏短毛或无毛，下面浅绿色或变紫色，被疏长柔毛或沿脉被短柔毛；或边缘有紫褐色短缘毛，5～7 出掌状脉。叶脉在下面稍明显。叶柄长 3.5～9 cm，被密红褐色长柔毛。头状花序径 1.5 cm，通常 3～7，稀 9 个排列成顶生伞房状，初时较密集，后变疏生。花序梗纤细，长 1～6 cm，被短柔毛或近无毛，具 1 基生苞片及 2～3 个小苞片，苞片及小苞片线形或线状匙形。总苞钟状，无外苞小苞片。总苞片草质，约 13 个，披针形或宽披针形，顶端渐尖或钝，顶端及上部边缘有缘毛，边缘干膜质，具不明显 3 条脉，外面被短柔毛。舌状花约 13 个，管部无毛，舌片黄色，长圆形，顶端具 3 小齿，具 4 条脉。管状花多数，花冠黄色，檐部钟状。裂片卵状披针形，顶端尖。花药长圆形，基

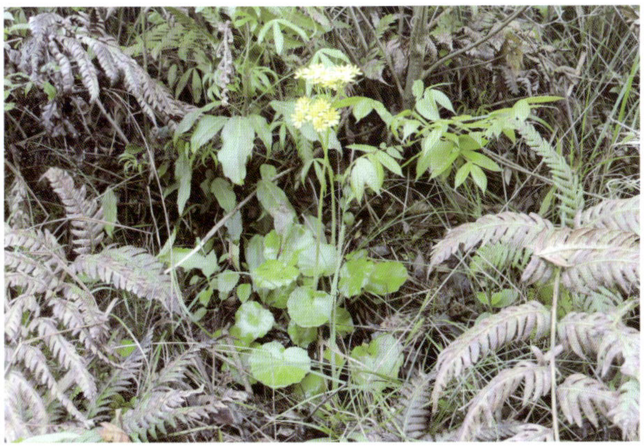

▲ 滇黔蒲儿根植物

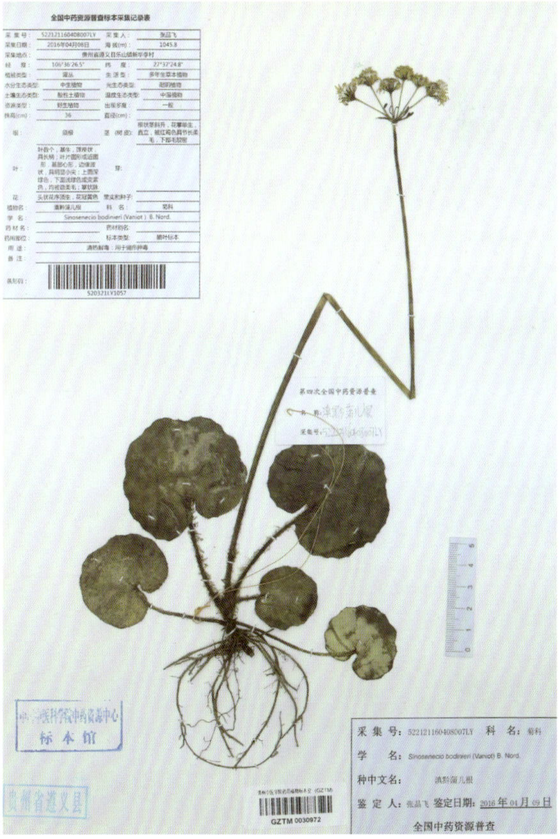

▲ 滇黔蒲儿根腊叶标本

部钝至圆形，附片披针形。花柱分枝内弯，顶端截形；或稍凸，被微毛。瘦果圆柱形，无毛，具 5 肋。冠毛白色。花期 4～6 月，果期 6～8 月。

生境及分布 生于海拔 650～2 700 m 的山麓、溪流边及林下阴湿处。主要分布于播州、习水、绥阳等地。

药材名 滇黔蒲儿根（全草）。

采收加工 春夏秋采收，鲜用或晾干。

性味 辛、苦，凉。有毒。

功能主治 清热利湿，消肿，止血，止咳化痰，通经活血。主治痈疖肿毒等。

用法用量 外用：适量，鲜草捣烂敷患处。

用药经验 痈疖肿毒：滇黔蒲儿根鲜品适量，捣烂敷患处。

蒲儿根 *Sinosenecio oldhamianus*（Maxim.）B. Nord.

别名 婆婆丁、白鼓丁、卜地蜈蚣。

形态特征 一年生或二年生茎叶草本。根状茎木质，粗，具多数纤维状根。茎单生；或有时数个，直立，高 40～80 cm 或更高，不分枝，被白色蛛丝状毛及疏长柔毛；或近无毛。基部叶在花期凋落，具长叶柄。下部茎叶具柄，叶片卵状圆形或近圆形，长 3～5(8) cm，宽 3～6 cm，顶端尖或渐尖，基部心形，边缘具浅至深重齿或重锯齿，齿端具小尖，膜质，上面绿色，被疏蛛丝状毛至近无毛，下面被白蛛丝状毛，有时或多或少脱毛，掌状 5 脉，叶脉两面明显。叶柄长 3～6 cm，被白色蛛丝状毛，基部稍扩大，上部叶渐小，叶片卵形或卵状三角形，基部楔形，具短柄。最上部叶卵形或卵状披针形。头状花序多数排列成顶生复伞房状花序。花序梗细，长 1.5～3 cm，

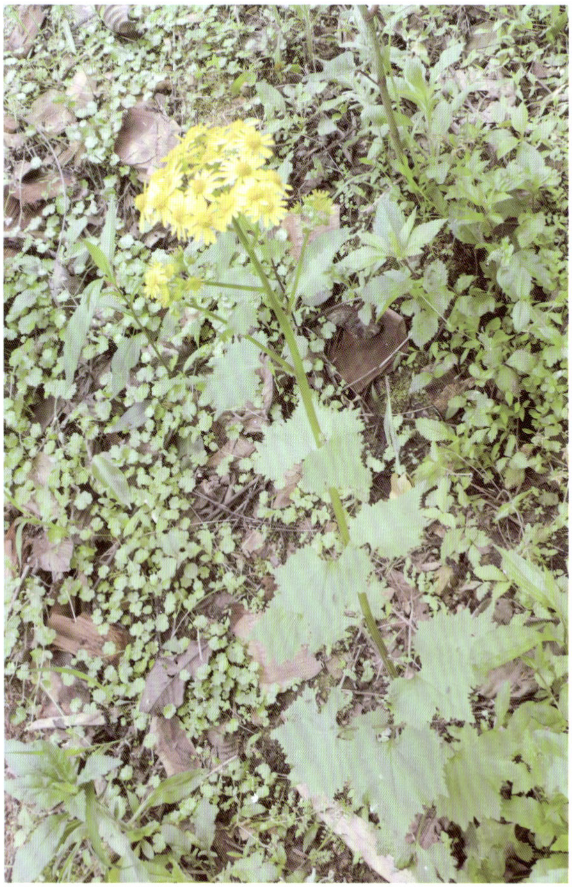

▲ 蒲儿根植物

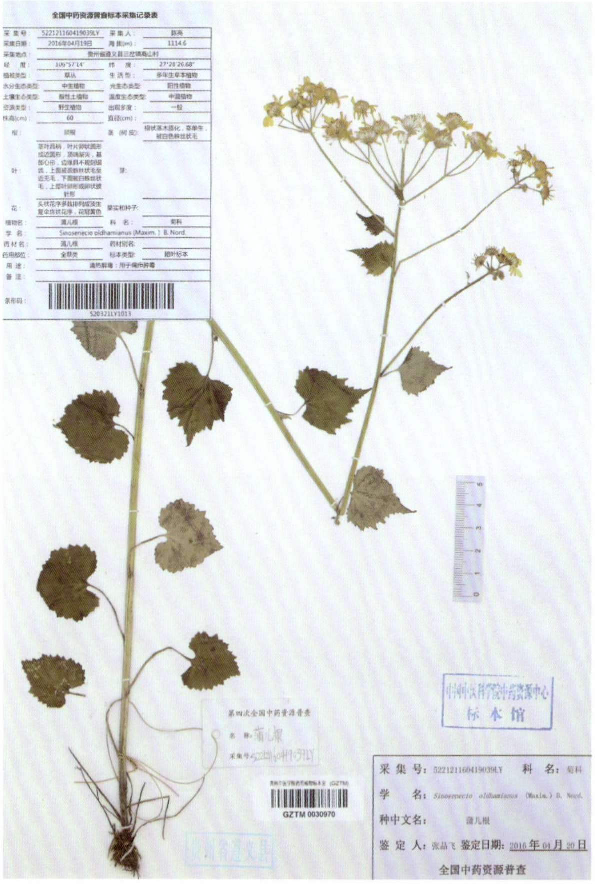

▲ 蒲儿根腊叶标本

被疏柔毛，基部通常具 1 线形苞片。总苞宽钟状，无外层苞片。总苞片约 13，1 层，长圆状披针形，顶端渐尖，紫色，草质，具膜质边缘，外面被白色蛛丝状毛或短柔毛至无毛。舌状花约 13 朵，无毛，舌片黄色，长圆形，顶端钝，具 3 细齿，4 条脉。管状花多数，花冠黄色，循部钟状。裂片卵状长圆形，顶端尖。花药长圆形，基部钝，附片卵状长圆形。花柱分枝外弯，顶端截形，被乳头状毛。瘦果圆柱形，舌状花瘦果无毛，管状花被短柔毛。冠毛在舌状花缺，管状花冠毛白色。花期 4～5 月。

生境及分布　生于海拔 360～2 100 m 的林下湿地、山坡路旁、水沟边、潮湿岩石边。主要分布于播州、红花岗、汇川等地。

药材名　蒲儿根（全草）。

采收加工　春、夏、秋三季采收，鲜用或晒干。

性味归经　辛、苦，凉。有小毒。归心、膀胱经。

功能主治　清热解毒，利湿，活血。主治痈疖肿毒，湿疹，跌打损伤。

用法用量　内服：煎汤 9～15 g，外用：适量，鲜草捣烂敷患处或干品研末捣敷。

用药经验　①疮毒化脓：蒲儿根、枇杷树皮各适量，捣烂，敷患处。②跌打损伤：蒲儿根（根）适量捣烂，敷伤处；或蒲儿根 15 g，水煎服。③痈疖肿毒：蒲儿根鲜品适量，捣烂敷患处。

一枝黄花 *Solidago decurrens* Lour.

别名　野黄菊、黄花一枝香、黄花马兰。

形态特征　多年生草本，高 35～100 cm。茎直立，通常细弱，单生或少数簇生，不分枝或中部以上有分枝。中部茎叶椭圆形，长椭圆形、卵形或宽披针形，长 2～5 cm，宽 1～1. 5 cm，下部楔形渐窄，有具翅的柄，仅中部以上边缘有细齿或全缘。向上叶渐

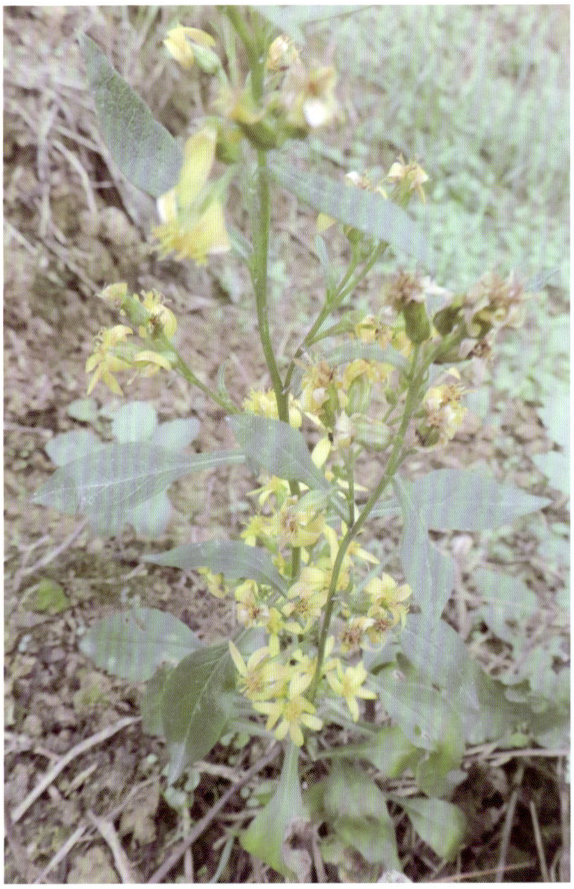

▲ 一枝黄花植物

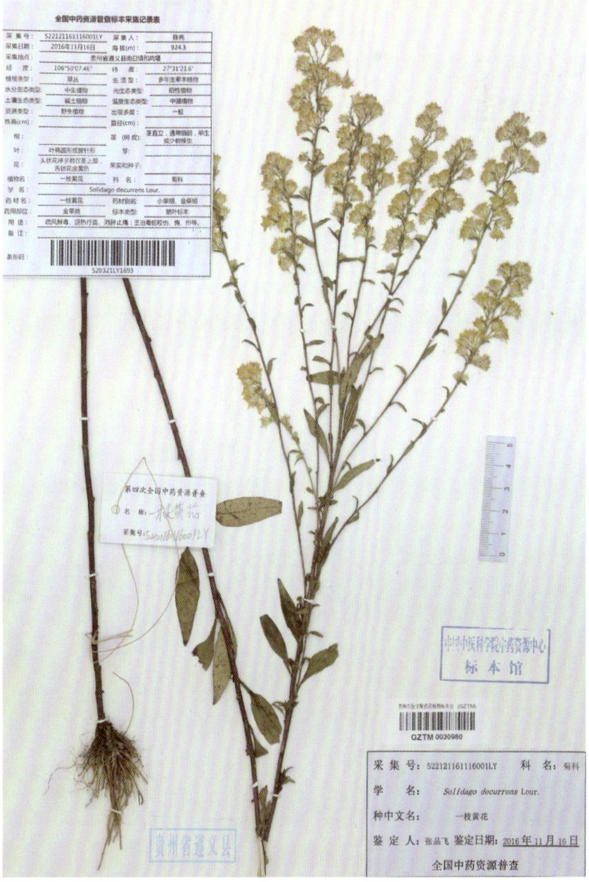

▲ 一枝黄花腊叶标本

小。下部叶与中部茎叶同形，有长 2～4 cm 或更长的翅柄。头状花序较小，多数在茎上部排列成紧密或疏松的长 6～25 cm 的总状花序或伞房圆锥花序，少有排列成复头状花序。总苞片 4～6 层，披针形或披狭针形，顶端急尖或渐尖。舌状花舌片椭圆形。瘦果，无毛，极少有在顶端被稀疏柔毛。花、果期 10～12 月。

生境及分布　生于海拔 565～2 850 m 的山坡、阔叶林缘、林下、路旁、灌丛中及山坡草地上。主要分布于习水、汇川、播州等地。

药材名　一枝黄花(根及全草)。

采收加工　播种当年开花，9～10 月开花盛期，割取地上部分；或挖取根部，洗净，鲜用或晒干。以叶多、色绿者为佳。

性味归经　辛、苦，凉。归肝、胆经。

功能主治　疏风清热，解毒消肿。主治风热感冒，头痛，咽喉肿痛，肺热咳嗽，黄疸，泄泻，热淋，痈肿疮疖，毒蛇咬伤。

用法用量　内服：煎汤，9～15 g，鲜品 20～30 g。外用：适量，鲜品捣烂外敷；或捣汁搽。

使用注意　脾胃虚寒、大便溏薄者慎用。

用药经验　①鹅掌风、灰指甲、脚癣：一枝黄花，每日用 30～60 g，煎取浓汁，浸洗患部，每次 0.5h，每日 1～2 次，7 日为一疗程。②慢性支气管炎：一枝黄花全草(干)30 g 或(鲜全草)60 g，水煎服，每日 1 剂，10 日为一疗程。③肺热咳嗽，百日咳：一枝黄花(全草)、肺经草、兔儿风各 15 g，地龙 6 g，水煎服。④小儿急惊风：鲜一枝黄花 30 g，生姜一片，同捣烂取汁，开水冲服。⑤头风：一枝黄花根 9 g，水煎服。⑥感冒，咽喉肿痛，扁桃体炎：一枝黄花 9～30 g，煎服。

苦苣菜 *Sonchus oleraceus* L.

别名　滇苦菜、滇苦荬菜、苦马菜。

形态特征　一年生或二年生草本。根纺锤状或圆锥状，垂直直伸，有多数纤维状的须根。茎直立，单生，中空，高 45～150 cm，有纵条棱或条纹，不分枝或上部有短的伞房花序状或总状花序式分枝，全部茎枝光滑无毛；或上部花序分枝及花序梗被头状具柄的腺毛，具乳汁。叶互生，基生叶羽状深裂，全形长椭圆形或倒披针形；或大头羽状深裂，全形倒披针形；或基生叶不裂，椭圆形、椭圆状戟形、三角形、三角状戟形或圆形，全部基生叶基部渐狭成长或短翼柄。头状花序少数，在茎枝排成紧密的伞房花序或总状花序或单生于茎枝顶端；全部总苞片顶端长急尖，外面无毛或外层或中内层上部沿中脉有少数头状具柄的腺毛；舌状花黄色。瘦果褐色，长椭圆状或长椭圆状倒卵形。花、果期 5～12 月。

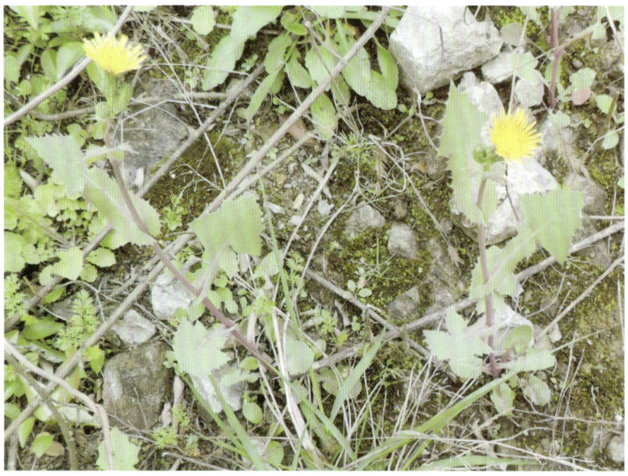

▲ 苦苣菜植物

生境及分布　生于海拔 270～2 200 m 的山坡草地、田边、山野、路旁。主要分布于播州、习水、仁怀等地。

药材名　苦菜(全草)，苦菜根(根)，苦菜花子(花及种子)。

采收加工　1. 苦菜。冬、春、夏三季均可采收，鲜用或晒干。

2. 苦菜根。夏、秋二季挖根，洗净，晒干或鲜用。

3. 苦菜花子。花果期采收，晒干。

性味归经　1. 苦菜。苦，寒。归心、脾、胃、大肠经。

2. 苦菜根。苦，平。归膀胱经。

3. 苦菜花子。苦，平。归心、肝经。

功能主治　1. 苦菜。清热解毒，凉血止血。主治肠炎，痢疾，黄疸，淋证，咽喉肿痛，痈疮肿毒，乳腺炎，痔瘘，吐血，衄血，咯血，尿血，便血，崩漏。

2. 苦菜根。散瘀止血。主治血淋,小便不利。

3. 苦菜花子。补心安神,益肝除黄。主治心神不宁,心慌气短,夜寐不佳,急性黄疸性肝炎。

用法用量 1. 苦菜。内服:煎汤,15～30 g。外用:适量,鲜品捣敷;或煎汤熏洗;或取汁涂搽。

2. 苦菜根。内服:煎汤,30～45 g。

3. 苦菜花子。内服:3～6 g,研末煎服。

使用注意 苦菜脾胃虚寒者忌服。

用药经验 ①肝硬化:苦菜、酢浆草各 30 g,同猪肉炖服。②口腔炎:苦菜、马鞭草等量,水煎服。③小儿疳积:苦菜 30 g,同猪肝炖服。④扁桃体炎:鲜苦菜、贯众各 30 g,共捣烂,冷开水浸泡,兑红糖服,频服。⑤黄疸疾:苦菜花及种子研末 6 g,水煎服,每日 2 次。

兔儿伞 *Syneilesis aconitifolia* (Bunge) Maxim.

别名 一把伞、七里麻、雨伞菜。

形态特征 多年生草本。根状茎匍匐。茎高 70～120 cm,无毛。基生叶 1,花期枯萎。茎叶 2,互生,叶片圆盾形,直径 20～30 cm,掌状深裂,裂片 7～9,2～3 回叉状分裂,边缘有不规则的锐齿,无毛,下部茎叶有长 10～16 cm 的叶柄;中部茎叶较小,直径 12～24 cm,通常有 4～5 裂片,叶柄长 2～6 cm。头状花序多数,在顶端密集成复伞房状,基部有条形苞片;总苞圆筒状;总苞片 1 层,矩圆状披针形,无毛;花筒状、淡红色,上部狭钟状,5 裂。瘦果圆柱形,有纵条纹;冠毛灰白色或淡红褐色。花期 7～9 月,果期 9～10 月。

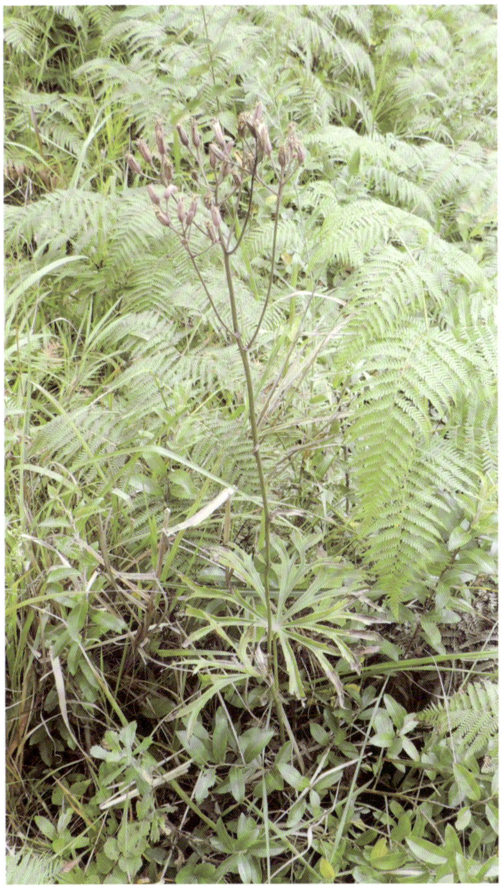

▲ 兔儿伞植物

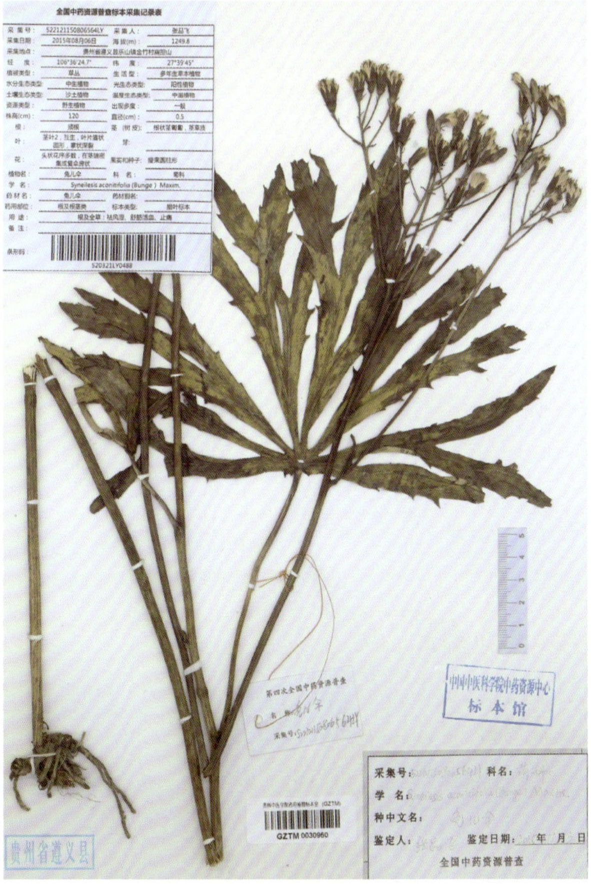

▲ 兔儿伞腊叶标本

生境及分布 生于海拔500～1 800 m的山坡草地、山坡荒地、林缘或路旁。主要分布于播州、汇川、仁怀等地。

药材名 兔儿伞(根或全草)。

采收加工 夏、秋季采收全草,洗净,鲜用或切段晒干。

性味归经 苦、辛,微温。有毒。归肺、大肠经。

功能主治 祛风除湿,解毒活血,消肿止痛。主治风湿麻木,肢体疼痛,跌打损伤,月经不调,痛经,痈疽肿毒,瘰疬,痔疮。

用法用量 内服:煎汤,10～15 g;或浸酒。外用:适量,煎水洗;或取汁涂;或鲜草捣敷。

使用注意 孕妇忌服。不与生姜同用。

用药经验 ①风湿麻木,全身骨痛:兔儿伞、刺五加根各12 g,白龙须、小血藤、木瓜根各9 g,泡酒2斤,每日2次,每次30～45 g。②颈淋巴结结核:兔儿伞根、蛇莓各30 g,香茶菜15 g,水煎服,另以鲜八角莲根捣烂敷患处。③毒蛇咬伤:鲜兔儿伞根,捣烂,加黄酒适量,外敷患处。④痔疮:兔儿伞适量,水煎熏洗患处,另用根茎磨汁或捣烂涂患处。⑤肾虚腰痛:兔儿伞根,泡酒服;或兔儿伞、枸杞、杜仲各15 g,水煎服。

蒲公英 *Taraxacum mongolicum* Hand.-Mazz.

别名 黄花地丁、蒲公丁、婆婆丁。

形态特征 多年生草本,含白色乳汁,高10～25 cm。根垂直。叶莲座状平展,矩圆状倒披针形或倒披针形,长5～15 cm,宽1～5.5 cm,羽状深裂,侧裂片4～5对,矩圆状披针形或三角形,具齿,顶裂片较大,戟状矩圆形,羽状浅裂或仅具波状齿,基部狭成短叶柄,被疏蛛丝状毛或几无毛。花葶数个,与叶多少等长,上端被密蛛丝状毛。总苞淡绿色,

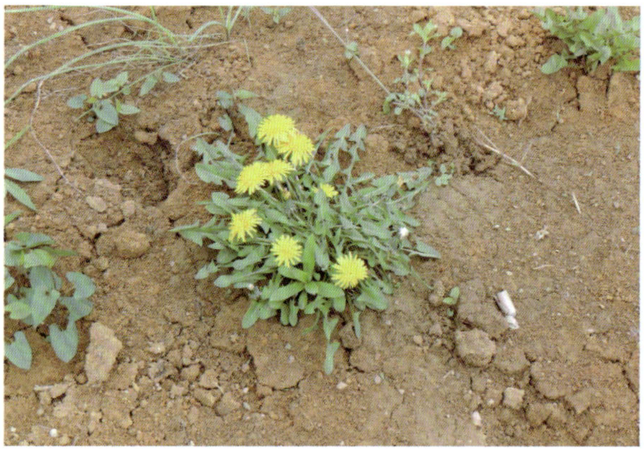

▲ 蒲公英植物

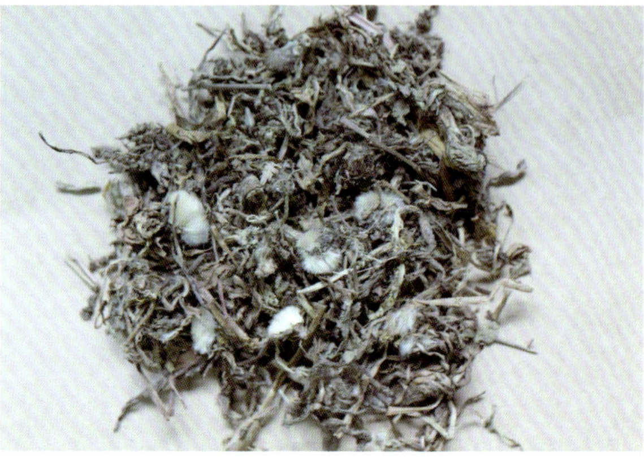

▲ 蒲公英药材

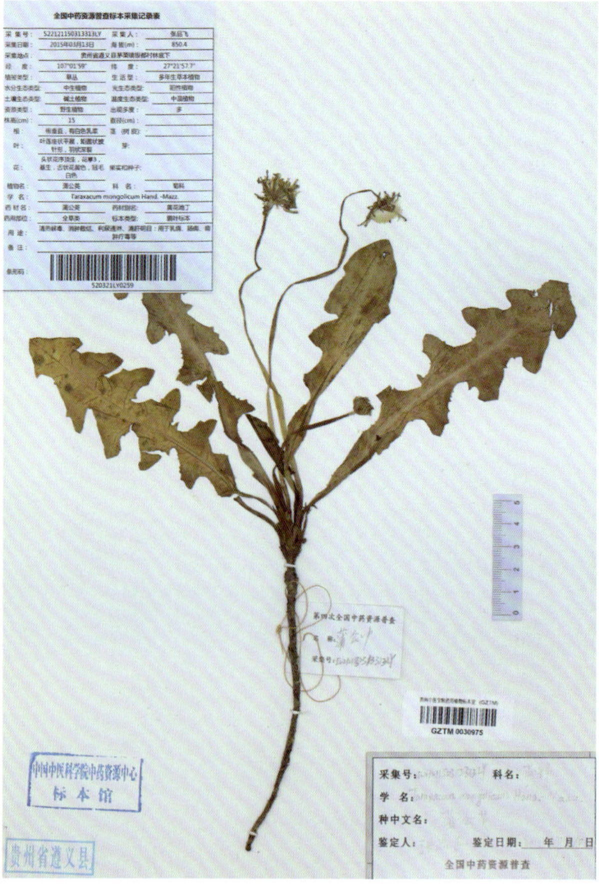

▲ 蒲公英腊叶标本

外层总苞片卵状披针形至披针形，边缘膜质，被白色长柔毛，顶端有或无小角，内层条状披针形，长于外层的1.5～2倍，顶端有小角；舌状花黄色。瘦果褐色，上半部有尖小瘤；冠毛白色。花期3～8月，果期5～10月。

生境及分布 生于海拔700～2200 m的山坡草地、路边、田野或河岸沙地。主要分布于习水、仁怀、播州、务川等地。

药材名 蒲公英（全草）。

采收加工 春季至秋季花初开时采挖，除去杂质，洗净，晒干。

性味归经 苦、甘，寒。归肝、胃经。

功能主治 清热解毒，消肿散结，利尿通淋，清肝明目。主治疔疮肿毒，乳痈肿痛，咽喉肿痛，肠痈腹痛，肺痈吐脓，瘰疬，热淋涩痛，肝火上炎，目赤肿痛，感冒发热，咳嗽，痢疾，湿热黄疸。为治乳痈要药。鲜品外敷主治毒蛇咬伤。

用法用量 内服：煎汤，9～30 g。外用：适量，捣烂外敷；或煎汤熏洗患处。

使用注意 非实热证及阴疽者禁服。

用药经验 ①急性结膜炎：蒲公英30 g，菊花9 g，薄荷6 g（后下），车前子12 g（布包），煎服。②乳腺炎、乳腺增生：鲜品蒲公英根适量，捣烂取汁内服，药渣外敷患处。③疥疮：蒲公英、千里光各15 g，水煎去渣取汁，将汁熬成糊状，直接搽患处。④乳痈初起：蒲公英30 g，忍冬藤60 g，生甘草6 g，水二盅，煎一盅，食前服。⑤尿道炎：蒲公英、车前草、瞿麦各15 g，忍冬藤9 g，石韦4 g，水煎服。⑥小儿咳嗽咽痛：蒲公英全草10 g，水煎服。

苍耳 *Xanthium sibiricum* Patr.

别名 地葵、刺儿棵、虱麻头。

形态特征 一年生草本，高达1.5 m。根纺锤状，分枝或不分枝。茎直立，多分枝，上部有纵沟，被灰白色糙伏毛。叶三角状卵形或心形，长4～9 cm，宽5～10 cm，近全缘，顶端尖或钝，基部稍心形或截形，边缘有不规则的粗锯齿，有三基出脉，上面绿色，下面苍白色，被糙伏毛。叶柄长3～11 cm。雄性的头状花序球形；雌性的头状花序椭圆形，外层总苞片小，披针形，内层总苞片结合成囊状，宽卵形或椭圆形，在瘦果成熟时变坚硬，外面有疏生的具钩状的刺。喙坚硬，锥形，上端略呈镰刀状，常不等长。瘦果2粒，倒卵形。花期7～8月，果期8～10月。

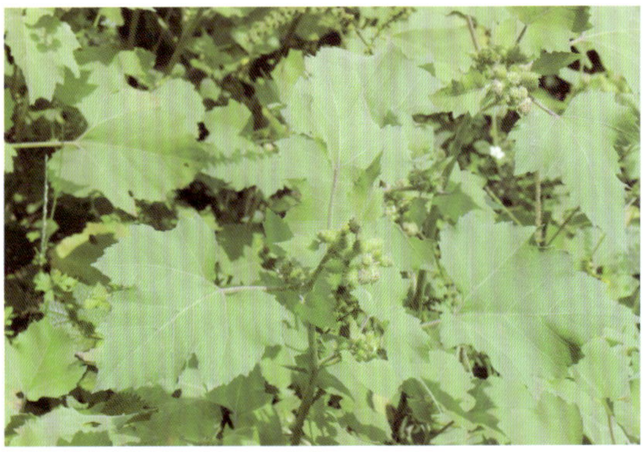

▲ 苍耳植物

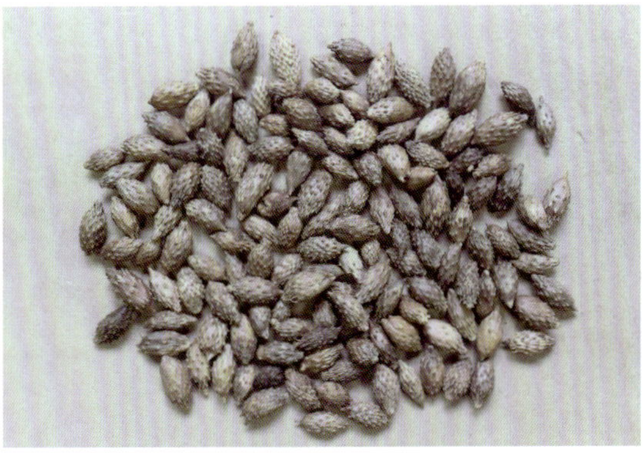

▲ 苍耳子药材

生境及分布 生于海拔2600 m以下的荒野、沟边、路边、田边或山坡草地上。主要分布于播州、习水、仁怀等地。

药材名 苍耳子（成熟带总苞的果实），苍耳根（根），苍耳花（花及花蕾），苍耳（全草），苍耳囊虫（幼虫）。

采收加工 1. 苍耳子。秋季果实成熟时采收，干燥，除去梗、叶等杂质，晒干。

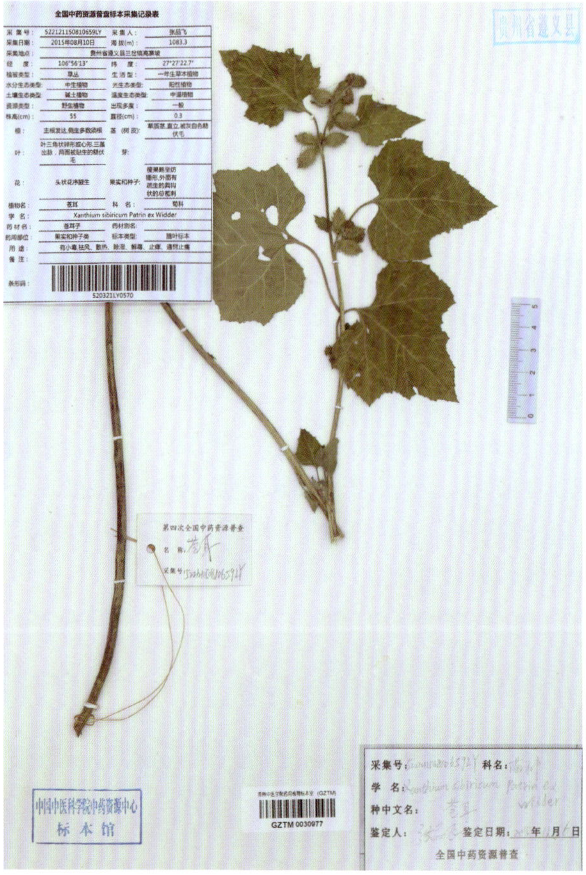

▲ 苍耳腊叶标本

2. 苍耳根。秋后采挖，鲜用或切片晒干。

3. 苍耳花。夏季采收，鲜用或晒干。

4. 苍耳。夏季割取全草，去泥，切段，晒干或鲜用。生用或炒去硬刺用。以粒大、饱满、色黄棕者为佳。

5. 苍耳囊虫。为寄居于菊科植物苍耳茎中的一种昆虫的幼虫。夏、秋间，寻觅苍耳草梗上有蛀孔者，其内都有囊虫，用小刀剖取，随用或焙干后密闭贮藏；或油浸备用。

性味归经　1. 苍耳子。辛、苦，温。有小毒。归肺经。

2. 苍耳根。微苦，平。小毒。

3. 苍耳花。辛、苦，凉。归心、大肠经。

4. 苍耳。苦、辛，微寒。有小毒。归肺、脾、肝经。

功能主治　1. 苍耳子。散风寒，通鼻窍，祛风湿，外用止痒。主治风寒头痛，鼻塞流涕，鼻鼽，鼻渊，湿痹拘挛，风疹瘙痒。

2. 苍耳根。消热解毒，利湿。主治疔疮，痈疽，丹毒，高血压，缠喉风，阑尾炎，宫颈炎，痢疾，肾炎水肿，乳糜尿，风湿痹痛。

3. 苍耳花。杀虫疗癣，燥湿止痢。主治湿疹，疮痈疥癣，湿热痢疾，白癞顽癣，白痢。

4. 苍耳。祛风，散热，除湿，解毒。主治感冒，头风，头晕，鼻渊，目赤，目翳，风湿痹痛，拘挛麻木，风癞，疔疮，疥癣，皮肤瘙痒，痔疮，痢疾，子宫出血，深部脓肿，麻风，皮肤湿疹。

5. 苍耳囊虫。主治疔肿，痔疮。

用法用量　1. 苍耳子。内服：煎汤，3～10 g；内服均用炮制品。外用：生用适量，煎水洗。

2. 苍耳根。内服：煎汤，鲜者 15～30 g；捣汁或熬膏。外用：适量，煎水熏洗或熬膏涂。

3. 苍耳花。内服：煎汤，9～21 g。外用：适量，捣敷。

4. 苍耳。内服：煎汤，6～12 g，大剂量可用至 30～60 g；或捣汁；或熬膏；或入丸、散。外用：适量，捣敷；或烧存性研末调敷；煎水洗；或熬膏敷。

5. 苍耳囊虫。外用：研末调涂、捣敷；或用香油浸后敷。

使用注意　苍耳子血虚头痛不宜。过量服用易致中毒。

用药经验　①功能性子宫出血：鲜苍耳 60 g（干品 30 g），煎服，每日 1 剂，轻者 3～5 日，重者 7～10 日即可见效。②丹毒流火：鲜苍耳根与叶，煎汤，熏洗红肿处。③高血压：苍耳根 15～30 g，水煎服。④鼻渊疼痛：苍耳子 3～9 g，水煎服，每日服 3 次。⑤疥疮痔漏：苍耳全草煎汤熏洗。⑥疔疮，痔疮：取苍耳囊虫浸麻油中，用时取出虫 2～3 条，捣烂外敷。

黄鹌菜　*Youngia japonica*（L.）DC.

别名　黄瓜菜、黄花菜、山芥菜。

形态特征　一年生草本，高 20～90 cm。茎直立。基生叶丛生，倒披针形，琴状或羽状半裂，长 8～14 cm，宽 1.3～3 cm，顶裂片较侧裂片稍大，侧裂片

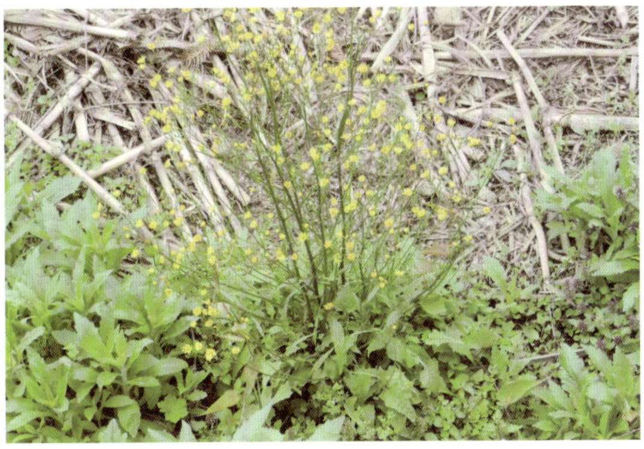

▲ 黄鹌菜植物

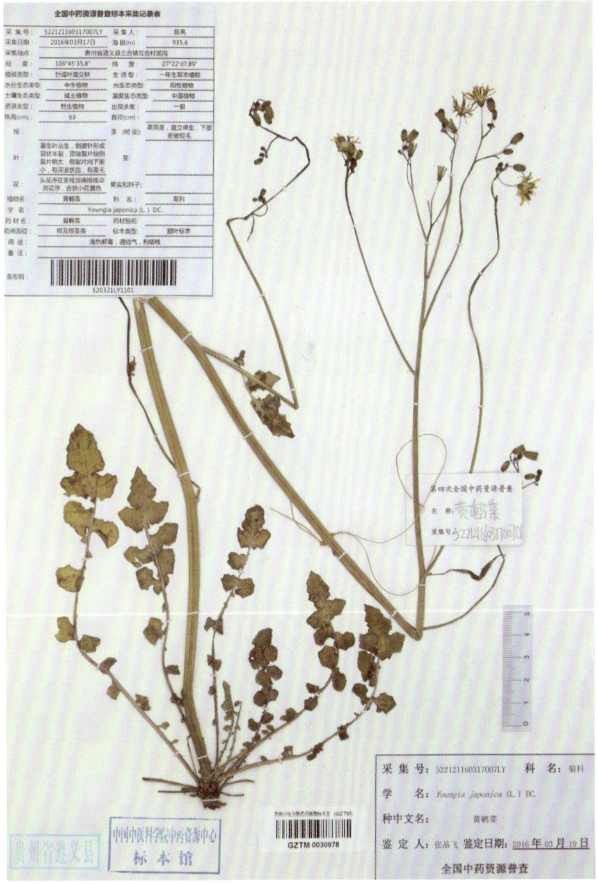

▲ 黄鹌菜腊叶标本

向下渐小，有深波状齿，无毛或有细软毛，叶柄具翅或有不明显的翅；茎生叶少数，通常1～2片。头状花序小，有10～20朵小花，排成聚伞状圆锥花序；总花梗细；总苞果期钟状；外层总苞片5，极小，三角形或卵形，内层总苞片8，披针形；舌状花黄色。瘦果红棕色或褐色，纺锤形，稍扁平，有11～13条粗细不等的纵肋；冠毛白色。花、果期3～10月。

生境及分布 生于山坡、山谷及山沟林缘、林下、林间草地及潮湿地、路旁荒野、溪边、草丛、河边沼泽地及荒地等处。主要分布于播州、仁怀、习水、桐梓等地。

药材名 黄鹌菜（根或全草）。

采收加工 春季采收全草，秋季采根，鲜用或切段晒干。

性味 甘、微苦，凉。

功能主治 清热解毒，利尿消肿。主治感冒，咽痛，眼结膜炎，乳痈，疮疖肿毒，毒蛇咬伤，痢疾，肝硬化腹水，急性肾炎，淋浊，血尿，风湿性关节炎，跌打损伤。

用法用量 内服：煎汤，9～15 g，鲜品30～60 g；或捣汁。外用：适量，鲜品捣敷；或捣汁含漱。

用药经验 ①咽喉炎症：鲜黄鹌菜，洗净，捣汁，加醋适量含漱（治疗期间忌吃油腻食物）。②乳腺炎：鲜黄鹌菜30～60 g，水煎酌加酒服，药渣捣烂加热外敷患处。③肝硬化腹水：鲜黄鹌菜根12～18 g，水煎服。④狂犬咬伤：鲜黄鹌菜30～60 g，绞汁泡开水服，药渣外敷。

泽泻科

野慈姑 *Sagittaria trifolia* L.

别名 慈姑、茨菇、燕尾草。

形态特征 多年生水生或沼生草本。根状茎横走，较粗壮，末端膨大或否。挺水叶箭形，叶片长短、宽窄变异很大，通常顶裂片短于侧裂片，比值1：

1.2～1∶1.5，有时侧裂片更长，顶裂片与侧裂片之间缢缩；或否。叶柄基部渐宽，鞘状，边缘膜质，具横脉；或不明显。花葶直立，挺水，高15～70 cm；或更高，通常粗壮。花序总状或圆锥状，长5～20 cm，有时更长，具分枝1～2枚，具花多轮，每轮2～3花。苞片3枚，基部多少合生，先端尖。花单性。花被片反折，外轮花被片椭圆形或广卵形。内轮花被片白色或淡黄色，基部收缩，雌花通常1～3轮，花梗短粗，心皮多数，两侧压扁，花柱自腹侧斜上。雄花多轮，花梗斜举，长0.5～1.5 cm，雄蕊多数，花药黄色，花丝长短不一，通常外轮短，向里渐长。瘦果两侧压扁，倒卵形，具翅，背翅多少不整齐。果喙短，自腹侧斜上。种子褐色。花、果期5～10月。

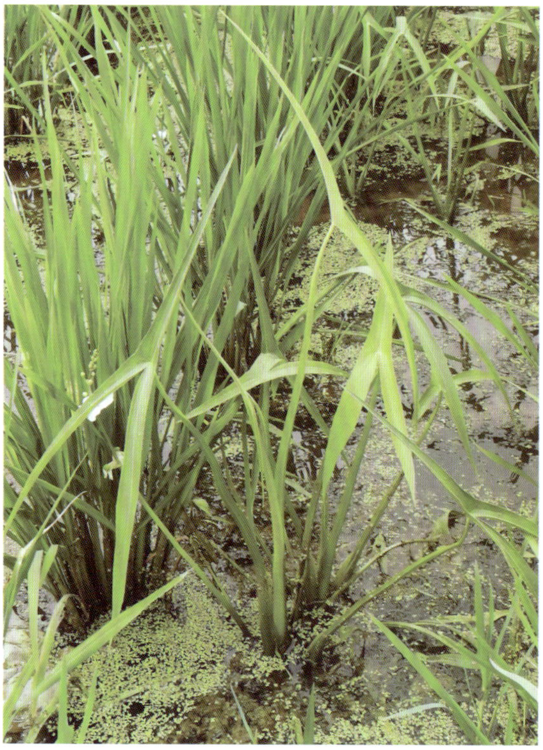

▲ 野慈姑植物

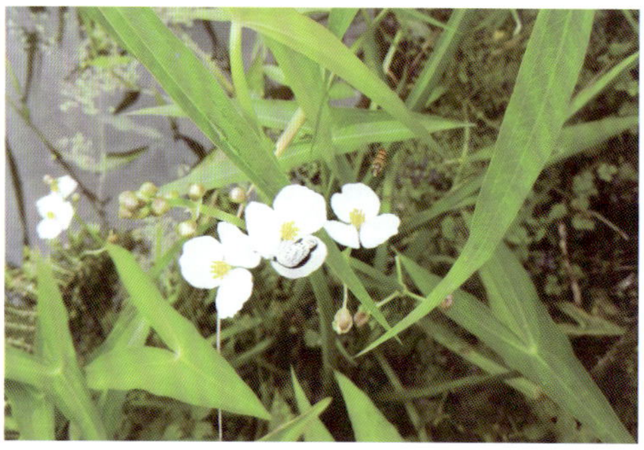

▲ 野慈姑花

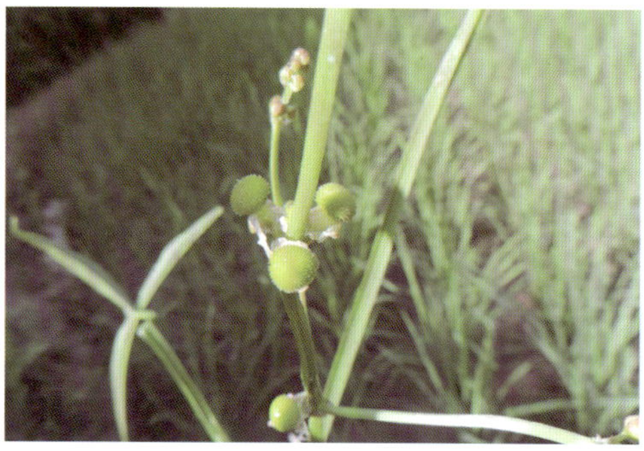

▲ 野慈姑果

生境及分布　生于海拔1 200 m以下的湖泊、池塘、沼泽、沟渠、水田等水域。主要分布于播州、习水、桐梓等地。

药材名　慈姑(球茎)，慈姑叶(地上部分)。

采收加工　1. 慈姑。秋季初霜后，茎叶黄枯，球茎充分成熟，自此至翌春发芽前，可随时采收。采收后，洗净，鲜用或晒干用。

2. 慈姑叶。夏、秋季采收，鲜用或切段晒干。

性味归经　1. 慈姑。甘、微苦、微辛，微寒。归肝、肺、脾、膀胱经。

2. 慈姑叶。苦、微辛，寒。归心、脾经。

功能主治　1. 慈姑。凉血止血，止咳通淋，散结解毒。主治产后血闷，胞衣不下，带下，崩漏，衄血，呕血，咳嗽痰血，淋浊，疮肿，目赤肿痛，角膜白斑，瘰疬，睾丸炎，骨膜炎，毒蛇咬伤。

2. 慈姑叶。清热解毒，凉血化瘀，利水消肿。主治咽喉肿痛，黄疸，水肿，恶疮肿毒，丹毒，瘰疬，湿疹，蛇虫咬伤。

用法用量　1. 慈姑。内服：煎汤，15～30 g；或绞汁。外用：适量，捣敷；或磨汁沉淀后点眼。

2. 慈姑叶。内服：煎汤，10～30 g；或捣汁。外用：适量，研末调敷；或鲜品捣敷。不宜久敷。

使用注意　慈姑孕妇慎用。

用药经验　①淋浊：慈姑球茎180 g，加水适量煎服。②肺虚咳血：生慈姑数枚，去皮捣烂，蜂蜜米泔同拌匀，饭上蒸熟，热服效。③胃气痛：慈姑9 g，莱菔子、土川芎各6 g，水煎，兑酒服。④水肿：慈姑、水折耳、水灯心草各15 g，水菖蒲9 g，煨水服。⑤小儿疳积：慈姑粉3 g，朱砂0.3 g，饭内蒸食。

百合科

狭瓣粉条儿菜 *Aletris stenoloba* Franch.

别名 狭瓣肺筋草。

形态特征 多年生草本，须根的根毛膨大。花葶高30～80 cm，有毛，中下部具数枚苞片状叶；基生叶簇生，条形，长8～11 cm，顶端渐尖，两面无毛。总状花序长7～35 cm，疏生多花；苞片2枚，披针形，位于花梗的顶端，短于花；花梗极短；花被白色，有毛，分裂到中部或中部以下；裂片6，条状披针形，开展，膜质；雄蕊着生于花被裂片的基部，花丝下部贴生于花被裂片上，上部分离，花药球形，短于花丝；子房半下位卵形。蒴果卵形，无棱角，有毛。花期4～5月，果期5～7月。

生境及分布 生于海拔300～3 300 m的林边草坡上、山坡林下或路边。主要分布于播州、习水、绥阳等地。

药材名 狭瓣粉条儿菜（根及全草）。

采收加工 5～6月采收全草，鲜用或晒干；夏秋挖根，洗净，鲜用或晒干。

性味归经 甘，平。归肺。

功能主治 润肺，止咳。主治咳嗽，百日咳。

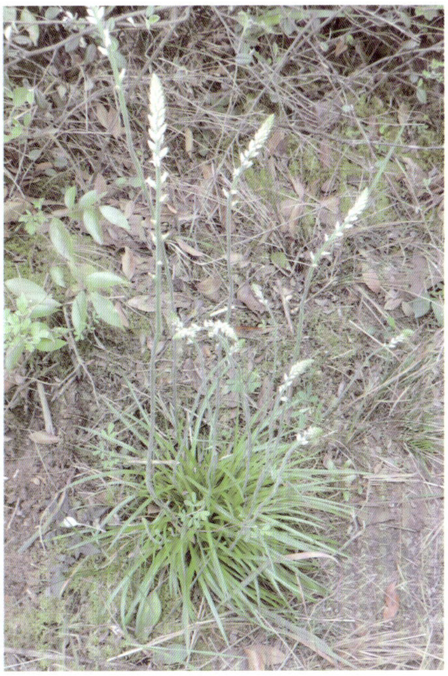

▲ 狭瓣粉条儿菜植物

用法用量 内服：煎汤，10～30 g；鲜品60～120 g。

小根蒜 *Allium macrostemon* Bge.

别名 薤根、藠子、野蒜。

形态特征 草本。鳞茎近球形，粗1～2 cm；鳞茎外皮灰黑色，纸质。花葶高30～60（～90）cm，1/4～1/3具叶鞘。叶3～5枚，半圆柱形或条形，长15～30 cm。总苞约为花序的1/2长，宿存；伞形花序半球形或球形，密聚珠芽，间有数朵花或全为花；花梗等长，为花被的（2～）3～4倍长，具苞片；花被宽钟状，红色至粉红色；花被片具1深色脉，矩圆形至矩圆状披针形，钝头；花丝比花被片长1/4～1/3，基部三角形向上渐狭成锥形，仅基部合生并与花被贴生，内轮基部比外轮基部略宽或宽为1.5倍；花柱伸出花被。花期4～8月，果期6～9月。

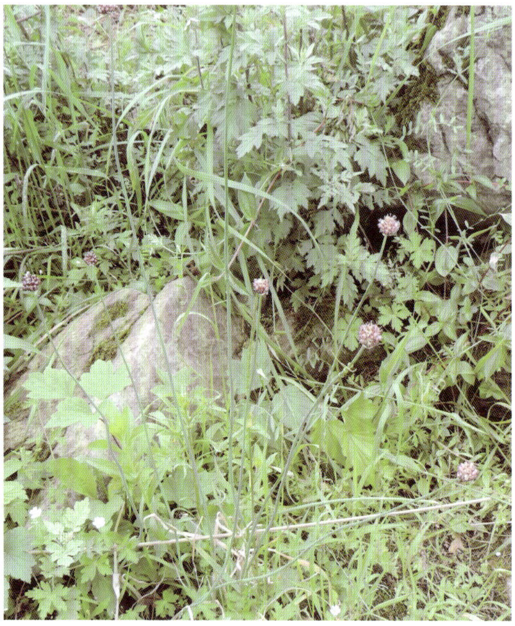

▲ 小根蒜植物

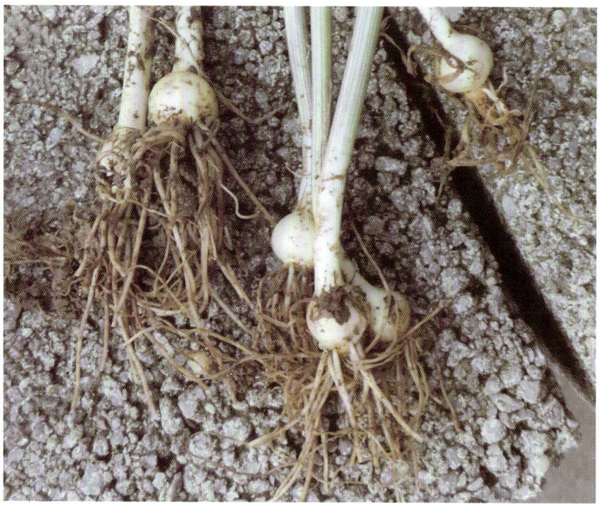

▲ 小根蒜鳞茎

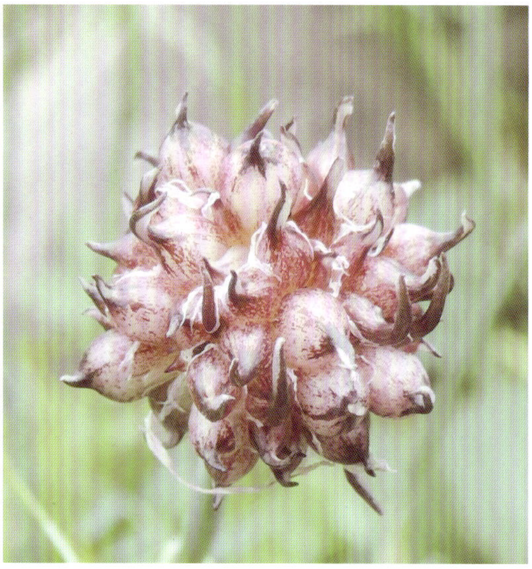

▲ 小根蒜果

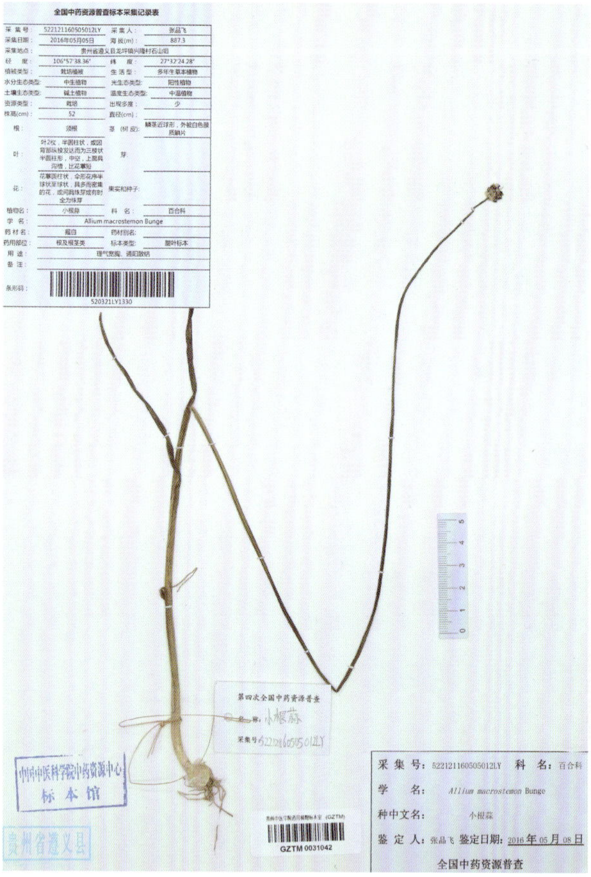

▲ 小根蒜腊叶标本

生境及分布　生于海拔 1 500 m 以下的山坡、山谷、丘陵、草地、耕地、荒土或田坎边等。主要分布于习水、仁怀、播州、绥阳等地。

药材名　薤白(鳞茎)，薤叶(叶)。

采收加工　1. 薤白。夏、秋二季采挖，洗净，除去须根，蒸透或置沸水中烫透，晒干。

2. 薤叶。5～9 月采收，鲜用。

性味归经　1. 薤白。辛、苦，温。归心、肺、胃、大肠经。

2. 薤叶。辛、苦，温。归心、肺、肝、大肠经。

功能主治　1. 薤白。通阳散结，宽胸，行气导滞。主治胸痹心痛，脘腹痞满胀痛，泻痢后重。为治疗胸痹要药。

2. 薤叶。杀虫止痒，温肺定喘。主治燥湿，杀虫止痒，疥疮，脚气，祛寒，温肺，止咳定喘。

用法用量　1. 薤白。内服：煎汤，5～10 g，鲜品 30～60 g；或入丸、散，亦可煮粥食。外用：适量，捣敷；或捣汁涂。

2. 薤叶。内服：煎汤 3～6 g。外用：适量，捣如泥敷即可。

用药经验 ①胸痹心痛：薤白、瓜蒌仁各 10 g，法半夏 5 g，水煎去渣，黄酒冲服，一日 2 次。②赤白痢疾：薤白、糯米各 60 g，煮稀饭食。③疥疮：薤叶适量，煮洗；或鲜薤叶适量，捣烂如泥外敷。④烫伤：薤叶膏（赤石脂、薤叶各 30 g），两药共捣泥，外敷于患处。

大蒜 *Allium sativum* L.

别名 胡蒜、葫、独蒜。

形态特征 草本。鳞茎球形至扁球形，常由多个肉质、瓣状的小鳞茎紧密排列而成；鳞茎外皮白色至带紫色，膜质。花葶圆柱形，实心，高可达 60 cm，中部以下具叶鞘。叶宽条形至条状披针形，扁平，顶端长渐尖，比花葶短，宽可达 2.5 cm。总苞具长 7～20 cm 的喙；伞形花序密具珠芽，间有数朵花；花梗纤细；苞片大，卵形，膜质，具短尖；花常淡红色；花被片 6，披针形至卵状披针形，内轮的比外轮的短；花丝比花被片短，基部合生并与花被贴生，内轮的基部两侧各具 1 齿，齿端呈丝状，长短不等，超过花被片，外轮的锥形；子房球形；花柱不伸出花被。

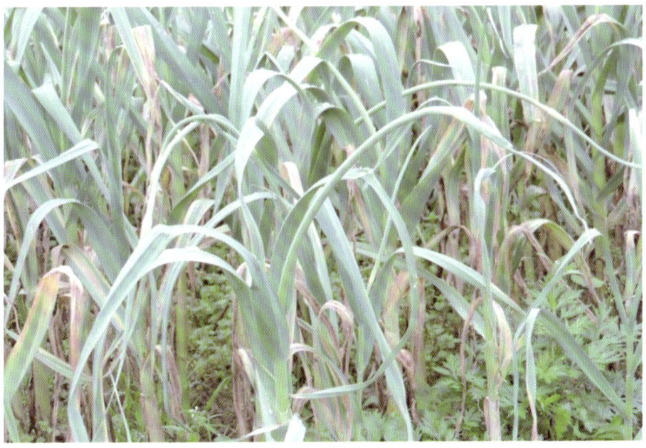

▲ 大蒜植物

生境及分布 全国各地均有栽培。主要分布于习水、仁怀、播州、绥阳、桐梓等地。

药材名 大蒜（鳞茎），青蒜（叶），蒜梗（花茎）。

采收加工 夏季叶枯时采挖，除去须根和泥沙，通风晾晒至外皮干燥。生用。以独头紫皮者为佳。

性味归经 1. 大蒜。辛，温。归脾、胃、肺经。

2. 青蒜。辛，温。

功能主治 1. 大蒜。解毒消肿，杀虫，止痢。主治痈肿疮疡，疥癣，肺痨，顿咳，泄泻，痢疾。大蒜醋浸常食，能健脾温胃，增强食欲，治疗胃脘冷痛，饮食不消，食欲减退等。

2. 青蒜。醒脾气，消谷食。

3. 蒜梗。主治疮肿湿毒。

用法用量 1. 大蒜。内服：煎汤，9～15 g；或生食。外用：适量，捣烂外敷；或切片外擦。

2. 蒜梗。外用：烧存性研末撒、煎水洗或烧烟熏。

用药经验 ①小儿百日咳：大蒜 15 g，红糖 6 g，生姜少许，水煎服，每日数次，用量视年龄大小酌用。②食蟹中毒：干大蒜煮汁饮之。③坐板疮：蒜梗烧灰为末，先洗净去靥，将药末搽上。④冻疮：大蒜梗、茄子梗各一把，煎水洗。

韭菜 *Allium tuberosum* Rottl. ex Spreng.

别名 草钟乳、起阳草、懒人菜。

形态特征 多年生草本，具根状茎。鳞茎狭圆锥形，簇生；鳞茎外皮黄褐色，网状纤维质。花葶圆柱形，高 25～60 cm。叶基生，条形，扁平，长 15～30 cm。总苞 2 裂，比花序短，宿存；伞形花序簇生状或球状，多花；花梗为花被的 2～4 倍长，具苞片；花白色或微带红色；花被片 6，狭卵形至矩圆状披针形；花丝基部合生并与花被贴生，长为花被片的

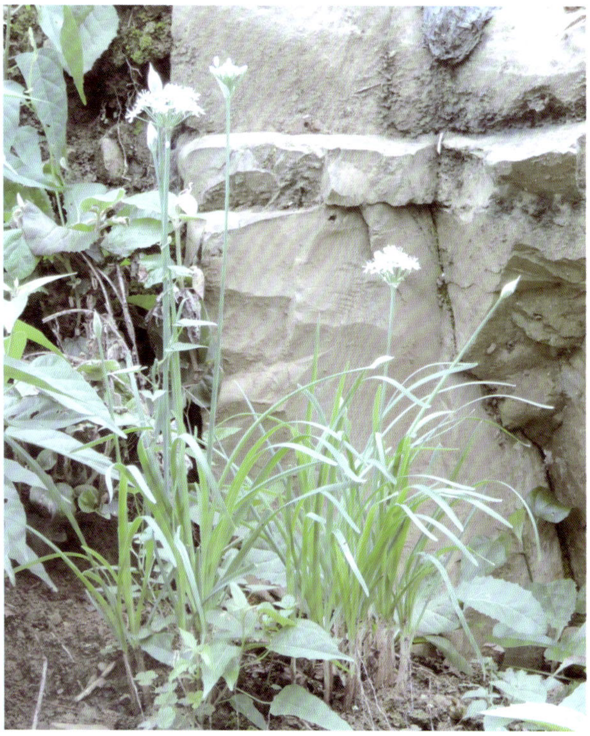

▲ 韭菜植物

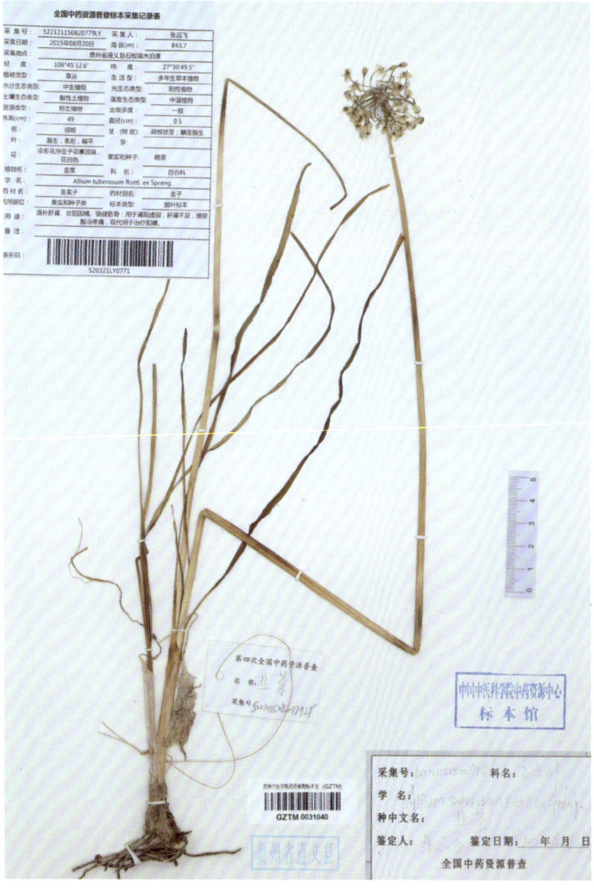

▲ 韭菜腊叶标本

4/5，狭三角状锥形；子房外壁具细的疣状突起。花、果期7～11月。

生境及分布　生于海拔1300 m以下的山坡、草地、路边草丛及林缘中。主要分布于播州、习水、仁怀、绥阳等地。

药材名　韭菜子(成熟种子)，韭根(根)，韭菜(叶)。

采收加工　1. 韭菜子。秋季果实成熟时采收果序，晒干，搓出种子，除去杂质。生用或盐水炙用。以粒饱满、色黑、无杂质者为佳。

2. 韭根。全年均可采收，洗净，鲜用或晒干。

3. 韭菜。第1刀韭菜叶收割比较早，4叶心即可收割，经养根施肥后，当植株长到5片叶收割第2刀。根据需要也可连续收割5～6刀，鲜用。

性味归经　1. 韭菜子。辛、甘，温。归肝、肾经。

2. 韭根。辛，温。归脾、胃经。

3. 韭菜。辛，温。归肝、胃、肾、肺、脾经。

功能主治　1. 韭菜子。温补肝肾，壮阳固精，强健筋骨。主治肝肾亏虚，腰膝酸痛，阳痿遗精，遗尿尿频，白浊带下。

2. 韭根。温中，行气，散瘀，解毒。主治里寒腹痛，食积腹胀，胸痹疼痛，赤白带下，衄血，吐血，漆疮，疮癣，跌打损伤。

3. 韭菜。补肾，温中行气，散瘀，解毒。主治肾虚阳痿，里寒腹痛，噎膈反胃，胸痹疼痛，衄血，吐血，尿血，痢疾，痔疮，痈疮肿毒，漆疮，跌打损伤。

用法用量　1. 韭菜子。内服：煎汤，3～9 g。

2. 韭根。内服：煎汤，鲜用30～60 g；或捣汁；晒干减半。外用：适量，捣敷；或温熨；或研末调敷。

3. 韭菜。内服：捣汁饮，60～120 g；或煮粥、炒熟、作羹。外用：适量，捣敷；煎水熏洗；热熨。

使用注意　韭根、韭菜阴虚内热及疮疡、目疾患者忌服。

用药经验　①阳虚肾冷，阳道不振；或腰膝冷疼，遗精梦泄：韭菜白240 g，胡桃肉(去皮)60 g，同脂麻油炒熟，日食之，服一月。②女子性欲低下，厌倦房事：韭菜子、女贞子、菟丝子、枸杞子、五味子、覆盆子、蛇床子、淫羊藿、鹿角霜、巴戟天各10 g，煎汤服用，每日1次。③肾虚阳痿，尿频，遗尿：韭菜子、补骨脂、桑螵蛸各24 g，水煎服。④神经衰弱：韭菜子、丹参各9 g，茯神、何首乌各12 g，五味子6 g，煎服。⑤蛔虫腹痛：韭菜根60 g，鸡蛋1个，加醋少许，煨水服。⑥鼻出血：韭根适量，捣烂外用。

天冬 *Asparagus cochinchinensis* (Lour.) Merr.

别名　三百棒、丝冬、老虎尾巴根。

形态特征　攀援植物；根稍肉质，在中部或近末端呈纺锤状膨大，膨大部分长 3～5 cm，粗 1～2 cm。茎长可达 1～2 m，分枝具棱或狭翅。叶状枝通常每 3 枚成簇，扁平；或由于中脉龙骨状而略呈锐三棱形，镰刀状，长 0.5～8 cm；叶鳞片状，基部具硬刺；刺在茎上，在分枝上较短或不明显。花通常每 2 朵腋生，单性，雌雄异株，淡绿色；雄花：花被片 6；雄蕊稍短于花被；花丝不贴生于花被片上；花药卵形；雌花与雄花大小相似，具 6 枚退化雄蕊。浆果球形，成熟时红色，具 1 颗种子。花期 5～6 月，果期 8～10 月。

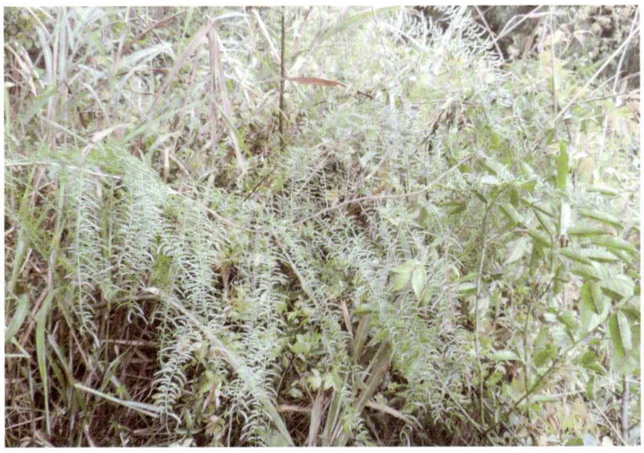

▲ 天冬植物

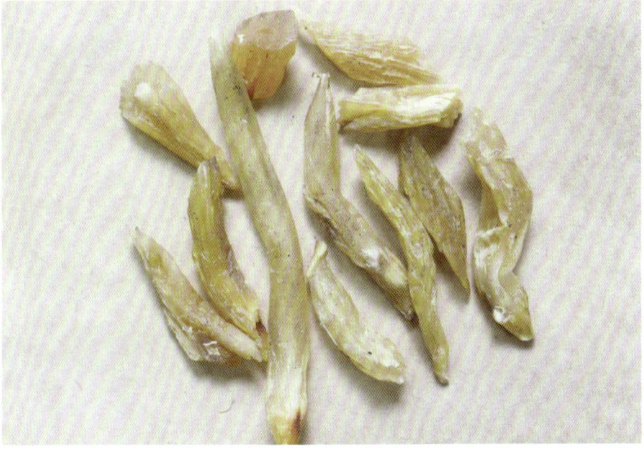

▲ 天冬药材

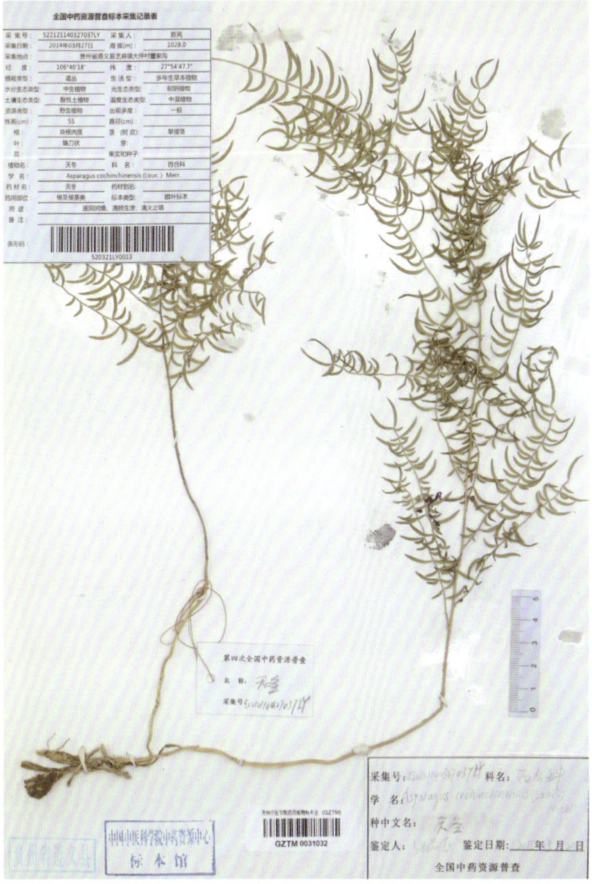

▲ 天冬腊叶标本

生境及分布　生于海拔 1 750 m 以下的山坡、路旁、疏林下、山谷或荒地上。主要分布于播州、习水、桐梓、务川等地。

药材名　天冬(块根)。

采收加工　秋、冬二季采挖，但以冬季采者质量较好，挖出后洗净泥土，除去茎基和须根，置入沸水中煮或蒸至外皮易剥落时为度，捞出浸入清水中，趁热除去外皮，洗净，干燥，切薄片。以肥满、致密、色黄白、半透明者为佳。

性味归经　甘、苦，寒。归肺、肾经。

功能主治　养阴润燥，清肺生津。主治肺燥干咳，顿咳痰黏，腰膝酸痛，骨蒸潮热，内热消渴，热病伤津，咽干口渴，肠燥便秘。

用法用量　内服：煎汤，6～12 g；熬膏；或入丸、散。外用：适量，鲜品捣敷；或捣烂绞汁涂。

使用注意　虚寒泄泻、风寒咳嗽禁服。

用药经验 ①老人大肠燥结不通：天冬 240 g，麦冬、当归、麻子仁、生地黄各 120 g，熬膏，炼蜜收，每日早晚白汤调服十茶匙。②扁桃体炎，咽喉肿痛：天冬、麦冬、板蓝根、桔梗、山豆根各 9 g，甘草 6 g，水煎服。③百日咳：天冬、麦冬各 15 g，百部根 9 g，瓜蒌仁 6 g，橘红 6 g，煎两次，1～3 岁每次分 3 顿服，4～6 岁每次分 2 顿服，7～10 岁 1 次服。④肺痨：天冬、百部、地骨皮各 15 g，麦冬 9 g，折耳根 30 g，煨水或炖肉吃。⑤咳嗽无痰，口干渴：天冬 30 g，水煎服。

羊齿天门冬 *Asparagus filicinus* D. Don

别名 千锤打、百部、天冬门。

形态特征 直立草本，高 50～70 cm；块根成簇。茎近平滑，分枝通常具棱，有时稍有软骨质齿。叶状枝每 5～8 枚成簇，扁平，镰刀状，顶端渐尖，具中脉；叶鳞片状，基部无刺，花每 1～2 朵腋生，单性，雌雄异株，淡绿色，有时稍带紫色；花梗纤细，关节位于近中部；雄花：花被片 6；雄蕊短于花被；花丝不贴生于花被片上；花药卵形；具退化雌蕊；雌花与雄花大小相等或略小，具 6 枚退化雄蕊。浆果球形，具 2～3 粒种子。花期 5～7 月，果期 8～9 月。

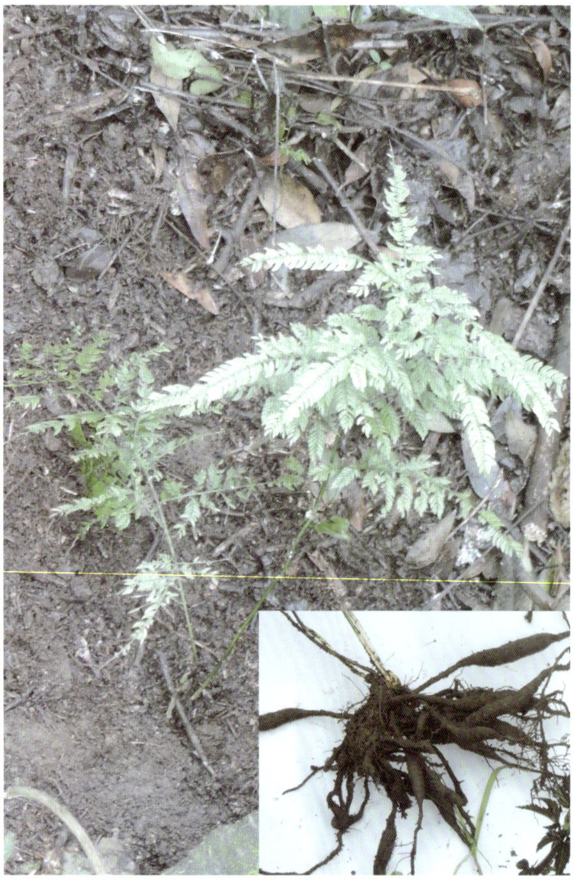

▲ 羊齿天门冬植物

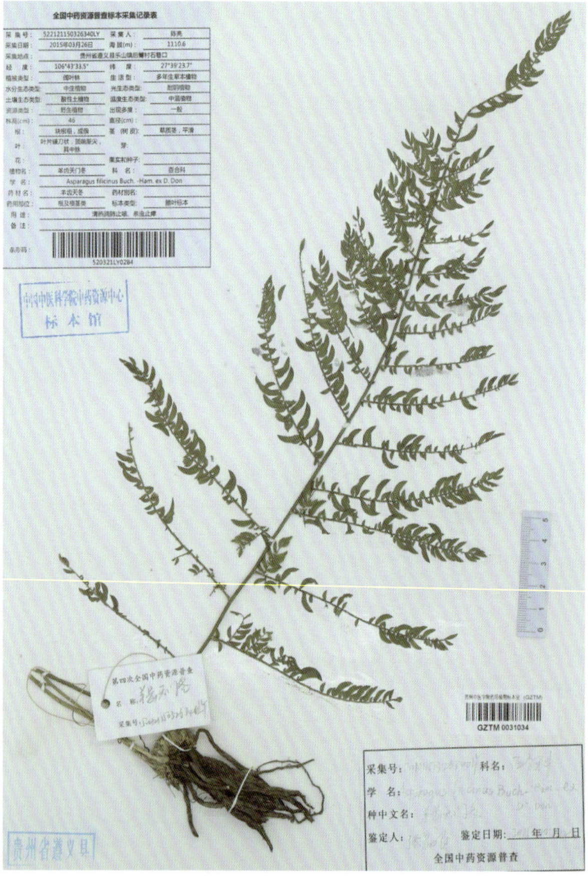

▲ 羊齿天门冬腊叶标本

生境及分布 生于海拔 700～3 000 m 的山间疏林、灌木丛下、山谷及沟底阴湿处。主要分布于播州、习水、仁怀、绥阳等地。

药材名 羊齿天冬（块根）。

采收加工 春、秋两季采挖，除去茎，洗净，煮沸约 30 min，捞出，剥除外皮，晒干。

性味归经　甘、苦，平。归肺经。

功能主治　润肺止咳，杀虫止痒。主治阴虚肺燥，肺痨久咳，咯痰不爽，痰中带血，疥癣瘙痒。

用法用量　内服：煎汤，6～15 g。外用：适量，煎汤洗；或研末调敷。

用药经验　①肺结核咳嗽：羊齿天冬、麦冬、百部各9 g，苦杏仁6 g，沙参12 g，水煎服。②津少便秘：羊齿天冬、生何首乌、火麻仁各12 g，水煎服。

丛生蜘蛛抱蛋 *Aspidistra caespitosa* C. Péi

别名　蜘蛛抱蛋、地蜈蚣。

形态特征　多年生常绿草本。根状茎圆柱形。叶鞘3枚，不等长，紫褐色，枯后裂成纤维状。叶常3枚簇生，具纤细的柄，柄长12～18 cm，上面具槽；叶片狭线形，最长可达80 cm，顶端渐尖，茎部渐狭，上面绿色，有光泽，下面绿色。总花梗平卧或具膝曲状弯曲，上有2～3枚鳞片，先端具不等大2裂，有紫色细点，花基部具苞片2枚，阔卵形，具紫色细点，其外面的1枚3深裂。花被坛状，较大，长约2.2 cm，直径约2 cm，外面具紫色细点，内面暗紫色，花被筒约1.2 cm，裂片6，卵状披针形，长约1 cm，不向外弯；雄蕊6枚，几乎无花丝，生于花被筒基部，低于柱头；花柱无关节，柱头盾状膨大，直径约12 cm，边缘波状。花期3～4月，果期5～8月。

生境及分布　生于海拔500～1 100 m的林中石旁和山谷中潮湿处。主要分布于播州。

药材名　丛生蜘蛛抱蛋（根状茎）。

采收加工　全年均可采挖，除去须根及叶，洗净，鲜用或切片晒干备用。

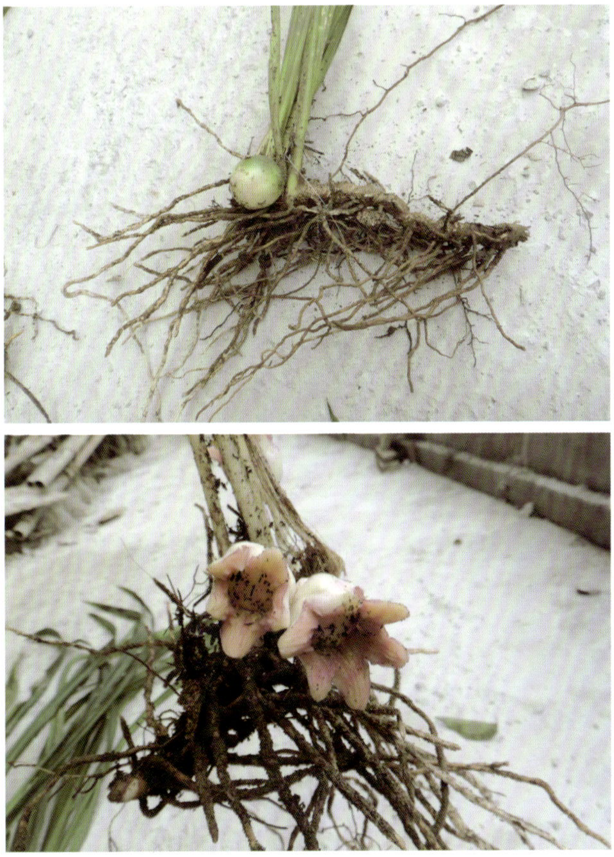

▲ 丛生蜘蛛抱蛋植物

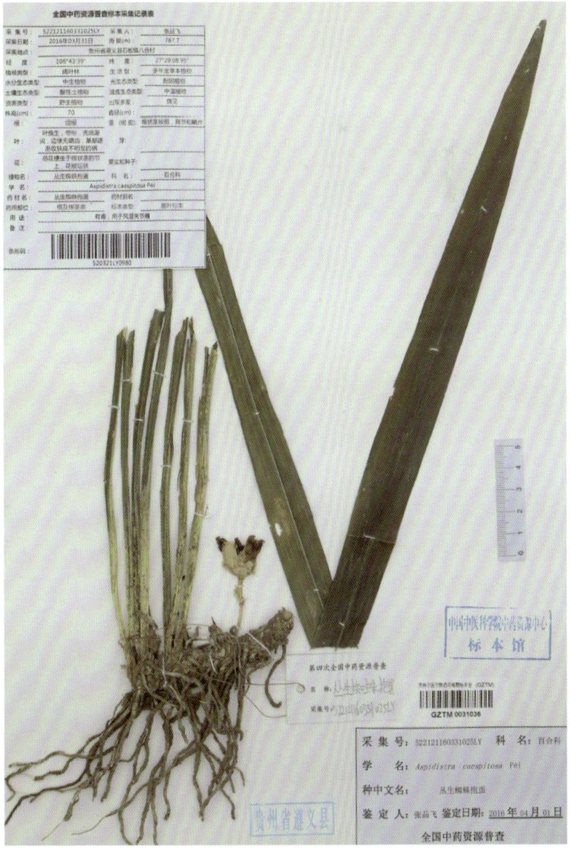

▲ 丛生蜘蛛抱蛋腊叶标本

性味 甘、辛、涩，温、平。

功能主治 活血通络，消暑祛湿，和胃安神，退热利尿。主治热咳，中暑，头疼，失眠，胃肠炎，急性肾炎，跌打损伤等。

用法用量 内服：煎汤，9～15 g，鲜品 30～60 g；或泡酒。外用：适量，捣敷。

大百合 *Cardiocinum giganteum* (Wall.) Makino

别名 百合莲、百洼、水百合。

形态特征 多年生草本。小鳞茎卵形，干时淡褐色。茎直立，中空，高 1～2 m，直径 2～6 cm，无毛。叶纸质，网状脉；基生叶卵状心形或近宽矩圆状心形，茎生叶卵状心形，下面的长 15～20 cm，宽 12～15 cm，叶柄长 15～20 cm，向上渐小，靠近花序的几枚为船形。总状花序有花 10～16 朵，无苞片；花狭喇叭形，白色，里面具淡紫红色条纹；花被片条状倒披针形，长 12～15 cm，宽 1.5～2 cm；雄蕊长 6.5～7.5 cm，长约为花被片的 1/2；花丝向下渐扩大，扁平；花药长椭圆形；子房圆柱形；花柱柱头膨大，微 3 裂。蒴果近球形，顶端有 1 小尖突，基部有粗短果柄，红褐色，具 6 钝棱和多数细横纹，3 瓣裂。种子呈扁钝三角形，红棕色，周围具淡红棕色半透明的膜质翅。花期 6～7 月，果期 9～10 月。

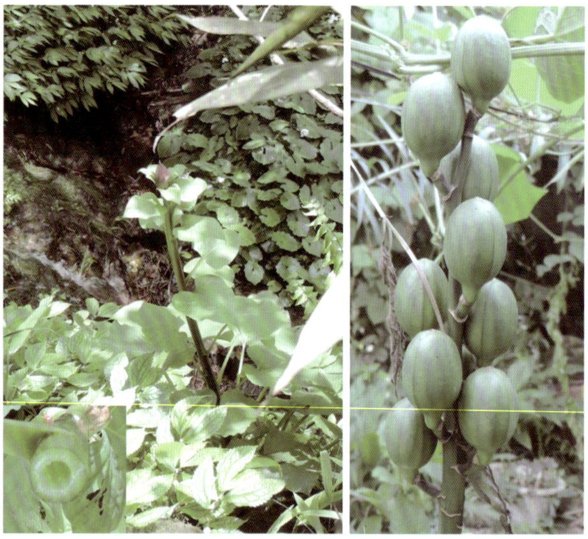

▲ 大百合植物及果实

生境及分布 生于海拔 800～2 100 m 的山坡林下草丛阴湿处、疏林中或沟旁。喜凉爽、阴湿环境。主要分布于播州、习水、仁怀、桐梓等地。

药材名 大百合（鳞茎），大百合花（花蕾）。

采收加工 1. 大百合。夏、秋季采挖鳞茎，洗净，晒干。

2. 大百合花。6～7 月采收，晒干。

性味归经 1. 大百合。甘、淡，凉。归肺、心经。

2. 大百合花。寒，平。

功能主治 1. 大百合。清肺止咳、解毒。主治感冒，肺热咳嗽，肺结核咳血，小儿高热，鼻渊，乳痈，无名肿毒，鼻窦炎，中耳炎，痔漏。

2. 大百合花。润肺，清火，安神。主治咳嗽，眩晕，夜寐不安，天疱湿疮。

用法用量 内服：煎汤，6～15 g。外用：适量，鲜品捣汁绞汁滴鼻或耳；或捣烂外敷。

用药经验 ①肺结核咯血：大百合、生地、玄参、川贝、桔梗、麦冬、甘草各等分，水煎服。②中耳炎：鲜大百合适量，鲜品捣烂绞汁滴耳。③鼻窦炎：鲜大百合适量，鲜品捣烂绞汁滴鼻。

万寿竹 *Disporum cantoniense* (Lour.) Merr.

别名 白龙须、竹叶参、石竹根。

形态特征 根状茎横走，质硬，呈结节状。茎高 50～150 cm，直径约 1 cm，上部有较多呈二叉状的分枝。叶纸质，具短柄，披针形、卵状或椭圆状披针形，长 5～12 cm，顶端渐尖至长渐尖，基部近圆形，有明显的 3～7 条主脉。伞形花序有花 3～10 朵，生叶腋而与上部叶对生，总花梗与叶柄贴生，少有顶生的；花梗长 1～4 cm，微粗糙；花紫色，钟状；花被片 6，斜出，倒披针形，顶端尖，长 1.5～2.8 cm，基部有短矩；花药黄色，花丝内藏；花柱及柱头为子房长的 3～4 倍。浆果含 2～3(5) 枚暗棕色种子。花期 4～7 月，果期 8～10 月。

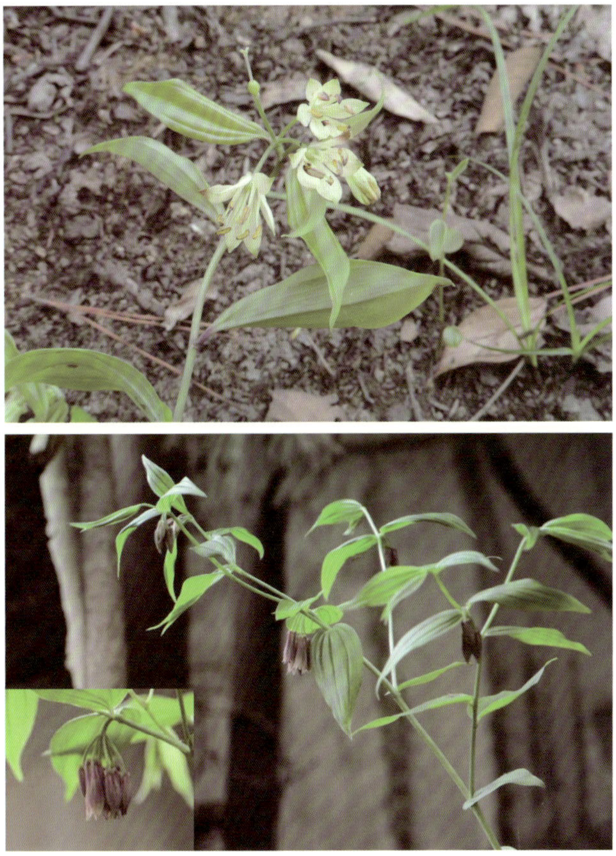

▲ 万寿竹植物

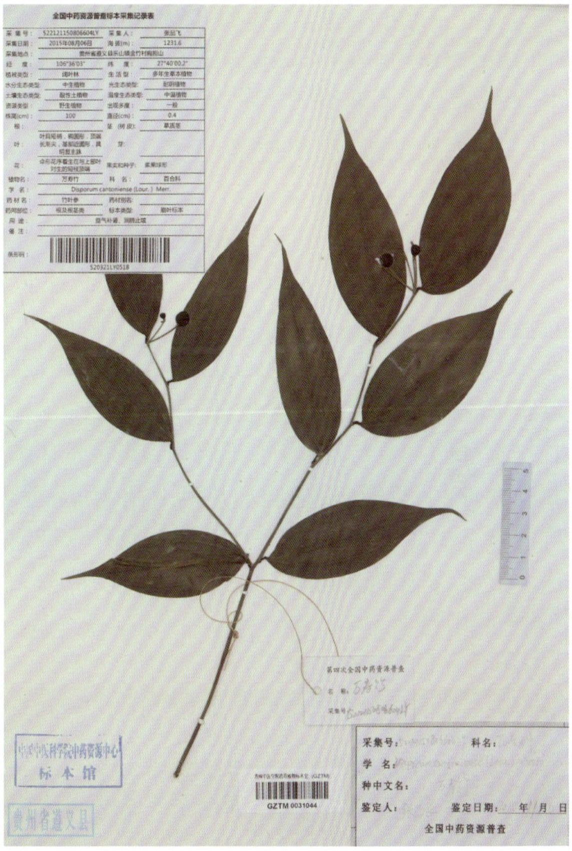

▲ 万寿竹腊叶标本

生境及分布　生于海拔 700～3 000 m 的山坡、草地、灌丛中或林下。主要分布于播州、习水、仁怀、务川等地。

药材名　竹叶参(根及根茎)。

采收加工　夏、秋间采挖，洗净，鲜用或晒干。以根粗、色黄棕色者为佳。

性味归经　苦、辛，凉。归肝、肾经。

功能主治　祛风湿，舒筋活血，清热祛痰止咳。主治风湿痹证，关节腰腿疼痛，跌打损伤，骨折，虚劳，骨蒸潮热，肺痨咯血，肺热咳嗽，烫火伤。

用法用量　内服：煎汤，9～15 g；或研末；或浸酒。外用：适量，捣敷；或根熬膏涂。

用药经验　①肺热咳嗽：竹叶参、天冬、百部、枇杷叶各 15 g，侧耳根、三百草根各 6 g，水煎服。②咳嗽：竹叶参、矮地茶各 15 g，果上叶 10 g，水煎服。③咳嗽痰中带血：竹叶参、白及各 15 g，蒸冰糖服。④烧、烫伤：竹叶参适量熬膏，外搽患处。⑤风湿关节痛，通经，月经过多，肺结核：竹叶参 9～15 g，水煎服或炖鸡服。⑥跌打损伤，骨折，枪伤，疮疖，蜂窝组织炎：鲜竹叶参适量，捣烂外敷患处。

萱草 *Hemerocallis fulva* (L.) L.

别名 忘萱草、鹿葱、忘忧草。

形态特征 多年生草本,高 30～90 cm。根状茎粗短,丛生多数肉质纤维根及膨大呈纺锤形的块根。叶基生成丛,条状披针形,长 30～60 cm,宽约 2.5 cm,先端渐尖,基部抱茎,全缘,背面被白粉。夏季开橘黄色大花,花葶长于叶,高达 1 m 以上;圆锥花序顶生,有花 6～12 朵,花梗长约 1 cm,有小的披针形苞片;花长 7～12 cm,花被基部粗短漏斗状,长达 2.5 cm,花被 6 片,开展,向外反卷,外轮 3 片,宽 1～2 cm,内轮 3 片宽达 2.5 cm,边缘稍作波状;雄蕊 6,花丝长,着生花被喉部;子房上位,花柱细长。本种的主要特征是:根近肉质,中下部有纺锤状膨大;叶一般较宽;花早上开晚上凋谢,无香味,橘红色至橘黄色,内花被裂片下部一般有"∧"形采斑。这些特征可以区别于本国产的其他种类。花、果期 5～7 月。

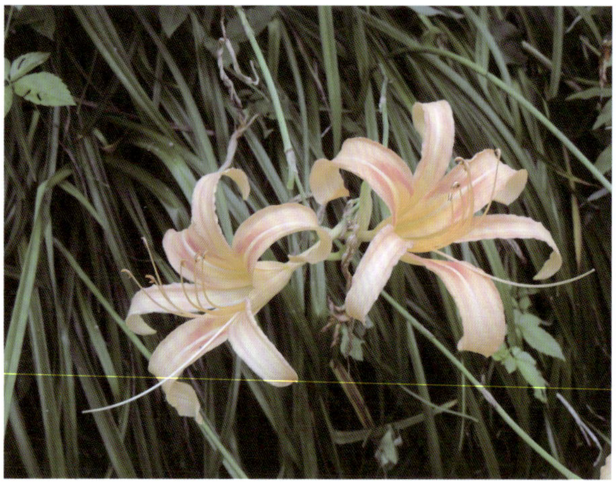

▲ 萱草植物

生境及分布 生于海拔 500～2 300 m 的草甸、湿草地、荒坡或灌丛下。主要分布于播州、红花岗、汇川等地。

药材名 萱草根(根),萱草嫩苗(嫩苗),金针菜(花蕾)。

采收加工 1. 萱草根。夏、秋采挖,除去残茎、须根,洗净泥土,晒干。

2. 金针菜。5～8 月花将开放时采收,蒸后晒干。

3. 萱草嫩苗。春季采收,鲜用。

性味归经 1. 萱草根。甘,凉。有毒。归脾、肝、膀胱经。

2. 金针菜、萱草嫩苗。甘,凉。

功能主治 1. 萱草根。清热利湿,凉血止血,解毒消肿。主治黄疸,水肿,淋浊,带下,衄血,便血,崩漏,乳痈,乳汁不通。

2. 金针菜。利湿热,宽胸膈。主治小便赤涩,黄疸,胸膈烦热,夜少安寐,痔疮便血。

3. 萱草嫩苗。清热利湿。主治胸膈烦热,黄疸,小便短赤。

用法用量 1. 萱草根。内服:煎汤,6～9 g。外用:适量,捣敷。

2. 金针菜。内服:煎汤,15～30 g。

3. 萱草嫩苗。内服:煎汤,鲜者,15～30 g。外用:适量,捣敷。

使用注意 萱草根有毒,内服宜慎。不宜久服、过量,以免中毒。

用药经验 ①黄疸:鲜萱草根(洗净)60 g,母鸡 1 只(去头脚与内脏),水炖 3h 服,1～2 日服 1 次。②乳痈,红肿硬痛:萱草根(鲜者)捣烂,外用作罨包剂;或萱草根、吉祥草各 25 g,土知母 5 g,蒸仔鸡 1 只食。③九子疡:萱草根捣绒后兑白酒,取汁服,并用药渣外敷患处。④月经不调:萱草根、茜草根各 25 g,煨水煮鸡蛋食。

玉簪 *Hosta plantaginea* (Lam.) Aschers.

别名 白鹤仙、白萼、白玉簪。

形态特征 多年生宿根植物。叶基生，卵形至心状卵形，长 15～25 cm，宽 9～15.5 cm。花葶于夏秋两季从叶丛中抽出，具 1 枚膜质的苞片状叶，后者长 4～6 cm，宽 1.5～2 cm；总状花序，花梗长 1.2～2 cm，基部具苞片；苞片长 2～3 cm，宽 1～1.2 cm；花白色，芳香，花被筒下部细小，长 5～6 cm，直径 2.5～3.5 cm，花被裂片 6，长椭圆形，长 3.5～4 cm，宽约 1.2 cm；雄蕊下部与花被筒贴生，与花被等长；或稍伸出花被外；子房长约 1.2 cm；花柱常伸出花被外。蒴果圆柱形，长 6 cm，直径 1 cm。花、果期 8～10 月。

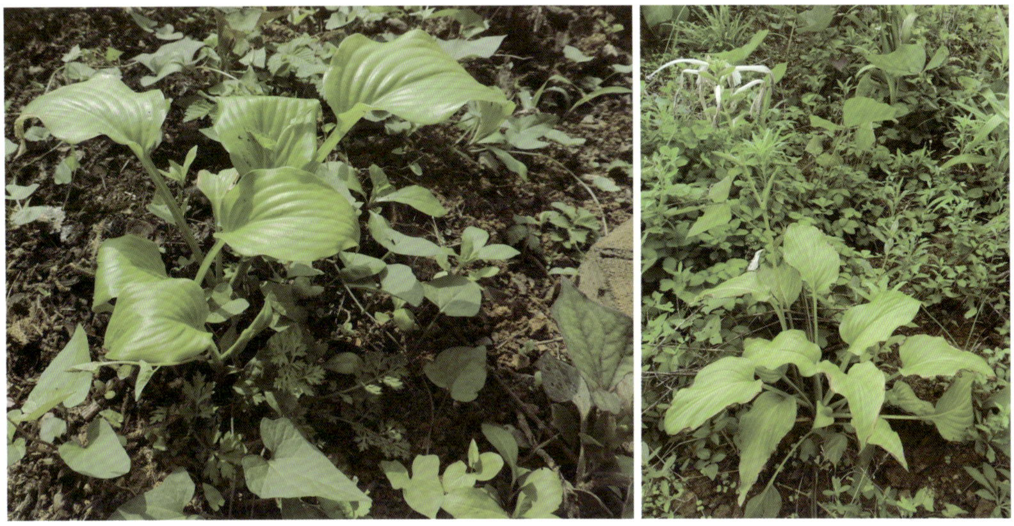

▲ 玉簪植物

生境及分布 生于海拔 2 200 m 以下的林下、草坡或岩石边的阴湿处。主要分布于播州、习水、绥阳等地。

药材名 玉簪或玉簪叶（叶或全草），玉簪根（根茎），玉簪花（花）。

采收加工 1. 玉簪。夏、秋季采收，洗净，鲜用或晾干。

2. 玉簪根。秋季采挖，除去茎叶、须根，洗净，鲜用或切片，晾干。

3. 玉簪花。在 7～8 月份花似开非开时采摘，晒干。

性味归经 1. 玉簪。苦、辛，寒。有毒。归心、脾经。

2. 玉簪根。苦、辛，寒。有毒。归胃、肺、肝经。

3. 玉簪花。苦、甘，凉。有小毒。归肺、膀胱经。

功能主治 1. 玉簪。清热解毒，散结消肿。主治乳痈，痈肿疮疡，瘰疬，毒蛇咬伤。

2. 玉簪根。清热解毒，下骨鲠。主治痈肿疮疡，乳痈，瘰疬，咽喉肿痛，骨鲠。主治蛇虫咬伤，乳蛾，瘰疬，鱼骨鲠喉，多单用捣汁。

3. 玉簪花。清热解毒，利水，通经。主治咽喉肿痛，疮痈肿痛，小便不利，经闭烧伤。

用法用量 1. 玉簪。内服：煎汤，6～15 g，鲜品 15～30 g；或捣汁和酒。外用：适量，捣敷；或捣汁涂；或捣汁滴耳。

2. 玉簪根。内服：煎汤，9～15 g；鲜品倍量，捣汁。外用：适量，捣敷。

3. 玉簪花。内服：煎汤，3～6 g。外用：适量，捣敷。

使用注意 玉簪花不可过量服用、久服。

用药经验 ①乳腺炎：玉簪全草 30 g，菠菜 60 g，煎服。②咽喉肿痛：玉簪花 3 g，板蓝根、玄参各 15 g，水煎服。③小便不通：玉簪花、灯心草各 3 g，萹蓄、车前草各 12 g，水煎服。④顽固性溃疡：鲜玉簪叶洗净后用米汤或开水泡软，贴患处，每日换 2～3 次。⑤耳内流脓：鲜玉簪全草，洗净捣汁滴耳。

紫萼 *Hosta ventricosa* (Salisb.) Stearn

别名 紫鹤、鸡骨丹、紫玉簪。

形态特征 多年生草本。叶基生，卵形至卵圆形，长10～17 cm，宽6.5～7 cm，基部心脏形；具5～9对拱形平行的侧脉；柄长14～42 cm，两边具翅。花葶从叶丛中抽出，具1枚膜质的苞片状叶；后者长卵形，长1.3～4 cm，多数长2～2.5 cm；总状花序，花梗基部具膜质卵形苞片，苞片长于花梗，稀稍短于花梗；花紫色或淡紫色；花被筒下部细，长1～1.5 cm，上部膨大成钟形，与下部近于等长，直径2～3 cm；花被裂片6，长椭圆形，长1.5～1.8 cm；雄蕊着生于花被筒基部，伸出花被筒外。蒴果圆柱形，长2～4.5 cm，顶端具细尖；种子黑色。花期6～7月，果期7～9月。

生境及分布 生于海拔500～2 400 m的山坡草地、路旁、林缘或山坡林下的阴湿处。主要分布于习水、仁怀、播州、绥阳等地。

药材名 紫玉簪(花)，紫玉簪根(根)，紫玉簪叶(叶)。

采收加工 1. 紫玉簪。夏、秋间采收，晾干。
2. 紫玉簪根。全年均可采收，洗净，鲜用或晒干。
3. 紫玉簪叶。夏、秋季采收，洗净，鲜用。

性味归经 1. 紫玉簪。甘、微苦，平。归肺、肾经。
2. 紫玉簪根。苦、微辛，凉。归心、胃、肝经。
3. 紫玉簪叶。微甘、苦，凉。归肝、胃经。

功能主治 1. 紫玉簪。凉血止血，解毒。主治吐血，崩漏，湿热带下，咽喉肿痛。全草主治胃痛，跌打损伤，蛇咬伤。
2. 紫玉簪根。清热解毒，散瘀止痛，止血，下骨鲠。主治咽喉肿痛，痈肿疮疡，跌打损伤，胃痛，牙痛，吐血，崩漏，骨鲠。

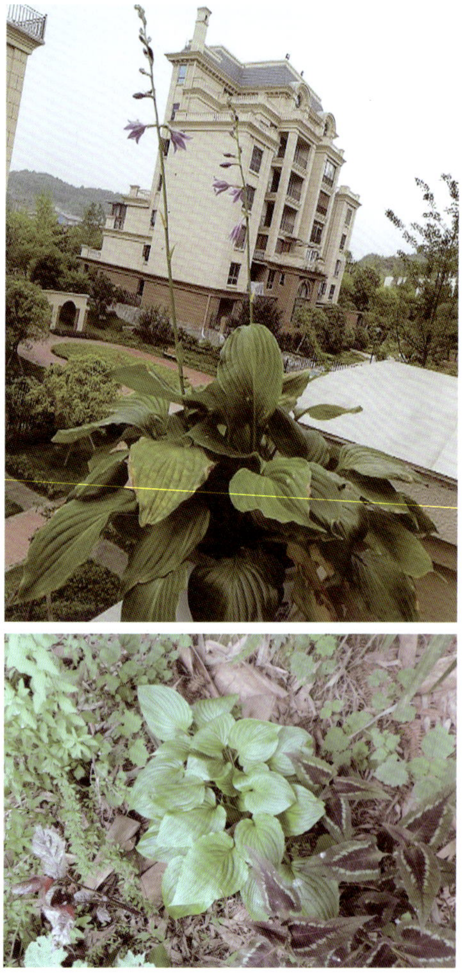

▲ 紫萼植物

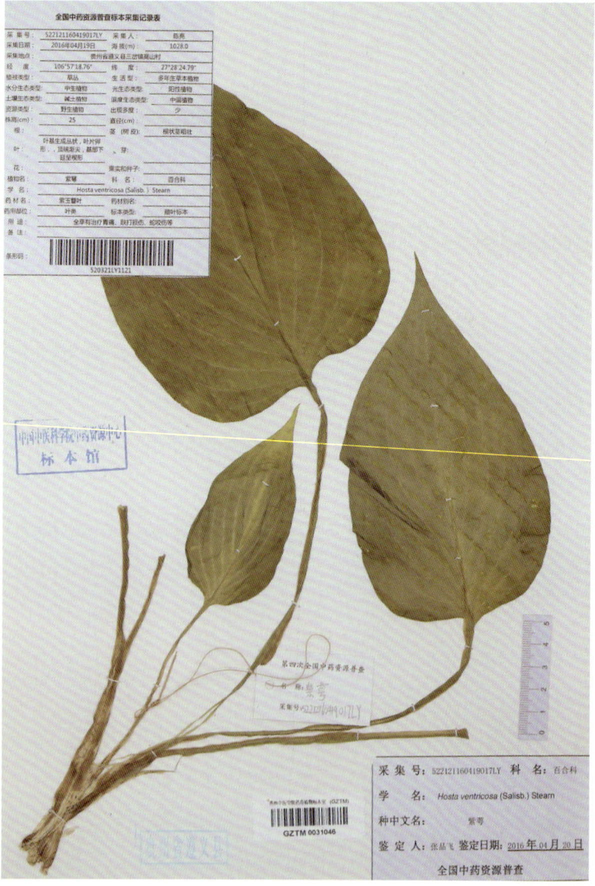

▲ 紫萼腊叶标本

3. 紫玉簪叶。凉血止血，解毒。主治崩漏，湿热带下，疮肿，溃疡。

用法用量 1. 紫玉簪。内服：煎汤，9～15 g。

2. 紫玉簪根。内服：煎汤，9～15 g，鲜品倍量。外用：适量，捣敷。

3. 紫玉簪叶。内服：煎汤，9～15 g，鲜品倍量。外用：适量，捣敷；或用沸水泡软敷。

使用注意 紫玉簪根不可近牙龈。

用药经验 ①崩漏：紫玉簪、朱砂莲各 15 g，水煎服。②湿热带下：紫玉簪 10 g，土茯苓、金樱根各 15 g，水煎服。③多骨痈：紫玉簪根捣烂敷上，其骨自出。④带下，崩漏：紫玉簪叶 30～60 g，鸡蛋（去壳）1 个，水煎服。

百合 *Lilium brownii* var. *viridulum* Baker

别名 重迈、中庭、百合蒜。

形态特征 多年生草本。鳞茎球形，白色，肉质先端常开放如荷花状，长 3.5～5 cm，直径 3～4 cm，下面着生多数须根。茎直立，圆柱形。叶互生，无柄，叶片线状披针形至长椭圆状披针形，茎长 4.5～10 cm，宽 8～20 mm，先端渐尖，基部渐狭，全缘或微波状，叶脉 5 条，上部叶腋间无珠芽。花大，单生于茎顶，少有 2 及以上者；花梗长达 10cn；花被片 6，乳白色或带淡棕色，倒卵形，蜜腺两边有乳头状突起。雄蕊 6；花药线形；雌蕊 1，子房圆柱形，3 室；花丝中部以下密被柔毛。蒴果长卵圆形，绿色；种子多数。花期 6～8 月，果期 9 月。

生境及分布 生于海拔 900 m 以下的山坡草丛中、疏林下、山沟旁及山地岩石间。主要分布于播州、仁怀、习水、绥阳等地。

药材名 百合（肉质鳞叶），百合花（花蕾），百合子（种子）。

采收加工 1. 百合。秋季待地上部分完全枯萎采挖，洗净，剥取鳞叶，置沸水中略烫，干燥。生用或蜜炙用。

2. 百合花。6～7 月采摘，阴干或晒干。

3. 百合子。夏、秋季采收，晒干备用。

性味归经 1. 百合。甘，寒。归心、肺经。

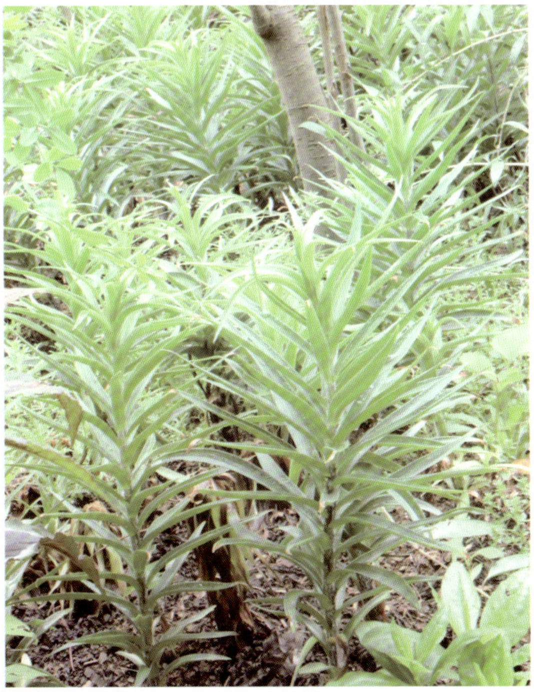

▲ 百合植物

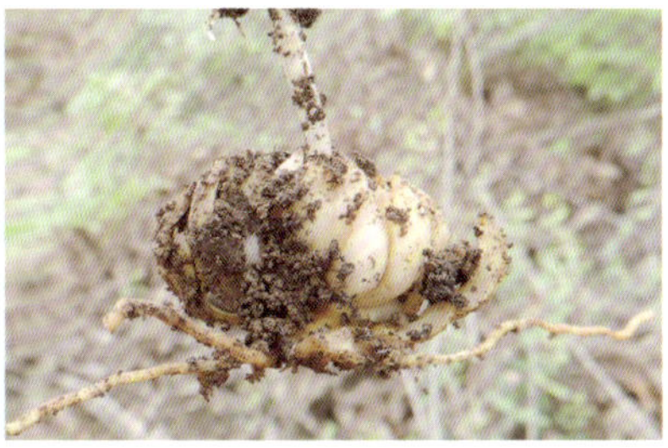

▲ 百合肉质鳞茎

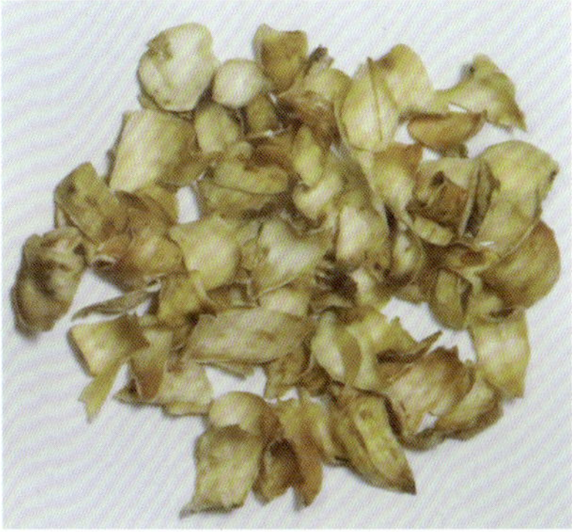

▲ 百合药材

2. 百合花。甘、苦，寒。归肺经。

3. 百合子。甘、苦，凉。归大肠经。

功能主治 1. 百合。养阴润肺，清心安神。主治阴虚燥咳，劳嗽咳血，虚烦惊悸，失眠多梦，精神恍惚。

2. 百合花。清热润肺，宁心安神。主治咳嗽痰少或黏，眩晕，夜寐不安，天疱湿疮。

3. 百合子。清热凉血。主治肠风下血。

用法用量 1. 百合。内服：煎汤，6～12 g。润肺多蜜炙用。清心安神多生用。

2. 百合花。内服：煎汤，6～12 g。外用：适量，研末调敷。

3. 百合子。内服：煎汤，3～9 g。

使用注意 外感风寒、风热咳嗽，脾胃虚寒便溏者不宜使用。

用药经验 ①天疱湿疮：百合花暴晒成干，研末，和入菜油，涂在因天气引起的小儿湿疮处；也可以用生百合子，捣烂涂擦，2 日后即可看到效果。②干咳痰少，口干咽燥：百合 30 g，北沙参 15 g（亦可加款冬花 10 g），冰糖 15 g，水煎服，每日一剂。③日久不愈的胃痛：百合 30 g，乌药 10 g，水煎服。④肠风下血：百合子酒炒微赤，研末，汤送服。⑤神经衰弱，心烦失眠：百合、酸枣仁各 15 g，远志 9 g，水煎服。

南川百合 *Lilium rosthornii* Diels

别名 百合。

形态特征 多年生草本植物，鳞茎近圆球形，紫红色。茎高 40～100 cm，无毛。叶散生，中、下部的为条状披针形，长 8～15 cm，先端渐尖，基部渐狭成短柄，两面无毛，全缘。上部的为卵形，长 3～4.5 cm，先端急尖，基部渐狭，中脉明显，两面无毛，全缘。总状花序可多达 9，少有花单生。苞片宽卵形，长 3～3.5 cm，宽 1.5～2 cm，先端急尖，基部渐狭。花梗长（3～）7～8 cm。花被片反卷，黄色或黄红色，有紫红色斑点，长 6～6.5 cm，全缘，蜜腺两边具多数流苏状突起。雄蕊四面张开。花丝长 6～6.5 cm，

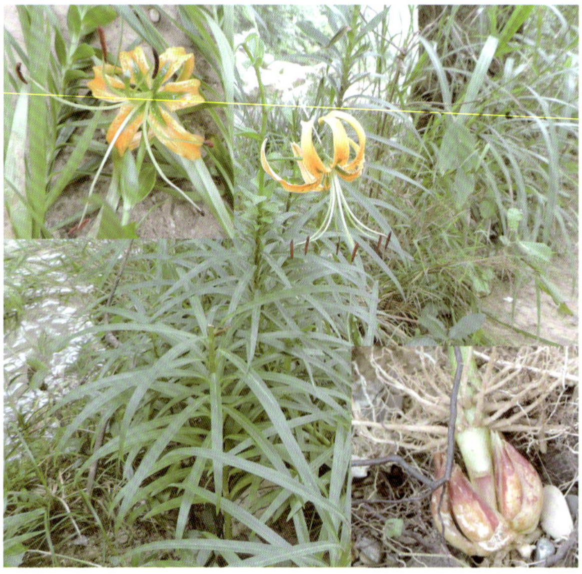

▲ 南川百合植物及肉质鳞茎

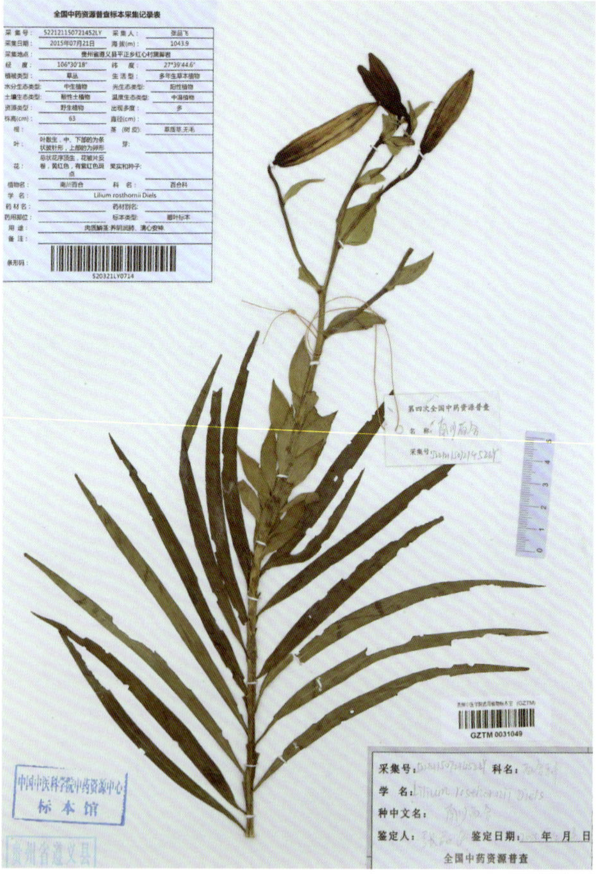

▲ 南川百合腊叶标本

无毛，花药长 1.2～1.4 cm。子房圆柱形，长 1.5～2 cm。花柱长 4～4.5 cm，柱头稍膨大。蒴果长矩圆形，长 5.5～6.5 cm，宽 1.4～1.8 cm，棕绿色。花、果期 6～9 月。

生境及分布 生于海拔 350～900 m 的山沟、溪边或林下。主要分布于播州、仁怀、习水等地。

药材名 南川百合(肉质鳞叶)。

采收加工 秋季待地上部分完全枯萎采挖，洗净，剥取鳞叶，置沸水中略烫，干燥。生用或蜜炙用。

性味归经 甘，寒。归心、肺经。

功能主治 养阴润肺，清心安神。主治阴虚久咳，痰中带血，虚烦惊悸，失眠多梦，精神恍惚，肺虚久咳，咳唾痰血，脚气浮肿等。润肺多蜜炙用；清心安神多生用。

用法用量 内服：煎汤，15～30 g；蒸食或煮粥食。

淡黄花百合 *Lilium sulphureum* Baker ex Hook. f.

别名 喇叭百合、野百合。

形态特征 鳞茎球形，紫红色，高 3～5 cm，直径 5.5 cm。鳞片卵状披针形或披针形，长 2.5～5 cm，宽 0.8～1.6 cm。茎高 80～120 cm，有小乳头状突起。叶散生，披针形，长 7～13 cm，宽 1.3～1.8(～3.2) cm，上部叶腋间具珠芽。苞片卵状披针形或椭圆形。花梗长 4.5～6.5 cm。花通常 2 朵，喇叭形，有香味，白色。花被片长 17～19 cm。外轮花被片矩圆状倒披针形，宽 1.8～2.2 cm。内轮花被片匙形，宽 3.2～4 cm，蜜腺两边无乳头状突起。花丝长 13～15 cm，无毛或少有稀疏的毛。花药长矩圆形，长约 2 cm。子房圆柱形，长 4～4.5 cm，紫色。花柱长 11～12 cm，柱头膨大，径约 1 cm。花期 6～7 月。

生境及分布 生于海拔 100～1 890 m 的路边、草坡或山坡阴处疏林下。主要分布于播州、习水、绥阳等地。

药材名 淡黄花百合(肉质鳞叶)。

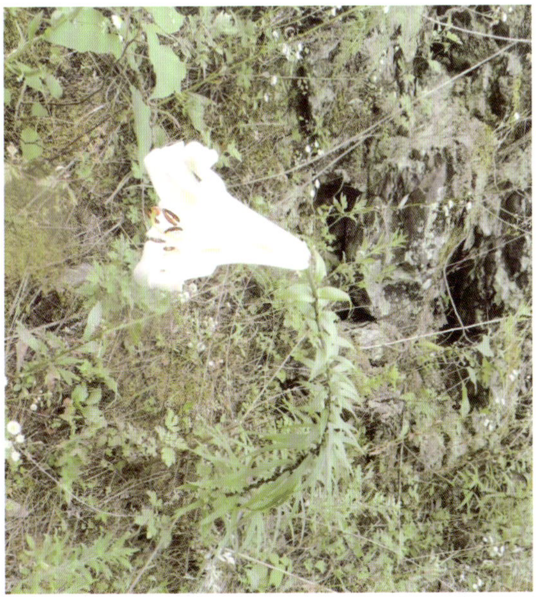

▲ 淡黄花百合植物

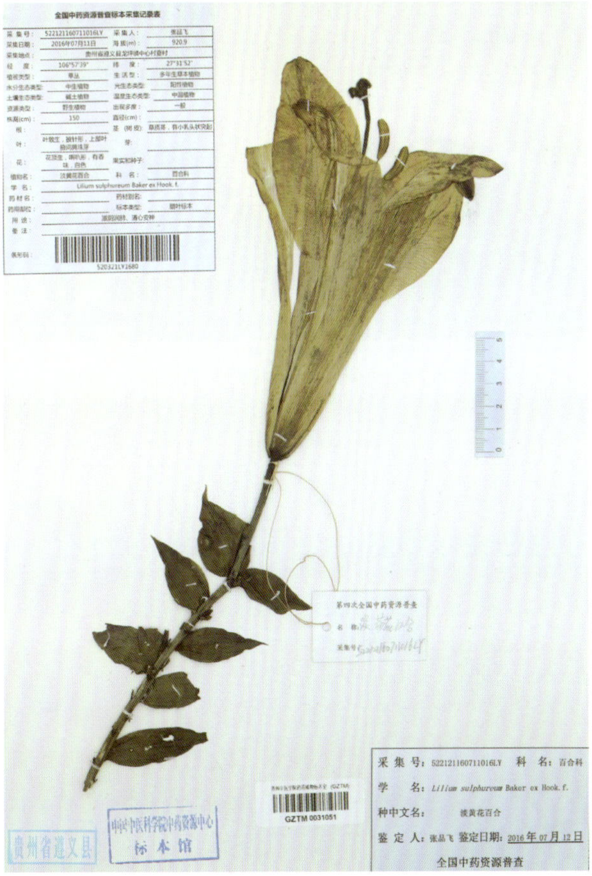

▲ 淡黄花百合腊叶标本

采收加工　秋季待地上部分完全枯萎采挖，洗净，置沸水中略烫，干燥。生用或蜜炙用。

性味归经　甘，寒。归心、肺经。

功能主治　养阴润肺，清心安神。主治阴虚燥咳，劳嗽咳血，虚烦惊悸，失眠多梦，精神恍惚。润肺多蜜炙用。清心安神多生用。

用法用量　内服：煎汤，6～12 g。

连药沿阶草 *Ophiopogon bockianus* Diels

别名　山姜草、大麦冬、竹叶兰花。

形态特征　多年生草本。根稍粗，直径 1～3 mm，密被白色根毛，末端有时膨大成纺锤形小块根。茎较粗短，每年延长后老茎上的叶枯萎，残留膜质叶鞘和部分撕裂的纤维，并生新根，形如根状茎。叶丛生，多少呈剑形，长 20～30 cm，宽 14～22 mm，顶端急尖，基部具膜质的鞘，上面深绿色，背面粉绿色，具多数脉，边缘具细齿，基部逐渐收狭成不明显的柄。花葶长 18～28 cm，总状花序长 5～14 cm，具 10 余朵至多数花；花每 2 朵着生于苞片腋内；苞片披针形，最下面的长 12～15 mm；花梗长 6～9 mm，关节位于中部以下；花被片卵形，长 6～7 mm，顶端常向外卷，淡紫色；花丝很短，几不明显；花药卵形，长 2.5～3 mm，连合成短圆锥形；花柱长约 5 mm。种子椭圆形或近球形。花期 6～8 月，果期 9～11 月。

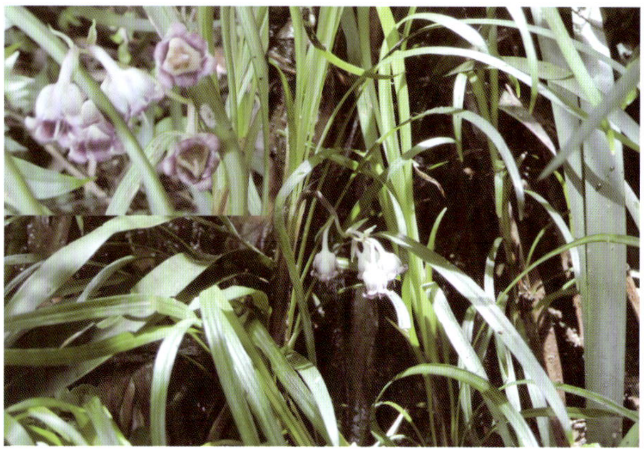

▲ 连药沿阶草植物及花

生境及分布　生于海拔 900～1 300 m 的山坡林下或山谷溪边岩缝中。主要分布于播州、仁怀、绥阳等地。

药材名　连药沿阶草（全草）。

采收加工　夏、秋季植株生长茂盛或花初开时采收，洗净，晒干。

性味归经　辛，寒。入肺经。

功能主治　祛风解毒。主治外感风热，温病，疮痈疖肿。

用法用量　内服：煎汤，9～15 g。

附注　播州地区经常把连药沿阶草的块根当麦冬用。

麦冬 *Ophiopogon japonicus* (L.f.) Ker Gawl.

别名　沿阶草、书带草、不死草。

形态特征　根较粗，常膨大成椭圆形、纺锤形的小块根，块根长 1～1.5 cm；或更长些。地下匍匐茎细长。茎短。叶基生成密丛，禾叶状，长 10～50 cm，具 3～7 条脉。花葶长 6～15(～27) cm；总状花序轴长 2～5 cm，具 8～10 余朵花；花 1～2 朵生于苞片腋；苞片披针形；花梗关节位于中部以上或近中部；花被片 6，披针形，顶端急尖或钝，白色或淡紫色；雄蕊 6，花丝很短；花药三角状披针形，子房半下位，花柱较粗，向上渐狭，顶端钝。种子球形。花期 5～8 月，果期 8 至翌年 4 月。

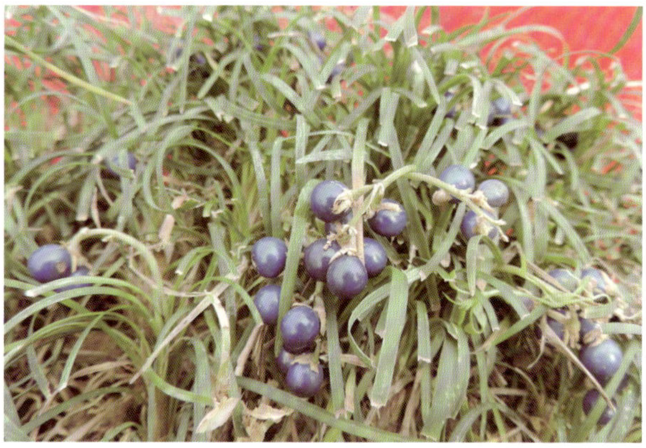

▲ 麦冬植物

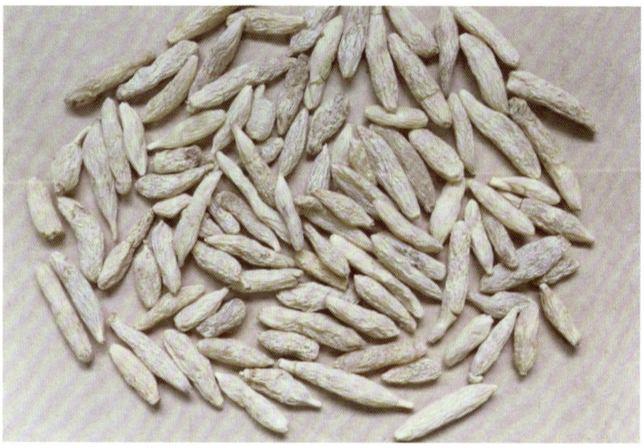

▲ 麦冬药材

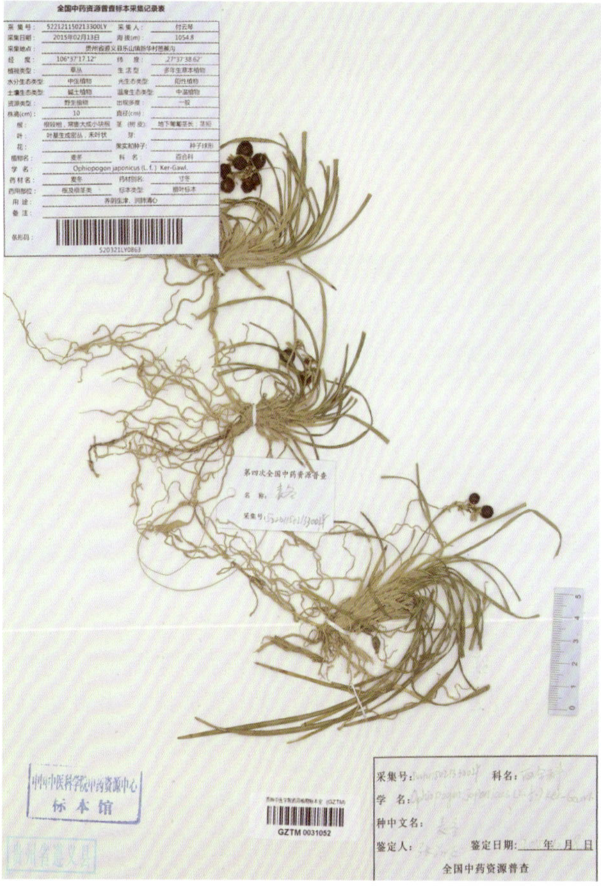

▲ 麦冬腊叶标本

生境及分布 生于海拔 2 000 m 以下的山坡阴湿处、林下或溪旁。主要分布于播州、红岗区、桐梓、绥阳等地。

药材名 麦冬(块根)。

采收加工 夏季采挖,洗净,反复暴晒,堆置,至七八成干,除去须根,干燥。

性味归经 甘、微苦,微寒。归心、肺、胃经。

功能主治 养阴生津,润肺清心。主治肺燥干咳,阴虚痨嗽,喉痹咽痛,津伤口渴,内热消渴,心烦失眠,肠燥便秘。

用法用量 内服:煎汤,9～30 g;或入丸、散、膏。外用:适量,研末调敷,煎汤涂;或鲜品捣汁搽。

使用注意 虚寒泄泻、湿浊中阴、风寒或寒痰咳喘者禁服。

用药经验 ①糖尿病:党参、麦冬、知母各 9 g,竹叶、天花粉各 15 g,生地 12 g,葛根、茯神各 6 g,五味子、甘草各 3 g,煎水服。②萎缩性胃炎:党参、麦冬、沙参、玉竹、天花粉各 9 g,乌梅、知母、甘草各 6 g,水煎服。③阴虚燥咳,咯血:麦冬、天冬、川贝各 9 g,沙参、生地各 15 g,水煎服。④百日咳:麦冬、天冬各 20 g,鲜竹叶 10 g,百合 15 g,水煎服。⑤阴虚内热,津少口渴:麦冬、石斛各 9 g,玉竹、生地各 12 g,水煎服。

云南重楼 *Paris polyphylla* var. *yunnanensis* (Franch.) Hand.-Mazz.

别名 蚤休、独角莲、草河车。

形态特征 植株高 35～100 cm;根状茎粗厚,直径达 2.5 cm,棕褐色,其上密生有多数环节。茎通常带紫色,基部具 1～3 枚膜质鞘。叶(5～)7～10 枚,轮生茎顶，矩圆形、椭圆形或倒卵状披针形，长7～15 cm，宽2.5～5 cm，顶端短尖或渐尖，基部圆形或楔形，叶柄长5～6 cm，带紫红色；花梗长5～16(30)cm；外轮花被片绿色，(3)4～6枚，卵状披针形或披针形，长3.5～7 cm，内轮花被片条形，通常远比外轮长；雄蕊8～12枚，花药与花丝近等长；子房圆锥形，具5～6棱，顶端具一盘状花柱基，花柱粗短，分枝4～5。蒴果直径1.5～2.5 cm，3～6瓣裂开，种子多数。花期4～7月，果期8～11月。

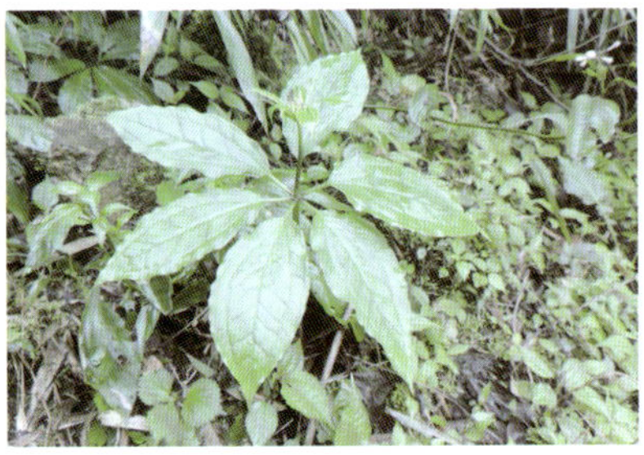

▲ 云南重楼植物

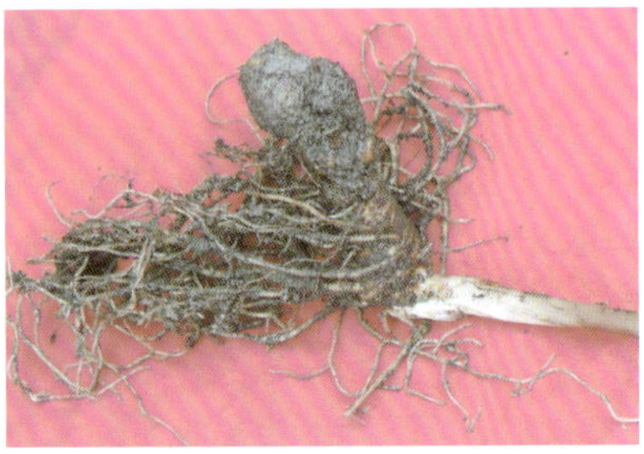

▲ 重楼根茎

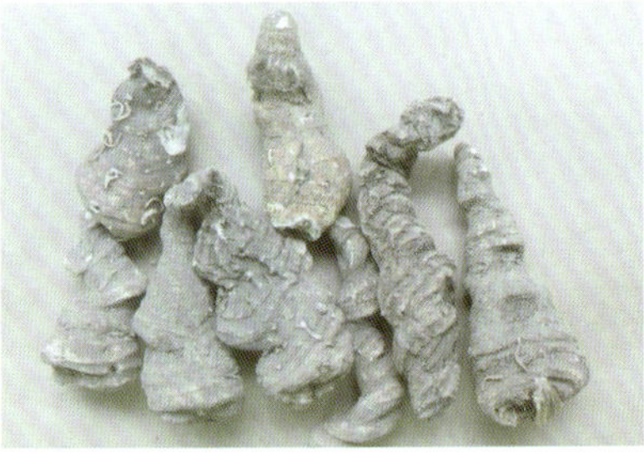

▲ 重楼药材

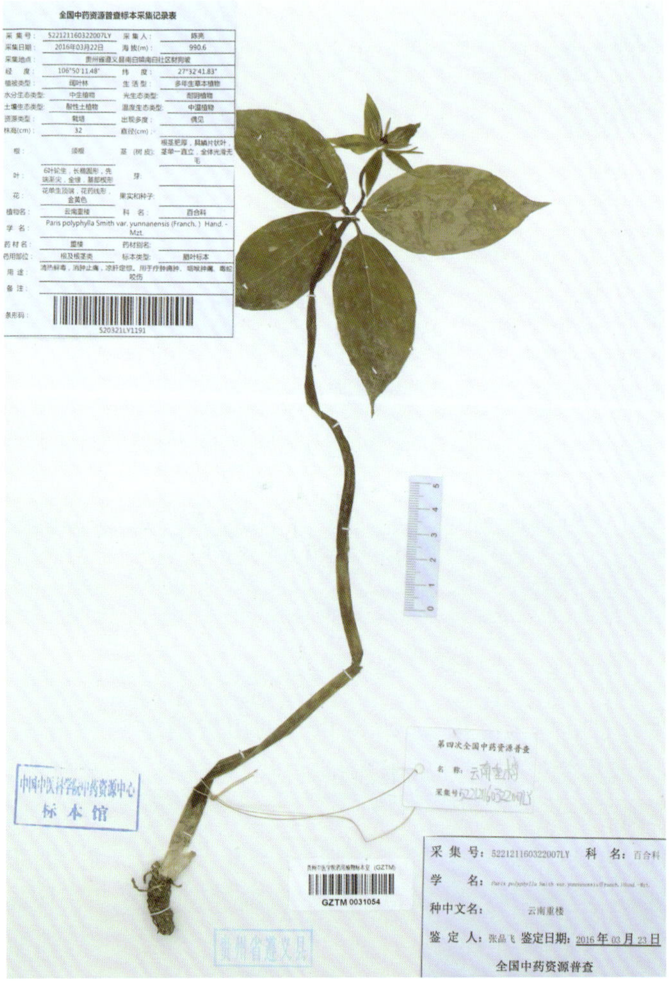

▲ 云南重楼腊叶标本

生境及分布 生于海拔50～3 000 m的山坡林下阴处或沟谷边的草丛阴湿处。主要分布于播州、正安、桐梓、绥阳等地。

药材名 重楼(根茎)。

采收加工 全年均可采挖，但以秋季采挖为好，除去须根，洗净，晒干。

性味归经 苦，微寒。有小毒。归肝经。

功能主治 清热解毒，消肿止痛，凉肝定惊。主治疔疮痈肿，咽喉肿痛，蛇虫咬伤，跌仆伤痛，惊风抽搐或癫痫。

用法用量 内服：煎汤，3～9 g。外用：适量，研末调敷。

使用注意 体虚，无实火热毒者及孕妇忌服。

用药经验 ①疔疮痈肿，蛇虫咬伤：重楼适量，研末醋调外敷。②腮腺炎，淋巴结炎：重楼适量，磨汁外擦。③耳内生疮热痛：重楼适量，醋磨涂患处。④小儿胎风，手足抽搐：重楼研末，每次服2.5 g，冷水下。

多花黄精 *Polygonatum cyrtonema* Hua

别名 黄精、长叶黄精、白及黄精。

形态特征 根状茎肥厚，通常连珠状或结节成块，少有近圆柱形，直径1～2 cm。茎高50～100 cm，通常具10～15枚叶。叶互生，椭圆形、卵状披针形至矩圆状披针形，少有稍作镰状弯曲，长10～18 cm，宽2～7 cm，先端尖至渐尖。花序具(1～)2～7(～14)花，伞形，总花梗长1～6 cm，花梗长0.5～3 cm；苞片微小，位于花梗中部以下；或不存在；花被黄绿色，全长18～25 mm，裂片长约3 mm；花丝长3～4 mm，两侧扁或稍扁，具乳头状突起至具短绵毛，顶端稍膨大乃至具囊状突起，花药长3.5～4 mm；子房长3～6 mm，花柱长12～15 mm。浆果黑色，直径约1 cm，具3～9颗种子。花期5～6月，果期8～10月。

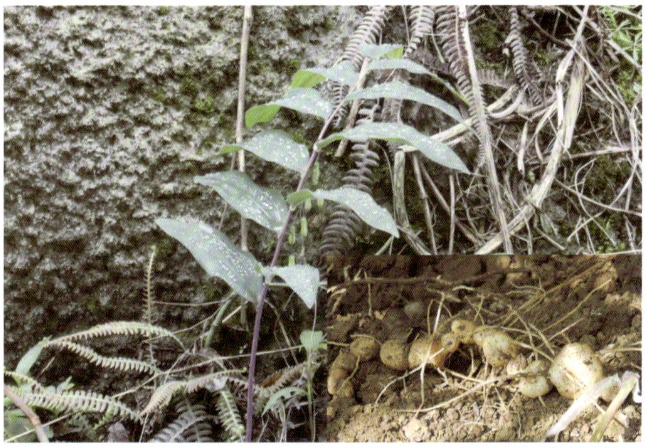
▲ 多花黄精植物(根茎)

生境及分布 生于海拔500～2 100 m的林下、灌丛或山坡阴处。主要分布于播州、习水、仁怀、正安等地。

药材名 黄精(根茎)。

采收加工 春、秋二季采挖，以秋季质量好。除去地上部分及须根，洗去泥土，置蒸笼内蒸至呈现油润时，取出晒干或烘干；或置沸水中略烫；或蒸至透心，捞出晒干或烘干。生用或制用。

性味归经 甘，平。归脾、肺、肾经。

功能主治 补气养阴，健脾，润肺，益肾。主治脾胃虚弱，肺肾阴虚，体虚乏力，胃阴不足，口干食少，肺虚燥咳，劳嗽咳血，干咳少痰，精血不足，头昏耳鸣，腰膝酸软，须发早白，阳痿遗精，内热消渴。

用法用量 内服：煎汤，9～15 g，大剂量可用至30 g。外用：适量，煎水外洗；或捣敷、涂搽。

用药经验 ①脾胃虚弱，体倦无力：黄精、党参、淮山药各30 g，蒸鸡食。②肺结核，病后体虚：黄精15～30 g，水煎服或炖猪肉食。③胃热口渴：黄精18 g，熟地黄、山药各15 g，天花粉、麦冬各12 g，水煎服。④肺结核：黄精、夏枯草各15 g，北沙参、百合各9 g，百部12 g，水煎服。

滇黄精 *Polygonatum kingianum* Coll. et Hemsl.

别名 节节高、仙人饭、大黄精。

形态特征 根状茎近圆柱形或近连珠状，结节有时作不规则菱状，肥厚，直径1～3 cm。茎高1～3 m，顶端作攀援状。叶轮生，每轮3～10枚，条形、条状披针形或披针形，长6～25 cm，宽3～30 mm，先端拳卷。花序具1～6花，总花梗下垂，长1～2 cm，花梗长0.5～1.5 cm，苞片膜质，微小，通常位于花梗下部；花被粉红色，长18～25 mm，裂片长3～5 mm；花丝长3～5 mm，丝状或两侧扁，花药长4～6 mm；子房长4～6 mm，花柱长8～14 mm。浆果红色，直径1～1.5 cm，具7～12颗种子。花期3～5月，果期9～10月。

生境及分布 生于海拔700～3 600 m的林下、灌丛或阴湿草坡，有时生岩石上。主要分布于播州、正安、习水等地。

药材名 黄精(根茎)。

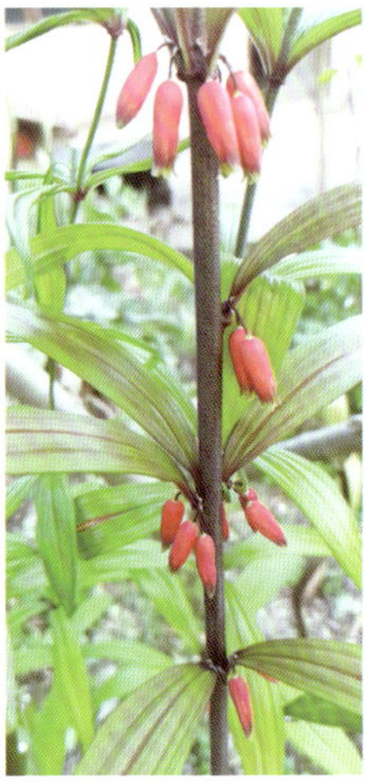

▲ 滇黄精植物

采收加工 春、秋二季采挖，除去须根，洗净，置沸水中略烫或蒸至透心，干燥。

性味归经 参见“多花黄精”条目。

功能主治 养阴润肺，补脾益气，滋肾填精。主治阴虚劳嗽，肺燥咳嗽，脾虚乏力，食少口干，消渴，肾亏腰膝酸软，阳痿遗精，耳鸣目暗，须发早白，体虚羸瘦，风癞癣疾。

用法用量 内服：煎汤，10～15 g，鲜品 30～60 g；或熬膏入丸、散。外用：适量，煎汤洗；熬膏涂；或浸酒搽。

使用注意 中寒泄泻，痰湿痞满气滞者忌服。

用药经验 ①胃热口渴：黄精 18 g，熟地、山药各 15 g，天花粉、麦门冬各 12 g，水煎服。②肺结核，病后体虚：黄精 15～30 g。水煎服或炖猪肉食。③脾胃虚弱，体倦无力：黄精、党参、淮山药各 30 g，蒸鸡食。④肺劳咳血，赤白带：鲜黄精根头 60 g，冰糖 30 g，开水炖服。

玉竹 *Polygonatum odoratum* (Mill.) Druce

别名 萎、尾参、葳蕤。

形态特征 根状茎圆柱形，结节不粗大。茎高 20～50 cm。叶互生，椭圆形至卵状矩圆形，长 5～12 cm，顶端尖。花序腋生，具 1～3 朵花在栽培情况下，可多至 8 朵，总花梗长 1～1.5 cm；花被白色或顶端黄绿色，合生呈筒状，全长 15～20 cm，裂片 6，雄蕊 6，花丝着生近花被筒中部，近平滑至具乳头状突起。浆果蓝黑色。花期 4～6 月，果期 7～9 月。

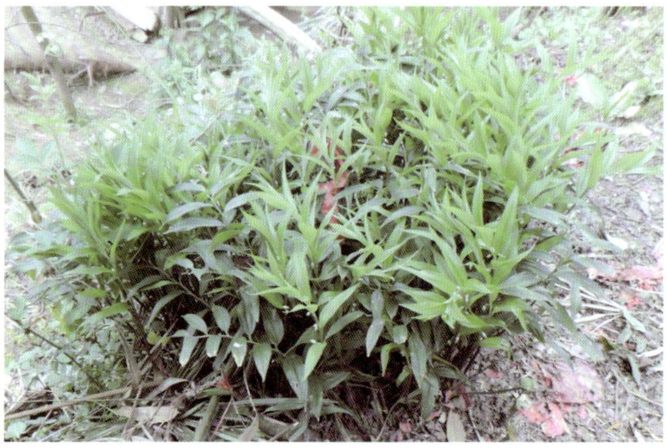

▲ 玉竹植物

生境及分布 生于海拔 500～3 000 m 的林下或山野阴坡。主要分布于播州、桐梓、仁怀、正安等地。

药材名 玉竹(根茎)。

采收加工 秋季采挖，除去须根，洗净，晒至柔软后，反复揉搓，晾晒至无硬心，晒干；或蒸透后，揉至半透明，晒干。

性味归经 甘，微寒。归肺、胃经。

功能主治 养阴润肺，生津止渴。主治肺胃阴虚，燥热咳嗽，热病伤津，咽干口渴，内热消渴。阴虚有热宜生用，热不甚者宜制用。

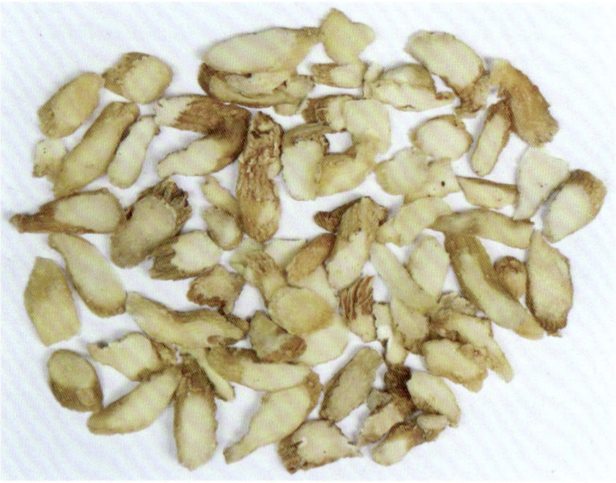

▲ 玉竹药材

用法用量 内服：煎汤，9～15 g；大剂量可用至 30 g；熬膏、浸酒或入丸、散。外用：适量，鲜品捣敷；或熬膏涂。

使用注意 痰湿气滞者禁用；脾虚便溏者慎用。

用药经验 ①糖尿病：天花粉、山药各 60 g，生黄芪 24 g，生地 30 g，钩藤、玉竹各 18 g，杜仲、泽泻各 12 g，五味子 3 g，水煎服。②久咳，痰少，咽干，乏力：玉竹、北沙参各 15 g，麦冬、北五味子各 10 g，川贝 5 g，水煎服，每日一剂。③发热口干，小便涩：玉竹 150 g，煮汁饮之。④虚咳：玉竹 15～30 g，与猪肉同煮服。

黄精 *Polygonatum sibiricum* Red.

别名 鸡头黄精、黄精菜、笔管菜。

形态特征 根茎圆柱形，结节状，“节间”长 4～10 cm，一头粗，一头细，直径 1～2 cm。茎高 50～90 cm；或可达 1 m 以上，有时呈攀援状。叶轮生，每轮 4～6 枚，条状披针形，长 8～15 cm，宽 4～16 mm，顶端拳卷或弯曲成钩。花序通常具 2～4 朵花，呈伞形，总花梗长 1～2 cm，花梗长 2.5～10 mm，俯垂，总花梗长 1～2 cm；苞片膜质，位于花梗基部，钻形或条状披针形，具 1 脉；花被乳白色至淡黄色，合生成筒状，裂片 6；雄蕊 6，花丝着生于花被筒上部。浆果

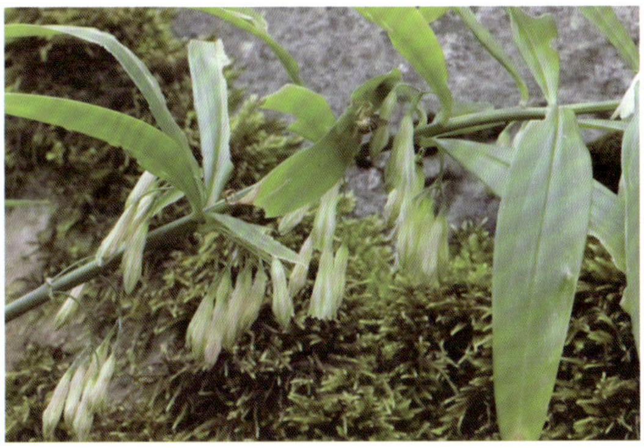

▲ 黄精植物

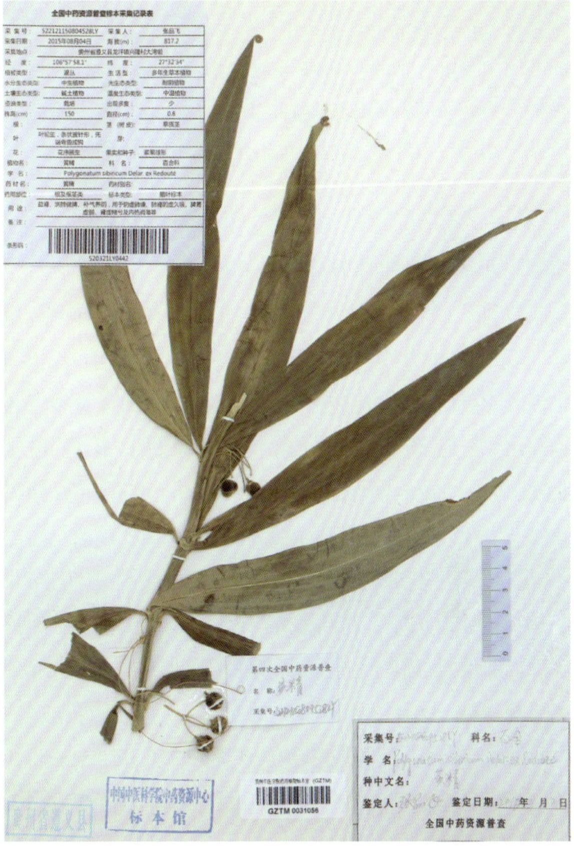

▲ 黄精腊叶标本

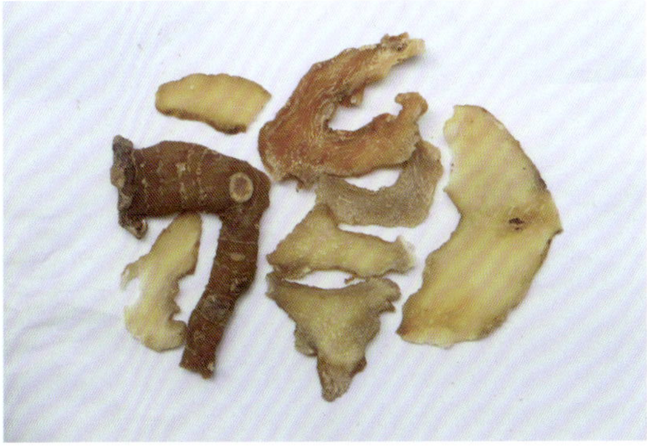

▲ 黄精药材

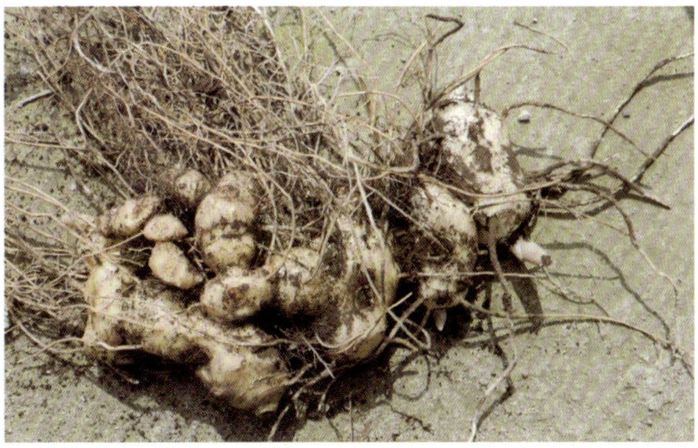

▲ 黄精根茎

熟时黑色，具 4～7 颗种子。花期 5～6 月，果期 8～9 月。

生境及分布　生于海拔 800～2 800 m 的林下、灌丛或山坡阴处。主要分布于播州、习水、桐梓、绥阳等地。

药材名　黄精（根茎）。

采收加工　春、秋二季采挖，以秋季质量好。除去地上部分及须根，洗去泥土，置蒸笼内蒸至呈现油润时，取出晒干或烘干；或置沸水中略烫或蒸至透心，捞出晒干或烘干。生用或制用。

性味归经　甘，平。归脾、肺、肾经。

功能主治　补气养阴，健脾，润肺，益肾。主治脾胃虚弱，肺肾阴虚，体虚乏力，胃阴不足，口干食少，肺虚燥咳，劳嗽咳血，干咳少痰，精血不足，头昏耳鸣，腰膝酸软，须发早白，阳痿遗精，内热消渴。

用法用量　内服：煎汤，9～15 g，大剂量可用至 30 g。外用：适量，煎水外洗；或捣敷、涂搽。

用药经验　①慢性肝炎，疲乏无力，腹胀不适，胃口不好，尿量减少，汗多口干：丹参 30 g，黄精、糯米根须各 25 g，水煎服。②身体虚弱：黄精适量，炖肉食用。③糖尿病：黄精茎叶（干品）适量，泡水喝或煎水服。④久咳不愈：黄精 9 g，一朵云 9 g，煨水服。

吉祥草 *Reineckia carnea*（Andr.）Kunth

别名　小青胆、小叶万年青、玉带草。

形态特征　多年生草本，茎匍匐于地上，似根茎，绿色，多节，节上生须根。叶 3～8 枚，簇生于根状茎顶端或茎节，条形或披针形，长 10～38 cm，宽 0.5～3.5 cm，先端渐尖，向下渐狭，深绿色。花葶短于叶，长 5～15 cm，穗状花序长 2～6.5 cm，多花；苞片卵状三角形，膜质，淡褐色或带紫色，花芳香，粉红色，花被片合生成短管状，上部 6 裂；裂片开花时反卷，矩圆形，稍肉质；雄蕊 6，花丝丝状，花药近矩圆形，背部着生；子房瓶状。浆果球形，成熟时鲜红色。花期 7～8 月，果期 10 月至翌年 3 月成熟。

生境及分布　生于海拔 170～3 200 m 的阴湿的山坡、山谷或密林下及山沟阴处。主要分布于播州、习水、仁怀、绥阳等地。

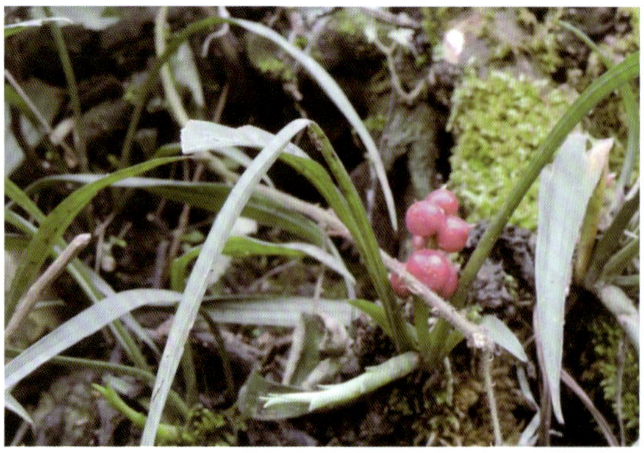

▲ 吉祥草植物

药材名　吉祥草（全草）。

采收加工　全年均可采收，连根挖起，洗净，切段晒

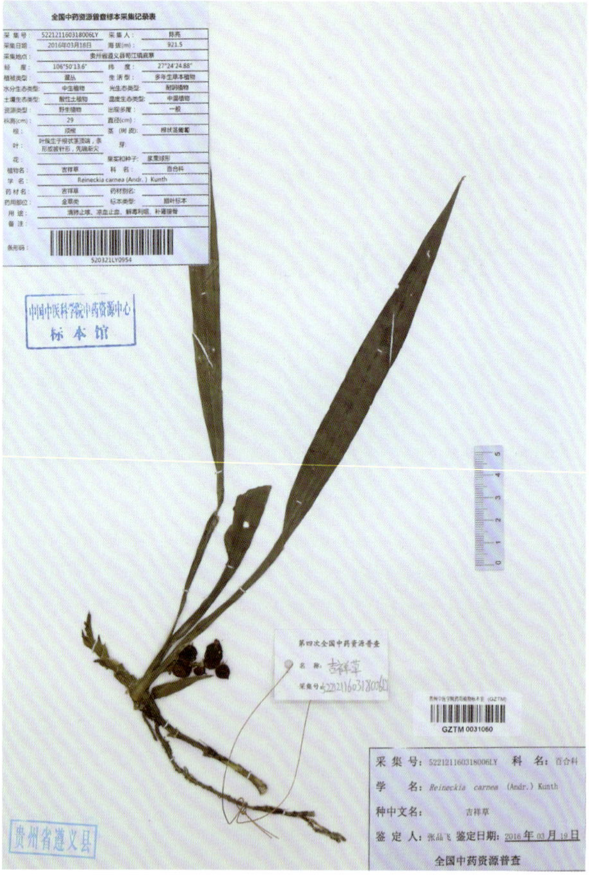

▲ 吉祥草腊叶标本

干。生用或鲜用。

性味归经 甘，平。归肺、肾、肝经。

功能主治 凉血止血，滋阴润肺，解毒利咽。主治咳血，吐血，衄血，咯血，便血，跌打损伤，骨折，肺热咳嗽，阴虚咳嗽，咽喉肿痛，痈肿疮疖。

用法用量 内服：煎汤，6～12 g，鲜品 30～60 g。外用：适量，捣烂敷患处。

用药经验 ①肺热咳嗽：吉祥草 15 g，水煎服。②跌打损伤或骨折：吉祥草鲜品适量，捣烂外敷患处。③目翳，疳积：吉祥草根 9 g，猪肝 90 g，同煎汤服。④吐血，咳血：吉祥草 30 g，煨水服。⑤黄疸：吉祥草 30 g，蒸淘米水食。

菝葜 *Smilax china* L.

别名 龙爪菜、金刚根、王瓜草。

形态特征 攀援灌木，高 1～5 m；根状茎粗厚，坚硬，粗 2～3 cm。茎与枝条通常疏生刺。叶薄革质或纸质，干后一般为红褐色或近古铜色，通常宽卵形或圆形，长 3～10 cm，宽 1.5～6(10) cm，下面淡绿色，有时具粉霜；叶柄脱落点位于中部以上，约占全长 1/2～1/3，具狭鞘，几乎全部有卷须，少有例外。花单性，雌雄异株，绿黄色，多朵排成伞形花序，生于叶尚幼嫩的小枝上；总花梗长 1～2 cm；雄花：外轮花被片 3，矩圆形；内轮花被片 3，稍狭；雄蕊长约为花被片的 2/3；雌花与雄花大小相似，具 6 枚退化雄蕊。浆果球形，成熟时红色，有粉霜。花期 2～5 月，果期 9～11 月。

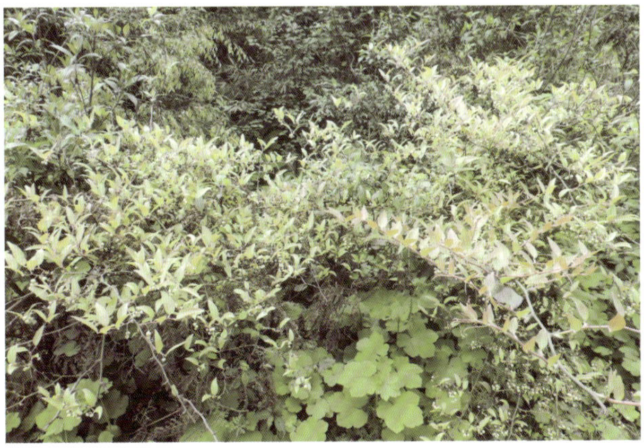

▲ 菝葜植物

生境及分布 生于海拔 2 000 m 以下的山坡林下、灌丛中、路旁、河谷或山坡草丛中。主要分布于播州、仁怀、习水、务川等地。

药材名 菝葜（根茎），菝葜叶（叶）。

采收加工 1. 菝葜。秋末至翌年春采挖，除去须根，洗净，晒干或趁鲜切片，干燥。

2. 菝葜叶。夏、秋季采收，鲜用或晒干。

性味归经 1. 菝葜。甘、微苦、涩，平。归肝、肾经。

2. 菝葜叶。甘，平。

功能主治 1. 菝葜。利湿去浊，祛风除痹，解毒散瘀。主治小便淋浊，带下量多，风湿痹痛，疔疮痈肿。

2. 菝葜叶。祛风，利湿，解毒。主治风肿，疮疖，肿毒，臁疮，烧烫伤，蜈蚣咬伤。

用法用量 1. 菝葜。内服：煎汤，10～15 g；或浸酒；或入丸、散。

2. 菝葜叶。内服：煎汤，15～30 g；或浸酒。外用：适量，捣敷；或研末调敷；或煎水洗。为疮科要药。

用药经验 ①牛皮癣：菝葜根 20～40 g，用温开水 1 500 ml 浸泡 10 h，煮沸 40～80 min，每日分 2～3 次饭后服。②诸般恶疮，疮疖肿毒：菝葜叶，每用一叶，贴疮上，候清水出为度，为瘥再用。③淋证：菝葜（盐水炒）15 g，金银花 9 g，萹蓄 6 g，水煎服。④乳糜尿：楤木（鸟不宿）根、菝葜根茎各 30 g，水煎，分早晚 2 次服。

光叶菝葜 *Smilax glabra* Roxb.

别名 禹余粮、白余粮、草禹余粮。

形态特征 攀援灌木，长 3～9 mm。茎光滑，无刺。根状茎粗厚、块状，常由匍匐茎相连接，粗 2～5 cm。叶互生，革质，卵形至卵状椭圆形，长 6～12 cm，宽 1～7 cm，先端短渐尖，基部圆形或钝，下面通常淡绿色。叶柄长 5～15 mm，具狭鞘，常有纤细的卷须 2 条，脱落点位于近顶端；伞形花序单生于叶腋，通常具 10 余朵花；雄花序总花梗长 2～5 mm，通常明显短于叶柄，极少与叶柄近等长，在总花梗与叶柄之间有 1 芽；花序托膨大，连同多数宿存的小苞片，多少呈莲座状；花绿黄色；雄花外花被片近扁圆形，兜状，背面中央具纵槽，内花被片近圆形，边缘有不规则的齿；雄花靠合，与内花被片近等长，花丝极短；雌花外形与雄花相似，但内花被片边缘无齿，具 3 枚退化雄蕊。浆果熟时黑色，具粉霜。花期 5～11 月，果期 11 月至翌年 4 月。

生境及分布 生于海拔 1 800 m 以下的林下、灌木丛中、河岸或山谷中，也见于林缘与疏林中。主要分布于播州、习水、桐梓、务川等地。

药材名 土茯苓（根茎）。

采收加工 夏、秋二季采挖，除去须根，洗净，晒干；或趁鲜切片晒干。

性味归经 甘、淡，平。归肝、胃经。

功能主治 解毒，除湿，通利关节。主治梅毒及汞中毒所致的肢体拘挛，筋骨疼痛，湿热淋浊，脚气，带下，痈肿，瘰疬，瘿瘤，湿疹，疥癣。为治梅毒要药。

用法用量 内服：煎汤，15～60 g。外用：适量，研末调敷。

使用注意 肝肾阴虚者慎服。

用药经验 ①杨梅疮毒：土茯苓 30 g，水酒浓煎服；或土茯苓 30 g，五加皮、皂角子、苦参各 9 g，金银花 3 g，用好酒煎，每日一剂。②寻常疣：土茯苓 50 g，生地黄 30 g，苦参、红紫草各 15 g，黄芩 12 g，甘草 10 g，每日 1 剂，水煎，分 4 次口服。③瘿瘤：土茯苓 15 g，金荞麦、黄药子各 9 g，白英 15 g，乌蔹根、蒲公英各 12 g，甘草、金银花各 6 g，煎服。④杨梅疮，鱼口，肾疳：土茯苓 120 g，黄柏、生黄芪各 60 g，生甘草 30 g，水煎服。⑤风湿骨痛，疮疡肿毒：土茯苓 500 g，去皮，和猪肉炖烂，分数次连渣服。

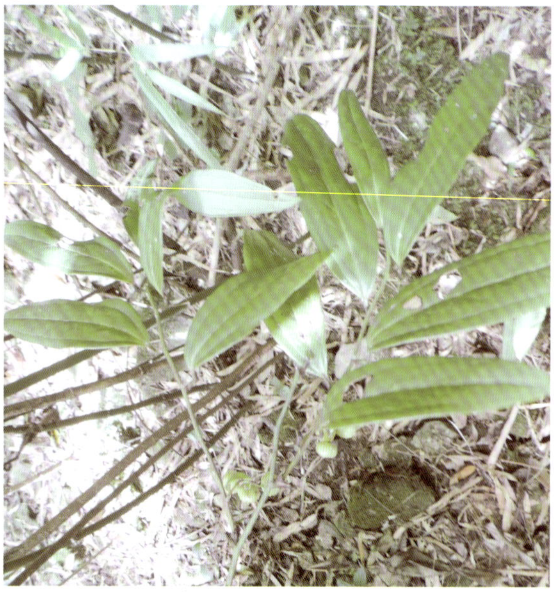

▲ 光叶菝葜植物

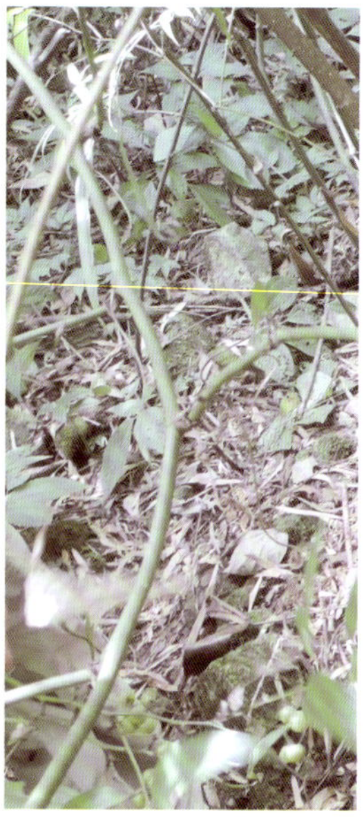

▲ 光叶菝葜茎

小叶菝葜 *Smilax microphylla* C. H. Wright

别名 刺梭罗、乌鱼刺、地茯苓藤。

形态特征 攀援灌木，高 0.5～1 m。茎与枝条平滑或粗糙，具刺。叶革质，披针形、卵状披针形或近条状披针形，长 2.5～10 cm，宽 0.5～5 cm，下面苍白色；叶柄脱落点位于近顶端，约占全长的 1/2～2/3，具狭鞘，部分具卷须。花单性，雌雄异株，淡绿色，多朵排成伞形花序；总花梗短于叶柄；花序托膨大，具多枚宿存小苞片；雄花：外轮花被片 3，狭矩圆形；内轮花被片 3，条形；雄蕊长约为花被片的一半；雌花比雄花稍小，具 3 枚退化雄蕊。浆果球形，成熟时紫黑色。花期 6～8 月，果期 10～11 月。

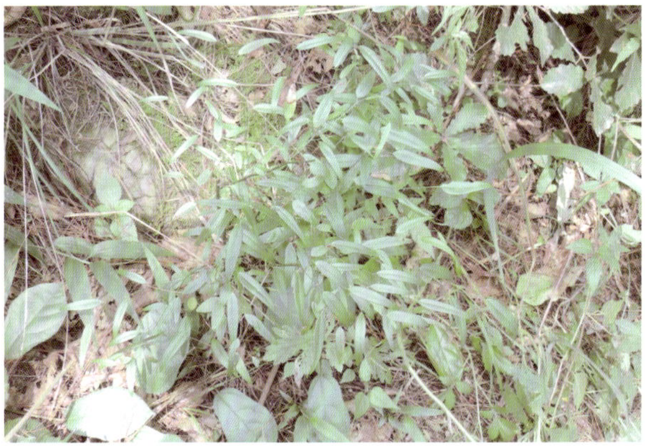

▲ 小叶菝葜植物

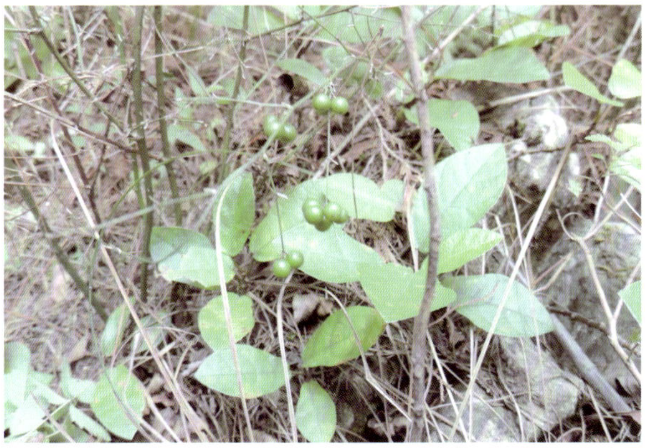

▲ 小叶菝葜果实

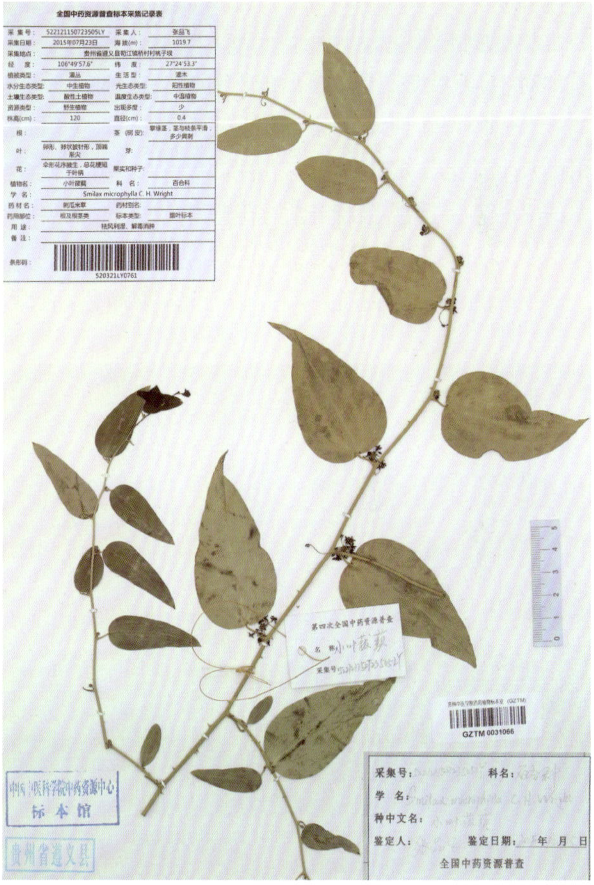

▲ 小叶菝葜腊叶标本

生境及分布 生于海拔 500～1 600 m 的灌木、林下、石灰岩山的灌丛中或石缝中及山坡阴处。主要分布于播州、习水、绥阳等地。

药材名 刺瓜米草（根）。

采收加工 全年可采挖，除去泥沙，洗净，切片晒干。

性味 苦、辛，凉。

功能主治 祛风，清热，利湿。主治风湿热痹，小便赤涩，疮疖。

用法用量 内服：煎汤，6～15 g。

用药经验 ①发热，小便赤：刺瓜米草 6 g，阎王刺根 4.5 g，煨水服。②风湿关节痛：刺瓜米草 30 g，煨水服。

百部科

对叶百部 *Stemona tuberosa* Lour.

别名 大百部、九重根、山百部根。

形态特征 多年生攀援草本，高达 5 m。块根肉质，纺锤形或圆柱形，长 15～30 cm。茎上部缠绕。叶通常对生；卵状披针形、卵形或广卵形，长 8～30 cm，宽 2.5～10 cm，顶端渐尖或短尖，基部心形，全缘或稍微波状，纸质或薄革质；叶柄长 3～10 cm。花单生或 2～3 朵排成总状花序，花腋生或偶而贴生于叶柄上，花柄或花序柄长 2.5～5(～12)cm；花下具 1 披针形的小苞片；花被 4 片，披针形，黄绿色，有紫色脉纹，长 3.5～7.5 cm，宽 7～10 mm，顶端渐尖，内轮比外轮稍宽，叶脉 7～11 条；雄蕊紫红色，短于或近等长于花被；花丝短，基部多少合生成环；花药线形，其顶端具短钻状附属物；药隔肥厚，直立，向上延伸为长钻状或披针形的附属物；子房小，卵形，花柱近无。蒴果倒卵形而扁，光滑，具多数种子。花期 4～7 月，果期 5～8 月。

生境及分布 生于海拔 370～2 240 m 的阴处灌木林下、山坡丛林下、溪边、路旁以及山谷和阴湿岩石

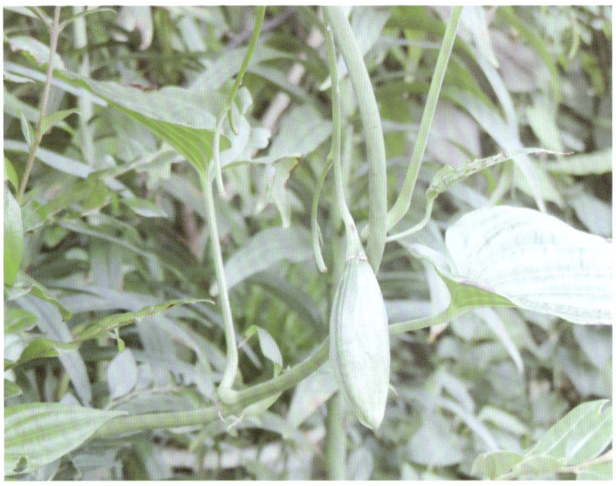

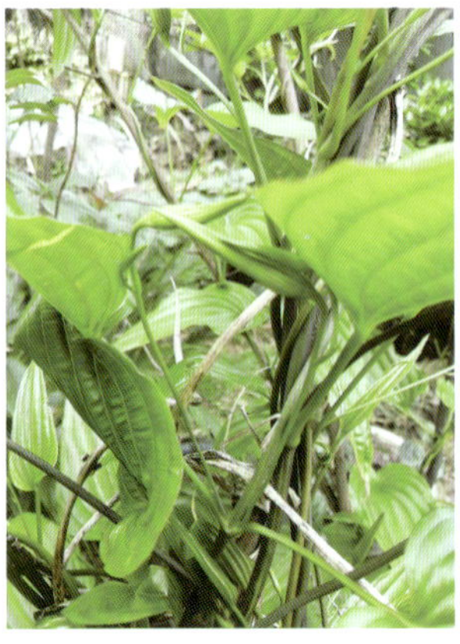

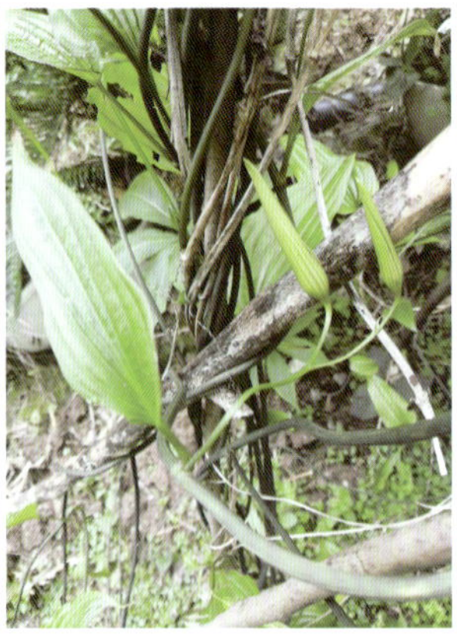

▲ 对叶百部植物

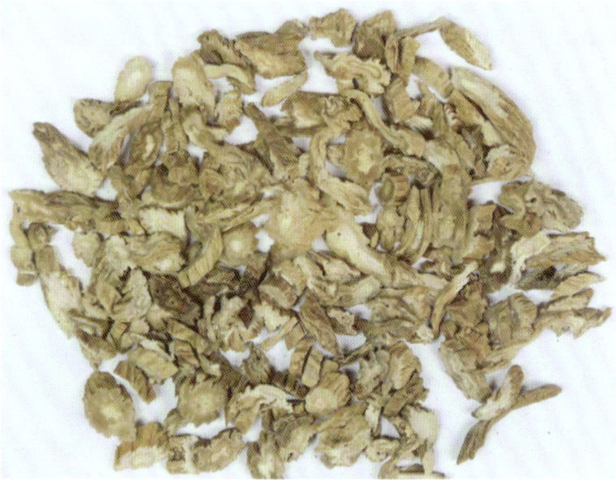

▲ 百部药材

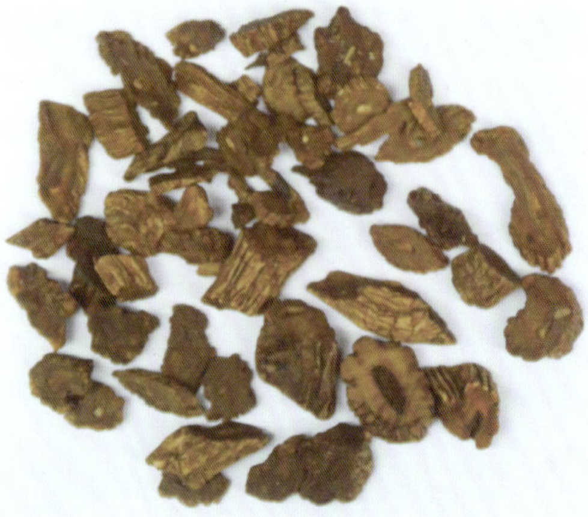

▲ 蜜百部药材

中。主要分布于播州、红花岗、绥阳等地。

药材名 百部(块根)。

采收加工 春、秋二季采挖,除去须根,洗净,置沸水中略烫或蒸至无白心,取出,晒干。也可鲜用。

性味归经 甘、苦,微温。归肺经。

功能主治 润肺下气止咳,杀虫灭虱。主治新旧咳嗽,肺痨咳嗽,顿咳,百日咳;外用治头虱,体虱,蛲虫病,癣疥,阴痒。密百部润肺止咳。主治阴虚劳嗽。

用法用量 内服:煎汤,3～9 g。外用:适量,煎水洗;或研末外敷;或浸酒涂擦。

使用注意 脾胃有热者慎用。

用药经验 ①支气管炎:百部、杏仁各 15 g,冰糖 20 g,水煎,去渣,取汁,每剂药煎 2 次,混合后早、晚服,连服 7 剂。②皮肤瘙痒:百部 30 g,用 75%的酒精 100 ml 浸泡,1 周后去渣备用,外涂患处。③小儿百日咳:蜜炙百部、夏枯草各 9 g,水煎服。④肺结核空洞:蜜炙百部、白及各 12g,黄芩 6g,黄精 15g,水煎服。⑤肺痨咳嗽:百部 500 g,加水 4 000 ml 煎膏,每次 1 匙,每日 2 次,连服半月。

石蒜科

龙舌兰 *Agave americana* L.

别名 剑兰、剑麻。

形态特征 多年生植物。叶呈莲座式排列,通常 30～40 枚,有时 50～60 枚,大型,肉质,倒披针状线形,长 1～2 m,中部宽 15～20 cm,基部宽 10～12 cm,叶缘具有疏刺,顶端有 1 硬尖刺,刺暗褐色,长 1.5～2.5 cm。圆锥花序大型,长达 6～12 m,多分枝。花黄绿色。花被管长约 1.2 cm,花被裂片长 2.5～3 cm。雄蕊长约为花被的 2 倍。蒴果长圆形,长约 5 cm。开花后花序上生成的珠芽极少。花期 6～8 月。

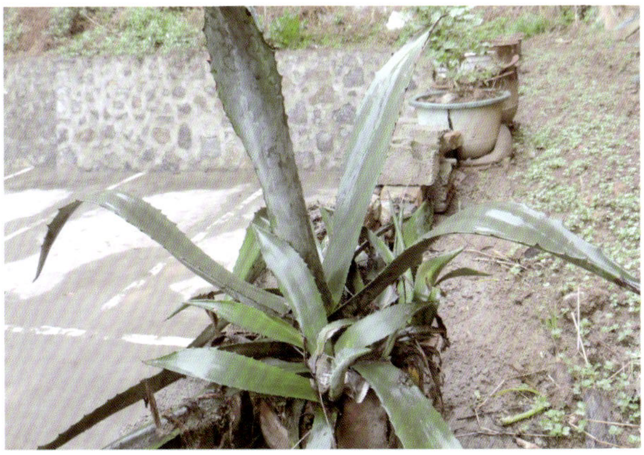

▲ 龙舌兰植物

生境及分布 全国各地均为栽培品。主要分布于播州、习水、正安、绥阳等地。

药材名 龙舌兰(叶)。

采收加工 四季采叶,洗净,鲜用或沸水烫后晒干。

性味 苦、酸,温。

功能主治 解毒拔脓,杀虫,止血。主治痈疽疮疡,疥癣,盆腔炎,子宫出血,顽固性溃疡,足底脓肿。

用法用量 内服:煎汤,10～15 g。外用:适量,捣敷。

用药经验 ①久年溃疡:鲜龙舌兰嫩叶 45 g,冬蜜 30 g,捣烂敷患处。②足底脓肿:鲜龙舌兰适量,加雄黄少许,捣烂敷患处。③皮肤疥癣:鲜龙舌兰叶搓擦患处或水煎熏洗。④子宫出血:鲜龙舌兰叶 15 g,水煎服。

大叶仙茅 *Curculigo capitulata* (Lour.) O. Kuntze

别名 野棕、假槟榔树、松兰。

形态特征 多年生草本;根状茎块状,粗厚。叶基生,通常 5～6 枚,矩圆状披针形,长 30～90 cm,宽 7～15 cm,具折扇状脉,全缘,光滑或下面脉上有疏毛,叶柄长 30～60 cm,有槽。花葶从叶腋发出,常短于叶,高 10～20 cm,密被褐色长柔毛,顶端稍俯垂。花黄色,聚生成直径 2.5～5 cm 的头状花序,苞片披针形,被长柔毛。花被裂片 6,卵形,有毛;雄蕊 6;子房顶端无喙,浆果球形。花期 5～6 月,果期 8～9 月。

生境及分布 生于海拔 850～2 200 m 的草地、林下或阴湿处。主要分布于播州。

药材名 大地棕根(根茎)。

采收加工 夏、秋季采挖,除去叶,洗净,切片,晒干。

性味归经 辛、微苦,温。归肾、肺、肝经。

功能主治 补肾壮阳,祛风除湿,活血调经。主治肾虚咳喘,阳痿遗精,白浊带下,腰膝酸软,风湿痹痛,宫冷不孕,月经不调,崩漏,子宫脱垂,跌打损伤。

用法用量 内服:煎汤,6～9 g;或入丸、散。外用:适量,研末捣敷。

用药经验 ①妇女月经不调:大地棕根、黄花根、女贞子、女儿红、茺蔚子、对叶草、红枣、金樱子,炖鸡服。②肾虚咳喘:大地棕根、淫羊藿、矮地茶、岩枇杷各 10 g,水煎服。③虚劳咳嗽:大地棕根、白鲜皮、沙参各等分,炖鸡服。④跌打损伤:大地棕根、见血飞、五花血藤各 10 g,水煎服。⑤风湿痹痛:大地棕根 15 g,透骨香、油麻血藤各 10 g,水煎服。

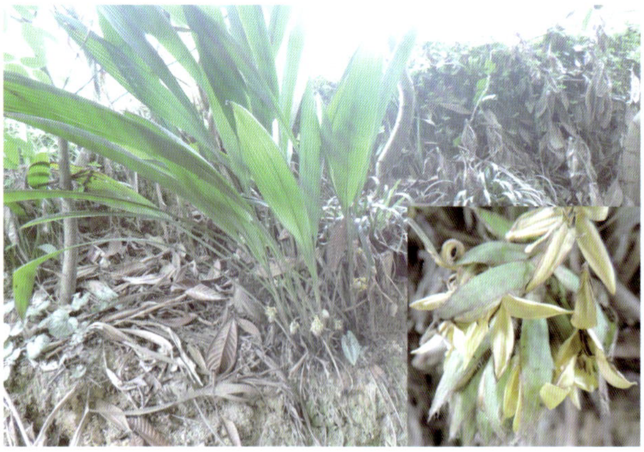

▲ 大叶仙茅植物及花

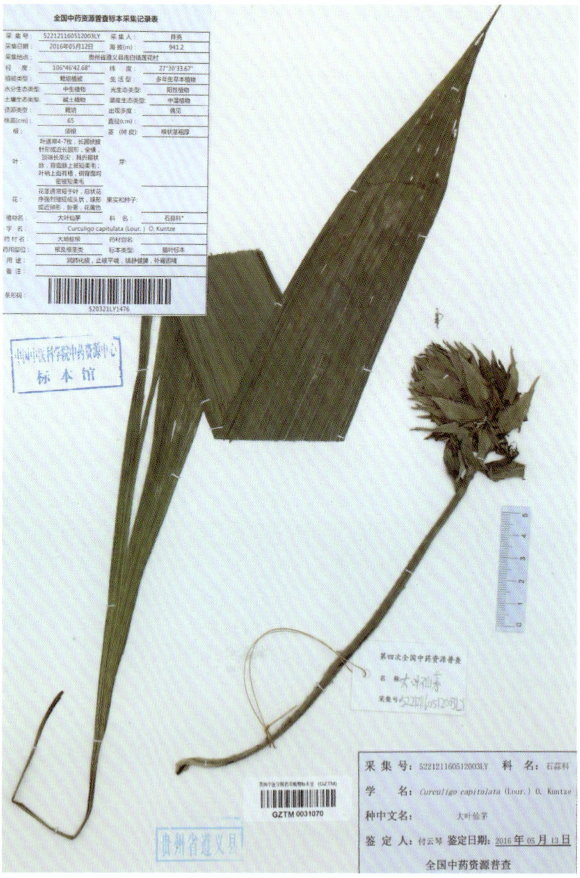

▲ 大叶仙茅腊叶标本

仙茅 *Curculigo orchioides* Gaertn.

别名 芽瓜子、独脚仙茅、独茅根。

形态特征 多年生草本，高 10～40 cm；根状茎圆柱形，向下直生，粗约 1 cm。叶基生，3～6 枚，披针形，长 15～30 cm，有时散生长柔毛。花葶极短，隐藏于叶鞘内；苞片披针形，膜质；花黄色；花被有疏长毛，筒部线形，长约 2.5 cm，裂片 6，披针形；雄蕊 6；子房下位，有长毛，花柱细长，柱头棒状；浆果长矩圆形，长约 1.2 cm，顶端宿存有细长的花被筒，呈喙状。花、果期 4～9 月。

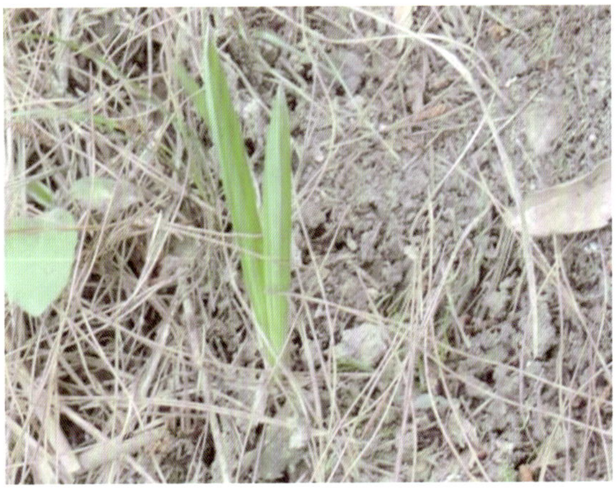

▲ 仙茅植物

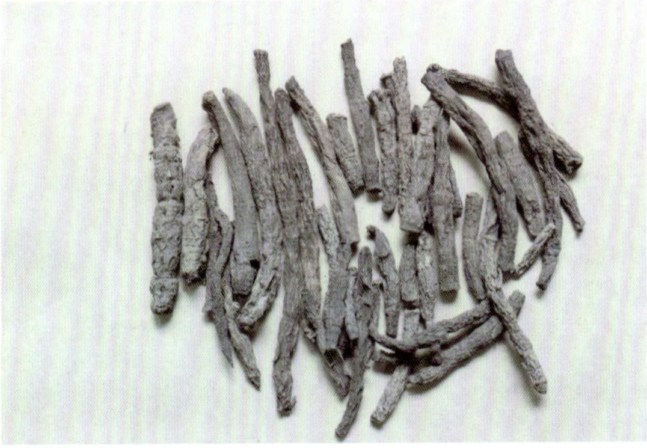

▲ 仙茅药材

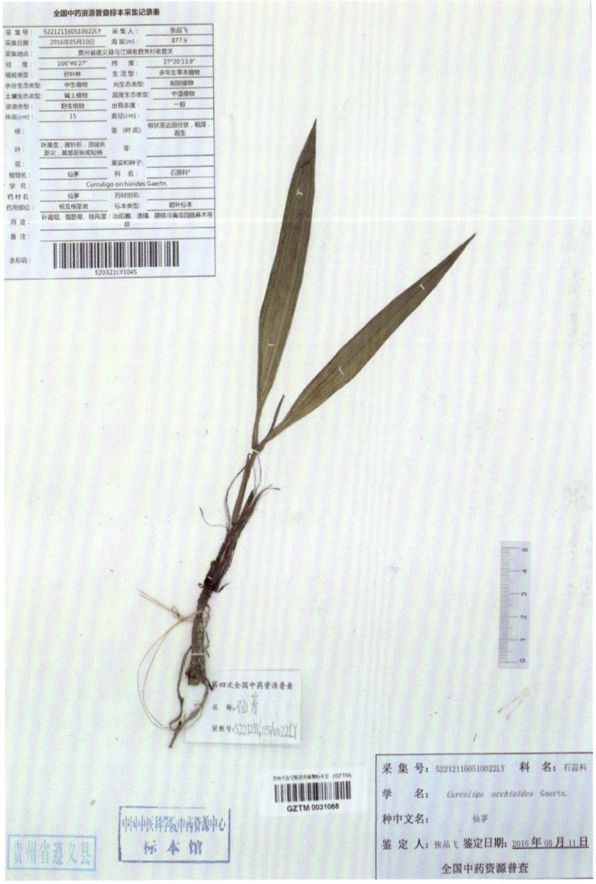

▲ 仙茅腊叶标本

生境及分布 生于海拔 1 600 m 以下的林中、山坡草地或荒坡上。主要分布于播州、正安、桐梓、绥阳等地。

药材名 仙茅（根茎）。

采收加工 春季发芽前或 10 月倒苗枯萎时；秋、冬二季采挖，除去须根和根头，洗净，晒干或蒸后晒干。

性味归经 辛，热。有毒。归肾、肝、脾经。

功能主治 补肾阳，强筋骨，祛寒湿。主治阳痿精冷，筋骨痿软，腰膝冷痛，阳虚冷泻。

用法用量 内服：水煎，3～10 g。

使用注意 阴虚火旺者不宜使用。

用药经验 ①冲任不调症状的高血压病：仙茅、仙灵脾、巴戟天（或菟丝子）、知母、黄柏、当归六味等分，煎成浓缩液，日服 2 次，每次 15～30 g。②女性更年期综合征：仙茅、淫羊藿各 15 g，巴戟天、当归、黄柏、知母各 9 g，水煎服，每日 1 剂。③遗精：仙茅、覆盆子、熟地黄、芡实、菟丝子各 15 g，山茱萸、龙骨、牡蛎、锁阳各 30 g，水煎服，每日 1 剂。④蛇咬：鲜仙茅和鲜半边莲一起捣烂，敷于患处即可。⑤阳痿、耳鸣：仙茅、金樱子根及果实各 15 g，炖肉吃。⑥老年遗尿：仙茅 50 g，泡酒服。

石蒜 *Lycoris radiata*（L'Her.）Herb.

别名 水麻、老鸦蒜、酸头草。

形态特征 多年生草本；鳞茎宽椭圆形或近球形，外有紫褐色鳞茎皮，直径 1.4～3.5 cm。叶基生，条形或带形，长 14～30 cm，宽 1～2 cm，全缘。花葶在叶前抽出，实心，高约 30 cm；伞形花序有花 4～6 朵；苞片干膜质，棕褐色，披针形；花鲜红色或具白色边缘，长约 7.5 cm；花被片 6，花被筒极短，喉部有鳞片，裂片狭倒披针形，长约 4 cm，边缘皱缩，向后反卷；雄蕊 6，着生于花被筒近喉部，长为裂片的 2 倍；子房下位，3 室，每室有胚珠数枚；花柱纤弱，很长，柱头头状，极小。蒴果常不成熟。花期 7～8 月，果期 9 月。

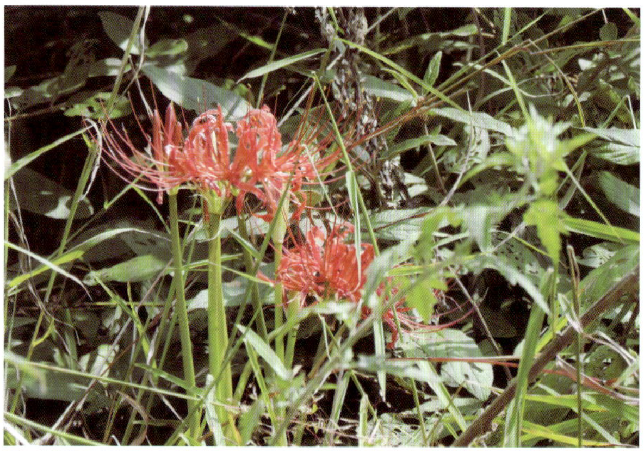

▲ 石蒜植物

生境及分布 生于海拔 750～1 600 m 的阴湿山坡和溪沟边、林缘、山坡草地、路旁，庭园亦有栽培。主要分布于播州、习水、绥阳等地。

药材名 石蒜（鳞茎）。

采收加工 秋季挖出鳞茎，选大者洗净，晒干入药，小者做种。野生品四季均可采挖，鲜用或洗净晒干备用。

性味归经 辛、甘，温。有毒。归肺、胃、肝经。

功能主治 祛痰催吐，解毒散结。主治喉风，单双乳蛾，咽喉肿痛，痰涎壅塞，食物中毒，胸腹积水，恶疮肿毒，痈肿疮毒，痰核瘰疬，痔漏，跌打损伤，风湿关节痛，顽癣，烫火伤，蛇咬伤。

用法用量 内服：煎汤，1.5～3 g；或捣汁。外用：适量，捣敷；或绞汁涂；或煎水熏洗。

使用注意 体虚、无实邪及孕妇禁服，皮肤破损者禁敷。

用药经验 ①双单乳蛾：石蒜捣汁，生白酒调敷，呕吐而愈。②食物中毒，痰涎壅塞：鲜石蒜 1.5～3 g，煎服催吐。③疔疮肿毒：鲜石蒜适量，捣烂敷患处。

薯蓣科

黄独 *Dioscorea bulbifera* L.

别名 土卵、黄药、金线吊虾蟆。

形态特征 缠绕藤本；块茎卵圆形或梨形，近于土

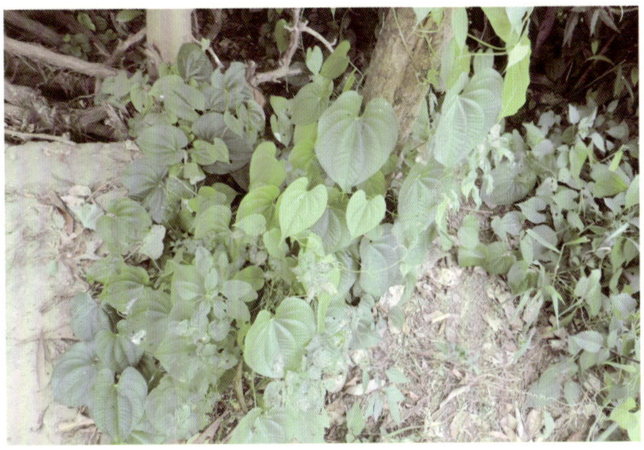

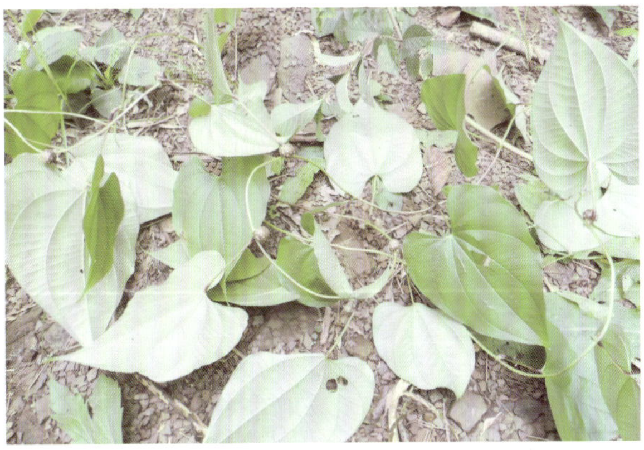

▲ 黄独植物

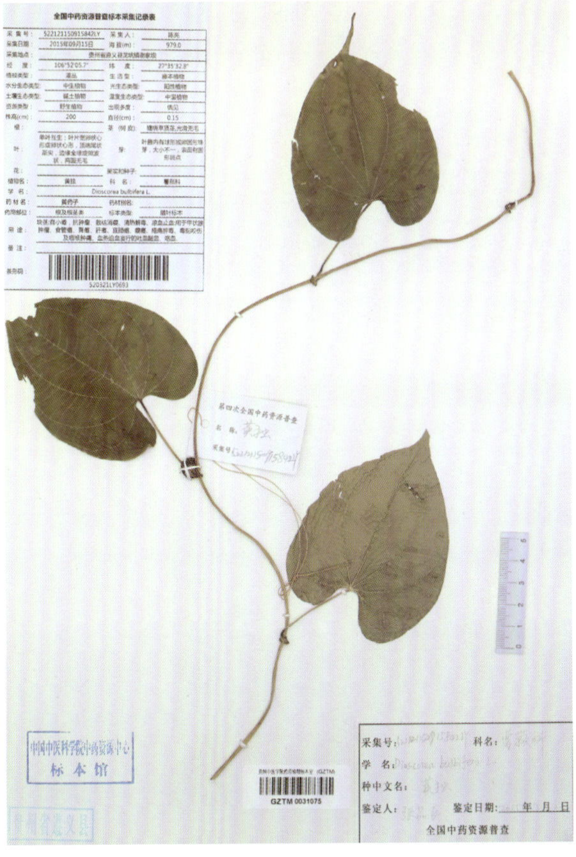

▲ 黄独腊叶标本

面，棕褐色，表面长满细长须根。茎圆柱形，左旋。叶腋内有大小不等的紫棕色的球形或卵圆形珠芽(或称零余子)。单叶互生，叶片宽心状卵形，顶端长尾状，全缘或微波状，两面光滑无毛。雄花序穗状下垂，常数个丛生于叶腋；花单生密集，基部有2卵状苞片；花被片6，线状披针形；雄蕊6，着生于花被基部，花丝与花药近于等长。蒴果反曲，翅长圆形，长2～3 cm，宽0.5～0.8 cm，成熟时草黄色，表面密生紫色小斑点；种子深褐色，着生于果实每室顶端，翅向基部延长成矩圆形。花期7～10月，果期8～12月。

生境及分布 生于海拔2 000 m以下的河谷边、山谷阴沟或杂木林边缘，有时房前屋后、竹林或路旁的树荫下也能生长。主要分布于播州、仁怀、桐梓、务川等地。

药材名 黄药子(干燥或新鲜块茎)，黄独零余子(叶腋内生长的紫褐色珠芽)。

采收加工 1. 黄药子。夏、秋二季采挖，洗净泥土，除去毛状细根，切片，晒干。生用。

2. 黄独零余子。夏末、秋初采收，鲜用或切片晒干。

性味归经 1. 黄药子。苦，寒。有小毒。归肺、肝经。

2. 黄独零余子。苦、辛，寒。有小毒。归肺、胃经。

功能主治 1. 黄药子。抗肿瘤，散结消瘿，清热解毒，凉血止血。主治甲状腺肿瘤，食管癌，胃癌，肝癌，直肠癌，瘿瘤，喉痹，痈肿疮毒，毒蛇咬伤，吐血，咯血，衄血，百日咳，肺热咳嗽。

2. 黄独零余子。清热化痰，止咳平喘，散结解毒。

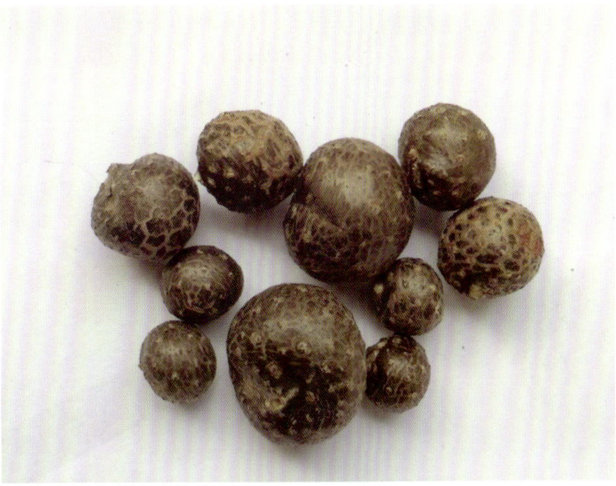

▲ 黄独零余子

主治痰热咳喘，百日咳，咽喉肿痛，瘿瘤，瘰疬，疮疡肿毒，蛇犬咬伤。

用法用量 1. 黄药子。内服：煎汤，3～9 g；或浸酒；研末服，1～2 g。外用：适量，鲜品捣敷；或研末调敷；或磨汁涂。血热迫血妄行所致的吐血，咯血，鼻衄不止，磨汁服用。

2. 黄独零余子。内服：煎汤，6～15 g；或磨汁、浸酒。外用：适量，切片贴或捣敷。

使用注意 1. 黄药子。脾胃虚弱和有肝脏疾病患者慎用。内服剂量不宜过大。

2. 黄独零余子。不宜过量或久服，脾胃虚弱者不宜磨汁服。

用药经验 ①百日咳：黄药子或黄独零余子 9～15 g，切片，酌加冰糖 9 g，开水炖 1 h，饭后服，日服 2 次，每日 1 剂。②咳嗽：黄独零余子 4.5～9 g，水煎服。③毒蛇咬伤：黄药子 9 g，天葵子、生天南星各 3 g，捣绒敷伤口。④天疱水疮：黄药子适量研末，外搽。⑤扭伤：鲜黄药子、鲜七叶一枝花各等量，捣烂外敷。⑥腹泻：黄药子研末，每次 3 g，温开水吞服。

日本薯蓣 *Dioscorea japonica* Thunb.

别名 山蝴蝶、千斤拔、野白菇。

形态特征 缠绕草质藤本。块茎长圆柱形，垂直生长，直径达 3 cm 左右，外皮棕黄色，断面白色；或有时带黄白色。茎绿色，有时带淡紫红色，右旋。单叶，在茎下部的互生，中部以上的对生；叶片纸质，变异大，通常为三角状披针形，长椭圆状狭三角形至长卵形，有时茎上部的为线状披针形至披针形，下部的为宽卵心形，长 3～19 cm，宽 1～18 cm，顶端长渐尖至锐尖，基部心形至箭形或戟形，有时近截形或圆形，全缘，两面无毛；叶柄长 1.5～6 cm。叶腋内有各种大小形状不等的珠芽。雌雄异株。雄花序为穗状花序，长 2～8 cm，近直立，2 至数个或单个着生于叶腋；雄花绿白色或淡黄色，花被片有紫色斑纹，外轮为宽卵形，内轮为卵状椭圆形；雄蕊 6。

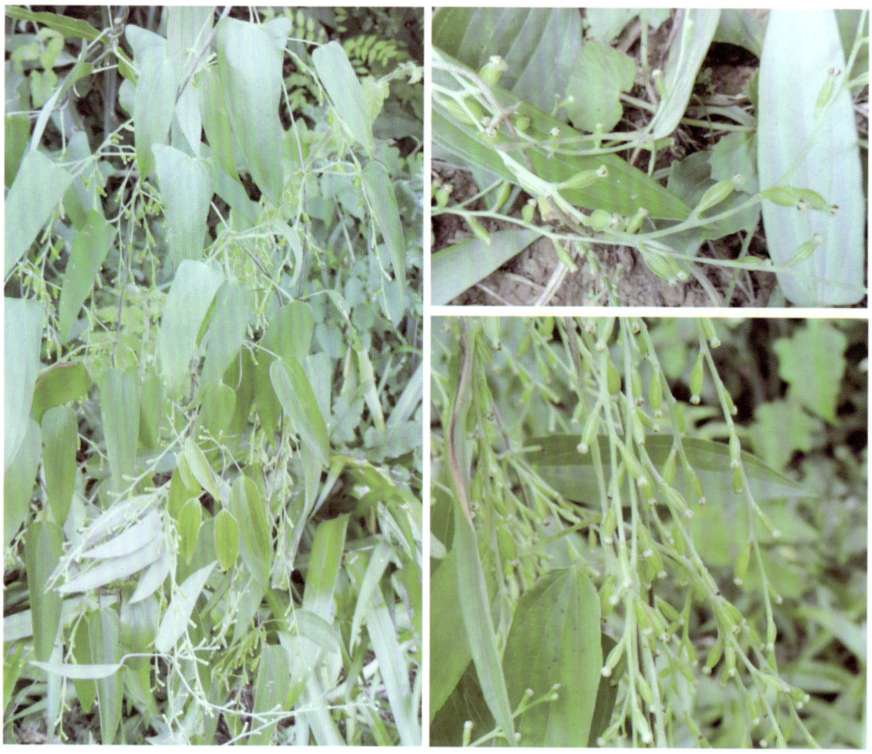

▲ 日本薯蓣植物

雌花序为穗状花序，长 6～20 cm，1～3 个着生于叶腋；雌花的花被片为卵形或宽卵形，6 个退化雄蕊与花被片对生。蒴果不反折，三棱状扁圆形或三棱状圆形，长 1.5～2.5 cm，宽 1.5～4 cm；种子着生于每室中轴中部，四周有膜质翅。花期 5～10 月，果期 7～11 月。

生境及分布　在贵州生于海拔 800～1 200 m 的向阳山坡、山谷、溪沟边、路旁的杂木林下或草丛中。主要分布于播州、红花岗、汇川、仁怀等地。

药材名　日本薯蓣（块茎）。

采收加工　秋、冬季茎叶枯萎后采挖，洗净，除去外皮及须根，鲜用或晒干。

性味　甘，平。

功能主治　健脾补肺，益胃补肾，固肾益精，助五脏，强筋骨。主治脾胃亏虚，气虚衰弱，消化不良，慢性腹泻，遗精，遗尿等。

用法用量　内服：煎汤，9～15 g，鲜品加倍。

穿龙薯蓣 *Dioscorea nipponica* Makino

别名　山常山、狗山药、穿龙骨。

形态特征　多年生缠绕草质藤本。根状茎横生，圆柱形，稍弯曲，多分枝，栓皮层显著剥离。茎左旋，近无毛，长达 5 m。单叶互生，叶柄长 10～20 cm。叶片掌状心形，变化较大，茎基部叶长 10～15 cm，宽 9～13 cm，边缘作不等大的三角状浅裂、中裂或深裂，顶端叶片小，近于全缘，叶表面黄绿色，有光泽，无毛或有稀疏的白色细柔毛，尤以脉上较密。花雌雄异株。雄花序为腋生的穗状花序，花序基部常由 2～4 朵集成小伞状，至花序顶端常为单花。苞片披针形，顶端渐尖，短于花被。花被碟形，6 裂，裂片顶端钝圆。雄蕊 6 枚，着生于花被裂片的中央，药内向。雌花序穗状，单生。雌花具有退化雄蕊，有时雄蕊退化仅留有花丝。雌蕊柱头 3 裂，裂片再 2 裂。蒴果成熟后枯黄色，三棱形，顶端凹入，基部近圆形，每棱翅状，大小不一，一般长约 2 cm，宽约 1.5 cm。种子每室 2 枚，有时仅 1 枚发育，着生于中轴基部，四周有不等的薄膜状翅，上方呈长方形，长约比宽大 2 倍。花期 6～8 月，果期 8～10 月。

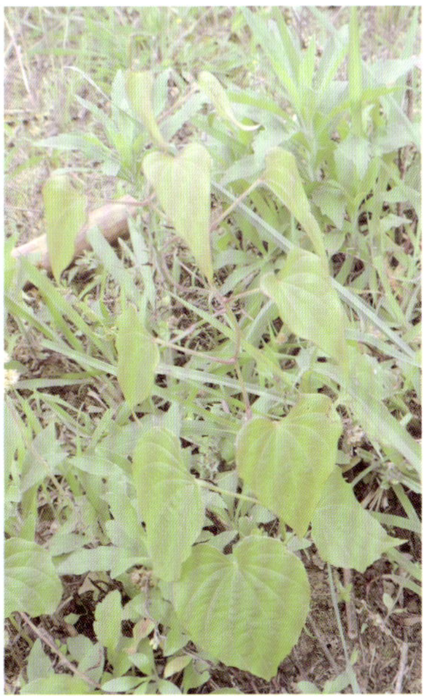

▲ 穿龙薯蓣植物

生境及分布　生于海拔 300～2 000 m 的山坡林边、林边、河谷两侧或灌木丛中，山脊路旁、沟边也有。主要分布于播州、仁怀、正安、习水等地。

药材名　穿山龙（根茎）。

采收加工　春、秋二季采挖，洗净，除去须根及外皮，晒干。

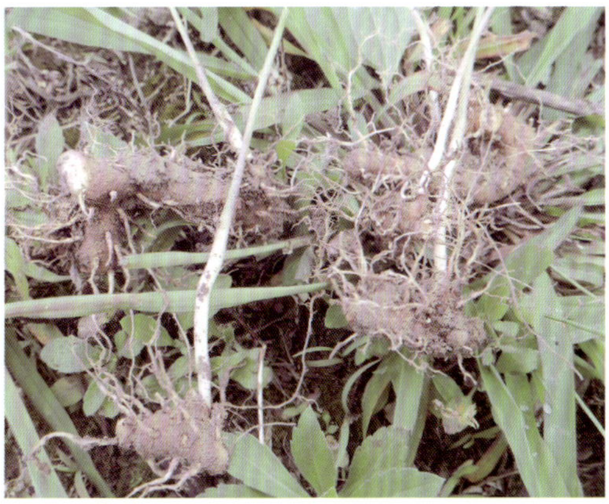

▲ 穿龙薯蓣根茎

性味归经　甘、苦，温。归肝、肺、肾经。

功能主治　祛风除湿，舒筋通络，活血止痛，止咳平喘。主治风湿痹痛，关节筋骨麻木，腰腿疼痛，跌仆损伤，闪腰岔气，咳嗽气喘。

用法用量　内服：煎汤，9～15 g，也可制成酒剂用。

使用注意　有小毒，粉碎加工时，注意防护，以免发生过敏反应。

用药经验　①急性化脓性骨关节炎：穿山龙根洗净，切片，晒干，成人每日 150 g，儿童每天 100 g，早、晚各煎服 1 次。②慢性支气管炎：穿山龙 15 g，水煎服。③劳损：穿山龙 15 g，水煎冲红糖、黄酒，每日早、晚各服 1 次。④闪腰岔气，扭伤作痛：穿山龙 15 g，水煎服。⑤痈肿恶疮：鲜穿山龙、鲜苎麻根等量，捣烂敷患处。

薯蓣 *Dioscorea opposita* Thunb.

别名　薯蓣、山芋、淮山药。

形态特征　草质缠绕藤本；块茎略呈圆柱形，垂直生长，长可达 1 m。茎右旋，光滑无毛。单叶互生，至中部以上叶对生，很少有三叶轮生的，叶腋间常生有珠芽（名零余子），叶片形状变化较大，三角状卵形、广卵形或耳状 3 浅裂至深裂，中间裂片椭圆形或披针形，两侧裂片矩圆形或圆耳形。雄花序穗状，直立，2～4 腋生，花轴多数呈曲折状；花小，花被背面除棕色毛外，常散有紫褐色腺点；雄蕊 6，着生于花托边缘，花丝粗短。蒴果翅半月形，表面常被白色粉状物，果翅长约等于宽，约 1.5 cm，顶端及基部近圆形。种子着生于果实每室的中央，四周有薄膜状栗褐色的翅。花期 6～9 月，果期 7～11 月。

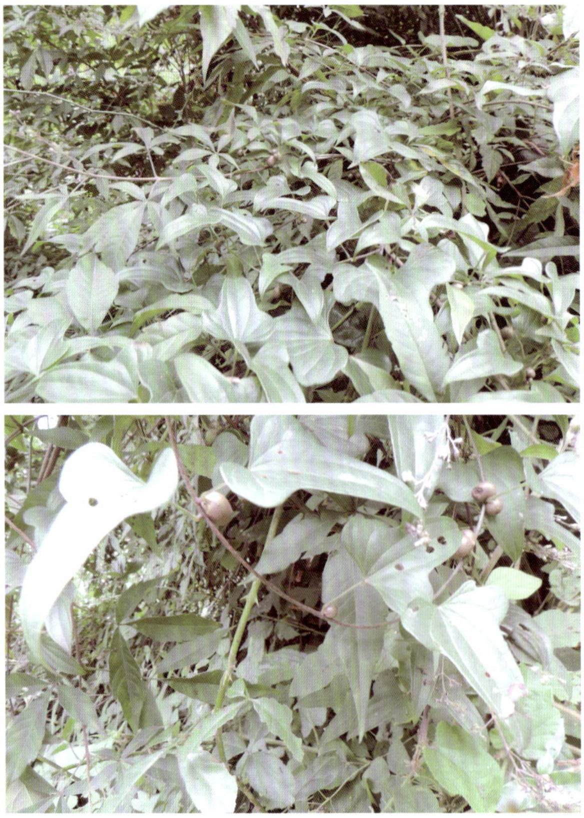

▲ 薯蓣植物

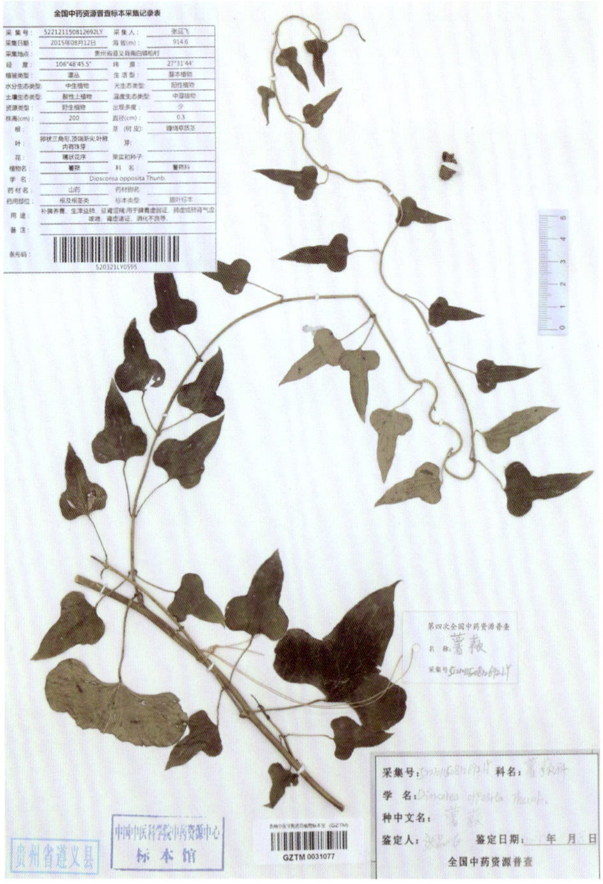

▲ 薯蓣腊叶标本

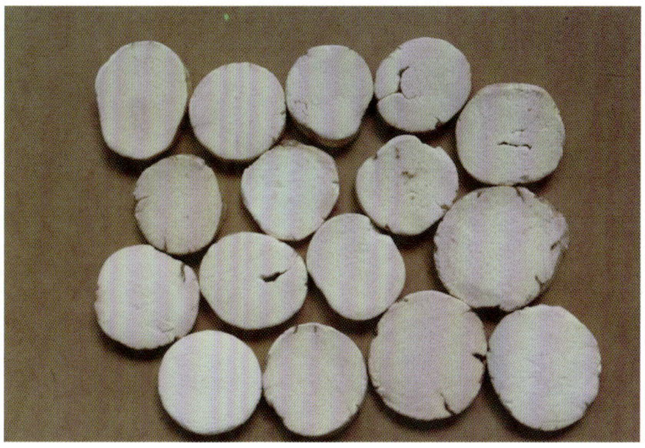

▲ 山药药材

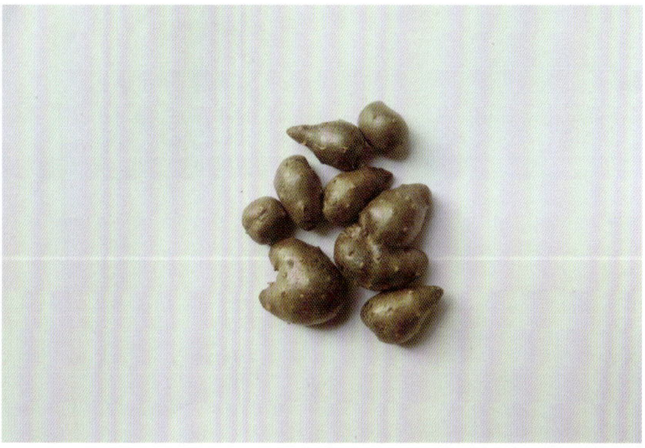

▲ 零余子

生境及分布 生于海拔 350～1 500 m 的山坡、林缘、溪边、路旁的灌丛中或杂草中。主要分布于播州、习水、绥阳、桐梓等地。

药材名 山药(根茎),零余子(叶腋间的珠芽),山药藤(藤)。

采收加工 1. 山药。霜降后叶呈黄色时或冬季茎叶枯萎后采挖,切去根头,洗净泥土,用竹刀或碗片刮去外皮和须根,晒干或烘干,习称"毛山药";或除去外皮,趁鲜切厚片,晒干,称为"山药片";也有选择肥大顺直的干燥山药,置清水中,浸至无干心,闷透,切齐两端,用木板搓成圆柱状,晒干,打光,习称"光山药"。生用或麸炒用。

2. 零余子。秋季采收,切片晒干或鲜用;干品强于薯蓣。

3. 山药藤。夏、秋季采收,洗净,切段晒干或鲜用。

性味归经 1. 山药。甘,平。归脾、肺、肾经。

2. 零余子。甘,平。归肾经。

3. 山药藤。微苦、甘,平。

功能主治 1. 山药。补脾养胃,生津益肺,补肾涩精。主治脾虚食少,久泻不止,肺虚喘咳,肾虚遗精,带下,尿频,虚热烦渴。麸炒山药补脾健胃,主治脾虚食少,泄泻便溏,白带过多。

2. 零余子。补虚,益肾,强腰。主治虚劳羸瘦,腰膝酸软,肾虚,耳鸣,阳痿。

3. 山药藤。清利湿热,凉血解毒。主治湿疹,丹毒。

用法用量 1. 山药。内服:煎汤,15～30 g;大剂量可达 60 g。外用:适量,捣敷。

2. 零余子。内服:煎汤,15～30 g。

3. 山药藤。外用:适量,煎汤熏洗;或捣敷。

用药经验 ①脾胃虚弱,不思进饮食:山药、白术各 30 g,人参 0.7 g,上三味,捣为细末,煮白面糊为丸,如小豆大,每服 30 丸,空腹,食前温米饭下。②肝肾阴虚证:熟地黄、山萸肉、干山药各 12 g,泽泻、牡丹皮、茯苓各 9 g,水煎服。③小便多,滑数不禁:白茯苓、干山药各等分,研细末,稀米饭调敷。④皮肤湿疹,丹毒:山药藤适量,煎汤熏洗,或鲜山药藤捣烂外敷。⑤病后耳鸣:零余子 50 g,猪耳朵一只,炖汤,捏住鼻孔徐徐吞下。

鸢尾科

射干 *Belamcanda chinensis* (L.) DC.

别名 乌扇、乌蒲、野萱花。

形态特征 多年生草本。根状茎为不规则的块状,斜伸,黄色或黄褐色;须根多数,带黄色。茎高 1～1.5 m,实心。叶互生,嵌迭状排列,剑形,淡绿色,长 20～60 cm，宽 2～4 cm，基部鞘状抱茎，顶端渐尖，无中脉。花序顶生，叉状分枝，每分枝的顶端聚生有数朵花；花梗细；花梗及花序的分枝处均包有膜质的苞片；花橙红色，散生紫褐色的斑点，直径 4～5 cm；花被裂片 6，2 轮排列，外轮花被裂片倒卵形或长椭圆形，内轮较外轮花被裂片略短而狭；雄蕊 3，着生于外花被裂片的基部，花药条形，外向开裂，花丝近圆柱形，基部稍扁而宽；花柱上部稍扁，顶端 3 裂，裂片边缘略向外卷，有细而短的毛，子房下位，倒卵形，3 室，中轴胎座，胚珠多数。蒴果倒卵形或长椭圆形，顶端无喙，常残存有凋萎的花被，成熟时室背开裂，果瓣外翻，中央有直立的果轴；种子圆球形，黑紫色，有光泽，着生在果轴上。花期 6～8 月，果期 7～9 月。

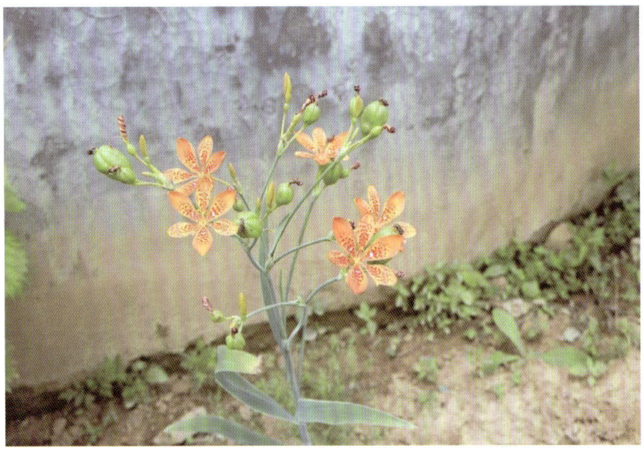

▲ 射干植物

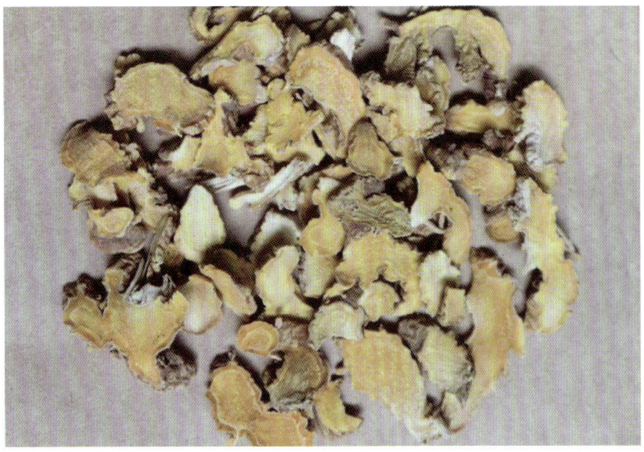

▲ 射干药材

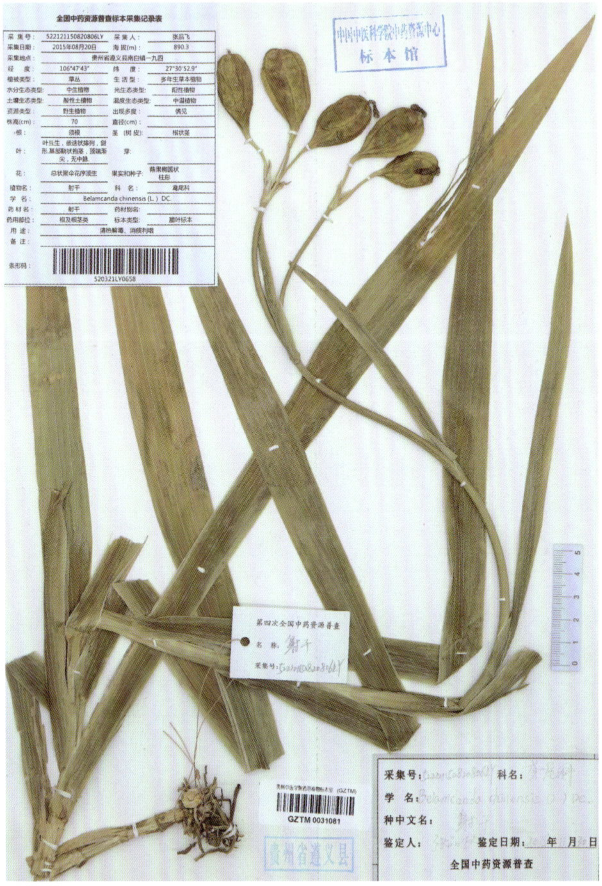

▲ 射干腊叶标本

生境及分布　生长在杂木林缘、田野旷地、河谷或山坡草地。主要分布于播州、绥阳、桐梓、正安等地。

药材名　射干(根茎)。

采收加工　春初刚发芽或秋末地上部分枯萎时采挖，除去泥沙和须根，晒干。以粗壮、质硬、断面色黄者为佳。

性味归经　苦，寒。归肺经。

功能主治　清热解毒，消痰，利咽。主治热毒痰火郁结，咽喉肿痛，痰涎壅盛，咳嗽气喘，肺热咳嗽痰多。为热毒咽痛及肺热痰多的常用药。

用法用量　内服：煎汤，5～10 g；或入丸、散；或鲜品捣烂。外用：适量；或研末吹喉；或捣烂敷。

使用注意　病无实热，脾虚便溏及孕妇禁服。

用药经验　①急性扁桃体炎：射干、山豆根、金银花、桔梗、麦冬各 12 g，蒲公英 30 g，大黄 10 g，薄荷、甘草各 5 g，水煎服。②慢性咽炎：玄参 25 g，麦冬、射干各 30 g，桔梗 15 g，甘草 10 g，每日 1 剂，水煎分 3 次服。③腮腺炎：射干鲜根 9～15 g，酌加水煎，饭后服，日服 2 次。④白喉：射干、山豆根各 3 g，金银花 15 g，甘草 6 g，水煎服。⑤咽喉肿痛：射干、山豆根各等分，阴干为末，吹喉部。

蝴蝶花 *Iris japonica* Thunb.

别名 日本鸢尾、土知母、鸭儿参。

形态特征 多年生草本，高 40～60 cm。根茎横生，竹鞭状。叶基生，套褶成 2 列；叶片剑形，长 25～60 cm，宽 1.5～3.2 cm，先端渐尖，全缘。花茎高出于叶，花多排成疏散的总状聚伞花序，分枝 5～12 个；苞片 2～3 枚，内含 2～4 朵花；花淡紫色或蓝紫色，直径约 5 cm，外轮花被裂片 3，倒卵形或椭圆形，长 2.5～3 cm，宽 1.4～2 cm，先端微凹，基部楔形，边缘波状，有细齿裂，中脉上有隆起的黄色鸡冠状附属物，内轮花被裂片先端微凹，边缘有细裂齿；雄蕊 3，花丝浅蓝色，花药白色；子房纺锤形，花柱 3，分枝扁平，先端 2 裂。蒴果椭圆形，长 2.5～3 cm，直径 1.2～1.5 cm。种子黑褐色，为不规则的多面体。花期 3～4 月，果期 5～6 月。

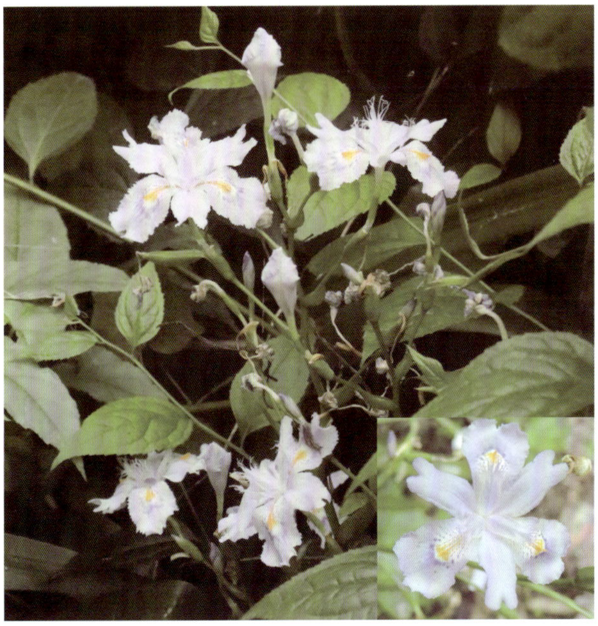

▲ 蝴蝶花植物及花

生境及分布 生于海拔 900～2 500 m 的山坡较阴蔽而湿润的草地、疏林下或林缘草地。主要分布于播州、习水、务川、正安等地。

药材名 扁竹根（根茎或根），蝴蝶花（全草）。

采收加工 1. 扁竹根。夏季采挖，除去叶及花茎，洗净，鲜用或切片晒干。

2. 蝴蝶花。春、夏季采收，切段晒干。

性味 1. 扁竹根。苦、辛，寒。有小毒。

2. 蝴蝶花。苦、寒。有小毒。

功能主治 1. 扁竹根。消食，杀虫，通便，利水，活血，止痛，解毒。主治食积腹胀，虫积腹痛，热结腹痛，热结便秘，水肿，癥瘕，久虐，牙痛，咽喉肿痛，疮肿，瘰疬，跌打损伤，子宫脱垂，蛇犬咬伤。

2. 蝴蝶花。消肿止痛，清热解毒。主治肝炎，肝肿大，肝区痛，胃痛，咽喉肿痛，便血。

用法用量 1. 扁竹根。内服：煎汤，6～9 g；或研末；或泡酒。外用：适量，鲜品捣敷。

2. 蝴蝶花。内服：煎汤，6～15 g。

使用注意 脾虚便溏及孕妇禁服扁竹根。

用药经验 ①肝炎、肝肿大、肝痛：蝴蝶花 15～30 g，水煎服。②年久疟疾：扁竹根 9～15 g，煨水冲少量酒服。③子宫脱垂：扁竹根 60 g，捣绒烧热，包患处。④牙痛（火痛）：扁竹根 15 g，煮绿壳鸡蛋吃。

鸢尾 *Iris tectorum* Maxim.

别名 屋顶鸢尾、乌鸢、蓝蝴蝶。

形态特征 多年生草本，高达 80 cm。植株基部围有老叶残留的膜质叶鞘及纤维。根状茎短而粗壮，坚硬，肥厚，常呈蛇头状，少为不规则的块状，环纹较密。叶基生，黄绿色，剑形，长 15～50 cm，宽 1.5～3.5 cm，顶端渐尖或短渐尖，基部鞘状，有数条不明显的纵脉。花茎光滑，高 20～40 cm，顶部常有 1～2 个短侧枝，中、下部有 1～2 枚茎生叶；苞片 2～3 枚，绿色，草质，边缘膜质，色淡，披针形或长卵圆形，顶端渐尖或长渐尖，内包含有 1～2 朵花；花蓝紫色，直径约 10 cm；花梗甚短；花被管细长，上端膨大成喇叭形，外花被裂片圆形或宽卵形，顶端微凹，爪部狭楔形，中脉上有不规则的鸡冠状附属物，呈不整齐的縫状裂，内花被裂片椭圆形，花盛开时向外平展，爪部突然变细；雄蕊 3，花药鲜黄色，花丝细长，白色；花柱分枝扁平，淡蓝色，顶端裂片近四方形，有疏齿，子房纺锤状圆柱形。蒴果长椭圆形或倒卵形，长 4.5～6 cm，直径 2～2.5 cm，有 6 条明显的肋，成熟时自上而下 3 瓣裂；种子黑褐色，梨形，无附属物。花期 4～5 月，果期 6～8 月。

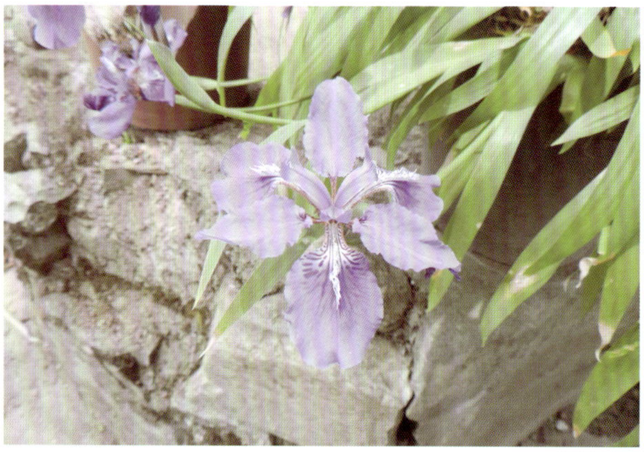

▲ 鸢尾植物

生境及分布 生于海拔 800～1 300 m 的林下、向阳坡地、林缘及水边湿地。主要分布于播州、仁怀、红花岗、桐梓等地。

药材名 川射干（根茎），鸢尾（叶或全草）。

采收加工 1. 川射干。全年均可采挖，以夏、秋季采挖为佳，除去泥沙、茎、叶及须根，洗净，润透，切薄片，晒干。

2. 鸢尾。夏、秋季采收，洗净，切碎鲜用。

性味归经 1. 川射干。苦，寒。归肺经。

2. 鸢尾。辛、苦，凉。有毒。

功能主治 1. 川射干。清热解毒，祛痰，利咽。主治热毒痰火郁结，咽喉肿痛，痰涎壅盛，咳嗽气喘。

2. 鸢尾。清热解毒，祛风利湿，消肿止痛。主治咽喉肿痛，肝炎，肝肿大，膀胱炎，风湿痛，跌打肿痛，疮疖，皮肤瘙痒。

用法用量 内服：煎汤，6～15 g；或绞汁；或研末。外用：适量，捣敷；或煎汤洗。

使用注意 病无实热，脾虚便溏及孕妇禁服。

用药经验 ①一切咽喉肿痛：川射干、山豆根各 9 g，僵蚕 3 g，薄荷 12 g（后下），水煎服。②胃热口臭：川射干、栀子各 9 g，鱼腥草 12 g，水煎服。③肝炎黄疸：川射干 6 g，水煎服。④食积饱胀：川射干 3 g，研细，用白开水或兑酒吞服。

扇形鸢尾 *Iris wattii* Baker

别名 扁竹兰、铁扇子、老君扇。

形态特征 多年生草本，高达 100 cm。根状茎横生，粗壮，直径达 1 cm，黄白色，节明显；须根分枝较多，黄白色。地上茎扁圆柱形，节明显。叶黄绿色，集生茎顶，基部套叠，排成扇面状，叶片宽剑形，长 50～70 cm，宽 5～7 cm，先端渐尖，基部鞘状，花茎高 30～50 cm，有纵棱和浅沟；总状圆锥花序，有 5～7 分枝，每分枝处有 3～5 苞片，内含 2～4 朵花；花蓝紫色，直径 7.5～8 cm，花被管长约 2 cm，外花被裂片倒卵形，有深紫色的斑纹及条纹，边缘波状皱褶，中肋上具黄色鸡冠状附属物，内花被裂片倒披针形或狭倒卵形；雄蕊 3，花药黄色；花柱分枝 3，淡蓝色，花瓣状；子房下位，纺锤形，长 7～8 mm。蒴果椭圆状，长 2.8～3.5 cm，直径 1.3～1.5 cm，先端具短尖，有 6 条棱；种子扁平，半圆形，棕褐色，直径

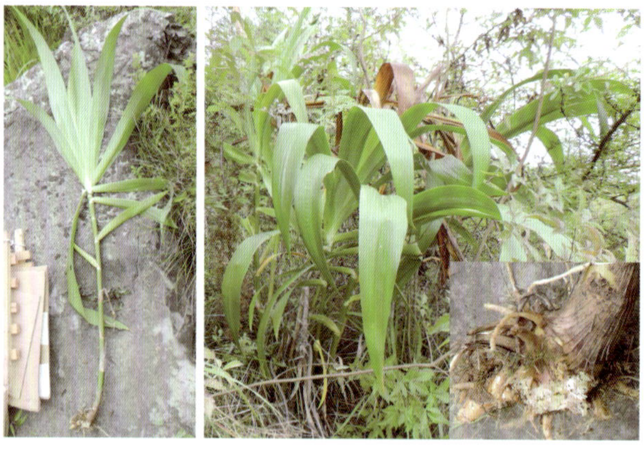

▲ 扇形鸢尾植物

约 4 mm。花期 4 月，果期 5～8 月。

生境及分布 生于海拔 2 000 m 左右的草地、灌丛、林缘及河边湿地。主要分布于播州、习水、桐梓等地。

药材名 大扁竹兰(根茎)。

采收加工 全年均可采，除去茎叶，洗净，切片，晒干。

性味 苦，寒。

功能主治 清热解毒，消肿。主治咽喉肿痛，肺热咳喘，食物中毒。

用法用量 内服：煎汤，6～9 g。

用药经验 ①咽喉肿痛：大扁竹兰 6 g，八爪金龙 3 g，水煎服。②肺热咳喘：大扁竹兰 6 g，金银花 10 g，水煎服。

灯心草科

灯心草 *Juncus effusus* L.

别名 虎须草、赤须、灯芯。

形态特征 多年生草本。根状茎横走，密生须根。茎簇生，高 40～100 cm，内充满乳白色髓。低出叶鞘状，红褐色或淡黄色，长者达 15 cm，叶片退化呈

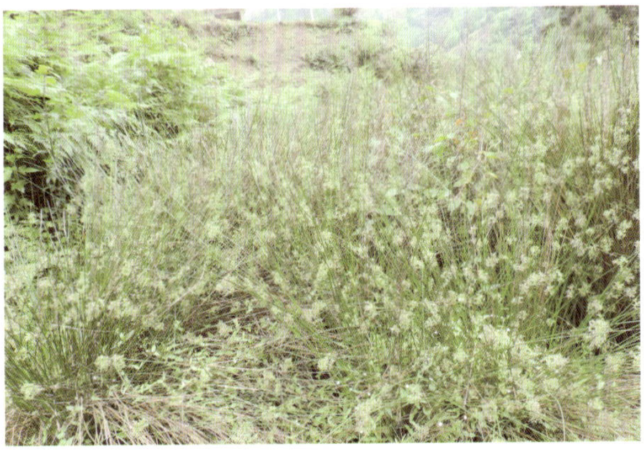

▲ 灯心草植物

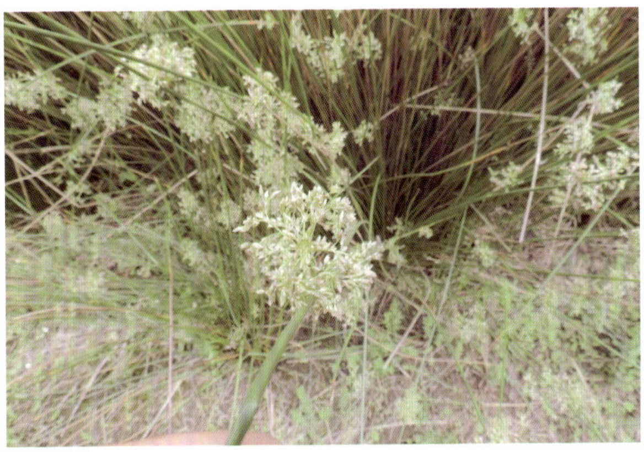

▲ 灯心草花

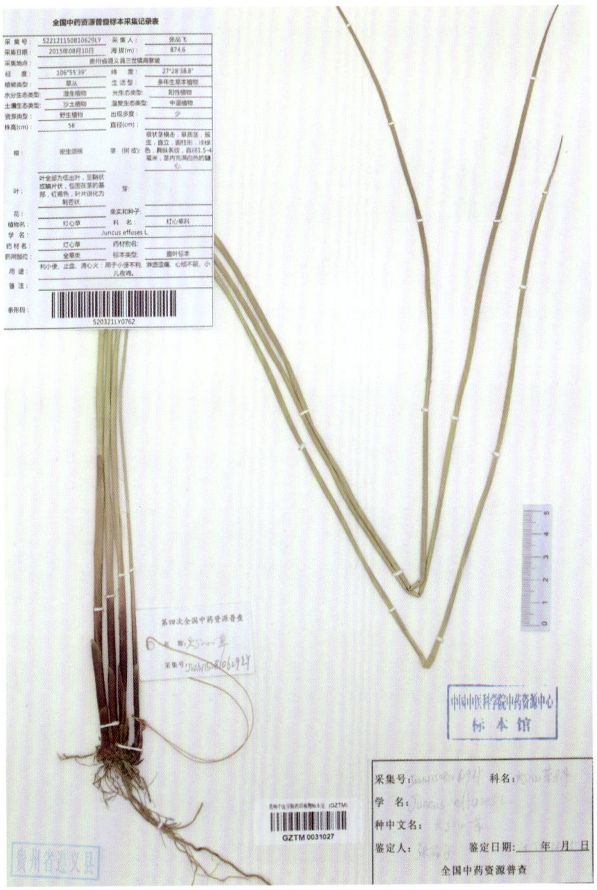

▲ 灯心草腊叶标本

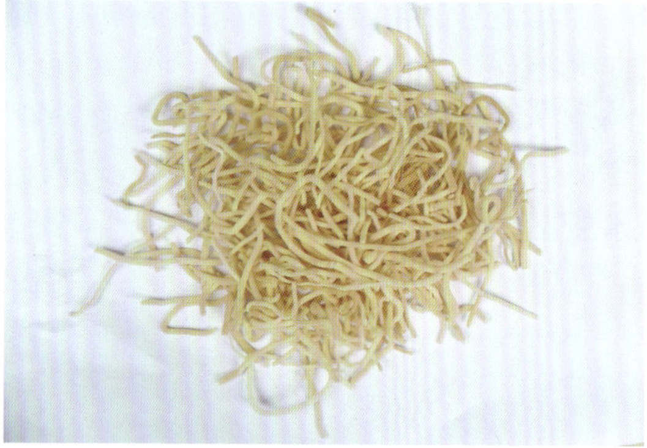

▲ 灯心草药材

刺芒状。花序假侧生，聚伞状，多花，密集或疏散；总苞片似茎的延伸，直立，长 5～20 cm；花被片 6，条状披针形，黄绿色，外轮稍长，边缘膜质；雄蕊 3 或极少为 6，长约为花被的 2/3，花药稍短于花丝。蒴果长圆形或卵形，3 室，顶端钝或微凹，长约与花被等长或稍长；种子褐色。花期 4～7 月，果期 6～9 月。

生境及分布　生于海拔 200～2 400 m 的河边、池旁、水沟、稻田旁、草地及沼泽湿处。主要分布于播州、习水、绥阳等地。

药材名　灯心草（茎髓或全草）。

采收加工　茎髓夏末至秋季割取茎，晒干，取出茎髓，理直，扎成小把。全草秋季采割，晒干。

性味归经　甘、淡，微寒。归心、肺、小肠经。

功能主治　1. 茎髓。清心火，利小便。主治心烦失眠，尿少涩痛，口舌生疮。

2. 全草。利尿通淋，清心降火。主治淋病，水肿，小便不利，湿热黄疸，心烦不寐，小儿夜啼，喉痹，口疮，创伤。

用法用量　内服：煎汤，1～3 g，鲜品 15～30 g；或入丸、散。外用：适量，煅存性研末撒；或鲜品捣烂敷，扎把外搽。

使用注意　下焦虚寒，小便失禁者禁服。

用药经验　①膀胱炎，尿道炎，肾炎水肿：鲜灯心草 30～60 g，鲜车前草 60 g，薏苡仁、鲜海金沙各 30 g，水煎服。②黄疸：鲜灯心草 15 g，枸杞根 30 g，刘寄奴 15 g，水煎，酌加糖服；或灯心草、天胡荽各 30 g，水煎，加甜酒少许。③失眠、心烦：灯心草 18 g，煎汤代茶饮；或灯心草 20 g，夜交藤 30 g，合欢花 15 g，煎水当茶饮。④热淋：鲜灯心草、蒲公英、凤尾草各 30 g，淘米水煎服。⑤急性咽炎，口中疱疮：灯心草、麦冬各 10 g，淡竹叶 6 g，水煎去渣，含咽。

羽毛地杨梅 *Luzula plumosa* E. Mey.

别名　地杨梅。

形态特征　多年生草本，高 8～25 cm；根状茎横走，须根纤细褐色。茎直立，丛生，圆柱形，干后稍扁，有纵沟纹。叶基生和茎生，禾草状；基生叶数枚；叶片线状披针形，扁平，长 8～18 cm，宽 2～5 mm，顶端渐尖，加厚呈胼胝状，边缘具稀疏长柔毛；茎生叶

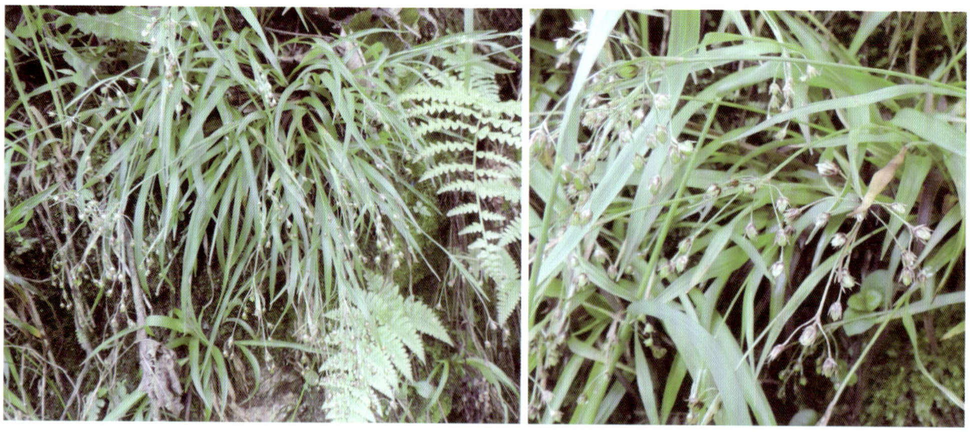

▲ 羽毛地杨梅植物

1～3 枚，长 2～7 cm；叶鞘筒状紧包茎，鞘口部密生丝状长柔毛。花序顶生，2～3 花列为简单聚伞花序，再排列成伞形复聚伞状；花有梗，长短不等；叶状总苞片长 1～3 cm，花梗基部有苞片；每花下具 2 枚膜质小苞片，卵形，长 1.5～2 mm，宽约 1.2 mm，顶端锐尖，边缘具稀疏丝状毛或撕裂，淡黄褐色；花被片披针形至卵状披针形，长 3～4 mm，宽 1～1.2 mm，外轮者背脊明显，具芒尖，内轮稍长，均具膜质边缘，淡褐色；雄蕊 6 枚；花药狭长圆形，黄色；花丝长 1～1.2 mm；子房卵形；花柱比子房短；柱头 3 分叉。蒴果三棱状宽卵形，顶端钝或尖，黄绿色。种子卵形至椭圆形，红褐色，顶端具黄白色种阜，大而弯曲。花期 3～4 月，果期 5～6 月。

生境及分布　生于海拔 1 100～3 000 m 的山坡林缘、路旁、水边潮湿处。主要分布于播州、仁怀、习水等地。

药材名　地杨梅(全草或果实)。

采收加工　夏季采割全草，剪取果实，分别晒干。

性味归经　辛，平。归胃、肠经。

功能主治　清热止痢。主治赤白痢。

用法用量　内服：煎汤，3～9 g。

鸭跖草科

鸭跖草　*Commelina communis* L.

别名　鸡舌草、碧竹子、碧竹草。

形态特征　一年生披散草本，仅叶鞘及茎上部被短毛。茎下部匍匐生根，长可达 1 m。叶披针形至卵状披针形，长 3～8 cm。总苞片佛焰苞状，有 1.5～4 cm 长的柄，与叶对生，心形，稍镰刀状弯曲，顶端短急尖，长近 2 cm，边缘常有硬毛；聚伞花序有花数朵，略伸出佛焰苞；萼片膜质，内面 2 枚常靠近或合生；花瓣深蓝色，有长爪，长近 1 cm；雄蕊 6 枚，3 枚能育而长，3 枚退化，雄蕊顶端成蝴蝶状，花丝无毛。蒴果椭圆形，2 室，2 瓣裂，有种子 4 枚；种子具不规则窝孔。花期 7～9 月，果期 9～10 月。

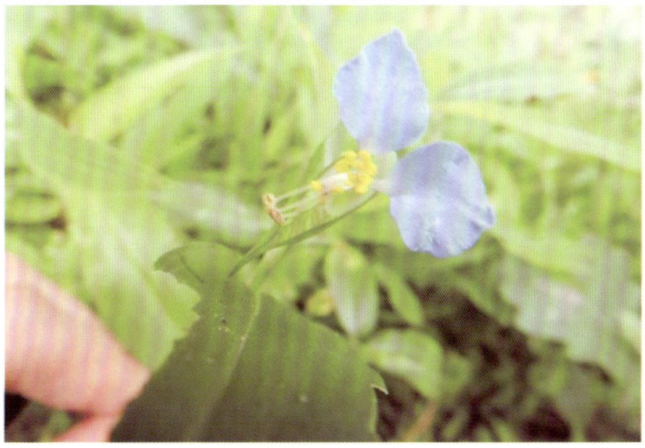

▲ 鸭跖草植物

生境及分布　生于海拔 100～2 400 m 的田野间、庄稼地、沟边、路边、田埂、荒地等湿润阴处。主要分布于播州、习水、仁怀等地。

药材名　鸭跖草(地上部分)。

采收加工　夏、秋二季采收，洗净，鲜用或晒干。

性味归经　甘、淡，寒。归肺、胃、小肠经。

功能主治　清热泻火，解毒，利水消肿。主治感冒发热，热病烦渴，咽喉肿痛，水肿尿少，热淋涩痛，痈肿疔毒。

用法用量　内服：煎汤，15～30 g。外用：适量，捣烂外敷；或煎水洗。

用药经验　①高血压：鸭跖草 30 g，蚕豆花 9 g，水煎，当茶饮。②水肿、腹水：鲜鸭跖草 30～60 g，水煎服，连服数日。③小便不通：鸭跖草、车前草各 30 g，捣汁，入蜜少许，空腹。④吐血：鲜鸭跖草捣汁，内服。

无毛紫露草 *Tradescantia virginiana* L.

别名 见血愁、鸭舌草、紫露草。

形态特征 多年生草本植物。茎直立分节，壮硕，簇生。株丛高大，高度可达25～50 cm。叶互生，每株5～7片，线形或披针形茎叶。花序顶生，伞形，花蓝紫色，花瓣及萼片均3片，卵圆形萼片为绿色，广卵形花瓣为蓝紫色。雄蕊6枚，3枚退化，2枚可育，1枚短而纤细，无花药。雌蕊1枚，子房卵圆形，具3室，花柱细长，柱头锤状。蒴果近圆形，无毛。种子橄榄形。花期5～10月下旬，果期9～10月。

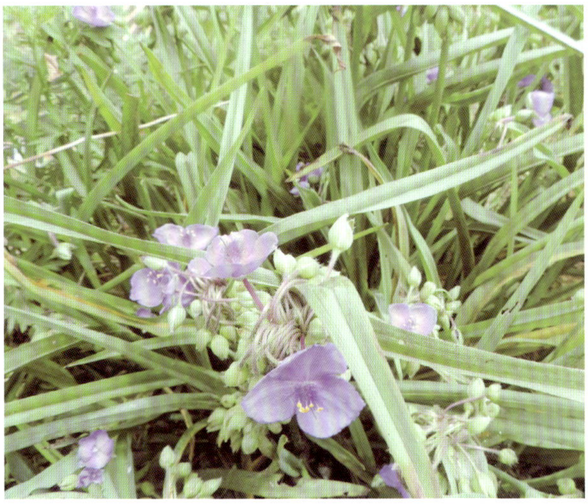

▲ 无毛紫露草植物

生境及分布 生于海拔1 000 m左右的村边、溪边、田边、丘陵地或山地。主要分布于播州、习水、绥阳等地。

药材名 紫鸭趾草（全草）。

采收加工 夏、秋季采收，洗净，鲜用或晒干。

性味归经 淡、甘，凉。有毒。归心、肝、膀胱经。

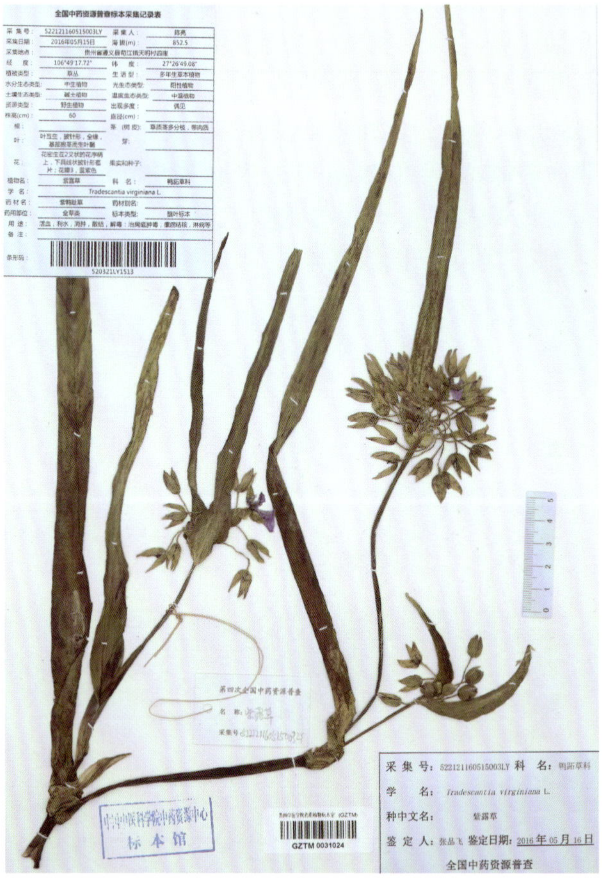

▲ 无毛紫露草腊叶标本

功能主治 解毒，散结，利尿，活血。主治痈疮肿毒，瘰疬结核，蛇疱疮，毒蛇咬伤，淋证，跌打损伤。

用法用量 内服：煎汤，9～15 g；鲜品30～60 g。外用：适量，捣敷；或煎水洗。

使用注意 孕妇忌服。

用药经验 ①痈疽肿毒：鲜紫鸭跖草、仙巴掌捣敷。②蛇泡疮：紫鸭跖草叶，煎水洗。③诸淋：鲜紫鸭跖草30～60 g，和冰糖煎服。

禾本科

野燕麦 *Avena fatua* L.

别名 乌麦、野麦草、野麦子。

形态特征 一年生草本。须根较坚韧。秆直立,光滑无毛。秆高 30～150 cm。叶片扁平,长 10～30 cm,宽 4～12 mm。圆锥花序开展,长 10～25 cm;含 2～3 小花,其柄弯曲下垂;颖近等长,9 脉;外稃质地硬,下半部与小穗轴均有淡棕色或白色硬毛;芒自外稃中部稍下处伸出,长 2～4 cm,膝曲。花、果期 4～9 月。

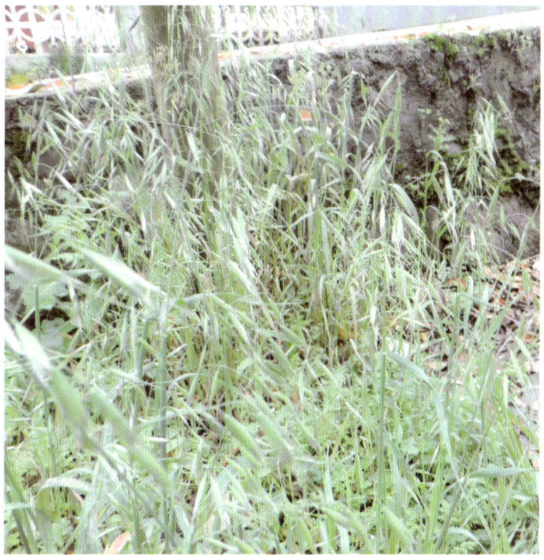

▲ 野燕麦植物

生境及分布 生于海拔 400～4 000 m 的山坡草地、路旁及农田中。主要分布于播州、习水、正安等地。

药材名 燕麦草(全草),野麦子(成熟种子)。

采收加工 1. 燕麦草。在未结实前采割全草,晒干。

2. 野麦子。夏、秋季果实成熟时采收,脱壳取出种子,晒干。

性味归经 1. 燕麦草。甘,平。归肾、肺经。

2. 野麦子。甘,温。归肝、脾经。

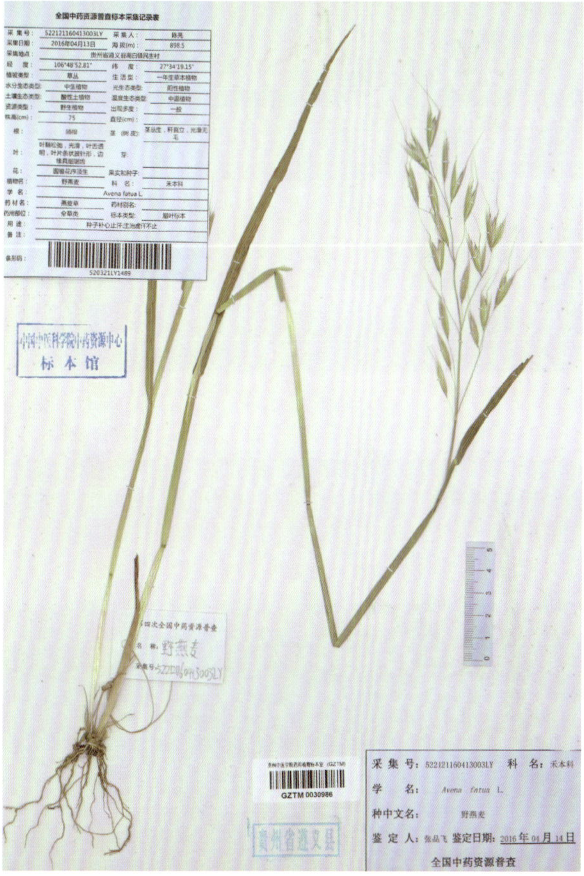

▲ 野燕麦腊叶标本

功能主治 1. 燕麦草。收敛止血,固表止汗。主治吐血,便血,崩漏,自汗,盗汗。

2. 野麦子。补心止汗。主治虚汗不止。

用法用量 1. 燕麦草。内服:煎汤,15～30 g。

2. 野麦子。内服:煎汤,10～15 g

用药经验 ①盗汗:野麦子 15 g,土黄芪 12 g,杜仲叶 6,水煎服。②汗出不止:燕麦草 50 g,水煎服;或加米糠 25 g。③妇女红崩:燕麦草适量,配鲜鸡血和酒炖服。

薏苡 *Coix lacryma-jobi* L.

别名 菩提子、薏珠子、必提珠。

形态特征 一年或多年生草本。秆高 1～2 m。具多节，节多分枝。叶条状披针形，宽 1.5～3 cm。总状花序成束腋生；小穗单性；雄小穗覆瓦状排列于总状花序上部，自珐琅质呈球形或卵形的总苞中抽出，2～3 枚生于各节，1 无柄，其余 1～2 有柄；雌小穗位于总状花序的基部，包藏于总苞中，2～3 枚生于一节，只 1 枚结果实。花、果期 6～12 月。

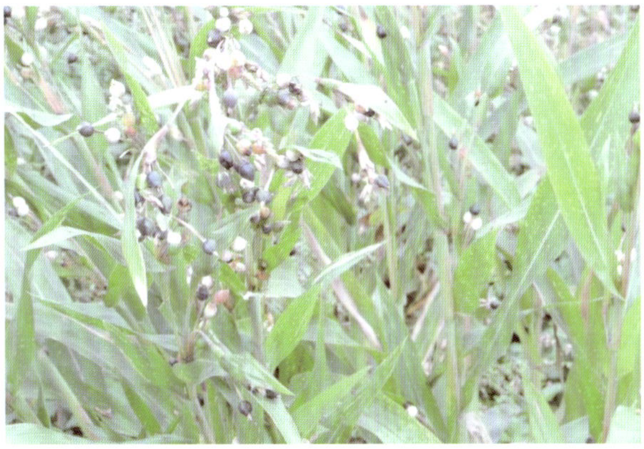

▲ 薏苡植物

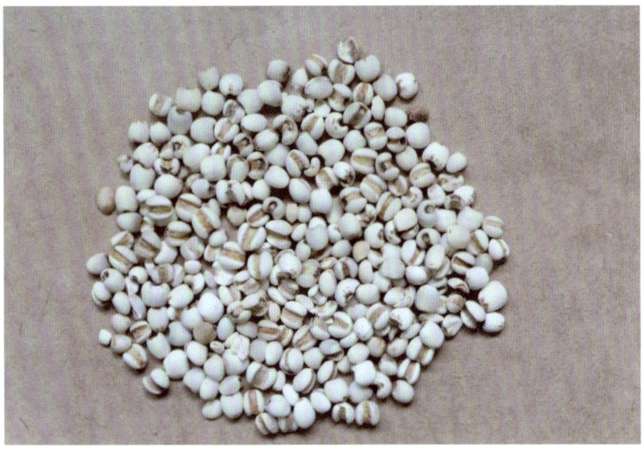

▲ 薏苡仁药材

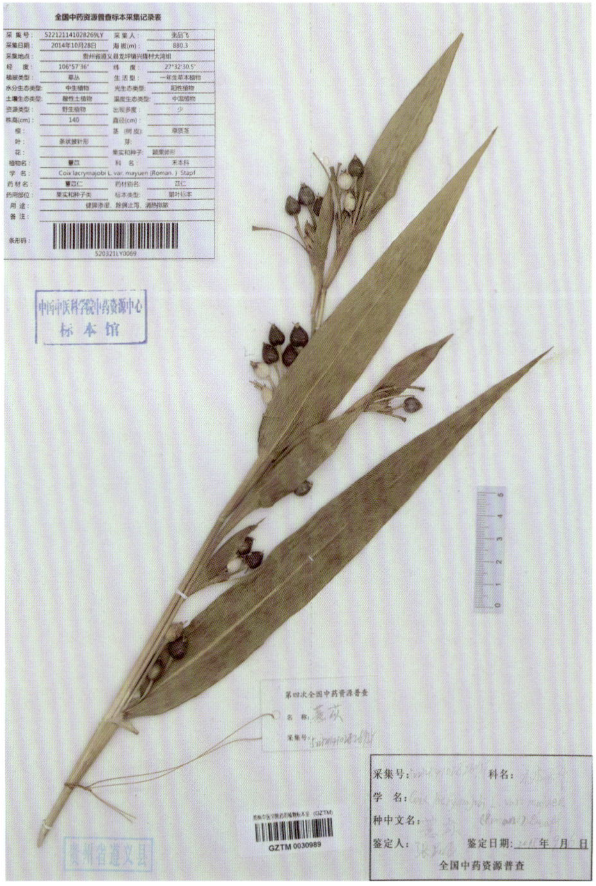

▲ 薏苡腊叶标本

生境及分布 生于海拔 200～2 000 m 的屋旁、路边、荒野、山谷、池塘、河边或阴湿山谷中。主要分布于播州、习水、正安等地。

药材名 薏苡仁（成熟种仁），薏苡根（根），薏苡叶（叶）。

采收加工 1. 薏苡仁。秋季果实成熟，茎叶枯黄，果实呈褐色时采割植株，立放 2～4 日后脱粒，除去杂质，晒干或烤干，用脱壳机脱去总苞和种皮。生用或炒用。

2. 薏苡根。秋季采收，洗净，鲜用或晒干。

3. 薏苡叶。夏、秋采收，鲜用或晒干。

性味归经 1. 薏苡仁。甘、淡，凉。归脾、胃、肺经。

2. 薏苡根。苦、甘，寒。归肺经。

功能主治 1. 薏苡仁。利水渗湿，健脾止泻，除痹，排脓，解毒散结。主治水肿，脚气浮肿，小便不利，脾虚泄泻，湿热淋证，湿痹拘挛，肺痈，肠痈，赘疣，癌肿。清利湿热宜生用，健脾止泻宜炒用。本品力缓，用量宜大。

2. 薏苡根。清热通淋，利湿杀虫。主治热淋，血淋，石淋，黄疸，水肿，白带过多，脚气，风湿痹痛，蛔虫病。

3. 薏苡叶。温中散寒，补益气血。主治胃寒疼痛，气血虚弱。

用法用量　1. 薏苡仁。内服：煎汤，10～30 g；或入丸、散；或浸酒；或煮粥；或做羹。

2. 薏苡根。内服：煎汤，15～30 g。外用：适量，煎水洗。

3. 薏苡叶。内服：煎汤，15～30 g。外用：适量，煎水洗。

使用注意　1. 薏苡仁。本品力缓，以多服久服。脾虚无湿，大便燥结及孕妇慎服。

2. 薏苡根。孕妇禁用。

用药经验　①急性肾炎平缓期：算盘子根、薏苡根（鲜品）、益母草、萱草根、车前草、酸汤杆各 30 g，水煎服。②水肿：薏苡仁、瓜蒌壳、木瓜、车前草、木通、升麻各适量，水煎服。③小儿蛔虫：薏苡根、生姜各 30 g，水煎服。④尿血：鲜薏苡根 120 g，水煎服。⑤白带过多：薏苡根 30 g，红枣 12 g，水煎服。

白茅 *Imperata cylindrica* var. *major* (Nees) C. E. Hubb.

别名　白茅菅、丝茅、万根草。

形态特征　多年生草本，具粗壮的长根状茎。茎秆直立，高 30～80 cm，具 1～3 节。叶鞘聚集于秆基，甚长于其节间，质地较厚，老后破碎呈纤维状。叶舌紧贴其背部或鞘口具柔毛。秆生叶片长 1～3 cm，窄线形，通常内卷，顶端渐尖呈刺状，下部渐窄；或具柄，质硬，被有白粉，基部上面具柔毛，主脉明显。圆锥花序稠密，长 20 cm，宽达 3 cm，基盘具丝状柔毛。

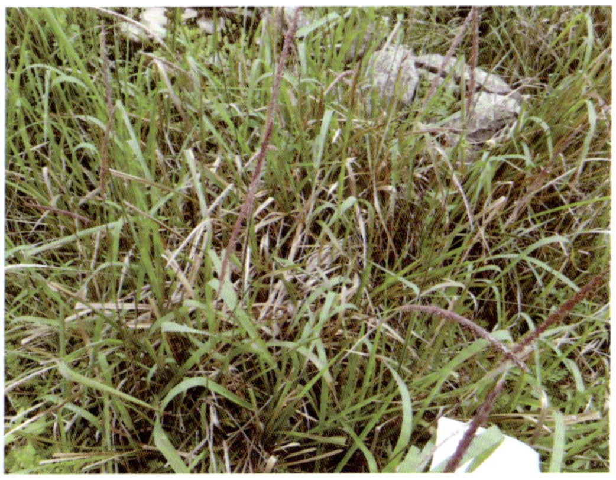

▲ 白茅植物

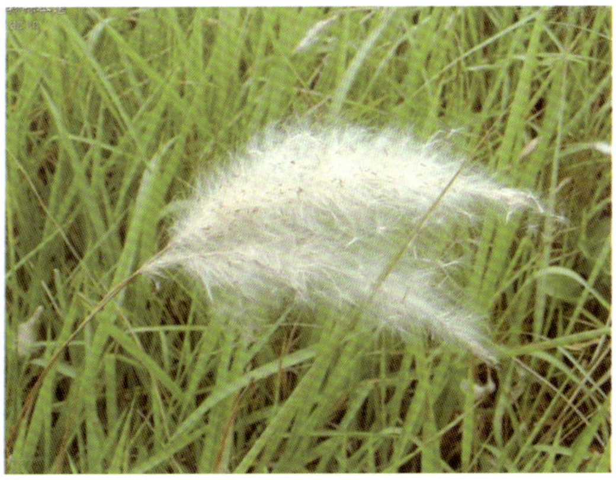

▲ 白茅花

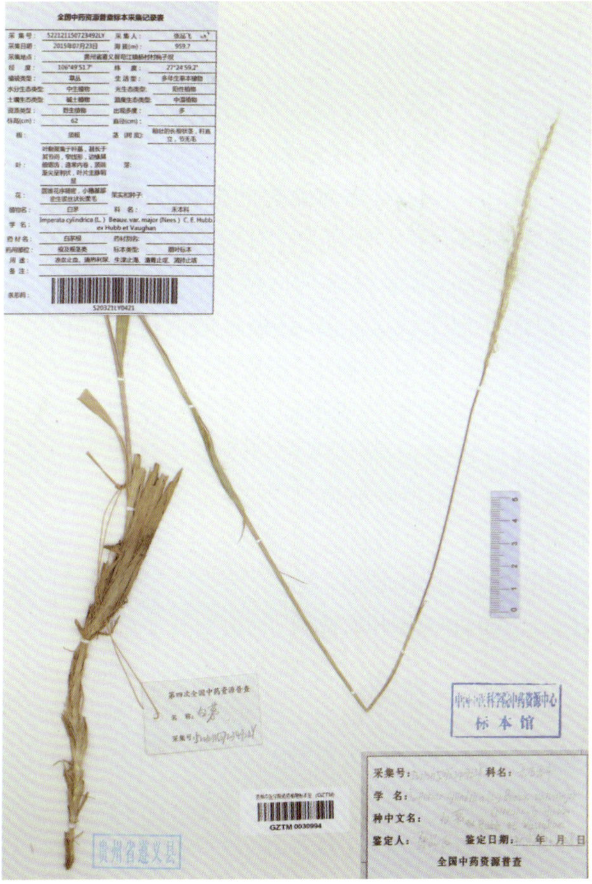

▲ 白茅腊叶标本

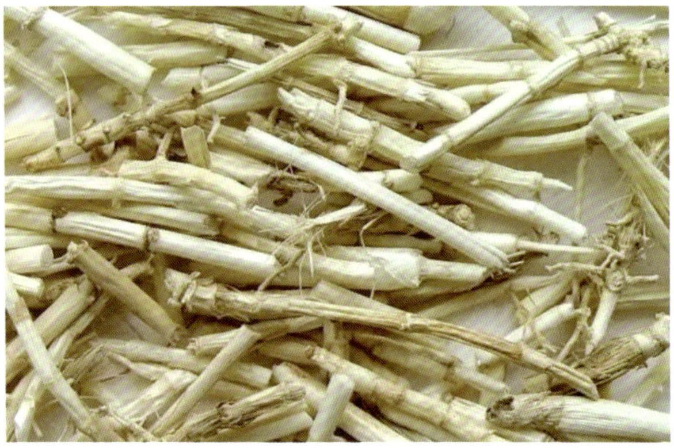

▲ 白茅根

颖果椭圆形。花期 5～6 月，果期 6～7 月。

生境及分布 生于海拔 1 000 m 左右的路旁向阳干草地、灌丛中或山坡上。主要分布于播州、习水、桐梓、绥阳等地。

药材名 白茅根(根茎)。

采收加工 春、秋二季采挖，洗净，晒干，除去须根及膜质叶鞘，捆成小把，切段。生用或炒炭用。

性味归经 甘，寒。归肺、胃、膀胱经。

功能主治 凉血止血，清热利尿。主治血热吐血，衄血，尿血，热病烦渴，湿热黄疸，水肿尿少，热淋涩痛。

用法用量 内服：煎汤，9～30 g，鲜品 30～60 g；或捣汁。外用：适量，鲜品捣汁涂。

使用注意 脾胃虚寒，溲多不渴者忌服。

用药经验 ①乳糜尿：鲜白茅根 250 g，加水 2 000 ml 煎成约 1 200 ml，加糖适量，每日分三次服；或代茶饮，连服 5～15 日为一疗程。②血尿：白茅根、车前子各 30 g，白糖 15 g，水煎服。③解曼陀罗中毒：白茅根 30 g，甘蔗 500 g，捣烂，榨汁，用一个椰子水煎服。④急性传染性肝炎：白茅根(干品)60 g，水煎，每日 2 次分服。⑤急性肾炎：白茅根(干品)250 g，洗净切碎，水煎，每日 2 次分服。⑥吐血不止：白茅根一握，水煎服。

淡竹叶 *Lophatherum gracile* Brongn.

别名 山鸡米、淡竹米、碎骨草。

形态特征 多年生，具木质缩短的根状茎。须根中部可膨大为纺锤形。秆高 40～100 cm。叶片披针形，宽 2～3 cm，基部狭缩呈柄状，有明显小横脉。圆锥花序；小穗条状披针形，具极短的柄，排列稍偏于穗轴的一侧，脱节于颖下；不育外稃互相紧包并渐狭小，其顶端具短芒成束而似羽冠。花期 6～9 月，果期 8～10 月。

生境及分布 生于海拔 800～2 500 m 的山坡林下、林地或林缘及沟边道路边阴湿处。主要分布于播州、汇川、习水、仁怀等地。

药材名 淡竹叶(茎叶)，碎骨子(根茎及块根)。

采收加工 1. 淡竹叶。夏季(6～7 月)未抽花穗前，离地 2～5 cm 处采割地上部分，晒干，扎成小捆后连续晒干(夜间不露天堆放)。生用。以色青绿、叶大、梗少、无根及花穗者为佳。

2. 碎骨子。夏、秋采收，晒干。

性味归经 1. 淡竹叶。甘、淡，寒。归心、胃、小肠经。

2. 碎骨子。甘，寒。

功能主治 1. 淡竹叶。清热泻火，除烦止渴，利尿通淋。主治热病烦渴，小便短赤涩痛，口舌生疮。

2. 碎骨子。清热利尿，生津止渴，除烦，滑胎。主治发热，口渴，心烦，小便不利，堕胎催生。

用法用量 1. 淡竹叶。内服：煎汤，9～15 g。鲜品加倍。

2. 碎骨子。内服：煎汤，10～15 g。

使用注意 1. 淡竹叶。无实火、湿热者慎服，体虚有寒者禁服。

2. 碎骨子。孕妇禁用。

用药经验 ①尿血：淡竹叶、白茅根各 9 g，水煎服，每日一剂。②热淋：淡竹叶 12 g，灯心草 9 g，海金沙 6 g，水煎服，每日一剂。③肾炎：碎骨子、地菍各 15 g，水煎服，每日一剂。④发热心烦口渴：碎骨子或淡竹叶 9～15 g，水煎服。

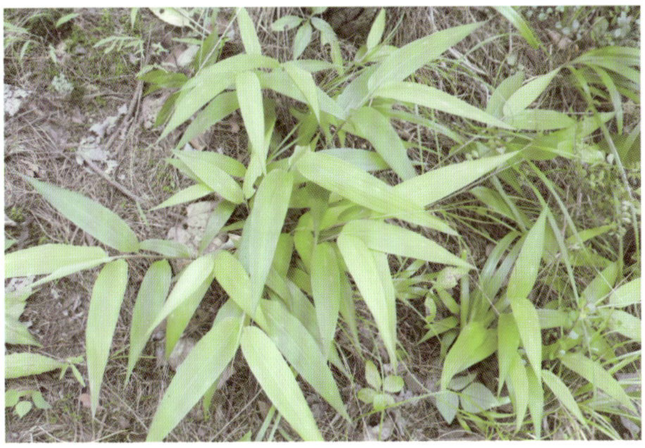

▲ 淡竹叶植物

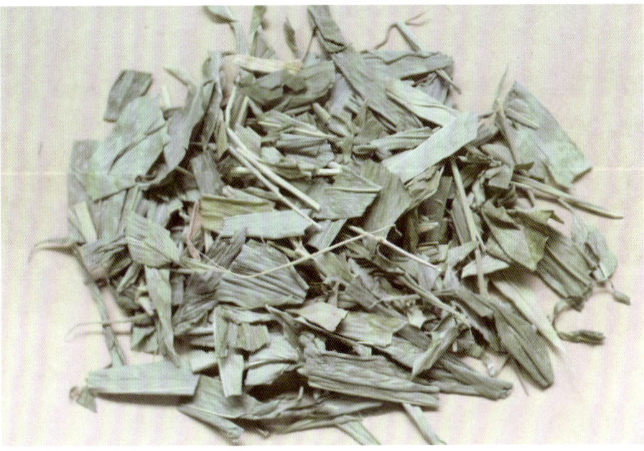

▲ 淡竹叶药材

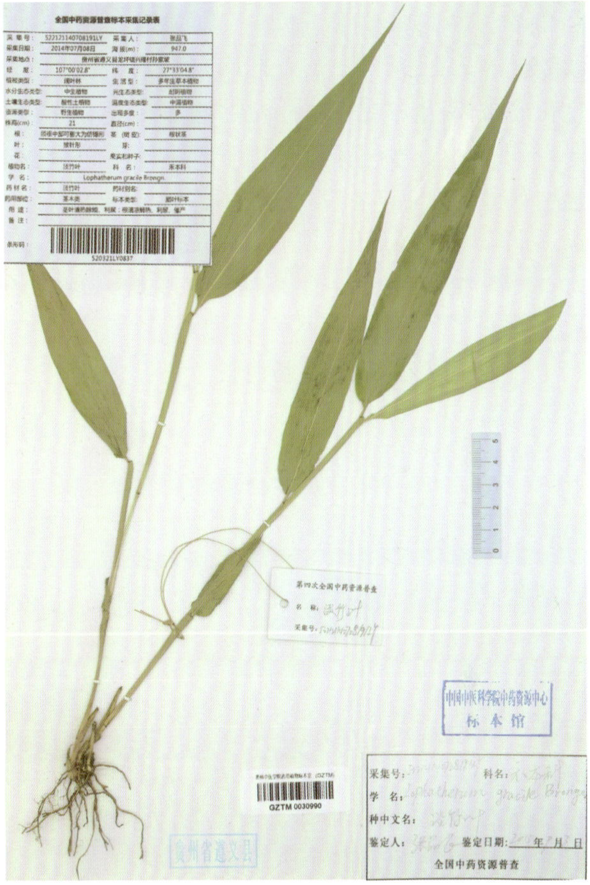

▲ 淡竹叶腊叶标本

稻 *Oryza sativa* L.

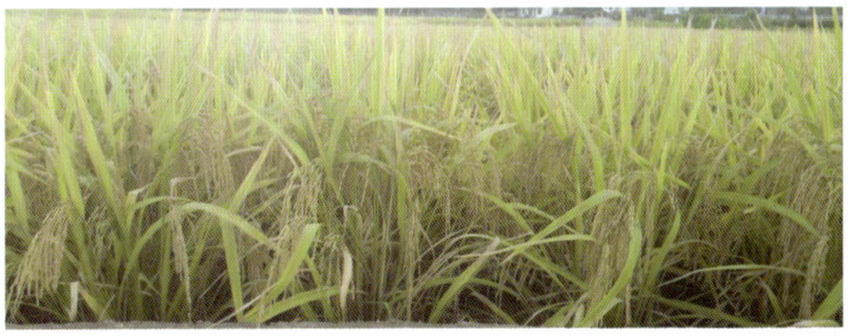

▲ 稻植物

别名 糯、粳、水稻。

形态特征 一年生。秆直立，高 30～100 cm。叶舌膜质，披针形，幼时有明显的叶耳；叶片披针形至条状披针形。圆锥花序疏松，小穗矩圆形，两侧压扁，含 3 小花，下方 2 小花退化仅存极小的外稃而位于一两性小花之下；颖强烈退化，在小穗柄的顶端呈半月状的痕迹；两性小花外稃常具细毛，有芒或无芒；内稃 3 脉；雄蕊 6 枚。颖果长约 5 mm，宽约 2 mm。

生境及分布 生于海拔 90～2 600 m 的水田、池塘、河边及淤泥中。主要分布于习水、绥阳、仁怀、播州等地。

药材名 稻芽（成熟果实经发芽干燥而得的炮制加工品），稻草（茎叶），再生稻（稻收割后的再生苗的全株）。

采收加工 1. 稻芽。秋季采收，除去杂质，晒干。将稻谷用水浸泡后，保持适宜的温、湿度，待须根长至约 1 cm 时，取出晒干或低温干燥。生用或炒用。2. 稻草。收获稻谷时，收集脱粒的稻秆，晒干。

性味归经 1. 稻芽。甘，温。归脾、胃经。
2. 稻草。辛，温。归脾、肺经。

功能主治 1. 稻芽。消食和中，健脾开胃。主治食积停滞，消化不良，脾虚食少，腹胀口臭，脾胃虚弱，不饥食少。炒稻芽偏于消食。主治不饥食少。焦稻芽善化积滞。主治积滞不消。
2. 稻草。宽中，下气，消食，解毒。主治噎膈，反胃，食滞，腹痛，泄泻，消渴，黄疸，喉痹，痔疮，汤火伤。
3. 再生稻。化积除湿，宽肠消胀。

用法用量 1. 稻芽。内服：煎汤，9～15 g，大剂量可用至 30 g。
2. 稻草。内服：煎汤，50～150 g；或烧灰淋汁。外用：适量，煎水浸洗。
3. 再生稻。内服：煎汤，9～30 g。

用药经验 ①食牛肉伤食，胸中嘈杂，呕吐恶心，胸口胀满微痛，不思饮食，面黄肌瘦，腹肌，倒饱，食后哽食，臌胀：稻草 15 g，砂糖 3 g，水煎服。②小儿腹泻：炒稻芽 9 g，木香 6 g，诃子肉 5 g，葛根 5 g，通草 2 g，水煎服，每日 2 次服。③伤寒毒气攻手足虚肿，疼痛欲脱：稻穗烧灰淋汁渍。④小儿消化不良，面黄肌瘦：稻芽 9 g，甘草 3 g，砂仁 3 g，白术 6 g，水煎服。

棒头草 *Polypogon fugax* Nees ex Steud.

别名 狗尾梢草、梢草。

形态特征 一年生草本。秆丛生，基部膝曲，大都光滑，高 10～75 cm。叶鞘光滑无毛，大都短于或下部者长于节间；叶舌膜质，长圆形，长 3～8 mm，常 2 裂或顶端具不整齐的裂齿；叶片扁平，微粗糙或下面光滑，长 2.5～15 cm，宽 3～4 mm。圆锥花序穗状，长圆形或卵形，较疏松，具缺刻或有间断，分枝长可达 4 cm；小穗长约 2.5 mm（包括基盘），灰绿色或部分带紫色；颖长圆形，疏被短纤毛，先端 2 浅裂，芒从裂口处伸出，细直，微粗糙；外稃光滑，先端具微齿，中脉延伸成长约 2 mm 而易脱落的芒；雄蕊 3，花药长 0.7 mm。颖果椭圆形，1 面扁平。花、果期 4～9 月。

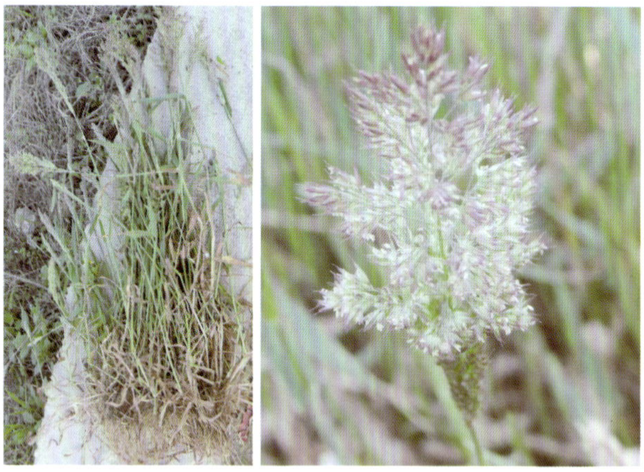

▲ 棒头草植物

生境及分布 生于海拔 100～3 600 m 的山坡、田边、潮湿处。主要分布于播州、汇川、绥阳等地。

药材名 棒头草（全草）。

采收加工 秋季采收，洗净，鲜用或晒干。

功能主治 祛风除湿，止痛。主治风湿关节痛，关节疼痛。

狗尾草 *Setaria viridis* (L.) Beauv.

别名 狗尾半支、莠、光明草。

形态特征 一年生草本。根为须状，高大植株具支持根。秆直立或基部膝曲，高 10～100 cm。叶鞘松弛，无毛或疏具柔毛或疣毛，边缘具较长的密绵毛状纤毛；叶舌极短，缘有纤毛；叶片扁平，长三角状狭披针形或线状披针形，先端长渐尖或渐尖，基部

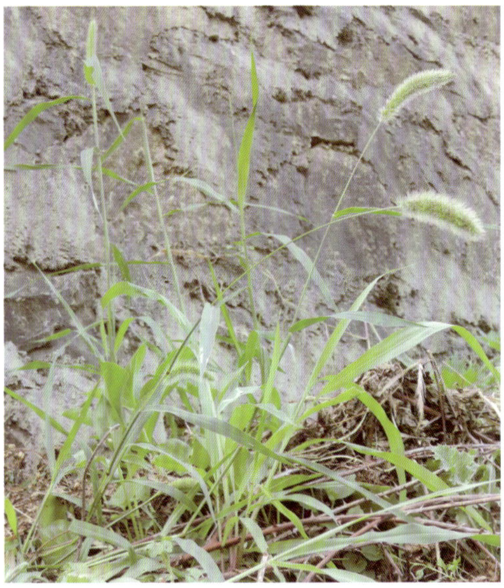

▲ 狗尾草植物

钝圆形，几呈截状或渐窄，长 4～30 cm，宽 2～18 mm，通常无毛或疏被疣毛，边缘粗糙。圆锥花序紧密呈圆柱状或基部稍疏离，直立或稍弯垂，主轴被较长柔毛，长 2～15 cm，宽 4～13 mm(除刚毛外)，刚毛长 4～12 mm，粗糙或微粗糙，直或稍扭曲，通常绿色或褐黄到紫红或紫色；小穗 2～5 个簇生于主轴上或更多的小穗着生在短小枝上，椭圆形，先端钝，铅绿色；第一颖卵形、宽卵形，长约为小穗的 1/3，先端钝或稍尖，具 3 脉；第二颖几与小穗等长，椭圆形，具 5～7 脉；第一外稃与小穗等长，具 5～7 脉，先端钝，其内稃短小狭窄；第二外稃椭圆形，顶端钝，具细点状皱纹，边缘内卷，狭窄；鳞被楔形，顶端微凹；花柱基分离；颖果灰白色。花、果期 5～10 月。

生境及分布 生于海拔 4 000 m 以下的荒野、道旁、荒地，为旱地作物常见的一种杂草。主要分布于播州、务川、桐梓等地。

药材名 狗尾草(全草)，狗尾草子(成熟种子)

采收加工 1. 狗尾草。夏、秋季采收，晒干或鲜用。

2. 狗尾草子。秋季采收成熟果穗，搓下种子，去净杂质，晒干。

性味归经 甘、淡，凉。归心、肝经。

功能主治 1. 狗尾草。清热利湿，祛风明目，解毒，杀虫。主治风热感冒，黄疸，小儿疳积，痢疾，小便涩痛，目赤肿痛，痈肿，寻常疣，疮癣。

2. 狗尾草子。解毒，止泻，截疟。主治缠腰火丹，泄泻，疟疾。

用法用量 1. 狗尾草。内服：煎汤，6～12 g，鲜品可用至 30～60 g。外用：适量，煎水洗；或捣敷。

2. 狗尾草子。内服：煎汤，9～15 g；或研末冲服。外用：适量，炒焦，研末调敷。

用药经验 ①小儿疳积：狗尾草(花穗)60～125 g，水煎，代茶饮。②热淋：狗尾草 30 g，米泔水煎服。③老年眼目不明：狗尾草研末，蒸羊肝服。

高粱 *Sorghum bicolor* (L.) Moench

别名 蜀黍、木稷、藋粱。

形态特征 一年生草本。秆较粗壮，直立，秆高随栽培条件及品种而异，节上通常无白毛髯毛，基部节上具支撑根。叶鞘无毛或稍有白粉；叶舌硬膜质，先端圆，边缘有纤毛；叶片线形至线状披针形，长 40～70 cm，宽 3～8 cm，先端渐尖，基部圆或微呈耳形，表面暗绿色，背面淡绿色或有白粉，两面无毛，边缘软骨质，具微细小刺毛，中脉较宽，白色。圆锥花序疏松，主轴裸露，长 15～45 cm，宽 4～10 cm，总梗直立或微弯曲；主轴具纵棱，疏生细柔毛，分枝 3～7 枚，轮生，粗糙或有细毛，基部较密；每一总状花序具 3～6 节，节间粗糙或稍扁；无柄小穗倒卵形或倒卵状椭圆形，基盘纯，有髯毛；两颖均革质，上部及边缘通常具毛，初时黄绿色，成熟后为淡红色至暗棕色；第一颖背部圆凸，上部 1/3 质地较薄，边缘内折而具狭翼，向下变硬而有光泽，具 12～16 脉，仅达中部，有横脉，顶端尖或具 3 小齿；第二颖 7～9 脉，背部圆凸，近顶端具不明显的脊，略呈舟形，边缘有细毛；外稃透明膜质，第一外稃披针形，边缘有长纤毛；第二外稃披针形至长椭圆形，具 2～4 脉，顶端稍 2 裂，自裂齿间伸出一膝曲的芒；雄蕊 3 枚，花药长约 3 mm；子房倒卵形；花柱分离，柱头帚状。颖果两面平凸，淡红色至红棕色，熟时顶端微外露。有柄小穗线形至披针形，雄性或中性，宿存，褐色至暗红棕色；第一颖 9～12 脉，第二颖 7～10 脉。花、果期 6～9 月。

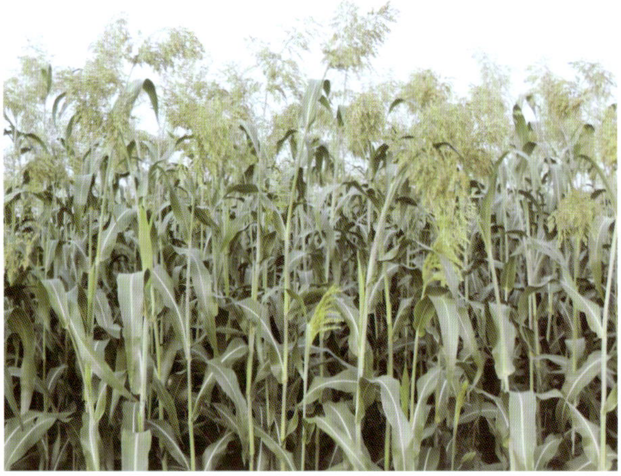

▲ 高粱植物

生境及分布　生于海拔 1 700 m 以下的地区栽培。主要分布于播州、仁怀、桐梓等地。

药材名　高粱（种仁），高粱根（根），高粱米糠（种皮），高粱火焰苞（幼穗感染丝黑穗菌后产生的病穗）。

采收加工　1. 高粱。秋季种子成熟后采收，晒干。

2. 高粱根。秋季采挖，洗净，晒干。

3. 高粱米糠。收集加工高粱时筛下的种皮，晒干。

4. 高粱火焰苞。夏、秋季采收幼穗感染丝黑穗菌后产生的病穗，晒干。

性味归经　1. 高粱。甘、涩，温。归脾、胃、肺经。

2. 高粱根。甘，平。

功能主治　1. 高粱。健脾止泻，化痰安神。主治脾虚泄泻，霍乱，消化不良，痰湿咳嗽，失眠多梦。

2. 高粱根。平喘，利水，止血，通络。主治咳嗽喘满，小便不利，产后出血，崩漏，足膝疼痛。

3. 高粱米糠。和胃消食。主治小儿消化不良。

4. 高粱火焰苞。主治吐血，便血，红痢，黑痢。

用法用量　1. 高粱。内服：煎汤，30～60 g；或研末。

2. 高粱根。内服：煎汤，15～30 g；或烧存性研末。

3. 高粱米糠。内服：炒香，每次 1.5～3 g，每日 3～4 次。

4. 高粱火焰苞。内服：煎汤，9～15 g。

用药经验　①狂病（精神失常）：高粱根（高粱七）30 g，石菖蒲、水灯芯各 15 g，苦竹叶 5 片，煨水服。②小儿消化不良：红高粱 30 g，大枣 10 个，大枣去核炒焦，高粱炒黄，共研细末，2 岁小孩每服 6 g，3～5 岁小孩每服 9 g，每日服 2 次。③心气疼痛：高粱根适量，煎汤温服。④喘咳：高粱根（高粱七）15 g，蒸冰糖服。⑤功能性子宫出血，产后出血：陈高粱根 7 个，红糖 15 g，水煎服。

小麦 *Triticum aestivum* L.

别名　麦子。

形态特征　秆直立，丛生，具 6～7 节，高 60～100 cm，径 5～7 mm。叶鞘松弛包茎，下部者长于上部者短于节间；叶舌膜质，长约 1 mm；叶片长披针形。穗状花序直立，长 5～10 cm（芒除外），宽 1～1.5 cm；小穗含 3～9 小花，上部者不发育；颖卵圆形，长 6～8 mm，主脉于背面上部具脊，于顶端延伸为长约 1 mm 的齿，侧脉的背脊及顶齿均不明显；外稃长圆状披针形，长 8～10 mm，顶端具芒或无芒；内稃与外稃几等长。花期 4～5 月，果期 5～6 月。

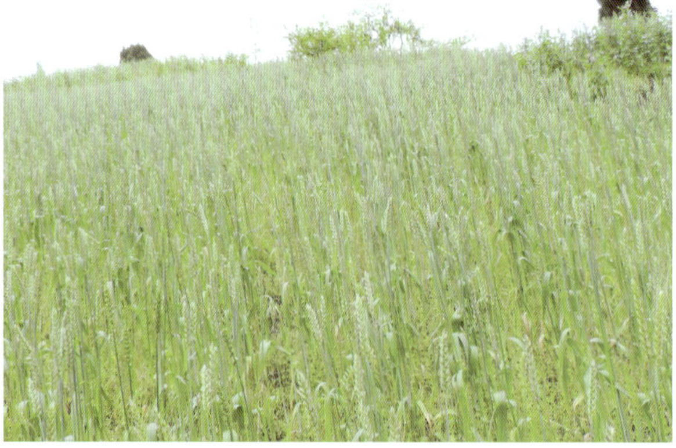

▲ 小麦植物

生境及分布 生于海拔300～3 000 m的多种地形。全国各地均有栽培，为我国主要粮食之一。主要分布于习水、正安、仁怀、播州等地。

药材名 小麦（种子或其面粉），小麦苗（嫩茎叶），浮小麦（干瘪轻浮的颖果），小麦麸（种皮）。

采收加工 1. 小麦。成熟时采收，脱粒晒干；或机成面粉。

2. 小麦苗。植株未长穗时采收，鲜用或晒干。

3. 浮小麦。夏至前后，成熟果实采收后，取瘪瘦轻浮与未脱净皮的麦粒，筛去灰屑，用水漂洗，晒干。以均匀、轻浮、无杂质为佳。

4. 小麦麸。成熟时采收，脱粒晒干，磨取面粉后筛下的种皮。

性味归经 1. 小麦。甘，凉。归心、脾、肾经。

2. 小麦苗。辛，寒。归心、小肠经。

3. 浮小麦。甘，凉。归心经。

4. 小麦麸。甘，凉。归手阳明经。

功能主治 1. 小麦。养心，益肾，除热，止渴。主治脏躁，烦热，消渴，泄利，痈肿，外伤出血，烫伤。

2. 小麦苗。清热解毒。主治烦热，黄疸，酒毒。

3. 浮小麦。除虚热，止汗。主治阴虚发热，盗汗，自汗。

4. 小麦麸。除热，止渴，敛汗，消肿。主治虚汗，盗汗，泄痢，糖尿病，口腔炎，热疮，风湿痹痛，脚气。

用法用量 1. 小麦。内服：小麦煎汤，50～100 g；或煮粥；小麦面炒黄温水调服。外用：适量，小麦炒黑研末调敷；小麦面干撒或炒黄调敷。

2. 小麦苗。内服：捣绞取汁饮用。

3. 浮小麦。内服：煎汤，15～30 g；或研末。止汗，宜微炒用。

4. 小麦麸。内服：入散剂。外用：适量，醋炒包熨或研末调敷。

使用注意 小麦面畏汉椒、萝菔。

用药经验 ①妇人乳痈不消：白面250 g，炒令黄色，醋煮为糊，涂于乳上。②金疮，血出不止：生面干敷。③盗汗及虚汗不止：浮小麦适量，文武火炒令焦，为末。每服6 g，米饮汤调下，频服为佳。④黄疸：鲜小麦苗适量捣绞取汁，饮六、七合，每日3～4次。⑤尿血：小麦麸炒香，以肥猪肉蘸食之。⑥口腔炎：小麦麸烧灰10 g，冰片5 g，混合研细搽患处。⑦小儿眉疮：小麦麸炒黑，研末，酒调敷之。

玉蜀黍 *Zea mays* L.

别名 玉米、包谷、珍珠米。

形态特征 一年生高大草本。秆粗壮，高1～4 m，通常不分枝，基部各节生支柱根。叶阔长，条状披针形，边缘呈波状。花序单性；雄花序顶生，由多数总状花序形成大型圆锥花序；雄小穗成对生于各节，长达1 cm；雌花序腋生；雌小穗成对，以8～18(30)行密集于一粗壮呈海绵质的穗轴周围而形成棒状，其外为多数叶状总苞片所包裹；花柱细长自总苞顶端伸出。花、果期7～9月。

生境及分布 生于海拔3 600 m以下的山坡土地及草丛中。主要分布于播州、汇川、红花岗、习水、正安、务川等地。

药材名 玉米须（花柱和柱头），玉蜀黍（种子）。

采收加工 1. 玉米须。夏、秋果实成熟时收集，摘取花柱和柱头，除去杂质，鲜用或晒干。

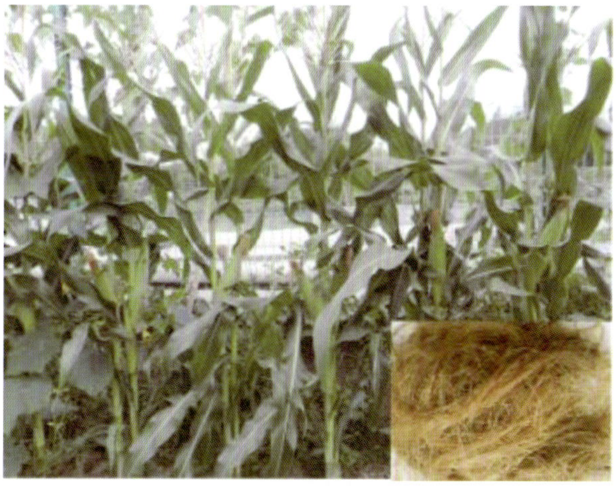

▲ 玉蜀黍植物及玉米须药材

2. 玉蜀黍。于成熟时采收玉米棒，脱下种子，晒干。

性味归经 1. 玉米须。甘、淡，平。归肾、胃、肝、胆经。

2. 玉蜀黍。甘，平。归胃、大肠经。

功能主治 1. 玉米须。利尿消肿，清肝利胆。主治水肿，小便淋沥，黄疸，胆囊炎，胆结石，高血压，糖尿病，乳汁不通。

2. 玉蜀黍。调中开胃，利尿消肿。主治食欲不振，小便不利，水肿，尿路结石。

用法用量 1. 玉米须。内服：煎汤，15～30 g，大剂量可用至 60～90 g。或烧炭存性研末，外用：适量，烧烟吸入。

2. 玉蜀黍。内服：煎汤，30～60 g，煮食或磨成细粉作饼。

使用注意 食者去苞须；不作药用时勿服。

用药经验 ①糖尿病：玉米须 30 g，水煎服。②肝炎黄疸：玉米须、金钱草、满天星、郁金、茵陈各等分，水煎服。③慢性肾炎：玉米须 50 g，水煎服，每日 1～2 次。④小便不利、水肿：玉米粉 90 g，山药 60 g，加水煮粥。

棕榈科

棕榈 *Trachycarpus fortunei* (Hook.) H. Wendl.

别名 棕、栟榈、棕树。

形态特征 常绿乔木，高达 15 m；茎有残存不易脱落的老叶柄基部。叶掌状深裂，直径 50～70 cm；裂片多数，条形，宽 1.5～3 cm，坚硬，顶端浅 2 裂，钝头，不下垂，有多数纤细的纵脉纹；叶柄细长，顶端有小戟突；叶鞘纤维质，网状，暗棕色，宿存。肉穗花序排成圆锥花序式，腋生，总苞多数，革质，被锈色绒毛；花小，黄白色，雌雄异株。核果肾状球形，直径约 1 cm，蓝黑色。花期 4～5 月，果期 10～12 月。

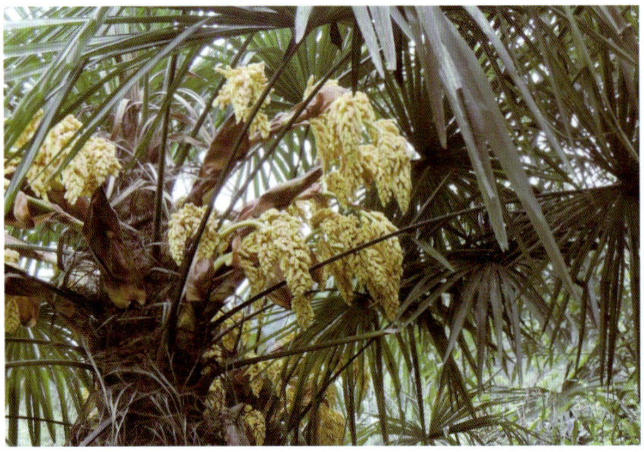

▲ 棕榈植物

生境及分布 生于海拔 300～2 700 m 的村边、溪边、田边、丘陵地或山地。主要分布于播州、仁怀、桐梓等地。

药材名 棕榈（叶柄），棕榈根（根），棕榈皮（叶鞘纤维），棕榈叶（叶片），棕榈花（花蕾及花），棕榈子（成熟果实）。

采收加工 1. 棕榈。采棕时割取旧叶柄下延部分和鞘片，除去纤维状的棕毛，晒干。以陈久者为佳。制炭用。

2. 棕榈根。全年均可采挖，挖根，洗净，切段晒干或鲜用。

3. 棕榈皮。全年可采，一般多于 9～10 月采收其剥下的纤维状鞘片，除去残皮，晒干，制炭用。

4. 棕榈叶。全年均可采收，晒干或鲜用。

5. 棕榈花。4～5 月花将开或刚开放时连序采收，晒干。

6. 棕榈子。霜降前后待果皮现青黑色时采收，晒干。

性味归经 1. 棕榈。苦、涩，平。归肺、肝、大肠经。

2. 棕榈根。苦、涩，凉。归心、肝、脾经。

3. 棕榈皮。苦、涩，平。归肝、脾、大肠经。

4. 棕榈叶。苦、涩，平。归脾、胃经。

5. 棕榈花。苦、涩，平。归肝、脾经。
6. 棕榈子。苦、甘、涩，平。归脾、大肠经。

功能主治 1. 棕榈。收敛止血。主治妇女带下，吐血，衄血，尿血，便血，崩漏等各种出血证。
2. 棕榈根。收敛止血，涩肠止痢，除湿，消肿，解毒。主治吐血，便血，崩漏，带下，痢疾，淋浊，水肿，关节疼痛，瘰疬，流注，跌打肿痛。
3. 棕榈皮。收涩止血。主治吐血，衄血，便血，血淋，尿血，崩漏，金疮，疥癣，外伤出血。
4. 棕榈叶。收敛止血，降血压。主治吐血，劳伤，高血压病。
5. 棕榈花。止血，止泻，活血，散结。主治崩漏，带下，肠风，泻痢，瘰疬。
6. 棕榈子。止血，涩肠，固精。主治肠风，崩漏，带下，泻痢，遗精，高血压。

用法用量 1. 棕榈。内服：煎汤，3～9 g。一般炮制后用。
2. 棕榈根。内服：煎汤，15～30 g。外用：适量，煎水洗；或捣敷。
3. 棕榈皮。内服：煎汤，9～15 g。外用：适量，研末外敷。
4. 棕榈叶。内服：煎汤，6～12 g；或泡茶。
5. 棕榈花。内服：煎汤，3～10 g；或研末，3～6 g。外用：适量，煎水洗。
6. 棕榈子。内服：煎汤 10～15 g；或研末，6～9 g。

用药经验 ①血淋不止：棕榈皮（半烧半炒）为末，每次服 6 g，甚效。②高血压，多梦遗精：棕榈子 6～30 g，水煎服。③高血压：鲜棕榈皮 18 g，鲜向日葵花盘 60 g，水煎服，每日一剂。④高血压，预防中风：鲜棕榈叶 30 g，槐花 9 g，作一日量，泡汤代茶。⑤大肠下血：棕笋（即棕榈之花苞）煮熟切片，晒干为末，蜜汤或酒服 3～6 g。

天南星科

金钱蒲 *Acorus gramineus* Soland.

别名 钱蒲、石菖蒲、九节菖蒲。

形态特征 多年生草本。根肉质，多数，须根密集，根茎长 5～10 cm，横走或斜伸，芳香。叶基对折，两侧膜质叶鞘棕色，脱落；叶片质较厚，线形，绿色，长 20～30 cm，无中肋，平行脉多数。花序梗长 2.5～9（～15）cm，叶状佛焰苞长 3～9（～14）cm；肉穗花序黄绿色，圆柱形，长 3～9.5 cm。果序径达 1 cm；果黄绿色。花期 5～6 月，果期 7～8 月。

生境及分布 生于海拔 1 800 m 以下的水旁湿地及石上。主要分布于播州、习水、仁怀、绥阳等地。

药材名 金钱蒲（根茎）。

采收加工 早春或冬末挖出根茎，剪去叶片和须根，洗净，晒干，去毛须即成。生用或鲜用。

性味归经 辛、苦，温。归心、胃经。

功能主治 开窍化痰，辟秽杀虫。主治痰涎壅闭，神志不清，慢性气管炎，痢疾，肠炎，腹胀腹痛，食欲不振，风寒湿痹；外用治疮疥。兽医用全草治疗牛臌胀病，肚胀病，百叶胃病，胀胆病，发狂，泻血痢，炭疽病，伤寒。

用法用量 内服：煎汤，3～6 g，鲜品加倍；或入丸、散。外用：适量，煎水洗；或鲜品捣敷；或研末调敷。

用药经验 ①痰迷心窍：鲜金钱蒲、生姜各适量，共捣汁灌下。②手足不得伸屈，寒湿瘀滞：用金钱蒲煎水熏洗，并作汤浴。③惊风：金钱蒲适量，捣汁和雪梨汁同饮。

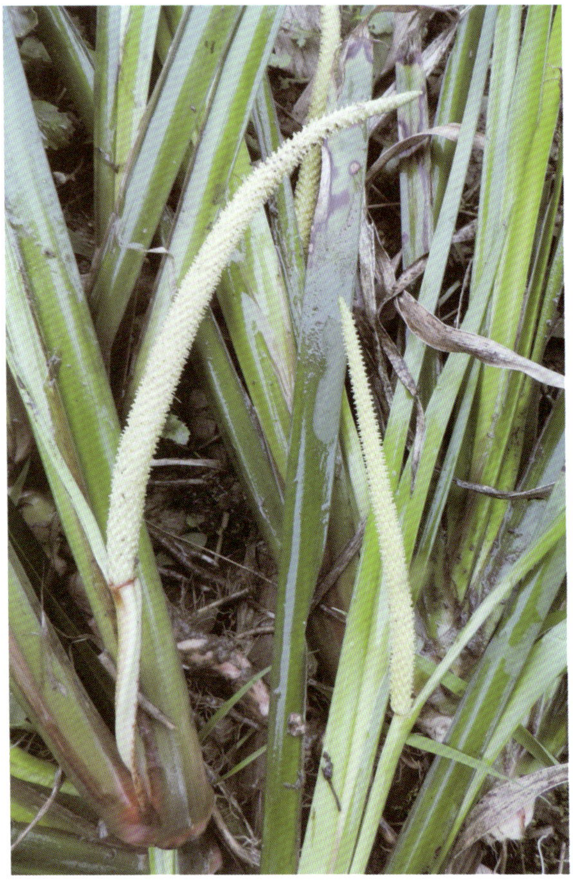

▲ 金钱蒲植物

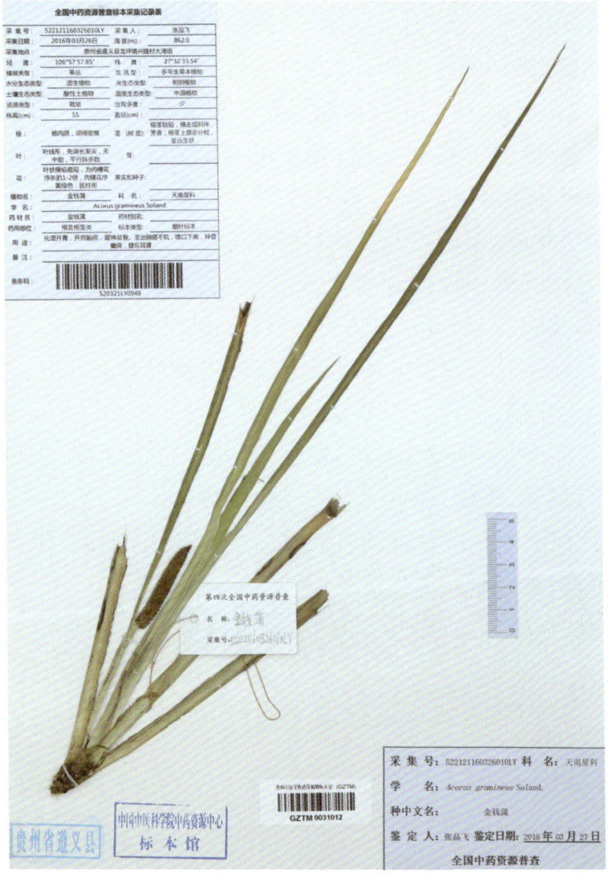

▲ 金钱蒲腊叶标本

石菖蒲 *Acorus tatarinowii* Schott

别名 剑草、菖蒲、九节菖蒲。

形态特征 多年生草本。根肉质，具多数须根。根茎芳香，外部淡褐色，上部分枝密。植株丛生状。叶薄，暗绿色，线形，长 20～30(～50) cm，基部对折，中部以下平展，先端渐窄，无中肋，平行脉多数，稍隆起；叶无柄，基部两侧膜质叶鞘上延达叶中部，渐窄，脱落。花序梗腋生，长 14～15 cm，三棱形；叶状佛焰苞长 13～25 cm；肉穗花序圆柱状，长(2.5～)4～6.5(～8.5) cm，上部渐尖，直立或稍弯。花白色。果序长 7～8 cm，径达 1 cm，幼果绿色，成熟时黄绿或黄白色。花、果期 2～6 月。

生境及分布 生于海拔 20～2 600 m 的湿地、溪旁石上或泉流的水石间。主要分布于播州、桐梓、习水、绥阳等地。

药材名 石菖蒲（根茎），菖蒲叶（叶），石菖蒲花（花蕾）。

采收加工 1. 石菖蒲。秋、冬二季采挖（一般为 9 月中旬至 10 月初），除去须根和泥沙，晒干。以条粗、断面色类白、香气浓者为佳。

2. 菖蒲叶。春季采收（一般为 4 月中旬至 5 月初），选择早晨或晚上采收，鲜用或晒干或烘干。

3. 石菖蒲花。花未开时采集，鲜用或晒干。

性味归经 1. 石菖蒲。辛、苦，温。归心、胃经。

2. 菖蒲叶。辛，温。归心经。

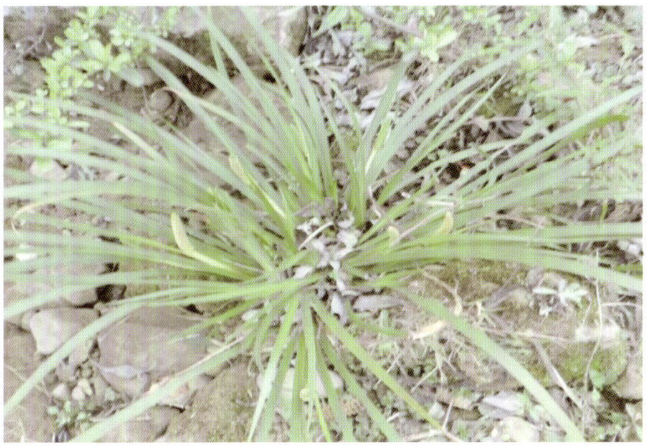

▲ 石菖蒲植物

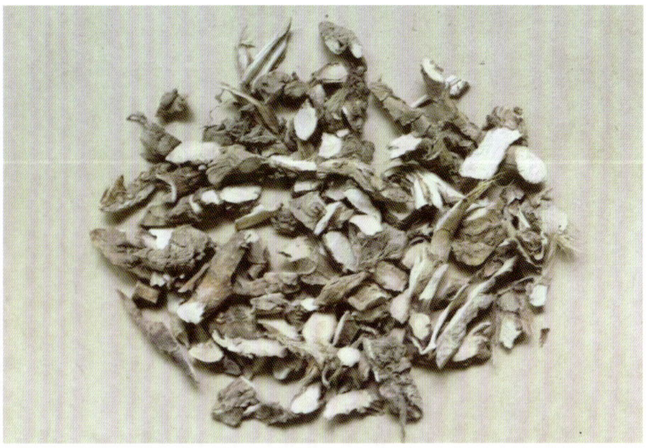

▲ 石菖蒲药材

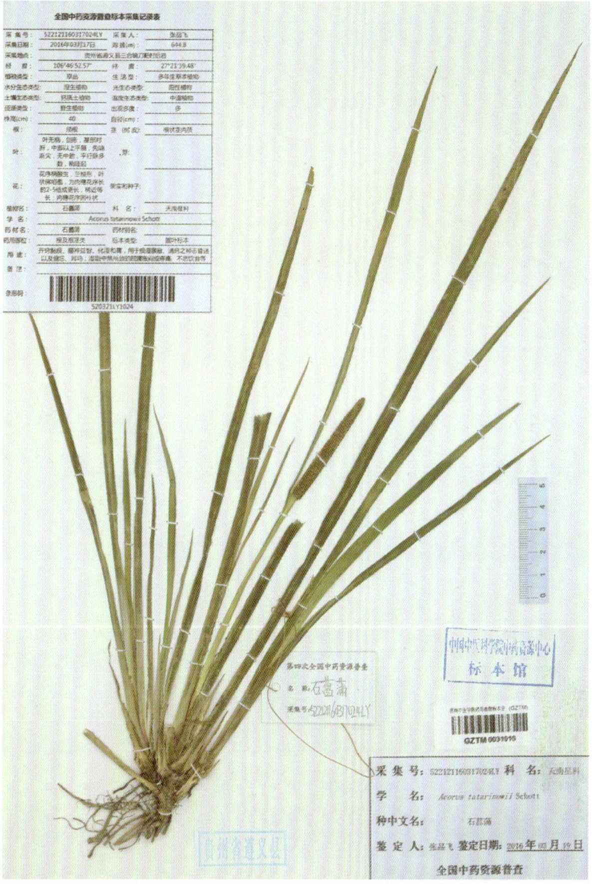

▲ 石菖蒲腊叶标本

3. 石菖蒲花。辛，温。归肝经。

功能主治 1. 石菖蒲。开窍豁痰，醒神益智，化湿开胃。主治神昏癫痫，健忘失眠，耳鸣耳聋，脘痞不饥，噤口下痢。

2. 菖蒲叶。解毒疗疮，杀虫。主治大风疮，疮疥，麻风，黄水疮。

3. 石菖蒲花。调经行血。主治跌打损伤。

用法用量 1. 石菖蒲。内服：煎汤，3～10 g，鲜品加倍。外用：适量，煎水洗；或研末调敷患处。

2. 菖蒲叶。内服：煎汤，6～9 g。外用：适量，捣烂敷患处或煎水洗。

3. 石菖蒲花。内服：煎汤，3～5 g。

用药经验 ①霍乱，吐泻不止：石菖蒲、高良姜、陈皮各 50 g，白术、炙甘草各 25 g，以上 5 味药研成粗末，每服 15 g，水煎，去渣，取汁，温服。②不孕：石菖蒲、四块瓦、地柑子、蒲公英、水杨柳、活血莲、十大功劳、过路黄、蓝布正（柔毛路边青）、筋骨草、钩藤、山高粱（珍珠菜）各适量，水煎兑少许酒服。③跌打损伤：石菖蒲鲜根适量，甜酒糟少许，捣烂外敷。④腹胀：石菖蒲，3～9 g，水煎服，日服 3 次。⑤阴汗湿痒：石菖蒲、蛇床子各等分，共研末，日搽 2～3 次。⑥中暑腹痛：石菖蒲根 9～15 g，磨水顿服。

磨芋 *Amorphophallus rivieri* Durieu

别名 蒟蒻、蒻头、鬼芋。

形态特征 块茎扁圆形，直径达 25 cm。先花后叶，

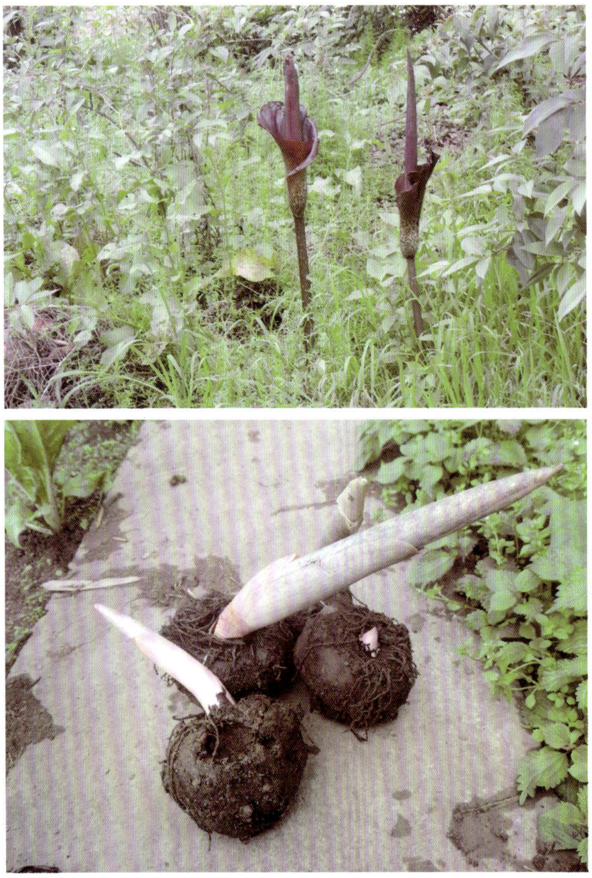

▲ 磨芋植物

叶1枚，具3小叶，小叶2歧分叉，裂片再羽状深裂，小裂片椭圆形至卵状矩圆形，长2～8 cm，基部楔形，一侧下延于羽轴成狭翅；叶柄长40～80 cm，青绿色，有暗紫色或白色斑纹，花葶长50～70 cm；佛焰苞长20～30 cm，卵形，下部呈漏斗状筒形，外面绿色而有紫绿色斑点，里面黑紫色；肉穗花序长于佛焰苞近2倍，下部具雌花，上部具雄花，两部分约等长，附属体圆柱形，长达25 cm；花柱与子房等长，柱头微3裂。花期4～6月，果期8～9月。

生境及分布 生于海拔400～2 700 m的疏林下、林缘或溪谷两旁湿润地；或栽培于房前屋后、田边地角。主要分布于播州、习水、正安、务川等地。

药材名 蒟蒻(块茎)。

采收加工 秋末采挖(10～11月)，除去须根及茎叶，洗净，鲜用或晒干。炮制用。

性味归经 辛、苦，寒。有毒。归肝、肾经。

功能主治 化痰消积，解毒散结，行瘀止痛。主治痰嗽，积滞，疟疾，瘰疬，癥瘕，跌打损伤，痈肿，疔疮，丹毒，烫火伤，蛇咬伤，肺癌，食道癌。

用法用量 内服：煎汤，9～15 g(需久煎2 h)。外用：适量，醋磨涂搽；或煮熟捣敷。

使用注意 不宜生服。内服不宜过量。切勿误食药渣，以免中毒。

用药经验 ①流行性腮腺炎：蒟蒻1块，用醋磨浓汁涂患处，日涂4～5次。②腹中痞块：蒟蒻块茎60 g，放入猪肚炖食。③毒蛇咬伤(眼镜蛇)：蒟蒻鲜块茎，加食盐捣烂，外敷伤处。④脚转筋：蒟蒻块茎适量，捣绒，加酒炒热，揉患处，再将药渣包上。⑤间日疟：蒟蒻块茎切取7粒(如梧桐子大)，发疟前2 h，用冷水吞服。

灯台莲 *Arisaema bockii* Engler

别名 灯台莲、蛇包谷、天南星。

形态特征 多年生草本。块茎扁球形，直径2～3 cm。鳞叶2，内面的披针形，膜质；叶2，叶柄长20～30 cm，下面1～2鞘筒状，鞘筒上缘几平截；叶片鸟足状5裂，裂片卵形、卵状长圆形或长圆形，边缘具不规则的粗锯齿至细的啮状锯齿，中裂片具长柄，倒裂片与中裂片近相等，具短柄或否；外侧五角星片无柄，不等侧，内侧基部楔形，外侧圆形或耳状。花序柄通常短于叶柄或几等长。佛焰苞淡绿色至暗紫色，具淡紫色条纹，管部漏斗状，喉部边缘近截形，无耳；檐部卵状披针形，稍下弯；肉穗花序单性；雄花序圆柱形，花疏，雄花药2～3，药室外向纵裂；雌花序近圆锥形，花密，子房卵圆形，柱头小；各附属器具细柄，上部增粗成棒状或近球形。浆果黄色，长圆锥状。种子卵圆形，具柄。花期5月，果期8～9月。

生境及分布 生于海拔200～1 500 m的山坡林下或沟谷岩石上。主要分布于播州、仁怀、习水、绥阳等地。

药材名 灯台莲(块茎)。

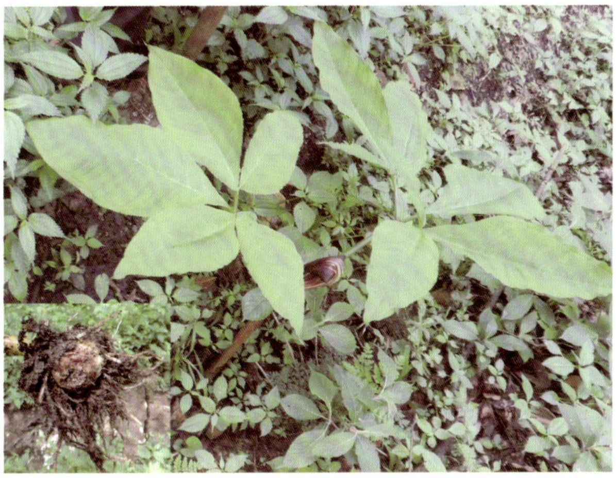

▲ 灯台莲

采收加工 夏、秋季茎叶枯萎时采挖，除去须根及茎叶，鲜用或切片晒干。炮制后用。

性味归经 苦、辛，温。有毒。归肝、肺经。

功能主治 燥湿化痰，熄风止痉；外用消肿止痛。主治痰湿咳嗽，风痰眩晕，中风，癫痫，口眼歪斜，破伤风；外用治痈肿肿毒，痰核瘰疬。

用法用量 内服：煎汤，3～6 g（需经炮制后用）。外用：适量，捣敷；或研粉醋调敷。

使用注意 阴虚燥咳及孕妇禁用。生品内服宜慎用。多用炮制品。

用药经验 ①小儿烦热、口渴、尿短赤：灯台莲3 g，车前草15 g，芦根15 g，青蒿6 g，水煎服。②小儿热惊、夜啼：灯台莲15 g，车前草9 g，朱砂根3 g，水煎服。③毒蛇咬伤：生品研末，醋调敷，配雄黄末外敷。

一把伞南星 *Arisaema erubescens* (Wall.) Schott

别名 天南星、虎掌南星、麻蛇饭。

形态特征 多年生草本。块茎扁球形，直径可达6 cm，表皮黄色，有时淡红紫色。鳞叶绿白色、粉红色、有紫褐色斑纹。叶1，极稀2，叶柄长40～80 cm，中部以下具鞘，鞘部粉绿色，上部绿色，有时具褐色斑块。叶片放射状分裂，裂片无定数。幼株少则3～4枚，多年生植株有多至20枚的，常1枚上举，余放射状平展，披针形、长圆形至椭圆形，无柄，长（6～）8～24 cm，长渐尖，具7 cm线形长尾或否。花序柄比叶柄短，直立，果时下弯或否。佛焰苞绿色，背面有清晰的白色条纹；或淡紫色至深紫色而无条纹，管部圆筒形。喉部边缘截形或稍外卷。檐部通常颜色较深，三角状卵形至长圆状卵形，有时为倒卵形，长4～7 cm，宽2.2～6 cm，先端渐狭，略下弯，有长5～15 cm的线形尾尖或否。肉穗花序单性，雄花序长2～2.5 cm，花密。雌花序长约2 cm。各附属器棒状、圆柱形，中部稍膨大或否，直立，长2～4.5 cm，先端钝，光滑，基部渐狭。雄花序的附属器下部光滑或有少数中性花。雌花序上的具多数中性花。雄花具短柄，淡绿色、紫色至暗褐色，雄蕊2～4枚，药室近球形，顶孔开裂成圆形。雌花：子房卵圆形，柱头无柄。果序柄下弯或直立，浆果红色，种子1～2粒，球形，淡褐色。花期4～7月，果期9月。

生境及分布 生于海拔3 200 m以下的荒地、疏林、路边、山谷河边或湿地。主要分布于播州、仁怀、习水、绥阳等地。

药材名 天南星（块茎）。

采收加工 秋、冬二季茎叶枯萎时采挖，除去须根及外皮，晒干，即生南星。以个大、色白、粉性足者为佳。

性味归经 苦、辛，温。有毒。归肺、肝、脾经。

功能主治 祛风止痉，化痰散结。主治中风痰壅，口眼歪斜，半身不遂，手足麻痹，风痰眩晕，癫痫，惊风，破伤风，咳嗽痰多，痈肿，瘰疬，跌打麻痹，毒蛇咬伤。

用法用量 内服：煎汤，3～9 g，一般宜制后用；或入丸、散。外用：生品适量，研末以醋或酒调敷。

使用注意 阴虚燥咳，热极、血虚动风者禁服，孕妇慎用。生品内服宜慎。

用药经验 ①关节痛：天南星（炮制品）、桑枝、茗叶细辛、土牛膝、骨碎补（槲蕨）、威灵仙、钩藤、血三七各适量，泡酒1 500 g，每日服3次，每次10～15 g，连服20日。②会阴部包块，淋巴结结核：天南星、半

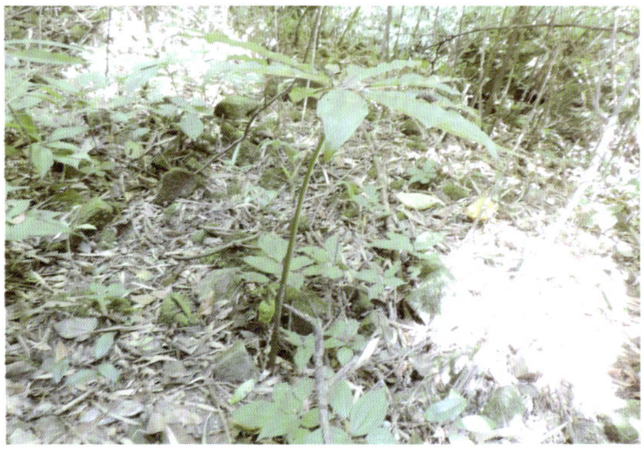

▲ 一把伞南星植物

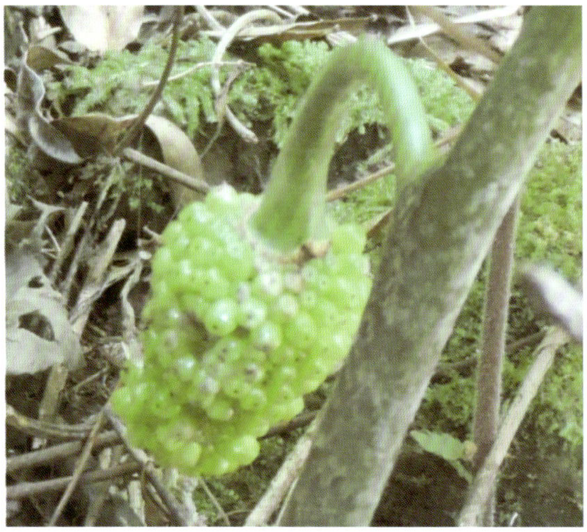

▲ 一把伞南星果实

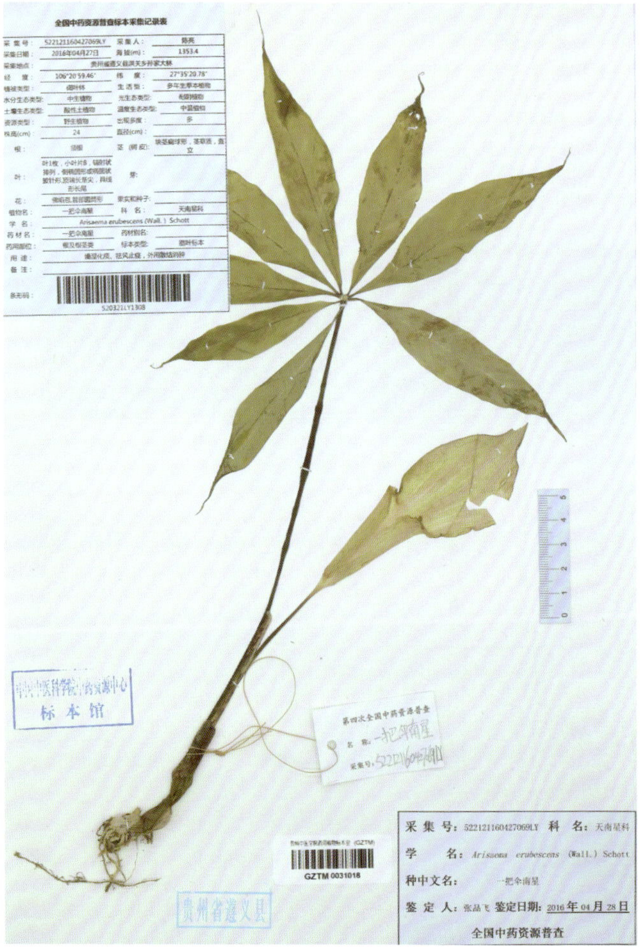

▲ 一把伞南星腊叶标本

夏、乌头、七叶一枝花、八角莲、细辛各适量，泡酒，用棉花浸湿包患处，如剧痛者加半截烂（绥阳雪里红）。③毒蛇咬伤：天南星、半夏、半边莲、香茶菜各适量，捣烂敷患处。④乳房包块：天南星、八角莲各适量，捣烂敷患处。

异叶天南星 *Arisaema heterophyllum* Bl.

别名 天南星、南星、半边莲。

形态特征 块茎扁球形，直径达 3 cm，假茎高 15～30 cm。叶 1 枚，小叶片 13～21，鸟足状排列，倒卵状矩圆形、矩圆状倒披针形至披针形，中间 1 片较其相邻者为小，长 5～10 cm，叶柄长 10～15 cm。雌雄异株或同株；总花梗等长或稍长于叶柄，佛焰苞绿色，下部筒长 4～5 cm，上部向前弯曲；雄花序下部 3～4 cm 部分具雄花，两性花序下部 3 cm 为雌花，而上部 2 cm 疏生雄花，附属体紧接具花部分之上，向上渐细呈尾状，长达 18 cm；雄花具 4～6 花药，合生花丝短柄状，花药以椭圆形孔裂。浆果熟时红色。花期 4～5 月，果期 7～9 月。

生境及分布 生于海拔 900～2 500 m 的阴坡或山谷较为阴湿的地方。主要分布于播州、仁怀、习水、桐梓等地。

药材名 天南星（块茎），胆南星（块状物）。

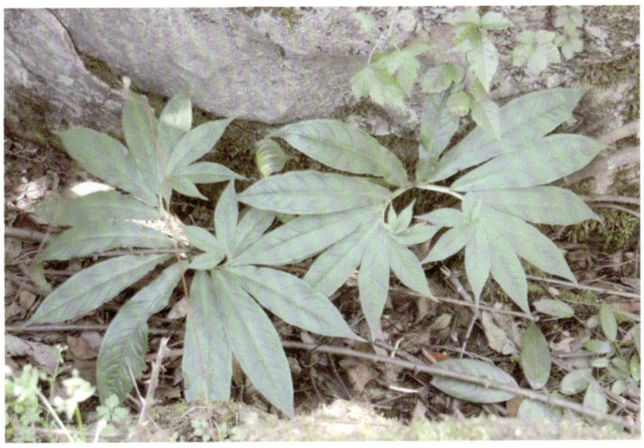

▲ 异叶天南星植物

采收加工　1. 天南星。秋、冬二季茎叶枯萎时采挖，除去须根及外皮，晒干。生用或制用。
2. 胆南星。为制南星的细粉与牛、羊或猪胆汁混合，发酵加工而成的干燥块状物。
性味归经　1. 天南星。苦、辛，温。有毒。归肺、肝、脾经。
2. 胆南星。苦、微辛，凉。归肝、胆经。
功能主治　1. 天南星。燥湿化痰，祛风止痉。主治顽痰咳嗽，风痰眩晕，中风痰壅，口眼歪斜，半身不遂，癫痫，惊风，破伤风；外用治散结消肿。生用外治痈肿，蛇虫咬伤。
2. 胆南星。清热化痰，息风定惊。主治痰火喘咳，中风，癫痫，惊风，头风眩晕等。
用法用量　1. 天南星。内服：水煎服，3～9 g，一般炮制后用。外用：生品适量，研末以醋或酒调敷患处。
2. 胆南星。内服：煎汤，1.5～6 g。
使用注意　孕妇慎用天南星；生品内服宜慎。
用药经验　①腮腺炎：生天南星适量，研粉浸于食醋中，5 日后外涂患处，每日 3～4 次。②乳赤肿，欲作痈者：天南星为细粉，生姜孜然汁调涂，自散。

花南星　*Arisaema lobatum* Engl.

别名　虎芋、独角莲、麻芋子。
形态特征　多年生草本。块茎近球形。鳞叶线状披针形，最上的长 12～15 cm，先端锐尖或顿，叶 1 或 2，叶柄长 17～35 cm，下部具鞘，黄绿色，有紫色斑块，形如花蛇；叶片 3 全裂，中裂片具 1.5～5 cm 长的柄，长圆形或椭圆形，基部狭楔形或钝，长 8～22 cm，宽 4～10 cm；侧裂片无柄，极不对称，长圆形，外侧宽为内侧的 2 倍，下部 1/3 具宽耳，长 5～23 cm，宽 2～8 cm；均渐尖或骤狭渐尖、锐尖。花序柄与叶柄近等长，常较短；佛焰苞外面淡紫色，管部漏斗状，长 4～7 cm，上部粗 1～2.5 cm，喉部无耳，斜截形，略外卷或否，骤狭为檐部，檐部披针形，狭渐尖，长 4～7 cm，深紫色或绿色，下弯或垂直；肉穗花序单性，雄花序花疏；雌花序圆柱形或近球形；各附属器具细柄，先端钝圆，直立。浆果有种子 3 枚。花期 4～7 月，果期 8～9 月。
生境及分布　生于海拔 600～3 300 m 的山谷、林下、草坡、荒地或密林中。主要分布于播州、绥阳、桐梓等地。

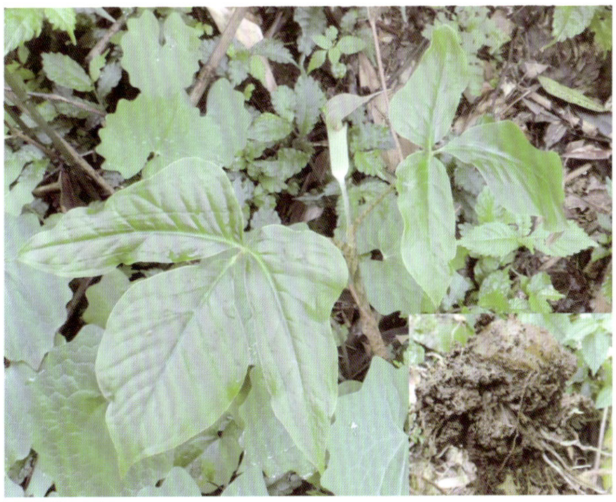

▲ 花南星植物及块茎

药材名　花南星（块茎）。
采收加工　夏、秋季采挖，除去茎叶及须根，洗净，鲜用或切片晒干。经炮制后用。
性味　辛、苦，微温。有毒。
功能主治　燥湿，化痰，祛风，消肿，散结。主治咳嗽痰多，中风，口眼歪斜，半身不遂，小儿惊风，痈肿，毒蛇咬伤。

用法用量　内服：煎汤，3～6 g(需经炮制后用)。外用：适量，捣敷。

使用注意　阴虚燥咳及孕妇禁服。

虎掌 *Pinellia pedatisecta* Schott

别名　掌叶半夏、磨芋果、麻芋子。

形态特征　多年生草本。块茎幼时近圆球形，渐变为扁柿形，直径 1.5～3 cm。叶近基出，1 年生者心形，2～3 年生者鸟足状全裂，裂片 5～9，披针形，长 6～15 cm，顶端渐尖；叶柄长达 45 cm。花葶长 10～40 cm；佛焰苞淡绿色，全长 8～12 cm，下部筒状长 3～4 cm，上部渐狭，顶端稍钝；肉穗花序下部雌花部分长约 1.5 cm，贴生于佛焰苞，二者之间有极短的不育部分相隔，顶端附属体细长，长 8～12 cm；花柱几乎不存在；花药 2 室，直缝开裂。浆果椭圆形。花期 4～7 月，果期 8～11 月。

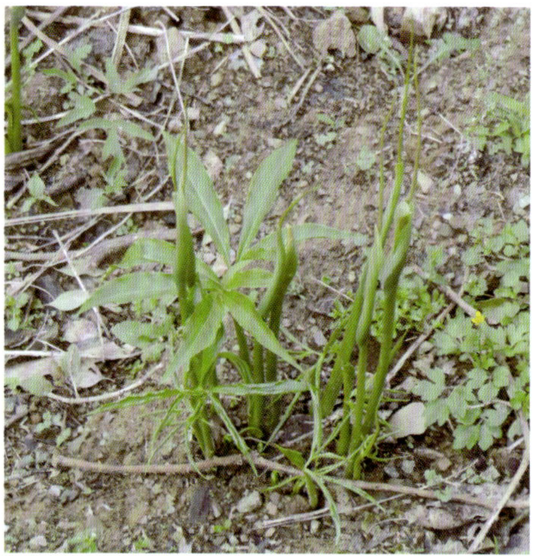

▲ 虎掌植物

生境及分布　生于海拔 2 700 m 以下的林下、灌丛、草地、山谷或河谷阴湿处。主要分布于仁怀、播州、桐梓等地。

药材名　天南星(块茎)。

采收加工　9～11 月采挖，洗净，除去须根，晒干或烘干。生用或制用。

性味归经　苦、辛，温。有毒。归肺、肝、脾经。

功能主治　祛风止痉，化痰散结。主治中风痰壅，半身不遂，手足麻痹，风痰眩晕，癫痫，惊风，破伤风，咳嗽痰多，痈肿瘰疬，跌仆损伤，蛇虫咬伤。

用法用量　内服：炮制后使用，煎汤，3～9 g；或入丸、散。外用：适量，研末以醋或酒调敷患处。

使用注意　孕妇慎用；生品内服宜慎。

用药经验　①癫痫猝然发作，两目上视，口噤抽搐：天南星、全蝎、僵蚕等同用，以化痰息风顶痫。②腮腺炎肿痛：取生天南星研末，醋浸 3～5 日后涂患处，能消肿痛。③身面疣子：用醋调天南星末涂搽。

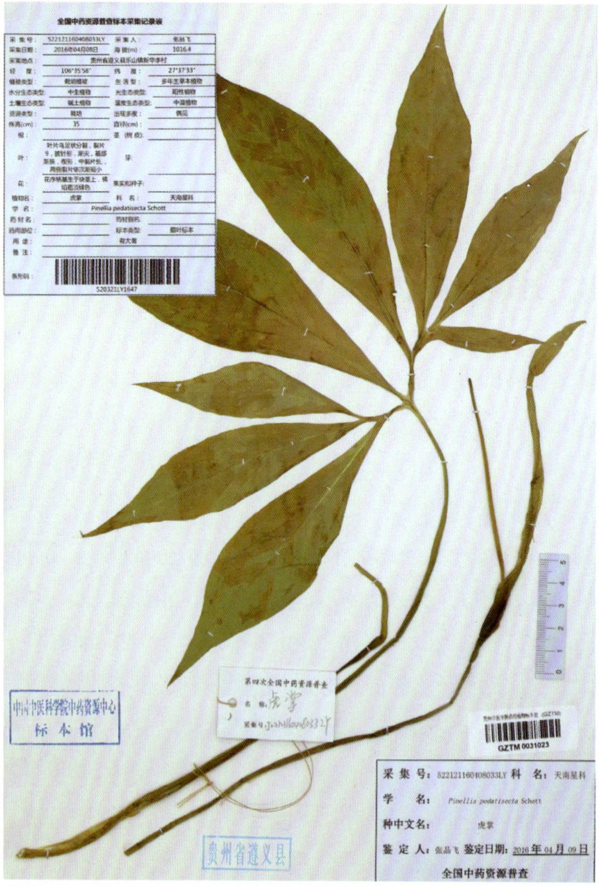

▲ 虎掌腊叶标本

半夏 *Pinellia ternata* (Thunb.) Breit.

别名 地文、水玉、磨芋果。

形态特征 多年生小草本。块茎近球形，直径 1～1.5 cm。叶基出，1 年生者为单叶，心状箭形至椭圆状箭形，2～3 年生者为 3 小叶的复叶，小叶卵状椭圆形至倒卵状矩圆形，稀披针形，长 5～10(17)cm；叶柄长达 25 cm，下部有 1 珠芽。花葶长达 30 cm；佛焰苞全长 5～7 cm，下部筒状长约 2.5 cm；肉穗花序下部雌花部分长约 1 cm，贴生于佛焰苞，二者之间有一段不育部分，顶端附属体长 6～10 cm，细柱状；子房具短而明显的花柱；花药 2 室，药室直缝开裂。浆果卵形。花期 5～7 月，果期 8～10 月。

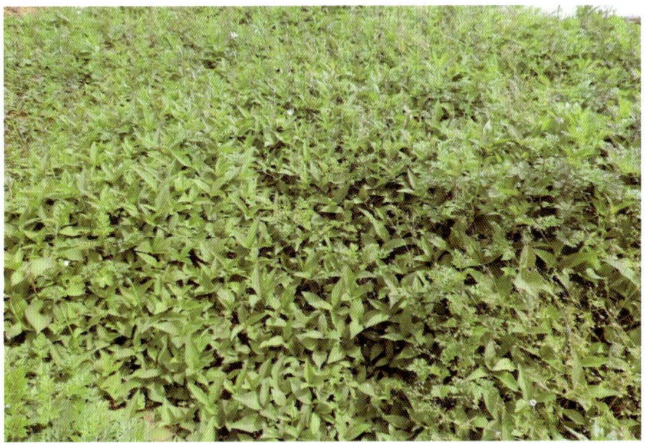

▲ 半夏植物

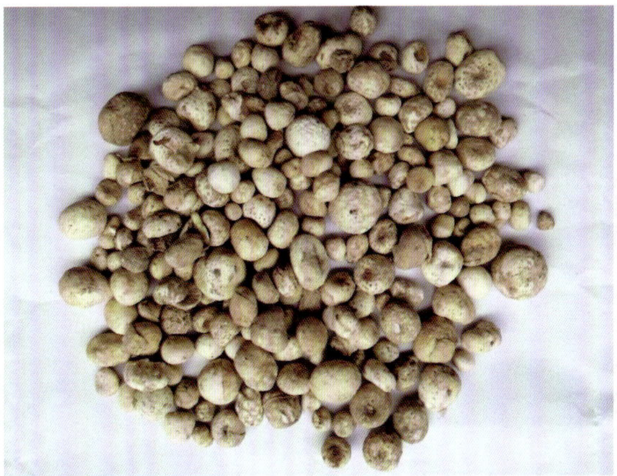

▲ 半夏药材

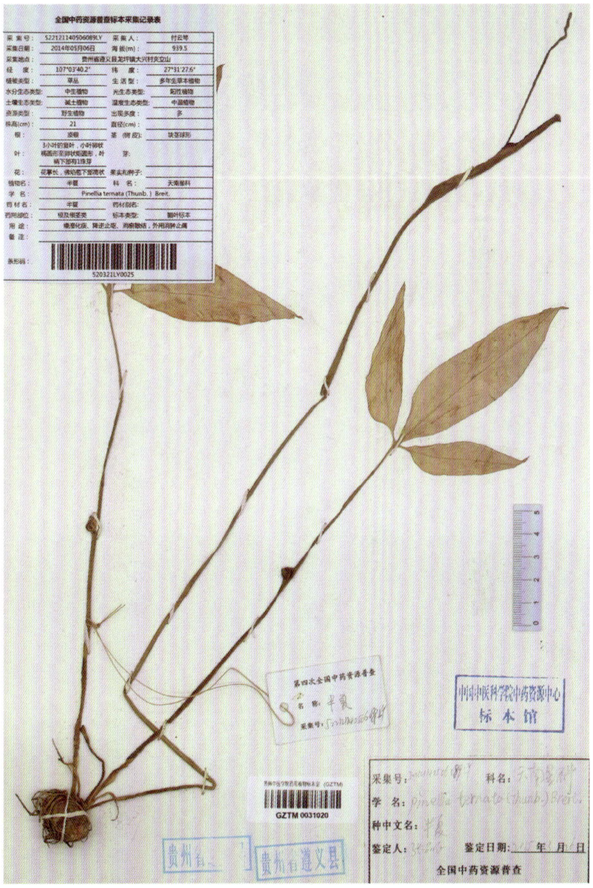

▲ 半夏腊叶标本

生境及分布 生于海拔 1 300 m 以下草坡、荒地、玉米地、田边或疏林下。主要分布于播州、习水、务川、桐梓等地。

药材名 半夏（块茎），法半夏（炮制加工品），姜半夏（炮制加工品），清半夏（炮制加工品），半夏曲。

采收加工 半夏。夏、秋二季采挖，洗净，除去外皮和须根，晒干。生用或炮制后用。

性味归经 1. 半夏。辛，温。有毒。归肺、胃、脾经。
2. 法半夏、姜半夏、清半夏。辛，温。归脾、胃、肺经。

功能主治 1. 半夏。燥湿化痰，降逆止呕，消痞散结；外用消肿止痛。主治湿痰寒痰，咳喘痰多，痰饮眩悸，风痰眩晕，痰厥头痛，呕吐反胃，胸脘痞闷，瘿瘤，痰核，梅核气，痈肿痰核，痈疽肿痛，毒蛇咬伤。

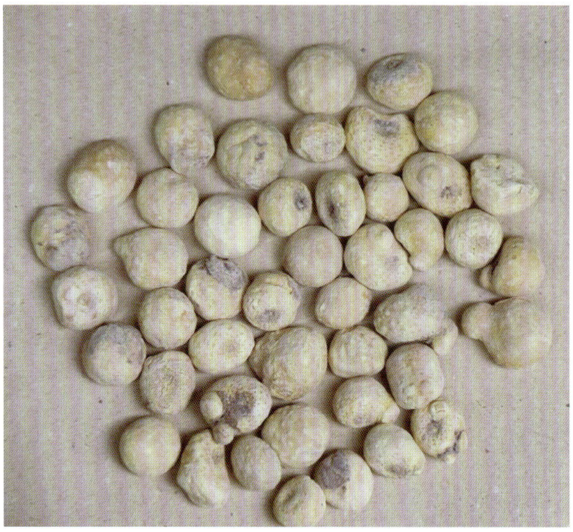

▲ 法半夏药材

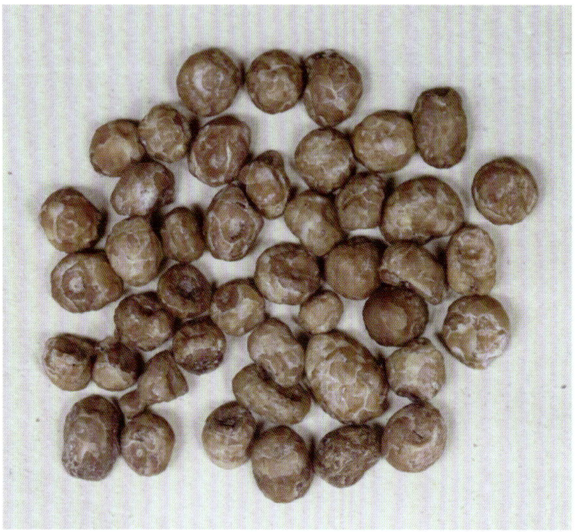

▲ 姜半夏药材

2. 法半夏。燥湿化痰。主治痰多咳喘，痰饮眩悸，风痰眩晕，痰厥头痛。

3. 姜半夏。温中化痰，降逆止呕。主治痰饮呕吐，胃脘痞满。

4. 清半夏。燥湿化痰。主治湿痰咳嗽，胃脘痞满，痰涎凝聚，咯吐不出。

5. 半夏曲。化痰止咳，消食宽中。主治泄泻，咳嗽。

用法用量 半夏、法半夏、姜半夏、清半夏。内服：宜炮制后用，煎汤，3～9 g。外用：适量，磨汁涂；或研末调敷。

使用注意 不宜与川乌、制川乌、草乌、制草乌、附子同用；生品内服宜慎。阴虚燥咳，血证及燥痰者禁用；孕妇慎用。

附注 1. 法半夏。半夏每 100 kg，用白矾 2 kg，甘草 16 kg，石灰块 20 kg。

2. 姜半夏。半夏每 100 kg，用姜 25 kg，白矾 12.8 kg，夏季用白矾 14.8 kg。

3. 清半夏。半夏每 100 kg，用白矾 12.8 kg，夏季用白矾 14.8 kg。

用药经验 ①湿痰，咳嗽脉缓，面黄，肢体沉重，嗜卧不收，腹胀而食不消化：南星、半夏(具汤洗)各 50 g，白术 75 g，上为细末，糊为丸，如桐子大，每服 50～70 丸，生姜汤下。②慢性咽炎：清半夏或法半夏 15 g，煎水服。③小儿惊风：生半夏 3 g，皂角(猪牙皂)1.5 g，共研为末，吹入许入鼻。④外伤性出血：生半夏、乌贼骨(海螵蛸)等分，研细末，撒患处。

浮萍科

紫萍 *Spirodela polyrrhiza* (L.) Schleid.

别名 水萍、水花、浮瓜叶。

形态特征 浮水小草本。根 1 条，长 3～4 cm，纤细，根鞘无附属物，根冠钝圆或截切状。叶状体对称，倒卵形、椭圆形或近圆形，两面平滑，绿色，不透明，具不显明的 3 脉纹。花单性，雌雄同株，生于叶状体边缘开裂处，佛焰苞囊状，内有雌花 1 朵，雄花

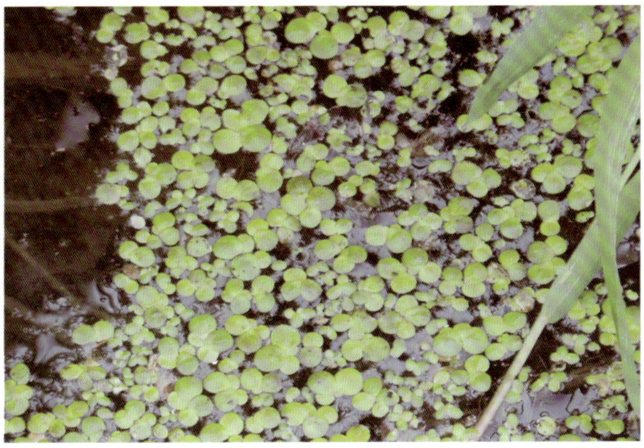

▲ 紫萍植物

2 朵；雄花花药 2 室，花丝纤细；雌花具 1 雌蕊，子房 1 室，胚珠单生。果实圆形近陀螺状，无翅或具窄翅。种子 1 粒，具凸起的胚孔和不规则的凸脉 12～15 条。

生境及分布　生于水田、池沼或其他静水水域。主要分布于播州、桐梓、习水等地。

药材名　浮萍（全草）。

采收加工　6～9 月采收，洗净，除去杂质，晒干。生用。

性味归经　辛，寒。归肺经。

功能主治　宣散风热，透疹，利尿。主治风热表证，发热无汗，麻疹不透，风疹瘙痒，水肿尿少，小便不利。

用法用量　内服：煎汤，3～9 g。外用：适量，煎汤浸洗。

使用注意　表虚自汗者禁用。

附注　该物种与同属植物少根子萍 *Spirodela oligorrhiza*（Kurz.）Hegalm. 及浮萍属植物浮萍 *Lemna minor* L. 的外形相似。主要区别在紫萍叶的背面中央生 5～11 条根，根白绿色，根冠尖，脱落；少根紫萍叶的背面中央生 3～5 条根，根白绿色，甚长，根冠尖，脱落；浮萍叶的背面垂生丝状根 1 条，根白色，根冠钝头，根鞘无翅。三者功能主治几乎都相同。

用药经验　①时行热病，发汗：浮萍 50 g，麻黄（去节、根）、桂心、附子（炮裂、去脐、皮）各 25 g，四物捣细筛，每次服 10 g，以水一中盏，入生姜半分，煎至六分，不计时候，和渣热服。②发热感冒：浮萍、防风各 9 g，牛蒡子、薄荷、紫苏叶各 6 g，水煎服。③急性肾炎：浮萍 60 g，黑豆 30 g，水煎服。

香蒲科

水烛香蒲　*Typha angustifolia* L.

别名　洋蜡烛、蒲包草、野蜡烛。

形态特征　多年生水生或沼生草本。根状茎乳黄色、灰黄色，先端白色。地上茎直立，粗壮，高 1.5～3 m。叶片长 54～120 cm，宽 0.4～0.9 cm，上部扁平，中部以下腹面微凹，背面向下逐渐隆起呈凸形，下部横切面呈半圆形，细胞间隙大，呈海绵状；叶鞘抱茎。雌雄花序相距 2.5～6.9 cm；雄花序轴具褐色扁柔毛，单出；或分叉；叶状苞片 1～3 枚，花后脱落；雌花序长 15～30 cm，基部具 1 枚叶状苞片，通常比叶片宽，花后脱落；雄花由 3 枚雄蕊合生，有时 2 枚或 4 枚组成，花药长距圆形，花粉粒单体，近球形、卵形或三角形，纹饰网状，花丝短，细弱，下部合生成柄，向下渐宽；雌花具小苞片；孕性雌花柱头窄条形或披针形，子房纺锤形，具褐色斑点；不孕雌花子房倒圆锥形，具褐色斑点，先端黄褐色，不育柱头短尖；白色丝状毛着生于子房柄基部，并向上延伸，与小苞片近等长，均短于柱头。小坚果长椭圆形，具褐色斑点，纵裂。种子深褐色。花、果期 6～9 月。

生境及分布　生于海拔 700～2 100 m 的湿地、浅水

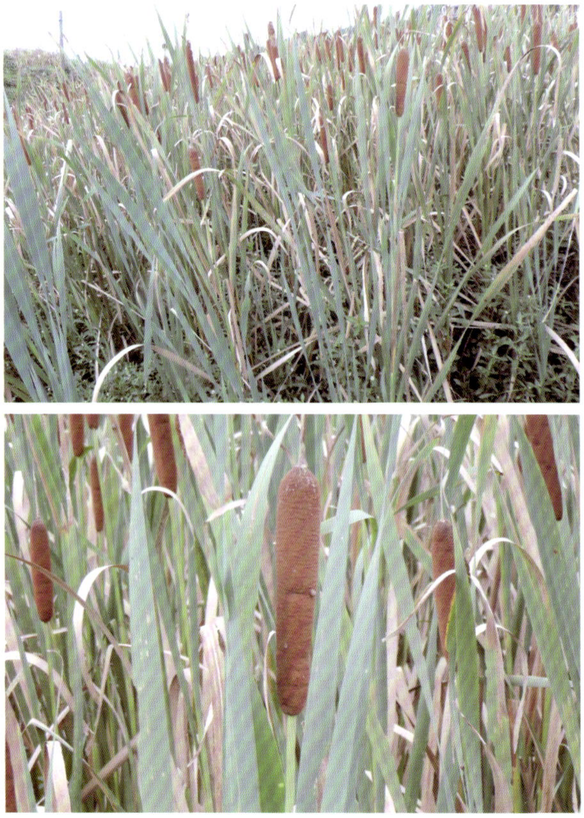

▲ 水烛香蒲植物

中、水边、水田及沼泽地。主要分布于播州、习水、绥阳等地。

药材名　蒲黄（花粉），蒲黄滓（系蒲黄筛选后剩下的花蕊、毛茸等杂质）。

采收加工　蒲黄　夏季采收蒲棒上部的黄色雄花序，晒干碾轧，筛出花粉。剪取雄花后，晒干，成为带有雄花的花粉，即草蒲黄。生用或炒炭用。以色鲜黄、润滑感强、光滑、纯净者为佳。

性味归经　蒲黄。甘，平。归肝、心包经。

功能主治　1. 蒲黄。止血，化瘀，通淋。主治吐血、衄血、咯血、尿血、带下崩漏、子宫出血、痔疮出血等体内出血及外伤出血；血淋涩痛，经闭痛经，心腹疼痛，脘腹刺痛，跌仆肿痛。止血多炒炭，化瘀、利尿多生用。

2. 蒲黄滓。炒用，甚涩肠，止泻血及血痢。

用法用量　1. 蒲黄。内服：煎汤，5～10 g；宜包煎。外用：适量，敷患处。

2. 蒲黄滓。内服：作散剂，每服 3～6 g。

使用注意　蒲黄孕妇慎用。

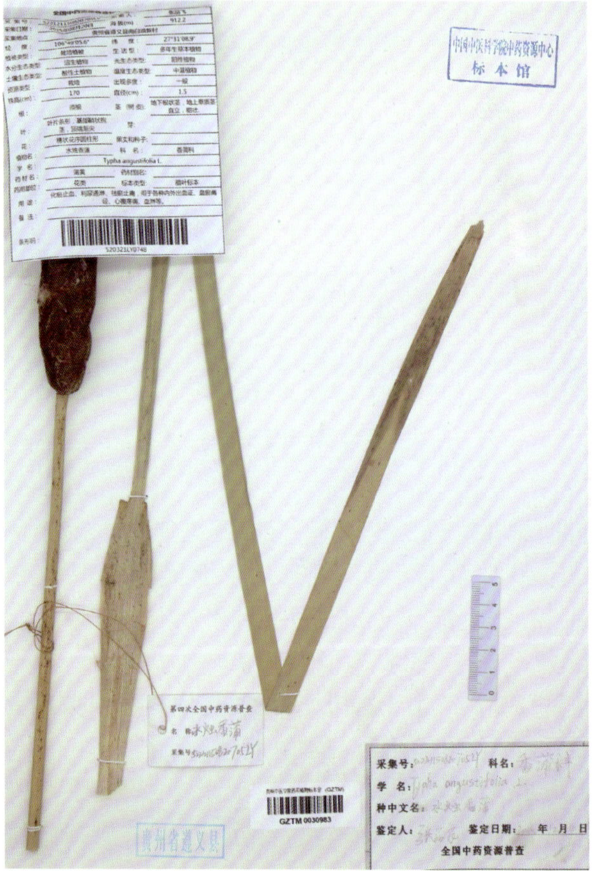

▲ 水烛香蒲腊叶标本

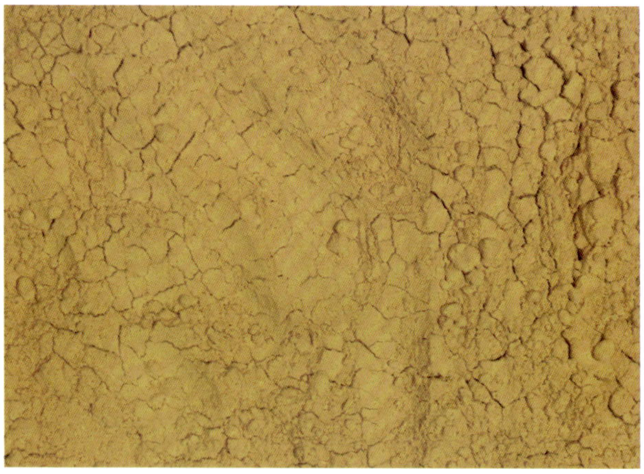

▲ 蒲黄药材

用药经验　①膀胱炎，血尿：蒲黄 6 g，侧柏叶、生地各 9 g，马齿苋、活血丹各 15 g，水煎服。②耳中出血：蒲黄炒黑研末，掺入。③外伤出血：蒲黄适量，外敷伤处。

莎草科

风车草 *Cyperus involucratus* Rottb.

别名 旱伞草、九龙吐珠。

形态特征 多年生草本，高 30～150 cm，根状茎短，粗大，须根坚硬。秆稍粗壮，丛生，近圆柱状，上部稍粗糙，基部包裹以无叶的鞘，鞘棕色。无叶片，苞片约 20 枚，线形，长几相等，较花序长约 2 倍，宽 2～11 mm，向四周展开，平展；多次复出，长侧枝聚伞花序具多数第一次辐射枝，辐射枝最长达 7 cm，每个第一次辐射枝具 4～10 个第二次辐射枝，最长达 15 cm；小穗密集于第二次辐射枝上端，椭圆形或长圆状披针形，长 3～8 mm，宽 1.5～3 mm，压扁，具 6～26 朵花；小穗轴不具翅；鳞片紧密的复瓦状排列，膜质，卵形，顶端渐尖，长约 2 mm，苍白色，具锈色斑点；或为黄褐色，具 3～5 条脉；雄蕊 3，花药线形，顶端具刚毛状附属物；花柱短，柱头 3。小坚果椭圆形，近于三棱形，长为鳞片的 1/3，褐色。

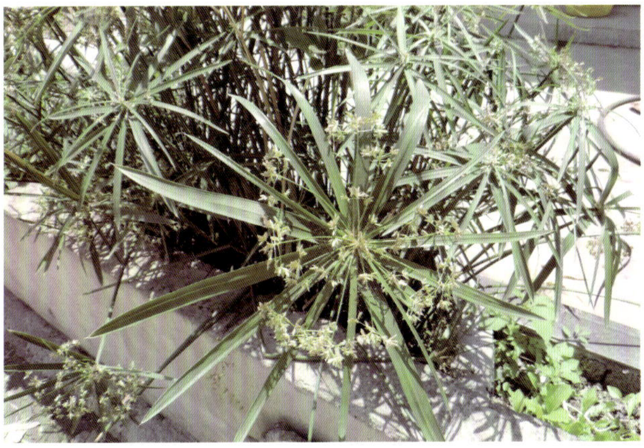

▲ 风车草植物

生境及分布 生于森林、草原地区河流沿岸的沼泽地及积水处；或栽培于水池中，全国各地庭院均有栽培，多作为观赏植物。主要分布于播州、习水、正安等地。

药材名 伞莎草(茎叶)

采收加工 全年均可采收，洗净，鲜用或晒干。

性味归经 酸、甘、微苦，凉。

功能主治 行气活血，解毒。主治瘀血作痛，蛇虫咬伤。

用法用量 内服：煎汤，9～15 g。外用：适量，浸酒擦。

莎草 *Cyperus rotundus* L.

别名 雀头香、雷公头、莎草根。

形态特征 多年生草本。有匍匐根状茎和椭圆状块茎。秆直立，散生，高 15～95 cm，有三锐棱。叶基生，短于秆；鞘棕色，常裂成纤维状。苞片 2～3，叶状，长于花序；长侧枝聚伞花序简单或复出，有 3～6 个开展的辐射枝，最长达 12 cm；小穗条形，3～10 个排成伞形花序，长 1～3 cm；小穗轴有白色透明的翅；鳞片紧密，2 列，膜质，卵形或矩圆卵形，中间绿色，两侧紫红色，有 5～7 脉；雄蕊 3；柱头 3。小坚果矩圆倒卵形，有三棱，长约为鳞片的 1/3，表面具细点。花期 5～8 月，果期 7～11 月。

生境及分布 生于海拔 400～2 100 m 的山坡草地、耕地、湿地、水边、荒地、路边、河沟边或田间向阳处。主要分布于播州、红花岗、汇川等地。

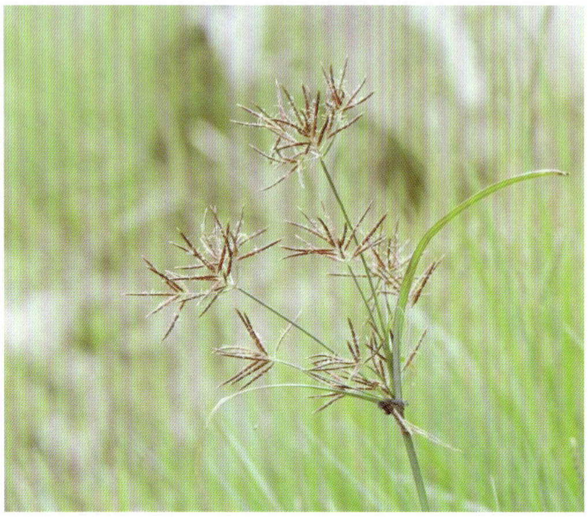

▲ 莎草植物

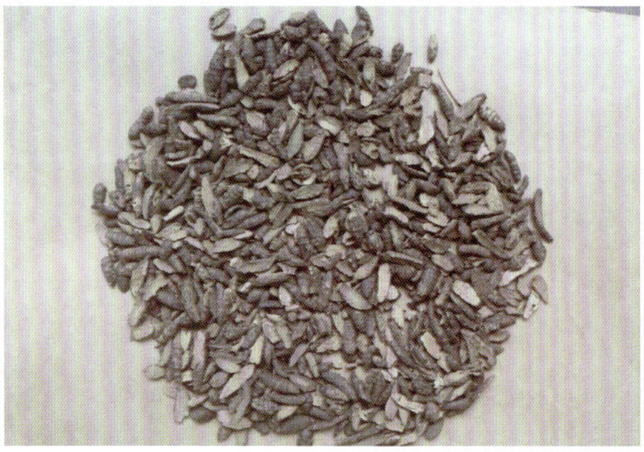

▲ 香附药材

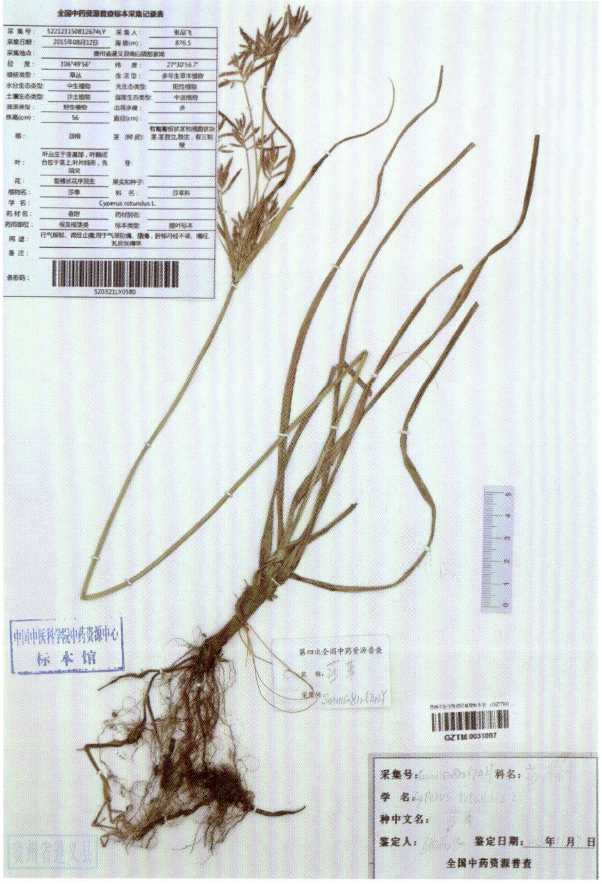

▲ 莎草腊叶标本

药材名 香附(根茎),莎草(茎叶)。

采收加工 1. 香附。秋季挖取块茎,用火燎去须根及鳞叶,置沸水中片刻或蒸透后晒干;或燎后直接晒干。生用或醋炙用,用时打碎。

2. 莎草。春、夏季采收,洗净,鲜用或晒干。

性味归经 1. 香附。辛、微苦、微甘,平。归肝、脾、三焦经。

2. 莎草。辛、苦,凉。归肝、肺经。

功能主治 1. 香附。疏肝解郁,理气宽中,调经止痛。主治肝郁气滞,胸胁腹痛,疝气疼痛,乳房胀痛,脾胃气滞,脘腹痞闷,胀满疼痛,肝郁月经不调、经闭痛经。为疏肝理气的要药。为妇科调经止痛要药,被称为“气病之总司,女科之主帅”。

2. 莎草。行气开郁,祛风止痒,宽胸利痰。主治胸闷不舒,风疹瘙痒,痈疮肿毒。

用法用量 1. 香附。内服:煎汤,6~9 g。醋炙止痛力增强。

2. 莎草。内服:煎汤,10~30 g。外用:适量,鲜品捣敷;或煎汤洗浴。

用药经验 ①偏正头痛:川芎 60 g,香附子(炒)120 g,上为末,以茶调服,得腊茶清尤好。②水肿,小便短少:鲜莎草捣烂,贴涌泉、关元穴。③痈疽肿毒:鲜莎草适量,洗净,捣烂敷患处。④皮肤瘙痒,遍体生风:莎草苗一握,煎汤浴之,立效。

芭蕉科

芭蕉 *Musa basjoo* Sieb. et Zucc.

别名 甘蕉、芭且、绿天。

形态特征 多年生丛生草本。植株高 2.5～4 m。叶片长圆形，长 2～3 m，宽 25～30 cm，先端钝，基部圆形或不对称，叶面鲜绿色，有光泽。叶柄粗壮，长达 30 cm。花序顶生，下垂。苞片红褐色或紫色。雄花生于花序上部，雌花生于花序下部。雌花在每一苞片内 10～16 朵，排成 2 列。合生花被片长 4～4.5 cm，具 5 齿裂，离生花被片与合生花被片近等长，顶端具小尖头。浆果三棱状，长圆形，长 5～7 cm，具 3～5 棱，近无柄，肉质，内具多数种子。种子黑色，具疣突及不规则棱角。花期 2～4 月，果期 6～8 月。

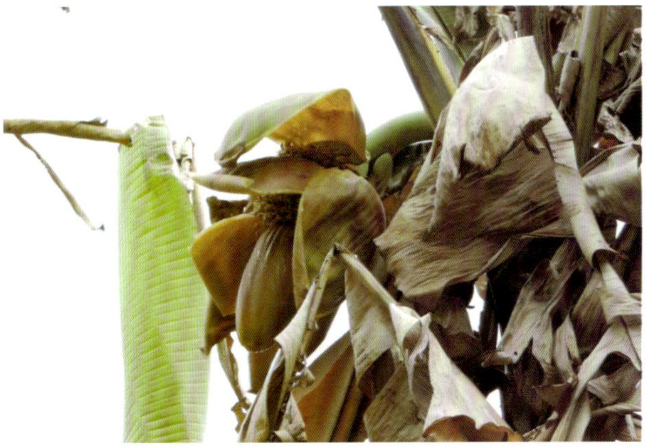

▲ 芭蕉植物

生境及分布 多栽培在房前、屋后、山坡等处。主要分布于播州、习水、绥阳、桐梓等地。

药材名 芭蕉根（根茎），芭蕉叶（叶），芭蕉花（花蕾或花），芭蕉子（成熟种子），芭蕉油（茎中的汁液）。

采收加工 1. 芭蕉根。全年可以采挖，洗净，鲜用或晒干。

2. 芭蕉叶。全年均可采，切碎，鲜用或晒干。

3. 芭蕉花。花开时采收，鲜用或阴干。

4. 芭蕉子。夏、秋果实成熟时采收，鲜用。

5. 芭蕉油。夏、秋季将近茎根部刺破取流出汁液，用瓶子装好，密封备用。或以嫩茎捣烂绞汁亦可。

性味归经 1. 芭蕉根。苦，寒。归胃、脾、肝经。

2. 芭蕉叶。甘、淡，寒。归心、肝经。

3. 芭蕉花。甘、微辛，凉。归心、肝、胃、大肠经。

4. 芭蕉子。寒。归肺、心、肾经。

5. 芭蕉油。甘，寒。归心、肝、胃经。

功能主治 1. 芭蕉根。清热解毒，止渴，利尿。主治热病，烦闷消渴，痈肿疔毒，丹毒，崩漏，淋浊，水肿，脚气。与生姜、甘草一起煎服，主治淋证，消渴。

2. 芭蕉叶。清热，利尿，解毒。主治热病，中暑，水肿，脚气，痈肿，烫伤。

3. 芭蕉花。化痰消痞，散瘀，止痛。主治胸膈饱胀，脘腹痞疼，吞酸反胃，呕吐痰涎，头目昏眩，心痛，怔忡，风湿痹痛，脑溢血。

4. 芭蕉子。止渴润肺，通血脉，填骨髓。生食止渴润肺；蒸熟取仁可通血脉，填骨髓。

5. 芭蕉油。清热，止渴，解毒。主治热病烦渴，惊风，癫痫，高血压，头痛，疔疮痈疽，中耳炎，烫伤。

用法用量 1. 芭蕉根。内服：煎汤，15～30 g，鲜品 30～60 g；或捣汁。外用：适量，捣敷、捣汁涂；或煎水含漱。

2. 芭蕉叶。内服：煎汤，6～9 g；或烧存性研末，每次 0.5～1 g。外用：适量，捣敷；或烧存性研末调敷。

3. 芭蕉花。内服：煎汤，5～10 g；或烧存性研末，每次 6 g。

4. 芭蕉子。内服：生食或蒸熟取仁，适量。

5. 芭蕉油。内服：50～250 ml。外用：适量，搽敷；

或滴耳；或含漱。

使用注意 芭蕉根胃弱脾弱、丹毒系阴分者禁用。

用药经验 ①烫伤：芭蕉叶适量，研末，水泡已破者，麻油调搽；水泡未破者，鸡蛋清调敷。②高血压：芭蕉根茎煎汁；或同猪肉煮食。③黄疸病：芭蕉根、胆草各9 g，山慈菇6 g，捣烂，冲水服。④心绞痛：芭蕉花250 g，猪心一个，水炖服。⑤疮口不合：芭蕉根取汁抹之。

姜科

山姜 *Alpinia japonica* (Thunb.) Miq.

别名 箭杆风、九龙盘、姜叶淫羊藿。

形态特征 多年生草本。植株高达70 cm，具横生、分枝的根茎。叶片通常2～5片，披针形、倒披针形或窄长椭圆形，长25～40 cm，宽4～7 cm，两端渐尖，先端具小尖头，两面被柔毛，特别是叶下面被短柔毛，叶柄长0～2 cm，叶舌2裂，被柔毛。总状花序顶生，长15～30 cm，花序轴密生绒毛；总苞片披针形，长约9 cm，开花时脱落；花常2朵聚生；花梗长约2 mm；小苞片极小，早落；花萼棒状，长1～1.2 cm，被短柔毛，顶端3齿裂；花冠管长约1 cm，被疏柔毛，裂片长圆形，长约1 cm，外被绒毛，后方1枚兜状；侧生退化雄蕊线形，长约5 mm；唇瓣卵形，白色，具红色脉纹，先端2裂，具缺刻；雄蕊长1.2～1.4 cm，子房密被绒毛。果实球形或椭圆形，径1～1.5 cm，被短柔毛，成熟时橙红色，顶端有宿存萼筒。种子多角形，有樟脑味。花期4～8月，果期7～12月。

生境及分布 生于海拔780～1 500 m的山坡林下阴湿处、溪沟边湿地、常绿阔叶林下。主要分布于播州、仁怀等地。

药材名 山姜（根茎），山姜花（花、整花），建砂仁又名土砂仁（果实或种子）。

采收加工 1. 山姜。3～4月采挖，洗净，晒干。

2. 山姜花。花开时节采收，阴干。

3. 建砂仁。果实将熟时采收，晒干或烘干。

性味归经 1. 山姜。辛，温。归肺、胃经。

2. 山姜花。辛，温。归脾、胃经。

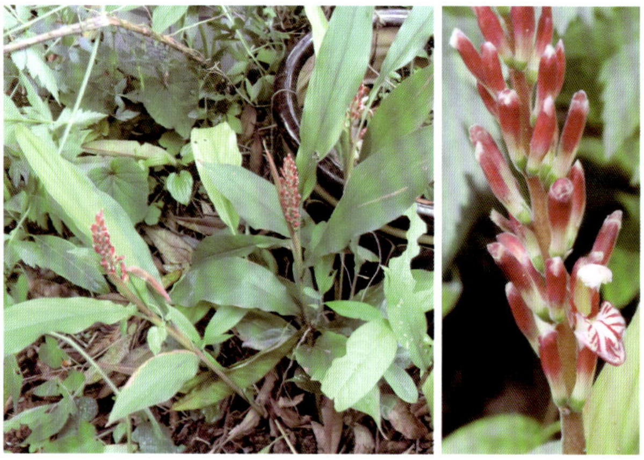

▲ 山姜植物

3. 建砂仁。辛，温。归脾、胃经。

功能主治 1. 山姜。温中，散寒，祛风，活血。主治脘腹冷痛，肺寒咳嗽，风湿痹痛，跌打损伤，月经不调，劳伤吐血。

2. 山姜花。调中下气，消食，杀酒毒。主治脘腹冷痛，胃气上逆治呕吐，食积，酒积。以盐杀至暴干者，极能除冷气，止霍乱，消酒食毒甚佳。

3. 建砂仁。行气调中，温中散寒。主治脘腹胀痛，食欲不振，呕吐泄泻。

用法用量 1. 山姜。内服：煎汤，3～6 g；或浸酒。外用：适量，捣敷；或捣烂调酒搽；或煎水洗。

2. 山姜花。内服：煎汤，6～9 g。

3. 建砂仁。内服：煎汤，3～9 g；或研末。

用药经验 ①跌打损伤：山姜根、茜草根各15 g，大血藤根30 g，牛膝、泽兰各9 g，白酒500 g，浸泡3～7日，每服15～30 g。②久咳：山姜根（石灰水泡一日，用淘米水和清水洗净，蒸热，晒干）白芷、追风伞各 6 g，泡酒 500 g，每服 30 g。③胃痛：山姜根、乌药各 3～6 g，研末，温开水送服。④虚弱咳嗽：山姜、大鹅儿肠各 9 g，炖肉吃。⑤微寒腹痛：建砂仁 20 g，水煎服。⑥消化不良：建砂仁 20 g，炖肉 250 g 食。

姜 *Zingiber officinale* Rosc.

别名　生姜、白姜、川姜。

形态特征　多年生草本，高 0.5～1 m；根状茎肥厚，有芳香及辛辣味。叶片披针形至条状披针形，长 15～30 cm，宽约 2 cm；叶舌膜质。花葶单独自根茎抽出；穗状花序卵形，长 4～5 cm；苞片淡绿色，顶端有小尖头；花萼管长约 1 cm；花冠黄绿色，管长 2～2.5 cm，裂片披针形，长不及 2 cm；唇瓣中央裂片矩圆状倒卵形，短于花冠裂片，有紫色条纹及淡黄色斑点，侧裂片卵形；花药隔附属体包裹住花柱。花期 7～9 月，果期 10～11 月。

生境及分布　生于林缘、山坡草地及种植在田土里；现多为栽培。主要分布于播州、红花岗、汇川、绥阳、桐梓等地。

药材名　生姜（新鲜根茎），干姜（根茎），炮姜（干姜的炮制加工品），姜炭（干姜经炒炭形成的炮制品），煨姜（生姜加工品），姜叶（茎叶），生姜汁（汁液），生姜皮（根茎的根茎外皮）。

采收加工　1. 生姜。秋、冬二季采挖，除去须根和泥沙。

2. 干姜。冬季采挖，除去须根和泥沙，晒干或低温

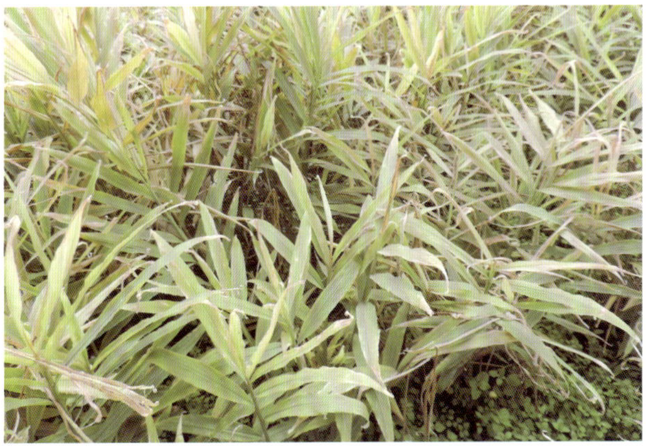

▲ 姜植物

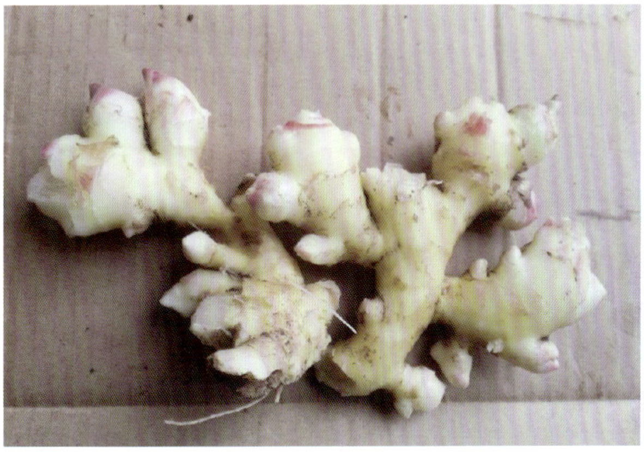

▲ 生姜药材

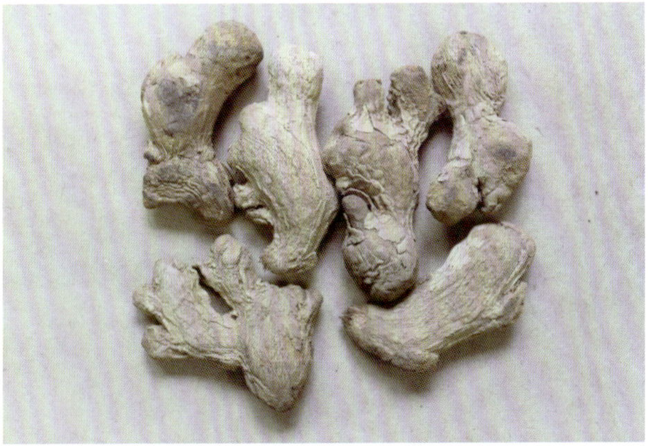

▲ 炮姜药材

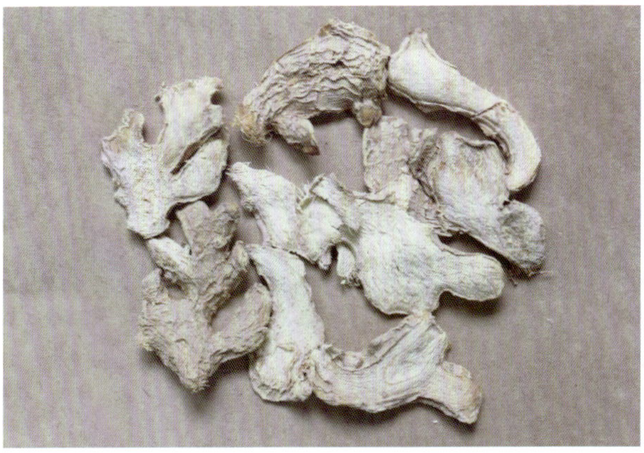

▲ 干姜药材

干燥。趁鲜切片晒干或低温干燥者称为“干姜片”。以质坚实、断面色黄白、粉性足、气味浓者为佳。
3. 炮姜。干姜砂烫至鼓起，表面棕褐色。
4. 姜炭。干姜炒炭备用。
5. 煨姜。生姜洗净，鲜用，用草纸包裹，放在清水中浸湿，直接放在火中煨，待草纸焦黑，姜熟为度；或直接放火中烤熟。
6. 姜叶。夏、秋季采收，切碎，鲜用或晒干。
7. 生姜汁。生姜洗净后打烂，绞取其汁入药。
8. 生姜皮。秋季挖取，洗净，用竹刀刮取外层栓皮，晒干。

性味归经 1. 生姜。辛，微温。归肺、脾、胃经。
2. 干姜。辛，热。归脾、胃、肾、心、肺经。
3. 炮姜。辛，热。归脾、胃、肾经。
4. 姜炭。辛、苦、涩，温。归脾、肝、肾经。
5. 煨姜。辛，温。归肺、胃经。
6. 姜叶。辛，温。归肺经。
7. 生姜汁。辛，微温。
8. 生姜皮。辛，凉。归脾、肺经。

功能主治 1. 生姜。解表散寒，温中止呕，化痰止咳，解鱼蟹毒。主治风寒感冒，胃寒呕吐，风寒咳嗽，鱼蟹中毒。
2. 干姜。温中散寒，回阳通脉，温肺化饮。主治脘腹冷痛，呕吐泄泻，肢冷脉微，寒饮喘咳，亡阳证。
3. 炮姜。温经止血，温中止痛。主治阳虚失血，吐衄崩漏，脾胃虚寒，腹痛吐泻。
4. 姜炭。温经止血，温脾止泻。主治虚寒性吐血，便血，崩漏，阳虚泄泻。
5. 煨姜。和中止呕。主治脾胃不和、恶心呕吐等症。
6. 姜叶。活血散结。主治癥积，仆损瘀血。
7. 生姜汁。温中止呕，发汗解表，润肺止咳。与生姜相比，偏于化痰止呕。主治鱼蟹中毒，生天南星、生半夏中毒的喉舌麻木疼痛，化痰，止呕，恶心呕吐，咳嗽痰多等症。
8. 生姜皮。行水消肿。主治水肿初起，小便不利。

用法用量 1. 生姜。内服：煎汤，3～10 g；或捣汁冲服。外用：适量，捣敷，擦患处或炒热熨。
2. 干姜。内服：煎汤，3～10 g；入丸散。外用：适量，煎汤洗；或研末调敷。
3. 炮姜。内服：煎汤，3～9 g；或入丸、散。外用：适量，研末调敷。
4. 姜炭。内服：煎汤，1～6 g；或入丸、散。外用：适量，研末调敷。
5. 煨姜。内服：煎汤，2～3 片。
6. 姜叶。内服：研末，每次 1.5 g；或捣汁。
7. 生姜汁。内服：绞汁，3～10 滴，冲服。
8. 生姜皮。内服：煎汤，2～6 g。

使用注意 1. 生姜。阴虚内热者忌服。
2. 干姜。阴虚内热，血热妄行者禁服。
3. 炮姜。孕妇及阴虚有热者禁服。
4. 姜炭。阴虚火旺及孕妇慎服。

用药经验 ①感冒风寒：生姜 5 片，紫苏叶 30 g，水煎服。②蜘蛛咬伤：炮姜切片贴之。③恶心呕吐，咳嗽痰多，呕吐不止，难以下食：生姜汁冲服。④中风痰热神昏：生姜汁配竹沥，喂服或鼻饲。⑤水肿：生姜皮、茯苓皮、桑石皮（五加皮）、陈皮，大腹皮作五皮饮。

兰科

白及 *Bletilla striata*（Thunb.）Reichb. f.

别名 连及草、甘根、箬兰。

形态特征 多年生草本，高 15～50 cm。假鳞茎扁球形，多具 2～3 个爪状分枝，上面具荸荠似的环带，富黏性。茎粗壮，劲直。叶 4～5 枚，狭矩圆形

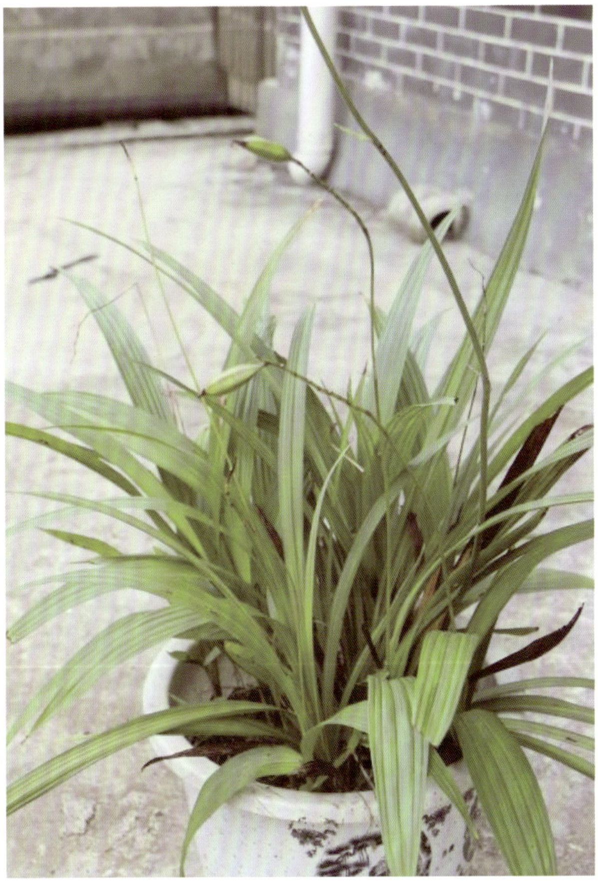

▲ 白及植物

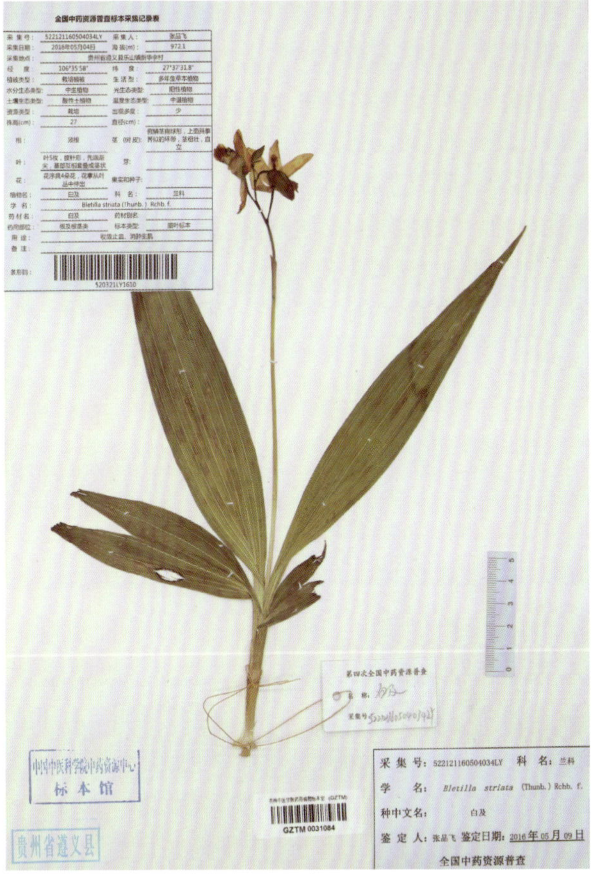

▲ 白及腊叶标本

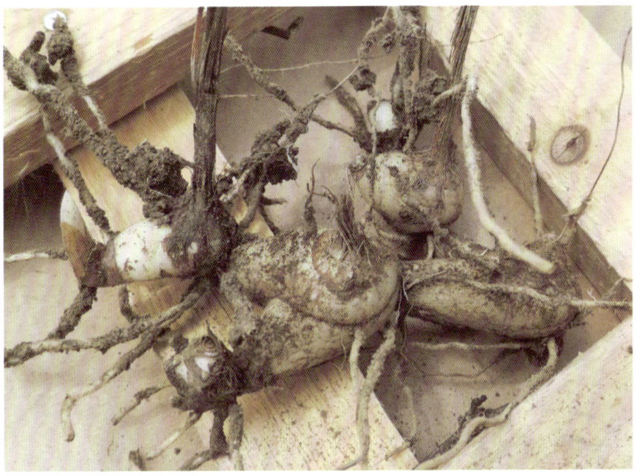

▲ 白及假鳞茎

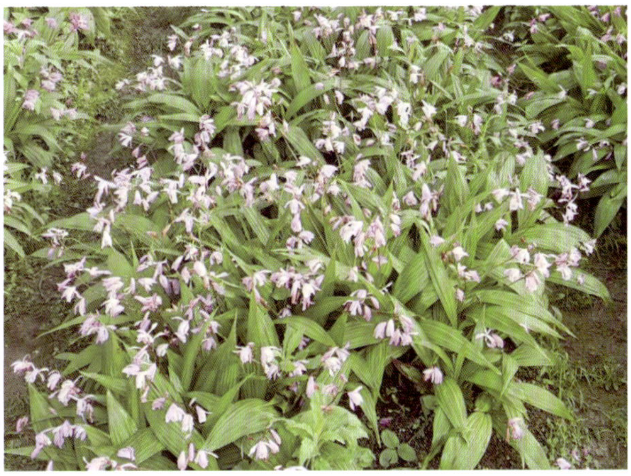

▲ 白及植物

或披针形，长 8～29 cm，宽 1.5～4 cm。花序具 3～8 朵花；花苞片开花时常凋落；花大，紫色或淡红色，萼片和花瓣近等长，狭矩圆形，急尖；花瓣较萼片阔；唇瓣较萼片和花瓣稍短，白色带淡红色具紫脉，在中部以上 3 裂，侧裂片直立，合抱蕊柱，顶端钝，具细齿，稍伸向中裂片，但不及中裂片的一半；中裂片边缘有波状齿，顶端中部凹缺，唇盘上具 5 条褶片，褶片仅在中裂片上为波状；蕊喙细长，稍短于侧裂片。花期 4～5 月，果期 7～9 月。

生境及分布 生于海拔 100～3 200 m 的常绿阔叶林下、路边草丛、灌木丛中或草坡。主要分布于播州、习水、仁怀、绥阳等地。

药材名 白及(块茎)。

采收加工 夏、秋二季或 9～10 月当茎叶枯萎时采挖，除去须根，洗净，置沸水中煮或蒸至无白心时取出，晒至半干，除去外皮，晒干。以个大、饱满、色白、半透明、质坚实者为佳。

性味归经 甘、涩、苦，微寒。归肺、肝、胃经。

功能主治 收敛止血，消肿生肌。主治咯血，吐血，外伤出血，疮疡肿毒，皮肤皲裂，肺结核咳血，溃疡病出血。尤适宜肺、胃出血。

用法用量 内服：煎汤，6～15 g；研末服 3～6 g。外用：适量，研末敷。

使用注意 不宜与川乌、制川乌、草乌、制草乌、附子同用。

用药经验 ①肺痿：白及、阿胶（烊化）、款冬花、紫菀等分，水煎服。②手足皲裂，肛裂：白及研末，用凡士林调敷。③肺结核：白及打粉吞服。④肺、胃出血：白及研末，每次 6 g，开水调服。⑤痈肿久溃不愈：单用白及研末外敷。

天贵卷瓣兰 *Bulbophyllum tianguii* K. Y. Lang & D. Luo

别名 果上叶、卷瓣兰、岩火炮。

形态特征 附生草本。具粗 3～5 mm 的匍匐根状茎，根出自生有假鳞茎的根状茎节上。假鳞茎卵形，长 2～3 cm，中部粗 1.3 cm，顶生 1 枚叶，基部被鞘腐烂后残留的硬直纤维，干后黄色，具纵棱。叶 1 枚顶生于假鳞茎上端，厚革质，矩圆形，长 11～16 cm，中部宽 2.2～2.5 cm，先端钝并且稍 2 裂，微凹，基部具短柄，在上面中肋下陷，背面隆起。叶柄对折，主脉在叶上面微凹，叶下面凸起。花葶从假鳞茎基部抽出，直立，长 8～11 cm，伞形花序具花 2 朵，花长 2.5～3 cm。花序柄被 2 枚鞘。鞘膜质，筒状，上部的较长，长 1.5～2 cm，先端近锐尖。花苞片狭卵形，长 1～1.5 cm，先端短渐尖。花梗和子房长 3 cm。花大，金黄色带血红色脉纹。中萼片卵

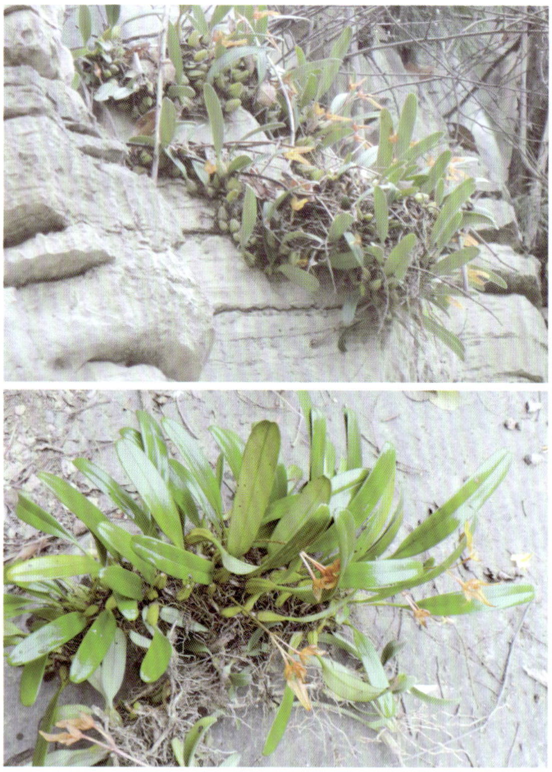

▲ 天贵卷瓣兰植物

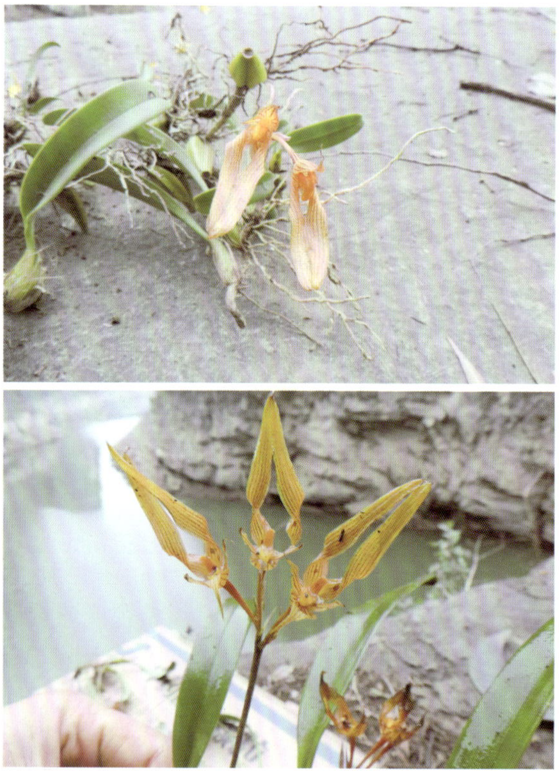

▲ 天贵卷瓣兰花

形，长 1.8 cm，先端渐尖具芒，基部稍收窄，边缘全缘，具 8 条脉。侧萼片长圆形，长 4.3 cm，先端稍钝，基部贴生在蕊柱足上，边缘全缘，具 5～7 条脉，基部上方扭转，除基部边缘稍黏合外，其余彼此分离。花瓣近卵状三角形，长约 1 cm，先端渐尖具芒，边缘全缘，具 8 条脉。唇瓣卵状披针形，长约 1.3 cm，基部与蕊柱足连接而形成活动关节，后半部两侧对折并且其边缘具睫毛，两侧面密生细乳突，中部以上骤然收窄而下弯，先端近锐尖，唇盘具 2 条肉质且具缘毛的纵脊。蕊柱翅在蕊柱中部向前扩展呈钝角三角形。蕊柱齿近狭长圆形，连同先端的细尖。药帽半球形，前端边缘梳状，上面密布细乳突。花期 3～4 月。

生境及分布　生于海拔 700～1 300 m 的喀斯特峡谷崖壁上、山谷河边岩石上、林下岩石、山顶岩石或腐殖树茎上。主要分布于播州石板镇。

药材名　天贵卷瓣兰(全草)。

采收加工　秋季采收，鲜用；或开水烫过，晒干用。

用法用量　内服：煎汤，15～30 g，鲜品加倍。

用药经验　全草：滋阴润肺，主治肺部疾病如肺气肿、肺结核等。

附注　就观赏花卉，未见相关研究，资源太少，以保护为主。

虾脊兰 *Calanthe discolor* Lindl.

别名　珠串珠、肉连环、连环草。

形态特征　多年生草本。高 25～30 cm。根圆柱形，节多，须根长。根状茎不甚明显，假鳞茎粗短，近圆锥形，具 3～4 枚鞘，叶近基生，通常 3 枚。叶

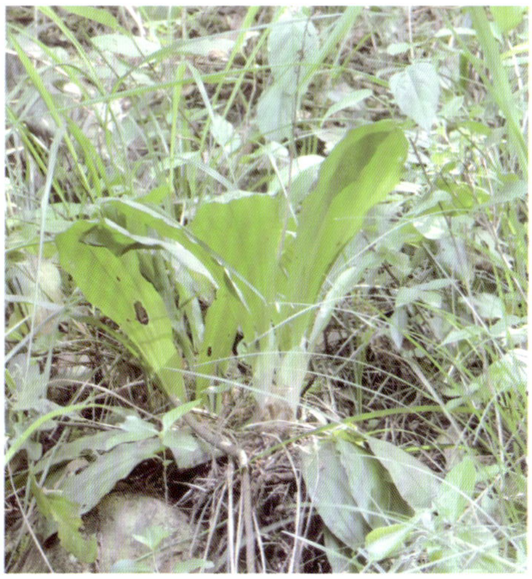

▲ 虾脊兰植物

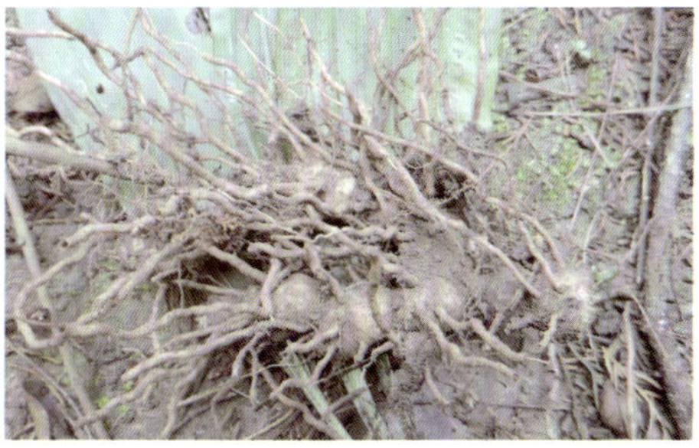

▲ 虾脊兰根茎

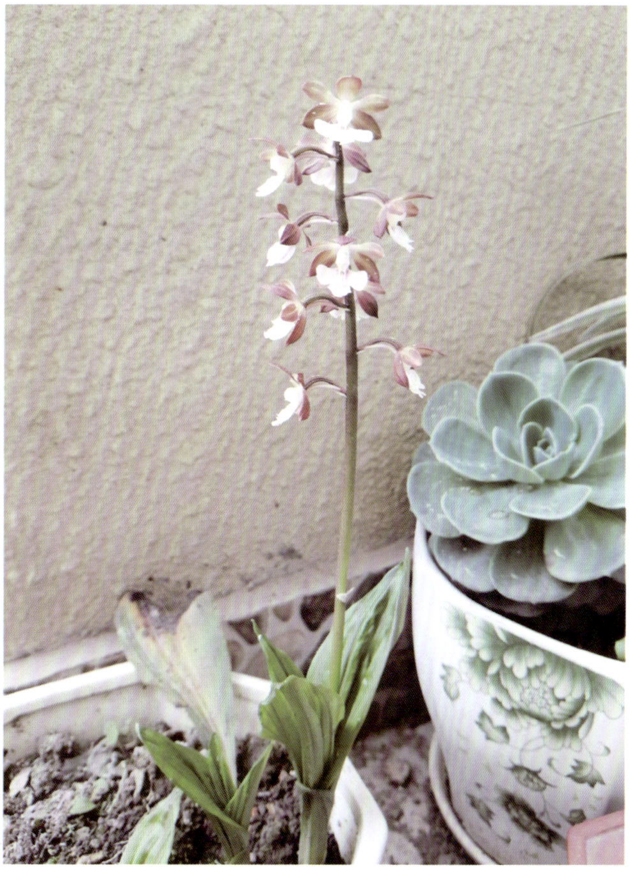

▲ 虾脊兰植物

在花期全部未展开，倒卵状长圆形至椭圆状长圆形，长达25 cm，宽4～9 cm。花葶从假茎上端的叶间抽出，长18～30 cm，总状花序疏生，数朵至10余朵花，花序轴被短柔毛；花苞片卵状披针形；花梗弧曲，子房棒状；萼片和花瓣紫红色；中萼片具5条脉；侧萼片相似于中萼片；花瓣近长圆形或倒披针形，与萼片等长；或有时稍短，具3条脉；唇瓣白色，轮廓为扇形，与整个蕊柱翅合生，约等长于萼片，3深裂；侧裂片比中裂片大；中裂片先端深凹缺，前端边缘有时具不整齐的齿；唇盘上具3条膜片状褶片；褶片平直，全缘，延伸到中裂片的中部，前端呈三角形隆起；距圆筒形，伸直或稍弯曲，长5～10 mm，向末端变狭，外面疏被短毛；蕊柱长约4 mm，上端扩大，蕊柱翅下延到唇瓣基部；蕊喙2裂；裂片牙齿状三角形；药帽在前端稍收狭，先端近截形；花粉团棒状。蒴果，果柄下曲。花期3～5月，果期7～9月。

生境及分布 生于海拔780～1 500 m的疏松肥沃、排水良好的腐叶土或泥炭苔藓土的山坡林下阴湿处、溪沟边湿地、常绿阔叶林下。主要分布于播州、习水、务川等地。

药材名 九子连环草（全草及根）。

采收加工 春季或夏季花后采收，洗净，鲜用或晒干。

性味归经 辛、微苦，微寒。归肝、脾经。

功能主治 清热解毒，活血止痛。主治瘰疬，痈肿，咽喉肿痛，痔疮，风湿痹痛，跌打损伤。

用法用量 内服：煎汤，9～15 g；或研末。外用：适量：捣敷或研末调敷。

用药经验 ①九子疮：九子连环草适量，醋磨搽患处，每日3次。②痔疮及脱肛：九子连环草15 g，研末，调菜油敷患处。

金兰 *Cephalanthera falcata* (Thunb. ex A. Murray) Bl.

别名 桠雀兰、头蕊兰。

形态特征 陆生植物，高20～45 cm。具多数细长的根。茎直立，基部具3～5枚膜质鞘。叶互生，4～9枚；叶片椭圆状披针形或卵状披针形，长8～15 cm，宽2～4.5 cm，先端渐尖或急尖，基部抱茎。总状花序顶生，具花5～10朵；花苞片很小，短于子房；花黄色，不张开或稍张开；萼片菱状椭圆形，长13～15 mm，顶端钝或急尖，具5脉；花瓣与萼片相似，但较短；唇瓣长8～9 mm，分前后两部分，基部具囊；唇瓣前部近扁圆形，长约5 mm，宽8～9 mm，前部不裂或3裂，上面具5～7条纵褶片，近先端处密生乳突；唇瓣后部凹陷，内无褶片；侧裂片三角形；或多或少抱蕊柱；囊明显伸出侧萼片之外，先端钝；花粉块2，有裂隙，粒粉质；柱头较大，子房条形。蒴果。花期4～5月，果期8～9月。

生境及分布 生于海拔700～1 600 m的林下、灌丛中、草地上、沟谷旁或山地林下阴湿处。主要分布于播州、汇川、红花岗等地。

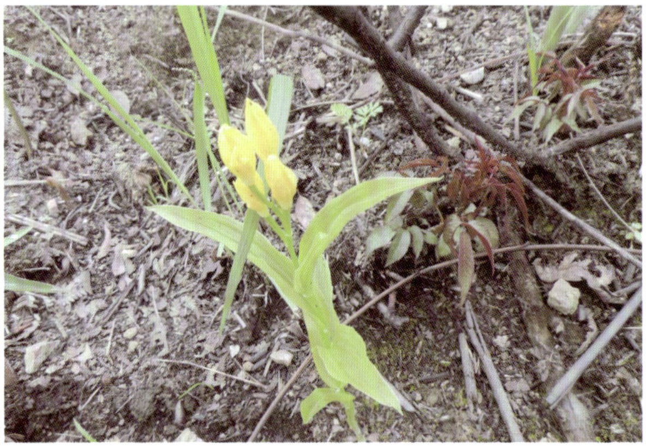

▲ 金兰植物

药材名 金兰（全草）。

采收加工 夏、秋季采收，洗净，晒干或鲜用。

性味归经 甘，寒。归肝经。

功能主治 清热泻火，解毒。主治咽喉肿痛，牙痛，毒蛇咬伤。

用法用量 内服：煎汤，9～15 g；鲜品加倍。外用：适量，捣敷。

杜鹃兰 *Cremastra appendiculata*（D. Don）Makino

别名 翘柱杜鹃兰、算盘七、人头七。

形态特征 假鳞茎卵球形或近球形，长 1.5～3 cm，直径 1～3 cm。密接，有关节。叶片通常 1 枚，生于假鳞茎顶端，很少具 2 叶；叶片狭椭圆形、近椭圆形，长达 18～34 cm，宽 5～8 cm，先端急尖，基部收窄为柄。花葶从假鳞茎上部节上出发，近直立，粗壮；总状花序长（5～）10～25 cm，具 5～22 朵花；花偏向一侧，紫红色；花苞片狭披针形，等长于或短于花梗（连子房）；花被片呈筒状，先端略开展；萼片和花瓣近相等，倒披针形；唇瓣近匙形，与萼片近等长，基部浅囊状，两侧边缘略向上反折，前端扩大并为 3 裂，侧裂片狭小，中裂片长圆形，基部具 1 个紧贴或多少分离的附属物；合蕊柱纤细，略短于萼片。花期 6～8 月。

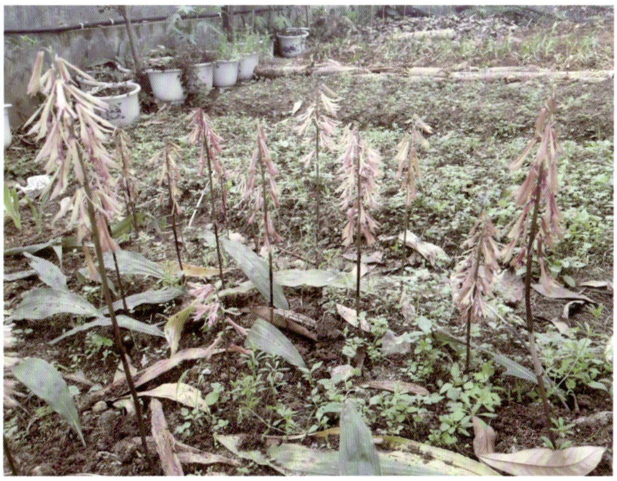

▲ 杜鹃兰植物

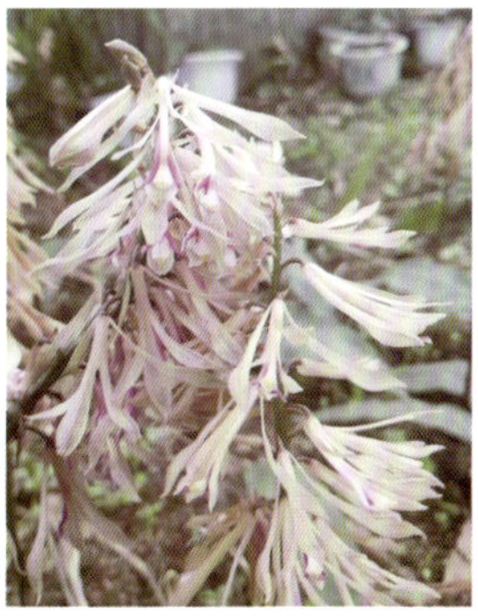

▲ 杜鹃兰花

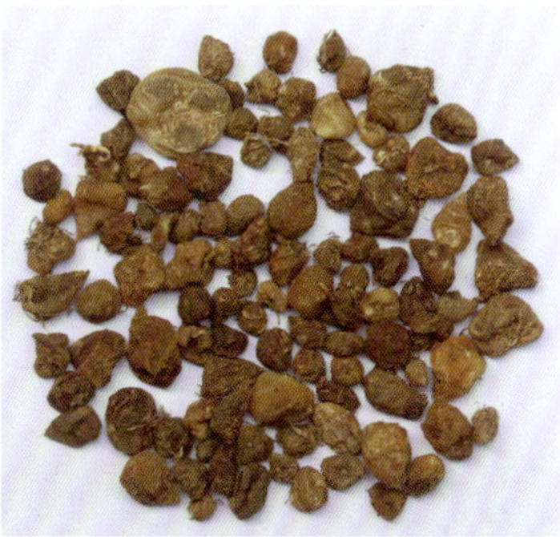

▲ 山慈菇药材

生境及分布 生于海拔 500～2 900 m 的山坡林下阴湿处、溪沟边湿地、常绿阔叶林下及栽培。主要分布于播州、正安、习水等地。

药材名 山慈菇又称"毛慈姑"（假鳞茎），山慈菇叶（叶），山慈菇花（花）。

采收加工 1. 山慈菇。夏、秋二季采挖，除去地上部分及泥沙，分开大小置沸水锅中蒸煮至透心，干燥。以个大、饱满、断面黄白色、质坚实者为佳。

2. 山慈菇叶。夏、秋季采收，洗净，鲜用。

3. 山慈菇花。花盛开时采收，阴干。

性味归经 1. 山慈菇。甘、微辛，凉。归肝、脾经。

2. 山慈菇叶。甘、微辛，寒。

功能主治 1. 山慈菇。清热解毒，化痰散结。主治痈肿疔毒，瘰疬痰核，蛇虫咬伤，癥瘕痞块，淋巴结结核。

2. 山慈菇叶。清热解毒。主治痈肿疮毒。

3. 山慈菇花。主治小便血淋涩痛。

用法用量 1. 山慈菇。内服：煎汤，3～9 g；磨汁；或入丸、散。外用：适量，磨汁涂；或研末调敷。

2. 山慈菇叶。外用：适量，捣敷。

3. 山慈菇花。内服：煎汤，3～9 g。

用药经验 ①乳癌等恶性肿瘤：山慈菇、莪术、三棱、柴胡、蒲公英、草河车、丝瓜络、瓜蒌、生甘草各适量，水煎服。②食道癌：山慈菇、公丁香各 9 g，柿蒂 5 个，水煎服。③痈肿疮瘘、瘰疬痰核：山慈菇适量，醋磨外敷。④肺痨咳嗽：鲜山慈菇 20～25 g，切薄片，水煮加白糖服。⑤热咳：山慈菇 9～12 g，水煎服。⑥无名肿毒：山慈菇适量，捣烂外敷患处。

蕙兰 *Cymbidium faberi* Rolfe

别名 九子兰、夏惠、火烧兰。

形态特征 陆生植物。叶7～9枚丛生，直立性强，长25～80 cm，宽约1 cm，中下部常对褶，先端渐尖，基部关节不明显，边缘有细锯齿；具明显透明的脉。花葶直立，高30～80 cm，绿白色或紫褐色，被数枚长鞘；总状花序具6～12余朵花；花葶片常比子房梗短，最下面1枚较长，长达3 cm；花浅黄绿色；萼片近相等，狭披针形，长3～4 cm，宽6～8 mm，先端锐尖；花瓣略小于萼片；唇瓣不明显3裂，短于萼片，侧裂片直立，有紫色斑点，中裂片椭圆形，上面具透明乳突状毛，边缘具缘毛，有白色带紫红色斑点，唇盘从基部至中部有2条稍弧曲的褶片。花期4～5月。

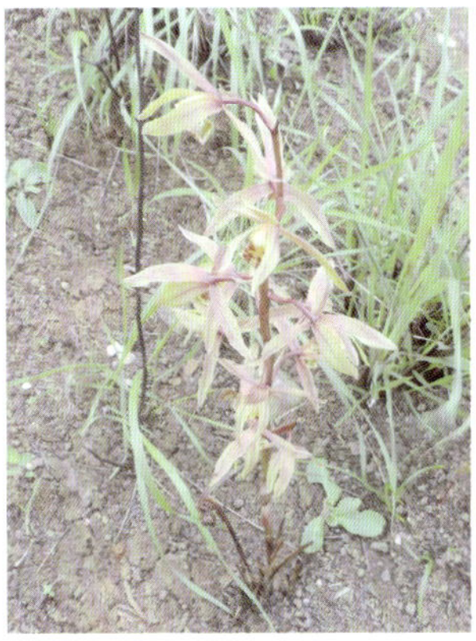

▲ 蕙兰植物

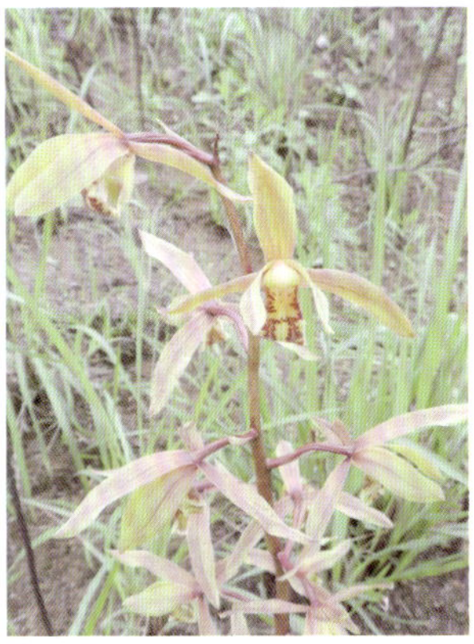

▲ 蕙兰花

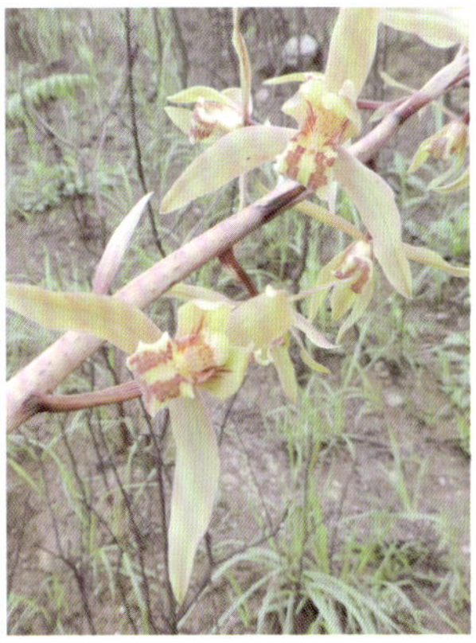

▲ 蕙兰花

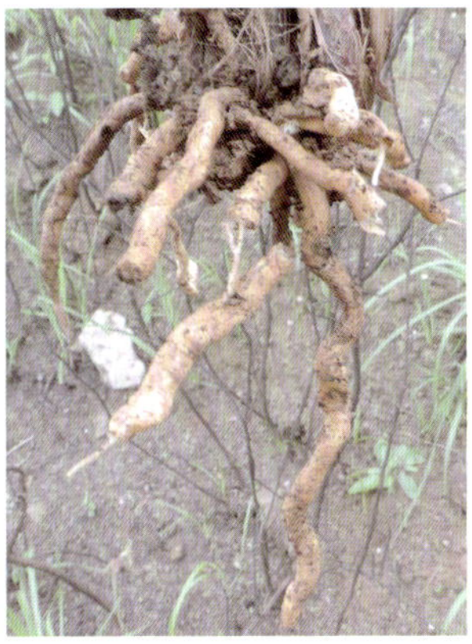

▲ 蕙兰根

生境及分布 生于海拔600～2 000 m的灌丛林下、火烧坡或林缘。主要分布于播州、红花岗、习水、绥阳等地。

药材名 化气兰(根皮)。

采收加工 秋季采挖，抽去木心，晒干。

性味归经 苦、甘。有小毒。归肺、大肠经。

功能主治 润肺止咳，清利湿热，杀虫。主治咳嗽，小便淋浊，赤白带下，鼻衄，蛔虫病，头虱。

用法用量 内服：煎汤，3～9 g；或入散剂。外用：适量，煎水洗。

用药经验 ①常年咳嗽：化气兰6 g，水煎服，白酒为引，每日1剂。②蛔虫病：化气兰适量，研成细粉，加面做馍吃，3日吃完。③头虱：化气兰适量，煎水洗。

春兰 *Cymbidium goeringii* (Rchb. f.) Rchb. f.

别名 朵朵香、朵兰、兰花。

形态特征 假鳞茎集生成丛。叶4～6枚丛生，狭带形，长20～40(～60)cm，顶端渐尖，边缘具细锯齿。花葶直立，远比叶短，被4～5枚长鞘；花苞片长而宽，比子房连花梗长；春季开花；花单生，少为2朵，直径4～5 cm，浅黄绿色，有清香气。萼片近相等，狭矩圆形，长3.5 cm，顶端急尖，中脉基部具紫褐色条纹；花瓣卵状披针形，比萼片略短；唇瓣不明显3裂，比花瓣短，浅黄色带紫褐色斑点，顶端反卷，唇盘中央从基部至中部具2条褶片。花期2～3月。

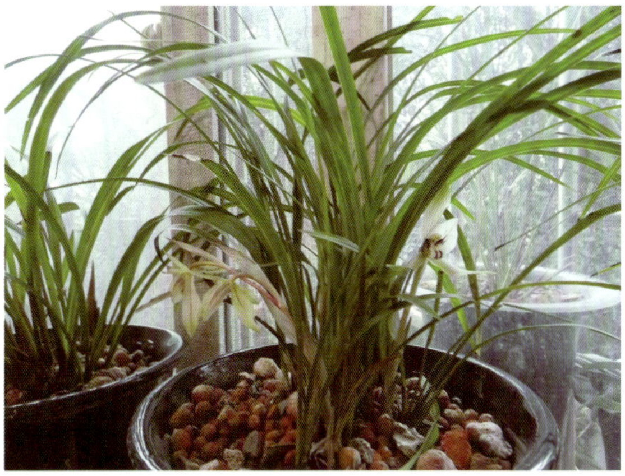

▲ 春兰植物

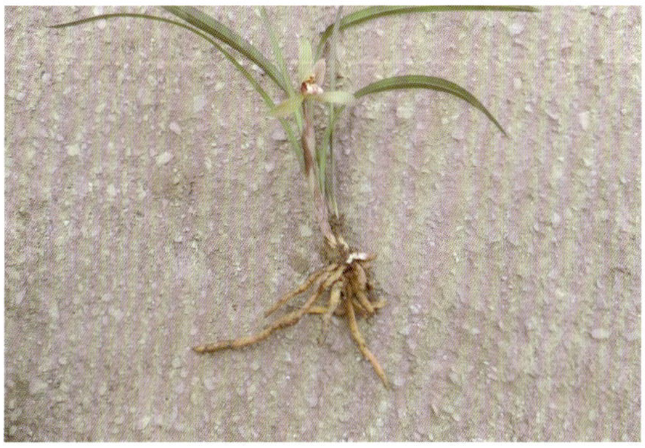

▲ 春兰根

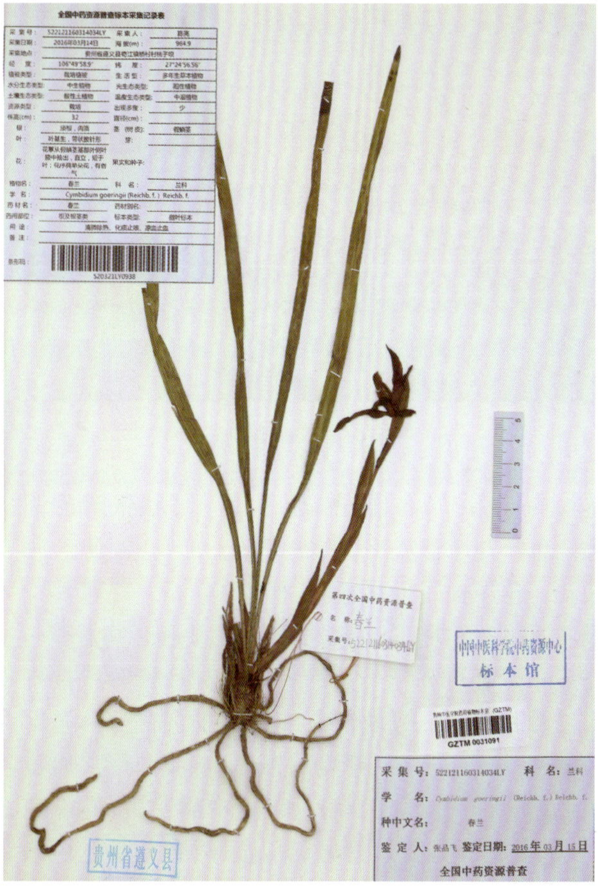

▲ 春兰腊叶标本

生境及分布 生于海拔 300～2 200 m 的多石山坡、林下、溪边、林缘、林中透光处。主要分布于播州、仁怀、习水、绥阳等地。

药材名 兰花(花),兰花根(根)。

采收加工 1. 兰花。花将开放时采收,鲜用或晒干。

2. 兰花根。全年均可采挖,除去叶,洗净,鲜用或晒干。

性味归经 1. 兰花。辛,平。归肺、脾、肝经。

2. 兰花根。辛,微寒。

功能主治 1. 兰花。调气和中,止咳,明目。主治胸闷,腹泻,久咳,青盲内障。

2. 兰花根。润肺止咳,清热利湿,活血止血,解毒杀虫。主治肺结核咯血,百日咳,急性胃肠炎,热淋,带下,白浊,月经不调,崩漏,便血,跌打损伤,疮疖肿毒,痔疮,蛔虫腹痛,狂犬咬伤。

用法用量 1. 兰花。内服:泡茶或水炖,3～9 g。

2. 兰花根。内服:煎汤,鲜品 15～30 g;或捣汁。外用:适量,捣汁涂。

铁皮石斛 *Dendrobium officinale* Kimura et Migo

别名 黑节草、云南铁皮、神草。

形态特征 多年生附生草本植物。茎直立,圆柱形,不分枝,具多节,节间长 1～3 cm,常在中部以上互生 3～5 枚叶。叶 2 列,纸质,长圆状披针形,长 3～4(～7)cm,先端钝,基部下延为抱茎的鞘,边缘和中肋常带淡紫色。叶鞘常具紫斑,老时其上缘与

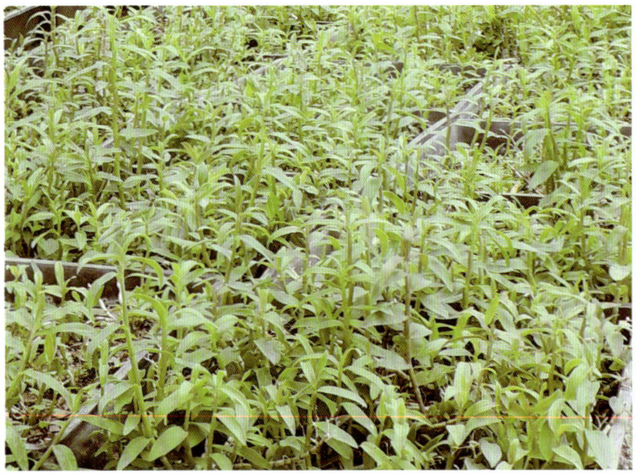

▲ 铁皮石斛植物

茎松离而张开，并且与节留下1个环状铁青的间隙。总状花序常从落了叶的老茎上部发出，具2～3朵花。花序轴回折状弯曲，长2～4 cm。花苞片干膜质，浅白色，卵形，先端稍钝。花梗和子房长2～2.5 cm。萼片和花瓣黄绿色，近相似，长圆状披针形，长约1.8 cm，先端锐尖，具5条脉。侧萼片基部较宽阔，宽约1 cm。萼囊圆锥形，末端圆形。唇瓣白色，卵状披针形，比萼片稍短，中部反折，先端急尖，不裂或不明显3裂，中部以下两侧具紫红色条纹，边缘多少波状。唇盘密布细乳突状的毛，并且在中部以上具1个紫红色斑块；蕊柱黄绿色，先端两侧各具1个紫点。蕊柱足黄绿色带紫红色条纹，疏生毛。药帽白色，长卵状三角形，顶端近锐尖并且2裂。花期3～6月。

生境及分布 生于海拔1600 m以下的山地半阴湿的岩石上或高大乔木阴湿的树干上。主要分布于播州、仁怀、赤水、习水等地。

药材名 铁皮石斛(茎)。

采收加工 11月至翌年3月采收，除去杂质，剪去部分须根，边加热边扭成螺旋形或弹簧状，烘干；或切成段，干燥或低温烘干，前者习称“铁皮枫斗”(耳环石斛)；后者习称“铁皮石斛”。

性味归经 甘，微寒。归胃、肾经。

功能主治 益胃生津，滋阴清热。主治热病津伤，口干烦渴，胃阴不足，食少干呕，病后虚热不退，阴虚火旺，骨蒸劳热，目暗不明，筋骨痿软。

用法用量 内服：煎汤，9～15 g，宜先煎，单用久煎；鲜品加倍。

用药经验 ①虚劳消瘦：铁皮石斛、麦冬、牛膝、杜仲、党参、枸杞子、白芍各9 g，炙甘草、五味子各6 g，水煎服。②老年人血压偏高，动脉硬化，视物不清：铁皮石斛30 g，桑寄生、罗布麻各9 g，水煎服。③胃酸缺乏症：铁皮石斛、玄参各15 g，白芍、麦冬、山楂各12 g，水煎服，每日1剂。④雀目(夜盲症)：铁皮石斛、淫羊藿各30 g，苍术15 g，共研细末，每次服6 g，每日3次。

天麻 *Gastrodia elata* Bl.

别名 赤箭、离母、定风草。

形态特征 植株高30～100 cm，有时可达2 m；根状茎肥厚，块茎状，椭圆形至近哑铃形，肉质，长8～12 cm，直径3～7 cm，有时更大，具较密的节，节上被许多三角状宽卵形的鞘。茎直立，橙黄色、黄色、灰棕色或蓝绿色，无绿叶，下部被数枚膜质鞘。总状花序长5～50 cm，通常具30～50朵花；花苞片长圆状披针形，膜质；花梗和子房略短于花苞片；花扭转，橙黄、淡黄、蓝绿或黄白色，近直立；萼片和花瓣合生成的花被筒长约1 cm，直径5～7 mm，近斜卵状圆筒形，顶端具5枚裂片，外轮裂片(萼片离生部分)卵状三角形，先端钝；内轮裂片(花瓣离生部分)近长圆形，较小；唇瓣长圆状卵圆形，3裂，基部贴生于蕊柱足末端与花被筒内壁上并有一对肉质胼胝体，上部离生，上面具乳突，边缘有不规则短流苏；蕊柱有短的蕊柱足。蒴果倒卵状椭圆形。花、果期5～7月。

生境及分布 生于海拔400～3200 m的林下阴湿腐殖质层较厚的地方。主要分布于播州、习水、正安、桐梓等地。

药材名 天麻(块茎)，天麻子(成熟果实)，天麻茎叶(茎叶)。

采收加工 1. 天麻。冬至以后茎枯时采挖者称“冬麻”，体重饱满质佳；立夏以前植株出芽时采挖者称

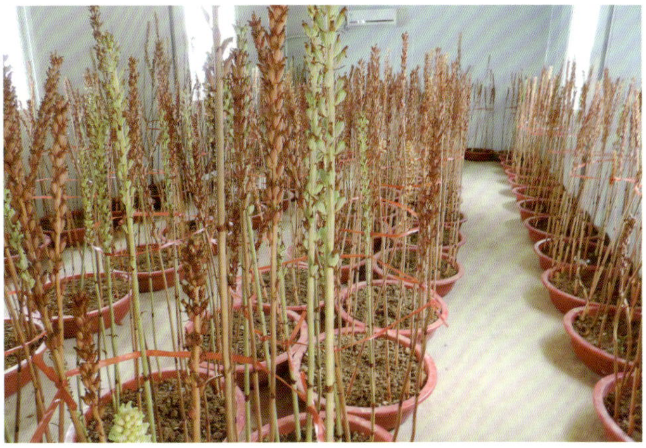

▲ 天麻植物(盛花期)

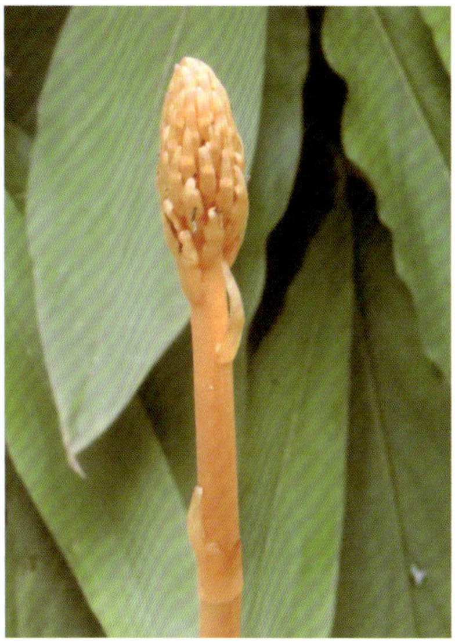

▲ 天麻植物(林下种植)

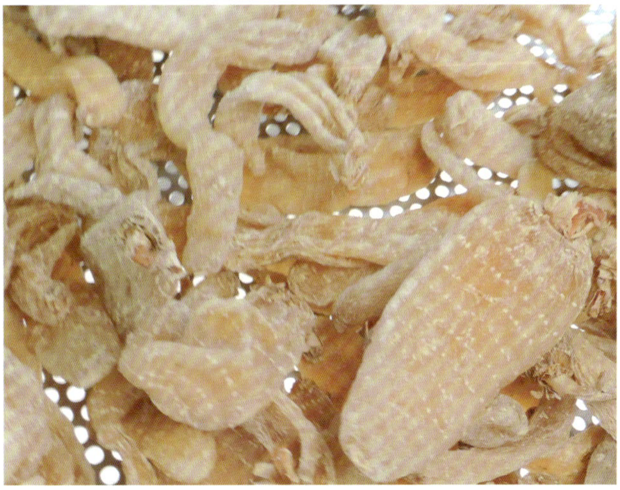

▲ 天麻药材(种植)

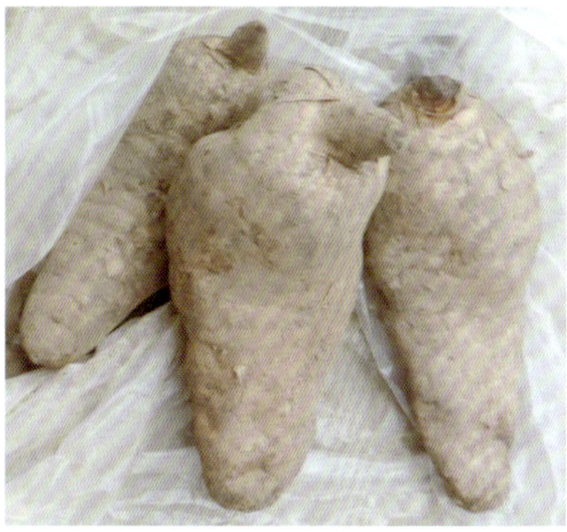

▲ 天麻块茎(林下种植)

“春麻”,体松皮多皱缩者质次。挖得后,除去地上茎及菌丝,擦去外皮,洗净煮透或蒸熟,压平,60 ℃以下烘干或晒干。润透切片。以质地坚实、沉重,有鹦哥嘴,断面明亮,无空心者(冬麻)为佳。

2. 天麻子。夏季果实成熟时采收,晒干。

3. 天麻茎叶。春、夏季采收,鲜用。

性味归经 1. 天麻。甘,平。归肝经。

2. 天麻茎叶。寒。

功能主治 1. 天麻。息风止痉,平抑肝阳,祛风通络。主治小儿急惊风,癫痫抽搐,破伤风,头痛眩晕,手足不遂,肢体麻木,风湿痹痛。凡肝风内动,癫痫抽搐及头痛眩晕等一切内风,无论寒热虚实均可使用。

2. 天麻子。定风补虚,黑发。主治眩晕,眼黑,头风头痛,少气失精,须发早白。

3. 天麻茎叶。清热解毒。主治热毒痈肿(捣烂外敷)。

用法用量 1. 天麻。内服:煎汤,3～10 g;或入丸、散;研末冲服,每次 1～3 g。

2. 天麻子。内服:煎汤,3～10 g;或入丸、散。

3. 天麻茎叶。外用:适量,捣敷。

使用注意 天麻气血虚甚者慎服。

用药经验 ①益气固精,补血,黑发(须发早白):天麻子、芡实各 25 g,金银花、破故纸各 100 g,各研末,蜜糊丸梧子大,每服 50 丸,空腹盐汤温酒服下。②头痛:天麻、川芎等量,共研末,每次 3～9 g,每日 3 次。③头晕:天麻 15 g,研末服。④急、慢惊风:天麻、钩藤各 15 g,水煎服。⑤半身不遂:天麻 15 g,五花血藤、油麻藤各 10 g,水煎服。⑥高血压:天麻 5 g,杜仲、野菊花各 10 g,川芎 9 g,水煎服。

小斑叶兰 *Goodyera repens* (L.) R. Br.

别名 袖珍斑叶兰、匍枝斑叶兰、南投斑叶兰。

形态特征 植株高10～25 cm。根状茎伸长，茎状，匍匐，具节。茎直立，绿色，具3～7枚叶。叶片卵形或卵状椭圆形，长1～2 cm，宽5～15 mm，上面深绿色具白色斑纹，背面淡绿色，先端急尖，基部钝或宽楔形，具柄，叶柄长5～10 mm，基部扩大成抱茎的鞘。花茎直立或近直立，被白色腺状柔毛，具3～5枚鞘状苞片；总状花序具几朵至10余朵、密生、多少偏向一侧的花，长4～15 cm；花苞片披针形，长5 mm，先端渐尖；子房圆柱状纺锤形，连花梗长4 mm，被疏的腺状柔毛；花小，白色或带绿色或带粉红色，半张开；萼片背面被或多或少腺状柔毛，具1脉，中萼片卵形或卵状长圆形，先端钝，与花瓣黏合呈兜状；侧萼片斜卵形、卵状椭圆形，先端钝；花瓣斜匙形，无毛，先端钝，具1脉；唇瓣卵形，基部凹陷呈囊状，内面无毛，前部短的舌状，略外弯；蕊柱短；蕊喙直立，叉状2裂；柱头1个，较大，位于蕊喙之下。花期7～8月。

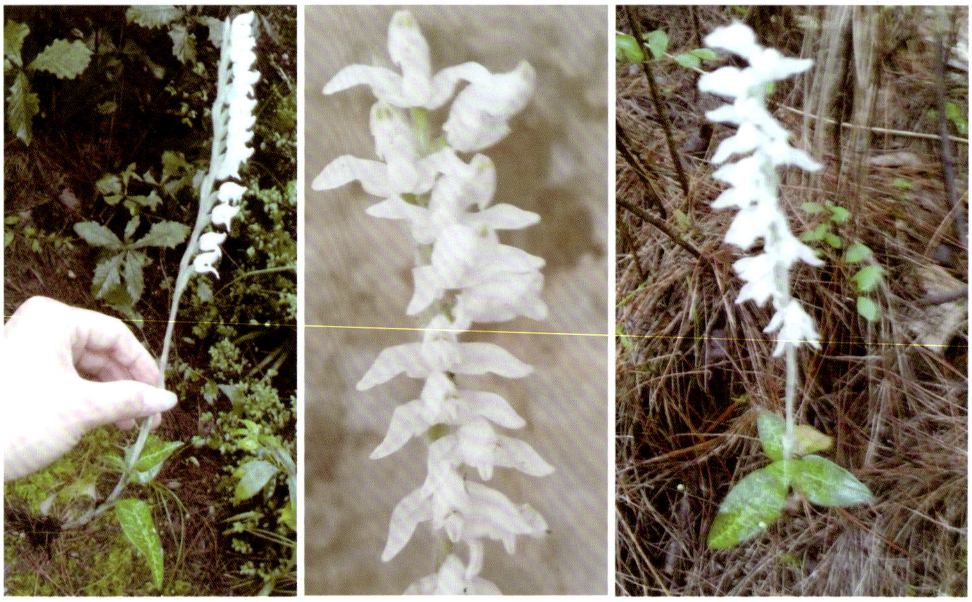

▲ 小斑叶兰植物

生境及分布 生于海拔700～3 800 m的山坡、沟谷林下或山谷林下阴湿处。主要分布于播州、绥阳、桐梓等地。

药材名 斑叶兰(全草)，斑叶兰根(根茎及根)。

采收加工 夏、秋季采收，洗净，鲜用或晒干。

性味归经 1. 斑叶兰。甘、辛，平。

2. 斑叶兰根。甘，温。归肾经。

功能主治 1. 斑叶兰。润肺止咳，补肾益气，行气活血，消肿解毒。主治肺痨咳嗽，气管炎，头晕乏力，神经衰弱，阳痿，跌打损伤，骨节疼痛，咽喉肿痛，乳痈，疮疖，瘰疬，毒蛇咬伤。

2. 斑叶兰根。补肾壮阳。主治虚证。

用法用量 1. 斑叶兰。内服：煎汤，9～15 g；或捣汁；或浸酒。外用：适量，捣敷。

2. 斑叶兰根。内服：煎汤，9～15 g。

用药经验 ①骨节疼痛，不红不肿者：斑叶兰捣烂，用酒炒热，外包痛处(小儿用淘米水代酒)，每日1换。②血虚少乳：斑叶兰9 g，当归15 g，黄芪30 g，通草、漏芦各6 g，玉竹9 g，猪蹄汤煎服。③肺病咳嗽：斑叶兰15 g，炖肉吃。④气管炎：鲜斑叶兰3～6 g，水煎服。⑤毒蛇咬伤，痈肿疖疮：鲜斑叶兰捣烂外敷。

见血青 *Liparis nervosa*（Thunb. ex A. Murray）Lindl.

别名 羊耳蒜、立地好、毛慈姑。

形态特征 多年生草本。茎(或假鳞茎)圆柱状，肥厚，肉质，有数节，长 2～8(～10)cm，通常包藏于叶鞘之内，上部有时裸露。叶(2～)3～5 枚，卵形至卵状椭圆形，膜质或草质，长 5～11(～16)cm，宽 3～5(～8)cm，先端近渐尖，全缘，基部收狭并下延成鞘状柄，无关节。鞘状柄长 2～3(～5)cm，大部分抱茎。花葶发自茎顶端，长 10～20(～25)cm。总状花序通常具数朵至 10 余朵花，罕有花更多。花序轴有时具很狭的翅。花苞片很小，三角形。花紫色。中萼片线形或宽线形，先端钝，边缘外卷，具不明显的 3 脉。侧萼片狭卵状长圆形，稍斜歪，先端钝，亦具 3 脉。花瓣丝状，亦具 3 脉。唇瓣长圆状倒卵形，先端截形并微凹，基部收狭并具 2 个近长圆形的胼胝体；蕊柱较粗壮，上部两侧有狭翅。蒴果倒卵状长圆形或狭椭圆形，长约 1.5 cm。花期 2～7 月，果期 10 月。

生境及分布 生于海拔 800～1 000 m 林下、溪谷旁、草丛阴处或岩石覆土上。主要分布于播州、仁怀、习水、绥阳等地。

药材名 见血清(全草)。

采收加工 夏、秋季采收，除去杂质，鲜用或切段晒干。

性味归经 苦、涩，凉。归肺、胃经。

功能主治 凉血止血，清热解毒。主治胃热吐血，肺热咯血，肠风下血，崩漏，手术出血，创伤出血，疮疡肿毒，毒蛇咬伤，跌打损伤。

用法用量 内服：煎汤，9～15 g，鲜品 30～60 g；或研末，每次 9 g。外用：适量，鲜品捣敷；或研末调敷。

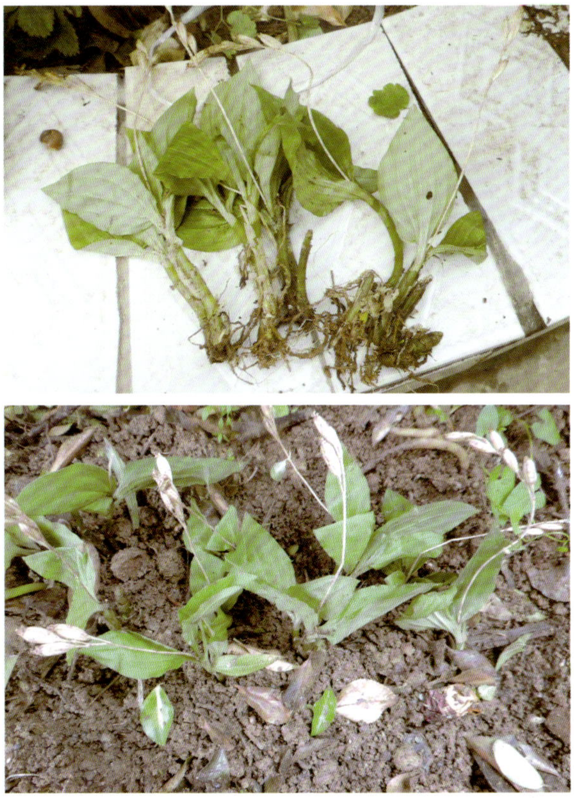

▲ 见血青植物

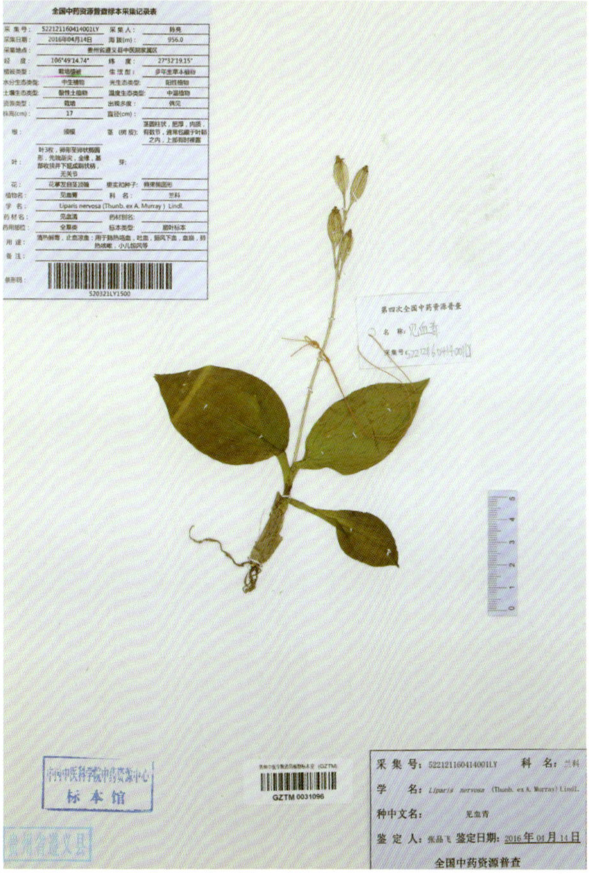

▲ 见血青腊叶标本

用药经验 ①蝮蛇咬伤：见血清 4 株，水煎，冲滴水珠（研末）3 g，顿服，另选金银花、野菊花、苦荬菜、青木香、羊乳、三叶青等 3～4 味各 9～15 g，水煎服，每日 1～2 剂，外用滴水珠、七叶一枝花、大黄等研末，醋调搽肿处。②小儿惊风：见血清 21～24 g，水煎服。③疮疖肿痛：鲜见血清捣烂，外敷患处。④胃热吐血：见血清 30 g，煎水，送服白及末 6 g。

小花阔蕊兰 *Peristylus affinis* (D. Don) Seidenf.

别名 双肾草、双肾果、小盘龙参。

形态特征 植株高 21～46 cm。块茎长圆形或长椭圆形，长 1～2 cm，肉质。茎细长，无毛，近基部具 2～3 枚筒状鞘，中部具叶，在叶之上常具 1 至几枚披针形的苞片状小叶。叶 3～5 枚，叶片椭圆形或椭圆状披针形，干时边缘具狭的黄白色镶边，长 3～9 cm，宽 2～3.5 cm，先端急尖或渐尖，基部收狭成抱茎的鞘。总状花序具 10 余朵至 20 余朵花，圆柱状，长 8～15 cm。花苞片卵状披针形，先端渐尖，与子房等长。子房细长，圆柱状，扭转，无毛。花小，白色。萼片近长圆形，先端钝，稍凹陷，具 1 脉，中萼片直立。侧萼片张开。花瓣斜卵形，直立伸展，稍肉质，先端钝，具 1 脉。唇瓣向前伸展，近长圆形，3 浅裂，裂片近长圆状三角形，侧裂片较中裂片稍窄，与中裂片等长或稍短。唇瓣后半部凹陷，基部具圆球状距，距口前方唇盘上具多数乳头状突起。蕊柱粗短，直立。药室并行，不延长成沟。花粉团具短的花粉团柄和黏盘，黏盘小，近椭圆形，裸露，贴生于蕊喙的短臂上。蕊喙小，两侧稍延长成短臂。柱头 2 个，隆起，近棍棒状，从蕊喙下向外伸出，贴生于唇瓣基部两侧并行伸出。退化雄蕊 2 个，狭长圆形，向前伸，并行，贴生于柱头的外侧。花期 6～9 月。

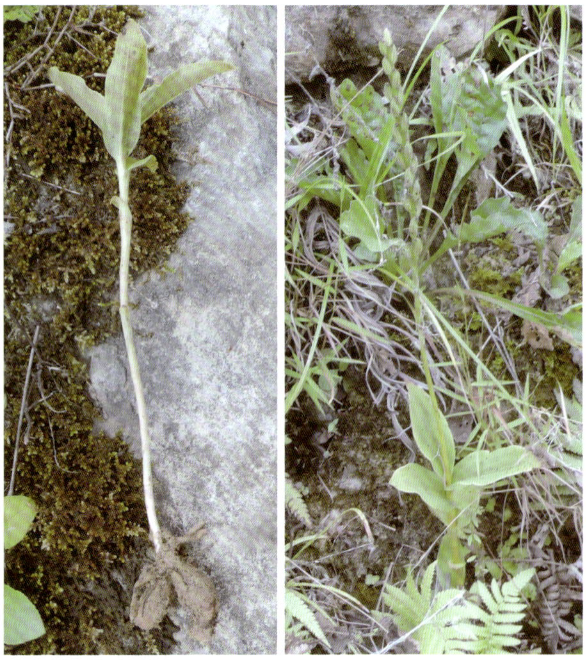

▲ 小花阔蕊兰植物

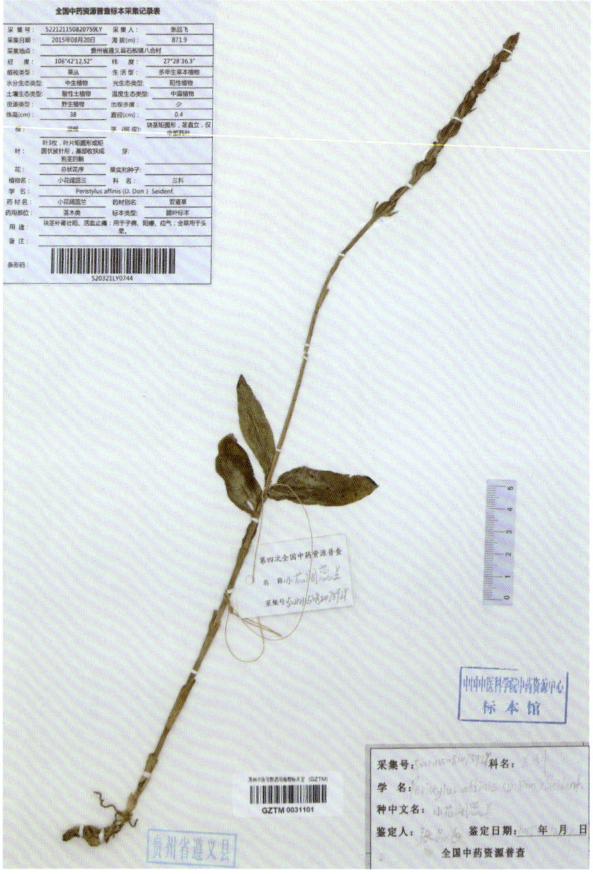

▲ 小花阔蕊兰腊叶标本

生境及分布 生于海拔450～1 800 m的土埂、山坡常绿阔叶林下、沟谷或路旁灌木丛下或山坡草地上。主要分布于播州、习水、绥阳等地。

药材名 小花阔蕊兰(块茎或全草)。

采收加工 秋季采挖块茎,除去杂质,开水略烫过晒干。

性味归经 甘,温。归肾经。

功能主治 补肾壮阳,活血止痛。主治子痈,阳痿,疝气。全草主治头晕。

用法用量 内服:煎汤,10～15 g;或浸酒。

用药经验 阳痿,遗精,遗尿:小花阔蕊兰块茎15 g,水煎服。

云南石仙桃 *Pholidota yunnanensis* Rolfe

别名 乱角莲、六棱锥、果上叶。

形态特征 附生植物。根状茎粗壮匍匐,密被箨状鞘,通常相距1～3 cm生假鳞茎;假鳞茎近圆柱状,向顶端略收狭,长1.5～5 cm,宽6～8 mm,幼嫩时为箨状鞘所包,顶端生2叶。叶披针形,坚纸质,长6～15 cm,宽7～25 mm,具折扇状脉,先端略钝,基部渐狭成短柄。花葶生于幼嫩假鳞茎顶端,连同幼叶从靠近老假鳞茎基部的根状茎上发出,长7～12 cm;总状花序具15～20朵花;花序轴有时在近基部处略左右曲折;花苞片在花期逐渐脱落,卵状菱形;花梗和子房长3.5～5 mm;花白色或浅肉色;中萼片宽卵状椭圆形或卵状长圆形,稍凹陷,背面略有龙骨状突起;侧萼片宽卵状披针形,略狭于中萼片,凹陷成舟状,背面有明显龙骨状突起;花瓣与中萼片相似,但不凹陷,背面无龙骨状突起;唇瓣轮廓为长圆状倒卵形,略长于萼片,先端近截形或钝并常有不明显的凹缺,近基部稍缢缩并凹陷成一个杯状或半球形的囊,无附属物;蕊柱顶端有围绕药床的翅,翅的两端各有1个不甚明显的小齿;蕊喙

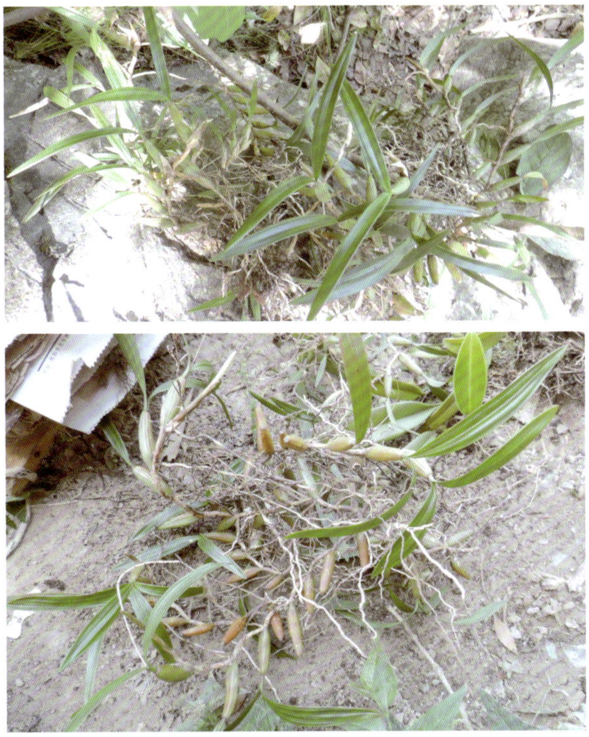

▲ 云南石仙桃植物

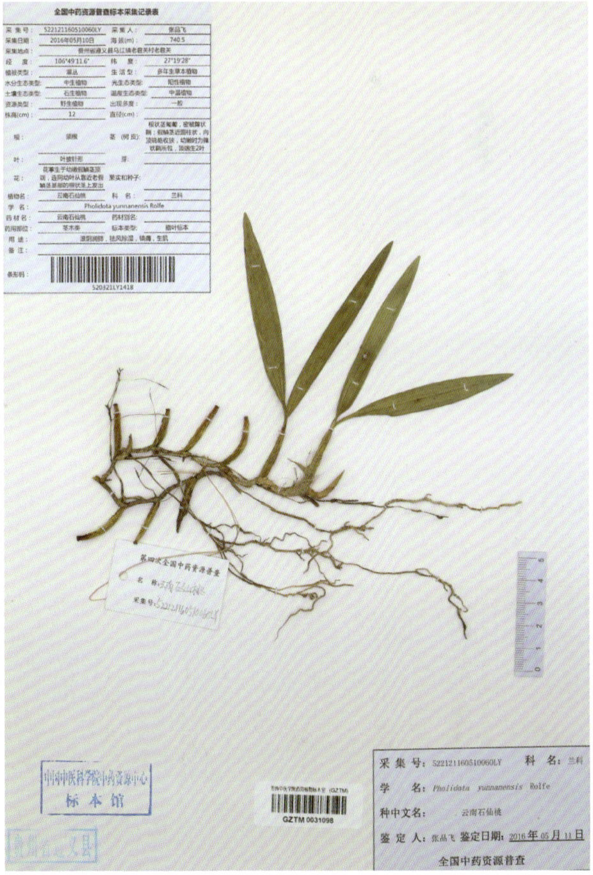

▲ 云南石仙桃腊叶标本

宽舌状。蒴果倒卵状椭圆形，有 3 棱；果梗长 2～4 mm。花期 5 月，果期 9～10 月。

生境及分布　生于海拔 310～2 400 m 的林中、山谷旁的树上或大河沟旁两岸的岩石上。主要分布于播州。

药材名　石枣子（假鳞茎或全草）。

采收加工　全年均可采收，鲜用或切片晒干。

性味归经　甘、淡，凉。归肺、肝经。

功能主治　润肺止咳，散瘀止痛，清热利湿。主治肺痨咯血，肺热咳嗽，胸胁痛，胃腹痛，风湿痹痛，疮痈肿毒。

用法用量　内服：煎汤，15～30 g，鲜品加倍。外用：鲜品适量，捣烂敷患处。

使用注意　孕妇慎服。

用药经验　①肺部疾病，支气管肺炎：云南石仙桃 30 g，水煎服。②肺热咳嗽：鲜云南石仙桃 30～90 g，水煎调冰糖服。③疮疖肿毒：鲜云南石仙桃捣烂外敷。

药用动物资源

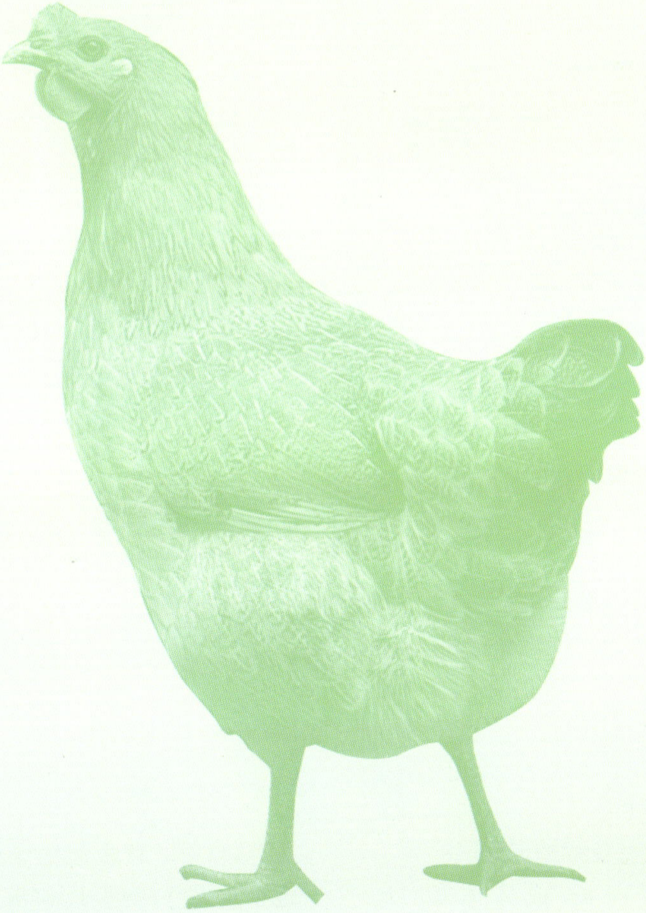

山蛩科

燕山蛩 *Spirobolus bungii* Brandt

别名 锅耳朵、百节虫、闷棒虫。

形态特征 体长圆形，长约 120 mm，宽约 7 mm，全体由多数环节组成，从颈板到肛节约有体节 54 个（雄性 53 个），触角 1 对，长约 5 mm，其基部两侧各有 50 个单眼集结排成三角状，似复眼。第 1 节无步肢，第 2～4 节各有步肢 1 对，自第 5 节起至肛节，每节有步肢 2 对，各步肢 6 节，末端具爪，生殖肢由第 7 节步肢变成。自第 6 背板各个体节的两侧有臭腺孔。

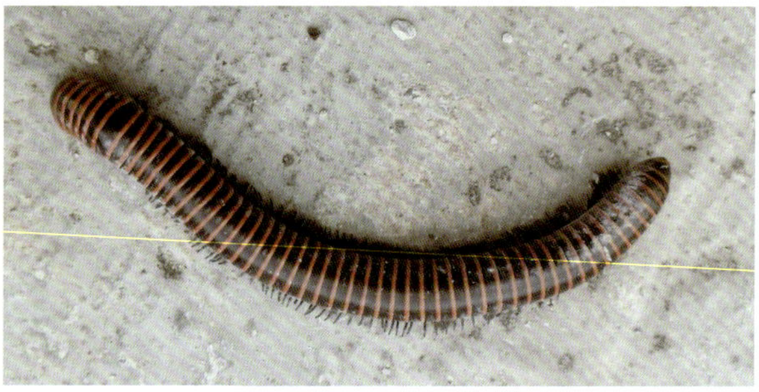

▲ 燕山蛩动物

生境及分布 栖息于温暖的山地、林缘潮湿处、落叶下或山沟石块下。主要分布于播州、习水、正安等地。

药材名 山蛩虫（全体）

采收加工 夏季捕捉，鲜用或晒干。

性味 辛，温。大毒。

功能主治 破瘕积聚，解毒肿。主治癥瘕积聚，胁下痞满，无名肿毒，瘰疬，恶疮，疠风，白秃。

用法用量 内服：研末，0.3～1 g。外用：适量，研末撒，浸酒搽，捣烂或熬膏敷贴。

用药经验 ①颈淋巴结结核：山蛩虫 1 条，五倍子 12 g，捣烂醋调外敷。②鼻息肉：山蛩虫醋炙研末，棉花蘸塞鼻孔中。

蜈蚣科

少棘蜈蚣 *Scolopendra subspinipes mutilans* L. Koch

别名 金头蜈蚣、少棘蜈蚣巨蜈蚣、蜈蚣。

形态特征 体形扁平而长，成体体长 110～140 mm。有 21 个体节；第 3、5、8、10、12、14、16、18、20 体节两侧各具气门 1 对；气门纵裂，呼吸腔有内、外瓣扇，分成外庭和内腔。头板和第 1 背板金黄色，自第 2 背板起墨绿色或暗绿色，末背板有时近于黄褐色，胸腹板和步足淡黄色。背板自 4～9 节起，有两条不显著的纵沟。腹板在第 2～19 节间有纵沟。头板前部的两侧各有 4 个单眼，集成左、右眼群颚肢内部有毒腺；齿板前缘具小齿 5 个，内

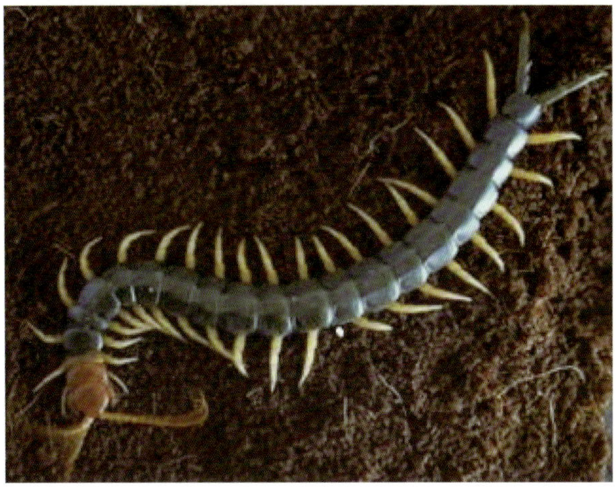

▲ 少棘蜈蚣动物

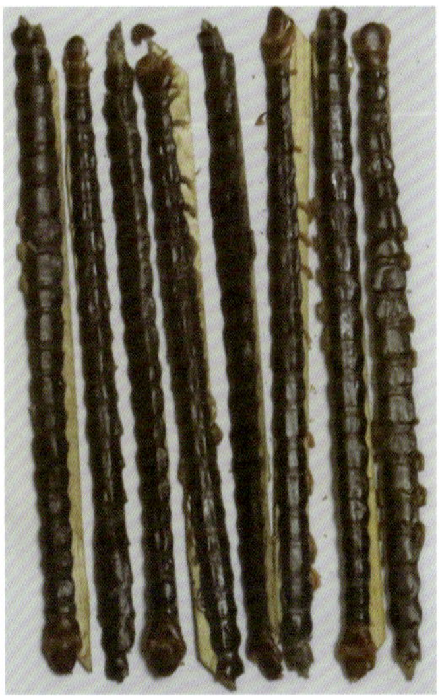

▲ 蜈蚣药材

侧3小齿相接近。步足21对，最末步足最长，伸向后方，呈尾状；基侧板后端有2小棘；前腿节腹面外侧有2棘，内侧有1棘；背面内侧有1棘和1隅棘；隅棘顶端有2小棘。

生境及分布 栖息于低山、丘陵地带、林间石缝及多沙土的低山区，喜温暖。主要分布于播州、汇川、桐梓等地。

药材名 蜈蚣（干燥体）。

采收加工 人工饲养的蜈蚣，一般在7～8月采收；野生蜈蚣在夏季雨后根据栖息环境翻土扒石寻捕。捕后，先用沸水烫死，取长宽和蜈蚣相等，两端削尖的薄竹片，一端插入蜈蚣的头部下颚，另一端插入末端，借竹片的弹力，使蜈蚣伸直展平。晒干或烘干。

性味归经 辛，温。有毒。归肝经。

功能主治 息风镇痉，通络止痛，攻毒散结。主治肝风内动，痉挛抽搐，小儿惊风，中风口眼歪斜，半身不遂，破伤风，风湿顽痹，偏正头痛，疮疡，蛇虫咬伤。

用法用量 内服：煎汤，3～5g；研末，0.5～1g；或入丸、散。外用：适量，研末撒、油浸；或研末调敷。

使用注意 蜈蚣有毒，用量不宜过大，血虚生风者及孕妇禁用。

用药经验 ①中风口眼歪斜：蜈蚣1条，焙干研末，猪胆汁调敷患处。②惊痫：蜈蚣、全蝎各等分，研细末，每日2次，每次0.9～1.5g。

花螳科

丽眼斑螳 *Creobroter gemmata* Stoll

别名 螳螂。

形态特征 头顶略隆起，单眼后方具锥状突起或缺。复眼锥状，雌性触角丝状，雄性触角念珠状。额盾片横行，具2条隆起线，两侧各具一条纵沟。前胸背板近椭圆形两侧具三叶状扩展，沟前区与沟后区略等长；雌雄两性具翅，前翅绿色或黄色，具有眼状花纹，雌性后翅具色斑。前足腿节扩展，上缘较直或微弯曲，具4枚中刺，4枚外列刺；爪沟近基部；中、后足腿节端部的外侧下缘具叶状突起。体长一般在 3～5 cm。

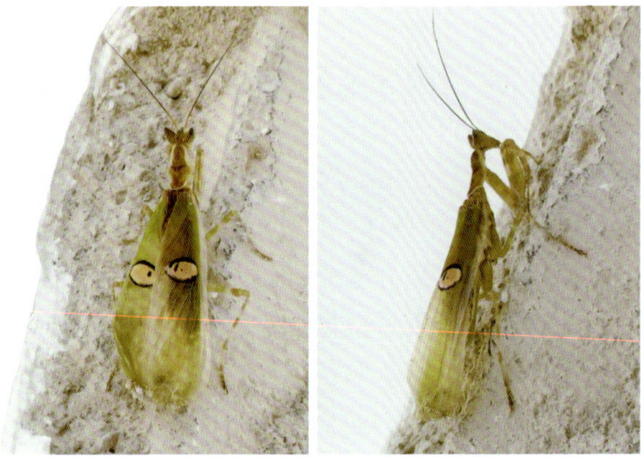

▲ 丽眼斑螳昆虫

生境及分布　栖息于草丛、灌木及树枝上。主要分布于播州、红花岗、正安等地。

药材名　螳螂(全体)，桑螵蛸(卵鞘)。

采收加工　1. 螳螂。夏、秋季间捕捉，晒干。

2. 桑螵蛸。在秋季至翌年春季采收。采后清理杂质，于沸水中浸杀或蒸 30～40 min，以杀死卵鞘中的卵，蒸透晒干或烘干。

性味归经　1. 螳螂。甘、咸，温。归心、肝经。

2. 桑螵蛸。甘、咸，平。归肝、肾、膀胱经。

功能主治　1. 螳螂。定惊止搐，解毒消肿。主治小儿惊痫抽搐，咽喉肿痛，疔肿恶疮，脚气。

2. 桑螵蛸。固精缩尿，补肾壮阳。主治遗尿，遗精，尿频，早泄，阳痿，小便失禁，肾虚腰痛，神经衰弱，带下，经血不调，白浊。

用法用量　1. 螳螂。内服：研末，1～2 只。外用：适量，捣敷、研末搐鼻、吹喉或调敷。

2. 桑螵蛸。内服：煎汤，5～10 g；研末，3～5 g；或入丸剂。外用：适量，研末撒或油调敷。

使用注意　1. 螳螂。血热无瘀者慎用。

2. 桑螵蛸。阴虚火旺或膀胱有热者慎服。

蝽科

九香虫　*Aspongopus chinensis* Dallas

别名　黑兜虫、屁板虫、打屁虫。

形态特征　全体椭圆形，一般紫黑色，带铜色光泽。头部狭尖，略呈三角形，复眼突出，卵圆形；单眼 1 对。喙较短，触角 5 节。前胸背板及小盾片均具不规则横皱纹。翅 2 对，前翅为半鞘翅，棕红色，翅末 1/3 为膜质。足 3 对，后足最长。腹面密布细刻及皱纹，后胸腹板近前缘区有 2 个臭孔，能由此放出臭气。

习性及分布　成虫有翅能飞翔，常在土块、石块下及石缝中越冬，每年 3 月飞出。在河边石上多见。主要分布于播州、习水、正安等地。

药材名　九香虫(干燥体)。

采收加工　11 月至翌年 3 月前捕捉，置适宜容器内，用酒少许将其闷死，取出阴干；或置沸水中烫死，取出，干燥。以个均匀、棕褐色、油性大、无虫蛀者为佳。

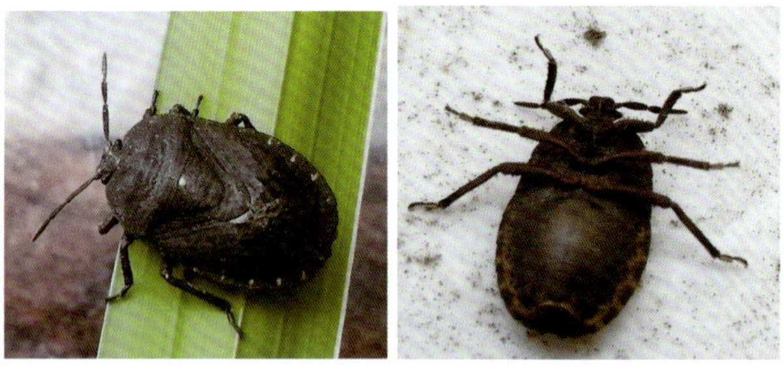

▲ 九香虫昆虫

性味归经　咸，温。归肝、脾、肾经。

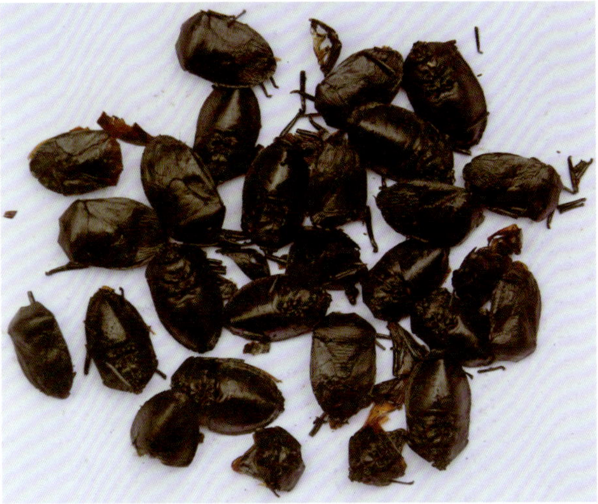

▲ 九香虫药材

功能主治 理气止痛，温中助阳。主治胃寒胀痛，肝胃气痛，肾虚阳痿，腰膝酸痛。

用法用量 内服：水煎服，3～9 g；或入丸、散，0.6～1.2 g。

使用注意 阴虚内热者禁服。

用药经验 ①阳痿、腰膝冷痛：九香虫、木香、延胡索厚朴各等分，水煎去渣，取汁，温水送服，可治胃痛。②胃寒疼痛：九香虫、淫羊藿、杜仲、巴戟天各等分，先将上 4 味药研成细末，每次服 10 g，温水送服，每日早、晚各 1 次。③利膈间滞气：九香虫 30 g（半生半熟），炒车前子、陈皮各 12 g，白术 15 g，盐炙杜仲 24 g，将上 5 味药研成细末，炼蜜为丸，如梧桐子大，每次服 5 丸，盐汤送服，早、晚各 1 次。

蜜蜂科

中华蜜蜂 *Apis cerana* Fabricius

别名 蜡蜂、蜜蜂、土蜂。

形态特征 蜂群由工蜂、蜂王及雄蜂组成。工蜂全体被黄褐色毛。头略呈三角形。胸部 3 节。翅 2 对，膜质透明。足 3 对，有采集花粉的构造。腹部圆锥状，有毒腺和螫针。腹下有蜡板 4 对，内有蜡腺，分泌蜡质。蜂王体最大，翅短小，腹部特长，生殖器发达，专营生殖产卵。雄蜂较工蜂稍大，头呈球形，尾无毒腺和螫针，足上无采贮花粉构造，腹无蜡板及蜡腺。

生境及分布 以饲养为主。主要分布于播州、红花岗、汇川、正安等地。

药材名 蜂蜜（所酿的蜜），蜂乳（工蜂咽腺及咽后腺分泌的乳白色胶状物），蜂蜡（分泌的蜡），蜂胶（修补蜂巢所分泌的黄褐色或黑褐色的黏性物质），蜂蛹（未成熟幼虫），蜂房（巢），蜂毒（工蜂尾部螫刺腺体中排出的毒汁）。

采收加工 1. 蜂蜜。春至秋季采收，滤过。

2. 蜂乳。生产蜂乳应在移虫后 48～72 h 进行，检查产浆群，如蜡杯已由工蜂改成王台，其中的幼虫也已长大，即可配浆。取浆应在清洁的室内进行，穿工作服，戴口罩。先取下各段板条，用小镊子移出幼虫，挖出蜂乳后，立即放入褐色玻璃瓶内，密闭，低温冷藏。

3. 蜂蜡。将蜂巢置水中加热，滤过，冷凝取蜡或再精制而成。本品为不规则团块，大小不一。呈黄色、淡黄棕色或黄白色，不透明或微透明，表面光滑。体较轻，蜡质，断面砂粒状，用手搓捏能软化。有蜂蜜样香气。

4. 蜂胶。在暖和季节每隔 10 日左右开箱检查蜂群时刮取，刮取后紧捏成球形，包上一层蜡纸，放入塑料纸袋内，置凉爽处收藏。本品为树脂状团块，黄褐色或灰褐色，具芳香气味，有黏性，低温下变硬、变脆，加热可熔化。易溶于丙酮、苯、20%氢氧化钠溶液及乙醇。

5. 蜂蛹。养蜂季节从蜂巢中取出幼虫。

6. 蜂房。随采随用；或秋末采收，略蒸，剪开，晒干。

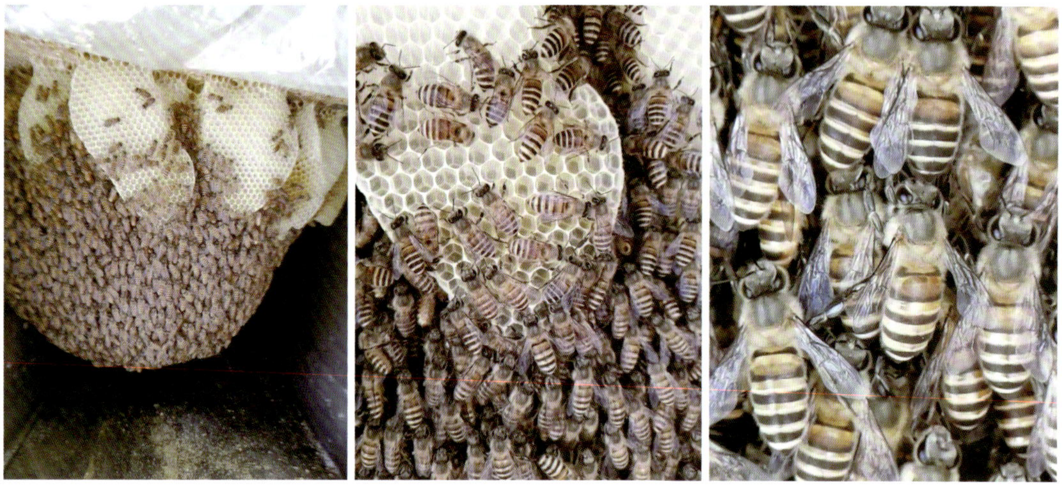

▲ 中华蜜蜂昆虫

7. 蜂毒。现广泛采用电刺激取蜂毒法。取毒器由一个金属丝制的栅状电网下面绷一层薄膜。此取毒器与一控制器相连,控制器为具有可调电压的直流电源和一个电流断续器组成的线路结构。取毒时将取毒器置于蜂箱门口。蜜蜂触及电网就螫刺下面的薄膜而排毒,螫刺拔出后蜜蜂可继续生活。蜂毒黏在膜的下面,干燥成胶状物,取下膜将蜂毒用水洗下即可。置阴凉干燥处,密闭,避光;或将蜂毒制成注射剂用。

性味归经 1. 蜂蜜。甘,平。归肺、脾、大肠经。

2. 蜂乳。甘、酸,平。归肝、脾经。

3. 蜂蜡。微甘,微温。

4. 蜂胶。微甘,平。归肝、脾经。

5. 蜂毒。辛、苦,平。有毒。归肝、肺经。

功能主治 1. 蜂蜜。补中,润燥,止痛,解毒;外用生肌敛疮。主治脘腹虚痛,肺燥干咳,肠燥便秘,解乌头类药毒;外用治疮疡不敛,水火烫伤。

2. 蜂乳。滋补,强壮,益肝,健脾。主治病后虚弱,小儿营养不良,老年体衰,白细胞减少症,迁延性及慢性肝炎,十二指肠溃疡,支气管哮喘,糖尿病,血液病,精神病,子宫功能性出血,月经不调,功能性不孕症及秃发等。

3. 蜂蜡。收涩,敛疮,生肌,止痛;外用治溃疡不敛,臁疮糜烂,创伤,烧、烫伤。

4. 蜂胶。润肤生肌,消炎止痛。主治胃溃疡,口腔溃疡,宫颈糜烂,带状疱疹,牛皮屑,银屑病,皮肤裂痛,鸡眼,烧烫伤。

5. 蜂蛹。祛风解毒,杀虫通乳。主治头风,麻风毒,风疹,虫积腹痛,带下,产后乳少。

6. 蜂房。解毒消肿,祛风杀虫。主治疮痈肿毒,咽痛咳嗽,慢性鼻炎,鼻窦炎,湿疹瘙痒,疥癣。

7. 蜂毒。祛风除湿,止痛。主治风湿性关节炎,腰肌酸痛,神经痛,高血压,荨麻疹,哮喘。

用法用量 1. 蜂蜜。内服:冲调,15～30 g;或入丸、膏。外用:适量,涂敷。

2. 蜂乳。内服:温开水冲,50～200 mg。

3. 蜂蜡。外用:适量,熔化敷患处;常作成药赋形剂及油膏基质。

4. 蜂胶。内服:制成片剂或醇浸液,1～2 g。外用:适量,制成酊剂或软膏涂敷。

5. 蜂蛹。内服:炒炙研末,1～2 g。

6. 蜂房。内服:咀嚼吮汁,1～5 g;或炒存性冲服,3～5 g。

7. 蜂毒。蜂毒有活蜂螫刺法及蜂毒注射法两种。活蜂螫刺法:用1～5只蜂,用手捏住蜂头,将蜂尾贴近患处皮肤,使之螫刺,约1 min后,将蜂弹去拔出蜂针,第2日或隔日再行刺螫。蜂毒注射法:选用患处痛点、穴位及四肢穴位的皮内或皮下轮换注射,用量从每次1～3蜂毒单位(每1蜂毒单位含蜂毒0.1 ml)开始,后逐日增加1～2蜂毒单位,直至每日10～15蜂毒单位,再逐日下降到每日3～5蜂毒单位,维持1～2个月,每疗程总量约200～300蜂毒单位,间歇3～5日进行第2疗程。

使用注意 1. 蜂乳。湿热泻痢者禁服,孕妇慎服。

2. 蜂毒。结核病、糖尿病、先天性心脏病、动脉粥样硬化、肾脏病、血液病、神经系统疾病、精神病及对蜂毒过敏者均禁用。儿童及老年患者慎用。

用药经验 ①高血压,慢性便秘:蜂蜜、黑芝麻各等分,先将黑芝麻蒸熟捣烂如泥,搅入蜂蜜,用热开水冲化,每日 2 次分服。②胃及十二指肠溃疡:蜂蜜 54 g,生甘草 9 g,陈皮 6 g,水适量,先煎甘草、陈皮去渣,冲入蜂蜜,每日 3 次分服。③口疮:蜂蜜浸大青叶含之。

鲤科

鲫 *Carassius auratus* Linnaeus

别名 鲋、鲫瓜子、七壳鱼。

形态特征 体侧扁,宽而高,腹部圆。头小。吻钝。口端位。无须。眼大。下咽齿 1 行,侧扁,倾斜面有一沟纹。鳃耙 37～54,细长,呈披针形。鳞大,侧线鳞。背鳍 3～18,鳍长,起点在吻端至尾鳍基之中间。臀鳍 3～5,背、臀鳍均有硬刺。全身呈银灰色,背部色略暗。各鳍均为灰色。因栖息环境不同而体色有所不同。

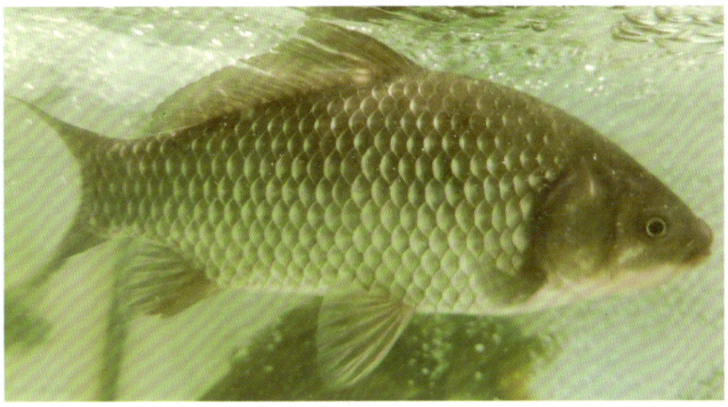

▲ 鲫

生境及分布 栖息于水田、江河、湖沼、鱼塘等地。主要分布于播州、习水、绥阳等地。

药材名 鲫鱼(肉)。

采收加工 四季均可捕捞,捕后,除去鳞、鳃及内脏,洗净,鲜用。

性味归经 甘,平。归脾、胃、大肠经。

功能主治 健脾和胃,利水消肿,通血脉。主治脾胃虚弱,纳少反胃,产后乳汁不行,痢疾,便血,水肿,痈肿,瘰疬。

用法用量 内服:适量,煮食或煅研入丸、散。外用:适量,捣敷、煅存性研末撒或调敷。

用药经验 ①脾胃气冷,不能下食,虚弱无力:鲫鱼 250 g,细切,起作鲙,沸豉汁热投之,着胡椒、干姜、莳萝、橘皮等末,空腹食之。②脾胃虚弱不欲食,食后不化:大活鲫鱼 1 条,紫蔻 3 粒,研末,放入鱼肚内,再加生姜、陈皮、胡椒等煮熟食用。③消渴饮水:鲫鱼 1 条,去肠留鳞,以茶叶填满,纸包煨熟食数枚。

草鱼 *Ctenopharyngodon idellus* (Cuvier et Valenciennes)

别名 鲩、鰀鱼。

形态特征 体长,略呈圆筒形,腹圆无棱,尾部侧扁。头钝,口端位,无须。上颌稍长于下颌。眼较小,上侧位。鳃耙短小呈棒形,排列稀疏。咽齿 2 行,为梳状栉齿,具斜狭小凹咀嚼面,边缘具斜条状沟纹。鳞片颇大,侧线鳞 39～46。背鳍 3～7,无硬

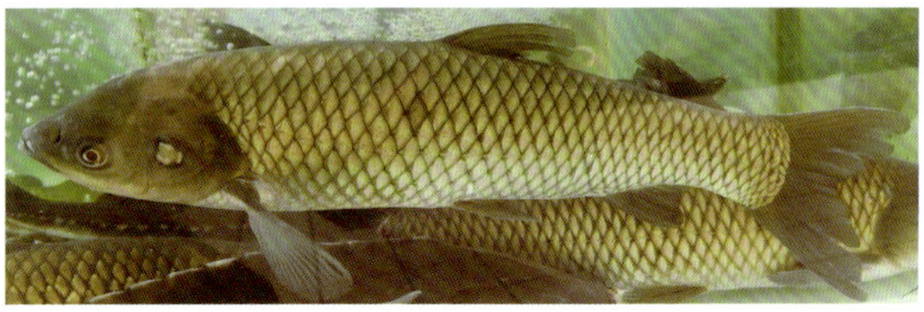

▲ 草鱼

刺，起点与腹鳍相对。臀鳍 3～8，亦无硬刺，身体各部分比例随个体大小不同而有差异。幼鱼的头长和眼径相对的较成鱼大，尾柄长和眼间距相对的较成鱼小。体呈茶黄色，背部青灰色，腹部银白色，各鳍浅灰色。

生境及分布 栖息于江河、鱼塘、湖泊的崖边多草区域。主要分布于播州、红花岗、汇川、正安等地。

药材名 草鱼(肉)。

采收加工 全年均可捕捞，除去内脏，洗净，鲜用。

性味归经 甘，温。归胃经。

功能主治 平肝祛风，温中和胃。主治虚劳，肝风头痛，食后饱胀，呕吐泄泻。

用法用量 内服：煮食，100～200 g。

鲤 *Cyprinus carpio* Linnaeus

别名 赤鲤鱼、鲤拐子、鲤子。

形态特征 体呈纺锤形，侧扁，腹部圆。头宽阔。吻钝。口端位，呈马蹄形。口须 2 对。眼小，位于头纵轴的上方。下咽齿 3 行，内侧的齿呈臼齿形。鳞大，侧线鳞 33～39。鳃耙一般为 18～22。背鳍 3～21，第 3 硬刺坚强，后缘有锯齿。臀鳍 3～5。第 3 硬刺后缘也有锯齿。身体背间号纯黑色，侧线的下方近金黄色，腹部淡白色。背、尾鳍基部微黑，雄鱼尾鳍和臀鳍橙红色。

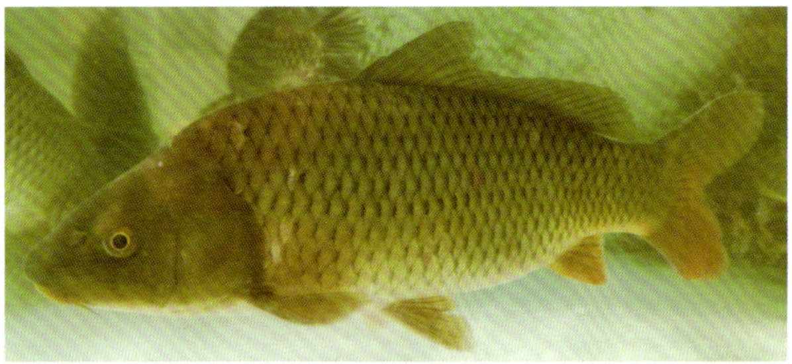

▲ 鲤

生境及分布 栖息于江河、湖泊、水库、池沼的松软底层和水草丛生处。主要分布于播州、习水、正安等地。

药材名 鲤鱼(肉或全体)。

采收加工 全年均可捕捞，除去鳃、鳞和内脏，鲜用。

性味归经 甘，平。归脾、肾、胃、胆经。

功能主治 健脾和胃，利水下气，通乳，安胎。主治胃痛，泄泻，水湿肿满，小便不利，脚气，黄疸，咳嗽气逆，胎动不安，妊娠水肿，产后乳汁稀少。

用法用量 内服：蒸汤或煮食，100～240 g。外用：适量，烧灰，醋调敷。

使用注意 风热者慎服。

用药经验 ①胃痛，胸前胀痛，消化不良：鲤鱼 250 g，胡椒 1.5 g，生姜 3 片，鸡内金 9 g，荸荠 63 g，共蒸汤服。②上气咳嗽，胸膈妨满气喘：鲤鱼 1 条，切作绘，以姜醋食之，蒜亦得。③痈肿：鲤鱼烧作灰，醋和敷之。④黄疸：大鲤鱼 1 条(去内脏，不去鳞)，放火中偎熟，分次食用。⑤产后腹痛：鲤鱼烧灰，酒调服之。

鳅科

泥鳅 *Misgurnus anguillicaudatus*（Cantor）

别名　和鳅、鳅鱼、委蛇。

形态特征　体较小而细长，约 10 cm，前端呈圆筒形，腹部圆，后端侧扁而薄。体高与体长之比为 1.7∶8。头部较尖，吻部向前突出，倾斜角度大，吻长小于眼后头长。口小，口下位，呈马蹄形。唇软，有细皱纹和小突起。眼小，覆盖皮膜，上侧位视觉不发达。鳃裂止于胸鳍基部。须有 5 对，其中吻端 1 对，上颌 1 对，口角 1 对，下唇 2 对。口须最长可伸至或略超过眼后缘；但也有个别的较短，仅长达盖骨。头部无鳞，体表鳞极细小，圆形，埋于皮下。侧线鳞 116～170 枚。背鳍 2～7，臀鳍 2～6。体表黏液丰富。体背及体侧 2/3 以上部位呈灰黑色，布有黑色斑点，体侧下半部灰白色或浅黄色。背鳍及尾鳍上也有斑点。尾鳍基部上方有一显著的黑色大斑。其他各鳍灰白色。栖息在不同环境中的泥鳅体色略有不同。

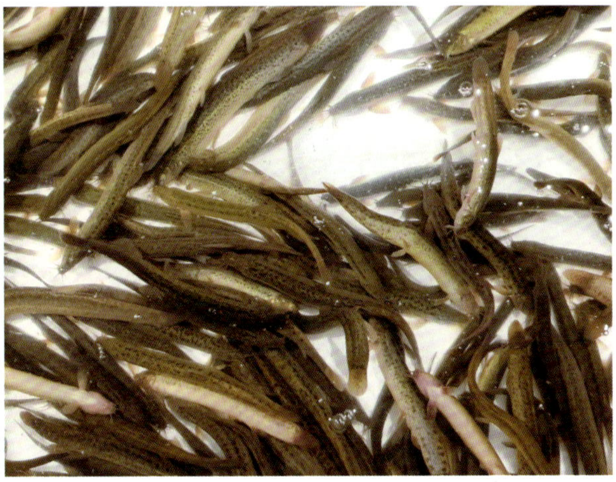

▲ 泥鳅动物

生境及分布　栖息于水田、河流、湖沼、鱼塘、沟渠中。主要分布于播州、汇川、绥阳等地。

药材名　泥鳅（全体）。

采收加工　常年均可捕捞，除去内脏，洗净，鲜用或晒干。

性味归经　甘，平。归脾、肝、肾经。

功能主治　补益脾肾，利水，解毒。主治脾虚泻痢，热病口渴，小儿盗汗，水肿，小便不利，痔疮下坠，皮肤瘙痒。

用法用量　内服：煮食，100～250 g；或烧存性，入丸、散，每次 6～10 g。外用：适量，烧存性，研末调；或生品捣敷。

用药经验　①异物鲠喉：用线捆住活泥鳅的头，将它的尾巴朝里，先放入喉中，然后将泥鳅拉出来即可。②久疮不愈合：泥鳅醋制为末，掺患处。③痔疮下坠：泥鳅 250 g，配少量桔梗、地榆、槐花、柯子、粟壳，炖汤服。

龟科

乌龟 *Chinemys reevesii* (Gray)

别名 乌龟、王八、草龟。

形态特征 乌龟雄性背甲长94～168 mm，宽63.2～105 mm；雌性背甲长73.1～170 mm，宽52～116.5 mm。头中等大小，头宽约为背甲宽的1/4～1/3；头顶前部平滑，后部被以多边形的细粒状小鳞；吻短，端部略微超出下颚，并向内侧下方斜切；上喙边缘平直或中间部微凹；鼓膜明显。背甲较平扁。有3条纵棱，雄性成体棱弱。颈盾小，略呈梯形，后缘较宽；椎盾5枚，第一枚五边形，宽长相等或长略大于宽，第二至第四枚六边形，宽大于长；肋盾4枚，较之相邻椎盾略宽或等宽；缘盾11对；臀盾1对，呈矩形。背甲盾片常有分裂或畸形，致使盾片数超过正常数目。甲桥明显，具腋盾和胯盾，腋盾的大小变异殊大。腹甲平坦，几与背甲等长，前缘平截略向上翘，后缘缺刻较深，前宽后窄；雄性腹甲的后中部略凹；喉盾近三角形；肱盾外缘较长，似呈楔形；腹盾缝＞股盾缝＞胸盾缝＞喉盾缝＞肛盾缝＞肱盾缝。四肢略扁平。前臂及掌跖部有横列大鳞；指、趾间均全蹼，具爪，尾较短小。头骨有一骨质颧弓；方轭骨与眶后骨，轭骨相切接；顶骨前缘平截，后端延伸至上枕骨末端；上枕骨脊后部略为上翘；鳞骨后部成锐角。上颚咀嚼面中等，无中央嵴。骨质内鼻孔位于眼眶后半部的同一平面上。下颚左右齿骨间的交角小于90°；冠状骨与下颚长之比为1∶2.8。椎板8枚，略呈六边形，有的几呈矩形；肋板8对；缘板11对。腹甲与背甲以骨缝连接，甲桥弱。有较发达的腋柱和胯柱，向上伸达肋板外缘；肱胸盾缝横切于内腹板后部1/4或更少。生活时，背甲棕褐色，雄性几近黑色。腹甲及甲桥棕黄色，雄性色深。每一盾片均有黑褐色大斑块，有时腹甲几乎全被黑褐色斑块所占，仅在缝线处呈现棕黄色。头部橄榄色或黑褐色；头侧及咽喉部有暗色镶边的黄纹及黄斑，并向后延伸至颈部，雄性不明显。四肢灰褐色。雄龟有异臭。

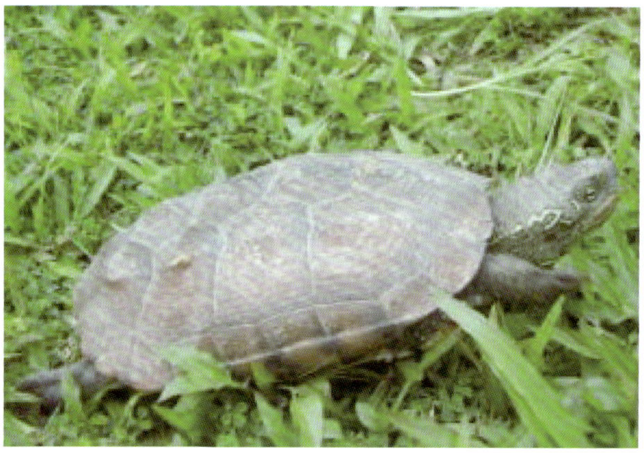

▲ 乌龟

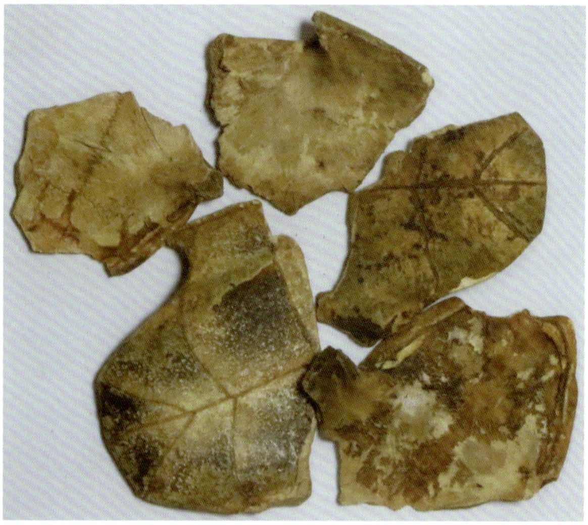

▲ 龟甲药材

生境及分布 栖息于湖泊、河流、池塘及水库等水域。主要分布于播州、红花岗、汇川、桐梓等地。

药材名 龟甲（背甲及腹甲），龟甲胶（龟甲经水煎煮，浓缩制成的固体胶）。

采收加工 全年均可捕捉，以秋、冬二季为多，捕捉后杀死；或用沸水烫死，剥取背甲和腹甲，除去残肉，晒干。

性味归经 1. 龟甲。咸、甘，微寒。归肝、肾、心经。2. 龟甲胶。咸、甘，凉。归肝、肾、心经。

功能主治 1. 龟甲。滋阴潜阳，益肾强骨，养血补心，固经止崩。主治阴虚潮热，骨蒸盗汗，头晕目眩，虚风内动，筋骨痿软，心虚健忘，崩漏经多。2. 龟甲胶。滋阴，养血，止血。主治阴虚潮热，骨蒸盗汗，腰膝酸软，血虚萎黄，崩漏带下。

用法用量 1. 龟甲。内服：水煎服，9～24 g，醋淬捣淬，先煎。2. 龟甲胶。内服：烊化兑服，3～9 g。

泽龟科

巴西红耳龟 *Trachemys scripta* elegans

别名 红耳龟、巴西龟、彩龟。

形态特征 成体长椭圆形，背甲平缓隆起，脊棱明显，后缘呈锯齿状。头宽大，吻钝头颈部有黄绿相间的纵纹，眼后两侧各有1长条形红色斑块。头和颈侧面、腹面夹有黄绿线状条。眼中等大，颈短而粗。全身颜色多样，色彩斑斓，背甲翠绿色，每块盾片上具有黄绿镶嵌的圆环状斑纹；腹甲平坦，淡黄色，具有规则排列、似铜钱图案的黑色圆环纹。四肢粗短，趾间具发达的蹼。前肢5爪、后肢4爪。尾适中。龟苗时期色泽鲜艳醒目，全身布满黄绿镶嵌、粗细不匀的条纹和图案，随着个体长大，颜色、图案逐渐变淡。雄龟个体小，躯干长，前肢的爪子较长，尾基部较粗，泄殖孔距腹甲后缘较远；雌龟个体大，躯干短而厚，前肢的爪子较短，尾细且短，泄殖腔孔距腹甲后缘较近。

雌雄鉴别：雌性龟背甲较短且宽，腹甲平坦中央无凹陷，尾细且短，尾基部细，泄殖孔距腹甲后缘较近，腹甲的2块肛盾形成的缺刻较浅，缺刻角度较大。雄性龟背甲较长且窄，腹甲中央略微向内陷，尾粗且长，尾基部粗，泄殖孔距腹甲后缘较远，腹甲的2块肛盾形成的缺刻较深，缺刻角度较小。对于大多数同年的成年龟，雄龟体较薄而小，雌龟体圆厚且大。

生境及分布 栖息于湖泊、河流、池塘及水库等水域。全国大部分地区均饲养。主要分布于播州、汇川、桐梓等地。

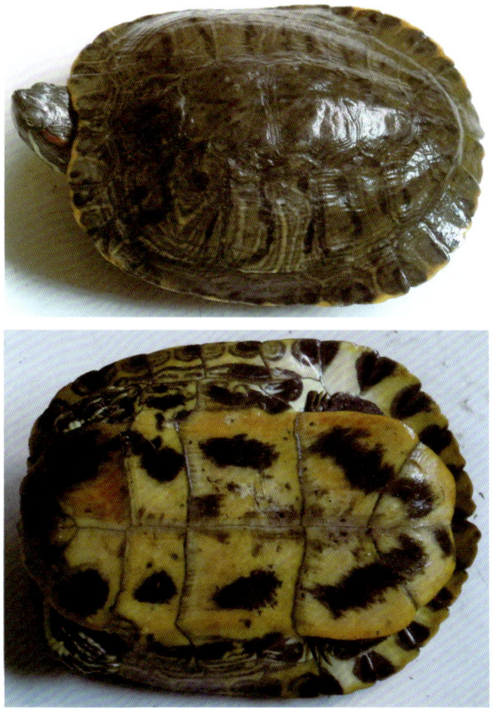

▲ 巴西红耳龟动物

药材名 巴西红耳龟（背甲及腹甲）。

采收加工 全年均可捕捉，以秋、冬二季为多，捕捉后杀死；或用沸水烫死，剥取背甲和腹甲，除去残肉,晒干。

性味归经 咸、甘,微寒。归肝、肾、心经。

功能主治 滋阴潜阳,益肾强骨,养血补心,固经止崩。主治阴虚潮热,骨蒸盗汗,头晕目眩,虚风内动,筋骨痿软,心虚健忘,崩漏经多。

用法用量 内服:水煎服,9～24 g,醋淬捣淬,先煎。

鳖科

中华鳖 *Trionyx sinensis* Wiegmann

别名 甲鱼、团鱼、鳖。

形态特征 体呈椭圆形或近卵圆形,成体全长 30～40 cm。头尖,吻长,形成吻突呈短管状;鼻孔位于吻突前端,上下颌缘覆有角质硬鞘,无齿,眼小;瞳孔圆表,鼓膜不明显,颈部可长达 70 mm 以上,颈基部无颗粒状疣,头、颈可完全缩入甲内。背腹甲均无角质板而被有革质软皮,边缘具柔软的较厚的结缔组织,谷称裙边。背面皮肤有突起小疣,成纵行棱起,背部中央稍凸起,椎板 8 对,肋板 8 对,无臀板,边缘无缘板相连。背部骨片没有完全骨质化,肋骨与肋板愈合,其末端突出于肋板外侧。四肢较扁平,前肢 5 指;内侧三指有外露的爪;外侧二指的爪全被皮肤包裹而不外露,后肢趾爪生长情况亦同,指、趾间具蹼而发达。雄性体较扁而尾较长,末端露出于裙边;雌性尾粗短,不露出裙边。泄殖肛孔纵裂。头颈部上面橄榄绿色,下面黄色,下颌至喉部有黄色斑纹,两眼前后有黑纹,眼后头顶部有 10 余个黑点。体背橄榄绿色或黑棕色,具黑斑,腹部肉黄色,两侧裙边处有绿色大斑纹,近尾部有两团豌豆大的绿色斑纹。前肢上面橄榄绿色;下面淡黄色,后肢上面色较浅。尾部正中为橄榄绿色,余皆为淡黄色。

生境及分布 栖息于湖泊、江河、池塘及水库等水域。主要分布于播州、红花岗、汇川、习水等地。

药材名 鳖甲(背甲)。

采收加工 全年均可捕捉,以秋、冬二季为多,捕捉后杀死,置沸水中烫至背甲上的硬皮能剥落时,取出,剥取背甲,除去残肉,晒干。

性味归经 咸,微寒。归肝、肾经。

功能主治 滋阴潜阳,退热除蒸,软坚散结。主治阴虚发热,骨蒸劳热,阴虚阳亢,头晕目眩,虚风内动,手足瘈疭,经闭,癥瘕,久疟疟母。

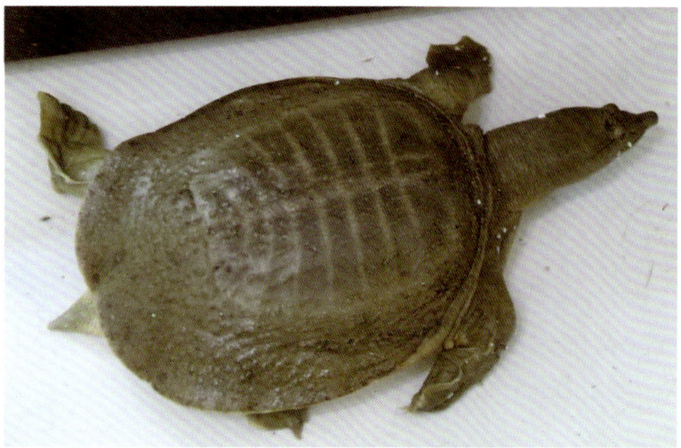

▲ 中华鳖

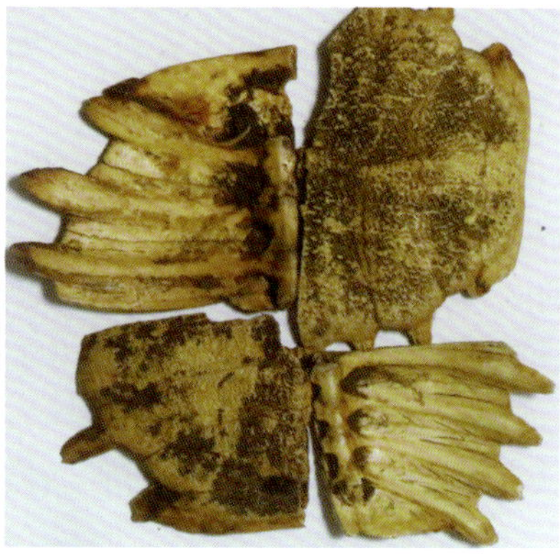

▲ 醋鳖甲药材

用法用量　内服：水煎服，9～24 g，醋淬后捣碎先煎。

使用注意　脾胃虚寒、食少便溏及孕妇慎用。

鸭科

家鸭 *Anas domestica* Linnaeus.

别名　水鸭子、鸭子。

形态特征　嘴长而扁平，颈长，体扁。翅小，覆翼羽大。用面如舟底。尾短，公鸭尾有卷羽 4 枚。羽毛甚密，色有全白、栗壳、黑褐等不同。公鸭颈部多黑色而有金绿色光泽，且叫声嘶哑。脚矮，前 3 趾有蹼，后 1 趾略小。

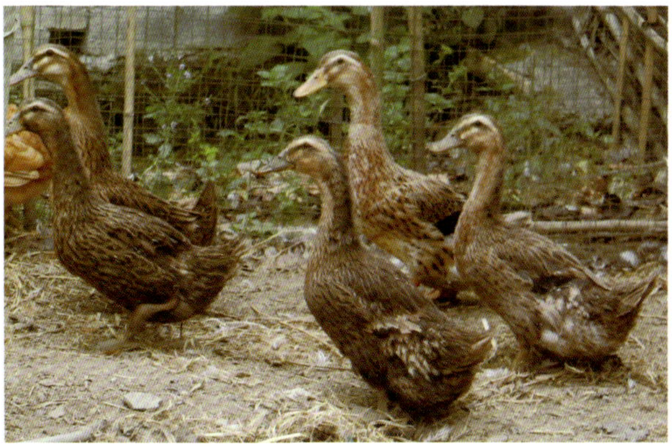

▲ 家鸭

生境及分布　我国大部分地区饲养。主要分布于播州、仁怀、习水等地。

药材名　白鸭肉（肉），鸭血（血液），鸭胆（胆囊），鸭卵（卵），鸭涎（口涎），鸭头（头部），鸭肪（脂肪油）。

采收加工　1. 白鸭肉。四季均可宰杀，秋、冬季更适宜，除去羽毛及内脏，取肉鲜用。

2. 鸭血。宰鸭时收集血液，鲜用。

3. 鸭胆。宰鸭去内脏时，摘下胆囊，取胆汁鲜用。

4. 鸭卵。取鸭蛋鲜用；或加工成咸蛋、变蛋（皮蛋）。

5. 鸭涎。以生姜少许，塞入鸭口中，将其倒悬，即有口涎流出，收集鲜用。

6. 鸭头。宰鸭时取下头部，鲜用。

7. 鸭肪。宰杀后剖腹取脂肪，熬油，放凉。

性味归经　1. 白鸭肉。甘、微咸，平。归肺、脾、肾经。

2. 鸭血。咸，凉。归肝、脾经。

3. 鸭胆。苦，寒。归肝、大肠经。

4. 鸭卵。甘，凉。归肺、大肠经。

5. 鸭涎。淡，平。归肝、胆经。

6. 鸭头。甘，淡，凉。归肾、膀胱经。

7. 鸭肪。甘，平。归脾经。

功能主治　1. 白鸭肉。补益气阴，利水消肿。主治虚劳骨蒸，咳嗽，水肿。

2. 鸭血。补血，解毒。主治劳伤吐血，贫血虚弱，药物中毒。

3. 鸭胆。清热解毒。主治赤肿痛，痔疮。

4. 鸭卵。滋阴，清肺，平肝，止泻。主治胸膈结热，肝火头痛眩晕，喉痛，齿痛，咳嗽，泻痢。

5. 鸭涎。异物哽喉。主治异物哽喉，小儿阴囊被蚯蚓咬伤肿亮。

6. 鸭头。利水消肿。主治水肿尿涩，咽喉肿痛。

7. 鸭肪。消瘰散结，利水消肿。主治瘰疬，水肿。

用法用量　1. 白鸭肉。内服：适量，煨烂熟，吃肉喝汤。

2. 鸭血。内服：趁热生饮或隔水蒸熟，100～200 ml。外用：适量，涂敷。

3. 鸭胆。外用：适量，涂敷。

4. 鸭卵。内服：煎汤，煮食或开水冲服，1～2 个。宜盐腌煮食。

5. 鸭涎。外用:适量,含漱或涂敷。

6. 鸭头。内服:入丸、散。外用:适量,涂敷。

7. 鸭肪。外用:适量,涂敷。

使用注意　1. 白鸭肉。外感未清,脾虚便溏,肠风下血者禁用。

2. 鸭卵。不宜多食;脾阳不足,寒湿泻痢,以及食后气滞痞闷者禁食。

用药经验　①妇人胎前产后赤白痢:生姜(取自然汁)适量,鸭子1个(打碎,入姜汁内搅匀),共煎至八分,入蒲黄9 g,煎五、七沸,空心温服。②瘰疬汁出不止:鸭脂调半夏末敷之。

家鹅 *Anser cygnoides domestica* Brisson

别名　鹅、大鹅。

形态特征　体长60～80 cm。嘴扁阔,前额有肉瘤,雄者膨大,黄色或黑褐色。颈长。体躯宽壮,龙骨长,胸部丰满。尾短。羽毛白色或灰色。脚大有蹼,黄色或黑褐色。体躯站立时昂然挺立。

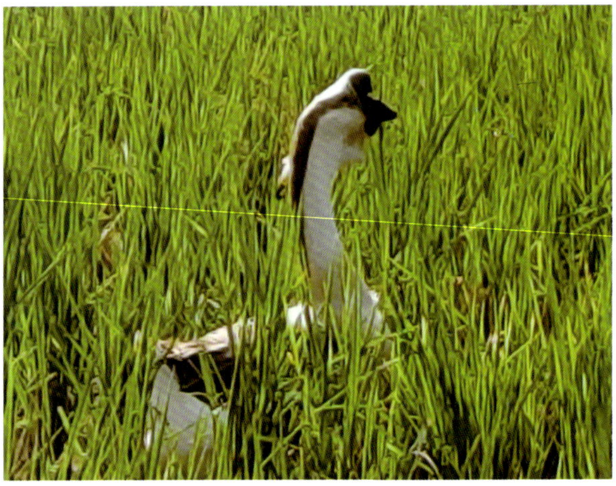

▲ 家鹅

生境及分布　一般饲养于河湖近旁。主要分布于播州、汇川、正安等地。

药材名　鹅毛(羽毛),鹅肉(肉),鹅胆(胆囊),鹅血(血),鹅涎(口涎),鹅卵(卵),鹅蛋壳(卵壳),鹅腿骨(后肢骨),白鹅膏(脂肪),鹅内金(砂囊内壁),鹅喉管(咽喉及气管、食管),鹅掌上黄皮(脚掌及足蹼上的黄色表皮)。

采收加工　1. 鹅毛。宰鹅时拔取羽毛,晒干。

2. 鹅肉。四季均可宰杀,冬季最好,除去羽毛及内脏,取肉鲜用。

3. 鹅胆。宰鹅时,剖腹取胆囊,取汁,鲜用。

4. 鹅血。宰鹅时留取鹅血,鲜用。

5. 鹅涎。塞少许生姜入鹅口中将其倒提,头向下使口涎流出,收集鲜用。

6. 鹅卵。取鹅卵鲜用或加工成咸蛋。

7. 鹅蛋壳。食用鹅蛋时,收集蛋壳,洗净,晒干或烘干。

8. 鹅腿骨。宰鹅时取下后肢骨,烘干。

9. 白鹅膏。宰鹅时剖腹取脂肪,熬油。

10. 鹅内金。宰鹅时取出砂囊即肫,剖开后剥下内壁,洗净,晒干或烘干。

11. 鹅喉管。宰鹅时,取下咽喉及气管、食管,烘干。

12. 鹅掌上黄皮。宰鹅时,水烫足部,褪下黄色表皮,晒干或烘干。

性味归经　1. 鹅毛。咸,凉。归胆、肺经。

2. 鹅肉。甘,平。归脾、肺、肝经。

3. 鹅胆。苦,寒。归肝、胆经。

4. 鹅血。咸,平。归心、肝、胃经。

5. 鹅涎。咸,平。归肺经。

6. 鹅卵。甘,温。归脾、胃经。

7. 鹅蛋壳。甘,淡,平。归肺经。

8. 鹅腿骨。甘,平。归肾、肝经。

9. 白鹅膏。甘,凉。归心、小肠经。

10. 鹅内金。甘、涩,平。归脾经。

11. 鹅喉管。甘,平。归肺经。

12. 鹅掌上黄皮。甘,平。归脾经。

功能主治　1. 鹅毛。解毒消肿,收湿敛疮。主治痈肿疮毒,风癣疥癞,湿疹湿疮,噎膈,惊痫。

2. 鹅肉。益气补虚,和胃止渴。主治虚羸,消渴。

3. 鹅胆。清热解毒,杀虫。主治痔疮,杨梅疮,疥癞。

4. 鹅血。解毒,散血,消坚。主治噎膈反胃,药物中毒。

5. 鹅涎。软坚消肿。主治麦芒或鱼刺鲠喉，鹅口疮。

6. 鹅卵。补中益气。主治脾胃虚弱，营养不良，气血两虚，神疲乏力。

7. 鹅蛋壳。拔毒排脓，理气止痛。主治痈疽脓成难溃，疝气，难产。

8. 鹅腿骨。消肿解毒。主治狂犬咬伤。

9. 白鹅膏。润皮肤，解毒肿。主治皮肤皴裂，耳聋，聤耳，噎膈反胃，药物中毒，痈肿，疥癣。

10. 鹅内金。健脾消食，涩精止遗，消症化石。主治消化不良，泻痢，疳积，遗精遗尿，泌尿系统结石，胆结石，癥瘕经闭。

11. 鹅喉管。清热解毒。主治喉痹，哮喘，赤白带下。

12. 鹅掌上黄皮。心湿敛疮。主治湿疮，冻疮。

用法用量 1. 鹅毛。内服：煅存性研末，3～6 g；或入丸、散。外用：适量，研末撒或调敷。

2. 鹅肉。内服：适量，煮熟，食肉或汤汁。

3. 鹅胆。内服：取汁。外用：适量，涂敷。

4. 鹅血。内服：趁热生饮，100～200 ml；或制成糖浆、片剂服。

5. 鹅涎。外用：适量，含漱或涂敷。

6. 鹅卵。内服：适量，宜盐腌煮熟作食品。

7. 鹅蛋壳。内服：研末，1～3 g，开水或酒送服。外用：适量，研末调敷。

8. 鹅腿骨。外用：适量，研末掺。

9. 白鹅膏。内服：煮食，适量。外用：适量，涂敷。

10. 鹅内金。内服：研末，1.5～3 g；煎汤，5～10 g。

11. 鹅喉管。内服：研末，1 个。

12. 鹅掌上黄皮。外用：适量，焙干研末撒或调敷。

用药经验 ①痈毒：鹅毛（煅灰）30 g，明矾 60 g，研末，面糊为丸，每服 6 g，白酒下。②肿毒：鹅毛一握，铜锅炒焦，腐皮包裹，酒吞下即内消，初起者效。③犬伤日久发者：用鹅腿骨煅存性，研末掺之。④痈疽无头：新生鹅蛋壳，烧灰存性为末，醋调敷，出脓血。

雉科

家鸡 *Gallus gallus domesticus* Brisson

别名 鸡。

形态特征 嘴短而坚，略呈圆锥状，上嘴稍弯曲。鼻孔裂状，被有鳞状瓣。眼有瞬膜。头上有肉冠，喉部两侧有肉垂，通常呈褐红色；肉冠以雄者为高大，雌者低小；肉垂亦以雄者为大。翼短；羽色雄、雌不同，雄者羽毛较美丽，有长而鲜丽的尾羽；雌者尾羽甚短。足健壮，跗、跖及趾均被有鳞板；趾 4，前 3 趾，后 1 趾，后趾短小，位略高，雄者跗跖部后方有距。

生境及分布 全国各地均有饲养。主要分布于播州、汇川、绥阳、桐梓、习水等地。

药材名 鸡内金（砂囊内壁），鸡肉（肉），鸡血（血液），鸡脑（脑髓），鸡肝（肝脏），鸡子黄（蛋黄），鸡子白（蛋白），鸡头（头部）。

采收加工 1. 鸡内金。杀鸡后，取出鸡肫，立即剥下内壁，洗净，干燥。以干燥、完整、个大、色黄者为佳。

2. 鸡肉。宰杀后除去羽毛及内脏，取肉鲜用。

3. 鸡血。宰鸡时收集血液，鲜用。

4. 鸡脑。宰杀时，除净头部羽毛，取脑髓鲜用或烘干备用。

5. 鸡肝。宰鸡时剖腹取骨脏，摘下肝脏，鲜用或烘干备用。

6. 鸡子黄。鲜蛋去壳，去净蛋白，留蛋黄备用。

7. 鸡子白。敲碎蛋壳的一端,使蛋清流出,收集生用;或将蛋煮熟,取蛋白用。

8. 鸡头。宰杀时,取头部去毛洗净,烘干备用。

性味归经 1. 鸡内金。甘,平。归脾、胃、小肠、膀胱经。

2. 鸡肉。甘,温。归脾、胃经。

3. 鸡血。咸,平。归肝、心经。

4. 鸡脑。甘,平。归心、肝经。

5. 鸡肝。甘,温。归肝、肾、脾经。

6. 鸡子黄。甘,平。归心、肾、脾经。

7. 鸡子白。甘,凉。归肺、脾经。

8. 鸡头。甘,温。归肝、肾经。

功能主治 1. 鸡内金。健胃消食,涩精止遗,通淋化石。主治食积不消,呕吐泻痢,小儿疳积,遗尿,遗精,石淋涩痛,胆胀胁痛。

2. 鸡肉。温中益气,补精,填髓。主治虚劳羸瘦,病后体虚,食少纳呆,反胃,腹泻下痢,消渴,水肿,小便频数,崩漏带下,产后乳少。

3. 鸡血。祛风,活血,通络,解毒。主治小儿惊风,口面歪斜,目赤流泪,舌胀,中恶腹痛,痿痹,跌打骨折,痘疮不起,崩漏,痈疽疮癣,毒虫咬伤。

4. 鸡脑。止痉熄风。主治惊痫,夜啼,妇人难产。

5. 鸡肝。补肝是肾,明目,消疳,杀虫。主治肝虚目暗,目翳,夜盲,小儿疳积,妊娠胎漏,小儿遗尿,妇人阴蚀。

6. 鸡子黄。滋阴润燥,养血熄风。主治心烦不得眠,热病痉厥,虚劳吐血,呕逆,下痢,烫伤,热疮,肝炎,小儿消化不良。

7. 鸡子白。润肺利咽,清热解毒。主治伏热咽痛,失音,目赤,烦满咳逆,下痢,黄疸,疮痈肿毒,烧烫伤。

8. 鸡头。补肝肾,宣阳通络。主治小儿痘疮不起,时疹疮毒,蛊毒。

用法用量 1. 鸡内金。内服:水煎服,3~10 g;或研末,1~3 g。

2. 鸡肉。内服:适量,煮食或炖汁。

3. 鸡血。内服:生血热饮,每次 20 ml,每日 2 次。外用:适量,涂敷;或点眼、滴耳。

4. 鸡脑。内服:适量,烧灰,酒下。

5. 鸡肝。内服:煎汤,适量;或入丸、散。外用:适量,鲜品切片用。

6. 鸡子黄。内服:煮食,1~3 枚;或生服。外用:适量,涂敷。

7. 鸡子白。内服:煮食,1~3 枚;或生服。外用:适量,冻敷。

8. 鸡头。内服:适量,烧灰酒服。

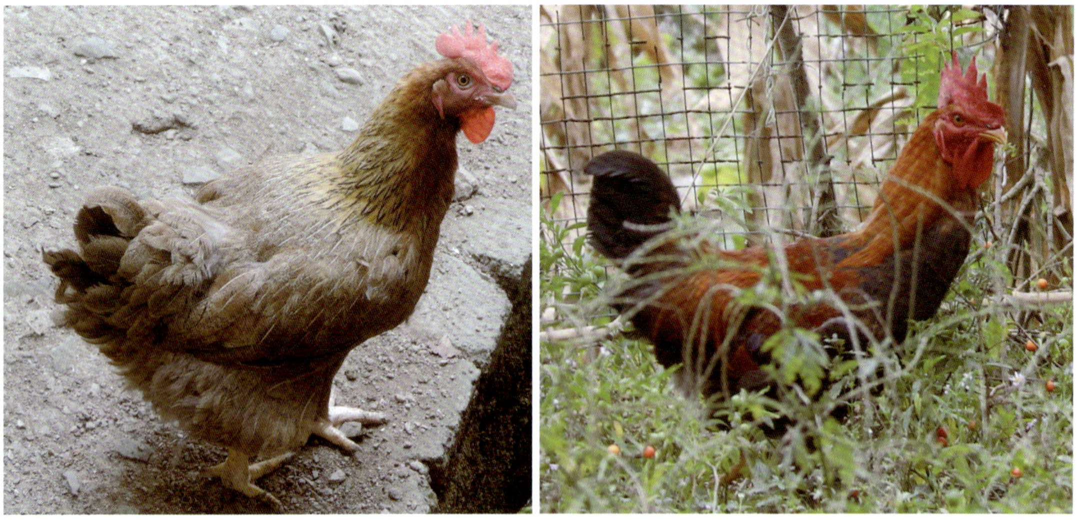

▲ 家鸡

鸠鸽科

家鸽 *Columba livia domestica* Linnaeus

别名 鹁鸽、飞奴、鸽子。

形态特征 由原鸽驯化而成。体呈纺锤形，体长约35 cm。体重194～347 g；嘴短，基部被以蜡膜，眼有眼睑和瞬膜，外耳孔由羽毛遮盖，视觉、听觉都很灵敏。翼长大，善飞。头、颈、胸和上背为石板灰色，在颈部、上背、前胸有金属绿和紫色的闪光；背的其余部分和两翼覆羽呈暗灰色，下背的羽色略淡，翼上各有一道黑色横斑；羽毛颜色多样，以青灰色较普遍，亦有纯白色、茶褐色、黑白混杂等。足短，外有角质鳞片，足有4趾，3前1后。脚短健；铜黄色以至红色不等。雄雌双栖，喜群飞。

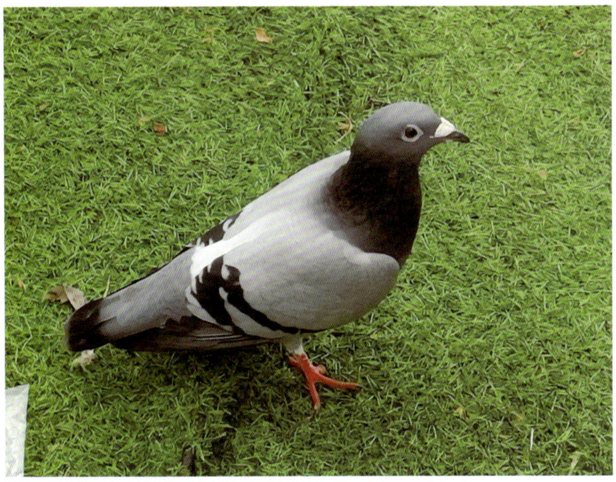

▲ 家鸽

生境及分布 栖息于高山岩壁上或高大建筑物上。我国大部分地区均有饲养。主要分布于播州、红花岗、汇川、习水等地。

药材名 鸽(肉)，鸽卵(卵)，鸽粪(粪)。

采收加工 1. 鸽。全年均可捕捉，除去羽毛及内脏，取肉鲜用。

2. 鸽卵。全年均可用。

3. 鸽粪。全年均可采收。

性味归经 1. 鸽。咸，平。归肺、肝、肾经。

2. 鸽卵。甘、咸，平。归肺、脾、胃、肾经。

功能主治 1. 鸽。滋肾益气，祛风解毒，调经止痛。主治虚羸，妇女血虚经闭，消渴，久疟，肠风下血，疥癣。

2. 鸽卵。补肾益气，解疮痘毒。主治疮疥痘疹。

3. 鸽粪。消肿，杀虫。主治腹中痞块，瘰疬。

用法用量 1. 鸽、鸽卵。内服：煮食，适量。

2. 鸽粪。外用：适量，研末调香油涂擦。

用药经验 ①补肾益气：鸽卵、桂圆肉、枸杞子，加冰糖蒸开水服。②预防麻疹：鸽卵2个，煮食。③身体虚弱：鸽1只，党参10 g，枸杞子15 g，黄芪15 g，炖服。

猪科

猪 *Sus scrofa domestica* Brisson

别名　家猪。

形态特征　躯体肥胖，头大。鼻与吻皆长，略向上屈。眼小。耳壳有的大而下垂，有的较小而前挺。四肢短小，4 趾，前 2 趾有蹄，后 2 趾有悬蹄。颈粗，项背疏生鬃毛。尾短小，末端有毛丛。体有稀疏的硬粗毛，毛色有纯黑、纯白或黑白混杂等。

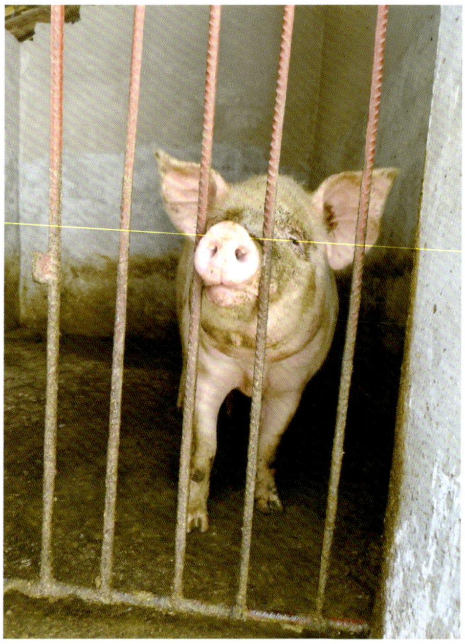

▲ 猪动物

习性及分布　杂食性家养物畜。主要分布于播州、红花岗、汇川、习水等地。

药材名　猪胆粉(胆汁的干燥品)，猪蹄甲(蹄甲)，猪胆(胆或胆汁)，猪毛(体毛)，猪肉(肉)，猪肝(肝脏)，猪脑(脑髓)，猪血(血液)，猪肾(肾脏)，猪脾(脾脏)，猪骨(骨骼)，猪肤(皮肤)，猪胰(胰脏)，猪肚(胃)，猪髓(脊髓或骨髓)，猪肺(肺)。

采收加工　1. 猪胆粉。取猪胆汁，滤过，干燥，粉碎，即得。

2. 猪蹄甲。宰杀后，刮去猪毛，剁下蹄甲，洗净，晾干。

3. 猪胆。宰杀后，剖腹取出胆囊，取胆汁鲜用或将胆囊挂起晾干；或在半干时稍稍压扁，再干燥。

4. 猪毛。宰杀后，刮去猪毛，洗净，晾干。

5. 猪肉。宰杀后，刮去猪毛，剖腹取骨脏，取肉鲜用或冷藏备用。

6. 猪肝。宰杀后，剖腹取肝，鲜用或冷藏。

7. 猪脑。宰杀后，刮去毛及内脏，剖开头颅，取出脑髓部分，鲜用或冷藏备用。

8. 猪血。宰杀猪时，取流出的血液，鲜用。

9. 猪肾。宰杀后，剖腹，取出肾脏，洗净，鲜用或冷藏。

10. 猪脾。宰杀后，刮去猪毛，剖腹，取出脾脏部分，洗净，鲜用或烘干。

11. 猪骨。宰杀后，刮去毛及内脏，剔去肉，留取骨骼，洗净，晾干。

12. 猪肤。宰杀后，刮去猪毛，剥取皮肤，洗净，鲜用或冷藏。

13. 猪胰。宰杀后，剖腹，取出胰脏，洗净，鲜用或冷藏备用。

14. 猪肚。宰杀后，剖开腹部，取出胃，洗净，鲜用或冷藏。

15. 猪髓。宰杀后，剔出骨骼，取下髓部。

16. 猪肺。宰杀后，取出肺，洗净，鲜用或冷藏。

性味归经　1. 猪胆粉。苦，寒。归肝、胆、肺大肠经。

2. 猪蹄甲。咸，微寒。归胃、大肠经。

3. 猪胆。苦，寒。归肝、胆、肺、大肠经。

4. 猪毛。涩，平。归肺、脾、肝经。

5. 猪肉。甘、咸，微寒。归脾、胃、肾经。

6. 猪肝。肝、苦，温。归脾、胃、肝经。

7. 猪脑。甘，寒。归心、脑、肝、肾经。
8. 猪血。咸，平。归心、肝经。
9. 猪肾。咸，平。归肝、肾经。
10. 猪脾。甘，平。归脾、胃经。
11. 猪骨。涩，平。归肺、肾、大肠经。
12. 猪肤。甘，凉。归肾经。
13. 猪胰。甘，平。归肺、脾、大肠经。
14. 猪肚。甘，温。归脾、胃经。
15. 猪髓。甘，寒。归肾经。
16. 猪肺。甘，平。归肺经。

功能主治 1. 猪胆粉。清热润燥，止咳平喘，解毒。主治顿咳，哮喘，热病燥渴，目赤，喉痹，黄疸，泄泻，痢疾，便秘，痈疮肿毒。
2. 猪蹄甲。化痰定喘，解毒生肌。主治咳嗽喘息，肠痈，痔漏，疝气偏坠，白秃疮，冻疮。
3. 猪胆。清热，润燥，解毒。主治热病燥渴，大便秘结，咳嗽，哮喘，目赤，目翳，泻痢，黄疸，喉痹，聤耳，痈疽疔疮，湿疹，头癣。
4. 猪毛。止血，敛疮。主治崩漏，烧烫伤。
5. 猪肉。补肾滋阴，养血润燥，益气，消肿。主治肾虚羸瘦，血燥津枯，燥咳，消渴，便秘，虚肿。
6. 猪肝。养肝明目，补气健脾。主治肝虚目昏，夜盲，脾胃虚弱，小儿疳积，脚气浮肿，水肿，久痢脱肛，带下。
7. 猪脑。补益脑髓，疏风，润泽生肌。主治头痛，眩晕，失眠，手足皲裂，痈肿，冻疮。
8. 猪血。补血养心，熄风镇惊，下气，止血。主治头风眩晕，癫痫惊风，中满腹胀，奔豚气逆，淋漓下血，宫颈糜烂。
9. 猪肾。补肾益阳，利水。主治肾虚耳聋，遗精盗汗，腰痛，产后虚羸，身面浮肿。
10. 猪脾。健脾胃，消积滞。主治脾胃虚热，脾积痞块。
11. 猪骨。消渴，解毒，杀虫止痢。主治消渴，肺结核，下痢，疮癣。
12. 猪肤。清热养阴，利咽，止血。主治阴热下痢，咽痛，吐血，血衄，月经不调，崩漏。
13. 猪胰。益肺止咳，健脾止痢，通乳润燥。主治肺痿咳嗽，肺胀喘急，咯血，脾虚下痢，乳汁不通，手足皲裂，不孕，糖尿病。
14. 猪肚。补虚损，健脾胃。主治虚劳羸瘦，劳虚咳嗽，脾虚食少，消渴便数，泄泻，水肿脚气，妇人赤白带下，小儿疳积。
15. 猪髓。益髓滋阴，生肌。主治内蒸痨热，遗精，带浊，消渴，疮疡。
16. 猪肺。补肺止咳，止血。主治肺虚咳嗽，咯血。

用法用量 1. 猪胆粉。内服：0.3～0.6 g，冲服；或入丸散。外用：适量，研末或水调涂敷患处。
2. 猪蹄甲。内服：烧灰研末，每次 3～9 g；或入丸、散剂。外用：适量，研末调敷。
3. 猪胆。内服：煎汤，6～9 g；或取汁中，每次 3～6 g；或丸、散。外用：适量，涂敷、点眼或灌肠。
4. 猪毛。内服：煅炭，研末，酒冲，3～9 g。外用：适量，煅炭，油调涂。
5. 猪肉。内服：煮食，30～60 g。外用：适量，贴敷。
6. 猪肝。内服：煮食或煎汤，60～150 g；或入丸、散。外用：适量，贴敷。
7. 猪脑。内服：适量，炖食或煎汤；或作丸。外用：适量，涂敷。
8. 猪血。内服：适量，煮食；或研末，每次 3～9 g。外用：适量，生血涂敷；或研末撒。
9. 猪肾。内服：煎汤或煮食，15～150 g。
10. 猪脾。内服：适量，煮食；或入散剂。
11. 猪骨。内服：煎汤，60～180 g；或烧灰研末，每次 6～9 g。外用：适量，烧灰调敷；或熘油涂。
12. 猪肤。内服：煎汤或煮食，50～100 g。
13. 猪胰。内服：适量，煮食或煎汤。外用：适量，捣涂。
14. 猪肚。内服：适量，煮食；或入丸剂。
15. 猪髓。内服：适量，煎汤；或入丸剂。外用：适量，捣敷。
16. 猪肺。内服：适量，煮食或煎汤；或入丸剂。

用药经验 ①偏正头风：猪脑髓，天麻蒸汤服。②老人头晕目鸣：猪脑髓、明天麻、响铃草、枸杞子，共蒸汤服。③久泄不止：猪肾 1 个，对开，掺骨碎补末，煨熟食之。④下痢红白：腊猪骨烧存性，研末，温酒调服 9 g。⑤肺虚咳嗽：猪肺 1 具，切片，麻油炒熟，用粥食。

牛科

黄牛 *Bos taurus domesticus* Gmelin

别名 牛。

形态特征 黄牛为大型家畜，体格高大壮实。体长1.5～2 m，公牛一般280～380 kg，母牛240～300 kg。头部宽大，眼、耳都较大，嘴亦大，上唇上部有两个大鼻孔，基间皮肤硬而光滑，无毛，称为鼻镜。头顶部有角1对，左右分开。角的长短、大小随品种而异，无分枝，中空，内有骨质角髓。四肢健壮，匀称，4路，均有蹄甲，蹄趾坚硬，其后2趾不着地，称悬蹄。尾较长，尾端具丛毛，毛色多为黄色，无杂毛掺混。牛的毛色，一般多为黄色，但由于品种不同，毛色也有很大的变异。体形轮廓很像乳用牛。角细长而尖锐，角形稍斜向前侧生长。毛色很不一致，有黄色、黑色、棕褐色、红褐色以及花斑等。

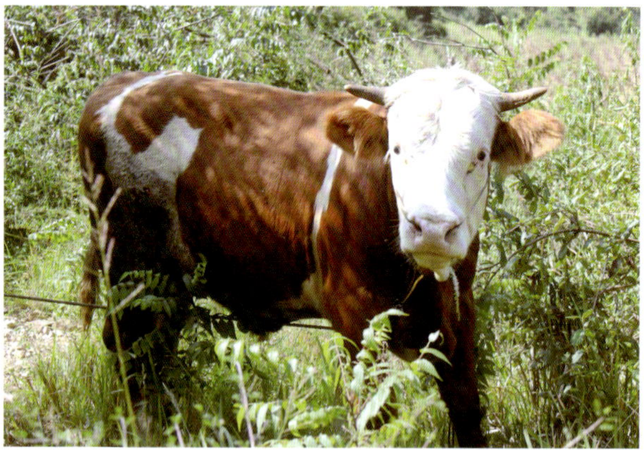

▲ 黄牛

生境及分布 全国大部分地区均有饲养，以南方为多。主要分布于播州、正安、习水等地。

药材名 牛黄(胆结石)，牛胆(胆或胆汁)，黄牛角(角)，黄明胶(黄牛的皮熬制成的胶)。

采收加工 1. 牛黄。宰牛时，如发现有牛黄，即滤去胆汁，将牛黄取出，除去外部薄膜，阴干。

2. 牛胆。从宰牛场收集，取得后挂起阴干或自胆管处剪开，将胆汁倾入容器内，密封冷藏；或加热使之干燥。

性味归经 1. 牛黄。甘，凉。归心、肝经。

2. 牛胆。苦，寒。归肝、胆、肺经。

3. 黄牛角。苦、咸，寒。归心、肝、胃经。

4. 黄明胶。甘，平。归肺、大肠经。

功能主治 1. 牛黄。清心、豁痰，开窍，凉肝，息风，解毒。主治热病神昏，中风痰迷，惊痫抽搐，癫痫发狂，咽喉肿痛，口舌生疮，痈肿疔疮。

2. 牛胆。清肝明目，利胆通肠，解毒消肿。主治风热目疾，心腹热渴，黄疸，咳嗽痰多，小儿惊风，便秘，痈肿，痔疮。

3. 黄牛角。清凉止血，清热解毒。主治血热妄行，吐血，衄血，痈疮疖肿。

4. 黄明胶。滋阴润燥，养血止血，活血消肿，解毒。主治虚劳肺痿，咳嗽咯血，吐衄，崩漏，下痢便血，跌打损伤，痈疽疮毒，烧烫伤。

用法用量 1. 牛黄。内服：多入丸散用，0.15～0.35 g。外用：适量，研末敷患处。

2. 牛胆。内服：研末，0.3～0.9 g；或入丸剂。外用：适量，取汁调涂或点眼。

3. 黄牛角。内服：5～15 g，锉为细粉或磨汁服；或入丸散剂。

4. 黄明胶。内服：水酒烊化冲服，3～9 g；或入丸、散。外用：适量，烊化涂。

使用注意 1. 牛黄。孕妇慎用。

2. 牛胆。脾胃虚寒者忌用，目病非风热者不宜用。

水牛 *Bubalus bubalis* Linnaeus

别名 牛。

形态特征 体长240～300 cm，肩高150～180 cm，尾长60～100 cm。体重一般在400 kg左右。体格强壮结实，头大，额广，鼻阔，口大，上唇上部有两个鼻孔，基间皮肤硬而光滑，无毛，称为鼻镜。眼、耳都较大。头上有角1对，左右分开，角较长大面扁，呈弧形弯曲，上有很多结纹，中空，内有骨质角髓。颈短，腰腹隆凸。四肢较短，匀称，4路，均有蹄甲，蹄趾坚硬，蹄甲较大，其后2趾不着地，称悬蹄。皮厚无汗腺，毛粗而短，体前部较密，后背及胸腹各部较疏。体色大多灰黑色，但亦有黄褐色或白色的。

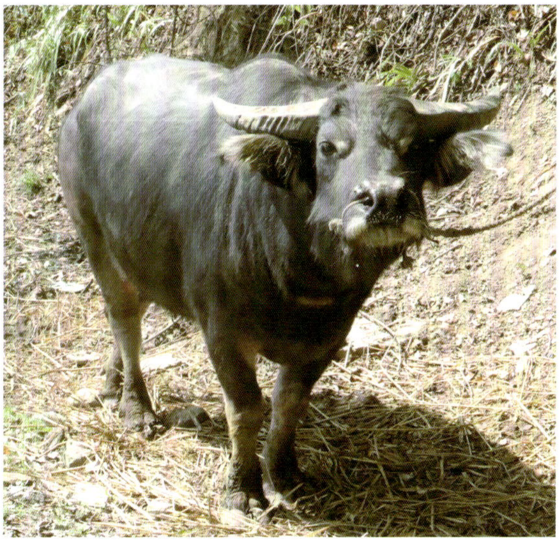

▲ 水牛

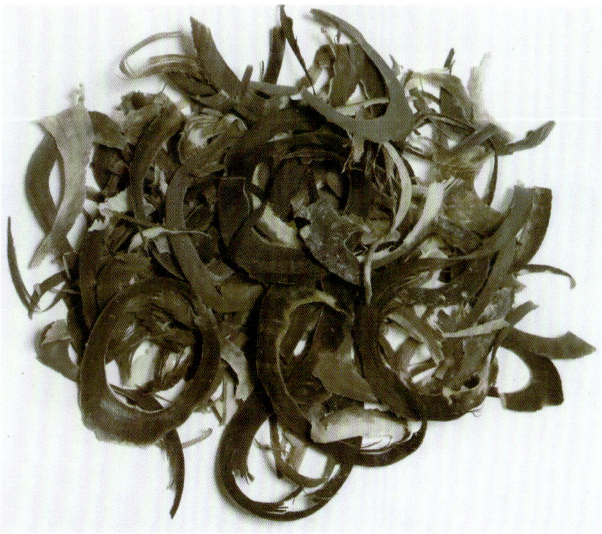

▲ 水牛角药材

生境及分布 全国大部分地区均饲养，以南方水稻田地区为多。主要分布于播州、红花岗、习水等地。

药材名 水牛角(角)，牛胆(胆或胆汁)。

采收加工 1. 水牛角。取角后，水煮，除去角塞，干燥。

2. 牛胆。从宰牛场收集，取得后挂起阴干或自胆管处剪开，将胆汁倾入容器内，密封冷藏；或加热使之干燥。

性味归经 1. 水牛角。苦，寒。归心、肝经。

2. 牛胆。苦，寒。归肝、胆、肺经。

功能主治 1. 水牛角。清热凉血，解毒，定惊。主治温病高热，神昏谵语，发斑发疹，吐血衄血，惊风，癫狂。

2. 牛胆。清肝明目，利胆通肠，解毒消肿。主治风热目疾，心腹热渴，黄疸，咳嗽痰多，小儿惊风，便秘，痈肿，痔疮。

用法用量 1. 水牛角。内服：水煎服，15～30 g，宜先煎3h以上。

2. 牛胆。内服，研末，0.3～0.9 g；或入丸剂。外用适量，取汁调涂或点眼。

使用注意 牛胆脾胃虚寒者忌用，目病非风热者不宜用。

使用注意 大娄山地区将水牛角作为犀角的替代品。

用药经验 ①高热神昏：水牛角研末1～2 g，兑豨莶草汤服，每日3次。②血淋：水牛角适量，煅烧存性，用白酒吞服。

山羊 *Capra hircus* Linnaeus

形态特征 体长1～1.2 m，体重10～35 kg。头长，颈短，耳大，吻狭长，雌、雄额部均有角1对，雄性者角大；角基部略呈三角形，尖端略向后弯，角质中空，表面有环纹或前面呈瘤状。雄者颌下有总状长须。四肢细，尾短，不甚下垂。全体被粗直短毛，毛色有黑、白、灰、和黑白相杂等多种。

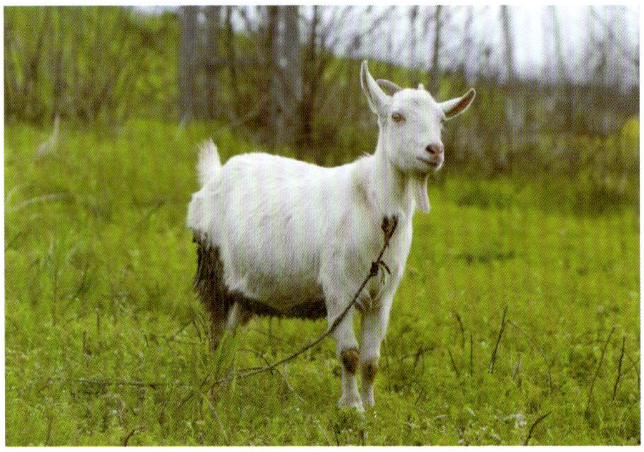

▲ 山羊

习性及分布 杂食性家养物畜，以草、树枝叶等为食。主要分布于播州、红花岗、汇川、习水、正安等地。

药材名 羊角(角)，羊胆(胆汁)，羊肉(肉)，羊血(血液)，羊肝(肝)，羊肾(肾)，羊肺(肺)，羊脑(脑髓)。

采收加工 1. 羊角。四季均可采收，锯角，干燥。

2. 羊胆。宰羊时，剖腹，割取胆囊，将胆管扎紧，悬通风处晾干。或取新鲜胆汁入药。

3. 羊肉。全年均可捕捉，去皮剖腹，除去内脏，洗净，鲜用。

4. 羊血。宰羊时取血，将鲜血置于平底器皿内晒干，切成小块；或将血灌入羊肠中用细绳扎成3～4 cm长的小节，晒干。

5. 羊肝。宰羊时剖腹取肝，洗净，鲜用。或切片晒干、烘干。

6. 羊肾。宰羊时剖腹取肾，鲜用或冷藏。

7. 羊肺。宰羊时剖开胸腔取出肺，鲜用或冷藏。

8. 羊脑。宰羊时剖开盖骨取脑髓，鲜用或冷藏。

性味归经 1. 羊角。苦、咸，寒。归肝、心经。

2. 羊胆。苦，寒。归肝、胆经。

3. 羊肉。甘，热。归脾、胃、肾经。

4. 羊血。咸，平。

5. 羊肝。甘、苦，凉。归肝经。

6. 羊肾。甘，温。归肾经。

7. 羊肺。甘，平。归肺经。

8. 羊脑。甘，温。归心、肝、肾经。

功能主治 1. 羊角。清热，镇惊，明目，解毒。主治风热头痛，温病发热神昏，烦闷，吐血，小儿惊痫，惊悸，青盲内障，痈肿疮毒。

2. 羊胆。清热解毒，明目退翳，止咳。主治目赤肿痛，翳障，肺痨咳嗽，小儿热惊，咽喉肿痛，黄疸，痢疾，便秘，热毒疮疡。

3. 羊肉。温中健脾，补肾壮阳，益气养血。主治脾胃虚寒，食少反胃，泻痢，肾阳不足，气血亏虚，虚劳羸瘦，腰膝酸软，阳痿，寒疝，产后虚羸少气，缺乳。

4. 羊血。补血，止血，散瘀解毒。主治妇女血虚中风，月经不调，崩漏，产后血晕，吐血，衄血，便血，痔血，尿血，筋骨疼痛，跌打损伤。

5. 羊肝。养血，补肝，明目。主治血虚萎黄，羸瘦乏力，肝虚目暗，雀目，青盲，障翳。

6. 羊肾。补肾，遗精。主治肾虚劳损，腰脊冷痛，足膝痿弱，耳鸣，耳聋，消渴，阳痿，滑精，尿频，遗尿。

7. 羊肺。补肺，止咳，利水。主治肺痨，咳嗽气喘，消渴，水肿，小便不利或频数。

8. 羊脑。补虚健脑，润肤。主治体虚头昏，皮肤皲裂，筋伤骨折。

用法用量 1. 羊角。内服：水煎服，9～30 g；或烧存性研末。外用：适量，烧灰研末调敷。

2. 羊胆。内服：熬膏或干燥研末，0.3～0.6 g；或入丸、散。外用：适量，涂敷，点眼或灌肠。

3. 羊肉。内服：煮食或煎汤，125 g～250 g；或入丸剂。

4. 羊血。内服：鲜用，热饮或煮食，30～50 g；烊冲，每次6～9 g，每日15～30 g。外用：适量，涂敷。

5. 羊肝。内服：煮食，30～60 g；或入丸、散。

6. 羊肾。内服：1～2 枚，煮食或煎汤；或入丸、散。
7. 羊肺。内服：煎汤，羊肺 1 具；或入丸、散剂。
8. 羊脑。内服：煮食，适量；或入丸剂。外用：适量，研涂；或入脂膏。

使用注意 1. 羊胆。凡体虚无湿热者忌用。
2. 羊肉。外感时邪或有宿热者禁服。孕妇不宜多食。
3. 羊脑。不宜多食。

用药经验 ①五劳七伤虚冷：肥羊肉一腿，密盖煮烂，食汤及肉。②大便下血：养血煮熟，拌醋食。③吐血、衄血，积日不止：鲜羊血，热饮 1～2 小盏。④小儿雀目，至晚忽不见物：羊肝一具，不见水，以皮削揉去血，竹刀剖开，加入谷精草一撮，砂锅蒸熟，任食。

人科

人 *Homo sapiens* L.

别名 头发、秀发。

形态特征 头发，指生长在头部的毛发。头发并不是器官，所以不含神经和血管，但含有细胞。一般人的头发有 10 万根左右，在所有毛发中，头发的长度最长，尤其是女子留长发者，有的可以长到 95～100 cm，甚至 150 cm，但一般不会超出 200 cm。头发的颜色一般是由基因决定的，常见的有黑色、金黄色、棕色及红色等。当人类老化时，头发通常会变成银白色。药用以黑色头发为好。

药材名 血余炭（人发制成的炭化物）。

采收加工 取头发，除去杂质，碱水洗去油垢，清水漂净，晒干，焖煅成炭，放凉。

性味归经 苦，平。归肝、胃经。

功能主治 收敛止血，化瘀，利尿。主治吐血，咯血，衄血，血淋，尿血，便血，崩漏，外伤出血，小便不利。

用法用量 内服：水煎服，5～10 g。

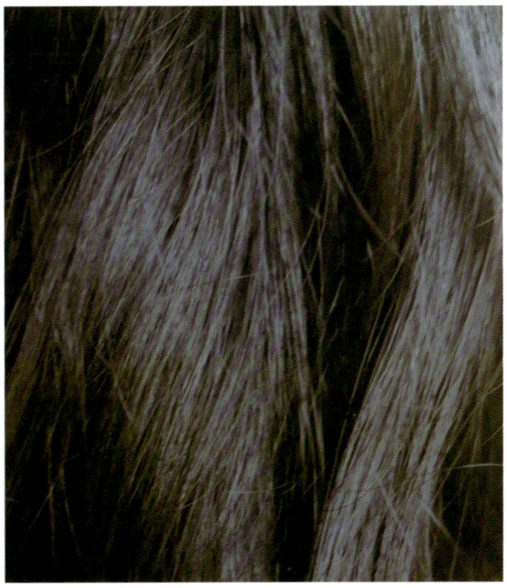

▲ 人发

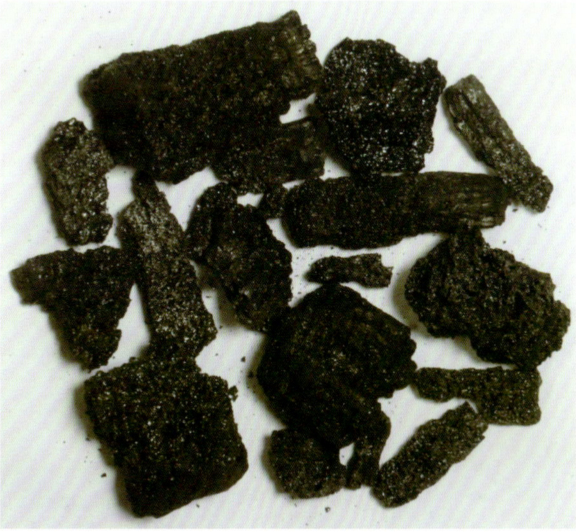

▲ 血余炭药材

主要参考文献

[1] 遵义市地方志编纂委员会. 遵义市志(上)[M]. 北京:方志出版社,2017.

[2] 贵州省地方志编纂委员会. 贵州省志·地理志(下册)[M]. 贵阳:贵州人民出版社,1988.

[3] 单树模. 中国名山大川辞典[M]. 济南:山东教育出版社,1997:122-125.

[4] 梅雪梦,刘义,樊涵,等. 遵义市自然保护区珍稀濒危物种丰富度及保护优先区分析[J]. 贵州林业科技,2024,52(2):36-42.

[5] 吴征镒,Peter H. Raven. *Flora of China* [M]. 北京:科学出版社,2013.

[6] 中国科学院《中国植物志》编辑委员会. 中国植物志[M]. 北京:科学出版社,1979.

[7] 国家药典委员会. 中华人民共和国药典:一部[S]. 北京:中国医药科技出版社,2020.

[8] 国家中医药管理局《中华本草》编委会. 中华本草[M]. 上海:上海科学技术出版社,1999.

[9] 李军德,黄璐琦,曲晓波. 中国药用动物志(第二版)[M]. 福州:福建科学技术出版社,2013.

[10] 李玉,包海鹰. 中国菌物药[M]. 郑州:中原农民出版社,2020.

[11]《全国中草药汇编》编写组. 全国中草药汇编[M]. 北京:人民卫生出版社,1975.

[12] 孙庆文,江维克. 贵州省中药资源普查重点品种识别手册[M]. 贵阳:贵州科技出版社,2014.

索　引

一、物种中文名称索引

C

D

E

F

G

H

T

W

二、物种拉丁学名索引

F

G

H

I